Handbuch des Diabetes mellitus

Handbuch des Diabetes mellitus

Handbuch des Diabetes mellitus
Handbook of Diabetes mellitus

Pathophysiologie und Klinik
Pathophysiology and Clinical Considerations

Herausgegeben von

ERNST F. PFEIFFER, Ulm

Band II / Volume II

Mit Beiträgen von

D. ANDREANI, Rom · H. BARTELHEIMER, Hamburg · P. A. BASTENIE, Brüssel
J. BEYER, Frankfurt a. M. · H. BIBERGEIL, Karlsburg · H. BRAUNSTEINER, Innsbruck
W. J. H. BUTTERFIELD, London · G. D. CAMPBELL, Durban
B. F. CLARKE, Edinburgh · C. A. CLARKE, Liverpool
V. CONARD, Brüssel · W. CREUTZFELDT, Göttingen · CZYŻYK, Warschau · M. DÉROT, Paris
H. DITSCHUNEIT, Ulm · E. DÖRZBACH, Frankfurt a. M.
L. J. P. DUNCAN, Edinburgh · J.-D. FAULHABER, Ulm
K. FEDERLIN, Ulm · M. FRANCKSON, Brüssel · R. FRASER, London · H. FRERICHS, Göttingen
W. GEPTS, Brüssel · J. GINSBERG, Zürich · J. J. HOET JUN., Löwen · J. P. HOET †, Löwen
K. JAHNKE, Wuppertal-Elberfeld · V. J. JENSEN, Aarhus · E. KOCH †, Frankfurt a. M.
F. KUHLENCORDT, Hamburg · A. LABHART, Zürich · J. P. LAUVAUX, Brüssel
R. LEBOUC, Paris · H. LESTRADET, Paris · A. LOUBATIÈRES, Montpellier
K. LUNDBAEK, Aarhus · C. DE MARTINO, Rom · H. MEHNERT, München · F. MELANI, Ulm
D. MICHAELIS, Karlsburg · G. MOHNIKE †, Karlsburg · R. MÜLLER, Wiesbaden
M. NEGRI, Rom · J. ÖSTMAN, Stockholm · J. PEDERSEN, Kopenhagen
P. PETRIDES, Duisburg · R. PETZOLDT, Frankfurt a. M. · E. F. PFEIFFER, Ulm
J. PIRART, Brüssel · A. PRADER, Zürich · E. RASIO, Brüssel · E. RESKE-NIELSEN, Aarhus
A. H. RUBENSTEIN, Chicago · S. SAILER, Innsbruck · F. SANDHOFER, Innsbruck
C. SCHIRREN, Hamburg · V. SCHLIACK, Berlin · F. H. SCHMIDT, Mannheim
T. SCHNEIDER, Johannisburg · K. SCHÖFFLING, Frankfurt a. M. · K. SICKINGER, Waldshut
A. SIREK, Toronto · O. V. SIREK, Toronto · D. F. STEINER, Chicago
G. S. THOMPSON, Altrincham · J. VALLANCE-OWEN, Belfast · D. VISCHER, Zürich
E. WAPPLER, Karlsburg · A. WESSING, Essen · M. WHICHELOW, London
O. WIELAND, München · R. ZIEGLER, Ulm

Mit 285 zum Teil farbigen Abbildungen
und 129 Tabellen

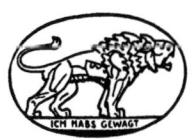

SPRINGER-VERLAG BERLIN HEIDELBERG GMBH

ISBN 978-3-642-47671-6   ISBN 978-3-642-47669-3 (eBook)

DOI 10.1007/978-3-642-47669-3

Alle Rechte vorbehalten
© Springer-Verlag Berlin Heidelberg 1971
Ursprünglich erschienen bei J. F. Lehmanns Verlag, München 1971
Softcover reprint of the hardcover 1st edition 1971

Inhaltsverzeichnis/Contents

Die im Oktober 1970 gültigen Anschriften der einzelnen Autoren sind auf Seite XXIII abgedruckt. Addresses of the authors — valid in October 1970 — vide page XXIII

Autorenverzeichnis — List of Authors XXIII

Pathologische Anatomie und Pathophysiologie des menschlichen Diabetes mellitus
Pathological Anatomy and Pathophysiology of Human Diabetes mellitus

Die Pathologische Anatomie der Langerhans'schen Inseln beim menschlichen Diabetes. Von W. GEPTS, Brüssel 3
  - I. Einleitung 3
  - II. Histologie der Langerhans'schen Inseln im Verlauf des Diabetes 5
    - A. Quantitative Veränderungen 6
      1. Verminderung der Inselzahl 6
      2. Veränderungen im Volumen der Inseln 6
      3. Verminderung des Anteils an Inselgewebe im Pankreas 8
      4. Verminderung der Gesamtmasse des Inselgewebes 8
      5. Veränderungen im zytologischen Aufbau der Inseln 8
      6. Veränderung der Gesamtmasse der A-Zellen, der B-Zellen oder der Zahl der B-Zellen 10
    - B. Qualitative Veränderungen 12
      1. Zytologische Veränderungen 12
      2. Qualitative Veränderungen des Inselstromas 18
  - III. Histochemische und biochemische Befunde im Inselgewebe beim Diabetes . . . 24
    - A. Histoenzymologische Untersuchungen 25
    - B. Biochemische Untersuchungen 26
      1. Enzymatische Aktivität des Inselgewebes 26
      2. Insulingehalt der Langerhans'schen Inseln 27
  - IV. Veränderungen des exokrinen Pankreas beim Diabetes 28
  - V. Der nicht idiopathische Diabetes 29
  - VI. Histopathologie der Langerhans'schen Inseln und Vorstellungen zur Pathogenese des Diabetes 30
  - VII. Zusammenfassung 34

Die biologische Bestimmung der insulinähnlichen Serumaktivität (ILA). Von H. DITSCHUNEIT und J.-D. FAULHABER, Ulm 41
  - I. Einleitung 41
  - II. Prinzip und Übersicht über die Methoden der biologischen Insulinbestimmungen 42
    - A. In vivo-Methoden 42
    - B. In vitro-Methoden 44
      1. Rattenzwerchfellmethode 45
      2. Rattenfettgewebsmethode 49

3. Rattenfettzellmethode	51
III. Praktische Durchführung der biologischen Insulinbestimmungsmethoden	52
A. In vivo-Methoden	52
B. In vitro-Methoden	53
1. Messung der Insulinwirkung mittels der Glykogensynthese des isolierten Rattenzwerchfells	53
2. Messung der Insulinwirkung mittels der $C^{14}O_2$-Produktion am isolierten epididymalen Rattenfettgewebe	55
IV. Schlußfolgerungen	56

Die radioimmunologische Bestimmung des Insulins. Von F. Melani, Ulm 69
    I. Einführung 69
    II. Prinzip der radioimmunologischen Methoden 70
    III. Praktische Ausführung der radioimmunologischen Insulinbestimmung 73
        A. Material 73
        B. Methodisches Vorgehen 75
            1. Präparation des ^{131}J-Insulins 75
            2. Trennung des freien von dem an Antikörper gebundenen ^{131}J-Insulin durch Amberlite 82
            3. Standardkurve, Empfindlichkeit und Genauigkeit der Methode 85
            4. Insulinbestimmung im Serum 91
            5. Andere Trennungsverfahren 95
    IV. Schlußfolgerungen 99

Insulin in Blood — The Antagonists. By J. Vallance-Owen, Belfast 105
    I. Introduction 105
    II. Insulin Antibodies 105
        A. "Neutralising" Antibodies 105
        B. "Binding" Antibodies 106
    III. Humoral Insulin Antagonists, other than Antibodies 107
        A. Laboratory Animals 107
        B. Normal and Diabetic Human Subjects 109
            1. Non-esterified fatty acids 109
            2. Synalbumin 111
            3. Alpha-globulin 115
    IV. Discussion and Conclusions 116
        A. Normal Subjects 116
        B. A Concept of Diabetes mellitus 116

Statik und Dynamik der Insulinsekretion bei Diabetes, Proto-Diabetes und Adipositas.
    Von E. F. Pfeiffer, Ulm 123
    I. Einleitung 123
    II. Störung von Insulinsekretion und -produktion beim Altersdiabetes 123
    III. Hyperinsulinismus und Sekretionsstörung beim Proto-Diabetes 127
    IV. Übergewichtigkeit und Zuckerkrankheit 128
    V. Vergleichende Bestimmung von ILA und IMI bei Adipositas 131
    VI. Der durch diabetogene Hormone und andere Faktoren bedingte statische und dynamische Hyperinsulinismus 135
    VII. Die offenen Probleme 144
        A. Die Bedeutung des sog. primären „IMI-Peaks" nach Stimulierung 144
        B. Die Beeinflussung des sekundären reaktiven IMI-Anstiegs durch neue Medikamente 149
    VIII. Zusammenfassung 153

Proinsulin and C-Peptide in Human Serum. By F. MELANI, Ulm, and A. H. RUBENSTEIN and D. F. STEINER, Chicago 159
    I. Proinsulin as Insulin Precursor 159
   II. Structure and Conversion of Proinsulin 159
  III. Serum Proinsulin 162
  IV. Serum C-peptide 167
   V. Significance of Circulating Proinsulin and C-Peptide 169

Die spontanen Hypoglykämien. Von J. BEYER, Frankfurt a. M. und E. F. PFEIFFER, Ulm 173
    I. Die Pathogenese der Hypoglykämien 173
       A. Die Regulation des Blutzuckers 173
       B. Die Homöostase des Blutzuckers 174
       C. Die klinische Symptomatologie der Hypoglykämie 175
       D. Methodisch bedingte Differenzen des Blutzuckerspiegels 176
   II. Die Einteilung der spontanen Hypoglykämien 176
       A. Organisch bedingte Hypoglykämien 178
          1. Hypoglykämien durch Hyperinsulinismus 179
          2. Hypoglykämien durch Fehlen der A-Zellen im Pankreas 195
          3. Hypoglykämien durch extrapankreatische Tumoren 195
          4. Hypoglykämien durch Ausfall kontrainsulärer Prinzipien 198
          5. Hypoglykämien bei Lebererkrankungen 200
          6. Hypoglykämien als Folge von Fermentdefekten 201
       B. Funktionelle Hypoglykämien 210
       C. Induzierbare Hypoglykämien 211
  III. Forensische Probleme bei Hypoglykämien 212
  IV. Differentialdiagnostische Teste bei spontanen Hypoglykämien 213

Der Diabetes des pankrealosen Menschen. Von W. CREUTZFELDT, Göttingen 239
    I. Einleitung 239
   II. Insulinbehandlung 240
       A. Postoperative Insulineinstellung 240
       B. Insulinbedarf des pankreaslosen Menschen 242
       C. Insulinauslaßversuch und Coma diabeticum beim pankreatopriven Diabetes des Menschen 243
       D. Hypoglykämische Reaktionen 246
       E. Änderung des Insulinbedarfs nach totaler Pankreatektomie bei einem schon vorhandenen Diabetes 246
  III. Wirkung oraler Antidiabetika beim pankreatopriven Diabetes des Menschen . . 249
       A. Blutzuckersenkende Sulfonylharnstoffe 249
       B. Biguanide 250
  IV. Angiopathia diabetica 251

Peripheral Glucose Uptake in Man in Diabetes and Obesity. By M. J. WHICHELOW and W. J. H. BUTTERFIELD, London 259
    I. Introduction 259
   II. The Forearm Technique 259
  III. Oral Glucose Tolerance Test in Obesity 261
  IV. Intravenous Glucose Tolerance Test 262
   V. Oral Glucose Tolerance Test in Diabetes 262
  VI. Peripheral Insulin Clearance in Diabetes 263
 VII. The Effect of Exercise during Oral Glucose Tolerance Test 265
VIII. Effect of Exercise on Peripheral Insulin Fixation 266

IX. Effect of Weight Reduction in Obesity 267
   X. Effect of Sulphonylurea Therapy in Diabetes 269
  XI. Effect of Phenformin Therapy in Diabetes and Obesity 269
 XII. Summary 270

Ketogenese: Mechanismus, Regulation und Beziehungen zur Glukoneogenese. Von
   O. WIELAND, München 273
   I. Einführung 273
  II. Biochemie der Ketonkörper 274
      A. Enzyme der Acetessigsäurebildung 274
      B. Enzyme der Acetessigsäureverwertung 276
      C. Bildung von Aceton 277
      D. Enzyme der D-(-)-β-Hydroxybuttersäurebildung 277
      E. Intrazelluläre Lokalisation der ketonkörperbildenden Enzyme 277
 III. Physiologische Bedeutung der Ketonkörperbildung 278
  IV. Experimentelle Modelle zum Studium der Ketogenese 281
   V. Die hepatozelluläre Regulation der Ketonkörperbildung 282
      A. Fettsäureoxydation und Redox-Status der Leber-Pyridinnukleotide 283
      B. Aktivität des Zitronensäure-Zyklus und Ketogenese 288
  VI. Antiketogenese 292
      A. Glycerin 293
      B. Fruktose 293
      C. Propionsäure 294
 VII. Beziehungen zwischen Ketogenese und Glukoneogenese 294
      A. Bereitstellung von Reduktionsäquivalenten für die Glukosesynthese 295
      B. Herkunft des Kohlenstoffes für die Glykosesynthese 296
      C. Hormonelle Regulation der Glukoneogenese 297

Lipids and Lipoproteins in Diabetes Mellitus in Man. By J. ÖSTMAN, Stockholm . . . 307
   I. Introduction 307
  II. Serum Lipids in Juvenile Type Diabetes mellitus 307
 III. Serum Lipids in Maturity Onset Diabetes mellitus 309
  IV. Mechanism behind Elevated Serum Lipids in Diabetes mellitus 310
      A. Increased mobilization of FFA from adipose tissue as a cause of increased
         synthesis of liver glycerides 310
      B. Accelerated synthesis of liver glycerides as a primary cause of increased
         serum triglycerides 312
      C. Decreased removal of lipoproteins as a major cause of elevated serum tri-
         glycerides in Diabetes mellitus 312

Plasma Glycoproteins and Diabetes mellitus in Man. By O. V. SIREK and A. SIREK,
   Toronto 317
   I. Introduction 317
  II. General Chemical and Physiological Considerations 317
      A. Chemistry 317
      B. Origin and Function 318
 III. Glycoproteins in Diabetes 322
      A. Clinical Studies 322
      B. The Question of Alpha-2-Macroglobulin as a Carrier for Insulin 323
      C. Serum Glycoproteins in Infants of Diabetic Mothers 326
  IV. Summary and Conclusion 326
   V. Acknowledgements 327

Klinik des Diabetes mellitus — Clinical Considerations of Diabetes mellitus

Die Verbreitung des Diabetes mellitus: Häufigkeit und Vorkommen in Europa und Amerika. Von V. SCHLIACK, Berlin 333
  I. Einführung 333
  II. Unterlagen und Methoden für die Häufigkeitsschätzung 334
    A. Untersuchungen über die Zusammensetzung der „bekannten" diabetischen Bevölkerung 335
    B. Systematische Bevölkerungsuntersuchungen zur Ermittlung der Diabeteshäufigkeit 336
      1. Reihenuntersuchungen in Amerika 350
      2. Reihenuntersuchungen in Europa 351
  III. Die Häufigkeit des Diabetes in den verschiedenen Altersklassen beider Geschlechter 353
    A. Die diabetische Bevölkerung 353
      1. Manifestationsalter 355
      2. Schweregrad nach Behandlungsform 356
  IV. Zusammenfassende Besprechung 358

The Distribution of Diabetes mellitus: Frequency in Africa, Asia, Australasia and the Pacific Islands. By G. D. CAMPBELL, Durban 365
  I. Introduction 365
  II. Africa 369
    A. General Survey 369
    B. Marocco 370
    C. Uganda 370
    D. Republic of South Africa 370
    E. Lesotho 378
    F. Egypt 378
    G. Zambia 379
  III. Asia 379
    A. General Survey 379
    B. India 380
    C. East Pakistan 385
    D. Malaya 386
    E. Israel 386
    F. Yemen 387
    G. Japan 387
    H. Turkey 389
    I. Taiwan 389
    J. Korea 389
  IV. Australasia 390
    A. New Zealand 390
    B. Papua and New Guinea 390
    C. Mabuig Island 391
    D. Australian Aborigines 391
    E. Hawai 391
  V. Conclusion 392
  VI. Final Note 393

Genetics of Diabetes mellitus. By C. A. CLARKE, Liverpool and G. S. THOMPSON,
   Altrincham 399
  I. Introduction 399
  II. Single-Gene Theories of Diabetic Inheritance 401
    A. Recessive Inheritance 401
    B. Dominant Inheritance 403
    C. Early-Onset Diabetes Due to Homozygous State and Late-Onset Diabetes
       due to Heterozygous State 404
    D. Sex-linked Tendency 406
  III. Multifactorial Inheritance 407
  IV. Biochemical Findings 410
    A. Modification of the Glucose Tolerance Test in Relation to the Early Detection of Diabetes 410
    B. Studies of Plasma Insulin Antagonist Activity and other Serum Factors . . . 411
  V. Summary and Conclusions 413
  VI. Addendum 416

Einteilung, Klinik und Prognose des Diabetes mellitus. Von R. ZIEGLER und E. F.
   PFEIFFER, Ulm 419
  I. Einführung 419
  II. Ätiologie und Klassifikation des Diabetes mellitus 419
    A. Ätiologie 419
    B. Proto-Diabetes 420
      1. Potentieller Diabetes / Prädiabetes 421
      2. Latent-chemischer Diabetes / Subklinischer Diabetes 425
      3. Latenter/Chemischer/Asymptomatischer Diabetes 426
    C. Manifester Diabetes 426
  III. Prognose des Diabetes 433
  IV. Zusammenfassung 438

Remission in Diabetes. By J. PIRART and P. LAUVAUX, Bruxelles 443
  I. Introduction 443
  II. Classification of Cases with Remission and Review of Literature 446
    A. Secondary Diabetes 448
    B. Idiopathic Diabetes 448
      1. Suppression of normal secretion of STH or of cortisone 448
      2. Improvement of Diabetes by hypoglycemic tumors 449
      3. Acute reversible Diabetes (and pseudodiabetes) of infancy 449
      4. Transitory true and pseudo-diabetes occurring in stress 453
      5. Acute diabetic episode after huge carbohydrate intake 453
      6. Recovery from drug induced Diabetes 458
      7. Remission of Diabetes with onset during pregnancy 458
      8. Acute pancreatitis 459
      9. Improvement and remission of Diabetes following restricted diet . . . 462
     10. Remission following successful control of Diabetes not involving weight
        reduction 463
     11. Recovery in severe hepatic disease 463
     12. Alleviation and remission of diabetes in chronic nephropathies 464
     13. Recovery of unknown causes 466
  III. Personal Experience with Remission in Idiopathic Diabetes 468
  IV. Final Comments 491
  V. Summary 492

Diabetes and Pregnancy. By J. Pedersen, Copenhagen 503
    I. Introduction 503
   II. Carbohydrate Metabolism in Normal Pregnancy 504
       A. Renal Glucosuria 504
       B. Carbohydrate Tolerance Tests 505
       C. Plasma Insulin, Insulin Resistance, Insulin Antagonists, Insulin Degradation 505
       D. Discussion of Carbohydrate Metabolism 507
       E. Clinical Observations on the Diabetogenicity of Pregnancy 507
  III. The Influence of Pregnancy on the Diabetic Mother 508
       A. The Effect of Pregnancy on Diabetes 508
       B. The Effect of Pregnancy on Vascular Disease 509
   IV. Pregnancy Complications in Diabetics 510
       A. Toxaemia 510
       B. Hydramnios 510
       C. Pyelonephritis 511
    V. Placenta in Diabetic Pregnancy 511
       A. Pathology 512
       B. Biochemical Changes 512
       C. Hormones 512
   VI. The Foetus and Newborn Infant of the Diabetic Woman 513
       A. Weight and Length 513
       B. Body Composition 514
       C. Organ Size 514
       D. Carbohydrate Metabolism 515
       E. Adrenal Function 517
       F. Neonatal Respiratory Distress Syndrome (Hyaline-Membrane Disease) and Heart-, Lung- and Kidney-Function 518
       G. Sodium, Potassium, Chloride, Calcium, Phosphor, Protein, Acid-Base Status etc. 519
       H. Neuromuscular Irritability 520
       I. Hyperbilirubinaemia 520
       J. Congenital Malformation 520
       K. Concluding Remarks 521
  VII. Mortality in Diabetic Pregnancy 521
       A. Maternal Mortality 521
       B. Spontaneous Abortion 521
       C. Perinatal Foetal Mortality 521
VIII. Management of Diabetic Pregnancy 526
       A. The General Scheme 526
       B. Compensation of the Diabetes 527
       C. Hormone Treatment 528
       D. Oedema. Hydramnios. Prophylaxis against Toxaemia. Urinary Tract Infections 528
       E. Time of Delivery 528
       F. Method of Delivery 529
       G. Management during Delivery 529
       H. Therapeutic Abortion. Sterilisation and Advisability of Pregnancy 530
   IX. The Management of the Newborn Infant 530
    X. Conclusion 531

Das endokrine Pankreas bei Kindern diabetischer Mütter und seine weitere Entwicklung. Von J. P. Hoet † und J. J. Hoet jr., Löwen 537
    I. Einführung 537

II. Neugeborene von diabetischen Müttern 539
  III. Der Schwangerschaftsdiabetes und die Sekretion der Langerhans'schen Inseln des makrosomalen Fötus 541
  IV. Droht dem Neugeborenen einer Mutter mit einem nicht behandelten latenten Diabetes eine kindliche Zuckerkrankheit, wenn es eine exzessive Insulinsekretion und ein erhöhtes Geburtsgewicht aufweist? 544
   V. Die Behandlung der prädiabetischen Mutter mit Insulin vermindert das Geburtsgewicht des Neugeborenen und den fötalen Hyperinsulinismus 546
  VI. Kritische Untersuchung der Möglichkeiten zur Verhütung des frühkindlichen Diabetes, d. h. zur Verschiebung des Manifestationsalters des Versagens der Insulinsekretion 547
 VII. Der experimentelle Schwangerschaftsdiabetes und die diabetische Embryo- und Fötopathie 548
VIII. Allgemeine Schlußfolgerungen 550

Der Diabetes des Kindes und des Jugendlichen. Von H. LESTRADET, Paris 555
   I. Einleitung 555
  II. Klinische Aspekte 556
      A. Ätiologie 556
      B. Symptomatologie 556
      C. Klinische Formen und Diagnose 557
         1. Leichtere Formen 557
         2. Fortschreitende Formen 558
         3. Altersbegrenzte Formen 558
         4. Formen mit Wachstumsverzögerung 558
         5. Komatös einsetzende Formen 559
      D. Behandlung 559
         1. Die Ernährung 559
         2. Die Insulintherapie 560
         3. Lebensweise und Kontrolle des diabetischen Kindes 565
 III. Sozialhygienische Probleme 566
      A. Der Schulbesuch 566
      B. Die Berufswahl 567
      C. Die Ehe mit Diabetikern 568
  IV. Prognose und Prophylaxe des Diabetes beim Kind 568
      A. Prognose 568
      B. Prophylaxe 569

Der Hypogonadismus des männlichen Zuckerkranken. Von K. SCHÖFFLING und R. PETZOLDT, Frankfurt a. M. 571
   I. Einleitung 571
  II. Häufigkeit 572
 III. Ätiologie und Pathogenese 573
  IV. Klinisches Bild 574
      A. Subjektive Erscheinungen 574
      B. Objektive Erscheinungen 574
   V. Endokrinologische Funktionsdiagnostik 575
      A. Hormonanalysen 575
         1. Hypophysäre Gonadotropine 575
         2. Testosteron 576
         3. 17-Ketosteroide 576
      B. Ejakulatanalysen 577
         1. Morphologische Untersuchungen 577

		2. Chemische Untersuchungen	578

      C. Histologische Untersuchungen 579
          1. Hodenveränderungen bei Tieren 579
          2. Hodenveränderungen beim Menschen 580
  VI. Das Stoffwechselverhalten bei Zuckerkranken mit Hypogonadismus 582
  VII. Das diabetische Spätsyndrom und andere Folgekrankheiten bei Zuckerkranken mit Hypogonadismus 583
  VIII. Therapie und Verlauf 583

Skeletterkrankungen und Diabetes mellitus. Von H. Bartelheimer und F. Kuhlencordt, Hamburg 591
  I. Einführung 591
  II. Generalisierte Osteopathien und Diabetes mellitus 592
      A. Osteoporose 592
      B. Osteomalazie 593
      C. Osteodystrophie 594
  III. Lokalisierte Osteopathien und Diabetes 595
      A. Veränderungen am Fuß 595
      B. Veränderungen der Wirbelsäule 599
      C. Hyperostosis ossis frontalis 600
  IV. Wachstumseinflüsse am Skelett bei Diabetes 600
  V. Das Skelettverhalten bei endokrinen Krankheiten mit begleitender diabetischer Stoffwechsellage 600
      A. Akromegalie 601
      B. Cushing-Syndrom 601
      C. Hyperthyreose 602
  VI. Schlußbetrachtung 602

Diabetic Neuropathy. By T. Schneider, Johannesburg 607
  I. Introduction 607
  II. Peripheral Neuropathy 608
      A. Subjective 608
      B. Objective 609
  III. Hand Lesions 614
      A. Dupuytren's Contraction 614
      B. Stiff Hands in Long Term Diabetes 616
  IV. Neuropathy after Diabetic Coma 616
  V. Special Findings 616
      A. Cerebral-Spinal Fluid 616
      B. Electromyography 617
      C. Hyperinsulinism 618
  VI. Neurologic Abnormalities in Infants of Diabetic Mothers 618
  VII. Etiology 618
  VIII. Pathology 621
  IX. Prognosis 622
  X. Diagnosis 623
  XI. Treatment 624

Das Prader-Labhart-Willi-Syndrom (Myatonischer Diabetes). Von D. Vischer, A. Labhart, A. Prader und J. Ginsberg, Zürich 631
  I. Einführung 631
  II. Klinisches Krankheitsbild und Verlauf 632
  III. Besondere Befunde und Diskussion 637

    A. Zerebrale Symptome und Muskelhypotonie 637
    B. Hypogenitalismus und Hypogonadismus 638
    C. Hypophysen-, Nebennieren- und Schilddrüsenfunktion 638
    E. Adipositas 639
    F. Kohlenhydratstoffwechsel und Diabetes mellitus 640
    G. Pathogenese und Ätiologie 642
    H. Diagnose und Differentialdiagnose 644
IV. Zusammenfassung 645

Diabetic Angiopathy. By K. LUNDBAEK, Aarhus 649
  I. Introduction 649
 II. The Organ Lesions 650
III. The Development of Vascular Disease 651
IV. Pathogenesis of Diabetic Angiopathy 653
 V. Diabetic Angiopathy and Growth Hormone 655
VI. Summary 656

The Eye in Diabetes mellitus. By V. A. JENSEN and K. LUNDBAEK, Aarhus 659
   I. Introduction 659
  II. Methods of Examination 659
 III. Ocular Abnormalities Related to the Blood Sugar Regulation or to the Lipid
     Metabolism 660
    A. Transitory refractive errors 660
    B. Lipemia retinalis 661
  IV. Diabetic Retinopathy 661
    A. Symptoms 661
    B. The ophthalmoscopic picture in diabetic retinopathy 662
    C. The prevalence of diabetic retinopathy and the duration of diabetes . . . 667
    D. Age at onset of diabetes and sex 669
    E. Course of development and visual prognosis 669
    F. Classification 669
    G. Pathology of the retina in diabetic retinopathy 671
   V. Iridopathy and Secondary Hemorrhagic Glaucoma 672
    A. Rubeosis iridis diabetica 672
    B. Secondary hemorrhagic glaucoma 673
    C. Pathology and incidence of rubeosis and secondary glaucoma 673
  VI. The Conjunctival Vessels 676
 VII. Neurological Abnormalities 676
    A. Abnormal pupillary reactions 676
    B. Weakness of accomodation 677
    C. Scotomata and amblyopia 677
    D. Ocular palsies 677
VIII. Pathogenesis of Vascular Abnormalities in the Eyes 677
  IX. Abnormalities of Unknown Nature 678
    A. Cataract 678
    B. Disturbance of night vision 679
    C. Primary chronic glaucoma 679
   X. Prophylaxis and Therapy 679

Diabetic Nephropathy. By D. ANDREANI, M. NEGRI and C. DE MARTINO, Rom . . . 683
 I. Introduction 683
II. Diabetic Glomerulosclerosis 685

  A. The Histology of Glomeruli 686
   1. Light Microscopy 686
   2. Electron Microscopy 694
  B. The Histology of Tubules 698
  C. Histogenesis and Pathogenesis 700
  D. Clinical Picture 705
  E. Natural History of the Disease. Diagnosis 707
 III. Pyelonephritis 709
 IV. Papillary Necrosis 710
 V. Therapy 711

Diabetic Encephalopathy. By Edith Reske-Nielsen and K. Lundbaek, Aarhus . . . 719
 I. Introduction 719
 II. The Clinical Findings 720
 III. The Pathological Findings 720
 IV. Clinico-Pathological Correlations 723
 V. Comments 723

Die Beteiligung der Haut beim Diabetes mellitus. Von C. Schirren, Hamburg . . . 727
 I. Einleitung 727
 II. Uncharakteristische Hauterscheinungen 728
 III. Charakteristische Hauterscheinungen 730
  A. Ekzem 730
  B. Mykosen 732
  C. Pyodermien u. ä. 733
  D. Pruritus 735
  E. Xanthose 736
  F. Pathologische Gefäßveränderungen 737
 IV. Nebenwirkungen der Diabetes-Therapie 744
 V. Schlußbetrachtung 745

Trauma und Diabetes mellitus. Von K. Schöffling und R. Petzoldt, Frankfurt a. M. 749
 I. Vorbemerkungen 749
 II. Definition 750
 III. Häufigkeit 751
 IV. Die traumatische Entstehung und Mitverursachung des Diabetes mellitus . . . 751
  A. Medizinische Aspekte zur traumatischen Entstehung und Mitverursachung
   der Zuckerkrankheit 752
  B. Versicherungsrechtliche Aspekte zur traumatischen Entstehung und Mitverursachung der Zuckerkrankheit 753
  C. Durchführung der Begutachtung 755
 V. Verkehrs- und sozialmedizinische Probleme 755

Sozialmedizinische Probleme des Diabetes mellitus. Von M. Dérot und R. Lebouc,
Paris 761
 I. Einleitung 761
 II. Die Früherkennung des Diabetes und seiner Vorstadien 761
  A. Die Erkennung bei prädisponierten Individuen 762
   1. Die Vererbung 762
   2. Die Fettsucht 762
   3. Die Schwangerschaftsanomalien 763
   4. Die pankreatischen und biliären Erkrankungen 763
  B. Die Erkennung in einem zufälligen Bevölkerungsteil 763

III. Soziale Probleme 765
   A. Die Arbeit des Diabetikers 765
      1. Allgemeine Bedingungen 765
      2. Spezielle Probleme 767
   B. Die bisherige Verwirklichung sozialmedizinischer Aufgaben 772

Diabetes mellitus und andere Erkrankungen –
Diabetes mellitus and Other Diseases

Diabetes mellitus und Hyperlipämie. Von S. SAILER, F. SANDHOFER und H. BRAUN-
  STEINER, Innsbruck 775
   I. Einführung 775
  II. Kohlenhydrataufnahme durch die Nahrung und Plasmatriglyceridspiegel . . . 775
 III. Hypertriglyceridämie bei Diabetes mellitus 780
      A. Diabetes mellitus und Plasmatriglyceridbildung 782
      B. Diabetes mellitus und Entfernung der Plasmatriglyceride aus dem Blut . . 785
  IV. Hypercholesterinämie bei Diabetes mellitus 788
   V. Diabetische Stoffwechsellage bei primärer Hypertriglyceridämie 789
      A. Kohlenhydrattoleranz bei primärer Hypertriglyceridämie 790
      B. Plasmatriglyceride und Insulinwirkung 791
      C. Genetische Beziehungen zwischen primärer Hypertriglyceridämie und Dia-
         betes mellitus 792
  VI. Therapie der Hypertriglyceridämie mit Insulin bzw. oralen Antidiabetica . . 793
 VII. Diabetische Stoffwechsellage bei familiärer Hypercholesterinämie 794
VIII. Schlußfolgerungen 795

Diabetes und Lebererkrankungen. Von W. CREUTZFELDT, K. SICKINGER und H. FRE-
  RICHS, Göttingen 807
   I. Einleitung 807
  II. Auswirkungen einer experimentellen Ausschaltung oder Schädigung der Leber
      auf den Kohlenhydratstoffwechsel 808
 III. Virushepatitis und Diabetes 810
  IV. Cholelithiasis und Diabetes 812
   V. Fettleber und Diabetes 812
      A. Häufigkeit der Fettleber und Korrelation zum Diabetestyp 813
         1. Häufigkeit 813
         2. Diabetestyp 816
      B. Pathogenese, Prognose und Therapie der Fettleber bei Diabetes 818
         1. Pathogenese 818
         2. Prognose 819
         3. Therapie 820
      C. Schlußfolgerungen 821
  VI. Leberzirrhose und Diabetes 822
      A. Häufigkeit einer Leberzirrhose bei Diabetes mellitus 822
      B. Häufigkeit eines Diabetes mellitus bei Leberzirrhose 824
      C. Zeitliche Zusammenhänge zwischen Leberzirrhose und Diabetes. Diabetestyp 827
      D. Belastungen mit Glukose, Tolbutamid und Insulin sowie Plasmainsulinspie-
         gel bei Leberzirrhose 831
         1. Glukosetoleranz 831
         2. Tolbutamidtest 833
         3. Insulinbelastung 833
         4. Plasmainsulinspiegel 835

	E. Zur Frage des hepathogenen Diabetes (Naunyn's „Leberdiabetes")	841
VII.	Spontanhypoglykämie bei Lebererkrankungen	842
VIII.	Zur Frage diabetesspezifischer Leberveränderungen beim genuinen Diabetes des Menschen	844
	A. Leberzellverfettung	844
	B. Glykogengehalt der Leber. Glykogenkerne	845
	1. Leberglykogengehalt	845
	2. Glykogenkerne	845
	C. Veränderungen des Enzymmusters der Leber	846
IX.	Zusammenfassung	847

Pankreatitis und Diabetes. Von E. Koch †, Frankfurt a. M. 861
   I. Einleitung 861
  II. Klassifizierung der Pankreatitiden 861
 III. Vorkommen, Manifestation, Verlauf 862
 IV. Verhältnis zum genetischen Diabetes mellitus 863
     A. Verlauf 863
     B. Heredität 863
     C. Insulinverhalten 864
     D. Pathogenese 865
  V. Mukoviszidose 865
 VI. Häufigkeit 867

Endocrine Disorders and Diabetes. By P. A. Bastenie, Brüssel 871
   I. Introduction 871
  II. The Thyroid and Diabetes 871
     A. Thyrotoxicosis 871
     B. Hypothyroidism 875
 III. Adrenal Medulla and Diabetes 877
 IV. The Anterior Pituitary and Diabetes 878
     A. Acromegaly 878
     B. Pituitary insufficiency 884
  V. The Cortico-Adrenal and Diabetes 887
     A. Steroid therapy 887
     B. Cushing's Syndrome 890
     C. Diabetes in bearded women (Achard-Thiers-Syndrome) 893
     D. Cortico-adrenal function in obesity 896
     E. Cortico-adrenal insufficiency 900
 VI. Gonadal Disorders 901
 VII. Conclusions 902

Laboratoriumsdiagnose der Zuckerkrankheit –
Laboratory Diagnosis of Diabetes mellitus

Methoden der Harn- und Blutzuckerbestimmung. Von F. H. Schmidt, Mannheim . . 913
   I. Harnzucker 913
     A. Allgemeine Vorbemerkungen 913
     B. Qualitative Glukose-Nachweisverfahren 914
        1. Metallreduktionsverfahren (summarisch) 914
        2. Papierstreifenmethode auf enzymatischer Basis 915
     C. Quantitative Glukose-Nachweisverfahren 916
        1. Quantitativer „Benedict" 916

2. Polarisation 917
 3. Enzymatische Verfahren 918
II. Blutzucker 922
 A. Allgemeine Vorbemerkungen 922
 B. Metallreduktometrische Verfahren 922
  1. Nach Hagedorn-Jensen 922
  2. Nach Somogyi-Nelsen 924
  3. K_3 [Fe(CN)$_6$]-Methode nach Hoffmann 924
 C. Farbstoffbildung durch Kondensation mit Aromaten 926
  1. Anthron-Verfahren nach Roe 926
  2. Mit Anilin 927
  3. Mit o-Toluidin (nach Hultmann-Dubowski) 928
 D. Enzymatische Verfahren 929
  1. GOD/POD 929
  2. Hexokinase/G-6-PDH 936
  3. Normalbereich der Glukosekonzentration im Blut im Nüchternblut von Mensch und Tier 938
  4. Schnellbestimmung der Blutglykose mittels HK ohne Enteiweißung und ohne Zentrifugation 941

Physiological Interpretations of Glucose Tolerance Tests. By V. CONARD, E. RASIO and J. R. M. FRANCKSON, Brüssel 947
 I. Introduction 947
 II. The Rapid Intravenous Glucose Tolerance Test 947
  A. Technique 947
  B. Description of the Curve 948
  C. Mathematical Analysis of the Middle Phase 948
  D. Physiopathological Variation of K. 950
  E. Conclusions 955
 III. Repetitive Intravenous Glucose Tolerance Tests 955
  A. Combined Glucose and Insulin Tests 956
  B. Combined Glucose and Sulfonylurea Tolerance Tests 958
  C. Combined Oral and Intravenous Glucose Tolerance Tests 959
 IV. Physiological Interpretations of the Intravenous Glucose Tolerance Test . . . 961
  A. Glucose Movements 961
  B. Insulin Secretion 965
 V. Oral Glucose Tolerance Test 969

Belastungsteste mit Hormonen und Sulfonylharnstoffen. Von A. CZYŻYK, Warschau . 977
 I. Einleitung 977
 II. Hormon-Belastungsteste 977
  A. Insulin-Belastungstest 977
  B. Belastungsteste mit Insulin und Glukose 981
  C. Glukagon-Belastungstest 984
  D. Adrenalin-Belastungstest 985
  E. Kortikoid-Glukose-Belastungstest 986
  F. Prednison-Belastungstest (Prednison Glukosurie-Test) 992
 III. Belastungen mit Sulfonylharnstoffen 993
  A. Der intravenöse Tolbutamid-Belastungstest 993
  B. Der intravenöse Chlorpropamid-Belastungstest 1000
  C. Der perorale Tolbutamid-Belastungstest 1000
  D. Der Steroid-Tolbutamid-Belastungstest 1000

Die Therapie des Diabetes mellitus — The Therapy of Diabetes mellitus

Die Schulung und Unterweisung des Diabetikers in der Praxis. Von P. PETRIDES, Duisburg 1009
   I. Einleitung 1009
   II. Technik der Schulung 1009
   III. Unterweisung des schulenden Arztes 1010
   IV. Die Diätschulung 1011
   V. Die Ausrüstung und Unterweisung insulinspritzender Diabetiker 1011
   VI. Ratschläge bei akuten Krankheiten und Komplikationen. Fußpflege. Merkblatt für insulinspritzende Kraftfahrer 1012
   VII. Die Stoffwechsel-Selbstkontrolle des Diabetikers 1014
   VIII. Sonderaufgaben der Diabetiker-Schulung 1015
     A. Berufsfragen 1015
     B. Ehe- und Schwangeren-Beratung 1016
     C. Die Betreuung des diabetischen Kindes 1017
   IX. Die Aufgaben der Diabetes-Laien-Gesellschaften 1017

Diätbehandlung des Diabetes mellitus. Von K. JAHNKE, Wuppertal-Elberfeld . . . 1019
   I. Einleitung 1019
   II. Entwicklungslinien der Diabetes-Diät 1020
   III. Allgemeine Diätetik 1022
     A. Kalorien- und Nährstoffzufuhr 1022
       1. Kalorienzufuhr 1022
       2. Nährstoffzufuhr 1026
     B. Lebensmittelgruppen 1030
       1. Kohlenhydrathaltige Lebensmittel 1031
       2. Fette 1037
       3. Eiweißträger 1040
       4. Alkohol 1040
       5. Süßungsmittel 1041
       6. Diätetische Lebensmittel 1042
   IV. Spezielle Diätetik 1043
     A. Diät bei unkompliziertem Diabetes 1043
       1. Die diätetische Ersteinstellung 1043
       2. Die Reduktionsdiät für adipöse Diabetiker 1046
       3. Die Dauerdiät für normgewichtige Diabetiker 1049
     B. Diät bei speziellen Diabetesformen 1053
       1. Diät bei potentiellem und bei latentem Diabetes 1053
       2. Diät bei insulinbedürftigem und bei labilem Diabetes 1055
       3. Diät bei Diabetes im Kindesalter 1056
       4. Diät bei Diabetes im hohen Lebensalter 1059
     C. Diätberatung 1060
       1. Ausgangssituation der Diätberatung 1060
       2. Ziele und Voraussetzungen der Diätberatung 1061
       3. Möglichkeiten der Diätberatung 1062
       4. Ergebnisse systematischer Diätberatung 1063

Die Verwendung von Fructose, Sorbit und Xylit. Von H. MEHNERT, München . . . 1069
   I. Vorbemerkungen 1069
   II. Physiologische und biochemische Grundlagen 1070
     A. Zur Bedeutung der Resorptionsgeschwindigkeit 1070

B. Der Stoffwechsel von Fructose, Sorbit und Xylit 1072
　III. Diätetische und therapeutische Verwendung von Fructose, Sorbit und Xylit . . 1076
　　　A. Überlegungen zur Dosierung 1076
　　　B. Kontraindikationen 1077
　　　C. Indikationen 1077
　IV. Zusammenfassung 1081

Die Insulintherapie: Die Insulinpräparate. Von E. Dörzbach, Frankfurt a. M., und
　　R. Müller, Wiesbaden 1087
　　I. Historischer Überblick 1087
　 II. Präparation 1089
　　　A. Material 1089
　　　B. Physikalisch-chemische Eigenschaften 1089
　　　C. Prüfung auf Reinheit 1091
　　　D. Biologische Bestimmung der Einheiten 1091
　　　E. Die pharmazeutischen Zubereitungen 1092
　　　　　1. Alt-Insulin 1092
　　　　　2. Verzögerungs-Insuline 1093
　　　F. Aufbewahrung von Insulinpräparaten 1096
　III. Die klinische Wirkung der Insulin-Zubereitungen 1096
　　　A. Alt-Insulin 1098
　　　B. Verzögerungsinsuline 1100
　IV. Summarische Aufstellung der Insulinpräparate 1105

Insulin Therapy: Principles of Maintenance Treatment. By L. J. P. Duncan and B. F.
　　Clarke, Edinburgh 1113
　　I. Introduction 1113
　 II. What the Diabetic Must Know 1113
　　　A. Diet 1114
　　　B. Measurement and injection of insulin 1114
　　　C. Urine testing and assessment of control 1115
　III. Choice of Insulin Preparation 1116
　IV. Achievement of Fair Control 1117
　 V. Achievement of Good Control 1118
　VI. Hypoglycaemia and Metabolic Decompensation 1120
　VII. Summary 1120

Die Insulintherapie: Die Behandlung des Coma diabeticum. Von G. Mohnike †,
　　E. Wappler und H. Bibergeil, Karlsburg 1121
　　I. Einleitung: Coma-Häufigkeit, auslösende Ursachen 1121
　 II. Diagnose, Differentialdiagnose 1122
　III. Therapie 1122
　　　A. Insulinsubstitution 1123
　　　B. Elektrolyt- und Flüssigkeitsersatz 1125
　　　C. Zusätzliche therapeutische Maßnahmen 1129
　　　D. Überwachung des Comapatienten 1129
　　　E. Praxis der Comaführung 1130
　　　F. Gefahren der Comatherapie, Behandlungsfehler 1130
　IV. Comamortalität und -letalität, Todesursachen 1131
　 V. Prognose des Coma diabeticum 1133

Insulinallergie und Insulinresistenz. Von K. Federlin, H. Ditschuneit und E. F.
　　Pfeiffer, Ulm 1141

Inhaltsverzeichnis

- I. Einleitung 1141
- II. Insulinallergie 1141
  - A. Manifestationsmöglichkeiten einer Insulinallergie 1142
    1. Die Manifestationstypen der allergischen Hautreaktionen 1142
    2. Klinisches Bild 1143
    3. Ätiologie der allergischen Hautreaktionen 1147
    4. Zur Antigenität des Insulins 1148
    5. Einflüsse des Blutzuckers und des biologischen Insulineffektes auf die Immunreaktion 1150
  - B. Pathogenese der Insulinallergie 1151
  - C. Zur Behandlung der Insulinallergie 1152
    1. Hauttest 1152
    2. Absetzen des Insulins 1153
    3. Desensibilisierung 1153
- III. Insulinresistenz 1154
  - A. Klinisches Bild 1154
    1. Häufigkeit 1156
    2. Diagnostik der Insulinresistenz 1156
    3. Verfahren zur Antikörperbestimmung 1157
    4. Insulinbindende Immunglobuline 1160
    5. Die maximale Insulin-Bindungskapazität des Serums und ihre Beziehungen zum Insulinbedarf 1160
  - B. Therapie der Insulinresistenz 1164
  - C. Zusammenhänge zwischen Insulinallergie und Insulinresistenz 1168
  - D. Ausblick 1169

Zur Geschichte der Entdeckung der oralen Antidiabetica. Von A. LOUBATIÈRES, Montpellier 1179
- I. Die Geschichte der Entdeckung der blutzuckersenkenden Sulfonamide 1179
  - A. Die wesentlichsten Ereignisse, die der Entdeckung blutzuckersenkender Sulfonamide vorausgingen 1179
  - B. Die Geschichte der Entdeckung der blutzuckersenkenden Sulfonamide . . . 1181
    1. 1942–1946 1181
    2. 1946–1955 1192
    3. 1955 – heute 1192
  - C. Übersicht über die blutzuckersenkenden Sulfonamide und Sulfonylharnstoffe 1197

Die Praxis der Behandlung mit Sulfonamiden. Von K. SCHÖFFLING, R. PETZOLDT, Frankfurt a. M., und H. DITSCHUNEIT, E. F. PFEIFFER, Ulm 1209
- I. Entwicklung der Diabetestherapie mit Sulfonamiden 1209
- II. Charakterisierung der blutzuckersenkenden Sulfonamide 1210
- III. Anwendungsbereich der blutzuckersenkenden Sulfonamide 1214
- IV. Kriterien für die Einstellung mit Sulfonamiden 1215
- V. Indikationen und Kontraindikationen für die Behandlung mit Sulfonamiden . 1217
- VI. Praxis der Behandlung mit Sulfonamiden 1220
  - A. Einstellung 1220
  - B. Dauerbehandlung 1226
- VII. Sulfonamidbehandlung bei Sonderformen 1231
- VIII. Nebenwirkungen und Unverträglichkeiten 1231
  - A. Allgemeine Verträglichkeit 1231
  - B. Hypoglykämien 1232
  - C. Toxische und allergische Nebenwirkungen 1232
  - D. Nichttoxische Nebenwirkungen 1235

    E. Inkompatibilität und Wirkungsbeeinträchtigung 1236
IX. Zusammenfassung 1237

Die orale Diabetestherapie. Die Praxis der Behandlung mit Guanidinderivaten. Von
    G. Mohnike †, E. Wappler und D. Michaelis, Karlsburg 1249
  I. Diguanidine 1249
 II. Monoguanidine 1250
III. Biguanide 1250
    A. Toxizität, Nebenwirkungen 1250
        1. Laktazidose 1251
        2. Ketoazidose 1252
    B. Indikationen zur Biguanid-Therapie 1253
        1. Biguanidmonotherapie 1254
        2. Kombinierte Insulin-Biguanid-Therapie 1257
        3. Umstellung von Insulin auf ein Biguanid 1258
        4. Umstellung von Sulfonylharnstoff- auf Biguanidbehandlung 1258
        5. Kombinierte Sulfonylharnstoff-Biguanidtherapie 1258
        6. Biguanidtherapie bei Sonderformen des Diabetes mellitus 1259
    C. Biguanidtherapie und Gefäßschäden bei Diabetes mellitus 1260
    D. Praxis der Biguanidtherapie 1260
    E. Zusammenfassung 1261

The Treatment of Diabetic Retinopathy by Pituitary Ablation. By R. Fraser, London 1271
    I. Introduction 1271
   II. The Natural History of Diabetes Mellitus 1273
  III. The Functional Effects Sought by Pituitary Ablation 1274
  IV. Methods of Pituitary Ablation and their Complications 1275
   V. Methods of Ophthalmic Assessment 1275
  VI. The Selection of Patients 1276
 VII. Replacement Therapy, and the Clinical Management Before and After Ablation 1278
VIII. Grading of the Degree of Ablation Induced 1279
  IX. The Changes in Diabetic Retinopathy Seen Following Pituitary Ablation . . 1279
   X. The Changes Seen in Other Diabetic Features 1284
  XI. Conclusions 1285

Die Behandlung der diabetischen Retinopathie mit Lichtkoagulation. Von A. Wessing,
    Essen 1289
  I. Einführung 1289
 II. Methode 1290
III. Ergebnisse 1291
IV. Diskussion 1297
 V. Schlußfolgerungen 1298
VI. Zusammenfassung 1299

Register · Index 1303
Errata 1404

Autorenverzeichnis – List of Authors

D. ANDREANI
  Ass. Prof., Libero Docente, Dr., Policlinico Umberto I, II. Clinica Medica Generale, Università di Roma, Roma (Italia)

H. BARTELHEIMER
  Prof. Dr. med., I. Medizinische Klinik der Universität Hamburg, Universitäts-Krankenhaus Eppendorf, D 2000 Hamburg 20, Martinistr. 52 (Deutschland)

P. A. BASTENIE
  Prof. Dr., Clinique Médical et Laboratoire de Médicine Expérimentale (Hôpital Universitaire Saint-Pierre), Université Libre de Bruxelles, 322 rue Haute, Bruxelles (Belgique)

J. BEYER
  Priv.-Doz. Dr. med., Abteilung für Klinische Endokrinologie, Zentrum der Inneren Medizin der Johann-Wolfgang-Goethe-Universität, D 6000 Frankfurt/Main, Ludwig-Rehn-Str. 14 (Deutschland)

H. BIBERGEIL
  Prof. Dr. med. habil., Zentralinstitut für Diabetes „Gerhardt Katsch", X 2201 Karlsburg/Krs. Greifswald (DDR)

H. BRAUNSTEINER
  Prof. Dr. med., Medizinische Universitätsklinik, A 6000 Innsbruck (Österreich)

W. J. H. BUTTERFIELD
  Prof., O. B. E., M. D., F. R. C. P., Dept. of Medicine, Guy's Hospital Medical School, London Bridge, SE 1 (England)

G. D. CAMPBELL
  M.D., F.R.C.P. Edin., F.R.S.S. Afr., St. Augustine's Medical Center, Durban (South Africa)

B. F. CLARKE
  M. D., Diabetic and Dietetic Dept., The Royal Infirmary, Edinburgh 3 (Scotland)

C. A. CLARKE
  Dr., The University of Liverpool, Dept. of Medicine, Ashton Street, Liverpool 3 (England)

V. CONARD
  Prof., Laboratoire Phisiopathologie, Université Libre de Bruxelles, 115, Boulevard de Waterloo, Bruxelles (Belgique)

Autorenverzeichnis

W. CREUTZFELDT
 Prof. Dr. med., Medizinische Universitätsklinik und Poliklinik, D 3400 Göttingen, Humboldtallee 1 (Deuschland)

A. CZYŻYK
 Doz. Dr. med., III Klinika Chorób Wewnetrznych, Akademii Medijcnej, ul. Lindleya 4, Warszawa (Polen)

M. DÉROT
 Prof. Dr., Clinique Médico-Sociale du Diabète et de Maladies Métaboliques, Faculté de Médecine de Paris, Hôtel-Dieu, 1, Place du Parvis Notre Dame, Paris IVe (France)

H. DITSCHUNEIT
 Prof. Dr. med., Abteilung für Stoffwechsel und Ernährung, Zentrum für Innere Medizin und Kinderheilkunde, Universität Ulm, D 7900 Ulm/Donau, Steinhövelstr. 9 (Deutschland)

E. DÖRZBACH
 Dr., D 6000 Frankfurt/Main-Schwanheim, Kauber Weg 9

L. J. P. DUNCAN
 M. D., Diabetic and Dietetic Dept., The Royal Infirmary, Edinburgh 3 (Scotland)

J.-D. FAULHABER
 Dr. med., Abteilung für Stoffwechsel und Ernährung, Zentrum für Innere Medizin und Kinderheilkunde, Universität Ulm, D 7900 Ulm/Donau, Steinhövelstraße 9 (Deutschland)

K. FEDERLIN
 Priv.-Doz. Dr. med., Abteilung für Endokrinologie und Stoffwechsel, Zentrum für Innere Medizin und Kinderheilkunde, Universität Ulm, D 7900 Ulm/Donau, Steinhövelstr. 9 (Deutschland)

M. FRANCKSON
 Dr., Service de Biologie Clinique, Hôpital St. Pierre, 322, rue Haute, Bruxelles (Belgique)

R. FRASER
 Prof., F. R. C. P., Dept. Medicine, Postgraduate Medical School, Ducane Road, London W 12 (England)

H. FRERICHS
 Priv.-Doz., Dr. med., Medizinische Universitätsklinik und Poliklinik, D 3400 Göttingen, Humboldtallee 1 (Deutschland)

W. GEPTS
 Doz. Dr., Pathologisches Institut der Universität Brüssel, Van Gehuchtenplaats 4, B 1020 Brüssel (Belgien)

J. GINSBERG
 Dr. med., Stoffwechselabteilung der Medizinischen Klinik der Universität Zürich, Kantonsspital, CH 8000 Zürich, Rämistr. 100 / Gloriastr. 29 (Schweiz)

J. J. Hoet jr.
 Dr., Laboratoire de Recherches de la Clinique Médicale, Hôpital St. Pierre, Louvain (Belgique)

J. P. Hoet †
 Prof. Dr., Laboratoire de Recherches de la Clinique Médicale, Hôpital St. Pierre, Louvain (Belgique)

K. Jahnke
 Prof. Dr. med., Medizinische Klinik der Städtischen Ferdinand-Sauerbruch-Krankenanstalten, D 5600 Wuppertal-Elberfeld, Arrenberger Str. 20–26 (Deutschland)

V. J. Jensen
 Prof. Dr., Aarhus Kommunehospital, Aarhus C. d. (Denmark)

E. Koch †
 Prof. Dr. med., St. Markus-Krankenhaus, 1. Medizinische Klinik, D 6000 Frankfurt/Main, Wilhelm-Epstein-Str. 2 (Deutschland)

F. Kuhlencordt
 Prof. Dr. med., I. Medizinische Klinik der Universität Hamburg, Universitäts-Krankenhaus Hamburg-Eppendorf, D 2000 Hamburg 20, Martinistr. 52 (Deutschland)

A. Labhart
 Prof. Dr. med., Stoffwechselabteilung der Medizinischen Klinik der Universität Zürich, Kantonspital, CH 8000 Zürich, Rämistr. 100 / Gloriastr. 29 (Schweiz)

J. P. Lauvaux
 Dr., Clinique Médical et Laboratoire de Médecine Expérimentale (Hôpital Universitaire St. Pierre), Université Libre de Bruxelles, 322, rue Haute, Bruxelles (Belgique)

R. Lebouc
 Dr., Faculté de Médecine de Paris, Hôtel-Dieu, 1, Place du Parvis Notre Dame, Paris IVe (France)

H. Lestradet
 Prof. Dr., 7 Place du Tertre, F 7500 Paris 18 (France)

A. Loubatières
 Prof., Laboratoire de Pharmacologie, Institut de Biologie, Faculté de Médecine, Boulevard Henri IV, F 3400 Montpellier (France)

K. Lundbaek
 Prof. Dr. med., 2. Medizinische Universitätsklinik, Aarhus Kommunehospital, Aarhus (Denmark)

C. de Martino
 Dr., II Clinica Medica Generale, Policlinico Umberto I, Università di Roma, Roma (Italia)

H. Mehnert
 Prof. Dr. med., 3. Medizinische Abteilung, Städtisches Krankenhaus München-Schwabing und Forschungsgruppe Diabetes, D 8000 München 23, Kölner Platz 1 (Deutschland)

F. MELANI
: Priv.-Doz. Dr. med., Abteilung für Endokrinologie und Stoffwechsel, Zentrum für Innere Medizin und Kinderheilkunde, Universität Ulm, D 7900 Ulm/Donau, Steinhövelstr. 9 (Deutschland)

D. MICHAELIS
: Dr. med., Zentralinstitut für Diabetes „Gerhardt Katsch", X 2201 Karlsburg, Krs. Greifswald (DDR)

G. MOHNIKE †
: Prof. Dr. med., Zentralinstitut für Diabetes „Gerhardt Katsch", X 2201 Karlsburg, Krs. Greifswald (DDR)

R. MÜLLER
: Dr. med., D 6200 Wiesbaden, Nerotal 38 (Deutschland)

M. NEGRI
: Dr., II Clinica Medica Generale, Policlinico Umberto I, Università di Roma, Roma (Italia)

J. ÖSTMAN
: M. D., Dept. of Endocrinology, Karolinska Sjukhuset, S 10401 Stockholm 60 (Sweden)

J. PEDERSEN
: Dr. med., Diabetes Center Royal Maternity Dept., Rigshospitalet, DK 2100 Kopenhagen (Denmark)

P. PETRIDES
: Dr. med., Innere Abteilung des Bethesda-Krankenhauses, D 4100 Duisburg, Heerstraße 219 (Deutschland)

R. PETZOLDT
: Dr. med., Abteilung für Klinische Endokrinologie, Zentrum der Inneren Medizin der Johann-Wolfgang-Goethe-Universität, D 6000 Frankfurt/Main, Ludwig-Rehn-Str. 14 (Deutschland)

E. F. PFEIFFER
: Prof. Dr. med., Abteilung für Endokrinologie und Stoffwechsel, Zentrum für Innere Medizin und Kinderheilkunde, Universität Ulm, D 7900 Ulm/Donau, Steinhövelstr. 9 (Deutschland)

J. PIRART
: Dr., Adjoint a l'Hôpital Universitaire St. Pierre – Diabètes – Glandes Endocrines, Médecine Interne, 234 B, Av. Churchill, Bruxelles 18 (Belgique)

A. PRADER
: Prof. Dr. med., Kinderspital Zürich, CH 8000 Zürich (Schweiz)

E. RASIO
: Dr., Laboratoire Physiopathologie, Université Libre de Bruxelles, Bruxelles (Belgique)

E. RESKE-NIELSEN
: Dr. med., Neuropathologisk afdeling, 2. Medizinische Universitätsklinik, Aarhus Kommunehospital, 8000 C Aarhus (Denmark)

A. H. RUBENSTEIN
M. D., University of Chicago, Department of Medicine, 950 E. 59th Str., Chicago, Illinois 60637 (USA)

S. SAILER
Doz. Dr. med., Medizinische Universitätsklinik, A 6020 Innsbruck (Österreich)

F. SANDHOFER
Dr. med., Medizinische Universitätsklinik, A 6020 Innsbruck (Österreich)

C. SCHIRREN
Prof. Dr. med., Universitäts-Hautklinik und -Poliklinik, D 2000 Hamburg 20, Martinistr. 52 (Deutschland)

V. SCHLIACK
Medizinalrat Dr. med., X 1138 Berlin-Kaulsdorf 1, Brodauer-Str. 42 (DDR)

F. H. SCHMIDT
Dr. med., Boerhinger Mannheim GmbH, Medizinische Forschung, D 6800 Mannheim 31 (Deutschland)

T. SCHNEIDER
M. D., F. R. C. P., 43 Harvard Bldg., Joubert St., Johannesburg (South Africa)

K. SCHÖFFLING
Prof. Dr. med., Abteilung für Klinische Endokrinologie, Zentrum für Innere Medizin der Johann-Wolfgang-Goethe-Universität, D 6000 Franfurt/Main, Ludwig-Rehn-Straße 14 (Deutschland)

K. SICKINGER
Priv.-Doz. Dr. med., Abteilung für Innere Medizin, Kreiskrankenhaus, D 7890 Waldshut (Deutschland)

A. SIREK
Prof. Dr. Dr., Faculty of Medicine, Dept. of Physiology, University of Toronto, Toronto (Canada)

O. V. SIREK
Prof. Dr. Dr., Faculty of Medicine, Dept. of Physiology, University of Toronto, Toronto (Canada)

D. F. STEINER
Prof., M. D., University of Chicago, Department of Biochemistry, 947 E. 58th Str., Chicago, Illinois 60637 (USA)

G. S. THOMPSON
M. B., B. Chir., M. R. C. P., M. A., General Hospital, Altrincham/Cheshire (England)

J. VALLANCE-OWEN
Prof., Dept. of Medicine, Queen's University, Belfast (Northern Ireland)

D. VISCHER
Dr. med., Kinderspital, CH 8032 Zürich, Steinwiesstr. 75 (Schweiz)

E. WAPPLER
Dr. med., Zentralinstitut für Diabetes „Gerhardt Katsch", X 2201 Karlsburg, Krs. Greifswald (DDR)

A. WESSING
Priv.-Doz. Dr. med., Städtische Krankenanstalten, Klinikum Essen der Ruhr-Universität Bochum, Augenklinik und Poliklinik, D 4300 Essen-Holsterhausen, Hufelandstr. 55 (Deutschland)

M. WHICHELOW
M. D., Dept. of Medicine, Guy's Hospital Medical School, London Bridge, SE 1 (England)

O. WIELAND
Prof. Dr. med., Klinisch-Chemisches Institut des Städtischen Krankenhauses München-Schwabing, Forschergruppe Diabetes, D 8000 München 23, Kölner Platz 1 (Deutschland)

R. ZIEGLER
Dr. med., Abteilung für Endokrinologie und Stoffwechsel, Zentrum für Innere Medizin und Kinderheilkunde, Universität Ulm, D 7900 Ulm/Donau, Steinhövelstr. 9 (Deutschland)

Vorwort

Als der erste Band dieses Handbuches im September 1968 erschien, nahmen Herausgeber und Verleger an, daß der zweite Band spätestens ein halbes Jahr danach folgen würde. Leider ließ sich dieses Vorhaben nicht verwirklichen. Es vergingen zwei Jahre, ehe dieser zweite Band vorgelegt werden konnte.

Dafür enthält er aber auch 56 Kapitel – der erste Band brachte es „nur" auf 43 – und der Umfang des zweiten Bandes überschreitet den des ersten um beinahe 350 Seiten. Der kleine Vorrat an Geduld, den der leidgeprüfte Verleger, Herr Spatz, noch zur Verfügung hatte, dürfte nunmehr vollständig aufgebraucht sein.

Hatte der erste Band die Grundlage der Diabetologie liefern sollen, so beschäftigt sich der zweite mit den wissenschaftlichen und klinischen Aspekten der Zuckerkrankheit des Menschen. Seine 5 Hauptabschnitte lauten: Pathologische Anatomie und Pathophysiologie des menschlichen Diabetes mellitus, die Klinik des Diabetes mellitus, andere Erkrankungen (also Lipoidosen, Leber-, Pankreas- und endokrine Erkrankungen) und Diabetes mellitus, die Laboratoriumsdiagnose der Zuckerkrankheit, die Therapie des Diabetes mellitus.

In dem Abschnitt der „Pathologischen Anatomie und Pathophysiologie des menschlichen Diabetes mellitus" werden neben den morphologischen Pankreasveränderungen die Voraussetzungen zur Diskussion der Störungen der Insulinsekretion, nämlich die biologischen und radio-immunologischen Methoden zur Bestimmung von Insulin im Blut, ebenso wie die Insulinantagonisten besprochen. Besondere Bedeutung wird der Erörterung der Störung der Dynamik der Insulinsekretion bei Fettsucht, Proto-Diabetes und manifestem Diabetes zugemessen. In diesem Abschnitt finden auch die Spontan-Hypoglykämien auf dem Boden organischer Hyperinsulinämien und funktioneller Fehlregulationen Erwähnung. Selbstverständlich gab das verzögerte Erscheinen des Bandes auch Gelegenheit, das Pro-Insulin abzuhandeln. Der Diabetes des pankreaslosen Menschen wird gewissermaßen als klinisches Gegenstück zu dem immer noch wichtigsten tierexperimentellen Diabetes diskutiert. Die modernen Erkenntnisse über Störungen der Lipide und Plasma-Glyco- und Lipoproteine werden hier erörtert.

In der eigentlichen „Klinik des spontanen Diabetes mellitus" werden von kompetenten Epidemiologen die Verbreitung der Zuckerkrankheit getrennt für Europa und Amerika auf der einen, Afrika und Asien auf der anderen Seite diskutiert. Die Verschiedenartigkeit der Erscheinungsbilder und der Epidemiologie machten eine getrennte Diskussion notwendig. Es folgt die Besprechung der Genetik, der Klassifikation und schließlich der spontanen Remission des Diabetes mellitus in jeweils eigenen Kapiteln. Ebenso werden Schwangerschaft und Zuckerkrankheit und das foetale Pankreas der Kinder diabetischer Mütter getrennt von Fachleuten erörtert. Der kindliche und jugendliche Diabetes findet eine originelle Diskussion. Der Hypogonadismus des menschlichen Zuckerkranken, die Skeletterkrankungen bei Diabetes mellitus, die diabetische Neuropathie, die Erkrankungen der Haut bei Diabetes mellitus und schließlich die verschiedenen Formen der diabetischen Angiopathie werden breit besprochen. Der zusammenfassenden Betrachtung der diabetischen Angiopathie folgt die Schilderung der Veränderungen am Auge, an den Nieren und – sicherlich nicht ohne Widerspruch – am Gehirn. Die Variante des myatonischen Diabetes findet Erwähnung. Der Abschnitt wird abgeschlossen mit einer Besprechung der Zusammenhänge zwischen Unfall und Zuckerkrankheit einschließlich Begutachtung sowie der sozialmedizinischen Probleme beim Diabetes mellitus.

Auf die „eigenständigen Erkrankungen" und ihr gehäuftes Zusammentreffen mit der Zuckerkrankheit war schon hingewiesen worden (s. oben).

Die „Laboratoriumsdiagnose der Zuckerkrankheit" richtet sich nach praktischen Gesichtspunkten und schließt die Diskussion der Methoden der Harn- und Blutzuckerbestimmung sowie die Interpretation der Glukose-Toleranzteste und schließlich die verschiedenen Belastungsteste mit Hormonen und Sulfonylharnstoffen jeweils in getrennten Abschnitten ein.

Der letzte Abschnitt „Die Therapie des Diabetes mellitus" wird in 12 Kapiteln breit besprochen, wobei nicht nur die Schulung, die Diät des Zuckerkranken und die Verwendung von Fructose, Sorbit und Xylit in der Diabetestherapie erwähnt werden, sondern auch die Behandlung der diabetischen Retinopathie durch Hypophysektomie oder Lichtkoagulation. Die Insulintherapie gliedert sich in 4 Kapitel, in denen die einzelnen Insuline, die Prinzipien der Erhaltungsbehandlung, die Therapie des diabetischen Komas und die Insulinallergie und Insulinresistenz geschildert werden. Die Geschichte der Entdeckung der oralen Antidiabetica bringt Loubatières in einer eigenwilligen Darstellung unter Beifügung der Originalunterlagen; und die Praxis der oralen Diabetestherapie mit Sulfonylharnstoffen und Guanidinderivaten dürfte die derzeit aktuellen Indikationen und Kontraindikationen ausführlich genug behandeln.

Auch bei diesem Band ist es dem Herausgeber eine angenehme Pflicht, den Autoren für ihre uneigennützige Mitarbeit zu danken, die sie für die Gestaltung der von ihnen behandelten Kapitel aufbrachten. Es ist tatsächlich ein Gemeinschaftswerk geworden, da es mit ganz wenigen Ausnahmen von Autoren aus dem Bereich der Europäischen Diabetes-Gesellschaft unter Beteiligung fast aller Länder unseres Kontinentes verfaßt wurde. Eine im Jahre 1970/71 aktuelle Übersicht ist entstanden, die als Nachschlagewerk, zur Vorbereitung von Vorträgen und vielleicht auch wieder Handbucharticeln von Nutzen sein kann.

Trotzdem wurde auch bei diesem zweiten Band bewußt der Bereich des klassischen Handbuches verlassen, und mit der Einzeldarstellung der Weg zur modernen kompilatorischen und komprehensiven Übersicht beschritten.

Auch hier wurde der zweisprachig abgefaßte Band in einem Index rubriziert, und es wurde genau vorgegangen wie beim ersten Band: Stammten die Fachausdrücke aus dem Lateinischen oder dem Griechischen, so wurde auf Übersetzung verzichtet. Sonst wurde versucht, mit der Doppelanführung in beiden Sprachen oder einer Übersetzung unklarer Worte zu helfen.

Wiederum möchte der Herausgeber allen seinen Mitarbeitern, ganz besonders aber Dr. REINHARD ZIEGLER, auf das herzlichste danken. Frau HILDE FORSTER war wiederum ebenso unermüdlich tätig wie die Mitarbeiter des J. F. LEHMANNS VERLAGES.

Der Verleger, Herr SPATZ, hat auch hier wieder für eine glänzende Ausstattung des Buches gesorgt, die italienische Ausgabe ist bereits im Druck. Der Herausgeber verbindet mit seinem Dank an Dr. A. CARANDENTE aus Mailand die Hoffnung, daß dieser zweite Band weniger Druckfehler enthält als der erste.

Auch dieser zweite Band soll unserer jungen „Europäischen Gesellschaft für Diabetologie" an erster Stelle gewidmet sein. Darüber hinaus soll er der Erinnerung an die inzwischen verstorbenen Mitarbeiter dieses Bandes dienen, Professor JOSEPH P. HOET aus Löwen, dessen bereits im ersten Band gedacht worden war, Professor EBERHARDT KOCH aus Frankfurt am Main und Professor G. MOHNIKE aus Karlsburg/Greifswald.

Ulm, im Januar 1971   Ernst F. Pfeiffer

Preface

When the first volume of this handbook appeared in September 1968 it was assumed by the editor and the publisher that the second volume would follow within half a year. Unfortunately, this was not the case. Two years have passed before it was possible to present the second volume.

To offset this delay, however, the new volume contains 56 chapters – the first offered "only" 43 – and exceeds volume one by 350 pages. Herr SPATZ, our suffering publisher, was once more brought to the limits of his patience.

The first book furnished a foundation in the study of diabetes while the second is concerned with the scientific and clinical aspects of diabetes mellitus. The five main sections are: Pathological Anatomy and Pathophysiology of Diabetes mellitus, Clinical Considerations, Related Illnesses (such as lipoidosis, liver, pancreas and endocrine illnesses), Laboratory Diagnosis in and Therapy of Diabetes mellitus.

The section "Pathological Anatomy and Pathophysiology in Human Diabetes mellitus" first treats morphological alterations in the pancreas. Then the prerequisites for a discussion of disturbances in insulin secretion, i. e. the biological and radioimmunological methods for measurement of insulin in blood, and finally insulin antagonists are dealt with. Particular attention has been given to disturbances in the dynamics of insulin secretion due to obesity, latent diabetes and overt diabetes. Spontaneous hypoglycemia caused by organic hyperinsulinemia or functional regulatory failures are also mentioned here.

Of course, due to the delay in publishing it was possible to include discussions on pro insulin. Diabetes in pancreatectomized humans has to a certain extent been treated as a clinical counterpart to the ever important animal experiments dealing with diabetes. Recent discoveries concerning lipid disturbances, lipoproteins and plasma-glyco and lipoproteins are handled here. Competent epidemiologists have traced the spread of diabetes separately for Europe and America on the one hand and Africa and Asia on the other in "Clinical Diagnosis and Treatment of Spontaneous Diabetes mellitus". The variations in symptomatology and epidemiology made a separate discussion necessary. The genetics of, classification of and finally the spontaneous remission of diabetes mellitus follow in separate chapters. Pregnancy and diabetes and the foetal pancreas in children with diabetic mothers is given separate handling by specialists. Childhood and juvenile diabetes is also given individual treatment. Much attention has been paid to hypogonadism and diseases of the skeleton in diabetes mellitus, diabetic neuropathy, skin disease in diabetes mellitus and finally the varying forms of diabetic angiopathy. Discussions on diabetic angiopathy are summarized following descriptions of the changes in eyes, kidneys and – doubtless – the brain. Variants of myatonic diabetes are mentioned. The section concludes with a discussion and opinions about the relationship between accidents and diabetes mellitus as wellas the socio-medical problems in diabetes mellitus.

Other diseases and their frequent occurrence with diabetes has already been referred to (see above).

"Laboratory Diagnosis of Diabetes mellitus" is concerned with the practical aspects of methods for measuring sugar in urine and blood with a separate section on interpretation of the glucose tolerance test. Various tolerance tests using hormones and sulfonylreas are also given individual discussion.

The last section "Therapy in Diabetes mellitus" contains 12 chapters discussing not only the teaching of diabetics, their diet and the therapeutic application of fructose, sorbit and xylit, but also the treatment of diabetic retinopathy by hypophysectomy or coagulation. Insulin therapy covers 4 chapters including insulin, the principles of maintenance therapy, therapy of the diabetic coma and insulin allergies and resistance. Loubatières has written in his characteristic style about the history of the discovery of oral antidiabetic drugs from the original documents. Oral therapy in diabetes using sulfonylurea and guanidine derivates with current indications and contra-indications is discussed in detail.

It is also a pleasure for the editor to thank the contributing authors for their unselfish work in bringing forth their individual chapters. It truly has become a group project representing authors from almost all countries in Europe who with few exceptions are members of the "European Society for the Study of Diabetes". Thus, a current survey has been released in 1970/71 which might be used as a reference work, for preparing lectures and perhaps "handbook articles" as well.

In treating so many topics separately, the second volume has abandoned the classical handbook form and adopted the more modern practice of compilation and general survey.

As in the first, the bi-lingual second volume has been indexed and any technical terms stemming from Latin or Greek have not been translated. Other difficulties in terminology have been explained bi-lingually or by translation.

Again, the editor would like to thank all contributors and co-workers, particularly Dr. REINHARD ZIEGLER. Mrs. HILDE FORSTER and the J. F. LEHMANNS PUBLISHING Co. are also to be thanked for their untiring help.

The publisher, Herr SPATZ, has again chosen a shining format. The Italian edition is already in the press. The editor would like to thank Dr. A. CARANDENTE from Milan, and hopes that the second volume contains fewer typographical errors than the first.

Finally, this volume should be dedicated primarily to the "European Society for the Study of Diabetes", as well as to the memories of three recently deceased contributors to the second volume, Professor JOSEPH P. HOET from Löwen, whose memory has already been honoured in the first volume, Professor EBERHARDT KOCH from Frankfurt am Main and Professor G. MOHNIKE from Karlsburg/Greifswald.

Ulm, January 1971   Ernst F. Pfeiffer

Pathologische Anatomie und Pathophysiologie
des menschlichen Diabetes mellitus

Pathological Anatomy and Pathophysiology
of Human Diabetes Mellitus

Die Pathologische Anatomie der Langerhans'schen Inseln beim menschlichen Diabetes

Von W. Gepts, Brüssel
(Aus dem Französischen übersetzt von W. Adam, Ulm)

I. Einleitung
II. Histologie der Langerhans'schen Inseln im Verlauf des Diabetes
   A. Quantitative Veränderungen
      1. Verminderung der Inselzahl
      2. Veränderungen im Volumen der Inseln
      3. Verminderung des Anteils an Inselgewebe im Pankreas
      4. Verminderung der Gesamtmasse des Inselgewebes
      5. Veränderungen im zytologischen Aufbau der Inseln
      6. Veränderung der Gesamtmasse der A-Zellen, der B-Zellen oder der Zahl der B-Zellen
   B. Qualitative Veränderungen
      1. Zytologische Veränderungen
      2. Qualitative Veränderungen des Inselstromas
III. Histochemische und Biochemische Befunde im Inselgewebe beim Diabetes
IV. Veränderungen des exokrinen Pankreas beim Diabetes
V. Der nicht-idiopathische Diabetes
VI. Histopathologie der Langerhans'schen Inseln und Vorstellungen zur Pathogenese des Diabetes
VII. Zusammenfassung

I. Einleitung

Die Hypothese, daß der menschliche Diabetes mellitus auf einer ungenügenden Insulinsekretion beruht, schien sich in den ersten Jahrzehnten dieses Jahrhunderts zu bestätigen. Inspiriert durch die Entdeckung des experimentellen pankreatopriven Diabetes durch Minkowski und von Mering, hatten die ersten pathologisch-anatomischen Untersuchungen in der Tat eine Anzahl von Läsionen an den Langerhans'schen Inseln von Diabetikern aufgedeckt: Atrophie, Fibrose, Hyalinose, hydropische Degeneration u. a. Autoren wie Weichselbaum und Heiberg bestätigten 1911, daß bei allen Diabetikern Läsionen an den Langerhans'schen Inseln zu finden sind. Die Entdeckung des Insulins durch Banting und Best im Jahre 1922 schien die endgültige Bestätigung für die Inselhypothese zu erbringen; die Insulinbehandlung vermochte tatsächlich die Stoffwechselstörungen der Diabetiker sehr zufriedenstellend zu beseitigen.

Die Inseltheorie erfuhr jedoch niemals eine endgültige Bestätigung. Die Ansicht von Weichselbaum und Heiberg, daß bei allen Diabetikern Läsionen in den Langerhans'schen Inseln vorhanden sind, wurde von mehreren Autoren angefochten. In einem nicht zu vernachlässigenden Anteil der untersuchten Fälle hatten die Langerhans'schen Inseln ein normales Aussehen. Andererseits wurde gezeigt, daß Läsionen wie Hyalinose und hydropische Degeneration sich auch, wenn auch viel weniger häufig, bei Nicht-Diabetikern finden. Sie sind also nicht spezifisch.

Der Mißkredit der Inseltheorie drückt sich außerdem deutlich in neuen Entdeckungen aus, durch die unsere Kenntnisse über die Regulation des Glukosestoffwechsels erweitert wurden. Die Auffassung, die das Insulin allein für die Homöostase im Glukosestoffwechsel verantwortlich machte, hat sich eindeutig als zu einfach erwiesen. Auch wenn das Insulin für die Aufnahme der Glukose in die Gewebe verantwortlich ist, so existieren zahlreiche andere Faktoren, die die Produktion von Glukose durch verschiedene Mechanismen vermehren. Eine neue Erklärung wurde so für den Diabetes angeboten: die Stoffwechselstörung sollte nicht die Folge einer absoluten Insuffizienz der Insulinsekretion sein, sondern die Folge einer nur relativen, bedingt durch eine Überproduktion von Glukose auf dem Boden einer Hypersekretion von bestimmten Hypophysen- und Nebennierenrindenhormonen oder einer Störung der Leberfunktion. Die Theorie des Gegenregulations-Diabetes hat diese Vorstellungen zum Gegenstand. Sie läßt das unregelmäßige Auftreten von Inselveränderungen im Verlauf des menschlichen Diabetes besser verstehen als die Inseltheorie. Diese Veränderungen sollten dabei nicht die primäre Ursache des Diabetes, sondern nur die Folge der Stoffwechselstörung sein.

Einen entscheidenden Schlag scheinen der Inseltheorie im Verlauf der letzten Jahre Methoden versetzt zu haben, mit denen man die Insulinaktivität des Blutes messen kann. Obwohl die biologische Aussagekraft der verschiedenen Methoden noch Gegenstand von Kontroversen ist, so haben sie doch übereinstimmend gezeigt, daß bei der überwiegenden Mehrzahl der Patienten mit idiopathischem Diabetes kein absoluter Mangel an Insulin vorliegt. Im Gegenteil, die Insulinaktivität des Blutes dieser Diabetiker ist oft höher als bei Nicht-Diabetikern. Selbst beim juvenilen Diabetes, den man lange Zeit als Äquivalent des experimentellen pankreatopriven Diabetes ansah, findet man regelmäßig, wenigstens in der Initialphase der Krankheit, eine erhöhte Insulinaktivität. Diese Vermehrung der Insulinaktivität ist auch bei Prädiabetikern, die genetisch dazu bestimmt sind, Diabetiker zu werden, vorhanden. Sie ist also nicht Folge einer Hyperglykämie, sondern spricht im Gegenteil für die Existenz eines extrapankreatischen Faktors, der die physiologische Insulinwirkung herabsetzt.

Alle diese Tatsachen erklären, daß die Untersuchung des Pankreas von Diabetikern mehr und mehr zu Gunsten von Experimenten, die sich die Entdeckung der Natur des extrapankreatischen Faktors zum Ziele machten, zurücktreten mußte. Von der pathologischen Anatomie her gesehen waren diese Untersuchungen indessen sehr enttäuschend: nichts in der Morphologie der Hypophyse, der Nebennierenrinde oder der Leber der Diabetiker erlaubt es, diese Organe für die Stoffwechselstörung verantwortlich zu machen. Bestimmte Tatsachen lenkten indessen die Aufmerksamkeit der Pathologen wieder auf das Pankreas. Zunächst einmal schien es unmöglich zu sein, einen permanenten experimentellen Diabetes zu erzeugen, ohne daß gleichzeitig Veränderungen der B-Zellen bestanden. Das Fehlen von Veränderungen am Inselzellgewebe bei vielen menschlichen Zuckerkranken stünde also, wenn es sich bestätigen sollte, offensichtlich im Widerspruch mit den Befunden der experimentellen Pathologie. Andererseits hat sich im Laufe der letzten Jahre erwiesen, daß das Insulin keineswegs das einzige Pankreashormon mit Wirkung auf den Kohlenhydratstoffwechsel ist. Das Glukagon, das von den A-Zellen gebildete blutzuckersteigernde Hormon, spielt hierbei eine wichtige, wenn auch noch nicht exakt definierte Rolle. Wäre also die Überproduktion von Glukose, deren Ursache man eine gewisse Zeit lang außerhalb des Pankreas gesucht hatte, Folge einer Überproduktion von Glukagon als Ausdruck einer Hyperplasie von A-Zellen? Diese Hypothese konnte nur durch neue Untersuchungen am Inselgewebe des Diabetikers bestätigt werden.

In Ermanglung von ausreichend stabilen und exakten Techniken zur Anwendung am Autopsiematerial konnten die zu Beginn dieses Jahrhunderts durchgeführten Untersuchungen das Inselgewebe nur global betrachten, ohne seinem cytologischen Aufbau Rechnung zu tragen. Der Beweis der sekretorischen Dualität des Inselgewebes und die Entwicklung von besseren histologischen Techniken haben den Weg für derartige Untersuchungen geöffnet. Es ist das Verdienst von GOMORI und FERNER, diese neue Phase des Studiums des Pankreas von Diabetikern eingeleitet zu haben.

Schließlich haben die Untersuchungen über das Insulinverhalten bei Diabetikern eine weitere wichtige Tatsache aufgedeckt. Als Antwort auf eine Glukosebelastung steigt der Insulinblutspiegel beim Diabetiker wesentlich langsamer an als beim Nichtdiabetiker (PFEIFFER et al., 1960, 1963; YALOW und BERSON, 1960). Die Ursache für diese sekretorische Insuffizienz ist unbekannt. Ohne einen endgültigen Beweis erbringen zu können, nehmen CERASI und LUFT (1967) an, daß diese Sekretionsstarre die eigentliche Anomalität darstellen könnte, die für den Diabetes verantwortlich zu machen ist.

In diesem Kapitel, das der pathologischen Anatomie der Langerhans'schen Inseln im Ablauf des Diabetes gewidmet ist, sollen nicht alle älteren Untersuchungen im Detail aufgeführt werden. Hervorragende Monographien und Übersichten wurden ihr gewidmet (KRAUS, 1929; SEIFERT, 1956 und 1959; FASSBENDER, 1956; LECOMPTE, 1960; LAZARUS und VOLK, 1962; OGILVIE, 1964; WARREN, LECOMPTE und LEGG, 1966). Wir werden uns lediglich bemühen, auf dem Boden unserer jetzigen Kenntnisse eine objektive Bilanz der bei Diabetikern beschriebenen Inselveränderungen zu geben, und wir werden versuchen, die Bedeutung dieser Läsionen im Rahmen der modernen Auffassungen über die Pathophysiologie des menschlichen Diabetes aufzuzeigen.

II. Histologie der Langerhans'schen Inseln im Verlauf des Diabetes

Tabelle 1 gibt einen Überblick über die Veränderungen, die im Inselgewebe bei Diabetikern beschrieben wurden.

Tab. 1: Klassifikation der Veränderungen des Inselgewebes beim Diabetes

I. *Quantitative Veränderungen*
  A. Verminderung der Inselzahl
  B. Veränderungen im Volumen der Inseln
  C. Verminderung des Anteils an Inselgewebe im Pankreas
  D. Verminderung der Gesamtmasse an Inselgewebe
  E. Veränderungen im zytologischen Aufbau der Inseln
  F. Veränderungen der Gesamtmasse an A-Zellen, an B-Zellen oder der Zahl der B-Zellen

II. *Qualitative Veränderungen*
  A. der Inselzellen
    1. Degranulierung der B-Zellen
    2. Hydropische Umwandlung der B-Zellen

3. Atrophie der Inseln
4. Kernveränderungen
5. Zytoplasmatische Basophilie – Körnchen
6. Ablagerung von Lipiden und von Eisenpigment

B. des Inselstromas
1. Fibrose
2. Hyalinose
3. Entzündliche Infiltrate

A. Quantitative Veränderungen

Jede quantitative Untersuchung des Inselgewebes des menschlichen Pankreas stößt auf große Schwierigkeiten. Das Volumen des menschlichen Pankreas verbietet die Anwendung quantitativer Methoden, die bei kleinen Laboratoriumstieren wie bei den Nagern möglich sind. Die Schwankungen der Menge des Inselgewebes in den einzelnen Teilen des Pankreas, die schon unter normalen Bedingungen nicht zu vernachlässigen ist, spielen unter pathologischen Verhältnissen in der Drüse eine noch größere Rolle. Alle quantitativen Untersuchungen am Inselgewebe des Menschen mußten an mehr oder weniger zahlreichen Gewebsstücken, die zwar aus verschiedenen Teilen des Pankreas entnommen wurden, die aber im Vergleich zum gesamten Pankreas nur einen verschwindend kleinen Anteil darstellten, durchgeführt werden. Es handelt sich somit um sehr grobe Methoden, die zwar insgesamt statistische Vergleiche zwischen Diabetikern und Nicht-Diabetikern erlauben, die aber im Einzelfall keine brauchbare Ergebnisse bringen.

1. Verminderung der Inselzahl

Zahlreiche Autoren (KRAUS, 1929) haben gefunden, daß das Pankreas von Diabetikern weniger Inseln aufweist. Die Daten, auf die sich diese Befunde stützen, sind jedoch zweifelhaft. Die Bestimmung der Inselzahl im normalen menschlichen Pankreas stößt in der Tat auf große Schwierigkeiten. Die Autoren, die sich mit diesem Problem beschäftigten (WARREN et al., 1966), haben alle die extreme Schwankung der Zahlen selbst bei Nicht-Diabetikern bestätigt.

Die Verminderung der Inselzahl ist besonders bei den jugendlichen Diabetikern auffällig (WARREN et al., 1966; GEPTS, 1965). Gerade bei ihnen wurden Fälle beschrieben, bei denen Inselgewebe vollständig fehlt (MOORE, 1936; WARREN et al., 1966). Die Interpretation von MOORE (1936), der das Fehlen von Inseln auf eine kongenitale Aplasie zurückführte, erscheint uns sehr zweifelhaft. Sowohl die experimentelle Pathologie (metahypophysärer Diabetes beim Hund) als auch die Untersuchung des Pankreas jugendlicher Diabetiker lehren uns, daß im Laufe der Erkrankung eine große Zahl von Inseln verschwinden kann, ohne Spuren zu hinterlassen.

2. Veränderungen im Volumen der Inseln

In bezug auf diesen Punkt gelten die gleichen Bedenken wie für die Zahl der Inseln: die bei normalen Individuen beobachtete Schwankungsbreite ist beträchtlich.

Beim Diabetiker wurde sowohl eine Atrophie als auch eine Hypertrophie der Inseln beschrieben.

a) Inselatrophie

Die Inselatrophie stellte einen der wesentlichen Faktoren für den Diabetes bei der insulären Theorie von WEICHSELBAUM (1910) dar. Dieser Autor nahm an, daß die Atrophie vor allem eine Folge der hydropischen Degeneration der Inselzellen sei. SEIFARTH (1920) und nach ihm KRAUS (1929) vertraten das Vorkommen einer primären Atrophie beim Diabetiker („genuine primäre Atrophie" nach KRAUS), die vor allem beim jugendlichen Diabetiker häufig sein sollte.

In neueren Untersuchungen an 54 juvenilen Diabetikern (GEPTS, 1965) konnten wir bestätigen, daß die Inselatrophie eine der auffälligsten Anomalien im Pankreas derartiger Patienten darstellt. Die atrophischen Inseln machen fast die Gesamtheit des Inselgewebes beim Patienten mit bleibendem juvenilem Diabetes aus. Bei juvenilen Diabetikern, die kurze Zeit nach der klinischen Manifestation ihrer Krankheit gestorben sind, sind sie ebenfalls zahlreich, aber bei diesen Patienten finden sie sich neben hypertrophischen Inseln (s. unten). Sie bestehen aus kleinen Zellen mit wenig Zytoplasma und einem runden Kern mit sehr dichter Chromatinstruktur (s. Atrophie der Inselzellen). Die atrophischen Inseln zeigen häufig eine Fibrose.

Im Gegensatz zu KRAUS (1929) glauben wir nicht, daß diese Atrophie eine primäre Veränderung darstellen könnte. Es erscheint uns wahrscheinlicher, daß es sich um Inseln handelt, in denen die B-Zellen unter dem Einfluß eines noch unbekannten Faktors geschwunden sind – unter Zurücklassung der A-Zellen, die zunehmend atrophieren, und eines kollabierten Stromas, das fibrosiert.

b) Hypertrophie der Inseln

Langerhans'sche Inseln, deren Größe die bei Normalpersonen gefundene weit übersteigt, wurden im Pankreas von Diabetikern von zahlreichen Autoren beschrieben (KRAUS, 1929; WARREN et al., 1966; LAZARUS und VOLK, 1962). CECIL (1911) hat diese Hypertrophie genauer untersucht und zwei Formen unterschieden: eine einfache Hypertrophie ohne Veränderung der normalen Architektur und eine spezielle Hypertrophie mit zylindrischen, in Strängen angeordneten Inselzellen.

Kürzlich haben MACLEAN und OGILVIE (1959) die Aufmerksamkeit auf die Häufigkeit von hypertrophierten Inseln bei Patienten mit akutem juvenilen Diabetes gelenkt. Wir selbst konnten diese Beobachtung bestätigen (GEPTS, 1965). Es handelt sich um Inseln mit einfacher Hypertrophie: Inseln von erheblicher Größe mit einer überwiegenden Zahl von hypertrophierten und degranulierten B-Zellen und einer kleinen Zahl von A-Zellen. Einzelne Rieseninseln sind indessen aus kleinen atrophischen Zellen zusammengesetzt.

Es kommen alle Übergangsformen zwischen Rieseninseln und Adenomen vor. Diese wurden von zahlreichen Autoren im Pankreas von Diabetikern beschrieben (WARREN et al., 1966). Meistens sind diese Adenome nur mikroskopisch erkennbar, in einzelnen Fällen jedoch auch makroskopisch.

Die Bilder der Inselhypertrophie und die Adenome wurden verschieden interpretiert. Einzelne Autoren betrachten sie als Zeichen einer kompensatorischen Regeneration bei Insuffizienz oder Untergang der Inseln. MACLEAN und OGILVIE (1959) nehmen an, daß ihr Vorkommen im Pankreas von Patienten mit akutem juvenilen Diabetes für eine extrapankreatische, vielleicht hypophysäre Inselstimulation spricht. Nach FERNER (1952) bestehen die hypertrophierten Inseln fast nur aus A-Zellen. Sie tragen so zur Hyperplasie der A-Zellen und zur Gleichgewichtsstörung des Verhältnisses B/A, die FERNER für den Diabetes verantwortlich macht, bei. Wir können uns dieser Interpretation nicht anschließen. In unserem Material zeigen die Inseln eine einfache Hypertrophie und bestehen vorwiegend aus hypertrophierten und degranulierten B-Zellen; sie enthalten nur sehr wenig A-Zellen. Andere hypertrophierte Inseln bestehen aus kleinen atrophischen Zellen. Die besondere Hypertrophie, die 1911 von CECIL beschrieben wurde, haben wir sehr oft bei der Pankreassklerose von Nicht-Diabetikern und von Diabetikern gesehen; die zylindrischen Zellen, die die gewundenen Stränge bilden, enthalten manchmal sehr wenig B-Granula, meistens sind sie überhaupt nicht granuliert. Weder mit der Versilberungsmethode noch mit den Methoden von GOMORI ist uns der Nachweis gelungen, daß diese Zellen A-Zellen sind.

3. Verminderung des Anteils an Inselgewebe im Pankreas

Die Auszählung der Inseln und die Bestimmung ihres Volumens ergeben, getrennt betrachtet, lediglich eine unvollständige Schätzung der Gesamtmenge an Inselgewebe. Aus diesem Grunde haben zahlreiche Autoren (KRAUS, 1929; OGILVIE, 1937; WARREN et al., 1966) mit verschiedenen Techniken das Verhältnis von Inselgewebe zu der Gesamtmasse an Pankreasparenchym bestimmt. Ihre Schlußfolgerungen sind übereinstimmend: der Anteil an Inselgewebe ist bei Diabetikern im allgemeinen niedriger als bei Normalen.

Jüngere Untersuchungen von MACLEAN und OGILVIE (1955 und 1959) und von GEPTS (1957 und 1965) haben diese Ergebnisse erneut bestätigt. Bei jugendlichen Diabetikern ist die Abnahme des Inselzellgehaltes nach einem langen Krankheitsverlauf ausgeprägter als bei Patienten, die schon kurze Zeit nach Auftreten der Erkrankung verstorben sind.

4. Verminderung der Gesamtmasse des Inselgewebes

Unter Heranziehung des Pankreasgewichtes und des Inselzellenanteils haben MACLEAN und OGILVIE (1955, 1959) und GEPTS (1957) die Gesamtmasse an Inselgewebe berechnet (Tab. 2). Sie ist bei Diabetikern vermindert. Die Verminderung beträgt durchschnittlich 50 bis 60 %, es gibt jedoch eine Überschneidung der Werte beider Gruppen. Die Verminderung der Gesamtmasse des Inselgewebes ist bei Patienten mit chronischem juvenilen Diabetes ausgeprägter als bei akuten Fällen.

5. Veränderungen im zytologischen Aufbau der Inseln

Obwohl man die zwei Haupttypen der Inselzellen schon lange Zeit kennt, wurde der zytologische Aufbau der Pankreasinseln und ihre evtl. Abweichungen beim Diabetiker erst in neuerer Zeit untersucht. Man mußte warten, bis bessere Techniken, die auch am Autopsiematerial anzuwenden sind, zur Verfügung standen und bis die histophysiologische Bedeutung der A- und B-Zellen genauer geklärt war.

Tab. 2: Quantitative Variationen des Inselgewebes bei Diabetikern und Nicht-Diabetikern nach den Untersuchungen von MACLEAN und OGILVIE (1955) und von GEPTS (1957)

	Gesamtgewicht des Inselgewebes		Gesamtgewicht der A-Zellen		Gesamtgewicht der B-Zellen	
	Nicht-Diabetiker	Diabetiker	Nicht-Diabetiker	Diabetiker	Nicht-Diabetiker	Diabetiker
Maclean und Ogilvie (1955)	0.51–2.89 gr. M: 1.06 gr.	0.02–1.00 gr. M: 0.45 gr.	0.10–0.43 gr. M: 0.22 gr.	0.006–0.38 gr. M: 0.15 gr.	0.36–1.07 gr. M: 0.64 gr.	0.01–0.43 gr. M: 0.22 gr.
Gepts (1957)	0.44–2.48 gr. M: 1.36 gr.	0.14–1.91 gr. M: 0.77 gr.	0.08–0.78 gr. M: 0.34 gr.	0.09–0.92 gr. M: 0.32 gr.	0.24–1.51 gr. M: 0.75 gr.	0.05–0.92 gr. M: 0.30 gr.

Tab. 3: Qualitative Veränderungen in den Langerhans'schen Inseln von Diabetikern und Nicht-Diabetikern gleichen Alters

	Zahl der untersuchten Fälle	Degranulation der B-Zellen	Hydropischer Aspekt der B-Zellen	Insel-Fibrose	Insel-Hyalinose	Insulitis
Patienten mit akutem juvenilen Diabetes (Alter zwischen 9/12 und 41 Jahren). Dauer des Diabetes: weniger als 6 Monate	22	100 % (B-Zellen in 17 Fällen vorhanden)	53 %	63 %	4 %	68 %
Patienten mit chronischem juvenilen Diabetes (Alter zwischen 13 und 47 Jahren). Dauer des Diabetes: mehr als 2 Jahre	32	100 % (B-Zellen in 5 Fällen vorhanden)	40 %	76 %	0 %	0 %
Junge Nicht-Diabetiker (Alter zwischen 9/12 und 41 Jahren)	26	23 %	0 %	4 %	0 %	0 %
Altersdiabetiker (Alter zwischen 50 und 90 Jahren)	51	77 %	43 %	61 %	41 %	0 %
Nicht-Diabetiker (Alter zwischen 28 und 88 Jahren)	95	37 %	5 %	28 %	4 %	0 %

Im Hinblick auf die Technik erlauben die Methoden von GOMORI (1939, 1941, 1950) sowie die Methode von IVIC (1959) zum gegenwärtigen Zeitpunkt eine zufriedenstellende Unterscheidung der hauptsächlichen Zelltypen, sofern die Gewebsentnahme und die Fixation unter adäquaten Bedingungen durchgeführt werden. Die Spezifizität der Silberimprägnation der A-Zellen ist noch Gegenstand der Diskussion.

CREUTZFELDT (1953) und GEPTS (1957) nehmen an, daß die Versilberung nicht nur A-Zellen, sondern auch eine unterschiedliche Zahl von B-Zellen zur Darstellung bringt. Dagegen sind HELLMAN und HELLERSTRÖM (1961) sowie HELLERSTRÖM et al. (1964) der Auffassung, daß durch die Versilberung nur ein Teil der A-Zellen, und zwar die A_1-Zellen (siehe unten), erkennbar wird. Diese Diskrepanz läßt sich z. T. dadurch erklären, daß die einzelnen Autoren nicht die gleiche Methode der Silberimprägnation angewandt haben. Bestimmte Versilberungstechniken (GROSZ-SCHULTZE, HOLMES) färben sämtliche A-Zellen an, andere (wie z. B. die Technik von DAVENPORT und ihre Modifikation durch HELLERSTRÖM und HELLMANN) nur einen Teil der A-Zellen.

Aus der Feststellung, daß die Langerhans'schen Inseln nicht nur Insulin als hypoglykämisches Hormon sezernieren, hat FERNER (1938, 1942, 1952) eine neue Theorie der Pathogenese des menschlichen Diabetes abgeleitet. Mit Hilfe der Silberimprägnation nach GROSZ-SCHULTZE fand er bei allen Diabetikern eine Zunahme des Prozentsatzes an A-Zellen in den Inseln. Nach seiner Hypothese sollte der menschliche Diabetes aus einer gesteigerten Glucagon-Sekretion resultieren, die wiederum auf einem Übergewicht der A-Zellen auf dem Boden einer echten Hyperplasie dieser Zellen und einer zusätzlichen Verminderung der B-Zellen beruhen sollte.

Mehrere Autoren (vgl. GEPTS, 1957; SEIFERT, 1959) haben FERNER bestätigt, was das relative Überwiegen von A-Zellen in den Inseln von Diabetikern anbetrifft. Es ist jedoch nicht konstant und ist auch nicht für den Diabetes spezifisch: bestimmte Patienten mit gesichertem Diabetes haben Inseln mit wenig A-Zellen, und auch nicht-diabetische Patienten haben manchmal in ihren Langerhans'schen Inseln einen erhöhten A-Zellgehalt. HELLMAN, HELLERSTRÖM und andere Forscher der Gruppe aus Uppsala haben zahlreiche Argumente zu Gunsten der Existenz von zwei Typen von A-Zellen vorgebracht (HELLERSTRÖM et al., 1964): phloxinophile und argyrophile A_1-Zellen und ebenfalls phloxinophile, aber nicht argyrophile A_2-Zellen. Lediglich die A_2-Zellen sollten Glukagon sezernieren; die Funktion der A-Zellen ist noch unbekannt. FUJITA (1966) nimmt an, daß die argyrophilen Zellen D-Zellen darstellen. Bei Diabetikern konnte er eine prozentuale Zunahme dieser Zellen feststellen.

6. Veränderung der Gesamtmasse der A-Zellen, der B-Zellen oder der Zahl der B-Zellen

Angesichts der Gesamtmasse von Inselgewebe und des A- und B-Zellverhältnisses haben MACLEAN und OGILVIE (1955) und GEPTS (1957) die Gesamtmasse an A- und B-Zellen berechnet. In Tab. 2 sind die Untersuchungsergebnisse dargestellt.

Aus ihnen geht hervor, daß beim Diabetiker keine Vermehrung der Gesamtmasse der A-Zellen vorliegt, obwohl die Differentialzellzählung bei den gleichen Patienten in den Inseln eine relative Vermehrung der A-Zellen ergab.

Es gibt also keine echte zahlenmäßige Vermehrung der A-Zellen. Das relative Überwiegen der A-Zellen in den Langerhans'schen Inseln bei vielen Diabetikern resultiert aus einer Verminderung der B-Zellen. Das Gesamtgewicht der B-Zellen ist bei Diabetikern hoch signifikant vermindert (s. Tab. 2). Es gibt lediglich geringgeradige Überschneidungen der höchsten Werte bei Diabetikern und der niedrigsten Werte bei Nicht-Diabetikern.

Die Untersuchungen, deren Resultate wir wiedergegeben haben (MACLEAN und OGILVIE, 1955; GEPTS, 1957), wurden in der Hauptsache an Bauchspeicheldrüsen von Altersdiabetikern durchgeführt. Bei juvenilen Diabetikern sind Differentialzählungen nicht möglich, da eine große Zahl von Inseln atrophisch ist. Die B-Zellen können indessen gut erkannt werden.

In einer neueren Untersuchung (GEPTS, 1956) haben wir dargelegt, daß die Zahl der B-Zellen bei der klinischen Manifestation der Erkrankung bereits stark vermindert ist (Abb. 1). Bei juvenilen Diabetikern, die weniger als 6 Monate nach den ersten Symptomen eines Diabetes verstorben sind, variiert die Zahl der B-Zellen pro cm² Pankreasgewebe zwischen 100 und 1000, während sie bei gleichalten Nicht-Diabetikern zwischen 1000 und 10 000 schwankt.

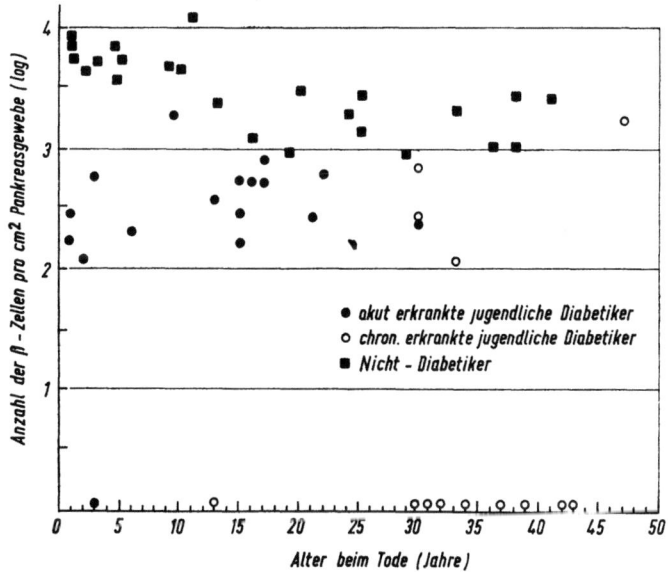

Abb. 1: Zahl der B-Zellen (logarithm.) pro cm² Pankreasgewebe bei Patienten mit akutem juvenilen Diabetes (weniger als 6 Monate nach den ersten Symptomen des Diabetes verstorben), bei Patienten mit chronischem juvenilen Diabetes (Dauer mehr als 2 Jahre) und bei Nicht-Diabetikern entsprechenden Alters

Bei Patienten mit chronischem, wenigstens 2 Jahre bestehenden juvenilen Diabetes fehlen normalerweise die B-Zellen vollständig; in einzelnen Fällen sind sie noch vorhanden, jedoch in stark verminderter Zahl.

B. Qualitative Veränderungen

Die qualitativen Veränderungen der Langerhans'schen Inseln im Laufe des Diabetes betreffen die Inselzellen und das Inselstroma. Tab. 3 zeigt die Häufigkeit der hauptsächlichen Inselveränderungen bei Patienten mit Altersdiabetes, mit juvenilem Diabetes und bei nicht-diabetischen Patienten entsprechenden Alters.

1. Zytologische Veränderungen

a) Degranulierung der B-Zellen

Die Degranulierung der B-Zellen stellt die häufigste Veränderung in den Langerhans'schen Inseln bei Diabetikern dar (Tab. 3). Bei juvenilen Diabetikern ist sie konstant vorhanden; bei akuten Formen ist sie fast vollständig. Bei älteren Diabetikern ist sie weniger ausgeprägt und fehlt in einer kleinen Zahl der Fälle. Bei Nicht-Diabetikern ist sie nicht selten, aber gewöhnlich weniger ausgeprägt.

Die Degranulierung der B-Zellen stellt in der Tat keine pathologische Veränderung, sondern lediglich einen funktionellen Zustand dar. Theoretisch kann die Degranulierung einer endokrinen Zelle sowohl einen Ruhezustand als auch eine sekretorische Hyperaktivität bedeuten. Das Vorhandensein anderer zytologischer Zeichen einer sekretorischen Stimulation (Kernhypertrophie, hydropische Transformation, Vermehrung der zytoplasmatischen Ribonukleinsäuren) lassen daran

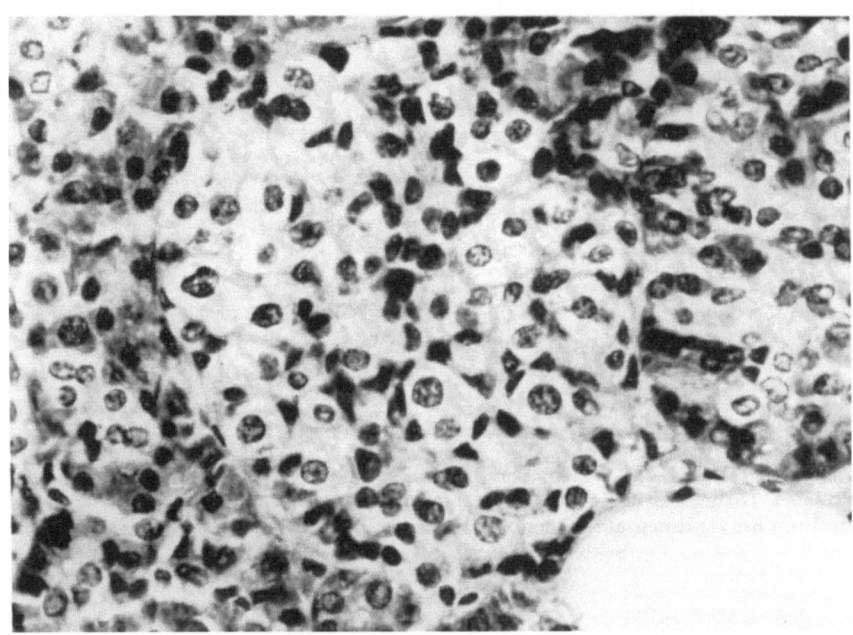

Abb. 2: Hydropische Umbildung der B-Zellen bei einem juvenilen Diabetiker (Hämalaun-Erythrosin-Safran-Färbung, Vergrößerung × 700)

denken, daß die Degranulierung der B-Zellen bei Diabetikern einer sekretorischen Hyperaktivität entspricht.

b) Hydropische Transformation

Diese Läsion betrifft die B-Zellen. Sie drückt sich in einem Verschwinden der Granulationen und in einem Auftreten von Vakuolen, die konfluieren und das gesamte Zytoplasma einnehmen können, aus. In diesem Stadium sieht die Zelle angeschwollen aus, ihr Zytoplasma erscheint optisch leer (Abb. 2).

Die Läsion wurde erstmals von WEICHSELBAUM und STANGL 1901 beschrieben. Die Autoren schrieben ihr eine große Bedeutung zu. Sie entdeckten sie bei 53 % der Fälle von Diabetes. Sie betrachteten sie als eine degenerative Veränderung, die in einem späteren Stadium zu einer Inselatrophie führen sollte.

Die Autoren, die sie nach WEICHSELBAUM untersucht haben, haben sie nicht in gleicher Häufigkeit gefunden. In einer Untersuchung von mehr als 800 Diabetikern haben sie WARREN et al. (1966) lediglich in etwa 4 % der Fälle festgestellt. Diese geringere Häufigkeit kann nach den Autoren nicht durch die Insulinbehandlung, die z. Zt. der Arbeit von WEICHSELBAUM noch nicht bekannt war, bedingt sein. Sie fanden die Läsion bei nicht mit Insulin behandelten Patienten nicht häufiger als bei insulinbehandelten.

In unserem eigenen Material haben wir die hydropische Transformation bei 43 % aller Altersdiabetiker und bei 53 % von Patienten mit akutem juvenilen Diabetes beobachtet. Wir haben sie ebenfalls bei 5 % von Patienten ohne Diabetes gefunden. Mehrere Gründe könnten die verschiedene Häufigkeit der Läsion bei verschiedenen Autoren erklären. Zu ihrem Nachweis benötigt man sorgfältig und frühzeitig fixiertes Material. Andererseits befällt die vakuoläre Transformation der B-Zellen oft nur eine kleine Anzahl von Zellen. Außerdem ist es wahrscheinlich, daß die Kriterien zur Beurteilung des hydropischen Zustandes einer B-Zelle von Autor zu Autor verschieden sind.

Die hydropische Transformation wurde bei verschiedenen Formen von experimentellem Diabetes reproduziert. TORESON (1951) hat gezeigt, daß sie durch eine Akkumulation von Glykogen im Zytoplasma der B-Zelle bedingt ist. Beim Menschen läßt sich das Vorhandensein von Glykogen nicht immer nachweisen (FASSBENDER, 1956; GEPTS, persönliche Beobachtung).

Die hydropische Degeneration wurde lange Zeit als Bild einer funktionellen Erschöpfung gedeutet. Ausgehend von der Anwesenheit von Glykogen in den Tubuli vor seinem Erscheinen in den B-Zellen nahmen VOLK und LAZARUS (1962, 1964) an, daß sie nicht eine degenerative Veränderung, sondern eine der Formen der Glykogenspeicherung, die man beim Diabetiker in verschiedenen Geweben beobachten kann, darstellt. Bei Hunden mit hypophysärem Diabetes beobachteten VOLK und LAZARUS zwei Formen der hydropischen Transformation: 1. Die Glykogenisierung, die sowohl das Tubulusepithel als auch die B-Zellen betrifft und sich im Elektronenmikroskop als Glykogen darstellt, ohne daß eine Veränderung der Ultrastruktur der zytoplasmatischen Organellen erkennbar ist. 2. Die „ballooning degeneration", die eine echte degenerative Läsion darstellt und die von einer zytoplasmatischen Vakuolisierung, von Veränderungen der zytoplasmatischen Ultra-Struktur mit Auftreten von glykogenfreien Vakuolen und von Kernpyknose begleitet ist.

Wir haben wiederholt Bilder von „ballooning degeneration" bei akuten Formen von spontanem Diabetes beim Hund beobachtet. Beim Menschen konnten wir ähnliche Bilder nicht nachweisen.

Welches auch der für die hydropische Transformation verantwortliche Mechanismus sein mag, es ist wahrscheinlich, daß diese Läsion eine sekundäre Veränderung darstellt, die keine Bedeutung für das Problem der Ätiologie des Diabetes hat.

c) Atrophie der Inselzellen

Die Atrophie der Inselzellen stellt eine charakteristische Veränderung im Pankreas von juvenilen Diabetikern dar (KRAUS, 1929; GEPTS, 1965). Bei diesen Patienten sind die Inseln in der Hauptsache aus kleinen Zellen mit wenig Zytoplasma und rundem Kern mit sehr dichter Chromatinstruktur aufgebaut (Abb. 3). Bei akuten Fällen färben sich diese Zellen manchmal noch wie die A-Zellen mit Phloxin an; meistens zeigen sie, vor allem bei Patienten mit längerdauerndem juvenilen Diabetes, keine besondere färberische Affinität. Die aus derartigen Zellen bestehenden Inseln sind gewöhnlich klein, aber manchmal auch groß und sogar gigantisch (GEPTS, 1965).

Die Identität dieser atrophischen Zellen ist also oft schwer zu bestimmen, aber wenn man sich auf ihren zytologischen Charakter stützt, so ist es logisch, daran zu denken, daß es sich um Zellen mit stark verminderter, wenn nicht aufgehobener funktioneller Aktivität handelt. Sicherlich sind es keine normalen B-Zellen. Diese

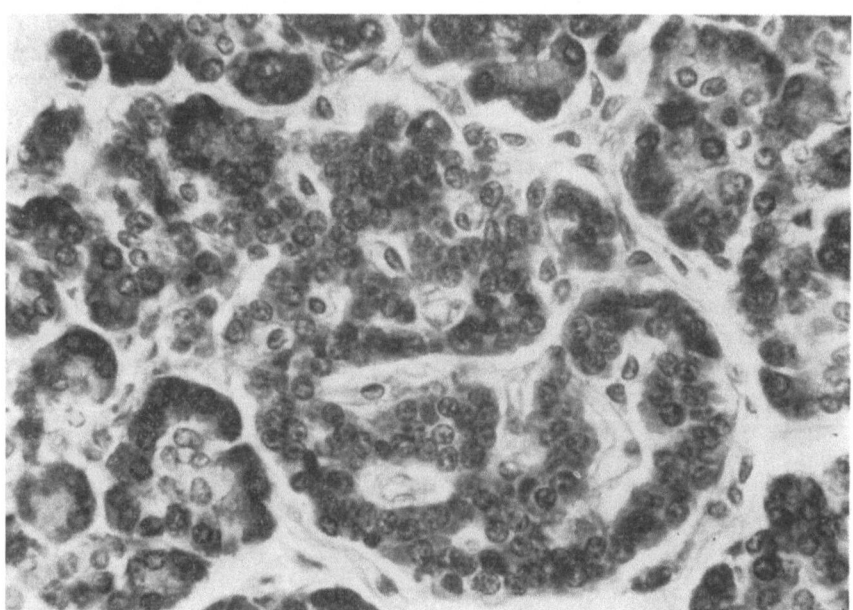

Abb. 3: Atrophie der Inselzellen bei einem juvenilen Diabetiker. Färbung nach GOMORI mit Chromalaun-Hämatoxylin und Phloxin (Vergrößerung × 900)

Tatsache ist sehr wichtig, die atrophischen Zellen stellen in der Tat die Mehrzahl der Inselzellen bei Patienten mit akutem juvenilen Diabetes und fast die Gesamtheit bei Patienten mit chronischem juvenilen Diabetes dar. Es ist also offensichtlich, daß die Bestimmung der Gesamtmasse des Inselgewebes bei juvenilen Diabetikern nur dann eine gültige Beurteilung des funktionellen Wertes dieses Gewebes darstellt, wenn sie mit einer Analyse des zytologischen Inselaufbaus verbunden ist.

d) Kernveränderungen

Bei Patienten mit akutem juvenilen Diabetes haben die B-Zellen oft einen hypertrophierten und sehr chromatinreichen Kern (LeCompte, 1960). Es handelt sich immer um hypertrophierte stark degranulierte, manchmal hydropische B-Zellen (Abb. 4); in anderen Zellen enthält das Zytoplasma viele Ribonukleinsäureteilchen (Körnchen). Auch Bilder der Kernpyknose finden sich manchmal in den Inseln jugendlicher Diabetiker (LeCompte, 1960; Gepts, 1965). Die Bedeutung dieser Kernveränderung kann zum gegenwärtigen Zeitpunkt nicht präzisiert werden. Da histochemische Studien fehlen, kann nicht bestimmt werden, ob der vermehrte Chromatingehalt der Zellkerne aus einer Vermehrung von Chromosomenmaterial (Polyploidie) oder aus einer Veränderung anderer Kernproteine resultiert. Man könnte sich vorstellen, daß die Kernveränderungen eine Alteration im Nukleinsäurestoffwechsel darstellen. Es ist interessant, daß die Inseln bei akutem juvenilen

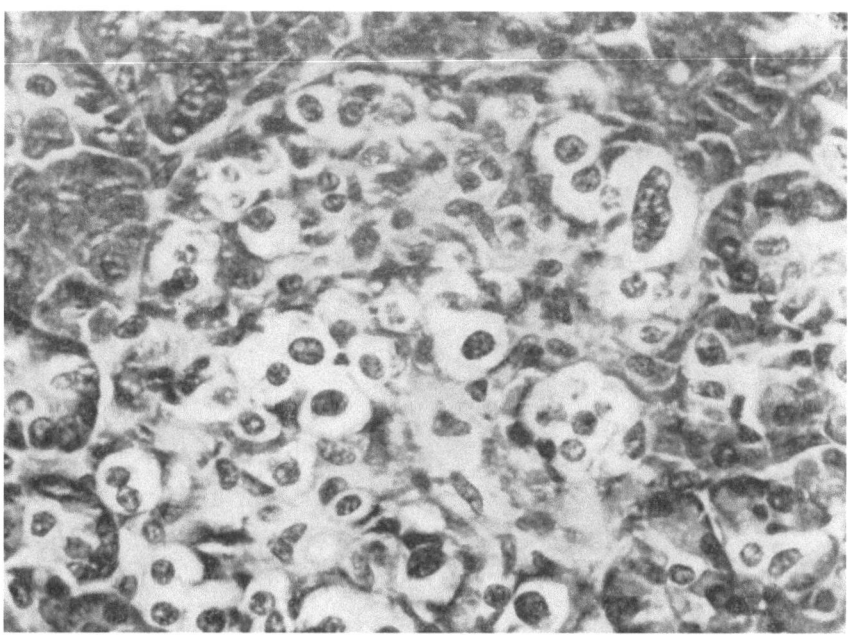

Abb. 4: Hydropische Umbildung, Hypertrophie und Unregelmäßigkeit des Kerns der B-Zellen bei einem Patienten mit akutem juvenilen Diabetes. Hämalaun-Erythrosin-Safran-Färbung (Vergrößerung × 800)

Diabetes trotz bestimmter Zeichen einer sehr intensiven sekretorischen Stimulation fast nie Mitosen zeigen. Bei Nicht-Diabetikern und selbst bei Patienten mit Altersdiabetes können in den Inseln im Verlauf bestimmter pathologischer Zustände Mitosen manchmal in großer Zahl auftreten (LECOMPTE und MERRIAM, 1962; POTVLIEGE et al., 1963). LOGOTHETOPOULOS et al. (1966, 1969) haben nachgewiesen, daß bei der Maus das mitotische Potential der B-Zellen begrenzt ist. Selbst wenn man eine Neubildung der B-Zellen nicht nur durch mitotische Teilung der existierenden B-Zellen, sondern auch durch Differenzierung aus tubulären Zellen zugesteht, so ist es nicht ausgeschlossen, daß sich diese Mechanismen der B-Zellenbildung im Verlauf der präklinischen Phase der Zuckerkrankheit im zunehmenden Maße erschöpft. Diese Hypothese würde es erlauben, das fortschreitende Verschwinden der B-Zellen in der Entwicklung des juvenilen Diabetes zu verstehen.

e) Basophilie des Zytoplasmas-Körnchen

1910 lenkte WEICHSELBAUM die Aufmerksamkeit auf Körnchen, die man im Zytoplasma von B-Zellen im Laufe der hydropischen Degeneration findet. Er hat nicht den Versuch gemacht, seine Befunde zu deuten; aus diesem Grund fand seine Beobachtung wenig Echo bis zu dem Augenblick, wo sie von LECOMPTE (1960) wieder aufgegriffen wurde.

Diese Partikel, die sicherlich keine sekretorischen Granula sind, haben eine unregelmäßige Form (Abb. 5). Sie zeigen flaue Konturen und färben sich auf Hämatoxylin-Eosin-Schnitten grau an. Mit Toluidin färben sie sich blau, mit Pyronin

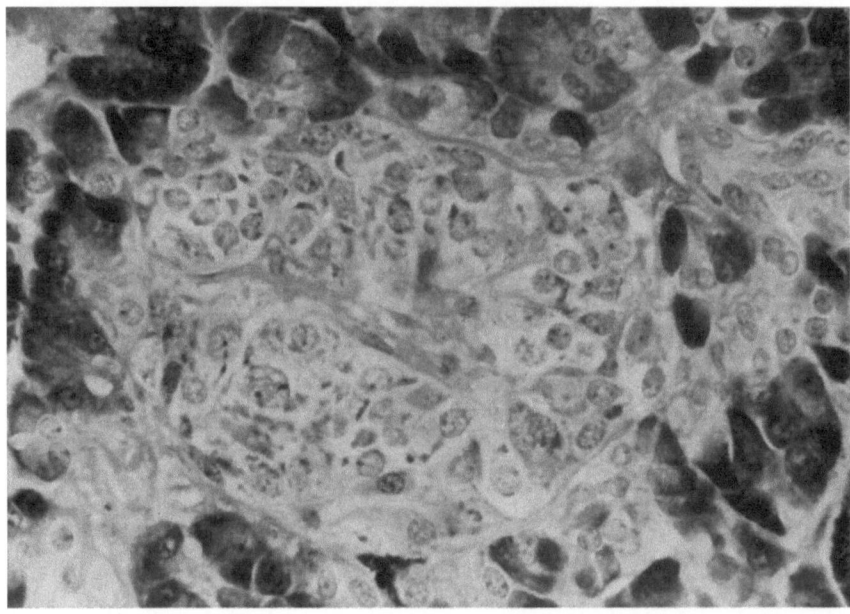

Abb. 5: Körnchen im Zytoplasma der B-Zellen bei einem Patienten mit akutem juvenilen Diabetes. Methode nach DOMINICI mit Erythrosin-Toluidin-Blau (Vergrößerung × 900).

rot. Eine Vorbehandlung der Schnitte mit Ribonuklease unterdrückt diese färberischen Affinitäten (LeCompte und Gepts).

Die Körnchen finden sich in konstanter Weise in B-Zellen von Patienten mit juvenilen Diabetes, die nach kurzem Krankheitsverlauf verstorben sind (Gepts, 1965). In vollständig hydropischen Zellen erscheinen sie nicht. Sie sind sehr viel seltener bei Patienten mit Altersdiabetes, selbst wenn sie im Coma diabeticum verstorben sind. Sie können sich auch in B-Zellen von Nicht-Diabetikern nach einer langen Behandlung mit hohen Dosen von Cortison finden (Gepts, nicht veröffentlichte Beobachtung). Man sieht sie auch in B-Zellen im Verlaufe von verschiedenen Formen des experimentellen Diabetes (LeCompte, 1960). Wir haben sie auch in B-Zellen von Hunden mit spontanem Diabetes beobachten können (Gepts und Toussaint, 1967). Im Lichte dieser Tatsachen und unserer modernen Erkenntnisse in der Zytologie ist es offenbar, daß die Körnchen ein stark hypertrophiertes Ergastoplasma darstellen und Ausdruck einer äußerst aktiven Proteinsynthese sind (Brachet und Jeener, 1944). Ihre Anwesenheit verdeutlicht, daß die B-Zellen bei Patienten mit akutem juvenilen Diabetes eine sehr intensive sekretorische Aktivität entwickeln. Ihre Seltenheit bei Patienten mit Altersdiabetes scheint darauf hinzuweisen, daß die Aktivität der B-Zellen bei diesen Patienten weniger ausgeprägt ist. Leider gibt es bei jugendlichen Diabetikern noch keine elektronenmikroskopischen Befunde über die Ultrastruktur von B-Zellen, die Körnchen enthalten. Aufgrund der Beobachtungen von Lazarus und Volk (1962, 1964) über den Verlauf des idiohypophysären Diabetes des Hundes kann man annehmen, daß die Körnchen in der Lichtmikroskopie das Äquivalent eines stark entwickelten endoplasmatischen Retikulums darstellen.

f) Ablagerungen von Lipiden, von Eisenpigmenten und von Kalzium in den Inseln

Die Inselzellen des Menschen, mit Ausnahme des Neugeborenen, enthalten immer feiner sudanophile Tröpfchen. Das Vorhandensein von intrazellulären Lipiden wurde elektronenmikroskopisch bestätigt (Like, 1967; Deconinck et al., 1969). Ihre Bedeutung ist noch ungeklärt. Ein Teil dieser Lipide weist die histochemischen und ultramikroskopischen Charakteristika von Wachspigment auf. In der Menge der Lipide in den Inselzellen haben wir keine Unterschiede zwischen Nichtdiabetikern und Diabetikern feststellen können.

Bei der Hämochromatose enthalten die Langerhans'schen Inseln regelmäßig Hämosiderin. Hartroft (1956) hat auf die eigenartige Tatsache aufmerksam gemacht, daß sich das Eisenpigment nur in den B-Zellen findet, nicht aber in den A-Zellen. Die Ursache dieser selektiven Lokalisation ist noch unbekannt. Die Menge der Ablagerung von Eisenpigment ist von Fall zu Fall sehr unterschiedlich; beim gleichen Fall kann sie sich auch von Insel zu Insel ändern.

Die Verkalkung der Langerhans'schen Inseln ist sehr selten. Der bemerkenswerteste Fall wurde von Fischer (1915) beschrieben. Der Autor hatte im Pankreas eines 10jährigen Diabetikers schon mit bloßem Auge kleine weiße Flecken entdeckt, die sich unter dem Mikroskop als hypertrophierte, hyalinisierte und verkalkte Inseln erwiesen.

2. Qualitative Veränderungen des Inselstromas

In einer normalen Langerhans'schen Insel sind die Inselzellen durch zwei Basalmembranen vom Blut getrennt. Eine dickere liegt unter einem Kapillarendothel; die andere, die eine feinere Struktur aufweist, unmittelbar an den Inselzellen. Zwischen beiden befindet sich normalerweise ein sehr schmaler Raum, der von einigen feinen argyrophilen Fibrillen und wenigen Fibroblasten eingenommen wird. Die Veränderungen, die man in diesem Stroma bei Diabetikern beobachten kann, sind: 1. Fibrose, 2. Hyalinose, 3. entzündliche Infiltrate.

a) Fibrose

Diese Läsion drückt sich in einer Vermehrung von Fibroblasten und einem Auftreten von Bindegewebsfibrillen entlang den Inselkapillaren und um die Insel herum aus. Es handelt sich um eine sehr häufige Alteration (WARREN et al., 1966, 1952; LAZARUS und VOLK, 1962). Wir haben sie bei 61 % aller Altersdiabetiker, bei 63 % aller Patienten mit akutem juvenilen Diabetes und bei 77 % der Patienten mit längerdauerndem juvenilen Diabetes gesehen. Sie ist nicht spezifisch, wir konnten sie auch bei 27 % aller älteren Nicht-Diabetiker beobachten.

Bei Altersdiabetikern und Patienten mit chronischem juvenilen Diabetes ist die Inselfibrose im allgemeinen mit einer diffusen Pankreasfibrose verbunden. Diese könnte aus einer Pankreatitis resultieren, muß aber, was wahrscheinlicher ist, mit einer chronischen Ischämie auf dem Boden einer Arterio- oder Arteriolosklerose in

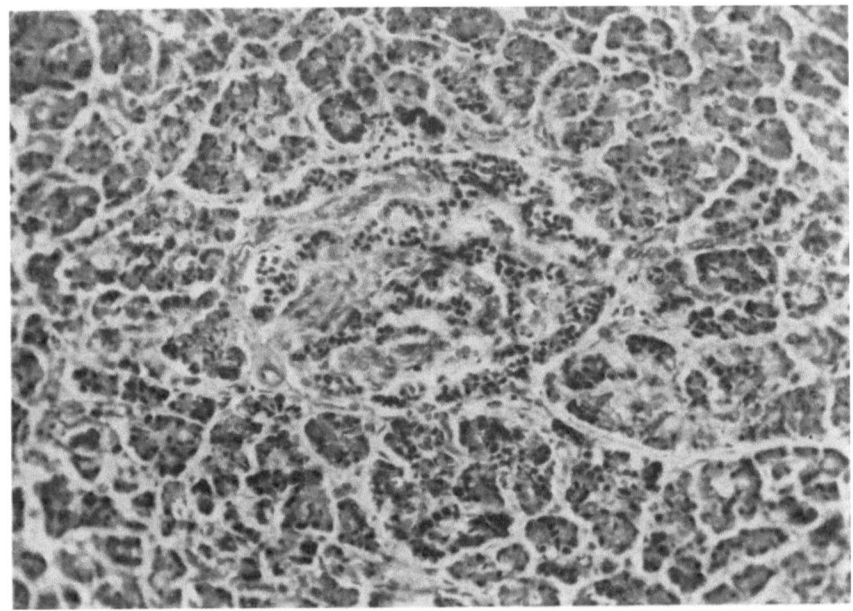

Abb. 8: Atrophische Insel mit Stroma-Fibrose bei einem juvenilen Diabetiker. Methode nach GOMORI mit Chromalaun-Hämatoxylin und Phloxin (Vergrößerung × 280)

Verbindung gebracht werden (LAZARUS und VOLK, 1962). Die Inselfibrose resultiert wahrscheinlich aus einer intrainsulären Ausbreitung der intraazinären Fibrose.

Bei jugendlichen Diabetikern, die kurz nach Auftritt der Erkrankung verstorben sind, tritt die Inselfibrose gewöhnlich isoliert auf, d. h. ohne diffuse Pankreassklerose. Sie findet sich zumeist in den atrophischen Inseln (Abb. 8), tritt aber auch schon in den Inseln auf, die noch B-Zellen enthalten. Bei diesen Diabetikern resultiert die Inselfibrose aus einem Kollaps und einer sekundären fibrösen Organisation des Inselstromas im Laufe des progredienten Schwundes der B-Zellen und der Atrophie der A-Zellen. Das gleichzeitige Auftreten eines immunologischen Prozesses bei der Entstehung dieser Fibrose kann in Betracht gezogen werden.

LAZARUS und VOLK (1962) messen der Inselfibrose im Rahmen ihrer Gefäßtheorie des Altersdiabetes eine wichtige Rolle zu. Die Fibroseläsionen als Folge einer Arteriolosklerose sollen eine Schranke um die Inselzellen herum darstellen, die diese teilweise dem stimulierenden Effekt einer Erhöhung des Blutzuckerspiegels entziehen. Das Fehlen eines Diabetes bei zahlreichen Patienten, die in gleichem Maße eine Gefäß- und Pankreassklerose sowie eine Inselfibrose aufweisen, ist indessen schwer mit dieser Theorie in Einklang zu bringen.

b) Inselhyalinose

Die Inselhyalinose besteht aus einer Ablagerung von Hyalin zwischen den Kapillarwänden und den Inselzellen. Wenn diese Ablagerung ein bestimmtes Ausmaß erreicht, komprimiert sie die Inselzellen, die sich abflachen und schließlich

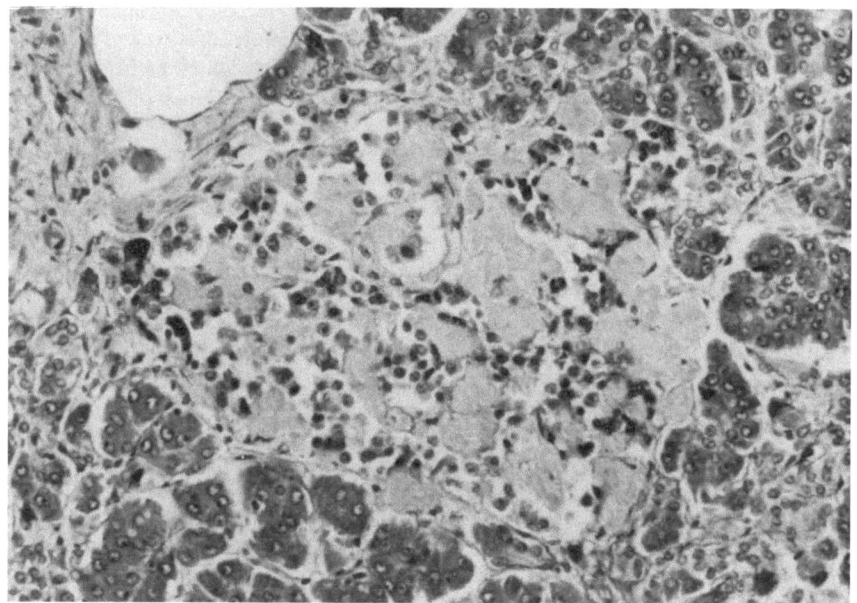

Abb. 9: Inselhyalinose bei einem Altersdiabetiker. Methode nach GOMORI mit Chromalaun-Hämatoxylin und Phloxin (Vergrößerung × 280).

verschwinden (Abb. 9). Das Kapillarlumen ist ebenfalls eingeengt. Im Endstadium bleibt von der Insel lediglich eine runde Masse von Hyalin mit einigen Resten von Endothelzellen übrig.

Während OPIE (1910) die Hyalinose zuerst bei einer 17jährigen Diabetikerin beschrieben hat, stimmt man heute in der Annahme überein, daß sie bei jungen Diabetikern selten ist und daß man sie fast ausschließlich bei Diabetikern, die älter als 40 Jahre alt sind, sieht. Bei diesen ist sie sehr häufig. WARREN et al. (1966) haben sie bei 45 %, EHRLICH und RATNER (1961) bei 49,5 % und LAZARUS und VOLK (1962) bei 25 % der Fälle gefunden. Wir haben sie bei 41 % unserer Altersdiabetiker beobachtet; bei den juvenilen Diabetikern haben wir sie nur ein einziges Mal unter 55 untersuchten Fällen gefunden, und auch in diesem einen Fall war ihr Aussehen nicht ganz typisch.

Die Autoren stimmen in der Annahme überein, daß die Häufigkeit der Hyalinose mit dem Alter zunimmt (WARREN et al., 1966; BELL, 1952). Es besteht keine Korrelation zwischen der Häufigkeit der Hyalinose einerseits und der Krankheitsdauer oder der Schwere des Diabetes andererseits. Es besteht auch keine Relation zwischen dem Vorhandensein oder dem Umfang der Hyalinablagerung in den Inseln und der diabetischen Glomerulosklerose (BELL, 1953; PROBST, 1959; EHRLICH und RATNER, 1961).

Die Inselhyalinose ist nicht spezifisch für den Diabetes. Man kann sie auch, wenn auch wesentlich weniger häufig, bei Nicht-Diabetikern beobachten (WARREN et al., 1966; BELL, 1959; GEPTS, 1957; EHRLICH und RATNER, 1961; LAZARUS und VOLK, 1962).

Die Natur des Hyalins und die Histogenese der Hyalinose sind noch unklar. Mehrere Autoren haben festgestellt, daß das Hyalin wenigstens in einem Teil der Fälle die gleichen Farbreaktionen gibt wie das Amyloid (GELLERSTEDT, 1938; VAN BEEK, 1939; AREY, 1943; AHRONHEIM, 1943; EHRLICH und RATNER, 1961; PORTA und MITARB., 1962). Andere legen Nachdruck auf histochemische Unterschiede zwischen dem Inselhyalin bei Diabetes und dem Amyloid: RINEHART et al. (1954), SEIFERT (1959) haben im Hyalin der Inseln saure Mucopolysaccharide gefunden, die beim Amyloid fehlen. HARTROFT (1956) hat auf die konstante Anwesenheit von Lipiden im Inselhyalin hingewiesen. PORTA et al. (1962) und LACY (1964) haben festgestellt, daß das Hyalin der Inseln und der Insulin-produzierenden Tumoren im Elektronenmikroskop eine zart fibrilläre Struktur hat, die sehr stark der des Amyloids gleicht.

Im Hinblick auf die Entstehung des Hyalins wurden mehrere Hypothesen vorgeschlagen. Die Seltenheit der Inselhyalinose bei juvenilen Diabetikern macht die Theorie von OPIE ('1928) unwahrscheinlich, nach der das Hyalin das Produkt einer Degeneration der B-Zellen sein soll. WEICHSELBAUM (1911) und MOSCHCOWITZ (1956) denken daran, daß sie aus einer sekundären Hyalintransformation der perikapillären Fibroseschäden entsteht. Für LAZARUS und VOLK (1962) ist sie vaskulärer Herkunft und muß mit der Arteriosklerose der juxta-insulären Arteriolen in Verbindung gebracht werden. Gegen diese Interpretation sprechen die elektronenmikroskopischen Beobachtungen von PORTA et al. (1962) und LACY (1964). Diese Autoren haben festgestellt, daß das Inselhyalin aus kleineren Fibrillen als die des Kollagens bestehen; es fehlte die charakteristische Querstreifung des Kollagens und des Retikulins. Das ultramikroskopische Aussehen des Inselhyalins unterscheidet sich auch von dem des Hyalins der Arteriolenwände.

LACY (1964) diskutierte, daß das Fibrillenmaterial, das ultramikroskopische Äquivalent des Inselhyalins darstellt, die Ablagerung einer Insulinvorstufe sein könnte. Die Möglichkeit einer immunologischen Reaktion wurde ebenfalls von LACY (1964) erwähnt. Diese letzte Hypothese wird von BLUMENTHAL et al. (1963) unterstützt.

In feinen Pankreasschnitten nach Methakrylateinbettung haben wir die feinfibrilläre Struktur des Inselhyalins bestätigen können (Abb. 10). Die fibrilläre Ablagerung ist zwischen den beiden Basalmembranen lokalisiert, von denen sie jedoch unabhängig ist; manchmal hat sie eine sternförmige Struktur. In der Nachbarschaft der Ablagerungen zeigt die epitheliale Basalmembrane manchmal Unterbrechungen, an denen die Fibrillen einen direkten Kontakt mit den Inselzellen haben (GEPTS, 1964).

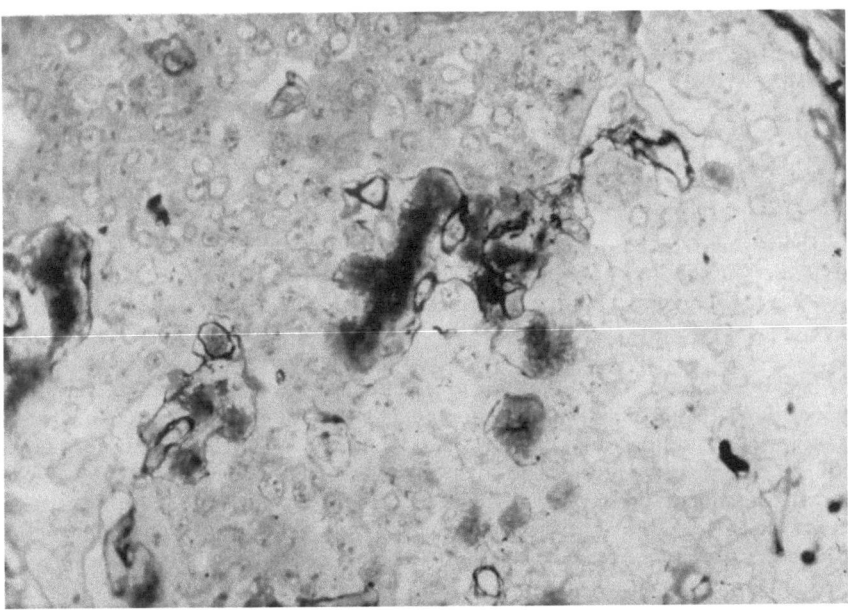

Abb. 10: Feinschnitt (1 µ) einer Langerhans'schen Insel eines Altersdiabetikers. Man sieht die verbreiterten endothelialen Basalmembranen, die schmäleren epithelialen Basalmembranen und die fibrilläre Ablagerung zwischen den beiden Membranen. Die epitheliale Membran ist stellenweise bei den Ablagerungen der fibrillären Substanz (Hyalin) unterbrochen. Methacrylateinbettung. Silber-Methenamin (Vergrößerung × 800).

Das Vorkommen der gleichen fibrillären Substanz in insulinproduzierenden Inseltumoren und in den Langerhans'schen Inseln, die elektronenmikroskopischen Untersuchungen von LACY und unsere eigenen Beobachtungen an Gewebsschnitten lassen vermuten, daß das Hyalin aus den B-Zellen entsteht. Der endgültige Beweis dieser Hypothese muß allerdings noch erbracht werden, denn die fibrilläre Substanz wurde bisher nur einmal von LACY (1964) im Zytoplasma der B-Zellen gesehen. Es ist wenig wahrscheinlich, daß das Hyalin ein modifiziertes Insulin ist oder Insulin enthält, denn LACY (1964) konnte keine Insulinaktivität darin nachweisen – selbst dann nicht, wenn ein Reaktivierungsverfahren der fibrillären Form des Insulins angewandt wurde.

Die funktionelle Bedeutung der Inselhyalinose bleibt noch zweifelhaft. Sie könnte, wie die Fibrose, eine Rolle bei der Inselinsuffizienz spielen, indem sie den Austausch zwischen dem Blut und dem Inselgewebe stört. Das Fehlen dieser Läsion bei zahlreichen Diabetikern und ihre sehr ungleichmäßige Verteilung bei anderen schließen aus, daß sie die primäre Veränderung darstellen könnte, die für die Auslösung eines Diabetes verantwortlich ist.

c) Entzündliche Infiltrate – „Insulitis"

Zahlreiche Autoren (E. J. KRAUS, 1929; WARREN et al., 1966; LECOMPTE, 1958) haben in den Langerhans'schen Inseln von Diabetikern entzündliche Infiltrate beschrieben. Die Läsion wurde lediglich bei Patienten mit juvenilem Diabetes beobachtet, die bereits nach kurzem Krankheitsverlauf verstorben waren. Sie wurden niemals bei Patienten mit Altersdiabetes beschrieben. Die entzündlichen Infiltrate betreffen eine unterschiedliche Zahl von Inseln. Sie bestehen in der Regel aus Lymphozyten, aber auch Granulozyten sind manchmal vorhanden. Die Mehrzahl der Autoren nimmt an, daß es sich um eine seltene Läsion handelt; diese Seltenheit ist jedoch nur scheinbar. Bei 10 Fällen von kindlichem Diabetes mit einem Verlauf von weniger als einem Jahr sahen WARREN und LECOMPTE (1952) in 6 Fällen entzündliche Infiltrate in den Inseln (60 %). Bei einer eigenen Untersuchung an 22 Diabetikern, die weniger als 6 Monate nach Auftreten der ersten Symptome verstorben waren, fanden wir in 15 Fällen entzündliche Infiltrate (GEPTS, 1965). Diese hohe Frequenz ist um so erstaunlicher, als diese Infiltrate oft nur einige Inseln betreffen und wir nur Routinegewebsstückchen zu unserer Verfügung hatten. Wahrscheinlich wäre die Häufigkeit noch viel größer, wenn eine sorgfältige Untersuchung an einer größeren Zahl von Gewebsstücken durchgeführt würde. Die Inseln mit entzündlichen Infiltraten sehen verschieden aus. Einzelne enthalten noch hypertrophierte B-Zellen; andere bestehen nur noch aus atrophischen Zellen in einem fibrosierten Stroma. In einigen Fällen waren die Infiltrate besonders dicht um Inseln, die auf Kosten von centro-acinösen Zellen eine Zellneubildung zeigten.

Die Ursache dieser entzündlichen Infiltrate und ihre Bedeutung im Rahmen des Problems der Diabetesentstehung bleiben noch unklar. In einer neueren Studie hat LECOMPTE (1958) die bisher diskutierten Hypothesen behandelt. Für eine infektiöse Ätiologie sprechen das gleichzeitige Auftreten einer Infektionskrankheit (z. B. einer Parotitis) und eines Diabetes in einigen Fällen. GUNDERSON (1927) behauptet, eine vermehrte Inzidenz des Diabetes einige Jahre nach Parotitispidemien beobachtet zu haben. Im Pankreas von Kühen, bei denen sich ein Diabetes kurz nach einer Epidemie von fieberhaften Aphthosis entwickelte, konnten BARBONI und MANOCCHIO (1962) entzündliche Infiltrate, die manchmal in der Nachbarschaft von Inseln lagen, entdecken. Wenn sich Fälle von Diabetes nach einer Parotitis epidemica entwickelt haben (PATRICK, 1924; MASSA, 1929; KREMER, 1947), so ist das eine sehr seltene Komplikation. Im übrigen ist es, wenn eine Pankreatitis als seltene Komplikation im Rahmen einer Parotitis auftreten kann, wenig wahrscheinlich, daß die entzündlichen Infiltrate auf die Langerhans'schen Inseln beschränkt sein sollen.

Für VON MEYENBURG (1940), der diese Läsionen als erster unter dem Namen „Insulitis" beschrieben hat, sollte die entzündliche Infiltration Folge einer Degeneration von B-Zellen sein, resultierend aus einer Erschöpfung durch funktionelle Überaktivität. Die experimentelle Pathologie liefert für diese Hypothese keine Stütze. Derartige entzündlichen Infiltrate sind in der Tat niemals beim hypophysären Diabetes oder einer anderen Form von experimentellem Diabetes beschrieben worden. Sie finden sich auch nicht im Pankreas beim Alloxan-Diabetes, der doch aus einer toxischen Zerstörung der B-Zellen resultiert.

Nach einer sehr interessanten Hypothese wird angenommen, daß die entzündlichen Infiltrate in den Langerhans'schen Inseln Folge einer immunologischen Re-

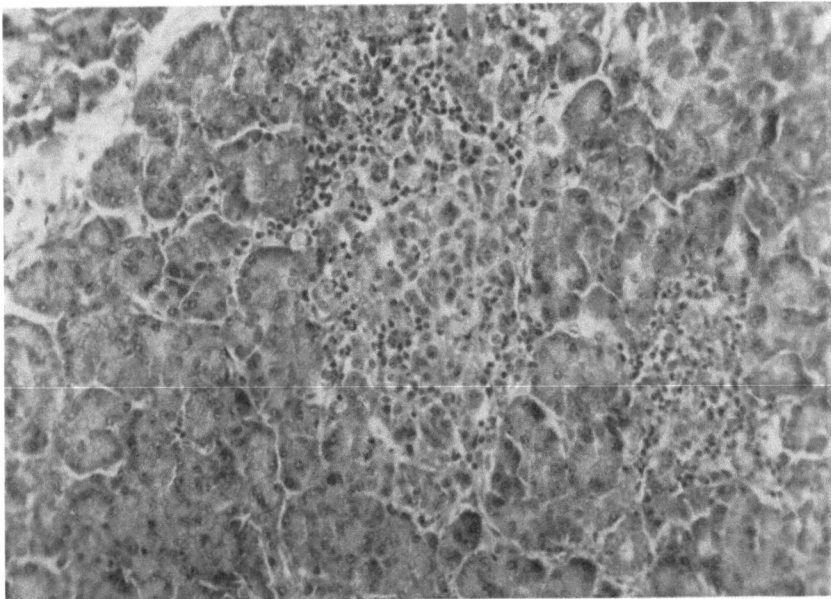

Abb. 11: Entzündliche Infiltration in und in der Peripherie einer Langerhans'schen Insel bei einem Patienten mit akutem juvenilen Diabetes. Methode nach GOMORI mit Chromalaun-Hämatoxylin und Phloxin (Vergrößerung × 280).

aktion sind. Sie sollen Ausdruck eines Autoimmunisierungsprozesses gegen Inselgewebe oder Insulin sein. Mehrere neue Beobachtungen scheinen diese Hypothese zu stützen. Bei mit Kälber- oder Schweineinsulin behandelten Kühen haben RENOLD et al. (1964), LECOMPTE et al. (1966) biologische Zeichen einer immunologischen Reaktion gegen das injizierte Insulin gesehen; das Pankreas dieser Kühe zeigte in den Inseln entzündliche Infiltrate, in einigen Fällen viele, in anderen wenige. LACY et al. (1963) beobachteten in den Inseln von mit Meerschweinchen Antiinsulinserum behandelten Ratten entzündliche Infiltrate; man muß jedoch bemerken, daß die Infiltrate in diesen Fällen vorwiegend aus eosinophilen Granulozyten bestehen. TORESON et al. (1964) haben bei Kaninchen einen Diabetes durch Verabreichung von Ochseninsulin erzeugen können. Im Pankreas dieser Kaninchen wurden sehr dichte entzündliche Infiltrate in den Langerhans'schen Inseln gefunden. Antikörper gegen Insulin (PAV et al., 1963) und gegen Inselgewebe (MANCINI et al., 1964) konnten bei nicht mit Insulin behandelten menschlichen Diabetikern nachgewiesen werden.

Diese Beobachtungen stellen unzweifelhaft ernsthafte Argumente für die Hypothese einer immunologischen Entstehung der Läsion im Sinne einer Insulitis beim juvenilen menschlichen Diabetes dar. Es bestehen keine grundsätzlichen Unterschiede zwischen den beim Tier in den Langerhans'schen Inseln erzeugten entzündlichen Infiltraten und den beim Menschen beobachteten. Die Ähnlichkeit der histologischen Bilder stellt jedoch keinen endgültigen Beweis für eine gleiche Ätiologie dar. Wenn sich bestätigen sollte, daß die Anti-Insulin- oder Anti-Insel-Antikörper auch bei nicht mit Insulin behandelten Diabetikern vorkommen, müßte noch geklärt werden, ob diese Antikörper die Ursache oder die Folge der Inselveränderungen sind. Weitere Untersuchungen sind nötig, um die eventuelle Rolle einer Autoimmun-Reaktion in der Entstehung der Insulitis zu präzisieren.

III. Histochemische und biochemische Befunde im Inselgewebe beim Diabetes

Mehrere Autoren (PFEIFFER et al., 1960; YALOW und BERSON, 1960; SIMPSON et al., 1968) haben im Laufe der letzten Jahre eine sekretorische Starre der B-Zellen beim Altersdiabetes nachgewiesen. CERASI und LUFT (1967) glauben sogar, daß eine Anomalie der Insulinsekretion die primäre Störung sein könnte, die für den menschlichen Diabetes verantwortlich ist. Die morphologischen Veränderungen, die wir im Inselgewebe der Diabetiker beschrieben haben, können diese sekretorische Starre nicht erklären. Sie resultiert wahrscheinlich aus einer Anomalie des enzymatischen Mechanismusses, der die Synthese und die Freisetzung von Insulin kontrolliert. Leider ist dieser Mechanismus noch unbekannt. Seine Aufklärung wird durch den Umstand erschwert, daß das Inselgewebe in Form von kleinen Inseln im exokrinen Pankreasparenchym verstreut ist und nur einige Prozente am Gesamtgewicht des Pankreas ausmacht.

Mehrere Verfahren wurden zur Überwindung dieser Schwierigkeiten ausgearbeitet. Die Histochemie erlaubt den Nachweis und die genaue Lokalisation von zahlreichen Enzymen in Pankreasgewebe. Sie hat jedoch den Nachteil, nur eine grobe quantitative Schätzung zuzulassen. Zur Isolierung von reinem Inselgewebe sind verschiedene Techniken vorgeschlagen worden (LOWRY, 1953; LAWY, 1962; HELLERSTRÖM, 1964; KEEN et al., 1965; MOSKALEWSKI, 1965; LACY und KOSTIANOWSKI, 1967). Nur die Techniken von Lowry konnten bisher beim Menschen angewendet werden. Es ist daher nicht erstaunlich, daß es bis jetzt nur sehr wenige Kenntnisse über die charakteristischen emzymatischen Merkmale des menschlichen Inselgewebes gibt.

Der Insulingehalt der Langerhans'schen Inseln wurde bisher weder bei Normalpersonen noch bei Diabetikern direkt gemessen. Diese Befunde könnten jedoch für das Verständnis einer Störung der sekretorischen Dynamik der B-Zellen beim Diabetiker wesentlich sein.

Seit mehreren Jahren führen wir Untersuchungen über die enzymatische Aktivität und den Insulingehalt der Langerhans'schen Inseln beim normalen Menschen und beim Diabetiker durch. Diese Untersuchungen wurden an Pankreasgewebe durchgeführt, das bei chirurgischen Eingriffen oder zumindest innerhalb von 4 Stunden nach dem Tode gewonnen worden war.

A. Histoenzymologische Untersuchungen

An Enzymen wurden untersucht: alkalische und saure Phosphatasen, 5-Nukleotidase, Adenosintriphosphatase, Glukose-6-Phosphatase, Esterasen, Leucinaminopeptidase, Milchsäuredehydrogenase, ß-Oxybuttersäure-Dehydrogenase, Glukose-6-Phosphat-Dehydrogenase, Citrat-Dehydrogenase, Succinatdehydrogenase, NAD- und NADP-Transferasen.

Mehr als 60 Pankreasorgane von Diabetikern und Nicht-Diabetikern wurden untersucht. Konstante Unterschiede zwischen Diabetikern und Nicht-Diabetikern wurden nicht festgestellt. In einigen Fällen von Diabetes haben wir eine verminderte Aktivität der sauren Phosphatase (Abb. 6–7) finden können, in geringerem Maße der Adenosintriphosphatase und der Glukose-6-Phosphat-Dehydrogenase.

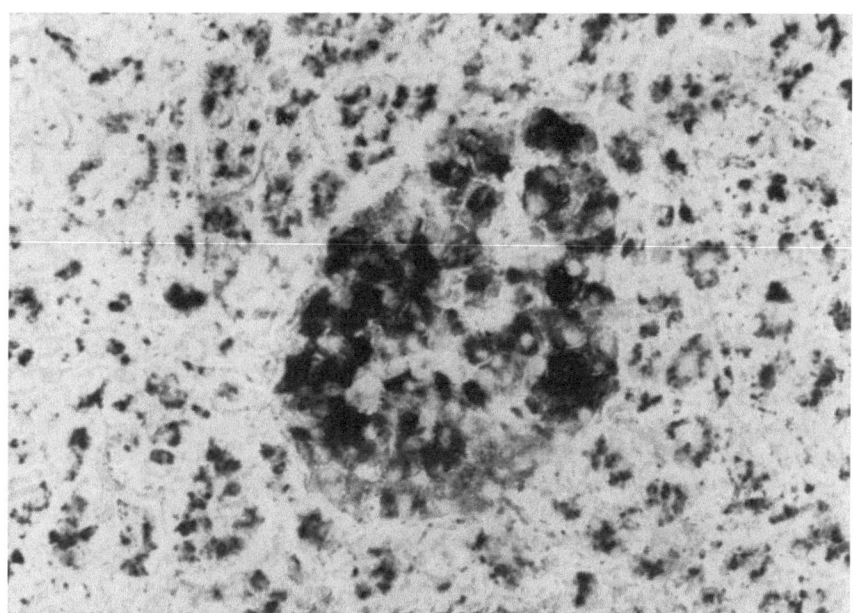

Abb. 6: Normale Langerhans'sche Insel. Saure Phosphatasen nach der Technik von GOMORI. Die Aktivität der Mehrzahl der Inselzellen (B-Zellen?) ist höher als die der azinären Zellen (Vergrößerung × 300)

In bezug auf die saure Phosphatase bestätigen unsere Befunde eine Aktivitätsminderung in den Inseln einiger Diabetiker teilweise die von GÖSSNER (1958, 1963). Die Bedeutung dieser Beobachtung bleibt ungewiß. Die Identifizierung der Inselzellen in histo-chemischen Präparaten des menschlichen Pankreas ist schwierig und infolgedessen auch die Unterscheidung, ob die Aktivitätsverminderung der sauren Phosphatase auf einer verminderten Zahl von B-Zellen oder auf einer en-

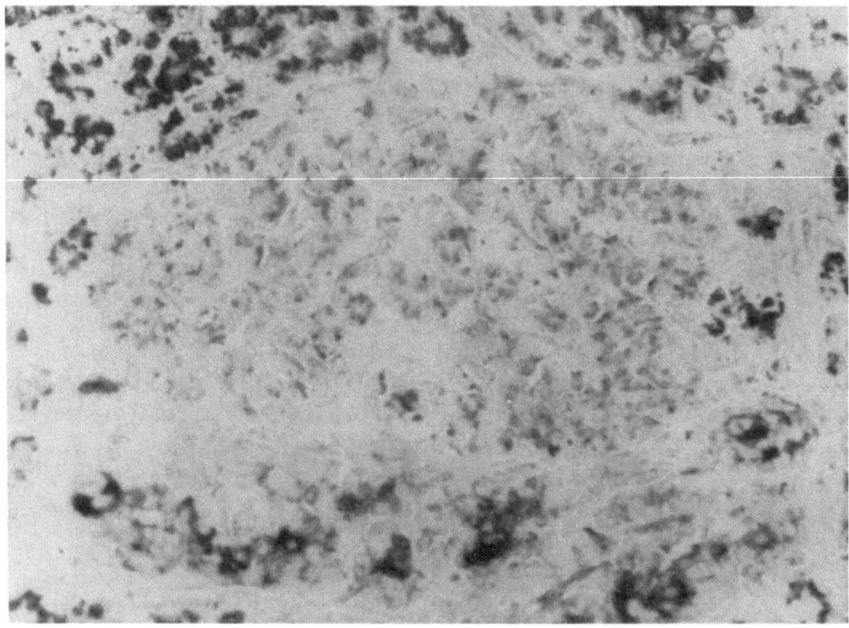

Abb. 7: Langerhans'sche Inseln im Pankreas eines Altersdiabetikers. Saure Phosphatase nach der Technik von GOMORI. Die Aktivität ist schwächer als normal (Abb. 6). Sie ist niedriger als die des azinären Gewebes (Vergrößerung × 320).

zymatischen Anomalie dieser Zellen beruht. Die saure Phosphatase ist einer der lysosomalen Enzyme. Nach SMITH und FARQUAHR (1966) könnten die Lyosomen eine Rolle bei der Regulation des sekretorischen Prozesses der endokrinen Drüsen spielen. Andererseits haben die experimentellen Untersuchungen keine Korrelation zwischen der sauren Phosphatase und der funktionellen Aktivität der B-Zellen erkennen lassen (LAZARUS, 1959; HELLERSTRÖM et al., 1964 a u. b).

B. Biochemische Untersuchungen

1. Enzymatische Aktivität des Inselgewebes

Für diese Untersuchungen haben wir die Techniken von LOWRY verwandt (LOWRY, 1953; LOWRY et al., 1954, 1957). Teile vom Pankreasgewebe wurden in flüssigem Stickstoff tiefgefroren. Schnitte von 20 µ Dicke, die im Kryostaten gewonnen worden waren, wurden lyophilisiert und bei niedriger Temperatur im Vakuum konserviert. Die Inseln, und desgleichen entsprechende Proben von azinösem Gewebe, wurden in einem klimatisierten Raum geschnitten und auf einer Quarzfadenwaage gewogen. Die Enzymaktivität wurde fluorimetrisch und spektrophotometrisch gemessen.

An Enzymen wurden untersucht: Laktatdehydrogenase (LDH), Glukose-6-Phosphat-Dehydrogenase (PDH), Isocitratdehydrogenase (ICDH), Glutamatoxalat-

Transaminase (GOT) und saure Phosphatase. Die 3 ersten Enzyme wurden ausgewählt, da sie wichtige Enzyme des Glukosestoffwechsels repräsentieren, die Glutamatoxalattransaminase, da Transaminierungsprozesse für die Insulinsynthese von Wichtigkeit sein könnten (HELLMAN, 1965), die saure Phosphatase, da histoenzymologische Untersuchungen eine verminderte Aktivität dieses Enzymes in den Langerhans'schen Inseln einiger Diabetiker ergeben hatten.

Tabelle 4 gibt die bisher gewonnenen Resultate wieder. Mit Ausnahme der Glukose-6-Phosphatdehydrogenase ist die Enzymaktivität in den Inseln von Diabetikern gegenüber Nicht-Diabetikern geringgradig vermindert. Die Differenz ist jedoch nur für die Isocitratdehydrogenase signifikant ($p < 0,05$).

Tab. 4: Enzymaktivität der Langerhans'schen Inseln

	LDH		ICDH		G6PDH		GOT		Ac. Pase	
	Azin.	Ins.	Azin.	Ins.	Azin.	Ins.	Azin.	Ins.	Azin.	Ins.
Nicht-diab.	39.3 (7)	12.6 (7)	8.38 (6)	2.54 (6)	1.15 (5)	1.07 (5)	9.1 (6)	12.5 (6)	2.10 (5)	2.45 (5)
+ Cort.	41.3 (1)	18.1 (1)	10.6 (1)	3.30 (1)	0.94 (1)	1.13 (1)	7.2 (1)	9.4 (1)	1.79 (1)	3.53 (1)
Altersdiab.	34.3 (6)	11.6 (6)	6.63 (4)	2.13 (4)	1.19 (3)	1.35 (3)	9.6 (6)	11.0 (6)	2.05 (4)	2.08 (4)
+ Cort.*	61.3 (1)	16.1 (1)	8.95 (1)	3.36 (1)	1.16 (1)	1.54 (1)	9.2 (1)	13.2 (1)	2.05 (1)	2.47 (1)

* Unter Cortisonbehandlung

Enzymaktivität ausgedrückt in M K H - Einheiten. Anzahl untersuchter Fälle in Klammern.

Bei der Bewertung dieser Resultate muß man berücksichtigen, daß das untersuchte Material nicht homogen ist. Alter und Krankheitszustand der Patienten waren verschieden. In Anbetracht der noch verhältnismäßig kleinen Fallzahl könnte dieser Mangel an Homogenität im untersuchten Material einen Unterschied zwischen Diabetikern und Nicht-Diabetikern verschleiern. Der signifikante Unterschied in der Aktivität der Isocitratdehydrogenase läßt sich gut mit den experimentellen Beobachtungen von MALAISSE et al. (1958) in Verbindung bringen. Diese Autoren vermuten, daß der Krebszyklus eine Rolle bei den Mechanismen spielen könnte, die die Insulinsekretion kontrollieren.

Da die Techniken von LOWRY aufwendig und schwierig sind, konnte bisher nur eine kleine Zahl von Enzymen und Fällen untersucht werden. Die Untersuchungen müssen weiter fortgesetzt werden, damit die Natur der enzymatischen Störung aufgeklärt werden kann, die für die sekretorische Starre bei den Altersdiabetikern verantwortlich zu machen ist.

2. Insulingehalt der Langerhans'schen Inseln

Der Insulingehalt wurde mit der radioimmunologischen Methode von HALES und RANDLE in den Inseln gemessen, die durch Mikrodissektion aus lyophilisierten

Pankreasgewebsschnitten gewonnen worden waren. Bei allen Diabetikern (mit einer Ausnahme) war der Insulingehalt der Inseln geringer als bei den Nicht-Diabetikern (Tabelle 5). Weder der geringere Prozentsatz von B-Zellen in den Inseln von Diabetikern, noch die Fibrose oder Hyalinose, noch die Insulinbehandlung können diesen Unterschied erklären.

Tab. 5: Insulingehalt der Langerhans'schen Inseln

	Zahl der unters. Fälle	Zahl der Messungen	Insulingehalt ($\mu E/\gamma$ Trockengewicht)		Prozentsatz B-Zellen
			Var.breite	Mittelwert	
Bei Nichtdiabetikern	7	74	650–3250	1607	71
Bei Altersdiabetikern	8	78	38–2140	797	64

Schon früher haben WRENSHALL et al. (1955) sowie STEINKE und SOELDNER (1964) mitgeteilt, daß das Pankreas bei Diabetikern weniger Insulin enthält als bei Nicht-Diabetikern. Die Autoren hatten ihre Untersuchungen jedoch an Pankreasgesamtextrakten durchgeführt, so daß ihre Ergebnisse keinen Schluß darüber zulassen, ob der verminderte Insulingehalt bei Diabetikern aus einer Verminderung des Inselgewebes oder aus einer Verminderung des Insulingehaltes der Inseln resultiert. Unsere Untersuchungen zeigen, daß der letzte Faktor zumindest bei einem großen Teil der Fälle entscheidend ist.

Auf den ersten Blick erscheint der verminderte Insulingehalt der Inseln, die wie es bei den Diabetikern der Fall ist, einer länger dauernden Hyperglykämie ausgesetzt waren, nicht erstaunlich. Es stellt sich jedoch die Frage, ob die normalen B-Zellen nicht in der Lage wären, diese chronische Hypersekretion durch eine vermehrte Insulinsynthese zu kompensieren. Bei Nagern mit spontanem Diabetes konnte MALAISSE (1969) zeigen, daß im Laufe der prädiabetischen Phase der Insulingehalt der Inseln auf Kosten einer Insulinhypersekretion normal blieb. Der Diabetes wird erst in dem Augenblick manifest, in dem die B-Zellen nicht mehr zu dieser vermehrten Synthese in der Lage sind. Zu diesem Zeitpunkt nimmt der Insulingehalt der Inseln und später auch die Insulinsekretion ab. Auf der Basis dieser experimentellen Befunde muß an der Hypothese festgehalten werden, daß der beim Diabetiker verminderte Insulingehalt der Langerhans'schen Inseln Ausdruck einer funktionellen Insuffizienz der B-Zellen ist.

IV. Veränderungen des exokrinen Pankreas beim Diabetes

Die Theorie von HANSEMANN, die dem azinösen Gewebe die Rolle der Zuckerregulation zuschrieb, hat nur noch historische Bedeutung. Trotzdem sind sehr häufig Veränderungen in azinösen Gewebe des Pankreas von Diabetikern vorhanden.

Andererseits findet sich eine vermehrte Inzidenz des Diabetes bei primären Läsionen des azinären Gewebes (Pankreatitis, Karzinom).

Bei Patienten mit akutem juvenilen Diabetes finden sich oft im exokrinen Pankreas mehr oder weniger ausgedehnte Veränderungen im Sinne einer akuten Pankreatitis. Diese Läsionen sind gewöhnlich um durch Ausscheidungsprodukte gedehnte exkretorische Kanäle ausgebildet. Sie stellen wahrscheinlich eine terminale Komplikation dar, die während des Coma diabeticum, das den Großteil der Patienten dahinrafft, entsteht.

Bei Patienten mit chronischem juvenilen Diabetes weist das Pankreas immer eine diffuse Sklerose vom interazinären Typ auf. Die Seltenheit von entzündlichen Infiltraten und von perilobulärer Sklerose sprechen gegen eine entzündliche Entstehung. Es ist viel wahrscheinlicher, daß die beim juvenilen Diabetes so wichtigen vaskulären Veränderungen für die Sklerose verantwortlich sind.

Bei den Altersdiabetikern ist die Sklerose ebenfalls sehr häufig. Sie weist eine viel unregelmäßigere Verteilung auf als bei den juvenilen Diabetikern und hat häufiger eine perilobuläre Lokalisation. Häufig wird sie von einer Lipomatose begleitet. Diese ist das Resultat einer mehr oder weniger ausgedehnten Verdrängung des azinären Gewebes durch Fettgewebe. Bei den Altersdiabetikern sind die vaskulären Veränderungen wie Arterio- und Arteriosklerose gewöhnlich viel bedeutsamer. LAZARUS und VOLK (1962) haben auf die Korrelation zwischen den arteriosklerotischen Läsionen einerseits und Fibrose, Lipomatose und Hyalinose der Inseln andererseits hingewiesen. Das Gesamtgewicht des Pankreas ist bei Diabetikern äußerst variabel (VARTIAINEN, 1944; WARREN und LECOMPTE, 1952; GEPTS, 1957; LAZARUS und VOLK, 1962). Bei den juvenilenDiabetikern liegt das Pankreasgewicht häufig stark unter der Norm. Die Gewichtsreduktion resultiert nicht aus einer kongenitalen Hypoplasie der Drüse, denn sie fehlt bei juvenilen Diabetikern, die kurz nach dem klinischen Beginn der Erkrankung verstorben sind (GEPTS, 1965). Sehr seltene Fälle von kongenitaler Mißbildung des Pankreas mit Diabetes wurden beschrieben (WARREN und LECOMPTE, 1952; LAZARUS und VOLK, 1962).

V. Der nicht idiopathische Diabetes

Bei einer kleinen Anzahl von Fällen hat der menschliche Diabetes eine eindeutigere Ätiologie. Dazu gehören z. B. Fälle von hormonalem Diabetes durch eine Überfunktion der Hypophyse (Diabetes bei der Akromegalie) oder der Nebennieren (Diabetes beim Cushing-Syndrom oder bei bestimmten Fällen von Phäochromozytom). Andere sind Folge einer Eisenstoffwechselstörung (Diabetes bei der Hämochromatose). Wieder andere sind iatrogen (Diabetes nach totaler Pankreatektomie, oder durch Behandlung mit Wachstumshormon, Nebennierenrindensteroiden und bestimmten Diuretica). Es besteht auch eine vermehrte Inzidenz des Diabetes bei Patienten mit chronischer Pankreatitis oder mit Pankreaskarzinom.

Die sekundären Formen des Diabetes sind viel seltener als der idiopathische. Ein großer Teil des hormonalen Diabetes kann durch eine Überproduktion von Glukose bei hormonaler Übersekretion erklärt werden. Diese Überproduktion bewirkt einen Insulinmangel, der lange Zeit ein relativer, aber nach mehr oder weniger langer Dauer ein absoluter werden kann. Die Ausschaltung der Ursache für die hormonale Übersekretion während relativer Mangelphasen bedeutet die Remission des Diabetes. Wegen der Seltenheit dieser Fälle und mangels exakter Untersuchungen sind die Angaben über die Veränderungen am Inselgewebe bei den hormonalen Formen von sekundärem Diabetes selten, verwirrend und oft sogar widersprüchlich (WARREN und LeCOMPTE, 1952; LAZARUS und VOLK, 1962).

Die Tatsache, daß ein Diabetes nur in einem Teil der Fälle von hypophysärer oder Nebennierenrinden-Überfunktion auftritt, verdient Beachtung. Sie beweist die Bedeutung der Kompensationsfähigkeit des Inselgewebes für die pathogenetischen Mechanismen, die zur Entstehung eines Diabetes führen.

Der Diabetes ist eine häufige Komplikation der Hämochromatose. Bei dieser Erkrankung weist das Pankreas eine wechselnde Größe auf, selten ist es atrophisch. Es zeigt eine sehr charakteristische braune Farbe und gewöhnlich eine ausgeprägte Sklerose mit Ablagerungen von Hämofuszin und Hämosiderin im Bindegewebe, im azinären Gewebe und in den Inseln. Wir verdanken HARTROFT (1956) die Beobachtung, daß das Hämosiderin sich nur in den B-Zellen ablagert und die A-Zellen ausspart. Eine Erklärung für diesen selektiven Befall gibt es noch nicht. HARTROFT weist noch darauf hin, daß sich das Ausmaß der Eisenablagerungen umgekehrt proportional zu dem der Granulationen verhält. Wir haben diese Beobachtung nicht bestätigen können. Wenn die Pankreassklerose sehr ausgeprägt ist, wie es häufig bei der Hämochromatose der Fall ist, so sind die Inseln in der Regel vermindert. Eine große Zahl von Inseln hat das Aussehen von in Regeneration befindlichen Inseln; sie bestehen aus bandförmigen Reihen von zylindrischen Zellen, deren Zytoplasma meist überhaupt keine Granulationen und oft kein Hämosiderin mehr enthalten.

Wenn bei der Mehrzahl der Fälle von Bronzediabetes die Inselveränderungen ausreichend erscheinen, um einen Insulinmangel zu erklären, sehen die Inseln in anderen Fällen doch nur wenig verändert aus. BELL (1955) hat die Aufmerksamkeit auf die Diskrepanz zwischen den Inselveränderungen und der Schwere des Diabetes bei Fällen von Hämochromatose gelenkt. Die Leberveränderungen und der Befall anderer endokriner Drüsen machen die Deutung der Entstehungsmechanismen der Zuckerstoffwechselstörung bei der Hämochromatose sehr schwierig.

Die Pathogenese eines Diabetes als Komplikation einer Pankreatitis oder eines Pankreaskarzinoms ist noch ungenügend aufgeklärt. Man hat die Zerstörung der Inseln durch den sklerosierenden oder neoplastischen Prozeß dafür verantwortlich gemacht. Andere Autoren ziehen Störungen in der Gefäßversorgung des Inselgewebes in Betracht (WARREN et al., 1966; BELL, 1957).

VI. Histopathologie der Langerhans'schen Inseln und Vorstellungen zur Pathogenese des Diabetes

Bis vor wenigen Jahren waren die Vorstellungen über die Pathogenese des idiopathischen Diabetes stark von der experimentellen Pathologie beeinflußt. Zu Anfang des Jahrhunderts haben sich die Pathologen nach der Entdeckung des pankreatopriven Diabetes beim Hund bemüht, die Ursache für den Diabetes im Pankreas selbst zu finden. Obwohl ihre Studien sehr fruchtbar waren, ist es ihnen nicht gelungen, die Pankreastheorie zu beweisen. Später wurde unter dem Einfluß neuer Entdeckungen über die Rolle der Hypophyse, der Nebennieren und der Leber in der Regulation des Zuckerstoffwechsels die primäre Ursache der Krankheit außerhalb des Pankreas gesucht. Aber auf dem Gebiet der pathologischen Anatomie waren diese Studien noch enttäuschender als die am Pankreas selbst. Die Entdeckung des Glukagons und der Beweis, daß dieses Blutzucker-steigernde Hormon von den A-Zellen sezerniert wird, lenkte die Aufmerksamkeit wieder auf das Pankreas. Von FERNER (1952) wurde die Hypothese aufgestellt, daß die Hyperglykämie des Diabetes die Folge einer Hyperplasie der A-Zellen sei. Neuere Untersuchungen am Pankreas, die durch diese Hypothese veranlaßt und durch bessere Techniken für zytologische Untersuchungen des Inselgewebes möglich gemacht wurden, konnten sie nicht bestätigen (MACLEAN und OGILVIE, 1955; GEPTS, 1957).

In der modernen Diabetesforschung nehmen Untersuchungen des Blutinsulins einen wichtigen Platz ein. Mit Hilfe verschiedener Methoden wird versucht, die Insulinmenge im Blut, die Art und Weise des Insulintransports vom Pankreas zur Peripherie und seine Wirkung auf das periphere Gewebe zu messen. Obwohl die Bedeutung der mit den verschiedenen Methoden zur Messung des Insulinspiegels im Blut gewonnenen Ergebnisse noch Gegenstand von Kontroversen darstellen, hat sich doch eine unerwartete Tatsache aus diesen Arbeiten ergeben: bei der Mehrzahl der Diabetiker besteht keine Verminderung der Insulinsekretion, wenigstens nicht in den Absolutwerten. Selbst bei jugendlichen Diabetikern, deren Erkrankung klassischerweise als Äquivalent des experimentellen pankreatopriven Diabetes beim Menschen angesehen wurde, ist der Blutinsulinspiegel in der klinischen Initialphase hoch, oft sogar höher als die Norm.

Diese Feststellung läßt daran denken – und bestimmte Autoren haben dies auch geäußert, daß Veränderungen am Inselgewebe bei der Entstehung des Diabetes keine Rolle spielen. Die Veränderungen sollen nur sekundär auftreten. Der juvenile Diabetes soll sich vom Altersdiabetes nur durch eine raschere Schädigung des Inselgewebes unterscheiden.

Neuere morphologische Studien am Pankreas von Diabetikern haben jedoch, ohne das Grundprinzip dieser Auffassung anzugreifen, wichtige Gesichtspunkte geliefert, die zum Verständnis der Pathogenese der Erkrankung nützlich sind.

Bei den juvenilen Diabetikern zeigt das Inselgewebe bei klinischer Manifestation der Erkrankung schon bedeutende Anomalien (GEPTS, 1965). Die Mehrzahl der Inseln ist atrophisch. Die B-Zellen, die zahlenmäßig schon stark vermindert sind, bieten zytologische Zeichen einer intensiven sekretorischen Überaktivität. Die im Blut solcher Diabetiker nachgewiesene erhöhte Insulinaktivität zeugt also nicht für ein normales Inselgewebe; sie wird durch in der Zahl sehr verminderte, aber stark überaktive B-Zellen verursacht (GEPTS, 1965). Die pathologischen Untersuchungen erlauben es im Augenblick nicht zu klären, ob sich diese Verminderung der Zahl der B-Zellen in einem anfänglich normalen Inselgewebe entwickelt hat. Sie lassen indessen daran denken, daß sich die Schädigung des Inselgewebes bereits in der präklinischen Phase der Erkrankung vollzogen hat, daß sie also, wenigstens in der Mehrzahl der Fälle, erworben und nicht kongenital ist. Was das Studium des Pankreas von Patienten mit akutem juvenilen Diabetes erkennen läßt, stellt lediglich das Endstadium eines Prozesses dar, der nach kurzer Zeit zu einer Atrophie des Inselgewebes und zu einem vollständigen Schwund der B-Zellen bei der Mehrzahl der Patienten mit chronischem juvenilen Diabetes führt.

Die morphologische Untersuchung gestattet es nicht, die Ursache und den Mechanismus dieser progredienten Zerstörung der B-Zellen aufzuklären. Sie zeigt jedoch eine wichtige Tatsache: entzündliche Infiltrate bestehen in den Inseln bei der

Mehrzahl der Patienten mit juvenilem Diabetes, die kurze Zeit nach der klinischen Erstmanifestation der Erkrankung verstorben sind (WARREN und LECOMPTE, 1952; GEPTS, 1965). Die klassische Ansicht, daß es sich um eine seltene Läsion handelt, entspricht nicht der Wirklichkeit. Die Seltenheit ist nur scheinbar: sie wird vorgetäuscht, da die entzündlichen Infiltrate nur in der Initialphase der Krankheit, die man nur selten zu untersuchen Gelegenheit hat, vorhanden sind, da sie nur eine kleine Zahl von Inseln betreffen und da sie leicht der Aufmerksamkeit entgehen. Die Bedeutung dieser Insulitis für die Pathogenese des menschlichen Diabetes ist noch ungewiß. Experimentelle Beobachtungen sprechen für eine immunpathologische Diabetes-Entstehung. Anti-Insel- (MANCINI et al., 1964) und Anti-Insulin- (PAV et al., 1963) Antikörper wurden bei niemals mit Insulin behandelten menschlichen Diabetikern nachgewiesen. Beim gegenwärtigen Stand unseres Wissens kann jedoch noch nicht behauptet werden, daß eine hereditäre autoimmunitäre Anomalie die Ursache des menschlichen Diabetes darstellt.

Die zytopathologischen Veränderungen, die beim juvenilen Diabetiker zu einer Zerstörung der B-Zellen führen, sind nicht vollkommen aufgeklärt. LAZARUS und VOLK (1962, 1964) haben die klassische Ansicht, die die hydropische Degeneration als Bild einer zellulären Erschöpfung ansieht, wieder ursächlich geltend gemacht. In bestimmten Fällen rührt das hydropische Aussehen der B-Zellen von einer zytoplasmatischen Anhäufung von Glykogen her, ohne daß eine Veränderung der Zellorganellen vorliegt. Bei anderen Fällen stellt sie eine echte Vakuolisation dar und wird von Kernveränderungen begleitet, die Ausdruck einer schweren Zellschädigung sind. Bilder von Hypertrophie und vermehrtem Kernchromatingehalt sind häufig in Langerhans'schen Inseln von Patienten mit akutem juvenilen Diabetes. Elektronenmikroskopische und histochemische Untersuchungen, die leider beim menschlichen Diabetes nur schwer durchzuführen sind, erscheinen unerläßlich, um die Natur der zytologischen Veränderung exakt zu definieren. Man kann sich fragen, ob der diabetogene Faktor auf direktem oder indirektem Weg eine biochemische Veränderung der Nukeinsäuren oder anderer Kernproteine hervorruft und die Mechanismen stört, die die Vermehrung und die sekretorische Differenzierung der B-Zellen regulieren. Die extreme Seltenheit von Mitosen in stark stimulierten B-Zellen von Patienten mit einem akuten juvenilen Diabetes und die experimentellen Befunde von LOGOTHETOPOULOS et al. (1966, 1967, 1968) stützen diese Hypothese.

Beim Diabetes, der erst lange Zeit nach Beendigung der Wachstumsperiode auftritt, sind die Probleme, die durch die Korrelation zwischen den Veränderungen des Inselgewebes und dem biologischen Charakter der Erkrankung entstehen, von anderer Art. Bei Altersdiabetikern hält sich der Blutinsulinspiegel lange Zeit auf hohen Werten, die nur wenig von der Norm abweichen. Der Insulingehalt des Pankreas derartiger Diabetiker ist im allgemeinen nur mäßig gegenüber der Norm vermindert. Die Verminderung der Zahl der B-Zellen erreicht, obwohl sie immer noch bedeutsam ist, durchschnittlich 50—60 % der Norm. Eine solche Verminderung ist allein nicht ausreichend, um einen Diabetes hervorzurufen. Im übrigen zeigen die B-Zellen bei Altersdiabetikern oft nur mäßige Zeichen einer Überaktivität. Es ist erstaunlich, daß die B-Zellen dieser Patienten die Hyperglykämie nicht durch zusätzliche Leistung, zu der sie fähig erscheinen, ausgleichen können. Die Degranulierung der B-Zellen fehlt selbst gelegentlich vollständig bei nicht mit Insulin behandelten und in der Hyperglykämie verstorbenen Diabetikern. Diese Feststellung, auf die LAZARUS und VOLK 1962 mit vollem Recht hingewiesen haben, entspricht biologischen Beobachtungen von PFEIFFER et al. (1960), YALOW und BERSON (1960) und RENOLD und STEINKE (1963). Diese Autoren haben festgestellt, daß sich die Insulinausschüttung nach Glukosereiz bei Altersdiabetikern langsamer vollzieht als bei Nicht-Diabetikern.

In den letzten Jahren haben zahlreiche Autoren (CERASI und LUFT, 1957; PARKER et al., 1968; SIMPSON et al., 1968) die sekretorische Starre der B-Zellen bei menschlichen Diabetikern bestätigt. Nach SELTZER et al. (1963) könnte sie eine ausschlaggebende Rolle bei der Genese des Altersdiabetes spielen. CERASI und LUFT (1967) haben festgestellt, daß diese Anomalie auch bei jugendlichen Diabetikern und selbst in der prädiabetischen Phase der Krankheit vorhanden ist. Für diese Autoren, wie auch für PARKER und Mitarb. (1968) stellt sie die primäre Anomalie dar, die für den Diabetes verantwortlich zu machen ist.

Was kann die Ursache für diese Sekretionsstarre sein? Morphologische Untersuchungen konnten sie bisher nicht aufdecken. Bestimmte Autoren (MOSCHCOWITZ, 1951, 1956; LAZARUS und VOLK, 1962) machen eine vaskuläre Ursache dafür verantwortlich. Die Veränderung der Arteriolenwand und die Umbildungsvorgänge im Inselstroma sollen zur Folge haben, daß die B-Zellen dem Stimulus Hyperglykämie entzogen werden. Die vaskulären, im Speziellen arteriolären Läsionen wären also Ursache und nicht Folge des Diabetes. Diese Hypothese läßt jedoch nur schwer verstehen, warum bei vielen alten Patienten, bei denen arterioläre Veränderungen wie Arteriolenfibrose und Hyalinose nicht weniger ausgeprägt sind als bei Diabetikern, ein Diabetes fehlt. Eine andere Möglichkeit wäre, daß die Funktionsstarre der B-Zellen die Folge einer enzymatischen Anomalie in dem Mechanismus ist, der im Innern der B-Zelle Synthese und Freisetzung von Insulin kontrolliert. Es ist möglich, diese Funktionsstarre bei Nicht-Diabetikern entweder durch Insulingabe (DITSCHUNEIT et al., 1961) oder durch ein prolongiertes Fasten (YALOW und BERSON, 1963) zu erzeugen. Bei Patienten mit einem Insulin-bildenden Inseltumor hat die Blutzuckerkurve bei Glukosebelastung ein diabetisches Aussehen. Eine Störung des enzymatischen Mechanismus, der die Insulinsynthese und -sekretion regelt, läßt derartige Beobachtungen besser verstehen. Dieser Mechanismus ist indessen nur ungenügend bekannt – selbst bei Laboratoriumstieren. Existenz und Natur einer biochemischen Anomalie der B-Zellen beim menschlichen Diabetes bleiben also Gegenstand der Spekulation. Das Fehlen von signifikanten histoenzymologischen Veränderungen im Inselgewebe von Altersdiabetikern (GEPTS, 1964) erlaubt in diesem Punkt keinen endgültigen Schluß.

Biochemische Untersuchungen an menschlichem Inselgewebe werden möglicherweise interessantere Informationen bringen, wie eine Verminderung der Isocitratdehydrogenaseaktivität in den Inseln von Diabetikern (GEPTS et al., 1969). Derartige Methoden sind leider langwierig und schwierig, und nur die Untersuchung einer großen Zahl von Fällen und von vielen Enzymen wird gültige Schlüsse über einen Enzymmangel zulassen, der für die sekretorische Starre der B-Zellen bei Diabetikern verantwortlich zu sein scheint.

Auf der Basis von Beobachtungen, die an Nagern mit spontanem Diabetes gemacht wurden (MALAISSE, 1968) könnte die Verminderung des Insulingehaltes in Inseln menschlicher Diabetiker Ausdruck einer mangelhaften Insulinsynthese sein und gleichzeitig auch den verminderten Insulinauswurf als Antwort auf eine Glukosebelastung erklären.

Die Unterscheidung zwischen juvenilem und Altersdiabetes schließt nicht notwendigerweise einen grundsätzlichen Unterschied dieser beiden klinischen Formen der Krankheit ein. In der Tat bestehen beim Alters- wie beim juvenilen Diabetiker überzeugende Hinweise auf das Vorhandensein extrapankreatischer Anomalien, die dazu führen, die Wirksamkeit des von den B-Zellen sezernierten Insulins in der Peripherie abzuschwächen. Es ist möglich, daß die Funktionsstarre der B-Zellen bei Altersdiabetikern eine sekundäre Veränderung oder auch einen Adaptationsmechanismus darstellt, durch den sich die B-Zellen teilweise gegen die aus der extrapankreatischen Anomalie resultierenden Hyperstimulation schützen. Beim gegenwärtigen Stand unserer Kenntnisse ist es jedoch nicht auszuschließen, daß die Sekretionsstarre der B-Zellen selbst eine kongenitale Anomalie darstellt (CERASI und LUFT, 1967).

VII. Zusammenfassung

PH. M. LECOMPTE schrieb im Jahre 1960, daß zwei Faktoren die Vorstellungen über die Pathogenese des menschlichen Diabetes stark beeinflußt haben: Tierversuche und unzureichende histologische Untersuchungen. Der erste hat dazu geführt, daß Schlußfolgerungen auf den menschlichen Diabetes übertragen wurden, die nur für das Tier gültig sind. Der zweite hat zu der Vorstellung geführt, daß die Langerhans'schen Inseln bei etwa der Hälfte der Diabetiker keine Veränderungen zeigen.

Diese Vorstellung ist ungenau. Wenn man sich nicht mit einer oberflächlichen Untersuchung von Routineschnitten begnügt, so kann man bei allen Diabetikern Veränderungen finden. Es entspricht jedoch der Wirklichkeit, daß viele dieser Veränderungen Folgeerscheinungen der Stoffwechselstörung sind und keine kausale Bedeutung haben.

Beim gegenwärtigen Stand unseres Wissens kann man nur schwer verneinen, daß extrapankreatische Faktoren eine wichtige Rolle bei der Pathogenese des menschlichen Diabetes zu spielen scheinen.

Die Bedingungen, unter denen diese Anomalie zum klinischen Beginn eines Diabetes führt, hängen von mehreren Faktoren ab, unter denen das Kompensationsvermögen des Inselgewebes wahrscheinlich eine überragende Rolle spielt. Für einen jugendlichen Diabetiker ist das Auftreten der Krankheit durch den fast vollständigen Schwund der B-Zellen bedingt. Wenn die Messungen des Blutinsulins die Illusion haben erzeugen können, daß das Inselgewebe in der klinischen Initialphase noch fast normal ist, so verhält sich das in Wirklichkeit leider anders. Der Abbau des Inselgewebes verläuft im präklinischen Stadium der Krankheit in aller Stille und läßt schließlich nur noch eine sehr stark verminderte Zahl von B-Zellen übrig; diese können durch eine intensive sekretorische Überaktivität während einer bestimmten Zeit nur mühsam ein Gleichgewicht aufrechterhalten. Das Gleichgewicht wird jedoch mehr und mehr unstabil und von jedem pathophysiologischen Faktor gestört, der den Insulinbedarf steigert (z. B. Wachstum, Infektionen). Die Dekompensation tritt meistens sehr plötzlich auf. Ist das Kompensationsvermögen des Inselgewebes selbst durch genetische Faktoren bedingt? Nichts kann dies bis jetzt beweisen, aber in der Hypothese einer multifaktoriellen Erblichkeit des Diabetes (SIMPSON, 1964) kann diese Möglichkeit nicht ausgeschlossen werden.

Bei den Altersdiabetikern bestehen ebenfalls immer Veränderungen im Inselgewebe. Sie allein reichen jedoch nicht aus, um den Diabetes zu erklären. Bei diesen Diabetikern sind die B-Zellen noch relativ zahlreich, obwohl sie gegenüber der Norm eindeutig vermindert sind. Argumente, die durch bestimmte zytologische Tatbestände erhärtet werden, lassen daran denken, daß bei den Altersdiabetikern eine Starre der Insulinsekretion besteht. Die Ursache für diese Sekretionsstarre konnte mit den bisher zur Verfügung stehenden Untersuchungsmethoden nicht geklärt werden.

Zweifellos hat die experimentelle Pathologie – und sie wird es auch weiterhin tun – bereits wichtige Beiträge zum Verständnis der Pathophysiologie des menschlichen Diabetes geliefert. Die endgültige Aufklärung des Problems der Pathogenese dieser Erkrankung kann in jedem Fall nur durch Untersuchungen beim Diabetiker selbst erbracht werden. Die Forschungen dürfen sich nicht nur auf extrapankreatische diabetogene Faktoren beschränken. Die kürzlich gewonnenen Hinweise, daß immer eine funktionelle Anomalie der B-Zellen beim Diabetes besteht, müssen uns dazu anregen, die Untersuchungen am Inselgewebe wieder mit den modernsten morphologischen, histochemischen und biochemischen Techniken aufzunehmen.

Literatur

AHRONHEIM, J. H.: The nature of the hyaline material in the pancreatic islands in diabetes mellitus. Amer. J. Path. *19*, 873 (1943)
AREY, J. B.: Nature of the hyaline changes in islands of Langerhans in diabetes mellitus. Arch. Path. *36*, 32 (1943)
BARBONI, E. and I. MANOCCHIO: Alterazioni pancreatiche in Bovini con diabete mellito post-aftoso. Archivéo veterinario italianio *13*, 477 (1962)
BEEK, C. C. VAN: Amyloid neerslag in de eilandjes van Langerhans bij Diabetes Mellitus. Nederl. Tijdschr. v. Geneesk. *83*, 646 (1939)
BELL, E. F.: Hyalinisation of the islets of Langerhans in diabetes mellitus. Diabetes *1*, 341, 1952
– The relation of portal cirrhosis to hemochromatosis and to diabetes mellitus. Diabetes *4*, 435 (1955)
– Carcinoma of the Pancreas: A clinical and pathologic study of 609 necropsied cases: The relation of carcinoma to diabetes mellitus. Amer. J. Path. *33*, 499 (1957)
– Hyalinisation of the islets of Langerhans in non diabetic individuals. Amer. J. Path. *35*, 801 (1959)
BLUMENTHAL, H. T., A. W. BERNS and C. T. OWENS: Insulin antibodies. Lancet II, 783 (1963)
BRACHET, J. et R. JEENER: Recherches sur les particules cytoplasmiques de dimensions macro-moléculaires riches en acide pentose-nucléique. I. Propriétés générales, relations avec les hormones, les protéines de structure. Enzymologia *11*, 196 (1944)
BROLIN, S. E., E. BORGLUND and A. OHLSSEN: On the enzymatic activity of the pancreatic islets and acini in New Zealand obese mice. In: S. E. BROLIN, B. HELLMAN and H. KNUSSEN: The structure and metabolism of the pancreatic islets. Pergamon Press, London 1964
CECIL, R. L.: On hypertrophy and regeneration of the Islands of Langerhans. J. Exp. Med. *14*, 500 (1911)
CERASI, E. and R. LUFT: Insulin response to glucose infusion. Acta Endocr. (Kbh) *55*, 330 (1967)
– – Plasma-insulin response to glucose infusion in healthy subjects and in diabetes mellitus. Acta Endocr. (Kbh) *55*, 278 (1967)

CREUTZFELDT, W.: Zur Deutung des Silberbildes und anderer Pankreasbefunde beim Diabetes mellitus und Inseladenom. Beitr. Path. Anat. *133*, 113 (1953)
- et A. THEODOSSIOU: Die Relation der A- und B-Zellen in den Pankreasinseln bei Nichtdiabetikern und Diabetikern. Beitr. Path. Anat. *117*, 235 (1957)

DECONINCK, J., P. POTVLIEGE and W. GEPTS: Unveröffentlichte Beobachtungen

DITSCHUNEIT, H., E. F. PFEIFFER und J. SCHÖFFLING: Seruminsulinbestimmungen bei Inselzelladenomen. Verhandl. deutsch. Gesellsch. inn. Med. *67*, 359 (1961)

DIXIT, P. K., I. P. LOWE and A. LAZAROW: Effect of alloxan on malic dehydrogenase activity of microdissected mammalian pancreatic islets. Proc. Soc. Exper. Biol. Med. *114*, 607 (1963)
- - and C. B. HEGGESTED: Insulin content of microdissected fetal islets obtained from diabetic and normal rats. Diabetes *13*, 71 (1964)
- and A. LAZAROW: Effect of alloxan on the lactic dehydrogenase activity of the microdissected mammalian pancreatic islets. Metabolism *13*, 285 (1964)

EHRLICH, J. C. and J. M. RATNER: Amyloidosis of the islets of Langerhans. A restudy of islet hyalin in diabetic and non diabetic individuals. Amer. J. Path. *38*, 49 (1961)

FASSBENDER, H. G.: Pathologische Anatomie der Endokrinen Drüsen. In E. KAUFMANN und M. STAEMMLER: Lehrbuch der Speziellen Pathologischen Anatomie. Band I/2. W. de Gruyter, Berlin 1956

FERNER, H.: Über die Entwicklung der Langerhans'schen Inseln nach der Geburt und die Bedeutung der versilberten Zellen im Pankreas des Menschen. Z. mikrosk. anat. Forschung *44*, 451 (1938)
- Über morphologisch faßbare Veränderungen der Langerhans'schen Inseln beim Pankreasdiabetes. Dtsch. Ztsch. f. Verd. u. Stoffw. *6*, 21 (1942)
- Beiträge zur Histologie der Langerhans'schen Inseln des Menschen mit besonderer Berücksichtigung der Silberzellen und ihre Beziehung zum Pankreasdiabetes. Virchow's Arch. *309*, 87 (1942)
- Das Inselsystem des Pankreas. Georg Thieme Verlag, Stuttgart 1952

FISCHER, B.: Pankreas und Diabetes. Frankf. Z. Path. *17*, 218 (1915)

FUJITA, T.: D Cell, the third endocrine element of the pancreatic islet. Arch. Hist. Japon, *29*, I (1968)

GELLERSTEDT, N.: Die elektive, insuläre (Para-) Amyloidose der Bauchspeicheldrüse. Beitr. Pathol. Anat. *101*, 1 (1938)

GEPTS, W.: Contribution à l'étude morphologique des ilôts de Langerhans au cours du diabète. Ann. Soc. Roy. Sci. Med. et Nat. *10*, 1 (1957)
- Enzyme histochemistry and thin sections of the islets of Langerhans in human diabetes mellitus. Vortrag Ve Congrès Internat. Diab. Fed. Rés. 128. Exc. Med., Toronto 1964
- F. GRÉGOIRE, A. VAN ASSCHE and M. DE GASPARO: Quantitative espects of the enzyme pattern and insulin content of human islets. Vortrag 2^d Wenner-Gren Symposium on Structure and Metabolism of the Pancreatic Islets.
- Pathology of the pancreas in juvenile diabetes. Diabetes *14*, 619 (1965).

GOMORI, G.: A differential stain for cell types in the pancreatic islets. Amer. J. Path. *15*, 497 (1939)
- Observation with differential stains on human islets of Langerhans. Amer. J. Path. *17*, 395 (1941)
- A new stain for elastic tissue. Amer. J. Clin. Path. 20, 665 (1950)

GÖSSNER, W.: Zur Enzymhistochemie der Langerhans'schen Inseln. Verh. Dtsch. Ges. f. Path. *42*, 125 (1960)

GÖSSNER, W.: Die Enzymhistochemie der Langerhans'schen Inseln. In: Fortschritte der Diabetesforschung, Georg Thieme Verlag, Stuttgart 1963

GUNDERSEN, E.: Is diabetes of infectious origin? J. Infect. Dis. *41*, 197 (1927)

HALES, C. N. and P. J. RANDLE: Immuno-assay of Insulin with insulin-antibody precipitate. Biochem. J. *88*, 137 (1963)

HARTROFT, W. S.: lslet Pathology in diabetes. Diabetes *5*, 98 (1956)
HELLERSTRÖM, C.: A method for the micro-dissection of intact pancreatic islets of mammals. Acta Endocr. (Kbh), *45*, 122 (1964)
- B. HELLMAN and I. B. TÄLJEDAL: Quantitative Studies on Phosphatases in the Pancreatic Islet B-Cells. In: S. E. BROLIN, B. HELLMAN and H. KNUTSON: The Structure and Metabolism of the Pancreatic Islets. Pergamon Press, London 1964
- - B. PETERSSON and G. ALM: The two types of pancreatic A-cells and their relation to the glucagon secretion. In: S. E. BROLIN, B. HELLMAN et H. KNUTSON: The Structure and Metabolism of the Pancreatic Islets. Pergamon Press, London 1964
HELLMAN, B: Microchemical analyses of pancreatic B cells isolated from mammals. In: On the nature and Treatment of Diabetes. Edit. S. LEIBEL and G. A. WRENSHALL. Excerpta Medica Foundation, Amsterdam 1965
- and C. HELLERSTRÖM: The specificity of the argyrophil reaction in the islets of Langerhans in man. Acta Endocr. (Kbh) *36*, 22 (1961)
IVIC, M.: Neue selektive Färbungsmethode der A- und B-Zellen der Langerhans'schen Inseln. Anat. Anz. *107*, 347 (1959)
KEEN, H., R. SELLS and R. J. JARRETT: A method for the study of the metabolism of isolated mammalian islets of Langerhans and some preliminary results. Diabetologia *1*, 28, (1965)
KISSANE, J. M. and S. E. BROLIN: Enzymatic activity of pancreatic islets and acini in normal and in tolbutamide treated rats. J. Histochem. Cytochem. *11*, 197 (1963)
- P. E. LACY, S. E. BROLIN and C. H. SMITH: Quantitative histochemistry of the Islets of Langerhans. In: S. E. BROLIN, B. HELLMAN and H. KNUTSON: The Structure and Metabolism of the Pancreatic Islets. Pergamon Press, London 1964
KRAUS, E. J.: Die pathologisch-anatomischen Veränderungen des Pankreas beim Diabetes mellitus. In: F. HENKE und O. LUBARSCH: Handbuch der Speziellen Pathologischen Anatomie und Histologie. Bd. V/2. J. Springer, Berlin 1929
KREMER, H. U.: Juvenile diabetes as as sequel to mumps. Amer. J. Med. *3*, 257 (1947)
LACY, P. E.: Quantitative histochemistry of the Islets of Langerhans. I. Lactic, malic, glucose-6-phosphate and 6-phospho-gluconic acid dehydrogenase activities of beta-cells and acini. Diabetes *11*, 96 (1962)
- and M. KOSTIANOWSKY: Method for the isolation of intact islets of Langerhans from the rat pancreas. Diabetes *16*, 35 (1967)
- and J. R. Williamson: Quantitative histochemistry of the Islets of Langerhans. II. Insulin content of dissected B cells. Diabetes *11*, 101 (1962)
- P. H. WRIGHT and J. L. SILVERMAN: Eosinophilic Infiltration in the pancreas of rats injected with anti-insulin serum. Fed. Proc. *22*, 604 (1963)
- Pancreatic beta cell. In: Ciba Foundation Colloquia on Endocrinology. The aetiology of Diabetes mellitus and its complications. S. 75–88. J. & A. Churchill, London 1964
LAZARUS, S. S.: Acid and glucose-6-phosphatase activity of pancreatic B-cells after cortisone and sulfonylureas. Proc. Soc. Exp. Biol. Med. *102*, 303 (1959)
- and B. W. VOLK: The pancreas in Human and Experimental Diabetes. Grune and Stratton, New York 1962
- B. W. VOLK and H. BARDEN: Localization of acid phosphatase activity and secretion mechanism in rabbit pancreatic B-cells. J. Histochem. Cytochem., *14*, 233 (1966)
LECOMPTE, P. M.: "Insulitis". In: Early juvenile diabetes. Arch. Path. *66*, 450 (1958)
- and J. MERRIAM: Mitotic figures and enlarged nuclei in the island of Langerhans in man. Diabetes *11*, 35 (1962)
- and W. GEPTS: Unveröffentlichte Beobachtung.
LIKE, A. A.: The ultrastructure of the secretory cells of the islets of Langerhans in man. Lab. Invest. *16*, 937 (1967)
LOGOTHETOPOULOS, J. and E. G. BELL: Histological and autoradiographic studies of the islets of mice injected with insulin antibody. Diabetes *15*, 205 (1966)

- G. Brosky and H. Kern: Islet cell proliération in experimental and genetic diabetes. Vortrag 2d Wenner-Gren Symposium on the Structure and Metabolism of the Pancreatic islets. J. Akerbloms Universitetsbokhandel, Umea, Febr. 1969
Lowry, O. H., N. F. Roberts, and J. I. Kapphahn: The fluorimetric measurements of pyridine nucleotides. J. Biol. Chem., 224, 1047 (1957)
- - M. Wu, W. S. Hinon and E. J. Crawford: The quantitative histochemistry of the brain: II Enzyme measurements. J. Biol. Chem., 19, 207 (1954)
- The quantitative histochemistry of the brain. Histological Sampling. J. Histochem. Cytochem. 1, 420 (1953)
Maclean, N. and R. F. Ogilvie: Quantitative estimation of pancreatic islet tissue in diabetic subjects. Diabetes 4, 367 (1955)
- - Observations on the pancreatic islet tissue of young diabetic subjects. Diabetes 8, 83 (1959)
Malaisse, W.: Etude de la sécrétion insulinique in vitro. Editions Arscia, Bruxelles 1968
Mancini, A. M., G. Costanzi and G. A. Zampa: Human insulin antibodies detected by immunofluorescent technique. Lancet I, 726 (1964)
Massa, M.: Pancreatite parotitica e diabete giovanile. Gazz. d. Osp. 50, 168 (1929)
Meyenburg, H. von: Über „Insulitis" bei Diabetes. Schw. med. Wchschr. 21, 554 (1940)
Moore, R. A.: Congenital aplasia of islands of Langerhans with diabetes mellitus. Amer. J. Dis. Child. 52, 627 (1936)
Moschcowitz, E.: Relation of hyperplastic Arteriosclerosis to Diabetes Mellitus. Ann. Int. Med. 34, 1137 (1951)
- The pathogenesis of the hyalinization of the Islands of Langerhans. Amer. Med. An. Arch. Path. 61, 136 (1956)
Moskalewski, S.: Isolation and culture of the islets of Langerhans of the guinea pig. Gen. Comp. Endocr. 5, 342 (1965)
Ogilvie, R. F.: A quantitative estimation of the pancreatic islet tissue. Quart. J. Med. 6, 287 (1937)
- The endocrine pancreas in human and experimental diabetes. In: Ciba Foundation Colloquia on Endocrinology: The Aetiology of Diabetes mellitus and its Complications. J. & A. Churchill, London 1964
Opie, E. L.: The relation of diabetes mellitus to the lesions of the pancreas. Hyaline degeneration of the islets of Langerhans. J. Exp. Med. 5, 527 (1901)
- In: Special Cytology. Edited by E. V. Cowdry, New York 1928. Zit. bei S. Warren and Ph. M. LeCompte: The Pathology of Diabetes Mellitus. Lea et Febiger, Philadelphia 1952
Parker, M. L., R. S. Pii des, Chao Kuen-Lan, M. Cornblath and D. M. Kipnis: Juvenile diabetes mellitus, a deficiency in insulin. Diabetes 17, 27 (1968)
Patrick, A.: Acute diabetes following mumps. Brit. Med. J. 2, 803 (1924)
Pav, J., Z. Jezkova and F. Skrha: Insulin antibodies. Lancet 2, 221–22 (1963)
Pfeiffer, E. F.: Dynamik der Insulinsekretion. In: Fortschritte der Diabetesforschung. Georg Thieme Verlag, Stuttgart 1963
- H. Ditschuneit und R. Ziegler: Untersuchungen zur Pathogenese des menschlichen Altersdiabetes: Die Dynamik der Insulinsekretion des Stoffwechselgesunden und des Altersdiabetikers. 7tes Symposium d. Dtsch. Ges. F. Endokr., Homburg (Saar) 1960. Springer-Verlag, Berlin–Göttingen–Heidelberg 1961
Porta, E. A., R. Yerry and R. F. Scott: Amyloidosis of functioning islet cell adenomas of the pancreas. Amer. J. Path. 41, 623 (1962)
Potvliege, P., W. Gepts und G. Carpent: Über das Vorkommen von Mitosen in den Inselzellen des menschlichen Pankreas. Beitr. Path. Anat. 128, 22 (1963)
Probst, A.: Über Inselhyalinose und Glomerulosklerose beim Diabetes mellitus. Verh. Dtsch. Ges. f. Path. 42. Tagung, 148 (1960)
Renold, A. E. and J. Steinke: Studies with measurements of Insulin-like Activity (ILA) in serum. In: Fortschritte der Diabetesforschung. Georg Thieme Verlag, Stuttgart 1963

- J. S. SOELDNER and J. STEINKE: Immunological studies with homologous and heterologous pancreatic insulin in the cow. In: Ciba Foundation Colloquia on Endocrinology, Vol. 15. The Aetiology of Diabetes Mellitus and its Complications. J. & A. Churchill, London 1964

RINEHART, J. F., W. E. TORESON and S. K. ABUL-HAJ: Histochemical studies of the hyaline islets of diabetes (Abst.). Amer. J. Med. *17*, 124 (1954)

SEYFARTH, C.: Die Beziehungen des Pankreas zum Diabetes Mellitus. Münch. Med. Wchnschr. *67*, 617 (1920)

SEIFERT, G.: Die Pathologie des Kindlichen Pankreas. VEB Georg Thieme, Leipzig 1956
- Die pathologische Morphologie der Langerhansschen Inseln, besonders beim Diabetes mellitus des Menschen. Verh. d. Dtsch. Ges. f. Path. *42*, 50 (1960)

SELTZER, H. S.: Evidence that the primary lesion in hereditary diabetes mellitus is "biochemical inertia" of the beta cell. J. Lab. Clin. Med. *62*, 1014 (1963)

SIMPSON, N. E.: Multifactorial inheritance. A possible hypothesis for diabetes. Diabetes *13*, 462 (1964)

SIMPSON, R., A. BENEDETTI, G. M. GRODSKI, J. H. KARAM and P. H. FORSHAM: Early Phase of Insulin Release. Diabetes *17*, 684 (1968)

SMITH, C. H. and P. E. LACY: Enzymatic activity of pancreatic islets and acini in glucose injected and control rabbits. Lab. Invest. *11*, 159 (1962)

SMITH, R. E. and M. G. FARQUAHR: Lysosome function in the regulation of the secretory process in cells of the anterior pituitary gland. J. Cell. Biol. *31*, 319 (1966)

STANSFIELD, O. and S. WARREN: Inflammation involving islands of Langerhans in diabetes; report on pathological findings. New England J. Med. *198*, 686 (1928)

SOMMERS, S. C.: Basement Membranes, Ground substance and Lymphocytic Aggregates in Aging Organs. J. Gerontol. *11*, 251 (1956)

STEINKE, J. and J. S. SOELDNER: Serum insulin – like activity in health and discase. In: On the Nature and Treatment of Diabetes. Edit. LEIBEL and G. A. WRENSHALL. Excerpta Medica Foundation, Amsterdam

TORESON, W. E.: Glycogen infiltration (so-called hydropic degeneration) in the pancreas of human and experimental diabetes mellitus. Amer. J. Path. *27*, 327 (1951)

VARTIAINEN, I.: Studien über den Diabetes Mellitus in Finnland; die makroskopischen Organveränderungen der Diabetiker im Lichte des Obduktionsmaterials. Acta Med. Scandinav. *118*, 538–574 (1944)

VOLK, B. W. and S. S. LAZARUS: Ultramicroscopy of dog islets in growth hormone diabetes. Diabetes *11* (Suppl.), 426 (1962)
- – Ultramicroscopic evolution of B-cell destruction. In: BROLIN, S. E., B. HELLMAN et H. KNUTSON: The Structure and Metabolism of the Pancreatic Islets. Pergamon Press, London 1964

WARREN, S. and PH. M. LECOMPTE: The pathology of diabetes mellitus. Lea et Febinger, Philadelphia 1952

WEICHSELBAUM, A.: Über die Veränderungen des Pankreas bei Diabetes mellitus; Sitzungsber. d. kais. Akad. d. Wissensch. – Math. Nat. Kl. III Abt. *119*, 73 (1910)
- und E. STANGL: Zur Kenntnis der feineren Veränderungen des Pankreas bei Diabetes mellitus. Wien. klin. Wchschr., *14*, 968 (1901)

WRENSHALL, G. A., A. BOGOCH and R. C. RITCHIE: Extractable Insulin of pancreas. Diabetes *1*, 87 (1952)

YALOW, R. S. et S. A. BERSON: Analisi della insulina plasmatica con metodi immunologici. Dans: Atti del 1º Simposio internationale sul diabete. La Clinica Terapeutica *30* (3 et 4) 88 (1964)

Die biologische Bestimmung der insulinähnlichen Serumaktivität (ILA)

Von H. Ditschuneit und J.-D. Faulhaber, Ulm

I. Einleitung
II. Prinzip und Übersicht über die Methoden der biologischen Insulinbestimmungen
   A. In vivo-Methoden
   B. In vitro-Methoden
      1. Rattenzwerchfellmethode
      2. Rattenfettgewebsmethode
      3. Rattenfettzellmethode
III. Praktische Durchführung der biologischen Insulinbestimmungsmethoden
   A. In vivo-Methoden
   B. In vitro-Methoden
      1. Messung der Insulinwirkung mittels der Glykogensynthese des isolierten Rattenzwerchfells
      2. Messung der Insulinwirkung mittels der $C^{14}O_2$-Produktion am isolierten epididymalen Rattenfettgewebe
IV. Formen insulinähnlicher Wirkung im Blut

I. Einleitung

Aktivitätsmessungen von Insulin in Flüssigkeiten mit Hilfe biologischer Verfahren haben auch heute noch große Bedeutung. Die immunologischen Meßverfahren für Insulin (vgl. S. 69) haben trotz weit höherer Sensitivität und größerer Präzision die biologischen Insulinaktivitätsmessungen nicht vollständig verdrängen können. Für die Bearbeitung bestimmter wissenschaftlicher Fragestellungen ist die Erfassung der biologischen Insulinwirkung von Körperflüssigkeiten oder anderen Medien noch weiterhin unerläßlich, wie sich erst jüngst bei Entdeckung des Proinsulins wieder gezeigt hat (Steiner, 1967). Im Blut werden sowohl mit der immunologischen als auch mit der biologischen Methode Substanzen erfaßt, die strukturell mit dem aus Pankreata isolierten und von Sanger und Tuppy (1951) in seiner Struktur aufgeklärten Insulinmolekül nicht identisch sind. Dieser Tatsache trägt man Rechnung durch die Bezeichnung „insulinähnliche Wirkung" oder „insulin-like-activity (ILA)" für den biologischen Meßwert und „immunologisch meßbares Insulin (IMI)" für das immunologisch ermittelte Resultat.

Mit Hilfe von Insulinantikörpern wurde die ILA in 2 Komponenten aufgeteilt. Die eine Komponente läßt sich durch Insulinantikörper in vitro hemmen, während die andere durch Zusatz dieser Antikörper unbeeinflußt bleibt. Dies hat zur Bezeichnung „hemmbare" oder „suppressible" ILA und „nicht-hemmbare" oder „nonsuppressible" ILA geführt (Slater, Samaan, Fraser und Stillman, 1961; Ramseier, Froesch, Bally und Labhart, 1962; Froesch, Bürgi, Ramseier, Bally und Labhart, 1963). Für das gleiche Phänomen wählten Samaan, Fraser und Dempster (1963) die Bezeichnung „atypical" und „typical" ILA. Beide Insulinformen lassen gewisse Verwandtschaft zu den von Antoniades, Beigelman, Tranquada und Gundersen (1961) aufgrund säulenchromatographischer Trennverfahren postulierten „freien" und „gebundenen" Insulinanteilen des Blutes erkennen. Das von Roth, Gordon und Pastan (1968) beschriebene „little" und „big" Insulin zeigt dagegen eine größere Ähnlichkeit mit Insulin und Proinsulin. Eine ausführliche Übersicht über die verschiedenen Insulinformen findet sich bei LYNGSOE (1967).

II. Prinzip und Übersicht über die Methoden der biologischen Insulinbestimmungen

A. In vivo-Methoden

Die in vivo-Methoden beruhen auf der blutzuckersenkenden Wirkung des Insulins am Ganztier, wobei ein lineares Verhältnis zwischen dem Logarithmus der Insulindosis und dem Blutzuckerabfall gefunden wird. Die in Tabelle 1 zusammengestellten Methoden basieren auf den in der pharmazeutischen Industrie zur Standardisierung der Insulinpräparationen verwendeten Messungen des Blutzuckerabfalls am hungernden Kaninchen (BANTING, BEST, COLLIP, MACLEOD und NOBLE, 1922) oder auf der Auslösung von hypoglykämischen Krämpfen bei Mäusen durch Injektionen von Insulin (FRASER, 1923; HEMMINGSEN und KROGH, 1926; TREVAN und BOOCK, 1926). Beide Methoden sind für die quantitative Bestimmung des Insulingehaltes des Serums jedoch zu unempfindlich, da die Insulinkonzentrationen im Blut nur ungefähr ein Tausendstel der Menge betragen, die bei den Tieren den Blutzucker noch zu beeinflussen vermögen. Nur nach Ausschaltung kontrainsulär wirkender innersekretorischer Drüsen (Hypophyse und Nebenniere) und zusätzlicher Zerstörung der ß-Zellen durch Alloxan bei Ratten oder Mäusen läßt sich die geringe im Blut vorhandene Insulinkonzentration über den Blutzuckerabfall bestimmen.

Durch Ausschaltung von Nebennierenmark und Hypophyse allein konnten GELLHORN, FELDMAN und ALLEN (1941) die Empfindlichkeit des Testobjektes bis auf 300 µE/100 g Rattengewicht steigern. 130 g schwere Ratten wurden 8 Tage nach Entfernung des Nebennierenmarks hypophysektomiert und Insulin bzw. menschliches Blut in die Bauchhöhle injiziert. Damit wurden im Blut von Stoffwechselgesunden 2 ½ Stunden nach Nahrungsaufnahme Insulinaktivitäten von 200 µE/ml gemessen.

ANDERSON, LINDNER und SUTTON (1947) steigerten die Sensitivität der Messung durch Verwendung von nebennierenmarklosen, alloxandiabetischen und hypophysektomierten Ratten (ADH-Ratten). Jungen Tieren wurde nach Absetzen von der Mutter das Nebennierenmark entfernt. Nachdem die Tiere auf ein Gewicht von 225–250 g herangewachsen sind, wird mit Alloxan (12 mg/100 g Rattengewicht) ein Diabetes erzeugt und 10 Tage später zusätzlich hypophysektomiert. Nach 1–2 Wochen lassen sich an diesen Tieren die entsprechenden Testungen vornehmen, wobei einzelne Tiere wiederholt (bis zu zehnmal) verwendet werden können. Die kleinste Insulindosis, die den Blutzucker signifikant senkt, liegt bei 125 µE.

BORNSTEIN (1950) erzielte eine noch weitere Steigerung der Insulinempfindlichkeit durch totale Adrenalektomie (ADHA-Ratten) anstelle von alleiniger Entfernung des Nebennierenmarkes. Nach 1stündigem Fasten wird diesen hochempfindlichen Tieren das Insulin subkutan injiziert und 60 Minuten später der Blutzucker bestimmt. Die Sensitivität wird dadurch auf 50 µE gesteigert. BORNSTEIN und

Tab. 1: *In vivo-Methoden zur Messung von Insulin im Blut*

Tierart und Vorbereitung	Index der Insulinaktivität	Empfindlichkeit (µE)	Autor
hypophysektomierte nebennierenmarklose Ratten	Blutzuckerabfall nach intraperitonealer Injektion von Insulin	300	Gellhorn, Feldman und Allen (1941)
hypophysektomierte nebennierenmarklose alloxandiabetische Ratten (ADH-Ratten)	Blutzuckerabfall nach intravenöser Injektion von Insulin bei Vorbehandlung mit Glukose oral	125	Anderson, Lindner und Sutton (1947)
hypophysektomierte adrenalektomierte alloxandiabetische Ratten (ADHA-Ratten)	Blutzuckerabfall nach subkutaner Injektion von Insulin	50	Bornstein (1950)
hypophysektomierte alloxandiabetische Ratten	Blutzuckerabfall nach intraperitonealer Injektion von Insulin bei Vorbehandlung mit Glukose oral	2500	Beigelman, Goetz, Antoniades und Thorn (1956)
intakte Mäuse	Blutzuckerabfall nach intraperitonealer Injektion von Insulin	1000	Beigelman (1958)
hypophysektomierte alloxandiabetische Mäuse	Blutzuckerabfall 20 Minuten nach intravenöser Injektion von Insulin	250	Anderson, Wherry, Bates und Cornfield (1957)
adrenalektomierte alloxandiabetische Mäuse in Nembutalnarkose	Blutzuckerabfall nach intravenöser Injektion von Insulin	1000	Baird und Bornstein (1959)
intakte Ratten	Zunahme des Zwerchfell-Glycogengehalts nach intraperitonealer Injektion von Insulin	100	Rafaelsen (1961)

modifiziert nach *Pfeiffer* (1965)

LAWRENCE (1951) fanden mit Hilfe dieses Testobjektes bei adipösen Altersdiabetikern 2 Stunden nach einer oralen Glukosebelastung Blutinsulinspiegel von 190 bis 290 µE/ml.

BEIGELMAN, GOETZ, ANTONIADES und THORN (1956) benutzten hypophysektomierte und alloxandiabetische Ratten, um die Insulinaktivität in einzelnen Eiweißfraktionen des Serums zu bestimmen. Den Tieren wurde vor dem Versuch

Glukose oral verabreicht und anschließend Insulin in 5 %igem Human-Albumin intraperitoneal injiziert. Als Dosis-Wirkungsbeziehung ergab sich eine lineare Korrelation von Blutzuckerabfall und dem Logarithmus der Insulindosis im Bereich zwischen 2,5–10 mE. Der Albuminzusatz erbrachte einen kleineren Fehler und steigerte die Insulinempfindlichkeit.

ANDERSON, WHERRY, BATES und CORNFIELD (1957) benutzten Mäuse als Testobjekte, die hypophysektomiert und mit Alloxan behandelt wurden. Zwischen dem Blutzuckerabfall und dem Dosislogarithmus 20 Minuten nach intravenöser Insulininjektion von 250–4000 µE/25 g Maus ergab sich eine lineare Regression.

Mit adrenalektomierten und alloxandiabetischen Mäusen wurde von BAIRD und BORNSTEIN (1959) die Insulinaktivität in Plasmaextrakten bestimmt. Der lineare Bereich zwischen Logarithmus der Insulindosis und Blutzuckerabfall erstreckte sich von 1000–4000 µE/25 g Maus.

RAFAELSEN (1961) beschrieb eine modifizierte in vivo-Technik, die für die Bestimmung von Insulin im Blut eine ausreichend hohe Empfindlichkeit aufwies und bei der intakte Ratten verwendet wurden. Als Parameter der Insulinwirkung wurde dabei die konzentrationsabhängige Zunahme des Glykogengehalts des Zwerchfells nach intraperitonealer Insulininjektion oder insulinhaltiger Körperflüssigkeiten herangezogen. Mit 100 µE läßt sich der Glykogengehalt der Zwerchfelle bereits eindeutig steigern. Maximaleffekte wurden mit 10.000 µE erreicht, wobei der Glykogengehalt um 200–400 % zunimmt. Der Blutzucker bleibt dabei konstant. Bei intravenöser Applikation des Insulins führen 10.000 µE/100 g Rattengewicht dagegen nur zu einer unbedeutenden Zunahme des Glykogengehalts im Zwerchfell um 25 % und einem gerade meßbaren Blutzuckerabfall.

Im unverdünnten Serum von 12 stoffwechselgesunden nüchternen Personen wurde eine mittlere Insulinaktivität von 166 µE/ml bestimmt. Im Serum von 6 Insulinompatienten wurde ein Mittelwert von 583 µE/ml gefunden. Wachstumshormon, Glukagon, Desoxycorticosteron und Acetylsalicylsäure führten verglichen auf Gewichtsbasis erst in viel höheren Dosierungen als Insulin zu einer Zunahme des Zwerchfellglykogens.

In einer Modifikation dieser Technik (RAFAELSEN, LAURIS und RENOLD, 1965) wurde das Insulin zusammen mit einer Tracer-Dosis U-C^{14}-Glukose intraperitoneal injiziert und die Inkorporation der markierten Kohlenstoffatome in das Glykogen des Diaphragmas und des epididymalen Fettgewebes gemessen. Dieses Verfahren eignet sich in besonderem Maße, die vieldiskutierte Frage nach unterschiedlichen Insulinformen im Blut und ihre unterschiedliche Wirkung auf das Muskel- und Fettgewebe zu beantworten.

B. In vitro-Methoden

Die größte Verbreitung haben die in Tabelle 2 angegebenen in vitro-Verfahren gefunden, insbesondere wegen ihrer leichteren Durchführbarkeit. Als Testobjekt dienen das isolierte Zwerchfell und das epididymale Fettgewebe von Ratten.

Versuche mit anderen Geweben, z. B. Flugmuskeln von Tauben (KREBS und EGGLESTON, 1938), Melanomgewebe von Mäusen (WOODS, WIGHT, HUNTER und BURK, 1953) laktierenden Brustdrüsen von Ratten (BALMAIN, COX, FOLLEY und MCNAUGHT, 1954) oder embryonalen Kükenherzen (LESLIE und PAUL, 1954) haben sich nicht allgemein durchgesetzt, da sie schwer zu beschaffen und meist auch unempfindlicher sind. Wie bei den in vivo-Techniken wird aus dem Vergleich der Effekte einer Standardinsulindosis mit dem einer Serumprobe auf den Insulingehalt geschlossen. Auf die Problematik dieser ihrer Natur nach fragwürdigen Gleichsetzung wird später noch einmal eingegangen werden.

1. Rattenzwerchfellmethode

Auf der Suche nach dem Wirkungsmechanismus des Insulins konnten GEMMILL (1940) und GEMMILL und HAMMANN (1941) zeigen, daß durch Insulin der Glykogengehalt und die Glukoseutilisation des in glukosehaltiger Phosphatpufferlösung inkubierten Rattenzwerchfells gesteigert wird. Es ergab sich eine quantitative Beziehung zwischen der Insulinkonzentration des Mediums und seinem Effekt auf den Glukosestoffwechsel des Zwerchfells (STADIE und ZAPP, 1947; KRAHL und PARK, 1948). Eine besonders große Insulinsensitivität weisen die Zwerchfelle junger Ratten auf (WILLEBRANDS, GROEN, KAMMINGA und BLICKMAN, 1950).

Tab. 2: In vitro-Methoden zur Messung von Insulin im Blut

Inkubationstechnik Gewebsart	Parameter der Insulinwirkung	Empfindlichkeit (Serumwerte) (µE/ml)	Autoren
Hemidiaphragma von 80–100 g schweren, 24 h hungernden Ratten, 200 mg %-Glukose-Puffer n. Gey u. Gey, Inkubation: 90 Minuten, 4 Hemidiaphragmen/Gefäß, Serumverdünnung 1 : 6,25	Glukoseaufnahme/ 100 mg Feuchtgewicht	5–500 (60–600*) jahreszeitliche Schwankung	Groen et al. (1952)
Hemidiaphragma von 120 bis 150 g schweren, 24 h hungernden Ratten 300 mg %-Glukose-Puffer n. Gey u. Gey Inkubation: 90 Minuten, 1 Hemidiaphragma/Gefäß, unverdünntes Plasma	Glukoseaufnahme/ 10 mg Trockengewicht/Stunde	10 (40–80*) (600–800**)	Vallance-Owen und Hurlock (1954)
Hemidiaphragma von 100 bis 150 g schweren, 18–24 h hungernden Ratten, 250 mg %-Glukose-Puffer nach Gey u. Gey, Inkubation: 180 Minuten, 6 Hemidiaphragmen/Gefäß, Plasmaverdünnung 1 : 4	Glukoseaufnahme/ g Feuchtgewicht/Stunde	100 (9000 bis 22 000**)	Randle (1954)

Inkubationstechnik Gewebsart	Parameter der Insulinwirkung	Empfindlichkeit (Serumwerte) (µE/ml)	Autoren
Hemidiaphragma von 110 g schweren, 24 h hungernden Ratten, 150 mg %-Glukose-Puffer nach Gey u. Gey, Inkubation: 90 Minuten, 1 Hemidiaphragma/Gefäß, Serumverdünnung 1 : 10	Glukoseaufnahme/ Hemidiaphragma	30 (900 bis 4600*)	Willebrands et al. (1958)
Hemidiaphragma von 100 bis 150 g schweren, 18–24 h hungernden Ratten, 7,5 mg %-1-C^{14}-Glycin-250 mg % Glukose-Puffer nach Gey u. Gey, Inkubation: 120 Minuten, 2 Hemidiaphragmen/Gefäß, Plasmaverdünnung 1 : 4	1-C^{14}-Glycin-inkorporation in das Diaphragmaprotein	50 (2000 bis 10 000**)	Manchester, Randle und Young (1959)
epididymales Fettgewebe gefütterter Ratten, Bikarbonatpuffer n. Krebs u. Henseleit, 100–300 mg Fettgewebe/Gefäß	Netto-CO_2-Produktion	10	Ball et al. (1959)
epididymales Fettgewebe 200–260 g schwerer gefütterter Ratten, 300 mg % 1-C^{14}-Glukose-Bikarbonatpuffer nach Krebs und Henseleit 70–170 mg Fettgewebe/ Gefäß Serumverdünnung 20 : 1	$C^{14}O_2$-Produktion/ mg Feuchtgewicht x 120 Minuten	10 (33–940*)	Renold et al. (1960)
Epididymales Fettgewebe 120–150 g schwerer gefütterter Ratten, 250 mg % 1-C^{14}-Glukose-Bikarbonatpuffer n. Krebs u. Henseleit, 80–150 mg Fettgewebe/ Gefäß, Serumverdünnung 1 : 2, Radioaktivitätsmessung mit einem Flüssigkeitsszintillationszähler	$C^{14}O_2$-Produktion/ 100 mg Feuchtgewicht x 180 Minuten	10 (135–680*)	Ditschuneit, Faulhaber u. Pfeiffer (1962)

*) nüchtern; **) nach Glukose

modifiziert nach *Pfeiffer* (1964)

Auf diesen Beobachtungen basiert die von GROEN, KAMMINGA, WILLEBRANDS und BLICKMAN (1952) entwickelte Methode der Insulinbestimmung im menschlichen Plasma, wobei der Effekt verschiedener Standardinsulinlösungen auf die Glukoseaufnahme von Zwerchfellen in vitro mit dem Effekt von unbekannten Serumproben verglichen wird. Die Autoren halbierten jeweils die Zwerchfelle und ließen die 80–100 g schweren Ratten vor dem Versuch 24 Stunden lang fasten. Eine Zwerchfellhälfte wurde allein in glukosehaltigem (200 mg%) Puffermedium, die andere zusammen mit einer bekannten Insulinmenge oder zu bestimmenden Serumprobe, die mit Puffer im Verhältnis 1:6,25 verdünnt wurde, bei 37° C 90 Minuten lang inkubiert. Die Differenz der Glukoseaufnahme der Zwerchfellhälften in den verschiedenen Inkubationsmedien diente als Parameter der Insulinwirkung. Mit krist. Insulin fanden sich eindeutige Dosiswirkungsbeziehungen für einen Bereich von 5–5000 µE/ml. Die Empfindlichkeit des Diaphragmas ließ jahreszeitliche Schwankungen erkennen mit Abnahme der Sensitivität in den Sommermonaten.

Im Serum von Stoffwechselgesunden lagen bei Anwendung der Rattenzwerchfellmethode die gemessenen Werte zwischen 60–600 µE/ml. Bei schweren diabetischen Ketoazidosen wurden keine oder kaum meßbare Werte gefunden, während operativ bestätigte Inselzelladenome 4–5fach höhere Insulinwerte aufwiesen. Die Beobachtung, daß bei Hunden nach Pankreatektomie die Insulinaktivitäten auf nicht meßbare Werte abfielen und der Insulineffekt von Serumproben durch Cystein und Glutathion aufgehoben wurde (DUVIGNEAUD, FITSCH, PEKAREK und LOCKWOOD, 1931) lieferte Hinweise dafür, daß der gemessene Stoffwechseleffekt durch Insulin verursacht wird.

Modifikationen dieses Verfahrens mit dem Ziel, die Genauigkeit der Messungen zu verbessern, wurden von VALLANCE-OWEN und HURLOCK (1954), RANDLE (1954) und WILLEBRANDS, VAN DER GELD und GROEN (1958) angegeben. Wesentliche Einzelheiten sind in der Tabelle 2 aufgeführt. Als Parameter der Insulinwirkung verwenden alle Autoren die Glukoseaufnahme des Zwerchfells aus dem Inkubationsmedium. Verfahrensunterschiede bestehen hinsichtlich der Inkubationsdauer, der Zahl der inkubierten Zwerchfellhälften, der Serumkonzentrationen und der Korrelation der Meßwerte mit den Standardinsulinkonzentrationen.

Wie aus Tabelle 2 hervorgeht, wurden mit den einzelnen Methoden stark voneinander abweichende Seruminsulinaktivitäten gefunden. WILLEBRANDS et al. (1958) konnten als eine der möglichen Ursachen ein „Verdünnungsphänomen" dafür verantwortlich machen. Die Seruminsulinwirkung wird durch Verdünnung verstärkt. Dieser Effekt wurde damit erklärt, daß insulininhibitorische Substanzen durch die Verdünnung schneller eliminiert werden (RANDLE, 1957). Die Beobachtung von HILL (1959), daß krist. Insulin an Glaswänden sehr stark adsorbiert wird, was sich durch Gelatine verhindern läßt, ist in diesem Zusammenhang ebenfalls von Bedeutung. Nach CUNNINGHAM (1962) gehen auf diese Weise bei Insulinkonzentrationen zwischen 100–1000 µE/ml bis zu 80% verloren. Da menschliches Serumalbumin ebenfalls die Insulinadsorption verhindert (WISEMAN und BALTZ, 1961), wird eine unbekannte Serumprobe fälschlich zu hohe Werte ergeben, wenn die entsprechenden Standardinsulinkurven ohne Zusätze von Albumin oder Gelatine aufgestellt werden.

Auch die von PIAZZA, GOODNER und FREINKEL (1959) nachgewiesene Degradation von Insulin durch proteolytische Enzyme des Testgewebes kann für die teilweise sehr divergierenden Resultate verschiedener Arbeitsgruppen von Bedeutung sein. Die stärkste Proteolyse war bei den in vitro-Methoden mit Zwerchfellen nachweisbar. Offenbar geht die proteolytische Aktivität hauptsächlich an den Schnitträndern des Gewebes in das Medium über, und das Ausmaß der Insulindegradation wird von der Anzahl der inkubierten Hemidiaphragmen bestimmt. Bei Verwendung von Fettgewebe ist die Degradation minimal.

Diese Insulindegradation wird, wie PIAZZA et al. (1959) zeigen konnten, von Plasmafaktoren gehemmt. Der Hemmeffekt ist mit der Plasmakonzentration des Inkubationsmediums korreliert. Die effektive Insulindegradation wird also letztlich von der im Testsystem verwendeten Plasmakonzentration bzw. der Anzahl der inkubierten Hemidiaphragmen bestimmt. Da die üblichen Diaphragma-Methoden (RANDLE, 1954; GROEN et al., 1952; VALLANCE-OWEN und HURLOCK, 1954) gerade in diesen Bedingungen erheblich voneinander abweichen, könnte hierin eine Erklärung für die erheblich differenten Meßwerte zu finden sein. Auch muß durch diese Vorgänge eine Verzerrung gegenüber der in reinem Puffermedium und mit bekannten Insulinkonzentrationen aufgestellten Standardkurve eintreten, da hier die inhibierenden Effekte des Plasmas nicht zur Geltung kommen, was ebenfalls zur Überschätzung der Seruminsulinaktivität führt.

Weiterhin könnte in der geringen proteolytischen Aktivität des Fettgewebes eine Ursache für seine höhere Insulinsensitivität beim in vitro-Test zu suchen sein. Diese Annahme wird unterstützt durch den Befund von RAFAELSEN, LAURIS und RENOLD (1965), daß in vivo mit der Rafaelsen-Technik (s. S. 44 u. 52) Zwerchfelle und epididymales Fettgewebe keine unterschiedliche Insulinempfindlichkeit aufweisen.

Insulin hat auch einen starken Stimulationseffekt auf den Aminosäureneinbau in das Muskeleiweiß (SINEX, MACMULLEN und HASTINGS, 1952; KRAHL, 1953; MANCHESTER und YOUNG, 1958). Der Einbau von C^{14}-Glycin in das Protein des isolierten Rattenzwerchfells wurde daher von MANCHESTER, RANDLE und YOUNG (1959) als Parameter eines biologischen Meßverfahrens am isolierten Diaphragma verwendet. Die Empfindlichkeit dieser Methode liegt bei 50 µE/ml. Die ermittelten Werte für den Insulingehalt des Blutes entsprechen denen, die über den Kohlenhydratstoffwechsel des Zwerchfells erhalten werden.

PERLMUTTER, WEISENFELD und MUFSON (1952) verwendeten die Zunahme des Glykogengehalts im Diaphragma als Parameter für eine Insulinbestimmung. Nach VILLAR-PALASI und LARNER (1961) und MOODY und FELBER (1966) wird die Glykogensynthese sehr spezifisch durch Insulin gesteigert. Wegen der geringen Empfindlichkeit der damals verwendeten Glykogenbestimmungsmethoden gelang es den Autoren jedoch nicht, Insulinaktivitäten im Blut damit zu erfassen. Erst JESSUP und WIBERG (1961) entwickelten diese Methode zu einem hochempfindlichen und präzisen Bestimmungsverfahren. Sie teilten einmal die Zwerchfelle in 8 gleiche Teile, wodurch sich die biologischen Schwankungen des Testobjektes selbst reduzieren ließen, zum anderen bestimmten sie das freie Glykogen mit Anthronreagenz nach VAN DER VIES (1957). Bei einer Glukosekonzentration von 200 mg % und einer Inkubationszeit von 90 Minuten ließ sich der größte Insulineffekt auf die Glykogensynthese erzielen. Die von GROEN et al. (1952) und VALLANCE-OWEN und HURLOCK (1954) beschriebene Aufbewahrung der Zwerchfellstückchen bis zu ihrer Inkubation in eiskalter Pufferlösung führte in dieser Versuchsanordnung zu einer leichten Verminderung der Glukoseaufnahme und Glykogeneinlagerung (JESSUP und WIBERG, 1961 b).

Nach den zur Beurteilung einer biologischen Insulinbestimmung anerkannten Kriterien der Spezifität besteht kein Zweifel daran, daß die Rattenzwerchfellmethode einen sehr spezifischen Insulinnachweis darstellt:
1. durch Cystein und Glutathion läßt sich die Seruminsulinaktivität inaktivieren (GROEN et al. 1952; RANDLE, 1954; VALLANCE-OWEN und HURLOCK, 1954).
2. Zusätze von Insulin-Antikörpern zum Inkubationsmedium neutralisieren die Seruminsulinwirkung (MANCHESTER, RANDLE und YOUNG, 1959).
3. Über die Vena pancreatico-doudenalis aus dem Pankreas abfließendes Blut enthält sehr viel höhere Insulinaktivität als das aus der Arteria femoralis (METZ, 1960).
4. Die Seruminsulinaktivität verschwindet aus dem Blut pankreatektomierter Katzen vollständig (VALLANCE-OWEN und LUKENS, 1957). Im Serum pankreatektomierter Hunde geht die Seruminsulinwirkung unter der Nachweisbarkeitsgrenze oder auf weniger als 10% vom Ausgangswert zurück. Dieser von GROEN et al. (1952) erhobene Befund konnte später jedoch nicht bestätigt werden (SCHÖFFLING, BEYER, ALTHOFF, WALTER, DITSCHUNEIT, MELANI, DITSCHUNEIT, AMMON und PFEIFFER, 1965).

In welchem Ausmaß die übrigen im Blut zirkulierenden Hormone einen fördernden bzw. hemmenden Einfluß auf den am Rattenzwerchfell gemessenen Insulineffekt haben, wurde für die Glukoseaufnahme und die Glykogensynthese untersucht. Die insulinähnliche Wirkung des Wachstumshormons auf die Glukoseaufnahme war nur in Phosphatpuffer und in weit über dem Blutzuckerspiegel liegenden Konzentrationen nachweisbar (RANDLE und WHITNEY, 1957). Corticotropin zeigte keine Wirkung (RANDLE, 1957). Die von STADIE, HAUGAARD und MARSH (1951) mit Cortisol und von SNEDECOR, DEMEIO und PINCUS (1955) mit Glukagon gefundene Inhibierung der Insulinwirkung wurde gleichfalls nur mit weit über den physiologischen Serumkonzentrationen liegenden Dosen nachgewiesen.

Adrenalin und Noradrenalin (WALAAS und WALAAS, 1956) hemmen in physiologischen Konzentrationen die Glukoseaufnahme und die Glykogensynthese des isolierten Rattenzwerchfells. Diese Beobachtung unterstreicht die Notwendigkeit, die im Serum gemessene Insulinwirkung nicht dem als Standard eingesetzten krist. Insulin vollständig gleichzusetzen.

2. Rattenfettgewebsmethode

Ähnlich wie die Rattenzwerchfellmethode nahm die Verwendung des Fettgewebes zur Messung der Seruminsulinwirkung ihren Ausgang von biochemischen Untersuchungen über den Insulineffekt auf das Fettgewebe (KRAHL, 1951; HAUGAARD und MARSH, 1952; WINEGRAD und RENOLD, 1958 a u. b.). Das isolierte epididymale Rattenfettgewebe erwies sich dafür als ein besonders gutes Testobjekt. Sein Stoffwechsel ist außerordentlich insulinsensitiv, es ist mehrzipfelig und paarig angelegt, so daß das Gewebe eines Tieres für mehrere Einzelbestimmungen zur Verfügung steht. Die leichte Zugänglichkeit gestattet außerdem eine sehr schonende Entnahme fast ohne Gewebsquetschung, was eine wesentliche Voraussetzung für einen optimalen Insulineffekt darstellt (WINEGRAD und RENOLD, 1958 a).

Insulin wirkt auf eine Reihe von Stoffwechselgrößen im Fettgewebe ein. So werden die Glukoseaufnahme (KRAHL, 1951), die Glykogensynthese (CAHILL, LEBOEUF und RENOLD, 1959), die Glukoseoxidation und die Lipidsynthese (WINE-

GRAD und RENOLD, 1958 b; CAHILL, LEBOEUF und RENOLD, 1959) stimuliert. Auch der respiratorische Quotient steigt unter der Wirkung von Insulin auf Werte über 1 an, was mit manometrischer Technik relativ leicht nachzuweisen ist (BALL, MARTIN und COOPER, 1959).

Jeder dieser insulinabhängigen Stoffwechselprozesse läßt sich zur quantitativen Insulinbestimmung ausnutzen. Technisch am einfachsten ist wie bei der Rattenzwerchfellmethode die Bestimmung der Glukoseaufnahme aus dem Inkubationsmedium (BEIGELMAN, 1960; HUMBEL, 1959). Die Genauigkeit der Methode leidet jedoch sehr unter dem großen Fehler der Glukosebestimmung, der auch bei exaktestem Arbeiten nicht unter 1–2 % bzw. absolut 3–6 mg % bei einem Glukosegehalt von 300 mg % herabzudrücken ist. Da unter dem Zusatz von 1000 µE/ml krist. Insulin zum Inkubationsmedium die Glukosekonzentration abzüglich des Basaleffektes nur um 20–30 mg % absinkt, beträgt der methodische Fehler allein infolge der Ungenauigkeit der Glukosebestimmung etwa 25 %. Für eine quantitative Untersuchung ist diese Methode daher schlecht verwendbar.

Nach JEANRENAUD und RENOLD (1959) lassen die Glukoseoxydation und der Einbau von Glukosekohlenstoff in Fettsäuren die günstigste Dosis-Wirkungsbeziehung erkennen. Da aber die Kohlendioxydproduktion aus radioaktiv markierter Glukose technisch leichter erfaßbar ist, entwickelten MARTIN, RENOLD und DAGENAIS (1958) auf dieser Grundlage eine Methode, die in den folgenden Jahren große Verbreitung gefunden hat und deren Prinzip heute noch den meisten biologischen Insulinbestimmungsverfahren zugrunde liegt. Da Insulin vorwiegend den aeroben Glukoseabbau über den Pentose-Phosphat-Zyklus stimuliert (MILSTEIN, 1956; WINEGRAD und RENOLD, 1958 b), in dessen Reaktionsfolge das erste Kohlenstoffatom der Glukose als Kohlendioxyd abgespalten wird, setzt man dem Inkubationsmedium 1-C^{14}-Glukose zu und mißt als Insulineffekt das gebildete $C^{14}O_2$. Die optimalen Inkubationsbedingungen wurden von RENOLD, MARTIN, DAGENAIS, STEINKE, NICKERSON und SHEPS (1960) erarbeitet. Danach beträgt die günstigste Inkubationsdauer 2 Stunden, und Krebs-Ringer-Bicarbonatpufferlösung stellt das günstigste Inkubationsmedium dar. Im Phosphatpuffer wird der Basalstoffwechsel des inkubierten Gewebes leicht gehemmt. Die Glukosekonzentration des Inkubationsmediums sollte zur Erzielung eines optimalen Insulineffektes 300 mg % betragen. Unter Berücksichtigung der von HILL (1959) nachgewiesenen Adsorption von Insulin an die Glaswände der Inkubationsgefäße wird der Pufferlösung Gelatine oder Albumin (100–200 mg %) zugesetzt. Ein Rattengewicht von 220–260 g wird als besonders günstig bezeichnet. Von kleineren Ratten lassen sich oft keine ausreichenden Fettgewebsmengen gewinnen. Das Gewicht der einzelnen Fettzipfel soll zwischen 70 bis 170 mg liegen. Die kleinste wirksame Insulinmenge beträgt unter diesen Bedingungen 10 µE/ml. Als Dosis-Wirkungsbeziehung ergibt sich im Bereich zwischen 30 bis 500 µE/ml eine lineare Beziehung, wenn die Logarithmen der Insulinkonzentration und die des gebildeten radioaktiven Kohlendioxyds, gemessen als Radioaktivität/min und mg Fettgewicht, miteinander korreliert werden.

Reduziertes Glutathion und Cystein neutralisieren die Wirkung von krist. Insulin und von Serum vollständig. Auch Insulin-Antikörper hemmen den Effekt von krist. Insulin, den vom Serum aber nur zum Teil. Adrenalin beeinflußt in positivem Sinne Glukoseaufnahme, Glukoseoxydation und Glycerid-Glycerin-Synthese. Zusätze von Adrenalin bis zur Konzentration von 18 µg/l zum Inkubationsmedium führen aber zu keiner Veränderung der direkten Glukoseoxydation über den

Pentose-Phosphat-Shunt. Auch andere Hormone, wie Wachstumshormon, Corticotropin, Prolaktin, Glukokortikoide, Glukagon und Trijodthyronin haben in physiologischen Konzentrationen keinen Einfluß auf das Testergebnis (DITSCHUNEIT, ZIEGLER und PFEIFFER, 1961; CAHILL, LEBOEUF und FLINN, 1960; WINEGRAD, SHAW, LUKENS, STADIE und RENOLD, 1959).

LEONARDS, LANDAU und BARTSCH (1962) wählten die Glykogensynthese des epididymalen Rattenfettgewebes als Parameter der Insulinwirkung. Ohne Insulin läßt sich nahezu kein Einbau von markierter Glukose in die Glykogenfraktion registrieren, während geringste Insulinkonzentrationen einen sehr starken Anstieg bewirken. Dieser Effekt beruht auf der von VILLAR-PALASI und LARNER (1961) nachgewiesenen spezifischen Aktivierung der UDP-Glukose-Glykogen-Transglukosylase durch Insulin. Zum Test werden 200–250 g schwere gefütterte Ratten verwendet. Fettgewichte von 40 mg ergeben die beste Stoffwechselaktivität, höhere Gewichte der Fettgewebszipfel weisen geringere Aktivitäten auf. Die Insulinwirkung auf die Glykogensynthese am Fettgewebe 48 Stunden lang hungernder Ratten ist stark vermindert. Im Bereich von 20–160 µE/ml Insulin ergibt sich eine lineare Beziehung zwischen den Logarithmen von Insulinkonzentration und C^{14}-Radioaktivität im Glykogen des Fettgewebes. Adrenalin und Glukagon haben in physiologischen Konzentrationen keinen Einfluß. Hemmeffekte werden durch Adrenalin erst bei Konzentrationen von 0,01 mmol/ml und bei Glukagon von 0,01 µg/ml beobachtet. Die Seruminsulinwirkung läßt sich auch in diesem Testsystem durch Cystein komplett hemmen, persistiert aber nach der Pankreatektomie noch viele Tage und ist durch Insulinantikörper nicht vollständig zu neutralisieren (LEONARDS et al., 1962).

3. Rattenfettzellmethode

Der große methodische Fehler biologischer Insulinbestimmungsverfahren mit isolierten Gewebsstückchen beruht vor allem auf der unterschiedlichen Sensitivität der verschiedenen Gewebepartikel. Die Verwendung aliquoter Mengen einer homogenen Zellsuspension als Testobjekt, hergestellt aus mehreren Fettzipfeln verschiedener Tiere, versprach daher eine wesentliche Steigerung der Genauigkeit. Von GLIEMANN (1965) wurde daher die von RODBELL (1964) angegebene Präparation von isolierten Fettzellen aufgegriffen und zur Insulinbestimmung herangezogen. Neben der erwarteten Verbesserung der Präzision eines solchen Verfahrens ergab sich auch eine wesentliche Steigerung der Insulinempfindlichkeit bis auf 0,25–1,0 µE/ml Insulin (GLIEMANN, 1967 a). Als Parameter der Insulinwirkung wurde wiederum die $C^{14}O_2$-Produktion von 1-C^{14}-Glukose verwendet. Adrenalin, Oxytocin, ACTH und TSH haben in physiologischen Konzentrationen keinen Einfluß auf die Glukoseoxydation. Verschiebungen des pH-Wertes zur alkalischen Seite und Erhöhung der Ionenstärke des Puffers steigerten die Kohlendioxydproduktion in Abwesenheit von Insulin, während der Stoffwechsel insulinstimulierter Zellen dadurch unbeeinflußt blieb.

Bei einer Verdünnung von 1 : 100 lag die Seruminsulinwirkung im Blut von stoffwechselgesunden Probanden nüchtern zwischen 20–70 µE/ml. Die Aktivität war durch Zugabe von Insulin-Antikörpern nur teilweise zu hemmen. 30–60 Minuten nach einer oralen Glukosebelastung stieg die hemmbare Seruminsulinwirkung auf 32–97 µE/ml an (GLIEMANN, 1967 b). Für die nicht hemmbare Seruminsulinwirkung wurden in allen Proben Aktivitäten von 50–60 µE/ml gemessen. Diese Fraktion blieb während eines Glukosetoleranztestes unverändert. Die hemmbare Seruminsulinwirkung entsprach den nach HALES und RANDLE (1963) immunologisch bestimmten Insulinwerten.

III. Praktische Durchführung der biologischen Insulinbestimmungsmethoden

A. In vivo-Methoden

Glykogen-Synthese des Rattenzwerchfells in situ.

Versuchstiere

Nach RAFAELSEN (1964 a u. b) werden männliche oder weibliche Albinoratten von 80–120 g Gewicht verwendet. Die Ratten fasten bei freiem Zugang zu Wasser 18 Stunden lang vor Versuchsbeginn. Für einen Testansatz wird empfohlen, immer Ratten gleichen Geschlechts zu verwenden.

Versuchsanordnung

Jede Substanz wird an Gruppen von jeweils 4 Ratten getestet. Das Testmaterial wird in physiologischer Kochsalzlösung gelöst und mit einer dünnen Kanüle rechts vom Nabel in die Peritonealhöhle injiziert. Eine Kontrollgruppe erhält 1 ml physiologischer Kochsalzlösung. Zur Aufstellung einer Standardkurve werden drei weiteren Tiergruppen jeweils 100, 1000 und 10.000 µE krist. Insulin/100 g Körpergewicht injiziert. Nach 180 Minuten tötet man die Tiere durch Nackenschlag, dekapitiert sie und schneidet die Zwerchfelle heraus.

Analytische Methoden

Zur Bestimmung des Glykogengehaltes wird jedes Zwerchfell sofort nach der Exzision in ein Reagenzglas (12 × 100) mit 0,5 ml 30 %iger Kalilauge hineingegeben und darin in einem Wasserbad bis zur vollständigen Auflösung des Gewebes 10–15 Minuten lang gekocht. Danach wird mit 0,4 ml 2 %iger Na_2SO_4-Lösung und 5 ml Äthanol das Glykogen in der Kälte gefällt, anschließend bei 3000 UpM abzentrifugiert, mit 1 ml Aqua dest. aufgelöst und nochmals mit 5 ml Äthanol gefällt. Das präzipitierte Glykogen wird schließlich mit 2 ml 0,6 n HCl 2½ Stunden lang bei 100° C im Wasserbad hydrolisiert und die Glukose nach Neutralisation des Mediums mit den üblichen Methoden quantitativ bestimmt.

Berechnung

Der Insulingehalt einer unbekannten Serumprobe wird an der mit bekannten Insulinkonzentrationen aufgestellten Eichkurve abgelesen. Dabei werden die Logarithmen von Dosis und Wirkung miteinander korreliert.

Normalwerte

Im Serum von 11 Stoffwechselgesunden wurde im Nüchternzustand ein Mittelwert von 186 µE/ml gemessen, wobei sich die Einzelwerte auf einen Bereich zwischen 0–420 µE/ml erstreckten. Bei 6 Patienten mit operativ bestätigtem Inselzelladenom lagen die Nüchternspiegel bei 583 µE/ml, wobei der niedrigste Wert 145 und der höchste 1520 µE/ml betrug (RAFAELSEN, 1964 b).

Störfaktoren

Humanes (100 µg/ml) und bovines (10 µg/ml) Wachstumshormon, Glukagon (1 µg/ml), Desoxycorticosteron (10 µg/ml) und Acetylsalicylsäure (10 µg/ml) führen nach intraperitonealer Injektion zum Anstieg des Zwerchfellglykogens, Adrenalin (1 µg/ml) zum Abfall. Die in den Klammern angegebenen Mindestdosierungen liegen aber weit über den physiologischen Blutspiegeln dieser Hormone, so daß eine Beeinflussung der Meßwerte durch sie nicht zu erwarten ist.

B. In vitro-Methoden

Von den verschiedenen in vitro-Verfahren haben die Rattenzwerchfell- und die Rattenfettgewebsmethode die weiteste Verbreitung gefunden, wobei die Zwerchfellmethode mannigfache Variationen erfahren hat. Dem von uns verwendeten und hier beschriebenen Verfahren liegt die von VALLANCE-OWEN und HURLOCK (1954) beschriebene Versuchsanordnung zugrunde. Als Parameter der Insulinwirkung dient jedoch nicht die Glukoseaufnahme aus dem Inkubationsmedium, wie original beschrieben, sondern die Glykogensynthese des Hemidiaphragmas. Nach VILLAR-PALASI und LARNER (1961) sowie MOODY und FELBER (1966) stellt die Glykogensynthese einen durch Insulin spezifisch stimulierbaren Stoffwechselprozeß dar, während die Glukoseaufnahme durch die Osmolarität des Mediums (KUZUYA, SAMOLS und WILLIAMS, 1965), Anaerobiosis, entkoppelnde Substanzen (SHORT, WRIGHT und WHITNEY, 1965) sowie gewisse Aminosäuren und Hormone (RANDLE, 1957) beeinflußt wird.

Bei der Verwendung des epididymalen Fettgewebes der Ratte als Testobjekt hat sich allgemein das von MARTIN, RENOLD und DAGENAIS (1958) vorgeschlagene Verfahren durchgesetzt. Eine von DITSCHUNEIT, FAULHABER und PFEIFFER (1962) ausgearbeitete Modifikation, die das Verfahren vereinfacht und die Genauigkeit steigert, wird hier wiedergegeben.

1. Messung der Insulinwirkung mittels der Glykogensynthese des isolierten Rattenzwerchfells

Versuchstiere

Männliche Ratten mit einem Gewicht von 130–150 g werden verwendet. 4 Stunden vor Versuchsbeginn wird das Futter entzogen. Das Feuchtgewicht der inkubierten Zwerchfelle beträgt zwischen 80–120 mg.

Material

Pufferlösung nach GEY und GEY (1936): NaCl 7,0 g, KCL 0,370 g, CaCL$_2$ 0,170 g, MgSO$_4$ × 7 H$_2$O 0,070 g, MgCl$_2$ × 6 H$_2$O 0,210 g, NaHPO$_4$ × 2 H$_2$O 0,150 g, KH$_2$PO$_4$ 0,030 g, NaHCO$_3$ 2,270 g, Glukose 3,0 g ad 1000,0 ml Aqua dest.

U-C^{14}-Glukose: in physiologischer Kochsalzlösung auflösen, Endkonzentration 0,1 mCi/ml.

Insulinstandardlösung: krist. Rinder- oder Schweineinsulin mit spezifischer Aktivität von 25–28 Einheiten/mg.
Stammlösung mit n/300 HCl herstellen (50 E/ml).

Versuchsanordnung

Die Inkubation der Zwerchfellhälften erfolgt in kleinen zylindrischen Glasgefäßen (Fa. Braun, Melsungen) in 2 ml glukosehaltiger (300 mg %) Pufferlösung. Jedem Ansatz werden 0,05 ml U-C^{14}-Glukose (5 µCi) zugesetzt. Ein jeder Wert wird grundsätzlich dreifach bestimmt. Außer der Bestimmung der basalen Glykogensynthese in Pufferlösung allein werden die Wirkungen von 250, 500 und 1000 µE/ml Insulin für jeden Testansatz ermittelt. Aus diesen Werten wird eine Eichkurve erstellt.

Die Ratten werden durch Nackenschlag getötet, wobei darauf zu achten ist, daß keine größeren Blutungen in die Brust- und Bauchhöhle erfolgen. Nach Eröffnung des Abdomens wird das Zwerchfell in toto mit einer gebogenen Schere dicht an der Thoraxwand abgeschärft und in eiskalte Pufferlösung ohne Glukosezusatz gelegt. In der Pufferlösung werden die Ränder mit einer kleinen Schere geglättet und Binde- und Fettgewebsfetzen entfernt. Nach Halbierung verteilt man die Zwerchfellhälften auf die Inkubationsgefäße. Der Verschluß dieser Gefäße erfolgt mit Gummikappen nach vorheriger kurzer Begasung mit Carbogen (95 % O$_2$ und 5 % CO$_2$). Die Inkubation erfolgt bei 37,5° C in der Warburg-Apparatur V 85, wobei der Schütteleinsatz nach Ditschuneit verwendet wird (Firma Braun, Melsungen).

Analytische Methoden

Nach Ablauf der Inkubationszeit von 90 Minuten werden die Zwerchfelle herausgenommen und das Glykogen nach dem im Abschnitt III. A (unter Analytische Methoden S. 52) beschriebenen Verfahren dargestellt. Das trockene Glykogen wird schließlich in 0,2 ml Aqua dest. aufgenommen und 0,1 ml davon zur Ermittlung der Radioaktivität im Flüssigkeitsszintillationszähler mit Szintillatorlösung nach BRAY (1960) versetzt.

Berechnung

Die Wirkung von 250, 500 und 1000 µE/ml krist. Insulin werden graphisch im semilogarithmischen Koordinatensystem dargestellt (Abb. 1) und an dieser Eichkurve die Insulinkonzentration der unbekannten Probe abgelesen.

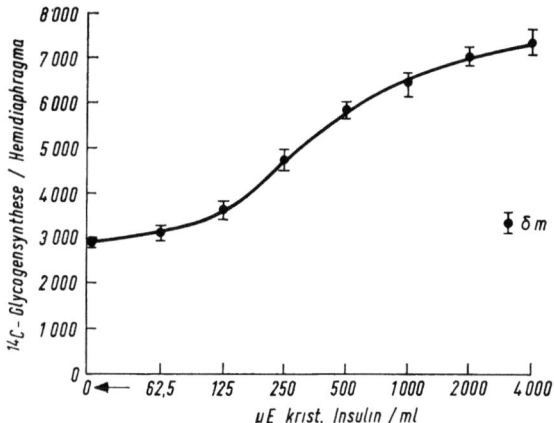

Abb. 1: Wirkung von krist. Insulin (0–4000 µE/ml) auf den Einbau von U-C^{14}-Glukose in das Glykogen des isolierten Rattenzwerchfells (KLÖR, 1968).

2. Messung der Insulinwirkung mittels der C^{14}O$_2$-Produktion am isolierten epididymalen Rattenfettgewebe

Versuchstiere

120–150 g schwere ad libitum gefütterte männliche Ratten werden durch Nakkenschlag getötet und dekapitiert. Von den dreizipfeligen epididymalen Fettgewebsanhängen werden insgesamt 6 Fettzipfel dicht an der Basis vorsichtig abgetrennt.

Material

Krebs-Ringer-Bicarbonat-Pufferlösung (KRB) nach KREBS und HENSELEIT (1932): 4,0 ml 0,15 m KCL, 3,0 ml 0,110 m CaCl$_2$, 1,0 ml 0,154 m MgSO$_4$, 1,0 ml 0,154 m KH$_2$-PO$_4$, 100,0 ml 0,154 m NaCl werden zusammengegeben und 5 Minuten lang mit Carbogen (95 % O$_2$ und 5 % CO$_2$) durchströmt. Anschließend fügt man 21,0 ml 0,154 m NaHCO$_3$ und 260 mg Gelatine oder Albumin hinzu. Bei Verschiebung des pH-Wertes wird jetzt nochmals so lange durchströmt, bis der pH-Wert 7,4 erreicht. Durch Zusätze von Glukose werden aus diesem Puffer zwei KRB–G-Pufferlösungen mit 250 mg % und 500 mg % Glukose hergestellt.

1-C^{14}-Glukoselösung: Lösung der Substanz in KRB-G-250 bis zur Endkonzentration von 0,25 µCi/ml.

Insulinstandardlösungen: Aus der Stammlösung von 50 E/ml Insulin werden mit KRB-G-250 täglich frisch Insulinlösungen mit 50 und 500 µE/ml hergestellt.

Versuchsanordnung

Jede unbekannte Serumprobe sollte mindestens zweifach, besser vierfach, bestimmt werden. Für jeden Testansatz werden außerdem vierfach die Effekte von

500 und 50 µE/ml krist. Insulin zur Erstellung der Eichkurve ermittelt. Die Serumproben werden mit KRB-G-500 und KRB im Verhältnis 1 : 2 verdünnt, wobei die Menge der beiden Pufferlösungen so gewählt wird, daß die Endkonzentration der Glukose 250 mg % beträgt. In jedes Inkubationsfläschchen werden 0,1 ml 1-C^{14}-Glukose pipettiert. Das gesamte Inkubationsvolumen beträgt 2,0 ml. Als Inkubationsgefäße werden zylindrische Glasfläschchen (Firma Braun, Melsungen) benutzt. Die zahlreichen von vielen Ratten gewonnenen Fettzipfel, die in Pufferlösung alle zusammen aufbewahrt werden, verteilt man derart auf die Inkubationsfläschchen, daß in jedem Ansatz 100 mg Fettgewebe enthalten sind, was mit einer empfindlichen, direkt anzeigenden Waage kontrolliert wird. Vor dem Verschluß mit einer Gummikappe wird jedes Fläschchen nochmals kurz mit Carbogen durchströmt. Dann werden die Fläschchen bei 37,5° C 180 Minuten lang in der Warburg-Apparatur V 85 (Firma Braun, Melsungen) inkubiert, wobei der Spezialeinsatz nach Ditschuneit verwendet wird. Die Schüttelfrequenz beträgt 80/min, die Amplitude 3 cm.

Analytische Methoden

Nach Beendigung der Inkubation werden unter Wahrung des luftdichten Systems mit Hilfe einer dünnen Kanüle 0,2 ml Hyamin-Hydroxyd in die an die Verschlußkappen angehängten Plastikschälchen und 0,3 ml 10 %ige Schwefelsäure in das Inkubationsmedium hineingespritzt. Innerhalb 1 Stunde ist das Kohlendioxyd vollständig von dem Hyamin-Hydroxyd adsorbiert, und die Inkubationsfläschchen können geöffnet werden. Die Plastikschälchen werden abgehängt und in toto mit dem in ihnen enthaltenen Adsorptionsmedium in die mit 10,0 ml Szintillatorflüssigkeit nach BRAY (1960) gefüllten Zählgläser hineingeworfen. Diese Gläser werden verschlossen, kräftig geschüttelt und die Radioaktivität im Flüssigkeitsszintillationszähler bestimmt.

Berechnung

Die ermittelten Impulse/min werden auf die entsprechenden Fettgewichte (mg) bezogen und die Quadratwurzeln dieser Zahlen mit den Logarithmen der verwendeten Insulinkonzentrationen korreliert. Da die Dosis-Wirkungsbeziehung im Bereich von 50–500 µE/ml nahezu linear verläuft, kann allein mit diesen beiden Insulinkonzentrationen eine Eichkurve zur Ermittlung der unbekannten Seruminsulinaktivitäten erstellt werden (Abb. 2).

Normalwert:

Im Serum von 15 nüchternen Stoffwechselgesunden wurden Werte von 135 bis 680 µE/ml gefunden.

IV. Schlußfolgerungen

Alle heute zur Verfügung stehenden Methoden des quantitativen Insulinnachweises im Blut oder anderen biologischen Flüssigkeiten sind indirekte Verfahren. Sie basieren auf gewissen insulinähnlichen biologischen oder immunologischen Wirkungen der zu testenden Lösungen. Die quantitative Messung erfolgt durch Vergleich

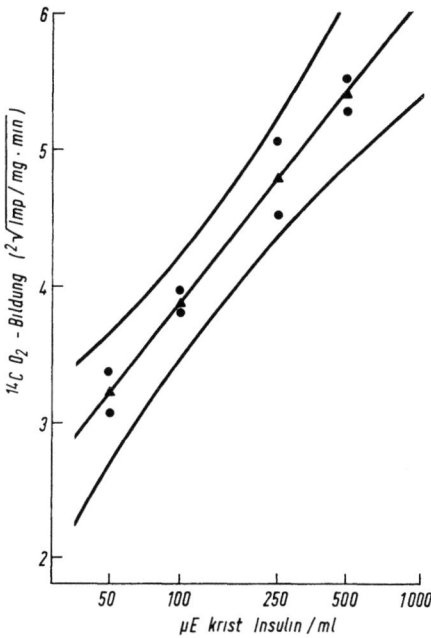

Abb. 2: Insulineffekt auf die $C^{14}O_2$-Bildung aus 1-C^{14}-Glukose; die Hyperbeln umschließen den Vertrauensbereich (2 a = 0,05) (DITSCHUNEIT, FAULHABER und PFEIFFER, 1962)

der biologischen oder immunologischen Effekte mit denen von kristallisiertem Insulin.

Substanzen mit insulinähnlichen Eigenschaften wurden aus dem Blut angereichert. Sie konnten bisher jedoch nicht so weit gereinigt werden, daß sie mit chemischen Methoden eindeutig als Insulin zu identifizieren waren. Aus diesem Grund haben MARTIN, RENOLD und DAGENAIS (1958) den mit der Fettgewebsmethode gemessenen Wert mit „insulin-like activity" (ILA) bezeichnet, was später allgemeine Zustimmung fand und bald auch auf die mit der Rattenzwerchfellmethode gemessenen Werte übertragen wurde.

Auch bei Vergleich immunologischer Serumeigenschaften mit denen von kristallisiertem Insulin ist man nicht berechtigt, diese insulinähnlichen Serumbestandteile mit Insulin gleichzusetzen. FROESCH, BÜRGI, MÜLLER, HUMBEL, JACOB und LABHART (1967) benennen daher folgerichtig den mit immunologischer Technik gemessenen Insulinwert mit „immunologischer insulinähnlicher Aktivität" und den über biologische Wirkungen ermittelten Meßwert mit „biologischer insulinähnlicher Aktivität". Welchem der beiden Prinzipien der Insulinbestimmung in biologischen Medien der Vorzug zu geben ist, wird von der Fragestellung bestimmt. Beide Prinzipien weisen Vor- und Nachteile auf. Da sie sich aber gegenseitig nicht ausschließen, sondern in gewissem Ausmaß ergänzen, werden bei besonderen Fragestellungen beide Prinzipien Anwendung finden müssen.

Ein immunologisches Bestimmungsverfahren mit Antikörpern, die spezifisch mit der zu messenden Substanz reagieren sollen, hat zur Voraussetzung, daß diese Substanz auch zur Antikörperbildung verwendet wurde. Im Falle des immunologischen Insulinnachweises müßte das aus dem Serum extrahierte Insulin zur Immunisierung eingesetzt werden oder chemisch seine Identität mit dem aus Pankreata extrahierten Insulin wenigstens exemplarisch gesichert sein. Diese strengen Voraussetzungen konnten jedoch bisher nicht erfüllt werden. Bei der immunologischen Methode ergeben sich außerdem noch insofern Schwierigkeiten der Interpretation, als Insulinantikörper mit biologisch inaktiven Bruchstücken des Insulinmoleküls reagieren. YALOW und BERSON (1960) wiesen z. B. nach, daß ein an der B-Kette um 10 Aminosäuren verkürztes Insulinmolekül, das biologisch vollständig inaktiv ist, mit Insulinantikörpern noch zu reagieren vermag.

Bei den biologischen Techniken steht das Problem der spezifischen Stoffwechselwirkung für das zu untersuchende Material im Vordergrund der Diskussion. Im Falle des Insulinnachweises im Blut konnte hierfür ein lückenloser Beweis nicht erbracht werden. Auch ergeben sich große Differenzen zwischen der biologischen Insulinaktivität des Serums und ihrer immunologischen Beeinflußbarkeit. Ein großer Teil der biologischen Wirkung am Fettgewebe der Ratte läßt sich z. B. durch Insulinantikörper nicht hemmen, was darauf hinweist, daß die Reaktion der Insulinantikörper mit der für die biologische Wirkung verantwortlichen Substanz von der mit kristallisiertem Insulin verschieden ist. Dieser Serumfaktor ist wahrscheinlich auch für die große Diskrepanz zwischen biologischen und immunologischen Meßwerten verantwortlich. So werden z. B. bei Stoffwechselgesunden im Nüchternserum nur etwa 10–20 µE/ml gemessen (YALOW und BERSON, 1960; SAMOLS und MARKS, 1963; HALES und RANDLE, 1963; MELANI, DITSCHUNEIT, BARTELT, FRIEDRICH und PFEIFFER, 1965; LYNGSOE, 1965), während mit der biologischen Technik am Zwerchfell 30–150 µE/ml (VALLANCE-OWEN und HURLOCK, 1954; WRIGHT, 1957, 1960; SELTZER und SMITH, 1959; SELTZER, 1961; SHAW und SHUEY, 1963; ANTONIADES und GUNDERSEN, 1961; ANTONIADES, DOUGAS und PYLE, 1962) und am Fettgewebe 50–500 µE/ml (STEINKE, CAMERINI-DAVALOS, MARBLE und RENOLD, 1961; LYNGSOE, 1962; DITSCHUNEIT, 1963) gefunden werden.

Der durch Insulinantikörper hemmbare Anteil der biologischen Aktivität entspricht aber keineswegs dem immunologischen Meßwert. Am Fettgewebe lassen sich nach unseren eigenen Erfahrungen 50–60 % der Aktivität durch Zusatz von Insulinantikörpern hemmen und damit ein weit höherer Anteil als aufgrund der immunologischen Messung zu erwarten wäre.

Darüber hinaus war bei sog. Houssay-Hunden, bei denen zuerst die Hypophyse und dann das Pankreas entfernt worden war, ein sofortiges Verschwinden des immunologisch meßbaren Insulins aus dem Blut festzustellen, während die ILA noch bis zum Ende des Experiments, d. h. bis zu mehr als 100 Tage, nachweisbar blieb (SCHÖFFLING, 1966). Erstaunlicherweise war aber diese Rest-ILA trotzdem am Fett- wie am Muskelgewebe durch Antikörper noch in demselben Ausmaß zu hemmen wie die biologische Serum-Insulin-Aktivität des normalen Hundes; gleichartige Resultate wurden auch mit der aus dem Serum der Tiere extrahierten Insulinaktivität erzielt. Da sich ähnliche Unstimmigkeiten zwischen immunologisch meßbarer Hormonkonzentration und immunologischer Hemmung einer Hormonaktivität im Serum oder Plasma auch hinsichtlich des ACTH ergaben, hat PFEIFFER (1966) schon vor einigen Jahren auf diese mangelhafte Korrelation zwischen immunologischer Neutralisierung der biologischen Wirkung und der antigenetischen Reaktivität bestimmter Proteinhormone (Insulin, ACTH) hingewiesen. Erst allmählich scheinen diese Erkenntnisse der komplexen Wirkungen von Antikörpern gegen Proteinhormone den Widerhall zu finden, den sie auf dem Gebiet der Enzymforschung schon lange besaßen (MICHAELI, PINTO und BENJAMINI, 1967).

Für die Klinik wurden die Unterschiede wesentlich, die zwischen ILA- und IMI-Werten bei bestimmten Krankheitsbildern festzustellen waren. So ließen sich bei vergleichender Bestimmung von ILA und IMI bei Adipositas mit und ohne beginnender Störung des Glukosestoffwechsels in Ruhe besonders deutlich erhöhte ILA-Werte erfassen, die sich auf intravenöse Glukoseprovokation aber nur wenig veränderten, während das immunologisch meßbare Insulin in Ruhe bei den Adipösen nur mäßig erhöhte Konzentrationen aufwies, reaktiv dagegen um mehrere hundert Prozent über die basalen Werte anstieg (PFEIFFER, 1968). Lediglich das immunologisch meßbare Insulin reflektiert somit den funktionellen Hyperinsulinismus des Fettsüchtigen, die ILA verhielt sich im Gegensatz hierzu neutral, ohne erkennbaren Anteil an der Regulation des Blutzuckers oder der Nahrungsstoffe zu nehmen.

SÖNKSEN, ELLIS, LOWY, RUTHERFORD und NABARRO (1965) berichteten hingegen über eine gute Korrelation von hemmbarer ILA und immunologischem Meßwert. Das gleiche Resultat erzielten FROESCH, JACOB und LABHART (1969) bei vergleichenden Untersuchungen an Ratten. Diese Arbeitsgruppe konnte aber die ILA von menschlichen Serumproben nur um 7 % mit Insulinantikörpern hemmen (FROESCH, BÜRGI, RAMSEIER, BALLY und LABHART, 1963). STAUFFACHER, LAMBERT, VECCHIO und RENOLD (1967) fanden dagegen bei fettsüchtigen hyperglykämischen Mäusen 3–4fach höhere, mit Antikörpern hemmbare Werte als mit immunologischer Methodik nachgewiesen werden konnte, auch wenn sie Mäuseinsulin als Standard verwendeten. Diese Befunde weisen darauf hin, daß eine größere Menge insulinähnlich wirkender Substanz des Serums mit Insulinantikörpern reagiert als bei der immunologischen Methodik bei der kompetitiven Verdrängung von krist. Insulin aus der Antikörperbindung wirksam werden kann.

Im übrigen wurden auch bei in vitro-Untersuchungen Befunde erhoben, die Zweifel an der Identität von immunologisch meßbarer und Antikörper hemmbarer Aktivität aufkommen lassen. Bei Inkubation von Pankreasschnitten von Kaninchen konnten mit biologischer Methodik am isolierten Rattenfettgewebe immer höhere Werte als mit immunologischer Methodik in den Inkubationsmedien gemessen werden (Abb. 3). Nach Stimulierung der Insulinsekretion mit Glukose stiegen beide Meßwerte an, der biologische jedoch um einen weit höheren absoluten Betrag als der immunologische. Auf der anderen Seite war aber durch Zusatz von Antikörpern der biologische Meßwert vollständig zu unterdrücken (DITSCHUNEIT, BEYER, MELANI, SCHÖFFLING, TELIB und PFEIFFER, 1966). Diese Beobachtung weist darauf hin, daß auch nach gezielter Stimulation der Insulinsekretion mit Glukose Substanzen sezerniert werden, die mit Insulinantikörpern reagieren, aber nicht in gleicher Weise wie das bei der Bestimmung als Standard verwendete krist. Insulin. Über die Natur dieser Substanzen existieren bisher keine Untersuchungen. Auch stehen vergleichende Untersuchungen mit verschiedenen Insulin-Antikörperpräparationen noch aus.

Trotzdem wurden große Anstrengungen unternommen, um den nichthemmbaren Anteil der insulinähnlichen Wirkung im Serum (NSILA) näher zu charakterisieren, was aber bisher trotz intensiver Bemühungen nicht restlos geglückt ist. Aus den Untersuchungen von FROESCH et al. (1967) geht aber eindeutig hervor, daß die nichthemmbare ILA (NSILA) in die akute Blutzuckerregulation nicht eingreift und

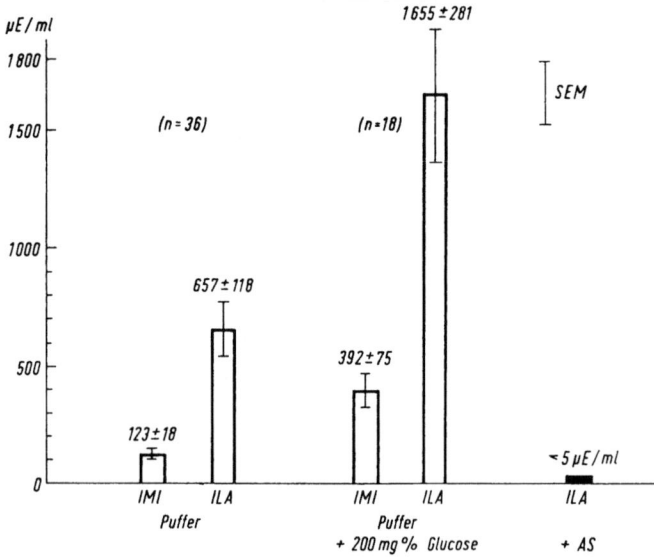

Abb. 3: Die Insulinabgabe isolierter Kaninchenpankreasschnitte (mit und ohne Glukosezusatz) bei immunologischer (IMI) und biologischer Insulinbestimmung (ILA). Vollständige Neutralisierung der ILA bei Zugabe von Insulin-Antiserum.

zu dem in den ß-Zellen produzierten Insulin keine Beziehungen bestehen. Auch nach Pankreatektomie soll diese Form der ILA unverändert nachweisbar sein (FROESCH et al., 1967).

Durch Anwendung chemisch-physikalischer Methoden konnte die NSILA-Fraktion in 2 Komponenten aufgeteilt werden (JACOB, HAURI und FROESCH, 1968; BÜRGI, MÜLLER, HUMBEL, LABHART und FROESCH, 1966). Die eine Komponente enthält ca. 90 % der gesamten NSILA. Sie besteht aus einem großen Protein, das ein Molekulargewicht von 100.000–150.000 besitzt. Durch Salzsäure-Alkohol läßt sie sich präzipitieren und durch Hitze inaktivieren. Wegen ihrer Präzipitierbarkeit erhielt sie die Bezeichnung NSILA-P. Die andere Komponente von ca. 5–10 % der gesamten NSILA hat ein Molekulargewicht von nur 6.000–10.000. Diese Substanz ist hitzestabil und in Salzsäure-Alkohol löslich, weshalb sie von BÜRGI et al. (1966) mit NSILA-S benannt wurde. Die lösliche Fraktion der NSILA hat viele Eigenschaften des Insulins. Bei adrenalektomierten Ratten senkt sie über eine längere Periode als Insulin den Blutzucker und die freien Fettsäuren, indem sie im Gegensatz zu Insulin durch die Leber nicht inaktiviert wird. Auch der Einbau von C^{14}-Glukose in das Zwerchfellglykogen wird durch NSILA-S in größerem Ausmaß als durch Insulin stimuliert, während sich beide Substanzen am Fettgewebe in der Stärke ihrer Wirkung gleichen. Nach den Untersuchungen von OELZ, JACOB und FROESCH (1970) scheint NSILA-S eine besondere Affinität zur Muskelzellmembran zu besitzen.

Die Gesamtfraktion der durch Insulinantikörper nicht hemmbaren ILA läßt gewisse Ähnlichkeiten mit dem von ANTONIADES, BEIGELMAN, PENNELL, THORN und ONCLEY (1958) beschriebenen „bound-insulin" erkennen. ANTONIADES et al. haben in zahlreichen Publikationen seit 1958 die Hypothese zu stützen versucht, daß Insulin in einer biologisch aktiven und in einer inaktiven Form im Blut zirkuliert (ANTONIADES, 1965 a und b; 1966, 1967; ANTONIADES, BEIGELMAN, TRANQUADA und GUNDERSEN, 1961; ANTONIADES, BOUGAS, PYLE, 1962; ANTONIADES und GERSHOFF, 1966; ANTONIADES, HUBER und GERSHOFF, 1965). Die gebundene Form soll in der Leber und anderen extra-pankreatischen Geweben aus der freien, aktiven Insulinform, die das Pankreas sezerniert, gebildet werden. Im Nüchternzustand würde das Insulin vorwiegend gebunden vorliegen und durch eine Blutzuckersteigerung aktiviert werden. Beide Formen werden an Säulen aus Kationen-Austauscher-Harzen voneinander getrennt, wobei die gebundene Form an das Harz adsorbiert wird. Nach Elution läßt sich durch Salzsäure-Alkohol-Fällung eine weitere Konzentrierung bis auf das 3000fache erreichen. Wegen seiner Bindung an Kationen-Austauscher nimmt ANTONIADES an, daß das gebundene Insulin aus Pankreas-Insulin und einem basischen Protein zusammengesetzt ist.

Das Molekulargewicht soll zwischen 40.000—60.000 liegen. Durch reduziertes Glutathion erfolgt eine Inaktivierung. Elektrophoretisch wandert das gebundene Insulin mit den β- und γ-Globulinen, das freie dagegen mit den α1-Globulinen/Albuminen. Das gebundene Insulin ist in vitro nur am isolierten Fettgewebe wirksam und läßt sich durch Antikörper nicht hemmen. Am isolierten Diaphragma kann dieses Insulin durch einen Extrakt aus Fettgewebe aktiviert werden. In vivo wirkt das gebundene Insulin an adrenalektomierten und hypophysektomierten Ratten hypoglykämisch, indem es die Glykogenese in der Muskulatur und die Lipogenese im Fettgewebe stimuliert.

Im Gegensatz zu der von FROESCH und seiner Arbeitsgruppe dargestellten NSILA soll das gebundene Insulin bei pankreatektomierten Ratten weitgehend aus dem Blut verschwinden. Diese Tatsache wird auch als Hinweis dafür gewertet, daß das gebundene Insulin aus Pankreasinsulin in der Peripherie entsteht.

Durch Zusatz eines Fettgewebsextraktes läßt sich das gebundene Insulin aktivieren, so daß es auch am Rattenzwerchfell wirksam wird. Dieser Extrakt hat nach ANTONIADES et al. (1965) auch bei insulinsensitiven adrenalektomierten Ratten einen hypoglykämischen Effekt, der auf eine Aktivierung gebundenen Insulins in der Peripherie zurückgeführt wird.

Insulinähnliche Substanzen wurden auch in der mit Salzsäure-Alkohol aus dem Serum ausgefällten Albuminfraktion nachgewiesen (DITSCHUNEIT, 1966, 1967, 1968 a, b, 1969; DITSCHUNEIT, FAULHABER und PETRUZZI, 1968). In dieser Fraktion fand VALLANCE-OWEN den vieldiskutierten Insulinantagonisten, das Synalbumin (VALLANCE-OWEN, DENNES, CAMPBELL, 1958 a und b; VALLANCE-OWEN und LILLEY, 1961). Bei der Fraktion mit insulinähnlicher Eigenschaft, die mit Salzsäure-Alkohol ausgefällt werden kann, handelt es sich um eine Substanz, die am Muskel- und Fettgewebe nach intraperitonealer Injektion eine Stoffwechselaktivität entfaltet, sich aber durch Insulinantikörper nicht hemmen läßt. Die fehlende Hemmbarkeit durch Antikörper konnte auch am isolierten Fettgewebe sowie an isolierten Fettzellen in vitro nachgewiesen werden (DITSCHUNEIT, 1966, 1967). Die insulinähnliche Wirkung erstreckt sich auch auf die antilipolytische Wirkung, wie an isolierten Fettzellen nachgewiesen werden konnte (DITSCHUNEIT, 1966, 1967). Diese

Substanz mit insulinähnlichen Eigenschaften ließ sich durch Säulenchromatographie an Dowex-50 anreichern. Elektrophoretisch wandert sie mit den β-γ-Globulinen. Sie hat damit gewisse Ähnlichkeit mit „bound-insulin". Da sie, wie bereits gesagt, bei hypophysektomierten-pankreatektomierten Hunden sehr lange nachweisbar bleibt, besteht zum Pankreas-Insulin wahrscheinlich keine Beziehung. In einer Studie von POFFENBARGER, ENSINCK, HEPP und WILLIAMS (1968) konnte experimentell weitgehend gesichert werden, daß es sich bei der ILA des bound-insulin, des mittels Präzipitation dargestellten Albumins und des non-suppressible Insulins um die gleiche Verbindung handelt. Diese ist im Serum in relativ hohen Konzentrationen vorhanden, sie greift aber nicht in die aktive Blutzuckerregulation ein, und ihre physiologische Bedeutung ist bislang vollständig unklar. Strukturell ist sie von Insulin sicher verschieden und wird, wie bisher bekannt, von keinem spezifischen Organ sezerniert. Bei allen biologischen Methoden des Insulinnachweises entfällt somit auf sie ein großer Teil der Wirkung, so daß den mit biologischen Methoden gemessenen insulinähnlichen Wirkungen zur Zeit noch unbestimmbare Größen zugerechnet werden müssen.

Literatur

ANDERSON, E., E. LINDER and V. SUTTON: A sensitive method for the assay of insulin in blood. Amer. J. Physiol. *149*, 350 (1947)
- F. WHERRY, R. W. BATES und J. CORNFIELD: A method for assay of insulin using alloxan diabetic hypophysectomized mouse. Proc. Soc. Exp. Biol. Med. *94*, 321 (1957)
ANTONIADES, H. N.: Extrapancreatic regulation of insulin activity in human beings. 5. Congr. Internat. Diab. Fed., Toronto, 1965. S. 194. Excerpta Medica Found., Amsterdam 1965 a.
- Bound insulin and tissue resistance to insulin. Lancet *2*, 159 (1965 b)
- Rat serum „bound" insulin: In vivo biologic effects in rats. Diabetes *15*, 889 (1966)
- Bound insulin: Further purification and in vivo biologic activity in rats. Vox Sang *13*, 49 (1967)
- and S. N. GERSHOFF: Inhibitory effects of bound insulin on insulin uptake by isolated tissues. Diabetes *15*, 655 (1966)
- and U. GUNDERSEN: Studies on the state of insulin in blood: Materials and methods for the estimation of free and bound insulin in sera. Endocrinology *70*, 95 (1962)
- J. A. BOUGAS and H. M. PYLE: Studies on the state of insulin in blood: Examination of splenic, portal and peripheral blood serum of diabetic an non-diabetic subjects for free insulin and insulin complexes. New Engl. J. Med. *267*, 218 (1962)
- A. M. HUBER and S. N. GERSHOFF: Bound insulin: in vivo and in vitro biologic activity. Diabetologia *1*, 195 (1965)
- P. M. BEIGELMAN, R. B. TRANQUADA and K. GUNDERSEN: Studies on the state of insulin in blood: free insulin and insulin complexes in human sera and their in vitro biological properties. Endocrinology *69*, 46 (1961)
- - R. B. PENNELL, G. W. THORN and J. L. ONCLEY: Insulin-like activity in human plasma constituents. III. Elution of insulin-like activity from cationic resin. Metabolism *7*, 266 (1958)
BAIRD, C. W. and J. BORNSTEIN: Assay of insulin-like activity in the plasma of normal and diabetic human subjects. J. Endocrin. *19*, 74 (1959)
BALL, E. G., D. B. MARTIN and O. COOPER: Studies on the metabolism of adipose tissue. I. The effect of insulin on glucose utilization as measured by the manometric determination of carbon dioxide output. J. biol. Chem. *234*, 774 (1959)

BALMAIN, J. H., C. P. COX, S. J. FOLLEY and M. L. McNAUGHT: Bioassay of insulin in vitro by manometric measurements on slices of mammary glands. J. Endocrin. *11*, 269 (1954)
BANTING, F. G., C. H. BEST, J. B. COLLIP, J. J. R. MACLEOD and E. C. NOBLE: The effect of pancreatic extract (insulin) on normal rabbits. Amer. J. Physiol. *62*, 162 (1922)
BEIGELMAN, P. M.: Bioassay for insulin-like activity utilizing glucose uptake by rat epididymal adipose tissue. Metabolism *9*, 580 (1960)
– F. C. GOETZ, H. N. ANTONIADES and G. W. THORN: Insulin-like activity of human plasma constituents. I. Description and evaluation of biologic assay for insulin-like activity. Metabolism *5*, 35 (1956)
BORNSTEIN, J.: A technique for the assay of small quantities of insulin using alloxan diabetic, hypophysectomized, adrenalectomized rats. Aust. J. exp. Biol. Med. Sci. *28*, 87 (1950)
– and R. D. LAWRENCE: Two types of diabetes mellitus with and without available plasma insulin. Brit. med. J. *1*, 732 (1951)
BRAY, G. A.: A simple efficient liquid scintillator for counting aqueous solutions in a liquid scintillation counter. Anal. Biochem. *1*, 297 (1960)
BÜRGI, H., W. A. MÜLLER, R. E. HUMBEL, A. LABHART and E. R. FROESCH: Nonsuppressible insulin-like activity of human serum. I. Physicochemical properties, extraction and partial purification. Biochem. biophys. Acta *121*, 349 (1966)
CAHILL, G. F., B. LEBOEUF, A. E. RENOLD: Studies on rat adipose tissue in vitro. III. Synthesis of glycogen and glycerid-glycerol. J. biol. Chem. *234*, 2540 (1959)
– – and R. B. FLINN: Studies on rat adipose tissue in vitro. VI. Effect of epinephrine on glucose metabolism. J. biol. Chem. *235*, 1246 (1960)
CUNNINGHAM, N. F.: The insulin activity of bovine and ovine blood plasma. I. Biological assay of insulin using the isolated rat diaphragm. J. Endocrin. *25*, 35 (1962)
DITSCHUNEIT, H.: Die biologische und klinische Bedeutung der Insulinwirkung von Blut- und Bluteiweißfraktionen. Vergleichende Untersuchungen an Stoffwechselgesunden, Diabetikern und Prädiabetikern. Habilitationsschrift, Universität Frankfurt/Main 1963
– Insulinantagonisten. Tagung der Dt. Ges. f. Endokrinologie, Wiesbaden 1966, S. 83. Springer-Verlag, Berlin-Göttingen-New York 1967
– Die hormonale Regulation der Lipogenese unter besonderer Berücksichtigung von Diabetes und Fettsucht. Acta Diabetologia latina *5*, 364 (1968 a)
– Die hormonelle Regulation von Lipolyse und Lipogenese des Fettgewebes. Therapiewoche *18*, 2015 (1968 b)
– Definition and criteria of prediabetes. 6th Congr. Internat. Diab. Fed. Stockholm, 1967. Excerpta Medica Found., Amsterdam, 479 (1969)
– J.-D. FAULHABER and E. N. PETRUZZI: Weitere Untersuchungen zur Charakterisierung und Identifizierung der im „Synalbumin" enthaltenen Substanz mit lipogenetischen und antilipolytischen Eigenschaften. 3. Kongr. Dtsch. Diab. Ges., Göttingen, 7.–8. 6. 1968
– – und E. F. PFEIFFER: Verbesserung der Methode zur Bestimmung von Insulin im Blut mit Hilfe radioaktiver 1-^{14}C-Glukose und dem epididymalen Rattenfettgewebe. Atompraxis *8*, 172 (1962)
– R. ZIEGLER und E. F. PFEIFFER: Über die Bestimmung von Insulin im Blute am epididymalen Fettanhang der Ratte mit Hilfe markierter Glukose. Die Wirkung von menschlichem und bovinem Wachstumshormon und anderen Stoffwechselhormonen auf den Kohlenhydratstoffwechsel des isolierten Rattenfettgewebes. Klin. Wschr. *39*, 426 (1961)
– J. BEYER, F. MELANI, K. SCHÖFFLING, M. TELIB und E. F. PFEIFFER: Vergleich zwischen biologischer und radio-immunologischer Insulinbestimmung. Proc. of the Conference on problems connected with the preparation and use of labelled proteins in tracer studies. S. 335. Pisa 1966
FRASER, D. T.: White mice and the assay of insulin. J. Lab. clin. Med. *8*, 425 (1923)
FROESCH, E. R.: Nonsuppressible insulin-like activity of human serum: purification, physico-

chemical and biological properties and its relation to total serum ILA. Recent Progr. Hormone Res. *23*, 565 (1967)
- A. Jacob and A. Labhart: Suppressible and non-suppressible ILA of human serum. 6. Congr. Intern. Diab. Fed. Stockholm, 1967. S. 157. Excerpta Medica Found., Amsterdam 1969
- H. Bürgi, E. B. Ramseier, P. Bally and A. Labhart: Antibody-suppressible and non-suppressible insulin-like activities in human serum and their physiologic significance. An insulin assay with adipose tissue of increased precision and specificity. J. clin. Invest *42*, 1816 (1963)
- - W. A. Müller, R. E. Humbel, A. Jakob and A. Labhart: Nonsuppressible insulin-like activity of human serum: purification, physicochemical und biological properties and its relation to total serum ILA. Recent Progr. Hormone Res. *23*, 565 (1967)

Gellhorn, E., J. Feldman and A. Allen: Assay of insulin on hypophysectomized, adrenodemedullated and hypophysectomized-adrenodemedullated rats. Endocrinology *29*, 137 (1941)

Gemmill, C. L.: The effect of insulin on the glycogen content of isolated muscles. Johns Hopk. Hosp. Bull. *66*, 232 (1940)
- and L. Hamman: The effect of insulin on glycogen deposition and on glucose utilization by isolated muscles. Johns Hopk. Hosp. Bull. *68*, 50 (1941)

Gey, G. O. and M. K. Gey: The maintenance of human normal cells and tumor cells in continous culture. I. preliminary report: cultivation of mesoplastic tumors and normal tissue and notes on methods of cultivation. Cancer *27*, 45 (1936)

Gliemann, J.: Insulin-like activity of dilute human serum assayed by an isolated adipose cell method. Diabetes *14*, 643 (1965)
- Assay of insulin-like activity by the isolated fat cell method. I. Factors influencing the response to crystalline insulin. Diabetologia *3*, 382 (1967 a)
- Assay of insulin-like activity by the isolated fat cell method. II. The suppressible and non-suppressible insulin-like activity of serum. Diabetologia *3*, 389 (1967 b)

Groen, J., C. E. Kamminga, A. F. Willebrands and J. R. Blickman: Evidence for the presence of insulin in blood serum. A method for an approximate determination of the insulin content of blood. J. clin. Invest. *31*, 97 (1952)

Hales, C. N. and P. J. Randle: Immunoassay of insulin with insulin-antibody precipitate. Biochem. J. *88*, 137 (1963)

Haugaard, N. and J. B. Marsh: Effect of insulin on the metabolism of adipose tissue from normal rats. J. biol. Chem. *194*, 33 (1952)

Hemmingsen, A. M. and A. Krogh: The biological standardisation of insulin including reports on the preparation of the international standard and the definition of the unit. (Publication of the League of Nations III, Health, III. 7, C. H. 398, p. 40) League of Nations Health Organisation, Genf 1926

Hill, J. B.: The adsorption of I^{131} insulin to glass. Endocrinology *65*, 515 (1959)

Humbel, R. E.: Messung der Serum-Insulin-Aktivität mit epididymalem Ratten-Fettgewebe in vitro. Experientia (Basel) *15*, 256 (1959)

Jacob, A., Ch. Hauri and E. R. Froesch: Nonsuppressible insulin-like activity in human serum. III. Differentiation of two distinct molecules with nonsuppressible ILA. J. clin. Invest. *47*, 2678 (1968)

Jeanrenaud, B. and A. E. Renold: Studies on rat adipose tissue in vitro. IV. Metabolic patterns produced in rat adipose tissue by varying insulin and glucose concentrations independently from each other. J. biol. Chem. *234*, 3082 (1959)

Jessup, D. C. and G. S. Wiberg: Insulin bioassay using glycogen deposition in a single rat diaphragm. Diabetes *10*, 201 (1961 a)
- - Effects of incubation conditions on the in vitro assay method for insulin. Can. J. Biochem. Physiol. *39*, 1381 (1961 b)

Klör, H.-U.: Vergleichende Untersuchungen über die Insulin-ähnliche Wirkung (ILA) von Serumeiweißfraktionen am isolierten Diaphragma und am isolierten epididymalen Fettgewebe der Ratte. Dissertation, Universität Ulm 1968
Krahl, M. E. and C. R. Park: The uptake of glucose by the isolated diaphragm of normal and hypophysectomized rats. J. biol. Chem. *174*, 939 (1948)
Krebs, H. A. and L. V. Eggleston: Effect of insulin on oxidations in isolated muscle tissue. Biochem. J. *32*, 913 (1938)
– and K. Henseleit: Untersuchungen über die Harnstoffbildung im Tierkörper. Z. Physiol. Chem. *210*, 33 (1932)
Kuzuya, N., E. Samols and R. H. Williams: Stimulation by hyperosmolarity of glucose metabolism in rat adipose tissue and diaphragm in vitro. J. biol. Chem. *240*, 2277 (1965)
Leonards, J. R., B. R. Landau and G. Bartsch: Assay of insulin-like activity with rat epididymal fat pad. J. Lab. clin. Med. *60*, 552 (1962)
Leslie, I. and J. Paul: The action of insulin on the composition of cells and medium during culture of chick heart explants. J. Endocrin. *11*, 110 (1954)
Lyngsoe, J.: The insulin-like activity in serum determined by the rat epididymal fat method. I. Normal values in undiluted and diluted serum, and the effect of ingestion of glucose. Acta Med. Scand. *171*, 365 (1962)
– Seruminsulin. A review. Acta Med. Scand. *179*, Suppl. 441, 1 (1965)
Manchester, K. L. and F. G. Young: The effect of insulin on incorporation of amino acids into protein of normal rat diaphragm in vitro. Biochem. J. *70*, 353 (1958)
– P. J. Randle and F. G. Young: An Insulin assay based on the incorporation of labelled glycine into the protein of isolated rat diaphragm. J. Endocrin. *19*, 259 (1959)
Martin, D. B., A. E. Renold and Y. M. Dagenais: An assay for insulin-like activity using rat adipose tissue. Lancet II, 76 (1958)
Melani, F., H. Ditschuneit, K. M. Bartelt, H. Friedrich and E. F. Pfeiffer: Über die radioimmunologische Bestimmung von Insulin im Blut. Klin. Wschr. *43*, 1000 (1965)
Metz, R.: The effect of blood glucose concentration on insulin output. Diabetes *9*, 89 (1960)
Michaeli, D., J. D. Pinto and E. Benjamini: Restovation of enzyme activity of heat-denatured acetylcholinesterase by antibodies to the native enzyme. Nature *213*, 77 (1967)
Milstein, S. W.: Oxidation of specifically labelled glucose by rat adipose tissue. Proc. Soc. exp. Biol. Med. *92*, 632 (1956)
Moody, A. J. and J. P. Felber: Effect of insulin on the formation of glycogen by the mouse diaphragm in the presence and absence of glucose. Diabetes *15*, 492 (1966)
Oelze, O., A. Jakob and E. R. Froesch: Nonsuppressible insulin-like activity (NSILA) of human serum. V. Hypoglycaemia and preferential metabolic stimulation of muscle by NSILA-S. Europ. J. clin. Invest. *1*, 48 (1970)
Perlmutter, M., S. Weisenfeld and M. Mufson: Bio-assay of insulin in serum using the rat diaphragm. Endocrinology *50*, 442 (1952)
Pfeiffer, E. F.: Insulin im Blut. Dtsch. Ges. Verd.-Stoffw.krkth., 22. Tag. Wiesbaden, April 1964 Gastroenterologia, Suppl. ad Vol. *104*, 46 (1965)
– Lack of correlation between immunologic neutralization of biologic action and antigenic reactivity of certain proteic hormones (insulin, ACTH). In: Proceedings, Conference on problems connected with the preparation and use of labelled proteins in tracer studies. p. 201. Pisa 1966
– Serum insulin-like activity in obesity. Comparison with immunologically measurable insulin concentrations. In: Physiopathology of adipose tissue. p. 226. III. Intern. Meeting of Endocrinologists, Marseilles 1968
Piazza, E. G., C. L. Goodner and N. Freinkel: A re-evaluation of in vitro methods for insulin bio-assay. Diabetes *8*, 459 (1959)
Poffenbarger, P. L., J. W. Eusinck, D. K. Hepp and R. H. Williams: The nature of human serum insulin-like activity (ILA) chrarakterization of ILA in serum and serum

fractions obtained by acid-ethanol extraction and adsorption chromatography. J. clin. Invest. *47*, 301 (1968)

RAFAELSEN, O. J.: Action of insulin and other substances on glycogen synthesis of rat diaphragm in vivo. In: 4. Congr. de la Fédérat. Intern. du Diabète. p. 625. Med. Hyg., Genf 1961

– Glycogen content of rat diaphragm after intraperitoneal injection of insulin and other hormones. Acta physiol. Scand. *61*, 314 (1964 a)

– Insulin-like activity of human serum determined by glycogen increase of diaphragm after intraperitoneal injection into the intact rat. Acta physio. Scand. *61*, 323 (1964 b)

– V. LAURIS and A. E. RENOLD: Localized intraperitoneal action of insulin on rat diaphragm and epididymal adipose tissue in vivo. Diabetes *14*, 19 (1965)

RAMSEIER, E. B., E. R. FROESCH, P. BALLY and A. LABHART: Serum-Insulinbestimmung am Fettgewebe in vitro: Beeinflussung durch andere Hormone, „freie" und „gebundene" Insulinaktivität. Med. Hyg. *20*, 643 (1962)

RANDLE, P. J.: Assay of Plasma Insulin Activity by the Rat-diaphragm method. Brit. Med. Bull. *1*, 1237 (1954)

– Insulin in blood. Ciba Found. Collog. Endocrinol. *11*, 115 (1957)

– and J. E. WHITNEY: In vitro effect of growth hormone on the glucose uptake of isolated rat diaphragm. Nature *179*, 472 (1957)

RENOLD, A. E., D. B. MARTIN, Y. M. DAGENAIS, J. STEINKE, R. J. NICKERSON and M. C. SHEPS: Measurement of small quantities of insulin-like activity using rat adipose tissue. I. A proposed procedure. J. clin. Invest. *39*, 1487 (1960)

RODBELL, M.: Metabolism of isolated fat cells. I. Effects of hormones on glucose metabolism and lipolysis. J. biol. Chem. *239*, 375 (1964)

ROTH, J., P. GORDON and I. PASTAN: „Big insulin": a new component of plasma insulin detected by immunoassay. Proc. Nat. Acad. Sci. (USA) *61*, 138 (1968)

SAMAAN, N., R. FRASER and W. J. DEMPSTER: The „typical" and „atypical" forms of serum insulin. Diabetes *12*, 339 (1963)

SAMOLS, E. and V. MARKS: Insulin assay in insulinomas. Brit. Med. J. *5329*, 507 (1963)

SANGER, F. and H. TUPPY: The amino-acid sequence in the phenylalanyl chain of insulin. I. The identification of lower peptides from partial hydrolysates. Biochem. J. *49*, 463 (1951)

SCHÖFFLING, K.: Der Insulinstoffwechsel des pankreaslosen Hundes. In: Verhandlungen XII. Symposium der Deutschen Gesellschaft für Endokrinologie, Wiesbaden 1966. Springer-Verlag, Berlin–Heidelberg–Göttingen 1966

– J. BEYER, P. ALTHOFF, A. WALTER, H. DITSCHUNEIT, F. MELANI, H. H. DITSCHUNEIT, J. AMMON and E. F. PFEIFFER: Weitere Untersuchungen über das Verhalten der beiden Insulinaktivitäten und des immunologisch nachweisbaren Insulins am hypophysektomierten und pankreatektomierten Hunde. Diabetologia *1*, 77 (1965)

SELTZER, H. S. and W. L. SMITH: Plasma insulin acitvity after glucose; an index of insulogenic reserve in normal and diabetic man. Diabetes *8*, 417 (1959)

– Exhaustion of insulogenic reserve in maturity-onset diabetics during prolonged and continuous hyperglycemic stress. In: 4. Congr. Internat. Diab. Fed., Genf 1961 p. 650. Med. Hyg., Genf 1961

SHAW, W. N. and E. W. SHUEY: The presence of two forms of insulin in normal human serum. Biochemistry (Wash.) *2*, 286 (1963)

SHORT, A. L., F. E. WRIGHT and J. E. WHITNEY: Effect of anaerobiosis and cell poisous on glucose uptake of hemidiaphrams and epididymal fat pads in vitro. Diabetes *14*, 128 (1965)

SINEX, F. M., J. MACMULLEN and A. B. HASTINGS: Effect of insulin on incorporation of C^{14} amino acids into protein of rat diaphragm. J. biol. Chem. *198*, 615 (1952)

SLATER, J. D. H., N. A. SAMAAN, R. FRASER and D. STILLMAN: Immunologic studies with circulating insulin. Brit. med. J. *1*, 1712 (1961)

SNEDECOR, J. G., R. H. DE MEIO and I. J. PINCUS: Reduction by glucagon of glycogen deposition effect of insulin in rat diaphragm. Proc. Soc. Exp. Biol. Med. *89*, 396 (1955)

SÖNKSEN, P. H., J. P. ELLIS, C. LOWY, A. RUTHERFORD and J. D. N. NABARRO: Plasma insulin: A correlation between bioassay and immunoassay. Brit. Med. J. *5455*, 209 (1965)

STAUFFACHER, W., A. E. LAMBERT, D. VECCHIO and A. E. RENOLD: Measurements of insulin activities in pancreas and serum of mice with spontaneous (obese and New Zealand obese) and induced (gold thioglucose) obesity and hyperglycemia with considenctious on the pathogenesis of the spontaneous Syndrom. Diabetologia *3*, 230 (1967)

STADIE, W. C. and J. A. ZAPP: The effect of insulin upon synthesis of glycogen by rat diaphragm in vitro. J. biol. Chem. *170*, 55 (1947)

– N. HAUGAARD and J. B. MARSH: Combination of epinephrine and 2,4-Dinitro-phenol with muscle of the normal rat. J. biol. Chem. *188*, 173 (1951)

STEINER, D. F. and P. E. OYER: The biosynthesis of insulin and a propable precursor of insulin by a human islet cell adenoma. Proc. Nat. Acad. Sci. (USA) *57*, 473 (1967)

STEINKE, J., R. CAMERINI-DAVALOS, A. MARBLE and A. E. RENOLD: Elevated levels of serum ILA as measured with adipose tissue in early untreated diabetes and prediabetes. Metabolism *10*, 707 (1961)

TREVAN, J. W. and BOOCK: The biological standardisation of insulin including reports on the preparation of the international standard and the definition of the unit. (Publication of the league of nations III, Health, III. 7, C. H. 398, p. 47). League of Nations Health Organisation, Genf 1926

VALLANCE-OWEN, J. and B. HURLOCK: Estimation of plasma-insulin by the rat diaphragm method. Lancet *I*, 68 (1954)

– and F. D. W. LUKENS: Studies on insulin antagonism in plasma. Endocrinology *60*, 625 (1957)

– and M. D. LILLEY: An insulin antagonist associated with plasma albumin. Lancet I, 804 (1961)

– E. DENNES and P. N. CAMPBELL: The nature of the insulin antagonist associated with plasma albumin. Lancet *2*, 696 (1958 b)

– E. DENNES and P. N. CAMPBELL: Insulin antagonism in plasma of diabetic patients and normal subjects. Lancet *2*, 336 (1958 a)

DU VIGNEAUD, V., A. FITCH, E. PEKAREK and W. W. LOCKWOOD: The inactivation of cristaline insulin by cystein and glutamin. J. biol. Chem. *94*, 233 (1931)

VILLAR-PALASI, C. and J. LARNER: Insulin treatment and increased UDPG-glycogen transglucosylase activity in muscle. Arch. Biochem. Biophys. *94*, 436 (1961)

WALAAS, E. and O. WALAAS: The effect of noradrenaline and adrenochrome on carbohydrate metabolism of rat diaphragm. Biochim. biophys. Acta *20*, 77 (1956)

WILLEBRANDS, A. F., H. VAN DER GELD and J. GROEN: Determination of serum insulin using the isolated rat diaphragm: The effect of serum dilution. Diabetes *7*, 119 (1958)

– J. GROEN, C. E. KAMMINGA und J. R. BLICKMAN: Quantitative aspects of the action of insulin on the glucose and potassium metabolism of the isolated rat diaphragm. Science *112*, 277 (1950)

WINEGRAD, A. I. and A. E. RENOLD: Studies on rat adipose tissue in vitro. I. Effects of insulin on the metabolism of glucose, pyruvat and acetate. J. biol. Chem. *233*, 267 (1958 a)

– – Studies on rat adipose tissue in vitro. II. Effects of insulin on the metabolism of specifically lebeled glucose. J. biol. Chem. *233*, 273 (1958 b)

– W. N. SHAW, F. D. W. LUKENS and W. C. STADIE: Effects of prolactin in vitro on fatty acid synthesis in rat adipose tissue. J. biol. Chem. *234*, 3111 (1959)

WISEMAN, R. and B. BALTZ: Prevention of insulin-I-131 adsorption to glass. Endocrinology *68*, 354 (1961)

WOODS, M., K. WIGHT, J. HUNTER and D. BURK: Effects of insulin on melanoma and brain metabolism. Biochim. biophys. Acta *12*, 329 (1953)

WRIGHT, P. H.: Plasma-insulin estimation by the rat-diaphragm method. Lancet 2, 621 (1957)
– Plasma-Insulin activity in acromegaly and spontaneous hypoglycemia. Lancet 2, 951 (1960)
YALOW, R. S. and S. A. BERSON: Immunoassay of endogenous plasma insulin in man. J. Clin Invest. *39*, 1157 (1960)

Die radioimmunologische Bestimmung des Insulins

Von F. MELANI, Ulm

I. Einführung
II. Prinzip der radioimmunologischen Methoden
III. Praktische Ausführung der radioimmunologischen Insulinbestimmung
   A. Material
   B. Methodisches Vorgehen
      1. Präparation des ^{131}J-Insulins
      2. Trennung des freien von dem an Antikörper gebundenen ^{131}J-Insulin durch Amberlite
      3. Standardkurve, Empfindlichkeit und Genauigkeit der Methode
      4. Insulinbestimmung im Serum
      5. Andere Trennungsverfahren
IV. Schlußfolgerungen

I. Einführung

Die genaue quantitative Erfassung des Insulins ist für zahlreiche theoretische und praktische Probleme der Diabetologie unerläßlich. Viele Jahre standen nur biologische Methoden zur Verfügung, bei denen Stoffwechseleffekte des Insulins *in vivo* oder *in vitro* ausgenutzt wurden. In-vivo-Verfahren beruhen auf der bekanntesten pharmakologischen Eigenschaft des Insulins, der Blutzuckersenkung nach parenteraler Gabe, und sind noch verhältnismäßig unempfindlich (BORNSTEIN und LAWRENCE, 1951; BAIRD und BORNSTEIN, 1959; ANDERSON, WHERRY und BATES, 1961). Auf kleinere Insulindosen sprechen Methoden an, die sich der Insulinwirkung auf isolierte Gewebe, z. B. der Glukoseaufnahme durch das Rattenzwerchfell oder -fettgewebe (VALLANCE-OWEN, DENNES und CAMPBELL, 1958; GROEN, V. D. GELD, BOLINGER und WILLEBRANDS, 1958) oder der Oxydation von 1-^{14}C-Glucose zu ^{14}CO$_2$ durch Rattennebenhodenfettgewebe (MARTIN, RENOLD und DAGENAIS, 1958; DITSCHUNEIT, CHANG-SU AHN, PFEIFFER und PFEIFFER, 1959), bedienen. Die Einzelheiten und besonderen Probleme der Bestimmung der biologischen Insulinwirkung (ILA = insulin-like-activity) werden im Kapitel S. 41 abgehandelt.

Um von den Unsicherheits- und Störfaktoren der biologischen Meßverfahren unabhängig zu werden, wurde Wege gesucht, das *immunologische* Verhalten des Insulins quantitativ zu erfassen und auszuwerten. Als erste hatten ARQUILLA und STAVITSKY (1956) die Bindung von Insulin an spezifische Antikörper mit Hilfe der Erythrocyten – Agglutination nach Sensibilisierung mit Bidiazobenzidin zur Insulinbestimmung verwendet. Ihre Methode war jedoch sehr unempfindlich, die kleinste meßbare Insulinkonzentration lag bei 25 Millieinheiten/ml.

1959/60 wurde von YALOW und BERSON ein grundlegendes Verfahren beschrieben, das wegen der Verwendung von radioaktiv (^{131}J) markiertem Insulin und Anti-Insulin-Antikörpern als „radioimmunologische Methode" bezeichnet wird. Auf seinem Prinzip beruhen nicht nur die verschiedenen radioimmunologischen Meßmethoden für Insulin, sondern auch für viele andere Proteohormone.

Zahlreiche Befunde sprechen für die Spezifität der radioimmunologischen Methode. Es ist bewiesen, daß:
- im Plasma von pankreatektomierten Hunden kein Insulin nachgewiesen werden kann (GOLDBERG und EGDAHL, 1961; SCHÖFFLING, 1966),
- die Wiedergewinnung des zugesetzten Insulins vollständig ist (YALOW und BERSON, 1960),
- die Verdünnung des Plasmas zur proportionalen Verminderung der Insulinwerte führt (YALOW und BERSON, 1960),
- sowohl das endogene als auch das ^{131}J-Insulin in gleicher Weise von Cystein zerstört, von Cellulose adsorbiert und bei der Ultrazentrifugation sedimentiert werden kann (YALOW und BERSON, 1960),
- exogenes Standardinsulin immunologisch identisch mit endogenem Insulin reagiert (YALOW und BERSON, 1960; GRODSKY und FORSHAM, 1960).

Die radioimmunologische Methode bietet im Vergleich zu den biologischen Meßverfahren nicht nur eine höhere Empfindlichkeit und Genauigkeit, sondern auch die Möglichkeit, an einem Tag zahlreiche Insulinbestimmungen durchführen zu können – ein großer Vorteil für die klinische Verwendbarkeit. Dagegen ist die chromatographische Trennung der ursprünglichen Technik von YALOW und BERSON (1960) bei jeder Ansatzbestimmung für Routineuntersuchungen nicht gut geeignet. Die an diese Methode gebundenen technischen Schwierigkeiten haben ihre Verbreitung limitiert.

In den letzten Jahren wurden von verschiedenen Forschern andere einfache Modifikationen beschrieben, die alle auf dem gleichen Prinzip basieren, sich aber hinsichtlich des Trennverfahrens des freien von dem gebundenen ^{131}J-Insulin unterscheiden (GRODSKY und FORSHAM, 1960; MORGAN und LAZAROW, 1962/63; HALES und RANDLE, 1963; MEADE und KLITGAARD, 1962; MELANI, DITSCHUNEIT, BARTELT, FRIEDRICH und PFEIFFER, 1965; HERBERT, LAU, GOTTLIEB und BLEICHER, 1965; HEDING, 1965).

II. Prinzip der radioimmunologischen Methoden

BERSON und YALOW (1959) hatten beobachtet, daß die Insulinantikörper ^{131}J-Insulin binden können, ohne daß es zu einem Antigen-Antikörper-Präzipitat kommen muß, und daß dieser Bindungskomplex kompetitiv und quantitativ von unmarkiertem Insulin getrennt werden kann.

Die Gleichgewichtsreaktion, in der das nicht markierte Insulin und das ^{131}J-Insulin von den Insulinantikörpern kompetitiv gebunden werden, kann nach YALOW und BERSON (1960) in folgender Weise schematisch dargestellt werden:

Wenn die Konzentrationen des ^{131}J-Insulins und der Antikörper in diesem System konstant und die Konzentrationen des nicht markierten Insulins variabel gehalten werden, ist das Verhältnis des an Antikörper gebundenen (B) und des freien (F) ^{131}J-Insulins (B/F) eine Funktion des nicht markierten Hormons.

Zahlreiche Untersuchungen haben nachgewiesen, daß die biologische und die immunologische Aktivität des Insulins nicht auf dieselben Anteile des Moleküls zurückzuführen sind, wir müssen mit getrennten biologischen und immunologischen Determinenten des Insulinmoleküls rechnen. Diese Beobachtung ist für die Bestimmung von Insulin im Blut mit den „biologischen" und den „immunologischen" Me-

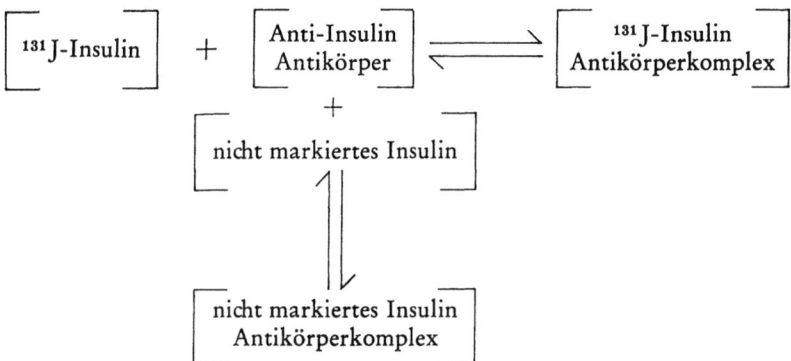

thoden von Bedeutung. So lange das Molekül intakt bleibt und die biologischen und immunologischen Eigenschaften vollständig erhalten sind, sollte man bei der Insulinbestimmung mit verschiedenen Methoden identische Resultate erwarten. Eine Änderung einer dieser beiden Eigenschaften könnte einen Teil der Diskrepanzen der Ergebnisse erklären.

Die Bestimmung von Insulin im Blut mit der radioimmunologischen Methode (immunological reactive Insulin = IRI oder immunologisch meßbares Insulin = IMI) ist jedoch nicht unbedingt mit der biologischen Wirkung des Hormons zu korrelieren.

Es ist bekannt, daß das Carboxyl-Terminale Asparagin bei der A-Kette für die biologische Aktivität des Insulins notwendig ist (WILSON, DIXON und WARDLAW, 1962). Auf der anderen Seite wird die biologische Aktivität des Rinderinsulins ohne diese Gruppe nicht vollständig aufgehoben. In der B-Kette wird für die biologische Aktivität die Aminosäuresequenz der Heptapeptide (nach dem Arginin) verantwortlich gemacht; jedoch haben Unterschiede dieses Anteils in der B-Kette bei Insulinen verschiedener Spezies keinen Einfluß auf die biologische Aktivität des Moleküls gezeigt (CARPENTER, 1966).

Allerdings ist die Tertiär-Struktur des Hormons für die biologische Aktivität wahrscheinlich noch wichtiger als die Primär-Struktur. Eine bestimmte tridimensionale Raumstruktur kann für die biologische Aktivität von fundamentaler Bedeutung sein. Die immunologischen Determinanten des Insulins werden in dem C-Terminale der B-Kette und vor allem in der 8. bis 10. Aminosäure der A-Kette lokalisiert. Untersuchungen von WILSON et al. (1962) haben gezeigt, daß ein hybrides Insulin mit einer A-Kette aus Rinderinsulin und einer B-Kette aus Kabeljauinsulin viel stärker mit einem Antiserum gegen Rinderinsulin reagiert als ein Insulin mit einer A-Kette aus Kabeljauinsulin und B-Kette aus Rinderinsulin.

Seit der Aminosäurenanalyse des Insulins sind Unterschiede in der Primärstruktur zwischen verschiedenen Spezies bekannt (SANGER, 1960; NICOL und SMITH, 1960; ISHIHARA, SAITO, ITO und FUJINO, 1958; YOUNG, 1961).

Unter den Säugetieren weisen die Insuline von Hund, Meerschweinchen und Walfisch dieselbe Aminosäuresequenz auf, während sich die Insuline von Mensch, Schwein, Rind, Schaf, Kaninchen und Ratte in einem oder mehreren Aminosäureresten unterscheiden (Abb. 1). Bestimmte Antiseren können nicht nur Insuline mit verschiedener Aminosäuresequenz differenzieren, sondern auch diejenigen, die die

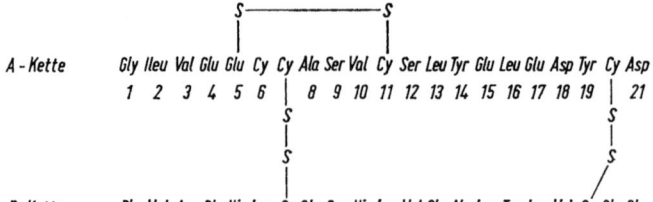

		Mensch	Rind	Hund	Pferd	Schwein	Kaninchen	Ratte	Walfisch
A-Kette	4	Glu	Glu	Glu	Glu	Glu	Glu	Asp	Glu
	8	Thr	Ala	Thr	Thr	Thr	Thr	Thr	Thr
	9	Ser	Ser	Ser	Gly	Ser	Ser	Ser	Ser
	10	Ileu	Val	Ileu	Ileu	Ileu	Ileu	Ileu	Ileu
B-Kette	3	Asp	Asp	Asp	Asp	Asp	Asp	Lys	Asp
	29	Lys	Lys	Lys	Lys	Lys	Lys	Lys	Lys
	30	Thr	Ala	Ala	Ala	Ala	Ser	Ser	Ala

Abb. 1: Struktur des Rinder-Insulins und Strukturvarianten der Insuline verschiedener Spezies

gleiche primäre Struktur besitzen, wie das Walfisch- und Schweineinsulin (BERSON und YALOW, 1959).

Während das Menschen-Anti-Schweine-Insulin-Serum die Insuline von Schwein, Rind und Mensch nicht unterscheiden kann, sind die meisten Antiseren von Diabetikern, die mit einer Mischung von Schweine-Rinder-Insulin behandelt wurden, in der Lage, Schweine- und Rinderinsulin zu differenzieren (BERSON und YALOW, 1963).

Gewöhnlich reagieren Antiseren von mit Rinderinsulin immunisierten Meerschweinchen mit Menscheninsulin schwächer als mit Rinder- oder Schweineinsulin. Im Gegensatz hierzu funktionierte ein Meerschweinchen-Anti-Schweine-Insulin-Serum ähnlich oder sogar identisch mit Menschen- und Schweineinsulin. Die radioimmunologische Bestimmung hat hieraus erheblichen Nutzen gezogen (BERSON und YALOW, 1961). Für die Bestimmung des Insulins im Plasma des Menschen ist es nicht unbedingt erforderlich, daß Menscheninsulin verwendet wird. Das System ^{131}J-Schweineinsulin + Antiserum Anti-Schweine-Insulin kann genau so gut benutzt werden wie z. B. das System Menschen ^{131}J-Insulin + Antiserum Anti-Menschen-Insulin. Die Antikörper reagieren offenbar in beiden Systemen immunologisch identisch.

Theoretisch wäre es zu vermeiden, zur Antikörpergewinnung und als Standardinsulin dasselbe Insulin zu verwenden. Es besteht die Möglichkeit, daß kleine Verunreinigungen in dem kristallinen Insulin zur spezifischen Antikörperbildung führen. In diesem Fall werden die Antikörper mehr Affinität für das Standardinsulin als für das Seruminsulin aufweisen, wodurch für die radioimmunologische Bestimmung Nachteile zu erwarten sind.

Im folgenden wird ein Verfahren zur immunologischen Insulinbestimmung geschildert, das sich in unserem Laboratorium seit Jahren bewährt hat und auf dem von Yalow und Berson (1959) entwickelten Prinzip aufbaut.

Die ursprüngliche Technik nutzte für die Trennung des freien von dem antikörpergebundenen die elektrophoretische Wanderung des an Antikörper gebundenen ^{131}J-Insulins. Sie ist sehr empfindlich, hat jedoch wegen technischer Schwierigkeiten keine große Verbreitung gefunden.

Schon die Markierung des Insulins mit ^{131}Jod (Baumann, Rothschild, Yalow und Berson, 1955; Yalow und Berson, 1960) bei der Anwendung von 30–80 mC ^{131}Jod erfordert spezielle Isotopenlaboratorien. Zudem ist diese Technik wegen der elektrophoretischen Trennung des Bestimmungsansatzes und der planimetrischen Auswertung der Radioaktivitätsgipfel für die Routinebestimmung zu umständlich.

Seit 1963 verwenden wir zur Trennung des freien ^{131}J-Insulins von dem an Antikörper gebundenen Anionenaustauscher (Dowex 1, Amberlite CG 400 I), die nur das freie ^{131}J-Insulin adsorbieren (Meade und Klitgaard, 1962; Melani, Ditschuneit, Ditschuneit, Petzold und Pfeiffer, 1963; Melani, Ditschuneit, Bartelt, Friedrich und Pfeiffer, 1965). Die damit verbundene Vereinfachung der radioimmunologischen Methode zur Insulinbestimmung im Serum ermöglicht die routinemäßige Messung des Hormons in Klinik und Forschung mit hoher Genauigkeit und in minimalen Konzentrationen.

III. Praktische Ausführung der radioimmunologischen Insulinbestimmung

A. Material

1. Antiseren

Zur Gewinnung von Anti-Insulin-Seren werden Meerschweinchen immunisiert. Die Immunisierung der Tiere erfolgte in unserem Laboratorium mit Menschen- (23,5–27 E/mg, Fa. NOVO, Kopenhagen) oder Schweineinsulin (25 E/mg, Fa. NOVO), gemischt mit Freund'schen Adjuvans. In wöchentlichen Abständen injizierten wir viermal subcutan 1 ml einer Emulsion, die sich zu gleichen Teilen aus Insulin-Lösung (30–40 E/ml in 0,03 n HCL) und Bacto Adjuvant Complete H 37 Ra (Difco Laboratories, Detroit, USA) zusammensetzte (Melani et al., 1965).

Alle Seren wurden, in kleinen Portionen aufgeteilt, bei $-20°$ bis zum Gebrauch eingefroren.

Als präzipitierende Meerschweinchen-Gamma-Globuline verwandten wir das Anti-Meerschweinchen-Gamma-Globulin-Kaninchen-Serum von der Sylvana Company, Millburn, New-Jersey.

2. Sephadex

Sephadex G-25 und G-75 (Pharmacia Uppsala, Schweden) läßt man den Vorschriften entsprechend quellen und füllt es in Büretten, die am unteren Ende mit

Glaswolle verschlossen wurden oder in kleine Säulen (Pharmacia Uppsala, Schweden). Vor Gebrauch werden die Säulen mit 0,07 M Veronalnatriumpuffer äquilibriert und mit 1 ml einer 2proz. Albuminlösung gesättigt.

3. Anionenaustauscher

Als Anionenaustauscher wird Amberlite CG-400 I (Serva, Heidelberg) verwendet. Bei Lieferung enthält das Harz als Gegenion Cl. Es wird durch Hydroxylgruppen ersetzt, indem 1 Teil des Harzes mit 8 Teilen (v/v) einer 2 N NaOH 2 Stunden lang verrührt und anschließend über eine Fritte so lange mit aqua destillata gewaschen wird, bis der pH-Wert des Waschwassers unter unter 8 gesunken ist. Der so präparierte Ionenaustauscher wird an der Luft oder in einem Brutschrank (ca. 50° C) getrocknet und verschlossen aufbewahrt.

4. Radiopapierelektrophorese

Die elektrophoretische Trennung der Serumeiweißfraktion erfolgt bei einer Temperatur von 18° auf Papierstreifen der Fa. Schleicher und Schüll Nr. 2043 a Mgl, oder auf Papierstreifen Whatman 3 MM „Chromatograph paper". Die Spannung beträgt 4 V/cm bei 18-Stunden-Elektrophorese und 16 V/cm bei vierstündiger Kurzelektrophorese. Die Proteine werden mit Amidoschwarz angefärbt, die Verteilungen der Radioaktivität des zugesetzten Jod ^{131}-Hormone auf die einzelnen Eiweißfraktionen mit einem Packard aufgezeichnet.

5. Charcoal

Die Mischung Kohle + Dextran wird nach HERBERT et al. (1965) vorbereitet. 14.714 g Natriumbarbitat und 9.714 g Natriumacetat werden bis zu einem Volumen von 500 ml in destilliertem Wasser gelöst. Je 100 ml von diesem Puffer werden 1800 ml (0.85 g/100 ml) und 100 ml 0.1 N HC1 zugegeben (pH der Lösung 7,4). Die Kohle (Charcoal, Norit „A", Amend Drug und Chemical Company, Inc., New York) wird in diesem Puffer suspendiert (5 g Kohle in jeweils 100 ml Puffer). Dextran (dextran 80 mit einem Molekulargewicht von 80 000, von Pharmacie Inc., Uppsala, Schweden) wird dem Puffer zugegeben (0.5 g Dextran in 100 ml Puffer). Die Mischung Dextran + Charcoal (Vol. 1 : 1) wird kurz geschüttelt und dann bei + 4° C aufbewahrt.

6. Cellulose-Pulver

Cellulose-Pulver (Cellulose-Pulver MN 300, Machery, Nagel & Co., Deutschland) wird vor dem Gebrauch 2 Stunden in dest. Wasser (Vol: 1 : 10), dann in 96 %igem Alkohol und nochmals in dest. Wasser gewaschen. Vor Gebrauch wird die Cellulose im Brutschrank getrocknet, fein zerrieben und bei Zimmertemperatur aufbewahrt.

7. ^{131}Jod

Zur Jodierung wird ^{131}J (0,05 ml in NaOH mit einer Gesamtaktivität von 2–4 mC) vom Radiochemical Center Amersham, England, verwendet.

8. Meßapparatur

Die Radioaktivität der Bestimmungsansätze wird in einem Auto-gamma-Spectrometer (Packard) gemessen.

B. Methodisches Vorgehen

1. Präparation ^{131}J-Insulins

a) Vorbemerkung

Zur Markierung von Proteinen mit ^{131}J wurden verschiedene Methoden beschrieben (TAUROG und CHAIKOFF, 1957). Einige von ihnen wurden mit Erfolg zur Markierung von Proteinhormonen verwendet (MCFARLANE, 1958; YALOW und BERSON, 1960; GRODSKY und FORSHAM, 1960; SAMOLS und WILLIAMS, 1961). Einige radioimmunologische Verfahren zur Bestimmung von Insulin, wie die Radiochromatoelektrophorese nach YALOW und BERSON, sind auf ^{131}J-Insulin mit hoher spezifischer Radioaktivität angewiesen. Mit den erwähnten Markierungstechniken kann man eine hohe spezifische Radioaktivität nur bei Verwendung großer Dosen ^{131}J erreichen. Nach der Technik von YALOW und BERSON z. B. sind 30–80 mC ^{131}J in einem flüchtigen Lösungsmittel erforderlich. SAMOLS und WILLIAMS verwenden nach einer Modifikation der Methode von MCFARLANE 10–20 mC ^{131}J-Monochlorid. 1963 beschrieben GREENWOOD, HUNTER und GLOVER eine einfache Methode zur Markierung des Wachstumshormons, die in den letzten Jahren eine große Ausbreitung gefunden hat. Mit dieser Technik ist es möglich, trotz des Arbeitens mit geringer Gesamtaktivität (2–4 mC) Hormone mit hoher spezifischer Radioaktivität (400–100 mC/mg und mehr) zu markieren. Bei der von GREENWOOD et al. für die Markierung von Wachstumshormon beschriebenen Methode wird ^{131}J und das Oxydationsmittel Chloramin T verwendet, das das ^{131}Jodid in atomares ^{131}J umwandelt, das seinerseits die Substitutionsreaktion am Tyrosylrest vollzieht.

Im Laufe der Markierung entstehen durch die energiereiche Strahlung und durch chemische Veränderungen des Hormonmoleküls durch Chloramin T radioaktive Degradationsprodukte. Für die radioimmunologische Bestimmung muß das ^{131}J-Insulin von dieser „unspezifischen Radioaktivität" befreit werden, die nach der Reinigung unter 10% (3–6%) der gesamten Radioaktivität (intaktes Molekül von ^{131}J-Insulin) liegen soll.

Aus der Literatur ist bekannt, daß sowohl die eigentliche β-γ-Strahlung, als auch andere physikalische (UV) und chemische Agenzien, die biologische Aktivität des Insulins vermindern oder sogar zerstören können. Außerdem wurde bereits erwähnt, daß die immunologischen und biologischen Eigenschaften des Hormons nicht auf die gleichen Anteile des Moleküls zurückzuführen sind, so daß nach der Markierung eine Divergenz des biologischen und des immunologischen Verhaltens des Hormons beobachtet werden kann. Steigt die Zahl der ^{131}J-Atome im Insulinmolekül, so vermindert sich entsprechend die biologische Wirkung. Wenn mehr als 2 von 4 Tyrosylresten des Insulinmoleküls mit ^{131}J-Atomen markiert werden, liegt die biologische Aktivität nahe bei Null (IZZO, BALE, IZZO und RONCONE, 1964; ROSA, MASSAGLIA, PENNISI, ROSSI und COZZANI, 1966), die immunologischen Eigenschaften bleiben jedoch erhalten (BERSON und YALOW, 1964). Mit weniger als 2 Atomen von ^{131}J/Hormonmolekül ist die immunologische Aktivität, die die Voraussetzung zu ihrer Anwendung in der radioimmunologischen Methode ist, vollständig erhalten.

VAN DOESBURGH und HAVINGA (1964) haben die Verteilung des ^{131}Jod im Insulinmolekül untersucht. Wenn das Insulin mit 0.8 Atom-Jod an den beiden Tyrosinen der A-Kette (14 und 19) substituiert ist, werden in der A-Kette 34 % an Tyrosin 14 und 52 % an Tyrosin 19 und in der 8-Kette 7 % an Tyrosin 16 und 7 % an Tyrosin 26 gebunden (Abb. 2). Nach ARQUILLA, OOMS und FINN (1966) könnte diese Vorzugslokalisierung des ^{131}Jod die biologische und die immunologische Aktivität des ^{131}J-Insulins herabsetzen; das mit einem Atom ^{125}Jod pro Molekül markierte Insulin soll biologisch inaktiv und von wesentlich herabgesetzter immunologischer Aktivität sein. Bemerkenswert ist jedoch, daß ein leichter Verlust der immunologischen Eigenschaften des ^{131}J-Insulins seine Anwendung in der radioimmunologischen Methode nicht beeinträchtigt. Im System ^{131}J-Insulin + Antikörper-anti-Insulin + nicht markiertes Insulin spielt das ^{131}J-Insulin nur die Rolle des „Tracers". Die Spezifizität und die Genauigkeit der Methode hängt nur vom Vergleich des nicht markierten Insulins der Standardlösungen mit dem Insulin des Serums oder Plasmas ab, die immunologisch identisch reagieren müssen.

Zusammenfassend soll das ^{131}J-Insulin bei der Anwendung in der radioimmunologischen Methode folgende Eigenschaften besitzen:

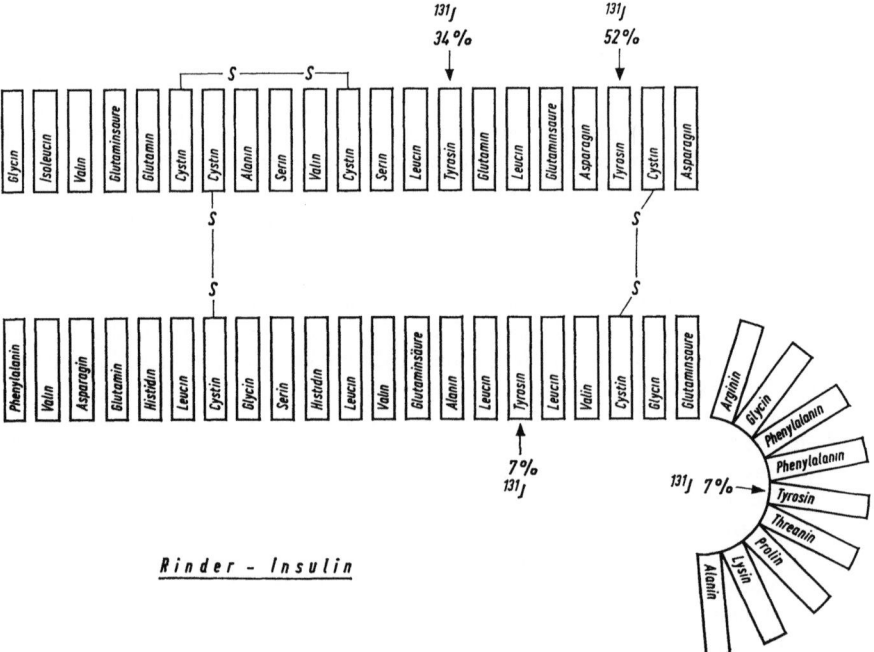

Abb. 2: Verteilung des ^{131} Jod im Insulinmolekül nach VAN DOESBURCH und HAVINGA (1964)

α) Die immunologische Aktivität soll erhalten sein, um mit anti-Insulin-Antikörpern zu reagieren.
β) Eine hohe spezifische Radioaktivität, ca. 200–400 mC/mg, ist für einige Bestimmungsverfahren unentbehrlich (Papierelektrophorese). Daneben gibt es andere Methoden, die bei Gebrauch von ^{131}J-Hormon mit geringer spezifischer Radioaktivität (30–50 mC/mg) schon zufriedenstellende Ergebnisse liefern. In jedem Falle jedoch bringt das Arbeiten mit hoher spezifischer Radioaktivität eine Erhöhung der Empfindlichkeit mit sich.
γ) Der Anteil an „unspezifischer" Radioaktivität muß begrenzt sein.

b) Markierung des Insulins mit ^{131}Jod

In ein Fläschchen, in dem sich 0,05 ml ^{131}Jod (in NaOH) mit einer Gesamtaktivität von 2–4 mC befinden, werden nacheinander mit Mikropipetten eingebracht:
α) 0.025 ml 0.5 M Phosphatpuffer, pH 7,5.
β) 0.025 ml des zu markierenden Insulins in 0.025 ml 0.03 N HCl.
γ) 0,1 mg Chloramin T in 0.025 ml 0.05 M Phosphatpuffer pH 7,5.
10–20 Sek. schütteln.
δ) 0.24 mg Natriumbisulfit in 0.1 ml 0.05 M Phosphatpuffer, pH 7,5.
ε) 2.0 mg Kalium in 0.2 ml 0.05 M Phosphatpuffer pH 7,5.
Der Inhalt wird mit einer Sicherheitspipette abpipettiert, anschließend versetzt man das Fläschchen 2mal mit 0.2 ml Kaliumjodid und bringt die ganze Lösung auf eine G-25 Sephadexsäule. Die Säule (0.8–1.0 10–12 cm) wird vor Gebrauch mit 0.07 M Veronalpuffer pH 8.6 äquilibriert und mit 1–1.5 ml einer 2%igen Albuminlösung gesättigt. Die Elution erfolgt mit 0.07 M Veronalnatriumpuffer von pH 8.6. Die Radioaktivität des fraktioniert in 1 ml-Portionen aufgefangenen Eluats wird fortlaufend mit einem „Auto-gamma-Spectrometer" gemessen. Es ergeben sich dabei 2 Radioaktivitätsgipfel, von denen der erste dem ^{131}J-Insulin und der zweite Gipfel dem niedermolekularen nicht gebundenen ^{131}Jod entsprechen (Abb. 3).

c) Berechnung der spezifischen Radioaktivität des ^{131}J-Insulins

Vor der Markierung wird die Radioaktivität des Fläschchens mit ^{131}Jod gemessen. Die Geometrie des „Auto-Gamma-Spectrometers" wird so geändert, daß die gesamte Radioaktivität (A) ca. $100 \cdot 10^3$ Impulse/Minute beträgt. Nach der Markierung wird auch die gebliebene Radioaktivität des Fläschchens (B), der Sicherheitspipette (C) und der Säule (D) gemessen. Die Radioaktivität des 1. Gipfels (Abb. 3) entspricht dem ^{131}J-Insulin (E), während die Radioaktivität des 2. Gipfels auf dem ^{131}Jod, das nicht reagiert hat, (F) beruht.
Da die Radioaktivität von B+C+D dem an Glas oder an der Säule adsorbierten ^{131}J-Hormon entspricht, entnimmt man von A–F die mC, die an 5 m μg ^{131}J-Insulin gebunden sind.
Zum Beispiel:
Gesamte Aktivität (Fläschchen mit 2 mC ^{131}Jod): 104.000 cpm (A)
Gebliebene Radioaktivität im Fläschchen: 15.500 cpm (B)
Radioaktivität der Sicherheitspipette: 6.800 cpm (C)
Radioaktivität der Säule: 9.000 cpm (D)

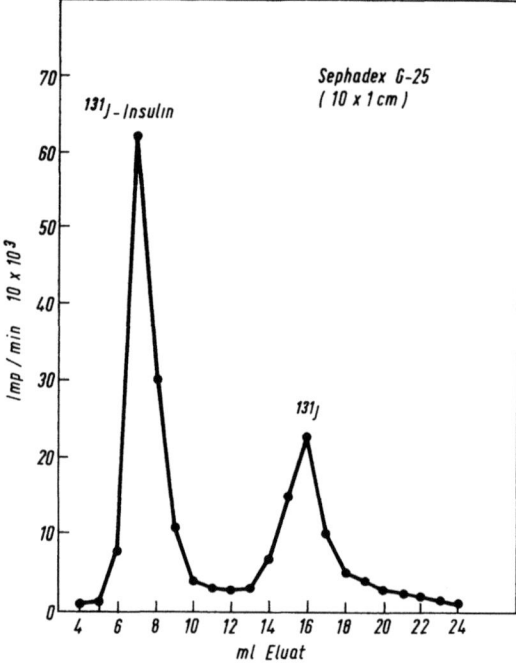

Abb. 3: Trennung von ^{131}J-Insulin und freiem ^{131}Jod durch Säulen-Chromatographie. Der erste Gipfel entspricht dem ^{131}J-Insulin, der zweite dem niedermolekularem ^{131}Jod

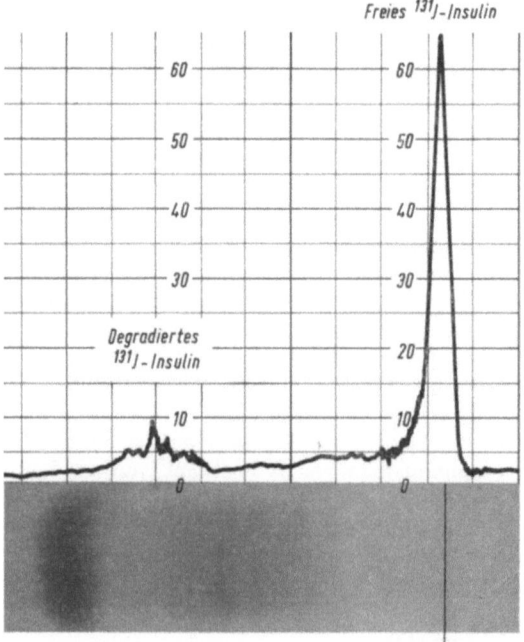

Abb. 4: Elektrophoretogramm eines Normalserums zusammen mit ungereinigtem ^{131}J-Insulin. Der Hauptgipfel der Radioaktivität liegt am Startpunkt und entspricht dem intakten ^{131}J-Insulin, das von der Zellulose des Papierstreifens absorbiert wurde. Ein kleiner Anteil der Radioaktivität wandert dagegen mit den Serumproteinen und entspricht dem degradierten ^{131}J-Insulin

Radioaktivität des 1. Gipfels in 4 ml Eluat (^{131}J-Insulin) 52.000 cpm (E)
Radioaktivität des 2. Gipfels in 4 ml Eluat (^{131}Jod): 16.100 cpm (F)
104.000 (A) = 2 mC ^{131}Jod
104.000 (A) − 16.100 (F) = 87.900 (mC an 5 µg ^{131}J-Insulin)
A : 2 = (A−F) : x
104.000 : 2 = 87.900 : x

$$x = \frac{87.900 \times 2}{104.000} = 1.69 \text{ mC}/5 \text{ µg } ^{131}\text{J-Insulin}$$

d. h.: 0.338 mC/ µg oder 338 mC/mg ^{131}J-Insulin
(B+C+D+E) : 5 µg ^{131}J-Insulin = E : x
87.900 : 5 = 52.600 : x

$$x = \frac{52.600 \times 5}{87.900} = 2.99 \text{ µg}/4 \text{ ml}$$

= 0.747 µg ^{131}J-Insulin/ml

d) Reinigung des ^{131}J-Insulins

Die im Laufe der Markierung entstehenden radioaktiven Degradationsprodukte werden an Serumproteine gebunden, besonders an Globuline. Sie wirken deshalb bei der Insulinbestimmung im Serum als antikörpergebundenes ^{131}J-Insulin und verändern unabhängig von der Antigen-Antikörper-Reaktion das wahre Verhältnis B/F zugunsten von B.

Mit Hilfe der Papierelektrophorese oder der Chromatographiepapierelektrophorese lassen sich diese Degradationspunkte, die „unspezifisch" an Serumproteine gebunden werden, von den intakten ^{131}J-Insulinmolekülen trennen. Während das intakte Hormonmolekül von der Zellulose des Papierstreifens am Startpunkt adsorbiert wird, wandert die „unspezifische" Radioaktivität mit den Serumeiweißfraktionen, vor allem mit den α_2-Globulinen (Abb. 4). Abb. 5 zeigt das Chromatoelektrophoretegramm des ^{131}J-Insulins vor der Reinigung mit Sephadex G-75. Der Hauptgipfel der Radioaktivität liegt am Startpunkt (^{131}J-Insulin an der Zellulose des Papierstreifens adsorbiert), während ein kleiner Anteil der Radioaktivität mit Serumproteinen gewandert ist (degradiertes ^{131}J-Insulin). Nach Inkubation des ^{131}J-Insulins mit anti-Insulin-Serum findet man den Hauptgipfel der Radioaktivität im Bereich der Serumproteine (an Antikörper gebundenes ^{131}J-Insulin).

Bei dem Chromatoelektrophoretegramm lassen sich das degradierte, an Serumproteine adsorbierte, und das an Antikörper gebundene ^{131}J-Insulin nicht unterscheiden (Abb. 5). Das degradierte ^{131}J-Insulin (unspezifische Radioaktivität), wandert am meisten mit den α_2-Globulinen, wie die Papierelektrophoretogramme der Abb. 4 und 6 zeigen.

Zur Reinigung werden 0.2 0.3 ml ^{131}J-Insulin (1. Gipfel des Eluates, Abb 3) mit 0.2–0.3 ml Humanserum inkubiert (MELANI, BARTELT, CONRADS und PFEIFFER, 1966). Zuvor wird zum Schutz des Hormons 0,5 %/o Jodacetamid und zur Sichtbarmachung der Proteine 0.01 %/o Bromphenolblaulösung zugesetzt. Nach 10–15 Min. Inkubation bei + 4° C wird das ^{131}J-Insulin von den Serumproteinen durch eine Sephadex-Säule G-75 getrennt. Die Sephadex-Säule G-75 wird vor dem Gebrauch mit 0.07 M Veronalnatriumpuffer äquilibriert und mit 1 ml einer 2%igen Albuminlösung gesättigt.

Im Eluat (ml) erscheinen zuerst die an Serumprotein gebundenen Degradationsprodukte und anschließend das gereinigte ^{131}J-Insulin (Abb. 7). Inkubiert man dieses gereinigte ^{131}J-Insulin mit Serum, so findet man bei der Papierelektrophorese

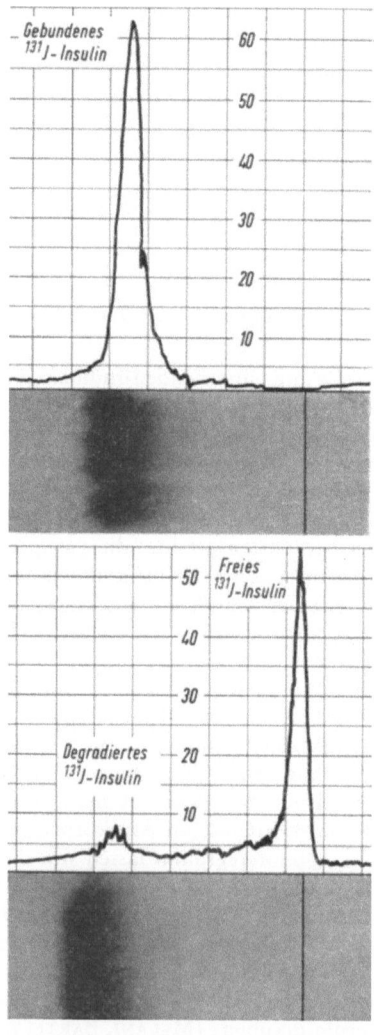

Abb. 5: Chromatoelektrophoretogram eines Normalserums (unten) und eines Meerschweinchen-Anti-Insulinserum (oben) zusammen mit ungereinigtem ^{131}J-Insulin. Im oberen Chromatoelektrophoretogram läßt sich das degradierte ^{131}J-Insulin von dem intakten ^{131}J-Insulin nicht unterscheiden

Praktische Ausführung der radioimmunologischen Insulinbestimmung

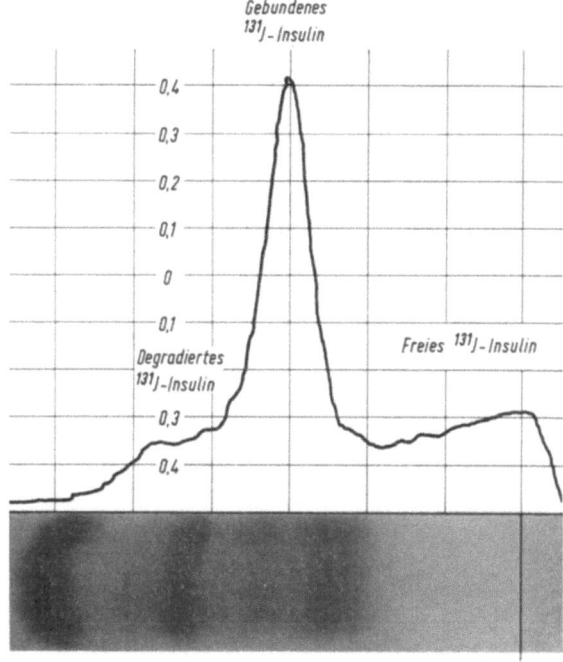

Abb. 6: Papierelektrophoretogram eines Meerschweinchen-Anti-Insulinserum zusammen mit ungereinigtem ^{131}J-Insulin. Das degradierte ^{131}J-Insulin befindet sich im Bereich der α_1 α_2-Globuline

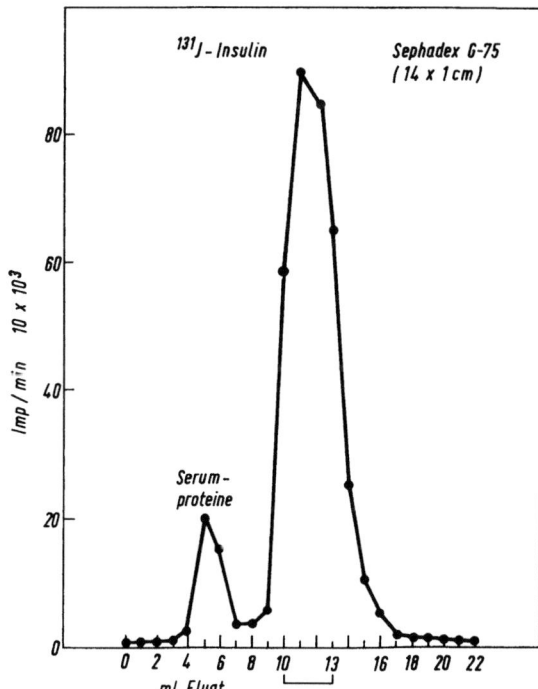

Abb. 7: Reinigung von ^{131}J-Insulin über der Sephadex-Säule. Der erste Gipfel entspricht den an Serumproteine gebundenen Degradationsprodukten, der zweite dem ^{131}J-Insulin

nur einen scharfen Radioaktivitätsgipfel (Abb. 8). Nach der chromatographischen Reinigung beträgt der Prozentsatz der Degradationsprodukte ca. 3–5 % der gesamten Radioaktivität.

2. Trennung des freien von dem an Antikörper gebundenen ^{131}J-Insulin ^{131}J-Insulin durch Amberlite

Zur Adsorption des freien Insulins ist das Amberlite CG-400 I viel geeigneter als Dowex 1. In nicht proteinhaltigen Lösungen kann man Amberlite auch in der

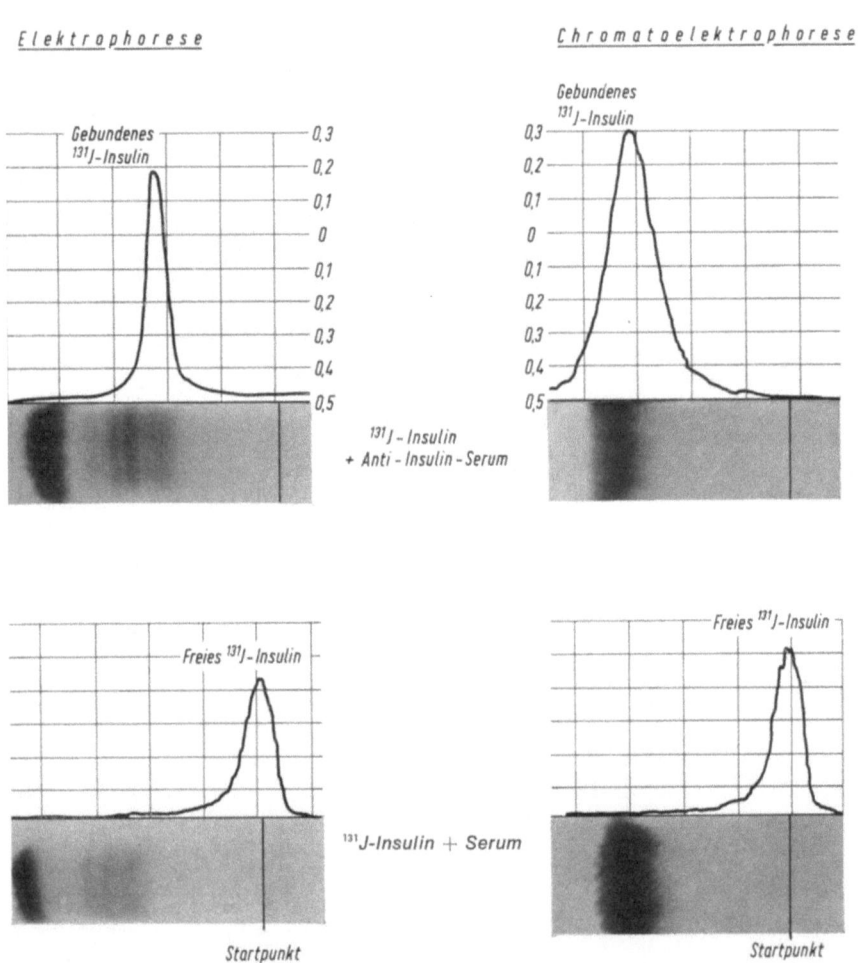

Abb. 8: Papierelektrophoretogramm (links) und Chromatoelektrophoretogramm (rechts) eines Normalserums (unten) und eines Meerschweinchen-Anti-Insulinserums (oben) zusammen mit dem über der Sephadex-Säule gereinigten ^{131}J-Insulin

Chloridform verwenden; in proteinhaltigen Lösungen (Albumine, Serumproteine) reagiert das Amberlite mit dem Gegenion OH⁻ viel aktiver.

Das Amberlite CG-400 I liegt in der Chloridform (Cl⁻) vor und muß vor Gebrauch in die OH⁻-Form übergeführt werden. 1 Teil Amberlite wird mit 8 Teilen 2ⁿ NaOH gemischt und nach 2stündigem Rühren mit aqua dest. so lange gewaschen, bis der pH-Wert des Waschwassers einen pH um 7–7.5 aufweist. Das derart präparierte Amberlite wird an der Luft oder in einem Brutschrank (ca. 50° C) getrocknet und bis zum Gebrauch verschlossen aufbewahrt.

Die Arbeitsweise des Trennverfahrens mit Amberlite ist in Abb. 9 schematisch dargestellt.

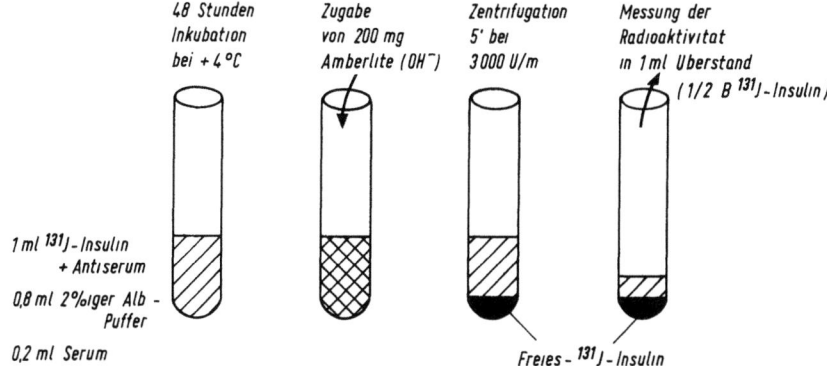

Abb. 9: Schematische Darstellung der Arbeitsweise der Amberlite-Methode

Zur Insulinbestimmung in Seren oder in Standardlösungen werden in Wassermannröhrchen folgende Lösungen einpipettiert:
1 ml Standardinsulinlösungen aus kristallinem Menscheninsulin mit einer Endkonzentration von 2.5–5.0–10.0–25.0–50.5 µE/ml oder Serum 1 : 10 verdünnt.
1 ml Pufferlösung mit 4–8 µE ¹³¹J-Menscheninsulin und Meerschweinchen-Anti-Menschen-Insulin-Serum 1 : 10.000 verdünnt.
Alle Lösungen wurden in Veronalnatriumpuffer 0.1 M pH 8.6 mit 2 % Rinderalbumin, 0.5 % Jodacetamid und 0.01 % Merthiolat versetzt.
Die Bestimmungsansätze werden 3 Tage bei 4° C aufbewahrt; anschließend setzt man, nach Ermittlung der Gesamtaktivität (20.000 cpm) 200 mg Amberlite in der OH⁻-Form zu und schüttelt die Röhrchen 40 Minuten lang. Geschüttelt wird mit einem Schüttelgerät (ca. 120 pm) bei Zimmertemperatur. Nach kurzem Zentrifugieren wird die Radioaktivität von 1 ml des Überstandes in einem Auto-Gamma-Spectrometer gemessen. Sie entspricht der Hälfte des an Antikörper gebundenen ¹³¹J-Insulins (½ B). Das freie Insulin bleibt am Amberlite gebunden (Abb. 10). Durch Subtraktion des gebundenen Insulins (½ B × 2) von der Gesamtaktivität des Bestimmungsansatzes erhöht sich der Wert des freien ¹³¹J-Insulins. Dies läßt sich auch direkt durch Bestimmung der Radioaktivität des Amberlites (beim Waschen bleibt das freie ¹³¹J-Insulin fest an dem Anionenaustauscher gebunden) ermitteln.

Für die Aufstellung von Eichkurven kann man als Parameter das gebundene Insulin (am einfachsten), das freie Insulin (noch 2 × mit Puffer waschen und zentrifugieren) oder auch den Quotienten B/F verwenden.

Die Adsorptionskapazität von 200 mg Amberlite ist begrenzt, aber diese Menge bedeutet schon einen Überschuß für die kleinen Konzentrationen von markiertem (8–18 μE) und unmarkiertem Insulin (Standardinsulinlösung bis 50 μE/ml). Die Begrenzung dieser Kapazität bei 50–100 μE/Insulin/ml könnte die Ergebnisse verfälschen, d. h. bei einer relativ großen Konzentration von Insulin (50–100 μE/ml) in dem Bereich unserer Standardkurve könnte man einen niedrigen Wert von gebundenem ^{131}J-Insulin (B) nur deswegen erhalten, weil das nicht markierte Insulin die Bindungskapazität des Amberlites gesättigt hat.

Abb. 10 zeigt aber, daß die Menge von 200 mg Amberlite, die wir verwenden, ausreicht, um das gesamte Insulin 8–18 μE ^{131}J-Insulin, d. h. 108–118 μE zu binden. Standardinsulinlösungen mit der gleichen Konzentration der Eichkurve (A) der Abb. 10 wurden 10 Minuten lang mit 200 mg Amberlite geschüttelt und dann, ebenso wie für die Ansätze der Eichkurve, mit Antiseren angesetzt. Alle 5 Ansätze von B haben die gleichen Werte wie der Null-Wert der Eichkurve A, weil das gesamte Insulin der Standardlösungen beim ersten Schütteln mit 200 mg Amberlite adsorbiert wurde. Eine vollständige Trennung gleicher Insulinkonzentrationen hat man auch mit 150 mg Amberlite erzielt.

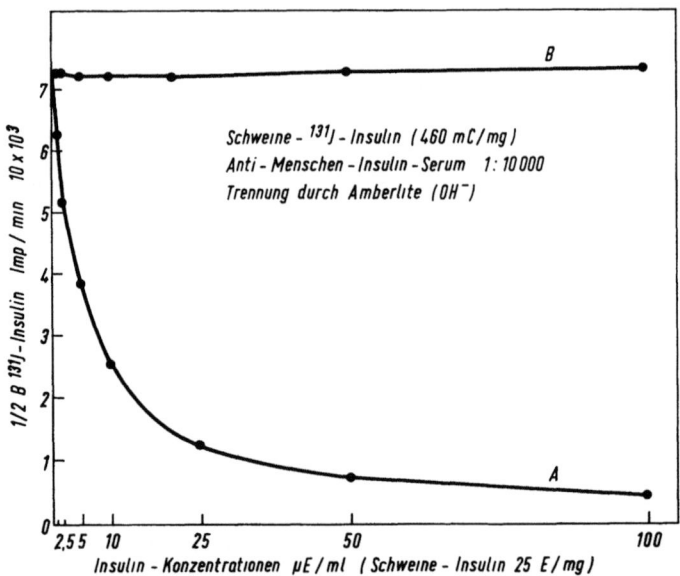

Abb. 10: Verlauf einer typischen Standardkurve (A). Standardinsulinlösungen mit der gleichen Konzentration der Eichkurve A wurden 10 Min. lang mit 200 mg Amberlite geschüttelt. Alle 7 Ansätze von B haben die gleichen Werte wie der Null-Wert der Eichkurve A, weil das gesamte Insulin der Standardlösung bei dem ersten Schütteln mit 200 mg Amberlite vollständig adsorbiert wurde

Da die von uns gewählte Menge von 200 mg Amberlite einen Überschuß bedeutet, ersparen wir uns das genaue Abwiegen. Es empfiehlt sich die Verwendung eines Meßbechers, der ca. 200 mg faßt und die schnelle Abmessung zahlreicher Proben gestattet. Kleine Differenzen der zugesetzten Menge an Amberlite ($\pm$ 30 mg oder mehr) haben kleinen Einfluß auf die Genauigkeit der Bestimmung.

3. Standardkurve, Empfindlichkeit und Genauigkeit der Methode

a) Vorbemerkung

Es gibt verschiedene Gründe, die eine hohe Empfindlichkeit der Methode erforderlich machen. Zunächst muß die geringe Konzentration des Hormons im peripheren Blut berücksichtigt werden. Weiter ist die Bestimmung im unverdünnten Serum unzuverlässig. Um die Degradierung von ^{131}J-Insulin zu vermeiden, muß das Serum 1 : 10 oder 1 : 20 verdünnt werden. Bei höheren Konzentrationen (Serum 1 : 4 oder 1 : 2) wird das ^{131}J-Insulin zum Teil degradiert, und die Degradationsprodukte binden sich an die Proteine. Dies führt zu falschen Ergebnissen (unspezifische Verschiebung des Verhältnisses B/F unabhängig von der Antigen-Antikörper-Reaktion). Unter Degradationsprodukten oder „unspezifischer Radioaktivität" versteht man degradiertes ^{131}J-Insulin, das nicht mehr mit Antikörpern reagiert. Dieser Vorgang ist zum Teil auf die Reduktion der S-S-Brücke zurückzuführen. Die Degradationsprodukte entstehen einerseits bei der Markierung des Hormons mit ^{131}Jod. Sie müssen durch die Reinigung mittels Sephadex entfernt werden. Andererseits führt die Inkubation mit dem Serum bei der Insulinbestimmung zur Degradation. Zusatz von Jodacetamid (BERSON und YALOW, 1964) oder Verdünnung des Serums können den Prozeß vermeiden oder zumindest einschränken. Nach unserer Erfahrung ist das Serum 1 : 10 verdünnt nicht schädlicher als der 1- bis 2 %ige Albumin-Puffer. Eine solche Serumverdünnung erfordert aber eine 10- bis 20fach höhere Empfindlichkeit der Standardkurve, um die Insulinkonzentration zu erfassen.

Die Empfindlichkeit und Genauigkeit der radioimmunologischen Methode ist besonders von 3 Faktoren abhängig:
Der „Energie" des Antiserums.
Der Konzentration des ^{131}J-Insulins.
Dem initialen Verhältnis von B/F.

b) Die Aufstellung der Standardkurve

Bei der Gleichgewichtsreaktion, durch die das ^{131}J-markierte und das nicht markierte Insulin von spezifischen Antikörpern kompetitiv gebunden werden, ist das Verhältnis B/F oder der Prozentsatz des gebundenen ^{131}J-Insulins bei konstanter Konzentration des ^{131}J-Insulins und der Antikörper eine Funktion des nicht markierten Hormons. Trägt man auf die Abzissen die Konzentrationen des unmarkierten Insulins und auf die Ordinaten das Verhältnis B/F oder den Prozentsatz des gebundenen ^{131}J-Insulins auf, zeigt die Standardkurve einen hyperbolischen Verlauf (Abb. 11).

Bei den Amberlite-Trennverfahren ist es einfacher, statt des Verhältnisses B/F das an Antikörper gebundenen ^{131}J-Insulins (B) als Parameter zu benutzen. In

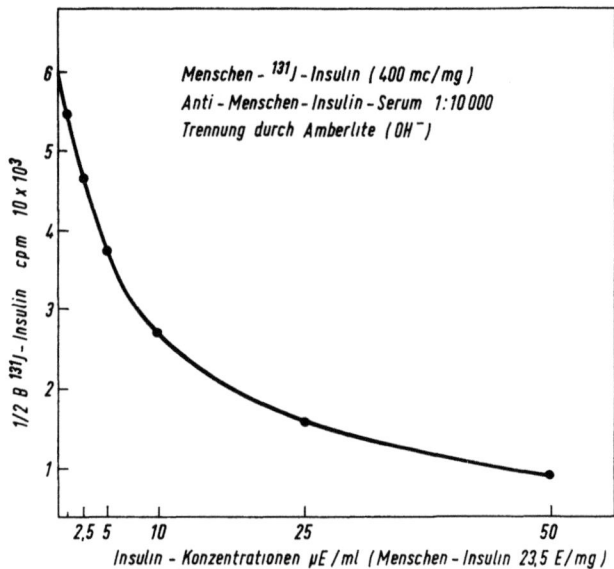

Abb. 11: Verlauf einer typischen Standardkurve. Die Empfindlichkeit beträgt 1–2 µE Insulin

Abb. 11 sind auf die Abzissen die Konzentrationen von nicht markiertem Insulin und auf die Ordinaten die Hälfte des an Antikörper gebundenen ^{131}J-Insulins ($^{1}/_{2}$ B = 1 ml Überstand nach Zusatz von 200 mg Amberlite und nach Zentrifugieren) aufgetragen.

Eine lineare Darstellung der Standardkurve gewinnt man nach HALES und RANDLE (1963) wenn auf der Ordinate das Verhältnis der Radioaktivität der Null-Probe (R_0 = ^{131}J-Insulin + Antikörper ohne unmarkiertes Insulin) mit der Radioaktivität des Standard-Insulins (R_1 = ^{131}J-Insulin + Antikörper + unmarkiertes Insulin) registriert wird (Abb. 12).

Die verwendete ^{131}J-Insulin-Konzentration in Abb. 12 entspricht dem Punkt, in dem die Linie bei der Extrapolation die Abzisse schneidet. Die Konzentration des ^{131}J-Insulins kann mit folgender Formel berechnet werden:

$$m\mu g\ ^{131}\text{J-Insulin} = m\mu g\ \text{Insulin} \frac{(R_1)}{R_0 - R_1}$$

Wenn die Konzentration von ^{131}J-Insulin bekannt ist, kann man die unbekannte Konzentration des Serums auch ohne Standardkurve theoretisch errechnen. Angenommen, die verwendete Konzentration des ^{131}J-Insulins = 10 µE/ml, so gilt:

$$\text{Serum Insulin (µE/ml)} = 10 \left(\frac{R_0}{R_s} - 1 \right)$$

Hierbei bedeuten R_0 = Radioaktivität bei der Nullprobe
(^{131}J-Insulin + Antikörper) und
R_s = Radioaktivität bei der Serumprobe
(^{131}J-Insulin + Antikörper + Serum).

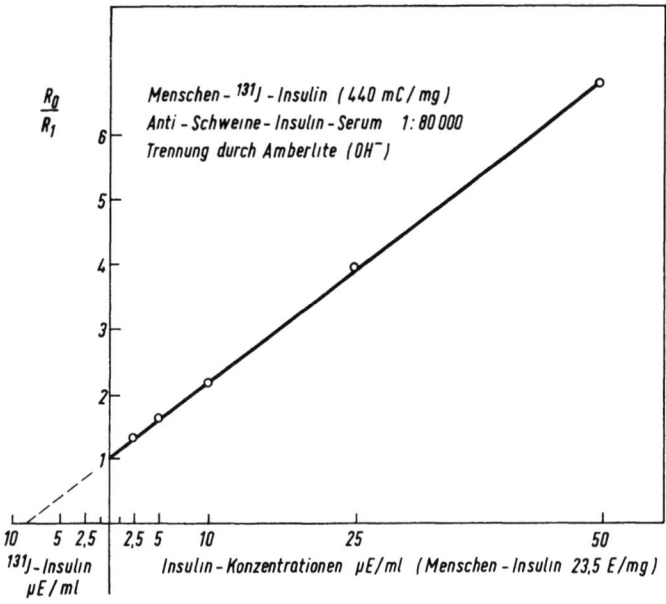

Abb. 12: Lineare Darstellung einer typischen Standardkurve. $R_0 = {}^{131}$J-Insulin + Antiserum, $R_1 = {}^{131}$J-Insulin + Antiserum + unmarkiertes Insulin

Diese lineare Darstellung der Standardkurve nach der Formel von HALES und RANDLE und die theoretische Berechnung der Konzentration des Seruminsulins ist jedoch nur dann möglich, wenn:
1. das ^{131}J-markierte und das nicht markierte Insulin
im System immunologisch identisch reagieren,
2. die Bindung des Insulins an Antikörper konstant bleibt.

c) *Die Energie der Antikörper-Bindung*

Wenn AG und AK den molaren Konzentrationen des Antigens (Insulin) bzw. der Antikörper (Anti-Insulin-Antikörper) entsprechen und AG AK der molaren Konzentration des an Antikörper gebundenen Insulins, kann die initiale Antigen-Antikörper-Reaktion nach BERSON und YALOW in den folgenden Gleichungen ausgedrückt werden:

$$[AG] + [AK] \underset{K_2}{\overset{K_1}{\rightleftarrows}} [AGAK]$$

$$K = \frac{k}{k_1} = \frac{[AGAK]}{[AG][AK]}$$

wobei K die Gleichgewichtskonstante und k und k_1 die Geschwindigkeitskonstanten der beiden Reaktionen darstellen. Die Gleichgewichtskonstante K ist auf den standardfreien Energieaustausch (Δ F°) der Reaktion zurückzuführen, und beide, Δ F° und K, sind von der Temperatur (umgekehrt proportional) abhängig.

Der standardfreie Energieaustausch (Δ F°), der zur Bildung des Antigen-Antikörper-Komplexes führt, ist für den initialen Abfall von B/F der Standardkurve verantwortlich, der wiederum für die Empfindlichkeit der radioimmunologischen Methode von Bedeutung ist.

Antiseren, die von verschiedenen Tieren unter denselben Bedingungen gewonnen wurden, reagieren mit dem gleichen Insulin mit verschiedener Energie. Es ist somit erforderlich, die einzelnen Antiseren zu testen. Die Konzentration oder der Titer der Antiseren ist praktisch ohne Bedeutung, auf ihrer Basis kann ein Antiserum nicht ausgewählt werden. Um die „Energie" eines Antiserums zu testen, sind jedoch besondere kinetische Untersuchungen unnötig. Man stellt den initialen Abfall von B/F nach Zusatz einer Standardkonzentration von nicht markiertem Insulin fest. Wie Abbildung 13 zeigt, ist der Abfall von B/F nach Zugabe von 0.2 mµg Insulin für jedes Antiserum verschieden. Diejenigen Antiseren, die bei Meerschweinchen nach Immunisierung mit Schweine- oder Menscheninsulin erzeugt wurden, unterscheiden sich nicht nur im Titer, sondern auch in der Energie voneinander. Das Antiserum 2 z. B. (2. v. o. der Abb. 13) hat einen hohen Titer (1 : 100.000), aber

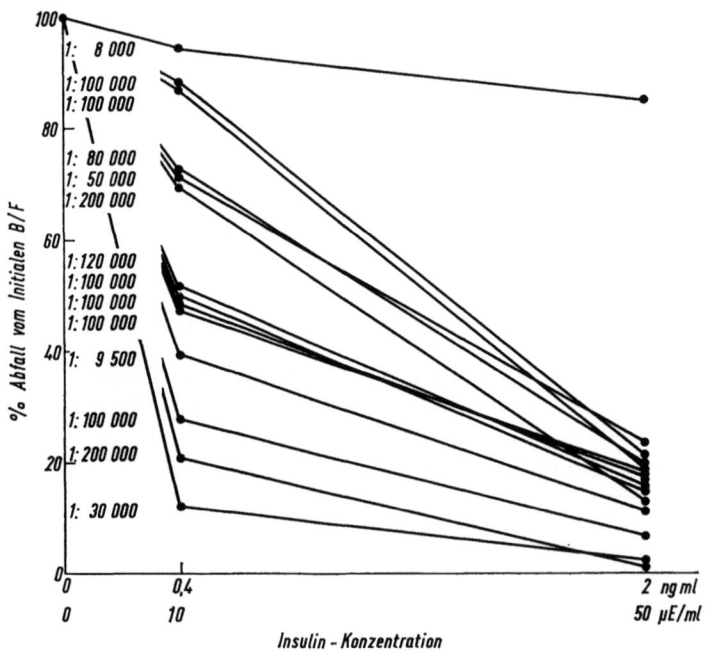

Abb. 13: „Energie" oder „Avidität" von verschiedenen Antiseren. Jedes Antiserum wurde so verdünnt, daß ca. 70 %/o des markierten Insulins an Antikörper gebunden war (= 100 %/o)

wenig Energie, so daß der Abfall von B/F nach Zusatz von 0.2 mμg Insulin kaum nachzuweisen ist. Dieses Antiserum ist trotz seines hohen Titers für die radioimmunologische Methode nicht geeignet. Es gibt also für jedes Antiserum einen „Grenzwert" der Insulinkonzentrationen, der erfaßt werden kann. Er entspricht der kleinsten Insulinkonzentration, die in der Lage ist, einen statistisch signifikanten Abfall von B/F hervorzurufen.

d) Die Konzentration des ^{131}J-Insulins

Ein anderer Faktor, der für die Empfindlichkeit der Methode eine große Rolle spielt, ist die Konzentration des markierten Insulins. Je kleiner die Konzentration des ^{131}J-Insulins ist, um so empfindlicher ist die Methode. Die Verwendung einer kleinen Konzentration (5–10 μE) des Hormons ist aber nur dann möglich, wenn die spezifische Radioaktivität sehr hoch ist.

Abb. 14 zeigt die Bedeutung der Konzentration des ^{131}J-Insulins für die Empfindlichkeit der Standardkurve. Es wurden 0.2 mμg ^{131}Insulin verwendet, von dem bei der Null-Probe (^{131}Insulin + Antiserum) 60 % an Antikörper gebunden waren. Nimmt man 0.8 mμg ^{131}Insulin, so liegt der Wert von B unter der kleinsten Standardinsulinkonzentration und kann nicht mehr erfaßt werden.

e) Das initiale Verhältnis B/F

Auch das initiale Verhältnis B/F, d. h. das Verhältnis B/F bei der Null-Probe (^{131}J-Insulin + Antiserum), beeinflußt die Genauigkeit der Standardkurve. Zur

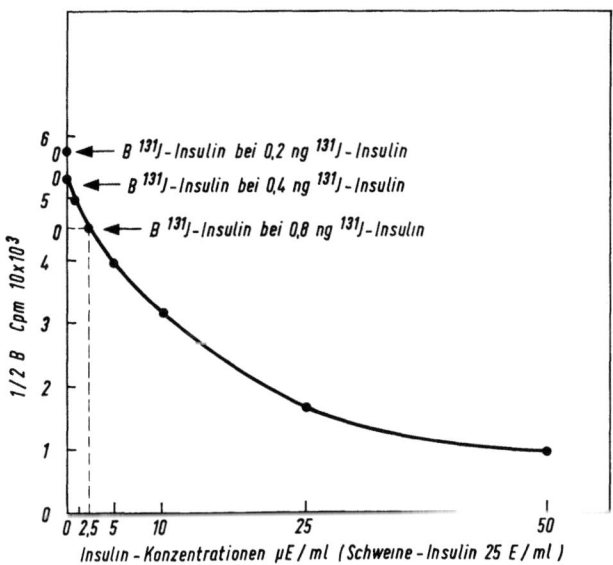

Abb. 14: Einfluß der Konzentration von ^{131}J-Insulin auf die Empfindlichkeit der Standardkurve. Eine Erhöhung der Konzentration des ^{131}J-Insulin führt bei konstanter Antikörperkonzentration zu einer Herabsetzung der Empfindlichkeit

Aufstellung der Standardkurve ist es günstig, mit einem Verhältnis von B/F bei der Null-Probe von ungefähr 1.5 zu arbeiten, in dem 60 % des ^{131}J-Insulins an Antikörper gebunden sind.

Wie die Tabelle mit einem theoretischen Beispiel zeigt, ist ein Abfall von B/F von 1.5 bis 0.5 günstiger als von 9 bis 3. Bei dem gleichen Abfall von B/F ($^1/_3$ des initialen Wertes) ist die Differenz im Prozentsatz des gebundenen ^{131}J-Insulins ausgedrückt, größer (26,7 % bzw. 15 %) (vgl. Tab. 1).

Wenn man diese Voraussetzungen berücksichtigt, d. h. eine kleine Konzentration von ^{131}J-Insulin, ein Antiserum mit hoher Energie verwendet werden können und ein ideales Verhältnis von B/F vorliegt, sind sowohl die Empfindlichkeit als

Tab. 1: Einfluß des initialen B/F (Verhältnis zwischen dem antikörpergebundenen und freien ^{131}J-Insulin) auf die Genauigkeit der Standardkurve (hypothetisches Beispiel). Ein Abfall von B/F von 9 bis 3 entspricht in % von gebundenem ^{131}J-Insulin einem Abfall von 90 % bis 75 %. Eine Änderung des initialen B/F in derselben Größe ($^1/_3$), aber von 3 auf 1, entspricht einem Abfall von 75 % bis 50 % des gebundenen ^{131}J-Insulin. Bei dem ersten Beispiel beträgt die Differenz 15 %, bei dem zweiten 25 %

B/F	% von gebundenem ^{131}J-Insulin	Imp./Min. B/F
9,0	90,0	27,000 / 3,000
4,0	80,0	24,000 / 6,000
3,0	75,0	22,500 / 7,500
2,0	66,5	20,000 / 10,000
1,5	60,0	18,000 / 12,000
1,0	50,0	15,000 / 15,000
0,5	33,3	10,000 / 20,000
0,25	16,6	5,000 / 25,000

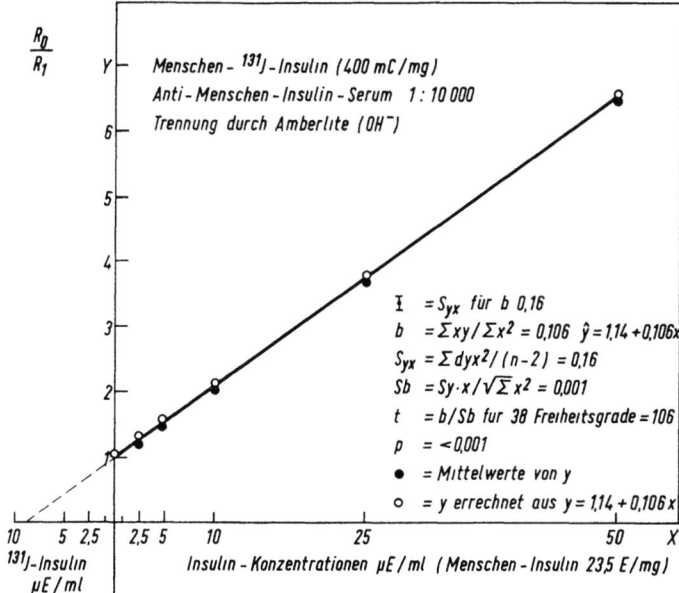

Abb. 15: Genauigkeit der Standardkurve bei 8-fach Bestimmung. $R_0 = {}^{131}$J-Insulin + Antiserum + unmarkiertes ^{131}J-Insulin

auch die Genauigkeit der radioimmunologischen Verfahren sehr hoch. Abb. 15 zeigt die Genauigkeit einer Standardkurve, in 8facher Bestimmung durchgeführt, bei der der Regressionskoeffizient

$$b = \frac{xy}{x^2} = 0.106 \text{ für } y = 1.14 + 0.106$$

$$Syx = \frac{dyx^2}{(n-2)} = 0.16$$

$$S_b = \frac{Syx}{x^2} = 0.001 \text{ beträgt.}$$

Entsprechend dem Student-Test $t = \frac{b}{S_b}$ für 38 Freiheits- = 106 beträgt $p < 0.001$.

4. Insulinbestimmung im Serum

Die Konzentration des Insulins im Serum liegt in der Größenordnung von 0.2 bis 1 µg/ml (5–25 µE/ml). Um die Degradation des ^{131}J-Insulins zu vermeiden, wird das Serum 1 : 10 verdünnt, wobei die Methode eine Empfindlichkeit von ungefähr 0.02–0.1 µg (0.5–2.5 µE) erreichen muß. Selbstverständlich ist es auch möglich, mit größeren Serumkonzentrationen zu arbeiten. In diesem Fall ist die

Bestimmung aber ungenauer, da ein größerer Teil des ^{131}J-Insulins degradiert wird. Wenn man von Degradationsprodukten spricht, muß man unterscheiden zwischen:
1. Den Degradationsprodukten, die bei der Markierung des Hormons mit ^{131}Jod entstehen,
2. den Degradationsprodukten, die sich während der Inkubation des ^{131}J-Insulins mit dem Serum oder Plasma bilden.

Sie binden sich unspezifisch (in Abwesenheit von spezifischen Antikörpern) an Serumproteine und wirken bei der Insulinbestimmung als antikörpergebundenes ^{131}J-Hormon, so daß das wahre Verhältnis B/F zugunsten von B verändert wird. Die bei der Markierung durch die Strahlung und andere chemische Alterationen des Hormonmoleküls entstehenden radioaktiven Degradationsprodukte können durch Sephadex-Säulenchromatographie entfernt werden. Nach der Reinigung liegt die Konzentration dieser „unspezifischen Radioaktivität" unter 6% der gesamten Radioaktivität.

Die Verteilung der unspezifischen Radioaktivität auf Amberlite und den Überstand ändert sich mit der Konzentration des Albumins oder der Serumproteine im Lösungsmittel. Bei Gebrauch eines Puffers ohne Albumin oder mit geringer Albuminkonzentration (0.2–0.5 %) werden die Degradationsprodukte zum größten Teil von dem Harz adsorbiert (Abb. 16). Steigt die Albuminkonzentration im Puffer, so nimmt die Radioaktivität im Überstand zu. Mit einer Albuminkonzentration von 2–4 % erreicht die Adsorption einen Grenzwert, der durch weitere Zugabe von Albumin nicht mehr deutlich überschritten wird. Mit 1 : 4 verdünntem Serum sind praktisch alle Spaltprodukte an Proteine adsorbiert und können somit als konstanter Faktor im Überstand gehalten werden.

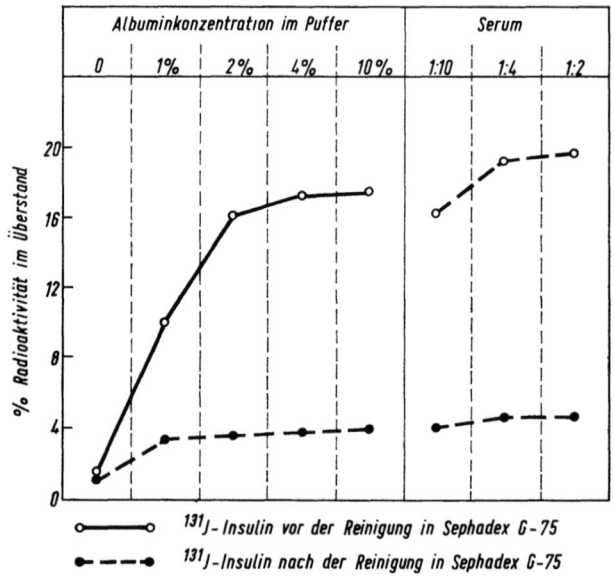

Abb. 16: Einfluß der Albumin- und Serumkonzentration auf die Konzentration der Radioaktivität im Überstand (degradiertes ^{131}J-Insulin)

Mit einem hoch gereinigten ^{131}J-Insulin wird, wie Abbildung 16 zeigt, das freie ^{131}J-Insulin auch bei einer Albuminkonzentration von 10 : 4 vom Amberlite völlig adsorbiert. Das Albumin oder die Serumproteine verringern nicht die Adsorption des ^{131}J-Insulins an Amberlite. Die Radioaktivität, die nach Zentrifugieren im Überstand bleibt, ist nur auf die an Proteine adsorbierten Bruchteile des ^{131}J-Hormonmoleküls zurückzuführen.

Ein anderer Teil des ^{131}J-Insulins wird während der erforderlichen 2- bis 3tägigen Inkubation der Serumansätze in Abhängigkeit von der Serumkonzentration degradiert. Diese „incubation damage" läßt sich durch Zugabe von Jodacetamid in einer Konzentration von 0.5 % und vor allem durch die starke Verdünnung des Serums verringern.

Um den Prozentsatz des degradierten ^{131}J-Hormons genau auszurechnen, sind bei jedem Bestimmungsansatz bestimmte Kontrollen erforderlich, bei denen die gleiche Konzentration des markierten Insulins allein mit Puffer und mit Serum inkubiert werden:

Insulinbestimmung	4–6 µE ^{131}J-Insulin + Serum 1 : 10 verdünnt + Anti-Insulin-Serum (Albumin-Puffer 2 %)	2 ml
Puffer-Kontrolle (P)	4–6 µE ^{131}J-Insulin + Puffer (Albumin 2 %)	2 ml
Serum-Kontrolle (S)	4–6 µE ^{131}J-Insulin + Serum 1 : 10 verdünnt + Puffer (Albumin 2 %)	2 ml

Unter diesen Umständen, also bei Verwendung von 2 % Albumin-Puffer und 1:10 verdünntem Serum, liegt der Prozentsatz der Radioaktivität im Überstand nach 3tägiger Inkubation sowohl bei der Puffer-, als auch bei der Serumkontrolle unter 10 % der gesamten Radioaktivität; d. h. die Menge des ^{131}J-Insulins, die nach der Inkubation mit dem Serum degradiert wird, ist größer als wenn das ^{131}J-Insulin mit 2 %igem Albumin-Puffer inkubiert wird.

Die Voraussetzungen für die radioimmunologische Bestimmung von Insulin im Serum nach dem Amberlite-Trennverfahren kann man folgendermaßen zusammenfassen:

Radioaktivität im Überstand nach Zugabe von 200 mg Amberlite (0.05 bis 0.2 mµg ^{131}J-Insulin):

2 % Albumin-Puffer (P-Kontrolle)	4–8 %
2 % Albumin-Puffer + Serum 1 : 10 (S-Kontrolle)	4–8 %
2 % Albumin-Puffer + Anti-Insulin-Serum (O-Kontrolle)	60–75 %

Wie bereits erwähnt, muß das als Standard verwendete Insulin und das Seruminsulin dem Antiserum gegenüber immunologisch identisch reagieren. Abb. 17 zeigt, daß die verschiedenen Konzentrationen des exogenen (Menscheninsulin) und des endogenen (Menschen-Serum-Insulin) eine völlig identische Kurve ergeben. Wenn auf den Abzissen (Abb. 18) die Verdünnung des Serums und auf den Ordinaten die im Serum gemessenen Insulinkonzentrationen aufgetragen werden, fallen die

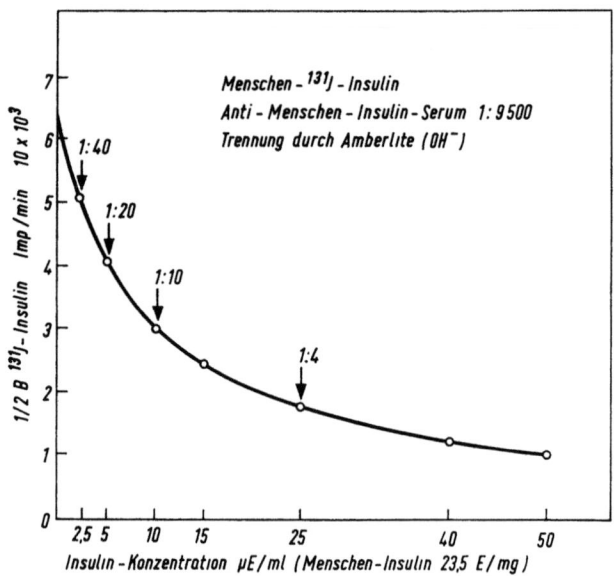

Abb. 17: Einfluß der Serumverdünnung auf die Insulinkonzentration. Die Kurven des Standard- und des Seruminsulins verlaufen völlig parallel

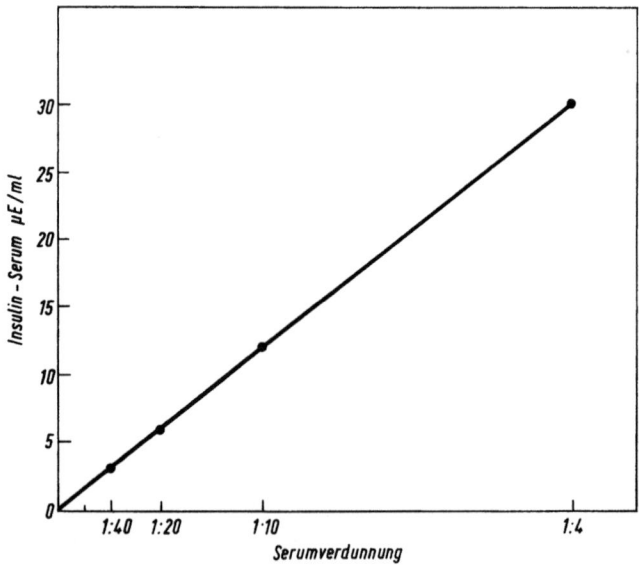

Abb. 18: Immunologische Identität zwischen Serum und Standardinsulin (menschliches Insulin). Die den Serumverdünnungen entsprechenden Insulinwerte fallen auf die Diagonale des Koordinatensystem der Abbildung

bei den Serumverdünnungen entsprechenden Insulinwerte auf die Diagonale des Koordinatensystems.

Die Insulinbestimmungen werden meistens in aufgetautem tiefgefrorenen Seren (−20° C) ausgeführt. Das Einfrieren hat auf die Insulinkonzentration keinen Einfluß (MELANI, 1968).

Die Genauigkeit und die Zuverlässigkeit der Methode wird bei mehrfacher Wiederholung der Insulinbestimmung bestätigt. Bei 22 über den Zeitraum von einem Jahr verteilten Insulinbestimmungen im gleichen Serum zeigten sich minimale Schwankungen.

Die Wiedergewinnung des dem Serum zugesetzten Insulins bei einer Serumverdünnung von 1 : 10 beträgt 90–100 % (Tab. 2).

Tab. 2: Wiedergewinnung des dem Serum zugesetzten Insulins mit der Amberlite-Methode. Bei einer Serumverdünnung von 1 : 10 beträgt die Wiedergewinnung des zugesetzten Insulins 90–100 %. Jeder Wert entspricht einer Vierfach-Bestimmung

Serum-Insulin µE/ml	Zugegebenes Insulin µE/ml	Gemessenes Insulin µE/ml	Wiedergewinnung %
24	0	24	–
24	5	29	100
24	10	33	90
24	50	70	92
24	200	218	97

5. Andere Trennungsverfahren

a) Vorbemerkungen

Zur Trennung von freiem und gebundenem ^{131}J-Insulin hat in den letzten Jahren die Doppelantikörpermethode nach MORGAN und LAZAROW (1963) oder nach HALES und RANDLE (1963) große Verbreitung gefunden. Mit dieser Technik wird das antikörpergebundene ^{131}J-Insulin durch einen zweiten, gegen die insulinbindenden Globuline gerichteten Antikörper präzipitiert.

Andere Trennverfahren, die eine einfache Seruminsulinbestimmung ermöglichen, basieren z. B. auf der Verwendung einer Mischung von Charcoal und Dextran (HERBERT et al., 1965). Die Aktivkohle allein ist nicht in der Lage, das freie ^{131}J-Insulin von dem gebundenen zu trennen; beide Fraktionen werden adsorbiert. Das Gemisch Akivkohle mit Dextran dagegen adsorbiert nur das ^{131}J-Insulin, nicht aber die größeren Moleküle des ^{131}J-Insulin + Antikörper. Dextran bildet ein Netz um die Partikeln der Kohle, das nur die kleineren Moleküle passieren läßt.

Drei verschiedene Trennverfahren wurden von uns erprobt:
1. Die Mischung Charcoal + Dextran.
2. Die sogenannte Doppelantikörpermethode.
3. Das Cellulose-Pulver.

Soweit möglich, wurden alle technischen Faktoren konstant gehalten. Ihre Variation hätte für unterschiedliche Ergebnisse verantwortlich sein können.

Bei allen untersuchten Trennverfahren wurde dabei dasselbe ^{131}J-Insulin, dasselbe Anti-Insulin-Serum, und dasselbe Menschen-Insulin als Standard und weiter derselbe Puffer benutzt. Lediglich die Albuminkonzentration im Puffer wurde gelegentlich aus technischen Gründen verändert.

b) Arbeitsweise der verschiedenen Trennverfahren
Charcoal + Dextran

Die Trennung mit Charcoal + Dextran erfolgte nach der Beschreibung von HERBERT et al. (1965). Die einzige Modifikation betraf die Inkubationszeit. Anstatt 2 Stunden bei + 37° C haben wir die Ansätze wie bei den anderen Methoden 2 Tage bei + 4° C inkubiert.
Bestimmungsansätze:
2 ml der Lösung des nicht markierten Insulins (2.5–5–10–25–50 µE/ml) oder Serum 1 : 10 verdünnt.
2 ml der Lösung des nicht markierten Insulins (2.5 – 5 – 10 – 25 – 50 µE/ml) oder Serum 1 : 10 verdünnt.

Nach dreitägiger Inkubation bei + 4° C werden 2 ml Charcoal + Dextran dazupipettiert, und nach kurzem Schütteln und Zentrifugieren wird die Radioaktivität in 2 ml Überstand (gebundenes ^{131}J-Insulin) in einem Auto-gamma-Spectrometer gemessen.

Alle Lösungen werden mit Veronalpuffer 0.1 M, pH 8.6, mit 1 % Humanalbumin, 0.5 % Jodacetamid und 0.01 % Merthiolat versetzt.

Doppelantikörpermethode

Die Methode von MORGAN und LAZAROW (1962) wurde folgendermaßen modifiziert:
1.0 ml unmarkierter Insulin-Standard (2.5–5–10–25–50 µE/ml) oder verdünntes Serum (1 : 10),
0.1 ml 5–8 µE ^{131}J-Insulin,
0.1 ml Anti-Menschen-Insulin-Meerschweinchen-Serum, Endverdünnung 1 : 9.500 48stündige Inkubation bei + 4° C,
0.1 ml Anti-Meerschweinchen-Gamma-Globulin-Kaninchen-Serum,
0.1 ml normales Meerschweinchen-Serum 1 : 400 verdünnt, 48 Stunden Inkubation bei + 4° C oder 20 Stunden bei einer Zugabe von 100 E Heparin.

Die Ansätze werden 30 Minuten bei 3.000 Upm zentrifugiert, der Überstand dekantiert und die Radioaktivität des Präzipitates (Antikörper – gebundenes ^{131}J-Insulin) gemessen.

Cellulose-Pulver

Das Cellulose-Pulver wurde nach KERP, STEINHILBER und KASEMIR (1966) vorbereitet. Das derart präparierte Pulver ist in der Lage, das ^{131}J-Insulin zu adsorbieren, nicht aber das an Antikörper gebundene. Für die Bestimmungsansätze werden folgende Lösungen pipettiert:
1 ml Puffer mit 5–8 µE ^{131}J-Insulin + Anti-Menschen-Insulin-Merrschweinchen-Serum 1 : 9.500 verdünnt.
1 ml der Lösung des nicht markierten Insulins (2.5–5–10–25–50 µE/ml).

Nach 2 Tagen Inkubation werden 150 mg Cellulose-Pulver pro Ansatz zugefügt, und nach kurzem Schütteln und Zentrifugieren wird die Radioaktivität in 1 ml des Überstandes gemessen.

Alle Lösungen werden mit Veronalnatriumpuffer 0.1 M, pH 8,6, mit 0,5 %/o Rinder-Albumin, 0.5 %/o Jodacetamid und 0.01 %/o Merthiolat versetzt.

c) Ergebnisse

Wie man aus Tabelle 3 und aus Abb. 19 ersieht, sind die mit den drei verschiedenen Techniken erhaltenen Insulinwerte praktisch identisch.

Tab. 3: Insulinkonzentrationen in denselben Seren mit 4 verschiedenen radioimmunologischen Methoden gemessen. Jeder Wert entspricht einer Dreifach-Bestimmung

		Amberlite CG-400 I	Charcoal Dextran	Cellulose Pulver	Doppel-Antikörper-Meth.
Serum 1 : 4	1.	18	26	16	20
	2.	16	24	18	19
Serum 1 : 10	3.	88	96	86	88
	4.	104	108	98	100
Serum 1 : 20	5.	164	176	170	168
	6.	210	218	204	216

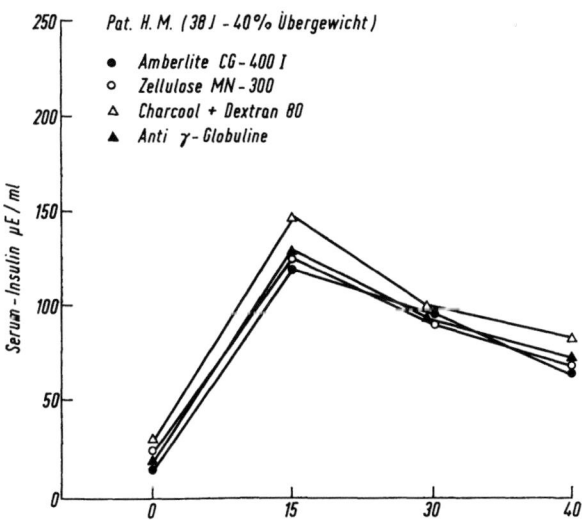

Abb. 19: Seruminsulinwerte bei einem übergewichtigen Patienten nach intravenöser Glukosebelastung (0,33 g/kg). Das Seruminsulin wurde mit 4 verschiedenen radioimmunologischen Verfahren gemessen (LAWECKI und MELANI, unveröffentlichte Beobachtung)

Die Werte, die wir mit der Charcoal-Methode gemessen haben, entsprechen denen von HERBERT et al. (1965). Die nüchternen Seruminsulinkonzentrationen bei Stoffwechselgesunden liegen zwischen 20–30 µE/ml. Im Vergleich mit anderen Methoden liegen die Werte etwas höher. Diesen Unterschied, der minimal, aber konstant bleibt, ist ungeklärt.

Bei der Doppelantikörpermethode konnten MORGAN, SORENSEN und LAZAROW (1964) in unverdünntem Rattenplasma erstmals einen „Hemmfaktor" beobachten, der sowohl bei der Wiedergewinnung von zugesetztem Insulin zum Plasma als auch bei der Bestimmung von endogenem Plasmainsulin zu verfälschten Werten führte. Die Hemmung der zweiten Reaktion, der Präzipitation des an Antikörper gebundenen ^{131}J-Insulin durch Anti-gamma-Globuline, führt zu zu niedrigen Werten von gebundenem ^{131}J-Insulin (B), d. h. zu falsch hohen Insulinwerten.

Hierfür soll eine nicht optimale Präzipitation von Insulin + Anti-Insulin und Anti-gamma-Globulinen verantwortlich sein. Mindestens 2 Faktoren, das Komplement und die Reaktion des gegen Anti-Insulin gerichteten Antiserums mit den Plasmaproteinen, könnten eine Rolle spielen. Der erste Faktor, eine nicht vollständige Präzipitation, bei der das Komplement möglicherweise beteiligt ist, kann durch Verwendung idealer Konzentrationen der reagierenden Substanzen, durch Verlängerung der Inkubationszeit oder durch Zusatz von Heparin oder EDTA ausgeschaltet werden, der zweite Faktor durch Anwendung eines gegen hochgereinigtes gamma-Globulin aktiven Antiserums.

Wir konnten das Vorhandensein dieser Störfaktoren bestätigen und ihre Wirkung in Übereinstimmung mit SOELDNER und SLONE (1965) mittels verlängerter Inkubationszeit oder Zugabe von Heparin vermindern. KERP et al. (1966) haben als erste das Cellulose-Pulver zur Trennung des freien Insulins von dem gebundenen verwendet. Nach KERP, der dieses Verfahren zur Bestimmung der Seruminsulinbindungskapazität von insulinbehandelten Diabetikern benützt, werden im serumfreien Versuchsansatz in 0.25 %igem albuminhaltigen Phosphatpuffer 94.7 % von 1 mE Insulin an Cellulose-Pulver adsorbiert, während 5.3 % des Insulins im Überstand bleiben. In 10 %igen Serumverdünnungen von einem Stoffwechselgesunden sinkt die Konzentration des Insulins, das adsorbiert wird, auf 88 % ab. Bei der Verwendung dieses Verfahrens in der Seruminsulinbestimmung haben wir die Ergebnisse von KERP bestätigen können. Die von uns anfänglich benutzte Albuminkonzentration von 1 % in Puffer und mehr noch die Serumproteine verringern deutlich die Adsorptionskapazität des Cellulose-Pulvers.

Bei einer Albuminkonzentration von 0.5 % steigt die Radioaktivität im Überstand nach Zugabe von 1 : 10 verdünntem Serum deutlich an (Tabelle 4). Es ist zu beachten, daß bei der Verteilung der Radioaktivität zwischen dem Cellulose-Pulver und dem Überstand auch die „unspezifische Radioaktivität" eine große Rolle spielt, da ein Teil der Degradationsprodukte auch von der Cellulose adsorbiert wird.

Unter den gleichen Bedingungen ist die Differenz zwischen Amberlite und Cellulose deutlich erkennbar.

Bei einer Albuminkonzentration von 0.5 % und einer Serumkonzentration von 1 : 10 beträgt die Radioaktivität im Überstand nach der Trennung mit Amberlite 4–6 %, nach Cellulose 10–15 %. Damit ist die Wiedergewinnung des an Serum (1 : 10) zugesetzten Insulin zufriedenstellend.

Tab. 4: Einfluß der Albumin- und Serumkonzentration auf die Bindung des ^{131}J-Insulins an Amberlite und an Cellulose Pulver. Das ^{131}J-Insulin wurde vor der Untersuchung an Sephadex G-75 gereinigt

	Puffer-Alb. 0,5 %	Puffer-Alb. 1,0 %	Puffer-Alb. 0,5 % + Serum 1 : 4	Puffer-Alb. 0,5 % + Serum 1 : 10
Cellulose MN-300, 150 mg	2–4 %	4–6 %	15–20 %	10–15 %
Amberlite CG-400 I, 200 mg	1–3 %	2–4 %	4–6 %	3–5 %

IV. Schlußfolgerungen

Der Einwand, daß die radioimmunologische Methode nur einen Teil des Insulinmoleküls, den Teil der mit Antikörpern reagiert (immunologisch meßbares Insulin = IMI) messen kann, ist nicht zu widerlegen. Da immunologische und biologische Determinanten des Hormons an verschiedenen Stellen des Moleküls lokalisiert sind, wäre zumindest theoretisch zu vermuten, daß das immunologisch meßbare Insulin nicht unbedingt dem biologisch wirksamen Insulin entsprechen muß und umgekehrt. Es sprechen jedoch zahlreiche Untersuchungen in vitro und in vivo (auch mit unseren Befunden übereinstimmend) dafür, daß das mit der radioimmunologischen Methode gemessene Insulin das „echte" biologisch wirksame Insulin ist:
1. Das dem Serum oder Plasma zugesetzte Insulin kann zu 100 % wiedergewonnen werden,
2. im Serum läßt sich nach der Spaltung des endogenen Insulins durch Cystein kein IMI bestimmen,
3. es besteht eine lineare Funktion zwischen den Serumverdünnungen und den Insulinkonzentrationen,
4. nach Pankreatectomie ist kein IMI mehr nachweisbar,
5. es besteht eine vollkommene Parallele in vivo zwischen Blutzucker und Serum-Insulinkonzentration.

Die geringe Konzentration des Hormones im Blute erfordert eine sehr hohe Empfindlichkeit der radioimmunologischen Technik. Sie ist von verschiedenen Faktoren abhängig, vor allem einerseits von der Konzentration des ^{131}J-Insulins und andererseits von der Bindungsenergie des Antiserums.

Bei der Verwendung von ^{131}J-Insulin in kleinsten Mengen kann das Gleichgewicht zwischen antikörpergebundenem und freiem ^{131}J-Hormon noch von extrem geringen Mengen des nicht markierten bzw. endogenen Hormons merklich verschoben werden. Zu diesem Zwecke ist aber eine sehr hohe Aktivität des ^{131}J-Hormons (200–500 mC/ng) erforderlich. Neben der hohen spezifischen Aktivität ergeben sich andere Forderungen, die von der radioimmunologischen Methode an die Hormonmarkierung gestellt werden:
1. Erhaltung der immunologischen Eigenschaften.
2. Begrenzung des Anteils an unspezifischer Radioaktivität.

Bei Insulinpräparationen mit derartig hoher spezifischer Aktivität bleiben die immunologischen Eigenschaften ebenso erhalten wie bei Präparationen mit niedriger spezifischer Radioaktivität. Dieser Punkt ist deshalb von Bedeutung, da das ^{131}J-Insulin mit den Antikörpern reagieren muß. Auch ein leichter Verlust der immunologischen Affinität des markierten Insulins beeinträchtigt das Meßergebnis nicht, weil das ^{131}J-Insulin im System nur als Tracar fungiert und nur das Standardinsulin und das Seruminsulin eine vollkommene immunologische Identität haben müssen.

Durch die Markierung des Hormons mit ^{131}Jod entstehen Degradationsprodukte, die sich an Serumproteine, besonders an α_2-Globuline, binden. Diese Verunreinigungen („unspezifische Radioaktivität") beeinflussen sowohl das Meßergebnis als auch die Genauigkeit der Insulinbestimmung im Serum wesentlich und müssen deshalb durch einen Reinigungsprozeß abgetrennt werden. Die „unspezifische Radioaktivität" ist ein Störfaktor vor allem für die Adsorptions-Methoden (Amberlite, Charcoal, Cellulose), nicht aber für die Doppelantikörpermethode.

Die Markierung mittels Chloramin T und die Reinigung in Sephadex G-75 nach Inkubation des ^{131}J-Insulins in normalem Serum werden diesen Forderungen vollauf gerecht. Außerdem hat dieses Verfahren zwei praktisch wichtige Vorteile:
1. Die Verwendung von nur 2 mC ^{131}Jod erfordert keine besonderen Schutzmaßnahmen und erlaubt die Markierung des Hormons in einem gewöhnlichen Isotopenlabor,
2. die Methode ist technisch einfach durchführbar.

Die Bindungsenergie des Antiserums, die ein entscheidender Faktor für die Empfindlichkeit der Methode ist, scheint unabhängig von der Immunisierungstechnik zu sein. In einem Zeitraum von ca. 6 Jahren haben wir mehr als 200 Meerschweinchen immunisiert und die einzelnen Antiseren vor dem Gebrauch getestet. Wie wir gezeigt haben, bilden Tiere, die unter den gleichen Bedingungen immunisiert werden, Antikörper, die sich im Titer und in der Energie sehr unterscheiden. Aus diesem Grunde ist zu empfehlen, die einzelnen Antiseren zu testen und nur diejenigen, die hohe Energien aufweisen, auszuwählen. Ein „gutes" Antiserum von einem einzelnen Meerschweinchen kann bei einer Verdünnung von 1 : 50.000 bis 1 : 100.000 jahrelang verwendet werden. Als gutes Antiserum verstehen wir ein Antiserum, das nach entsprechender Verdünnung (abhängig von dem Titer, der ca. 60–70 % des ^{131}J-Insulins bindet) einen statistisch signifikanten Abfall des gebundenen ^{131}J-Insulins schon nach Zusatz von 1–2 µE nicht markierten Insulins zeigt.

Die Trennung des gebundenen ^{131}J-Insulins von dem freien durch Amberlite CG-400 I hat sich sehr bewährt. In einem Ansatz können ohne Schwierigkeiten 200–300 Insulinbestimmungen durchgeführt werden. Unter bestimmten Voraussetzungen (kleine Mengen von ^{131}J-Insulin und Antiserum mit hoher Energie) ist die Methode sehr präzise und empfindlich (0.5–1 µE Insulin).

Das Trennverfahren kann nach unserer Erfahrung eine Bedeutung für die Genauigkeit der Insulinbestimmung im Serum haben, hat aber keinen wesentlichen Einfluß auf die Empfindlichkeit.

Unter den gleichen Bedingungen (dasselbe ^{131}J-Insulin, Standard-Insulin, Antiseren und derselbe Puffer) brachten drei weitere Trennverfahren (Charcoal-Dextran, präzipitierendes anti-γ-Globulin-Serum, Cellulose-Pulver) keine grundsätzlichen Unterschiede.

Die Charcoal-Methode nach HERBERT et al. ist sehr einfach und ebenso handlich wie die Amberlite-Methode.

Bei der Doppelantikörper-Methode nach MORGAN und LAZAROW sind entsprechende Kontrollen zur Vervollständigung der Präzipitation des gebundenen ^{131}J-Insulins erforderlich. Zu hohe gemessene Insulinwerte sind auf dieses Phänomen zurückzuführen. Nach Zusatz von Heparin und vor allem nach Verlängerung der Inkubationszeit der zweiten Reaktion hat sich auch dieses Verfahren als zuverlässig erwiesen, besonders bei einer Serumverdünnung von 1 : 10. Das einfache Cellulose-Pulver MN 300, das u. a. billig ist, kann auch zur Trennung des freien vom antikörpergebundenen ^{131}J-Insulins verwendet werden. Bei der Anwendung dieses Trennverfahrens muß man aber die Albumin- und die Serumkonzentration berücksichtigen. Bei einer Serumverdünnung von 1 : 10 und einer Albuminkonzentration im Puffer von nicht mehr als 0.5 % läßt sich die Hemmwirkung von Serumproteinen auf die Adsorption des ^{131}J-Insulins verringern.

Nach unseren Erfahrungen sind die je nach Autor angegebenen unterschiedlichen Insulinkonzentrationen *nicht* mit den verschiedenen Techniken der Insulinbestimmung zu erklären. Mit großer Wahrscheinlichkeit sind die Differenzen auf die Anwendung von unterschiedlichen Standardinsulinen zurückzuführen.

Literatur

ANDERSON, E., E. F. WHERRY and R. W. BATES: Methode of extraction and bioassay of insulin in blood. Endocrinology *68,* 298–303 (1961)

ARQUILLA, E. R. and A. B. STAVITSKY: The production and identification of antibodies to insulin and their use in assaying insulin. J. clin. Invest. *35,* 458–466 (1956)

– H. A. OOMS and J. FINN: Genetic differences of combining sites of insulin antibodies and importance of C-terminal portion of the A chain to biological and immunological activity of insulin. Diabetologia *2,* 1–13 (1966)

BAIRD, C. W. and J. BORNSTEIN: Assay of insulin-like activity in the plasma of normal and diabetic human subjects. J. Endocr. *19,* 74–80 (1959)

BAUMANN, A., M. A. ROTHSCHILD, R. S. YALOW and S. A. BERSON: Distribution and metabolism of ^{131}J-labeled human serum albumin in congestive heart failure with and withaut proteinuria. J. clin. Invest. *34,* 1359–1368 (1955)

BERSON, S. A. and R. S. YALOW: Species-specifity of human antibeef, pork insulin serum. J. clin. Invest. *38,* 2017–2025 (1959)

– – Immunochemical distinction between insulins with identical amino-acid sequences. Nature *191,* 1392–1393 (1961)

– – Antigens in insulin: determinants of specificity of porcine insulin in man. Science *139,* 844–845 (1963)

– – Immunoassay of protein hormones. In: "The Hormones" vol. IV, p. 557–630. Acad. Press, New York and London 1964

BORNSTEIN, J. and R. D. LAWRENCE: Plasma insulin in human diabetes. Brit. Med. J. 2, 1541 bis 1544 (1951)

CARPENTER, F. H.: Relationship of structure to biological acticity of insulin as revealed by degradative studies. Am. J. Med. *40,* 750–758 (1966)

DITSCHUNEIT, H., M CHANG-SU AHN, M. PFEIFFER und E. F. PFEIFFER: Über die Bestimmung von Insulin im Blute am epididymalen Fettanhang der Ratte mit Hilfe markierter Glikose. I. Methodik und Fehlerbreite. Klin. Wschr. *37,* 1234–1239 (1959)

GOLDBERG, H. L. and R. H. EGDAHL: Studies suggesting the extra-pancreatic production of substances with insulin-like activity. Fed. Proc. *20,* 190 (1961)

GROEN, J., H. V. D. GELD, R. E. BOLINGER and A. F. WILLEBRANDS: The anti-insulin effect of epinephrine. Its significance for the determination of serum insulin by the rat diaphragma method. Diabetes 7, 272–277 (1958)

GREENWOOD, F. C., W. M. HUNTER and J. S. GLOVER: The preparation of ^{131}I-labelled Human Growth Hormone of high specific radioactivity. Biochem. J. 89, 114–123 (1963)

HALES, C. N. and P. J. RANDLE: Immuno assay of insulin with insulin antibody precipitate. Biochem. J. 88, 137–146 (1963)

HEDING, L. G.: Ethanol precipitation as a substitute for the double antibody reaction in a simplified insulin immunoassay method. First Ann. Meeting of Europ. Ass. Diabetes, Montecatini 1965

HERBERT, V., K. S. LAU, C. W. GOTTLIEB and S. J. BLEICHER: Coated charcoal immunoassay of insulin. J. Clin. Endocrinol. Metab. 25, 1375–1384 (1965)

ISHIHARA, Y., T. SAITO, Y. ITO and M. FUJINO: Structure of sperm- and sei- whale insulins and their breakdown by whale pepsin. Nature 181, 1468–1469 (1958)

IZZO, J. L., W. F. BALE, M. J. IZZO and A. RONCONE: Relationship between degree of iodination of insulin and its biological, electrophoretic and immunochemical properties. J. Biol. Chem. 239, 3749–54 (1964)

KERP, L., S. STEIHILBER und H. KASEMIR: Ein Verfahren zum Nachweis insulinbindender Antikörper durch Differenzialadsorbtion. Klin. Wschr. 44, 560–567 (1966)

MARTIN, D. B., A. E. RENOLD and Y. M. DAGENAIS: An assay for insulin-like activity using adipose tissue. Lancet II, 76–77 (1958)

MEADE, R. C. and H. M. KLITGAARD: A simplified method for immunoassay of human serum insulin. J. Nuclear. Med. 3, 407–416 (1962)

MELANI, F., H. DITSCHUNEIT, H. H. DITSCHUNEIT, R. PETZOLD und E. F. PFEIFFER: Metodo immunologico per la determinazione dell'insulina nel siero per mezzo di insulina ^{131}I e di anticorpi anti-insulina. I. Simp. Internaz. sul Diabete p. 148–153. Modena Settembre 1963
– Das immunologisch meßbare Insulin im Blut. Habilitationsschrift, Universität Ulm 1968
– H. DITSCHUNEIT, K. M. BARTELT, H. FRIEDRICH und E. F. PFEIFFER: Über die radioimmunologische Bestimmung von Insulin im Blut. Klin. Wschr. 43, 1000–1007 (1965)
– K. M. BARTELT, H. FRIEDRICH und E. F. PFEIFFER: Die Jod ^{131}-Markierung von Insulin, ACTH und STH mit hoher spezifischer Aktivität zur Anwendung in der radioimmunologischen Methode. Z. klin. Chemie 4, 189–195 (1966)

MORGAN, C. R. and A. LAZAROW: Immunoassay of insulin using a two antibody System. Proc. Soc. Exp. Biol. Med. 110, 29–32 (1962)
– – Immunoassay of insulin: two antibody System. Plasma insulin levels of normal, subdiabetic and diabetic rats. Diabetes 12, 115–126 (1963)
– R. L. SORENSON and A. LAZAROW: Studies of an inhibitor of the two antibody immunoassay system. Diabetes 13, 1–5 (1964)

NICOL, D. S. H. W. and L. F. SMITH: Amino-Acid sequence of human insulin. Nature 187, 483–485 (1960)

ROSA, U., A. MASSAGLIA, G. F. PENNISI, C. A. ROSSI and I. COZZANI: Correlation of chemical changes due to iodination with insulin biological activity. In: Labelled proteins in tracer studies. European Atomic Energy Community EURATOM, Brüssel, Oktober 1966

SAMOLS, R. and H. S. WILLIAMS: Trace-labelling of insulin with iodine. Nature 190, 1211 bis 1212 (1961)

SCHÖFFLING, K.: Der Insulinstoffwechsel des pankreaslosen Hundes. 12. Symp. Dtsch. Gesell. Endokr. S. 200–214. Wiesbaden 21–23 April 1966

SOELDNER, J. S. and D. SLONE: Critical variables in the radioimmunoassay of serum insulin using the double antibody technic. Diabetes 14, 771–779 (1965)

TAUROG, A. and I. L. CHAIKOFF: In Methode in Enzymology, vol. 4, p. 856. Ed. by COLOWICK, S. P. and N. O. KAPLAN. Academic Press Inc., New York 1957

VALLANCE-OWEN, J., E. DENNES and P. N. CAMPBELL: Insulin antagonism in plasma of diabetic and normal subjects. Lancet II, 336–338 (1958)
– – – The nature of insulin antagonist associated with albumin. Lancet II, 696–697 (1958)

VAN DOESBURGH, J. T. S. and E. HAVINGA: The reactivities towards iodine of the four tyrosine residues of insulin. Biochim. biophys. Acta 82, 96–100 (1964)

WILSON, S., G. H. DIXON and A. C. WARDLAW: Resynthesis of cod insulin from its polypeptide chains and the preparation of cod-ox "hybrid" insulins. Biochim. Biophys. Acta (Amst.) 62, 483–389 (1962)

YALOW, R. S. and S. A. BERSON: Assay of plasma insulin in human subjects by immunological methods. Nature 21, 1648–1649 (1959)

– – Immuno-assay of endogenous plasma insulin in man. J. clin. Invest. 39, 1157–1175 (1960)

YOUNG, F. G.: Experimental research on diabetes mellitus. Brit. Med. J. II, 1449–1454 (1961)

Insulin in Blood - The Antagonists

By J. Vallance-Owen, Belfast

I. Introduction
II. Insulin Antibodies
   A. "Neutralising" Antibodies
   B. "Binding" Antibodies
III. Humoral Insulin Antagonists, other than Antibodies
   A. Laboratory Animals
   B. Normal and Diabetic Human Subjects
     1. Non-esterified fatty acids
     2. Synalbumin
IV. Discussion and Conclusions
   A. Normal Subjects
   B. A concept of Diabetes mellitus

I. Introduction

When considering the mechanisms concerned in the regulation of the blood glucose level, it becomes apparent that whereas only exercise or insulin will lower blood sugar there are a variety of factors and hormones which can raise the blood sugar level or oppose the action of insulin.

An insulin antagonist can be defined as any substance or factor which can modify or combine with insulin to render it inactive, or counteract its effect *in vivo* or *in vitro* (Vallance-Owen, 1960).

Thus several individual hormones, notably growth hormone, adrenaline and the adrenal cortical steroids have been called physiological insulin antagonists, because of their ability to raise the blood sugar level, produce insulin resistance or counteract insulin-induced hypoglycaemia *in vivo*. Such antagonists have been extensively reviewed by De Bodo and Altszuler (1958) and these hormones were discussed again by Fraser (1960) in relation to endocrine disorders affecting the hypoglycaemic action of insulin, and will be considered elsewhere in this book.

We are here concerned with the several anti-insulin substances found in plasma and serum which are probably not hormones themselves although in several instances hormonedependent. These humoral antagonists can be divided into two groups: 1. those appearing as a consequence of insulin therapy, i. e. insulin antibodies, and 2. those present without previous insulin treatment.

II. Insulin Antibodies

A. "Neutralising" Antibodies

Since insulin therapy began it has been known that very occasionally diabetic patients become rapidly and progressively resistant to this hormone. Subsequently it was found that serum from those insulin-resistant diabetics would protect mice when mixed before injection with an otherwise convulsive or hypoglycaemic dose of insulin (Lowell, 1944, 1947; De Filippis and Iannoconne, 1952; Colwell and WEIGER, 1956). No protective or neutralising effect was obtained with plasma from normal subjects, diabetic patients not receiving insulin or from nonresistant diabetics. The active component of such resistant sera has been shown to be associated with the gamma-globulin fraction of the serum proteins (DE FILIPPIS and IANNOCONNE, 1952; SEHON et al., 1955); it is non-dialysable and thermostable. Similar insulin-neutralising antibodies have been prepared in guineapigs, rabbits and other animals by repeated subcutaneous injections of insulin in Freund's adjuvant (MOLONEY and COVAL, 1955; WRIGHT, 1959; ROBINSON and WRIGHT, 1961). The serum from animals so treated will also neutralise the hypoglycaemic effect of simultaneously injected insulin in mice. Again the active component is specifically confined to the globulin fraction of the serum proteins and is non-dialysable. All these studies have been carried out *in vivo*. However, it has also been shown that the stimulating effect of insulin upon the glucose uptake or glycogen deposition of the isolated rat diaphragm is abolished by serum from some insulin-resistant diabetic patients (MARCH and HAUGAARD, 1952), or by serum from guineapigs injected with bovine insulin in Freund's adjuvant (WRIGHT, 1959).

Table 1: Insulin Antibodies

Source	Site	Effect
Insulin-resistant diabetics	Gamma-globulin	"Neutralising"
Normal subjects or diabetics treated with insulin for > 3 months	Beta/gamma globulin or gamma globulin	"Binding"

These two types of antibody may be identical.

B. "Binding Antibodies"

When diabetic patients or normal subjects, who have received insulin treatment for at least three months, are injected intravenously with ^{131}I labelled insulin the radioactive insulin disappears from the blood far more slowly than in the case of those not so treated (BERSON et al., 1956). Subsequent experiments have shown that in these insulin-treated subjects the labelled insulin is bound to the inter beta/gamma globulin protein fraction, whether it is injected *in vivo* or added *in vitro* to the plasma (BERSON and YALOW, 1957).

WELSH and his associates (1956) obtained similar results and also found that the plasma from these insulin-treated patients contains an insulin-binding antibody which would also protect mice against the hypoglycaemic effect of insulin; but they were unable to correlate the insulin-binding capacity of plasma from diabetic patients with their insulin requirements. The presence of insulin-binding antibodies to non-resistant insulin-treated subjects has been observed by other investigators, though here the insulin-binding antibody was associated with the gamma globulin fraction (WEIGER and COLWELL, 1956; BURROWS, PETERS and LOWELL, 1957; KALANT, GOMBERG and SCHUCHER, 1958).

BURROWS and his colleagues also showed that insulin-binding antibody was present in high concentration in the serum of insulin-resistant patients previously observed to possess insulin-neutralising antibodies. BERSON and YALOW (1958) consider that the difference between insulin resistance and non-resistance in insulin-treated patients is merely one of degree; the insulin-binding capacity of non-resistant subjects is seldom more than 10 units per litre of plasma; whereas that of insulin-resistant diabetics may exceed 500 units per litre. All these observations suggest that insulin-binding and insulin-neutralising antibodies are probably identical and this is certainly the view of many investigators working in this field. These antibodies are extremely helpful for identifying insulin in biological material (BIRKINSHAW et al., 1958) or for producing pure insulin deficiency in experimental animals (see WRIGHT Vol. I p. 841). They occasionally become important in causing insulin resistance in diabetes but cannot easily be implicated in the aetiology of diabetes mellitus.

III. Humoral Insulin Antagonists, other than Antibodies

Small amounts of insulin increase the utilisation of glucose and the synthesis of glycogen by the isolated rat diaphragm. Also a quantitative relationship has been shown to exist between the concentration of insulin in the incubation medium and its effect on the glucose metabolism of the diaphragm. By rigorous control of the experimental condition and by employing undiluted plasma, this method can be used for estimating plasma-insulin activity or the effective concentration in plasma, which is the sum of the biological activity of insulin and its synergists, on the one hand, and its antagonists on the other; it can therefore be used to estimate insulin antagonism in plasma, serum or protein fractions dissolved in buffer solution.

The majority of investigators interested in antagonism to insulin in plasma or serum have used variations of this diaphragm technique as their test system for its measurement, and several different factors have now been described which occur without previous injection of insulin.

A. Laboratory Animals

TUERKISCHER and WERTHEIMER (1948) showed that the serum from alloxan diabetic rats produced significantly less glucose uptake and hence insulin effect than serum from normal rats. This observation has been confirmed and extended by BORNSTEIN and PARK (1953). They found that if either hypophysectomy or adrenalectomy was carried out in these animals their serum gave substantially the same glucose uptake as that from normal rats. Low glucose uptake values were

Table 2: Insulin Antagonists in Animals

Source	Site	Dependence
Alloxan-diabetic and normal rats	Beta$_1$ lipoprotein	Growth hormone & cortisone
Metahypophysial-diabetic cats	? lipoprotein	Growth hormone
Depancreatised cats	Plasma (? albumin)	Pituitary gland & cortisone

obtained from the serum of hypophysectomised alloxan-diabetic rats if they were injected with both growth hormone and cortisone; neither growth hormone nor cortisone gave the effect when injected alone. Also the *in vitro* addition of either or both hormones to the serum of hypophysectomised alloxan-diabetic animals did not lower glucose uptake; this indicates the need for body-passage of these hormones to produce this effect. These findings were confirmed by WHITNEY and YOUNG (1957). From these observations it has been inferred that there is a hormone-dependent insulin antagonist in the serum of alloxan-diabetic rats, which is responsible for the reduced effect of the contained insulin.

However, when insulin in a final concentration of 100,000 microunits/ml. was added to the serum from these animals, there was no reduction in the insulin effect. This could be due to the relatively large amount of insulin added *in vitro*, or that the antagonist was fully utilized in inhibiting the insulin already present in the serum, leaving none to handle any additional insulin.

The antagonistic factor in the serum of alloxan-diabetic rats appeared to be associated with the $beta_1$-lipoprotein fraction and was inactivated by freezing or standing in an ice-bath (BORNSTEIN, 1953). The serum of such rats after removal of the lipoprotein was not inhibitory. Normal rat and human serum and that from hypophysectomised rats failed to yield an inhibitory lipoprotein fraction.

In line with the above observations, RANDLE (1957) noted that low insulin activity of plasma from alloxan-diabetic rats was a feature only of fresh plasma and that plasma that had been repeatedly frozen and thawed possessed normal insulin activity. Also HENDLEY and colleagues (1957) found that the antagonistic activity of sera from diabetic rats towards glucose uptake parallels the lipoprotein content in a general way. However, there was no detailed correlation between inhibitory activity of individual serum samples and their lipoprotein content. Recently, uniformly inhibitory lipoprotein fractions have been prepared, not only from sera from diabetic rats but from normal rat sera also. These fractions have been shown to inhibit the stimulating effect of 0.3 milliunits/ml. of added insulin on glucose uptake (KRAHL, TIDBALL and BREGMAN, 1959).

It is important to stress that this lipoprotein antagonist in serum modifies the effect of any contained insulin and, when separated as a fraction, can also antagonise insulin added *in vitro*. All the above observations and comparisons have been carried out with incubation media containing insulin, e. g. sera from normal or alloxan-diabetic rats, 3 %, 4 % or 6 % crude bovine albumin. This crude albumin has a stimulatory effect later shown to be due to contamination of such preparations with insulin (RANDLE and TAYLOR, 1958).

Thus, there is no evidence, as yet, that the inhibitor reduces the uptake of the diaphragm below basal uptake, that is, below the amount taken up by the tissue when no insulin is added to the medium.

The plasma from a cat rendered permanently diabetic by prolonged treatment with growth hormone (metahypophysial diabetes), when frozen and thawed caused significantly greater glucose uptake then fresh plasma from the same animal (RANDLE and YOUNG, 1956), suggesting that a lipoprotein type of insulin antagonist might be present in this form of diabetic cat. However, the glucose uptake of normal cat plasma, subjected to the same manoeuvre, was not altered, indicating that an insulin antagonist similar to that found in alloxan-diabetic and normal cats was not present in the untreated animal.

Using the diaphragm technique, insulin antagonism of plasma from normal, depancreatised, depancreatised-hypophysectomised and depancreatised-adrenalectomised animals has been studied with and without various hormonal replacements (VALLANCE-OWEN and LUKENS, 1957). Plasma from normal fasting cats showed insulin activity; and, when a known amount of insulin was added to the plasma *in vitro*, its activity was not diminished. In the plasma of depancreatised cats there was no measurable insulin activity, and this plasma strikingly inhibited the effect of 1000 microunits/ml. of insulin added – only 15 % was recovered.

This antagonism within plasma from depancreatised cats was removed either by hypophysectomy or adrenalectomy. In either depancreatised-hypophysectomised or depancreatised-adrenalectomised cats there was again no plasma insulin activity, but now the activity of insulin added to the plasma was fully recovered – that is, as in the normal animal, there is no demonstrable antagonism in their plasma. Treatment with cortisone or hydrocortisone restored the antagonistic properties to the plasma of depancreatised-adrenalectomised animals but not to that from depancreatised-hypophysectomised preparations. Growth hormone injected into either type of animal also failed to restore the antagonistic properties to their plasma. It was therefore concluded that, as with alloxan-diabetic rats, the insulin antagonism found in the plasma of depancreatised cats was the result of the combined activity of the pituitary gland and the adrenal cortical steroids.

Although it is not yet known where this antagonism resides in the plasma, it was not affected by repeated freezing and thawing, and thus is different from the factor found in alloxan-diabetic rats and is unlikely to be a lipoprotein. It may be in the albumin fraction as this fraction from normal cat plasma inhibited the activity of added insulin.

B. Normal and Diabetic Human Subjects

1. Non-esterified fatty acids

Several abnormalities of carbohydrate metabolism, common to a number of endocrine and nutritional disorders, are associated with a high concentration of non-esterified fatty acid (NEFA) in the plasma. These abnormalities include resistance to insulin and frequently impaired glucose tolerance.

It has been proposed by RANDLE and his colleagues (1963) that there are interactions between glucose and fatty acid metabolism in muscle and adipose tissue taking the form of a cycle which is fundamental to the control of glucose and fatty acid levels in the blood and with this insulin sensitivity.

The essential features of this cycle are:
a) The restrictions imposed on glucose metabolism in muscle or adipose tissue glycerides and
b) those imposed on release of fatty acids from glycerides in adipose tissue by the uptake of glucose.

The uptake of glucose by adipose tissue apparently inhibits the flow of fatty acids from adipose tissue to muscle, and the increased availability for oxidation of fatty acids (from muscle or adipose tissue glycerides) inhibits glucose uptake by muscle. The cycle provides a primitive mechanism which will tend to maintain a constant plasma glucose concentration in animals that feed intermittently. The control of this cycle is modified by insulin which increases glucose uptake by muscle and by adipose tissue, and which inhibits the release of fatty acids from adipose tissue. On the other hand, growth hormone, the adrenal cortical steroids or adrenaline can modify control of the cycle by increasing the release of fatty acids from adipose tissue and through this action can inhibit glucose uptake by muscle at any particular insulin concentration, i. e. produce insulin resistance.

HALES and RANDLE (1963) have measured the plasma concentration of NEFA, insulin and glucose during oral glucose tolerance tests in normal people on high and low carbohydrate diets, and in untreated obese maturity onset diabetics on adequate carbohydrate intake. In normal subjects on a high carbohydrate diet oral glucose led to a rapid rise in plasma glucose and insulin and to a rapid fall in NEFA within 30 minutes, followed by a reasonably quick return to the fasting values. The decline in plasma glucose concentration coincided with a period of minimal plasma NEFA concentration, suggesting that a diminished rate of fatty acid oxydation could have facilitated glucose uptake by the tissues. However, in the maturity-onset diabetics the fasting plasma concentration of NEFA was elevated in spite of normal or even high plasma concentrations of glucose and insulin, suggesting that there was resistance to the NEFA suppressing action of the hormone as well as to its hypoglycaemic action. After oral glucose, the plasma concentration of NEFA in these patients fell but it did not enter the normal range until 90 minutes later. Indeed in those patients with a severe degree of glucose intolerance, the NEFA never fell to normal although the lowest values were obtained at 90 minutes; also the fall in plasma glucose was delayed until after 90 minutes, i. e. until the NEFA concentration was minimal. These abnormalities were apparently not due to any deficiency in circulating insulin for in many of the diabetics the plasma concentration of the hormone was either normal or above normal.

These findings suggest that the hypoglycaemic effect of insulin was delayed because of the time required for lowering the plasma NEFA to or towards a normal level. Almost identical findings were recorded in normal subjects on a low carbohydrate diet and are capable of a similar interpretation.

From these studies it has been suggested that diabetic patients and normal subjects on a low carbohydrate diet, show resistance not only to the hypoglycaemic effect of insulin but also to the action of the hormone in suppressing release of NEFA; and that the abnormalities of carbohydrate metabolism which occur in these two conditions are due to release of more fatty acids for oxidation (HALES and RANDLE, 1963; RANDLE et al. 1964).

Finally these investigators raise the possibility that the primary event in the development of diabetes mellitus may be an abnormality of glyceride metabolism which leads to a greater release of fatty acid in adipose tissue and muscle. The aetiological factors which are presumably inherited and which cause this defect in glyceride/NEFA metabolism have not yet been defined.

It seems clear that this concept will explain the well-known resistance to insulin which is exhibited by obese maturity onset diabetics and by obese subjects in general, but it is of interest that whereas starvation in normal subjects causes some degree of glucose intolerance, severe reduction of carbohydrate intake in an obese diabetic improves glucose tolerance even though the plasma NEFA is, initially at least, still high. Again, adequate insulin will restore the raised NEFA to normal alongside the fall in blood sugar in insulin-requiring diabetics and these patients are ordinarily insulin sensitive. These clinical observations coupled with the fact that the "diabetic" state can be induced in normal subjects by starvation lead the author to believe that changes in the glucose fatty acid cycle are secondary rather than primary in relation to the aetiology of human diabetes mellitus.

Table 3: Insulin Antagonism in Undiluted Plasma

Insulin-requiring diabetics		Obese diabetics	Normal subjects
Untreated or uncontrolled	Controlled (with normal blood sugar)		
Yes	No	No	No

2. Synalbumin

In normal human subjects, using the rat diaphragm technique, there was a low level of plasma insulin activity in the fasting state which rose considerably one hour after oral glucose or after a meal. When insulin was added *in vitro* to the plasma from these normal subjects there was no measurable antagonism, the activity of the added insulin being completely recovered (VALLANCE-OWEN and HURLOCK, 1954). The same observations, insulin activity and no antagonism, were made in the plasma obtained from obese diabetic patients who show no tendency to develop ketosis unless their diabetes is complicated by infection and who usually do not require insulin therapy (VALLANCE-OWEN, HURLOCK and PLEASE, 1955).

On the other hand, no measurable insulin activity was found in the plasma of untreated or uncontrolled essential diabetics who require insulin therapy to prevent ketosis, even though substantial doses of insulin (e. g. 60 units) had been injected one hour before the blood was withdrawn for testing. Moreover, when insulin was added *in vitro* to such plasma its activity was inhibited and markedly diminished. If however the patients within this group were controlled with additional insulin, so that their blood sugar levels were in the physiological range at the time of the test, plasma insulin activity was again found essentially in the normal range and any added insulin was no longer inhibited (VALLANCE-OWEN et al., 1955).

These early studies on insulin-requiring diabetics suggested that these patients need insulin to overcome some antagonist circulating in their plasma, and that to achieve control sufficient insulin must be given to overcome this antagonist yet leaving sufficient active or "effective" insulin to carry out its normal metabolic function.

Subsequent experiments have shown that this antagonism to insulin resides with the albumin fraction of the plasma proteins (VALLANCE-OWEN, DENNES and CAMPBELL, 1958 a). The same workers observed that when plasma from normal subjects was broken down into its various constituents, insulin antagonism could also be found in the albumin fraction, though this fraction was less active than that prepared from the plasma of insulin-requiring diabetics. In concentrations of 3.5–5.5 %, which includes the physiological range, both diabetic and normal albumin completely inhibited the effect of 1000 microunits/ml. of insulin added *in vitro*. At 1.25 %, however, the diabetic albumin was still highly antagonistic, whereas normal albumin was now inactive.

Table 4: Antagonism to Insulin of Albumin Tested at 1.25 % from Normal Subjects, Essential Diabetics and "Pancreatic" Diabetics

Normal	Essential Diabetics			"Pancreatic" * Diabetics
	Insulin-requiring	Obese	Pre-	
0	++	++	++	0

* Following acute pancreatitis, haemochromatosis & pancreatectomy

No antagonism could be detected in albumin from hypophysectomised subjects. Also, albumin prepared from the plasma of insulin-requiring diabetics, or normal subjects, when applied to a partially acetylated cellulose column, could be eluted completely free of antagonistic activity, though remaining electrophoretically unchanged (VALLANCE-OWEN, DENNES and CAMPBELL, 1958 b). Together these findings indicate that the anti-insulin activity of the albumin fraction from normal subjects and from diabetic patients is not due to albumin itself but to some substance associated with it – hence the term synalbumin antagonist. In view of the increased antagonistic activity of the diabetic plasma proteins, this substance is presumed to be present in larger amounts on diabetic albumin than on normal albumin. The results of hypophysectomy indicate that the antagonistic activity is related to the pituitary gland; it has now been shown that the synalbumin antagonist is also dependent upon the adrenal cortical steroids (VALLANCE-OWEN and LILLEY, 1961 a). These observations are similar to those previously reported for the insulin antagonism found in the plasma of depancreatised cats (VALLANCE-OWEN and LUKENS, 1957).

In whole normal plasma the antagonistic effect of the contained albumin appears to be completely masked by the production of adequate amounts of insulin from the normal pancreas. Therefore, although whole plasma from obese diabetics also exhibits no antagonism to insulin, it was of interest to study the antagonistic activity of the separated albumin fraction. Albumin was also prepared from the plasma of latent or prediabetics. 'Prediabetes' has been defined as "the state of a person during the period before he or she becomes plainly and clinically diabetic, in which, however, there is a latent abnormality which may show itself under certain specific conditions" (JACKSON, 1959).

At a concentration of 1.25 %, both the albumin prepared from the prediabetics and the obese diabetics was antagonistic to insulin to the same extent as albumin prepared from the plasma of insulin-requiring diabetics, and to a considerably greater extent than normal albumin, which is inactive at this concentration (VALLANCE-OWEN and LILLEY, 1961 b).

It is perhaps more important that patients with the diabetic syndrome of carbohydrate intolerance, but suffering from definite pancreatic disease, such as acute pancreatitis or haemochromatosis, or who have undergone total pancreatectomy, have no increased antagonism to insulin associated with their plasma albumin (VALLANCE-OWEN, 1962 and unpublished work).

Thus essential or "idiopathic" diabetics, whether insulin-requiring, or prediabetic, have more antagonism to insulin associated with their plasma-albumin than is with the same plasma-protein fraction from normal subjects or "pancreatic" diabetics (see table 4).

These findings suggest that a fundamental abnormality in essential diabetes mellitus is increased synalbumin antagonism to insulin, an exaggeration of that seen in normal people which the "diabetic" subject presumably inherits.

Inheritance of essential diabetes: It is well recognised that there is a higher incidence of diabetes among the relatives of diabetics than among the rest of the population. Nonetheless, considerable confusion exists regarding the mode of inheritance of this condition. The general consensus of opinion is that diabetes is inherited on a Mendelian "recessive" basis (e. g. STEINBERG, 1959) but the studies to date have only involved the symptom of carbohydrate intolerance. Circumstantial evidence concerning the behaviour of the syndrome of overt carbohydrate intolerance suggests, that if inheritance is involved, it is the *liability* to develop carbohydrate intolerance which is conferred by the appropriate genotype and that it is not just a simple clinical disease. The observation relating to synalbumin insulin antagonism already outlined indicates that excessive synalbumin antagonism (synalbumin positive) can be regarded as a biochemical marker to ascertain whether or not a given individual is constituted as an essential diabetic without reference to carbohydrate intolerance. Using these criteria and examining the relatives of patients suffering from essential diabetes, it has been found that excessive synalbumin antagonism is inherited as an autosomal "dominant" character (VALLANCE-OWEN and ASHTON, 1963a; VALLANCE-OWEN, 1964, 1966). To date 97 members of nine families have been studied. In the available sibships discounting any propositi, the ratio of synalbumin positive to synalbumin negative members does not differ significantly from 50:50. Overall, 39 are synalbumin negative and 58 are synalbumin positive, but only 16 of these latter have overt carbohydrate intolerance, a further three have recurrent spontaneous hypoglycaemia, while the remainder are at present quite asymptomatic, although in many cases overweight. These studies indicate that overt carbohydrate intolerance is relatively uncommon or will be a late event in many people who are constituted as essential diabetics; they also imply that many more people are so constituted than was previously realised. Our own findings indicate that about 20 %/o to 25 %/o of the population may be constituted as essential diabetics.

Recently a number of studies have been made on albumin prepared from the cord blood from synalbumin positive mothers in either the latent or the overt phase of diabetes; some have been synalbumin positive, others synalbumin negative as might be expected. It is noteworthy that cord blood from two synalbumin negative women whose husbands were synalbumin positive were found to be synalbumin positive (VALLANCE-OWEN, 1968). Therefore it seems clear that a child *at birth* can be either synalbumin positive (constituted as a diabetic) or synalbumin negative (normal), moreover the insulin antagonistic status of 303 individual albumin samples has a bimodal distribution (VALLANCE-OWEN, 1966). Thus two phenotypes appear to exist in the population – a synalbumin positive and a synalbumin negative, suggesting the inheritance of two alternative alleles at a single locus and that the division is not artificial. It also suggests that the homozygous and heterozygous members of the synalbumin positive group cannot be distinguished by the present rat diaphragm test. Alternatively, all the synalbumin positive individuals are heterozygotes, the homozygous state being lethal. If this notion is true, then when two diabetics marry, only 67 % of their offspring should be affected (synalbumin positive), the remaining 33 % being normal (synalbumin negative). It is therefore of interest that NAVARRETE and TORRES (1967) found that in fifty-five subjects, with two diabetic parents, who previously had normal glucose tolerance tests, 67.2 % showed abnormalities when tested by a triamcinolone glucose tolerance test (54.5 % abnormal and 12.7 % suspicious).

Carbohydrate tolerance: whether or not a synalbumin positive individual, constituted as an essential diabetic, develops carbohydrate intolerance will depend on the degree of antagonism which can be further increased by environmental and physiological factors (see p. 118) *and* on the ability of the pancreas to withstand the challenge. This resilience of the pancreas will vary from family to family, like height for example. Therefore, in this sense the development of carbohydrate intolerance is multifactorial. Moreover, it could be anticipated that the offspring of insulin requiring diabetics who developed their carbohydrate intolerance in youth would give birth to children who, if they were going to develop overt diabetes, would do so much earlier than the offspring of an obese diabetic whose pancreas withstood the challenge well into middle or even late life. In this way the observation of SIMPSON (1964) can be explained; she found that there was a marked excess of overt diabetics amoung first degree relatives of diabetic patients whose age of onset was less than 20 years, over that among relatives of patients with late age of onset.

Diabetic complications: it is now well known that the same complications occur in obese and insulin requiring diabetics and that they are frequently seen during the latent or "prediabetic" phase, many years before carbohydrate intolerance supervenes. This synalbumin antagonist could be directly or indirectly responsible for some at least of these complications as it is increased in all forms of essential diabetes.

Many of the vascular complications of diabetes are no different from those seen in ageing people not suffering from carbohydrate intolerance, e. g. cataract, ischaemic heart disease, intermittent claudication, cardiac infarction, and gangrene of the extremities, although they tend to occur earlier and with more certainty in diabetics. It is notable that many apparently "normal" people suffering from these conditions are obese and are therefore placed on a low carbohydrate reducing diet. Such treatment will go a long way to retard or even prevent the development of carbohydrate intolerance. Thus it seems reasonable to believe that a number of patients with these well known conditions are in fact constituted as essential diabetics although they never exhibit hyperglycaemia. It has already been found that 19 out of 28 unselected patients with cardiac infarction, compared with six out of the same number of controls, matched for sex and age, had increased synalbumin antagonism to insulin and are thus constituted as essential diabetics (VALLANCE-OWEN and ASHTON, 1963 b).

Recently a further 40 patients with ischaemic heart disease have been studied – 21 females and 19 males; they were selected by a cardiologist on the basis of their ischaemic family history or youth – many being under 40 years of age. In this selected group 35 were synalbumin positive (VALLANCE-OWEN, unpublished results).

Nature of the synalbumin antagonist: Early studies indicated that this antagonist was unlikely to be a free lipid, fatty acid or steroid-type compound and was possibly a polypeptide (VALLANCE-OWEN and LILLEY, 1961 a).

Also the antagonist could be separated from albumin and rendered dialysable by heat-coagulation of an albumin solution; subsequent studies using the dextran gel of Sephadex G-25 suggested a molecular weight of 4000 or less.

There is now considerable evidence to indicate that the B chain of insulin is transported in serum bound to albumin (ENSINCK et al., 1964). As is was theoretically possible that a part of the insulin molecule might compete with the whole molecule in metabolic processes, it was interesting to ascertain whether there was any further similarity between the B chain and the synalbumin antagonist.

It has now been shown that the B chain of insulin, when complexed with albumin rendered non-antagonistic in several ways, is capable of inhibiting the effect of 1000 microunits/ml. of insulin on the isolated rat diaphragm (ENSINCK and VALLANCE-OWEN, 1963; ENSINCK, MAHLER and VALLANCE-OWEN, 1965).

Furthermore, these investigators have found many physico-chemical characteristics common to the synalbumin antagonist and to the B chain of insulin, notably the type of bonding to albumin, molecular weight, ionic charge and biological activity. Thus, evidence is accumulating to suggest that this humoral insulin antagonist is in fact the B chain of insulin. Synalbumin and B chain albumin also behave identically in vivo, both are antagonistic on diaphragm muscle but not on adipose tissue (JERVELL and VALLANCE-OWEN, 1967 a). Moreover reduced insulin B chain complexed with albumin significantly increased blood glucose levels when injected into fasting normal rats (FENICHEL, BECHMANN and ALBURN, 1966) and produced marked hyperglycaemia in rats fed on a high fat, high protein diet (ALBURN and FENICHEL, 1967). As with the synalbumin antagonist, this last effect was dependent upon the integrity of the pituitry adrenal system (FENICHEL, BECHMANN and ALBURN, 1968). ZAHN, GUTTE and GATTNER (1968) have reported that the reduced B chain of insulin combines rapidly and directly with insulin with the formation of B chain polymers.

3. Alpha-globulin

In the plasma of some diabetic patients in severe ketosis an insulin antagonist has been detected which is possibly distinct from synalbumin (FIELD and STETTEN, 1956 a and b). This antagonism was short-lived, disappearing within a few hours after the institution of insulin therapy and was thought to be responsible for the large doses of insulin usually necessary for the control of diabetic coma. Further investigation showed that this antagonist migrated electrophoretically with the alpha-globulin fraction of the plasma proteins and was stable to freezing and thawing at 60° C. It was not affected by pepsin or trypsin but destroyed by chymotrypsin (FIELD et al., 1957). This antagonist was not detected in the plasma of diabetics unless they were acidotic at the time when the blood was withdrawn for testing, although it was apparently not due to the low pH of such plasma. However, a relatively insensitive method was used in these studies, namely STADIE's "dipping" technique with the measurement of glycogen deposition rather than glucose uptake of the isolated rat diaphragm (STADIE et al., 1949); consequently very large amounts of insulin were used to detect antagonism, namely 200,000 microunits/ml.

The synalbumin antagonist could only be detected by the above assay if it was considerably increased in amounts, as is likely to occur when acidosis supervenes in the diabetic state. Also with present methods of protein fractionation cross-contamination with closely allied fractions cannot be excluded.

IV. Discussion and Conclusions

The antagonist of normal and alloxan-diabetic rats, depancreatised cats, normal human subjects and diabetic patients is hormone dependent. In each case, the adrenal cortical steroid and the pituitary gland must be present for antagonism to occur. That beta-lipoproteins are responsible for the antagonism in the rat, but not in the cat or in man, seems likely to be a species difference. Also it is by no means certain that the alpha$_1$-globulin antagonist found in severely ketotic diabetics differs from the synalbumin factor of nonketotic diabetics and normal subjects. Although much remains to be learnt about the insulin antagonists present in normal plasma which are ordinarily neutralized by adequate insulin production, it seems likely that they play an important role in the control of carbohydrate metabolism; and in the pathogenesis of diabetes mellitus.

A. Normal Subjects

A high concentration of glucose in the blood passing through the pancreas stimulates the islet cells to secrete insulin (ANDERSON and LONG, 1947; FOA, WEINSTEIN and SMITH, 1949). Normally, however, major fluctuations in blood sugar do not occur. Therefore it may be that the normoglycaemic state is maintained more by humoral antagonistic activity than by fluctuation in the rate of insulin secretion by the pancreas. An increase in these antagonists would prevent any excess insulin activity after it has produced its desired effect and before it has been removed from the blood. A reduction in these factors would allow an increase in insulin effect from the insulin already circulating, which may be all that is required to restore metabolic equilibrium.

Certainly JERVELL and VALLANCE-OWEN (1967b) have reported marked and consistent changes in synalbumin antagonism following glucose injection in man, with a fall after 30 to 60 minutes and a subsequent rise to the fasting level by 90–180 minutes; they felt that these results could explain earlier reports that normal glucose tolerance curves can be obtained in the absence of increased insulin secretion (e. g. SOSKIN, ALLWEISS and CAHN, 1934).

B. A Concept of Diabetes Mellitus

It is possible to formulate an aetiological concept of diabetes mellitus based on the synalbumin antagonist.

The observations outlined in a previous section suggest that a fundamental abnormality in essential diabetes is increased synalbumin antagonism to insulin

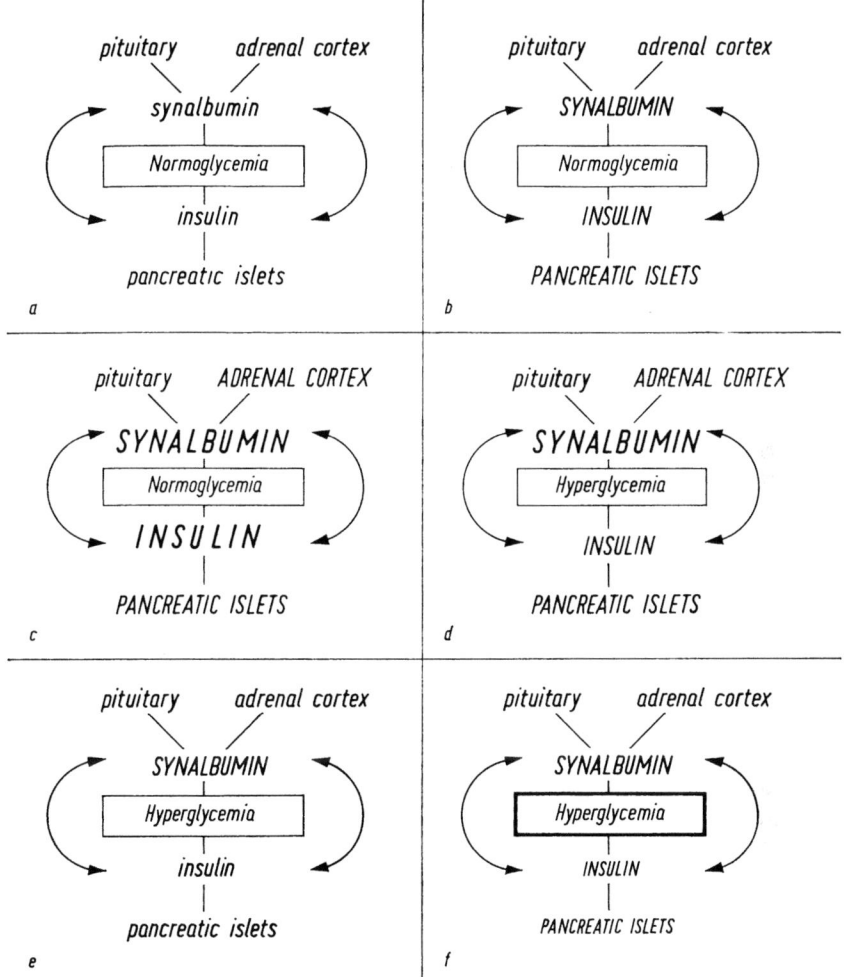

Fig. 1: An aetiological concept of essential diabetes mellitus – diagrammatic representation of the interaction between the synalbumin antagonist and insulin

a. Normal
b. Essential diabetes without carbohydrate intolerance
c. Essential diabetes during infection, pregnancy and mental stress or during steroid administration, when no carbohydrate intolerance supervenes
d. Essential diabetes during infection, pregnancy and mental stress or during steroid administration when carbohydrate intolerance occurs temporarily (so-called "prediabetes")
e. Essential diabetes with established overt but mild carbohydrate intolerance without ketosis ("obese" diabetics)
f. Essential diabetes with established overt and severe carbohydrate intolerance associated with ketosis (insulin-requiring diabetics)

– an exaggeration of the normal – which is apparently inherited by essential diabetics on a Mendelian "dominant" basis. The clinical type and the time of onset of carbohydrate intolerance will then depend on the degree of antagonism and on the ability of the beta cells of the pancreas to withstand the challenge. Thus many constituted diabetics may never develop carbohydrate intolerance; moreover when this abnormality is found it must be considered as a symptom or event of uncertain and late onset in relation to a condition which has been present from birth. This antagonism is mediated through the pituitary-adrenal system; therefore it is reasonable to suppose that the already increased antagonism of diabetics will be even further increased under certain conditions notably growth spurt, pregnancy, infection, the menopause, mental stress for any reason or when adrenal corticosteroids are administered. These are times and situations which are well known to precipitate the diabetic state of carbohydrate intolerance in some susceptible individuals or to aggravate this conditions if it already exists. In a certain, probably small, number of constituted diabetics, the pancreatic beta cells ultimately begin to fail. Then insulin production falls short of requirements to a greater or lesser degree which leads to the well-recognised clinical groups of insulin-requiring and obese diabetic patients respectively.

There is no acceptable evidence that the pancreas is primarily involved in essential diabetes. MACLEAN and OGILVIE (1959) showed that the mean size of the islets of acute diabetics over the age of 5, dying within eight weeks of onset, was greater, not less, than that of controls although the weights of the islet tissue and the size of the islets in both acute and chronic diabetics did diminish in proportion to the duration of the disease. In line with the morbid anatomical observations, untreated juvenile and obese diabetics have been shown to possess insulin in considerable quantity (STEINKE, TAYLOR and RENOLD, 1961; YALOW and BERSON, 1960), and prediabetics have also more circulating insulin than normal (HALES et al., 1965) although this is not always found. Provided impaired glucose tolerance is not manifested early in life through a relative breakdown of insulin production, more insulin passes from the pancreas to the liver producing the excess synalbumin antagonism. There is evidence that this antagonism does not affect insulin action on adipose tissue, the conversion of carbohydrate to fat appears to be unimpeded (LOWY, BLANSHARD and PHEAR, 1961; ALP and RECANT, 1964). Therefore it seems reasonable to suggest that obese diabetics become obese because they are diabetic; after the age of 40, newly diagnosed diabetics are, on average, appreciably overweight – the mean excess being almost 12 per cent in each sex (PYKE, 1959).

If it is true that approximately 25 % of the "normal" population are constituted as diabetics then it seems probable that the diabetic constitution is not an uncommon cause of obesity. This notion would be in line with the finding already mentioned that a number of synalbumin positive relatives of essential diabetics are considerably overweight. We have studied ten grossly obese women ranging in age from 21 to 70 years, who were at least 25 % overweight and who, at the time of testing had no carbohydrate intolerance and no known diabetic family history. It is of interest that six of these had excessive synalbumin antagonism (VALLANCE-OWEN, 1965). There is evidence that albumin can pass through the placenta from the maternal to the foetal circulation (e. g. ABBAS and TOVEY, 1960). The increased synalbumin antagonism of prediabetics can therefore be transmitted to the foetus and this could explain the characteristic hypertrophy of the islets and through this the obesity of the stillborn foetus or the newborn infant of a prediabetic mother.

Finally if it can be confirmed that the synalbumin antagonist is the B chain of insulin, then one of the fundamental inherited lesions in essential diabetes results in increased amounts of circulating B chain attached to albumin.

Although at this time we have no direct evidence to indicate where this abnormality occurs, the liver has the highest concentration of the enzyme glutathione insulin transhydrogenase ("insulinase") which catalyses the breakdown of insulin by glutathione into its component A and B chains, also this organ is the site of production of albumin. Therefore it seems logical to suggest that the inherited primary abnormality in essential diabetes will eventually be found to reside in the insulin degrading enzyme system of the liver, or in the albumin molecule itself to which the B chain becomes attached.

Literature

ABBAS, T. M. and J. E. TOVEY: Proteins of the liquor amnii. Brit. Med. J. *1*, 476 (1960)
ALP, H. and L. RECANT: Effect of the insulin-inhibiting albumin fraction from normal and diabetic subjects on adipose tissue. Metabolism *13*, 609 (1964)
ALBURN, H. E. and R. L. FENICHEL: Hyperglycaemia induced by insulin B chain in dietary diabetes in rats. Nature *213*, 515 (1967)
ANDERSON, E. and J. A. LONG: The effect of hyperglycaemia on insulin secretion as determined with the isolated rat pancreas in a perfusion apparatus. Endocrinology *40*, 92 (1947)
BERSON, S. A., R. S. YALOW, A. BAUMAN, M. A. ROTHSCHILD and K. NEWERLY: Insulin I^{131} metabolism in human subjects: demonstration of insulin binding globulin in the circulation of insulin treated subjects. J. clin. Invest. *35*, 170 (1956)
– and R. S. YALOW: Ethanol fractionation of plasma and electrophoretic identification of insulin binding antibody. J. clin. Invest. *36*, 642 (1957)
– and R. S. YALOW: Insulin antagonists, insulin antibodies and insulin resistance. Amer. J. Med. *25*, 155 (1958)
BIRKINSHAW, V. J., M. R. GURD, S. S. RANDALL, A. S. CURREY, D. E. PRICE and P. H. WRIGHT: Investigations in a case of murder by insulin poisoning. Brit. Med. J. *2*, 463 (1958)
BORNSTEIN, J.: Insulin-reversible inhibition of glucose utilisation by serum lipoprotein fractions. J. biol. Chem. *205*, 513 (1953)
– and C. R. PARK: Inhibition of glucose uptake by serum of diabetic rats. J. biol. Chem. *205*, 503 (1953)
BURROWS, B. A., I. PETERS and F. C. LOWELL: Physical binding of insulin by gamma globulin of insulin resistant subject. J. Clin. Invest. *36*, 393 (1957)
COLWELL, A. R. and R. W. WEIGER: Inhibition of insulin action by serum gamma globulin. J. Lab. Clin. Med. *47*, 844 (1956)
DE BODO, R. S. and N. ALTSZULER: Insulin hypersensitivity and physiological insulin antagonists. Physiol. Revs. *38*, 389 (1958)
DE FILIPPIS, V. and A. IANNACONNE: Insulin-neutralising activity of gamma-globulins derived from the serum of an insulin resistant patient. Lancet I, 1192 (1952)
ENSINCK, J. W., G. J. COOMBS, R. H. WILLIAMS and J. VALLANCE-OWEN: Studies in vitro of the transport of the A und B chains of insulin in serum. J. biol. Chem. *239*, 3377 (1964)
– R. J. MAHLER and J. VALLANCE-OWEN: Antagonism of insulin action on muscle by the albumin-bound B chain of insulin. Biochem. J. *94*, 150 (1965)
– and J. VALLANCE-OWEN: Antagonism of insulin by the albumin-bound "B" chain of insulin. Diabetes *12*, 353 (1963)

Fenichel, R. L., W. H. Bechmann and H. E. Alburn: Inhibition of insulin activity in mitochondrial systems and in normal rats by reduced insulin B chain albumin complex. Biochemistry 5, 461 (1966)
- - - Pituitary and adrenal influence on reduced insulin B chain induced hyperglycaemia. Diabetes 17, 67 (1968)
Field, J. B. and D. Stetten: Humoral insulin antagonism associated with diabetic ketosis. Amer. J. Med. 21, 339 (1956a)
- - Studies on humoral insulin antagonists in diabetic acidosis. Diabetes 5, 391 (1956b)
- F. Tietze and D. Stetten: Further characterisation of an insulin antagonist in the serum of patients in diabetic acidosis. J. clin. Invest. 36, 1588 (1957)
Foa, P. P., H. R. Weinstein and J. A. Smith: Secretion of insulin and of a hyperglycemic substance studied by means of pancreatic femoral cross-circulation experiments. Amer. J. Physiol. 157, 197 (1949)
Fraser, R.: Endocrine disorders and insulin action. Brit. Med. Bull. 16, 242 (1960)
Hales, C. N. and P. J. Randle: Effects of low carbohydrate diets and diabetes mellitus on plasma concentration of glucose, non-esterified fatty acid and insulin during oral glucose tolerance tests. Lancet I, 790 (1963)
- J. B. Walker, P. B. Garland and P. J. Randle: Fasting plasma concentrations of insulin, non-esterified fatty acids, glycerol and glucose in the early detection of diabetes mellitus. Lancet *I*, 65 (1965)
Hendley, E. D., E. Bregman and M. E. Krahl: Inhibition of muscle glucose uptake by diabetic rat sera of varying glucose and lipoprotein content. J. biol. Chem. 226, 459 (1957)
Jackson, W. P. U.: Prediabetes – a synthesis. Postgrad. Med. J. 35, 287 (1959)
Jervell, J. and J. Vallance-Owen: In-vivo effects of the synalbumin insulin antagonist and of B chain albumin. Lancet 2, 21 (1967a)
- - Variations in synalbumin insulin antagonism during glucose tolerance tests. Lancet II, 1253 (1967b)
Kalant, N., C. Gomberg and R. Schucher: The effect of insulin-binding antibodies on insulin sensitivity. Lancet II, 614 (1958)
Krahl, M. E., M. E. Tidball and E. Bregman: Preparation and anti-insulin activity of lipoprotein fractions from rat serum. Proc. Soc. Exp. Biol. N.Y. 101, 1 (1959)
Lowell, F. C.: Immunologic studies in insulin resistance. II. The presence of a neutralising factor in the blood exhibiting some characteristics of an antibody. J. clin. Invest. 23, 233 (1944)
- Immunological studies in insulin resistance. III. Measurement of an insulin antagonist in the serum of an insulin-resistant patient by the blood sugar curve method in mice. J. clin. Invest. 26, 57 (1947)
Lowy, C., G. Blanshard and D. Phear: Antagonism of insulin by albumin. Lancet I, 802 (1961)
Maclean, N. and P. F. Ogilvie: Observations on the pancreatic islet tissue of young diabetic subjects. Diabetes 8, 83 (1959)
Marsh, J. B. and N. Haugaard: The effect of serum from insulin-resistant cases in the combination of insulin with the rat diaphragm. J. clin. Invest 31, 107 (1952)
Moloney, P. J. and M. Coval: Antigenicity of insulin – Diabetes induced by specific antibodies. Biochem. J. 59, 179 (1955)
Navarrete, V. N. and I. H. Torres: Triamcinolone provocative test in offspring of two diabetic parents. Diabetes 16, 57 (1967)
Pyke, D. A.: Aetiological factors in diabetes. Postgrad. Med. J. 35, 261 (1959)
Randle, P. J.: Insulin in blood. Ciba Found. Coll. Endocrin. 11, 115 (1957)
- and K. W. Taylor: The insulin activity of protein fractions of normal human serum. J. Endocrin. 17, 387 (1958)
- and F. G. Young: Influence of pituitary growth hormone on plasma insulin activity. J. Endocrinol. 13, 335 (1956)

- P. B. Garland, C. N. Hales and E. A. Newsholme: The glucose fatty acid cycle, its role in insulin sensitivity and the metabolic disturbances of diabetes mellitus. Lancet I, 785 (1963)
- – – – The glucose fatty acid cycle and diabetes mellitus. Ciba Found. Coll. Endocrinol. 15, 192 (1964)
Robinson, B. H. B. and P. H. Wright: Guinea-pig anti-insulin serum. J. Physiol. 155, 302 (1961)
Sehon, A. H., M. Kaye, E. McGarry and B. Rose: Localization of an insulin-neutralizing factor by zone electrophoresis in a serum of an insulin-resistant patient. J. Lab. Clin. Med. 45, 765 (1955)
Simpson, N. E.: Multifactorial inheritance: A possible hypothesis for diabetes. Diabetes 13, 462 (1967)
Soskin, S., M. D. Allweiss and D. J. Cohn: Influence of the pancreas and the liver upon the dextrose tolerance test. Amer. J. Physiol. 109, 155 (1934)
Stadie, W. C., N. Haugaard, J. B. Marsh and A. G. Hills: Chemical combination of insulin with muscle (diaphragm) of normal rats. Amer. J. Med. Sci. 218, 265 (1949)
Steinberg, A. G.: The genetics of diabetes; a review. Ann. N.Y. Acad. Sci. 82, 197 (1959)
Steinke, J., K. W. Taylor and A. E. Renold: Insulin and insulin antagonists in the serum of untreated juvenile diabetics. Lancet I, 30 (1961)
Tuerkischer, E. and E. Wertheimer: The in vitro synthesis of glycogen in the diaphragms of normal and alloxan-diabetic rats. Biochem. J. 42, 603 (1948)
Vallance-Owen, J.: Insulin antagonists. Brit. Med. Bull. 16, 214 (1960)
- Diabetes mellitus – causation. Proc. Roy. Soc. Med. 55, 207 (1962)
- Synalbumin insulin antagonism and diabetes. Ciba Found. Coll. Endocrinol. 15, 217 (1964)
- Synalbumin insulin antagonism in obesity and maturity-onset diabetes mellitus. Ann. N.Y. Acid. Sci. 131, 315 (1965)
- The inheritance of essential diabetes mellitus from studies of the synalbumin insulin antagonist. Diabetologia 2, 248 (1966)
- Synalbumin insulin antagonist. Postgrad. Med. J. 44, 117 (1968)
- and W. L. Ashton: Inheritance of essential diabetes mellitus from studies of the synalbumin insulin antagonist. Diabetes 12, 356 (1963a)
- – Cardiac infarction and insulin antagonism. Lancet I, 1226 (1963b)
- E. Dennes and P. N. Campbell: Insulin antagonism in plasma of diabetic patients and normal subjects. Lancet I, 804 (1958a)
- – – The nature of the insulin antagonist associated with plasma albumin. Lancet II, 696 (1958b)
- and B. Hurlock: Estimation of plasma-insulin by the rat diaphragm technique. Lancet I, 68 (1954)
- – and N. W. Please: Plasma insulin activity in diabetes mellitus, measured by the rat diaphragm technique. Lancet II, 583 (1955)
- and M. D. Lilley: An insulin antagonist associated with plasma-albumin. Lancet I, 804 (1961a)
- – Insulin antagonism in the plasma-albumin of obese diabetics and prediabetics. Lancet I, 806 (1961b)
- and F. D. W. Lukens: Studies on insulin antagonism in plasma. Endocrin. 60, 625 (1957)
Weiger, R. W. and A. R. Colwell: Inhibition of insulin action by serum gamma globulin. Clin. Res. Proc. 4, 123 (1956)
Welsh, C. W., E. H. Henley, R. H. Williams and R. W. Cox: Insulin I^{131} metabolism in man: Plasma binding, distribution and degradation. Amer. J. Med. 31, 892 (1961)
Whitney, J. E. and F. G. Young: Some hormonal influences on the glucose uptake of the normal rat diaphragm "in vitro", Biochem. J. 66, 648 (1957)
Wright, P. H.: The effect of insulin antibodies on glucose uptake by the isolated rat diaphragm. Biochem. J. 71, 633 (1959)

YALOW, R. S. and S. A. BERSON: Plasma insulin concentration in non-diabetic and early diabetic subjects: determination by a new sensitive immunoassay technique. Diabetes 9, 254 (1960)

ZAHN, H., B. GUTTE and H. G. GATTNER: Reaktion von reduzierter A- und B-Kette mit Insulin. Diabetologia 4, 118 (1968)

Statik und Dynamik der Insulinsekretion bei Diabetes, Proto-Diabetes und Adipositas

Von E. F. Pfeiffer, Ulm

I. Einleitung
II. Störung von Insulinsekretion und -produktion beim Altersdiabetes
III. Hyperinsulinismus und Sekretionsstörung beim Proto-Diabetes
IV. Übergewichtigkeit und Zuckerkrankheit
V. Vergleichende Bestimmung von ILA und IMI bei Adipositas
VI. Der durch diabetogene Hormone und andere Faktoren bedingte statische und dynamische Hyperinsulinismus
VII. Die offenen Probleme
  A. Die Bedeutung des sog. primären „IMI-Peaks" nach Stimulierung
  B. Die Beeinflussung des sekundären relativen IMI-Anstiegs durch neue Medikamente
VIII. Zusammenfassung

Die dieser Übersicht zugrunde liegenden Untersuchungen erfolgten mit Unterstützung der Deutschen Forschungsgemeinschaft, Bad Godesberg.

I. Einleitung

Es ist auch heute noch nicht allgemein anerkannt, daß Störungen der Dynamik der Insulinsekretion der Bauchspeicheldrüse bei der menschlichen Zuckerkrankheit von besonders großer pathogenetischer Bedeutung sind. Nicht zufällig wurden diese Vorstellungen jedoch erstmals zu der Zeit entwickelt, zu der Sulfonylharnstoffe Eingang in die Diabetestherapie gefunden hatten. Ein gegenüber Blutzuckeranstieg nach Nahrungsaufnahme refraktäres, gegenüber Sulfonylharnstoffen aber ansprechbares Inselzellsystem ließ zwanglos vor allem die Klinik des menschlichen Altersdiabetes mit dem insulinotropen Effekt dieser Stoffe zur Übereinstimmung bringen. Die hypoglykämischen Substanzen mußten über eine Ausschüttung der vorhandenen, aber nicht genutzten Insulinreserven effektiv werden.

II. Störung von Insulinsekretion und -produktion beim Altersdiabetes

Durch Messung der Insulin*aktivitäten* (ILA) im Blute mittels der Ratten-Fettgewebs- und Diaphragma-Technik (Martin, Renold und Dagenais, 1958; Vallance-Owen, Hurlock und Please, 1956) ließen sich diese Vorstellungen in den Jahren 1958–1961 unterbauen. Eine Sekretionsstarre der Altersdiabetiker gegenüber Blutzuckeranstieg ließ sich in der Tat feststellen (Pfeiffer, Pfeiffer, Ditschuneit und Chang-Su-Ahn, 1959; Pfeiffer, Ditschuneit und Ziegler, 1960/1961.) Wurde der Staub-Traugott-Versuch mit zweimaliger oraler Zuckergabe im

Abstand von 90 Minuten durchgeführt, dann war nur bei gesunden Probanden nach der ersten und der zweiten Glukosezufuhr ein befriedigender Anstieg der ILA festzustellen. Bei Altersdiabetikern mit Blutzucker-Nüchternwerten zwischen 100 und 200 mg%, in praxi also den Diätfällen, waren nur unzureichende ILA-Anstiege zu messen. Bei Altersdiabetikern mit Nüchternblutzuckerwerten über 200 mg%, die Tolbutamid erhalten mußten, löste weder die erste noch die zweite Glukosegabe einen Anstieg der Insulinaktivitäten aus; bei einigen Fällen kam es sogar zu einem Abfall (Abb. 1). Achtet man auf die Blutzucker-Nüchternwerte, so wurden von SELTZER und SMITH (1959) sowie BEIGELMAN und TRANQUADA (1962) identische Resultate erhoben. Auch bei scheinbar normalem Plasma-Insulinspiegel wird das Substrat nicht reguliert, wenn die Sekretion des Pankreashormons nicht zeitgerecht erfolgt.

Waren die Plasma-ILA-Spiegel schon vor der Glukosebelastung erhöht, so gab es einen weiteren Anstieg nur bei einem Teil der Patienten, die aber immer eine Verzögerung in diesem reaktiven Anstieg demonstrierten (POWER, REYES-LEAL und CONN, 1964). Dies stand im charakteristischen Gegensatz zu den Befunden, die bei

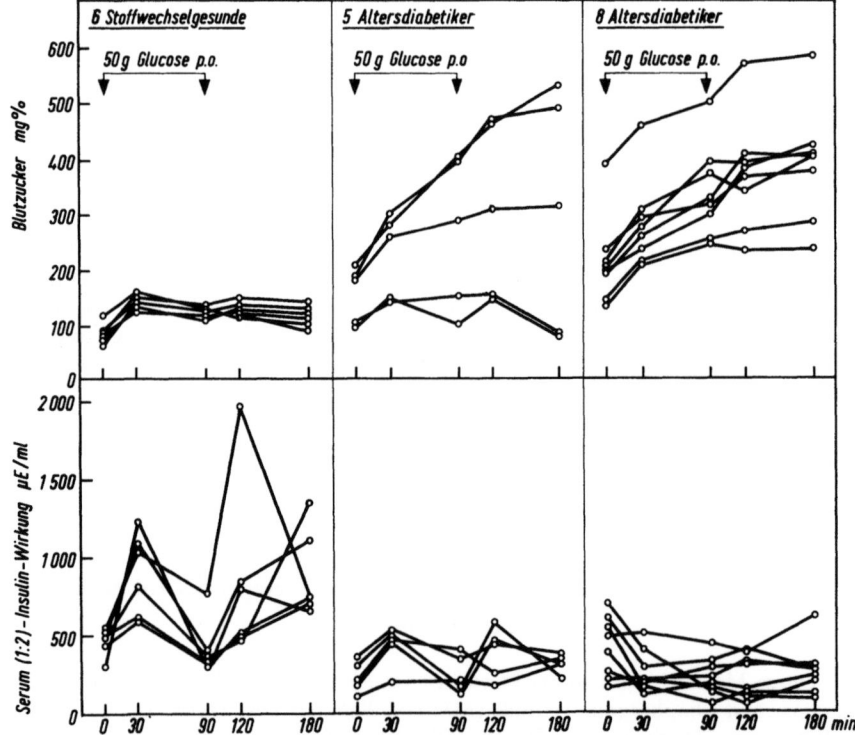

Abb. 1: Veränderungen von Blutzucker (ob. Teil der Abb.) und Serum-ILA (unt. Teil der Abb.) nach zweimaliger oraler Gabe von 50 g Glukose bei 6 stoffwechselgesunden Personen, 5 Altersdiabetikern, die allein mit Diät kontrolliert werden konnten, und 8 Altersdiabetikern, die Tolbutamid erforderten (Aus: PFEIFFER et al., 1960/61)

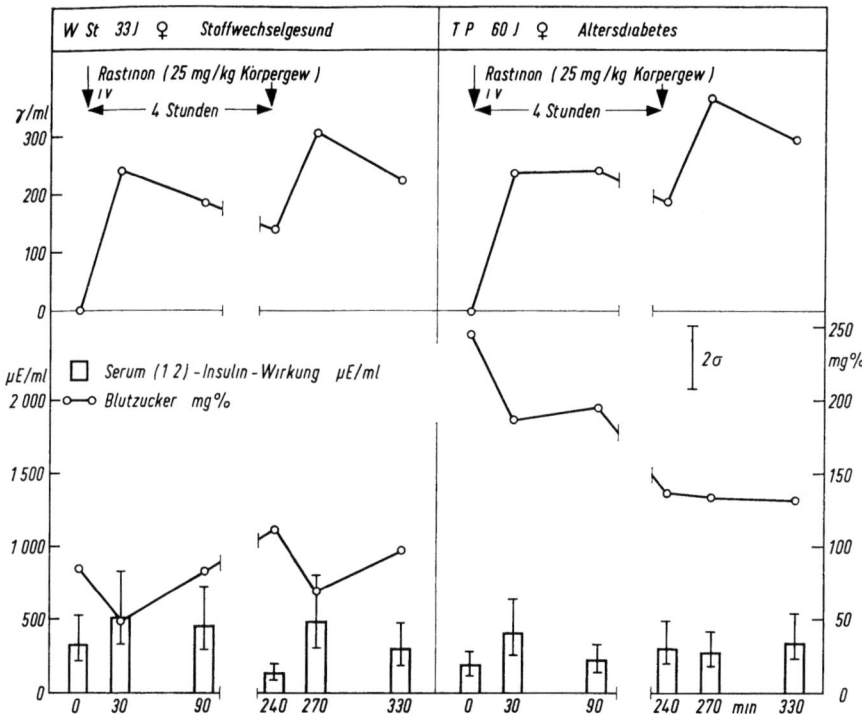

Abb. 2: Verhalten von Rastinon im Blut (oben), Blutzucker (unten) und Serum-Insulin-Wirkung (Säulen) nach 2maliger Rastinon-Belastung (25 mg/Kg i. v.) im Abstand von 4 Stunden. Bei Wiederanstieg der Medikamentenkonzentration nach der 2. Gabe deutlicher Effekt auf Blutzucker und Insulinaktivität nur bei Stoffwechselgesundem (links), bei gleichwertigem Anstieg von Rastinon im Blut unveränderte Blutzuckerwerte und Insulinwerte bei Altersdiabetes (rechts) (Aus: PFEIFFER et al., 1960/61)

Hunden mit experimentellem Diabetes nach Teilpankreatektomie erhoben wurden; selbstverständlich hatte es sich auch hier nur um leichte Fälle von Zuckerkrankheit gehandelt (POWER, REYES-LEAL und CONN).

Neben der Sekretionsstarre gegenüber Blutzuckeranstieg war bei den fortgeschrittenen Fällen von Zuckerkrankheit aber auch eine Beeinträchtigung der Insulinproduktion anzunehmen. Hatten die Patienten nur unzureichend auf orale Glukose reagiert, dann brachten sie zwar nach der ersten Injektion von Tolbutamid noch einen befriedigenden ILA-Anstieg im Blut zustande. Sie wiesen damit auf die ausreichenden Reserven an mobilisierbarem Pankreasinsulin hin. Wurde Tolbutamid jedoch im Abstand von 4, 8 und 24 Stunden erneut injiziert (Abb. 2), so reagierten die gleichen Kranken auf die zweite Injektion erst dann, wenn 24 Stunden nach der ersten Zufuhr verstrichen waren (PFEIFFER et al., 1960/61). Das gleiche Resultat wurde später – hier greife ich der historischen Entwicklung vor – auch mit radioimmunologischer Bestimmung der Insulinkonzentrationen im Plasma erzielt (PFEIFFER, 1967). Daraus war auf eine verzögerte Regeneration der Insulinreserven zu schließen, die durch das potente Antidiabeticum zur Ausschüttung gebracht worden waren.

Gegenüber der machtvollen Stimulierung der Insulinsekretion mittels Infusionen von menschlichem Wachstumshormon (20 mg über 8 Stunden) (PFEIFFER et al., 1960/61) oder der anhaltenden Infusion großer Glukosequantitäten (SELTZER und HARRIS, 1964) existierte eine derartige Refraktärperiode nicht. Es kam zu einem Abfall der Insulinaktivitäten im Blute und zur Hyperglykämie und Ketose (Abb. 3).

Damit war beim manifesten Altersdiabetes eine Störung der Sekretion von Insulin gegenüber dem physiologischen Stimulus des Blutzuckeranstiegs anzunehmen, die gefolgt oder begleitet wurde von einer herabgesetzten Kapazität zur Produktion von Pankreasinsulin nach intensiverer Stimulierung, m. a. W. es mußte sich um eine *inkomplette Insuffizienz der β-Zellen* handeln.

Für die Sulfonylharnstofftherapie hatte das refraktäre Verhalten gegenüber wiederholter Zufuhr dieser Substanzen die günstige Konsequenz, daß mit einer Überstimulierung der β-Zellen nicht zu rechnen war. Es ließ sich weiter der Schluß ziehen, daß bei einer großen Zahl von Diabetikern die einmalige Gabe von Tolbut-

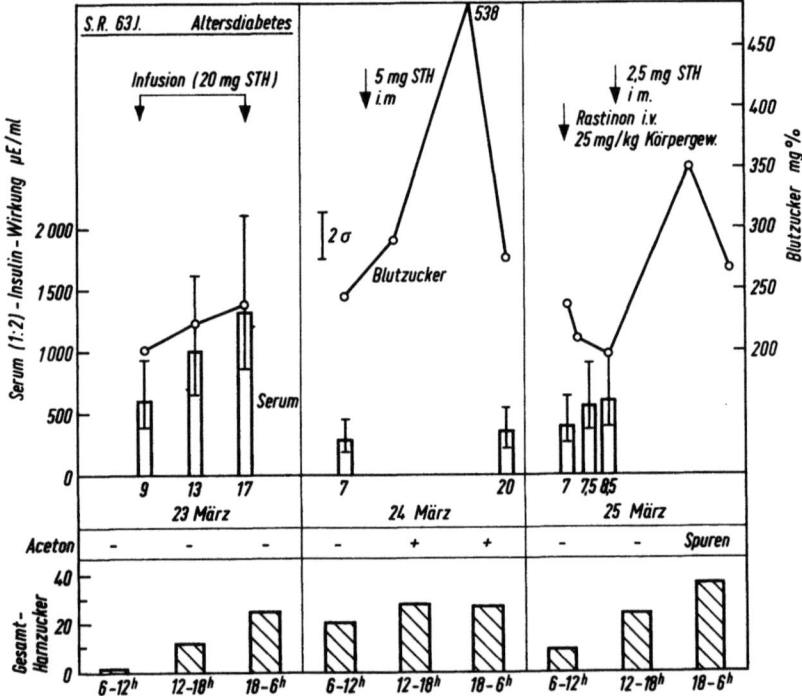

Abb. 3: Verhalten von Blutzucker (oben), Insulinaktivität (Säule oben) sowie Harnbefunden (Glycosurie, Aceton) bei Altersdiabetes unter mehrtägiger Behandlung mit menschlichem Wachstumshormon. Rechts Rastinonbelastung (25 mg/kg i. v.). Hyperglykämie und Acidose am 2. Tag der STH-Behandlung. Jetzt auch niedrige Insulinaktivitäten. Trotzdem Ansprechen auf Rastinon am folgenden Morgen (Aus: PFEIFFER, DITSCHUNEIT und ZIEGLER, 1960/61)

amid am Tage ausreichte. Die zweite Dosis mußte oft auf ein Pankreas treffen, in dem die Insulinregeneration noch nicht wieder abgeschlossen war und weder Insulinanstieg noch Blutzuckerabfall erwartet werden konnten. Bekanntlich hat sich dieses Vorgehen für die Masse der Zuckerkranken bewährt (SCHÖFFLING, DITSCHUNEIT und PFEIFFER, 1961; LEUBNER, 1964; LOZANO-CASTANEDA, 1967 u. a.).

III. Hyperinsulinismus und Sekretionsstörung beim Proto-Diabetes*

Die durch die ILA-Bestimmungen gewonnenen Hinweise auf einen im Inselzellsystem selbst lokalisierten endokrinen Defekt beim Altersdiabetes erfuhren auch durch die scheinbar paradoxen Hinweise auf einen Hyperinsulinismus beim sog. „Prä- oder potentiellen Diabetes" grundsätzlich keine Einschränkung. Zwar standen hier die hohen Nüchternspiegel der ILA im Gegensatz zur noch normalen oder nur leicht gestörten Glukoseassimilation. Auch in den ersten Mitteilungen über den sog. „Prädiabetes" wurde aber bereits über eine Störung der reaktiven Insulinsekretion nach intravenöser Glukosegabe berichtet (STEINKE, SOELDNER, CAMERINI-DAVALOS und RENOLD, 1963) (Abb. 4). Bei Frauen mit Riesenkindern,

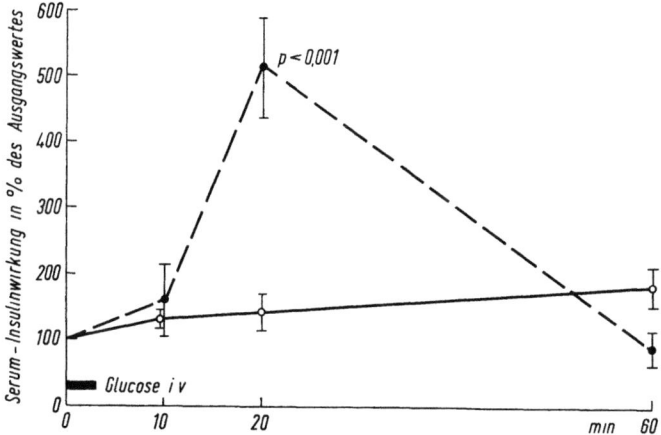

Abb. 4: Die Wirkung einer raschen intravenösen Glukoseinfusion (0,5 g/kg Körpergewicht) auf die Serum-Insulin-Wirkung (ILA) bei 6 gesunden (●---●) und 7 „prädiabetischen" Personen (o——o) (Aus: STEINKE, SOELDNER, CAMERINI-DAVALOS und RENOLD, 1963)

---

* Unter Proto-Diabetes sollen wegen der Schwierigkeiten und Unstimmigkeiten der Definition, des oft klinisch faßbaren Wechsels von der einen Vorstufe in eine andere und der Unsicherheit der Vorhersage über den endgültigen Verlauf *sämtliche* Vorstufen der menschlichen Zuckerkrankheit, d. h. Prä- oder potentielle Diabetiker, latente, asymptomatische oder subklinische oder chemische verstanden werden (Klassifikation der British Diabetes Association).
Wegen der Einzelheiten dieser Unterscheidungen sei auf das Kapitel „Einteilung, Klinik und Prognose des Diabetes mellitus", S. 419, in diesem Buche verwiesen.

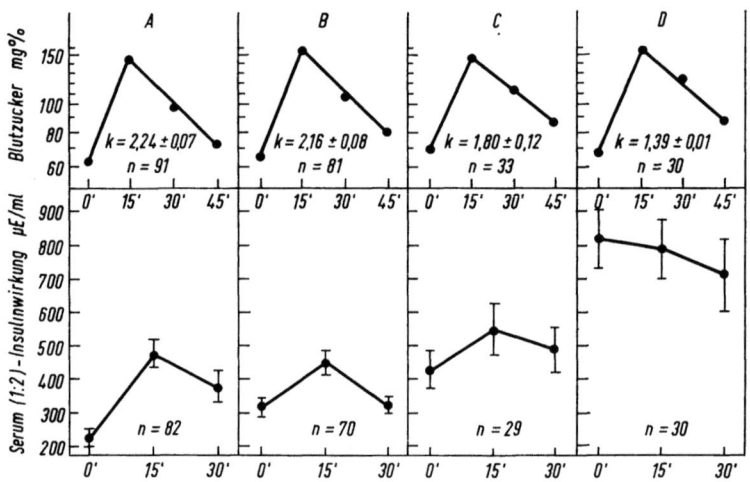

Abb. 5: Einfluß von i. v. Glukosebelastungen (0,3 g/kg) auf die Seruminsulinwirkung bei (A) Stoffwechselgesunden, Frauen mit Riesenkindern, (B) ohne, (C) mit familiärer Diabetes mellitus Belastung und bei (D) „Prädiabetikern" (Aus: DITSCHUNEIT, 1965)

mit und ohne familiärer Diabetesbelastung, bis hin zum subklinischen Diabetes, war ein gleichmäßiger Rückgang der K-Werte mit erhöhten Nüchtern-ILA und immer geringer werdenden reaktiven Veränderungen der Insulinspiegel korreliert (Abb. 5) (DITSCHUNEIT, 1965).

Die Bedeutung der Übergewichtigkeit ging auch aus diesen Untersuchungen hervor, wurde damals aber von uns noch nicht erkannt. Die höchsten ILA-Spiegel im Nüchternzustand wurden bei den Frauen mit dem stärksten Übergewicht und der ausgeprägtesten diabetischen Disposition gemessen (DITSCHUNEIT, 1965).

IV. Übergewichtigkeit und Zuckerkrankheit

Inzwischen hatte die Bestimmung des immunologisch meßbaren Insulins (IMI) die biologische ILA-Bestimmung im Blute verdrängt. Die Wiederholung unserer ursprünglichen Untersuchungen bei Altersdiabetikern ergab jedoch mit der immunologischen Messung der Insulinkonzentrationen praktisch identische Resultate (Abb. 6) (PFEIFFER, 1967).

Ähnliche Resultate wurden auch von einer Reihe anderer Autoren erzielt, z. B. FELBER, MOODY und VANOTTI (1966). Nur zum Teil stimmten sie jedoch mit der ursprünglichen Beobachtung von YALOW und BERSON (1960) überein, daß nämlich nach einer oralen Glukosebelastung leichte Diabetiker höhere IMI-Anstiege demonstrierten als stoffwechselgesunde Personen, wenn auch in der Regel verzögert. Dieser Verlauf der Kurve geht auch aus der Abbildung 6 hervor, d. h. ein am Ende 2–3 Stunden nach der oralen Glukosebelastung erreichter höherer Insulinspiegel als am Anfang. Absolut im Vergleich zu den Stoffwechselgesunden zeigten

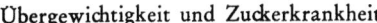

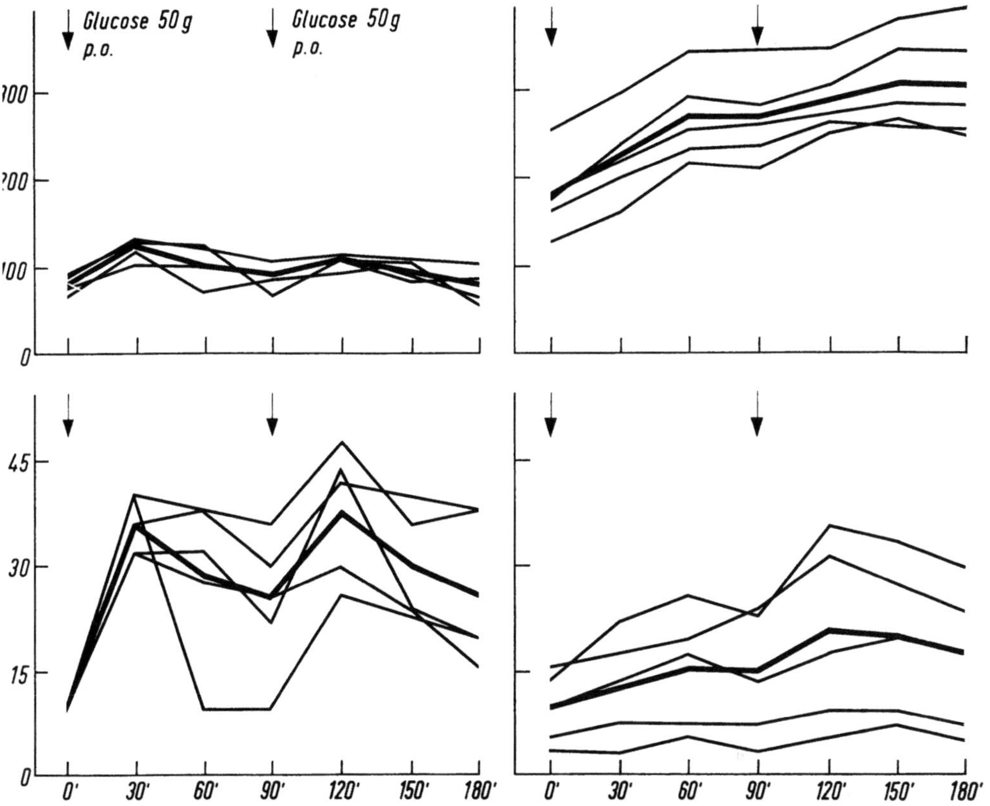

Abb. 6: Die Stimulierung der Insulinsekretion bei der oralen Glukosebelastung (2×50 g im Abstand von 90 Min) nach STAUB-TRAUGOTT: Maximale Anstiege des Serum-Insulins (IMI) bei Normalpersonen 30 Min nach jeder Glukosegabe (links), verzögerte und schwächere Anstiege der IMI-Werte trotz stärkerer Blutzuckeranstiege bei normalgewichtigen und nicht-insulinbedürftigen Diabetikern (rechts) (Aus: PFEIFFER, 1967)

aber schon diese Untersuchungen, daß bei zuckerkranken Menschen generell nur eine niedrigere Insulinsekretionskapazität besteht als beim Stoffwechselgesunden.

Erst allmählich stellte sich dann heraus, daß nur die *adipösen* Diabetiker derartige exzessive Insulinanstiege, d. h. höhere Insulinanstiege als beim Stoffwechselgesunden, aufweisen können (KARAM, GRODSKY und FORSHAM, 1963; KARAM, GRODSKY, PALVATOS und FORSHAM, 1965). Und es dauerte wieder einige Zeit, bis man allgemein die Ansicht akzeptierte, daß auch bei den übergewichtigen manifesten Zuckerkranken Störungen der reaktiven Insulinsekretion vorlagen und der reaktive Hyperinsulinismus sich in der Tat auf die nicht-diabetischen Adipösen beschränkte (PERLEY und KIPNIS, 1966; BAGDADE, BIERMANN und PORTE, 1967).

Gerade diese zuletzt genannten Untersuchungen waren bei Diabetikern und Adipösen nach oraler Glukosebelastung vorgenommen worden. Es bedurfte komplizierter Berechnungen, um den Einfluß des Körpergewichtes auf die reaktive Insulinsekretion zu definieren. Wurde nämlich die Bauchspeicheldrüse von Diabetikern und Adipösen nur auf relativ milde Weise durch intravenöse Injektion kleiner Glukosemengen stimuliert, so ergab aber auch die direkte Verwertung der absoluten Insulinkonzentrationen das gleiche Resultat (MELANI, LAWECKI, BARTELT und PFEIFFER, 1966/67; MELANI, 1968) (Abb. 7). Der echte reaktive Hyperinsulinismus war eindeutig auf die Gruppe der nicht-diabetischen Adipösen beschränkt, unabhängig davon, ob die Glukoseassimilation normal oder bereits leicht eingeschränkt war. Die adipösen und die nicht-adipösen Diabetiker zeigten hingegen in jedem Fall nur einen verminderten Anstieg des Plasma-Insulins auf die parenterale Glukosezufuhr.

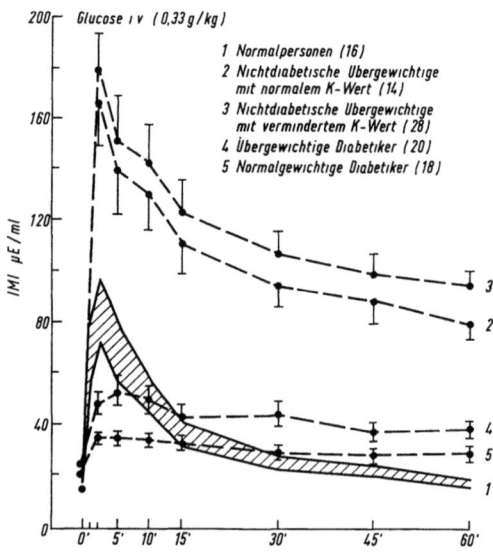

Abb. 7: Die Reaktion des Serum-Insulins (IMI) auf intravenöse Glukosegabe (0,33 g/kg) bei Normalen (1), bei nichtdiabetischen Übergewichtigen mit normaler Glukoseassimilation (K-Wert) (2), bei nichtdiabetischen Übergewichtigen mit verschlechterter Glukoseassimilation (erniedrigter K-Wert) (3), bei übergewichtigen Diabetikern (4) sowie bei normalgewichtigen Diabetikern (5) (Aus: MELANI, 1968)

Damit hatte auch die immunologische Plasma-Insulinbestimmung gezeigt, daß eine verzögerte Ausschüttung von Insulin nach Glukose und eine herabgesetzte Insulinproduktion nach Stimulierung mit potenteren Stoffen den Funktionszustand des Inselapparates des manifesten nicht-insulinbedürftigen Diabetikers auch dann bestimmt, wenn er übergewichtig ist. Der reaktive Hyperinsulinismus mußte auf das Übergewicht und nicht auf den Diabetes zurückgeführt werden. Fettsucht und Zuckerkrankheit mußten gegensätzliche Einflüsse auf die aktuelle Plasma-Insulinkonzentration sowohl in Ruhe als auch nach Stimulierung ausüben. Eine weitgehende Übereinstimmung zwischen den mit Hilfe der biologischen und der immunologischen Insulinbestimmung gewonnenen Resultaten schien zu bestehen.

V. Vergleichende Bestimmung von ILA und IMI bei Adipositas

Man mußte sich aber fragen, warum in der Periode der Messung der ILA vorwiegend von einem Hyperinsulinismus im *Ruhe*zustand beim Prä- oder potentiellen Diabetes gesprochen wurde – wie wir heute wissen, also wahrscheinlich bei den durch Übergewichtigkeit bedingten Zuständen –, während erst die Messung der IMI-Spiegel den *reaktiven* Hyperinsulinismus bei Adipositas erkennen ließ. Allerdings liegen nur wenige Resultate über das Verhalten der ILA bei der reinen Fettsucht, also nicht beim sog. „Prä- oder potentiellen Diabetes" vor (LYNGSØE, 1962; DAWEKE, VAN LANDEGHEM, BACH, ZIMMERMANN und BREITBACH, 1965). Sie ergaben normale Verhältnisse nach oraler Glukosebelastung bei Adipösen ohne familiäre Diabetesbelastung, Störungen bei vorhandener diabetischer Disposition. Nach Hinzutreten eines Diabetes zur Fettsucht fanden sich nüchtern normale ILA-Werte und auf orale Glukosegabe nur geringe Veränderungen (DAWEKE, VAN LANDEGHEM, WINKELMANN und BACH, 1965). Der verzögerte Anstieg der ILA nach oraler Glukosezufuhr wurde daher mehr auf die Kombination von Diabetes mit Fettsucht zurückgeführt als auf das Vorliegen der Zuckerkrankheit allein.

Eigene Untersuchungen ergaben hier überraschende Resultate. Wir haben die biologischen Insulinaktivitäten mit dem immunologisch meßbaren Plasma-Insulin nach intravenöser Injektion von 0,33 g Glukose/kg Körpergewicht bei nicht-diabetischen Adipösen, mit und ohne leichte Störungen der Kohlenhydrattoleranz, verglichen (PFEIFFER, 1968; PFEIFFER, RAPTIS, SCHRÖDER und FAULHABER, 1969). Nicht-adipöse Diabetiker wurden in die Untersuchungen einbezogen. Die absoluten Werte finden sich in Abbildung 8. In Ruhe und nach Belastung verhielten sich die ILA- und IMI-Werte prinzipiell gleichartig, mit Ausnahme des fast fehlenden IMI-Anstieges nach Glukose bei den nicht-adipösen Diabetikern sowie des markanten Anstieges, den die Ruhe-ILA-Werte bei den Adipösen und insbesondere bei den Adipösen mit leicht verminderter Glukosetoleranz im Vergleich zu den ILA-Spiegeln der Normalen einerseits, den IMI-Werten andererseits aufweisen. Die IMI-Werte der Adipösen ohne Beeinträchtigung von K liegen ja in Ruhe im Bereiche der Norm, bei den nicht-diabetischen Adipösen mit vermindertem K-Wert liegen sie nur geringfügig oberhalb der bei den Kontrollpersonen gefundenen Werte.

Dieses im Prinzip gleichartige Bild veränderte sich aber nun grundsätzlich, wenn der prozentuale Anstieg von ILA und IMI über den Ausgangswert nach Glukosestimulierung berechnet wurde (Abb. 9). Bei den Normalgewichtigen und den übergewichtigen Nicht-Diabetikern differierten die Veränderungen der ILA-Spiegel nunmehr kaum, die Adipösen wiesen teilweise sogar noch geringere Veränderungen als die Stoffwechselgesunden auf, und dies gilt insbesondere für die Gruppe mit herabgesetztem K-Wert.

Allein die IMI-Berechnungen ergaben den bekannten exzessiven Anstieg beschränkt auf die Adipösen. Er übertraf bei weitem die Erhöhungen der ILA und ging bis zu 500 % des Ausgangswertes bei den Adipösen mit einer normalen Glukoseassimilation hinauf. Bei den übergewichtigen Nicht-Diabetikern mit K unter 1,2 waren die prozentualen IMI-Erhöhungen geringer ausgeprägt, der Unterschied zwischen IMI und ILA blieb aber bestehen. Bei den normal-gewichtigen manifesten Diabetikern ließ sich dagegen die insuffiziente reaktive Insulinsekretion aus dem nur geringen prozentualen Anstieg von IMI und sogar dem Abfall der ILA unter den Ausgangswert registrieren. Wurden, wie es auf dieser

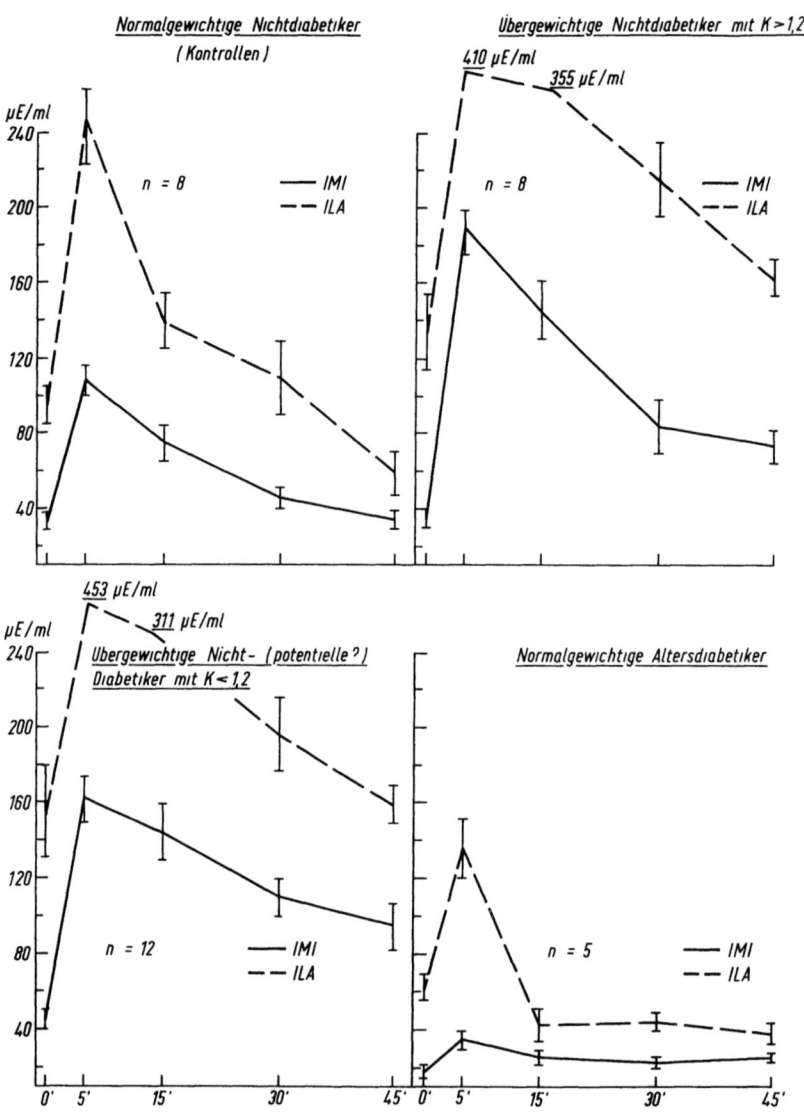

Abb. 8: Absolute Konzentrationen (Mittelwerte und mittlere Abweichungen) in µE/ml Serum von IMI und ILA nach 0,33 g Glukose/kg Körpergewicht i. v. bei 8 normalen Stoffwechselgesunden, 20 adipösen Nichtdiabetikern mit K-Werten >und< 1,2 und 5 frisch entdeckten nicht-adipösen Altersdiabetikern, die mit Diät oder Tabletten kontrolliert werden konnten. Beachte die anscheinend gleichartigen Veränderungen von ILA und IMI im Serum bei den verschiedenen Patientengruppen

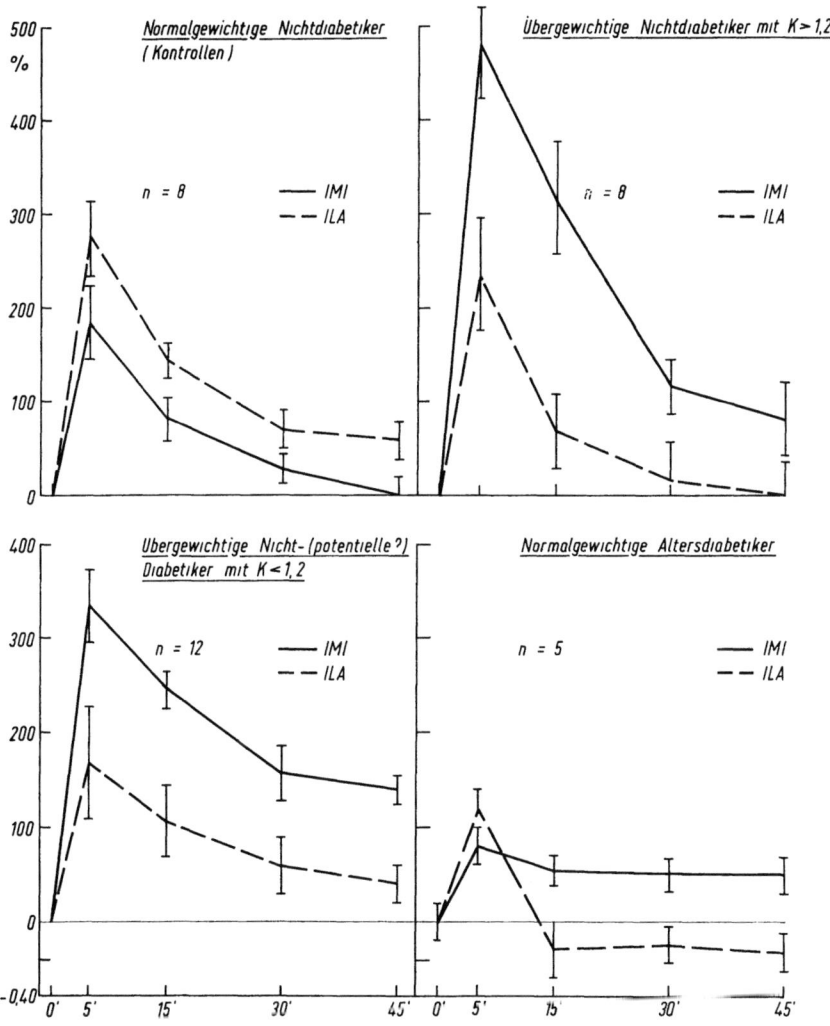

Abb. 9: Durchschnittswerte und mittlere Abweichungen des individuellen prozentualen Anstiegs von Serum-IMI und -ILA nach 0,33 g Glukose/kg Körpergewicht bei 8 normalgewichtigen Stoffwechselgesunden, 20 adipösen Nicht-Diabetikern mit K-Werten >und< 1,2 und 5 frisch entdeckten nicht-adipösen Altersdiabetikern, die mit Diät bzw. Tabletten zu behandeln waren.
Beachte die sehr ähnlichen Veränderungen der Serum-ILA bei allen Patientengruppen, wogegen auffallende Unterschiede des Serum-IMI nach Glukose festzustellen sind. Reaktive Insulinanstiege exzessiven Ausmaßes sind nur bei den adipösen Patienten vorhanden, hingegen nur geringe Veränderungen bei den manifesten Diabetikern

Abbildung nicht wiedergegeben ist, die Werte der übergewichtigen Diabetiker einbezogen, dann waren sie zwischen die Gruppe der fettsüchtigen Nicht-Diabetiker mit leicht erniedrigtem K und die normalgewichtigen Zuckerkranken zu placieren.

Daraus ergibt sich, daß die Veränderungen der Insulin-Like-Activity im Serum bei Fettsucht auf Erhöhungen der Nüchtern-Insulinaktivitäten beschränkt sind und die höchsten Werte bei den Patienten gefunden werden, die schon Störungen der Glukoseutilisation aufweisen. Es ist weiter zu erkennen, daß das Konzept des reaktiven Hyperinsulinismus bei Fettsucht aus den Bestimmungen des immunologisch meßbaren Insulins allein deshalb entwickelt werden mußte, weil die Veränderungen der Insulinaktivitäten bei diesem Zustand sich in keiner Weise von dem Verhalten bei stoffwechselgesunden Normalgewichtigen unterscheiden.

Diese Feststellung erlaubt zwei Schlußfolgerungen:

Der biochemisch feststellbare reaktive Hyperinsulinismus bei der menschlichen Fettsucht stellt ein getreues Spiegelbild allein der erhöhten Funktionskapazität des Inselapparates bei diesem Zustand dar. Entfernt man nämlich bei Hunden zuerst die Hypophyse und dann das Pankreas, um die Tiere auch ohne Substitution mit exogenem Insulin über Wochen und Monate überleben zu lassen (HOUSSAY-Hund), dann verschwindet nur das IMI unmittelbar nach der Pankreatektomie aus dem Blute, während beide Eingriffe lediglich eine Verringerung, aber keinesfalls ein Verschwinden der ILA, und zwar sowohl der am Fettgewebe als am Zwerchfell gemessenen, bis zum Ende des Experiments, d. h. für die Dauer von mehr als 100 Tagen, zur Folge haben (BEYER, SCHÖFFLING, DITSCHUNEIT, MELANI, WAHLIG, ALTHOFF und PFEIFFER, 1965; SCHÖFFLING, 1966). Die Herkunft dieser Rest-ILA ist dunkel. Wir konnten sie aus Leber und Muskulatur der HOUSSAY-Hunde extrahieren. Die Bildung eines insulinartigen Wirkstoffs durch die isolierte Rattenleber beschrieben SIESS, TEINZER, STRUCK und WIELAND (1965). Da sich diese Rest-ILA aber in unserem Laboratorium sowohl aus dem Serum als auch aus dem Gewebe pankreasloser Tiere extrahieren ließ, ihre biologische Wirkung durch Cystein und Glutathion zu zerstören war, sie sowohl am Fettgewebe als auch Muskelgewebe aktiv wirkte und an diesen Geweben durch Antikörper zu 50 % inhibiert werden konnte, ist an der „Insel-Insulinaktivität" dieser extrapankreatischen ILA kaum zu zweifeln. Wenn aber das immunologisch meßbare Insulin im Plasma ausschließlich aus pankreatischem Insulin besteht, so muß auch der reaktive Hyperinsulinismus bei der Fettsucht ausschließlich auf Insulin pankreatischer Genese zurückgeführt werden. Andererseits sind die im Nüchternzustand bei der Fettsucht gemessenen erhöhten ILA-Werte nur zu einem Teil auf pankreatisches Insulin zurückzuführen, ebenso wie die nach Belastung gemessenen Erhöhungen. Ein erheblicher Anteil stammt von der ILA extrapankreatischer Genese her, die dauernd in die Zirkulation entlassen wird und die Pankreasexstirpation praktisch ohne Begrenzung überlebt.

Eine Diskussion der Bedeutung dieser Rest-ILA würde das Thema überschreiten. Es sei nur erlaubt, auf Untersuchungen von DITSCHUNEIT und CHERNICK (1966) hinzuweisen, die aus entfettetem „Synalbumin" eine Fraktion isolierten, die nicht nur Insulinakivität, sondern Insulinantagonismus in vitro aufwies. Eine Identität dieses Faktors mit der bei Fettsucht gefundenen erhöhten Nüchtern-ILA würde die zumindest relativ verminderte Glukoseassimilation bei den Fettsüchtigen verständlich machen (PFEIFFER, 1968).

VI. Der durch diabetogene Hormone und andere Faktoren bedingte statische und dynamische Hyperinsulinismus

Die für die Adipositas entwickelten Vorstellungen eines durch Überfunktion des Inselapparates bedingten *pankreatischen* Hyperinsulinismus als Vorstufe eines manifesten Diabetes finden eine Bestätigung in den Formen der menschlichen Zuckerkrankheit, die im Gefolge anderer endokriner Überfunktionszustände auftreten können. An anderer Stelle dieses Buches wird diesem Problem besondere Aufmerksamkeit geschenkt werden (vgl. P. A. BASTENIE: Endocrine Disorders and Diabetes, S. 871).

Hier soll uns lediglich das interessieren, was über die statische und dynamische Insulinsekretion bei diesen Krankheitsbildern, d. h. also zunächst einmal der Akromegalie und dem Morbus Cushing, zu finden ist.

Hier fällt zunächst einmal auf, daß eine herabgesetzte Glukoseassimilation des Gewebes (K-Wert) bei praktisch allen Fällen von „aktiver Akromegalie" erhöhten Werten von Wachstumshormon im Blute korreliert ist (Abb. 10).

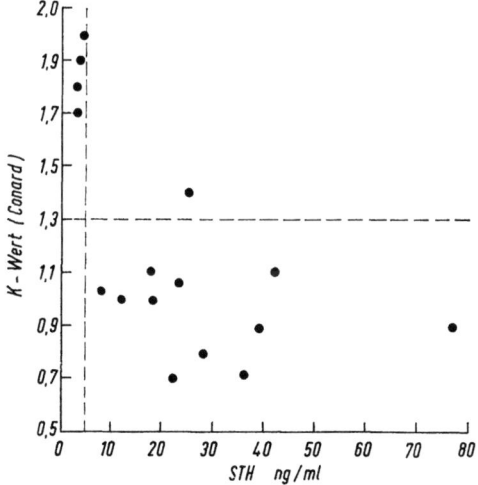

Abb. 10: Glukoseassimilation (K-Wert) bei Patienten mit Akromegalie in Relation zum STH Nüchternspiegel im Serum (Aus: SCHRÖDER, RAPTIS und PFEIFFER, 1969)

Nach Ausschaltung der übermäßigen STH-Sekretion aus dem Hypophysenvorderlappen durch Implantation von Iridium 192 steigen die K-Werte in derselben Weise wieder an, wie der Wachstumshormonspiegel zur Norm zurückkehrt (Abb. 11).

Im Vergleich zu Stoffwechselgesunden sind auch bei einem Teil der Kranken die Spiegel des immunologisch meßbaren Insulins bereits im fastenden Zustand erhöht; der markante Hyperinsulinismus wird aber eigentlich erst durch die Glukosebelastung deutlich, wobei es gleichgültig ist, ob man sich der intravenösen oder der oralen Glukosebelastung bedient (Abb. 12, Abb. 13).

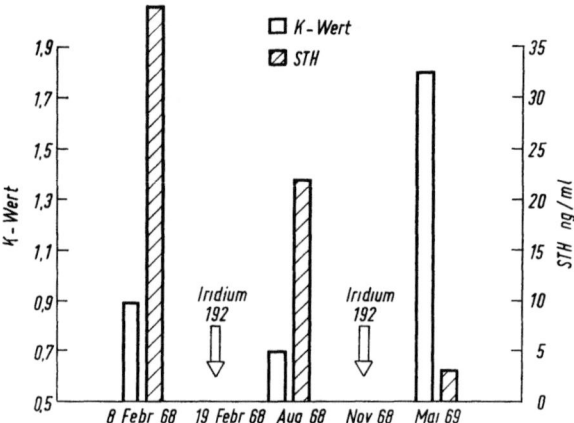

Abb. 11: Glukoseassimilation (K-Wert) und Wachstumshormon im Serum bei einem Patienten mit Akromegalie vor und nach Behandlung (Implantation von Iridium 192) (Aus: SCHRÖDER, RAPTIS und PFEIFFER, 1969)

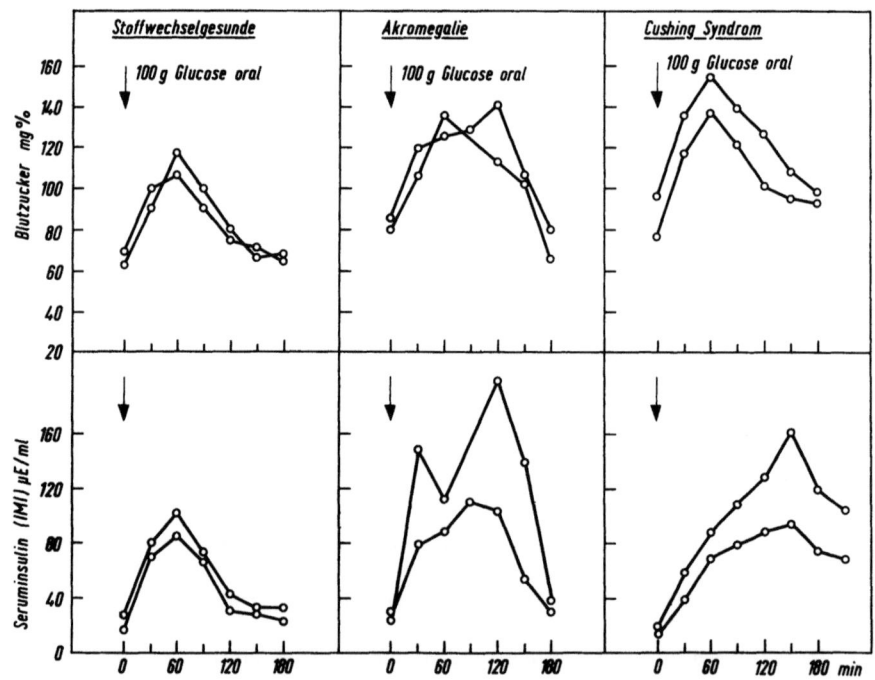

Abb. 12: Verhalten von Blutzucker (oben) und Serum-Insulin (IMI) (unten) nach oraler Glukosebelastung (100 g) bei Stoffwechselgesunden (links), Akromegalen (Mitte) und CUSHING-Patienten (rechts) (Aus: PFEIFFER, 1969)

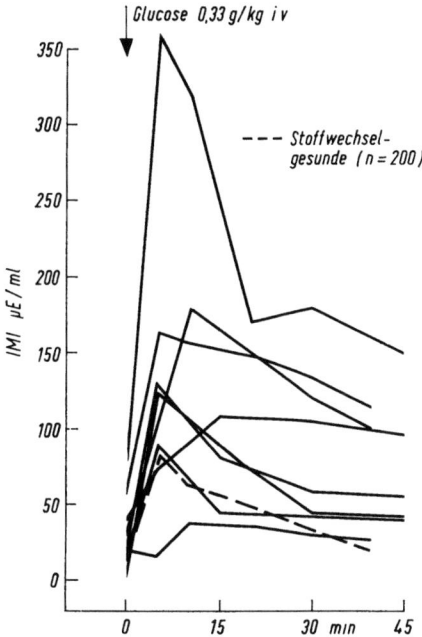

Abb. 13: Seruminsulin (IMI) bei Akromegalen vor und nach i. v. Glukosegabe (Aus: SCHRÖDER, RAPTIS und PFEIFFER, 1969)

Mit diesen von SCHRÖDER, RAPTIS und PFEIFFER in den letzten Jahren gezeigten Beziehungen zwischen den Konzentrationen von Wachstumshormon und Insulin im Blut auf der einen, der Hemmung der Glukoseassimilation im peripheren Gewebe auf der anderen Seite, sowie der Beeinflussung dieser wechselseitigen Größen durch die Ausschaltung des primum movens, nämlich der hypophysären Überfunktion, wurde im Prinzip nur eine alte klinische Beobachtung bestätigt. Wir meinen die Besserung eines diabetischen Zustandsbildes bei Akromegalie bis zum völligen Verschwinden aller Diabetes-Symptome nach Ausschaltung der hypophysären Überfunktion mittels Röntgenbestrahlung, Operation oder spontaner Blutung (vgl. PFEIFFER [1957] sowie BASTENIE's Ausführungen zu diesem Problem auf S. 878 dieses Buches). Bezeichnenderweise sollen sich ja keine Unterschiede zwischen den Konzentrationen des immunologisch meßbaren Insulins im Serum von Akromegalen mit oder ohne diabetische Stoffwechselstörung nachweisen lassen (LIEBERMEISTER et al., 1968). Das würde heißen, daß auch nach Manifestation der Zuckerkrankheit der Hyperinsulinismus noch weiter bestehen bleibt. Er würde die Erholung des Inselapparates im Augenblick des Wegfalles der diabetogenen Hormonüberproduktion verstehen lassen.

Diese Überlegungen können aber sicherlich nur in derselben Weise bedingt richtig sein wie bei den Adipösen im Vergleich zu den normalgewichtigen Zuckerkranken. Nur in der Krankheitsgruppe selbst sezernieren die Übergewichtigen noch mehr Insulin. Vergleicht man sie mit den Stoffwechselgesunden (übergewichtigen wie normalgewichtigen), so produzieren sie absolut und relativ (prozentual) nur geringe Quantitäten des Hormons (vgl. S. 131).

Mit Ausnahme der Untersuchungen von LIEBERMEISTER et al. (1968) ist uns nun keine Arbeit bekannt, in der über den Vergleich der statisch (in Ruhe) und dynamisch (reaktiv) gemessenen Insulinsekretion bei Akromegalen und gleichzeitig noch über das Verhalten von ILA und IMI berichtet wurde. Aus den Untersuchungen läßt sich leider der individuelle prozentuale Anstieg der Insulinaktivitäten bzw. -Konzentrationen nicht sicher berechnen und z. B. mit den bei Adipösen von uns gemessenen Werten vergleichen. Es wurde nur mit 100 g Glukose oral belastet.

Übereinstimmend wurden von RANDLE (1954), LYNGSØE (1962) sowie RECANT, ALPH, KOCH und EGGEMANN (1963) bei Akromegalen erhöhte ILA-Werte im

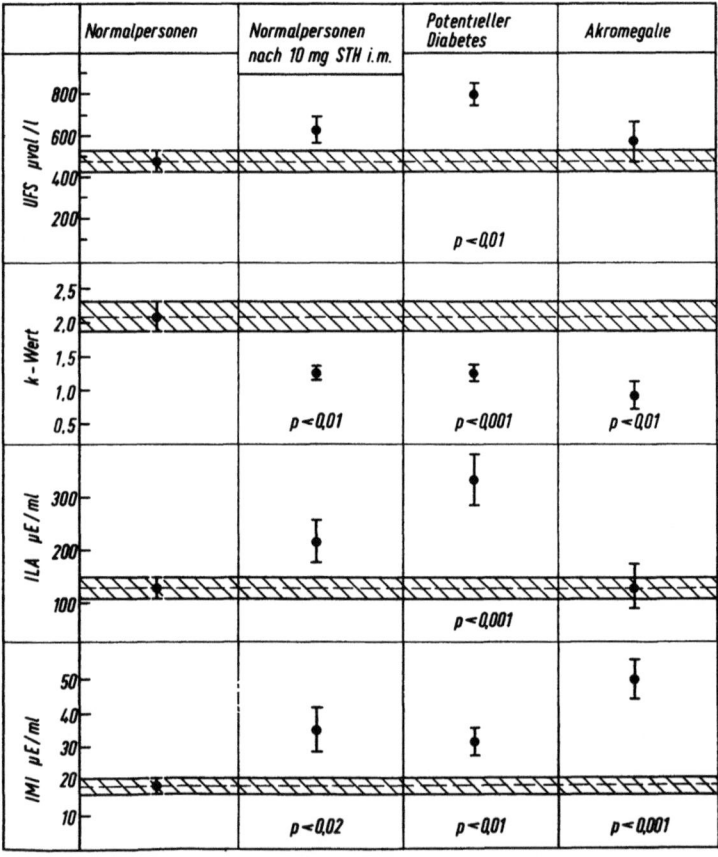

Abb. 14: Verhalten von unveresterten Fettsäuren (NEFA), K-Wert der Glukoseassimilation, Seruminsulinwirkung (ILA) und Immuno-Insulin (IMI) bei Normalen, bei Normalen nach 10 mg menschlichem STH i. m., bei potentiellen Diabetikern und bei Akromegalen (Mittelwerte ± SEM) (Aus: PFEIFFER, 1964)

Nüchtern-Serum gemessen. Bei eigenen Vergleichen von ILA und IMI im Nüchternzustand fielen uns immer wieder die stark erhöhten IMI-Werte auf, denen nur mäßig oder überhaupt nicht erhöhte ILA-Werte entsprechen (PFEIFFER, 1964). Ebenso lagen auch die reinen Fettsäuren nur selten im sicher pathologisch erhöhten Bereich. Diesem Befund wäre keine sonderliche Bedeutung beizumessen, wenn nicht auch nach Injektion von nur 10 mg menschlichem Wachstumshormon, die über den Verlauf von 18 Stunden, aufgeteilt in 4 Dosen zu 2,5 mg, gegeben wurden, bei stoffwechselgesunden Menschen eine ganz analoge Konstellation resultierte wie spontan bei der Akromegalie: Eine mäßige Erhöhung von ILA und nicht-veresterten (freien) Fettsäuren, eine deutliche Erhöhung des immunologisch meßbaren Insulins bei ebenso deutlichem Abfall von K (Abb. 14).

Bemerkenswerterweise war der Abfall von K bei dieser Konzentration des Wachstumshormons weitaus stärker ausgeprägt als der Anstieg des Nüchtern-Blutzuckers; erst wenn über den Verlauf von 18 Stunden vor der neuerlichen Prüfung der Assimilation der intravenös gegebenen Glukose 12,5 mg STH verabreicht worden

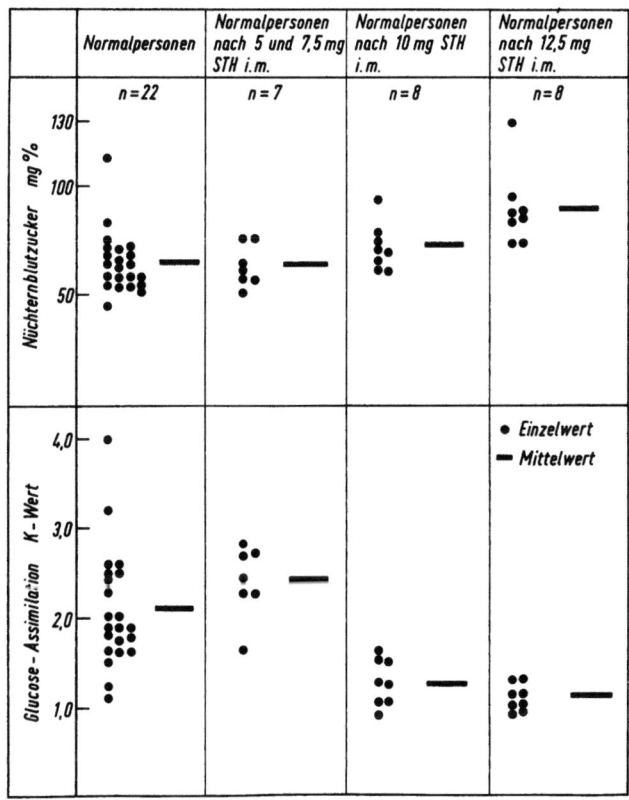

Abb. 15: Verhalten von Nüchternblutzucker (oben) und K-Wert der Glukoseassimilation (unten) bei Normalen sowie bei Normalen nach i. m. Injektion von 5–7,5 mg, 10 mg oder 12,5 mg menschlichem STH (Aus: PFEIFFER, 1964)

waren, resultierte auch eine deutliche Erhöhung der Nüchtern-Blutzuckerwerte (Abb. 15).

Dadurch war durchaus der Bereich der zum Vergleich herangezogenen potentiellen – und leider auch adipösen – Diabetiker erreicht.

Es erhebt sich natürlich die Frage, was bei diesem willkürlich erzeugten, vorwiegend pankreatischen Hyperinsulinismus nach Zufuhr von Wachstumshormon bei Stoffwechselgesunden an erster Stelle für die vermehrte Insulinsekretion angeschuldigt werden kann: Die Hemmung der peripheren Glukoseutilisation oder die Hyperglykämie. Eine Reduktion der Insulinsekretion kann gewiß nicht angeschuldigt werden, da erhöhte Ruhewerte des immunologisch meßbaren, d. h. pankreatischen Insulins, in allen Fällen zu messen waren. Das gleiche Resultat wurde schließlich auch von LUFT und CERASI (1964) erhalten, wenn sie 20 mg STH 4 Tage lang Patienten mit Hypophyseninsuffizienz injizierten. Auf die neuerliche Glukosezufuhr erfolgte trotz gesenkten K-Wertes ein weitaus stärkerer Anstieg des immunologisch meßbaren Insulins als vor dieser Behandlung mit allerdings insgesamt 80 mg menschlichen Wachstumshormons. Während bis heute die direkte stimulierende Wirkung von Wachstumshormon auf die Insulinabgabe der Bauchspeicheldrüse noch nie überzeugend nachgewiesen werden konnte (vgl. PFEIFFER, 1964; POWERS, 1970), entspricht die Deutung dieser Befunde beim Menschen den tatsächlichen Ergebnissen der Untersuchungen im Tierexperiment (CAMPBELL und RASTOGI, 1966; PFEIFFER, 1964): Es dauert bis zu 10 Tagen, ehe beim hypophysektomierten Hund das bis auf die Hälfte reduzierte Plasma-Insulin (Insulinaktivität) in den Normbereich unter dauernder Zufuhr von STH zurückgekehrt ist; beim normalen Hund hat die Dauerbehandlung mit Wachstumshormon eine Veränderung der homöostatischen Kontrolle der pankreatischen β-Zelle in dem Sinne zur Folge, daß bei jeder beliebig gewählten Glukosekonzentration im Blut eine höhere reaktive Insulinquantität ausgeschüttet wird. Es resultiert die verbesserte Ansprechbarkeit der β-Zelle und die einmalige Kombination von Hemmung der peripheren Glukoseaufnahme bei gleichzeitiger Hyperinsulinämie.

Immerhin hat das Fehlen eines funktionsfähigen Inselzellsystems eine dramatische Veränderung des Stoffwechsels bei Zufuhr von Wachstumshormon auch beim menschlichen Diabetiker zur Folge. Bei hypophysenlosen Zuckerkranken (LUFT, IKKOS, GEMZELL und OLIVECRONA, 1958) ebenso wie bei normalen Altersdiabetikern (PFEIFFER, DITSCHUNEIT und ZIEGLER, 1960/61) kommt es zu einem Anstieg des Blutzuckers, zur Ketose, und falls vorhanden, zu einem Abfall der Insulinaktivitäten (vgl. Abb. 3). Als Paradigma eines spontan vorhandenen Faktors, der als klassischer Inhibitor und gleichzeitiger Stimulator direkter oder indirekter Natur der Insulinsekretion wirken kann, hat das Wachstumshormon in der menschlichen Diabetologie seine ganz besondere Rolle (LUFT, 1965).

Die gleichen Anhaltspunkte für die Kombination von kontrainsulärer Überfunktion, Hemmung der peripheren Glukoseutilisation, d. h. also eines peripheren Insulinantagonismus, und eines Hyperinsulinismus als Vorstufe eines manifesten diabetischen Zustandsbildes finden sich bekanntlich auch beim Morbus CUSHING oder anderen Formen der Überfunktion der Nebennierenrinde. Über pathologische Glukosetoleranzen verbunden mit einer übermäßigen reaktiven Ausschüttung von am Fettgewebe meßbarer Insulinaktivität berichteten SCHWARZ et al. bereits 1962 (Abb. 16), analoge Befunde wurden von KLEIN und ESTRICH (1964) sowie KARAM, GRODSKY und FORSHAM (1965) nach Bestimmung des immunologisch meßbaren

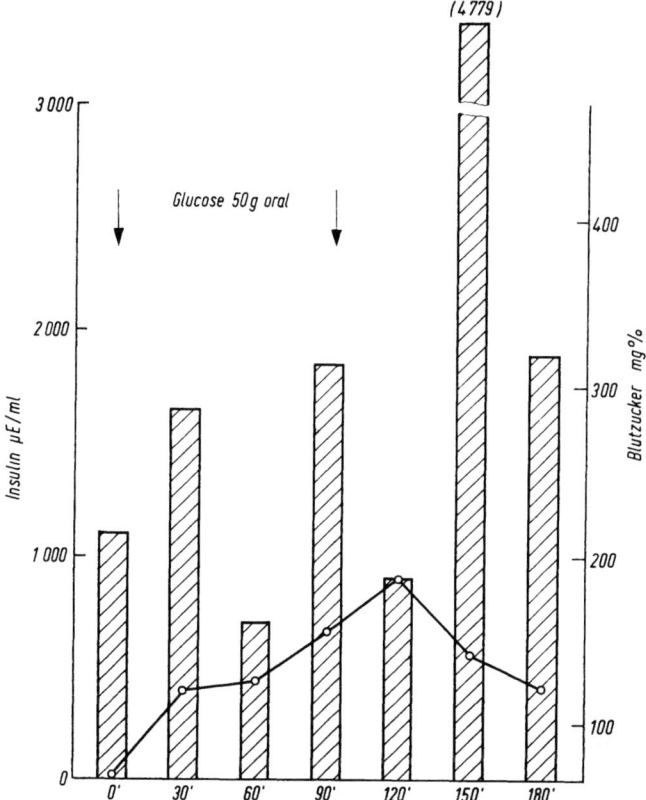

Abb. 16: Verhalten der Seruminsulinwirkung bei der oralen Glukosedoppelbelastung nach STAUB-TRAUGOTT beim CUSHING-Syndrom (Aus: SCHWARZ, WEINGES, EYMER und KOPETZ, 1962)

Insulins bei diesen Krankheitsbildern vorgelegt. Allerdings war dieser vor allem nach Glukosezufuhr auffallende Hyperinsulinismus sehr häufig mit Adipositas verknüpft.

Vergleichende Bestimmungen von Insulinaktivitäten und IMI in Ruhe und nach Glukosebelastung sind uns bei Patienten mit eindeutig endokrinologisch objektivierter CUSHINGscher Erkrankung nicht bekannt. Immerhin gibt es eine neuere Studie von MODIGLIANI, STRAUCH, LUTON und BRICAIRE (1970), die das immunologisch meßbare Insulin in Ruhe und nach Belastungen mit oraler Glukose und intravenös gegebenem Arginin bei eindeutig definierten CUSHING-Patienten verfolgten. Ebenso wie bereits gezeigt (Abb. 16) stiegen auf die oral zugeführte Glukose Blutzucker- und Insulinwerte bei den CUSHING-Patienten weitaus stärker an als bei den stoffwechselgesunden Kontrollen. Bemerkenswerterweise hatte aber auch die Argininzufuhr bei den CUSHING-Kranken einen deutlichen reaktiven Hyperinsulinismus zur Folge (Abb. 17). Auf diese Weise wurde der reaktive Hyperinsulinismus als solcher deutlich gemacht, der von dem spezifischen Reiz der Glukose prinzipiell unabhängig war. Die gleichen Überlegungen wie bereits beim Hyperinsulinismus bei Überproduktion von Wachstumshormon werden dann auch bei diesen Formen der übermäßigen Insulinausschüttung angestellt, nämlich die Fragen nach dem primum movens, der peripheren Hemmung der Glukoseutilisation, dem direkten Einfluß der insulinantagonistischen Hormone auf den Inselapparat, und schließlich dem Effekt der stetig vorhandenen Hyperglykämie. Bei einigen Fällen fehlten die übermäßig erhöhten Insulinwerte in Ruhe wie auch nach Belastung. Hier war dann schon eine manifeste diabetische Stoffwechselstörung vorhanden. Diese Befunde ähneln dann den anderen von SCHWARZ et al. (1962), die bei Wiederholung der Glukosebelastung keine reaktiv erhöhten Insulinausschüttungen bei den Fällen mit schon vorhandener diabetischer Stoffwechselstörung erbrachten (vgl. Kapitel BASTENIE, S. 890).

Da generell ein weitaus höherer Prozentsatz der an manifester CUSHINGscher Erkrankung leidenden Personen den im Prinzip ja gutartigen und reversiblen

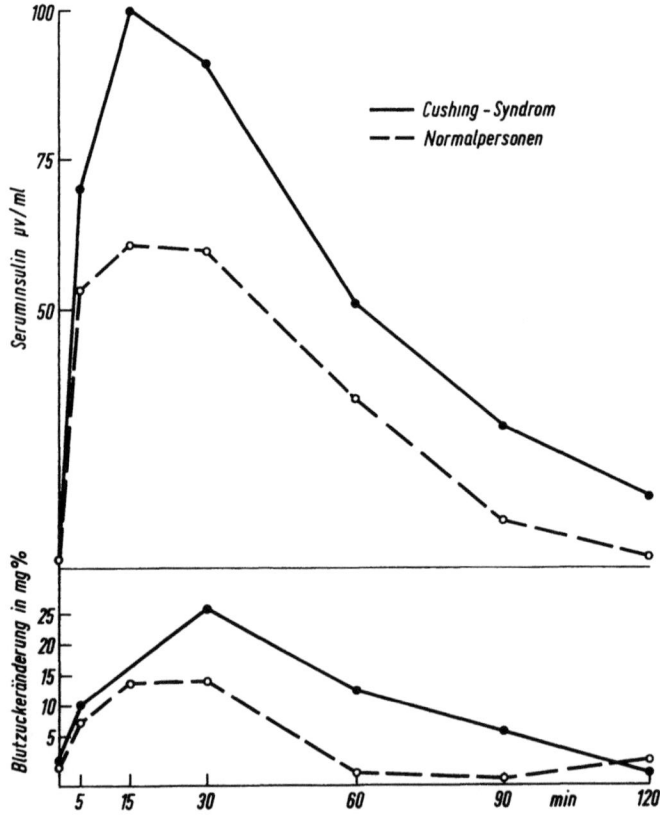

Abb. 17: Verhalten von Serum-Insulin (oben) und Blutzucker (unten) von 11 Patienten mit CUSHING-Syndrom bei der Arginin-Belastung (Aus: MODIGLIANI, STRAUCH, LUTON und BRICAIRE, 1970)

„idiohypophysären" Diabetes aufweist als bei der Akromegalie, scheinen die Bestimmungen der Insulinkonzentrationen im Blute bei diesen sekundären Diabetesformen eine bessere Übereinstimmung zwischen der Klinik der Zuckerkrankheit und den Insulinkonzentrationen im Blute zu bieten. Allerdings zeigt sich bei näherer Durchsicht vieler Arbeiten, die angeblich keine Unterschiede der übermäßigen Insulinreaktion nach Glukosezufuhr bei „inaktiver" und „aktiver" Akromegalie feststellen konnten, daß doch ganz erhebliche Unterschiede sowohl der Insulinkonzentration als auch der entsprechenden Quantitäten von zirkulierendem Wachstumshormon im Blut dieser Patienten bestanden (AKERBLOM, NEWMAN, MEAKEN, MARTIN und SIMPSON, 1969).

Die direkte Stimulierung der Insulinsekretion durch ACTH bzw. Cortisol wird heute trotz einiger gegenteiliger Befunde bei in vitro-Untersuchungen ebenso verneint wie für das Wachstumshormon. Die Hyperglykämie als solche kann aber ebensowenig angeschuldigt werden (MARCO, MELANI, GOBERNA, ROTT und PFEIFFER, 1968). Störungen der Dynamik der Insulinsekretion bei nahen Verwandten von Diabetikern sind auf jeden Fall durch die Beobachtung der IMI-Werte im Verlaufe eines oralen Cortison-Glukose-Toleranztestes kaum mit größerer Sicherheit zu erkennen als wenn die Patienten mit der einfachen oralen Standard-Glukosebelastung untersucht werden (RULL, CONN, FLOYD und FAJANS, 1970).

Natürlich haben alle diese Beobachtungen der Insulinsekretion bei sekundären Diabetesformen ihre reale Bedeutung bei dem Bestreben, die Faktoren erkennen zu können, die bei prädisponierten Personen, d. h. also den potentiellen Diabetikern mit erheblicher Belastung, durch das Hinzutreten einer zweiten diabetogenen Schädigung, d. h. also der übermäßigen Produktion kontrainsulärer Hormone, die Zuckerkrankheit endgültig manifest werden lassen. Die Schwierigkeit liegt ja doch ganz einfach darin, daß auch dann, wenn die erbliche Belastung aus der Tatsache des doppelten Auftretens bei beiden Elternteilen hervorgeht, keineswegs alle Kinder, sondern immer nur ein überraschend geringer Teil später den Diabetes manifestieren (CLARKE, 1966). Diese der genetischen Literatur im deutsch-sprachigen Raum schon lange bekannte und immer wieder hervorgehobene Tatsache kann freilich nichts daran ändern, daß Kinder von diabetisch belasteten Eltern zu 8 % schon dann ihre Zuckerkrankheit entwickeln werden, wenn sie noch nicht 30 Jahre alt sind, während es in der allgemeinen Bevölkerung hierbei nur um 1,2 % geht. Dieses Verhältnis von 40 : 1 zu ungunsten der Kinder von zwei diabetischen Elternteilen verschiebt sich freilich bei zunehmendem Alter, so daß nach Überschreiten der 50-Jahresgrenze auch bei einer derartigen doppelseitigen Belastung die Zuckerkrankheit nur doppelt so häufig bei den Kindern zweier diabetischer Elternteile auftritt wie bei der allgemeinen Bevölkerung. Die geradezu verzweifelte Suche nach bestimmten biochemischen Kriterien, um eine exakte Vorhersage über die Gefährdung des einzelnen Kranken machen zu können, läßt sich leicht verstehen. In den beiden folgenden Abschnitten werden wir auf diese derzeit aktuelle Diskussion um die gestörte Statik und Dynamik der Insulinsekretion bei den proto-diabetischen Formen der menschlichen Zuckerkrankheit, und zwar ihres primären oder genetischen Typs, näher eingehen. Die Betrachtung der Verhältnisse beim endokrin bedingten sekundären Proto- und Diabetes haben uns gewissermaßen gezeigt, was bei einem manifesten und in seiner Wirkung einigermaßen bekannten Insulinantagonisten zu erreichen ist oder erwartet werden kann.

Im übrigen sollen diese Vergleiche nicht darüber hinwegsehen lassen, daß nicht nur bei übergewichtigen Stoffwechselgesunden und Diabetikern vermehrte Insulinquantitäten nach Glukosereiz ausgeschüttet werden, sondern auch bei der Schwangerschaft (DITSCHUNEIT, KOLB, WAHL, MORCOS und PFEIFFER, 1963; KALKHOFF, SCHALCH, WALKER, BECK, KIPNIS und DAUGHADAY, 1964), bei Arteriosklerose (PETERS und HALES, 1964; METZ, BERGER, SURMACZYNSA und SOBEL, 1965), oder bei Hyperlipidämien (DAVIDSON, ALBRINK und MORGANTOWN, 1965; FELBER, MOODY und VANOTTI, 1966).

VII. Die offenen Probleme

A. Die Bedeutung des sog. primären „IMI-Peaks" nach Stimulierung

Zwei Aspekte der Störung der Dynamik der Insulinsekretion beim menschlichen Diabetes und vor allem seinen Proto-Formen sollen abschließend noch diskutiert werden. Der erste betrifft das Verhalten des IMI beim potentiellen, normalgewichtigen Diabetiker (s. S. 419 „Einteilung, Klinik und Prognose des Diabetes mellitus"). Bei 12 derartigen Fällen, die entsprechend der Klassifikation der Weltgesundheits-Organisation als potentiell anzusprechen waren (d. h. Zwillingsgeschwister von Diabetikern, beide Eltern diabetisch, ein diabetischer Elternteil bei familiärer Disposition des anderen, Mütter von Kindern mit über 4,5 kg Geburtsgewicht, sämtlich bei normaler intravenöser und oraler Glukosetoleranz), war nach intravenöser Glukosebelastung in keinem Fall ein reaktiver Hyperinsulinismus zu demonstrieren (MELANI, 1968). Es fehlte aber auch die von CERASI und LUFT

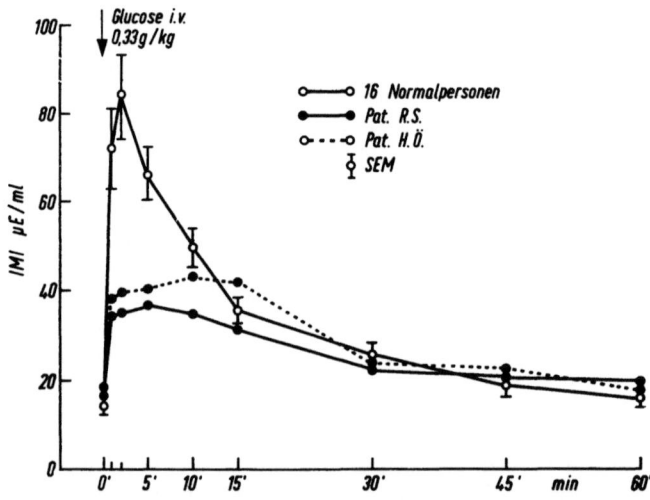

Abb. 18: Veränderungen des Serum-IMI bei 16 stoffwechselgesunden Personen ohne diabetische Verwandtschaft nach i. v. Injektion von 0,33 g Glukose/kg Körpergewicht. Der primäre Anstieg des Serum-IMI wird in 2 Fällen ohne jede klinische Folge vermißt (Aus: MELANI, 1968)

(1967 a) für 5 homozygote „gesunde" Zwillingsgeschwister von Diabetikern, d. h. also „Prädiabetiker", nach *Infusion* von Glukose beschriebene Störung der primären Insulinsekretion im Sinne eines herabgesetzten „Peaks" nach *Injektion* von Zucker. Auf der anderen Seite konnte MELANI (1968) bei 16 stoffwechselgesunden Patienten ohne familiäre Belastung, genau wie von CERASI und LUFT (1967 b) beschrieben, zweimal auch bei der einfachen intravenösen Glukose*injektion* eindeutig verminderte primäre Insulinausschüttungen feststellen (Abb. 18). Sie hatten keinerlei Einfluß auf die Glukoseassimilation oder irgend einen anderen Aspekt des Kohlenhydratstoffwechsels bei diesen Probanden.

Inzwischen hat das Problem der geringeren oder verzögerten primären Insulinausschüttung nach parenteral injizierter Glukose weitere Beachtung gefunden. Nach SIMPSON, BENEDETTI, GRODSKY, KARAM und FORSHAM (1968) sollen potentielle Diabetiker (in diesem Falle die normalgewichtigen Kinder von zwei Eltern mit manifester Zuckerkrankheit) zwar keinen verzögerten, verflachten oder verbreiterten primären Insulinausstoß nach Glukose i.v. gezeigt haben, sondern nur einen zwar zeitgerecht einsetzenden, aber absolut im Spitzenwert etwas verringerten „Peak" (Abb. 19).

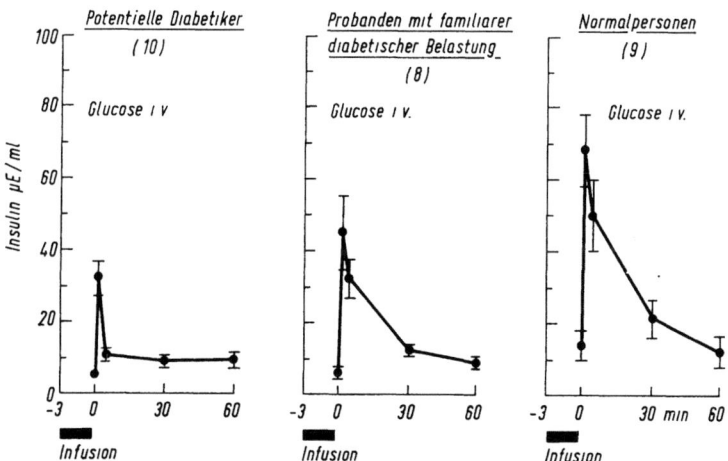

Abb. 19: Das Verhalten des Seruminsulins bei potentiellen Diabetikern, Probanden mit familiärer diabetischer Belastung und bei Normalpersonen nach einer Glucoseinfusion (25 g) über 3 Minuten (Aus: SIMPSON, BENEDETTI, GRODSKY, KARAM und FORSHAM, 1968)

Im Gegensatz hierzu beschrieben SOELDNER, GLEASON, WILLIAMS, GARCIA, BEARDWOOD und MARBLE (1968) ebenso wie wir nur normale primäre Insulinausschüttungen auch bei 5 (normalgewichtigen) potentiellen Diabetikern mit sonst völlig unverdächtigem Kohlenhydratstoffwechsel. In einer neueren Arbeit verglich die gleiche Gruppe jedoch die durch intravenöse Glukose- und Tolbutamidinjektionen bei 14 normalgewichtigen Nachkommen von zwei diabetischen Elternteilen hervorgerufenen Veränderungen des Serum-IMI-Spiegels mit den bei 25 Stoffwechselgesunden erhobenen Befunden (ROJAS, SOELDNER, GLEASON, KAHN und

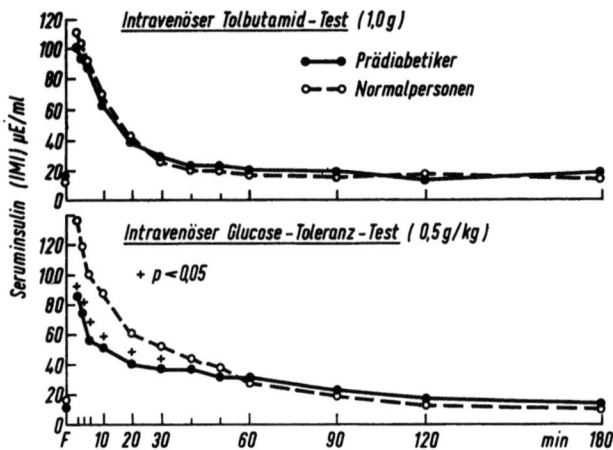

Abb. 20: Verhalten des Seruminsulins (IMI) bei 25 Normalpersonen und 14 „Prädiabetikern" während des intravenösen Tolbutamidtestes (oben) und der intravenösen Glukosebelastung (unten) (Aus: ROJAS, SOELDNER, GLEASON, KAHN und MARBLE, 1969)

MARBLE, 1969). Jetzt wiesen die „Prädiabetiker" zum 1, 3, 5 und 10 Minuten-Intervall nach Glukoseinjektion signifikant niedrigere IMI-Werte auf (Abb. 20). Im Einzelfall war dieses Verhalten bei 9 der 14 Patienten zu beobachten.

Bemerkenswerterweise war aber bei den gleichen Probanden ein völlig gleichartiger Anstieg der Insulinspiegel im Blute festzustellen.

Damit verschiebt sich zur Zeit das Schwergewicht der Forschung, die sich mit der Dynamik der Insulinsekretion beim Proto-Diabetes befaßt und insbesondere mit dem sog. „primären Peak" nach Stimulierung der β-Zelle, in die Richtung einer Anerkennung des fehlenden ausreichenden Insulinausstoßes nach Glukosereiz als Frühsymptom einer späteren Diabetesmanifestation. Da bei den gleichen Prädiabetikern ein völlig normales Ansprechen auf Tolbutamid festgestellt wurde, würde diese Anschauung einem einheitlichen Konzept für die Proto-Formen der Zuckerkrankheit ebenso wie für ihr endgültig manifestiertes Stadium entsprechen: Einer gewissen Sekretionsstarre nach Glukosereiz entspricht eine normale oder beinahe normale Insulinreaktion auf Tolbutamid. Je nach dem Stadium der Zuckerkrankheit und dem Ausmaß der „inkompletten β-Zellen Insuffizienz" (PFEIFFER, DITSCHUNEIT und ZIEGLER, 1960/61) ist bei den Frühformen des Proto-Diabetes, d. h. dem Prä- oder potentiellen Diabetes, die primäre Insulinsekretion nach parenteraler Zufuhr kleinster Glukosequantitäten eingeschränkt, während alle anderen Provokationstechniken noch normale Freisetzungen von Insulin bewirken; bei den fortgeschrittenen Formen des Proto-Diabetes lassen sich dagegen erst durch zusätzliche Belastungen der Bauchspeicheldrüse, z. B. durch gleichzeitige Gabe anderer diabetogener Hormone wie der Nebennierenrinde beim Cortison-Glukose-Toleranztest, verzögerte Insulinanstiege in derselben Weise beobachten wie beim manifesten Diabetiker bei einfacher Standard-Glukose-Toleranzprüfung (RULL, FLOYD und FAJANS, 1965), beim manifesten Diabetes liegt schließlich das eingangs dieses Kapitels völlig fehlende oder nur noch gering nachweisbare Ansprechen auch auf größere Quantitäten Glukose, und auch nach oraler Zufuhr mit Einschaltung der intestinalen Hormone als zusätzlichen Faktoren der Insulinmobilisation (cf. Pfeiffer, 1969), vor.

Mit diesen Befunden beim Prä- oder potentiellen Diabetes wird aber die Frage nach der Bedeutung des primären Insulinausstoßes nach Stimulierung der β-Zellen mit intravenöser Glukose erneut aktuell. Aus den Untersuchungen am perfundierten Pankreas geht hervor, daß diese primäre Insulinausschüttung auf mobilisierbare Insulinreserven zurückzuführen ist, der unter fortdauernder Stimulation anschließende Anstieg der Insulinsekretion hingegen möglicherweise auf neu synthetisiertes oder zumindest verfügbar gemachtes Insulin (Grodsky, Bennett, Smith und Schmid, 1967; Fussgänger, Hinz, Goberna, Jaros, Karsten, Pfeiffer und Raptis, 1969; Pfeiffer, Fussgänger, Hinz und Raptis, 1969).

Quantitativ unterschiedlich stark ausgeprägte primäre Insulinausschüttungen lassen sich bei stoffwechselgesunden und adipösen Menschen auch mit Tolbutamid her-

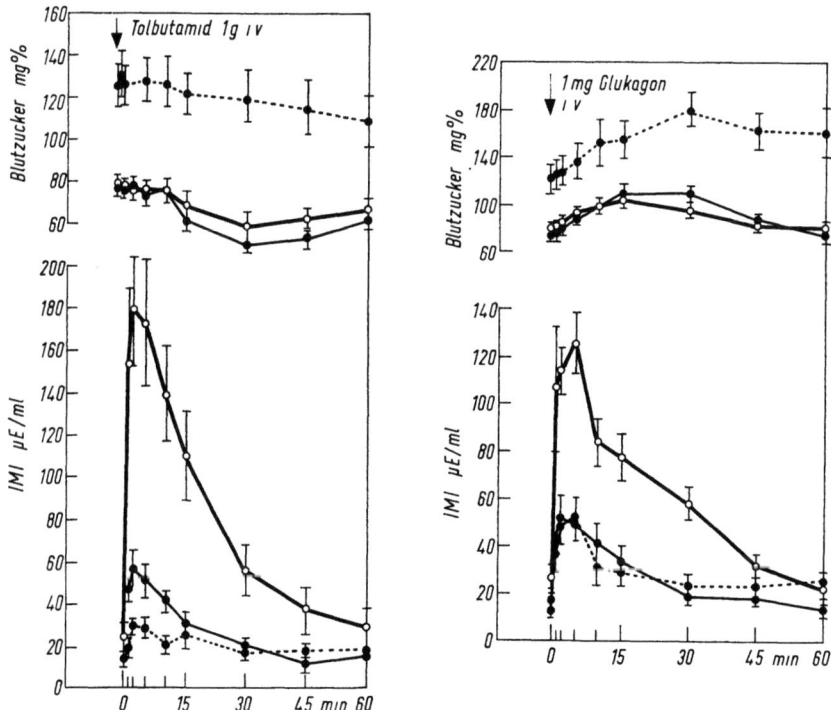

Abb. 21: Verhalten von Blutzucker und Seruminsulin (IMI) bei Normalpersonen (●———●), bei Übergewichtigen (○———○) sowie bei übergewichtigen Diabetikern (●— — —●) nach intravenöser Gabe von 1 g Tolbutamid (links) und nach intravenöser Gabe von 1 mg Glucagon (rechts). Glucagon bewirkt auch bei den übergewichtigen Diabetikern einen Insulinanstieg, obwohl sie kaum auf die Tolbutamidgabe reagieren (Aus: Melani, Lawecki, Bartelt und Pfeiffer, 1967)

vorrufen. Beim Zuckerkranken, auch dem adipösen, kann diese primäre reaktive Insulinsekretion auf Tolbutamid fehlen. Auf Glucagon-Injection kommt jedoch bei den gleichen Patienten ein normaler primärer IMI-Anstieg zustande (MELANI, LAWECKI, BARTELT und PFEIFFER, 1966/67 [Abb. 21]; SIMPSON, BENEDETTI, GRODSKY, KARAM und FORSHAM, 1966).

Die gleiche Normalisierung einer primär gegenüber Glukose fehlenden Reaktion der diabetischen Bauchspeicheldrüse bewirkt Sekretin, eines der intestinalen Hormone (RAPTIS, SCHRÖDER, FAULHABER und PFEIFFER, 1968/69; DECKERT, 1968). Auch die Assimilation der Glukose wurde verbessert (Abb. 22).

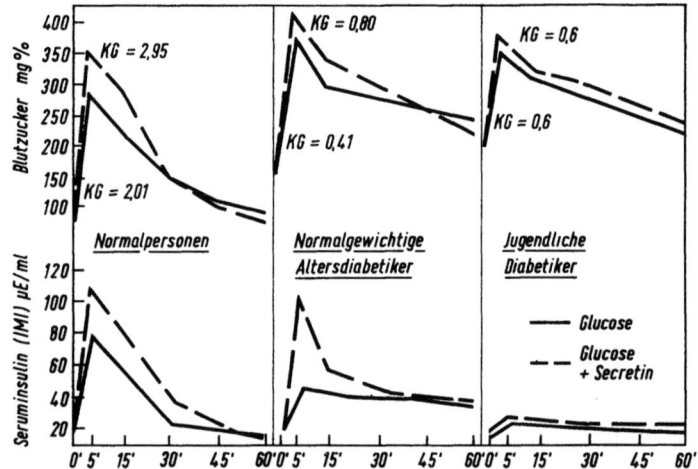

Abb. 22: Verhalten von Blutzucker und Serum-Insulin (IMI) nach i. v. Glukosegabe (0,33 g/kg) und Glukose (0,33 g/kg) + Secretin (2 E/kg) bei Normalpersonen (n = 9), normalgewichtigen Alters-Diabetikern (n = 5) und normalgewichtigen jugendlichen Diabetikern (n = 2) (Aus: RAPTIS, SCHRÖDER und PFEIFFER, 1969)

Damit stehen wir vor dem merkwürdigen Phänomen einer unzureichenden primären Insulinausschüttung bei scheinbar Stoffwechselgesunden, d. h. einer mangelhaften Insulinsekretion ohne klinische Folgen. Andererseits läßt sich diese primäre Abgabe von Insulinreserven, deren Gehalt in toto bei Zuckerkranken als herabgesetzt angenommen wird, mit Hilfe intestinaler Hormone normalisieren. Was hat die primäre Insulinausschüttung somit zu bedeuten? Wir scheinen nicht viel weiter zu sein als zu der Zeit, als CONARD und BASTENIE ihre Technik der Messung der peripheren Glukoseassimilation mittels Injektion kleinster Zuckerquantitäten entwickelten und ihre Kalkulation darauf abstellten, daß ihr Verfahren nur Aufschluß über die in der Zirkulation vorhandenen Insulinquantitäten geben würde, da die Sekretion von Pankreasinsulin hier keine Rolle spielte (BASTENIE, 1967).

B. Die Beeinflussung des sekundären reaktiven IMI-Anstiegs durch neue Medikamente

Ein anderer Aspekt betrifft die Möglichkeit, über die Beeinflussung der Störung der primären Insulinsekretion nach Glukosereiz hinauszukommen und die zweite Phase der reaktiven Insulinabgabe zu berühren, nämlich den IMI-Anstieg, den wir auf die Produktion von neu gebildetem oder zumindest neu verfügbar gewordenem Pankreasinsulin zurückführen. Wiederholt man nämlich das frühere Experiment mit zweimaliger Injektion von Tolbutamid intravenös im Abstand von 4 Stunden (PFEIFFER, DITSCHUNEIT und ZIEGLER, 1960/61), so ist zwar nach Tolbutamid auch heute noch das refraktäre Verhalten gegenüber der Wiederholung

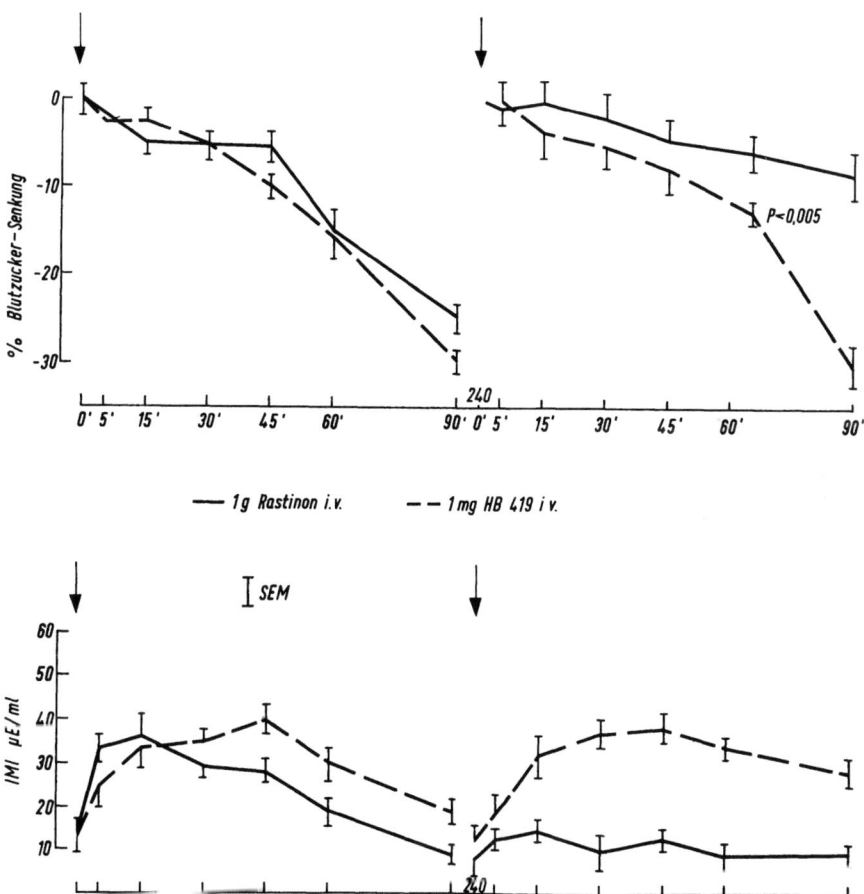

Abb. 23: Verhalten von Blutzucker und Seruminsulin (IMI) nach zweimaliger intravenöser Injektion von Glibenclamid (HB 419) oder von Tolbutamid im Abstand von 4 Stunden bei Altersdiabetikern (Aus: RAPTIS, RAU, SCHRÖDER, FAULHABER und PFEIFFER, 1969)

der Stimulierung nach diesem Intervall beim Altersdiabetes festzustellen (Abb. 23); auf die intravenöse Injektion von HB 419 kommt es jedoch bereits nach dieser Periode zu dem gleichen Anstieg des IMI wie nach der ersten Injektion (RAPTIS, RAU, SCHRÖDER, FAULHABER und PFEIFFER, 1969). Gibt man schließlich bei Altersdiabetikern, die auf Tolbutamid nur mit einem geringfügigen Anstieg des IMI und einem ebenso wenig markanten Abfall der Glukosewerte reagiert hatten, HB 419, so läßt sich eine stärkere Erhöhung des Immuno-Insulins im Plasma und ein deutlich stärkerer Blutzuckerabfall feststellen (Abb. 24). Wird schließlich die intravenöse Injektion von HB 419 mit der oralen Zufuhr von 50 g Kohlenhydraten kombiniert, dann kommt eine weitaus stärkere Erhöhung der Insulinwerte im Blute zustande und auch ein stärkerer Blutzuckerabfall.

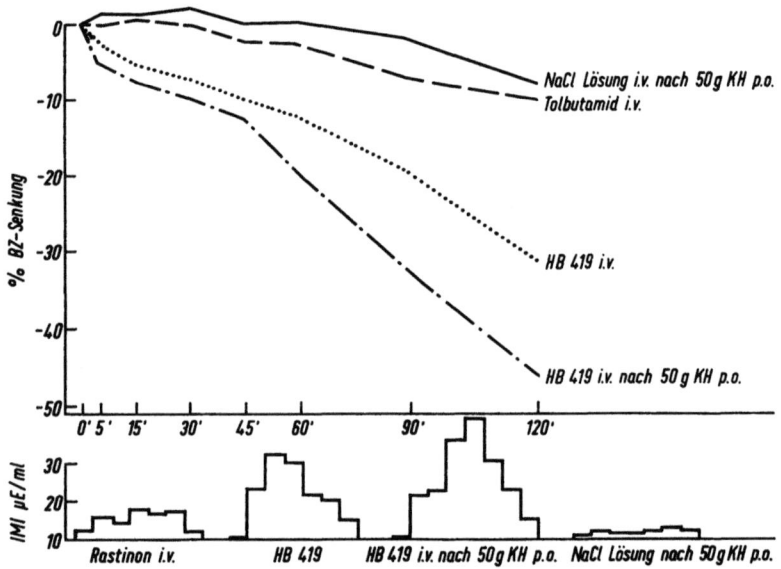

Abb. 24: Verhalten von Blutzucker und Seruminsulin (IMI) bei 3 Altersdiabetikern nach intravenöser Injektion von Tolbutamid, Glibenclamid (HB 419) sowie Glibenclamid nach vorheriger Gabe von 40 g Kohlenhydraten p. o. (Aus: RAPTIS, RAU, SCHRÖDER, FAULHABER und PFEIFFER, 1969)

Dieser verstärkende Effekt gleichzeitig zugeführter Mahlzeiten oder Glukose zur Tolbutamid- oder Chlorpropamidwirkung war natürlich schon früher beobachtet worden. Meist hatte man ihn mit einer Blockade des Insulinabbaus in der Leber durch den gleichzeitig oral gegebenen Traubenzucker und dessen portalen Zustrom in Verbindung gebracht. Heute wird auch an die Aktivierung insulinstimulierender intestinaler Hormone gedacht, die auch beim Diabetiker noch Rezeptoren der β-Zelle affizieren können, die sich gegenüber parenteral gegebener Glukose refraktär verhalten (vgl. PFEIFFER, 1969). Darüber hinaus konnten wir zeigen, daß die insulinstimulierende Wirkung von HB 419 durch die gleichzeitige

Zufuhr von Glukose auch bei parenteraler Gabe beider insulinstimulierender Substanzen bei *Stoffwechselgesunden* zu einer ganz erheblichen Potenzierung der durch jede Substanz allein ausgelösten reaktiven Insulingabe führt (RAPTIS et al., 1969, Abb. 25, 26).

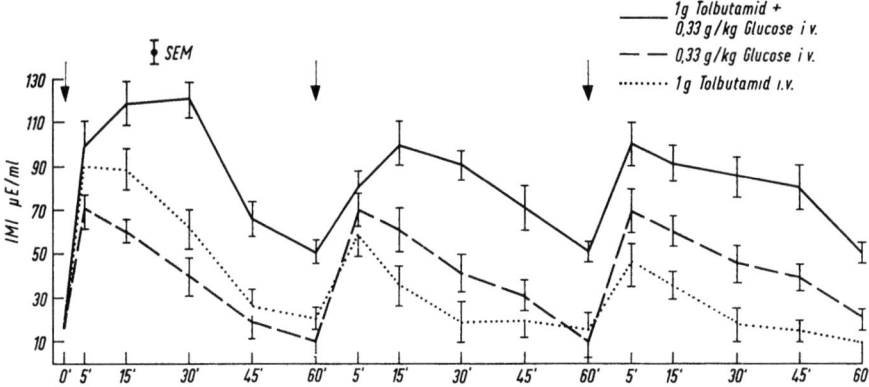

Abb. 25: Dynamik der Insulinsekretion nach wiederholten i. v. Injektionen von Tolbutamid, Glukose, sowie Tolbutamid + Glukose bei Normalpersonen (n = 5) (Aus: RAPTIS, RAU, SCHRÖDER, FAULHABER und PFEIFFER, 1969)

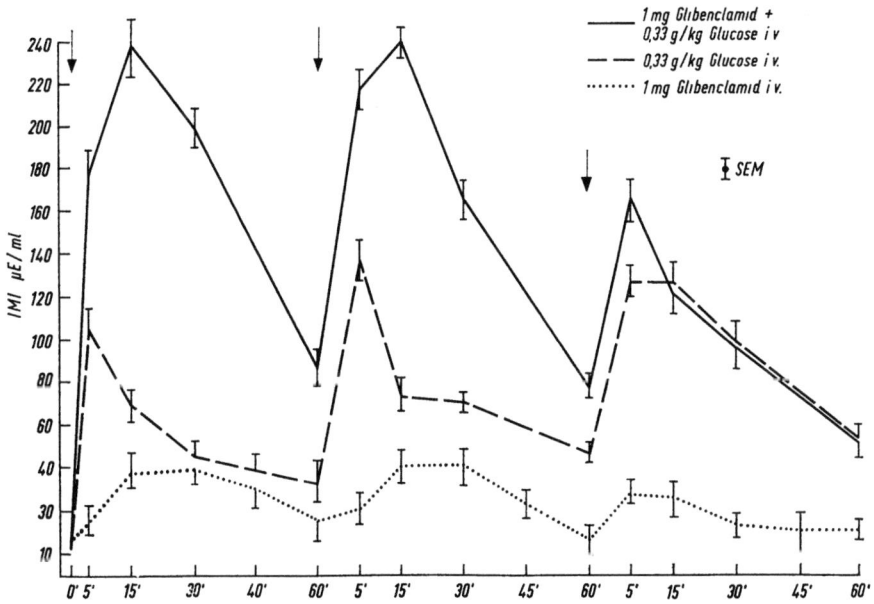

Abb. 26: Dynamik der Insulinsekretion nach wiederholten i. v. Injektionen von Glibenclamid (HB 419), Glukose, sowie Glibenclamid + Glukose bei Normalpersonen (n = 6) (Aus: RAPTIS, RAU, SCHRÖDER, FAULHABER und PFEIFFER, 1969)

Analoge Unterschiede wurden an der in vitro-Präparation des isolierten perfundierten Rattenpankreas in unserem Laboratorium beobachtet (FUSSGÄNGER et al., 1969).

Hier scheinen also noch Ansatzpunkte vorhanden zu sein. Von CHANDALIA, HOLLOBAUGH, PENNINGTON und BOSHELL (1969) wurde gezeigt, wie der höchste Anstieg der IMI-Werte nach HB-419-Behandlung oral erst nach der Mittagsmahlzeit festgestellt werden konnte. Ähnliche Beobachtungen liegen für das Chlorpropamid und wiederum für das HB 419 vor (CHU PING CHI, CONWAY, KROUSE und GOODNER, 1968; QUABBE und KLIEMS, 1969). CHANDALIA et al. konnten darüber hinaus aber auch zeigen, wie nach mehrmonatiger oraler Behandlung mit HB 419 die reaktiven Insulinanstiege nach intravenöser Glucosebelastung sich zwar nach wie vor im diabetischen Bereich bewegten, die *orale* Glucosebelastung jedoch einen deutlich erhöhten reaktiven Anstieg des immunologisch meßbaren Insulins ab der 30. Min. nach der Zufuhr auslöste (Abb. 27).

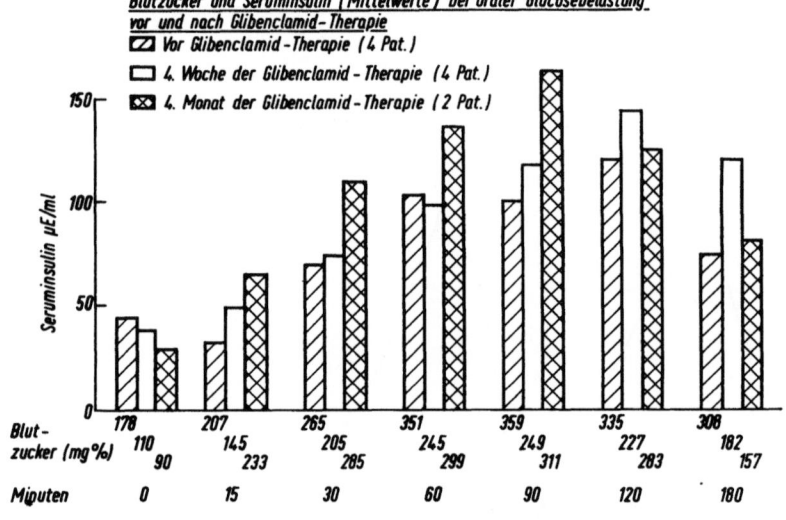

Abb. 27: Verhalten von Blutzucker und Seruminsulin bei Altersdiabetikern während einer oralen Glucosebelastung vor Behandlung mit Glibenclamid (HB 419) (4 Pat.), während der 4. Woche der Glibenclamidbehandlung (4 Pat.) sowie während des 4. Monats der Glibenclamidbehandlung (2 Pat.) (Aus: CHANDALIA, HOLLOBAUGH, PENNINGTON und BOSHELL, 1969)

Es besteht somit durchaus die Möglichkeit, mit den neuen oralen antidiabetischen Substanzen unabhängig oder via anderer insulinstimulierender Mechanismen beim nicht-insulinbedürftigen Diabetiker noch Compartments der β-Zellen zu attackieren, die mit der Synthese oder Bereitstellung von Pankreasinsulin in Verbindung stehen und nicht mit der Stapelung primär mobilisierbarer Reserven. Das Ziel, nämlich eine normale oder annähernd normale Reaktion auch der diabetischen β-Zelle gegenüber den mit der Nahrungsaufnahme verbundenen Mechanismen zu erreichen, ist auf einmal in die Nähe gerückt. Es ist erst dann erreicht, wenn es gelingt, auch beim Diabetiker die vom Stoffwechselgesunden bekannte typische Dynamik der Insulinsekretion in Abhängigkeit von der Nahrungsaufnahme und dem 24-Stunden-Tagesablauf (MALHERBE, DE GASPARO, DE HERTOGH und HOET, 1969) wiederherzustellen.

VIII. Zusammenfassung

Eine gestörte Dynamik der Insulinsekretion ist bei allen Formen der menschlichen Zuckerkrankheit aus einer unzureichenden reaktiven Insulinabgabe nach Stimulierung mit Glukose, eine Störung der Insulinproduktion aus der verzögerten Wiederansprechbarkeit auf Tolbutamid nach der durch das Sulfonylharnstoffpräparat erzwungenen Ausschüttung ersichtlich. Ein Hyperinsulinismus gehört nicht zur diabetischen Stoffwechselstörung, auch nicht zu ihren Vorformen (Proto-Diabetes). Er liegt hingegen bei jeder Form der menschlichen Adipositas vor und läßt sich im Vergleich zu nicht-adipösen Diabetikern auch bei der Kombination von Adipositas und Diabetes demonstrieren.

Wie sich aus der Berechnung des prozentualen Anstiegs des Insulinspiegels nach Stimulierung mit Glukose ergibt, tritt der Hyperinsulinismus bei Adipositas jedoch in zweierlei Form, und zwar als statische wie auch als dynamische Störung, auf. Die ILA (Insulin-Like-Aktivity)-Werte sind deutlich in Ruhe erhöht und verändern sich nur unwesentlich nach Glukosegabe; das IMI (Immunologisch Meßbare Insulin) ist nur gering in Ruhe erhöht, zeigt aber nach Stimulierung mit Glukose exzessive Anstiege. Da IMI ausschließlich aus pankreatischem Insulin besteht, die ILA hingegen zumindest zu einem wesentlichen Teil aus insulinähnlicher Aktivität extrapankreatischer Genese, läßt sich vermuten: Der reaktive Hyperinsulinismus spiegelt die Überfunktion des Inselapparates bei Adipositas wider, die konstant erhöhte und nicht regulierbare extrapankreatische ILA könnte hingegen im Sinne eines Puffers einen antagonistischen Effekt auf die reaktiv gesteigerten pankreatischen Insulinkonzentrationen ausüben. Der beim adipösen Stoffwechselgesunden und Diabetiker überaus wahrscheinliche Insulinantagonismus (FRANCKSON et al., 1966) ist bisher jedoch noch nicht geklärt. Es werden daher die Verhältnisse bei Akromegalie und Morbus CUSHING als repräsentativ für die Konstellation: Hyperinsulinismus und Insulinantagonismus bei bekannter diabetogener Überfunktion besprochen. Sowohl Wachstumshormon als auch ACTH bzw. Nebennierenrindensteroide scheinen weniger direkt die Insulinsekretion anzuregen als vielmehr das β-Zellsystem, besonders gegenüber den mit der Nahrungs- und besonders der Glukoseaufnahme verbundenen physiologischen Stimuli, zu sensibilisieren. Allerdings spricht die Statik der Insulinsekretion besonders bei der Akromegalie – konstant erhöhte IMI-Werte – und die feste Korrelation von erhöhten STH-Spiegeln und herabgesetzter Glukoseassimilation auch für einen konstant insulinotrop wirkenden Reiz. Ihm scheinen beim Morbus CUSHING eine höhere Zahl von manifesten diabetischen Zustandsbildern mit bereits erschöpftem reaktiven Hyperinsulinismus zu entsprechen als bei der Akromegalie. Trotzdem ist an der prinzipiellen Reversibilität des „Steroiddiabetes" im Gegensatz zu dem öfter „metahypophysären" Diabetes der Akromegalie festzuhalten. Auch bei diesen manifesten und Proto-Diabetikern sekundärer, d. h. endokriner Genese, erschwert die Vielfalt der Stadien der Inselinsuffizienz beim einzelnen Kranken Verallgemeinerungen. Von besonderem Interesse sind daher die willkürlich durch menschliches Wachstumshormon und/oder Cortison hervorgerufenen Veränderungen der wesentlichen Parameter der Insulinabgabe beim Stoffwechselgesunden oder nahen Verwandten von Zuckerkranken.

Ungeklärt ist jedoch immer noch die Bedeutung der primären Insulinausschüttung nach Glukoseinjektion. Sie kann auch bei Stoffwechselgesunden ohne klinische Folgen fehlen. Ob sie als erstes Zeichen des „diabetischen" Typs der Sekretionsstarre der β-Zelle der erblich belasteten Prä- oder potentiellen Diabetiker gegenüber Zucker anzusehen ist, bleibt vorerst noch offen. Bestätigen sich die bisher noch unvollständig vorliegenden Ergebnisse, so wäre insbesondere im Hinblick auf die nach Tolbutamid ungestörte Insulinsekretion ein einheitliches Konzept für alle Formen der menschlichen Zuckerkrankheit, von der ersten Vorform des Proto-Diabetes, d. h. dem Prä- oder potentiellen Diabetes, bis hin zum manifesten, vorhanden. Die in vitro an dynamischen Präparationen zum Studium der Insulinsekretion erzielten Ergebnisse lassen eine Unterteilung in primäre Insulinsekretion als Ausdruck der Ausschüttung der mobilisierbaren Insulinreserven und eine sekundäre Insulinabgabe als Folge des neugebildeten Hormons verstehen.

Für die Therapie ergeben sich bisher jedoch nur unvollständige Anhaltspunkte dafür, daß eine Beeinflussung dieses primären Peaks durch langandauernde orale Behandlung mit Sulfonylharnstoffen erreicht werden kann. Der sekundäre Anstieg der IMI-Werte nach oraler Glukose bzw. Nahrungsaufnahme scheint dagegen durch Dauerbehandlung mit neueren Sulfonylharnstoffen, wie dem Glibenclamid, auch beim manifesten Diabetes möglich zu sein. Es ist gänzlich außer Zweifel, daß erst die tieferen Einblicke in die Beziehung zwischen Biosynthese und Insulinausstoß selbst die Verhältnisse im einzelnen, auch beim zuckerkranken Menschen, überschauen lassen werden.

Literatur

AKERBLOM, H. K., P. R. NEWMAN, J. W. MEAKEN, J. M. MARTIN und W. J. K. SIMPSON: Insulin and growth hormone responses to glucose loading in treated acromegalics. Diabetologia 5, 183 (1969)

BAGDADE, J. D., E. L. BIERMANN und D. PORTE jr.: The significance of basal insulin levels in the evaluation of the insulin response to glucose in diabetic and non-diabetic subjects. J. clin. Invest. 46, 1549 (1967)

BASTENIE, P. A.: Physiological approach to the problem of enhanced insulin secretion by intestinal glucose absorption. In: Symp. on Intestinal Function in Relation to Insulin Secretion in Diabetes. Proc. 6th Congr. Internat. Diab. Federation, Stockholm, 1967. Ed. J. ÖSTMAN and R. D. G. MILLNER, Series No. 172, p. 433, Excerpta Medica Found. Internat. Congr. Amsterdam, 1969

BEIGELMAN, P. M. und R. B. TRANQUADA: Serum ILA in untreated diabetes. Diabetes 11, 179 (1962)

BEYER, J., K. SCHÖFFLING, H. DITSCHUNEIT, F. MELANI, F. WAHLIG, P. ALTHOFF und E. F. PFEIFFER: Das Verhalten von Blutzucker, Seruminsulinwirkung und immunologischem Insulin des hypophysektomierten und pankreatektomierten Hundes nach intravenöser Gabe von Glukose, Tolbutamid und Wachstumshormon. In: Abstracts, I. Congr. of the Europ. Diab. Fed., Montecatini, Abstr. 23, 1965

CAMPBELL, J. und K. S. RASTOGI: Augmented insulin secretion due to growth hormone. Diabetes 15, 749 (1966)

– – Growth hormone-induced diabetes and high levels of serum insulin in dogs. Diabetes *15*, 30 (1966)
CERASI, E. und R. LUFT: Insulin response to glucose infusion in diabetic and non-diabetic monocygotic twin pairs: Genetic control of insulin response? Acta Endocr. *55*, 330 (1967a)
– – Further studies on healthy subjects with low and high insulin responses to glucose infusion. Acta Endocr. *55*, 305 (1067b)
– – The plasma insulin response to glucose infusion in healthy subjects and in diabetes mellitus. Acta Endocr. *55*, 278 (1967)
CHANDALIA, H. B., S. L. HOLLOBAUGH, L. F. PENNINGTON und B. R. BOSHELL: Use of Glibenclamide in maturity-onset diabetes – Effect of the drug on serum insulin levels. Proc. Rottach-Egern Symp. on HB 419, 1969. Horm. Met. Res., Suppl. *1*, 73 (1969)
CHU PING-CHI, M. J. CONWAY, H. A. KROUSE and C. J. GOODNER: The pattern of response of plasma insulin and glucose to meals and fasting during chlorpropamide therapy. Ann. Int. Med. *68*, 757 (1968)
CLARKE, C. A.: Genetic aspects of diabetes. In: Diabetes mellitus, Ed. L. J. P. Duncan, p. 103, Edinburgh, University Press, Edinburgh 1966
DAVIDSON, P., M. J. ALBRINK und W. V. MORGANTOWN: Excessive plasma insulin in non-obese, non-diabetic hyperglyceridemic persons. Clin. Res. *13*, 417 (1965)
DAWEKE, H., H. VAN LANDEGHEM, W. WINKELMANN und J. BACH: Der Einfluß der Adipositas auf die insulinähnliche Aktivität und physiologische Insulinreserve beim Altersdiabetes. Klin. Wschr. *43*, 190 (1965)
– – J. BACH, H. ZIMMERMANN und A. BREITBACH: Bestimmung der insulinähnlichen Aktivität und der physiologischen Insulinreserve bei schwerer Adipositas. Klin. Wschr. *43*, 185 (1965)
DECKERT, T.: Insulin secretion following administration of secretin in patients with diabetes mellitus. Acta Endocr. *59*, 150 (1968)
DITSCHUNEIT, H.: Der Prädiabetes. Dtsch. Med. Wschr. *90*, 1925 (1965)
– und S. CHERNICK: Insulin-like and insulin-antagonistic activity of albumin preparations with the property of the "Vallance-Owen synalbumin factor". Unpublished observations.
DITSCHUNEIT, H., CH. KOLB, H. WAHL, R. MORCOS und E. F. PFEIFFER: Untersuchungen zur Regulation des Kohlenhydratstoffwechsels beim Prädiabetes. X. Symp. Dtsch. Ges. Endokrinol., Wien, 1963, p. 260, Springer-Verlag, Berlin–Göttingen–Heidelberg 1963
FELBER, J. P., A. J. MOODY und A. VANOTTI: Décompensation pancréatique et diabète. Schweiz. Med. Wschr. *96*, 728 (1966)
FRANCKSON, J. R., W. MALAISSE, Y. ARNOULD, E. RASIO, H. P. OOMS, E. BALASSE, V. CONARD und P. A. BASTENIE: Glucose-kind kinetics in human obesity. Diabetologia 2, 96 (1966)
FUSSGÄNGER, R. D., R. GOBERNA, S. RAPTIS, P. JAROS und E. F. PFEIFFER: Untersuchungen am isolierten perfundierten Pankreas der Ratte in vitro. I. Intern. Donau-Symp. über Diabetes mellitus, Wien 1969. Verlag Wiener Mediz. Akademie (im Druck)
– – M. HINZ, P. JAROS, C. KARSTEN, E. F. PFEIFFER und S. RAPTIS: Comparative studies on the dynamics of insulin secretion following HB 419 and tolbutamide of the perfused isolated rat pancreas and the perifused isolated pieces and islets of rat pancreas. Horm. Metab. Res. Suppl. to Vol. *1*, 34 (1969)
GRODSKY, G. M., L. L. BENNETT, D. F. SMITH und F. G. SCHMID: Effect of pulse administration of glucose or glucagon on insulin secretion in vitro. Metabolism *16*, 222 (1967)
KALKHOFF, R. K., D. S. SCHALCH, L. WALKER, P. BECK, D. M. KIPNIS und W. H. DAUGHADAY: Diabetogenic factors associated with pregnancy. Trans. Assoc. Amer. Phys. *70*, 270 (1964)
KARAM, J. H., G. M. GRODSKY und P. H. FORSHAM: Excessive insulin response to glucose in obese subjects as measured by immuno-chemical assay. Diabetes *12*, 197 (1963)
– – – Relationship of obesity and growth hormone to serum-insulin levels Ann. N.Y. Acad. Sci. *131*, 374 (1965)
– – F. C. PAVLATOS und P. H. FORSHAM: Critical factors in excessive serum-insulin re-

sponse to glucose. Obesity in maturity-onset diabetes and growth hormone in acromegaly. Lancet *I*, 286 (1965)

KLINK, D. und D. ESTRICH: Plasma insulin concentration in Cushing-syndrom and thyrotoxicosis. Clin. Res. Proc. *12*, 354 (1964)

LEUBNER, H.: Clinical experiences with oral therapy of diabetes mellitus. Wien. Klin. Wschr. *76*, 577 (1964)

LIEBERMEISTER, H., H. G. SOLBACH, W. H. SCHILLING, R. RÜENAUVER, H. MEISSNER, D. GRÜNEKLEE, L. HERBERG und H. DAWEKE: Serum insulin in acromegaly: Comperative investigations by a radioimmunological method and the biological methods using adipose and muscle tissue. Diabetologia *4*, 195 (1968)

LOZANO-CASTANEDA O., A. VLLASENOR, H. GONZALEZ-MILLAN und J. A. RULL: Treatment of diabetes with a single dose of tolbutamide. In: Tolbutamide after 10 years, Brook Lodge Symp., Augusta/Mich. 1967. Edit. W. J. H. BUTTERFIELD and W. VAN WESTERING, Int. Congr. Ser. Nr. 149, p. 298, Excerpta Med. Found., Amsterdam 1968

LUFT, R.: Human growth hormone and diabetes in man. Triangle Sandoz 7, 2 (1965)

– und E. CERASI: Effect of human growth hormone on insulin production in panhypopituitarism. Lancet *II*, 124 (1964)

– D. IKKOS, C. A. GEMZELL und H. OLIVECRONA: The effect of human growth hormone in hypophysectomized human diabetic subjects. Acta Endocrin. *32*, 330 (1959)

LYNGSOE, J.: Insulin-like activity in serum determined by the rat epididymal fat method. 2. The values in undiluted and diluted serum from diabetic patients determined before and after ingestion of glucose. Acta med. scand. *172*, 41 (1962)

– Serum insulin. Acta med. scand. *179*, suppl. (1965)

MALHERBE, C., M. DE GASPARO, R. DE HERTOGH und J. J. HOET: Circadian variations of blood sugar and plasma insulin levels in man. Diabetologia *5*, 47 (1969)

MARCO, J., F. MELANI, R. GOBERNA, W. H. ROTT und E. F. PFEIFFER: Einfluß der Prednisolonbehandlung auf die Insulinsekretion der Ratte. Diabetologia *4*, 365 (1968)

MARTIN, D. B., A. E. RENOLD und Y. M. DAGENAIS: An assay for insulinlike activity using rat adipose tissue. Lancet *II*, 76 (1958)

MELANI, F.: Insulin im Blut. Habilit. Schrift (Thesis), Ulm 1968

– J. LAWECKI, K. M. BARTELT und E. F. PFEIFFER: Insulinspiegel bei Stoffwechselgesunden, Fettsüchtigen und Diabetikern nach intravenöser Gabe von Glukose, Tolbutamid und Glucagon. II. Ann. Meet. Europ. Ass. for the Study of Diabetes mellitus, Aarhus/Dänemark, 1966. Diabetologia, *2*, 210 (Abstr. Nr. 115) (1966); Diabetologia *3*, 422 (1967)

METZ, R., S. BERGER, B. SURMACZYNSKA und G. SOBEL: Impaired glucose tolerance in elderly subjects. Clin. Res. *13*, 329 (1966)

MODIGLIANI, E., G. STRAUCH, J. P. LUTON und H. BRICAIRE: Effets du glucose et de l'arginine sur la sécrétion d'insuline au cours des syndromes de Cushing. Diabetologia *6*, 8 (1970)

PERLEY, M. und D. M. KIPNIS: Plasma insulin response to glucose and tolbutamide of normal weight and obese diabetic and non-diabetic subjects. J. Amer. Diab. Ass., *15*, 867 (1966)

PETERS, N. und C. N. HALES: Plasma insulin concentrations after myocardial infarction. Lancet *I*, 1144 (1965)

PFEIFFER, E. F.: Wachstum und Diabetes mellitus. Dtsch. Med. Wschr. *82*, 1789 (1957)

– Wachstumshormon und Insulinsekretion: Die Verhältnisse unter normalen und pathologischen Bedingungen. 11. Symp. Dtsch. Ges. Endokrinol., S. 41, Düsseldorf 1964

– Recognized diabetogenic hormones and diabetes in man. In: On the Nature and Treatment of Diabetes, Ed. P. S. Leibel und G. A. Wrenshall, Excerpta Medica Intern. Congr. Ser. No. 84, p. 368. Excerpta Medica Foundation, Amsterdam 1965

– Dynamics of insulin secretion in normal, obese and diabetic subjects following beta-cell stimulation. In: Tolbutamide after 10 years, Brook Lodge Symp., Augusta, Mich., 1967. Edit. W. J. H. Butterfield and W. Van Westering, Internat. Congr. Series Nr. 149, p. 127. Excerpta Medica Foundation, Amsterdam 1968

– Serum insulin-like activity in obesity. Comparisons with immunologically measurable

insulin concentrations. 3rd Internat. Meet. of Endocrinologists. Marseilles, 1969. Ed. P. Vague, Excerpta Medica Monograph "Physiopathology of Adipose Tissue", Intern. Congr. Series No. 172, p. 226. Excerpta Medica Foundation, Amsterdam 1969
- Obesity, hyperinsulinism and diabetes mellitus: facts and hypotheses. Proc. Royal Soc. Med. 62, 355 (1969)
- Intestinale Hormone und Insulinsekretion. Verhdlg. Dtsch. Ges. Inn. Med. 75, 296 (1969)
- Does diabetes begin with insulin resistance? In: Proc. lst Internat. Symp. on Early Diabetes, Marbella/Spain, 1968. Academic Press, New York 1969
- M. Pfeiffer, H. Ditschuneit und Chang-su Ahn: Über die Bestimmung von Insulin im Blute am epididymalen Fetthang der Ratte mit Hilfe markierter Glukose. II. Experimentelle und klinische Erfahrungen. Klin. Wschr. 37, 1238 (1959)
- H. Ditschuneit und R. Ziegler: Untersuchungen zur Pathogenese des menschlichen Altersdiabetes: Die Dynamik der Insulinsekretion des Stoffwechselgesunden und des Altersdiabetikers nach wiederholter Belastung mit Glukose, Sulfonylharnstoffen und menschlichem Wachstumshormon. In: VII. Symp. Dtsch. Ges. Endokrinol., Homburg/Saar, 1960, p. 206. Springer-Verlag, Berlin–Göttingen–Heidelberg 1961
- – – Über die Bestimmung von Insulin im Blute am epididymalen Fetthang der Ratte mit Hilfe markierter Glukose. IV. Die Dynamik der Insulinsekretion der Stoffwechselgesunden und des Altersdiabetikers nach wiederholter Belastung mit Glukose, Sulfonylharnstoffen und menschlichem Wachstumshormon, ein Beitrag zur Pathogenese des menschlichen Altersdiabetes. Klin. Wschr. 39, 415 (1961)
- R. Fussgänger, M. Hinz und S. Raptis: Dynamics of insulin secretion: comparison of various in vitro preparations. Internat. Symp. on the Structure and Metabolism of the Pancreatic Islets, Umeå/Sweden, 1969. Pergamon Press, London 1969

Power, L., B. Reyes-Leal und J. W. Conn: Serum insulin-like activity in genetic and experimental diabetes mellitus. Metabolism 13, 11, 1927 (1964)

Powers, N.: Hormonal control of the pancreatic islets. Dissertation submitted for the Ph. Degree to the University of Cambridge, 1970

Quabbe, H. J. und G. Kliems: Glycémie et insuline plasmatique sons l'influence du Tolbutamide et du HB 419 chez des sujets normaux et diabétiques. In: I. Ann. Diabetol. de l'Hôtel-Dieu, 1969, p. 301. Ed. Med. Flammarion, Paris 1969

Randle, P. J.: Plasma insulin activity in acromegaly assayed by the rat diaphragm method. Lancet I, 441 (1954)

Raptis, S., K. E. Schröder, J. D. Faulhaber und E. F. Pfeiffer: Stimulierung der Insulinsekretion durch Sekretin bei Diabetikern. Dtsch. Med. Wschr. 93, 2420 (1968)
- – – – Antagonistische Wirkung von intestinalen Hormonen und Diazoxid auf die Insulinsekretion beim Menschen. Horm. Metab. Res. 1, 116 (1969)
- R. M. Rau, K. E. Schröder, J. D. Faulhaber und E. F. Pfeiffer: Comparative study of insulin secretion following repeated administration of glucose, tolbutamide and glibenclamide (HB 419) in diabetic and non-diabetic subjects. Proc. Rottach-Egern Symp. on HB 419, 1969. Horm. Met. Res., Suppl. 1, 64 (1969)

Recant, L., H. Alph, M. Koch und J. Eggemann: Plasma insulin-like activity (ILA): Insulin plus adipose tissue inhibitors. J. Clin. Invest. 42, 968 (1963)

Rojas, L., J. S. Soeldner, R. E. Gleason, C. D. Kahn and A. Marble: Offspring of two diabetic relatives of diabetic patients with negative and positive cortisone glucose tolerance tests. Clin. Res. 13, 419 (1965)

Rull, J., J. C. Floyd jr., S. S. Fajans und J. W. Conn: Insulin response to glucose in nondiabetic relatives of diabetic patients with negative and positive Cortisone Glucose Tolerance Tests. Clin. Res. 13, 419 (1965)
- J. W. Conn, J. C. Floyd und S. S. Fajans: Levels of plasma insulin during Cortisonglucose-tolerance tests in "Non-Diabetic" relatives of diabetic patients. (Implications of diminished insulin secretory reserves in subclinical diabetes). Diabetes 19, 1 (1970)

Schöffling, K.: Der Insulinstoffwechsel des pankreaslosen Hundes. In: Verhdlg. XII. Symp.

Dtsch. Ges. f. Endokrinologie, Wiesbaden, p. 200. Springer-Verlag, Berlin–Heidelberg–Göttingen 1966
- H. Ditschuneit und E. F. Pfeiffer: Die Behandlung des Altersdiabetes mit Sulfonylharnstoffen. Chemotherapie 2, 328 (1961)

Schröder, K. E., S. Raptis und E. F. Pfeiffer: Glukoseassimilation und Seruminsulin bei Akromegalen. I. Internat. Donau-Symp. über Diabetes mellitus, Wien, 1969. Wiener Med. Akademie, Wien 1969 (im Druck)

Schwarz, K., K. F. Weinges, K. P. Eymer und K. Kopetz: Das Verhalten der Insulin-ähnlichen Aktivität im Blut bei Patienten mit einem Cushing-Syndrom während einer Glukose-Doppelbelastung. Verhdlg. Dtsch. Ges. Inn. Med. 68, 289 (1962)

Seltzer, H. S. und L. W. Smith: Plasma insulin activity after glucose: An index of insulinogenic reserve in normal and diabetic man. Diabetes 8, 417 (1959)
- und V. L. Harris: Exhaustion of insulinogenic reserve in maturity-onset diabetic patients during prolonged and continuous hyperglycemic stress. Diabetes 13, 6 (1964)

Siess, E., A. Teinzer, E. Struck und O. Wieland: Bildung eines insulinartigen Wirkstoffes durch die isolierte Rattenleber. Diabetologia 1, 21 (1965)

Simpson, R. G., A. Benedetti, G. M. Grodsky, J. H. Karam und P. H. Forsham: Stimulation of insulin release by glucagon in non-insulin dependent diabetics. Metabolism 15, 1046 (1966)
- - - - - Early phase of insulin release. Diabetes 17, 684 (1968)

Soeldner, J. S., R. E. Gleason, R. F. Williams, M. J. Garcia, D. M. Beardwood und A. Marble: Diminished serum insulin response to glucose in genetic prediabetic males with normal glucose tolerance. Diabetes 17, 17 (1968)

Steinke, J., S. J. Soeldner, R. A. Camerini-Davalos und A. E. Renold: Studies on insulin-like-activity (ILA) in pre-diabetes and early overt diabetes. Diabetes 12, 502 (1963)

Yalow, R. S. und S. A. Berson: Plasma insulin concentrations in non-diabetic and early diabetic subjects. Determination by a new sensitive immuno-assay technique. Diabetes 9, 254 (1960)

Vallance-Owen, J., B. Hurlock und N. W. Please: Plasma insulin activity in diabetes mellitus measured by rat diaphragm method. Lancet II, 593 (1955)

Proinsulin and C-Peptide in Human Serum

By F. MELANI, Ulm, and A. H. RUBENSTEIN and D. F. STEINER, Chicago

I. Proinsulin as Insulin Precursor
II. Structure and Conversion of Proinsulin
III. Serum Proinsulin
IV. Serum C-Peptide
V. Significance of Circulating Proinsulin and C-Peptide

I. Proinsulin as Insulin Precursor

In 1967 STEINER and OYER in studies of insulin biosynthesis in a human islet cell adenoma demonstrated the existence of proinsulin, a single chain precursor of insulin. After incubation with tritiated amino acids, slices of tumor tissue were extracted with acid-ethanol and the extracts subjects to gel filtration and they observed the presence of a protein fraction which eluted earlier and had higher specific activity than the insulin fraction. The fraction reacted strongly with anti-insulin serum and after tryptic digestion was eluted from gel filtration columns at the same position as insulin. Moreover, after sulfitolysis the early eluted protein remained homogenous in both chromatographic and electrophoretic behavior, whereas after tryptic digestion followed by sulfitolysis the appearance of A and B chains of insulin could be observed. On the basis of these observations STEINER and OYER concluded that the protein fraction isolated from the adenoma tissue was a precursor of insulin and consisted of a single polypeptide chain beginning and terminating with the B and A chain of insulin respectively and bearing an additional segment of polypeptide between the two insulin chains. Further experiments in several mammalian species confirmed the presence of this precursor in the biosynthetic patway of insulin and led to the isolation and structural identification of this molecule. Proinsulin has been detected in beef (STEINER, HALLUND, RUBENSTEIN, CHO and BAYLISS, 1968), pork (CHANCE, ELLIS and BROMER, 1968), rat (CLARK and STEINER, 1969) and human insulin preparations and isolated in highly purified form. Also the amino acid sequence of porcine (CHANCE et al., 1968), bovine[*] and human (OYER, CHO and STEINER, 1970) C-peptide has now been elucidated.

II. Structure and Conversion of Proinsulin

As illustrated in figure 1 proinsulin begins at the amino-terminus with the B chain of insulin and proceeds trough a connecting peptide segment of about 30 amino acids terminates with the A chain. Incubating porcine or bovine pro-

---

[*] NOLAN C. and E. MARGOLIASH. Personal comunication 1969.

insulin with trypsin, dealanated insulin and a large fragment of the connecting peptide is liberated (CHANCE et al., 1969; STEINER and OYER, 1967). Trypsin cleaves porcine or bovine proinsulin at arginine-glycine bond (residues 60–61) linking the A chain to the connecting segment and at the lysine-alanine bond (residues 29–30) of the B chain as well as between residues 31 and 33 in the connecting segment. The results of these cleavages is the liberation of dealanated insulin, the connecting peptide, and alanyl-arginine.

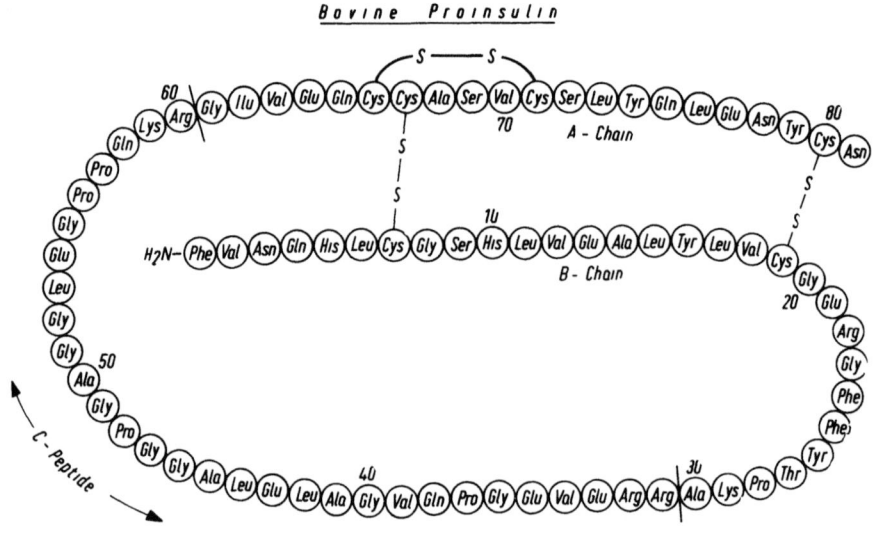

Fig. 1: Structure of bovine proinsulin (STEINER, CHO and OYER, 1970)

The cleavage in either of the two connecting sites in proinsulin leads to formation of intermediate forms (STEINER, CLARK, NOLAN, RUBENSTEIN, MARGOLIASH, ATEN and OYER, 1969). It has been shown that the two main intermediate forms isolated from crystalline bovine insulin have been cleaved either at the glycyl amino-terminus of the A chain, or in the Arg-Arg sequence, with loss of the corresponding pair of basic amino acids in either case. The free carboxyl terminus of the C-peptide in one of these forms thus terminates with glutamine (STEINER et al., 1969). Because of the presence of Arg-Arg sequence at N-terminus and Lys-Arg at C-terminus of the C-peptide, trypsin can rapidly split out most of the connecting polypeptide chain and liberate an insulin-like molecule supporting the hypothesis that in vivo the converting enzyme is, at least in part, similar to trypsin. However, the tryptic conversion of bovine or porcine proinsulin actually results in the liberation of dealanated insulin (residues 29–30), whereas in vivo cleavage occurs at residues 30–31. This and the absence of lysine and arginine from the carboxyl-terminus of one of the intermediate forms suggest the presence in the beta cell of an additional enzymatic component different from trypsin, such as carboxypeptidase B, that may act to remove the remaining carboxylterminal basic residues after the action of the postulated trypsin-like enzyme (STEINER et al., 1968) (fig. 2).

The exact site of transformation of proinsulin to insulin in the beta-cell has not yet been established. However many experiments in vitro suggest that proinsulin is converted to insulin within the beta-cells, the process probably beginning during its transport from the Golgi apparatus into the secretory granules. JAMIESON and PALADE (1966), studying the transport of secretory proteins in the pancreatic exocrine cell, and HOWELL, KOSTIANOVSKY and LACY (1969) studying the beta-cell, have observed that the transit of newly synthesized secretory protein from the

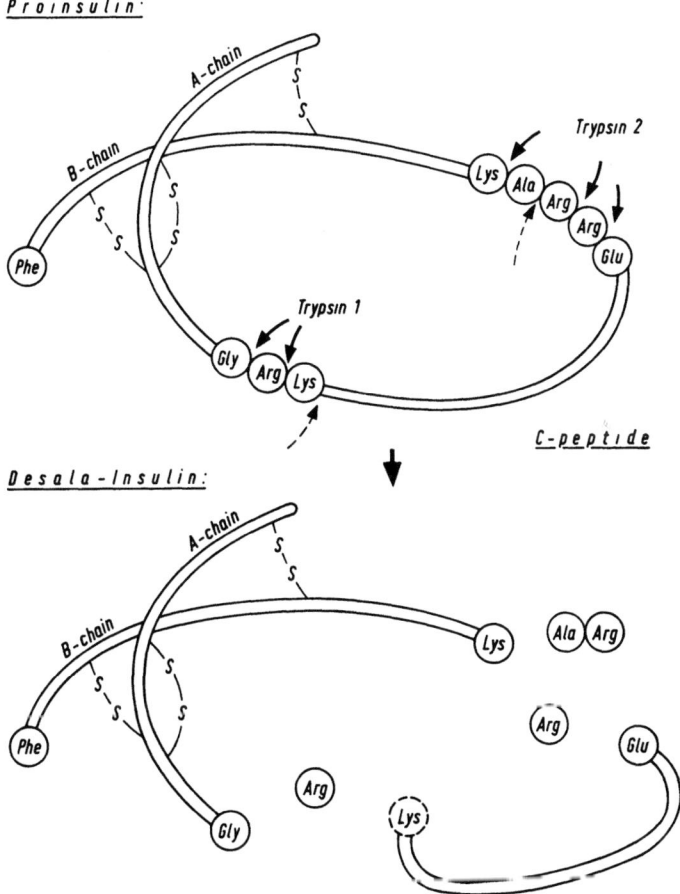

Fig. 2: Diagrammatic representation of the tryptic transformation of bovine or porcine proinsulin to dealanated insulin. Bold arrows indicate sites of tryptic cleavage; dashed arrows indicate sites where cleavage by a carbospeptidase B-like enzyme could occur after tryptic cleavage has taken place.

rough endoplasmic reticulum (R. E. R.) through the Golgi apparatus into mature secretory granules requires about 1 hour. The transport of nascent protein to Golgi apparatus is energy dependent and requires about 10 minutes, while the transport from Golgi apparatus to the secretory granules is not energy dependent and requires about 40–60 minutes. Because the transformation of proinsulin to insulin, as reported by STEINER et al. (1967, 1969), does not require energy after a critical initial period required for transport to the Golgi apparatus, and the halftime of the conversion is about 1 hour, it seems very likely that the conversion process is associated with secretory granule formation at the Golgi apparatus in the beta-cell (STEINER, 1969 b). The conversion of proinsulin to insulin probably continues for several hours within the new beta granules during their maturation before secretion.

III. Serum Proinsulin

Because of the immunological cross reaction between proinsulin and insulin, the determination of proinsulin by the immunoassay in presence of insulin presents some difficulties. Generally antisera against insulin react more efficiently with insulin than with proinsulin on a molar basis. Likewise antisera against proinsulin react more strongly with proinsulin than with insulin (STEINER et al., 1968).

The large differences in the amino acid composition of porcine, bovine and human C-peptide suggest that antisera directed against this region in the respective proinsulin will be species specific.

When bovine, porcine and human proinsulin are measured in the immunoassay using bovine ^{131}J-proinsulin as the tracer and an insulin absorbed antiserum against bovine proinsulin, only bovine proinsulin effectively displaces the tracer from the antibodies. Similarly, only porcine proinsulin is effective when porcine ^{131}I-insulin and an insulin pretreated antiserum against porcine proinsulin are used (RUBENSTEIN, STEINER, CHO, LAWRENCE and KIRSTEINS, 1969 b). These observations suggest that the specific estimation of human proinsulin by the immunoassay will be possible only using an antiserum against human proinsulin. Such an antiserum, however, would react with free C-peptide, which is also present in the circulation (RUBENSTEIN, CLARK, MELANI and STEINER, 1969; MELANI, OYER, RUBENSTEIN and STEINER, 1970; MELANI and STEINER, 1970), and probably also with insulin. For these reasons even using a specific antiserum for estimation by immunoassay of one of the three circulating components (proinsulin, insulin, C-peptide), a preliminary separation procedure or special technical manipulations will be necessary (RUBENSTEIN, CHO and STEINER, 1968). In order to determine the proinsulin levels in serum by the immunoassay we used gel filtration on polyacrylamide (Bio-gel P-30) columns as the initial separation step. Proinsulin and insulin were extracted with acid-ethanol, separated on 1×50 cm Bio-gel P-30 column in 3 m acetic acid and immunoassayed using human insulin and human proinsulin as the standards and a porcine insulin antiserum. After gel filtration of serum extracts two peaks of immunologically reacting material were observed. The earlier eluting fraction appeared at elution position of proinsulin while the second corresponded to insulin. After incubation with a relatively large amount of trypsin, all the immunologically reacting material of the earlier peak was converted to insulin-like components (desthreonine and/or desoctapeptide insulin) (MELANI, RUBENSTEIN and STEINER, 1970).

On the basis of these experiments we concluded that the earlier eluting material of serum extracts was proinsulin or a closely related form such as the intermediate forms. In the immunoassay system we used (porcine ^{131}I-insulin and an antiserum against porcine insulin) human pancreatic proinsulin was about 3.5–4 times less efficient, on a molar basis, than human insulin in displacing the tracer from the antibodies (Fig. 3). The values of proinsulin obtained with this immunoassay and derived from the proinsulin standard should correspond to the true serum concentrations. The following findings support this suggestion:

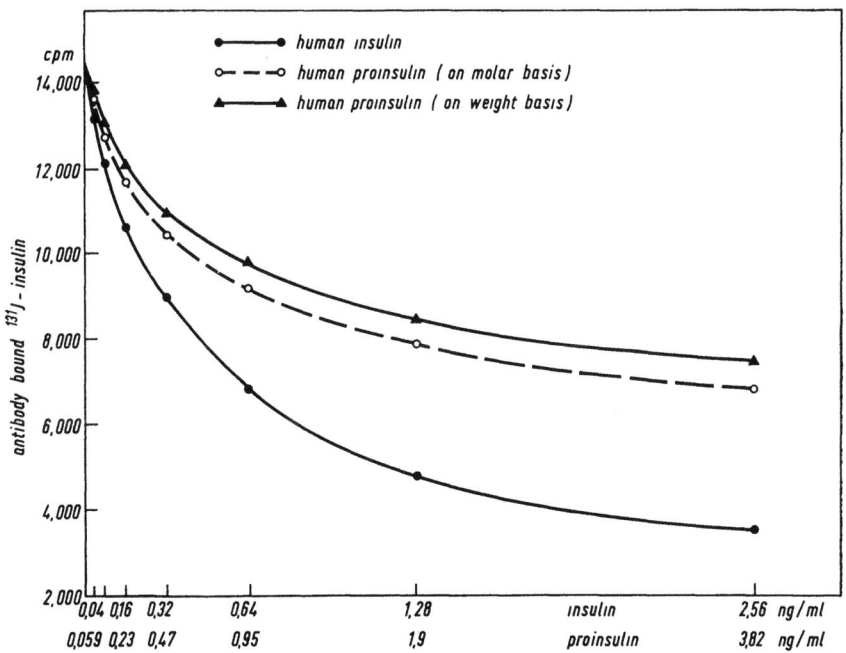

Fig. 3: Standard curves of human proinsulin and human insulin using an antiporcine insulin antiserum and porcine ^{131}I-insulin.

1. When serum proinsulin was immunoassayed in serial dilutions, immunological identity with pancreatic human proinsulin was observed (MELANI et al., 1970c),
2. After tryptic digestion of serum proinsulin an increase in its apparent immunological activity, as estimated with the insulin standard, was observed (MELANI et al., 1970c),
3. The correct values for serum proinsulin obtained with the human C-peptide immunoassay (MELANI et al., 1970a; MELANI et al., 1970b), in which human proinsulin resulted only about 50 % as efficient as human C-peptide, corres-

ponded exactly with those obtained with the insulin immunoassay using human proinsulin as the standard (MELANI and STEINER, 1970).

In normal subjects we observed that the absolute fasting values of proinsulin ranged between 0.05 and 0.4 ng per ml serum representing from 5 to 48 % of the insulin concentration respectively. The oral administration of 100 g glucose did not strongly influence the values of serum proinsulin although they tended to rise in a fashion similar to those of insulin (Fig. 4). When the values of proinsulin were expressed as percentage of the insulin levels, a decrease in percent of proinsulin following the administration of glucose was observed (Fig. 5). These results suggest that although glucose stimulates the secretion of both insulin and proinsulin, the increase of proinsulin is proportionately smaller than the increase of insulin.

In obese subjects with marked hyperinsulinemia the fasting proinsulin levels were higher and the increase following glucose was more evident (Fig. 6). However, because higher proinsulin concentrations coexisted with high concentrations of insulin, the proportions of the two hormones, in fasting and following

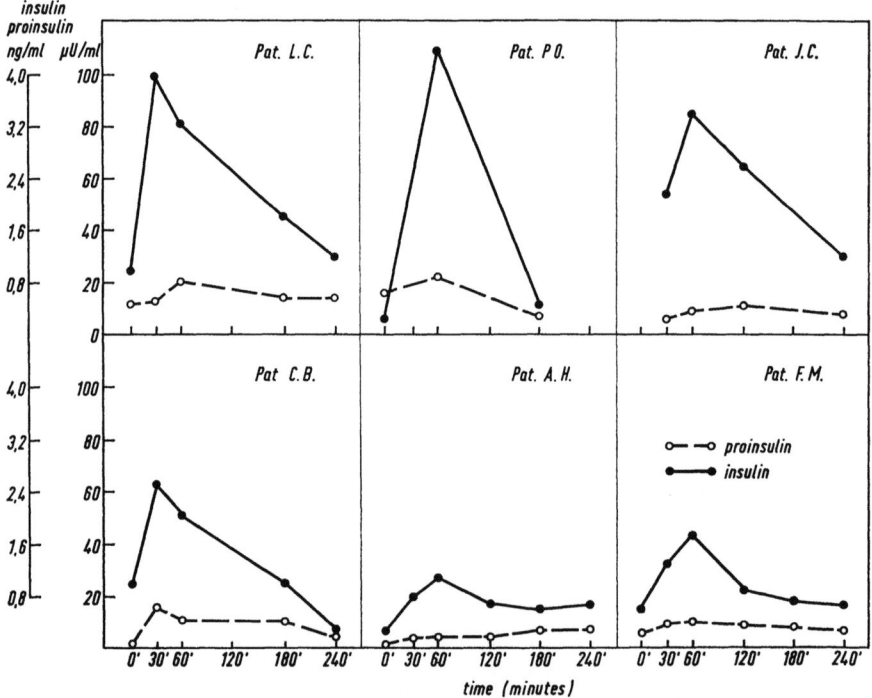

Fig. 4: Absolute concentration of serum proinsulin and insulin in 6 normal subjects after oral administration of 100 g glucose. Porcine ^{131}I-insulin and porcine insulin antiserum were used for immunoassay. The insulin values were read from a standard of human insulin and the proinsulin values from a standard of human proinsulin. (From: MELANI et al.: J. Clin. Invest. 49, 497 [1970])

administration of glucose, corresponded to those observed in normal subjects. Therefore it can be excluded that in these obese subjects the hyperinsulinemia was due to high proinsulin levels. In maturity onset diabetic subjects, on the basis of preliminary results (unpublished data) we did not observe elevated proinsulin concentrations. The absolute and the percent values were similar to those found in normal and in obese subjects.

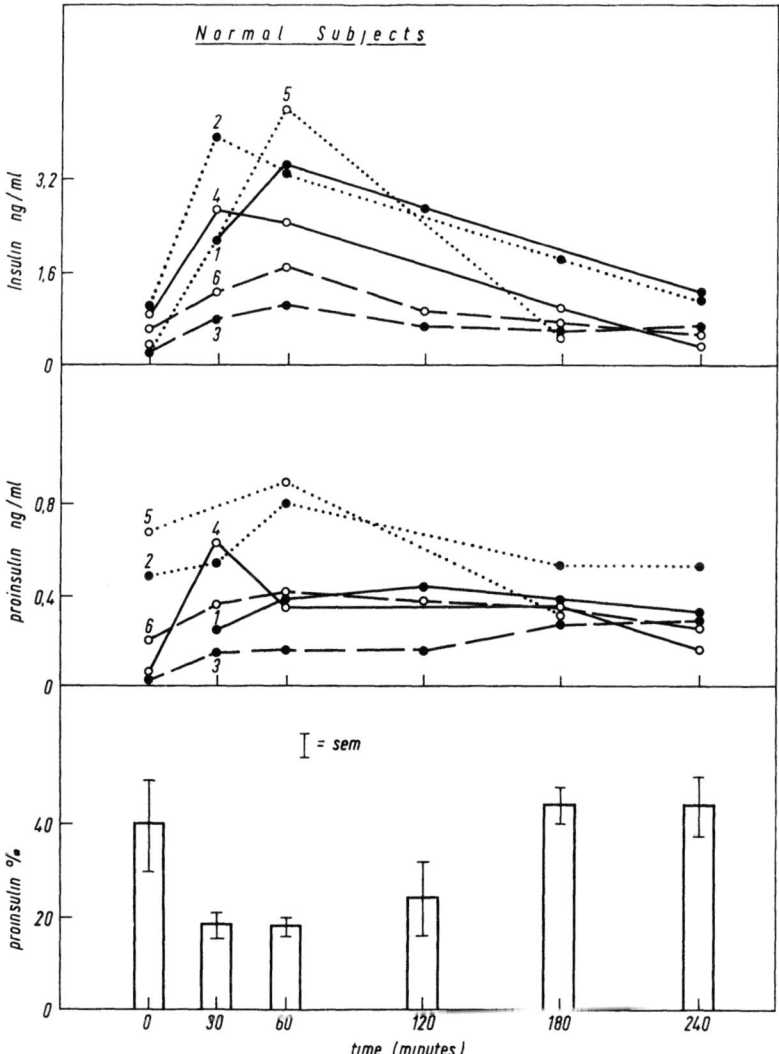

Fig. 5: Proinsulin and insulin values of normal subjects in the fasting state and following oral glucose administration (100 g). In the lower panel the values are expressed as percentage of the insulin peak

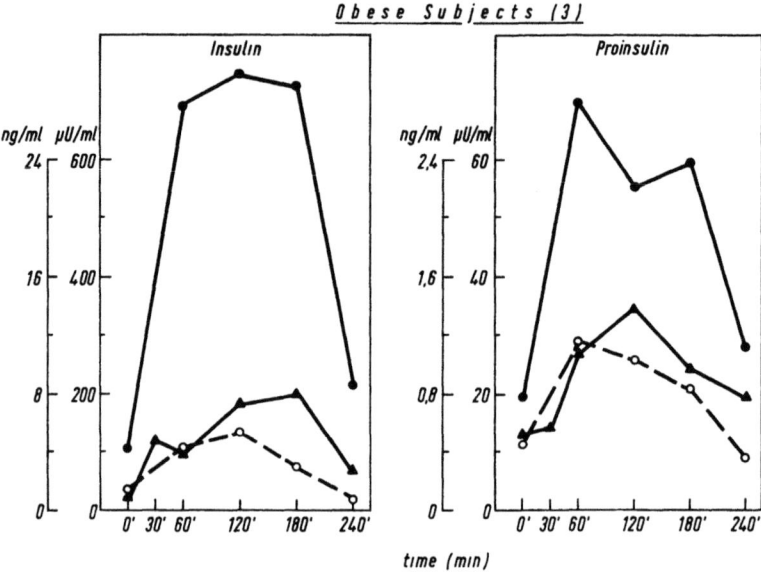

Fig. 6: Absolute concentrations of insulin (left panel) and proinsulin (right panel) in 3 obese subjects after oral administration of 100 g glucose. Porcine ^{131}I-insulin and porcine insulin antiserum were used for immunoassay. The insulin values were read from a standard of human insulin and the proinsulin values from a standard of human proinsulin. (From: MELANI et al.: J. Clin. Invest. *49*, 497 [1970])

ROTH, GORDEN and PASTAN (1968) by gel filtration on Sephadex G-50 of plasma samples observed two peaks of immunoreactive insulin. The first eluted components was called "big insulin" while the second peak was coincident with insulin ("little insulin"). Following administration of 100 g glucose "big insulin" increased from 0–5 % at 15 minutes to 5–28 % at two hours (the values were espressed as percentage of the total immunological activity). Similar results were observed by GOLDSMITH et al. (GOLDSMITH, YALOW and BERSON, 1969) in 42 samples from 23 patients (normal, obese and diabetic subjects) using an anti porcine insulin serum which reacted identically with porcine insulin and porcine proinsulin on a molar basis.

Moreover, GORDEN and ROTH (1969), have been able to partially convert "big" insulin to "little" insulin by trypsin digestion, which is a typical characteristic of proinsulin. For all these reasons it seems likely that "big" insulin and serum proinsulin are the same substance.

High concentrations of proinsulin in serum has been found in patients with pancreatic islet cell tumor. GOLDSMITH et al. (1969) and LAZARUS, TANESE and RECANT (1969) reported two patients with islet cell adenoma in whom about 50 % of the circulating insulin was identified by gel filtration as "big" insulin. In two patients with islet cell tumors (adenoma and carcinoma) we observed that about 80 % of the serum insulin was proinsulin (MELANI, RYAN, RUBENSTEIN and STEI-

NER, 1970d; MELANI and STEINER, 1970) (Fig. 7). Following intravenous administration of 1 g tolbutamide in the patient with islet cell adenoma the concentration of proinsulin rose markedly (MELANI et al., 1970d). It is interesting, however, that despite increased proinsulin levels at 15–30 minutes following tolbutamide the proportion of proinsulin decreased to 56 % of the total serum insulin, while at 120–180 minutes the proinsulin percentages rose again to about 80 % of the total. These results indicate that tolbutamide, like glucose, stimulates the secretion of both insulin and proinsulin, but the increase of proinsulin is proportionaly smaller than the increase of insulin.

IV. Serum C-Peptide

C-peptide, which has been recently isolated from bovine and human pancreas, consists of all the amino acids present in the proinsulin connecting segment except for the two pairs of basic aminoacids (Arg-Arg and Lys-Arg in porcine and bovine

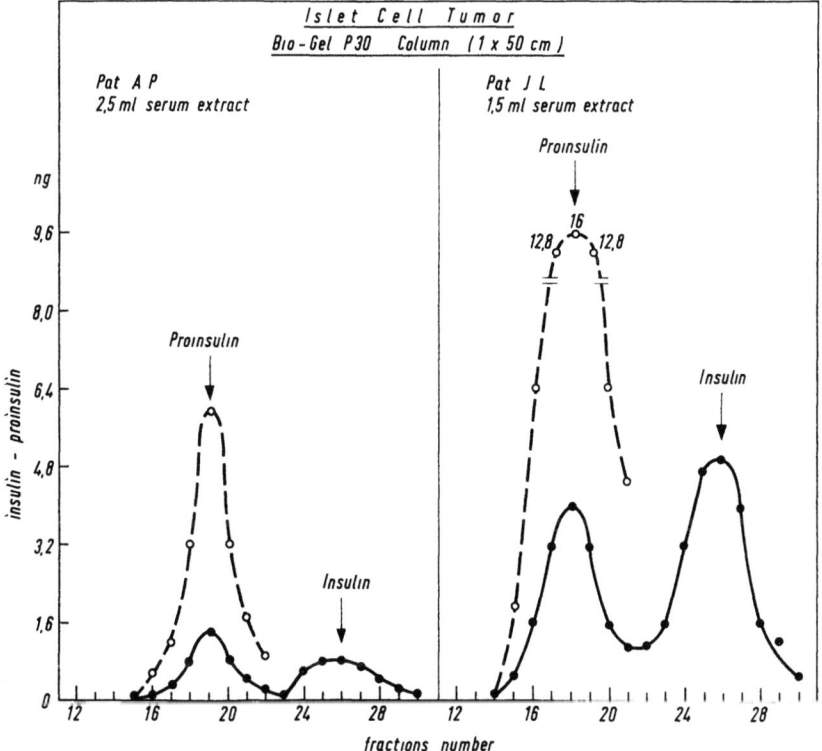

Fig. 7: Column separation by gel filtration of serum insulin and proinsulin in two patients with islet cell tumor. The continuous line represents the values derived from the human insulin standard and the dashed line the values derived from the human proinsulin standard

proinsulin) linking C-peptide with insulin (OYER et al., 1970). It has been found that the amount of C-peptide extracted from bovine and human pancreas was roughly equivalent with insulin on a molar basis. This has been interpreted as showing that C-peptide, after its liberation from proinsulin, is not degraded within the beta cells, but instead, secreted into the circulation. This possibility is supported by the observations that C-peptide is released from isolated rat islets in vitro and is present in calf serum (CLARK et al., 1969; RUBENSTEIN et al., 1969a).

The amino acid sequence of human C-peptide (OYER et al., 1970) (31 residues) differs from that of porcine (CHANCE et al., 1968) (26 residues) and bovine (STEINER et al., 1968; STEINER et al., 1969) (29 residues) by approximately 50%. Because of these major differences in primary structure it is likely that antibodies against each of these molecules would be specific, as supported by the specific reaction of porcine and bovine C-peptide with their respective proinsulin antibodies and the finding that human C-peptide does not react in either system. For these reasons it is very likely that the estimation of human C-peptide in blood can be achieved only by means of an immunoassay specific for the human C-peptide.

The immunoassay for human C-peptide we developed results in specific measurements with a sensitivity ranging from 0.05 to 0.1 ng/ml. Human C-peptide was extracted from pancreas with acid-ethanol and purified by gel filtration on Sephadex G-50, cation exchange chromatography on carboxymethyl cellulose and paper electrophoresis in two systems, 30% formic acid and pyridine-acetic acid (OYER et al., 1970). Antiserum was obtained in guinea pigs after 4 injections of a mixture of C-peptide, covalently attached to rabbit albumin using carbodiimide-HCl and Freunds adjuvant. Human C-peptide was tyrosinated (MELANI et al., 1969a) and iodinated with ^{131}J for use as the tracer in the double antibody immunoassay.

Human C-peptide and human proinsulin react with the anti human C-peptide serum. In contrast, porcine and bovine insulin, proinsulin and C-peptide did not displace human ^{131}I-tyr-C-peptide from the antibodies (MELANI et al., 1970a; MELANI et al., 1970b). Human proinsulin reacts approximately half well, on a molar basis, as human C-peptide in displacing the tracer. The reduced affinity of human proinsulin is probably due to the additional presence of the 4 basic connecting residues, as well the influence of the insulin moiety of the molecule on its tertiary configuration (MELANI and STEINER, 1970).

Because of the cross reaction of human proinsulin and C-peptide direct immunoassay of C-peptide in human serum was not possible and preliminary separation by gel filtration was necessary. In healthy, obese, and diabetic subjects C-peptide has been detected in its characteristic elution position. In all the samples the concentration of C-peptide exeeded that of proinsulin on a molar basis. Also following oral administration of 100 g glucose the increase of C-peptide was greater than that of proinsulin (MELANI et al., 1970b; MELANI and STEINER, 1970). As shown in fig. 8 in Pat. F. M. the peak of C-peptide, when evaluated on a molar basis, is equivalent with the insulin peak. Similar results were observed in a very obese subject following glucose administration. In patients with islet cell adenoma or islet cell carcinoma with relative hyperproinsulinemia (80% of the serum "insulin" was identified as proinsulin) the levels of C-peptide were low, equivalent on a molar basis to those of insulin (MELANI et al., 1970d; MELANI and STEINER, 1970).

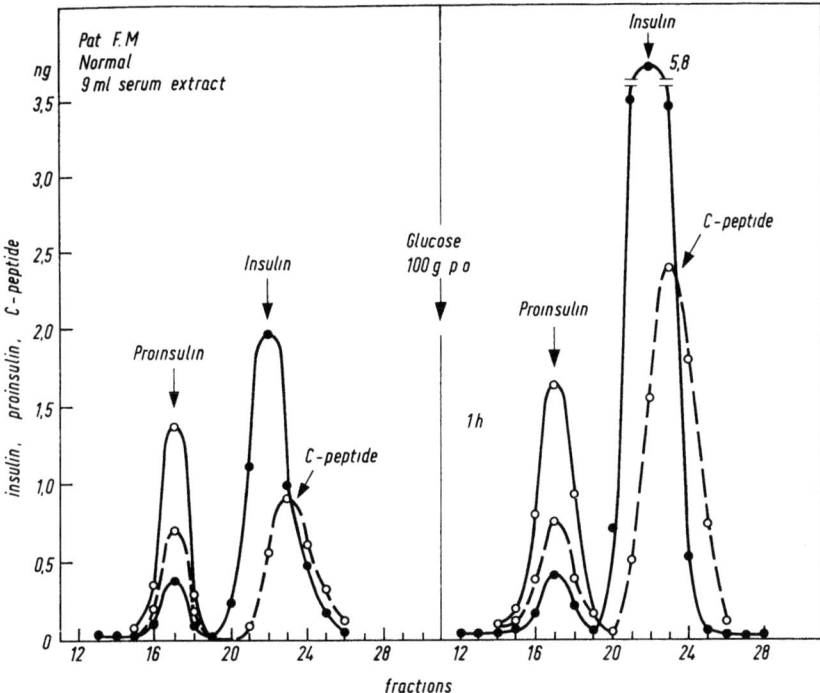

Fig. 8: Column separation by gel filtration of serum insulin, proinsulin and C-peptide in a normal subject in fasting state and 1 hour following oral administration of 100 g glucose

Insulin assay – human insulin standard ●——●
Insulin assay – human proinsulin standard ○———○
Human C-peptide assay ○— - —○

V. Significance of Circulating Proinsulin and C-Peptide

The most important if not the sole function of proinsulin within the beta cells may be to ensure the formation of the correct disulfide bonds of insulin in high yields. Proinsulin, reduced by 8 M urea containing B-mercaptoethanol, tends to recover spontaneously (reoxidation in dilute alkaline solution under air) its native conformation (STEINER and CLARK, 1968). It has been observed that after reoxidation proinsulin regains 60–70 % of its immunologic activity. Under the same conditions insulin and the intermediate forms did not reoxidize to a greater extent than 1–2 %. However, the presence of proinsulin and C-peptide in the circulation raises the question whether these substances are only passive consequences of the mechanism of insulin synthesis and secretion or whether they also serve specific functions in some other tissues. The presence of C-peptide in serum in equimolar amounts with insulin in very different clinical situations, such as hyperinsulinemia or hyperproinsulinemia or following administration of glucose or tolbutamide, strongly supports the view that the conversion of proinsulin takes place within the beta granules and that insulin and C-peptide liberated by the conversion are secreted together into the blood stream. However if the secretion of insulin occurs only via emiocytosis it would be expected that little or no proinsulin should be present in the circulation. The amount of proinsulin we found in serum could be the result of an incomplete conversion suggesting that a small percentage of the granule protein remains as proinsulin. In this event the proportion of proinsulin will depend on the stage of maturation of the granules released. A release of immature granules ("pregranules" [LOGOTHETOPOULUS, 1966] or microvesicles [ORCI, STAUFFACHER, BEAVEN, LAMBERT, RENOLD and ROUILLER, 1969]) or also an intracytoplasmatic release (CREUTZFELDT, CREUTZFELDT, FRIEDRICHS, PERINGS and SIKINGER, 1969; HAIST, 1965) could lead to a secretion of material containing a higher proportion of proinsulin. The possibility that under some conditions one of these different mechanisms of insulin secretion could be prevalent seems supported by the finding of higher proportion of proinsulin in fasting than after administration of glucose or tolbutamide. For these reasons the possibility that proinsulin has a function in peripheral tissue must be considered.

Several studies concerning the biological activity of proinsulin have been reported. SHAW and CHANCE (1968) observed that on rat epidydimal fat tissue and diaphragm muscle the activity of porcine proinsulin was about 20% when compared on a molar basis with insulin. However, because this effect was blocked by Kunitz pancreatic trypsin inhibitor, they suggested that proinsulin has no intrinsic biological activity its effect being the result of conversion to insulin. In the isolated fat cell method the activity of bovine proinsulin was about 2% when compared with insulin (GLIEMANN and SØRENSEN, 1970). By the convulsion assay porcine proinsulin exhibited an insulin like activity of 3 I. U. Similar low activity (0.2 I. U. per mg) has been reported by GRANT and REIDY (1968) for cod proinsulin when measured on rat epididymal fat pads. These widely divergent results, probably depending upon the method used and the purity of the proinsulin preparations, indicate that further investigations are needed before definite conclusions can be drawn about this important question. When converted to insulin by an enzyme present in the tissue, the circulating proinsulin could contribute to the total serum "insulin" biological activity. Although such a possibility has been reported in vitro, there is not evidence, as yet, that proinsulin is converted to insulin outside the pancreas in vivo. Nevertheless, recently REES and MADISON (1969) reported that despite the low biological activity, as measured by mouse convulsion assay, porcine proinsulin was equipotent with insulin on hepatic glucose output. This effect could be the result of an intrinsic property of proinsulin or its conversion to insulin by liver. On the basis of this report it might be speculated that the relatively high basal proinsulin levels contribute to the fasting economy of the organism by restraining hepatic gluconeogenesis while at the same time only minimally stimulating peripheral glucose utilization. The presence of high basal levels of proinsulin, however, could reflect a relative accumulation due to a slower degradation rate. It has recently been observed in isolated perfused liver (RUBENSTEIN, POTTENGER, MAKO, MELANI and STEINER, 1970) and also with an insulin-specific protease from muscle* that proinsulin is destroyed much more slowly than insulin. Clearly

---

* BRUSH, J.: Personal communication 1970.

much further study are necessary of the biological and immunological properties of these insulin related substances to evaluate their true physiological significance normally and their possible participation in certain pathophysiologic states such as diabetes and islet cell tumor.

Literature

CHANCE, R. E., R. M. ELLIS and W. W. BROMER: Porcine proinsulin: characterization and amino acid sequence. Science *161*, 165–167 (1968)
CLARK, J. L., S. CHO, A. H. RUBENSTEIN and D. F. STEINER: Isolation of a proinsulin connecting peptide peptide fragment (C-peptide) from bovine and human pancreas. Biochem. Biophys. Res. Commun., *35*, 456–461 (1969)
– and D. F. STEINER: Studies on insulin biosynthesis in the rat and the demonstration of two proinsulins. Proc. Nat. Acad. Sci. (U.S.) *62*, 278–285 (1969)
CREUTZFELDT, W., C. CREUTZFELDT, H. FREDRICHS, E. PERINGS and K. SIKINGER: The morphological substrate of the inhibition of insulin secretion by diazoxide. Horm. Metab. Res. *1*, 53–64 (1969)
GLIEMANN, J. and H. H. SØRENSEN: Assay of insulin-like activity by the isolated fat cell method. IV. The biological activity of proinsulin. Diabetologia *6*, 499–504 (1970).
GOLDSMITH, S. J., R. S. YALOW and S. A. BERSON: Significance of human plasma insulin Sephadex fractions. Diabetes *18*, Suppl. 1, 340 (1969)
GORDEN, P. and J. ROTH: Circulating insulins: "big" and "little". Arch. Intern. Med. *123*, 237–247 (1969)
GRANT, P. T. and K. B. M. REID: Biosynthesis of an insulin precursor by islet tissue of cod (Gadus callarias). Biochem. J. *110*, 281–288 (1968)
HAIST, R. R.: Effects of changes in stimulation on the structure and function of islet cells. In: On the nature and treatment of diabetes. p. 12. LEIBEL, B. S., G. A. WRENSHALL, ED. Excerpta Med. Found., Amsterdam, 1965
HOWELL, S. L., M. KOSTIANOVSKY and P. E. LACY: Beta granules formation in isolated islets of Langerhans. J. Cell Biol. *42*, 695–705 (1969)
JAMIESON, J. D. and G. E. PALADE: Role of the Golgi complex in the intracellular transport of secretory proteins. Proc. Nat. Acad. Sci. *55*, 424–431 (1966)
LAZARUS, N. R., T. TANESE and L. RECANT: Proinsulin and insulin synthesis and release by human insulinoma. Diabetes *18*, Suppl. 1, 340 (1969)
LOGOTHETOPOULUS, J.: Electron microscopy of the pancreatic islets of the rat. Effects of prolonged insulin injections. Diabetes *15*, 823–829 (1966)
MELANI, F., P. OYER, A. H. RUBENSTEIN and D. F. STEINER: A radioimmunoassay for human proinsulin C-reptide. Amer. Fed. Clin. Res. *18*, 367, 1970 Abstract (1970 a)
– – – – Identification of proinsulin and C-peptide in human serum with a specific immunoassay. Proc. Nat. Acad. Sci. (U.S.) *67*, 148–155 (1970 b)
– A. H. RUBENSTEIN and D. F. STEINER: Human serum proinsulin. J. clin. Invest. *49*, 497–507 (1970 c)
– W. G. RYAN, A. H. RUBENSTEIN and D. F. STEINER: Proinsulin secretion by a pancreatic beta cells adenoma. New Engl. J. Med. *283*, 713–719
– and D. F. STEINER: Proinsulin and C-peptide in human serum. 4th Capri Conference. Acta Diabetol. Lat. *7*, Suppl. 1, 107–121 (1970)
ORCI, L., W. STAUFFACHER, D. BEAVEN, A. E. LAMBERT, A. E. RENOLD and C. ROUILLER: Ultrastructural events associated with the action of tolbutamide and glybenclamide on pancreatic B-cells in vivo and in vitro. 3rd Capri Conference, Acta Diabetol. Lat. *4*, Suppl. 1, 271–374 (1969)
OYER, P., S. CHO and D. F. STEINER: Isolation and structure of human proinsulin C-peptide. Fed. Proc. *29*, 533 (1970)

Rees, K. O. and L. L. Madison: The effect of proinsulin on hepatic glucose output, arterial glucose and free fatty acid concentrations in dogs. Diabetes *18*, 341 (1969) (Abstract, Suppl. 1)

Roth, J., P. Gorden and I. Pastan: "Big" insulin: a new component of plasma insulin detected by immunoassay. Proc. Nat. Acad. Sci. (U.S.), *61*, 138–145 (1968)

Rubenstein, A. H., S. Cho and D. F. Steiner: Evidence for proinsulin in human urine and serum. Lancet I, 1353–1355 (1968)

– J. L. Clark, F. Melani and D. F. Steiner: Secretion and circulation of the proinsulin C-peptide. Nature *224*, 697–701 (1969 a)

– D. F. Steiner, S. Cho, A. M. Lawrence and L. Kirsteins: Immunological properties of bovine proinsulin and related fractions. Diabetes *18*, 598–695 (1969 b)

– L. Pottenger, M. Mako, F. Melani and D. F. Steiner: Metabolism of proinsulin and insulin by the liver. 1970, in Press.

Shaw, W. N. and R. E. Chance: Effect of porcine proinsulin in vitro on adipose tissue and diaphragm of the normal rat. Diabetes *18*, 737–745 (1968)

Steiner, D. F.: Evidence for a precursor in the biosynthesis of insulin. Trans. N.Y. Acad. Sci. *30*, 60–68 (1967)

– The biosynthesis of insulin. Nobel Symposium XIII. Pathogenesis of Diabetes Mellitus, Stockholm 57–80 (1969 a)

– Proinsulin and insulin biosynthesis. 3rd Capri Conference, 1969. Acta Diabetol. Lat. *4*, Suppl. 1, 453–472 (1969 b)

– and J. L. Clark: The spontaneous reoxidation of reduced beef and rat proinsulins. Proc. Nat. Acad. Sci. (U.S.) *60*, 622–629 (1968)

– J. L. Clark, C. Nolan, A. H. Rubenstein, E. Margoliash, B. Aten and P. E. Oyer: Proinsulin and the biosynthesis of insulin. Recent Progr. Horm. Res. *25*, 207–272 (1969)

– D. Cunningham, L. Spiegelman and B. Aten: Insulin biosynthesis: evidence for a precursor. Science *157*, 697–700 (1967)

– O. Hallund, A. H. Rubenstein, S. Cho and C. Bayliss: Isolation and properties of proinsulin, intermediate forms, and other minor components from crystalline bovine insulin. Diabetes *17*, 725–736 (1968)

– and P. E. Oyer: The biosynthesis of insulin and a probable precursor of insulin by a human islet cell adenoma. Proc. Nat. Acad. Sci. *57*, 473–480 (1967)

Die spontanen Hypoglykämien

Von J. Beyer, Frankfurt a. M. und E. F. Pfeiffer, Ulm

I. Die Pathogenese der Hypoglykämien
  A. Die Regulation des Blutzuckers
  B. Die Homöostase des Blutzuckers
  C. Die klinische Symptomatologie der Hypoglykämie
II. Die Einteilung der spontanen Hypoglykämien
  A. Organisch bedingte Hypoglykämien
    1. Hypoglykämien durch Hyperinsulinismus
    2. Hypoglykämien durch Fehlen der A-Zellen im Pankreas
    3. Hypoglykämien durch extrapankreatische Tumoren
    4. Hypoglykämien durch Ausfall kontrainsularer Prinzipien
    5. Hypoglykämien bei Lebererkrankungen
    6. Hypoglykämien als Folge von Fermentdefekten
  B. Funktionelle Hypoglykämien
  C. Induzierbare Hypoglykämien
III. Forensische Probleme bei Hypoglykämien
IV. Differentialdiagnostische Teste bei spontanen Hypoglykämien

Die Hypoglykämie ist ein *Symptom*, das im Verlaufe verschiedenartiger Erkrankungen auftreten kann. Am häufigsten sehen wir Blutzuckersenkungen als Folge einer exogenen Insulinzufuhr oder Überdosierung blutzuckersenkender Substanzen. Es gibt jedoch eine Reihe Krankheitsbilder, die mit spontan auftretenden Hypoglykämien einhergehen, wobei der niedrige Blutzucker Leitsymptom oder nur Nebenbefund sein kann.

I. Die Pathogenese der Hypoglykämien

A. Die Regulation des Blutzuckers

Einzelne Zellen des Organismus, wie z. B. die Hirnzellen, sind zur Energiegewinnung in erster Linie auf die Utilisation des Blutzuckers angewiesen, während Muskulatur und Fettgewebe auch andere Stoffwechselmetaboliten zur Energiegewinnung heranziehen können. Allgemein wird vom Organismus eine vorübergehende Hyperglykämie besser toleriert als eine Hypoglykämie. Der Organismus ist sinnvoll mit einer Vielzahl von Mechanismen ausgerüstet, die den Blutzucker innerhalb physiologischer Grenzen halten. Das einzige Hormon, das den Blutzucker in physiologischen Dosen senkt, ist das Insulin. Auch STH wirkt bei exogener Zufuhr initial leicht blutzuckersenkend, jedoch nur in stark überhöhter Konzentration. Aus dem Serum wurden weitere insulinähnlich wirkende Fraktionen isoliert, deren biologische Bedeutung bisher umstritten ist. Es konnte außerdem die Existenz eines blutzuckersenkenden Faktors wahrscheinlich gemacht werden, der aus dem arbeitenden Muskel abgegeben wird. Die anderen Hormone verhalten sich in physiologischen Dosen dem Blutzuckerspiegel in vivo gegenüber entweder indifferent, oder steigern die Blutglukosekonzentration direkt durch Glukosefreisetzung aus Leber und Muskulatur, oder indirekt über andere Stoffwechselabläufe. Im einzelnen sind dies verschiedene Hormone des Hypophysenvorderlappens

(ACTH, STH, Prolactin), der Nebenniere (Glucocorticoide, Adrenalin, Noradrenalin), der Schilddrüse (Trijodthyronin, Thyroxin) und der alpha-Zellen des Pankreas (Glucagon). Diese Hormone wirken teils direkt blutzuckermobilisierend aus Glycogen (Glucagon, Adrenalin und Arterenol), teils über den Umweg der Neoglucogenese aus Eiweiß (Glukocorticoide) oder über eine Herabsetzung der Glukoseassimilation der peripheren Zelle (STH, Prolactin, ACTH, Glukocorticoide, Adrenalin, Schilddrüsenhormone), deren Mechanismus wir im einzelnen noch nicht überschauen. Die ausführliche Darlegung der Einflüsse der verschiedenen Faktoren auf den Kohlenhydratstoffwechsel ist Gegenstand anderer Kapitel des Buches.

Der zentrale Umschlagplatz des Blutzuckers ist die Leber. Durch Resorption, Speicherung als Glykogen, Umbau in Eiweiß und Fett, Neoglukogenese aus Eiweiß und Fett und Resynthese aus Stoffwechselmetaboliten wird eine bedarfsgerechte Versorgung gewährleistet. So ist es verständlich, daß bei Einschränkung des Leberparenchyms (Nekrose, Tumoren) die Leber ihren Stoffwechselaufgaben nicht mehr nachkommen kann. Eine empfindliche Hypoglykämie wird aber erst bei sehr großen Verlusten an funktionstüchtigem Gewebe deutlich.

Ein weiterer Regulator des Blutzuckerspiegels ist die Niere. Entsprechend einer individuell variablen Nierenschwelle wird bei einem Blutzucker über 160 mg% ein Teil der Glukose aus dem Primärharn nicht tubulär rückresorbiert. Bei gewissen Erkrankungen, den renalen Glukosurien, gewinnt dieser Mechanismus pathogenetische Bedeutung.

B. Die Homöostase des Blutzuckers

Im Anschluß an die Nahrungsaufnahme steigt während der Resorptionsphase der Blutzucker an. Dies führt zu einer indirekten Stimulierung der Insulinausschüttung über die Reaktionskette der intestinalen Hormone, später oder gleichzeitig zu einer Insulinfreisetzung durch den ansteigenden Blutzuckerspiegel in der Pankreasarterie. Der Blutzuckeranstieg bewirkt eine Bremsung der STH-Ausschüttung aus dem Hypophysenvorderlappen und damit einen Rückgang der STH-induzierten Lipolyse. Die Glukoseaufnahme wird in der Leber und in den peripheren Geweben gesteigert. Die Glykogensynthese nimmt zu, Glykogenolyse und Gluconeogenese werden gehemmt. Gleichzeitig wird die Lipogenese gefördert, und die Abgabe der unveresterten Fettsäuren (Non Esterified Fatty Acids) sistiert.

Im Anschluß an die postabsorptive Phase kehren der Blutzucker und der Seruminsulinspiegel auf ihre Ausgangswerte zurück. Die Glukoseassimilation in den peripheren Geweben nimmt ab, und die Energie zur Aufrechterhaltung der Lebensvorgänge wird aus dem Fettgewebe in Form von freien Fettsäuren, Aminosäuren und durch die Glycolyse aus den Glycogenvorräten geliefert. Stoffwechselprodukte der arbeitenden Muskulatur wie Lactat, Pyruvat und Acetoacetat strömen in die Leber zurück und dienen der Resynthese von Glukose oder der Bereitstellung von Energie für andere Stoffwechselprozesse. Durch Gluconeogenese sorgt die Leberzelle im Stadium der Glykogenolyse und Glukoseabgabe für einen etwa konstanten Glykogengehalt der Leber.

Nach einer längeren Hungerperiode werden niedrige Blutzuckerspiegel beobachtet. Durch verstärkte Sekretion von STH und Glucagon werden die Freisetzung von unveresterten Fettsäuren aus den Fettdepots gefördert und die Glukoseutilisation der peripheren Gewebe herabgesetzt. Der Energiebedarf wird in dieser Situation in erster Linie über die unveresterten Fettsäuren gedeckt. Die durch den Fettabbau entstehende physiologische Ketonaemie führt zu einer erneuten Abgabe von Insulin aus der β-Zelle. Dadurch wird möglicherweise eine extreme Ketoacidose verhindert.

C. Die klinische Symptomatologie der Hypoglykämie

Die Vielfalt der Symptome, in denen sich ein hypoglykämischer Zustand äußern kann, macht den Versuch einer systematischen Gliederung notwendig. Aus der klinischen Erfahrung ist bekannt, daß neben der absoluten Blutglukosekonzentration die Geschwindigkeit des Blutzuckerabfalls für einen Teil der Symptome (MEYTHALER, 1949; GRIFFITHS, 1961 u. a.) mitverantwortlich ist. Von hypoglykämischen Blutzuckerwerten sprechen wir dann, wenn der Blutzucker 40 mg % wahre Glukose unterschreitet. Der schwere hypoglykämische Anfall tritt keineswegs sofort auf, wenn eine kritische Schwelle der Blutglukosekonzentration unterschritten wird, da zunächst die Glykogenvorräte des Gehirns mobilisiert werden (DERRA und SCHMIDT, 1948; SACHSSE, 1962; WEIL-MALHERBE, 1962). Tiefe und Dauer einer Hypoglykämie sind entscheidend für die Rückbildungstendenz der eingetretenen Symptome.

WILDER unterscheidet bereits 1936 drei Stadien der Hypoglykämie. Beim leichten hypoglykämischen Anfall stehen die Zeichen einer Übererregung des vegetativen Nervensystems im Vordergrund (Hungergefühl, kalte und blasse Haut, Frösteln, Akroparaesthesien, Speichelfluß, Übelkeit, Erbrechen, Tränenfluß, Harn- und Stuhldrang). Es besteht in der Regel eine Bradycardie bei normalem bis leicht erhöhtem Blutdruck, bei älteren Patienten können verschiedenartige Pulsarrhythmien beobachtet werden. Diese Symptome entsprechen einer vegetativen Gegenregulation mit Ausschüttung von Arterenol und Adrenalin (THORN und LAIDLAW, 1953; BLISS et al., 1954; MARKS et al., 1958 u. a.). Die Patienten klagen über Müdigkeit, Kraftlosigkeit, Steifheitsgefühl in den Extremitäten, Koordinationsstörungen, Zittern in den Händen, herabgesetzte Sehschärfe mit Doppelbildern und über eine verwaschene Sprache. Konzentrationsschwäche, Gereiztheit, Beklemmungsgefühl und eine leichte depressive Stimmungslage sind charakteristisch.

Beim mittelschweren hypoglykämischen Anfall treten die zentral-nervösen und psychischen Veränderungen gegenüber den vegetativen Symptomen in den Vordergrund. Die Sprache wird stotternd oder dysarthrisch, die Steifheit der Extremitäten tritt deutlicher hervor, die Mimik wirkt starr, und passagere Doppelbilder werden beobachtet. Die Bewußtseinsveränderungen steigern sich zur Benommenheit. Es wird über Ausnahmezustände mit sinnlosen Handlungen oder Reden, Merkfähigkeitsstörungen und Verwirrtheitszuständen mit Halluzinationen berichtet. Sie führen manchmal zur Aufnahme in eine psychiatrische Abteilung (TODD et al., 1962; BOYD und CLEVELAND, 1967 u. a.).

Der schwere hypoglykämische Anfall wird durch das Überwiegen der zentralnervösen und psychischen Symptome charakterisiert, der Schweißausbruch ist stärker ausgeprägt, und nicht selten treten unwillkürlicher Urin- und Stuhlabgang auf. Die Ausprägung der zentralnervösen Symptome ist abhängig von der Dauer und Tiefe des Coma hypoglycaemicum. Es reicht von leichter Bewußtseinstrübung, aus der der Patient noch durch äußere Reize erweckbar ist, bis zum tiefsten Coma. Die schweren hypoglykämischen Anfälle treten in der Regel bei einem Blutzuckerspiegel unter 30 mg %/o auf, der Tod erst bei Blutzuckerwerten unter 25 mg %/o. Beim schweren hypoglykämischen Anfall wird gewöhnlich eine motorische Unruhe, die sich bis zum Bewegungssturm mit allgemein tonisch-klonischen Krämpfen steigern kann, beobachtet; seltener sind Bilder, die Jackson-Anfällen ähneln. Dabei können flüchtige Lähmungen (Hemiparesen), Reflexsteigerungen und positive Pyramidenbahnzeichen auftreten. Die Bulbi der Augen sind derb, die Körpertemperatur ist herabgesetzt. Bemerkenswert ist der gegenüber dem großen epileptischen Anfall fehlende postparoxysmale Schlaf. Im Verlauf eines solchen schweren Anfalles kann es bei Hyperventilation zu einem tetanischen Anfall mit positivem Chvostek'schen Zeichen und Carpopedalspasmen kommen.

Nicht immer schwinden nach Beseitigung der Hypoglykämie sämtliche Symptome sofort. Es können einzelne Störungen wie eine Monoplegie, Hemiparese, aphasische oder dysarthrische Sprachstörungen, aber auch eine hypomanische Stimmung noch Stunden bis Tage anhalten. Auch Herzinfarkte wurden im Anschluß an einen hypoglykämischen Schock beschrieben. Häufige Wiederholungen der Anfälle, wie sie bei einzelnen Formen der spontanen Hypoglykämie zur Regel gehören, führen zu irreversiblen organischen Veränderungen (OBERDISSE, 1944; HÖPKER, 1954), bei Kindern tritt frühzeitig eine Retardierung der geistigen Entwicklung auf. Im EEG werden dabei Zeichen diffuser Hirnstörungen registriert, wie sie von der Anoxie her bekannt sind.

D. Methodisch bedingte Differenzen des Blutzuckerspiegels

Die heute üblichen Blutzuckerbestimmungsmethoden zeigen beim Vergleich untereinander zum Teil erhebliche Unterschiede. Sie beruhen bei den reduktometrischen Methoden auf einer unspezifischen Mitbestimmung weiterer im Serum vorhandener reduzierbarer Substanzen (Kreatin, Kreatinin, Glutathion, Ergothionin, Glucosamin, Glucuronsäure, Ascorbinsäure, Harnsäure, Arzneimittelglucuronsäureverbindungen u. a.). Ascorbinsäure, Harnsäure und Glutathion können bei der häufig verwendeten Glukose-Peroxydase-Reaktion falsch niedrige Werte, Alkaliperoxyde falsche Blutzuckersteigerungen vortäuschen. Allein die Hexokinase-Reaktion gibt beim Menschen absolut zuverlässige Auskunft über den Gehalt an wahrer Glukose im Blut. Die erwähnten methodischen Differenzen spielen besonders bei der gelegentlich schwierigen Beurteilung niedriger Blutzuckerwerte eine Rolle. Nähere Einzelheiten werden in einem anderen Kapitel dieses Buches beschrieben (s. S. 913).

II. Die Einteilung der spontanen Hypoglykämien

Eine Einteilung der Hypoglykämien kann nach der Ätiologie, der klinischen Symptomatologie und nach dem Glukoseumsatz (MARKS und ROSE, 1965) erfolgen. Dabei können Überschneidungen nicht vermieden werden.

In der Klinik hat sich folgende ätiologische Einteilung bewährt:

Die Einteilung der spontanen Hypoglykämien 177

A. Organisch bedingte Hypoglykämien

1. Hypoglykämien durch Hyperinsulinismus
a) Entzündliche Lebererkrankungen
b) Familiäre leucinempfindliche Hypoglykämien
c) Postabsorptive Hypoglykämien
d) Hypoglykämien nach Magen-Darm-Erkrankungen
   aa) Magenresektion,
   bb) Anastomosenoperationen,
   cc) Entzündliche Darmerkrankungen
e) Hypoglykämien durch entzündliche Pankreaserkrankungen
f) Hypoglykämien in frühen Stadien des Diabetes mellitus
g) Hypoglykämien bei Neugeborenen diabetischer Mütter

2. Hypoglykämien durch Fehlen der A-Zellen im Pankreas

3. Hypoglykämien durch extrapankreatische Tumoren

4. Hypoglykämien durch Ausfall kontrainsulärer Prinzipien
a) Hypophysenvorderlappeninsuffizienz
b) Erkrankungen der Nebennieren (Cortisolmangel, angeborenes adrenogenitales Syndrom, Aplasie, Tumoren)
c) Hypothyreose
d) Hypoglykämien beim Houssay-Phänomen des Menschen

5. Hypoglykämien bei Lebererkrankungen
a) Entzündliche Lebererkrankungen
b) Leberzirrhose
c) Fettleber
d) primäre Lebertumoren
e) Kardiale Stauungsleber
f) Metastasenleber

6. Hypoglykämien als Folge von Fermentdefekten
a) Familiäre leucinempfindliche Hypoglykämien? (A., 1)
b) Glykogenmangelkrankheit
c) Glykogenspeicherkrankheiten
d) Fruktoseintoleranz
e) Galaktoseintoleranz
f) Ahornsirupkrankheit
g) Hypoglykämie der Neugeborenen?
h) Kongenitales adrenogenitales Syndrom (A., 4)
i) Kongenitale Nebennierenrindenhypoplasie (A., 4)
j) Idiopathische Hypoglykämie (McQuarrie)?
k) Familiäre renale Glukosurie

B. Funktionelle Hypoglykämien

1. Schwere Muskelarbeit
2. Unterernährung oder einseitige Ernährung
3. Gravidität und Lactation

C. Induzierbare Hypoglykämien

1. *Familiäre leucinempfindliche Hypoglykämie* (A., 1)
2. *Ahornsirupkrankheit* (A., 1)
3. *Fruktoseintoleranz* (A., 1)
4. *Galaktoseintoleranz* (A., 1)
5. *Hypoglykämien als Nebenwirkung verschiedener Medikamente*
6. *Alkohol-induzierte Hypoglykämie*

Eine Einteilung nach klinischen Gesichtspunkten kann dem Arzt am Krankenbett bereits wichtige Hinweise geben. Typisch für Neoplasien der Inselzellen, Inselzellhyperplasien, extrapankreatische Tumoren und einige Formen der Glycogenspeicherkrankheiten sind Hypoglykämien mit Bewußtlosigkeit nach Nahrungskarenz. Seltener werden hypoglykämische Zustände bei Neugeborenen, die sogenannten idiopathischen Hypoglykämien (Mc Quarrie), Hypoglykämien im Verlauf schwerer endokriner Krankheitsbilder und Lebererkrankungen beobachtet. Andere Hypoglykämieformen werden erst reaktiv nach Zufuhr bestimmter Nahrungsmittel oder anderer Substanzen manifest. Sorgfältige anamnestische Erhebungen können die Aufmerksamkeit auf diese exogen zugeführten und beim Normalen indifferenten Substanzen lenken.

Im folgenden geben wir eine Einteilung nach diesen eben erwähnten klinischen Gesichtspunkten:

Hypoglykämien nach Nahrungskarenz
Inselzelltumoren
Extrapankreatische Tumoren
Hypophysen- und Nebennierenrindeninsuffizienz
Lebererkrankungen
Glykogenmangelkrankheit
Glykogenspeicherkrankheit
Idiopathische Hypoglykämien
Hypoglykämien der Neugeborenen
Renale Hypoglykämien
Hypoglykämie nach Alkoholabusus

Reaktive Hypoglykämien
Familiäre leucinempfindliche Hypoglykämien
Postabsorptive Hypoglykämien
Hypoglykämien nach Magen-Darm-Erkrankungen
Hypoglykämien in frühen Stadien des Diabetes mellitus
Ahornsirupkrankheit
Fruktoseintoleranz
Galaktoseintoleranz
Nebenwirkung verschiedener Medikamente

A. Organisch bedingte Hypoglykämien

Der Blutzucker stellt im physiologischen Zustand eine Resultante aus enteraler Zufuhr von Glukose, Mobilisierung, Neoglukogenese. Assimilation im Gewebe und renaler Ausscheidung dar. Störungen im Zusammenspiel dieser Mechanismen können Hypoglykämien auslösen. Die ausgeprägtesten Blutzuckersenkungen kennen wir bei Neoplasien der Inselzellen, extrapankreatischen Tumoren, den idiopathischen Hypoglykämien und einigen Fermentmangelerkrankungen; die anderen Krankheitsbilder führen zu mehr larviert ablaufenden Hypoglykämien.

1. Hyperinsulinismus

Der Hyperinsulinismus kann seine Ursache in einer Hyperplasie (Mikroadenomatose?), Adenom- oder Carcinombildung der B-Zellen haben. Charakteristisch ist neben einer vermehrten Ausschüttung von Insulin eine Dysregulation der Insulinsekretion. Entzündungen des exokrinen Pankreas haben häufig kurzfristige Hypoglykämien zur Folge. Veränderungen im Magen-Darm-Trakt (Anastomosenoperationen und Entzündungen) können durch veränderte Resorptionsbedingungen zu überschießender Insulinausschüttung und reaktiver Hypoglykämie führen. Schließlich kann dem Krankheitsbild des klinisch manifesten Diabetes mellitus eine Phase mit Hypoglykämien und Hyperinsulinismus vorausgehen. Als eine Anpassung an den erhöhten Blutzuckerspiegel diabetischer Patientinnen während der Gravidität ist der postpartale Hyperinsulinismus der Neugeborenen dieser Mütter anzusehen.

a) Inselzelladenom, Inselzellcarcinom, diffuse Hyperplasie der Inselzellen

Die ersten Mitteilungen über adenomatöse Veränderungen der Inselzellen stammen aus dem Anfang dieses Jahrhunderts. NICHOLLS berichtete 1902 über einen Inselzelltumor noch ohne Kenntnis des klinischen Bildes. HARRIS beschrieb 1924 an 5 Fällen das klinische Syndrom der Spontanhypoglykämie durch „Hyperinsulinismus". Erst WILDER, ALLAN, POWER und ROBERTSON (1927) gelang es, den Zusammenhang von klinischer Symptomatologie mit dem pathologisch anatomischen Befund an einem Inselzellcarcinom darzustellen. Mit den gerade entwickelten Insulinextraktionsverfahren wurde aus den Leber- und Lymphknotenmetastasen Insulin gewonnen und im Tierversuch die blutzuckersenkende Wirkung nachgewiesen. Bereits 1926 stellte WARREN 20 pathologisch-anatomisch erfaßte Fälle von Inselzelltumoren zusammen.

Inselzelltumoren müssen nicht immer mit Hypoglykämien einhergehen. WHIPPLE und FRANZ (1935) entdeckten in einem Sektionsgut von 4010 Bauchspeicheldrüsen als Zufallsbefunde 5 Inselzelladenome. LOPEZ-KRÜGER und DOCKERTY (1947) vermißten bei 1,6 % der autoptisch gefundenen Inselzelltumoren hypoglykämische Symptome.

Auch das Bestehen eines Diabetes mellitus schließt einen Hyperinsulinismus auf der Grundlage eines Inselzelladenoms nicht aus (HEIBERG, 1911; ROSENDAHL, 1927; BIELSCHOWSKI, 1932; WEIL, 1932; BÜCHNER, 1932; RATHERY et al., 1934; BICKEL, 1935; SZYFMANN und WAJNSZSTOCK, 1935; BICKEL, MOZER und JUNET, 1935; LOPEZ-KRÜGER und DOCKERTY, 1947; CRAIN und THORN, 1949; VON DER SAR et al., 1956; HAARSTAD, 1957; GITTLER et al., 1958; SCHOLZ et al., 1960; BIRENBOIM und STIMMLER, 1963; KNIGHT, 1967 u. a.).

Der durch ein Adenom der B-Zellen hervorgerufene Hyperinsulinismus wird häufig zusammen mit Adenombildungen anderer endokriner Organe gefunden. In ihrer Häufigkeit steht die Kombination mit Adenomen der Nebenschilddrüsen an erster Stelle (ROGERS et al., 1949; UNDERDAHL et al., 1953; WERMER, 1954). Ebenfalls nicht selten sind gleichzeitig oder später auftretende Adenome der Nebennierenrinde und der Hypophyse (LLOYD, 1929; RIENHOFF und LEWIS, 1934; KALBFLEISCH, 1937; KYRLE, 1942; TERBRÜGGEN, 1947; GOODMAN, GRANVILLE und LAW, 1963; KNIGHT, 1967 u. a.). Die endokrin aktiven Adenome treten familiär gehäuft im Rahmen der dominant vererbten Polyadenomatose auf (Wermer-Syndrom) (WERMER, 1954; BECKER und SCHNEIDER, 1968 u. a.).

Das gleichzeitige Vorkommen von Inselzellcarcinomen mit einer Neurofibromatose Recklinghausen und tuberösen Sklerose scheint dagegen eine zufällige Rarität zu sein (GUTMAN und LEFFKOWITZ, 1959; COSKEY und TRANQUADA, 1964).

Aus der pathologischen Anatomie sind uns weiterhin Inselzelltumoren bekannt, in deren klinischer Symptomatik Hypoglykämien nicht gefunden wurden, die dagegen mit hyperacidem Magensaft, Ulcera des Magen-Darm-Traktes, Diarrhoen, Hypokaliämien und – jedoch seltener – mit Tumoren anderer endokriner Organe vorkommen wie beim Zollinger-Ellison-Syndrom (1955) (ELLISON, 1956; VERNER und MORRISON, 1958). Nur vereinzelt wurden diese Erkrankungen im Zusammenhang mit einem inkretorisch aktiven Insulinom (ELLISON, 1956; PRIEST und ALEXANDER, 1957) beobachtet.

Es wurden Inselzelltumoren von verschiedenster Größe beschrieben. Die kleinsten Tumoren waren mikroskopisch eben sichtbar, die größten hatten einen Durchmesser von 11 cm (O'LEARY und WOMACK, 1934; BRUNSCHWIG et al., 1944; PFEIFFER, PFEIFFER, DITSCHUNEIT und CHANG-SU AHN, 1959 a und b, 1960; DITSCHUNEIT, PFEIFFER und SCHÖFFLING, 1961 u. a.). Kleine Tumoren sind in 15 % der Fälle mehrfach vorhanden (MAXREINER und BUNDY, 1945; CRAIN und THORN, 1949). In einem Fall waren 8 Adenome nachweisbar (BICKERSTAFF et al., 1955). 75 % der bei CRAIN und THORN zusammengestellten Tumoren haben einen Durchmesser von 1–3 cm. Von neun Adenomen, deren Durchmesser mehr als 5 cm betrug, waren vier fraglich maligne. CONN und SELTZER (1955), SCHOLZ et al. (1960), HANSON (1960) u. a. schätzen, daß etwa 10 % der insulinproduzierenden Pankreastumoren maligne entarten.

Bisher galt die Cauda pancreatis als der Hauptlokalisationsort der Tumoren. CRAIN und THORN (1949) konnten in ihrem großen Untersuchungsmaterial eine etwa gleichgroße Verteilung der Adenome über das ganze Pankreas mit geringer Bevorzugung des Schwanzes nachweisen, während Carcinome am häufigsten im Schwanz lokalisiert waren (SCHOLZ et al., 1960). Unter 222 Inselzelltumoren beschrieben Crain und Thorn sechsmal ein Adenom in einem aberrierenden Pankreas und ein extrapankreatisch gelegenes Inselzellcarcinom.

Die Insunome, die in der Regel einen Durchmesser von 1–3 cm haben, heben sich durch ihre festere Konsistenz und häufig rosa Farbe von dem übrigen Pankreasgewebe ab. Das Adenom ist von einer bindegewebigen Kapsel umgeben und weist meist einen läppchenförmigen Bau auf, der aus zahlreichen soliden Haufen und Nestern von Epithelzellen besteht, die histochemisch B-Zellen entsprechen. A-Zellen werden nur vereinzelt angetroffen (BECKERT, 1949). Die Einzelzellen sind oft bis zum Doppelten ihres normalen Umfangs vergrößert (LAIDLAW, 1938 u. a.). Zellatypien weisen auf maligne Entartung hin. Größere Adenome können zentral erweichen. Inselzellcarcinome siedeln primär Metastasen in die Leber und Lymphknoten ab, die ebenfalls Insulin produzieren können (WILDER, 1927; CRAGG et al., 1937; ESKELUND, 1953; KATSCH und FOCKEN, 1955; CLEEMPOEL, CONARD und BASTENIE, 1955; eigene Beobachtungen u. a.).

Die histologische Differenzierung der Tumoren bereitet häufig Schwierigkeiten. Vereinzelt finden sich Adenome, die histologische Zeichen von Malignität aufweisen, sich jedoch klinisch gutartig verhalten (FRANTZ, 1940; SMITH und COCHRAN, 1952; EGER und PUTZKI, 1955). Echte Malignome sind anscheinend nicht selten längere Zeit mit dem Leben vereinbar. In manchen Fällen von Hyperinsulinismus werden nur einfache Hyperplasien der Langerhansschen Inseln gefunden (FEYRTER, 1942; BICKERSTAFF et al., 1955; GARLAND, 1957; PHILLIPS, 1931), so daß eine Abgrenzung gegenüber Mikroadenomen schwierig ist. Bei der diffusen Hypertrophie und Hyperplasie des Inselorgans wird eine Vermehrung der B-Zellzahl bis auf das Doppelte der Norm gefunden (BECKERT, 1949).

Das Gesamtgewicht des Inselapparates beträgt nach OGLIVIE (1937) und FERNER (1951) etwa 1 g, das entspricht einem Insulingehalt von 140–200 E Insulin. Aus einem Gramm Insulom konnten Wilder und Mitarbeiter 80 E Insulin extrahieren – andere Autoren beschrieben geringere Insulinkonzentrationen in den Tumoren. Besonders gering ist der Insulingehalt der Inselzellcarcinome (STEINKE und SOELDNER, 1965). Diese Differenzen werden zum Teil durch den unterschiedlichen Bindegewebsanteil dieser Tumoren erklärt. Insgesamt kann jedoch die Insulinproduktion um ein mehrfaches gegenüber der Norm erhöht sein.

Infolge der gesteigerten Insulinproduktion durch die B-Zellneoplasien tritt eine funktionelle Atrophie der übrigen B-Zellen des Pankreas ein. Sie ist zum Teil für die postoperativ auftretende, meist temporäre Hyperglykämie verantwortlich (MC MILLEN und SCHAIBLE, 1951; DE PEYSTER und GILCHRIST, 1953; PFEIFFER et al., 1959; DITSCHUNEIT et al., 1961 u. a.).

HINTEREGGER (1931), FERNER (1942) und TERBRÜGGEN (1948) konnten zeigen, daß bei langfristiger exogener Insulinzufuhr beim Tier ebenso wie beim Insulomträger im normalen Inselzellgewebe die A-Zellen stark vermehrt sind. BECKERT (1949) fand eine Zunahme der A-Zellen bis auf das Vierfache der Norm. SCHULTIS und BECKER (1962) und SCHULTIS und SAILER (1966) nutzten dieses Verhältnis der A-Zellen zu den B-Zellen unter der Operation zur Sicherung der Diagnose eines insulinproduzierenden Tumors aus.

Erst in den letzten Jahren wurden vergleichende Untersuchungen mit normalem endogenen Insulin und Tumorinsulin vorgenommen. Aus den Tumoren kann ein Insulin extrahiert werden, das sich im Tierversuch (LUFT, 1947; ESKELUND, 1951; KNUTSEN und ARNESEN, 1955 u. a.) immunologisch, biologisch und physikalisch chemisch (BÜRGI et al., 1962; TAYLOR und SHELDON, 1964) von dem aus normalem Pankreasgewebe gewonnenen nicht unterscheidet.

Fluoreszenzoptische und elektronenoptische Untersuchungen lassen jedoch Strukturdifferenzen innerhalb der Zellverbände gegenüber normalen Zellen vermuten (LACY und WILLIAMSON, 1960; FRERICHS et al., 1968). FEDERLIN et al. (1969) fanden bei vergleichenden Untersuchungen deutliche Differenzen zwischen dem normalen Inselgewebe und der Tumorzelle. Während der fluoreszenzoptische Insulinnachweis an der normalen Inselzelle stets gelang, blieb die immunfluoreszenzoptische Anfärbbarkeit der Tumorzelle aus, obwohl bei zwei auch elektronenoptisch untersuchten Gewebsproben Granula gefunden wurden. Dies deutet daraufhin, daß am Gewebsschnitt des Tumors ein Insulin gebunden ist, dessen antigene Determinanten verändert sind.

Das Auftreten von Inselzelltumoren verteilt sich gleichmäßig auf beide Geschlechter. Bevorzugt sind das vierte und fünfte Lebensjahrzehnt, während metastasierende Inselzellcarcinome am häufigsten im dritten bis fünften Lebensjahrzehnt sind. Klinische Symptome reichen bei den Adenomen in der Regel mehrere Jahre zurück, in einem Einzelfall über 30 Jahre (BLACK et al., 1964). Beim Inselzellcarcinom mit Leber- und Lymphknotenmetastasen werden schwere bis schwerste hypoglykämische Erscheinungen bei relativ kurzer Anamnese angegeben.

Die Diagnose eines Hyperinsulinismus durch einen Inselzelltumor ist in typischen Fällen leicht zu stellen. Anamnestisch werden kürzere oder längere Zeiten von Bewußtseinstrübung bis zu tiefer Bewußtlosigkeit mit tonisch-klonischen Krämpfen, Verwirrtheitszuständen und Fehlhandlungen mit retrograder Amnesie angegeben. Blässe, Schweißausbrüche, Schwäche, Ermüdbarkeit, Tremor, Paraesthesien und Sehstörungen leiten diese Zustände ein.

Die hypoglykämischen Anfälle treten häufig in den frühen Morgenstunden, nach einer übergangenen Mahlzeit oder nach körperlichen Anstrengungen auf. Die Patienten wissen oft, daß sich diese Erscheinungen durch Speisen oder süße Getränke beheben lassen. Um den morgendlichen Hypoglykämien entgegenzuwirken, wird eine weitere Mahlzeit in den Nachtstunden eingelegt. Die Folge ist manchmal eine beträchtliche Gewichtszunahme. Beachtung verdient die häufig vorhandene diabetische Familienbelastung dieser Patienten (nach SCHOLZ et al. [1960] bis zu 29 %). Charakteristisch für den endogenen Hyperinsulinismus ist die Whipple'sche Trias (1942) mit morgendlichen Anfällen, Blutzuckerwerten unter 40 mg % (nach CRAIN und THORN [1949], HOWARD, MOSS und RHOADS [1950] weisen 80 % der Insulomträger Nüchternblutzuckerwerte unter 40 mg % auf) und der sofortigen Behebung dieser Erscheinungen durch Glukoseinjektionen. Es muß jedoch daran erinnert werden, daß ein Patient, der sich längere Zeit im hypoglykämischen Coma befand, nicht mehr sofort durch Glukoseinjektionen aufweckbar ist (Tab. 1).

Tab. 1: Die häufigsten Symptome bei 20 Patienten mit insulinsezernierenden Inselzelltumoren

Morgendliche Verwirrtheitszustände oder Bewußtseinsverlust; hypoglykämische Symptome nach einer übergangenen Mahlzeit	100 %
Positiver Ausfall der Whipple'schen Trias	95 %
Allgemeinveränderungen im EEG	65 %
Zeitweise auftretende körperliche Schwäche und rasche geistige Ermüdbarkeit	60 %
Neurologische Symptome	45 %
Hypoglykämische Symptome nach körperlichen Anstrengungen	40 %

WILDER, ALLAN, POWER und ROBERTSON (1927) propagierten einen Hungerversuch, bei dem nach eintägiger oder längerer Nahrungskarenz spontan bei etwa 75 % aller Insulomträger ein hypoglykämischer Anfall ausgelöst werden kann (BLACK et al., 1954; BREIDAHL, PRIESTLY und RYNEARSON, 1955; SCHOLZ et al., 1960 u. a.). Niedrige Blutzuckerwerte können dabei allerdings auch durch andere Ursachen hervorgerufen werden (Abb. 1).

Eine Möglichkeit größere Tumoren zu erfassen, bietet die Röntgenkontrastdarstellung der Pankreasgefäße. Wegen der geringen Größe der Adenome sind jedoch die Chancen, einen Tumor zu erfassen, gering. Mit der von BOOKSTEIN und OBER-

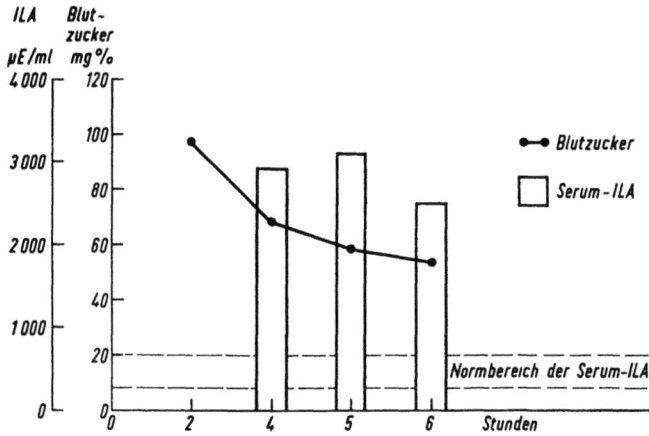

Abb. 1: Hungerversuch bei einer Pat. (M. R.) mit 129 g schwerem Inselzelladenom.

MAN (1966), MADSEN und ZENKER et al. (1966) u. a. empfohlenen selektiven Pankreasangiographie stellen sich Insulome mit einem Durchmesser von mehr als 1,5 cm als gefäßreiche Tumoren dar. Einen geringeren Aussagewert bietet die Pankreasszintigraphie mit 75-Selen-Methionin (JOSEPH und GRAUL, 1967 u. a.), bei der der Adenomknoten als Speicherdefekt im Pankreasgewebe erscheint. Es ist in der Regel leichter, mit den bisher genannten Untersuchungsmethoden einen Inselzelltumor nachzuweisen als ihn auszuschließen.

Zur weiteren Differenzierung insbesondere auch von protrahiert ablaufenden Hypoglykämien anderer Genese (Lebererkrankungen, Hypophysenvorderlappen- und Nebennierenrindeninsuffizienz, chronischer Alkoholabusus usw.) stellt die Seruminsulinbestimmung einen wertvollen Beitrag dar (MARTIN, RENOLD und DAGENAIS, 1958; YALOW und BERSON, 1960). Wegen der nur kurzen Halbwertszeit des Insulins im Serum sind jedoch trotz niedriger Blutzuckerwerte die biologisch und immunologisch meßbaren Insulin-Konzentrationen nüchtern nur selten erhöht (YALOW und BERSON, 1960; PFEIFFER, 1962; SAMOLS und MARKS, 1966; BEYER et al., 1967 u. a.). Mit den Sulfonylharnstoffen wurde eine Möglichkeit gefunden, die B-Zellen direkt zur Sekretion von Insulin anzuregen und nun gleichzeitig Blutzuckerabfall und Insulinanstieg diagnostisch zu verwenden. Nach intravenöser Tolbutamidinjektion fanden GITTLER et al. (1958) bei einem Patienten mit Diabetes und gleichzeitig bestehendem Insulom ungewöhnlich starke Blutzuckersenkungen. PFEIFFER et al. (1959) (Abb. 2) beobachteten als erste nach intravenöser Tolbutamid- und Metahexamidgabe bei einer Patientin mit einem Insulom excessiv erhöhte Seruminsulinwerte, denen ein langanhaltender Blutzuckerabfall entsprach. Die spätere Operation zeigte einen ungewöhnlich großen Inselzelltumor (10 × 11 cm Durchmesser, 129 g Gewicht). FAJANS und CONN (1959) arbeiteten Kriterien heraus, die den Tolbutamidtest auf der Basis der alleinigen Blutzuckerbestimmung zu einer wertvollen diagnostischen Hilfe bei der Erkennung von insulinproduzierenden Tumoren herausstellt. Sie fordern bei Vorliegen eines Insulinoms Blutzuckerwerte, die 3 Stunden nach Tolbutamidgabe noch

40 % unter dem Ausgangswert oder niedriger als 40 mg % liegen. Diese Resultate wurden inzwischen vielfach bestätigt (JOHNSTON, GOETZ und ZIMMERMANN, 1960; FAJANS et al., 1961; DITSCHUNEIT et al., 1961; SCHWARTZ et al., 1962; BERKOWITZ et al., 1962; FREARK et al., 1963; DE GENNES et al., 1963 a und b; COSKEY und TRANQUANADA, 1964; SAMOLS und MARKS, 1966 u. a.). Auch bei der seltenen Kombination von Insulinom und Diabetes mellitus gibt dieser Test wichtige Hinweise (GITTLER, ZUCKER, EISSINGER und STOLLER, 1958). In unserem Krankengut fiel der Tolbutamidtest bei 17 von 18 Patienten mit Inselzelltumoren positiv aus.

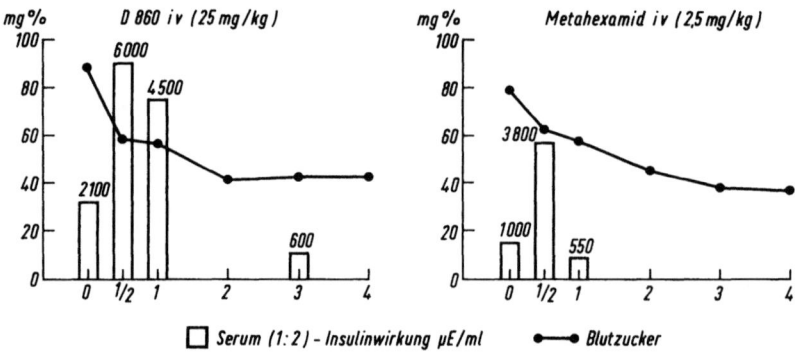

Abb. 2: Verhalten von Blutzucker und ILA bei einer Patientin mit operativ gesichertem Insulom nach Injektion von Tolbutamid und Metahexamid (nach PFEIFFER et al., Ann. N.Y. Acad. Sci. 82, 479 [1959])

Aber nicht in jedem Fall wurde bei später operativ gesichertem Insunom nach Tolbutamidbelastung ein eindeutiger Insulinanstieg im Serum, verbunden mit einem Blutzuckerabfall, gefunden (DRASH und SCHULTZ, 1966; eigene Beobachtung). FLOYD et al. (1964) konnten nachweisen, daß der Anstieg des Seruminsulins von der Größe und dem Insulingehalt des Tumors abhängt. Das erklärt den klinisch häufig schleichenden Beginn und die großen beschwerdefreien Intervalle. Aus den unregelmäßigen und excessiven Anstiegen der Seruminsulinaktivitäten (Tab. 2) nach Tolbutamidgabe kann auf eine gestörte Insulinfreisetzung aus dem Tumor geschlossen werden (PFEIFFER et al., 1959 a und b, 1960; PFEIFFER, 1962; DITSCHUNEIT et al., 1961). FLOYD et al. (1964) verglichen die klinische Brauchbarkeit von Tolbutamid-, Leucin- und Glukosebelastungen zur Differentialdiagnose des organischen Hyperinsulinismus. Sie fanden, daß Tolbutamidgabe bei Insulinomträgern am stärksten Insulin freizusetzen vermag. Dies birgt zugleich die Gefahr einer zu raschen und tödlichen Hypoglykämie. MARX und ROSE (1965) empfehlen deswegen, den i. v. Tolbutamidtest in Fällen mit häufigen Hypoglykämien unter EEG-Kontrolle durchzuführen (Abb. 3). Die Tolbutamidbelastung stellt, verbunden mit der Blutzucker- und Seruminsulinbestimmung, neben den klinischen Kriterien den differentialdiagnostisch aussichtsreichsten und sichersten Test bei der Diagnose eines insulinproduzierenden Tumors dar (Tab. 3).

SCHWARTZ und Mitarbeiter berichteten 1959 über 2 Patienten mit Inselzelltumoren (Carcinom und Adenom), die nach oraler Gabe von L-Leucin mit einem aus-

Tab. 2: Maximaler Anstieg der Seruminsulinaktivitäten (ILA und IMI) bei 17 Patienten mit Inselzelltumoren nach Tolbutamidbelastung (1 g i.v.) und oraler Glukosegabe

Patient	Tolbutamidtest µE/ml		Glukosetoleranztest µE/ml	
	ILA	IMI	ILA	IMI
Be.	1200			
Bö.	410		4800	
Mü.	680		2600	
Ob.	1000		1600	
Re.	650		2900	
Rü.	6000		1750	
So.	720		270	
We.	300		670	
Pe.	660		350	140
				> 200
Gr.	5800			
Ro.	10000			
Sch.	1100			
Ul.	1000			
Du.			1700	
Le.		58		
		222		
Ba.		395		256
Ro.		820		106

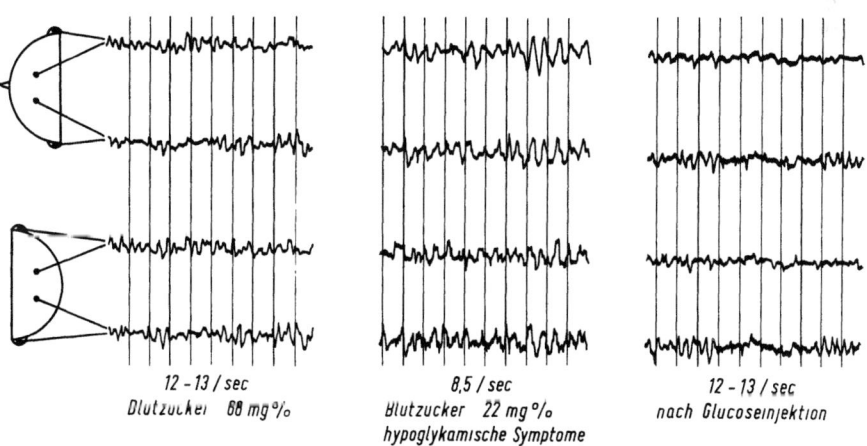

Abb. 3: Verlangsamung des EEG-Grundrhythmus nach Tolbutamidinjektion (1 g i.v.) bei einer Pat. (M. L.) mit metastasierendem Inselzellcarcinom (Unipolare Ableitungen gegen das gleichseitige Ohr)

Tab. 3: Der Ausfall verschiedener Belastungsversuche bei Patienten mit insulinsezernierenden Inselzelltumoren

Tolbutamidtest	(1 g i.v. oder 3 g oral) 18 Patienten	positiv in	94 % der Fälle
L-Leucinbelastung	(150 mg/kg oral)	positiv in 60–70 % der Fälle nach Marks u. Rose (1965)	
Glukosedoppelbelastung	n. Staub-Traugott (2×50 g oral) 18 Patienten	positiv in	83 % der Fälle
Glucagonbelastung	(1 mg i.m.)	positiv in >50 % der Fälle nach Marks u. Rose (1965)	
Glukosebelastung	(100 g oral) 6 Patienten	positiv in	33 % der Fälle

geprägten Blutzuckerabfall reagierten. Nach operativer Entfernung der Tumoren war diese durch L-Leucin auslösbare Senkung der Blutglukose nicht mehr nachweisbar. Diese Untersuchungen sind inzwischen von weiteren Autoren bestätigt worden (MARRACK, MARKS und ROSE, 1960; FLANAGAN, SCHWARTZ und RYAN, 1961; MARKS und KLEIN, 1961; OVERSTREET und RUPP, 1961; WEISENFELD und GOLDNER, 1961; SCHWARTZ, DE PEYSTER und GILCHRIST, 1962; FLOYD et al., 1963 u. a.). Parenterale oder orale Gabe von L-Leucin – in geringerem Ausmaß auch andere L-Leucin-Metaboliten – führen bei Inselzelltumoren in einer Dosierung von 150 mg/kg zu einem kurzfristigen steilen Blutzuckerabfall, der 20 bis 40 Minuten nach der L-Leucingabe 21 bis 76 % unter dem Nüchternblutzucker liegt. Es wird angenommen, daß L-Leucin in erster Linie die Insulinfreisetzung aus dem Tumor fördert (COCHRANE, 1960). Von verschiedenen Autoren wurden inzwischen erhöhte Insulinwerte im Serum nach L-Leucingabe nachgewiesen (MARKS und KLEIN, 1961; DI GEORGE, AUERBACH und MABRY, 1960a und b; FAJANS et al., 1963; SAMOLS und MARKS, 1963 u. a.) (Abb. 4). PFEIFFER et al. (1967) konnten zeigen, daß L-Leucin auch in vitro die Insulinfreisetzung stimuliert. Der gleiche Effekt wird bei normalen Versuchspersonen erst nach sehr hohen L-Leucin-Dosen (750 mg/kg oral) (MC ARTHUR, KIRTLEY und WAIFE, 1963) oder nach vorheriger Gabe von Sulfonylharnstoffen erzielt. Der hypoglykämische Effekt des L-Leucins bei Inselzelltumoren ist jedoch nicht konstant. Die L-Leucinbelastung wurde zwar als Test zur Erkennung eines insulinproduzierenden Tumors vorgeschlagen (WHITNEY und HELLER, 1961), sie ist jedoch in ihrer Aussage wegen falsch positiver und falsch negativer Resultate dem Tolbutamidtest unterlegen. MARX und ROSE (1965) schätzen den positiven Ausfall des Testes bei Inselzelltumoren auf etwa 75 % ein.

MARKS (1960), SAMOLS und MARKS (1966) u. a. nutzten den Insulinanstieg und die hypoglykämische Nachschwankung nach intravenöser oder subcutaner Injektion von 1 mg Glucagon differentialdiagnostisch für den Insulinomnachweis aus. Das Seruminsulin steigt innerhalb weniger Minuten nach der intravenösen Injektion von 1 mg Glucagon bei Tumorträgern stark an, 90–180 Minuten nach dem häufig subnormalen Blutzuckeranstieg folgt eine reaktive Hypoglykämie. Während der Blutzuckerabfall nicht sicher differentialdiagnostisch verwertet werden kann,

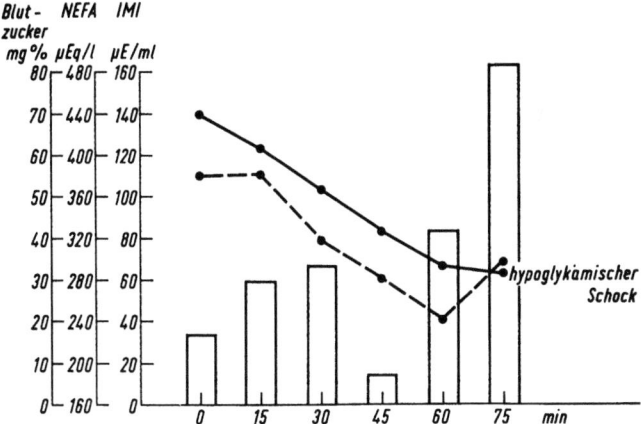

Abb. 4: Blutzucker ●——●
NEFA ● --- ●
und Seruminsulin □
bei einer Patientin mit Inselzellcarcinom nach oraler Gabe von 150 mg/kg
L-Leucin.

schätzen SAMOLS und MARKS (1966) die Wahrscheinlichkeit eines pathologisch starken Insulinanstieges beim Insulinom mit über 50 % ein.

Einfache orale Glukosegabe von 100 g führt zu einem starken Anstieg des Blutzuckers, dem ein Abfall unter das Ausgangsniveau folgt. Während beim Normalen oder bei leichten hypoglykämischen Zuständen der Blutzucker danach rasch wieder ansteigt, kann er bei Tumorträgern für Stunden niedrig bleiben (PARADE und KINDLER, 1938; CONN et al., 1946; KÄMMERER und MICHEL, 1947; PERKINS, DESFORGES und GUTTAS, 1950; BROWN, NEVILLE und HAZARD, 1950; BROWN, HARGREAS und TYLER, 1952; BERGER, 1954, 1956; GRIMSON und YELL, 1955; BERNHARD, 1956, eigene Beobachtungen u. a.). LONG (1947) verlangt für die Annahme eines tumorbedingten Hyperinsulinismus einen niedrigen Nüchternblutzucker, nach oraler Glukosegabe einen Gipfelwert unter 120 mg %, eine Rückkehr auf subnormale Werte innerhalb von 2 Stunden und ein Verharren auf diesem Niveau über 5–6 Stunden.

In unserem eigenen Krankengut führten wir bei 18 Patienten mit Inselzelladenomen und -carcinomen Glukosedoppelbelastungen nach Staub-Traugott durch. Dabei zeigte sich, daß bei 83 % der Untersuchungen trotz niedriger Blutzuckerausgangswerte der zweite Gipfel deutlich höher lag als der erste (BECKERT und WACHS, 1942; PFEIFFER et al., 1959; DITSCHUNEIT et al., 1961; SCHULTIS und BECKER, 1962; BEYER et al., 1967 u. a.) (Abb. 5). Dieser pathologische Verlauf der Glukosedoppelbelastung ist die Folge einer funktionellen Atrophie der normalen B-Zellen und der hypophysär-adrenalen Gegenregulation (SOMOGYI, 1959) durch das unregelmäßig und in großen Mengen ausgeschüttete Tumorinsulin (PFEIFFER et al., 1959, DITSCHUNEIT, PFEIFFER, SCHÖFFLING, 1961). Im Tierversuch und an Stoffwechselgesunden ließ sich dieser Effekt durch exogene Insulinzufuhr experimentell reproduzieren (FERNER, 1942; TERBRÜGGEN, 1947; DITSCHUNEIT, PFEIFFER und SCHÖFFLING, 1961). Durch Glukosebelastungen allein kann die Diagnose eines insulinproduzierenden Tumors nicht gestellt werden (CRAIN und THORN, 1949; RICHARDSON und HILL, 1957; GITTLER et al., 1958; GARLAND, 1957).

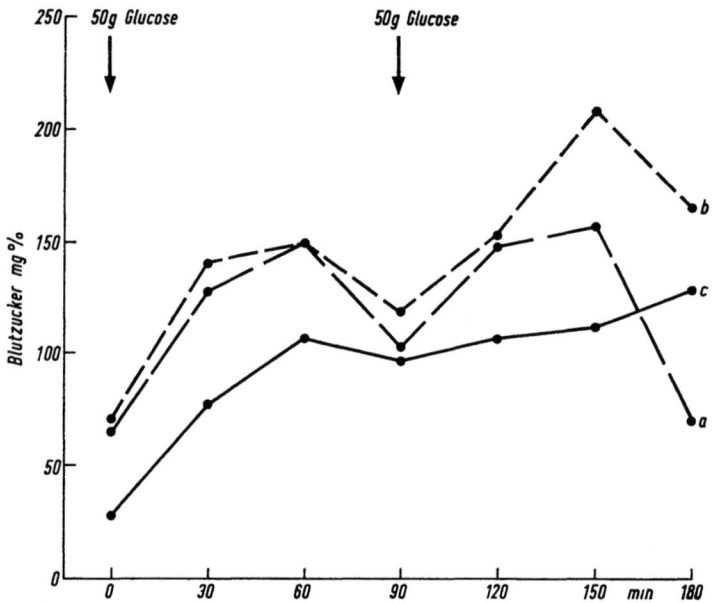

Abb. 5: Verlauf der Glukosedoppelbelastung nach STAUB-TRAUGOTT bei 2 Patienten mit Inselzelltumoren.
a) Pat. F. R. 3 Monate nach Auftreten der ersten Symptome. ⎫
b) dergl. 3 Jahre nach Auftreten der ersten Symptome.   ⎬ Adenom
c) Pat. M. S. Carcinom.

Im Vergleich mit den aufgeführten Belastungen haben sich die intravenöse Glukosebelastung, die Adrenalinbelastung und die Insulinbelastung in ihrem Aussagewert zur Diagnose eines Hyperinsulinismus als bedeutend unsicherer erwiesen.

Die Therapie der Wahl beim tumorbedingten Hyperinsulinismus oder bei der diffusen Hyperplasie (Mikroadenomatose?) ist die operative Entfernung des Tumors oder eine Teilresektion des Pankreas. Ist unter der Operation kein Tumor palpabel, so empfiehlt sich eine ⅔ Resektion des Pankreas (VOSSSCHULTE und BECKER, 1953; ENGEL, 1958, u. a.). Bei der diffusen Hyperplasie der B-Zellen (Mikroadenomatose?) zeigt eine ausgedehnte Resektion des Pankreas zufriedenstellende therapeutische Erfolge. Im Anschluß an die erfolgreiche Entfernung des Tumors entwickelt sich meist ein temporärer Diabetes mellitus, der sich in der Regel spontan innerhalb kurzer Zeit zurückbildet. In den ersten postoperativen Tagen kann eine Insulinsubstitution notwendig werden.

Die konservative Behandlung sieht ein Diätregime vor, das in erster Linie eiweißreich, aber leucinarm sein soll mit Zusatz schwer aufschließbarer Kohlenhydrate. Zur Vermeidung von hypoglykämischen Schockzuständen sollen kleinere Mahlzeiten über den Tag verteilt werden. In schweren Fällen muß eine zusätzliche Mahlzeit im Laufe der Nacht eingelegt werden. Behandlungsversuche mit blutzuckersteigernden oder antiinsulär wirkenden Hormonen (Glucagon, ACTH, Corticosteroide, STH) sind über längere Zeit hinaus wenig erfolgreich oder mit zu starken Nebenwirkungen verbunden. BECK-CHRISTIANSEN (1964) konnte eine Patientin mit metastasierendem Inselzellcarcinom mit einer Dosierung von 5–8mal 5 mg Glucagon täglich subcutan von den schweren hypoglykämischen Anfällen zeitweise befreien. CLEEMPOEL, CONARD und BASTENIE (1955) hatten vorübergehend Erfolg mit hoch dosierter Corticoid-Therapie. In Fällen, bei denen eine Operation nicht möglich ist, empfehlen ROTH, THIER und SEGAL (1966) neben einem Diätschema die Gabe von Zink-Glucagon in Kombination mit Prednison. Alloxan hat, abgesehen von seinen toxischen Eigenschaften, die es zur Therapie ungeeignet erscheinen lassen, eine größere Affinität zur normalen B-Zelle als zur Tumorzelle (CONN, 1947; CONN und HINERMANN, 1948).

DRASH und WOLFF (1964) und DRASH (1966) berichteten über mehrwöchige erfolgreiche Behandlung einer leucinempfindlichen Hypoglykämie mit Diazoxid. LUNDVALL und JOHNSON (1965) behandelten eine Patientin mit einem Insulinom über längere Zeit erfolgreich mit Diazoxid, und GRABER et al. (1966) konnten mit dieser Substanz bei einer Patientin mit einem Inselzellcarcinom über 20 Monate die Hypoglykämien lindern. Diese Substanz ist ein zur Gruppe der Benzothiadiazine gehörendes, nicht diuretisch wirkendes Antihypertensivum, das einen ausgesprochenen hyperglykämischen Effekt hat. Der Wirkungsmechanismus ist bisher nicht geklärt, eine Hemmung der Insulinsekretion ließ sich in vitro (FRERICHS und CREUTZFELDT, 1965; PFEIFFER et al., 1967) und in vivo (GRABER et al., 1966) nachweisen. Indikationen für dieses Medikament, besonders in der Kombination mit anderen Chlorothiaziden und Wachstumshormon, bilden nichtoperable Inselzelltumoren und Inselzellcarcinome mit bereits eingetretener Metastasierung (ERNESTI et al., 1965).

b) Die familiären leucinempfindlichen Hypoglykämien

1956 beschrieben COCHRANE et al. bei zwei Geschwistern und deren Vater hypoglykämische Zustände, die sich durch eiweißreiche Ernährung provozieren ließen. Bei der herkömmlichen diätetischen Einstellung führte eine caseinreiche Fertignahrung bei einem der Kinder zu ständigen Blutzuckersenkungen. Nach Übergang auf eine gelatinereiche Ernährungsform sistierten die hypoglykämischen Zustände. Gelatine unterscheidet sich vom Casein durch eine relative Armut an Tyrosin und Leucin. Erneute Zufuhr von Tyrosin hatte keine nachteilige Wirkung, während Leucingabe innerhalb kürzerer Zeit erneut zu hypoglykämischen Erscheinungen führte. Weitere Untersuchungen von COCHRANE (1957), COCHRANE und MOYA (1959), COCHRANE (1960a und b), DI GEORGE und AUERBACH (1960), MABRY et al. (1960), HARTMANN et al. (1961), HADDAD et al. (1962), ROSENTHAL et al. (1964), FAJANS (1965) u. a. ergaben, daß etwa ein Drittel der sogenannten idiopathischen Hypoglykämien des Kindesalters sich als leucinempfindlich erwies. Ein regelmäßiges familiäres Auftreten konnte jedoch nicht beobachtet werden (COCHRANE, 1960; MABRY et al., 1960; HADDAD et al., 1962). Das Manifestationsalter lag in den meisten Fällen vor dem 6. Lebensmonat. Die histologische Untersuchung der Pankreata ließ in einzelnen Fällen eine Hyperplasie und Vermehrung der Langerhans'schen Inseln, in anderen jedoch keine morphologischen Veränderungen erkennen (DI GEORGE und AUERBACH, 1960; MABRY, DI GEORGE und AUERBACH, 1960; HAWORTH und COODIN, 1960). Die Zufuhr von L-Leucin (150 mg/kg Körpergewicht) führt bei diesen Patienten zu einem Blutzuckerabfall, der nach oraler Gabe seinen tiefsten Wert zwischen 60 und 150 Minuten, nach intravenöser Zufuhr innerhalb von 30–60 Minuten erreicht. Der Blutzucker sinkt bei positivem Ausfall der Probe um etwa 50 % ab (MABRY et al., 1960). Bereits kurze Zeit nach der L-Leucingabe wurde ein überschießender Anstieg des Seruminsulins mit biologischen und radioimmunologischen Methoden gemessen (GRUMBACH und KAPLAN, 1960; COCHRANE, 1960; CASTRILLON et al., 1962; HARMER und SINCLAIR, 1964 u. a.), der allerdings auch hier nicht konstant nachweisbar war (MABRY, DI GEORGE und AUERBACH, 1960; YALOW und BERSON, 1965; SLONE et al., 1966). Insgesamt wurde der insulinotrope Effekt des L-Leucins nur bei etwa 60–70 % der leucinempfindlichen Patienten beobachtet.

Leucingabe in der oben aufgeführten Dosierung hatte bei Kontrollpersonen keine Wirkung. Erst eine Erhöhung der Dosis bis auf 750 mg/kg Körpergewicht oder Vorbehandlung mit Sulfonylharnstoffen führten zum Blutzuckerabfall und zum Anstieg des Seruminsulins. Nahe strukturell verwandte Verbindungen des L-Leucins, wie L-Isoleucin, L-Valin, alpha-Isokapronsäure und Isovaleriansäure zeigten ähnliche Eigenschaften. Weitere Metabolite des Leucins waren entweder schwach oder unwirksam (GRUMBACH und KAPLAN, 1960; MABRY, DI GEORGE und AUERBACH, 1960 a und b; KNOPF et al., 1963; FLOYD et al., 1963; FAJANS et al., 1963, 1964; REAVEN et al., 1963 a und b; FIELD und DEKABAN, 1965 u. a.). Bei wenigen Patienten wurden andere Teste (Tolbutamid- oder Glucagonbelastungen) durchgeführt, die normale (KAPLAN, SCHOTLAND und GRUMBACH, 1961; HARMER und SINCLAIR, 1964) oder pathologische Reaktionen zeigten (MARGOLIS, 1963; SCHNEIDER und COLOMBO, 1965).

Die Ursache der leucinempfindlichen Hypoglykämien ist noch ungeklärt. COCHRANE und MOYA (1959) vermuten einen intracellulären zinkbindendenden Effekt des Leucins, wodurch Insulin aus Komplexen frei wird. Andere sehen die Ursache in einem Fermentdefekt, der möglicherweise an den B-Zellen lokalisiert ist (SCHREIER, 1963).

Die Therapie ist bei dieser Erkrankung in erster Linie ein diätetisches Problem. Die hypoglykämischen Zustände bleiben nach leucinarmer Ernährung aus, wobei der tägliche Gesamtleucingehalt jeweils 50 mg/kg Körpergewicht nicht überschreiten soll (COCHRANE, 1960; HARTMANN et al., 1960; MABRY et al., 1960; HADDAD et al., 1962). Mit dem Benzothiadiazin-Derivat Diazoxid wurde eine hyperglykämisch wirkende Substanz gefunden, die im Vergleich zu den herkömmlich blutzuckersteigernden Substanzen (ACTH, STH, Cortison, Glucagon) relativ geringe Nebenwirkungen aufweist (DRASH und WOLFF, 1964). GRANT et al. (1966) und MEREN et al. (1966) empfehlen eine Kombination von Diazoxid mit Chlorothiazid. Unter dieser Therapie blieb der Blutzucker im Normbereich, und das Seruminsulin stieg nach Leucinbelastung nicht an. Spätere Therapie allein mit Chlorothiazid führte zu keinen erneuten Hypoglykämien.

c) Postabsorptive Hypoglykämien

Die postabsorptive Hypoglykämie stellt eine häufige Hypoglykämieform dar, die wegen ihrer in der Regel diskret ausgeprägten Symptome nur selten klinisch beobachtet wird (MEYTHALER, 1965). Dabei treten bei vorzugsweiser Ernährung mit leicht resorbierbaren Kohlenhydraten 2–4 Stunden nach der Nahrungsaufnahme Zittern, Schwitzen, Tachycardien, Akroparaesthesien, Kopfschmerzen, Reizbarkeit und motorische Unruhe auf (LABBÉ, BOULIN, PETRESCO, 1932 a und b). Die Zustände beginnen mit Müdigkeit, Antriebslosigkeit, Konzentrationsschwäche und körperlicher Leistungsminderung. Stärkere hypoglykämische Symptome werden selten beobachtet (BAHNER und SCHWARZ, 1959). Am häufigsten treten diese Zustände am späten Vormittag und am Nachmittag zwischen 16 und 17 Uhr auf, da die Mahlzeiten gewöhnlich gegen 8 und 13 Uhr eingenommen werden. Auch in den Stunden vor Mitternacht kommen sie im Anschluß an die Abendmahlzeit vor. Anamnestisch geben die Patienten eine kohlenhydratreiche und proteinarme Ernährung an. Einfache oder doppelte Glukosebelastungen zeigen häufig einen steilen Blutzuckeranstieg und Blutzuckerwerte unter 40 mg% nach 2–4 Stunden.

Als Ursache muß eine vermehrte Insulinausschüttung aus dem Pankreas angenommen werden (SUSSMAN, STIMMLER und BIRENBOIM, 1966), die wahrscheinlich durch ein zeitweises Überangebot an leicht resorbierbaren Kohlenhydraten, insbesondere süßen Nahrungsmitteln hervorgerufen wird. Inwieweit gastrointestinale Faktoren dabei außerdem eine Rolle spielen, kann heute noch nicht gesagt werden. Aus tierexperimentellen Untersuchungen ist ein größerer Insulingehalt des Pankreas nach kohlenhydratreicher Ernährung gegenüber eiweißreich gefütterten Kontrollkollektiven bekannt. Als Therapie wird in diesen Fällen eine in mehreren Portionen über den Tag verteilte eiweißreiche Kost empfohlen, die arm an leichtresorbierbaren Kohlenhydraten ist.

d) Hypoglykämien bei Magen-Darm-Erkrankungen

Auf einem ähnlichen Mechanismus wie bei den postabsorptiven Hypoglykämien, einer gesteigerten, überschießenden Kohlenhydratzufuhr, beruhen wahrscheinlich die Hypoglykämien nach Magenteilresektionen (SCHNETZ, 1938; LASCH, 1940; BARNES, 1947; RAJZ, 1950; ADLERSBERG und HAMMERSCHLAG, 1947; MEYTHALER und ROSSOW, 1949; NORINDER, 1950; OUZELATZ und VLADISLAV, 1957). In typischen Fällen kommt es 2–4 Stunden nach der Nahrungsaufnahme, besonders nach dem Genuß kohlenhydratreicher Nahrung, bei dem unter physiologischen Verhältnissen bereits eine rasche Magenpassage auftritt, zu Kopfschmerz, Müdigkeit, Schwächegefühl, Schwitzen und gelegentlichem praecordialem Druckgefühl. Die rasche Passage des Speisebreies durch den Magen führt zu verstärkter Resorption aus dem Jejunum und zu stärkeren Blutzuckeranstiegen (MEYTHALER und ROSSOW, 1949; WENIG und RITTER, 1967 u. a.), als deren Folge eine verstärkte Insulinfreisetzung vermutet wird (YALOW und BERSON, 1960). Für diese Erklärung spricht die Beobachtung BARNES (1947), daß die Neigung zur Hypoglykämie erst Wochen oder Monate nach der Operation eintreten kann. Vegetative Innervationsstörungen und vermehrte Sekretion gastrointestinaler Faktoren, die die Insulinsekretion beeinflussen, werden als weitere Ursachen für die Hypoglykämieneigung angenommen.

Nach einer oralen Glukosebelastung treten im Anschluß an abnorm hohe initiale Blutzuckerwerte leichte hypoglykämische Symptome mit niedrigen Blutzuckerwerten auf (SCHNETZ, 1938; EVENSEN, 1942; ADLERSBERG und HAMMERSCHLAG, 1947 u. a.). Diese Erscheinungen sind wahrscheinlich mit dem sogenannten Spät-Dumping-Syndrom identisch (Abb. 6).

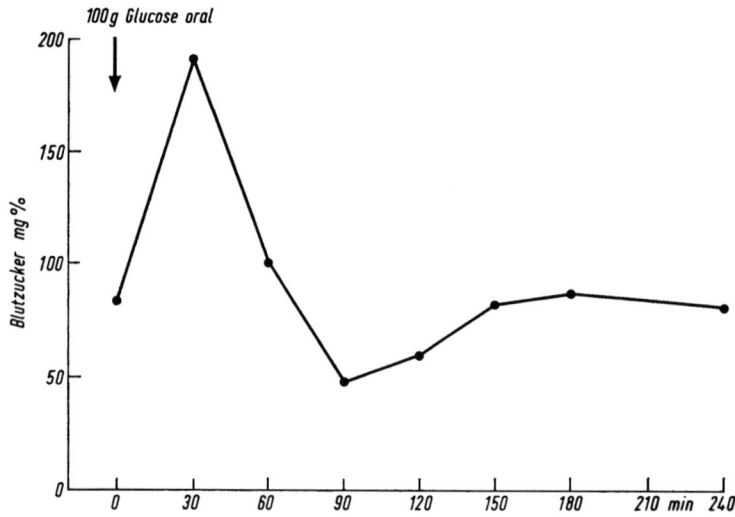

Abb. 6: Blutzuckerverlauf nach oraler Glukosegabe (100 g) bei einem Patienten mit ⅔ Resektion des Magens und Bewußtseinsstörungen 1–2 Stunden nach Zufuhr stark gesüßter Speisen.

Daß bei den Magenteilresezierten nicht allein der vermehrte Kohlenhydratanfall im Darm eine Rolle spielt, sondern auch die vagotone Ausgangslage dieser Patienten, zeigte BERRY (1957), der bei 70 % der untersuchten Zwölffingerdarmgeschwürsträger reaktive Hypoglykämien fand. In nicht so hohen Prozentsätzen wurden diese Befunde von anderen Untersuchern bestätigt (CHRISTLIEB, 1937/38; EVENSEN, 1942 a und b; BERRY, 1957; ZIEVE, 1966; WENIG und RITTER, 1967).

Die Therapie derartiger Hypoglykämien muß in einer genau geregelten diätetischen Einstellung bestehen. Es wird zweckmäßig sein, häufig kleinere Mahlzeiten einzunehmen, die eiweißreich und arm an leichtresorbierbaren Kohlenhydraten sind.

Bei Hypoglykämien im Gefolge entzündlicher Magen-Darm-Erkrankungen, die mit Erbrechen und Diarrhoen einhergehen (ADLERSBERG und HAMMERSCHLAG, 1947; SAPHIR, 1953) muß als Ursache neben der gestörten Resorption von Kohlenhydraten an die klinische Manifestation einer vorher unerkannt bestehenden idiopathischen Hypoglykämie gedacht werden. Zu diskutieren ist jedoch auch hier eine Hypoglykämie auf dem Boden einer vermehrten Insulinsekretion. HIRSCHHORN et al. (1966) fanden allerdings bei 8 Kindern mit akut aufgetretenen Diarrhoen bei Blutzuckerwerten unter 40 mg % keine erhöhten Seruminsulinspiegel.

In der älteren Literatur wird über einzelne Fälle von spontanen Hypoglykämien im Zusammenhang mit einer Cholelithiasis oder Cholecystitis berichtet (SCHNETZ, 1938, BECKERT, 1949, u. a.). Sie sind möglicherweise die Folge einer Begleitpankreatitis.

e) Hypoglykämien durch entzündliche Pankreaserkrankungen

Aus der engen anatomischen Nachbarschaft der Inselzellen mit dem exkretorischen Pankreasgewebe ist es zu erklären, daß bei entzündlichen Pankreaserkrankungen hypoglykämische Zustände auftreten können. Katsch vermutete bereits 1924 den Zusammenhang hypoglykämischer Symptome mit der akuten Pankreatitis mit Totalnekrose des Organs (BRINCK, 1934; BRINCK und SPONHOLZ, 1938; MALLET-GUY, 1941). Auch im Verlauf einer chronischen Pankreatitis wurden wiederholt Hypoglykämien beschrieben (BENOIT, 1935; LATASTE und NEVEUX, 1964; BECKER, 1958; MARKS, GREENWOOD, HAWORTH und SAMOLS, 1967) mit typischen hypoglykämischen Nachschwankungen bei Kohlenhydratbelastungen (EHRSTRÖM, 1932; BRINCK, 1934; GROTT, 1938; BERNHARD, 1946). Das erklärt wahrscheinlich die Beobachtungen von HERMANN und GINS (1937), BRINCK und SPONHOLZ (1938), DUESBERG und EICKHOFF (1938), BERGER (1952), EDER (1955) u. a., daß eine Pankreolithiasis mit Insuffizienz der äußeren Sekretion einen Diabetes mellitus zu bessern vermag. Histologisch wurden in mehreren Fällen Rieseninseln in dem zerstörten und vernarbten Restgewebe aufgefunden (BENOIT, 1936; BRINCK und SPONHOLZ, 1938). Beobachtungen über erhöhte Insulinspiegel liegen bei diesem Krankheitsbild nicht vor. Pathogenetisch könnten ein akuter Zelluntergang mit Insulinfreisetzung und chronische Reizzustände des Pankreas mit entzündlicher Hyperaemie eine Rolle spielen. Denkbar wäre auch eine vermehrte Sekretion intestinaler Hormone, von denen wir wissen, daß sie in vitro (PFEIFFER et al., 1965, 1967, 1968; TELIB et al., 1968) und in vivo (RAPTIS et al., 1967, 1968) eine Insulinfreisetzung aus dem Pankreas bewirken.

Die Therapie richtet sich zunächst gegen die Ursache des Grundleidens. Es gilt die akute oder chronische Pankreatitis zu beseitigen. Diätetisch soll im Gegensatz zur Therapie des Pankreasadenoms so vorgegangen werden, daß das Fett der Kost zugunsten der Kohlenhydrate reduziert wird und häufige Mahlzeiten, auch nachts, verabfolgt werden. In hartnäckigen Fällen diffuser Inselzellhyperplasie durch chronische Pankreatitis, in denen auch die Differentialdiagnose gegenüber dem Inselzelladenom oft schwierig ist, ist ein operativer Eingriff angezeigt. Dies ist vor allem dann der Fall, wenn die röntgenologische Untersuchung auf Verkalkungen oder Steine hinweist. Die Teilresektion des Pankreasschwanzes ($1/2$ bis $2/3$ des Gesamtorgans) ist in diesen Fällen die Methode der Wahl.

f) Hypoglykämien in frühen Stadien des Diabetes mellitus

Beobachtungen über spontane Hypoglykämien bei Patienten, die später an einem Diabetes mellitus erkranken, sind in der Literatur häufiger beschrieben worden (UNVERRICHT, 1935; BICKEL, 1937; MEYTHALER, 1949; FABRYKANT, 1955; SELTZER, FAJANS und CONN, 1956; LABHART, FROESCH und BÜRGI, 1962; NYDICK et al., 1964 u. a.). SELTZER et al. (1956) untersuchten 110 Fälle mit leichten hypoglykämischen Erscheinungen und einem milden Diabetes mellitus. Dabei zeigte sich, daß ein leichter unbehandelter Diabetes mellitus häufig mit spontanen Hypoglykämien vergesellschaftet ist, und daß die Symptome der Hypoglykämie etwa 3–5 Stunden nach der Mahlzeit auftreten (Abb. 7). Sie fanden die Kombination von Hypoglykämie und einer diabetischen Anlage bei 36 % der untersuchten Patienten. ALLEN (1953) beschrieb das gleiche aus einem Krankengut von über 1200 Patienten sogar bei 54,7 % der Fälle. Systematische Familienuntersuchungen bei Kindern mit sog. idiopathischen spontanen Hypoglykämien, deckten in einigen Fällen eine bisher unbekannte diabetische Familienbelastung auf (ROSENBLOOM und SHERMAN, 1966).

Diese Untersuchungen lassen erkennen, daß Hypoglykämien häufig Vorboten eines Diabetes mellitus sind. 4- oder 5stündige Toleranzteste sind notwendig, um diese Hypoglykämie zu erfassen. Der Nachweis einer spontanen Hypoglykämie schließt einen Diabetes auf der anderen Seite nicht aus. Mit oralen Glukosetoleranztesten (ALLEN, 1953; SELTZER, FAJANS und CONN, 1956; SUSSMANN, STIMMLER und BIRENBOIM, 1966; BURKEHOLDER et al., 1967 u. a.) konnten nach vier Stunden häufig Blutzuckerwerte unter 40 mg % nachgewiesen werden. Der Seruminsulinspiegel läßt erkennen, daß bei nicht sicher unterschiedlichen Ausgangswerten die Insulinausschüttung nach Glukosegabe beim adipösen „Praediabetiker" stärker erfolgt als bei Kontrollpersonen (YALOW und BERSON, 1960; STEINKE et al., 1961, 1963; PFEIFFER, 1963; DITSCHUNEIT, 1963; RENOLD und STEINKE, 1963; PFEIFFER, DITSCHUNEIT und ZIEGLER, 1961 u. a.).

Therapeutisch werden auch bei diesem Krankheitsbild häufige kleine Mahlzeiten unter Beschränkung der Kohlenhydratzufuhr und Bevorzugung einer eiweißreichen Kost zu einer Beseitigung der Hypoglykämie führen.

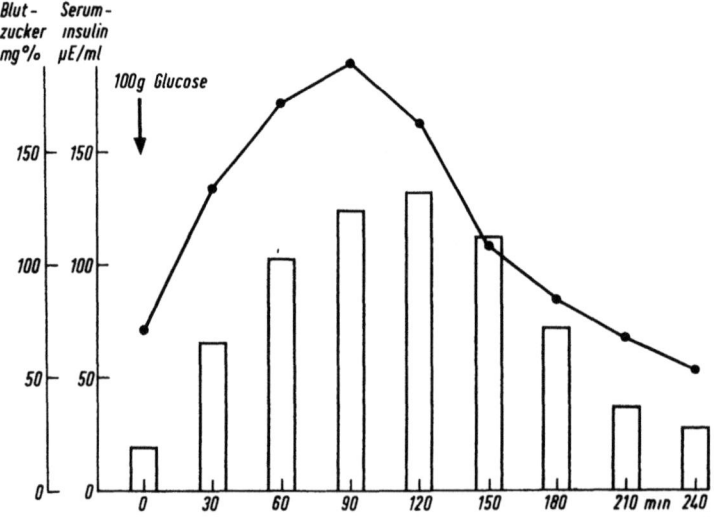

Abb. 7: Seruminsulin und Blutzucker bei einem Patienten mit Hypoglykämieneigung bei latentem Diabetes und 19 kg Übergewicht nach oraler Glukosebelastung.

g) Hypoglykämie bei Neugeborenen diabetischer Mütter

Die Neugeborenen diabetischer und latent-diabetischer Mütter unterscheiden sich häufig durch ihr größeres Gewicht und das charakteristische pastöse Aussehen von Neugeborenen stoffwechselgesunder Mütter. Der physiologischerweise während der ersten Lebensstunden vorhandene Blutzuckerabfall ist bei diesen Kindern stärker ausgeprägt und führt zu klinischen Symptomen (EHRICH, 1934; HARTMANN, 1955; PEUNOYER und HARTMANN, 1955; CORNBLATH et al., 1961 u. a.). Die Ursache dieser Hypoglykämieneigung beruht auf einem foetalen Hyperinsulinismus (DITSCHUNEIT et al., 1967; BAIRD und FAHRQUAR, 1962; STIMMLER, BRAZIE und O'BRIEN, 1964), der Ausdruck des bis auf das Vierfache des normalen vermehrten Inselzellvolumens ist (HELWIG, 1940; BECKERT, 1949; CARDELL, 1953; WOOLF und JACKSON, 1957 u. a.). Die Hypoglykämien sind jedoch selten so stark ausgeprägt, daß außer Glukosegaben anderweitige therapeutische Eingriffe notwendig werden (HARTMANN, 1955).

2. Hypoglykämien durch Mangel an A-Zellen im Pankreas

Von GROLLMANN, CALEB und WHITE (1964) wurden 3 Patienten beschrieben, bei denen hypoglykämische Zustände mit Krämpfen nach längerer Nahrungskarenz auftraten. Die Beschwerden besserten sich nach Glukose- oder Adrenalininjektionen. Der Tolbutamidtest und die Glukosetoleranzteste entsprachen in ihrem Blutzuckerverlauf denen eines organischen Hyperinsulinismus. Die histologische Untersuchung des Pankreas zeigte eine Verminderung der A-Zellen. Ähnliche Symptome mit einem histologisch gesicherten Fehlen der A-Zellen fanden MC QUARRIE, BELL, ZIMMERMANN und WRIGHT (1950) bei zwei Kindern mit familiär gehäuftem Auftreten von Hypoglykämien und FROEHLICH et al. (1951) bei einem Patienten, der im hypoglykämischen Coma im Anschluß an eine Magenresektion verstarb. Unklar ist bis heute die Ursache der Hypoglykämien. Unter den jetzigen Vorstellungen, daß das Glucagon, das Hormon der A-Zellen, die Insulinsekretion beeinflußt, müßten durch die fehlende stimulierende Wirkung auf die B-Zellen eher hyperglykämische Reaktionen erwartet werden. Möglicherweise sind bei der Aplasie oder Hypoplasie einer ganzen Zellart auch andere endokrine Zellsysteme zumindest teilweise fehlerhaft angelegt, und die Hypoglykämie wurde durch andere Faktoren mitbeeinflußt.

3. Hypoglykämien durch extrapankreatische Tumoren

In den letzten Jahren wurden häufiger Hypoglykämien bei extrapankreatischen Tumoren beschrieben. Die erste Beobachtung stammt von DOEGE aus dem Jahr 1930, die meisten wurden in den letzten zehn Jahren publiziert (MEYER-HOFFMANN, SCHWARZKOPF, HARTMANN, 1960; PEDERSEN et al., 1960; LOWBEER, 1961; TRANQUADA et al., 1962; CROCKER und VEITH, 1965 u. a.). In allen Fällen beobachtete man die typischen Symptome der spontanen Hypoglykämien. Die Symptomatik verschwand nach der Injektion von Traubenzucker oder chirurgischer Entfernung des Tumors und erschien erneut, sobald eine Metastasierung aufgetreten war (ARKLESS, 1942; HINES, 1943; PORTER und FRANZ, 1956; STAUFFER, GRANVILLE und LAW, 1961 u. a.). Röntgenbestrahlung oder cytostatische Therapie verkleinerte in der Regel die Tumoren und minderte die hypoglykämischen Beschwerden (OLEESKY et al., 1962; SCHOLZ, WOOLNER und PRIESTLEY, 1957 u. a.). Das Ausmaß der hypoglykämiebedingten Symptome differierte erheblich. Bei einigen Patienten traten lediglich nach längeren Hungerperioden Hypoglykämien auf, bei anderen waren sie das führende Symptom der Erkrankung. Diese Zustände traten einmal kurz vor dem Tode auf, manchmal wurden sie bereits Jahre vor Bekanntwerden des Tumors gesehen (KATSCH und FOCKEN, 1955).

Nicht selten boten diese Patienten zusätzlich das Bild anderer Störungen. KATSCH und FOCKEN (1955), MEYER-HOFFMANN et al. (1960) beschrieben Patienten mit akromegalen Zügen, andere sahen Cushing-Symptome oder Patienten mit vermehrter Nebennierensteroidausscheidung (ANDERSON, 1930; BROSTER und PATTERSON, 1948; SCHAMANN, DEUSCHER und GABLINGER, 1957; KÜHNLEIN und MEYTHALER, 1958; WILLIAMS, 1960; v. EGMONTT, 1965). TRANQUADA et al. (1962) fanden bei einem Patienten eine testiculäre Feminisierung.

Diese Tumoren wurden in allen Altersklassen beobachtet mit einer relativen Häufung im 4.–7. Lebensjahrzehnt. Beide Geschlechter waren gleich häufig betroffen. Die Größe der Tumoren schwankte zwischen 800 und 10 000 g. Etwa 80 % aller Tumoren befanden sich im Bauchraum, während nur etwa 20 % im Thorax lokalisiert waren (LIPSET, 1964). Die Tumoren zeigten durch ihre enorme Größe stets lokale Symptome, und meist trat eine frühe Metastasierung ein. Histologisch wurden sie als undifferenzierte retroperitoneal oder intrathorakal gelegene Sarkome, Nebennierencarcinome und Lebertumoren (KRECKE, LINKE und MÜLLER, 1959; IMPERATOR und LIPTON, 1965; WIKMAN und MC CRACKEN, 1965 u. a.) nicht sicherer Zuordnung beschrieben. Seltener wurden Hypoglykämien bei Rhabdomyomen des Zwerchfells (ARKLESS, 1942), Myosarkomen des Uterus (UFER, 1943 u. a.), beim Pseudomyxoma peritonei (ROSENFELD, 1949; SACHSSE und BLANK, 1959); bei Neurofibromen (ROSSMAN, 1959; HAYES et al., 1961), Wilms-Tumoren (LOUFTI, 1964) und anderen Tumoren unklarer Zuordnung beobachtet (MC PEAK et al., 1966).

Bei keinem Tumor konnte eine räumliche Verbindung oder strukturelle Ähnlichkeit mit dem Pankreas nachgewiesen werden, lediglich einzelne enthielten eine Substanz, die histochemisch Elementen der normalen B-Zelle ähnelte (SKILLERN, 1954; HOLTEN et al., 1957; LAGER et al., 1963). Das Pankreas der Patienten ließ weder makroskopisch noch mikroskopisch wesentliche Veränderungen erkennen.

Beim Fehlen lokaler Symptome kann die differentialdiagnostische Abgrenzung anderer Hypoglykämieformen Schwierigkeiten bereiten. Die radioimmunologische Seruminsulinbestimmung bietet die einzige sichere Unterscheidungsmöglichkeit gegenüber den Inselzelltumoren. Der Blutzuckerverlauf nach intravenöser Tolbutamidbelastung ist zur Abgrenzung von Inselzelltumoren von geringem Wert. BRUNO und OBER (1962), OLEESKY (1962) und LAGER et al. (1963) berichteten über einen ausgeprägten Blutzuckerabfall nach Tolbutamidgabe, während HAYES et al. (1961), BOSHELL et al. (1964), MARKS (1965), SUBAUSTE et al. (1965), SAMAAN et al. (1965), VOLPÉ et al. (1965) und FRIEND und HALES (1965) keinen ausreichenden Blutzuckerabfall beobachteten. Der radioimmunologisch meßbare Insulinspiegel blieb in den untersuchten Fällen meist im Normalbereich (SAMOLS, 1963, 1965; BOSHELL, KIRSCHENFELD und SOTERES, 1964; SUBAUSTE et al., 1965; VOLPÉ et al., 1965; FRIEND und HALES, 1965). Auch Leucingabe führte zu keinem charakteristischen Blutzuckerabfall (BUTTERFIELD et al., 1960; HAYES et al., 1961;

OLEESKY et al., 1962; BOSHELL et al., 1964; VOLPÉ et al., 1965; SAMAAN et al., 1965). Orale Glukosebelastungen zeigten in einzelnen Fällen einen starken initialen Blutzuckeranstieg (SECKEL, 1939; BALDWIN et al., 1964 u. a.) oder diabetische Kurvenverläufe (VOLPÉ et al., 1965; MC PEAK et al., 1966). Die Gabe von Glucagon bewirkt bei einzelnen Tumoren Hyperglykämie, auch bei Fibrosarkomen der Leber, in anderen Fällen bleibt der Blutzuckeranstieg aus (VOLK et al., 1960; HAYES et al., 1961; OLEESKY et al., 1962; FRIEND und HALES, 1965; MARKS und ROSE, 1965).

Interessant war die Frage, ob mit den biologischen Insulinbestimmungen dieser blutzuckersenkende Faktor im Serum zu erfassen ist. Am Rattenzwerchfell und am Nebenhodenfettgewebe der Ratte wurden in vitro in der Regel normale (AUGUST und HIATT, 1958; VOLK et al., 1960; WHITNEY und MASSEY, 1961; GARFIELD et al., 1962; TRANQUADA et al., 1962; FIELD et al., 1963; MURPHY, 1963; GONZALES et al., 1963; FROESCH et al., 1963; SUBAUSTE et al., 1965 u. a.), in seltenen Fällen erhöhte Spiegel einer insulinähnlichen Aktivität gemessen (BOSS, 1959; WHITNEY und MASSEY, 1961; WHITNEY und HELLER, 1961; OLEESKY et al., 1962; SAMAAN et al., 1965; VOLPÉ et al., 1965).

Radioimmunologisch nachweisbares Insulin wurde nur von OLEESKY et al. (1962) und SAMOLS (1965) bei jeweils einem Patienten erhöht im Serum gefunden, bei allen anderen untersuchten Fällen lag das immunologisch nachweisbare Seruminsulin entweder im Normbereich oder war niedrig (ROSSELIN et al., 1967). Auch die Plasma-STH und Glucagonspiegel zeigten bei den wenigen untersuchten Fällen zum Zeitpunkt der Hypoglykämie normale oder subnormale Werte (MARKS und ROSE, 1965).

Untersuchungen, die der Identifizierung dieser insulinähnlich wirkenden Substanz aus dem Tumor dienen sollten, wurden verschiedentlich vorgenommen. Einzelne Tumoren enthielten eine Substanz, die sich biologisch ähnlich wie Insulin verhielt (KIPFER, 1957; AUGUST und HIATT, 1958; KÜHNLEIN und MEYTHALER, 1958; MILLER, 1959; VOLK et al., 1960; WHITNEY und MASSEY, 1961; TRANQUADA et al., 1962; FIELD et al., 1963; FROESCH et al., 1962; BOSHELL et al., 1964 u. a.), durch Insulin-Antiserum jedoch nicht unterdrückbar war (TRANQUADA et al., 1962; FROESCH et al., 1963). Viele Tumorextrakte zeigten keine insulinähnliche Wirkung (SECKEL, 1939; STAFFIERI et al., 1949; SCHOLZ et al., 1957; SELLMAN et al., 1959; KLEIN und KLEIN, 1959; NEVIUS und FRIEDMANN, 1959; GARFIELD et al., 1962; STEINKE et al., 1962; STAUFFER et al., 1961 u. a.). Radioimmunologisch meßbares Insulin war bisher in keinem der Extrakte sicher nachweisbar (FIELD et al., 1963; MARKS und SAMOLS, 1966). PEDERSEN et al. (1960) u. a. vermuten daher die Abgabe einer insulinähnlich wirkenden Substanz aus den riesigen Tumoren, während BUTTERFIELD et al. (1960), SAMOLS (1963), FROESCH et al. (1963) und JAKOB et al. (1967) einen abnorm hohen Glukoseverbrauch mit Hemmung der Glukogenolyse und Lipolyse durch die von ihnen untersuchten Tumoren diskutieren.

HAGGERTY und SULLIVAN (1960) und SILVERSTEIN et al. (1962, 1966 und 1967) schreiben dem Tryptophan pathogenetische Bedeutung bei der Entstehung der Hypoglykämien zu. Sie fanden bei zwei Patienten mit extrapankreatischen Tumoren und Hypoglykämien eine sicher vermehrte Tryptophanausscheidung im Urin. Tierexperimentell konnte der blutzuckersenkende Effekt von Tryptophan und einigen seiner Metaboliten bereits von MIRSKY et al. (1956, 1957) nachgewiesen werden.

Abschließend kann lediglich festgestellt werden, daß die Individualität der Tumoren, denen nur ihre Größe und histologische Entdifferenzierung gemeinsam sind, einen Schluß über einen allgemeinen Mechanismus, der zur Hypoglykämie führt, nicht zulassen.

Die Behandlung besteht in erster Linie aus einer möglichst radikalen Tumorentfernung kombiniert mit Röntgenbestrahlung und cytostatischer Therapie. Röntgenbestrahlung allein konnte die hypoglykämischen Symptome bereits abschwächen. Diazoxid war in der Therapie der Hypoglykämie in Einzelfällen wirkungslos (JAKOB et al., 1967), andere wandten es erfolgreich bei Patienten mit extrapankreatischen Tumoren an (FAJANS, 1967).

4. Hypoglykämien durch Ausfall kontrainsulärer Prinzipien

Durch die Zerstörung der Hypophyse – des Hypophysenvorderlappens – fallen die wesentlichen kontrainsulär wirkenden Hormone aus. Die Bezeichnung kontrainsulär beschreibt den Teil der Wirkungen, den diese Hormone direkt oder indirekt über die Stimulierung anderer endokriner Drüsen auf die Inselzellen, die Insulinsekretion und auf das Ansprechen der einzelnen Gewebe auf das Seruminsulin ausüben. Ferner ist die Bereitstellung der Blutglukose zum Teil von der Gegenwart dieser Hormone abhängig. Die kontrainsulär wirkenden Hormone sind in erster Linie das STH mit seiner lipolytischen Komponente, die NNR-Hormone und die Schilddrüsenhormone. Für einzelne Geschlechtshormone wird ebenfalls eine kontrainsuläre Wirkung angenommen.

Der Seruminsulinspiegel ist nach Ausfall des Hypophysenvorderlappens vermindert, und die Menge des extrahierbaren Insulins aus dem Pankreas ist herabgesetzt. Ob die Hypoglykämieneigung nun durch ein relatives Überangebot an Insulin, durch eine verminderte Bereitstellung von Glukose oder das Fehlen eines Hemmfaktors zustande kommt, ist nicht geklärt.

a) Hypoglykämien durch Hypophysenvorderlappeninsuffizienz

Die Zerstörung der Hypophyse oder des Hypophysenvorderlappens wie sie bei Craniopharyngeomen im Kindesalter, nach Operationen von Hypophysentumoren, als ischämische Nekrose im Anschluß an eine Entbindung oder als therapeutischer Eingriff vorkommt, führt zu pluriglandulären Ausfällen, bei denen spontane Hypoglykämien nur selten das führende Symptom sind (PRIBRAM, 1927; STENSTRÖM, 1933, 1936; MEYTHALER, 1949; BERINGER, 1961 u. a.). Die Entdeckung der Releasing-Faktoren im Hypothalamus, welche die Sekretion der Hypophysenhormone induzieren, macht auf das Auftreten von Hypoglykämien nach Schädigung im Bereich des Diencephalon wieder aufmerksam. In der älteren Literatur wurden hypoglykämische Zustände nach Hirntraumen, Blutungen, Tumoren und Entzündungen im Schädelbasisbereich beschrieben.

Nur in einzelnen Fällen stellt das hypoglykämische Coma die Einweisungsdiagnose in das Krankenhaus dar. Beim Fehlen weiterer Hinweise, die auf eine Hypophysenunterfunktion schließen lassen, werden allein weitere biochemische Untersuchungen zum Ziel führen können. Anamnestisch sind manchmal wiederholte Bewußtseinstrübungen, vor allem nach Perioden längerer Nahrungskarenz bekannt, so daß an einen Hyperinsulinismus gedacht werden mußte (SKILLERN und

RYNEARSON, 1953). Neben der Hypoglykämieneigung im Hungerzustand, nach schwerer körperlicher Arbeit, Streß oder Infektionen zeigten die Patienten eine extrem empfindliche Reaktion auf Insulingaben. So hatten therapeutische Insulingaben zur „Hebung des Appetits" (SHEEHAN und SUMMERS, 1949; HORSTMANN, 1951; OLIVER, 1952 u. a.) fatale Hypoglykämien zur Folge.

b) Hypoglykämien durch Erkrankung der Nebennieren

Die Ursache einer Hypoglykämie bei Erkrankungen der Nebennierenrinde ist immer ein Cortisolmangel mit verminderter Glykogensynthese in der Leber, gesteigerter Insulinempfindlichkeit und niedrigem Glukoseumsatz. Wir sehen diese Zustände bei akuter oder chronischer Nebennierenrindeninsuffizienz, angeborenem adrenogenitalem Syndrom und bei Nebennierenrindentumoren. Der Blutzuckerspiegel ist bei Patienten ohne Substitution der NNR-Hormone niedrig, ausgesprochene Hypoglykämien mit neurologischen Symptomen treten nur in Ausnahmezuständen, wie nach langanhaltendem Hunger (WADI, 1928; RABINOVITSCH und BARDEN, 1932; LABBE et al., 1932) und chronischen Streßsituationen auf (SIMPSON, 1932; RABINOVITSCH und BARDEN, 1932; WELTY und ROBERTSEN, 1936; ANDERSON und LYALL, 1937; THORN et al., 1940; RUSHTON et al., 1940; GITTELSON, 1956; COHEN und MARKS, 1961).

Als Sonderfall der Nebennierenrindeninsuffizienz muß ein isolierter Ausfall der ACTH-Produktion angesehen werden. Gröbere Störungen des Elektrolythaushaltes und Pigmentverschiebungen wurden dabei nicht beobachtet. In Einzelfällen traten Hypoglykämien auf (STEINBERG, SCHLECHTER und SEGAL, 1954; ODELL, GREEN und WILLIAMS, 1960; PERKOFF, EIKNES, CARNES und TYLER, 1960; GREEN und INGBAR, 1961; ARKY und FREINKEL, 1964; WOEBER und ARKY, 1965 u. a.).

Eine seltene Erkrankung der Nebennierenrinde, die mit Hypoglykämie einhergehen kann, ist das angeborene adrenogenitale Syndrom (WHITE und SUTTON, 1951; WILKINS et al., 1952; ZORATTO und PAVESIO, 1964). Die Hypoglykämie wird hierbei ausgelöst durch einen Enzymdefekt der Cortisolsynthese.

Die Diagnose einer spontanen Hypoglykämie bei bereits bekannter Nebennierenrindeninsuffizienz bereitet keine größeren Schwierigkeiten. Ist jedoch die Hypoglykämie das einzige klinische Zeichen der Nebennierenrindenunterfunktion, so werden erst eingehende Untersuchungen Klarheit bringen können.

c) Hypoglykämien bei Hypothyreose

Auch die Hormone der Schilddrüse beeinflussen den Kohlenhydratstoffwechsel. So neigen Patienten mit Hyperthyreose zu erhöhten Blutzuckerspiegeln und diabetischer Stoffwechsellage, Patienten mit Schilddrüsenunterfunktionen zu Hypoglykämien (SANGER und HUN, 1922; WILDER, 1932; BANDOIN, 1935; MEYTHALER, 1949; SOFFER, 1956; ELRICK, 1961; BENMILOUD, 1963 u. a.). Der pathogenetische Mechanismus dieser Blutzuckerregulationsstörung scheint von mehreren Faktoren beeinflußt zu werden: Hyperthyreoidismus führt zu verstärkter intestinaler Absorption, einer beschleunigten Glykogenolyse mit Verminderung des Leberglykogens (STERNHEIMER, 1939) und größerem Glukoseumsatz (MC EACHERN, 1935) bei verkürzter Halbwertszeit des Insulins im Serum (ELGEE und WILLIAMS, 1955; ELRICK et al., 1961). Die Umkehr dieser teils nur tierexperimentell gewonnenen

Ergebnisse erklärt nicht den Blutzuckermangel bei Schilddrüsenunterfunktion. Es ist denkbar, daß es hierbei zu einer verminderten Glukoseausschüttung aus der Leber kommt. Durch den niedrigen Spiegel anderer Stoffwechselintermediärprodukte (z. B. NEFA) kann eine einseitige Bevorzugung der Glukose trotz verminderter peripherer Gewebsassimilation (ELRICK, 1961) eintreten und aus der Summe dieser Einzelkomponenten eine Hypoglykämie resultieren.

d) Das Houssay-Phänomen beim Menschen
(Diabetes und Hypophysenvorderlappeninsuffizienz)

Die von Houssay im Tierexperiment beobachtete Besserung der diabetischen Symptome durch Hypophysektomie ist in der Humanpathologie mehrfach beschrieben worden. Die häufigste Ursache eines Ausfalles der Hypophyse ist der Infarkt der Drüse, ein Allgemeininfekt oder die postpartale Nekrose des Hypophysenvorderlappens (LYALL und INES, 1935; KOTTE und VONDERAHE, 1940; ALEXANDER, 1953; KAPLAN, PARKER und BEERING, 1961 u. a.). In den letzten Jahren wurde bei einigen Diabetikern die Hypophyse aus therapeutischen Gründen ausgeschaltet (LUFT, OLIVECRONA und SJÖGREN, 1955; KINSELL, 1957 u. a.). Die erste Auswirkung der Hypophysenvorderlappeninsuffizienz beim Diabetiker ist die Hypoglykämieneigung nach Insulingabe. Sie folgt innerhalb von 24 Stunden nach dem Ausfall der Hypophysenfunktion (TEUSCHER und FRANKHAUSER, 1956). Vom pankreatektomierten und hypophysektomierten Tier wissen wir, daß hypoglykämische Episoden nach Nahrungsentzug auftreten. Die Hypoglykämieneigung dieser Tiere kann durch Injektionen von Hypophysenvorderlappenextrakten beseitigt werden.

5. Hypoglykämien bei Lebererkrankungen

Nach den Experimenten von MARCUSE (1894), MANN und MAGATH (1922) am hepatektomierten Hund und den Untersuchungen FISCHLERS (1925) am phlorizin- und phosphorgeschädigten Eck'schen Fistelhund wurde die Bedeutung der Leber für die Homöostase des Blutzuckers erkannt und klinische Untersuchungen bei Lebererkrankungen angestellt. Die Anzahl der Patienten, die an einer Hypoglykämie infolge eines Leberleidens erkranken, ist gering (weniger als 1 % nach ZIMMERMANN, THOMAS und v. SCHERR, 1953). Es muß dabei aber in Betracht gezogen werden, daß in dem präfinalen Stadium einer Lebererkrankung auf eine Hypoglykämie meist nicht geachtet wird. Der Glukosestoffwechsel (Speicherung, Neoglukogenese, Glukoseabgabe) scheint eine Funktion der Leber zu sein, die als letzte gestört wird. So finden ZIMMERMANN et al. (1953) bei 269 Patienten mit Lebererkrankungen keine Relation zwischen der Schwere der Leberzellstörung und dem Auftreten der Hypoglykämien. Im Tierexperiment ist die Entfernung von mehr als $^4/_5$ des Organs notwendig, um eine Hypoglykämie entstehen zu lassen.

Hypoglykämische Zustände wurden beim Menschen bei Leberkrankheiten gesehen, die mit sehr großen Zellverlusten einhergehen, wie bei großen primären Lebercarcinomen (KRECKE et al., 1959), schwerer fettiger Degeneration (UTIAN et al., 1964), Metastasenleber (BIELSCHOWSKY, 1932), terminaler Cirrhosis hepatis, nach schweren Vergiftungen (Chloroform, Alkohol) (MELLINKOFF und TUMULTY, 1952; NEAME, 1964), bei der akuten Leberdystrophie als Folge einer Virushepatitis (ZIMMERMANN et al., 1953; SAMSON, 1967), bei Cholangitis (MARKS, GREENWOOD, HOWORTH und SAMOLS, 1967) und bei Stauungsleber als Folge einer schweren Herzinsuffizienz (MELLINKOFF und TUMULTY, 1952). Ein anderer Mechanismus muß bei den vielfach beschriebenen Hypoglykämien durch primäre Lebertumoren angenommen werden, da hier eine solch hochgradige Zerstörung des Leberparenchyms nicht vorliegt. Diese Krankheitsbilder werden in dem Kapitel der extrapankreatischen Tumoren besprochen.

Die gestörte Regulation des Kohlenhydratstoffwechsels findet ihren Ausdruck in den verschiedenen differentialdiagnostisch genutzten Testen. Nach intravenöser Tolbutamidgabe fällt der Blutzucker bei Patienten mit Lebercirrhose entweder im normalen Ausmaß ab (CREUTZFELDT et al., 1962; MEHNERT, 1964 u. a.), oder es werden niedrige Kurvenverläufe beobachtet, die für ein Insulinom typisch sind (FAJANS et al., 1961; COHN et al., 1964) (Abb. 8).

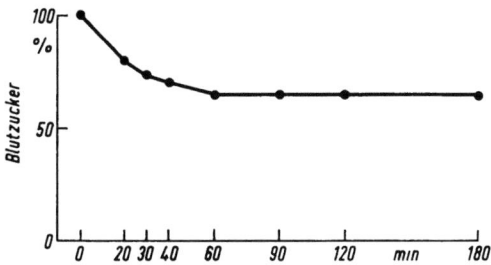

Abb. 8: Blutzuckerverlauf in Prozenten vom Ausgangswert bei einem Patienten mit Lebercirrhose und portaler Hypertension nach Tolbutamidinjektion (1 g i.v.)

Orale Gabe von 100 g Glukose führt zu hohen Blutzuckerwerten mit einer langsamen Rückkehr des Blutzuckers zur Norm (CONN et al., 1947). Die Glukosedoppelbelastung nach STAUB-TRAUGOTT zeigt manchmal einen diabetischen Kurvenverlauf (MEHNERT, 1964 u. a.) bei niedrigen Ausgangswerten.

Die Hyperglykämie auf Glucagongabe ist entweder normal ausgeprägt (COHN et al., 1964) oder herabgesetzt (FAJANS et al., 1961).

Das in Einzelfällen im Serum von Patienten mit Lebererkrankungen radioimmunologisch gemessene Seruminsulin lag bei den von COHN et al. (1964) beobachteten Patienten im Normbereich.

6. Hypoglykämien als Folge von Fermentdefekten

Inborn errors of metabolism führen, falls sie mit dem Leben vereinbar sind, zu den verschiedenartigsten Änderungen der Stoffwechselabläufe. Bei den spontan auftretenden Hypoglykämien sind es Anlagefehler in erster Linie im Enzymmuster der Leber (Glykogenmangelkrankheit, Glykogenspeicherkrankheit, Ahornsirupkrankheit, Fruktoseintoleranz und Galaktoseintoleranz), der Nebennierenrinde (kongenitale Nebennierenrindenhypoplasie, kongenitales adrenogenitales Syndrom, kongenitaler ACTH-Mangel) oder der Tubulusepithelien der Niere (familiäre renale Glukosurie). Die sogenannte leucinempfindliche Hypoglykämie wird ebenfalls als eine Störung im Mechanismus der Insulinsekretion aufgefaßt und von SCHREIER (1963) unter die Enzymstörungen eingereiht. Das Krankheitsbild wurde unter dem Kapitel des Hyperinsulinismus behandelt. Noch ungeklärt ist die Genese der sogenannten idiopathischen Hypoglykämien (MC QUARRIE, 1954). Auch für diese Gruppe wird ein Enzymdefekt angenommen.

a) Familiäre leucinempfindliche Hypoglykämie

S. o. A 1 b. Hypoglykämien durch Hyperinsulinismus.

b) Die Glykogenmangelkrankheit

Die Glykogenmangelkrankheit ist ein sehr seltenes Erbleiden mit Hypoglykämien. 1962 beschrieben LEWIS und Mitarbeiter hypoglykämische Zustände bei Zwillingen, die erst nach zwölfstündiger Nahrungskarenz auftraten. Flach verlaufende Glukosetoleranzkurven legten den Verdacht auf eine Glukose-Verwertungsstörung nahe. Weitere enzymatische Untersuchungen deckten einen Mangel an ADPG-Glykogen-Transferase auf, der zu einem Mangel an Glykogen vor allem in der Leber führt. In der Familie der beiden kleinen Patienten waren ebenfalls Störungen des Kohlenhydratstoffwechsels aufgetreten, so daß von den Autoren ein dominanter Erbgang vermutet wurde. Therapeutisch ließen sich die Beschwerden durch eine zusätzliche Nachtmahlzeit lindern.

c) Die Glykogenspeicherkrankheiten

1928 beschrieben SNAPPER und v. CREFELD das klinische Bild der hepatorenalen Glykogenose, die 1929 von v. GIERKE pathologisch-anatomisch untersucht wurde. Die Kardinalsymptome der v. Gierkeschen Glykogenspeicherkrankheit sind Hepatomegalie, Minderwuchs, Hypoglykämie und Lipämie. Die Erkrankung wurde bereits 1921 von WAGNER und KARNAS in ihren Teilsymptomen beschrieben, die eingehenden Stoffwechselvorgänge wurden jedoch noch nicht erkannt. Erst CORI und CORI konnten 1952 den bereits früher vermuteten Mangel an Glukose-6-Phosphatase bestätigen (Abb. 9).

Inzwischen wurden sechs verschiedene Formen dieses rezessiv-autosomal vererbbaren Leidens beschrieben, die sich in ihrem klinischen Bild und in dem chemischen Aufbau des Glykogens voneinander unterscheiden (v. CREFELD, 1961; SCHREIER, 1963). Die Hypoglykämie wird regelmäßig bei der hepatorenalen Glykogenese beobachtet, häufig bei dem Typ 3, der Grenz-Dextrinose, und ist bei den anderen Glykogenoseformen nur fakultativ vorhanden (PUTSCHAR, 1932; GABILAN, 1962). Sie tritt allein nach längerer Nahrungskarenz auf. Trotz der häufig sehr niedrigen Blutzuckerwerte wurden hypoglykämische Schockzustände nur selten beschrieben (ZELLWEGER, 1956; v. CREFELD, 1961, 1965; v. CREFELD und HUIJING, 1964; LÖHR, 1965 u. a.).

Die Glukose-6-Phosphatase kommt in der Leber, den Nieren, aber auch in den Thrombocyten und Leukocyten vor. Durch den Enzymdefekt kann nicht genügend Blutzucker aus dem Leberglykogen freigesetzt werden. Nach Adrenalin- oder Glucagongabe bleibt wegen der fehlenden Aktivierung der Phosphatase der Blutzuckeranstieg aus, Galaktose oder Fruktose und Dihydroxyaceton können zwar zu

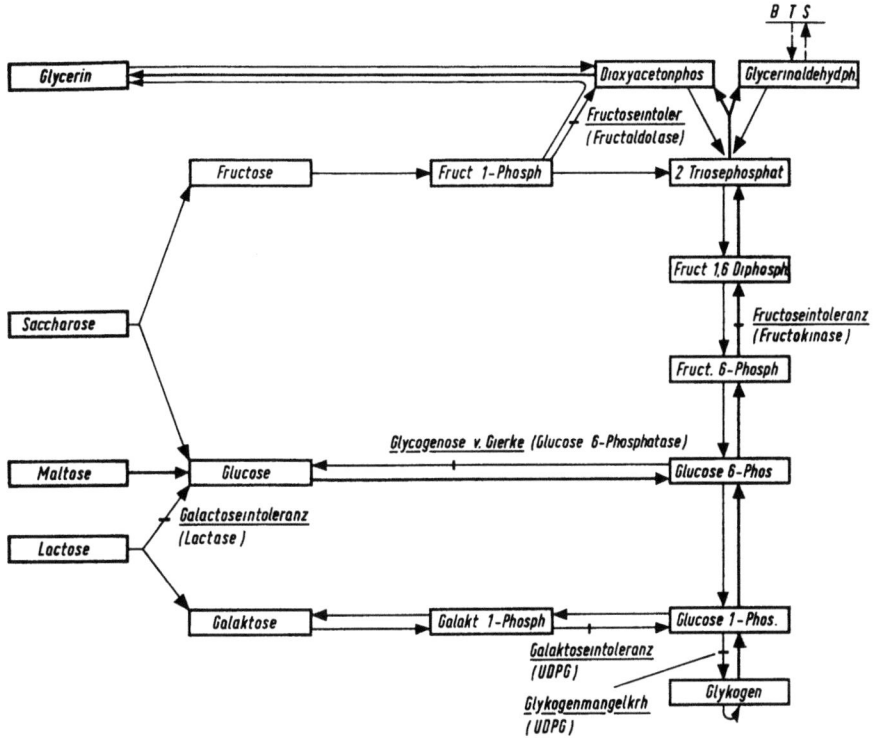

Abb. 9

Glukose-6-Phosphat umgebildet werden, nicht aber als Glukose freigesetzt werden. Der Glykogenabbau über die Glykolyse zu Lactat ist dagegen nicht behindert, sondern kompensatorisch gesteigert. Daher resultiert die Milchsäureacidose. Die Hyperlipämie ist als Hungerlipämie anzusehen, da infolge der gestörten Glukosefreisetzung vermehrt Fette mobilisiert werden. Entsprechend dem Ausfall der Glukose-6-Phosphatase fallen die verschiedenen Belastungsversuche aus. Die orale Glukosebelastung zeigt einen steilen Blutzuckeranstieg und langsamen Abfall. Gaben von Adrenalin oder Glucagon führen zu keinem oder zu einem minimalen Anstieg der Blutglukose. Intravenöse Galaktose- oder Fruktosebelastungen (1 g/kg in 3 Min.) lassen einen Glukoseanstieg vermissen, da das gebildete Glukosephosphat infolge des spezifischen Fermentmangels nicht dephosphoryliert werden kann. Nach Belastung mit Dihydroxyaceton nach LINNEWEH (1936, 1962) bleibt der Glukoseanstieg aus, während Dihydroxyaceton auf überhöhte Werte ansteigt (GABILAN, 1962; LÖHR, 1965). Mit Hilfe spezieller Leukozytenfärbungen ist eine Glykogenvermehrung in den Leukozyten bereits erkennbar. Ebenso zeigen bioptisch entnommene Leberzylinder eine starke Speicherung nicht abbaufähigen Glykogens und einen spezifischen Mangel an Glukose-6-Phosphatase.

Die meisten Patienten sterben an den Folgen eines interkurrent auftretenden Infektes innerhalb des ersten Lebensjahres (ILLINGWORTH, 1961).

Therapeutisch wird eine protein- und kohlenhydratreiche Kost empfohlen, wobei die einzelnen Mahlzeiten möglichst über den Tag verteilt werden. In Fällen, bei denen trotzdem unkontrolliert Hypoglykämien auftreten oder die respiratorische Fläche durch die Lebervergrößerung stark eingeschränkt ist, empfehlen STARZL et al. (1965) und RIDDELL et al. (1966) eine Transposition der Vena portae in die Vena cava inferior. Tierversuche hatten bei dieser Versuchsanordnung zu einer Verminderung des Leberglykogens geführt. Von LÖWE et al. (1962) wurden postprandiale Glucagoninjektionen zur Verhütung der Hypoglykämien empfohlen, einfacher scheint die Therapie mit Diazoxid bei diesen Patienten zu sein (SPERGEL und BLEICHER, 1966).

d) Die angeborene Fruktoseintoleranz

Die Erkrankung wurde 1956 bei einem 4½jährigen Mädchen bekannt, bei dem Erbrechen, Schweißausbrüche, Zittern und schließlich Somnolenz auftraten, sobald das Kind Kochzucker, Obstsäfte oder süße Früchte zu sich nahm. Die gleichen Erscheinungen konnten bei einem jüngeren Bruder der Patientin beobachtet werden (FROESCH et al., 1957). Eine ähnliche Beobachtung wurde von CHAMBERS und PRATT (1956) beschrieben. Bis 1963 wurden 23 Fälle in 11 Familien aus europäischen Kliniken bekannt (CORNBLATH et al., 1963).

Diese Symptome waren bei den Personen experimentell durch Fruktosegabe reproduzierbar. Während bei Normalpersonen weder die Fruktose noch die Glukose im Serum wesentlich beeinflußt wurden, stiegen Fruktose, Lactat und Pyruvat im Blut der erkrankten Personen stark an, der Blutzucker und das Serumphosphat fielen ab. Gleichzeitig wurden schwerste hypoglykämische Symptome beobachtet (FROESCH et al., 1963; WOLF et al., 1959a und b; CORNBLATH, 1963). Daß für die Hypoglykämie ein Insulinanstieg nicht verantwortlich ist, konnten FROESCH et al., (1963), SAMOLS und DORMANDY (1963) und NIVELON et al. (1967) zeigen. Der Blutzuckerabfall wurde von einem Anstieg des Wachstumshormons im Serum begleitet. Die Nüchternwerte des Wachstumshormons und Seruminsulins waren dagegen normal.

Klinisch waren bei diesen Patienten außerdem Leberfunktionsstörungen eingetreten, die als eine Schädigung der Leberzelle durch das aufgestaute Fruktosephosphat, den gestörten Glukosestoffwechsel und die damit verbundenen Störungen der Energieversorgung zu erklären sind. Darm- und Nierenbeteiligung sind als Folgen des Enzymdefektes in diesen Geweben zu verstehen. Bei stetiger Zufuhr von Fruktose werden Cirrhose (JEUNE et al., 1961; LELONG et al., 1962; PERHEENTUPA, 1962) und geistige Retardierung gesehen.

Untersuchungen über den Stoffwechsel der Fruktose zeigten, daß es sich dabei um einen isolierten Ausfall der 1-Phosphofruktaldolase handelt (FROESCH et al., 1959; WOLF et al., 1959; HERS und JOASSIN, 1961 und NIVELON et al., 1967). Das sich anstauende Fruktose-1-Phosphat führt einerseits sekundär zur Blockierung des Embden-Meyerhofweges, wodurch die Glukoneogenese gehemmt wird und die Hypoglykämie erklärt werden kann (WOLF, 1959), andererseits blockiert es die Fruktokinase, so daß die Fruktose im Blut ansteigt. Der Phosphatabfall im Serum entspricht dem Anstieg des Fruktose-Phosphat-Esters. Weiterhin konnte gezeigt werden, daß Fruktose-1-Phosphat kompetitiv die für die Glukoneogenese maßgebende 1-6-Diphosphofruktaldolase und die Fruktokinase hemmt. DUBOIS et al.

(1961) wiesen mit C¹⁴ markierter Glukose nach, daß nach Fruktosegabe keine Glukose nachgebildet wird. Schließlich gelangen HERS und JOASSIN (1961), NIK-KILA et al. (1962) und FROESCH et al. (1963) der Nachweis der verminderten Phosphofruktaldolase und Fruktose-Diphosphat-Aldolase-Konzentration in der Leber dieser Patienten.

Therapeutisch kann das Leiden durch eine geringere Fruktosezufuhr durch die Nahrung günstig beeinflußt werden.

e) Die Galaktoseintoleranz

Ähnlich wie die Fruktoseintoleranz ruft die Galaktoseintoleranz Hypoglykämien durch eine Hemmung der Umwandlung von Galaktose zu Glukose und Schädigung der Glukoneogenese durch anfallende Zwischenprodukte hervor. Ausgelöst wird das Leiden durch den angeborenen Mangel an Uridyl-Transferase. Dadurch staut sich Galaktose-1-Phosphat in den Körperzellen an, Fermente, die Teilreaktionen der Glukoseumsetzung katalysieren, wie die Glukose-6-Phosphatase und Glukose-6-Dehydrogenase werden gehemmt, und die Zellatmung sinkt infolge einer Störung des Phosphatstoffwechsels ab (SCHWARZ, GOLDBERG, KOMOROWER und HOLZEL, 1956 u. a.). Das führt zu einer mehr oder weniger ausgeprägten Hypoglykämie (MASON und TURNER, 1935; GOLDBLOOM und BRINKMAN, 1946; TOWNSEND, MASON und STRONG, 1951 u. a.). Die Stoffwechselstörung führt in der Augenlinse zum Ausfall löslicher Proteine und zur Bildung des charakteristischen Stars (LERMAN, 1959; DISCHE, ZELMENIS und YOULOS, 1957).

Erkannt wurde die Erkrankung bereits 1908 von REUSS durch die im Urin positiven Reduktionsproben auf Zucker. Er beschrieb ein 8 Monate altes Kind mit Marasmus, Leberzirrhose, Milztumor und Mellliturie. 1917 definierte GÖPPERT die Erkrankung und brachte die Glukoseausscheidung mit der Verabreichung von Milchzucker in Zusammenhang. KALCKAR und Mitarbeiter deckten 1956 die ursächliche Enzymstörung auf. Die Galaktosämie wird autosomal rezessiv vererbt. Homocygote Erbträger erkranken an der schweren oder leichten Vollform der Anomalie, selten an der abortiven oder symptomlosen (SCHREIER, 1963).

Das klinische Bild kann entsprechend dem Mangel an Uridyltransferase als schwere, leichte oder abortive Erkrankung ablaufen. Die ersten Symptome treten beim Säugling mit Beginn der Milchzufuhr auf. Sie erkranken mit Erbrechen, Durchfall, Gewichtsverlust, einer Verstärkung des Neugeborenenikterus und Lebervergrößerung. Überleben die Anomalieträger einige Tage, so stellt sich in einem hohen Prozentsatz der Fälle eine Linsentrübung ein. Hypoglykämien werden nicht selten beobachtet. Im Urin sind die Reduktionsproben auf Zucker positiv, die spezifischen auf der Glukoseoxydase beruhenden Nachweismethoden auf Zucker (Glukotest, Clinistix usw.) fallen dagegen negativ aus. Der Zucker ist mit den entsprechenden Methoden leicht als Galaktose zu identifizieren. Meist besteht außerdem eine leichte Proteinurie oder Hyperaminoacidurie, die durch eine Schädigung der Nierentubuli bedingt ist.

Der mit den unspezifischen Reduktionsproben bestimmte Blutzucker ist meist normal. Im Nüchternblut findet sich häufig eine mäßige Erhöhung der Galaktose. Normalerweise werden nach einer Galaktosebelastung mit 1,25–1,75 g Galaktose/kg Körpergewicht im anschließenden vierstündigen Sammelurin nicht mehr als 3 g ausgeschieden. Bei der Galaktoseintoleranz findet sich bis zu 75 % des zugeführten Monosaccharids im Urin wieder. Die Blutgalaktose, welche beim Stoffwechselgesunden 50 mg % nicht überschreitet und nach 3 Stunden nicht mehr nachweisbar ist, steigt bei den Anomalieträgern bis auf Werte um 350 mg % an und sinkt erst nach 6 Stunden oder noch später wieder auf den Nullwert ab. Die Belastung kann zu gefährlichen Hypoglykämien führen. Ungefährlicher ist die Bestimmung der Galaktose-1-Phosphatase in den Blutzellen der Patienten. EGGERMONT und HERS beschrieben 1962 eine neue Methode, mit der in vitro der Umsatz von 1-C^{14}-Galaktose in $C^{14}O_2$ durch die Erythrocyten gemessen wird. Am verläßlichsten ist gerade im Hinblick auf die latenten Merkmalsträger die Bestimmung der Galaktose-1-Phosphat-Uridyl-Transferase (ANDERSON et al., 1957; KIRKMAN und BYNUM, 1959; SCHWARZ, 1960; KALCHAR, 1960).

Als Therapie muß eine galaktosearme bzw. galaktosefreie Diät eingehalten werden.

f) Die Ahorn-Sirup-Krankheit

Bei der Ahornsirupkrankheit handelt es sich ebenfalls um ein autosomal rezessiv vererbtes Stoffwechselleiden. Es wird charakterisiert durch eine Abbaustörung der verzweigtkettigen Aminosäuren, vor allem des Valins (DENT und WESTALL, 1961). Die Stoffwechselmetaboliten werden für den charakteristischen Geruch des Urins, der nach ihren Erstbeschreibern (MENKES, HURST und CRAIG, 1954) an Ahorn-Sirup oder an Suppenwürze (SCHREIER, 1963) erinnert, verantwortlich gemacht.

Klinische Zeichen treten beim Säugling bereits innerhalb der ersten Lebenswoche auf. Die Kinder sterben gewöhnlich während des ersten Lebensmonats an zunehmender Ateminsuffizienz bei allgemein zentralnervösen Symptomen. Lediglich DENT und WESTALL (1961) und MORRIS et al. (1961) gelang es, ein Kind über längere Zeit am Leben zu erhalten. Wie Familienuntersuchungen ergaben, scheinen latente Merkmalsträger innerhalb der Familie vorzukommen (MÜLLER und SCHREIER, 1962).

Verschiedene Autoren beobachteten bei den erkrankten Kindern Hypoglykämien. Als Ursache der Hypoglykämien wird eine intracelluläre Schädigung der Neoglukogenese angenommen (TASHIAN et al., 1961). Möglicherweise addieren sich äußere Ursachen, wie Hunger durch Erbrechen und Nahrungsverweigerung in den ersten Lebenstagen zu der Stoffwechselstörung.

g) Hypoglykämien der Neugeborenen

Die veränderten physiologischen Umweltbedingungen in den ersten Stunden nach der Geburt bringen eine Anzahl von Stoffwechselumstellungen mit sich, die selbst bei normalem Schwangerschafts- und Geburtsverlauf die Möglichkeit vieler Störfaktoren bietet.

Aus der Gruppe der neugeborenen Kinder mit Hypoglykämien können die Kinder der diabetischen Mütter als wohl am besten umschriebene Gruppe herausgenommen werden. Die Pathogenese der Hypoglykämie beruht auf einem Hyperinsulinismus und einer Vergrößerung der Langerhans'schen Inseln mit Hyperplasie der B-Zellen. Diese Form der Hypoglykämie wird unter der Gruppe der Hypoglykämien mit Hyperinsulinismus beschrieben.

Niedrige Blutzuckerwerte bei Neugeborenen sind seit längerer Zeit bekannt (HARTMANN und JAUDON, 1937; MULLIGAN und SCHWARTZ, 1962 u. a.). Jedoch werden wegen des nicht völlig ausgereiften Zentralnervensystems und der Fähigkeit der Hirnrinde, auch andere Stoffe als Glukose zu metabolisieren (SCOPES, 1964), die typischen hypoglykämischen Symptome des Erwachsenen seltener und erst bei niedrigeren Blutglukosekonzentrationen beobachtet (NORVAL et al., 1949; FAHRQUAHR, 1954; BROWN und WALLIS, 1963; HAWORTH et al., 1963). Der Blutzuckerspiegel des Neugeborenen fällt nach der Geburt für einige Stunden ab und erreicht während der nächsten 3–5 Tage den Ausgangswert wieder (HARTMANN, 1955; HAWORTH, COODIN, FINKEL et WEIDMANN, 1963 u. a.).

Die hypoglykämischen Symptome dieser Säuglinge treten in der Regel am 2. und 3. Tag nach der Geburt auf (CORNBLATH, ODELL und LEVIN, 1959; BROWN und WALLIS, 1963; HAWORTH et al., 1963; TYNAN und HAAS, 1963; CORNBLATH, WYBREGHT, BAENS und KLEIN, 1964 u. a.), dabei werden männliche Neugeborene häufiger betroffen als weibliche (CREERY, 1966). Die Symptome sind Lethargie, Reizbarkeit, Inappetenz, Verschwinden des Moro-Reflexes, Tremor, Apnoe, Cyanose, manchmal Krämpfe und anschließende Comata. Der Blutzucker liegt in diesen Fällen unter 20 mg%, und die Symptome verschwinden rasch nach intravenös zugeführter Glukosegabe (CORNBLATH et al., 1959; ODELL, 1962; BROWN und WALLIS, 1963; NELIGAN, ROBSON und WATSON, 1963; CORNBLATH et al., 1964; CREERY, 1966). Belastungsversuche mit Leucin, Glucagon, Adrenalin und Glukosetoleranztests verliefen normal. Nach intravenöser Gabe von Tolbutamid traten Blutzuckerwerte unter 32 mg% auf, bei allen Patienten bestand eine ausgeprägte Insulinempfindlichkeit (KENNY et al., 1967).

Die Pathogenese dieser hypoglykämischen Zustände ist im Grunde noch unbekannt. Es handelt sich bei diesen Kindern in einem hohen Prozentsatz um Säuglinge mit niedrigem Geburtsgewicht (PILDES et al., 1967, KENNY et al., 1967). In einzelnen Fällen konnte ein verspäteter Aufbau der Fruktose-1,6-Diphosphatase besonders bei Frühgeburten oder Kindern unterernährter Mütter wahrscheinlich gemacht werden (BALLARD und OLIVER, 1962). Eine relative Häufung dieser Hypoglykämien wurde bei Neugeborenen gesehen, deren Mütter an einer Schwangerschaftstoxikose erkrankt waren (CORNBLATH, ODELL und LEVIN, 1959; CORNBLATH, 1960; BROWN und WALLIS, 1963; HAWORTH et al., 1963; TYNAN und HAAS, 1963; NELIGAN, ROBSON und WATSON, 1963; CREERY, 1966 u. a.). KENNY et al. (1967) fanden eine deutliche Verminderung der Cortisolproduktion bei ihren Patienten.

Erfolgreiche Therapieversuche wurden mit häufigen Fütterungen, Glucagon-, Cortisongabe und Diazoxid durchgeführt (COMBS et al., 1966; CREERY, 1966).

h) Congenitales adrenogenitales Syndrom

S. o. A 4 b, Hypoglykämien durch Ausfall kontrainsulinärer Prinzipien (S. 198).

i) Congenitale Nebennierenrindenhypoplasie

S. o. A 4 b, Hypoglykämien durch Ausfall kontrainsulinärer Prinzipien.

j) Ketotische Hypoglykämien

1924 berichteten Ross und Josephs über das Zusammentreffen von Acetonurie, Hypoglykämie und Krämpfen bei Kindern nach längerem Hungern oder Erbrechen. Die weitere klinische Durchuntersuchung zeigte nach Beseitigung der Hypoglykämie keine weiteren Auffälligkeiten. Colle und Ulstrom (1964) charakterisierten die ketotischen Hypoglykämien durch ihr unregelmäßiges Auftreten mit symptomfreien Intervallen. Die acetonanämischen Hypoglykämien können durch Nahrungskarenz oder fettreiche Diät provoziert werden. Der Blutzuckeranstieg auf Glucagongabe ist bei ausgeglichener Stoffwechsellage normal, im hypoglykämisch-acetonanämischen Zustand nur gering. Andere Provokationsteste (Tolbutamidtest, Leucinbelastung, Adrenalintest) fielen bei diesen Kindern normal aus (Colle und Ulstrom, 1964; Kogut et al., 1969), und die Insulinbestimmungen im hypoglykämisch-ketotischen Zustand zeigten Normalwerte (eigene Beobachtung), die Ergebnisse der weiteren endokrinen Funktionsdiagnostik waren altersentsprechend. Durch Glukose- oder Fruktosezufuhr sind die Symptome rasch zu beheben, und eine Vorbehandlung mit Cortison verhindert die Entwicklung der Hypoglykämie unter ketogener Diät.

Die Untersuchungen am Menschen sprechen für die Tatsache, daß bei diesen Kindern während der Ketonämie die Glykogenreserven verbraucht waren und eine ausreichende Neoglycogenese nicht stattfindet. Ob die tierexperimentell gewonnenen Befunde (Madison et al., 1964; Mebase und Madison, 1964) als zusätzliche Faktoren dabei eine Rolle spielen, bedarf weiterer Untersuchungen.

k) Idiopathische Hypoglykämien der Kinder

1954 beschrieben Mc Quarrie, Ulstrom und Ziegler eine Anzahl von Kindern mit Hypoglykämien, die in keines der bekannten pathogenetischen Schemata paßten. Die charakteristischen Symptome dieses Krankheitsbildes unterschieden sich nur wenig von den bisher bekannten Formen. Cochrane et al. (1956) trennten aus dieser Gruppe die infantilen Hypoglykämien mit Leucinempfindlichkeit ab. Die Hypoglykämien treten in Phasen mit längeren symptomfreien Intervallen in der Regel bereits vor dem 5. Lebensjahr auf. Es wurden eine familiäre Häufung und eine leichte Bevorzugung des männlichen Geschlechtes gefunden (Mc Quarrie, 1954; Haworth und Coodin, 1960; Dekaban et al., 1962). Das Geburtsgewicht lag häufig unter der Norm (Broberger und Zetterström, 1961; Zetterström, 1961; Brunjes et al., 1963 u. a.), seltener wurden ein mäßiger Wachstumsrückstand und eine geistige Retardierung beobachtet. Drei Patienten (v. Brunjes et al., 1963) wiesen congenitale Defekte auf. Rosenbloom und Sherman (1966) konnten in den von ihnen untersuchten Familien häufig einen Diabetes mellitus nachweisen.

Die pathologisch-anatomische Untersuchung des endokrinen Pankreasanteils brachte keine weiteren Aufschlüsse über das Krankheitsbild. Das Inselzellsystem war makroskopisch unauffällig, und der in einzelnen Seren auch unter Belastungsversuchen gemessene Insulinspiegel war normal (Berson und Yalow, 1962; Loeb et al., 1964 u. a.).

Wegen des in der Regel guten Ansprechens der Hypoglykämien auf ACTH-Gabe lag der Gedanke an eine partielle Nebennierenrindeninsuffizienz nahe, obgleich klinisch und biochemisch keine Zeichen für eine Unterfunktion bestanden (Mc QUARRIE, 1954; FRANCOIS et al., 1959; LOEB et al., 1964 u. a.). Die während der hypoglykämischen Zustände bestimmten Katecholamine ergaben niedrige Werte (BROBERGER und ZETTERSTRÖM, 1961; BRUNJES et al., 1963). Da die Kinder mit idiopathischen Hypoglykämien für ihr Alter häufig klein und schmächtig aussahen, wurde nicht nur ein selektiver Mangel an STH (NAILER, NEUMANN und GERSHBERG, 1963; WILBER und ODELL, 1964) oder auch an Adrenalin (BROBERGER, JUNGNER und ZETTERSTRÖM, 1959; BROBERGER und ZETTERSTRÖM, 1961; BRUNJES, HODGMAN, NOVAK und JOHNS, 1963) angenommen, sondern eine hypothalamische Störung vermutet (BRUNJES et al., 1963). LOEB et al. (1964) hingegen erwägen eine Insuffizienz der Glykogensynthese, weswegen wir sie hier einordnen. Wir sind uns jedoch dabei bewußt, daß die Ursache dieser Erkrankung keineswegs geklärt ist.

Die Diagnose ist wegen des phasenhaften Auftretens der Hypoglykämien nicht leicht zu stellen. Durch 24stündige Nahrungskarenz können hypoglykämische Blutzuckerwerte provoziert werden. Wie bei der Hypophysenvorderlappeninsuffizienz besteht auch hier häufig eine Überempfindlichkeit gegenüber exogen zugeführtem Insulin (MARGOLIS, 1963; SCHNEIDER und COLOMBO, 1965; VAN CREVELD et al., 1965). Der Blutzuckerverlauf im Anschluß an eine Tolbutamidbehandlung kann normal (MARKS, 1962; MARGOLIS, 1963; LOEB et al., 1964; SCHNEIDER und COLOMBO, 1965) oder für ein Insulom typisch ausfallen (CUNNINGHAM, 1964). Glucagon- und Glukosetoleranzteste sind in der Regel unauffällig, der Anstieg des Blutzuckers auf Adrenalingabe ist häufig niedriger als bei normalen Vergleichspersonen (KINSBOURNE und WOOLF, 1959). Die Plasmainsulinbestimmungen waren bis auf einzelne Ausnahmen normal und zeigten nach Tolbutamidzufuhr einen im Rahmen der Norm liegenden Anstieg. Dagegen war der Anstieg des Adrenalins nach insulininduzierter Hypoglykämie gering (BROBERGER und ZETTERSTRÖM, 1961).

Die Diagnose einer idiopathischen Hypoglykämie kann auch heute nur nach Ausschluß aller anderen Hypoglykämieformen im Kindesalter gestellt werden.

Therapeutisch wurden ACTH, Nebennierenrindenhormone und Glucagon verwendet. MEREN et al. (1966) behandelten ein Kind über längere Zeit mit Diazoxide. Als Nebenwirkungen beobachteten sie einen leichten Hirsutismus.

l) Die familiäre renale Hypoglykämie

Die Pathogenese der 1896 von KLEMPERER entdeckten renalen Glukosurie ist nicht geklärt. Es wird ebenfalls ein Fermentdefekt vermutet. Charakteristisch ist eine Glukosurie bei normalem Blutzuckerspiegel. Auch bei diesem Leiden scheint es sich um eine dominant vererbbare Erkrankung zu handeln. Nach JOSLIN sollte eine renale Glukosurie nur dann angenommen werden, wenn die Glukoseausscheidung bei Blutzuckerwerten unter 100 mg% erfolgt. Die Stoffwechselanomalie verläuft im wesentlichen asymptomatisch. Bei Kindern treten zuweilen Zeichen eines echten pankreatogenen Diabetes mellitus mit Polyurie und Polydipsie bei hypoglykämischen Symptomen auf (MOHNIKE, LISEWSKI und ISRAEL, 1961). Wenn die Zuckerausscheidung beträchtlich ist, können hypoglykämische Symptome wie Hungergefühl, Schwäche, Schwindel und kalter Schweiß auftreten (REUBI, 1958). Selten beobachtet man eine Acetonurie, die besonders bei Hungerzuständen, Fieber und in Fastenperioden aufgedeckt wird. MOHNIKE et al. (1961) fanden neben normalen und subnormalen Blutzuckerwerten einen normalen Ausfall der Glukosedoppelbelastung nach Staub-Traugott. Die bekannten Komplikationen des Diabetes mellitus (Gefäßveränderungen, Retinopathie, Neuritis, Neigung zu Infekten) wurden beim renalen Diabetes nie beobachtet (REUBI, 1958).

Zur Definition einer renalen Glukosurie schlägt MARBLE (1952) folgende Kriterien vor:
1. Eine Zuckerausscheidung, die maximale Werte erreichen kann.
2. Eine Zuckerausscheidung, die im wesentlichen unabhängig von der Nahrungszufuhr ist.
3. Eindeutige Identifizierung des Harnzuckers als Glukose.
4. Normale Kohlenhydratbelastungskurven.

Ein weiteres Kriterium ist die Unbeeinflußbarkeit der Glukosurie durch Insulingaben.

Die in normaler Konzentration den Nieren angebotene Glukose wird von den Tubuluszellen nur teilweise rückresorbiert, die sogenannte Nierenschwelle für Glukose ist stark herabgesetzt.

Eine besondere Behandlung der renalen Glukosurie mit Hypoglykämien gibt es nicht. Es ist im Gegensatz zu früheren Behauptungen nicht möglich, die Glukoserückresorption medikamentös zu fördern. So bleibt nur übrig, die Kohlenhydrate tagsüber möglichst gleichmäßig zu verteilen. Dadurch wird die Hypoglykämieneigung vermindert, und es kommt auch nicht infolge einer zu starken postprandialen Hyperglykämie zu vermehrten Zuckerverlusten im Harn.

B. Funktionelle Hypoglykämien

1. Hypoglykämien bei schwerer Muskelarbeit

Berichte über Hypoglykämien als Folge extremer aber physiologischer Stoffwechselbelastungen sind bereits aus den zwanziger Jahren bekannt. LEVINE et al. (1924), BEST und PATRIDGE (1930) und MEYTHALR und DROSTE (1934) untersuchten den Blutzucker von Marathonläufern und fanden im Anschluß an den Lauf zum Teil Werte unter 45 mg %. Die Läufer klagten über Muskelschmerzen, Blässe, kalten Schweißausbruch, Kollapsgefühl und nervöse Reizbarkeit. Die Symptome verschwanden nach Kohlenhydratzufuhr. Die Hypoglykämie wird erklärt durch eine vermehrte Glukoseassimilation der arbeitenden Muskulatur. Der Glukoseverbrauch scheint in diesen Fällen den Umfang der Glukoneogenese zu überschreiten.

2. Hpoglykämien bei Mangelernährung

Berichte über Hypoglykämien als Folge einer Unterernährung ohne anderweitige Erkrankungen liegen aus Europa nicht vor. Eine spezielle Form einer einseitigen Ernährung stellt die Phenylketonurie dar. Dieses Stoffwechselleiden verlangt die konsequente Einhaltung einer phenylalaninarmen Diät. DODGE et al. (1959) berichteten über zwei Patienten mit Hypoglykämien, deren Ursache in einer strengen Beschränkung der Kalorienzufuhr zu suchen war. Hier ist eine Änderung des Diätregimes angeraten.

3. Gravidität und Lactation

Hypoglykämische Blutzuckerwerte mit ausgeprägten Symptomen im Verlaufe einer Schwangerschaft oder der Lactation wurden beim Menschen bisher nicht beobachtet. Anders ist es bei Wiederkäuern (Rind, Schaf), bei denen durch die speziellen Resorptionsverhältnisse aus dem Wiederkäuermagen und der Armut der Nahrung an leicht aufschließbaren Kohlenhydraten bei starken Glukoseverlusten während der Gravidität oder der Lactation Acidose und Hypoglykämie auftreten können (WIDMARK, 1928).

C. Induzierbare Hypoglykämien

Induzierbare Hypoglykämien sind uns von der Therapie des Diabetes mellitus her geläufig. Es gehören dazu hypoglykämische Zustände nach Insulinüberdosierung und Behandlung mit Sulfonylharnstoffen, diese sind jedoch gemäß unserer Definition nicht zu den spontanen Hypoglykämien zu rechnen.

In die Gruppe der induzierbaren Hypoglykämien gehören weiterhin:
1. *Die familiäre leucinempfindliche Hypoglykämie*
2. *Die Ahornsirupkrankheit*
3. *Die durch Fruktoseintoleranz ausgelöste Hypoglykämie*
4. *Die Hypoglykämie bei Galaktoseintoleranz*

Bei diesen Erkrankungen löst ein Bestandteil eines Nahrungsmittels entweder über eine überschießende Insulinausschüttung (L-Leucin) oder durch eine Stoffwechselstörung im Abbau dieses Nahrungsbestandteils eine Hypoglykämie aus (Ahornsirupkrankheit, Fruktose- und Galaktoseintoleranz).
Diese Krankheitsbilder wurden bereits ausführlicher im vorangehenden Kapitel (A 6) beschrieben.

5. *Hypoglykämien als Nebenwirkung verschiedener Medikamente und Gifte, alkoholinduzierte Hypoglykämie*

Hypoglykämien werden auch als seltene Nebenwirkung bei einzelnen Medikamenten beobachtet, wie den Salicylaten, Monoaminooxydasehemmern, Thalidomid, magnesiumhaltigen Verbindungen, verschiedenen Giften und relativ oft nach Aethylalkoholgenuß.

Im folgenden wollen wir uns auf die häufigste, die alkoholinduzierte Hypoglykämie beschränken.

Berichte über hypoglykämische Zustände nach Alkoholgenuß liegen bereits mehrere Jahre vor. Sie werden aus Gebieten mit armer und unterernährter Bevölkerung berichtet (BOTTURA et al, 1949; NEVES et al., 1950 u. a.).

In den letzten Jahren befaßten sich verschiedene Arbeitskreise experimentell mit dieser Frage und fanden, daß allein der Äthylalkohol in einer ausreichenden Konzentration besonders bei nüchternen Probanden Hypoglykämien hervorrufen kann (CLARK et al., 1961; FIELD et al., 1963; FREINKEL et al., 1963; ARKY und FREINKEL, 1964, 1966; MARKS und MEDD, 1964).

Es wurden bisher über mehr als 100 Fälle mit alkoholinduzierter Hypoglykämie in der Literatur berichtet (ISSELBACHER und GREENBERGER, 1964). Die Patienten sind in der Regel comatös, es fehlen die typischen Symptome einer Hypoglykämie. Meist ist in der Anamnese bereits ein chronischer Alkoholabusus bekannt, andere zeigen die Zeichen einer chronischen Unterernährung. Die Hypoglykämie entwickelt sich typischerweise 6–36 Stunden nach einer mäßigen bis großen Alkoholdosis. Der Blutzucker liegt in der Regel unter 30 mg %, der Blutalkoholspiegel unter 1 ‰ oder ist nicht mehr nachweisbar. Intravenöse Glukosegabe beseitigt das Coma meist rasch. Todesfälle nach längerer Bewußtlosigkeit sind beschrieben worden (CUMMINS, 1961; NEAME und JOUBERT, 1961; MARKS und MEDD, 1964).

Der Mechanismus der alkoholbedingten Hypoglykämien beruht auf einer Hemmung der Glukosefreisetzung aus der Leber durch eine Störung der Glukoneogenese und der Glykogenogenese (CLARK et al., 1961; FIELD et al., 1963; FREINKEL et al., 1963, 1965a und b; LOCHNER und MADISON, 1963). Es scheint, daß der Alkohol Enzymsysteme in der Leber hemmt, die die Glykogenese, die Umwandlung von Galaktose in Glukose, den Pentose-Phosphat-Cyklus und die Desaminierung von Aminosäuren katalysieren (MARKS und ROSE, 1965; FREINKEL et al., 1965 a und b). Es konnte gezeigt werden, daß der Alkohol bei Menschen, die 3 Tage gefastet hatten (FIELD et al., 1963; LOCHNER und MADISON, 1963), bereits eine Hypoglykämie hervorrufen kann.

Die Diagnose der alkoholinduzierten Hypoglykämie beruht auf der Erkennung der Hypoglykämie verbunden mit der metabolischen Acidose und Hyperlaktämie bei anamnestisch bekanntem Alkoholgenuß. Die Abgrenzung gegenüber einem Insulinom ist gerade bei diesen Fällen mit Hilfe der gebräuchlichen Teste ohne die Insulinbestimmung im Serum nicht möglich (KAHIL et al., 1964). Der Blutzuckerverlauf nach Tolbutamid-, L-Leucin-, Glucagon- und den Glukosetoleranztesten fällt häufig in der für ein Insulinom typischen Weise aus (FREINKEL, 1963; KAHIL et al., 1964; GUMPEL und KAUFMAN, 1964).

Die Behandlung beruht in einer Wiederherstellung des Blutzuckerspiegels. Führt die intravenöse Zufuhr nicht zu einer Besserung des Allgemeinbefindens, sollte eine kontinuierliche Glukosezufuhr mit Hydrocortison versucht werden.

III. Forensische Probleme bei Hypoglykämien

Abschließend muß noch auf einige forensische Probleme, die sich im Zusammenhang mit spontanen Hypoglykämien ergeben, hingewiesen werden. Die Hypoglykämien bieten mit ihrer großen Zahl teilweise uncharakteristischer Symptome vielfältige Möglichkeiten, mit den Strafgesetzen in Konflikt zu geraten. Es gibt wenige psychiatrische Symptomenbilder, bei denen hypoglykämische Anfälle nicht bereits differentialdiagnostisch in Erwägung gezogen wurden (BOYD und CLEVELAND, 1967). Im täglichen Leben stellt die Hypoglykämie keineswegs eine seltene Erkrankung dar. MEYTHALER (1966a und b) schätzt, daß etwa 15 % der Bevölkerung in einer Phase ihres Lebens an geringer oder stärker ausgeprägten Hypoglykämien leidet. Es kommt hinzu, daß die betreffenden Personen meist selbst nicht die Ursache ihrer Erkrankung kennen, oder daß sie aus anderweitigen Gründen ihre Krankheit verschweigen, weil sie hiermit schwere Einschränkungen in der beruflichen und persönlichen Lebenssphäre befürchten. Im hypoglykämischen Zustand wurden Eigentumsdelikte, Brandstiftungen, sexuelle Entgleisungen, Gewaltdelikte, Disziplinwidrigkeiten, Versäumnisse, Ordnungsverstöße und Verkehrsdelikte begangen. Im zivilrechtlichen Bereich wurden Beeinträchtigungen der Verantwortlichkeit beschrieben (STUTTE, 1965).

Von Bedeutung ist in diesem Zusammenhang die Hypoglycaemia factitia. Psychopathische Persönlichkeiten injizieren sich aus verschiedensten Beweggründen heraus Insulin oder nehmen orale Antidiabetika zu sich. Die Anregung dazu erhalten sie häufig durch Umgang mit blutzuckersenkenden Medikamenten oder durch Diabetiker im näheren Bekanntenkreis. Ohne Spezialuntersuchungen ist es meist unmöglich; diese Patienten zu entlarven (CREUTZFELDT und FRERICHS, 1969; eigene Beobachtungen).

Prinzipiell müssen Patienten mit bekannten hypoglykämischen Symptomen auf ihre Gefährdung hingewiesen werden und ihnen für den privaten und beruflichen Bereich Verhaltensmaßregeln auferlegt werden. Inwieweit diese Patienten für Verstöße im Rahmen eines hypoglykämischen Zustandes strafrechtlich haftbar gemacht werden können, wird in jedem Einzelfall neu geprüft werden müssen.

Seltener werden blutzuckersenkende Medikamente in suicidaler Absicht oder in Mordabsicht verwendet. Es werden dabei, wie wir bei einer 15jährigen Diabetikerin rekonstruieren konnten, unter Umständen bis zu 1000 Einheiten Insulin injiziert. JANITZKI, PIOCH, SCHLEYER, DITSCHUNEIT und PFEIFFER (1960 a und b) gelang es mit Hilfe biologischer Insulinbestimmungsmethoden noch 6 Tage nach dem Tode Insulin quantitativ an den Insulininjektionsstellen nachzuweisen. Wir konnten noch 3 Tage nach der Insulininjektion radioimmunologisch hohe Insulinwerte in Serumextrakten bei einer Diabetikerin messen.

IV. Differentialdiagnostische Teste bei spontanen Hypoglykämien

Neben der Anamnese und dem klinischen Untersuchungsbefund sind meist weitere Untersuchungen notwendig, um eine Hypoglykämie nachzuweisen und in die verschiedenen Krankheitsbilder einordnen zu können. Die Schilderung der Krankheitssymptome kann einem typischen Krankheitsbild entsprechen, wie z. B. bei der Fruktoseintoleranz oder dem insulinproduzierenden Tumor. Häufig werden jedoch von dem Patienten uncharakteristische Beschwerden angegeben. Da es außerdem oft nicht möglich ist, einen hypoglykämischen Anfall unter geregelter Lebensweise auszulösen, wurden eine Anzahl verschiedener Provokationsteste beschrieben, von denen wir nur die nach unserer Auffassung aussagekräftigsten beschreiben. Die Anwendung der unterschiedlichen Teste wird sich in erster Linie nach der Art der vermuteten Hypoglykämieform richten.

A. Der Hungerversuch

Die anamnestische Angabe hypoglykämischer Symptome nach längerer Nahrungskarenz stellt bereits einen wichtigen diagnostischen Hinweis dar. WILDER leitete aus der Anamnese den Hungerversuch und WHIPPLE die nach ihm benannten Trias ab (Auftreten der Symptome im Hungerzustand, Nachweis eines Blutzuckerspiegels unter 40 mg % und Beseitigung der Symptome durch Glukoseinjektionen). Bei bestimmten Krankheitsbildern treten Hypoglykämien bereits innerhalb der ersten 12 Stunden nach Nahrungskarenz auf. Der Hungerversuch kann unter regelmäßiger Blutzuckerkontrolle über 48 Stunden weitergeführt werden. Bei Blutzuckerwerten bis 30 mg % müssen noch keine klinischen Symptome auftreten, erst ein weiterer Abfall verursacht die typischen Symptome. Der Test sollte unter klinischer Kontrolle durchgeführt werden, Flüssigkeitszufuhr ist als Mineralwasser oder ungesüßter Tee erlaubt. Serienmäßige EEG-Kontrollen lassen eine Hypoglykämie rechtzeitig erkennen. Nach Eintreten hypoglykämischer Symptome oder pathologischer EEG-Veränderungen in Verbindung mit einem niedrigen Blutzuckerspiegel sollte der Versuch durch intravenöse Glukoseinjektion unterbrochen werden.

Mit Hilfe des Hungerversuches ist es möglich, zwischen Hypoglykämien zu unterscheiden, die bereits durch Nahrungsentzug auftreten und anderen, die erst nach zusätzlichen Reizen manifest werden. Bei dem gesunden Probanden sinkt durch Hunger der Blutzucker nur unwesentlich ab, und EEG-Veränderungen werden nicht beobachtet. Patienten mit einem Insulinom zeigen dagegen einen mehr oder weniger raschen Blutzuckerabfall. In unserem eigenen Krankengut fiel der Hungerversuch bei 17 von 18 Patienten mit operativ gesicherten Insulinomen oder Inselzellcarcinomen innerhalb der ersten 12 Stunden auf hypoglykämische Werte ab. Ähnlich können jedoch Patienten mit extrapankreatischen Tumoren, Hypophysenvorderlappen- oder Nebennierenrindeninsuffizienz, leucinempfindlichen Hypoglykämien, Lebererkrankungen und Kinder mit idiopathischen Hypoglykämien reagieren.

B. Der intravenöse Tolbutamidtest

Von GITTLER et al. wurde 1958 auf Hypoglykämien nach Tolbutamidgabe bei einem Diabetiker mit später autoptisch gesichertem Inselzelltumor hingewiesen. PFEIFFER et al. (1959a und b) konnten bei 2 Patienten mit Insulinomen stark erhöhte Seruminsulinaktivitäten (ILA) nach oraler und intravenöser Tolbutamid- und Metahexamidgabe zeigen. FAJANS und CONN arbeiteten 1959 an einem größeren Krankengut die Kriterien für einen positiven Ausfall des Tolbutamidtestes bei Inselzelltumoren gemessen am Blutzuckerabfall heraus. Ein ähnlicher Test wurde für Chlorpropamid ausgearbeitet (LINQUETTE et al., 1964).

Zur Durchführung des Testes sollte der Patient morgens nüchtern sein. Bei schweren hypoglykämischen Zuständen (z. B. einem metastasierenden Inselzellcarcinom) muß eventuell eine nächtliche Mahlzeit in Kauf genommen werden. Wegen der Gefahr einer irreversiblen organischen Schädigung durch eine Hypoglykämie sollte bei Patienten mit regelmäßigen schweren hypoglykämischen Anfällen von der Tolbutamidbelastung Abstand genommen werden. Vor Beginn des Versuches wird bei dem liegenden Patienten eine Verweilkanüle gelegt, die ständige Blutentnahmen gestattet und bei einem plötzlich einsetzenden hypoglykämischen Anfall eine sofortige Unterbrechung des Versuches durch intravenöse Glukosegabe erlaubt. Vor Beginn der Tolbutamidinjektion (1 g i. v., bei Kindern 25 mg/kg Körpergewicht bis insgesamt 1 g) werden der Blutzucker bestimmt und Blut zur Insulinbestimmung abgenommen. Die Tolbutamidlösung wird über einen Zeitraum von 2 Minuten intravenös injiziert. Weitere Blutentnahmen zur Blutzucker- und Seruminsulinbestimmung sollten 5, 10, 20, 30, 60, 90, 120 und 180 Minuten nach Beginn der Injektion vorgenommen werden. Der Blutzucker fällt beim Normalen auf ein Minimum zwischen 25 und 45 Minuten nach der Injektion ab und liegt nach 3 Stunden normalerweise nicht mehr als 30 % unter dem Ausgangswert. Nach FAJANS (1961) beträgt der Blutzuckerabfall bei positivem Ausfall des Testes 180

Minuten nach Versuchsbeginn noch immer 35–40 % bezogen auf den Ausgangswert oder liegt unter 40 mg %, wenn der Test nicht wegen eines hypoglykämischen Zustandes vorzeitig abgebrochen wurde.

Der Test besitzt, gemessen am Blutzuckerabfall, eine hohe Trefferquote bei Insulinomen. Der alleinige Blutzuckerabfall kann jedoch bei verschiedenen Hypoglykämieformen, wie bei Patienten mit Lebererkrankungen, Unterernährung, Acetonämie, alkoholinduzierter Hypoglykämie, extrapankratischen Tumoren und anderweitigen endokrinen Erkrankungen positiv ausfallen. Die Seruminsulinbestimmung bietet hier die einzige Unterscheidung zum insulinproduzierenden Tumor.

C. Die Leucinbelastung

Hypoglykämien nach L-Leucingabe wurden zuerst bei einzelnen Kindern mit idiopathischen Hypoglykämien beobachtet und als gesondertes Krankheitsbild von dieser Gruppe abgetrennt, weiterhin bei den meisten Patienten mit insulinproduzierenden Tumoren und bei Personen, die mit Sulfonylharnstoffen vorbehandelt wurden. Ähnlich wie bei der Tolbutamidbelastung werden dem nüchternen Patienten morgens nach einer Blutentnahme zur Blutzucker- und Seruminsulinbestimmung 150 mg/kg Körpergewicht L-Leucin mit Wasser zu einer Paste verrührt oral gegeben. In 15minütigen Abständen erfolgen Blutentnahmen zur Blutzucker- und Insulinbestimmung über 120 Minuten. Hypoglykämien werden 20–45 Minuten nach der L-Leucingabe erwartet. Intravenöse L-Leucinzufuhr ruft einen stärkeren Blutzuckerabfall hervor.

Gewöhnlich folgt der L-Leucingabe auch bei Kontrollpersonen ein leichter Blutzuckerabfall um 15 mg %. Als positiver Ausfall wird ein Blutzuckerabfall um mehr als 25 mg % gewertet. Der Blutzuckerabfall ist bei Inselzelltumoren gewöhnlich begleitet mit einem Insulinanstieg von mehr als 25 µE/ml (FAJANS et al., 1967). Bei Kindern erlaubt eine Leucinempfindlichkeit wegen der Instabilität der Blutzuckerregulation keine Unterscheidung zwischen idiopathischer Hypoglykämie und Insulinom. Bei Patienten mit leucinempfindlichen idiopathischen Hypoglykämien und nach Vorbehandlung mit Sulfonylharnstoffen überschreitet der Anstieg des Seruminsulinspiegels gewöhnlich nicht die Norm. Untersuchungen an einem größeren Krankengut über die Häufigkeit eines exzessiven Hyperinsulinismus nach L-Leucin liegen bisher nicht vor. Die Häufigkeit des Blutzuckerabfalls bei Insulom wird von MARKS und ROSE auf etwa 60–70 % geschätzt. Die Hypoglykämieneigung bei positivem Ausfall des Testes ist spezifisch für die oben angegebenen Krankheitsbilder.

D. Der Glucagon-Test

Glucagon wird seit längerer Zeit in der Behandlung und Differentialdiagnose spontaner Hypoglykämien benutzt. Das Prinzip der Glucagonbelastung beruht auf der Erfassung eines durch das injizierte Glucagon hervorgerufenen Hyperinsulinismus und der daraufhin folgenden reaktiven Hypoglykämie. Dem nüchternen Patienten wird morgens Blut zur Blutzucker- und Insulinbestimmung entnommen. Anschließend werden 1 mg Glucagon intravenös oder intramuskulär injiziert (bei Kindern 30 µg/kg Körpergewicht, maximal 1 mg), Blutzucker und Seruminsulin werden 5, 10, 20, 30, 40, 60, 90, 120, 150 und 180 Minuten nach der Injektion bestimmt. Normalerweise erfolgt auf die intravenöse Glucagongabe ein Blutzuckeranstieg um etwa 70–80 mg% 15–30 Minuten nach der Injektion. Zwischen 90 und 120 Minuten kehrt der Blutzucker auf den Ausgangswert zurück. Wesentliche hypoglykämische Nachschwankungen werden selten beobachtet. Bei Patienten mit Insulinomen (MARKS, 1960) erfolgt in der Regel ein subnormaler bis normaler Blutzuckeranstieg auf Glucagongabe, charakteristisch ist eine hypoglykämische Nachschwankung, die bereits 120 Minuten nach der intravenösen Injektion eintritt. Häufig wird bei insulinproduzierenden Tumoren ein ausgeprägter Insulinanstieg auf Glucagongabe hin beobachtet. Ein ähnlicher Ausfall des Blutzuckerverlaufes kann bei Kindern mit idiopathischen Hypoglykämien beobachtet werden. Bei der Glykogenspeicherkrankheit (von Gierke'sche Erkrankung) fehlt die hyperglykämische Reaktion auf Glucagon, ebenso kann sie bei Patienten mit Lebererkrankungen, anderen endokrinen Krankheiten mit Hypoglykämien und bei schwerer Unterernährung ausbleiben. Durch einen normalen Blutzuckerverlauf bei den oben angegebenen Erkrankungen können spontan auftretende Hypoglykämien jedoch nicht ausgeschlossen werden.

E. Der Insulin-Toleranz-Test

Der von FRASER et al. (1941) angegebene Test kann in Verbindung mit der Bestimmung des Cortisols und des Wachstumshormons im Serum als brauchbare diagnostische Hilfe bei der Erkennung von Hypophysen-Nebennierenrindenfunktionsstörungen benutzt werden. Untersuchungen bei Patienten mit Hyperinsulinismus und anderen Krankheitsbildern, die mit Hypoglykämien einhergehen, zeigen unterschiedliche Ergebnisse, so daß der Test für diese Fragestellung vernachlässigt werden kann.

Dem Patienten werden morgens nüchtern 0,1 E Insulin/kg Körpergewicht intravenös injiziert, Blutentnahmen zur Bestimmung des Blutzuckers, Cortisols und für Wachstumshormon erfolgen vor der Insulininjektion und in $^{1}/_{2}$stündigen Abständen nach der Injektion über einen Zeitraum von 2 Stunden. Sollte der Blutzucker während des Testes 35 mg% unterschreiten, kann aus einem fehlenden Cortisolanstieg oder Wachstumshormonanstieg im Plasma auf eine partielle Hypothalamus-Hypophysenvorderlappeninsuffizienz oder eine Nebenniereninsuffizienz geschlossen werden. Bei einem Teil der Kinder mit idiopathischen Hypoglykämien besteht eine geringere Ausscheidung von Katecholaminen im Urin während der Hypoglykämie (BROBERGER und ZETTERSTRÖM, 1961; BRUNJES et al., 1963).

F. Die oralen Glukosetoleranzteste

Charakteristisch für alle oralen Glukosetoleranzteste sind eine initiale Hyperglykämie und ein vorübergehender Abfall der Blutglukosekonzentration unter den Ausgangsblutzuckerwert. Anstieg und Abfall des Blutzuckers während einer Belastung sind von vielen Faktoren abhängig (Dosis der Glukose, Geschwindigkeit der Resorption, Alter des Patienten, Ausmaß der Insulinsekretion, Insulinantagonistisch wirkende Faktoren im Blut und im Gewebe u. a.). Diese Faktoren führen zu einer relativ großen Streubreite der Methode und geringen Reproduzierbarkeit.

a) Orale Glukosetoleranzteste mit einmaliger Glukosegabe

Glukosetoleranzteste mit einmaliger Glukosegabe (50 oder 100 g oral) werden in erster Linie in angloamerikanischen Kliniken durchgeführt. Nach Vorbehandlung mit einer dreitägigen konstant kohlenhydratreichen Diät wird ein Nüchternblutzucker entnommen und die Glukoselösung zugeführt. Weitere Blutzuckerbestimmungen erfolgen in dreißigminütigen Abständen über eine Zeit von 6 Stunden. Der Patient soll wie bei anderen Versuchen Ruhebedingungen einhalten. Nach einem Blutzuckeranstieg folgt in der Regel bei Patienten mit postabsorptiven Hypoglykämien, Magen-Darm-Erkrankungen und Hypoglykämien, in frühen Stadien des Diabetes mellitus, seltener bei Patienten mit insulinproduzierenden Tumoren, extrapankreatischen Tumoren, Lebererkrankungen, anderen endokrinen Krankheiten mit Hypoglykämien, Glykogenspeicherkrankheiten und Patienten mit idiopathischen Hypoglykämien ein Blutzuckerabfall unter 40 mg %. Dieser langfristige orale Glukosetoleranztest ist besonders indiziert bei Patienten mit reaktiven Hypoglykämien auf Glukosezufuhr (S. 178). Bei den übrigen Krankheitsbildern, die mit Hypoglykämien einhergehen, vor allem bei der Diagnose eines Insulinoms fallen die Ergebnisse der verlängerten Glukosetoleranzteste sehr variabel aus und sind deswegen von geringem diagnostischem Wert (MARKS, 1962).

b) Glukosedoppelbelastung nach STAUB–TRAUGOTT

Die orale Doppelbelastung wurde zur Diagnostik des asymptomatischen Diabetes mellitus benutzt. Die Vielzahl der Störfaktoren bei der zweimaligen Glukosegabe schränkt ihre Aussage ein. Der Patient erhält morgens nach einer Nüchternblutzuckerbestimmung 50 g Glukoselösung oral zugeführt. Weitere Blutentnahmen erfolgen in halbstündigen Abständen über 3 Stunden. Nach 90 Minuten erfolgt eine zweite Glukosegabe von 50 g. Es resultiert normalerweise ein zweigipfliger Verlauf, dessen zweiter Gipfel niedriger als der erste ist. Bei 18 von unseren Patienten mit insulinsezernierenden Inselzelltumoren wurden Glukosedoppelbelastungen durchgeführt. Davon zeigten 16 Patienten einen gegenüber dem ersten deutlich höheren zweiten Blutzuckergipfel. Der Kurvenverlauf variierte insgesamt zwischen extrem niedrigen und hohen diabetischen Blutzuckerwerten.

G. Fruktose-Intoleranz

Zur Erkennung einer Fruktose-Intoleranz wurden orale und intravenöse Teste benutzt. Nach oraler Gabe treten bei Patienten mit Fruktoseintoleranz erhebliche gastrointestinale Beschwerden auf, die durch intravenöse Zufuhr umgangen werden. Es werden 0,25 g/kg Körpergewicht Fruktoselösung innerhalb von 2 Minuten intravenös injiziert. Blutentnahmen erfolgen vor Beginn des Versuches, während der ersten Stunde alle 10 Minuten und über weitere 2 Stunden in halbstündigen Intervallen. Die Konzentration an Fruktose, Glukose, Lactat und anorganischem Phosphat wird in den entnommenen Blutproben gemessen. Bei Patienten mit Fruktoseintoleranz fällt der Fruktosespiegel nur langsam ab, Blutzucker und anorganisches Phosphat im Serum sinken dagegen stark ab, und das Lactat im Serum steigt an. Mit Hilfe dieses Testes ist es möglich, die Fruktoseintoleranz von der Fruktosurie zu trennen.

Literatur

ADLERSBERG, D. und E. HAMMERSCHLAG: The postgastrectomy syndrome. Surgery *21*, 720 (1947)

ALEXANDER, R. J.: Fatal hypoglycaemia in diabetic patient with pituitary necrosis. Brit. Med. J. *1*, 1416 (1953)

ALLEN, O. P.: Symptoms suggesting prodromal stage of diabetes mellitus. Ohio State M. J. *49*, 213 (1953)

ANDERSON, H. B.: A tumor of the adrenal gland with fatal hypoglycemia, Amer. J. Med. Sci. *180*, 71 (1930)

ANDERSON, E. P., H. M. KALCKAR, R. KURAHASCHI and K. J. ISSELBACHER: A specific encymatic assay for the diagnosis of congenital galactosuria. J. Lab. Clin. Med. *50*, 496 (1957)

ANDERSON, J. A. und A. LYALL: Addisons disease due to suprarenal atrophy with previous thyrotoxicosis and death from hypoglycaemia. Lancet I, 1039 (1937)

ARKLESS, H. A.: Coincidence of rhabdomyofibroma of diaphragm, idiopathic hypoglycemia and retroperitoneal sarcoma. Med. Bull. Vet. Admin. *19*, 225 (1942)

ARKY, R. A. and N. FREINKEL: The response of plasma human growth hormone to insulin and ethanol – induced hypoglycemia in two patients with isolated adrenocorticotropic defect. Metabolism *13*, 547 (1964)

– – Alcohol hypoglycemia; Effects of ethanol on plasma; III. Glucose, ketones and free fatty acids in juvenile diabetics: A model for nonketotic diabetic acidosis? Arch. of Int. Med. *114*, 501 (1964)

– – Alcohol hypoglycemia. V. Alcohol infusion to test gluconeogenesis in starvation, with special reference to obesity. New Engl. J. Med. *274*, 426 (1966)

AUGUST, J. T. and H. H. HIATT: Severe hypoglycemia secondary to nonpancreatic fibrosarcoma with insulin activity. New Engl. J. Med. *258*, 17 (1958)

BAHNER, F. and G. SCHWARZ: Postabsorptive Hypoglykämien bei kohlenhydratreicher Ernährung. Ärztl. Wschr. *14*, 611 (1959)

BAIRD, J. D. and J. W. FARQUHAR: Insulin secreting capacity in newborn infants of normal and diabetic women. Lancet I, 71 (1962)

BALDWIN, R. S.: Hypoglycemia associated with fibrosarcoma of mediastinum: Review of Doeges patient. Ann. Surg. *160*, 975 (1964)

BALLARD, F. J. and J. T. OLIVER: Appearance of fructose – 1,6-diphosphatase in post-natal rat liver. Nature *195*, 498 (1962)

BARNES, C. G.: Hypoglycemia following partial gastrectomy; report of 3 cases. Lancet II, 536 (1947)

BANDOIN, F.: Sur les épreuves d'hyperglycémie et d'hypoglycémie provoquèes chez deux myxoedemateux. C. R. Soc. Biol. Paris *119*, 688 (1935)

BECK-CHRISTIANSEN, O.: Metastasizing insulinoma treated with glucagon. Danish Med. Bull. *11*, 70 (1964)

BECKER, W. H.: Über den Einfluß der exkretorischen Pankreasfunktion auf die Blutzuckerregulation. Acta neuroveg. *19*, 89 (1958)

BECKER, V. und H. H. SCHNEIDER: Das Wermer-Syndrom: Hereditäre endokrine Polyadenomatose. Dtsch. Med. Wschr. *93*, 935 (1968)

BECKERT, W.: Spontanhypoglykämien. Med. Klin. *44*, 424 (1949)

– und W. WACHS: Die Spontanhypoglykämie. Zentralbl. Chir. *69* II, 870 (1942)

BENMILOUD, M.: La glycémie en pathologie thyroidienne. Ann. Endocr. (Paris) *24*, 525 (1963)

BENOIT, W.: Hyperinsulinismus bei angeborener Atresie des Pankreasganges. Endokrinologie *16*, 313 (1935)

BERGER, H.: Zum Krankheitsbild des Hyperinsulinismus. Pankreascyste mit Hypoglykämie. Beitr. klin. Chir. *184*, 240 (1952)

- Ein Insulom. Med. Klin. *49*, 880 (1954)
- Primär funktioneller Hyperinsulinismus. Med. Klin. *51*, 1326 (1956)

BERINGER, A.: Zur Regulation des Blutzuckers und der Zuckerverwertung in der Leber und Muskulatur des gesunden und diabetischen Menschen sowie des Versuchstieres unter Berücksichtigung der rhythmischen Tätigkeit der Leber. Wien. Z. inn. Med. *42*, 201 (1961)

BERKOWITZ, D., L. GREENBERG und S. GLASSMANN: The intravenous tolbutamide test as a diagnostic aid in carcinoma of the pancreas. Amer. J. Med. Sci. *243*, 150 (1962)

BERNHARD, FR.: Entfernung der linken Hälfte der Bauchspeicheldrüse wegen Hyperinsulinismus. Klin. u. Prax. *9*, 153 (1946)

- Erkennung und Behandlung des Hyperinsulinismus. Dtsch. Med. Wschr. *74*, 1048 (1956)

BERRY, M.: Studies of the unknown factors in duodenal ulcer. Hypoglycemia as a possible etiological factor. Amer. J. Gastroent. *27*, 31 (1957)

BERSON, S. A. and R. S. YALOW: Immunoassay of plasma insulin. Ciba Foundation Colloquia on Endocrinology *14*, p. 182. Ed. Wolstenholme G. E. W., London

BEST, C. H. and R. C. Partridge: Observations on olympic athletes. Proc. R. Soc. (Lond.) *105*, 323 (1930)

BEYER, J., H. DITSCHUNEIT, F. MELANI und E. F. PFEIFFER: Die Wertigkeit verschiedener Belastungsversuche bei der Diagnose des Insuloms. Verh. Dtsch. Ges. f. inn. Med. *73*, 1080 (1967)

BICKEL, G.: Accès d'hypoglycémie convulsive précédant un diabète juvenile grave. Soc. Méd. Hôp. Paris *51*, 7 (1935)

- L'insuline dans le traitement de l'hypoglycémie spontanée. Schweiz. Med. Wschr. *67*, 430 (1937)
- J. MOZER et R. JUNET: Diabète avec dénutriation grave. Disparition de la glycosurie et développement d'un carcinome insulaire du pancréas avec metastases hépatiques massives. Soc. Méd. Hôp. Paris *51*, 12 (1935)

BICKERSTAFF, E. R., O. G. DODGE, A. GOUREVITCH and G. W. HEARN: Adenomatosis of the islets of Langerhans. Brit. Med. J. 997 (1955)

BIELSCHOWSKY, F.: Zur Klinik und Pathologie der Spontanhypoglykämie. Klin. Wschr. 1492 (1932)

BIRENBOIM, H. L. and L. STIMMLER: Studies of blood glucose and insulin levels in a patient with diabetes mellitus and a functioning islet cell carcinoma. Diabetes *12*, 365 (1963)

BLACK, K. O. and M. A. BIRNSTINGL: Insuloma with symptoms for thirty years. Proc. Roy. Soc. Med. *57*, 675 (1964)

BLACK, K. O., R. S. CORBETT, J. P. HOSFORD and J. W. TURNER: Spontaneous hyperinsulinism due to islet – cell adenoma. Brit Med. J. *1*, 55 (1954)

BLISS, E. L., C. J. MIGEON, K. EIK-NES, A. A. SANDBERG and L. T. SAMUELS: Effects of insulin, histamine, bacterial pyrogen and antabuse – alcohol reaction upon levels of 17-hydroxycorticosteroids in peripheral blood of man. Metabolism *3*, 493 (1954)

BOOKSTEIN, J. J. and H. A. OBERMANN: Appraisal of selective angiography in localizing islet cell tumors of the pancreas. Radiology *86*, 682 (1966)

BOSHELL, B. R., J. J. KIRSCHENFELD and P. S. SOTERES: Extrapancreatic insulinsecreting tumor, New Engl. J. Med. *270*, 338 (1964)

BOSS, J. H.: Spontane Hypoglykämie als Folge eines nicht insulinproduzierenden Tumors der Nebennierenregion. Schweiz. Z. Path. *22*, 232 (1959)

BOTTURA, C., D. P. NEVES, E. MATTAR, H. L. OLIVERIAE, A. B. CINTRA: Hipoglicemia e Coma hipoglicemico consequentes a intoxicaias aguda poor alcool etilico. Rev. Hosp. Clin. Fac. Med. S. Paulo *4*, 133 (1949)

BOYD, J. H. and S. E. CLEVELAND: Psychiatric symptoms masking an insuloma, a case report, Dis. Nerv. Syst. *28*, 457 (1967)

BREIDAHL, H. D., J. T. PRIESTLEY and E. H. RYNEARSON: Hyperinsulinism: Surgical aspects and results. Ann. Surg. *142*, 698 (1955)

BRINCK, J.: Hyper- und Hypoglykämie bei Pankreatitis. Z. klin. Med. *127*, 488 (1934)

– and G. Sponholz: Hypoglykämie und Pankreassteine. Dtsch. Z. f. Verdauungs- und Stoffwechselkrankheiten *1*, 3 (1938)

Broberger, O., J. Jungner and R. Zetterström: Studies in spontaneous hypoglycemia in childhood. Failure to increase the epinephrine secretion in insulin – induced hypoglycemia. J. Pediat. *55*, 713 (1959)

– and R. Zetterström: Hypoglycemia with an inability to increase the epinephrine secretion in insulin induced hypoglycemia. A further report. J. Pediat. *59*, 215 (1961)

Broster, L. R. and J. Patterson: Unusual case of adrenal carcinoma, with note on application of new colour test. Brit. Med. J. *1*, 781 (1948)

Brown, H., H. P. Hargreaves and F. H. Tyler: Islet – cell adenoma of pancreas; metabolic studies on patient treated with corticotropine and cortison. Amer. Med. Am. Arch. Int. Med. *89*, 951 (1952)

Brown, C. H., W. E. Neville and J. B. Hazard: Islet – cell adenoma without hypoglycemia, causing duodenal obstruction. Surgery *27*, 616 (1950)

Brown, R. J. and P. G. Wallis: Hypoglycemia in the newborn infant. Lancet I, 1278 (1963)

Brunjes, S., J. Hodgman, J. Nowak and V. Johns: Adrenal medullary function in idiopathic spontaneous hypoglycemia of infancy and childhood. Amer. J. Med. *34*, 168 (1963)

Bruno, M. S. and W. B. Ober: Hypoglycemia and intrathoracic mass. New York J. Med. *62*, 2005 (1962)

Brunschwig, A., J. G. Allan, F. M. Owens and T. F. Thornton: Alloxan in treatment of insulin producing islet cell carcinoma of pancreas. J. Amer. Med. Ass. *124*, 212 (1944)

Büchner, F.: Inselzelladenom des Pankreas mit Hypoglykämie bei Diabetes. Klin. Wschr. 1494 (1932)

Buergi, H., E. Ramseier, E. Froesch, P. Bally and A. Labhart: „Freies" und „gebundenes" Insulin im Serum von Patienten mit B-Inselzelladenom. Helv. Med. Acta *29*, 527 (1962)

Burkeholder, J. N., J. Picknes and W. N. Womack: Oral glucose tolerance test in siblings of children with diabetes mellitus. Diabetes *16*, 156 (1967)

Butterfield, W., C. Kindler and R. F. Mahler: Hypoglycemia associated with sarcoma. Lancet *I*, 703 (1960)

Cardell, B. S.: Hypertrophy and hyperplasia of the pancreatic islets in newborn infants. J. Path. Bact. *66*, 335 (1953)

Castrillon, A., M. Garcia-Fernandez, R. R. Candela and J. L. R. Candela: Action of L-Leucin on plasma insulin effect and glucose uptake of the diaphragm and adipose tissue. Proc. Soc. Exper Biol. *109*, 172 (1962)

Chambers, R. A. and R. T. Pratt: Idiosyncrasis to fructose. Lancet *II*, 340 (1956)

Christlieb, W.: Blutzuckerkurven und Magensaftproduktion bei verschiedenen Magenerkrankungen. Dtsch. Arch. Klin. Med. *181*, 394 (1937/38)

Clark, W., J. Wilson and H. Hulpieu: Production of hypoglycemia by solox and by ethanol: Quart. J. Stud. Alcohol. *22*, 365 (1961)

Cloempoel, H., V. Conard and P. A. Bastenie: Carcinoma of the islets of Langerhans. A test for hyperinsulinism. Lancet *II*, 801 (1955)

Cochrane, W. A.: Hypoglycemia of infancy induced by animo acids. J. Dis. Child. *94*, 536 (1957)

– Studies in the relationship of amino acids to infantile hypoglycemia. Amer. J. Dis. Child. *99*, 476 (1960)

– Idiopathic infantile hypoglycemia and leucine sensitivity. Metabolism *9*, 386 (1960)

– and F. Moya: The Relationship of amino acids to idiopathic hypoglycemia. J. Dis. Child. *98*, 572 (1959)

– W. Payne, M. Simpkiss and L. Woolf: Familial hypoglycemia precipitated by amino acids. J. clin. Invest. *35*, 411 (1956)

Cohen, S. and J. Marks: Prolonged organic psychosis with recovery in Addison's disease. J. Neurol. Neurosurg. Psychiat. *24*, 366 (1961)

Cohn, H., M. Perlmutter, J. Silverstein and M. Numeroff: Prolonged hypoglycemia in response to intravenous tolbutamide in a patient with Laennec's cirrhosis and severe malnutrition. J. Clin. Endocr. Metab. *24*, 28 (1964)

COLLE, E. and R. A. ULSTROM: Ketotic hypoglycemia. Journ. Pediatr. *64*, 623 (1964)

COMBS, J., J. GRUNT and K. BRANDT: New syndrome of neonatal hypoglycemia. Association with visceromegaly, macroglossia, microcephaly and abnormal umbilicus. New Engl. J. Med. *275*, 236 (1966)

CONN, J. W.: The diagnosis and management of spontaneous hypoglycemia, J. Amer. Med. Assoc. *134*, 130 (1947)

– and D. HINERMAN: Effects of alloxan upon function and structure of normal and neoplastic pancreatic islet cells in man. Amer. J. Path. *24*, 429 (1948)

– M. JOHNSTON and E. S. CONN: Hyperinsulinism of unusual type; metabolic study. Ann. Int. Med. *24*, 487 (1946)

– L. NEWBURGH, M. JOHNSTON and J. SHELDON: Study of the deranged carbohydrate metabolism in chronic infectious hepatitis. Arch. Intern. Med. *62*, 765 (1938)

– and H. S. SELTZER: Spontaneous hypoglycemia. Amer. J. Med. *19*, 460 (1955)

CORI, G. T. and C. D. CORI: Glucose-1-phosphatase of the liver in glycogen storage disease. J. Biol. Chem. *199*, 661 (1952)

CORNBLATH, M.: Hypoglycemia in newborn infants. Illinois Med. Journal *118*, 332 (1960)

– A. GANZON, D. NICOLOPOULOS, G. BAENS, R. HOLLANDER, M. GORDON and H. GORDON: Studies of carbohydrate metabolism in the newborn infant. III. Some factors influencing the capillary blood sugar and the response to glucagon during the first hours of life. Pediatrics *27*, 378 (1961)

– G. ODELL and E. LEVIN: Symptomatic neonatal hypoglycemia associated with toxaemia of pregnancy. J. Pediat. *55*, 545 (1959)

– I. ROSENTHAL, S. REISNER, S. WYBREGT and K. CRANE: Hereditary fructose intolerance. New Engl. J. Med. *269*, 1271 (1963)

– S. WYBREGT, G. BAENS and R. KLEIN: Symptomatic neonatal hypoglycemia. Studies on carbohydrate metabolism in the newborn infant. Pediatrics *33*, 388 (1964)

COSKEY, R. L. and R. E. TRANQUADA: Insuloma and multiple neurofibromatosis. Report of a case. Metabolism *13*, 312 (1964)

CRAGG, P., M. POWER and C. LINDEM: Carcinoma of islands of Langerhans with hypoglycemia and hyperinsulinism. Arch. int. Med. *60*, 88 (1937)

CRAIN, E. and G. THORN: Functioning pancreatic islet cell adenomas. A review of the literature and presentation of two new differential tests. Medicine *28*, 427 (1949)

CREERY, R. D.: Hypoglycemia in the newborn: Diagnosis, treatment and prognosis. Develop. Med. Child. Neurol. *8*, 746 (1966)

CREUTZFELDT, W. und H. FRERICHS: Hypoglykaemia factitia, eine differentialdiagnostisch wichtige Form des Hyperinsulinismus. Dtsch. Med. Wschr. *94*, 813 (1969)

– K. WILLE und H. KAUP: Intravenöse Belastungen mit Glucose, Insulin und Tolbutamid bei Gesunden, Diabetikern, Lebercirrhotikern und Insulomträgern. Dtsch. Med. Wschr. *87*, 2189 (1962)

CREVELD, S. VAN: Der klinische Verlauf der Glycogenspeicherkrankheit. Triangel *5*, 137 (1961)

– Idiopathic hypoglycemia. Ann. Paediat. (Basel) *205*, 12 (1965)

– and F. HUJING: Glycogen storage disease. Amer. J. Med. *38*, 554 (1964)

CROCKER, D. W. and F. VEITH: Mesodermal tumors associated with hypoglycemia: Review of literature and report of a case. Ann. Surg. *161*, 418 (1965)

CUMMINS, J. H.: Hypoglycemia and convulsions in children following alcohol ingestion. J. Pediat. *58*, 23 (1961)

Cunningham, G. C.: Tolbutamide tolerance in hypoglycemic children. Amer. J. Dis. Child. *107*, 417 (1964)

DE GENNES, J., P. JUNGERS, H. SALTIEL, M. MERCADIER et J. DECOURT: Sur les methodes de diagnostic des hypoglycémiens par adénome Langerhansien. La Presse Medicale *35*, 1708 (1963), *36*, 1735 (1963)

DEKABAN, A., J. B. FIELD, H. STEVENS: Familial idiopathic hypoglycemia: Neurological complications. Arch. Neurol. (Chicago) 7, 529 (1962)

DENT, C. and R. G. WESTALL: Studies in maple syrup urine disease. Arch. Dis. Childh. 36, 259 (1961)

DE PEYSTER, F. A. and R. K. GILCHRIST: Surgical aspects of spontaneous hypoglycemia due to occult insulinoma. Arch. Surg. 67, 330 (1953)

DERRA, E. and C. SCHMIDT: Spontanhypoglykämie und Pankreastumor. Dtsch. Med. Wschr. 73, 274 (1948)

DI GEORGE, A. M. and V. H. AUERBACH: Leucine-induced hypoglycemia. A review and speculations. Amer. J. Med. Sci. 240, 792 (1960)

DI GEORGE, A. M., V. H. AUERBACH and C. C. MABRY: Elevated serum insulin associated with leucine-induced hypoglycemia. Nature (Lond.) 188, 1036 (1960)

– – – Elevated serum insulin associated with leucine-induced hypoglycemia. J. Dis. Childh. 100, 543 (1960)

DISCHE, Z., G. ZELMENIS and J. YOULUS: Studies on protein synthesis. Amer. J. Ophth. 44, 332 (1957)

DITSCHUNEIT, H.: Secrezione insulinica nei neonati di madri normali e diabetiche. Acta Diabetologia Latina V, 242 (1968)

– E. F. PFEIFFER und K. SCHÖFFLING: Seruminsulinbestimmungen bei Inselzelladenomen. Verh. Dtsch. Ges. Inn. Med. 67, 359 (1961)

DODGE, P., E. MANCALL, J. CRAWFORD, J. KNAPP and R. PAINE: Hypoglycemia complicating treatment of phenylketonuria with phenyl-alanine deficient diet. Report of two cases. New Engl. J. Med. 260, 1104 (1959)

DRASH, A. L.: Treatment of hypoglycemia in infancy and childhood. Mod. Treatment 3, 362 (1966)

DRASH, A. and R. SCHULTZ: Islet cell adenoma in childhood: Report of a case. Pediatrics 39, 59 (1966)

DRASH, A. and F. WOLFF: Drug therapy in leucine-sensitive hypoglycemia. Metabolism 13, 487 (1964)

DUBOIS, R., H. LOEB, H. OOMS, P. GILLET, J. BARTMANN and A. CHAMPENOIS: Study of a case of functional hypoglycemia caused by intolerance to fructose. Helv. Paediat. Acta 16, 90 (1961)

DUESBERG, R. and H. EICKHOFF: Coma diabeticum und hypoglycaemischer Symptomenkomplex bei äußerer und innerer Pankreasinsuffizienz. Dtsch. Arch. Klin. Med. 182, 10 (1938)

EDER, M.: Regressive und progressive Veränderungen der Langerhans'schen Inseln. Untersuchungen an Bauchspeicheldrüsen bei Gangverschluß durch Pankreaskopfcarcinom. Beitr. Path. Anat. 115, 157 (1955)

EGER, A. W. and P. S. PUTZKI: Spontaneous hypoglycemia due to islet cell tumors of the pancreas; report of a case due to multiple adenomas. M. Ann. Distr. of Columbia 24, 463 (1955)

EGGERMONT, E. et H. G. HERS: Une novelle méthode de détection de la galactosémie congenitale. Clin. Chim. Acta 7, 437 (1962)

EHRICH, W.: Über angeborene Hypoglykämien. Klin. Wschr. 584 (1934)

EHRSTRÖM, R.: Ein Fall von chronischer Pankreatitis mit Hyperinsulinismus (Glykopenie). Acta Med. Scand. 77, 334 (1931/32)

ELGEE, N. and R. WILLIAMS: The fate of insulin in altered metabolic states. Diabetes 4, 8 (1955)

ELLISON, H. E.: The ulcerogenic tumor of the pancreas. Surgery 40, 147 (1956)

ELRICK, H., C. HLAD and Y. ARAI: Influence of thyroid function on carbohydrate metabolism and a new method for assessing response to insulin. J. of Clin. Endocr. Metabol. 21, 387 (1961)

ENGEL, G.: Hypoglykämie – Hyperinsulinismus. Münch. Med. Wschr. 100, 871 (1958)

ERNESTI, M., M. MITCHELL, M. S. RABEN and Y. GILBOA: Control of hypoglycemia with diazoxide and human growth hormone. Lancet *I*, 628 (1965)
ESKELUND, V.: Insulomas. Acta Path. Mikrobiol. Scand. *29*, 426 (1951)
— Insulomas; metastasizing insulomas with hormonal activity. Acta Path. Mikrobiol. Scand. *33*, 113 (1953)
EVENSEN, O. K.: Alimentary hypoglycaemia after stomach operations and influence of gastric emptying on glucose tolerance curve. Acta Med. Scand. *126*, 1 (1942)
— Alimentary hypoglycemia after stomach operations and influence of glucose tolerance curve. Lancet II, 626 (1942)
EYMONTT, M. J.: Cushing's syndrome with hypoglycemia caused by adrenocortical carcinoma. J. Clin. Endocr. *25*, 46 (1965)
FABRYKANT, M.: The problem of functional hyperinsulinism or functional hypoglycemia attributed to nervous causes. Laboratory and clinical correlations. Metabolism *4*, 469 (1955)
FAJANS, S. S.: Leucine-induced hypoglycemia. New Engl. J. Med. *273*, 278 (1965)
— Hypoglycemic states. Diabetes mellitus, Diagnosis and treatment, Vol. 2, p. 225. American Diabetes Association
— and J. W. CONN: An intravenous tolbutamide test as an adjunct in the diagnosis of functioning pancreatic islet cell adenomas. J. Lab. Clin. Med. *54*, 811 (1959)
— J. C. FLOYD, R. F. KNOPF and J. W. CONN: A comparison of leucine- and acetoacetate-induced hypoglycemia in man. J. clin. Invest *43*, 2003 (1964)
— R. F. KNOPF, J. F. FLOYD, L. POWER and J. W. CONN: The experimental induction in man of sensitivity to leucine hypoglycemia. J. clin. Invest. *42*, 216 (1963)
— J. M. SCHNEIDER, D. E. SCHTEINGART and J. W. CONN: The diagnostic value of sodium tolbutamide in hypoglycemic states. J. clin. Endocr. Metab. *21*, 371 (1961)
FARQUHAR, J. W.: Control of the bloodsugar level in the neonatal period. Arch. Dis. Childh. *29*, 519 (1954)
FEDERLIN, K., S. RAPTIS, J. BEYER und E. F. PFEIFFER: Immunologische Untersuchungen und der Nachweis von Serum- und Tumorinsulin beim Insulinom. 15. Symp. Dtsch. Ges. Endokrinol. Springer, Berlin–Heidelberg–New York 1969 (im Druck)
FERNER, H.: Beiträge zur Histologie der Langerhans'schen Inseln des Menschen mit besonderer Berücksichtigung der Silberzellen und ihrer Beziehung zum Pankreasdiabetes. Virchows Arch. f. Path. Anat. *309*, 87 (1942)
— Über die zweifache inkretorische Leistung des Inselsystems bei normalen und pathologischen Zuständen des Kohlenhydratstoffwechsels. Klin. Wschr. *29*, 397 (1951)
FEYRTER, F.: Über Hypoglykämie und hypoglykämisches Coma. Münch. Med. Wschr. *89*, 204 (1942)
FIELD, J. B. and A. DEKABAN: Clinical and physiologic aspects of hypoglycemia. Postgrad. Med. *38*, 23 (1965)
— H. KEEN, P. JOHNSON and B. HERRING: Insulin-like activity of nonpancreatic tumors associated with hypoglycemia. J. Clin. Endocr. Metab. *23*, 1229 (1963)
— H. E. WILLIAMS and G. E. MORTIMORE: Studies on the mechanism of ethanol-induced hypoglycemia. J. clin. Invest. *42*, 497 (1963)
FISCHLER, F.: Zur hypoglykämischen Reaktion und zur Zuckerauswertung im Tierorganismus. Münch. Med. Wschr. *112*, 471 (1925)
FLANAGAN, G. C., T. B. SCHWARTZ and W. G. RYAN: Studies on patients with islet-cell tumor, including the phenomenon of leucine-induced accentuation of hypoglycemia. J. clin. Endocr. *21*, 401 (1961)
FLOYD, J. C., S. S. FAJANS, R. F. KNOPF and J. W. CONN: Evidence that insulin release is the mechanism for experimentally induced leucine hypoglycemia in man. J. clin. Invest. *42*, 1714 (1963)
— — — — Plasma insulin in organic hyperinsulinism: Comparative effects of tolbutamide, leucine and glucose. J. clin. Endocr. Metab. *24*, 747 (1964)

Fölsch, E., P. Wahl und J. Drews: Untersuchungen zur tumorbedingten Hypoglykämie ohne Hyperinsulinismus. Helv. Med. Acta *31*, 545 (1964)

Francois, R., M. Bethenod, J. Bertrand, A. Nicholas et A. Ruetton-Uglienge: Hypoglycémie essentielle chez un jeune enfant: Action du traitment par l'ACTH. Pediatrie *14*, 75 (1959)

Frantz, V. K.: Tumors of islet cells with hyperinsulinism; benign, malignant and questionable. Ann. Surg. *112*, 161 (1940)

Fraser, R., F. Albright and P. H. Smith: The value of glucose tolerance test, the insulin tolerance and the glucose-insulin tolerance test in the diagnosis of endocrinological disorders of glucose metabolism. J. clin. Endocrin. *1*, 297 (1941)

Freark, R. J., F. and A. de Peyster: Progress in the diagnosis and surgical treatment of insulin-secreting tumors of the pancreas. Surg. Clin. N. America *43*, 79 (1963)

Freinkel, N., R. A. Arky, D. L. Singer, A. K. Cohen, S. J. Bleicher, J. B. Anderson, C. K. Silbert and A. E. Foster: Alcohol hypoglycemia. IV. Current concepts of its pathogenesis. Diabetes *14*, 350 (1965)

– A. K. Cohen and R. A. Arky: Alcohol hypoglycemia. II. A postulated mechanism of action based on experiments with rat liver slices. J. clin. Endocr. *25*, 76 (1965)

– D. L. Singer, R. A. Arky, S. J. Bleicher, J. B. Anderson and C. K. Silbert: Alcohol hypoglycemia. I. Carbohydrate metabolism with clinical alcohol hypoglycemia and the experimental reproduction of the syndrome with pure ethanol. J. clin. Invest. *42*, 1112 (1963)

Frerichs, H. und W. Creutzfeldt: Die Leucin-Hypoglycämie. Dtsch. Med. Wschr. *21*, 959 (1965)

– – und C. Creutzfeldt: Wirkungsmechanismus und Ergebnisse der Diazoxid-Therapie bei B-Zelltumoren. 14. Symp. Dtsch. Ges. Endokr. 1968, Heidelberg

Friend, J. A. R. and C. N. Hales: Spontaneous hypoglycemia and sarcoma. Acta Endocrin. *50*, 233 (1965)

Froelich, A. L., G. Tverdy and G. Vandenberghe: Coma hypoglycémique mortel chez un gastrectomisé. Sa relation avec la disparision des cellules a du pancréas endocrine. Acta gastro-enterol. belg. *14*, 119 (1951)

Froesch, E. R., H. Bürgi, W. Ziegler, P. Bally und A. Labhart: Zur Pathogenese der tumorbedingten Hypoglykämie ohne Hyperinsulinismus. Schweiz. Med. Wschr. *93*, 1250 (1963)

– A. Prader, A. Labhart, H. W. Stuber und H. W. Wolf: Die hereditäre Fructoseintoleranz, eine bisher nicht bekannte kongenitale Stoffwechselstörung. Schweiz. Med. Wschr. *87*, 1168 (1957)

– – H. Wolf und A. Labhart: Die hereditäre Fructoseintoleranz. Helvet. Paediat. Acta *14*, 99 (1959)

– H. Wolf, H. Baitsch, A. Prader und A. Labhart: Hereditary fructoseintolerance: Inborn defect of hepatic fructose-1-phosphate splitting aldolase. Amer. J. Med. *34*, 151 (1963)

Gabilan, J. C.: Glycogenosen. In: Linneweh, F.: Erbliche Stoffwechselkrankheiten, Urban u. Schwarzenberg, München 1962

Garfield, C. R., H. V. Belcher and J. S. Shuttleworth: Fibrous mesothelioma with hypoglycemic psychosis and coma. J. Amer. Med. Ass. *181*, 108 (1962)

Garland, H.: Pancreatic islet adenomatosis with hypoglycemic episodes. Brit. Med. J. 969 (1957)

Gierke, v. E.: Hepato-nephromegalia glycogenica. Beitr. Path. Anat. *82*, 497 (1929)

Gittler, R. D., G. Zucker, R. Eisenger and N. Stoller: Amelioration of diabetes mellitus by an insulinoma. New Engl. J. Med. *258*, 932 (1958)

Gittleson, N. L.: Addison's disease presenting in hypoglycemic coma. Brit. Med. J. *1*, 608 (1956)

GOLDBLOOM, A. and H. F. BRICKMAN: Galactaemia. J. Pediat. 28, 674 (1946)
GONZALES, F. M., G. L. GOLD and B. J. SHNIDER: Gastrointestinal carcinoma and concomitant hypoglycemia. Ann. Intern. Med. 58, 149 (1963)
GOODMAN, N. G., G. E. GRANVILLE and S. W. LAW: Multiple endocrine adenoma syndrome. Report of a case of diabetes mellitus following subtotal pancreatectomy. J. Amer. Diet Ass. 12, 249 (1963)
GÖPPERT, H.: Galaktosämie nach Milchzuckergabe bei angeborenem, familiärem, chronischem Leberleiden. Berliner Klin. Wschr. 54, 473 (1917)
GRABER, A., D. PORTE and R. H. WILLIAMS: Clinical use of diazoxide and mechanism for its hyperglycemic effect. Diabetes 15, 143 (1966)
GRANT, D. B., A. T. PIESOWICZ and J. M. H. BUCKLER: Effect of treatment with diazoxide and chlorothiazide on a child with leucine-sensitive hypoglycemia. Brit. Med. J. 2, 1494 (1966)
GREEN, W. L. and S. H. INGBAR: Decreased corticotropin reserve as an isolated defect. Arch. Int. Med. 108, 945 (1961)
GRIFFITHS, W. J.: The syndrome of hypoglycemia. In: Modern Trends in Endocrinology, second series, Harold Gardiner Hill London, Ed. Butterworth, London 1961
GRIMSON, T. A. and J. YELL: Spontaneous hypoglycemia due to islet-cell tumor of the pancreas. Lancet I, 334 (1955)
GROLLMAN, A., W. E. MCCALEB and F. N. WHITE: Glucagon deficiency as a cause of hypoglycemia. Metabolism 13, 686 (1964)
GROTT, G.: Über das Verhalten des Kohlenhydratstoffwechsels bei der akuten Bauchspeicheldrüsenentzündung. Acta Med. Scand. (Stockholm) 96, 337 (1938)
GRUMBACH, M. M. and S. L. KAPLAN: Amino acid and alpha-ketoacid induced hyperinsulinism in the leucine-sensitive type of infantile and childhood hypoglycemia. J. Pediat. 57, 346 (1960)
GUMPEL, R. C. and E. H. KAUFMAN: Alcohol-induced hypoglycemia. New York J. Med. 64, 1014 (1964)
GUTMAN, A. and M. LEFFKOWITZ: Tuberous sclerosis associated with spontaneous hypoglycemia. Brit. Med. J. 5159, 1065 (1959)
HAARSTAD, J.: Hormone-producing insuloma in diabetes mellitus. Acta Med. Scand. 159, 247 (1957)
HADDAD, H. M., W. C. ROBERTS, P. PRONOVE and F. C. BARTTER: Leucine-induced hypoglycemia. New Engl. J. Med. 267, 1057 (1962)
HAGGERTY, F. J. and M. X. SULLIVAN: Kynurenine accumulation in the tumor bearing mice. Acta Un. Int. Cancer 16, 1068 (1960)
HANSON, J. S.: Hypoglycemia associated with pancreatic islet cell tumors. Review of the literature and case report of a malignant tumor. Amer. J. Med. 28, 468 (1960)
HARMER, C. and L. SINCLAIR: Leucine-sensitive hypoglycemia. Proc. Roy. Soc. 57, 119 (1964)
HARRIS, S.: Hyperinsulinism and dysinsulinism. J. Amer. Med. Ass. 83, 729 (1924)
HARTMANN, A. F.: Pathologic physiology in some disturbances of carbohydrate metabolism. J. Pediat. 47, 536 (1955)
− and J. C. JAUDON: Hypoglycemia. J. Pediat. 11, 1 (1937)
− H. J. WOHLTMANN, J. HOLOWACH and B. M. CALDWELL: Studies in hypoglycemia. J. Pediat. 56, 211 (1960)
HARTMANN, W. and K. SCHREIER: Leucine-sensitive hypoglycemia. Mschr. Kinderheilk. 109, 507 (1961)
HAWORTH, J. C., F. J. COODIN, K. C. FINKEL and M. L. WEIDMAN: Hypoglycemia associated with symptoms in the newborn period. Canad. Med. Ass. J. 88, 23 (1963)
− − Idiopathic spontaneous hypoglycemia in children. Pediatrics 25, 748 (1960)
HAYES, D. M., C. L. SPURR, J. H. FELTS, E. C. MILLER: Von Recklinghausen's disease with massive intra-abdominal tumor and spontaneous hypoglycemia. Metabolism 10, 183 (1961)

HEIBERG, K. A.: Ein Fall von Adenom in den Langerhans'schen Inseln der Bauchspeicheldrüse bei einem Diabetiker. Centralblatt für allgemeine Pathologie 22, 532 (1911)
HELWIG, E. B.: Hypertrophy and hyperplasia of islands of Langerhans in infants born of diabetic mothers. Arch. Int. Med. 65, 221 (1940)
HERRMANN, E. und F. GINS: Hyperinsulinismus bei verkalktem Pankreastumor. J. Amer. Med. Assoc. 108, 1402 (1937)
HERS, H. G. and G. JOASSIN: Anomaly of hepatic aldolase in intolerance to fructose. Encymol. Biol. Clin. 1, 4 (1961)
HINES, R. E.: Hypoglycemia appearently due to retroperitoneal sarcoma. Med. Bull. Veterans Admin. 20, 102 (1943)
HINTEREGGER, F.: Über das Verhalten der spezifischen Zellgranulationen in den Langerhans'schen Inselzellen bei Störungen des Kohlenhydratstoffwechsels. Beitr. Path. Anat. 87, 555 (1931)
HIRSCHHORN, N., J. LINDENBAUM, W. GREENOUDE and S. MALIMOOD ALAM: Hypoglycemia in children with acute diarrhoe. Lancet I, 128 (1966)
HOLTEN, C.: Hypoglycemia – inducing tumor resembling spindle-cell sarcoma. Acta Med. Scand. 157, 97 (1957)
HÖPKER, W.: Die Wirkung des Glucosemangels auf das Gehirn. VEB Georg Thieme, Leipzig 1954
HORSTMANN, P.: Fatal insulin hypoglycemia in a patient with panhypopituitarism. Acta Endocr. 8, 362 (1951)
HOWARD, J. M., N. H. MOSS and J. E. RHOADS: Hyperinsulinism and islet cell tumors of the pancreas with 398 recorded tumors. Surg. Gynec. Obstetr. 90, 417 (1950)
ILLINGWORTH, B.: Glycogen storage disease. Amer. J. Clin. Nutr. 9, 683 (1961)
IMPERATO, P. J. and M. S. LIPTON: Hypoglycemia in primary carcinoma of liver. New York State J. Med. 65, 2707 (1965)
ISSELBACHER, K. J. and N. J. GREENBERGER: Metabolic effects of alcohol in the liver. New Engl. J. Med. 270, 351 (1964)
JAKOB, A., U. MEYER, R. FLURY, W. ZIEGLER, A. LABHART and E. R. FROESCH: The pathogenesis of tumor hypoglycemia: Blocks of hepatic glucose release and of adipose tissue lipolysis. Diabetologia 3, 506 (1967)
JANITZKI, U., W. PIOCH, F. SCHLEYER, H. DITSCHUNEIT und E. PFEIFFER: Über den Insulinnachweis in der Leiche bei Insulinvergiftung. 2. Mitteilung: Experimenteller Teil, Nachweisverfahren. Med. exp. 3, 24–32 (1960)
– – – – – Über den Insulinnachweis in der Leiche bei Insulinvergiftung. 1. Mitteilung: Kasuistischer Teil: Klin. Bild, Leichenbefunde und Vorbehandlung des Materials. Med. exp. 3, 1724 (1960)
JEUNE, M., E. PLANSON, J. COTTE, S. BONNEFOY, J. L. NIVELON et J. SKOSOWSKY: L'intolérance héréditaire en fructose. Pediatrie 16, 605 (1961)
JOHNSTON, R., F. C. GOETZ and B. ZIMMERMANN: Insulin-secreting tumor of the pancreas. Report of a case with an untoward response to tolbutamide and with a study of the possible mechanism of postoperative hyperglycemia. N. Engl. J. Med. 263, 1345 (1960)
JOSEPH, K., E. H. GRAUL: Die szintigraphische Darstellung des Pankreas. Deutsches Ärztebl. 38, 1953 (1967)
KAHIL, M. E., H. BROWN and H. L. DOBSON: Post-alcoholic hypoglycemia versus islet cell tumor. Gastroenterology 46, 467 (1964)
KALBFLEISCH, H. H.: Adenome inkretorischer Drüsen bei Hypoglykämie. Frankf. Z. Pathol. 50, 462 (1937)
KALCKAR, H. M.: Hereditary defects in galactose metabolism in man and microorganism. Fed. Proc. 19, 984 (1960)
– E. P. ANDERSON and K. J. ISSELBACHER: Galactosemia as a congenital defect in a nucleotide transferase. Biochem. biophys. Acta 20, 262 (1956)
KÄMMERER, H., H. MICHEL: Über den Umschlag von Diabetes in protrahierte Spontanhypo-

glykämie sowie über Diagnostik und Therapie der Inseladenome. Ärztl. Forsch. *1*, 22 (1947)
KAPLAN, N. M., G. W. PARKER and S. C. BEERING: Hypopituitarism and diabetes mellitus: A case report with observations on metabolic interrelationship. Metabolism *10*, 447 (1961)
KAPLAN, S. L., M. G. SCHOTLAND and M. M. GRUMBACH: Response to tolbutamide in the leucine-sensitive type of infantile and childhood hypoglycemia. Amer. J. Dis. Child. *102*, 620 (1961)
KATSCH, G. und A. K. FOCKEN: Insulinproduzierendes Malignom mit eigentümlichem Verlauf. Z. Klin. Med. *153*, 438 (1955)
KATSCH, K.: Zur Klinik der Pankreaserkrankungen. Verh. Ges. Verdgskrkh. 89 (1924)
KENNY, F. M., C. PREEYASOMBAT and C. RICHARDS: Cortisol production rate. VI. Hypoglycemia in the neonatal and postneonatal period and in dissociation with dwarfism. J. Pediat. *70*, 65 (1967)
KINSBOURNE, M. and L. J. WOOLF: Idiopathic infantile hypoglycemia. Arch. Dis. Childh. *34*, 166 (1959)
KINSELL, L. W.: Hypophysectomy in unstable diabetics with progressive retinal and renal vascular disease. Bull. N.Y. Acad. M. *33*, 171 (1957)
KIPFER, K.: Spontane Hypoglykämie bei nichtpankreatischen, malignen Abdominaltumoren. Helv. Med. Acta *24*, 556 (1957)
KIRKMAN, H. N. and E. BYNUM: Encymic evidence of a galactosemic trait in parents of galactosemic children. Ann. Human Genet. Lond. *23*, 117 (1950)
KLEIN, H. and S. P. KLEIN: Spontaneous hypoglycemia associated with massive hepatoma. A review of current concepts and reports of a case. Arch. Intern. Med. *103*, 273 (1959)
KLEMPERER, G.: Über regulatorische Glykosurie und renalen Diabetes. Dtsch. Med. Wschr. *22*, 153 (1896)
KNIGHT, P. O.: Insulinoma and generalized islet cell hyperplasia in a patient with diabetes mellitus. Southern Med. J. *60*, 119 (1967)
KNOPF, R. F., S. S. FAJANS, J. C. FLOYD and J. W. CONN: Comparison of experimentally induced and naturally occurring sensitivity to leucine hypoglycemia. J. Clin. Endocrin. Metabol. *23*, 579 (1963)
KNUTSEN, B. and K. ARNESEN: Malignant insuloma with hyperinsulinism. Clinical and pathological study of a case. Acta Med. Scand. *150*, 459 (1955)
KOGUT, M. D., M. BLASCOVICS and G. N. DONNELL: Idiopathic hypoglycemia: A study of twenty-six children. Journ. Pediatrics *74*, 853 (1969)
KOTTÉ, J. H. and A. R. VONDERAHE: The Houssay-phenomena in man. Report of a case of diabetes mellitus, infarct of the anterior lobe of the pituitary lobe and terminal hypoglycemia. Amer. J. Med. Ass. *114*, 950 (1940)
KRECKE, H. J., A. LINKE und W. MÜLLER: Spontane Hypoglykämie bei primärem Lebercarcinom. Deutsches Arch. Klin. Med. *206*, 102 (1959)
KÜHNLEIN, E. und M. MEYTHALER: Extrapankreatische Tumoren mit schwerer Spontanhypoglykämie. Ärztl. Fortschr. *12*, 189 (1958)
LABBÉ, M., R. BOULIN et M. PETRESCO: Hypoglycémie alimentaire. Presse Méd. *40*, 885 (1932)
LABHART, A., E. R. FROESCH und H. BUERGI: Pathogenese und Differentialdiagnose der Hypoglykämien. Dtsch. Med. J. *13*, 334 (1962)
LACEY, P. E. and J. R. WILLIAMSON: Electron microscopic and fluorescent antibody studies of islet cell adenomas. Anat. Rec. *136*, 227 (1960)
LAGER, L.: Hypoglycemia due to extrapancreatic mesenchymatous tumors. Presse Méd. *71*, 219 (1963)
LAIDLAW, G. F.: Nesidioblastoma: The islet tumor of the pancreas. Amer. J. Path. *14*, 125 (1938)
LASCH, F.: Spontanhypoglykämien bei Magenleiden. Dtsch. Med. Wschr. *66*, 903 (1940)
LATASTE, J. et Y. NEVEUX: Les pancréatites croniques avec hypoglycémie sevère (a propos d'une guérison par sphincterotomie). Presse Méd. *72*, 389 (1964)

LELONG, M.: Cirrhose hépatique et tubulopathie par absence congénitale de l'aldolase hépatique: Intolerance héréditaire en fructose. Bull. et Mém. Soc. Med. Hôp. Paris *113*, 58 (1962)
LERMAN, S.: Carbohydrate metabolism in the experimental galactose cataract. Nature *184*, 1406 (1959)
LEVINE, S. A., B. GORDON and C. L. DERICK: Some changes in the chemical constituents of the blood following a marathon race, with special reference to the development of hypoglycemia. J. Amer. Med. Ass. *82*, 1778 (1924)
LEWIS, G. M., K. M. STEWART and J. SPENCER-PEET: Absence of the liver encyme UDPG-glycogen-1-4-transglucosidase as a cause of infantile hypoglycemia. Biochem. J. *84*, 115 (1962)
LINNEWEH, F.: Zur Differentialdiagnose kindlicher Lebertumoren. Mschr. Kinderhk. *67*, 422 (1936)
— Fortschritte in der Erkennung heterocygoter Merkmalsträger. Klin. Wschr. *40*, 553 (1962)
LINQUETTE, M.: The intravenous chlorpropamide test in hypoglycemia. Lille Med. *9*, 219 (1964)
LIPSET, M. B.: Humoral syndromes associated with nonendocrine tumors. Ann. Intern. Med. *61*, 733 (1964)
LLOYD, P. C.: Case of a hypophyseal tumor with associated tumor-like enlargement of parathyroids and islands of Langerhans. Bull. Johns Hopk. Hosp. *45*, 1 (1929)
LOCHNER, A. and L. MADISON: Quantitative role of liver and peripheral tissues in ethanol-induced hypoglycemia. Clin. Res. *11*, 40 (1963)
LOEB, H., P. E. GRÉGOIRE, E. RASIO et A. CORNIE: L'hypoglycémie idiopathique infantile de McQuarrie. Helv. Paediat. Acta *19*, 304 (1964)
LÖHR, G. W.: Pathogenese und Differentialdiagnose der Glycogenosen. Dtsch. Med. Wschr. *90*, 1549 (1965)
LONG, C. N.: Hypoglycemia. In: Disease of Metabolism. Ed. by G. DUNCAN, Saunders Co., Philadelphia 1947
LOPEZ-KRÜGER, R. and M. B. DOCKERTY: Tumors of the islets of Langerhans. Surg. Gyn. Obstetr. *85*, 495 (1947)
LOUFTI, A. H.: Hypoglycemia with Wilms' tumor. Arch. Dis. Child. *39*, 197 (1964)
LOWBEER, L.: Hypoglycemia – producing extrapancreatic neoplasm. A review. Amer. J. Clin. Path. *35*, 233 (1961)
LOWE, C. U., J. E. SOKAL, L. L. MOSOVICH, E. J. SARCIONE and B. H. DORAY: Studies on liver glycogen disease. Am. J. Med. *23*, 4 (1962)
LUFT, R.: Spontanhypoglykaemie. Acta Med. Scand. *127*, 65 (1947)
— H. OLIVECRONA, B. SJÖGREN: Hypophysectomy in man: experiences in severe diabetes mellitus. J. Clin. Endocrinol. *15*, 391 (1955)
LUNDVALL, O. und S. JOHNSSON: Insulom behandelt mit Diazoxidum. Nord. Med. *73*, 53 (1965)
LYALL, A. and J. A. INES: Diabetes mellitus and the pituitary gland: A case of diabetes with intercurrent pituitary lesion and concomitant improvement of diabetes. Lancet *I*, 318 (1935)
MABRY, C. C., A. M. DI GEORGE and V. H. AUERBACH: Leucine-induced hypoglycemia. II. Studies concerning other amino acids and leucine metabolites. J. Pediat. *57*, 539 (1960)
MADISON, L. L., D. MEBANE, R. H. UNGER and A. LOCHNER: The hypoglycemic action of ketones. II. Evidence for a stimulatory feedback of ketones on the pancreatic beta cells. J. clin. Invest. *43*, 408 (1964)
MADSEN, B.: Demonstration of pancreatic insulinomas by angiography. Brit. J. Radiol. *39*, 488 (1966)
MALLET-GUY, P.: Hyperinsulinisme et pancréatite chronique avec ictère. Presse Méd. 467 (1941)
MANN, F. C. and T. B. MAGATH: Studies on the physiology of the liver. III. The effect of

administration of glucose in the condition following total extirpation of the liver. Arch. Intern. Med. *30*, 73 (1922)

MANSFELD, F.: Versuche zu einer chirurgischen Behandlung der Diabetes. Klin. Wschr. *195*, 2378 (1927)

MARBLE, B.: Non-diabetic mellituria. In: Joslin, E.: The treatment of diabetes. Lea a. Febiger, Philadelphia 1952

MARCUSE, W.: Über die Bedeutung der Leber für das Zustandekommen der Pankreasdiabetes. Z. f. Klin. Med. *26*, 225 (1894)

MARGOLIS, R.: L'épreuve à la tolbutamide dans les hypoglycémies de l'enfant. Docum. Sci. Guigoz *65*, 2 (1963)

MARKS, J. F. and R. KLEIN: Effect of leucine on plasma insulin concentration in a girl with a pancreatic adenoma. J. clin. Endocr. *21*, 1498 (1961)

MARKS, V.: Carcinoma of stomach and other non-pancreatic lesions as causes of spontaneous hypoglycemia. Brit. J. Surg. *52*, 925 (1965)

— Response to glucagon by subjects with hyperinsulinism from islet cell tumors. Brit. Med. J. 1329 (1960)

— The investigation of hypoglycemia. In: Disorders of carbohydrate metabolism. Pitman Medical Publishing, London 1962

— F. C. GREENWOOD, P. HOWORTH and E. SAMOLS: Plasma growth hormone levels in spontaneous hypoglycaemia. J. clin. Endocr. *27*, 523 (1967)

— and W. E. MEDD: Alcohol-induced hypoglycaemia. Brit. J. Psychiat. *110*, 228 (1964)

— and F. C. ROSE: Hypoglycaemia. Blackwell Scientific Publ., Oxford 1965

— and E. SAMOLS: Hypoglycemia of nonendocrine origin (nonislet cell tumors). Proc. Roy. Soc. Med. *59*, 338 (1966)

MARRACK, D., V. MARKS and F. C. ROSE: A leucin-sensitive insulinsecreting tumor. Lancet *II*, 1329 (1960)

MARTIN, D., A. E. RENOLD and Y. M. DAGENAIS: An assay for insulin-like activity using rat adipose tissue. Lancet *II*, 76 (1958)

MASON, H. H. and M. E. TURNER: Chronic galactemia; report of case with studies on carbohydrates. Amer. J. Dis. Child. *50*, 359 (1935)

MAXREINER, S. R. and H. E. BUNDY: Islet-cell tumors of pancreas. Surgery *18*, 171 (1945)

MCARTHUR, L. G., W. R. KIRTLEY and S. O. WAIFE: Effects of large doses of L-Leucine in animals and man. Amer. J. Clin. Nutr. *13*, 285 (1963)

MCEACHERN, D.: Metabolism of isolated surviving tissues from animals rendered hyperthyroid with thyroxine. Bull. Johns Hopkins Hosp. *56*, 145 (1935)

MCFADZEAN, A. S. and Y. TSE TSE: Hypoglycemia in primary carcinoma of the liver. Arch. Intern. Med. *98*, 720 (1956)

MCMILLAN, F. L. and J. R. SCHEIBE: Islet cell tumor of the pancreas. Amer. J. Surg. *82*, 759 (1951)

MCPEAK, C. J. and A. N. PAPAIOANNON: Nonpancreatic tumors associated with hypoglycemia. Arch. Surg. (Chicago) *93*, 1019 (1966)

MCQUARRIE, J.: Idiopathic spontaneously occuring hypoglycemia in infants. Clin. significance of problem and treatment. Amer. J. Dis. Child. *87*, 399 (1954)

— E. T. BELL, B. ZIMMERMANN and W. S. WRIGHT: Deficiency of alpha cells of pancreas as possible etiological factor in familial hypoglycemosis. Fed. Proc. *9*, 337 (1950)

— R. A. ULSTROM and M. R. ZIEGLER: Random notes concerning the etiological mechanism and treatment of spontaneous hypoglycemia. Acta Pediat. *43*, 481 (1954)

MEANEY, T. F.: Selective splanchnic arteriography in the diagnosis of pancreatic tumors. Cleveland Clin. Quart. *30*, 193 (1963)

MEBANE, D. and L. L. MADISON: Hypoglycemic action of ketones. I. Effects of ketones on hepatic glucose output and peripheral glucose utilisation. J. Lab. Clin. Med. *63*, 177 (1964)

MEHNERT, H.: Zur Differentialdiagnose von endokrinen Pankreaserkrankungen in der Praxis mit Hilfe des Tolbutamidtestes. Fortschr. der Med. *82*, 247 (1964)

MELLINKOFF, S. M. and P. A. TUMULTY: Hepatic hypoglycemia; its occurrence in congestive heart failure. New Engl. J. Med. *247*, 745 (1952)

MENKES, J. H., P. L. HURST and J. M. CRAIG: A new syndrome: Progressive familial infantile cerebral dysfunction associated with an unusual urinary substance. Pediatrics *14*, 462 (1954)

MEREN, T. R., A. KASSOFF and D. GOODMAN: Diazoxide in the treatment of infantile hypoglycemia. New Engl. J. Med. *275*, 1455 (1966)

MEYER-HOFMANN, G., H. SCHWARZKOPF und H. HARTMANN: Spontanhypoglykämien bei extrapankreatischem Tumor. Dtsch. Med. Wschr. *85*, 2106 (1960)

MEYTHALER, F.: Hypoglykämie, Spontanhypoglykämie, Hyperinsulinismus. Ärztl. Forsch. *3*, 149 (1949)

- Erkennung, Gefahren und Behandlung der Hypoglykämie. Internist *9*, 426 (1965)
- Der hypoglykämische Symptomenkomplex im Straßenverkehr. Therapie der Gegenwart *105*, 810 (1966)
- Das Hypoglykämie-Syndrom im Straßenverkehr. Ärztl. Praxis *18*, 1146 (1966)
- und K. DROSTE: Blutzuckeruntersuchungen bei leichtathletischen Sportarten. Klin. Wschr. 439 (1934)
- und G. ROSSOW: Kohlenhydratstoffwechselstörungen nach Magenoperationen. Therapie d. Gegenwart *79* (1949)

MILLER, D. R., R. E. BOLINGER, D. JANIGAN, J. CROCKETT and S. R. FRIESEN: Hypoglycemia due to nonpancreatic mesodermal tumors. Ann. Surg. *150*, 684 (1959)

MIRSKY, J. A., G. PERISUTTI and R. JINKS: The hypoglycemic and insulinase inhibitory action of L-tryptophan. Endocrinology *59*, 369 (1956)

- - - The hypoglycemic action of metabolic derivatives of L-tryptophan by mouth. Endocrinology *60*, 318 (1957)

MOHNIKE, G., F. LISEWSKY und J. H. ISRAEL: Die Eintrittsschwelle für Glukose bei Diabetes mellitus und Diabetes renalis. Zschr. Inn. Med. *16*, 1073 (1961)

MORRIS, M. D., B. D. LEWIS, P. D. DOOLAN and H. A. HARPER: Clinical and biochemical observations on an apparently nonfatal variant of branched chain ketoaciduria (maple syrup urine disease). Pediatrics *28*, 918 (1961)

MÜLLER, W., K. SCHREIER: Die Ahornsirupkrankheit. Dtsch. Med. Wschr. *87*, 2479 (1962)

MULLIGAN, P. B. and R. SCHWARTZ: Hepatic carbohydrate metabolism in the genesis of neonatal hypoglycemia: Effect of the administration of epinephrine, glucagon and galactose. Pediatrics *30*, 125 (1962)

MURPHY, R.: Hypoglycemia associated with an extrapancreatic neoplasma. Med. Clin. N. Amer. *47*, 391 (1963)

NAILER, H. L., L. L. NEUMANN and H. GERSHBERG: Hypoglycemia, growth retardation and probable isolated growth hormone deficiency in a 1 year old child. J. Pediat. *63*, 977 (1963)

NEAME, P. B.: Spontaneous hypoglycemia hepatic and renal necrosis following the intake of herbal medicines. S. Afr. Med. J. *38*, 729 (1964)

NELIGAN, G. A., E. ROBSON and J. WATSON: Hypoglycemia in the newborn. A sequel of intrauterine malnutrition. Lancet *I*, 1282 (1963)

NEVES, D. P., C. V. FARIA and T. FUJIOKA: Hipoglicemia e hipoglicemia consequentes a intoxicacas aquada e cronica pelo alcool etilics. Rev. Hosp. Clin. Fac. Med. S. Paulo *5*, 115 (1950)

NEVIUS, C. B. and N. B. FRIEDMANN: Mesotheliomas and extraovarian thecomas with hypoglycemic and nephrotic syndromes. Cancer *12*, 1263 (1959)

NICHOLLS, A. G.: Simple adenoma of the pancreas arising from an island of Langerhans. J. Med. Res. *8*, 385 (1902)

NIKKILA, E. A., O. SOMERSALO, E. PITKANEN and J. PERHEENTUPA: Hereditary fructose intolerance an inborn deficiency of liver aldolase complex. Metabolism *11*, 727 (1962)

NIVELON, J. L., M. MATHIEU, C. KISSIN, C. COLLOMBEL, J. COTTE and M. BETHENOD: Intolerance en fructose. Ann. Péd. *43*, 3133 (1967)

NORINDER, E.: Post-gastrectomy hypoglycemia simulating insuloma. Acta Med. Scand. (Suppl. 246) 166 (1950)
NORVAL, M. A., R. KENNY and J. BERKSON: Blood sugar in newborn infants. J. Pediat. *34*, 342 (1949)
NYDICK, M., E. SAMOLS, T. KUZUYA and R. H. WILLIAMS: A difficult diagnostic problem in spontaneous hypoglycemia: Reactive hypoglycemia in mild diabetes mellitus. Ann. Int. Med. *61*, 1122 (1964)
OBERDISSE, K. und S. SCHALTENBRAND: Hirnschäden durch stumme Hypoglykämien bei pankreaslosen Hunden. Z. Exper. Med. *114*, 209 (1944)
ODELL, G. B.: Symptomatic hypoglycemia of the newborn. Res. Publ. Ass. Res. Nerv. Ment. Dis. *39*, 228 (1962)
ODELL, W. D., G. M. GREEN and R. H. WILLIAMS: Hypoadrenotropism: The isolated deficiency of adrenotropic hormone. J. clin. Endocrinol. *20*, 1017 (1960)
OGILVIE, R. F.: Quantitative estimation of pancreatic islet tissue. Quart. J. Med. *6*, 287 (1937)
O'LEARY, J. L., N. A. WOMAK: Histology of adenoma of islets of Langerhans. Arch. Path. *17*, 291 (1934)
OLEESKY, S., J. BAILEY, E. SAMOLS and D. BILKUS: A fibrosarcoma with hypoglycemia and high serum insulin level. Lancet *II*, 378 (1962)
OLIVER, L. C.: A pituitary tuberculoma. Lancet *I*, 698 (1952)
OUZELATZ, S. et S. VLADISLAV: Etude sur l'influence des crises hypoglycémiques dans le processus évoluting de l'ulcère gastrique. Presse Méd. *65*, 1118 (1957)
OVERSTREET, A. E. and J. J. RUPP: Functioning islet cell adenoma with a note about leucine sensitivity. Ann. Intern. Med. *55*, 998 (1961)
PARADE, G. W. und K. K. KINDLER: Inselzelladenom durch Operation geheilt. Klin. Wschr. *17*, 810 (1938)
PEDERSEN, J., F. LUND and J. RINGSTED: Hypoglycemia in massive fibrosarcoma (mesenchymoma). Acta Endocr. *34*, 148 (1960)
PENNOYER, M. M. and A. F. HARTMANN: Management of infants born of diabetic mothers. Postgraduate Med. *18*, 199 (1955)
PERHEENTUPA, J., E. PITKÄNEN, E. NIKKILÄ, O. SOMERSALO and J. HAKOSALO: Hereditary fructose intolerance: Clinical study of four cases. Ann. Paediat. Fenniae *8*, 221 (1962)
PERKINS, H. A., J. F. DESFORGES and C. G. GUTTAS: Adenoma of islets of Langerhans; its differentation from functional hypoglycemia. N. Engl. J. Med. *243*, 281 (1950)
PERKOFF, G. T., K. EIK-NES, W. H. CARNES and F. H. TYLER: Selective hypopituitarism with deficiency of anterior pituitary basophils. J. clin. Endocrinol. *20*, 1269 (1960)
PFEIFFER, E. F.: Dynamik der Insulinsekretion, In: K. OBERDISSE und K. JAHNKE: Fortschritte der Diabetesforschung. Georg Thieme Verlag, Stuttgart 1963
– Intestinal factors controlling insulin secretion. 6th Congr. Intern. Diab. Fed. Stockholm (1967)
– H. DITSCHUNEIT und R. ZIEGLER: Die Dynamik der Insulinsekretion des Stoffwechselgesunden und des Altersdiabetikers nach wiederholter Belastung mit Glukose, Sulfonylharnstoffen und menschlichem Wachstumshormon. Klin. Wschr. *39*, 411 (1961)
– M. PFEIFFER, H. DITSCHUNEIT and CHANG-SU AHN: Clinical and experimental studies of insulin secretion following tolbutamide and metahexamide administration. N.Y. Acad. Sci. *82*, 479 (1959)
– – – – Über die Bestimmung von Insulin im Blut am epididymalen Fettanhang der Ratte mit Hilfe markierter Glukose. II. Experimentelle und klinische Erfahrungen. Klin. Wschr. *37*, 1239 (1959)
– und S. RAPTIS: Intestinale Hormone und Insulinsekretion. Klin. Wschr. *46*, 337 (1968)
– M. TELIB, J. AMMON, F. MELANI und H. DITSCHUNEIT: Direkte Stimulierung der Insulinsekretion in vitro durch Sekretin. Dtsch. Med. Wschr. *90*, 1663 (1965)
PHILLIPS, A. W.: Hypoglycemia associated with hypertrophy of islands of Langerhans. J. Amer. Med. Ass. *96*, 1195 (1931)

PILDES, R., A. E. FORBES, S. M. O'CONNOR and M. CORNBLATH: The incidence of neonatal hypoglycemia – a completed survery. J. Pediat. *70*, 76 (1967)

PORTER, M. R. and V. K. FRANTZ: Tumors associated with hypoglycemia; pancreatic and extrapancreatic. Amer. J. Med. *21*, 944 (1956)

PRIBRAM, A.: Zur Frage des Alterns. Destruktive Hypophyso-thyreoiditis. Pathologisches Altern und pathologischer Schlaf. Virchows Arch. *264*, 498 (1927)

PRIEST, W. M. und M. K. ALEXANDER: Islet-cell tumor of the pancreas with peptic ulceration, diarrhoea and hypokaliaemia. Lancet *II*, 1145 (1957)

PUTSCHAR, W.: Über angeborene Glycogenspeicherkrankheiten des Herzens. Beitr. zur path. Anat. *90*, 222 (1932)

RABINOVITCH, J. and J. W. BARDEN: Hypoglycemia associated with a tumor of the islets of Langerhans and with adrenal insufficiency, respectively. Amer. J. Med. Sci. *184*, 494 (1932)

RAJZ, F.: Die Funktion des Magens nach Magenresektion. Ref. Dtsch. Z. Verdauungs- u. Stoffwechselkrkh. *10*, 228 (1950)

RAPTIS, S., E. SCHRÖDER, F. MELANI, J. BEYER und E. F. PFEIFFER: Die Stimulierung der Insulinsekretion durch Sekretin beim Menschen. 6th Congr. Intern. Diab. Fed. Stockholm, (1967)

– K. E. SCHRÖDER, M. TELIB und E. F. PFEIFFER: Unterschied in der Wirkung des Sekretins bei Normalgewichtigen und Adipösen. Wiener Ztschr. Inn. Med. *49*, 423 (1968)

RATHERY, F., P. FROMENT, M. DEROB und M. JANNET: Hyperinsulinisme spontané postdiabétique. Bull. Acad. Med. Paris *111*, 38 (1934)

REAVEN, G., C. WINKELMANN und C. LUCAS: Hypoglycemic effect of L-leucine during periods of endogenous hyperinsulinism. J. Amer. Diet Ass. *12*, 205 (1963)

– C. WINKELMANN, C. LUCAS and P. ALTO: Hypoglycemic effect of L-leucine during periods of endogenous hyperinsulinism. Diabetes *12*, 205 (1963)

RENOLD, A. E. and J. STEINKE: Studies with measurement of insulin like activity (ILA) in serum. In: OBERDISSE, K. und K. JAHNKE: Fortschritte der Diabetesforschung. Georg Thieme Verlag, Stuttgart 1963

REUBI, F.: Die tubulären Nierensyndrome. Erg. Inn. Med. *2*, 154 (1958)

REUSS, A. V.: Zuckerausscheidung im Säuglingsalter. Wiener Med. Wschr. *58*, 799 (1908)

RICHARDSON, J. C. and F. M. HILL: Neurologic diagnosis of pancreatic islet cell adenoma with hyperinsulinism. Neurology *7*, 793 (1957)

RIDDELL, A. G.: Portocaval transposition in the treatment of glycogen storage disease. Lancet *II*, 1146 (1966)

RIENHOFF, W. F. and D. LEWIS: Surgical affections of pancreas met with in Johns Hopkins Hospital from 1889 to 1932 including report of a case of adenoma of islands of Langerhans and a case of pancreolithiasis. Bull. Johns Hopk. Hosp. *54*, 386 (1934)

ROGERS, H. M., L. B. WOOLNER, S. M. JOHNS and R. G. SPRAGUE: Multiple parathyroid adenomas associated with islet-cell tumors of the pancreas. M. Clin. North. America *33*, 1141 (1949)

ROSENBLOOM, A. L. and L. SHERMAN: The natural history of idiopathic hypoglycemia of infancy and its relation to diabetes mellitus. New Engl. J. Med. *274*, 815 (1966)

ROSENDAHL, G.: Diabetes mellitus and hypoglycemia. Acta Med. Scand. *66*, 100 (1927)

ROSENFELD, E. D.: Peritoneal pseudomyxoma; repart of 4 unusual cases. Arch. Path. *48*, 255 (1949)

ROSENTHAL, J. M., R. METZ and C. PIROUI: Congenital leucin-sensitive hypoglycemia. Association with hyperplasia of beta cells of the islets of Langerhans. Amer. J. Dis. Childh. *107*, 343 (1964)

Ross, S. G. and H. W. JOSEPHS: Observations on the metabolism of recurrent vomiting. Am. J. Dis. Childh. *28*, 447 (1924)

ROSSELIN, G., R. ASSAN and P. FREYCHET: Insulin, glucagon and plasmatic somatotropic hormone in 5 cases of extra-pancreatic hypoglycemicing tumors. Review of the literature. Presse Méd. *75*, 1045 (1967)

Rossman, E. M.: Mediastinal neurofibroma causing hypoglycemia. Amer. Med. Ass. Arch. Int. Med. *104*, 640 (1959)

Roth, H., S. Thier and S. Segal: Zinc glucagon in the management of refractory hypoglycemia due to insulin producing tumors. New Engl. J. Med. *274*, 493 (1966)

Rushton, J. G., R. W. Cragg and L. K. Stalker · Spontaneous hypoglycemia due to atrophy of the adrenal glands. Report of a case. Arch. Intern. Med. *66*, 531 (1940)

Sachsse, B.: Hypoglykämien. In: Krisen bei Erkrankungen des Stoffwechsels und der inneren Sekretion, F. Katzmeier, Enke Verlag, Stuttgart 1962

– and H. Blank: Functional hypoglycemia and organic hyperinsulinism. Dtsch. Med. Wschr. *84*, 1679 (1959)

Samaan, N., R. Fraser and R. Welbourn: Insulin assay in two cases of spontaneous hypoglycemia due to retroperitoneal mesothelioma. Brit. Med. J. *5455*, 195 (1965)

Samols, E.: Hypoglycemia in neoplasia. Postgrad. Med. J. *39*, 634 (1963)

– Immunochemical aspects of insulin. In: On the nature and treatment of diabetes; S. Leibel, G. Wrenshall, Excerpta Medica Foundation p. 227 (1965)

– and T. Dormandy: Insulin response to fructose and galactose. Lancet *I*, 478 (1963)

– and V. Marks: Insulin assay in insulinomas. Brit. Med. J. *5329*, 507 (1963)

– – Application of insulin radioimmunoassay in diagnosis and clinical investigation. In: Labelled Proteins in Tracer Studies, Pisa 1966, Euratom, Brüssel 1966

Samson, R. J.: Fulminating hepatitis with recurrent hypoglycemia and hemorrhage. Gastroenterology *53*, 291 (1967)

Sanger, B. J. and F. G. Hun: Glucose mobilization rate in hyperthyroidism. Arch. Int. Med. *30*, 397 (1922)

Saphir, W.: Spontaneous hypoglycemia in acute gastroenteritis. Amer. J. Digest. Dis. *20*, 138 (1953)

Schamann, M., F. Deuscher und S. Gablinger: Spontane Hypoglykämie bei großem Nebennierenrindentumor; Heilung durch operative Entfernung. Schweiz. Med. Wschr. *87*, 1348 (1957)

Schneider, H. und J. Colombo: Der Tolbutamidtest im Kindesalter. Helv. Paediat. Acta *20*, 344 (1965)

Schnetz, H.: Duodenitis. Dtsch. Arch. Klin. Med. *182*, 570 (1938)

Scholz, D. A., W. H. Re Mine, J. T. Priestley: Hyperinsulinism: Review of 95 cases of functioning pancreatic islet cell tumors. Proc. Staff. Meet. Mayo Clinic *35*, 545 (1960)

– L. B. Woolner and J. T. Priestley: Spontaneous hypoglycemia associated with fibrogenic tumor: Report of two cases. Ann. Int. Med. *46*, 796 (1957)

Schreier, K.: Die angeborenen Stoffwechselanomalien. Georg Thieme Verlag, Stuttgart 1963

Schultis, K. und W. Becker: Neuere diagnostische und therapeutische Gesichtspunkte beim Hyperinsulinismus. Münch. Med. Wschr. *104*, 785 (1962)

– F. Sailer: Organischer Hyperinsulinismus, Diagnose und Therapie. Med. Welt 1213 (1966)

Schwartz, T. B., G. C. Flanagan, G. W. Stuppy and D. W. Tarum: The hypoglycemic effect of L-leucine in organic hyperinsulinism. J. Lab. clin. Med. *54*, 944 (1959)

– F. A. De Peyster and G. R. Kennedy: New aids for diagnosis of insulinsecreting tumors. Arch. Surg. *85*, 166 (1962)

Schwarz, B.: A simplified diagnostic test for galactosemia. J. Lab. clin. Med. *56*, 483 (1960)

Schwarz, V., L. Goldberg, G. Komrower and A. Holzel: Some disturbances of erythrocyte metabolism in galactosaemia. Biochem. J. *62*, 34 (1956)

Scopes, J. W.: Discussion of hypoglycemia. Proc. R. Soc. Med. *57*, 1063 (1964)

Seckel, H. P.: Postmortem hepatic glycogenolysis in hyperinsulinism and glycogen disease. J. clin. Invest. *18*, 723 (1939)

Sellman, J. C., G. T. Perkoff, F. C. Null, J. R. Kimmel and F. H. Tyler: Hypoglycemia associated with massive intraabdominal mesothelial-cell sarcoma. New Engl. J. Med. *260*, 847 (1959)

SELTZER, H. S., S. S. FAJANS and J. W. CONN: Spontaneous hypoglycemia as an early manifestation of diabetes mellitus. Diabetes 5, 437 (1956)
SHEEHAN, H. L. and V. K. SUMMERS: The syndrome of hypopituitarism. Quart. J. Med. 18, 319 (1949)
SILVERSTEIN, M. N., K. G. WAKIM and R. C. BAHN: Tryptophan metabolites in hypoglycemia associated with neoplasia. Cancer 19, 2024 (1966)
– – – The influence of tryptophan metabolites on tissue uptake of glucose. Metabolism 16, 410 (1967)
– – – and E. D. BAYRD: Additional preliminary observations on the hypoglycemie factor. Proc. Staff. Meeting Mayo Clin. 37, 95 (1962)
– – – and R. H. DECKER: Role of tryptophan metabolites in the hypoglycemia associated with neoplasia. Cancer 19, 127 (1966)
SIMPSON, S. L.: Addison's disease and its treatment by cortical extracts. Quart. J. Med. 1, 99 (1932)
SKILLERN, P. G., L. J. MCCORMACK, J. S. HEWLETT and G. CRILE: Hyperinsulinism due to islet-cell tumors simulating sarcoma: Report of 2 cases of large tumors composed of round and spindle cells associated with hypoglycemia. Diabetes 3, 133 (1954)
– and E. H. RYNEARSON: Medical aspects of hypoglycemia. J. clin. Endocrin. 13, 587 (1953)
SLONE, D., J. S. SOELDNER, J. STEINKE and J. F. GRIGLER: Serum insulin measurements in children with idiopathic spontaneous hypoglycemia and in normal infants, children and adults. New Engl. J. Med. 274, 815 (1966)
SMITH, A. N. and J. B. COCHRAN: Islet-cell tumor of pancreas; Report of a case. Lancet 1, 289 (1952)
SNAPPER, J. et S. VAN CREVELD: Un cas d'hypoglycémie avec acétonurie chez un enfant. Bull. Mem. Soc. Hôp. Paris 52, 1315 (1928)
SOFFER, L. J.: Diseases of the endocrine glands, ed. 2, Philadelphia, Lea and Febiger, 1956, p. 856 and 884
SOMOGYI, M.: Exacerbation of diabetes by excess insulin action. Amer. J. Med. 26, 169 (1959)
SPERGEL, G. and S. J. BLEICHER: Effects of diazoxide administration on plasma glucose, insulin and lipids in von Gierkes disease. Diabetes 15, 406 (1966)
STAFFIERI, J., O. CAMES and J. CID: Corticoadrenal tumor with hypoglycemic syndrome, goiter, gynecomastia and hepatosplenomegaly. J. clin. Endocr. 9, 255 (1949)
STARZL, T. E., T. L. MARCHIERO, A. W. SEXTON, B. ILLINGWORTH, W. R. WADDELL, T. D. FARIS and T. J. HERRMANN: The effect of portocaval transposition on carbohydrate metabolism: Experimental a. clinical observations. Surgery, St. Louis 57, 687 (1965)
STAUFFER, J. M., G. E. GRANVILLE and S. W. LAW: Recurrent hypoglycemia and retroperitoneal fibrosarcoma. New Engl. J. Med. 265, 979 (1961)
STEINBERG, A., F. R. SCHECHTER and H. J. SEGAL: True pituitary Addison's disease – a pituitary unitropic deficiency. J. clin. Endocrin. 14, 1519 (1954)
STEINKE, J., R. A. CAMERINI-DAVALOS, A. MARBLE and A. E. RENOLD: Elevated levels of serum insulin like activity (ILA) as measured with adipose tissue in early untreated diabetes and prediabetes. Metabolism 10, 707 (1961)
– and J. ST. SOELDNER: Serum insulin-like activity in health and disease. In: On the nature and treatment of diabetes mellitus. Edrs. B. S. LEIBEL and G. A. WRENSHALL, p. 212, Excerpta Medica Foundation, Amsterdam 1965
– – and R. A. CAMERINI-DAVALOS: Studies on serum insulin like activity (ILA) in prediabetes and early overt diabetes. Diabetes 12, 502 (1963)
– – and A. E. RENOLD: Insulin-like activity of extracts from large sarcomatous tumors associated with hypoglycemia. J. clin. Invest. 41, 1403 (1962)
STENSTRÖM, T.: Spontaneous hypoglycemic reaction in man. Nord. Med. Tidskr. 12, 1905 (1936)
– und H. SJÖVALL: Die spontane Hypoglykämie und ihre Pathogenese. Gleichzeitig ein Bei-

trag zur Klinik und pathologischen Anatomie der pluriglandulären Insuffizienz. Acta Path. Scand. Suppl. *16*, 484 (1933)

STERNHEIMER, R.: Effect of single injection of thyroxin on carbohydrates, protein and growth in rat liver. Endocrinology *25*, 899 (1939)

STIMMLER, L., J. V. BRAZIE and D. O'BRIEN: Plasma-insulin levels in the newborn infants of normal and diabetic mothers. Lancet *I*, 137 (1964)

STUTTE, H.: Die Psychopathologie hypoglykämischer Zustandsbilder in bezug auf ihre rechtlichen Auswirkungen. Fortschr. Med. *84*, 450 (1966)

SUBAUSTE, C., R. CALDERON, L. A. LLERENA and E. CARRION: Insulin and insulin-like activity in tumor tissue and plasma of a patient with fibrosarcoma associated with hypoglycemia. Metabolism *14*, 881 (1965)

SUSSMAN, K. E., L. STIMMLER and H. BIRENBOIM: Plasma insulin levels during reactive hypoglycemia. Diabetes *15*, 1 (1966)

SZYFMANN, L. et J. WAJNSTOK: A propos d'un cas d'hypoglycémie spontanée chez un diabétique. Arch. Mal. App. Diger. *25*, 571 (1935)

TASHIAN, R. E.: Problems in the clinical diagnosis of some hereditary metabolic diseases. Clin. Chem. *7*, 441 (1961)

TAYLOR, K. W. and J. SHELDON: The nature of insulin derived from an islet cell adenoma of the pancreas. J. Endocr. *29*, 99 (1964)

TELIB, M., S. RAPTIS, K. E. SCHRÖDER and E. F. PFEIFFER: Serotonin and insulin secretion in vitro. Diabetologia *4*, 253 (1968)

TERBRÜGGEN, F.: Inseladenome und Spontanhypoglykämie. Klin. Wschr. *24/25*, 310 (1947)

– Untersuchungen über Inselapparat und Inseladenome des Pankreas, insbesondere über die Zelltypen bei Diabetes mellitus und Spontanhypoglykämie. Virchows Arch. *315*, 407 (1948)

TEUSCHER, A. und S. FRANKHAUSER: Die Hypophysektomie beim Diabetes mellitus. Fortschritte Hals-Nasen-Ohrenheilkunde, Vol. 12, p. 139, Karger, Basel–New York (1965)

THORN, G. W., G. F. KOEPF, R. A. LEWIS and E. J. OLSEN: Carbohydrate metabolism in addison's disease. J. clin. Invest. *19*, 813 (1940)

TODD, J., A. D. COLLINS, F. R. MARTIN and K. E. DEWHURST: Mental symptoms due to insulinoma. Report on two cases. Brit. Med. J. *2*, 828 (1962)

TOWNSEND, E. H., H. H. MASON and P. S. STRONG: Galactosemia and its relation to Laennec's cirrhosis; review of literature and presentation of 6 additional cases. Pediatrics *7*, 760 (1951)

TRANQUADA, R., A. B. BENDER, P. M. BEIGELMAN: Hypoglycemia associated with carcinoma of the cecum and syndrome of testicular feminization. New Engl. J. Med. *266*, 1302 (1962)

TYNAN, M. J. and L. HAAS: Hypoglycemia in the newborn. Lancet *II*, 90 (1963)

UFER, J.: Zur Entstehung der Spontanhypoglykämie. Dtsch. Med. Wsch. *69*, 206 (1943)

UNDERDAHL, L. O., L. B. WOOLNER and B. M. BLACK: Multiple endocrine adenomas: Report of 8 cases with the parathyroid, pituitary and pancreatic islets were involved. J. clin. Endocrin. Metab. *13*, 20 (1953)

UNVERRICHT, E.: Spontanhypoglykämie als transitorisches Symptom. Dtsch Med. Wschr. *207*, 209 (1935)

UTIAN, H. L.: "White liver" disease. Lancet *II*, 1043 (1964)

VAN DER SAR, A., E. BOSSCHIETER, M. J. HUGENHOLTZ and L. VAN DER HOEVEN: Spontaneous hypoglycaemic attacs due to insulinoma in diabetic; report on case. Doc. Med. Geogr. Trop. *8*, 85 (1956)

VERNER, J. V. and A. B. MORRISON: Islet cell tumor and a syndrome of refractory walery diarrhea and hypokalemia. Amer. J. Med. *25*, 374 (1958)

VOLK, B. W., M. G. GOLDNER and B. WANIFIELD: Spontaneous hypoglycemia with abdominal spindle-cell sarcoma. Geriatrics *15*, 473 (1960)

VOLPÉ, R., J. EVANS and D. W. CLARKE: Evidence favoring the sarcomatous origin of an insulin-like substance in an case of fibrosarcoma with hypoglycemia. Amer. J. Med. *38*, 540 (1965)

Vossshulte, K. und H. W. Beckert: Über die Problematik der chirurgischen Maßnahmen bei der Hypoglykämie durch Tumor oder sogenannter Hyperplasie des Inselzellapparates. Dtsch. Med. Wsch. *78*, 185 (1953)

Wadi, W.: Über Hypoglykämie bei Morbus Addisonii. Klin. Wschr. *7*, 2107 (1928)

Wagner, R. und J. K. Karnas: Über eine eigenartige Störung des Kohlenhydratstoffwechsels und ihre Beziehungen zum Diabetes mellitus. Zschr. exper. Med. *25*, 361 (1921)

Warren, S.: Adenomas of the islands of Langerhans. Amer. J. Path. *2*, 335 (1926)

Weil, C. K.: Functional hyperinsulinism; epileptiform convulsions accompanying spontaneous hypoglycemia. Internat. Clin. *4*, 33 (1932)

Weil-Malherbe, H.: Der Energiestoffwechsel des Gehirns. Münch. Med. Wschr. *104*, 21 (1962)

Weisenfeld, S. and M. G. Goldner: Hyperinsulinaemia in L-leucine sensitive hypoglycemia in a adult. Amer. J. Med. *31*, 659 (1961)

Welty, J. W. and H. F. Robertson: Hypoglycemia in addisons disease. Amer. J. Med. Sci. *192*, 760 (1936)

Wenig, C. und U. Ritter: Die symptomatische Hypoglykämie nach Magenresektion und bei Ulcusleiden in der Begutachtung. Med. Welt *18*, 1563 (1967)

Wermer, P.: Genetic aspects of adenomatous of endocrine glands. Amer. J. Med. *16*, 363 (1954)

Whipple, A. O.: Present-day surgery of pancreas. New Engl. J. Med. *226*, 515 (1942)

– and V. K. Frantz: Adenoma of islet cell with hyperinsulinism; A review. Ann. Surg. *101*, 1299 (1935)

White, F. P. and L. E. Sutton: Adrenogenital syndrome with associated episodes of hypoglycemia. J. clin. Endocrin. *11*, 1395 (1951)

Whitney, J. E. and B. J. Heller: Increased insulin-like activity of serum in patient with spontaneous hypoglycemia associated with retroperitoneal fibrosarcoma. Am. J. Med. *30*, 633 (1961)

– and G. C. Massey: Apparent insulin activity in fibrosarcoma associated with spontaneous hypoglycemia. J. clin. Endocrin. *21*, 541 (1961)

Widmark, E. M.: On lactation hypoglycemias. Acta Med. Scand. Suppl. *26*, 164 (1928)

Wikman, J. H. and J. D. McCracken: Hypoglycemia associated with adrenal carcinoma. Amer. J. Surg. *110*, 811 (1965)

Wilber, J. F. und W. D. Odell: Hypoglycemia associated with isolated deficiency of growth hormone. Clin. Res. *12*, 282 (1964)

Wilder, J.: Hypoglykämische Anfälle bei perniciöser Anämie. Wien. Med. Wschr. 399 (1932)

Wilder, R. M., F. N. Allan, M. H. Power and H. E. Robertson: Carcinoma of the islands of pancreas. Hyperinsulinism and hyperglycemia. J. Amer. Med. Assoc. *89*, 348 (1927)

Wilkins, L., J. F. Crigler, S. H. Silverman, L. H. Gardner and C. J. Migeon: Further studies on the treatment of congenital adrenal hyperplasia with cortisone. J. clin. Endocrin. *12*, 1015 (1952)

Williams, R. H.: Hypoglycemosis. In: Diabetes. B. Hoeber, Medical Division of Harper Broth., New York 1960

– Adrenocortical tumour, hypoglycemia and excessive secretion of compound S. Proc. Roy. Soc. Med. *53*, 864 (1960)

Woeber, K. A. and R. A. Arky: Hypoglycaemia as the result of isolated corticotropin-deficiency. Brit. Med. J. *5466*, 857 (1965)

Wolf, H. P.: Biochemische Untersuchungen zur hereditären Fructose-Intoleranz. Mod. Probl. Paediatr. *4*, 528 (1959)

Wolf, H., E. Zschocke, F. Wedemeyer und W. Hübner: Angeborene hereditäre Fructose-Intoleranz. Klin. Wschr. *37*, 693 (1959)

Woolf, N. and W. P. Jackson: Maternal pre-diabetes and the foetal pancreas. J. Path. Bact. *74*, 223 (1957)

YALOW, R. S. and S. A. BERSON: Immunoassay of endogenous plasma insulin in man. J. clin. Invest. *39*, 1157 (1960)
- - Assay of plasma insulin in human subjects by immunological methods. Nature *184*, 1648 (1959)
- - Dynamics of insulin secretion in hypoglycemia. Diabetes *14*, 341 (1965)
ZELLWEGER, H.: Glykogenspeicherkrankheiten. Dtsch. Med. Wschr. *81*, 1907 (1956)
ZENKER, R.: Die Bedeutung der Angiographie für die Therapie bei Inselzellgeschwülsten. Münch. Med. Wschr. *108*, 1691 (1966)
ZETTERSTROM, R.: Congenital enzymatic defects and their clinical significance. Nord. Med. *65*, 658 (1961)
ZIEVE, L.: Functional hypoglycemia and peptic ulcer. Postgrad. Med. *40*, 159 (1966)
ZIMMERMANN, H. J., L. J. THOMAS and E. H. SCHERR: Fasting blood sugar in hepatic disease with reference to infrequency of hypoglycemia. Arch. Intern. Med. *91*, 577 (1953)
ZOLLINGER, R. M. and E. H. ELLISON: Primary peptic ulcerations of jejunum associated with islet cell tumors of pancreas. Ann. Surg. *142*, 709 (1955)
ZORATTO, E.: A case of congenital adrenogenital syndrome with hypoglycemia and convulsive seizures. Minerva Pediat. *16*, 809 (1964)

Der Diabetes des pankreaslosen Menschen

Von W. CREUTZFELDT, Göttingen

I. Einleitung
II. Insulinbehandlung
   A. Postoperative Insulineinstellung
   B. Insulinbedarf des pankreaslosen Menschen
   C. Insulinauslaßversuch und Coma diabeticum beim pankreatopriven Diabetes des Menschen
   D. Hypoglykämische Reaktionen
   E. Änderung des Insulinbedarfs nach totaler Pankreatektomie bei einem schon vorhandenen Diabetes
III. Wirkung oraler Antidiabetika beim pankreatopriven Diabetes des Menschen
   A. Blutzuckersenkende Sulfonylharnstoffe
   B. Biguanide
IV. Angiopathia diabetica

I. Einleitung

Die radikale Pankreaschirurgie ist über 50 Jahre alt. Totale Pankreatektomien beim Menschen wurden jedoch erst seit den 40er Jahren in größerem Umfang durchgeführt (Einzelheiten siehe CREUTZFELDT, KERN, KÜMMERLE und SCHUMACHER). Die Hauptindikationen zu diesem Eingriff, bei dem meistens auch das Duodenum, die Milz und ein Teil des Magens mit entfernt werden müssen, sind maligne Pankreastumoren, selten Inselzelladenome oder Inselzellkarzinome oder eine mit unbeeinflußbaren Schmerzen einhergehende chronische Pankreatitis.

Grundsätzlich wird heute angestrebt, bei operablen Pankreastumoren eine sog. Duodenopankreatektomie durchzuführen (KERN et al.). Hierbei wird der Pankreasschwanz in situ belassen und der Pankreasgang entweder blind verschlossen oder wieder mit dem Darm anastomosiert. Die Ausfallserscheinungen sind dabei bemerkenswert gering, weil Pankreasresektionen bis zu 90 % auch beim Menschen nur selten zu einem manifesten Diabetes führen. Gelingt eine intakte Anastomose mit dem Ductus Wirsungianus und ist das Azinusgewebe noch nicht atrophiert, so fehlen auch Zeichen der Verdauungsinsuffizienz.

Vom praktischen Standpunkt aus betrachtet ist der Diabetes des pankreaslosen Menschen ein Problem von untergeordneter Bedeutung, weil nur wenige Ärzte in die Lage versetzt werden, derartige Patienten zu betreuen. In der Literatur sind etwa 150 Fälle mitgeteilt worden (Zusammenstellungen bei CREUTZFELDT et al. sowie HOWARD und JORDAN). Diese Fälle haben uns gelehrt, daß der Mensch auch über viele Jahre ohne Pankreas arbeitsfähig erhalten werden kann, weil die endokrinen und exokrinen Ausfälle weitgehend kompensierbar sind.

Vom theoretischen Standpunkt aus betrachtet ergeben sich jedoch interessante Fragen, wenn man den pankreatopriven Diabetes des Menschen mit dem menschlichen Spontandiabetes vergleicht.

Denn von tierexperimentellen Beobachtungen ist bekannt, daß sich der Pankreatektomiediabetes und der Alloxandiabetes einiger Spezies hinsichtlich Schwere und Insulinbedarf unterscheiden. THOROGOD und ZIMMERMANN gaben an, daß bei alloxandiabetischen Hunden (also nach elektiver Zerstörung der B-Zellen) nach

Exstirpation des Pankreas der Insulinbedarf um ²/₃ absinkt. MIRSKY et al. (1951) erklärten diese Beobachtungen mit einer gestörten Nahrungsabsorption aus dem Darm, da im Fastenzustand der Diabetes des pankreaslosen Hundes sogar schwerer als der des alloxandiabetischen ist (LUKENS, 1955). In Rechnung zu setzen ist außerdem die schwere Leberschädigung des Hundes nach Pankreatektomie. Freilich konnte RODRIGUEZ-CANDELA keine Besserung des Alloxandiabetes nach Pankreasgangunterbindung beim Hund feststellen, was wegen der besonderen anatomischen Verhältnisse (es gibt beim Hund bekanntlich mehrere Ausführungsgänge des Pankreas) aber noch nicht völlig die Auffassung von MIRSKY widerlegt.

Daß jedoch der Diabetes nach Pankreatektomie beim Tier eine Sonderform des Diabetes darstellt, die sich von anderen Formen des experimentellen Diabetes unterscheidet, ergibt sich auch aus folgender Tatsache: Einige Spezies, die nach Pankreatektomie nur leicht diabetisch werden (wie Schwein und Ziege, LUKENS, 1937, 1938), entwickeln einen kräftigen Alloxandiabetes, so das Schaf (JARRETT; JARRETT et al.), die Ziege (SAVIANO und DE FRANCISCIS) und das Schwein (MOUNT). Als Hauptursache dieser Unterschiede wird die Tatsache angesehen, daß bei der Pankreatektomie auch die Glukagonproduktion durch die A-Zellen ausgeschaltet wird.

Es ist nicht zu erwarten, daß der Pankreatektomiediabetes des Menschen mit dem Altersdiabetes (maturity-onset type) vergleichbar ist, weil dieser Diabetestyp überhaupt keine Parallelität in einer experimentellen Diabetesform hat. Dagegen sind Vergleiche mit dem jugendlichen Diabetes (growth-onset type) berechtigt, weil hier ein absoluter Insulinmangel erwiesen ist.

II. Insulinbehandlung

A. Postoperative Insulineinstellung

Kurze Zeit nach Entfernung des Pankreas steigt der Blutzucker an. Bei der Insulineinstellung ist zu beachten, daß der pankreaslose Mensch hochgradig insulinempfindlich ist. Auf diese Tatsache wurde wohl erstmalig von GOLDNER und CLARK (1944) hingewiesen, die bei ihren beiden Patienten bereits nach 20 E Alt-Insulin hypoglykämische Reaktionen erlebten. Besonders in den ersten postoperativen Tagen, wenn die Ernährung noch ganz oder überwiegend parenteral erfolgt, ist die Gefahr eines hypoglykämischen Schocks sehr groß.

Uns selbst hat sich bei der Behandlung 7 eigener Fälle folgendes Vorgehen bewährt, das daher als brauchbar empfohlen werden kann. Zunächst werden unter ständiger Blutzuckerkontrolle in 6stündigen Abständen 3–4 kleine gleichmäßig über den Tag verteilte Dosen von Alt-Insulin (4–8 E) verabreicht. Etwaige danach auftretende Hypoglykämien sind niemals hochgradig und sofort durch zusätzliche Injektionen von hochprozentiger Glukoselösung zu beheben. Während der ersten 5–6 Tage wird der Patient mit Glukose und Fruktoseinfusionen (150–200 g Kohlenhydrate) parenteral ernährt. Schon am 2. postoperativen Tag kann mit zusätzlichen löffelweisen Teegaben, etwas später auch mit Haferschleimzufuhr bei gleichzeitiger Gabe eines Pankreasfermentpräparates begonnen werden. Etwa am 6. bis 8. Tag nach der Operation beginnt man beim Übergang auf orale Ernährung mit der Verabreichung von Verzögerungsinsulin. Die durchschnittliche Dosis eines der üblichen Verzögerungsinsuline beträgt 32 E, oft noch weniger (s. unten). Die Abbildung 1 zeigt den postoperativen Verlauf eines unserer Patienten, bei dem das skizzierte Vorgehen Anwendung fand.

Im allgemeinen ist der pankreatoprive Diabetes bei streng eingehaltener Diät gut einzustellen, und es treten bei ziemlich konstantem Blutzuckertagesprofil nur geringe Restglukosurien auf. Wegen der stets vorhandenen Schockneigung sollte die Einstellung nicht zu „scharf", d. h. nicht normoglykämisch, erfolgen (CATTELL und WARREN; CREUTZFELDT, KÜMMERLE und KERN; GREENFIELD und SANDERS) und von einer Anwendung von langwirkenden und dann unter Umständen kumulierenden Verzögerungsinsulinen, wie etwa dem Protamin-Zink-Insulin, abgesehen werden (CATTELL und WARREN; MCCULLAGH). Ketoazidosen sind fast nur bei Infekten aufgetreten, bei denen von zahlreichen Autoren auch ein vorübergehender Anstieg des Insulinbedarfs beobachtet wurde (GREENFIELD und SANDERS; MEYTHALER und KÜHNLEIN; WHITFIELD et al., 1952; DITURI).

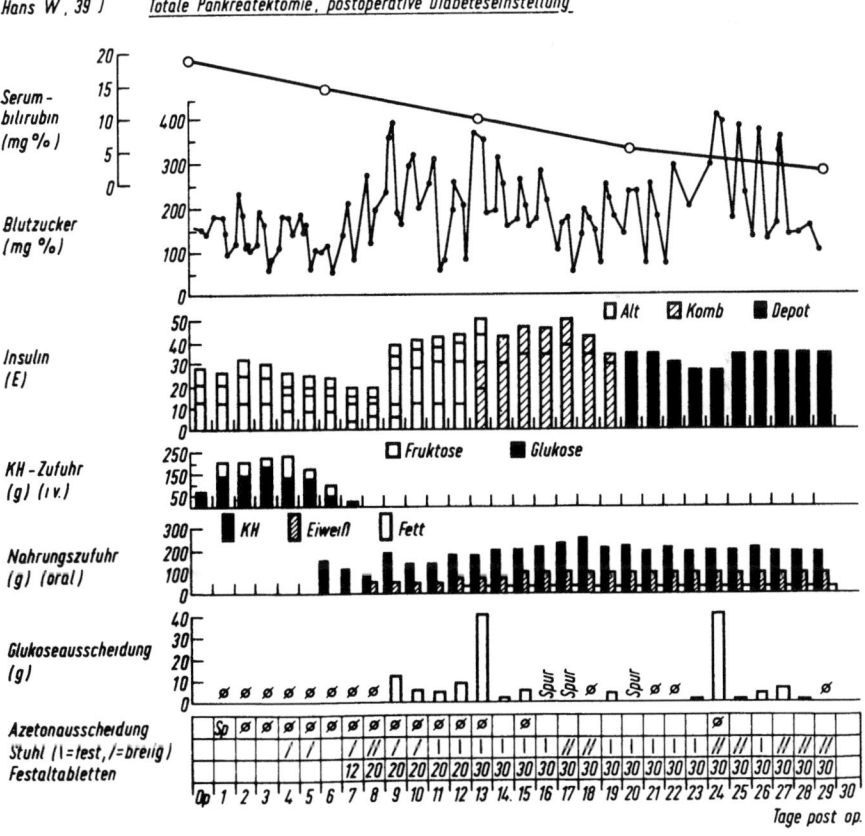

Abb. 1: Postoperative Diabeteseinstellung nach totaler Pankreatektomie wegen Pankreaskopfcarcinom (aus CREUTZFELDT, KÜMMERLE und KERN, 1959)

B. Insulinbedarf des pankreaslosen Menschen

Der Insulinbedarf des an einem Spontandiabetes leidenden Menschen schwankt von Fall zu Fall in weiten Grenzen. Es ist jedoch nicht möglich, allein aus der zur Blutzuckernormalisierung und Harnzuckerfreiheit notwendigen Insulindosis auf die Schwere des Diabetes zu schließen. Denn viele Altersdiabetiker benötigen zwar hohe Insulindosen, um normoglykämisch zu werden, können aber auch längere Zeit ganz ohne Insulin leben, ohne zu dekompensieren oder in eine Ketoazidose zu geraten. Unter den jugendlichen Diabetikern vom Insulinmangeltyp gibt es Fälle, die mit 20–28 E Insulin voll kompensiert sind und beim Fortlassen des Insulins rasch in eine lebensbedrohliche Ketoazidose abgleiten, während andere Patienten bis zu 60 und mehr E zur völligen Stoffwechselkompensation benötigen. Die Höhe des täglichen Insulinbedarfs gibt also in erster Linie Auskunft über die Insulinempfindlichkeit des jeweiligen Falles und erst in zweiter Linie über den absoluten Insulinmangel. Denn jeder Diabetiker hat ein für ihn charakteristisches Insulin-Glukose-Äquivalent, worunter die Glukosemenge verstanden wird, die durch eine Einheit Insulin aus dem Harn zum Verschwinden gebracht werden kann. Dieses Insulinglukoseäquivalent kann in weiten Grenzen schwanken (0,5–10).

Die Beobachtungen am pankreaslosen Menschen scheinen uns nun die Möglichkeit zu geben, den absoluten täglichen Insulinbedarf des Menschen zu errechnen. Der durchschnittliche Bedarf liegt bei 32 E (20–40 E) pro Tag. Die Angaben schwanken jedoch von Fall zu Fall erheblich. Diese zunächst unverständliche Tatsache läßt sich folgendermaßen erklären. Bei den niedrigen Werten unter 16 E ist vor allem an die Möglichkeit eines im Organismus verbliebenen Pankreasrestes zu denken. Diese Annahme ist sicher berechtigt bei den Patienten, die nach der Pankreatektomie überhaupt kein Insulin benötigen (FRANKE; CHAPMAN; BECKER und NUSSELT; MEYTHALER und KÜHNLEIN; ZOLLINGER), da Insulinauslaßversuche bei sicher total pankreatektomierten Menschen rasche Stoffwechselentgleisungen zur Folge haben (s. unten). Diese Annahme ist auch nicht durch Obduktionsbefunde zu widerlegen, bei denen angeblich keine Pankreasreste mehr gefunden wurden. Denn selbst bei sorgfältiger Obduktion können solche Reste im postoperativ verschwielten Retroperitonealgewebe übersehen werden.

Umgekehrt läßt sich ein Insulinbedarf von über 48 E wohl nur durch das Auftreten von spezifischen Antikörpern, also durch eine „Insulinresistenz" erklären. Ein solches Verhalten ist erwiesen bei dem Patienten von DITURI. Dieser Autor beschrieb einen Fall, bei dem nach der totalen Pankreatektomie der Diabetes zuerst mit 20 E Insulin gut eingestellt war, während nach der Entlassung aus dem Krankenhaus unabhängig von der Diät und anderen äußeren Faktoren der Insulinbedarf stetig anstieg, so daß selbst mit 180 E pro Tag die Hyperglykämie und Glukosurie nicht ausreichend beherrscht werden konnte. Bei diesen Patienten gelang es ARQUILLA, freie Antikörper gegen Insulin im Blut nachzuweisen. Auch eine Beobachtung von CREUTZFELDT, KÜMMERLE und KERN kann nur in diesem Sinne gedeutet werden. Hier kam es während einer Furunkulose zu einem Anstieg des Insulinbedarfs von 28 auf 68 E pro Tag. Nach Abklingen der Komplikation blieb der Insulinbedarf noch monatelang mit 52 E recht hoch, sank dann jedoch wieder auf 28 E ab, um in den letzten Wochen vor dem Tode an allgemeiner Metastasierung nur 16 E zu betragen. Der Nachweis von Insulinantikörpern gelang in diesem Falle freilich nicht.

C. Insulinauslaßversuch und Coma diabeticum beim pankreatopriven Diabetes des Menschen

CHAPMAN beobachtete einen Patienten, der 16 Monate nach totaler Pankreatektomie kein Insulin mehr brauchte. BECKER und NUSSELT berichteten über eine Patientin, die 5 Wochen lang nach der totalen Pankreatektomie wegen eines funktionellen Hyperinsulinismus kein Insulin benötigte und ständig Blutzuckerwerte von 80–100 mg% zeigte. Sie starb dann in einem zerebralen Krampfanfall. Bei der Sektion wurde kein ektopisches Pankreasgewebe gefunden. Die Patientin von MEYTHALER und KÜHNLEIN (1953) spritzte aus Nachlässigkeit einmal 3 Wochen lang kein Insulin und schied dabei weder Glukose noch Azeton im Urin aus. Der Blutzucker betrug nur etwas über 200 mg%. Auch ZOLLINGER (1958) erwähnt einen Patienten, der nur 5 E Insulin täglich benötigte und periodenweise ganz ohne Insulin auskam. Nach Berichten verschiedener Autoren über ihre Erfahrung mit Insulinauslaßversuchen muß jedoch bezweifelt werden, daß nach wirklich totaler Pankreatektomie beim Menschen ein Insulinentzug längere Zeit mit dem Leben vereinbar ist.

Obwohl nur wenige Autoren über derartige Insulinauslaßversuche berichtet haben, stimmen die Ergebnisse dieser Experimente so gut überein, daß sie als typisch angesehen werden können. FALLIS und SZILAGYI berichteten über eine Patientin, bei der vom 48. bis 50. Tag nach totaler Pankreatektomie das Insulin vollständig entzogen wurde. Der Diabetes war zu dem Zeitpunkt mit 10 E Protamin-Zink- und 20 E Alt-Insulin eingestellt, wobei allerdings noch eine Glukosurie von 40–64 g pro Tag bestand und außerdem täglich 18–126 mg β-Oxybuttersäure im Harn ausgeschieden wurden. Der Appetit und das Befinden der Patientin war während der ersten beiden Tage sehr gut. Erst am 3. Tag machte sich eine Benommenheit und ein Azetongeruch aus dem Mund bemerkbar. Andere Symptome einer diabetischen Azidose fehlten. Der Nüchternblutzucker stieg am 3. Tag auf 500 mg%, die Glukosurie auf 200 g pro Tag. Die Azetonurie betrug 3,5 g pro Tag und die β-Oxybuttersäureausscheidung im Harn (berechnet als Aceton) 7,6 g pro Tag. Der höchste Blutazetonwert war 12,9 mg%. Die Serumelektrolyte zeigten während des Versuches kaum eine Änderung. Der Gewichtsverlust betrug 1 kg. 6 Std. nach Verabreichung von Insulin war die Benommenheit der Patientin vollkommen verschwunden, nach 10 Std. bestand nur noch eine leichte Glukosurie und Azetonurie, nach 48 Std. waren Blutzucker- und Blutazetonwerte normalisiert. Unter dem Hinweis, daß Fälle von diabetischen Azidosen beschrieben wurden mit einer Azetonurie von 6 g pro Tag und einer β-Oxybuttersäureausscheidung von 100 g pro Tag bezeichneten die Autoren den Grad der Azidose dieser Patientin nach 3 Tagen Insulinentzug als mittelmäßig.

DIXON et al. entzogen einem Patienten zweimal (in der 10. und in der 35. Woche nach der totalen Pankreatektomie) für je 89 Std. das Insulin. Die diabetische Azidose, die sich daraufhin entwickelte, war sehr viel schwerer als bei dem Patienten von FALLIS und SZILAGYI. Im ersten Versuch erreichte der Blutzucker einen Wert von 600 mg% (nach einer einmaligen Gabe von 100 g Dextrose sogar 813 mg%), die Zuckerausscheidung im Harn betrug pro Tag 423 g. Der Patient verlor 3,1 kg an Gewicht. Im zweiten Versuch, bei dem lediglich die Kohlenhydratzufuhr auf 125 g pro Tag herabgesetzt war, beobachteten DIXON et al. neben einem Blutzuckeranstieg auf über 460 mg% und einer Glukosurie von etwa 160 g pro Tag einen starken Anstieg der β-Oxybuttersäure im Blut auf 106 mg % (59,4 mg % Aceton) sowie bei den Serumelektrolyten einen Abfall des Serumnatriums von 312,8 auf 289,8 mg % und einen Anstieg des Serumkaliums von 20,3 mg % auf 22,7 mg %. Dixon et al. schließen aus diesen beiden Auslaßversuchen beim gleichen Patienten, die sich lediglich durch die unterschiedliche Menge der verabreichten Kohlenhydrate unterscheiden, daß die Ketonämie bei reichlicher Kohlenhydratkost leicht, bei Reduktion der Kohlenhydrate dagegen schwer ist.

Ähnliche Beobachtungen konnten Creutzfeldt, Kümmerle und Kern in 2 Fällen machen. Der Verlauf eines dieser Auslaßversuche ist in Abbildung 2 dargestellt. Bei der Patientin wurde am 38. Tag nach der Operation, als der Diabetes mit 22 E Depot-Insulin gut eingestellt war, das Insulin entzogen und eine genaue Stoffwechselanalyse durchgeführt, wobei wegen der angeblich geringen Azidoseneigung des pankreaslosen Menschen neben den Serumelektrolyten und dem Blutzucker besonders das Blutazeton und die Alkalireserve von Interesse war. Am 3. Tag des Auslaßversuches stieg das Blutazeton auf 40,1 mg %, während die Alkalireserve auf 25,1 Vol.-% absank. Mittags betrug der Blutzucker 551 mg %. Gleichzeitig kam es zu einer Hyperkaliämie, während das Serumnatrium annähernd normal blieb. Wegen Appetitlosigkeit, Schwindel und erheblichen Erbrechens mußte der Versuch am Mittag des 3. Tages abgebrochen werden. Nach Gaben von insgesamt 32 E Alt-Insulin erholte sich die Patientin innerhalb von 8 Std.

Weitere Insulinauslaßversuche wurden von Marraffino (Einzelheiten nicht berichtet), Dituri sowie Ricketts et al. ausgeführt. Bei dem Patienten von Dituri, bei dem ein insulinresistenter pankreatopriver Diabetes vorlag (s. oben S. 241) mußte der Versuch schon nach 24 Std. wegen Azidose und Exsikkose abgebrochen werden. Ricketts et al. entzogen einem Patienten 3 Monate nach totaler Pankreatektomie das Insulin. Am 2. Tag kam es zu einer Glukosurie von 143 g, die Azetonprobe im Harn wurde positiv. Am 3. Tag wurde der Versuch wegen deutlicher Zeichen einer diabetischen Azidose beendet. Nach Insulinverabreichung erholte sich der Patient wieder rasch.

Während über leichte Azidosen von verschiedenen Autoren bei Infekten von totalpankreatektomierten Patienten berichtet wurde, sind Angaben über ein echtes Coma diabeticum selten. Spath und Köle erwähnen einen Todesfall im Coma diabeticum. Leider liegen über den Fall keine näheren Angaben vor. Auch der Patient von Ricketts et al. starb im Coma diabeticum. In diesem Fall handelt es sich um einen infolge schwerer Metastasierung des operativ entfernten Pankreaskarzinoms kachektischen Menschen, bei dem die Insulintherapie abgebrochen wurde. Der Patient verstarb daraufhin nach 6 Tagen im Coma diabeticum.

Die vorliegenden Beobachtungen rechtfertigen nicht die bisweilen vertretene Ansicht, daß der pankreatoprive Diabetes nicht zur Azidose neige. Beim sicher total pankreatektomierten Menschen führt Insulinentzug wie beim juvenilen Diabetiker in wenigen Tagen zur Ketoazidose und zum Coma diabeticum. Allerdings scheint sich die Ketoazidose etwas langsamer als beim Spontandiabetes zu entwickeln. Denn der juvenile Diabetiker kann in der Regel einen 3tägigen Insulinentzug nicht so gut tolerieren wie die soeben geschilderten pankreaslosen Menschen. Die Ursache hierfür dürfte in den dürftigen Fettdepots der Pankreatektomierten liegen. In der Regel sind die Patienten dauernd stark untergewichtig, weil der Ausfall der Pankreasenzyme zusammen mit der Magenresektion auch bei optimaler Substitution keine normale Nahrungsabsorption gestattet. Die Ketonkörperproduktion der Leber

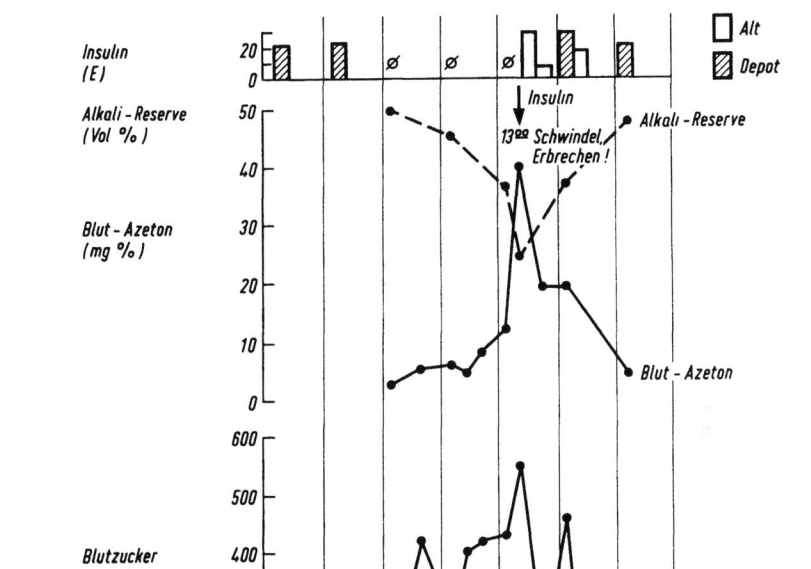

Abb. 2: Insulinauslaßversuch bei einer totalpankreatektomierten Patientin. Der Versuch mußte nach 53 Std. wegen Praecoma diabeticum abgebrochen werden (aus CREUTZFELDT, KÜMMERLE und KERN, 1959)

ist jedoch allein abhängig vom Angebot an Fettsäuren, also dem Ausmaß der Lipolyse (S. 273). Es wäre damit verständlich, daß der mit Insulin eingestellte juvenile Diabetiker mit normalen Fettdepots nach Insulinentzug rascher eine Ketoazidose entwickelt als der Totalpankreatektomierte mit seinem stark reduzierten Fettgewebe. Analoge Beobachtungen lassen sich im Tierversuch machen. So zeigten STEI-

NER et al., daß Ratten, die nach einer Alloxaninjektion an sich nicht zu einer Ketoazidose neigen, eine schwere Ketoazidose und ein diabetisches Koma entwickeln können, wenn ihnen nach einer Insulinbehandlung, die zu einer Auffüllung der Fettdepots führte, das Insulin abrupt entzogen wurde.

D. Hypoglykämische Reaktionen

Die eigentliche Gefahr droht dem total pankreatektomierten Menschen jedoch nicht durch eine Ketoazidose und damit ein Coma diabeticum, da ja grundsätzlich eine Insulintherapie durchgeführt wird, sondern durch die Insulinempfindlichkeit. Schwerere hypoglykämische Reaktionen wurden von zahlreichen Autoren beschrieben. Wir selbst erlebten bei einer unserer Patientinnen eine vorübergehende Halbseitenlähmung infolge einer schweren Hypoglykämie. Auch die anderen Patienten hatten bereits mehrere Schockzustände. Mindestens 6 pankreaslose Menschen sind an einer Hypoglykämie gestorben (CLAGETT; HILST; ROCKEY; SHAY; MCCULLAGH et al.; KOCH und SAILER), bei 2 weiteren war der Tod mit großer Wahrscheinlichkeit eine Schockfolge (MCCULLAGH et al.). Das ist gemessen an der Gesamtzahl der bisher beobachteten Patienten gegenüber der Seltenheit dieses Ereignisses beim Spontandiabetes ein sehr hoher Prozentsatz und unterstreicht eindrucksvoll die Bedeutung der starken Insulinempfindlichkeit des pankreaslosen Menschen. Eine gute Erklärung für die Insulinempfindlichkeit und Schockneigung des pankreatopriven Diabetes wäre der gleichzeitig mit dem Insulinmangel bestehende Glukagonmangel infolge Entfernung des A-Zellsystems. Leider war es uns bisher nicht möglich, diese Hypothese zu prüfen, weil uns kein brauchbares Depotglukagonpräparat zur Verfügung stand. Die üblichen Glukagonpräparate wirken zu kurz und sind daher für eine Dauereinstellung nicht brauchbar.

Zu diskutieren ist aber auch, daß die Schockneigung mit der gestörten Nahrungsabsorption zusammenhängt. Hypoglykämische Reaktionen können beim Pankreatektomierten bereits auftreten, wenn er bei konstanter Diät und optimaler Insulineinstellung die Einnahme von Verdauungsenzymen unterläßt. So trat bei einem unserer Patienten während einer Fettbilanzstudie ein hypoglykämischer Schock auf, nachdem 3 Tage lang die Pankreasenzyme abgesetzt worden waren, wobei das Stuhlfett von vorher 10–20 g auf über 100 g und das Stuhlgewicht auf über 900 g angestiegen war.

Es ist daher stets eine ausreichende Enzymsubstitution (entsprechend 6–10 g Pankreatin, das sind 25–40 Tabletten der üblichen Pankreasenzympräparate) durchzuführen. Der Fettgehalt der Nahrung soll dabei unter 70 g liegen, weil größere Fettmengen auch mit hohen Enzymdosen nicht absorbiert werden und bei einer stärkeren Steatorrhoe auch die Absorption von Protein und Kohlenhydraten abnimmt (Einzelheiten s. CREUTZFELDT et al., 1961).

E. Änderung des Insulinbedarfs nach totaler Pankreatektomie bei einem schon vorhandenen Diabetes

Von hohem theoretischem Interesse für die Pathogenese und Charakterisierung des Spontandiabetes des Menschen sind die Auswirkungen der totalen Pankreatektomie auf den Stoffwechsel und Insulinbedarf von Patienten, die bereits vor der Operation an einem Diabetes litten. In der Tabelle 1 sind die in der Literatur mitgeteilten 10 Fälle zusammengestellt. Bei ihrer Beurteilung ist jedoch zu berücksichtigen, daß eine Gegenüberstellung des prä- und postoperativen Diabetesverlaufes nur sinnvoll ist, wenn der Diabetes wirklich ein echter Spontandiabetes war und nicht erst durch die Tumordurchsetzung des Pankreas oder eine Pankreasfibrose entstanden ist, da dieser Diabetes eine seltene Sonderform darstellt, die analog dem Sandmeyer-Diabetes des Tieres verläuft und in der Regel sehr leicht ist. Für die beiden Fälle von FALLIS und SZILAGYI (8 bzw. 15 Jahre Diabetesdauer) und den Fall von HARTER und KUHL (14 Jahre Diabetes, Vater Diabetiker) kann mit Sicherheit ein Spontandiabetes angenommen werden. Das gleiche gilt für den Fall von RICKETTS et al., da die Langerhans'schen Inseln für den Spontandiabetes typische Veränderungen aufwiesen (90 % A-Zellen, Hyalinisierung zahlreicher Inseln) und der Vater Diabetiker war. Auch bei dem Fall von DIXON et al. ist ein von dem Pankreastumor unabhängiger Spontandiabetes wahrscheinlich, da der Diabetes anläßlich eines Coma diabeticum 1 1/2 Jahre vor der Operation erkannt wurde. Sicher ist das jedoch nicht. Der Fall von GREENFIELD und SANDERS und der Fall von BARRETT und BOWERS sind für die genannte Fragestellung ohne Interesse, da der sehr leichte Diabetes sicher allein durch die chronische Pankreatitis bedingt war und somit eine Sonderform des Diabetes darstellt, die keine Rückschlüsse auf den Spontandiabetes des Menschen zuläßt. Das gleiche gilt wahrscheinlich für die Patientin von CATTEL und WARREN, bei der der Diabetes mit einer akuten Pankreatitis einsetzte und 14 Monate lang bis zur Pankreatektomie mit 25 E Insulin behandelt wurde. Bei den beiden Fällen von McCULLAGH et al. wurde der Diabetes erst mit dem Karzinom zusammen entdeckt. Trotz des relativ hohen Insulinbedarfs präoperativ ist es daher fraglich, ob es sich um einen echten Spontandiabetes handelte.

Außerdem muß bei einer Gegenüberstellung des prä- und postoperativen Diabetesverlaufes berücksichtigt werden, daß vergleichbare Bedingungen nur schwer herzustellen sind. In erster Linie sind die Unterschiede der Nahrungsabsorption, der Diät und des Körpergewichts prä- und postoperativ zu nennen (RICKETTS et al.; HARTER und KUHL).

Ein 11. Fall von totaler Pankreatektomie bei einem seit Jahren bestehenden Diabetes wird von PORTER erwähnt. Dieser Patient benötigte nach der Operation „viel weniger" Insulin. Nähere Angaben über Alter, Art des Diabetes und genaue Insulindosen fehlen. PORTER meint selbst, daß das Absinken des Insulinbedarfs in diesem Falle keine Rückschlüsse zuläßt, weil der Patient postoperativ rasch Metastasen und eine Anorexie entwickelte.

Die Fälle 1–5 der Tabelle 1 (die Fälle 6–10 sollen als sekundäre Diabetesformen infolge chronischer Pankreatitis nicht weiter erörtert werden) sind auf Grund der Anamnese bzw. der morphologischen Befunde als Fälle von genuinem Diabetes anzusprechen. Sie erkrankten sämtlich nach dem 45. Lebensjahr an ihrem Diabetes. Eine Coma-Anamnese bestand lediglich bei der Patientin von DIXON et al. Im übrigen läßt sich aus den Angaben in den Veröffentlichungen nicht sicher ersehen, ob es sich um Fälle von Insulinmangeldiabetes mit Ketoazidoseneigung handelte (die ja auch nach dem 45. Lebensjahr auftreten können). Nur in 2 der 5 Fälle führte die Pankreatektomie zu einer leichten Verminderung des täglichen Insulinbedarfs, in 3 Fällen stieg er sogar an, so daß zumindest aus diesen Beobachtungen nicht der Schluß gezogen werden kann, daß die diabetischen Symptome wesentlich durch die Glukagonsekretion mitbedingt waren. Allerdings war der präoperative Insulinbedarf nur im Falle von RICKETTS et al. relativ hoch (40–65 E). Der postoperative

Tab. 1: Prä- und postoperativer Insulinbedarf bei pankreatektomierten Diabetikern

Autor	Alter und Geschlecht	Dauer des Diabetes (Insulin-E präop.)	Genaue Diagnose	Insulin-E postop.
a) Fälle mit *genuinem* Diabetes				
1. Ricketts et al.	52 m	14 Mon. (40–65 E) Vater Diabetiker!	Pankreas-Ca. (vom Gangepithel ausgehend). Langerhans'sche Inseln zu 90% aus A-Zellen bestehend. z. T. vollkommen hyalinisiert.	um *40 E*
2. Dixon et al.	50 m	fast 1½ Jahre (22 E)	Ca. des Pankreaskopfes und -körpers. Schwanz nodulär-atropisch.	*40 E*
3. Fallis und Szilagyi (Fall 2)	57 w	8 Jahre (24 E)	Adeno-Ca. und Fibrose des Pankreas.	*25–30 E*
4. Fallis und Szilagyi (Fall 3)	60 w	15 Jahre (25–30 E)	Adeno-Ca. des Pankreas (vom Gangepithel ausgehend).	*40 E*
5. Harter und Kuhl	61 m	14 Jahre (30 E) Vater Diabetiker!	Papillen-Ca. Leberzirrhose. Tod nach 3½ Mon. im Coma hepaticum.	*12 E*
b) Fälle mit *sekundärem* Diabetes				
6. Greenfield und Sanders	58 m	fast 7 Mon. (Diät)	Adeno-Ca. des Pankreaskopfes. Chron. Pankreatitis und Fibrose von Körper und Schwanz.	*40 E*
7. Cattell und Warren	35 w	14 Mon. (25 E)	Schwerste Pankreasfibrose bei Pankreatolithiasis (klinisch rezidivierende Pankreatitis).	*15–20 E*
8. Barrett und Bowers	33 m	2 Mon. (Diät)	Chronische Pankreatitis und Pankreascalcinose.	*40–60 E*
9. McCullagh et al. (Fall 1)	55 w	direkt präoperativ (45 E)	Adeno-Ca. des Ductus choledochus und des Pankreaskopfes. Biliäre Zirrhose.	*30 E*
10. McCullagh et al. (Fall 10)	65 m	direkt präoperativ (60 E)	Adeno-Ca. des Pankreas	*20 E*

Insulinbedarf dieses Falles lag mit 40 E nicht wesentlich niedriger, weil die Diät etwas niedriger und das Körpergewicht geringer waren. Dennoch dürfte der Diabetes seinen Charakter in diesem Falle wesentlich geändert haben. Denn vor Beginn der präoperativen Insulintherapie hatte der Patient 9 Monate lang Insulininjektionen verweigert, ohne dabei Azidosezeichen zu entwickeln. Postoperativ trat dagegen im Insulinauslaßversuch schon am 3. Tag eine schwere Azidose auf, schließlich verstarb der Patient sogar 6 Tage nach endgültigem Absetzen der Insulintherapie in einem echten Coma diabeticum. Insofern läßt sich nicht von der Hand weisen, daß die A-Zellen den präoperativen Diabetesverlauf zumindest teilweise bestimmten, während postoperativ nur noch der Insulinmangel eine Rolle spielte. Die Insulinempfindlichkeit erfuhr allerdings gerade bei diesem Patienten von RICKETTS et al. durch die Operation keine Veränderung, d. h. eine schon vorher bestehende Neigung zu hypoglykämischen Reaktionen blieb postoperativ etwa gleich. FALLIS und SZILAGYI betonen dagegen die Schockneigung ihrer beiden Diabetiker nach der Pankreatektomie. Auch bei dem Patienten von HARTER und KUHL, der 14 Jahre diabetisch war und selten Insulinreaktionen gehabt hatte, kam es postoperativ zu zahlreichen hypoglykämischen Reaktionen. Auch hier änderte sich also der Charakter des Diabetes.

Zusammenfassend läßt sich aus den bisher bei pankreatektomierten Diabetikern vorliegenden Beobachtungen lediglich sagen, daß die Pankreatektomie den Charakter des genuinen Altersdiabetes ändert. Es tritt eine Neigung zur Ketoazidose im Falle eines Insulinauslaßversuches und zu hypoglykämischen Reaktionen auf. Der Diabetes bekommt also die Eigenschaften des Insulinmangeldiabetes. Die beobachteten geringfügigen Änderungen des Insulinbedarfs gestatten keine Rückschlüsse auf eine Rolle der A-Zellen in der Pathogenese des Altersdiabetes, weil die postoperativ gestörte Nahrungsabsorption einen exakten Vergleich der prä- und postoperativen Bilanzen unmöglich macht. Juvenile Diabetiker (growth-onset type) wurden bisher nicht pankreatektomiert.

III. Wirkung oraler Antidiabetika beim pankreatopriven Diabetes des Menschen

A. Blutzuckersenkende Sulfonylharnstoffe

Weder durch orale noch i. v.-Gabe von Sulfonylharnstoffen konnte beim Diabetes nach totaler Pankreatektomie eine Wirkung auf Blutzucker oder Glukosurie erzielt werden (OGRYZLO und HARRISON; COX et al., 1956; FAJANS et al., 1956; MILLER und CRAIG, 1956; PURNELL et al., GOETZ et al., 1956; CREUTZFELDT, KÜMMERLE und KERN, MCCULLAGH und GOEBERT). Bei mehreren Patienten wurde der Versuch unternommen, durch Dauergaben von Sulfonylharnstoffen Insulin einzusparen. Im Falle von OGRYZLO und HARRISON gelang das nur geringfügig, in den Fällen von COX et al. (1956) sowie PURNELL et al. überhaupt nicht. Auch der Blutzuckerabfall nach i. v. Gabe von Insulin wurde bei 2 totalpankreatektomierten Patienten durch gleichzeitige i. v. Injektionen von 2,0 g eines Sulfonylharnstoffes nicht verstärkt, wie die Abbildung 3 zeigt. Desgleichen ließ sich die Blutzuckerkurve nach kombinierter Infusion von Insulin und Glukose durch einen Sulfonylharnstoff nicht modifizieren (MCCULLAGH und GOEBERT). Somit stehen die Beobachtungen beim Menschen grundsätzlich in guter Übereinstimmung mit den in Tierversuchen gemachten Erfahrungen, daß nämlich in vivo für den Eintritt der blutzuckersenkenden Wirkung der Sulfonylharnstoffe noch eine gewisse Insulineigenproduktion vorhanden sein muß (vgl. CREUTZFELDT und SÖLING).

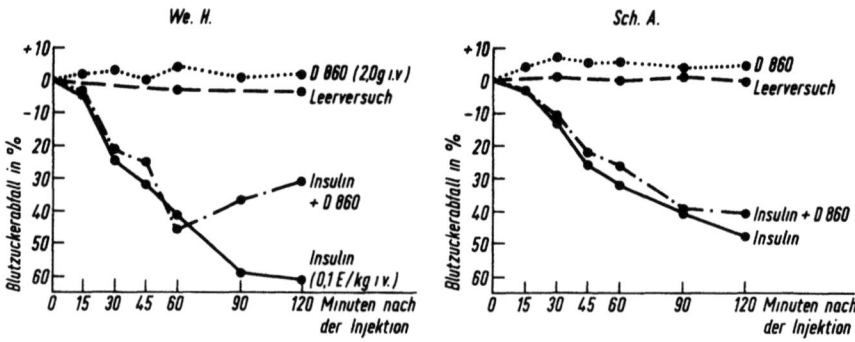

Abb. 3: Blutzuckerverhalten nach alleiniger und kombinierter i.v. Injektion von Tolbutamid (D 860) und Insulin bei 2 totalpankreatektomierten Patienten. Tolbutamid hat allein keinen blutzuckersenkenden Effekt und verstärkt die Insulinwirkung nicht (nach CREUTZFELDT, KÜMMERLE und KERN, 1959)

B. Biguanide

CREUTZFELDT, KÜMMERLE und KERN sahen beim suboptimal mit Insulin eingestellten pankreatektomierten Diabetiker nach 200–250 mg DBI (N_1-Phenyläthylbiguanid) einen Rückgang der Glukosurie und Azetonurie ohne sichere Beeinflussung des Blutzuckers. Im Insulinauslaßversuch bei einem anderen pankreatektomierten Diabetiker unterschied sich der Blutzuckerverlauf unter DBI nur wenig gegenüber dem Verlauf ohne DBI. Die Glukosurie war jedoch unter DBI geringer, das Auftreten einer Azetonurie wurde verzögert und es fehlte das ohne DBI auftretende rasche Absinken der Alkalireserve (Abbildung 4). Insgesamt war jedoch der DBI-Effekt auf den Stoffwechsel in keiner Weise mit dem Insulineffekt vergleichbar. BERGEN und NORTON mußten die DBI-Behandlung eines pankreatektomierten Diabetikers wegen Unverträglichkeitserscheinungen einstellen, obwohl zunächst ein Teil des Insulins ohne Zunahme der Glukosurie durch DBI ersetzt werden konnte. SKILLMAN, KRUGER und HAMWI konnten bei einem pankreatektomierten Patienten trotz täglicher Behandlung mit 225 mg DBI über eine Woche die Insulindosis nicht herabsetzen. Aus diesen wenigen Beobachtungen ergibt sich, daß DBI keinen dem Insulin vergleichbaren Effekt auf den Stoffwechsel des pankreatektomierten Diabetikers besitzt. Die durch den Insulinmangel hervorgerufene Stoffwechselentgleisung wird durch das Biguanid höchstens verzögert, nicht jedoch verhindert.

Hieraus resultiert eindeutig, daß eine Behandlung des pankreatopriven Diabetes mit den bisher bekannten oralen Antidiabetica nicht in Frage kommt, weil der

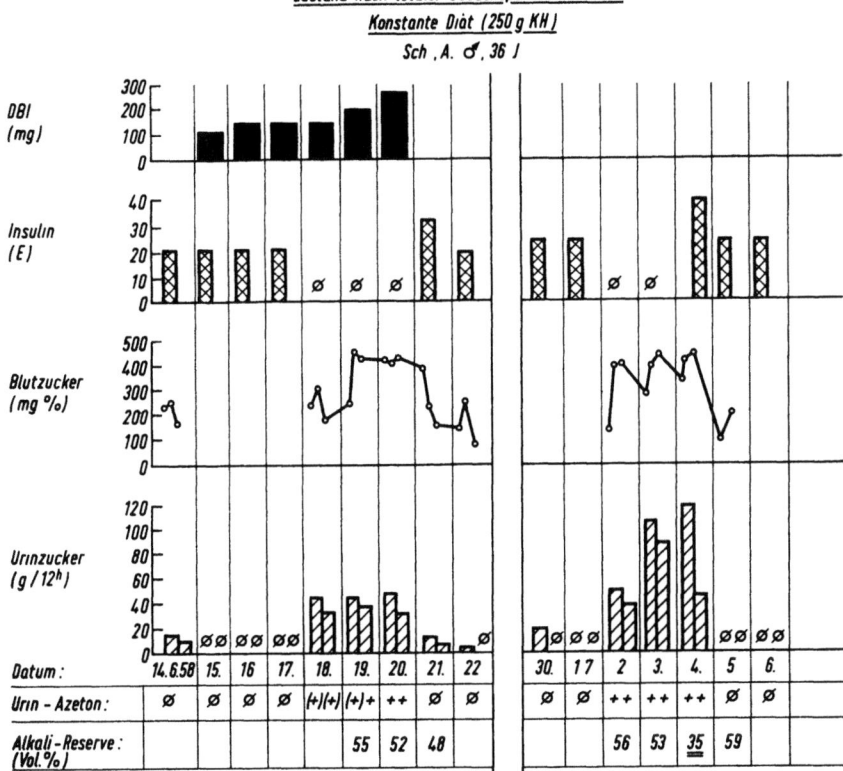

Abb. 4: Verhalten eines totalpankreatektomierten Patienten im Insulinauslaßversuch mit und ohne gleichzeitige Gabe von DBI. Die Stoffwechselentgleisung ist unter DBI deutlich geringer (aus CREUTZFELDT, KÜMMERLE und KERN, 1959)

absolute Insulinmangel, der bei dieser Diabetesform vorliegt, nur durch Insulininjektionen ausgeglichen werden kann.

IV. Angiopathia diabetica

LUNDBAEK (1957) unterscheidet zwischen der rein diabetischen Angiopathie, die also weitgehend spezifisch für den Diabetes ist und nicht an bestimmte Altersgruppen gebunden ist (Retinopathie und Glomerulosklerose), und den Gefäßleiden gemischter Natur, die zwar beim Diabetiker gehäuft vorkommen, aber genau wie beim Nichtdiabetiker altersabhängig sind, somit ihren Charakter als unspezifische Alterskrankheit noch erkennen lassen (Atherosklerose und Mediasklerose). Über die Ätiologie und Pathogenese der Angiopathia diabetica herrscht bis heute keine Klarheit. Als gesichert gilt lediglich, daß die Dauer des Diabetes von entscheidender Bedeutung ist, nicht jedoch die Schwere der Erkrankung. Viele Autoren halten es für wahrscheinlich, daß eine optimale Stoffwechselkontrolle die Gefäßleiden zwar nicht verhindern kann, aber doch ihre Entwicklung verzögert (z. B. KEIDING, ROOT und MARBLE; JOHNSSON). DOLGER fand dagegen keine sichere Beziehung zwischen Güte der Stoffwechselführung und Ausmaß der Angiopathie (weitere Literatur s. bei LUNDBAEK).

In den letzten Jahren mehren sich die Stimmen, die die diabetische Angiopathie auf einen dem genuinen Diabetes übergeordneten genetischen Defekt zurückzuführen suchen, weil Membranveränderungen schon beim Prädiabetes gefunden werden können (S. 424). Es ist daher von hohem theoretischem Interesse, ob es bei sekundären, also rein pankreatischen Diabetesformen, ebenfalls zur Ausbildung einer diabetischen Angiopathie kommt. Denn hier liegen nicht die unübersichtlichen pathogenetischen Verhältnisse wie beim menschlichen Spontandiabetes vor, bei dem mit Recht von einem diabetischen Syndrom gesprochen wird. Vor allem fehlt die genetische Determination. Dabei interessieren vor allem die hoch spezifischen Veränderungen der Retinopathia diabetica (Mikroaneurysmen) und der Glomerulosklerose (Kimmelstiel-Wilson-Syndrom mit nodulären Schlingenveränderungen). Ist das nicht der Fall, so würde das ein gewichtiges Argument für die Hypothese darstellen, daß eine übergeordnete Störung und nicht die diabetische Stoffwechsellage selbst die diabetische Angiopathie verursacht. Es sei jedoch sogleich einschränkend bemerkt, daß hierzu ein großes und vor allem langfristig beobachtetes Krankengut zusammengetragen werden muß. Denn die Angiopathie tritt erst bei längere Zeit bestehendem Diabetes in größerer Häufigkeit auf. KORNERUP fand im ersten Jahr der Erkrankung in 4 %, vom 2.–5. Jahr in 14 %, vom 6.–10. Jahr in 48 %, vom 11.–15. Jahr in 76 % und vom 15.–20. Jahr in 84 % der Diabetiker eine diabetische Retinopathie. Andere Autoren kamen zu grundsätzlich gleichen Ergebnissen sowohl für die Retinopathie als auch für die Glomerulosklerose. Somit kann eigentlich bei der bisher recht kleinen Gruppe von Totalpankreatektomierten, die die Operation mehrere Jahre überlebten, noch kaum mit diabetischen Spätkomplikationen gerechnet werden. Ich konnte in der einschlägigen Literatur 10 Patienten finden, die die totale Pankreatektomie länger als 5 Jahre überlebt haben (5 1/2 Jahre ein Fall von PORTER, 6 Jahre ein Fall von ROSS, 10 bzw. 11 Jahre zwei eigene Fälle, 7 bzw. 10 Jahre zwei Fälle von KOCH und SAILER, 10 bzw. 11 Jahre zwei Fälle von BURTON et al., 13 1/2 Jahre ein Fall von DOYLE et al. und 15 Jahre ein Fall von WHITFIELD et al., 1965).

Unter diesen 10 Patienten fanden sich bei 8 keinerlei Augenhintergrundsveränderungen und klinisch kein Anhalt für eine Nephropathie. 2 Fälle entwickelten jedoch eine typische diabetische Retinopathie. Bei der Patientin von BURTON et al., die mit 36 Jahren pankreatektomiert worden war und eine negative Familienanamnese für Diabetes hat, traten bereits nach 2 Jahren punktförmige Retinablutungen auf. 9 Jahre nach der Operation bestand das Bild einer mittelgradigen Retinopathia diabetica. Bei dem Patienten von DOYLE et al., der mit 29 Jahren pankreatektomiert worden war, wurde 11 Jahre später eine typische diabetische Retinopathie (Hämorrhagien, Exsudate und Mikroaneurysmen), eine diabetische Polyneuropathie und eine diabetische (noduläre) Glomerulosklerose durch Nierenbiopsie gesichert. Er starb 13 1/2 Jahre nach der Operation an Urämie. Die Obduktion ergab eine klassische diabetische Glomerulosklerose. Die Familienanamnese für Diabetes war negativ, 27 untersuchte Familienmitglieder zeigten einen normalen oralen Glukosetoleranztest.

Bei der 60jährigen Patientin von FALLIS und SZILAGYI, deren diabetische Retinopathie 2 Monate nach der totalen Pankreatektomie festgestellt wurde, darf angenommen werden, daß auch vor der Operation Veränderungen der Retina vorgelegen haben, weil ihr Diabetes bereits 15 Jahre bestanden hatte. Der Fall ist daher für unseren Zusammenhang ohne Interesse.

PRIESTLEY et al. sahen röntgenologisch bei einer 56jährigen Patientin 6 Jahre nach der Pankreatektomie neu aufgetretene Verkalkungen der Beckengefäße bei normalen Werten für Gesamtlipoide und Serumcholesterin. Ein Patient (Alter nicht angegeben) von PORTER starb 3 Jahre nach der Pankreatektomie an Coronarinfarkt. Hieraus ergibt sich, daß die Angiopathia diabetica grundsätzlich auch beim pankreatopriven Diabetes auftreten kann.

Als Ergänzung zu diesem Fragenkomplex seien noch einige einschlägige Beobachtungen von anderen, nach allgemeiner Ansicht rein pankreatischen Diabetesformen (Hämochromatose, Pankreatitis) aufgeführt, weil sie bei der Diskussion des soeben skizzierten Problems bereits eine Rolle gespielt haben (DUNCAN et al.). MARBLE und STEINKE fanden bei 42 Diabetikern mit Hämochromatose nur in 2 Fällen Netzhauthämorrhagien. In diesen Fällen bestand der Diabetes schon 17 bzw. 20 Jahre vor Erkennung der Hämochromatose, so daß es wahrscheinlich ist, daß es sich gar nicht um pankreatische Diabetesformen handelte. Auch PIRART und BASTENIE betonen die Seltenheit der diabetischen Angiopathie bei der Hämochromatose. HUDSON berichtete jedoch über einen Patienten mit diabetischer Retinopathie, dessen Diabetes 15 Jahre vorher auf dem Boden einer Hämochromatose entstanden war. Auch von STAWELL sowie DUNLOP wurde je ein solcher Fall von Retinopathia diabetica bei Hämochromatose mitgeteilt. BECKER und MILLER berichteten kürzlich über das Vorkommen einer diabetischen Glomerulosklerose bei 7 von 22 Fällen von Hämochromatose mit Diabetes (4mal waren die Schlingenveränderungen nodulär und diffus, 3mal nur diffus), während bei 30 Hämochromatosen ohne Diabetes in keinem Fall Glomerulosklerosen zu finden waren.

Schließlich ist der Fall von DUNCAN et al. zu erwähnen. Bei dem Patienten hatte sich mit 19 Jahren nach einer Pankreatitis ein Diabetes entwickelt. 24 Jahre später wurde eine diabetische Retinopathie mit Mikroaneurysmen festgestellt. Gleichzeitig machten sich zunehmende Durchfälle bemerkbar. Weitere 3 Jahre später wurde eine schwere Steatorrhoe sowie auf der Röntgenaufnahme des Abdomens eine diffuse Verkalkung des Pankreas festgestellt. Der Patient starb an einer aufsteigenden Harnwegsinfektion. Die Obduktion ergab in der Niere neben den Zeichen einer schweren Pyelonephritis typische noduläre Schlingenveränderungen, wie sie für das Kimmelstiel-Wilson-Syndrom als typisch gelten. Für eine rein pankreatische Diabetesform sprach in DUNCANS Fall eine auffällige Insulinempfindlichkeit, wie sie uns vom pankreatopriven Diabetes her bekannt ist. Außerdem fehlten histologisch in den Langerhansschen Inseln des hochgradig zirrhotischen Pankreas die für den Spontandiabetes charakteristischen Zeichen (Verschiebung der A-B-Zellrelation, Hyalinosen). – Ein ähnlicher Fall wurde von SPRAGUE mitgeteilt. Auch bei diesem Patienten manifestierte sich 9 Jahre nach dem als Folge einer Pankreatitis entstandenen Diabetes eine Retinopathia diabetica. Desgleichen berichtete DECKERT über Retinopathien bei Patienten mit Diabetes im Verlauf einer chronischen Pankreatitis. In keinem der hier beschriebenen Fälle war übrigens in der Familienanamnese ein Diabetes bekannt.

Die Beobachtungen lassen sich in dem Sinne deuten, daß die Angiopathia diabetica durch die diabetische Stoffwechsellage selbst verursacht werden kann und nicht nur als Folge einer beim Spontandiabetes des Menschen vorhandenen genetisch determinierten bei- oder übergeordneten Störung auftritt. Weitere sorgfältige Beobachtungen beim pankreatopriven (und beim pankreatischen), also beim sekundären Diabetes des Menschen sind wünschenswert, weil sie geeignet sind, zur Ätiologie der diabetischen Angiopathie beizutragen. Von besonderer Bedeutung sind dabei statistisch einwandfreie Beweise für die Annahme, daß die Mikroangiopathie beim sekundären Diabetes seltener und weniger schwer als beim genuinen Diabetes des Menschen ist. Die Tatsache, daß unter 10 Patienten, die länger als 5 Jahre (davon 7 sogar länger als 10 Jahre) pankreatektomiert sind, nur in zwei Fällen eine diabetische Retinopathie und nur in einem Fall eine diabetische Nephropathie aufgetreten ist, läßt an die Möglichkeit denken, daß ein für die Entstehung der Mikroangiopathie entscheidender Faktor beim pankreatopriven Diabetes vermindert wirksam ist. Als derartiger Faktor kommt in erster Linie die Menge des absorbierten Fettes in Frage. Denn die Fettabsorption ist beim Pankreaslosen trotz Enzymsubstitution deutlich vermindert. Auch bei Kombination eines Diabetes mit einer Glutenenteropathie (idiopathische Sprue), also einer anderen Form des Malabsorptionssyndroms, wurden trotz jahrzehntelanger Diabetesdauer Mikroangiopathien vermißt (MAILMAN; ELLENBERG und BOOKMAN; VINNIK et al.; RIECKEN et al.). Die Diabetesdauer bei den 7 bisher mitgeteilten Fällen von Diabetes und Glutenenteropathie betrug 9, 20, 30, 32, 35, 35 und 36 Jahre. Bei keinem Patienten bestanden Zeichen einer diabetischen Retino- oder Nephropathie. Pankreatopriver Diabetes und Diabetes mit Glutenenteropathie haben gemeinsam lediglich die mangelhafte Nahrungsabsorption, vor allem diejenige von Fetten, weil beim pankreaslosen Menschen die Absorption von Kohlenhydraten und Eiweiß durch Enzymsubstitution nahezu normalisiert ist, nicht jedoch die der Fette. Mit dieser Feststellung, die durch weitere Untersuchungen untermauert werden sollte, wäre eine wichtige Erkenntnis für eine wirksame Prophylaxe der diabetischen Mikroangiopathie gewonnen.

Literatur

BARRET, D. and W. F. BOWERS: Total pancreatectomy for chronic relapsing pancreatitis and calcinosis of the pancreas. U.S. armed Forces med. J. *8*, 1037 (1957)

BECKER, D. and M. MILLER: Presence of diabetic glomerulosclerosis in patients with hemochromatosis. N. Engl. J. Med. *263*, 367 (1960)

BECKER, W. H. und H. NUSSELT: Über einige bemerkenswerte Beobachtungen beim Hyperinsulinismus. Dtsch. med. Wschr. *76*, 1613 (1951)

BERGEN, ST. S. jr. and W. S. NORTON: Clinical and metabolic effects of phenylbiguanide. Diabetes *9*, 183 (1960)

BURTON, T. Y., T. P. KEARNS and E. H. RYNEARSON: Diabetic retinopathy following total pancreatectomy. Proc. Mayo Clin. *32*, 735 (1957)

CATTELL, R. B. and K. W. WARREN: Surgery of the pancreas. W. B. Saunders Co., Philadelphia 1954

CHAPMAN, H. S.: Surgery of the pancreas. Div. III. West. J. Surg. *58*, 178 (1950)

CLAGETT, R. B.: The surgical treatment of carcinoma of the pancreatoduodenal area. Ann. roy. Coll. Surg. (Engl.) *4*, 197 (1949)

COX, R. W., E. D. HENLEY, E. B. FERGUS and R. H. WILLIAMS: Sulfonylureas and diabetes mellitus. I. Clinical evaluation. Diabetes *5*, 358 (1956a)

CREUTZFELDT, W., E. KERN, F. KÜMMERLE und J. SCHUMACHER: Die radikale Entfernung der Bauchspeicheldrüse beim Menschen – Indikationen, Ergebnisse, Folgeerscheinungen. Erg. inn. Med. Kinderheilk. N. F. *16*, 79 (1961)
– F. KÜMMERLE und E. KERN: Beobachtungen an vier Patienten mit totaler Pankreatektomie wegen eines Karzinoms des Pankreas. Dtsch. med. Wschr. *84*, 541 (1959)
– und H. D. SÖLING: Orale Diabetestherapie und ihre experimentellen Grundlagen. Erg. inn. Med. Kinderheilk. N. F. *15*, 1 (1960)
DECKERT, T.: Late diabetic manifestations in „pancreatogenic" diabetes mellitus. Acta med. Scand. *168*, 439 (1960)
DITURI, B.: Insulin-resistant diabetes after total pancreatectomy. Report of a case. New Engl. J. Med. *251*, 13 (1954)
DIXON, C. F., M. W. COMFORT, A. L. LICHTMAN and R. E. BENSON: Total pancreatectomy for carcinoma of the pancreas in a diabetic person. Arch. Surg. (Chicago) *52*, 619 (1946)
Dolger, H.: Clinical evaluation of vascular damage in diabetes mellitus. J. Amer. med. Ass. *134*, 1289 (1947)
DOYLE, A. P., S. P. BALCERZAK and W. L. JEFFREY: Fatal diabetic glomerulosclerosis after total pancreatectomy. New Engl. J. Med. *270*, 623 (1964)
DUNCAN, L. J. P., A. MCFARLANE and J. S. ROBSON: Diabetic retinopathy and nephropathy in pancreatic diabetes. Lancet *1958*, 822
DUNLOP, D. M.: Zit. nach DUNCAN et al.
ELLENBERG, M. and J. J. BOOKMAN: Diabetic diarrhea with malabsorption syndrome. Diabetes *9*, 14 (1960)
FAJANS, St. S., L. H. LOUIS, H. S. SELTZER, R. D. GITTLER, A. R. HENNES, B. L. WAJCHENBERG, I. P. ACKERMANN and J. W. CONN: Metabolic effects of arylsulfonylurea compounds in normal men and in diabetic subjects. Metabolism *5*, 820 (1956)
FALLIS, L. S. and D. E. SZILAGYI: Observations on some metabolic changes after total pancreatoduodenectomy. Ann. Surg. *128*, 639 (1948)
FRANKE, F.: Über die Exstirpation der krebsigen Bauchspeicheldrüse. Arch. klin. Chir. *64*, 364 (1901)
GOETZ, F. C., A. S. GILBERTSEN and V. JOSEPHSON: Acute effects of orinase on peripheral glucose utilization. Metabolism *5*, 788 (1956)
GOLDNER, M. G. and D. E. CLARK: Insulin requirement of man after total pancreatectomy. J. clin. Endocr. *4*, 194 (1944)
GREENFIELD, J. and J. H. SANDERS: Total pancreatectomy with report of postoperative physiologic studies. Surgery *25*, 824 (1949)
HARTER, M. M. and W. J. KUHL: The effect of pancreatectomy on a patient with preexisting diabetes mellitus. Diabetes *11*, 118 (1962)
HILST, W., C. L. KAUFMAN and G. S. WILSON: Pancreatoduodenectomy for periampullary carcinoma. Arch. Surg. (Chicago) *78*, 738 (1959)
HOWARD, J. M. and G. L. JORDAN: Surgical diseases of the pancreas. Lippincott, Philadelphia 1960
HUDSON, J. R.: Ocular findings in haemochromatosis. Brit. J. Ophthal. *37*, 242 (1953)
JARRET, I. G.: Aust. J. exp. Biol. med. Sci. *24*, 95 (1946)
– B. J. POTTER and A. PACKHAM: Effects of pancreatectomy in the sheep. Aust. J. exp. Biol. med. Sci. *34*, 133 (1956)
JOHNSON, S.: Retinopathy and nephropathy in diabetes, comparison of the effects of two forms of treatment. Diabetes *9*, 1 (1960)
KEIDING, N. R., H. E. ROOT and A. MARBLE: Importance of control of diabetes in prevention of vascular complications. J. Amer. med. Ass. *150*, 964 (1952)
KERN, E., W. CREUTZFELDT, F. KÜMMERLE und H. P. GRANER: Radikale, palliative oder konservative Behandlung des Pankreaskarzinoms? Langenb. Arch. klin. Chir. *303*, 456 (1963)
KOCH, E., und F. X. SAILER: Mehrjährige Beobachtungen an zwei Totalpankreatektomierten. Dtsch. med. Wschr. *52*, 2499 (1963)

Kornerup, T.: Studies in diabetic retinopathy. Acta med. Scand. *153*, 81 (1955)
Lukens, F. D. W.: Pancreatectomy in the goat. Amer. J. Physiol. *122*, 729 (1938)
- Pancreatectomy in the pig. Amer. J. Physiol. *118*, 321 (1937)
- Experimental diabetes and its relation to diabetes mellitus. Amer. J. Med. *19*, 790 (1955)
Lundbaek, K.: Das spätdiabetische Syndrom – Angiopathia diabetica. Ergeb. inn. Med. Kinderheilk. N. F. *8*, 1 (1957)
Mailman, R. H.: Steatorrhea with diabetes; a case report. Ann. intern. Med. *49*, 190 (1958)
Marble, A. und J. Steinke: Hämochromatose. Bericht über 42 Fälle mit Diabetes. Medizinische *1959*, 19
Marrafino, B.: Total pancreatectomy for adenocarcinoma of the pancreas. N. Y. St. J. Med. *50*, 1124 (1950)
McCullagh, E. P., R. J. Cook and E. K. Shirey: Diabetes following total pancreatectomy. Diabetes *7*, 298 (1958)
- and H. W. Goebert: Effects of insulin with and without tolbutamide in a pancreatectomized woman. Diabetes *8*, 315 (1959)
Meythaler, F. und E. Kühlein: Der Pankreatektomiediabetes beim Menschen. Mit Bericht über einen bisher 20 Monate beobachteten Fall. Ärztl. Forsch. *7*, 489 (1953)
Miller, M. and J. W. Craig: Hypoglycemic effects of 1-butyl-3-p-toluene sulfonylurea given orally in human diabetic subjects. Metabolism *5*, 162 (1956)
Mirsky, I. A. and R. H. Broh-Kahn: The inactivation of insulin by tissue extracts. Arch. Biochem. *20*, 1 (1949)
- P. Futtermann, J. Wachmann and G. Perisutti: The influence of pancreatectomy on the metabolic state of the alloxandiabetic dog. Endocrinology *49*, 73 (1951)
Mount, L. E.: Alloxandiabetes in the piglet. Nature (Lond.) *180*, 344 (1957)
Ogryzlo, M. A. and J. Harrison: The effect of BZ 55 on pancreatic diabetes following pancreatectomy. Canad. med. Ass. J. *74*, 977 (1956)
Pirart, J., et P. A. Bastenie: Complications vasculaires dans 34 cas de diabète bronzé. In: Les Hèmochromatoses. p. 431 Edit. Masson, Paris 1963
Porter, M. R.: Carcinoma of the pancreatico-duodenal area. Operability and choice of procedure. Ann. Surg. *148*, 711 (1958)
Priestley, J. T., M. W. Comfort and J. Radcliffe: Total pancreatectomy for hyperinsulinism due to islet-cell adenoma; survival and cure at 16 months after operation; presentation of metabolic studies. Ann. Surg. *119*, 211 (1944)
Purnell, R., Y. Arai, E. Pratt, C. Hlad and H. Elrick: Some observations on the mode of action of orinase. Metabolism *5*, 779 (1956)
Ricketts, H. T., A. Brunschwig and K. Knowlton: Effects of total pancreatectomy in a patient with diabetes. Amer. J. Med. *1*, 229 (1946)
Riecken, E. O., H. J. Trojan, H. Sauer und G. A. Martini: Diabetische Enteropathie und glutensensitive Enteropathie bei Diabetes mellitus. Internist *10*, 269 (1969)
Rockey, E. W.: Total pancreatectomy for carcinoma. Ann. Surg. *118*, 603 (1943)
Rodriguez-Candela, J. L.: The hyperglycemic-glycogenolytic factor produced by the pancreas. J. clin. Endocr. *12*, 245 (1952)
Ross, D. E.: Cancer of the pancreas with two case reports of 5-years-survivals. Amer. J. Surg. *93*, 990 (1957)
Saviano, M. e P. de Franciscis: Soc. Ital. biol. Sper. *22*, 1245 (1946)
Shay: Zit. bei Dituri
Skillman, Th. G., F. A. Kruger and G. J. Hamwi: Metabolic and endocrine studies with phenethylbiguanide (DBI). Diabetes *8*, 274 (1959)
Spath, F. und W. Köle: Über den derzeitigen Stand der Chirurgie des Pankreaskopfkarzinoms. Langenbecks Arch. klin. Chir. *278*, 272 (1954)
Sprague, R.: Diabetes associated with chronic relapsing pancreatitis. Proc. Mayo Clin. *22*, 553 (1947)
Stawell: Zit. nach Duncan et al.

STEINER, D. F., V. RAUDA and R. H. WILLIAMS: Severe ketoacidosis in the alloxandiabetic rat. Endocrinology *68*, 809 (1961)
THOROGOD, E., and B. ZIMMERMANN: The effects of pancreatectomy on glucosuria and ketosis in dogs made diabetic by allòxan. Endocrinology *37*, 191 (1945)
VINNIK, I. E., F. KERN, jr. and J. E. STRUTHERS: Malabsorption and the diarrhea of diabetes mellitus. Gastroenterology *43*, 507 (1962)
WHITFIELD, A. G. W., A. GOUREVITCH and G. THOMAS: Metabolic effects of total pancreatectomy in man. Lancet *I*, 180 (1952)
– C. W. CRANE, J. M. FRENCH and T. J. BAYLEY: Life without a pancreas. Lancet *I*, 675 (1965)
ZOLLINGER, R. N.: Late postoperative problems following radical surgery of the stomach and pancreas. Postgrad. Med. *23*, 297 (1958)

Peripheral Glucose Uptake in Man in Diabetes and Obesity

By M. J. WHICHELOW and W. J. H. BUTTERFIELD, London

I. Introduction
II. The Forearm Technique
III. Oral Glucose Tolerance Test in Obesity
IV. Intravenous Glucose Tolerance Test
V. Oral Glucose Tolerance Test in Diabetes
VI. Peripheral Insulin Clearance in Diabetes
VII. The Effect of Exercise during Oral Glucose Tolerance Test
VIII. Effect of Exercise on Peripheral Insulin Clearance
IX. Effect of Weight Reduction in Obesity
X. Effect of Sulphonylurea Therapy in Diabetes
XI. Effect of Phenformin Therapy in Diabetes and Obesity
XII. Summary

I. Introduction

The development of the forearm technique over a decade ago has made it possible to study the dynamics of metabolic processes, particularly glucose assimilation, in human peripheral tissues in vivo under various physiological conditions. Since muscle, the main constituent of forearm tissues, comprises over half the body mass in the normal lean subject, its influence on the overall metabolic balance of the body must be considerable. Studies of glucose assimilation by muscles in normal, obese and diabetic subjects have revealed important differences between the groups and helped to elucidate the mechanism of action of a number of antidiabetic drugs.

II. The Forearm Technique

The methods for studying glucose uptake by the peripheral tissues have been described in detail elsewhere (BUTTERFIELD and HOLLING, 1959). In this chapter we shall be mainly concerned with events following a 50 g oral glucose load since glucose uptake is low and variable in all types of subjects in the fasting state and, apart from the differences in fasting tissue glucose threshold which exist between normal and diabetic subjects (BUTTERFIELD and HOLLING, 1959), less is to be learned under these circumstances than can be discovered by following events when glucose uptake is increased under the influence of endogenous or exogenous insulin. In non-diabetic subjects glucose uptake rises during the hour following glucose ingestion and then decreases to fasting levels again by 2 1/2 hours (BUTTERFIELD, HANLEY und WHICHELOW, 1965).

It is important to ensure that comparable tissues are being studied in each subject and this is particularly so when tests are repeated in the same subject to examine the effect of drugs. To this end great care is always taken in the positioning of the venous catheter. A large antecubital vein draining the deep muscle tissues is chosen for catheterization and the position of the catheter in the deep tissues, as opposed to the superficial tissues, ascertained by palpation. A check is also made that the blood withdrawn through the catheter is of a deep venous colour, going darker when the subject exercises his forearm muscles by a few fist clenching movements. Particularly when studies are to be repeated, careful notes are made of the vein catheterised and the position of the catheter tip in the forearm.

When, after taking all the above precautions, we are satisfied that we are sampling from the deep muscle tissues, repeat tests on two non-diabetic subjects have shown that glucose uptake during the 2 1/2 hours after oral glucose administration is very similar on the two occasions (Fig. 1). There was less than 20 % difference between the mean glucose uptake on the first occasion and that on the second. In one lean subject the mean glucose uptake was 0.715 mg/100 ml/min on the first occasion and 0.834 mg/100 ml/min on the second. In contrast, on yet another occasion when the venous catheter was placed in a superficial vein and the blood sampled through it was red in colour, the mean glucose uptake was

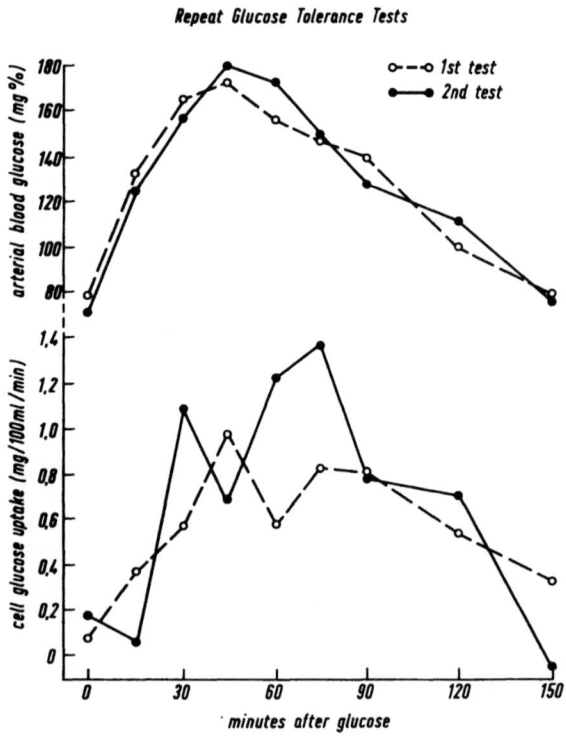

Fig. 1: Mean systemic glucose tolerance curves and glucose uptake levels in two control subjects on two separate occasions (Lancet, 1968)

much lower, 0.392 mg/100 ml/min. It therefore appears* that glucose uptake by the superficial, mainly adipose, tissue is much lower than that of muscle.

III. Oral Glucose Tolerance Test in Obesity

In early work, when comparisons were being made of glucose uptake during glucose tolerance tests between diabetic and non-diabetic subjects it was noted that glucose uptake was greater in the two lean non-diabetics than in the two plumper non-diabetics (BUTTERFIELD and WHICHELOW, 1965). Further studies on a larger series of non-diabetics confirmed these findings and revealed that there were close inverse relationships between the mean cell glucose uptake (mean of observations made every 15 minutes for 2 1/2 hours following the oral glucose load) and the skinfold thickness in men ($r = -0.676$; $P < 0.01$) and a similar relationship for women ($r = -0.844$; $P < 0.001$) (BUTTERFIELD, HANLEY and WHICHELOW, 1965).

Skinfold thickness measurements provide a good reflection of total body fat and it has been shown that good sites for measurement are the subscapular region in men and the midtriceps region in women (STEINKAMP et al, 1965). Despite the fact that the skinfold is measured at different sites in men and women, the data from the two sexes can be combined, giving a very close inverse correlation ($r = -0.765$; $n = 24$; $P < 0.001$) between skinfold thickness and cell glucose uptake (Fig. 2).

The difference between the glucose uptake levels in the lean and obese subjects is striking. There is more than a tenfold difference between the most lean and the most obese subjects. In terms of the total muscle mass of the individuals this represents a very large amount of glucose. Assuming a muscle mass of about 30 kg in the average man, then during the 2 1/2 hours of the test the muscles of an obese

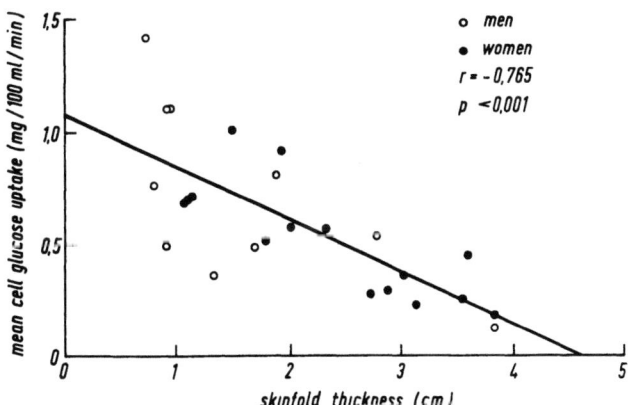

Fig. 2: Relationship between mean cell glucose uptake during GTT and skinfold thickness in non-diabetics

---

* "Appears" because we assume that the blood flow in subcutaneous tissues is certainly not greater than in muscle.

subject with a skinfold thickness of 3.5 cms will take up about 11 g of glucose, or approximately one fifth of the glucose load. The muscles of a lean subject with a skinfold thickness of 1 cm will take up 40 g, or nearly all the glucose load. Despite the large differences in muscle glucose uptake the two groups of subjects have very similar glucose tolerance curves. It is thus apparent that some other tissue or tissues must, in the obese subjects, be playing a major role in glucose disposal and homeostasis. Although ultimately it is the adipose tissue into which the glucose finds its way, it seems probable that the liver with its very large blood flow is the primary store. Since this organ is sensitive to circulating insulin it could presumably respond briskly to the high levels of endogenous insulin which occur in obesity following glucose loading (PFEIFFER, 1967). The presence of high levels of insulin in obesity in association with the very low glucose uptake levels observed in the periphery emphasises the really severe metabolic block in the muscles of grossly obese persons.

IV. Intravenous Glucose Tolerance Test

An alternative explanation to that of hyperactivity of the liver in obesity following oral glucose loading could be that glucose absorption from the gut was slow or delayed. To determine whether this was the case 25 g intravenous glucose tolerance tests were performed in a series of non-diabetic subjects, ranging in build from thin to obese, and glucose uptake was measured at frequent intervals during the hour following the glucose injection (BUTTERFIELD, ABRAMS, ST. JOHN and WHICHELOW, 1967). Once again glucose uptake was high in the lean subjects and low in the obese ones and a similar close inverse correlation between skinfold thickness and glucose uptake was found ($r = -0.855$; $n = 9$; $P < 0.01$). Therefore the normal glucose tolerance curve with a very low peripheral glucose uptake seen in obesity is not the result of malabsorption but of high glucose assimilation in the liver or some other central tissue or tissues.

V. Oral Glucose Tolerance Test in Diabetes

It was earlier found that glucose uptake was low in maturity onset diabetics and almost zero in juvenile onset, insulin dependent diabetics, deprived of their insulin (BUTTERFIELD and WHICHELOW, 1965). The negligible glucose uptake in the latter group is due no doubt to a large extent to the lack of circulating insulin and to the fact that this group cannot release endogenous insulin in response to a glucose load. However, it was also shown that when insulin was given intravenously at the same time as the oral glucose load, glucose uptake was not increased despite a rapid fall of the systemic blood sugar level in the insulin dependent group. This was taken as evidence of insulin insensitivity in the muscle tissues whilst some other tissue, probably the liver, retained a remarkable sensitivity to insulin. Further evidence of peripheral resistance to insulin came from the results of injecting a small dose of insulin, 0.1 unit, intra-arterially to perfuse the forearm tissues. Following the injection of insulin there was a marked increase of peripheral glucose uptake by a mean of 0.51 mg/100 ml/min in the non-diabetics. The rise in the insulin dependent diabetics was, however, only 0.12 mg/100 ml/min. It is interesting that the maturity onset diabetics, all of whom could be controlled without insulin therapy, had a similar increase of glucose uptake of 0.49 mg/100 ml/min to the non-diabetics (BUTTERFIELD and WHICHELOW, 1965).

VI. Peripheral Insulin Clearance in Diabetes

In order to investigate more closely the action of insulin in the peripheral tissues in non-diabetics and the insulin resistance of diabetes the clearance of insulin from the forearm circulation was measured using I^{131} labelled insulin. The I^{131} insulin, mixed with Evans Blue as a plasma marker, was injected intra-arterially into the forearm over two minutes in fasting subjects. I^{131} and Evans Blue recoveries were estimated in the venous effluent for 8 minutes following the start of the injection. By comparing the relative amounts of I^{131} and Evans Blue in the venous effluent and the concentrations in the original insulin mixture, it was possible to assess the amount of insulin which had left the circulation (BUTTERFIELD, GARRATT and WHICHELOW, 1962).

Studies in a series of non-diabetic subjects showed that the amount of insulin leaving the circulation (insulin fixation) was directly related to the concentration of insulin achieved by the injection, $r = 0.896$; $n = 14$; $P < 0.001$, Fig. 3. The insulin concentration was calculated from the mean venous Evans Blue concentration. Furthermore, there was a close correlation between the insulin fixation and the subsequent mean increase in glucose uptake, $r = 0.731$; $n = 14$; $P < 0.01$, Fig. 4, in the non-diabetics (BUTTERFIELD, GARRATT and WHICHELOW, 1963).

The diabetic group, however, was composed of maturity and juvenile onset cases but they nevertheless showed clear cut differences from the non-diabetics.

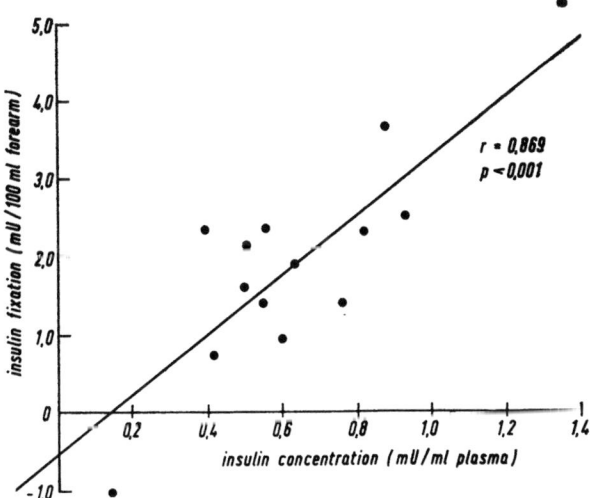

Fig. 3: Relationship between insulin concentration and fixation in control subjects (Clin. Sci., 1963)

The relationship between insulin fixation and glucose uptake was the same for the non-diabetics, Fig. 4, but that between insulin concentration and fixation was altered. In this group insulin fixation was much reduced in relation to the insulin concentration achieved, see Fig. 5 solid line compared to the non-diabetics,

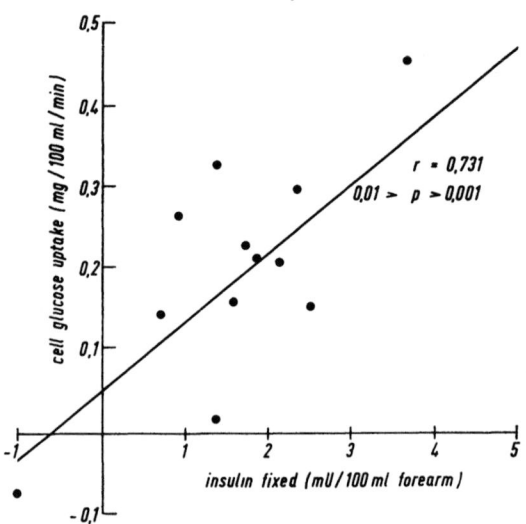

Fig. 4: Relationship between insulin fixation and cell glucose uptake in control subjects (Clin. Sci., 1963)

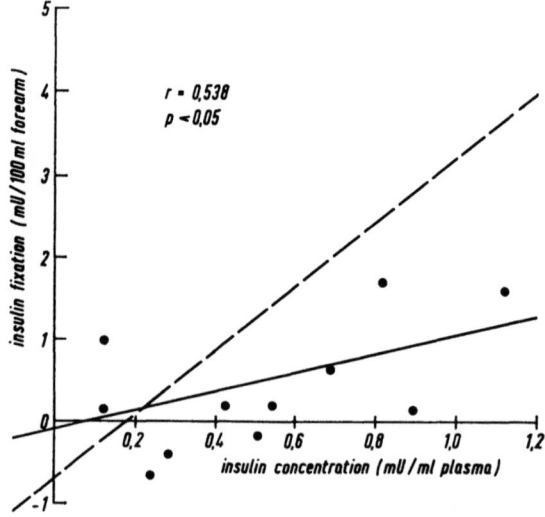

Fig. 5: Relationship between insulin concentration and fixation in diabetics (solid line), dotted line is that for controls (Clin. Sci., 1963)

dotted line. The impaired glucose uptake seen in diabetes appears therefore to be due not to any impairment of the action of insulin on the tissues in terms of glucose uptake but to the inability of the insulin to reach the site of action – that is, to leave the circulation and reach the muscle cells. The exact nature of this block to insulin fixation is not known: one possible explanation is that the basement membrane thickening of the capillaries found in many diabetics (ZACKS, PEDUES and ELLIOTT, 1962) might prove a physical barrier to the passsage of large molecules such as insulin, whilst allowing the passage of smaller molecules such as glucose.

Circumstantial evidence that this latter is the case has come from studies with our colleagues Drs. BARBARA BOUCHER and T. CSORBA. Studies of I^{131} labelled growth hormone fixation in the forearm tissues, performed in the same way as for the insulin studies, have shown that less growth hormone leaves the forearm circulation in diabetics than non-diabetics (BOUCHER, BUTTERFIELD and WHICHELOW, 1969). In contrast, CSORBA, BUTTERFIELD and WHICHELOW (1968) showed that there was no difference between diabetics and non-diabetics in the rate at which C^{14} glucose, injected intra-arterially to perfuse the forearm tissues, left or re-entered the circulation. More recently, in collaboration with Dr. BOUCHER, we have studied the clearance of intra-arterially injected I^{125} Polyvinylpyrollidine (PVP). Separation of the various sized molecules in the venous effluent by means of a Sephadex column permitted study of the filtration of various sized molecules from the circulation. Whereas the small molecules, of a similar size to glucose, were cleared in similar amounts in the diabetics and normals, the fixation of the larger molecules, of similar size to insulin and growth hormone, was much lower in the diabetics than the normals (BOUCHER, BUTTERFIELD and WHICHELOW, in preparation).

There is as yet insufficient evidence to determine whether reduced insulin filtration in the peripheral tissues is also the factor responsible for the low glucose uptake in obesity. It is accepted that non-diabetic obese subjects have higher levels of circulating insulin, particularly after glucose loading, than lean subjects so that there must be some form of insulin resistance in the peripheral tissues. If, however, the resistance is due to impaired insulin filtration from the circulation, there is evidence from studies on the effect of phenformin treatment in diabetes and obesity that the blocks in the two groups are different (see later).

VII. The Effect of Exercise during Oral Glucose Tolerance Test

The very low levels of glucose uptake during glucose tolerance tests in obesity and mild diabetes are not irreversibly set at these low levels. They can be increased by various means including exercise.

The forearm technique was adapted so that both arms could be studied simultaneously with one arm exercising lightly by squeezing a rubber bulb every ten seconds (WHICHELOW, BUTTERFIELD, ABRAMS, STERKY and GARRATT, 1967). In all the non-diabetic subjects, lean or obese, glucose uptake was much higher in the exercising arm during the glucose tolerance test than in the resting arm (Fig. 6). There was of course an increase of blood flow through the exercising limb but nevertheless the arteriovenous glucose difference was also wider on the exercising side. Glucose uptake was also increased in the exercising limb in diabetics who were not insulin dependent. However, it was noted that there was a delay in this increase and that it did not become apparent until 60 or 75 minutes after glucose administration, in contrast to the non-diabetic subjects where the difference in the two limbs had become apparent by 30 minutes (Fig. 6). In non-diabetic subjects endogenous plasma insulin levels rise quickly after glucose loading whilst in diabetics this rise is delayed, which suggests that the effect of exercise depends on a rise of plasma insulin level (BERSON and YALOW, 1965).

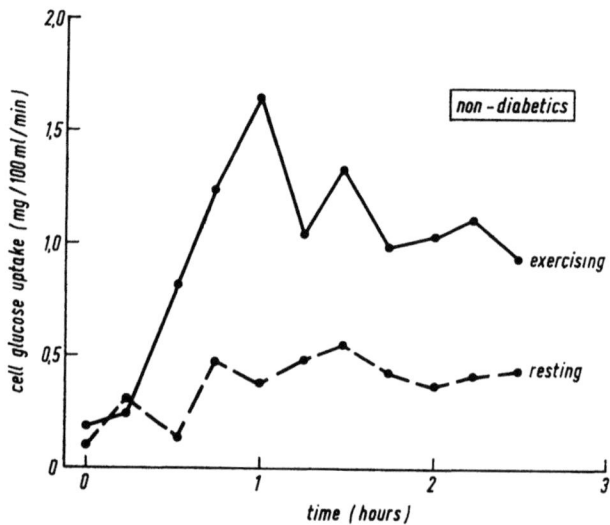

Fig. 6: Effect of light exercise on peripheral glucose uptake in 7 non-diabetic subjects

In contrast, in an insulin dependent patient, despite a marked increase in blood flow caused by exercise from 7 ml/100 ml/min to 11 ml/100 ml/min, glucose uptake was negligible in both arms. However, in another insulin dependent diabetic who received her usual dose of insulin an hour before the test, there was a moderate glucose uptake in the resting arm, of 0.190 mg/100 ml/min, and a much larger one in the exercising limb of 0.576 mg/100 ml/min.

It seems, therefore, that the enhancing effect of exercise on peripheral glucose uptake is dependent on the presence of circulating insulin.

VIII. Effect of Exercise on Peripheral Insulin Fixation

To study in more detail the mechanism of action of insulin during exercise, studies were carried out of the fixation and effect of consecutive intra-arterial I^{131} insulin injections, of 0.1 to 0.3 units, with the arm first at rest and then exercising in the same manner as for the studies during glucose tolerance tests (GARRATT, BUTTERFIELD, ABRAMS, STERKY and WHICHELOW, 1970). At least

90 minutes was allowed between the two injections to ensure that the effect of the first injection on glucose uptake did not interfere with the second.

The studies were all carried out in non-diabetic subjects and the results showed that during exercise insulin fixation was markedly increased for the concentration of insulin achieved in the plasma (Fig. 7). In contrast, the same relationship between insulin fixation and glucose uptake was found during exercise as had previously been found at rest. This demonstrates that exercise facilitates the passage of insulin from the circulation to the muscle tissues but that the action of insulin at the tissue level is unaltered, calculations from previous work (BUTTERFIELD, GARRATT and WHICHELOW, 1963) indicated that for every insulin molecule leaving the circulation two million glucose molecules were taken up by the muscles.

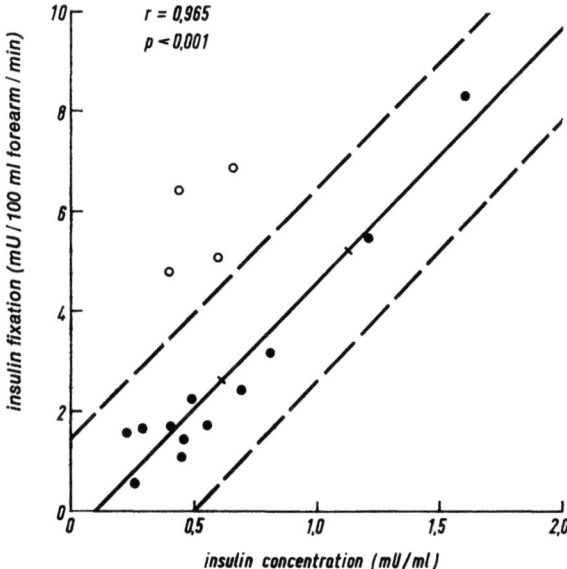

Fig. 7: Effect of light exercise on relationship between insulin concentration and clearance in non-diabetics

The evidence provided from these and other studies is in accord with the hypothesis that exercise selectively increases the blood flow through the muscle fibres, rather than through the superficial tissues, arterio-venous anastomoses, muscle septa, tendons or bones so that the capillary bed surface area through the metabolically active tissues was increased, providing more opportunity for the clearance of insulin.

IX. Effect of Weight Reduction in Obesity

To determine whether the relationship between glucose uptake during glucose tolerance tests and obesity could be altered, studies were made on three obese women before and after they lost weight on a low caloric diet. During the period of dietary restriction they lost 11.3 to 14.9 kgs and this was accompanied by a decrease in skinfold thickness. Glucose uptake during glucose tolerance tests after dieting was considerably increased and points relating glucose uptake to skinfold thickness before and after dieting followed the same relationship of other non-diabetics (Fig. 8) (BUTTERFIELD and WHICHELOW, 1968).

Similar studies were carried out on 4 plump to obese subjects after 2–3 weeks therapy with Fenfluramine, which suppresses appetite and induces weight reduction. All four subjects lost weight (3.2 to 8.4 kgs) and once again it was observed that glucose uptake was higher in the second test than the first and that the same relationship between skinfold thickness and glucose uptake held both before and after Fenfluramine therapy (Fig. 8).

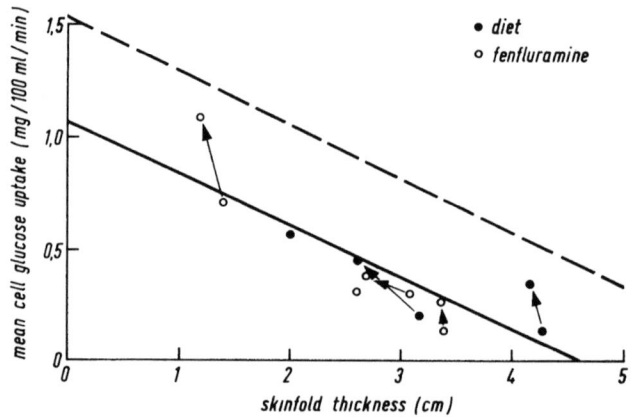

Fig. 8: Effect of weight reduction by diet and fenfluramine therapy on relationship between glucose uptake and skinfold thickness

It is thus apparent that in obese non-diabetics the muscles which had become metabolically inert can be reactivated by weight reduction and, furthermore, the more weight that is lost the higher the glucose uptake will become.

RABINOWITZ and ZIERLER (1962) have shown that adipose tissue is much less sensitive to insulin in terms of glucose uptake than muscle in man and it may be deduced from their data that more insulin is required to transport a unit amount of glucose into the fat depots than into muscle. The implications of this in obesity are important. Since there is a block to muscle glucose uptake, more insulin will be required for glucose uptake into adipose tissue leading, we believe, to hyperinsulinaemia. If the β-cells of the obese subjects are incapable of producing an adequate amount of insulin to meet the high demands of the adipose tissue then diabetes will develop, with hyperglycaemia.

X. Effect of Sulphonylurea Therapy in Diabetes

It was also important to determine whether the block to muscle glucose uptake in diabetes could be reversed with anti-diabetic therapy or whether such treatment merely exerted its effect on central tissues such as the liver. Studies of glucose uptake during the usual oral glucose tolerance test were therefore carried out in two newly diagnosed maturity onset diabetics in the untreated state and again two weeks after the instigation of sulphonylurea therapy (BUTTERFIELD and WHICHELOW, 1968). Both patients responded to therapy with a substantial fall of fasting blood sugar and glucose uptake which had been low before was increased after treatment. It was particularly noticeable in the leaner of the two patients (Fig. 9) that whereas glucose uptake had, in the untreated state, been lower than would be expected for a non-diabetic of the same skinfold thickness, following treatment the value lay nearer that for the normals. Neither subject lost weight. These findings are in accord with current views on the mode of action of the sulphonylureas, that they stimulate the release of endogenous insulin. Higher circulating insulin levels would obviously permit increased peripheral insulin clearance, thereby conteracting the diabetic block, and permitting higher levels of peripheral glucose uptake.

XI. Effect of Phenformin Therapy in Diabetes and Obesity

Similar studies of muscle glucose uptake were carried out during oral glucose tolerance tests before and after 2 weeks oral phenformin therapy in two newly diagnosed maturity onset diabetics and three obese non-diabetic subjects (BUTTERFIELD and WHICHELOW, 1968). The latter study was performed because it has been suggested that phenformin aids weight reduction in obesity (ROGINSKY and BARNETT, 1966).

In the diabetics glucose uptake was lower than normal with respect to the skinfold thickness of the patient before therapy but much increased towards the normal after therapy (Fig. 9). Both diabetics responded to the drug as assessed by a fall in the blood sugar, but did not lose weight. All these findings are similar to those with the sulphonylureas.

However, in the three obese non-diabetics there was no change of glucose uptake following phenformin therapy and no loss of weight. These findings demonstrate that the metabolic lesions in muscle in respect to muscle glucose uptake must be different in diabetes and obesity.

Early work with phenformin had suggested that in therapeutic doses in man it acted by enhancing insulin sensitivity both centrally (in the liver) and in the peripheral tissues. There was no need to invoke any mechanism involving inhibition of aerobic glycolysis, an action suggested by various workers from the results of in vitro studies using relatively massive doses of the drug.

The hypothesis that phenformin increased insulin action in the peripheral tissues was strengthened by more recent studies, where I^{131} insulin fixation and its effect in the forearm tissues was examined before and after 10 days successful phenformin therapy in two previously untreated maturity onset diabetics (WHICHELOW and BUTTERFIELD, 1969). Although neither diabetic showed a great re-

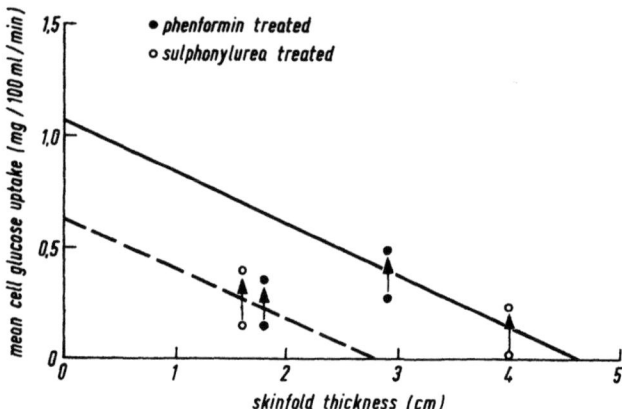

Fig. 9: Relationship between glucose uptake and skinfold thickness during GTT in diabetics before and after treatment with oral antidiabetics (Solid line is regression for non-diabetics, dotted line – 95% confidence limits)

duction of insulin fixation before treatment there was a marked increase of insulin fixation in relation to concentration after therapy. Once again the relationship between insulin fixation and the increase in glucose uptake remained unchanged. It appears, therefore, that phenformin acts by increasing insulin filtration from the circulation to the muscle tissues, thereby enabling a larger amount of glucose to be taken up by these tissues. Whether phenformin is acting on the permeability properties of the basement membrane is not yet known.

XII. Summary

Peripheral glucose uptake, which is high following glucose loading in lean non-diabetics, is reduced in diabetes and obesity. Although in diabetes this is due in some cases to an absolute lack of insulin, evidence from studies of the effect of small doses of intra-arterially injected I^{131} insulin in the forearm demonstrated an impairment of insulin clearance resulting in a reduced glucose uptake in diabetes. Studies of the effect of weight reduction in obesity and antidiabetic drugs in diabetes indicated that glucose uptake could be increased and also that the blocks to muscle glucose uptake in diabetes and obesity were different. Mild exercise also markedly increases peripheral glucose uptake in normal, obese and mild diabetic subjects and insulin dependent diabetics given insulin. These results show that the effect of exercise is dependent on the presence of circulating insulin.

Literature

BERSON, S. A. and R. S. YALOW: Some current controversies in diabetes research. Diabetes, *14*, 549 (1965)

BOUCHER, B. J., W. J. H. BUTTERFIELD and M. J. WHICHELOW: Disapearance of labelled

human growth hormone from the forearm circulation in normal and diabetic subjects. Clin. Sci. *37*, 721 (1969)
– – – In preparation
BUTTERFIELD, W. J. H., M. E. ABRAMS, D. J. B. ST. JOHN and M. J. WHICHELOW: The intravenous glucose tolerance test: Peripheral disposal of the glucose load in controls and diabetics. Metabolism, *16*, 19 (1967)
– C. J. GARRATT and M. J. WHICHELOW: Peripheral hormone action: A method for the study of the action of insulin in the forearm tissues. Guy's Hosp. Rep., *111*, 130 (1962)
– – – Peripheral hormone action: Studies on the clearance and effect of ^{131}I iodo-insulin in the peripheral tissues of normal, acromegalic and diabetic subjects. Clin. Sci. *24*, 331 (1963)
– T. HANLEY and M. J. WHICHELOW: Peripheral metabolism of glucose and free fatty acids during oral glucose tolerance tests. Metabolism. *14*, 851 (1965)
– and H. E. HOLLING: Peripheral glucose metabolism in fasting control subjects and diabetic patients. Clin. Sci. *18*, 147 (1959)
– and M. J. WHICHELOW: Peripheral glucose metabolism in control subjects and diabetic patients during glucose, glucose-insulin and insulin sensitivity tests. Diabetologia *1*, 45 (1965)
– – Effect of diet, sulphonylureas and phenformin on peripheral glucose uptake in diabetes and obesity. Lancet *II*, 785 (1968)
CSORBA, T. R., W. J. H. BUTTERFIELD and M. J. WHICHELOW: Glucose transport in the forearm. Diabetologia *4*, 387 (1968)
GARRATT, C. J., W. J. H. BUTTERFIELD, M. E. ABRAMS, G. STERKY and M. J. WHICHELOW: The effect of exercise on peripheral clearance of ^{131}I iodo insulin and peripheral glucose uptake. In preparation
PFEIFFER, E. F.: Dynamics of insulin secretion following beta-cell stimulation. In: Tolbutamide after 10 years. Ed. by W. J. H. BUTTERFIELD, and W. VAN WESTERING, Int. Cong. Ser., no. 149 Excerpta Medica Found., New York 1967
RABINOWITZ, D. and K. L. ZIERLER: Role of free fatty acids in forearm metabolism in man, quantitated by use of insulin. J. clin. Invest. *41*, 2191 (1962)
ROGINSKY, M. and J. BARNETT: Double blind study of Phenethylbiguanide in weight control of obese subjects. J. clin. Nutr. *19*, 223 (1966)
STEINKAMP, R. C., N. L. COHEN, W. R. GAFFEY, T. MCKEY, G. BRON, W. E. SIN, T. W. SARGEANT and E. ISAACS: Measures of body fat and related factors in normal adults: II A simple clinical method to estimate body fat and lean body mass. J. chron. Dis. *18*, 1291 (1965)
WHICHELOW, M. J., W. J. H. BUTTERFIELD, M. E. ABRAMS, G. STERKY and C. J. GARRATT: The effect of mild exercise on glucose uptake in human forearm tissues in the fasting state and after oral glucose administration. Metabolism. *17*, 84 (1968)
– W. J. H. BUTTERFIELD: In vivo studies in man on the hypoglycaemic action of phenformin. Postgrad. med. J., Suppl. on Phenformin. 24 (1969)
ZACKS, S. I., J. J. PEDUES and F. A. ELLIOTT: Interstitial muscle capillaries in patients with diabetes mellitus. A light and electron microscope study. Metabolism *11*, 381 (1962)

Ketogenese: Mechanismus, Regulation und Beziehungen zur Glukoneogenese

Von O. WIELAND, München

I. Einführung
II. Biochemie der Ketonkörper
  A. Enzyme der Acetessigsäurebildung
  B. Enzyme der Acetessigsäureverwertung
  C. Bildung von Aceton
  D. Enzyme der D-(-)-ß-Hydroxybuttersäurebildung
  E. Intrazelluläre Lokalisation der ketonkörperbildenden Enzyme
III. Physiologische Bedeutung der Ketonkörperbildung
IV. Experimentelle Modelle zum Studium der Ketogenese
V. Die hepatozelluläre Regulation der Ketonkörperbildung

  A. Fettsäureoxydation und Redox-Status der Leber-Pyridinnukleotide
  B. Aktivität des Zitronensäure-Zyklus und Ketogenese
VI. Antiketogenese
  A. Glycerin
  B. Fruktose
  C. Propionsäure
VII. Beziehungen zwischen Ketogenese und Glukoneogenese
  A. Bereitstellung von Reduktionsäquivalenten für die Glukosesynthese
  B. Herkunft des Kohlenstoffes für die Glukosesynthese
  C. Hormonelle Regulation der Glukoneogenese

I. Einführung

Die um etwa hundert Jahre zurückliegende Entdeckung, daß im Urin von Diabetikern Acetessigsäure vorkommt (GERHARDT, 1865) und die Begriffsbildung der diabetischen Acidose (Hallervorden 1879; NAUNYN, 1900) bildeten – wie so viele andere klinische Beobachtungen – für Biochemiker einen großen Ansporn, die pathologischen Zusammenhänge dieses Phänomens aufzuklären. Vom biochemischen Standpunkt aus betrachtet waren diese Pioniere ihrer Zeit weit voraus. Erst acht Jahrzehnte später wurde das Coenzym A entdeckt, welches den Schlüssel zum Intermediärstoffwechsel der Fettsäuren und Ketonkörper lieferte. Als dann die enzymatischen Reaktionen der Fettsäureoxydation und der Acetessigsäurebildung Schritt für Schritt aufgeklärt waren, konnte man – von einer soliden Plattform aus – der Frage nach den Kontrollmechanismen nachgehen, die den Prozeß der Ketogenese steuern. Die Forschungen der letzten Jahre haben unsere Kenntnisse von der Physiologie und Pathophysiologie der Ketonkörper wesentlich vertieft, wenn auch immer noch nicht alle Fragen endgültig beantwortet werden können. Es kann nicht Aufgabe dieses Kapitels sein, eine erschöpfende Behandlung der gesamten Problematik der Ketogenese zu geben. Auf einige Übersichtsarbeiten, die dieses Feld nach den verschiedensten Richtungen hin beleuchten, sei an dieser Stelle hingewiesen (CAMPBELL und BEST, 1959; STADIE, 1958; LANGDON, 1960; VAN ITALLIE und BERGEN, 1961; KREBS, 1961, 1966; WAKIL und BRESSLER, 1962; WINEGRAD, 1964).

II. Biochemie der Ketonkörper

A. Enzyme der Acetessigsäurebildung

Acetacetat ist nicht, wie lange Zeit vermutet wurde, ein Stoffwechselzwischenprodukt, das durch unvollständigen Abbau der langkettigen Fettsäuren entsteht. Es tritt vielmehr als Endprodukt eines komplizierten Prozesses auf, der mehrere Stufen enzymatischer Synthesen umfaßt. Die unmittelbare Vorstufe für die Bildung von Acetacetat ist Acetyl-CoA, welches in der *intakten* Leberzelle in der Hauptsache aus der β-Oxydation langkettiger Fettsäuren stammt. In Leberaufbereitungen, wie Homogenaten oder Mitochondriensuspensionen, kann Acetacetat auch aus anderen Vorläufern des Acetyl-CoA, wie Pyruvat, Lactat oder Aminosäuren produziert werden.

Die enzymatische Bildung der Ketonkörper wird eingeleitet durch Kondensation zweier Moleküle Acetyl-CoA, wobei Acetacetyl-CoA entsteht (Gl. 1) (LYNEN et al., 1952).

(1) $2\ CH_3-CO-SCoA \xrightleftharpoons[]{\beta-\text{Ketoacylthiolase}} CH_3-CO-CH_2-CO-SCoA + CoA-SH$

Die hydrolytische Spaltung der Thioesterbindung gemäß Gl. (2) erschien zunächst der wahrscheinlichste Weg, auf dem Acetacetat aus Acetacetyl-CoA freigesetzt wird (STERN und MILLER, 1959; DRUMMOND und STERN, 1960; STERN et al., 1960; SEGAL und MENON, 1960, 1961).

(2) $CH_3-CO-CH_2-CO-SCoA + HOH \xrightarrow{\text{Deacylase}} CH_3-CO-CH_2-COOH + CoA-SH$

Ein solcher Deacylierungsmechanismus ließ sich jedoch nicht bestätigen. Wohl existiert in der Leber ein Enzym, das die hydrolytische Spaltung von Acetacetylglutathion katalysiert (STERN und DRUMMOND, 1956), jedoch reagiert dieses Enzym nicht mit Acetacetyl-CoA.

Wie sich schließlich herausstellte, sind der Acetessigsäurebildung zwei vorbereitende Enzymreaktionen vorgeschaltet. Die erste dieser Reaktionen besteht aus einer Kondensation, wobei Acetacetyl-CoA und ein weiteres Molekül Acetyl-CoA zusammentreten unter Bildung des verzweigten Produktes β-Hydroxy-β-methylglutaryl-CoA (HMG-CoA) (Gl. 3). Dieses zerfällt sodann durch enzymatische Spaltung der Kohlenstoffkette in Acetacetat und Acetyl-CoA (Gl. 4).
Acetyl-CoA ist also katalytisch an der Acetacetatbildung beteiligt. Der gesamte Prozeß wurde als HMG-CoA-Zyklus bezeichnet (LYNEN et al., 1958). Wie die Bilanz (Gl. 5) der Reaktionen Gl. 3 und 4 zeigt, liegt im Endeffekt eine hydrolytische Spaltung von Acetyl-CoA vor.

(3)
$$CH_3-CO-CH_2-CO-SCoA + CH_3-CO-SCoA + H_2O \rightarrow$$
$$HOOC-CH_2-\underset{\underset{OH}{|}}{\overset{\overset{CH_3}{|}}{C}}-CH_2-CO-SCoA + CoA-SH$$

(4) HOOC—CH$_2$—C(CH$_3$)(OH)—CH$_2$—CO—SCoA → CH$_3$—CO—CH$_2$—COOH + CH$_3$—CO—SCoA

(5) CH$_3$—CO—CH$_2$—CO—SCoA + H$_2$O $\xrightarrow{\text{Acetyl-CoA}}$ CH$_3$—CO—CH$_2$—COOH + CoA—SH

Der HMG-CoA-Zyklus scheint quantitativ für den Großteil der Acetacetatbildung der Leber verantwortlich zu sein (LYNEN et al., 1958; CALDWELL und DRUMMOND, 1961; COURMAYER, 1962; SAUER und ERFLE, 1966; BATES et al., 1967). Aus ihren enzymkinetischen Daten errechneten LYNEN et al. (1958), daß 1 kg Rinderleber über diesen Weg in 24 Stunden bis zu 150 Gramm Acetacetat produzieren kann. In dieser Größenordnung dürfte auch die Ketonkörperbildung der menschlichen Leber liegen. Weiterhin konnte COURMAYER (1962) in Lynens Laboratorium zeigen, daß in rohen Leberextrakten Acetacetatbildung aus Acetyl-CoA proportional mit der Bildung von Mevalonsäure stimuliert werden kann, wenn gereinigte HMG-CoA-Synthase zugesetzt wurde. Unter der Annahme, daß Acetacetat und Mevalonsäure beide aus HMG-CoA hervorgehen, war dieses Resultat zu erwarten, wenn Acetacetat praktisch gänzlich aus dem HMG-CoA-Zyklus entstammte. Die quantitative Auswertung dieser Experimente ergab, daß mindestens 90 % des Acetacetats aus der Spaltung des HMG-CoA stammen mußten. Die Reaktionen der Acetacetatbildung in der Leber sind schematisch in Abbildung 1 dargestellt.

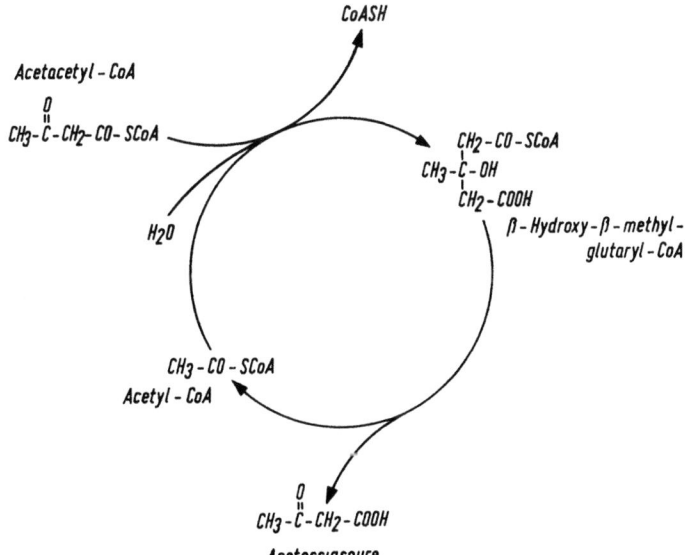

Abb. 1: Bildung von Acetessigsäure über den HMG-CoA-Zyklus (nach LYNEN et al., 1958)

In neuerer Zeit wurden Hinweise erhalten, daß Acetacetylcarnitin als Zwischenprodukt bei der Bildung von Acetacetat auftritt (BRESSLER und KATZ, 1965). Die Bedeutung dieser Verbindung für den Prozeß der gesteigerten Ketonkörperbildung bedarf weiterer Untersuchungen.

In Escherichia coli wurde kürzlich ein Enzym gefunden, das die Kondensation von Acyl-Carrier-proteingebundenem (ACP-gebundenem) Acetacetat und Malonyl-CoA zu Triacetsäure katalysiert (BROCK und BLOCH, 1966). Da Triacetsäure in Leberhomogenaten zu Acetacetat und Acetat gespalten werden kann (BREUSCH und ULUSOY, 1947; WITTER und STOTZ, 1948), wurde an die Möglichkeit der Triacetsäurebildung als wenig wahrscheinlicher alternativer Weg zur Ketonkörperbildung in tierischen Geweben gedacht (BROCK und BLOCH, 1966).

B. Enzyme der Acetacetat-Verwertung

Bevor Acetacetat in den oxydativen Stoffwechsel eintritt, muß es aktiviert, d. h. in Acetacetyl-CoA umgewandelt werden. Die wichtigste Reaktion hierfür ist die Coenzym-A-Übertragung von Succinyl-CoA auf Acetacetat durch das Enzym Succinyl-CoA: Acetacetattransferase gemäß folgender Reaktion (Gl. 6) (STERN et al., 1953; GREEN et al., 1953).

(6) $$CH_3-CO-CH_2-COOH + HOOC-(CH_2)_2-CO-SCoA \xrightarrow{\text{Transferase}}$$
$$CH_3-CO-CH_2-CO-SCoA + HOOC-(CH_2)_2-COOH$$

Diese Reaktion spielt eine dominierende Rolle in der Ketonkörperverwertung durch extrahepatische Gewebe. In der Leber selbst findet sich keine Transferase-Aktivität.

Ein zweiter Mechanismus der Acetacetataktivierung ist die ATP-abhängige Bildung des CoA-Thioesters durch das Enzym Acetacetatthiokinase (STERN und OCHOA, 1951; MAHLER, 1953) (Gl. 7):

(7) $$CH_3-CO-CH_2-COOH + ATP + CoA-SH \xrightarrow{\text{Thiokinase, Mg}^{++}}$$
$$CH_3-CO-CH_2-CO-SCoA + AMP + PP$$

Acetacetatthiokinase wurde auch in der Leber nachgewiesen, jedoch ist die Aktivität des Enzyms gering (STERN und OCHOA, 1951). Immerhin kann bei Fehlen anderer Substrate eine Aufnahme von Acetacetat aus dem Perfusionsmedium durch die isoliert perfundierte Rattenleber stattfinden (MATSCHINSKY und WIELAND, 1961; TEUFEL, 1966; SÖLING, 1967).

Als nächster Schritt im Ketonkörperabbau wird das durch die Aktivierung von Acetacetat gebildete Acetacetyl-CoA thiolytisch in zwei Moleküle Acetyl-CoA gespalten (LYNEN et al., 1952) (Gl. 8). Diese können dann in die Reaktionen des Zitronensäure-Zyklus eintreten.

(8) $$CH_3-CO-CH_2-CO-SCoA + CoA-SH \xrightarrow{\beta\text{—Ketoacylthiolase}}$$
$$2\,CH_3-CO-SCoA$$

C. Bildung von Aceton

Aceton entsteht durch Decarboxylierung von Acetacetat gemäß Gl. (9):

(9) $\quad CH_3-CO-CH_2-COOH \rightarrow CH_3-CO-CH_3 + CO_2$

Enzyme für diese Reaktion konnten weder im Blut noch in anderen Körpergeweben nachgewiesen werden. Somit scheint die Decarboxylierung spontan abzulaufen (ROSSI, 1938; STADIE, 1958). Im Erythrozyten-Hämolysat wurde ein thermostabiler Faktor nachgewiesen, der die Bildung von Aceton aus Acetessigsäure stimuliert (MATSCHINSKY und WIELAND, 1961). Über die Art und die biologische Bedeutung dieses Faktors liegen keine weiteren Untersuchungen vor.

D. Enzyme der D-(-)-β-Hydroxybutyrat-Bildung

D-(-)-β-Hydroxybutyrat entsteht in den Mitochondrien aus Acetacetat durch NADH-abhängige Reduktion durch das Enzym D-(-)-β-Hydroxybutyratdehydrogenase (β-HOB-DH) (GREEN et al., 1937) (Gl. 10).

$$CH_3-CO-CH_2-COOH + NADH + H^+ \xrightleftharpoons[]{\beta-HOB-DH}$$

(10) $\quad D-(-)-CH_3-CHOH-CH_2-COOH + NAD^+$

Obwohl noch andere Möglichkeiten der β-Hydroxybuttersäurebildung denkbar wären, so dürfte quantitativ für die Betrachtung der Ketogenese praktisch ausschließlich die obige Enzymreaktion von Bedeutung sein.

Die Verwertung von D-(-)-β-Hydroxybutyrat verläuft in jedem Fall über die Stufe des Acetacetats. Von besonderem Interesse erscheinen neueste Untersuchungen, wonach nach ausgedehnten Fastenperioden auch das Gehirn β-Hydroxybuttersäure verwerten kann (OWEN et al., 1967). Offenbar wird im Hunger die β-Hydroxybutyratdehydrogenase des Gehirns induziert.

E. Intrazelluläre Lokalisation der ketonkörperbildenden Enzyme

In der Leberzelle sind die verschiedenen Enzyme der Ketonkörperbildung hauptsächlich innerhalb der Mitochondrien lokalisiert. Geringe Enzymaktivitäten der Synthese von Acetacetat (vgl. Gl. 3 und 4) sollen auch im extramitochondrialen Raum der Leberzelle vorkommen (BATES et al., 1967; SAUER und ERFLE, 1966). In den Lebern von Hunger- oder alloxandiabetischen Ratten wurde von diesen Autoren ein Anstieg der Aktivität des cytoplasmatisch lokalisierten HMG-CoA-Zyklus auf das Doppelte beobachtet, während die Aktivität der Gesamthomogenate unverändert blieb. Die Bedeutung der cytoplasmatischen Acetacetat-Bildung soll in der Beseitigung des für die Fettsäuresynthese nicht benötigten Acetyl-CoA liegen (BATES et al., 1967), jedoch erscheinen hierzu weitere Untersuchungen erforderlich. Was die β-Hydroxybutyratdehydrogenase betrifft, so ist dieses Enzym ausschließlich in den Mitochondrien zu finden.

III. Physiologische Bedeutung der Ketonkörperbildung

Die Fähigkeit der Leber, anstelle von CO_2 Acetacetat als Endprodukt des aeroben Stoffwechsels zu bilden, stellt eine einmalige Funktion dieses Organs dar, welche auf die Koordination des Energiehaushaltes des Gesamtorganismus abgestimmt ist. Bekanntlich können die Ketonkörper, d. h. Acetacetat und D-(-)-β-Hydroxybutyrat in verschiedenen extrahepatischen Geweben, vornehmlich im Herzmuskel, als Energiequellen verwertet werden. Dabei nehmen sie gegenüber anderen Substraten, wie Glukose und deren glykolytischen Zwischenprodukten (BARNES et al., 1938; WATERS et al., 1938; BING et al., 1954; KREBS, 1961b; J. R. WILLIAMSON und KREBS, 1961) als auch den langkettigen Fettsäuren (BASSENGE et al., 1965) den Vorrang ein. Die zuletzt genannten Autoren beobachteten nach Acetacetat-Infusion beim Hund eine herabgesetzte Utilisation freier Fettsäuren durch den Herzmuskel. Vom physiologischen Standpunkt aus lassen sich daher die Ketonkörper als spezielle Transportform der in den langkettigen Fettsäuren enthaltenen Energie betrachten. Diese Vorstellung wurde schon von MACKAY (1943) geäußert. Somit erinnert die Ketogenese an eine Art „Verdauungsprozeß", der dazu dient, die langkettigen Fettsäuren in leichter verwertbares Material für den raschen Energiebedarf umzuwandeln. Damit ergeben sich gewisse Parallelen zu anderen Funktionen der Leber, wie etwa der Bereitstellung des Blutzuckers aus Glykogen (DECKER, 1962). Die physiologische Rolle der Leber im Gesamtverband des Organismus ist schematisch in Abbildung 2 wiedergegeben.

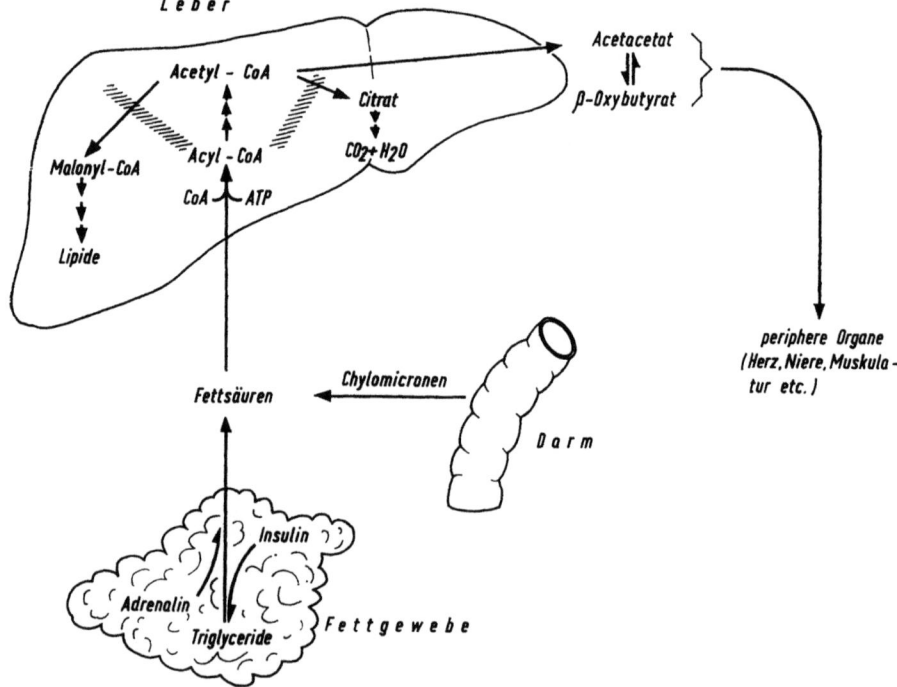

Abb. 2: Stellung der Leber im Fettsäurestoffwechsel

Tab. 1: Blutketonkörperspiegel bei Erwachsenen und Kindern

β-Hydroxy-butyrat[a]	n	Acetacetat[a]	n	$\frac{\text{β-HOB}}{\text{AcAc}}$	Blutentnahme	Ernährungs-zustand	Methode	Literatur
251.2 (31–650)	16	88.8 (15–226)	16	2.73 (1.78–4.3)	V. cubitalis	12–20 Std. Hunger	enzymatisch[b]	D. H. Williamson et al. (1962)
213 ± 26	30	72 ± 6.6	55	2.87	A. femoralis	über Nacht gehungert	enzymatisch[b]	Rudolph et al. (1965)
138 ± 17		36 ± 3.6	55	3.8	Sinus coronarius	über Nacht gehungert	enzymatisch[b]	Rudolph et al. (1965)
220	416	110[c]	416	2	V. cubitalis		chemisch[d]	Glaubitt (1960)
720 ± 85[e]	14	290 ± 35	30	2.5	Kapillarblut	Brustmilch	chemisch[f]	Melichar et al. (1965)
87.5 ± 50.6	37	31.2 ± 11.5	37	2.8	V. cubitalis	12 Std. Hunger	enzymatisch[b]	Eggstein et al. (1967)
Gesamt-Ketonkörper								
107 ± 70	19	–	–	–	V. cubitalis	nicht diabetisch, nicht gehungert	chemisch[d]	Werk und Knowles (1961)
143 ± 69	94	–	–	–	V. cubitalis	nicht diabetisch, gehungert	chemisch[d]	Werk und Knowles (1961)
257 ± 174	99	–	–	–	V. cubitalis	eingestellter Diabetes, nicht gehungert	chemisch[d]	Werk und Knowles (1961)
402 ± 555	105	–	–	–	V. cubitalis	eingestellter Diabetes, gehungert	chemisch[d]	Werk und Knowles (1961)

[a] Werte in μMol/l, die Angaben in Klammern geben den Bereich an.
[b] Nach D. H. Williamson et al. (1962)
[c] Summe Acetacetat + Aceton
[d] Nach Greenberg und Lester (1944)
[e] Summe β-Hydroxybutyrat + Aceton
[f] Acetacetat nach Walker (1954); Gesamtketonkörper nach Bessman und Anderson (1957)

Tab. 2: Ketonkörperspiegel in Blut und Leber der Ratte unter verschiedenen experimentellen Bedingungen[a]

Zustand der Tiere	n	Leber[b] Acetacetat[c]	β-Hydroxy-butyrat[c]	$\frac{\beta\text{-HOB}}{\text{AcAc}}$	n	Blut Acetacetat[d]	β-Hydroxy-butyrat[d]	$\frac{\beta\text{-HOB}}{\text{AcAc}}$	Literatur
ad libitum gefüttert	8	57 ± 20	144 ± 48	2.6 ± 0.5	13	200 ± 40	80 ± 40	0.4 ± 0.2	Berry et al. (1965)
24 Std. gehungert	9	630 ± 120	1960 ± 460	3.1 ± 0.7	7	800 ± 130	2100 ± 400	2.6 ± 0.6	Berry et al. (1965)
48 Std. gehungert	11	690 ± 180	2020 ± 330	3.0 ± 0.8	17	740 ± 180	1890 ± 370	2.6 ± 0.5	Berry et al. (1965)
ad libitum gefüttert	7	55 ± 20	144 ± 48	2.6	–	–	–	–	D. H. Williamson et al. (1967)
48 Std. gehungert	23	500 ± 240	1790 ± 830	3.6	–	–	–	–	D. H. Williamson et al. (1967)
Schwer Alloxan-diabetisch	12	3750 ± 2080	7730 ± 3260	2.1	–	–	–	–	D. H. Williamson et al. (1967)
ad libitum gefüttert	5	139 ± 40	167 ± 40	1.41 ± 0.47	5	47 ± 12	133 ± 46	2.19 ± 0.49	Siess und Wieland (1966)
Fettgefüttert	5	417 ± 87	1490 ± 180	4.27 ± 1.05	5	353 ± 62	1540 ± 250	4.53 ± 0.58	Söling et al. (1965)
ad libitum gefüttert	3	156	288	1.8	–	–	–	–	Söling et al. (1965)
Fettgefüttert	6	577	1731	3.0	–	–	–	–	Söling et al. (1965)

[a] Ketonkörper durchwegs enzymatisch bestimmt nach D. H. Williamson et al. (1962)
[b] Lebergewebe durchwegs mit der Frier-Stopp Technik entnommen
[c] Werte in μMol/kg Leber-Frischgewicht
[d] Werte in μMol/l Blut

Bildung und Verbrauch der Ketonkörper sind unter normalen Umständen so aufeinander abgestimmt, daß keine übermäßige Anhäufung in Blut und Körpergeweben auftritt. In Tabelle 1 sind die Normalwerte der Blutketonkörperspiegel bei gesunden Personen nach den Angaben verschiedener Autoren aufgeführt. Normalerweise liegen etwa ²/₃ der Ketonkörper als β-Hydroxybutyrat und ¹/₃ als Acetacetat und Aceton vor. In schweren Fällen von Ketoazidosen wurden Blutketonspiegel bis zu 5000 µMol/liter beobachtet (WERK und KNOWLES, 1961).

Tabelle 2 gibt einen Überblick über das Verhalten der Ketonkörper in Leber und Blutserum von Ratten unter verschiedenen experimentellen Bedingungen.

Man sollte sich vor Augen halten, daß es kaum eine andere Substanzklasse im Körper gibt, die ähnlich hohen Konzentrationsschwankungen unterliegt wie die Ketonkörper. Es müssen daher besonders wirkungsvolle Mechanismen vorliegen, um diese erheblichen Fluktuationen zu bewerkstelligen.

Ganz allgemein kommt es zu einer Stimulierung der Ketonkörperproduktion unter Bedingungen, unter denen der Kohlenhydratstoffwechsel darniederliegt. Diese Regulation erscheint beispielsweise sinnvoll im Hungerzustand, wo es für den Organismus wesentlich ist, Energie aus den Fettspeichern verfügbar zu machen, um damit Glukose für die Bedürfnisse des ZNS zu sparen. Gleichzeitig wird in dieser Situation in Leber und Niere vermehrt Glukose neu synthetisiert. Das gleiche trifft zu, wenn Fett den Hauptteil der Kalorienzufuhr darstellt. Auch anderweitig bedingte Zustände des Kohlenhydratmangels, wie schwere Muskelarbeit, hohes Fieber, Überfunktion der Schilddrüse etc. sind in diesem Zusammenhang zu nennen. Unter extremen Bedingungen kann die physiologische Grenze dieser Regulation überschritten werden, und es kommt zu einer pathologischen Anhäufung von Ketonkörpern mit den entsprechenden Folgen für den Organismus. In diesen Fällen entsteht ein Mißverhältnis zwischen Ketonkörperproduktion in der Leber und extrahepatischem Ketonkörperabbau, das letzten Endes auf eine tiefgreifende Störung des hormonellen Gleichgewichts im Bereich der Fettspeicherung und Fettmobilisierung zurückgeht. Dieser Zusammenbruch wird am eindrucksvollsten sichtbar am Beispiel der Ketoacidose des dekompensierten Diabetes mellitus. Exzessive Grade von Ketoacidose findet man auch bei Rindern während der Laktation.

IV. Experimentelle Modelle zum Studium der Ketogenese

Für Studien zum Mechanismus der Ketogenese bieten sich im Tierversuch zahlreiche Möglichkeiten an. Am einfachsten lassen sich Ketosen durch Hunger oder durch Fettfütterung erzeugen. Besonders hohe Grade von Ketonämie und Ketonurie erzielt man, wenn man z. B. Ratten mehrere Tage lang hungern läßt und sie anschließend mit reinem Speck füttert. Außer den genannten alimentären Maßnahmen ist die Erzeugung eines Diabetes am besten für pathophysiologische Untersuchungen des Ketonkörperstoffwechsels geeignet. Am gebräuchlichsten dürfte hier das Modell des Alloxan-Diabetes sein, doch scheinen einige kritische Anmerkungen an dieser Stelle angebracht. Wenn man vom Tierexperiment einen Beitrag zum Verständnis der Pathologie des menschlichen Diabetes erwartet, so muß dafür gesorgt sein, daß die experimentellen Bedingungen so weit wie möglich dem klinischen Krankheitsbild angenähert werden. Dies ist jedoch nicht der Fall bei der Mehrzahl der früher an Alloxan-Tieren durchgeführten Versuche zur Ketogenese.

Da die chronisch alloxan-diabetische Ratte ihre Fettspeicher vollständig verloren hat, ist die Voraussetzung der Ausbildung einer Ketoacidose nicht mehr gegeben. Um mit der alloxan-diabetischen Ratte ein geeignetes Studienobjekt zu haben, muß sie durch Insulinbehandlung zunächst in guter Verfassung gehalten werden. Dann kann durch Absetzen des Insulins eine Stoffwechselsituation geschaffen werden, die der des dekompensierten Diabetes beim Menschen ähnelt. Leider hat sich dieses bereits von RENOLD et al. (1955) vorgeschlagene Vorgehen erst allmählich durchgesetzt (SPIRO et al., 1958; STEINER et al., 1961; WIELAND und LÖFFLER, 1962, 1963; PRAHL und STEENROD, 1965).

Andere Verfahren zur Erzielung akuten Insulinmangels bei Versuchstieren seien in diesem Zusammenhang kurz erwähnt: Die Pankreatektomie, bei der Ratte eingeführt von FOGLIA (1944), und weiterentwickelt von SCOW (1956) ist eine relativ schwierige Technik, die sich nur in beschränktem Umfang in die experimentelle Diabetesforschung eingeführt hat. Im Gegensatz dazu stellt die Verwendung von Insulin-Antiserum eine einfache Methode zur Schaffung eines akuten Insulinmangels bei der Ratte und anderen Tieren dar (MOLONEY und COVAL, 1955; WRIGHT, 1959; ARMIN et al., 1960 a, b). D-Mannoheptulose, ein starker Hemmstoff der Insulinsekretion, wurde von SIMON et al. (1961) als Mittel zur Erzeugung einer diabetischen Ketose bei der Ratte vorgeschlagen. Neuerdings wird die B-Zellschädigende Wirkung des Antibioticums Streptozotocin mit Erfolg zur Diabeteserzeugung bei Ratten ausgenützt (RAKIETEN et al., 1963; JUNOD et al., 1967).

V. Die hepatozelluläre Regulation der Ketonkörperbildung

Da Acetacetat aus Acetyl-CoA entsteht, läuft das Problem der vermehrten Ketonkörperproduktion letzten Endes auf die Frage der Regulation des Acetyl-CoA-Stoffwechsels in der Leberzelle hinaus. Abbildung 3 zeigt schematisch die Hauptstoffwechselwege des Acetyl-CoA in der Leber. Einige der möglichen Angriffspunkte von Effektoren, die zur vermehrten Ketonkörperbildung und Glukoneogenese Anlaß geben, sind in dem Schema ebenfalls eingeschlossen. Was die Ketogenese betrifft, so geht es im wesentlichen um die Alternativen, ob Acetyl-CoA über den Zitronensäure-Zyklus oxydiert wird, ob es als Ausgangsmaterial für die Synthese langkettiger Fettsäuren benützt wird, oder ob es in den HMG-CoA-Zyklus eintritt, um in Acetacetat umgewandelt zu werden. Auf Grund umfangreicher experimenteller Arbeiten zu diesem Problem darf man annehmen, daß die Kontrolle über den eingeschlagenen Weg des Acetyl-CoA von spezifischen Stoffwechselzwischenprodukten ausgeübt wird, die man als „Kontrollmetabolite" bezeichnen kann (WIELAND et al., 1965). Unter diesen scheinen die langkettigen Fettsäuren eine dominierende Rolle zu spielen, indem sie im Zuge ihrer Oxydation Zwischenprodukte anliefern, die durch Einwirkung auf die entsprechenden Enzyme den Weg des Acetyl-CoA in die Richtung der Bildung von Acetacetat lenken. Soweit Hormone in diesen Prozeß verwickelt sind, könnte ihre Wirkung innerhalb der Leber durch Einflußnahme auf die Konzentration solcher Kontrollmetabolite zustandekommen. Im Falle von Glukagon könnte dies z. B. durch Aktivitätskontrolle der hepatischen Lipolyse erreicht werden (siehe Abschnitt VI C).

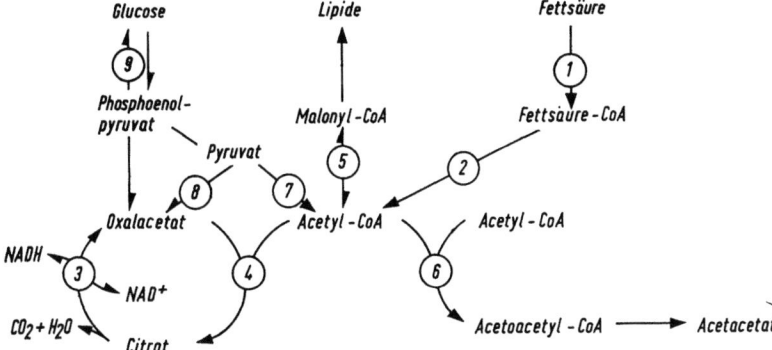

Abb. 3: Wege des Acetyl-CoA und Orte der Regulation im Leberstoffwechsel. Die numerierten Reaktionen bedeuten: (1) Erhöhter Zustrom freier Fettsäuren führt zum Anstieg von Fettsäure-CoA, deren Oxydation (2) vermehrt Acetyl-CoA liefert. Dabei (3) Anstieg von NADH/NAD und Absinken von Oxalacetat, u. U. Verlangsamung des Zitronensäure-Zyklus. Außerdem (4) direkte Hemmung der Citratsynthase durch langkettige Acyl-CoA-thioester und/oder ATP, (5) Hemmung der Acetyl-CoA-Carboxylase und damit der Lipidsynthese durch langkettige Acyl-CoA-thioester. (6) Durch Zunahme des Verhältnisses Acetyl-CoA/CoA-SH wird das Gleichgewicht der Thiolasereaktion in Richtung der Acetacetatbildung via HMG-CoA-Zyklus verschoben (vgl. auch SAUER und ERFLE, 1966). (7) Hemmung der Pyruvatoxydation durch Acetyl-CoA (und NADH), dadurch wird Pyruvat für die Glukoneogenese gespart. Möglicherweise auch Umwandlung der aktiven Pyruvatdehydrogenase in die inaktive Form durch Phosphorylierung (LINN et al., 1969; WIELAND und VON JAGOW-WESTERMANN, 1969; WIELAND und SIESS, 1970) im Zuge erhöhter Fettsäureoxydation. (8) Aktivierung der Pyruvatcarboxylase durch Acetyl-CoA und Anstieg von NADH/NAD fördern Glukoneogenese (9)

A. Fettsäureoxydation und Redox-Status der Leber-Pyridinnukleotide

1. Biochemische Voraussetzungen für die bevorzugte Verwertung von Fettsäuren durch die Leber

Obwohl Acetyl-CoA nicht nur aus Fettsäuren sondern auch aus Kohlenhydraten und Proteinen gebildet werden kann, dürfte für die Entstehung der diabetischen Ketoacidose Fett praktisch als die einzige Quelle der Ketonkörper in Betracht kommen. Dies ist auf die Leichtigkeit zurückzuführen, mit der die Fettsäuren im Vergleich zu anderen Substraten in der Leber oxydiert werden.

Die Überlegenheit der Fettsäuren gegenüber anderen energieliefernden Substraten wird schon allein verständlich, wenn man die räumliche Organisation der Zelle betrachtet. So ist bekanntlich der gesamte Enzymapparat für die Fettsäureoxydation in den Mitochondrien untergebracht, was bedeutet, daß die Oxydationsgeschwindigkeit einer Fettsäure, sobald sie einmal aktiviert ist, in erster Linie durch die Atmungskettenphosphorylierung kontrolliert wird. Im Gegensatz hierzu spielt sich die Glukoseoxydation in zwei getrennten Zellabteilen ab, im Cytoplasma *und* in den Mitochondrien. Diese Trennung bietet zahlreiche Möglichkeiten einer Stoffwechselkontrolle. Hier sei nur an die bekannten Vorstellungen zur

Erklärung des Pasteur-Effektes erinnert, wonach der Glukoseumsatz auf der Stufe der Phosphoglycerinaldehyd-Oxydation durch die Konzentration von anorganischem Phosphat und ADP kontrolliert wird (LYNEN und KOENIGSBERGER, 1951; JOHNSON, 1941). Auf weitere Regulationsmöglichkeiten der Glykolyse, die in letzter Zeit zur Diskussion gestellt wurden, kann in diesem Rahmen nicht näher eingegangen werden (eine Zusammenfassung dieses Gebietes siehe ATKINSON, 1966). Da im Verlauf der Fettsäureoxydation keine Substratphosphorylierung eingeschaltet ist, reichen für die Fettsäureoxydation die in den Mitochondrien vorliegenden katalytischen Mengen von anorganischem Phosphat und ADP aus. Auf diese Weise können die Fettsäuren erfolgreich mit der Glukose konkurrieren.

Bei der folgenden quantitativen Untersuchung des Ketonkörperproblems dürfen wir davon ausgehen, daß die Leber schon unter normalen Bedingungen ihren Energiebedarf zum größten Teil aus den Fettsäuren deckt und daß der oxydative Umsatz der Fettsäuren entsprechend dem Angebot an die Leber weiter gesteigert wird.

Ein einfaches Zahlenbeispiel, schematisch dargestellt in Abbildung 4, mag dies verdeutlichen. Das Beispiel geht davon aus, daß eine Fettsäure mit 18 C-Atomen in einfacher (Status A), doppelter (Status B) und dreifacher (Status C) Konzentration der Leber angeboten wird. Dementsprechend wird der Sauerstoffverbrauch mehr und mehr vom (Acetyl-CoA verbrauchenden) Zitronensäure-Zyklus auf die (Acetyl-CoA liefernde) β-Oxydation verlagert. Im Zustand A, der hier als Normalstatus angenommen wird, geht nur eines der 9 Moleküle Acetyl-CoA in Acetacetat über, die restlichen werden zu Ende oxydiert. Es entfallen dann $^2/_3$ des gesamten Sauerstoffverbrauchs auf den Zitronensäure-Zyklus und $^1/_3$ auf die β-Oxydation. Verdoppeln wir nun die Fettsäurekonzentration und lassen die Geschwindigkeit des Zitronensäure-Zyklus unverändert (Status B), so muß das zusätzliche Mol Fettsäure vollständig in Acetacetat umgewandelt werden. Unter

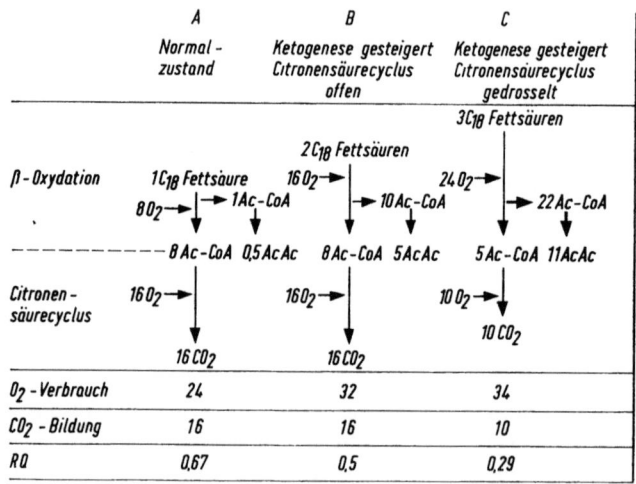

Abb. 4: Stöchiometrische Beziehungen zwischen Fettsäureoxydation, Zitronensäure-Zyklus und Ketonkörperbildung

diesen Bedingungen muß der Gesamtsauerstoffverbrauch um 33 % ansteigen, wovon nunmehr je die Hälfte auf den Zitronensäure-Zyklus und auf die β-Oxydation entfällt. Die Acetacetatproduktion ist gegenüber dem Ausgangszustand A um den Faktor 10 gesteigert. Sie geht in diesem Falle allein auf die Überproduktion von Acetyl-CoA zurück.

Bei diesen Betrachtungen wird von einer begrenzten Geschwindigkeit der Acetyl-CoA-Endoxydation via Zitronensäure-Zyklus ausgegangen. Tatsächlich kann in der Leber die Kapazität des Zitronensäure-Zyklus nicht entsprechend gesteigert werden, um den erhöhten Anfall von Acetyl-CoA aus den Fettsäuren aufzunehmen (Der Grund hierfür dürfte in der relativ geringen Aktivität des Citratkondensierenden Enzyms der Leber liegen.) Zahlreiche Befunde, auf die später noch eingegangen wird, weisen darauf hin, daß die Oxydation des Acetyl-CoA via Zitronensäure-Zyklus unter besonders schweren ketotischen Bedingungen sogar gehemmt ist. Ein solcher Zustand ist in unserem Modell der Abbildung 4 angenommen worden durch Verdreifachung des Fettsäureangebotes (Status C). Diese Fettsäuremenge kann ohne wesentlichen weiteren Anstieg der Leberatmung nur dann oxydiert werden, wenn der Zitronensäure-Zyklus zugunsten der β-Oxydation gedrosselt wird. Auf diese Weise wäre eine nochmalige Verdoppelung der Ketonkörperbildung gegenüber Status B ohne wesentliche Steigerung des Gesamtsauerstoffverbrauchs denkbar. Zur Acetyl-CoA-Überproduktion käme also in dieser extremen Situation eine Verminderung der Acetyl-CoA-Verwertung als pathogenetisches Prinzip hinzu.

Es sei darauf hingewiesen, daß die hier angestellten Betrachtungen mit den Daten der Atmung, der Ketonkörperbildung, des respiratorischen Quotienten und der Plasma-Fettsäurespiegel unter Ketosebedingungen in voller Übereinstimmung stehen (vgl. hierzu auch Tab. 3).

2. Die Bedeutung des Reduktionsgrades der Leber-Pyridin-Nukleotide in der Regulation der Ketogenese

Im Verlauf der Fettsäureoxydation kommt es zu charakteristischen Veränderungen des Redox-Status der Lebermitochondrien und – sekundär – auch des cytoplasmatischen Raumes, die sich in einem Anstieg der reduzierten Pyridin-Nukleotide äußern. Dies wurde sowohl durch spektrophotometrische Messungen in Mitochondriensuspensionen (KLINGENBERG, 1961; BODE und KLINGENBERG, 1963, 1964; GARLAND et al., 1965), als auch durch Fluoreszenzmessungen der Pyridin-Nukleotide an der Oberfläche der isolierten Rattenleber nach Perfusion mit Ölsäure festgestellt (WILLIAMSON et al., 1968a). Der Mechanismus dieser Fettsäureabhängigen Reduktion der Pyridin-Nukleotide und weiterer Komponenten der Atmungskette ist noch nicht eindeutig geklärt. Sicher scheint jedoch, daß dieser Vorgang an die feste Koppelung von Fettsäureoxydation und Phosphorylierung, d. h. an die Aufrechterhaltung eines hohen Phosphorylierungspotentials gebunden ist (GARLAND, 1968; KLINGENBERG, 1961).

Für das Verständnis der Ketogenese ist es bedeutsam, daß Änderungen des NADH : NAD-Verhältnisses sich auf das Gleichgewicht bestimmter Substratpaare auswirken können, die durch NAD-abhängige Enzyme miteinander verbunden sind (HOLZER et al., 1956; BÜCHER und KLINGENBERG, 1958; HOHORST et al.,

Tab. 3: Sauerstoffverbrauch und Ketonkörperproduktion der Leber unter Ketosebedingungen[a]

Präparation	experimentelle Bedingungen	Ketonkörperproduktion	O_2-Verbrauch	Keton-O_2	Nicht-Keton-O_2 absolut	Nicht-Keton-O_2 in % des Gesamt-O_2
Leberschnitte, Katze[b]	normal	16	142	20	122	86
	diabetisch, 48 Std. nach Pankreatektomie	105	175	131	44	25
Isolierte, perfundierte Leber, Ratte[c]	ohne Fettsäurezusatz	15,6	241	22,8	218,2	90
	+ Octanoat, 4,17 mM	67,8	289,3	89,8	199,5	69
	+ Octanoat, 12,5 mM	190,7	303,3	199,7	103,6	34
Leberhomogenat, Ratte[d]	Palmitat 0,2 mM	48,6	187,8	73	114,8	61,5
	Palmitat 0,35 mM	87,9	198	132	66	33,5
	Palmitat 0,5 mM	114	224,4	171	53,4	23,9
	Palmitat 0,65 mM	132,6	222	199	23	10,4

[a] Daten für Ketonkörperbildung und Sauerstoffverbrauch nach der auf S. 289 beschriebenen Berechnung für verschiedene Leberpräparationen aus der Literatur zusammengestellt. Alle Werte in µMol/g Frischleber pro 2 Std.
[b] Nach Stadie et al. (1940). Keton-O_2 durch Multiplikation der Gesamtketonkörperbildung mit 1,25.
[c] Nach Wieland (1961). Für die Berechnung wurde von einem Lebergewicht = 10 g ausgegangen.
[d] Nach Ontko und Jackson (1964, Tab. 1). Für die Berechnung wurde angenommen, daß 1,6 ml 12,5 % Homogenat 200 mg Frischleber entsprechen. Der Keton-O_2 wurde aus Ketonkörperbildung × 1,5 unter der Annahme eines Verhältnisses β-HOB:AcAc = 1 berechnet.

1961 b). Besonders wichtig in diesem Zusammenhang erscheint das Substratpaar Malat : Oxalacetat, das sich im enzymatischen Gleichgewicht durch Malatdehydrogenase mit NAD : NADH befindet (Gl. 11).

(11) $$\text{Oxalacetat} + \text{NADH} + \text{H}^+ \xrightleftharpoons{\text{MDH}} \text{Malat} + \text{NAD}^+$$

Mit einem Anstieg von NADH ist demnach ein Anstieg der Malatkonzentration zu erwarten, während Oxalacetat entsprechend abfallen sollte. Diese Veränderungen ließen sich experimentell an der isolierten Rattenleber während der Perfusion mit Fettsäuren (WIELAND, 1961; WIELAND et al., 1961; LÖFFLER et al., 1965; J. R. WILLIAMSON et al., 1966a) sowie in Rattenleber unter verschiedenen ketogenen Bedingungen (HOHORST et al., 1961a, 1964; WIELAND und LÖFFLER, 1962, 1963) zeigen. Aus diesen Beobachtungen wurde der Schluß gezogen, daß ein Mangel an Oxalacetat zum geschwindigkeitsbestimmenden Faktor der Citratsynthese werden kann und somit das Acetyl-CoA nach der Seite der Acetacetatbildung hin abgeleitet wird (WIELAND, 1961; WIELAND et al., 1961, 1964b; J. R. WILLIAMSON et al., 1967). Diese Vorstellungen sind schematisch in Abbildung 5 wiedergegeben.

Somit könnte die alte Theorie, wonach die Ketose-Entstehung auf einen Mangel an Oxalacetat zurückgeht (LEHNINGER, 1946; BREUSCH, 1948) ihren Aussagewert behalten. Lediglich der Mechanismus, der zum Absinken von Oxalacetat führt, wäre auf andere Weise zu erklären. Nach der früheren Vorstellung wurde der Oxalacetatmangel auf verminderte Oxalacetatbildung aus Pyruvat infolge einer Glykolysestörung zurückgeführt. Dies ist jedoch auf Grund der Feststellung, wonach der Gehalt an C_4-Dicarbonsäuren der Leber (Summe Malat + Oxalacetat) unter Bedingungen der vermehrten Ketonkörperbildung nicht vermindert, sondern

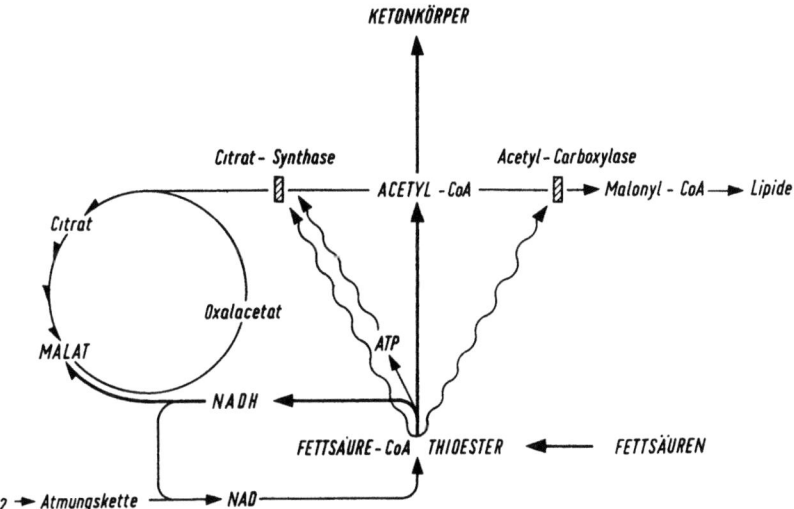

Abb. 5: Redox-Veränderungen der Pyridin-Nukleotide und Zitronensäure-Zyklus-unabhängige Bildung von ATP als mögliche Regulation der Ketonkörperbildung

sogar erhöht ist (WIELAND, 1961; WIELAND et al., 1961; LÖFFLER et al., 1965; J. R. WILLIAMSON et al., 1966a), unwahrscheinlich geworden. Man kann daraus schließen, daß Oxalacetat in reichlichen Mengen angeliefert wird, jedoch unter dem durch die Fettsäureoxydation aufgebauten erhöhten „Wasserstoff-Druck" des NAD-Systems sofort zu Malat reduziert wird. Nach einer anderen Vorstellung soll das Absinken des mitochondrialen Oxalacetats unter Ketosebedingungen die Folge eines erhöhten Verbrauches von Oxalacetat für die Glukoneogenese darstellen (KREBS, 1965, 1966; D. H. WILLIAMSON et al., 1967). In diesem Fall würde man jedoch eine Verminderung nicht nur von Oxalacetat, sondern auch von Malat erwarten, welches mit Oxalacetat im Gleichgewicht steht, d. h. die Gesamtmenge an C_4-Dicarbonsäuren sollte verringert sein. Wie bereits erwähnt, wurde jedoch das Gegenteil beobachtet.

Aus Untersuchungen mit isolierten Rattenlebermitochondrien kamen SHEPHERD et al. (1965) zu dem Schluß, daß die erhöhte Acetacetbildung aus Acetyl-CoA von der Oxalacetatkonzentration unabhängig ist. Diese Autoren sind der Ansicht, daß die Verfügbarkeit von Oxalacetat für die Citratsynthase von einer energieabhängigen räumlichen Verlagerung des Oxalacetats in der Leberzelle abhängt. Es ist jedoch zu bedenken, daß sich isolierte Mitochondrien nicht gleich verhalten müssen wie die intakte Leberzelle. So fehlt z. B. in diesen Experimenten das gesamte cytoplasmatische Enzymsystem für die Glukoneogenese, welches in vivo den Oxalacetatspiegel niedrig zu halten hilft (KREBS, 1965, 1966).

3. Entkoppelung der Atmungskettenphosphorylierung und Ketogenese

Eine andere Hypothese der Regulation der Ketogenese sieht den auslösenden Faktor in der Entkoppelung der oxydativen Phosphorylierung durch langkettige Fettsäuren (LANGDON, 1960). Allein schon die erhöhte Reduktion des Leber-NAD während der Fettsäureoxydation ist mit dieser Vorstellung kaum vereinbar. So weiß man aus spektrophotometrischen Beobachtungen isolierter Mitochondrien, daß Entkoppler wie Dinitrophenol und andere zu einer rapiden Oxydation der Komponenten der Atmungskette einschließlich der Pyridin-Nukleotide führen (CHANCE und WILLIAMS, 1954). Auch läßt sich durch Entkoppler weder in vivo noch in vitro die Ketonkörperbildung stimulieren (WIELAND und VON JAGOW, 1964). Dagegen zeigen stichhaltige Experimente, daß in Lebermitochondrien die feste Koppelung von Oxydation und Phosphorylierung sogar unerläßliche Voraussetzung für die Ablenkung des Acetyl-CoA vom Zitronensäure-Zyklusweg in den Stoffwechselweg der Acetacetsynthese darstellt (SHEPHERD et al., 1965). Tatsächlich erwies sich in diesen Untersuchungen Dinitrophenol als antiketogen wirksam.

Nach all dem dürfte die „Entkoppelungs-Theorie" als Erklärung der gesteigerten Ketogenese kaum aufrechtzuerhalten sein.

B. Aktivität des Zitronensäure-Zyklus und Ketogenese

1. Zusammenhang zwischen Fettsäureoxydation und Zitronensäure-Zyklus

Wie bereits eingehend besprochen (vgl. S. 284, 285 und Abb. 4), kann erhöhte Ketonkörperbildung ohne oder mit Einschränkung des Zitronensäure-Zyklus einhergehen. Dies hängt in erster Linie vom Fettsäureangebot an die Leber ab, das gleichzeitig auch den Schweregrad der Ketoacidose bestimmt. So erklärt es sich, daß in der Literatur uneinheitliche Daten über das Verhalten des Zitronensäure-Zyklus bei Ketoacidosen vorliegen.

Greift man jedoch diejenigen Experimente, die unter akut ketogenen Bedingungen durchgeführt wurden, heraus, so kommt die Verringerung der Aktivität des Zitronensäure-Zyklus der Leber deutlich zum Vorschein. Dies kann durch folgende, bereits von STADIE et al. (1940) vorgeschlagene Berechnung aus den Daten des Sauerstoffverbrauches und der Ketonkörperbildung ermittelt werden. Sie basiert auf der Tatsache, daß die Umwandlung von 1 Mol Palmitat in 4 Mole Acetacetat 7 Mole Sauerstoff, bzw. im Falle von β-Hydroxybutyrat 5 Mole Sauerstoff erfordert. Die Bildung von 1 Mol Acetacetat oder von 1 Mol β-Hydroxybutyrat erfordert daher 1,75 bzw. 1,25 Mole Sauerstoff. Multiplikation der Acetacetat- bzw. β-Hydroxybutyratbildung in Molen mit dem Faktor 1,75 bzw. 1,25 ergibt also die Sauerstoffmenge, die für die Ketonkörperbildung verbraucht wurde, den sogenannten „Keton-O_2". Durch Abzug des „Keton-O_2" vom gesamten Sauerstoffverbrauch verbleibt derjenige Teil der Atmung, der auf andere Reaktionen als die Ketonkörperbildung entfällt. Dieser „Nichtketon-O_2" kann quantitativ im wesentlichen den oxydativen Reaktionen des Zitronensäure-Zyklus zugeschrieben werden. In Tabelle 3 sind einige Daten aus der Literatur zusammengestellt, auf die die obige Berechnung angewandt wurde. In den Versuchen von STADIE et al. (1940) mit Leberschnitten normaler und pankreatektomierter ketotischer Katzen ging der „Nichtketon-O_2" von 86 % bei den Kontrolltieren auf nur 25 % bei den diabetischen Tieren zurück. Ähnliche Ergebnisse wurden in Experimenten mit der isoliertperfundierten Rattenleber erhalten (WIELAND, 1961). Aus den Arbeiten von ONTKO und JACKSON (1964) mit Leberhomogenaten läßt sich berechnen, daß bei Inkubation mit steigenden Konzentrationen von Palmitat auch hier die Erhöhung der Ketonkörperbildung mit einer Verminderung des „Nichtketon-O_2" einhergeht. Schließlich ließ sich eine Unterdrückung des Zitronensäure-Zyklus auch in Isotopenexperimenten demonstrieren, wobei die Oxydation von markiertem Acetat in Rattenleberschnitten nach intraportaler Infusion einer ketogenen Menge von Chylomikronen gemessen wurde (WIELAND et al., 1963, 1965).

Trotz der Verschiedenheit der experimentellen Bedingungen lassen diese Resultate übereinstimmend wenig Zweifel daran, daß der Zitronensäure-Zyklus in der Leber proportional zum Grad der Ketonkörperbildung gedrosselt wird, wie dies auch in Abb. 4 im Status C der Fettsäureoxydation aus theoretischen Überlegungen angenommen werden muß.

2. Hemmung regulatorischer Enzyme in der Kontrolle der Ketogenese

a) Citratsynthase

Wie aus Tabelle 3 hervorgeht, kann die Nichtketon-Atmung bei maximaler Ketonkörperbildung um mehr als 80 % gehemmt sein. Dies wirft die Frage auf, ob die mit der Fettsäureoxydation einhergehenden Redox-Verschiebungen des Malat : Oxalacetat-Gleichgewichts die Hemmung des Zitronensäure-Zyklus ausreichend erklären oder ob noch zusätzliche Kontrollmechanismen angenommen werden müssen. Was das Enzym Citratsynthase betrifft, dem hier zweifellos eine Schlüsselposition zukommt, so ist diese Frage schwer zu beantworten. Zwar sind die kinetischen Daten dieses Enzyms hinsichtlich seiner Substrataffinität bekannt (WIELAND et al., 1964a; GARLAND, 1968), jedoch sind wir über die am Ort der Wirkung in der Zelle vorliegenden Oxalacetatkonzentrationen nur auf Vermutungen angewiesen.

Außer einer Geschwindigkeitskontrolle der Citratsynthase durch die Oxalacetatkonzentration kommt auch eine Hemmung des Enzyms durch Stoffwechselprodukte in Betracht, die im folgenden kurz besprochen werden sollen:

α Hemmung der Citratsynthase durch langkettige Fettsäure-CoA-thioester

Langkettige Fettsäurethioester des Coenzym A stellen hochwirksame Citratsynthase-Hemmer dar (TUBBS, 1963; WIELAND und WEISS, 1963; SRERE, 1965b). Die Hemmung geht mit einer Erniedrigung der Affinität des Enzyms zum Oxalacetat einher (WIELAND et al., 1964a; SRERE und SENKIN, 1964). So steigt in Gegenwart von 6×10^{-6}M Palmityl-CoA die Michaeliskonstante der Citratsynthase für Oxalacetat um das sechs- bis siebenfache an (WIELAND et al., 1964a). Wahrscheinlich beruht diese Wirkung der langkettigen Fettsäure-CoA-thioester auf einer Konformationsänderung des Enzyms durch die Oberflächenwirkung dieser Verbindungen (WIELAND et al., 1965; WIELAND, 1966). Die Spiegel an langkettigen CoA-Fettsäureestern sind in der diabetischen ketotischen Leber erhöht und erreichen in vitro wirksam gefundene Konzentrationen. In Verbindung mit dem Absinken des Leberoxalacetates würde die durch die langkettigen Acyl-CoA-thioester hervorgerufene Erniedrigung der Affinität der Citratsynthase zum Oxalacetat einen besonders empfindlichen Mechanismus für die Steuerung des Acetyl-CoA-Stoffwechsels beim Eintritt in den Zitronensäure-Zyklus bedeuten (WIELAND et al., 1964 a, b, c). Gegen eine physiologische Funktion der langkettigen Fettsäure-CoA-thioester sind verschiedentlich Einwände erhoben worden (SRERE, 1965a; TAKETA und POGELL, 1965; SHEPHERD et al., 1965; GARLAND, 1968). Diese basieren vor allem auf der Tatsache, daß die Hemmung der Citratsynthase in vitro nicht voll reversibel ist und daß außer der Citratsynthase noch mehrere andere, mit der Ketogenese nicht in Beziehung stehende Enzyme durch diese Verbindung ebenfalls gehemmt werden (TAKETA und POGELL, 1965).

Eine endgültige Entscheidung über die physiologische Rolle der langkettigen Fettsäure-CoA-ester im Prozeß der Ketogenese durch direkte Wechselwirkung mit der Citratsynthase kann zur Zeit nicht gefällt werden.

β Hemmung der Citratsynthase durch ATP

Ähnlich wie Hefe-Citratsynthase (HATHAWAY und ATKINSON, 1965) wird auch die Citratsynthase aus Rattenleber-Mitochondrien durch ATP und ADP gehemmt (SHEPHERD und GARLAND, 1966; GARLAND, 1968). 50%ige Hemmung wurde bei einer Konzentration von $4,2 \times 10^{-2}$M ATP bzw. 6×10^{-2}M ADP beobachtet. Der Mechanismus der ATP-Hemmung ist kompetitiv gegenüber Oxalacetat und Acetyl-CoA. Es wurde vermutet, daß eine rasche Zitronensäure-Zyklus-unabhängige Bildung von ATP – wie etwa im Zuge der Fettsäureoxydation zu Acetyl-CoA – die Citratsynthase durch Akkumulation von intramitochondrialem ATP hemmen könnte (SHEPHERD und GARLAND, 1966; GARLAND, 1968). Allerdings wird in der Literatur übereinstimmend berichtet (SACKS, 1953; BLAYLOCK et al., 1960; THORN und JACOBS, 1962; HOHORST et al., 1964; EGER-NEUFELDT et al., 1964;

SÖLING et al., 1965; J. R. WILLIAMSON et al., 1966a; KIRJAKOV, 1968), daß der ATP-Gehalt der Leber unter Bedingungen bevorzugter Fettsäureoxydation nicht ansteigt, sondern sogar abnimmt, was zunächst nicht mit dieser Annahme vereinbar erscheint. Man muß jedoch berücksichtigen, daß diese Untersuchungen keine Schlüsse auf die Verteilung des ATP auf die verschiedenen Zellräume zulassen. Es könnte also trotz niedrigerer absoluter ATP-Spiegel zu einer Anreicherung von intramitochondrialem ATP auf Kosten des extramitochondrialen ATP kommen (GARLAND, 1968). Allerdings haben Untersuchungen an isolierten Rattenleber-Mitochondrien, in denen das Verhalten der Adenin-Nukleotide während der Veratmung von Fettsäuren gemessen wurde, nicht zu der Vorstellung beitragen können, daß die Kontrolle der Citratsynthase durch den intramitochondrialen ATP-Spiegel von physiologischer Bedeutung ist (J. R. WILLIAMSON et al., 1967). Eine endgültige Antwort auf diese Frage setzt weitere Untersuchungen über den ATP-Gehalt isolierter Mitochondrien während der Fettsäureoxydation voraus.

b) Hemmung der Acetyl-CoA-Carboxylase durch langkettige Fettsäure-Coenzym A-Thioester

BORTZ und LYNEN (1963) haben gezeigt, daß die Acetyl-CoA-Carboxylase, das geschwindigkeitsbestimmende Enzym der Fettsäuresynthese aus Acetat in Rattenleber (NUMA et al., 1961), durch langkettige Fettsäure-Coenzym A-Thioester empfindlich gehemmt wird. Es ist bekannt, daß die Lipidsynthese aus Acetat in der Leber beim Diabetes und anderen mit Ketose einhergehenden Zuständen stark unterdrückt ist (eine ausführliche Zusammenfassung dieses Gebietes vgl. MASORO, 1962). Diese Hemmung stellt die erste sichtbare biochemische Störung bei eingestellten alloxan-diabetischen Ratten dar, sobald ihnen das Insulin entzogen wird (SPIRO et al., 1958). Der gleiche Defekt läßt sich auch bereits einige Stunden nach einseitiger Fettfütterung beobachten (BORTZ et al., 1962). In Leberschnitten akut-diabetischer Ratten und fettgefütterter Ratten mit Acetacetat-Blutspiegeln über 100 µMol/Liter betrug die Fettsynthese aus Acetat nur noch 2 % gegenüber normalen Kontrolltieren (WIELAND und EGER-NEUFELDT, 1963). Man kann sich vorstellen, daß diese praktisch völlige Hemmung der Lipidsynthese und der damit verbundene Anstau von Acetyl-CoA eine zusätzliche Belastung in Richtung gesteigerter Ketogenese darstellt (siehe auch Abb. 3). Was den Mechanismus der Lipidsynthesehemmung betrifft, so wurde auf die Hemmung der Acetyl-CoA-Carboxylase durch langkettige Fettsäure-Coenzym A-Thioester bereits hingewiesen. Man hat sie als typischen Fall einer Endprodukt- oder feed-back-Kontrolle angesehen (LYNEN et al., 1963; NUMA et al., 1965). Aus ähnlichen Gründen, die im vorhergehenden Abschnitt im Zusammenhang mit der Citratsynthasehemmung genannt sind, wurde die physiologische Bedeutung der Acetyl-CoA-Carboxylasehemmung durch langkettige Fettsäure-Coenzym A-Ester später angezweifelt (TAKETA und POGELL, 1965).

3. Die regulatorische Rolle des Citrats bei der Fettsäuresynthese, der Ketogenese und der Glykolyse

Die Hemmung der Acetyl-CoA-Carboxylase durch langkettige Acyl-CoA-Thioester ist durch Citrat in vitro aufhebbar und es wurde angenommen, daß

Citrat auch in der lebenden Zelle eine regulatorische Rolle bei der Fettsäuresynthese spielen könnte (Lynen et al., 1963; Numa et al., 1965). Allerdings liegen die in vitro erforderlichen Citratkonzentrationen weit oberhalb des physiologischen Bereichs. Mit der regulatorischen Bedeutung des Citrats in tierischen Geweben hat sich Srere (1965a) ausführlicher befaßt. Die physiologische Tragweite der Beobachtung, wonach die hepatische Fettsäuresynthese in vitro durch Palmityl-Carnitin stimuliert wird (Fritz und Hsu, 1966; Fang und Lowenstein, 1967) ist noch nicht zu übersehen. (Eine ausführliche Diskussion der Regulation der Acetyl-CoA-Carboxylase vgl. Lowenstein, 1968.) Alle bisherigen Untersuchungen über das Verhalten des Citrats in der Leber während der Ketose haben noch kein einheitliches Ergebnis gebracht. Frühere Berichte über ein Absinken des Lebercitrats bei chronisch alloxan-diabetischen Ratten (Frohman und Orten, 1955) sind in diesem Zusammenhang kaum zu verwerten, da das Ausmaß der Ketose nicht feststeht, unter den angegebenen Versuchsbedingungen wahrscheinlich aber gering war. Parmeggiani und Bowman (1963) berichteten über ein beträchtliches Ansteigen des Citrats in Herzmuskel und Leber von Ratten, die 48 Stunden nach Alloxan-Injektion untersucht wurden. Eigene Versuche über den Citratgehalt der Rattenleber unter verschiedenen Ketosebedingungen und unter Verwendung einer spezifischen enzymatischen Bestimmungsmethode ergaben keine auffallenden Veränderungen (Felts, 1964–1965). Dies deckt sich im wesentlichen mit den Beobachtungen von Spencer und Lowenstein (1967), die ebenfalls eine weitgehende Konstanz des Citratgehaltes der Leber unter verschiedenen Bedingungen wie Hunger, Fettfütterung und Diabetes feststellten. Einen Citratabfall in der perfundierten Rattenleber nach Zugabe von Ölsäure sahen J. R. Williamson et al. (1966a). In anderen Versuchen fanden diese Autoren (Williamson et al., 1966b) erhöhte Citratspiegel in Lebern von Hungerratten und von Ratten nach Glukagongabe. Nach Ballard et al. (1968) kommt es bei ketotischen Rindern zu einem erheblichen Rückgang des Citrats in der Leber. Auch über das Verhalten von Citrat in isolierten Lebermitochondrien liegen Untersuchungen vor. Hier blieb Caprylat, das den Mitochondrien als Substrat angeboten wurde, ohne Einfluß auf den Citratgehalt (Walter et al., 1966). Insgesamt scheinen die bisher vorliegenden Untersuchungen wenig geeignet, die Vorstellung einer physiologischen Rolle des Citrats in der Leber für die Kontrolle der Fettsäuresynthese sowie anderer Stoffwechselprozesse zu unterstützen.

VI. Antiketogenese

Den im Vorausgehenden besprochenen Mechanismen, die zur Überproduktion von Ketonkörpern führen können, seien im folgenden einige Prinzipien gegenübergestellt, die der Ketogenese entgegenwirken. Ihre Kenntnis erscheint vor allem auch in praktisch-therapeutischer Hinsicht von Bedeutung.

Betrachtet man den Organismus als Ganzes, so kann die Ketonkörperproduktion sowohl von der Peripherie her, als auch direkt innerhalb der Leberzelle unter Kontrolle gehalten werden. Als antiketogen zu betrachten sind sämtliche Substanzen, die am Fettgewebe antilipolytisch wirken, da hiermit die Mobilisierung und der Zustrom freier Fettsäuren in die Leber vermindert werden. Auf diesem Wege kommt z. B. der ketonkörpersenkende Effekt des Insulins, der Glukose sowie bestimmter Pharmaka, vor allem Nikotinsäure und verwandter Verbindungen, zustande. Im Gegensatz dazu läßt sich die klinisch und experimentell seit langem bekannte antiketogene Wirkung anderer Stoffe, wie Glycerin, Fruktose, Propionsäure, Milchsäure, Äthylenglykol etc. (HIRSCHFELDT, 1895; R. M. LANG, 1915; VON NOORDEN, 1917; M. MILLER et al., 1952; Zusammenfassung siehe LEUTHARDT und STUHLFAUTH, 1960; Literatur der Behandlung von Rinderketose, siehe KREBS, 1961) durch unmittelbare Beeinflussung des Leberstoffwechsels erklären. Dies ließ sich sowohl in in-vitro-Experimenten an Leberschnitten (QUASTEL und WHEATLEY, 1933; EDSON, 1936; K. LANG und BÄSSLER, 1953) als auch an der isolierten perfundierten Rattenleber (WIELAND und MATSCHINSKY, 1962b; WIELAND, 1965a; MENAHAN et al., 1968a) nachweisen. Theoretisch betrachtet sollte jede Maßnahme, die den Spiegel der langkettigen Fettsäure-CoA-thioester in der Leber zu senken vermag, mit einer Verminderung der Ketonbildung einhergehen. Die folgende Diskussion soll sich auf zwei mögliche Mechanismen der hepatischen Antiketogenese beschränken, nämlich auf die Konkurrenz auf der Stufe der Fettsäureaktivierung und auf die Reveresterung der Acyl-CoA-thioester durch α-Glycerophosphat.

A. Glycerin

Näherer Einblick in den Mechanismus der antiketogenen Wirkung des Glycerins wurde in Perfusionsstudien an der isolierten Rattenleber gewonnen (WIELAND und MATSCHINSKY, 1962b). Es ließ sich zeigen, daß Glycerin die Ketonkörperproduktion aus Ölsäure vollständig unterdrückte, wobei es gleichzeitig zu einem beträchtlichen Anstieg von α-Glycerophosphat in der Leber und zu einem vermehrten Einbau von ^{14}C-markierter Fettsäure in die Leberlipide kam. Diese Befunde bekräftigen die Vorstellung (FRITZ, 1961), wonach α-Glycerophosphat durch Abfangen der Fettsäuren aus den langkettigen Fettsäure-CoA-thioestern deren Stoffwechsel vom oxydativen Abbau in Richtung einer vermehrten Lipidsynthese ableitet. Hierfür spricht auch, daß die Ketonbildung aus Octanoat weder in Leberschnitten (EDSON, 1936), noch in den genannten Perfusionsexperimenten durch Glycerin beeinflußt wurde. Bekanntlich werden die kürzerkettigen Fettsäuren praktisch nicht mit α-Glycerophosphat verestert (KORNBERG und PRICER, 1953). Der antiketogene Effekt von Glycerin wurde kürzlich auch in Mäuseleber-Homogenaten beobachtet (WIELAND und WESTERMANN, 1967).

B. Fruktose

Untersuchungen über die antiketogene Wirkung der Fruktose lassen auf einen anderen Zusammenhang schließen. Hier beobachtet man nur einen leichten Anstieg des α-Glycerophosphats in der Leber, der jedoch kaum die Verminderung der Ketonkörperproduktion erklären kann, da kleinere Dosen von Glycerin, die der Fruktose vergleichbare α-Glycerophosphatanstiege erbrachten, auf die Ketogenese wirkungslos blieben. Im Gegensatz zu Glycerin bewirkte Fruktose jedoch eine beträchtliche Pyruvaterhöhung im Perfusionsmedium als Folge der bekannten „Sofort-Dissimilation" (HELMREICH et al., 1953) dieses Zuckers in der Leber. Es wurde angenommen, daß die Fruktose gegenüber den Fettsäuren bevorzugt abgebaut wird, möglicherweise durch erfolgreiche Konkurrenz um gemeinsame

Coenzyme von Atmung und Glykolyse wie ATP, ADP, NAD und CoA. Es sei in diesem Zusammenhang erwähnt, daß die Glukose nur eine schwache antiketogene Wirkung in der perfundierten Rattenleber besitzt und dies nur bei fünfmal höheren Konzentrationen im Vergleich zur Fruktose (WIELAND und MATSCHINSKY, 1962 b). Auch hier zeigt sich wieder die bereits besprochene begrenzte Glukoseutilisation der Leber (vgl. S. 283).

C. Propionsäure

Auch Propionsäure besitzt unmittelbare antiketogene Wirkung an der Leber (WIELAND und MATSCHINSKY, 1962 a). Sie kann durch die Besonderheiten des Propionsäurestoffwechsels in der Leber erklärt werden (WIELAND, 1958; KREBS, 1961). Propionat wird durch ATP und CoA zu Propionyl-CoA aktiviert, das durch Carboxylierung in Methylmalonyl-CoA übergeht. Methylmalonyl-CoA wird dann in Succinyl-CoA umgewandelt, welches direkt vor der Stufe des Succinats in den Zitronensäure-Zyklus eintritt. Der antiketogene Effekt von Propionat kann also der Tatsache zugeschrieben werden, daß das Propionat, das selbst kein Ansteigen des Acetyl-CoA bewirkt, mit den langkettigen Fettsäuren um ATP und / oder CoA in Konkurrenz tritt und diesen gegenüber mit Vorrang abgebaut wird. Diese Vermutung wird erhärtet durch unsere Beobachtung eines Anstieges des Leber-Malat-Spiegels in Anwesenheit von Propionat.

Für die Klinik erscheint der Einsatz antiketogener Substanzen bei der Behandlung schwerer Fälle von diabetischer Ketoacidose von Interesse, weil die Wirkung nicht an die Anwesenheit von Insulin gebunden ist. Somit können schnellere ketonkörpersenkende Effekte erwartet werden als auf dem Umweg über die Lipolysehemmung im peripheren Fettgewebe, das zudem bei schwerer Ketose schlechter auf Insulin anspricht. Beim Menschen wurde Fruktose in der Behandlung der diabetischen Ketoacidose erfolgreich angewandt (Überblick siehe LEUTHARDT und STUHLFAUTH, 1960). Die antiketogene Wirkung von Glycerin wurde ebenfalls bei hyperketonämischen Patienten nachgewiesen (MATSCHINSKY, zitiert in Wieland, 1965 a) und neuerdings von amerikanischen Autoren bestätigt (FREUND, 1968). Seit langem bekannt ist die Infusion von Laktat beim diabetischen acidotischen Coma (NABARRO et al., 1959). Die Intensivierung der klinischen Forschung auf dem Gebiet der hepatischen Antiketogenese könnte der Therapie eventuell neue Wege weisen.

VII. Beziehungen zwischen Ketogenese und Glukoneogenese

Absoluter oder relativer Kohlenhydratmangel hat nicht nur eine erhöhte Fettsäureoxydation und Ketonbildung zur Folge, sondern führt gleichzeitig zur gesteigerten Neubildung von Glukose hauptsächlich aus Laktat und Aminosäuren. Somit sind Ketogenese und Glukoneogenese eng verwandte Prozesse, die sich aus einer gemeinsamen Situation entwickeln, nämlich aus dem Kohlenhydratmangel. Es erscheint daher von Interesse, einige der Wechselbeziehungen zwischen Fettsäurekatabolismus und Aufbau von C_3-Kohlenstoffmolekülen zu Glukose zu untersuchen.

A. Bereitstellung von Reduktionsäquivalenten für die Glukosesynthese

Für die Umkehr der Triosephosphat-Dehydrogenasereaktion werden für die Bildung eines Moleküls Glukose 2 Moleküle NADH benötigt. Dies eröffnet die Frage, wie unter Bedingungen gesteigerter Glukoneogenese diese zusätzlichen Reduktionsäquivalente in das Cytoplasma verbracht werden. Wie bereits ausführlich beschrieben (vgl. S. 285), können die Fettsäuren diese Bedingung erfüllen, indem sie während ihrer Oxydation einen Anstieg der reduzierten Pyridin-Nukleotide verursachen. In in-vitro-Experimenten mit Leber- (HAYNES, 1965) und Nierenschnitten (KREBS et al., 1965) und in Versuchen an perfundierter Rattenleber (STRUCK et al., 1965, 1966 a, 1966 b; SÖLING, 1965; HERRERA et al., 1966; J. R. WILLIAMSON et al., 1966 a; TEUFEL et al., 1967; J. R. WILLIAMSON et al., 1969 a, 1969 b) und -niere (NISHIITSUTSUJI-Uwo et al., 1967) ließ sich zeigen, daß Fettsäuren die Glukoseproduktion aus verschiedenen Vorläufern wie Laktat, Pyruvat und Alanin stimulieren. Der Vorstellung, wonach Fettsäuren die Reduktionsäquivalente für die Glukosesynthese liefern (STRUCK et al., 1965, 1966 a; LARDY et al., 1965; LARDY, 1966) schlossen sich andere Autoren (J. R. WILLIAMSON et al., 1966 a) auf Grund ihrer Leberperfusionsstudien an. KREBS et al. (1967) wiesen darauf hin, daß die Glukosesynthese aus Laktat keinen zusätzlichen Bedarf an Reduktionsäquivalenten erfordert, da die Umwandlung von Laktat in Pyruvat selbst den NADH-Bedarf deckt. Die Beschleunigung der hepatischen Glukoneogenese aus Laktat durch Fettsäuren mag deshalb von anderen Regulationsmechanismen abhängig sein, wobei vor allem an die Stimulierung der Pyruvatcarboxylase durch Acetyl-CoA zu denken ist. Ein ähnlicher Mechanismus wurde zur Erklärung des stimulierenden Effektes von Acetacetat auf Glucosebildung aus Laktat in Nierenschnitten diskutiert (KREBS et al., 1964; NEWSHOLME und UNDERWOOD, 1966).

Da die Reduktionsäquivalente aus der Fettsäureoxydation innerhalb der Mitochondrien entstehen, bedarf es einer Erklärung, auf welchem Wege sie in das Cytoplasma der Zelle gelangen. Das Zusammenspiel der mitochondrialen und der extramitochondrialen Malatdehydrogenase wurde als ein Mechanismus für die Überführung des aus der Fettsäureoxydation stammenden Wasserstoffes in das Cytoplasma vorgeschlagen (WIELAND, 1962; LÖFFLER et al., 1965; STRUCK et al., 1965 und 1966 a; LARDY et al., 1965; J. R. WILLIAMSON et al., 1966 a; KREBS et al., 1967). Die Zusammenhänge eines derartigen Wasserstofftransportes mit der Glukoneogenese sind schematisch in Abbildung 6 dargestellt. Die Vorstellungen gehen davon aus, daß Pyruvat, das wichtigste unmittelbare Ausgangsprodukt für die Glukoneogenese, zunächst in die Mitochondrien eindringt und dort durch Carboxylierung an der Pyruvatcarboxylase in Oxalacetat übergeführt wird. Oxalacetat wird durch NADH zu Malat reduziert, welches – im Gegensatz zu Oxalacetat – die Mitochondrienmembran passieren kann (LARDY et al., 1965). Im Cytoplasma wird Malat durch die cytoplasmatische Malatdehydrogenase zu Oxalacetat dehydriert, wobei NADH im Cytoplasma entsteht. Auf diesem Wege kann der durch die mitochondriale Fettsäureoxydation freiwerdende Wasserstoff für die Reduktion von 1,3-Diphosphoglycerat zu 3-Phosphoglycerinaldehyd im extramitochondrialen Abteil der Glukoneogenese verfügbar gemacht werden. Nach diesem Schema würde der durch die Fettsäureoxydation hervorgerufene Anstieg des NADH:NAD-Quotienten eine intime Verknüpfung zwischen Ketogenese und Glukoneogenese darstellen.

B. Herkunft des Kohlenstoffes für die Glukosesynthese

Der wichtigste unmittelbare Vorläufer für die Glukosesynthese ist Pyruvat, das entweder aus Laktat oder aus Aminosäuren entsteht. Nach der allgemein anerkannten Auffassung wird Pyruvat in ATP-abhängiger Carboxylierung (Pyruvatcarboxylase) zu Oxalacetat umgewandelt, welches dann nach GTP-abhängiger Decarboxylierung (PEP-Carboxykinase) als Phosphoenolpyruvat (PEP) in den glukoneogenetischen Stoffwechselweg eintreten kann. In der Rattenleber dürfte die Pyruvatcarboxylase hauptsächlich innerhalb der Mitochondrien lokalisiert sein (BOETTGER et al., 1969), im Gegensatz zu der im Cytoplasma lokalisierten PEP-Carboxykinase. Man darf deshalb annehmen, daß das Pyruvat auf dem Wege der Glukoneogenese zunächst in die Mitochondrien gelangen muß, um dort in Oxalacetat und, wie bereits besprochen, in Malat umgewandelt zu werden (LARDY et al., 1965). In diesem Sinne wäre Malat nicht nur Transportmetabolit für Wasserstoff, sondern gleichzeitig Vehikel für den Glukosekohlenstoff.

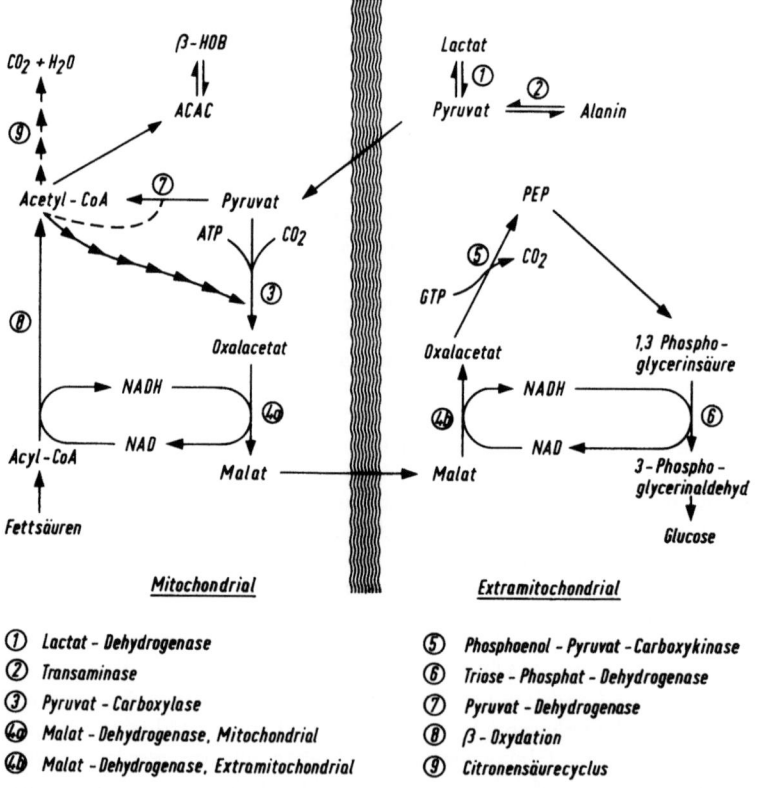

Abb. 6: Schematische Vorstellung über die Zusammenhänge zwischen Fettsäureoxydation und Glukoneogenese

Gemäß diesen Vorstellungen muß ein weiterer Kontrollmechanismus innerhalb der Mitochondrien angenommen werden, der bei Bedarf den oxydativen Abbau des Pyruvates verhindert. An dieser Stelle scheinen wiederum die Fettsäuren einzugreifen. Dies zeigen Versuche mit isolierten Lebermitochondrien, in denen eine Hemmung der Pyruvatoxydation in Anwesenheit von Palmitat (BREMER, 1966; VON JAGOW et al., 1968) oder Caprylat (WALTER et al., 1966) beobachtet wurde. Ebenso wurde an der isolierten Rattenleber eine Hemmung der Oxydation von Pyruvat und Alanin durch langkettige Fettsäuren nachgewiesen (HERRERA et al., 1966; TEUFEL et al., 1967). In ihren Perfusionsexperimenten konnten TEUFEL et al (1967) demonstrieren, daß das molare Verhältnis von verbrauchtem Pyruvat zur gebildeten Glukose nach Zugabe von Ölsäure von 4 auf 2 abfiel. Hieraus zogen die Autoren den Schluß, daß die Oxydation von 2 Molekülen Pyruvat, die normalerweise das NADH für die reduktive Synthese von 1 Molekül Glukose liefert, in Gegenwart von Ölsäure blockiert wurde, wahrscheinlich als Folge der Hemmung der Pyruvatdehydrogenase durch ein Zwischenprodukt der Fettsäureoxydation. Gleichzeitig tritt die Fettsäure an die Stelle des Pyruvates bei der Beschaffung der Reduktionsäquivalente für die Glukosesynthese. Nach Experimenten mit gereinigter Pyruvatdehydrogenase aus Herzmuskel könnte es sich um eine Rückkoppelungskontrolle durch Acetyl-CoA handeln (GARLAND und RANDLE, 1964; WIELAND et al., 1969), das in Leber und Niere unter den Bedingungen gesteigerter Glukoneogenese und Ketogenese ansteigt. Im gleichen Sinne könnte sich die Erhöhung des NADH:NAD-Verhältnisses auswirken (RANDLE et al., 1964).

Andererseits ist bekannt, daß Acetyl-CoA für die Aktivierung der Pyruvatcarboxylase unerläßlicher Effektor ist (KEECH und UTTER, 1963). Somit könnte Acetyl-CoA eine zweifache Rolle bei der Steuerung der Glukoneogenese spielen, indem es den oxydativen Abbau von Pyruvat hemmt und gleichzeitig die Pyruvatcarboxylierung stimuliert (KREBS et al., 1965; HERRERA et al., 1966; J. R. WILLIAMSON et al., 1966a; TEUFEL et al., 1967). Auf diese Weise könnte ein und derselbe aus der Fettsäureoxydation stammende Effektor die Umschaltung des Pyruvatstoffwechsels von der katabolen zur anabolen Seite bewerkstelligen.

Neuerdings wurde gefunden, daß die Pyruvatdehydrogenase aus Schweineherz (WIELAND und VON JAGOW-WESTERMANN, 1969; WIELAND und SIESS, 1970) und aus Rinderniere (LINN et al., 1969) durch ATP-abhängige Phosphorylierung inaktiviert und durch Dephosphorylierung reaktiviert wird. Die physiologische Bedeutung dieses Interkonvertierungsmechanismus für die Kontrolle von Glykolyse und Glukoneogenese bedarf weiterer Untersuchungen.

C. Hormonelle Regulation der Glukoneogenese

Eine hormonelle Kontrolle der Glukoneogenese kann entweder auf genetischer Ebene, d. h. durch Steuerung der Enzymsynthese, oder durch Beeinflussung der Aktivität von Schlüsselenzymen der Glukosebildung aus C_3-Vorstufen zustandezukommen. Nach der gegenwärtigen Auffassung scheinen die Glukocorticoide der Nebenniere in erster Linie über die Regulation der Enzymsynthese zu wirken, was aus dem Anstieg einer ganzen Reihe glukoneogenetisch wichtiger Enzyme in Leber und Nierenrinde hervorgeht. Hierauf soll an dieser Stelle nicht näher eingegangen werden (Eine Sammlung wichtiger Publikationen auf diesem Gebiet findet sich in den jährlich erscheinenden „Advances in Enzyme Regulation" (G. WEBER, Ed., Pergamon Press, Oxford.)

Im Gegensatz zu der Wirkung der Corticosteroide, die erst nach einer gewissen Latenz auftritt, entfaltet das Glukagon (SCHIMASSEK und MITZKAT, 1963; STRUCK et al., 1965, 1966 a, 1966 b; CAHILL, 1965; EXTON und PARK, 1966; GARCIA et al., 1966; J. R. WILLIAMSON et al., 1966 a, 1966 b; Ross, 1966; SOKAL, 1966) einen „Sofort-Effekt" („Switch control"), indem es die Glukoneogenese der Leber aus Pyruvat oder Laktat im Zeitraum von Minuten stimuliert. In Gegenwart anderer Vorstufen wie Alanin, Prolin, Glutamat oder Glycerin bleibt Glukagon wirkungslos (Ross, 1966; TEUFEL et al., 1967). Es scheint bemerkenswert, daß in Perfusionsstudien an Rattennieren kein Glukagon-Effekt auf die Glukosebildung gefunden wurde (Ross, 1966; NISHIITSUTUJI-Uwo et al., 1967).

Der Mechanismus der Glukagonwirkung auf die Glukosesynthese ist noch nicht eindeutig geklärt. Da Glukagon neben der Glukoneogenese auch die Ketonkörperbildung stimuliert (HAUGAARD und HAUGAARD, 1954; BERTHET, 1960; STRUCK et al., 1965, 1966 a; J. R. WILLIAMSON et al., 1966 b) und da Fettsäuren einen ähnlichen Effekt auf die Glukoneogenese entfalten wie Glukagon, wurde in Erwägung gezogen (WIELAND, 1965 b; STRUCK et al., 1965, 1966 a; J. R. WILLIAMSON et al., 1966 a), daß die Glukagonwirkung durch freie Fettsäuren vermittelt wird, die als Folge einer Glukagon-stimulierten Lipolyse in erhöhter Konzentration in der Leber anfallen. Obwohl experimentelle Hinweise auf die Aktivierung einer Leberlipase durch Glukagon noch rar sind (BEWSHER und ASHMORE, 1966), sprechen zahlreiche Befunde für die Gültigkeit dieser Vorstellung (MENAHAN und WIELAND, 1969; WILLIAMSON et al., 1968). Mit ihr läßt sich aber der Einfluß des Glukagons auf die Glukoneogenese nur zum Teil erklären. Vielmehr liegen eindeutige experimentelle Hinweise dafür vor, daß das Hormon auch in Anwesenheit „sättigender" Fettsäurekonzentrationen eine zusätzliche Beschleunigung der Glukosebildung aus Laktat bewirkt (Ross et al., 1967; EXTON et al., 1969; FRÖHLICH und WIELAND, 1969). Der Mechanismus dieses zweiten Glukagoneffektes ist noch ungeklärt. Es ist nicht ausgeschlossen, daß er mit der stimulierenden Wirkung des Glukagons auf die Harnstoffsynthese (MILLER, 1961) im Zusammenhang steht.

Vom endokrinologischen Standpunkt erscheint es von Interesse, daß die stimulierende Wirkung von Glukagon auf Glukoneogenese, Ketogenese und Harnstoffbildung in der perfundierten Leber auch durch 3',5'-cyclo-AMP ausgelöst wird (MENAHAN und WIELAND, 1968 a; EXTON und PARK, 1968). Während aber die Glukagonwirkung durch Insulin aufgehoben wird, bleibt das Inselhormon gegenüber 3',5'-cyclo-AMP, dem „second messenger" des Glukagons, wirkungslos (MENAHAN und WIELAND, 1968 b). Hieraus ist zu schließen, daß das Insulin an einem Punkt *vor* der Stufe des cyclo-AMP, wahrscheinlich am Adenylcyclase-System, eingreift.

Literatur

ARMIN, J., R. T. GRANT and P. H. WRIGHT: Acute Insulin Deficiency Provoked by Single Injections of Anti-Insulin Serum. J. Physiol. (London) *153*, 131 (1960a)
– – – Experimental Diabetes in Rats Produced by Parenteral Administration of Anti-Insulin Serum. J. Physiol. (London) *153*, 146 (1960b)
ATKINSON, D. E.: Regulation of Enzyme Activity. Ann. Rev. Biochem. *35*, 85 (1966)

BALLARD, F. J., R. W. HANSON and D. S. KRONFELD: Factors Controlling the Concentration of Mitochondrial Oxaloacetate in Liver during Spontaneous Bovine Ketosis. Biochem. Biophys. Res. Commun. 30, 100 (1968)

BARNES, R. H., E. M. MACKAY, G. K. NOE and M. B. VISSCHER: The Utilization of β-Hydroxybutyric Acid by the Isolated Mammalian Heart and Lungs. Amer. J. Physiol. 123, 272 (1938)

BASSENGE, E., V. E. WENDT, P. SCHOLLMEYER, G. BLÜMCHEN, S. GUDBJARNASON and R. J. BING: Effect of ketone bodies on cardiac metabolism. Amer. J. Physiol. 208, 162 (1965)

BATES, M. W., H. A. KREBS and D. H. WILLIAMSON: Evidence for the Existence of an Extramitochondrial Pathway of Acetoacetate Synthesis in Rat Liver. Biochem. J. 104, 59p. (1967)

BERTHET, J.: Action du Glucagon et de l'adrénaline sur le métabolisme des lipides dans le tissu hépatique. Proc. 4th Intern. Congr. Biochem., Vienna 1958, Vol. 15, 107, Pergamon Press, Oxford 1960

BERONG, M. N., D. H. WILLIAMSON and M. B. WILSON: Concentrations of Acetoacetate and D-(-)-3-Hydroxybutyrate in Rat Liver and Blood. Biochem. J. 94, 17c (1965)

BESSMANN, S. P. and M. ANDERSON: Estimation of Citric acid and ketone bodies by the Salicylaldehyde-Acetone Reaction. Federation Proc. 16, 154, Abstr. 664 (1957)

BEWSHER, P. D. and J. ASHMORE: Ketogenic and Lipolytic Effects of Glucagon on Liver. Biochem. Biophys. Res. Commun. 24, 431 (1966)

BING, R. J., A. SIEGEL, I. UNGAR and M. GILBERT: Metabolism of the Human Heart. II. Studies on Fat, Ketone and Amino Acid Metabolism. Amer. J. Med. 16, 504 (1954)

BLAYLOCK, B. A., E. ROTHROCK and J. SACKS: Alloxan Diabetes, insulin and adenosine phosphates of Liver. Am. J. Physiol. 198, 1063 (1960)

BODE, C. and M. KLINGENBERG: Influence de la Carnitine sur l'oxidation des acides gras par les mitochondries. Gem. Tagung Deut. Schweiz. Franz. Biochemiker, Strassburg 1963. Abstr. Commun. 13, 8 (1963)

– – Carnitine and fatty acid oxidation in mitochondria of various organs. Biochim. Biophys. Acta 84, 93 (1964)

BÖTTGER, I., O. WIELAND, D. BRDICZKA and D. PETTE: Intracellular Localization of Pyruvate Carboxylase and Phosphoenolpyruvate Carboxykinase in Rat Liver. European J. Biochem. 8, 113 (1969)

BORTZ, W. M. and F. LYNEN: The Inhibition of Acetyl CoA Carboxylase by Long Chain Acyl CoA Derivatives. Biochem. Z. 337, 505 (1963)

– S. ABRAHAM and I. L. CHAIKOFF: Localization of the Block in Lipogenesis Resulting from Feeding Fat. J. Biol. Chem. 238, 1266 (1962)

BREMER, J.: Comparison of Acylcarnitines and Pyruvate as Substrates for Rat-Liver Mitochondria. Biochim. Biophys. Acta. 116, 1 (1966)

BRESSLER, R. and R. I. KATZ: The Role of Carnitine in Acetoacetate Production and Fatty Acid Synthesis. J. Clin. Invest. 44, 840 (1965)

BREUSCH, F. L.: The Biochemistry of Fatty Acid Catabolism. Advan. Enzymol. 8, 343 (1948)

– and E. ULUSOY: Metabolism of β, δ-diketohexanoic acid in minced tissues. Arch. Biochem. 14, 183 (1947)

BROCK, D. J. and K. BLOCH: The Effect of Glutathione and Glucose-6-Phosphate on Fatty Acid Synthesis in E. Coli. Biochem. Biophys. Res. Commun. 25, 473 (1966)

BÜCHER, T. und M. KLINGENBERG: Wege des Wasserstoffs in der lebendigen Organisation. Angew. Chem. 70, 552 (1958)

CAHILL, G. F., JR.: Glucagon Action in Isolated Perfused Liver. Advan. Enzyme Regulation 3, 145 (1965)

CALDWELL, I. C. and G. I. DRUMMOND: Enzymes of Acetoacetate Formation. Biochem. Biophys. Res. Commun. 4, 127 (1961)

CAMPBELL, I. and C. H. BEST: Physiologic Aspects of Ketosis. Metab., Clin. Exptl. 5, 95 (1956)

CHANCE, B. and G. R. WILLIAMS: Abstr. 633: Steady-state of reduced pyridine nucleotides in phosphorylating rat liver mitochondria. Federation Proc. *13*, 190 (1954)

COURMAYER, R.: Die Bedeutung des β-Hydroxy-β-Methylglutaryl-CoA-Cyclus für die Acetessigsäurebildung in der Leber. Diplomarbeit, Universität München 1962

DECKER, K.: Der Ketonkörperstoffwechsel. Deut. Med. Wochschr. *87*, 2254 (1962)

DRUMMOND, G. I. and J. R. STERN: Enzymes of Ketone Body Metabolism. II. Properties of an Acetoacetate-Synthesizing Enzyme Prepared from Ox Liver. J. Biol. Chem. *235*, 318 (1960)

EDSON, N. L.: Ketogenesis-Antiketogenesis: IV. Substrate Competition in Liver. Biochem. J. *30*, 1862 (1936)

EGER-NEUFELDT, I., P. W. FELTS and O. WIELAND: Unveröffentlicht (1964)

EGGSTEIN, M., W. KNODEL, H. KRÄMER und P. BAETZNER: Substrat- und Metabolitverschiebungen im Blut nach Adrenalin und β-Receptorenblockern. Klin. Wschr. *45*, 943 (1967)

EXTON, J. H. and C. R. PARK: The Stimulation of Gluconeogenesis from Lactate by Epinephrine, Glucagon, and cyclic 3', 5-Adenylate in Perfused Rat Liver. Pharmacol. Rev. *18*, 181 (1966)

– – The Role of Cyclic AMP in the Control of Liver Metabolism. Advan. Enzyme Regulation *6*, 391 (1968)

EXTON, J. H., J. G. CORBIN and C. R. PARK: Control of gluconeogenesis in Liver: IV. Differential effects of fatty acids and glucagon on ketogenesis and gluconeogenesis in the perfused rat liver. J. Biol. Chem. *244*, 4095 (1969)

FANG, M. and J. M. LOWENSTEIN: Citrate and the Conversion of Carbohydrate into Fat (The Regulation of Fatty Acid Synthesis by Rat Liver Extracts). Biochem. J. *105*, 803 (1967)

FELTS, P. W.: Unveröffentlicht (1964–1965)

FOGLIA, V. G.: Característica de la diabetes en la rata. Rev. Soc. Arg. Biol. *20*, 21 (1944)

FREUND, G.: The Metabolic Effects of Glycerol Administered to Diabetic Patients. Arch. Intern. Med. *121*, 123 (1968)

FRITZ, I. B.: Factors Influencing the Rates of Long-Chain Fatty Acid Oxidation and Synthesis in Mammalian Systems. Phys. Rev. *41*, 52 (1961)

– and M. P. HSU: The Effects of Palmitylcarnitine on Hepatic Fatty Acid Synthesis and on Acetyl CoA Carboxylase Activity. Biochem. Biophys. Res. Commun. *22*, 737 (1966)

FRÖHLICH, J. und O. WIELAND: Lipolyseunabhängige Wirkung von Glucagon auf die Gluconeogenese der isoliert perfundierten Rattenleber. Hoppe-Seyler's Z. Physiol. Chem. *350*, 1155 (1969)

FROHMAN, C. E. and J. H. ORTEN: Tracer Studies of the Acids of the Tricarboxylic Acid Cycle. I. The Fate of Labeled Acetoacetate in the Livers of Normal and Diabetic Rats. J. Biol. Chem. *216*, 795 (1955)

GARCIA, A., J. R. WILLIAMSON and G. F. CAHILL, JR.: Studies on the Perfused Rat Liver. II. Effect of Glucagon on Gluconeogenesis. Diabetes *15*, 188 (1966)

GARLAND, P. B.: Control of Citrate Synthesis in Mitochondria. "The Metabolic Role of Citrate" (T. W. Goodwin, ed.) Academic Press, London and New York, p. 41 (1968)

– and P. J. RANDLE: Regulation of Glucose Uptake by Muscle: 10 Effects of Alloxan-Diabetes, Starvation, Hypophysectomy und Adrenalectomy, and of Fatty Acids, Ketone Bodies and Pyruvate, on the Glycerol Output and Concentrations of Free Fatty Acids, Long-Chain Fatty Acyl-Coenzyme A, Glycerol Phosphate and Citrate Cycle Intermediates in Rat Heart and Diaphragm Muscles. Biochem. J. *93*, 678 (1964)

– D. SHEPHERD and D. W. YATES: Steady-State Concentrations of Coenzyme A, Acetyl-Coenzyme A and Long-Chain Fatty Acyl-Coenzyme A in Rat-Liver Mitochondria Oxidizing Palmitate. Biochem. J. *97*, 587 (1965)

GERHARDT, C.: Über Diabetes mellitus und Aceton. Wien. Med. Presse *6*, 673 (1865)

GLAUBITT, D.: Die Bestimmung der Ketonkörper im Blut. Arzneimittelforsch. *10*, 837 (1960)

GREEN, D. E., J. G. DEWAN and L. F. LELOIR: The β-Hydroxybutyric Dehydrogenase of Animal Tissues. Biochem. J. *31*, 934 (1937)

- D. S. GOLDMANN, S. MII and H. BEINERT: The Acetoacetate Activation and Cleavage Enzyme System. J. Biol. Chem. *202*, 137 (1953)
GREENBERG, L. A. and D. LESTER: A micromethod for the determination of acetone and ketone bodies. J. Biol. Chem. *154*, 177 (1944)
HALLERVORDEN, E.: Über das Verhalten des Ammoniaks im Organismus und seine Beziehung zur Harnstoffbildung. Arch. Exptl. Pathol. Pharmakol. *10*, 125 (1879)
HATHAWAY, J. A. and D. E. ATKINSON: Kinetics of Regulatory Enzymes: Effect of Adenosine Triphosphate on Yeast Citrate Synthase. Biochem. Biophys. Res. Com. *20*, 661 (1965)
HAUGAARD, E. S. and N. J. HAUGAARD: The Effect of Hyperglycemic-Glycogenolytic Factor on Fat Metabolism of Liver. J. Biol. Chem. *206*, 641 (1954)
HAYNES, R. C., JR.: The Control of Gluconeogenesis by Adrenal Cortical Hormones. Advan. Enzyme Regulation *3*, 111 (1965)
HELMREICH, E., S. GOLDSCHMIDT, W. LAMPRECHT und F. RITZL: Der Einfluß von Kohlenhydraten, insbesondere von Fruktose auf den Umfang und zeitlichen Ablauf der Bildung von aktivierter Essigsäure und Brenztraubensäure in der Rattenleber. Z. Physiol. Chem. *292*, 184 (1953)
HERRERA, M. G., D. KAMM, N. RUDERMANN and G. F. CAHILL, JR.: Non-Hormonal Factors in the Control of Gluconeogenesis. Advan. Enzyme Regulation *4*, 225 (1966)
HIRSCHFELDT, F.: Beobachtungen über die Acetonurie und das Coma diabeticum. Z. Klin. Med. *28*, 176 (1895)
HOHORST, H. J., F. H. KREUTZ, M. REIM and H. J. HÜBENER: The Oxidation/Reduction State of the Extramitochondrial DPN/DPNH System in Rat Liver and the Hormonal Control of Substrate Levels in vivo. Biochem. Biophys. Res. Commun. *4*, 163 (1961a)
– – – Steady State Equilibria of Some DPN-linked Reactions and the Oxidation/Reduction State of the DPN/DPNH System in the Cytoplasmatic Compartment of the Liver Cells in vivo. Biochem. Biophys. Res. Commun. *4*, 159 (1961b)
- D. STRATMAN und H. BARTEL: Über die Wirkung von Insulin auf den Reduktionszustand des DPN-Systems und die Phosphorylierung der Adeninnucleotide in der Leber. Klin. Wschr. *42*, 245 (1964)
HOLZER, H., G. SCHULTZ und F. LYNEN: Bestimmung des Quotienten DPNH/DPN in lebenden Hefezellen durch Analyse stationärer Alkohol- und Acetaldehyd-Konzentrationen. Biochem. Z. *328*, 252 (1956)
JAGOW, G. VON, B. WESTERMANN and O. WIELAND: Suppression of Pyruvate Oxidation in Liver Mitochondria in the Presence of Long-Chain Fatty Acid. European J. Biochem. *3*, 512 (1968)
JOHNSON, M. J.: The Role of Aerobic Phosphorylation in the Pasteur Effect. Science *94*, 200 (1941)
JUNOD, A., A. E. LAMBERT and A. E. RENOLD: The Diabetogenic Action of Streptozotocin. Excerpta Med. Intern. Congr. Ser. *140*, 105, Abstr. 261 (1967)
KLINGENBERG, M.: Nucleotides and Mitochondrial Function: Influence of Adenosinetriphosphate on the Respiratory Chain. In "Biological Structure and Function" (T. W. Goodwin and O. Lindberg, eds.) Vol. 2, pp. 227–240, Academic Press, New York (1961)
KORNBERG, A. and W. E. PRICER: Enzymatic Esterification of α-Glycerophosphate by Long-Chain Fatty Acids. J. Biol. Chem. *204*, 345 (1953)
KREBS, H. A.: The Biochemical Lesion in Ketosis. Arch. Internal Med. *107*, 51 (1961)
- Control Mechanisms of Carbohydrate Metabolism. 2nd Fed. European Biochem. Soc. Abstr. p. 351, Vienna 1965
- The Regulation of the Release of Ketone Bodies by the Liver. Advan. Enzyme Regulation *4*, 339 (1966)
- E. A. NEWSHOLME, R. SPEAKE, T. GASCOYNE and P. LUND: Some Factors Regulating the Rate of Gluconeogenesis in Animal Tissues. Advan. Enzyme Regulation *2*, 71 (1964)
- R. N. SPEAKE and R. HEMS: Acceleration of Renal Gluconeogenesis by Ketone Bodies and Fatty Acids. Biochem. J. *94*, 712 (1965)

- T. GASCOYNE and B. M. NOTTON: Generation of Extramitochondrial Reducing Power in Gluconeogenesis. Biochem. J. *102*, 275 (1967)
LANG, K. und K. H. BÄSSLER: Abbau von Propionsäure durch das Cyclophorasesystem und Torula-Hefe. Biochem. Z. *324*, 401 (1953)
LANG, R. M.: Acidosis and some of the factors which influence it. Biochem. J. *9*, 456 (1915)
LANGDON, R. G.: Hormonal Regulation of fatty acid metabolism. In "Lipid Metabolism" (K. Bloch, ed.) pp. 238–290. Wiley, New York 1960
LARDY, H. A.: Gluconeogenesis: Pathways and Hormonal Regulation. Harvey Lectures *60*, 261 (1966)
- V. PAETKAU and P. WALTER: Paths of Carbon in Gluconeogenesis and Lipogenesis: The Role of Mitochondria in Supplying Precursors of Phosphoenolpyruvate. Proc. Natl. Sci. U. S. *53*, 1410 (1965)
LEHNINGER, A. L.: A quantitative Study of the Products of Fatty Acid Oxidation in Liver Suspensions. J. Biol. Chem. *164*, 291 (1946)
LEUTHARDT, F. und K. STUHLFAUT: Biochemische, physiologische und klinische Probleme des Fructosestoffwechsels. In „Medizinische Grundlagenforschung" (K. F. Bauer, ed.), Vol. 3, p. 417. Georg Thieme Verlag, Stuttgart 1960
LINN, T. C., F. H. PETTIT and L. J. REED: α-Keto Acid Dehydrogenase Complexes. X. Regulation of the Activity of the Pyruvate Dehydrogenase Complex from Beef Kidney Mitochondria by Phosphorylation and Dephosphorylation. Proc. Natl. Acad. Scienc. *62*, 234 (1969)
LÖFFLER, G., F. MATSCHINSKY und O. WIELAND: Über den Mechanismus der gesteigerten Ketonkörperbildung. II. Redox-Status des DPN der isolierten Rattenleber bei Durchströmung mit Fettsäuren. Biochem. Z. *342*, 76 (1965)
LOWENSTEIN, J. M.: Citrate and the Conversion of Carbohydrate into Fat, in "Metabolic Roles of Citrate", p. 61 (Herausgeber T. W. Goodwin). Academic Press, London and New York 1968
LYNEN, F. und R. KOENIGSBERGER: Zum Mechanismus der Pasteur'schen Reaktion: Der Phosphat-Kreislauf in der Hefe und seine Beeinflussung durch 2,4 Dinitrophenol - (über den aeroben Phosphatbedarf der Hefe). Justus Liebigs Annalen der Chemie *573*, 60–84 (1951)
- M. MATSUHASHI, S. NUMA and E. SCHWEIZER: The Cellular Control of Fatty Acid Synthesis at the Enzymatic Level. In "The Control of Lipid Metabolism" (J. K. Grant, ed.), p. 43. Academic Press, New York 1963
- L. WESSELY, O. WIELAND und L. RUEFF: Zur β-Oxydation der Fettsäuren. Angew. Chem. *64*, 687 (1952)
- U. HENNING, C. BUBLITZ, B. SORBÖ und L. KRÖPLIN-RUEFF: Der chemische Mechanismus der Acetessigsäurebildung in der Leber. Biochem. Z. *330*, 269 (1958)
MACKAY, E. M.: The Significance of Ketosis. J. Clin. Endocrino. *3*, 101 (1943)
MAHLER, H. R.: Role of Coenzyme A in Fatty Acid Metabolism. Federation Proc. *12*, 694 (1953)
MASORO, E. J.: Biochemical mechanisms related to homeostatic regulation of lipogenesis in animals. J. Lipid. Res. *3*, 149 (1962)
MATSCHINSKY, F. and O. WIELAND: Unveröffentlicht (1961)
MELICHAR, V., Z. DRAHOTA and P. HAHN: Changes in the Blood Level of Acetoacetate and Ketone Bodies in Newborn Infants. Biol. Neonatorum (N. S.) *8*, 348 (1965)
MENAHAN, L. A. and O. WIELAND: Glucagon-like Aktion of N^6, 2'-0-Dibutyryl cyclic 3', 5'-AMP on Perfused Rat Liver. Biochem. Biophys. Res. Commun. *29*, 880 (1968a)
- - Interactions of Glucagon and Insulin on the Metabolism of Perfused Livers from Fasted Rats. European J. Biochem. *9*, 55 (1968b)
- - The Role of Endogenous Lipid in Gluconeogenesis and Ketogenesis of Perfused Rat Liver. European J. Biochem. *9*, 182 (1969)
- B. D. Ross and O. WIELAND: Studies on the Mechanism of Fatty Acid and Glucagon Stimulated Gluconeogenesis in the Perfused Rat Liver. In: Stoffwechsel der isoliert per-

fundierten Rattenleber. Herausgeber W. STAIB und R. SCHOLZ. S. 142. Springer-Verlag, Berlin-Heidelberg-New York 1968a
– – – Acetyl-CoA Level in Perfused Rat Liver During Gluconeogenesis and Ketogenesis. Biochem. Biophys. Res. Commun. *30*, 38 (1968b)
MILLER, L. L.: Some direct Actions of Insulin, Glucagon and Hydrocortisone on the Isolated Perfused Rat Liver. Recent. Progr. Hormone Res. *17*, 539 (1961)
MILLER, M., W. R. DRUCKER, J. E. OWENS, J. W. CRAIG and H. WOODWARD, JR.: Metabolism of Intravenous Fructose and Glucose in Normal and Diabetic Subjects. J. Clin. Invest. *31*, 115 (1952)
MOLONEY, P. J. and M. COVAL: Antigenicity of Insulin: Diabetes Induced by Specific Antibodies. Biochem. J. *59*, 179 (1955)
NABARRO, J. D., A. G. SPENCER and J. M. STOWERS: Treatment of Diabetic Ketosis. Lancet I, 983 (1952)
NAUNYN, B.: Der Diabetes mellitus. In: Specielle Pathologie und Therapie. H. NOTHNAGEL, ed., p. 1. Hölder, Wien 1900
NEWSHOLME, E. A. and A. H. UNDERWOOD: The Control of Glycolysis and Gluconeogenesis in Kidney Cortex. Biochem. J. *99*, 24c (1966)
NISHIITSUTSUJI-UWO, J. M., B. D. ROSS and H. A. KREBS: Metabolic Activities of the Isolated Perfused Rat Kidney. Biochem. J. *103*, 852 (1967)
NUMA, S., M. MATSUHASHI und F. LYNEN: Zur Störung der Fettsäuresynthese bei Hunger und Alloxan-Diabetes, I. Fettsäuresynthese in der Leber normaler und hungernder Ratten. Biochem. Z. *334*, 203 (1961)
– W. M. BORTZ and F. LYNEN: Regulation of Fatty Acid Synthesis at the Acetyl-CoA Carboxylation Step. Advan. Enzyme Regulation *3*, 407 (1965)
ONTKO, J. A. and D. JACKSON: Factors Affecting the Rate of Oxidation of Fatty Acids in Animal Tissues. J. Biol. Chem. *239*, 3674 (1964)
PARMEGGIANI, A. and R. H. BOWMAN: Regulation of Phosphofructokinase Activity by Citrate in Normal and Diabetic Muscle. Biochem. Biophys. Res. Commun. *12*, 268 (1963)
PRAHL, J. W. and W. J. STEENROD, JR.: Production of Alloxan Diabetes and Ketoacidosis in the Laboratory Rat. Diabetes *14*, 289 (1965)
QUASTEL, J. H. and H. M. WHEATLEY: Oxidation of Fatty Acids in the Liver. Biochem. J. *27*, 1753 (1933)
RAKIETEN, N., M. L. RAKIETEN and M. V. NADKARNI: Studies on the Diabetogenic Action of Streptozotocin (NSC-37917). Cancer Chemotherapy Rept. *29*, 91 (1963)
RANDLE, P. J., E. A. NEWSHOLME and P. B. GARLAND: Regulation of Glucose Uptake by Muscle: 8. Effects of Fatty Acids, Ketone Bodies and Pyruvate, and of Alloxan-Diabetes and Starvation, on the Uptake and Metabolic Fate of Glucose in Rat Heart and Diaphragm Muscles. Biochem. J. *93*, 652 (1964)
RENOLD, A. E., A. B. HASTINGS, F. B. NESBETT and J. ASHMORE: Studies on Carbohydrate Metabolism in Rat Liver Slices. IV. Biochemical Sequence of Events after Insulin Administration. J. Biol. Chem. *213*, 135 (1955)
ROSS, B. D.: Carbohydrate Metabolism in Liver and Kidney. Thesis, Univ. Oxford 1966
– R. HEMS, R. A. FREEDLAND and H. A. KREBS: Carbohydrate Metabolism of the Perfused Rat Liver. Biochem. J. *105*, 869–875 (1967)
RUDOLPH, W., D. MAAS, F. HASINGER, H. HOFMANN und P. DOHON: Über die Bedeutung von Acetacetat und β-Hydroxybutyrat im Stoffwechsel des menschlichen Herzens. Klin. Wschr. *43*, 445 (1965)
SACKS, J.: Alloxan-Diabetes and Phosphate Turnover in the Liver. Am. J. Physiol. *172*, 93 (1953)
SAUER, E. and J. O. ERFLE: On the Mechanism of Acetoacetate Synthesis by Guinea Pig Liver Fractions. J. Biol. Chem. *241*, 30 (1966)
SCHIMASSEK, H. und H. J. MITZKAT: Über eine spezifische Wirkung des Glucagon auf die Embden-Meyerhof-Kette in der Leber. Biochem. Z. *337*, 510 (1963)

Scow, R. O.: "Total" Pankreatectomy in the Rat: Operation Effects and Postoperative Care. Endocrinology 60, 359 (1956)
Segal, H. L. and G. K. K. Menon: Evidence for the Formation of Acetoacetate by Direct Deacylation of Acetoacetyl-CoA in Liver Mitochondria. Biochem. Biophys. Res. Commun. 3, 406 (1960)
– – Acetoacetate Formation from Acetoacetyl Coenzyme A in Rat Liver Mitochondria: Effect of Endocrine State and Nature of the System. J. Biol. Chem. 236, 2872 (1961)
Shepherd, D., D. W. Yates and P. B. Garland: The Relationship between the Rates of Conversion of Palmitate into Citrate or Acetoacetate and the Acetyl-Coenzyme A Content of Rat Liver Mitochondria. Biochem. J. 97, 38c (1965)
– and P. B. Garland: ATP-Controlled Acetoacetate and Citrate Synthesis by Rat Liver Mitochondria oxidising Palmitoyl-Carnitine, and the Inhibition of Citrate Synthase by ATP. Biochem. Biophys. Res. Commun. 22, 89 (1966)
Siess, E. and O. Wieland: Unveröffentlicht (1966)
Simon, E., R. O. Scow and S. S. Chernick: Effects of D-mannoheptulose and D-sedoheptulose on blood glucose and ketone bodies in the rat. Amer. J. Physiol. 201, 1073 (1961)
Sokal, J. E.: Effect of Glucagon on Gluconeogenesis by the Isolated Perfused Rat Liver. Endocrinology 78, 538 (1966)
Söling, H. D.: Zur Autonomie des Ketonkörperstoffwechsels. In: Die Pathogenese des Diabetes mellitus. E. Klein, ed., p. 6. Springer-Verlag, Berlin–Heidelberg–New York 1967
– R. Kattermann, H. Schmidt and P. Kneer: The Redox State of NAD^+-NADH Systems in Rat Liver During Ketosis, and the So-Called "Triosephosphate Block". Biochim. Biophys. Acta 115, 1 (1965)
Spencer, A. F. and J. M. Lowenstein: Citrate Content of Liver and Kidney of Rats in Various Metabolic States and in Fluoroacetate Poisoning. Biochem. J. 103, 342 (1967)
Spiro, R. G., J. Ashmore and A. B. Hastings: Studies on Carbohydrate Metabolism in Rat Liver Slices. XII. Sequence of Metabolic Events Following Acute Insulin Deprivation. J. Biol. Chem. 230, 761 (1958)
Srere, P. A.: The Molecular Physiology of Citrate. Nature 205, 766 (1965a)
– Palmityl-Coenzyme A Inhibition of the Citrate-Condensing Enzyme. Biochim. biophys. Acta 106, 445 (1965b)
– and J. Senkin: Protection by Oxaloacetate of the Palmityl CoA-Inhibition of Citrate Condensing Enzyme. Federation Proc. 23, 277 (1964)
Stadie, W. C.: Ketogenesis. Diabetes 7, 173 (1958)
– J. A. Zapp, jr. and F. D. W. Lukens: The Effect of Insulin upon the Ketone Metabolism of Normal and Diabetic Cats. J. Biol. Chem. 132, 423 (1940)
Steiner, D. F., V. Rauda and R. H. Williams: Severe Ketoacidosis in the Alloxan-Diabetic Rat. Endocrinology 68, 809 (1961)
Stern, J. R. and G. I. Drummond: Acetoacetyl Glutathione thioesterase and a mechanism of deacylation of acetoacetyl CoA. Federation Proc. 15, 363 (1956)
– and G. E. Miller: On the enzymic mechanism of acetoacetate synthesis. Biochim. Biophys. Acta 35, 576 (1959)
– and S. Ochoa: Enzymatic Synthesis of Citric Acid: I. Synthesis with Soluble Enzymes. J. Biol. Chem. 191, 161 (1951)
– M. J. Coon and A. del Campillo: Acetoacetyl Coenzyme A as Intermediate in the enzymatic breakdown and Synthesis of Acetoacetate. J. Amer. Chem. Soc. 75, 1517 (1953)
– G. I. Drummond, M. J. Coon and A. del Campillo: Enzymes of Ketone Body Metabolism: I. Purification of an Acetoacetate-Synthesizing Enzyme from Ox Liver. J. biol. Chem. 235, 313 (1960)
Struck, E., J. Ashmore und O. Wieland: Stimulierung der Gluconeogenese durch langkettige Fettsäuren und Glucagon. Biochem. Z. 343, 107 (1965)
– – – Effects of Glucagon and Long Chain Fatty Acids on Glucose Production by Isolated Perfused Rat Liver. Advan. Enzyme Regulation 4, 219 (1966a)

- - - Pyruvatcarboxylase-Aktivität und Glucoseneubildung in der isoliert perfundierten Rattenleber. Enzym. Biol. Clin. *7*, 38 (1966b)

TAKETA, K. and B. M. POGELL: The Effect of Palmityl Coenzyme A on Glucose-6-Phosphate Dehydrogenase and Other Enzymes. J. Biol. Chem. *241,* 720 (1965)

TEUFEL, H.: Unveröffentlicht, 1966

- L. A. MENAHAN, J. C. SHIPP, S. BÖNING and O. WIELAND: Effect of Oleic Acid on the Oxidation and Gluconeogenesis from (1–^{14}C) Pyruvate in the Perfused Rat Liver. European J. Biochem. *2*, 182 (1967)

THORN, W. und G. JACOBS: Metabolitgehalt der Rattenleber nach Nahrungsentzug. Biochem. Z. *335*, 440 (1962)

TUBBS, P. K.: Inhibition of citrate formation by long-chain acylthioesters of coenzyme A as a possible control mechanism in fatty acid biosynthesis. Biochim. Biophys. Acta *70*, 608 (1963)

UTTER, M. F. and D. B. KEECH: Pyruvate Carboxylase. I. Nature of the Reaction. J. Biol. Chem. *238*, 2603 (1963)

VAN ITALLIE, T. B. and S. S. BERGEN: Ketogenesis and Hyperketonemia. Amer. J. Med. *31*, 909 (1961)

WAKIL, S. J. and R. BRESSLER: Fatty Acid Metabolism and Ketone Body Formation. Metab., Clin. Exptl. *11*, 742 (1962)

WALKER, P. G.: A Colorimetric Method for the Estimation of Acetoacetate. Bioch. J. *58*, 699 (1954)

WALTER, P. G., V. PAETKAU and H. A. LARDY: Paths of Carbon in Gluconeogenesis and Lipogenesis, III. The Role and Regulation of Mitochondrial Processes Involved in Supplying Precursors of Phosphoenolpyruvate. J. Biol. Chem. *241*, 2523 (1966)

WATERS, E. T., J. P. FLETCHER and I. A. MIRSKY: The Relation between Carbohydrate and β-Hydroxybutyric Acid Utilization by the Heart-Lung Preparation. Amer. J. Physiol. *122*, 542 (1938)

WERK, E. E. and H. C. KNOWLES: The Blood Ketone and Plasma Free Fatty Acid Concentration in Diabetic and Normal Subjects. Diabetes *10*, 22 (1961)

WIELAND, O.: Die Aufgaben des Coenzym A im Stoffwechsel. Z. Vitamin Hormon Fermentforsch. *9*, 258 (1958)

- Lipid Metabolism in Diabetes Mellitus. Proc. 4th Congr. Intern. Diabetes Federation Geneva, 1961 pp. 131–137. Editions Medicine et Hygiène, Genf 1961
- "Enzymatic Lesions in Lipid Metabolism in Diabetes", paper presented at the 11th Insulin Symposium. The Eli Lilly Res. Laboratories, May 24–25, 1962, Indianapolis, unveröff.
- Diabetic Acidosis: Biochemical Aspects. Excerpta Med. Intern. Congr. Ser. No. 84, on: The Nature and Treatment of Diabetes pp. 533–544 (1965a)
- "Regulatory Mechanisms in Ketogenesis and Its Relation to Gluconeogenesis", paper presented at the Research Symposium on Glucose, Fatty Acids, and Diabetes of the Am. Diabetes Assoc., October 1–2, 1965, St. Louis, unveröffentlicht, 1965b
- General Discussion. Advan. Enzyme Regulation *4*, 281 (1966)
- und I. EGER-NEUFELDT: Zur Hemmung der Lipoidsynthese der Leber beim Diabetes. Biochem. Z. *337*, 349 (1963)
- und G. VON JAGOW: Unveröffentlicht, 1964
- und B. von JAGOW-WESTERMANN: ATP-Dependent Inactivation of Heart Muscle Pyruvate Dehydrogenase and Reactivation by Mg^{++}. FEBS-Letters *3*, 271 (1969)
- und G. LÖFFLER: Beziehungen zwischen Leber-DPNH und Ketogenese in vivo. Life Sci. *2*, 55 (1962)
- - Über den Mechanismus der gesteigerten Ketonkörperbildung. I. Redox-Status des Leber-DPN unter Ketosebedingungen in vivo. Biochem. Z. *339*, 204 (1963)
- und F. MATSCHINSKY: Unveröffentlicht (1962a)
- - Zur Natur der antiketogenen Wirkung von Glycerin und Fructose. Life Sci. *2*, 49 (1962b)

- und E. Siess: 3', 5'-cyclo-AMP als Effektor im Interconvertierungssystem der Herzmuskel-Pyruvat-Dehydrogenase. Hoppe-Seyler's Z. Physiol. Chem. *350*, 1160 (1969)
- and L. Weiss: Inhibition of Citrate-Synthase by Palmityl Coenzyme A. Biochem. Biophys. Res. Commun. *13*, 26 (1963)
- und B. Westermann: Unveröffentlicht (1967)
- B. von Jagow-Westermann and B. Stukowski: Kinetic and Regulatory Properties of Heart Muscle Pyruvate Dehydrogenase. Hoppe-Seyler's Z. Physiol. Chem. *350*, 329 (1969)
- L. Weiss und I. Eger-Neufeldt: Hemmung der enzymatischen Citronensäuresynthese durch langkettige Acyl-Thioester des Coenzyms A. Biochem. Z. *339*, 501 (1964a)
- - - Enzymatic Regulation of Liver Acetyl-CoA Metabolism in Relation to Ketogenesis. Advan. Enzyme Regulation *2*, 85 (1964b)
- - - Hormonal and Nutritional Factors in the Regulation of Liver Acetyl-Coenzyme A Metabolism. Proc. 6th Intern. Congr. Biochem., New York, 1964 Abstr., I. U. B. Vol. 32, p. 709 (1964c)
- F. Matschinsky, G. Löffler und U. Müller: Die Abhängigkeit der Ketonkörperbildung der Leber vom DPNH-Spiegel. Biochim. Biophys. Acta *53*, 412 (1961)
- L. Weiss, I. Eger-Neufeldt, A. Teinzer und B. Westermann: Coenzym A-Thioester höherer Fettsäuren als mögliche Vermittler enzymatischer Regulationen im Tierkörper. Klin. Wschr. *43*, 645 (1965)

Williamson, D. H., P. Lund and H. A. Krebs: The Redox State of Free Nicotinamide-Adenine Dinucleotide in the Cytoplasm and Mitochondria of Rat Liver. Biochem. J. *103*, 514 (1967)
- I. Mellanby and H. A. Krebs: Enzymic Determination of D(-)-β-Hydroxybutyric Acid and Acetoacetic Acid in Blood. Biochem. J. *82*, 90 (1962)

Williamson, J. R. and H. A. Krebs: Acetoacetate as Fuel of Respiration in the Perfused Rat Heart. Biochem. J. *80*, 540 (1961)
- E. T. Browning and M. S. Olson: Interrelations between fatty acid oxidation and the control of gluconeogenesis in perfused rat liver. Advan. Enzyme Regulation. G. Weber, ed. Vol. 6. Pergamon Press, London–New York 1968a
- - and R. Scholz: Control mechanisms of gluconeogenesis and ketogenesis: I. Effects of oleate on gluconeogenesis in perfused rat liver. J. Biol. Chem. *244*, 4607 (1969a)
- R. A. Kreisberg and P. W. Felts: Mechanism for the Stimulation of Gluconeogenesis by Fatty Acids in Perfused Rat Liver. Proc. Nat. Acad. Sci. U. S. *56*, 247 (1966a)
- R. Scholz and E. T. Browning: Control mechanisms of gluconeogenesis and ketogenesis: II. Interactions between fatty acid oxidation and the citric acid cycle in perfused rat liver. J. Biol. Chem. *244*, 4617 (1969b)
- E. T. Browning, R. Scholz, R. A. Kreisberg and I. B. Fritz: Inhibition of Fatty Acid Stimulation of Gluconeogenesis by (+)-Decanoylcarnitine in Perfused Rat Liver. Diabetes *17*, 194 (1968b)
- B. E. Herczeg, H. Coles and R. Danish: Studies on the Ketogenic Effect of Glucagon in Intact Rat Liver. Biochem. Biophys. Res. Commun. *24*, 437 (1966b)
- M. S. Olson, B. E. Herczeg and H. S. Coles: Control of Citrate Formation in Rat Liver Mitochondria. Biochem. Biophys. Res. Commun. *27*, 595 (1967)

Winegrad, A. I.: Insulin and Lipid Metabolism. In: Actions of Hormones on Molecular Processes. G. Litwack and D. Kritchevsky, eds., pp. 382–421. Wiley & Son, New York 1964

Witter, R. F. and E. Stotz: The Metabolism in vitro of Triacetic Acid and Related Diketones. J. Biol. Chem. *176*, 501 (1948)

Wright, P. H.: Production of Acute Insulin Deficiency by Administration of Insulin Antiserum. Nature *183*, 829 (1959)

Lipids and Lipoproteins in Diabetes mellitus in Man

By J. ÖSTMAN, Stockholm

I. Introduction
II. Serum Lipids in Juvenile Type Diabetes mellitus
III. Serum Lipids in Maturity Onset Diabetes mellitus
IV. Mechanisms behind Elevated Serum Lipids in Diabetes mellitus
  A. Increased mobilization of FFA from adipose tissue as a cause of increased synthesis of liver glycerides
  B. Accelerated synthesis of liver glycerides as primary cause of increased serum triglycerides
  C. Decreased removal of lipoproteins as a major cause of elevated serum triglycerides in Diabetes mellitus

I. Introduction

The occurrence of milky serum in patients with diabetes mellitus was one of the early recognized features of deteriorated lipid metabolism in this disorder (BLOOR et al., 1916; JOSLIN et al., 1917; BLAU and NICHOLSON, 1920; BLIX, 1926). The clinical significance was expressively pointed out by JOSLIN in 1917, "with an excess of fat diabetes begins and from an excess of fat diabetics die". Whereas in the preinsulin era gross hyperlipemia might have been a common signal of poorly controlled diabetes, its appearance may now mostly reflect either nephrotic syndrome or the syndrome characterized by mild diabetes mellitus and severe damage of the large vessels (ADLERSBERG and WANG). Furthermore, the early and frequent development of coronary artery disease, be in some way or other, be related to less marked elevations of the serum lipids. Thus the words of JOSLIN seem to be highly justified also in our days.

Doubtless some light has been shed on the lipid metabolic changes in diabetes mellitus through the discovery of FFA as the major form in which fat is transported from adipose tissue (DOLE, GORDON and CHERKES, LAURELL). As will be pointed out in the following, additional work is required to explore further the mechanisms behind the elevated serum lipids in diabetes mellitus. Before discussing the present concept of these mechanisms a brief survey on the findings of serum triglycerides, cholesterol, and phospholipids in various diabetic states is given.

II. Serum Lipids in Juvenile Type Diabetes mellitus

In general, serum triglycerides show the most pronounced and frequent elevations, whereas the serum levels of cholesterol and phospholipids are less affected. The main reason for this is apparently that changes in the serum triglycerides are more closely related to the degree of decompensation in diabetes mellitus than are cholesterol and phospholipids. This was early suggested from studies by BLIX,

TULLER et al., HARRIS et al., HERBERT, MAN and PETERS, who all draw attention to the pronounced increase in the total lipid content in serum of diabetic patients with ketosis. Although the serum concentrations of cholesterol and phospholipids were also in excess in diabetic coma these alterations were less marked. Using the direct method of CARLSON and WADSTRÖM for determination of triglycerides, CARLSON and ÖSTMAN later on showed that only this fraction was significantly elevated in diabetic patients with non-acidotic ketosis. A prompt return to normal values was obtained by insulin treatment, thus in consonance with the reports of MAN and PETERS, KATCH and KRAINICK, among others, who all estimated the serum concentration of triglycerides as the difference between the total fatty acids and the fatty acids combined in cholesterol and phospholipids.

In the study by CARLSON and ÖSTMAN the distribution of serum triglycerides in well-controlled diabetics was rather similar to that observed in non-diabetic males (CARLSON). In hyperglycemie and non-ketotic subjects elevated serum triglycerides were seen more frequently than in the well-controlled diabetics. Again this was in agreement with previous studies by ADLERSBERG and EISLER, HIRSCH et al., and WAAGSTEIN. Recently it has also been confirmed by STERKY et al., who observed a certain association between elevated concentrations of blood glucose and serum triglycerides in diabetic children. It has to be emphasized that no absolute correlation between the blood glucose level and serum triglycerides was observed in these studies or in the study by ALBRINK et al.

Most authors agree that the serum triglycerides are either normal or sligthly elevated in juvenile type diabetics in good control, as judged from current blood glucose level, lack of hyperglycemic symptoms and no ketonuria. Recently, MARYHAMA et al. have shown that the fasting serum triglycerides are good predictors of the diurnal triglycerides. These findings are in consonance with those of STERKY et al., who found no difference in the postprandial triglyceride levels between diabetic and non-diabetic children maintained on the same dietary regime. Nevertheless, the elevated serum concentrations of FFA and ketone bodies in these normoglyceridemic children point to an impaired lipid metabolism also in diabetic state generally regarded as well-controlled from the clinical criteria routinely used.

From the afore-said one might expect that elevated serum triglycerides would be observed rather frequently in patients with diabetes mellitus of long duration, most in whom adequate metabolic control is difficult to achieve. However, neither in the study by NEW et al. nor in that by STERKY et al., were the various serum lipid fractions dependent on the duration of the disease. In some of the studies designed to relate the presence of retinopathy to changes in the levels of serum lipids, one still cannot exclude the possibility that the elevated lipid values may primarily reflect the current control of the diabetic state. This might, for instance explain, the elevated levels of triglycerides (ADLERSBERG and EISLER), total lipids (IANNACONE and KORNERUP), and Sf 12–20 lipoproteins (KEIDING et al.), observed in patients with retinopathy. Other investigators (NEW et al., PETERSON, CARLSON and ÖSTMAN, 1962) did not observe any relationship between serum lipids and retinal changes. On the other hand, marked elevations of serum triglycerides, cholesterol, and phospholipids are well-recognized clinical findings in diabetics with nephrotic syndrome.

A certain association between elevated serum lipids and development of arteriosclerosis has been demonstrated by a number of authors. Increased serum cholesterol levels were found in higher frequency in diabetic patients with arterial calcification and enlarged heart (BARACH and LOWY) and other evidence of vascular disease (POMERANZE and KUNKEL). In studies by ADLERSBERG and EISLER, ALBRINK et al., CARLSON and ÖSTMAN, INTROZZI et al., elevation in the serum triglycerides was observed in diabetics with coronary and/or peripheral artery disease. Since elevated serum concentrations of triglycerides and cholesterol are associated with arteriosclerotic diseases in non-diabetic subjects it is tempting to postulate a cause-and-effect relationship between elevated serum lipids and vascular lesions also in diabetes mellitus. Nevertheless, substantial evidence for such a relationship is still lacking.

III. Serum Lipids in Maturity Onset Diabetes mellitus

A common clinical impression ist that the serum lipids are rather often elevated in patients with mild and usually sulphonylurea-responsive diabetes, but detailed studies in this field are surprisingly few. One possible explanation of this could be that critical analysis of the results requires basic information about the influence of obesity and age per se on the serum lipid levels. NEW et al. reported that serum triglycerides and cholesterol were significantly higher in diabetic subjects of old age, whereas no age-dependence was found in the non-diabetic controls. BRAUNSTEINER et al., showed in tolbutamide-treated patients that the serum triglycerides were elevated, whereas the serum cholesterol did not differ from that observed in age-matched controls. They also demonstrated that obesity was accompanied by a more pronounced rise in the serum triglycerides in diabetic subjects than in non-diabetics.

Also in patients with maturity onset diabetes mellitus control of the hyperglycemia with diet (HAMWI et al.) and sulphonylurea (CARLSON and ÖSTMAN, 1961, MORRIS et al.) results in major improvement of the hyperlipidemia. Whether or not normalization of blood glucose as well as serum lipid levels would reduce the development of cardiovascular disease in maturity-onset diabetes remains to be settled. In the study by BALODIMOS et al., no difference in frequency of cardiovascular disease was found between patients treated with diet alone and in combination with either sulphonylurea or insulin. A long-term trial designed to study the development of vascular lesions in diabetics randomly treated with tolbutamide, phenformin, and placebo is under way (KLIMT et al.).

A limited number of patients with gross hyperlipemia, mild diabetes mellitus and severe artery disease has been described (ADLERSBERG and WANG, BADGADE et al., SIGSTAD) but such patients are probably not uncommon. In this syndrome the serum triglycerides may be raised 10–20-fold, whereas the serum cholesterol and phospholipids are increased about 2-fold. SIGSTAD proposed that this syndrome might well have been dominantly inherited in one family.

A similarly pronounced increase in the serum lipid levels is also observed in the rare syndrome of generalized lipoatrophy with insulin-resistant diabetes mellitus, without ketosis, and with rather low serum levels of FFA and glycerol (HAMWI et al., ÖSTMAN, 1967). Unlike the syndrome of ADLERSBERG and WANG, generalized atrophy is associated with vascular disease seldom of clinical significance.

IV. Mechanisms behind Elevated Serum Lipids in Diabetes mellitus

From the afore-said it may realized that the more common findings of increased serum triglycerides that of serum cholesterol and phospholipids reflect elevations in either chylomicrons and/or very low density lipoproteins (VLDP) in various types of diabetes mellitus. According to the classification by FREDRICKSON et al., the hyperlipoproteinemias in diabetes mellitus thus belong the Types I, IV, or V. In this context it is of considerable interest to note that deteriorated glucose tolerance is observed more frequently in subjects with hyperlipoproteinemia of Types IV and V than of II and III (GLUECK et al.).

Principally, elevated VLDP would depend on either increased synthesis in the liver or decreased removal by peripheral tissues. Exogenous glyceridemia (chylomicronemia), on the other hand, would be the result if the intake of fat exceeds the capacity of tissue to remove chylomicrones from the blood stream.

A. Increased mobilization of FFA from adipose tissue as a cause of increased synthesis of liver glycerides

From different types of investigations it may be concluded that the hepatic uptake of FFA is directly proportional to its arterial level. This can be assumed from studies performed either in liver slices of rat (AYDIN and SOKAL) and perfused liver of dog (SPITZER and MCELROY). Furthermore, the arterial concentration of FFA and the arterio-venous difference of plasma FFA were well correlated in hepatic-vein catheterized human subjects (CARLSON et al.). From the linear relationship it could be calculated that at any arterial level of FFA about 25 per cent of the amount of FFA delivered to the splanchnic region were taken up by the liver.

Since the plasma levels of FFA (LAURELL, BIERMAN et al., 1957) are elevated in insulin-requiring diabetic patients it might be assumed that an increased amount of FFA would be taken up by the liver. In vitro studies with subcutaneous adipose tissue removed from insulin-requiring diabetic subjects have shown an accelerated liberation of FFA and glycerol (CARLSON and ÖSTMAN, 1965; ÖSTMAN, 1965). The excessive mobilization of FFA was attributed to an augmented breakdown of triglycerides and to a reduced rate of utilization of FFA for esterification in adipose tissue. The increased concentration of plasma glycerol and the adipose-tissue-like composition of fatty acids in serum (SCHRADE et al., TUNA et al.) provide further evidence for an accelerated transport of lipids from the fat depots.

Also in maturity onset diabetes mellitus the plasma FFA are elevated, though to less extent than in more insulin-deficient diabetes. The in vitro data of BJÖRNTORP and HOOD provided evidence for an increased lipolysis in adipose tissue when calculated on a cell basis, which together with the hyperplasia of fat cells could explain the increased influx of FFA.

In isolated liver (NESTEL and STEINBERG, ROSE et al.) it has been demonstrated that the synthesis of glycerides is accelerated by increased supply of long-chain fatty acids.

Positive correlation between increases in plasma FFA and liver glycerides has been shown in non-diabetic dogs subjected to trauma 24 hours earlier (CARLSON and LILJEDAHL). These changes were completely abolished by pretreatment with guanethidine. Consequently, the increased uptake of FFA in liver may presumably be a contributing factor to the accumulation of triglycerides in this organ in insulin-deficient state.

A direct relationship between the influxes of FFA from adipose tissue and triglycerides as VLDP from liver has been suggested in the work of HAVEL who determined in human subjects the incorporation of radioactivity from albumin bound palmitate into different classes of lipoproteins. SAILER et al. showed that the concentration of plasma FFA and the triglyceride influx were well correlated in non-diabetic as well as diabetic subjects with hyperlipemia. In a group of 13 normoglyceridemic and 2 hyperglyceridemic subjects NESTEL (1967) has measured the fluxes of FFA and triglycerides by the use of constanly-infused albumin bound ^{14}C-palmitate. These two parameters were well interrelated in the fasting state as well as during infusion of insulin. From this, and from the correlations observed between plasma concentrations of triglycerides and FFA following noradrenaline and nicotinic acid (NESTEL, 1964) it appeared that rapid changes in the mobilization of FFA from adipose tissue under certain conditions may be accompanied by alterations in the secretion of triglycerides from liver. However, it has to be added that the method which NESTEL used for calculating the influx of triglycerides requires a number of assumptions which at present are not known to be valid. Other authors (CARLSON and EKELUND, RYAN and SCHWARTZ, FARQUHAR et al., REAVEN et al.) were unable to detect any direct relationship between the influxes of FFA and triglycerides. From the work of these authors and the kinetic studies by EATON et al. on the FFA-lipoprotein metabolism in human subjects it is well established that liver glycerides do not constitute a single homogeneous compartment. By computer techniques, these authors constructed a certain multicompartmental model for the transport of FFA and triglycerides, which well fitted with the experimental data for FFA and lipoproteins. In these experiments the amount of plasma FFA utilized for the synthesis of lipoprotein varied rather considerably from one normal subject to another. In addition, it was observed that a high percentage of the fatty acids from endogenous plasma lipoproteins recycle through plasma FFA.

Whereas an intravenous single injection of insulin does not decrease the serum triglycerides, small amounts of insulin infused for a number of hours resulted in significant reduction (JONES and ARKY). Therefore it is readily realized that the inhibitory effect of insulin on FFA mobilization has to persist for a certain period of time until the influx of lipoproteins from liver can be demonstrated. Since the depressing effect of insulin infusion in hyperglyceridemic subjects could be prevented by simultaneous administration of protamine sulphate (SCHLIERFF and KINSELL) insulin seems to increase also the peripheral utilization of lipoproteins in this state.

In conclusion, the accelerated influx of FFA from adipose tissue might well be one of the contributing factors to the increased concentration of serum triglycerides in juvenile type and maturity-onset type diabetes mellitus, though co-existing mechanisms have to be considered.

B. Accelerated synthesis of liver glycerides as a primary cause of increased serum triglycerides

Since the serum levels of triglycerides in maturity-onset diabetes mellitus tend to be higher than in juvenile diabetes mellitus, in which the plasma concentrations of FFA are more excessive, an increased mobilization of FFA does not appear to be the only or major cause of hyperglyceridemia in maturity-onset diabetes mellitus.

As alternative explanations have been suggested either increased formation of VLDP in liver, independently of the FFA level, or decreased removal of VLDP by peripheral tissues. At present no conclusive evidence for enhanced formation of VLDP in liver of maturity-onset diabetes mellitus is given. In a number of studies (FARQUHAR et al., 1966; REAVEN et al., 1967; SALANS and REAVEN, 1966) it has been demonstrated that increased formation of triglycerides may be favoured by increasing concentrations of insulin and glucose. High intake of carbohydrate is thus found to increase the serum triglycerides, proportionally to the increase in circulating plasma insulin. The increase in the serum triglycerides in initially normoglyceridemic subjects was also well correlated with the insulinogenic index, defined as the value obtained by dividing the area under the insulin levels by the area under the blood glucose concentration after oral glucose load. In a similar study by FARQUHAR et al., these findings were confirmed, and furthermore it was observed that no increase in the serum triglycerides occurred in two subjects who showed no insulin response to the oral administration of glucose.

In these types of experiments no correlation between plasma FFA and triglycerides was shown. It is thus possible that the hyperglyceridemia in maturity-onset diabetes mellitus can be explained by increased lipoprotein synthesis in liver not because of increased supply of FFA but secondarily to a rise in the bloodglucose level. Another observation supporting this theory is that the fatty acid composition in serum differs from that of adipose tissue and may reflect the de novo synthetized fatty acids in the liver.

By analyzing the decay curves after labeling triglycerides in vivo with ^{3}H-glycerol NIKKILÁ et al. have recently demonstrated that the turnover rate of serum triglycerides is increased in juvenile and maturity-onset diabetes even when the triglyceride concentration is not elevated.

C. Decreased removal of lipoproteins as a major cause of elevated serum triglycerides in diabetes mellitus

In non-diabetic patients with so-called fat-induced hyperlipemia a significant decrease in the post-heparin lipolytic activity (see ROBINSON et al.) has been shown. The chylomicronemia in these patients is attributable to a decreased capacity of peripheral tissues to remove exogenous glycerides from the blood stream. It seems most likely that the chylomicronemia in ketotic patients is due to deficient lipoprotein lipase activity, though this has not been proved in man. In adipose tissue of alloxan-diabetic rats decreased lipoprotein lipase activity has been demonstrated by PAV and WENKEÓVA and by SCHNATZ and WILLIAMS. These latter authors have also shown that the lipoprotein lipase activity of adipose tissue could be restored by insulin treatment and that the elevation of serum triglycerides after insulin withdrawal was inversely related with the activity of lipoprotein lipase.

In pancreatectomized (KESSLER, WADDEL and GEYER) and alloxanized dogs (KESSLER) a diminished rate of clearing of artificial fat emulsions was found. Return to normal clearing was obtained by insulin treatment. As a working hypothesis one might assume that the chylomicronemia in some patients with ketosis may be the consequence of decreased lipoprotein lipase activity and that insulin by induction of the synthesis of this enzyme normalizes the removal capacity for exogenous glycerides.

Similar mechanism may exist also in the rare diabetic patients with gross hyperlipemia, first described by ADLERSBERG and WANG and later studied by BAGDADE et al. (1967). In three patients of this type it was shown that the chylomicronemia was diminished by either low fat-intake or insulin treatment for about 24 hours, whereas the antilipolytic agent nicotinic acid had no appreciable influence upon the serum triglycerides. The subnormal values of post-heparin lipolytic activity in plasma also returned to normal by insulin treatment.

JONES et al. have reported a normal post-heparin lipolytic activity in various types of diabetes mellitus, compensated and decompensated, with and without hyperglyceridemia. Since it is generally assumed that exogenous chylomicrons and endogenous VLDP are removed by a similar mechanism (HAVEL, 1965) it might be concluded from these studies that an impaired removal of lipoproteins is not a major mechanism behind the hyperglyceridemia in diabetes mellitus. As a contrast to these negative findings BAGDADE et al. (1968) showed that a decrease in the post-heparin lipolytic activity and delayed disappearance of triglycerides from plasma might well explain the rapid rise in triglycerides during the initial two days after insulin withdrawal. Difference in clinical material as well as in experimental design could explain the discrepancy between the results. In the study by BAGDADE et al. (1968) also the plasma FFA rose rapidly, suggesting that the formation of liver glycerides might also have been increased.

In generalized lipoatrophy there is no evidence for excessive liberation of FFA from adipose tissue (ÖSTMAN). In a few cases decreased removal of labeled endogenous lipoproteins (EATON et al.) and of artificial fat emulsion (Intralipid) (ÖSTMAN, 1967) has been demonstrated. In the patient reported by ÖSTMAN subnormal post-heparin lipolytic activity was observed.

Thus, there is little doubt that diminished capacity of peripheral tissue to take up triglycerides also exists in human diabetes mellitus with pronounced insulin deficit or insulin resistance.

Also in mild diabetes mellitus, in which excessive synthesis of the liver glycerides exceeds the capacity of peripheral tissue to remove glyccrides, the result would be a gross hyperlipemia. Recently, it has been shown that triglycerides are taken up less rapidly by enlarged adipocytes than by small fat cells of rat, which could be attributed to a decrease in the lipoprotein lipase activity (NESTEL et al., 1969). Furthermore, the stimulatory effect of insulin on triglyceride uptake was less pronounced in large fat cells. Doubtless, corresponding studies of human adipose tissue would be one of many fruitful approaches for increasing the knowledge about the hyperglyceridemia in diabetes mellitus.

Literature

ADLERSBERG, D. and C. J. WANG: Syndrome of idiopathic hyperlipemia, mild diabetes mellitus, and severe vascular damage. Diabetes *4*, 210 (1955)
– and L. EISLER: Circulating lipids in diabetes mellitus. J. Amer. Med. Ass. *170*, 1261 (1959)
ALBRINK, M. J., P. H. LAVIETES and E. B. MAN: Vascular disease and serum lipids in diabetes mellitus. Observations over thirty years. Ann. Intern. Med. *58*, 305 (1963)
– and E. B. MAN: Serum triglycerides in health and diabetes. Diabetes *7*, 194 (1958)
AYDIN, A. and J. E. SOKAL: Uptake of plasma free fatty acids by the isolated rat liver: effect of glucagon. Amer. J. Physiol. *205*, 667 (1963)
BAGDADE, J D., D. PORTE jr. and E. L. BIERMAN: Diabetic lipemia. A form of acquired fat-induced lipemia. New Engl. J. Med. *276*, 427 (1967)
– – – Acute insulin withdrawal and the regulation of plasma triglyceride removal in diabetic subjects. Diabetes *17*, 127 (1968)
BALODIMOS, M. C., R. E. GLEASON, R. F. BRADLEY and A. MARBLE: Long-term tolbutamide therapy in diabetes. In: Tolbutamide after ten years. Eds. W. J. H. Butterfield, W. van Westering, p. 270. Excerpta Med. Found., Amsterdam 1967
BARACH, J. H. and A. D. LOWY: Lipoprotein molecules, cholesterol and atherosclerosis in diabetes mellitus. Diabetes *1*, 441 (1952)
BIERMAN, E. L., V. P. DOLE and T. N. ROBERTS: An abnormality of nonesterified fatty acid metabolism in diabetes mellitus. Diabetes *6*, 475 (1957)
BJÖRNTORP, P. and B. HOOD: Studies on adipose tissue from obese patients with or without diabetes mellitus. I. Release of glycerol and free fatty acids. Acta med. Scand. *179*, 221 (1966)
BLAU, N. F. and S. T. NICHOLSON: Fat metabolism in diabetes mellitus. Arch. intern. Med. *26*, 738 (1920)
BLIX, G.: Studies on diabetic lipemia. Acta med. Scand. *64*, 142 (1926)
BLOOR, W. R., E. P. JOSLIN and A. A. HORNER: The lipids ("fat") of the blood in diabetes. J. biol. Chem. *26*, 417 (1916)
BRAUNSTEINER, H., S. SAILER und F. SANDHOFER: Plasmalipide bei Patienten mit Diabetes mellitus. Klin. Wschr. *44*, 116 (1966)
CARLSON, L. A.: Serum lipids in normal men. Acta med. Scand. *167*, 377 (1960)
– and L. G. EKELUND: Splanchnic production and uptake of endogenous triglycerides in the fasting state in man. J. clin. Invest. *42*, 714 (1963)
– U. FREYSCHUSS, J. KJELLBERG and J. ÖSTMAN: Suppression of splanchnic ketone body production in man by nicotinic acid. Diabetologia *3*, 494 (1967]
– and S.-O. LILJEDAHL: Lipid metabolism and trauma. I. Plasma and liver lipids during 24 hours after trauma with special reference to the effect of guanethidine. Acta med. Scand. *173*, 25 (1963)
– and J. ÖSTMAN: Lipid metabolism in diabetes mellitus. Proc. IV. Congr. Intern. Diab. Fed. Genève, p. 139. Ed. Méd. Hyg., Genève 1961a
– – Effect of chlorpropamide treatment on serum-lipid levels in diabetes mellitus. Acta med. Scand. *170*, 561 (1961b)
– – In vitro studies on the glucose uptake and fatty acid metabolism of human adipose tissue in diabetes mellitus. Acta med. Scand. *174*, 215 (1963)
– and L. B. WADSTRÖM: Determination of glycerides in blood serum. Clin. Chim. Acta *4*, 197 (1959)
DOLE, V. P.: A relation between non-esterified fatty acids in plasma and the metabolism of glucose. J. clin. Invest. *35*, 150 (1956)
EATON, R. P., M. BERMAN and D. STEINBERG: Kinetic studies of plasma free fatty acid and triglyceride metabolism in man. J. clin. Invest. *48*, 1560 (1969)
FARQUHAR, J. W., FRANK, A., GROSS, R. C. and G. M. REAVEN: Glucose, insulin and triglyceride responses to high and low carbohydrates in man. J. clin. Invest. *45*, 1648, 1966

FREDRICKSON, D. S., R. J. LEVY and R. S. LEES: Fat transport in lipoproteins – an integrated approach to mechanism and disorders. New Engl. J. Med. 276, 32–44, 94–103, 148–156, 215–226, 273–281 (1967)

GLUECK, C. J., R. J. LEVY and D. S. FREDRICKSON: Immunoreactive insulin, glucose tolerance, and carbohydrate inducibility in Types II, III, IV and V hyperlipoproteinemia. Diabetes 18, 739 (1969)

GORDON, R. S. and A. CHERKES: Unesterified fatty acid in human blood plasma. J. clin. Invest. 35, 206 (1956)

HAMWI, G. J., O. GARCIA, F. A. KRUGER, G. GWINUP and D. G. CORNWELL: Hyperlipidemia in uncontrolled diabetes. Metabolism 11, 850 (1962)

HARRIS, L. V. D., M. J. ALBRINK, W. F. VAN ECK, E. B. MAN and J. P. PETERS: Serum lipids in diabetic acidosis. Metabolism 2, 120 (1953)

HAVEL, R. J.: Conversion of plasma free fatty acids into triglycerides of plasma lipoprotein fractions in man. Metabolism 10, 1031 (1961)

– Metabolism of lipids in chylomicrons and very low-density lipotroteins. In: Handbook of Physiology, Vol. 5 (Adipose tissue) (Ed. A. E. RENOLD and G. F. CAHILL Jr.), p. 499, Amer. Physiol. Soc., Washington, D.C. 1965

HERBERT, F. K.: CCXXI clinical observations on the blood fats in diabetic lipaemia. Biochem. J. 29, 1887 (1935)

HIRSCH, E. F., B. PHIBBS and L. CARBONARD: Parallel relation of hyperglycemia and hyperlipemia (esterified fatty acids) in diabetes. Arch. intern. Med. 91, 106 (1953)

IANNACCONE, A. and T. KORNERUP: Plasma lipids and diabetic retinopathy. Acta med. Scand. 148, 411 (1954)

INTROZZI, P., C. BERNASCONI and L. BUSCARINI: Serum proteins, lipids and protein-bound carbohydrates in vascular complications of diabetes mellitus. Acta med. Scand. 160, 47 (1958)

JONES, D. P. and R. A. ARKY: Effects of insulin on triglyceride and free fatty acid metabolism in man. Metabolism 14, 1287 (1965)

– G. R. PLOTKIN and R. A. ARKY: Lipoprotein lipase activity in patients with diabetes mellitus, with and without hyperlipemia. Diabetes 15, 565 (1966)

JOSLIN, E. P., W. R. BLOOR and H. GRAY: The blood lipids in diabetes. J. Amer. med. Ass. 69, 375 (1917)

KATSCH, G. and H. G. KRAINICK: Hyperlipämie und Diabetes. Klin. Wschr. 12, 436 (1939)

KEIDING, N. R., G. V. MANN, H. F. ROOT, E. Y. LAWRY and A. MARBLE: Serum lipoproteins and cholesterol levels in normal subjects and in young patients with diabetes in relation to vascular complications. Diabetes 1, 434 (1952)

KESSLER, J. I.: Effect of insulin on release of plasma lipolytic activity and clearing of emulsified fat intravenously administered to pancreatectomized and alloxanized dogs. J. Lab. clin. Med. 60, 747 (1962)

KLIMT, C. R., C. L. MEINERT, M. MILLER and H. C. KNOWLES: University group diabetes programm (UGDP) a study of the relationships of therapy to vascular and other complications of diabetes. In: Tolbutamide after ten years, p. 261. Eds.: W. J. H. BUTTERFIELD and W. VAN WESTERING. Excerpta Med. Found., Amsterdam 1967

LAURELL, S.: Plasma free fatty acids in diabetic acidosis and starvation. Scand. J. clin. Lab. Invest. 8, 81 (1956)

MAN, E. B. and J. P. PETERS: Lipoids of serum in diabetic acidosis. J. clin. Invest. 13, 237 (1934)

MARUHAMA, Y., Y. GOTO and S. YAMAGATA: Diabetic treatment and the diurnal plasma triglyceride. Metabolism 16, 985 (1967)

MORRIS, J. H., D A. WEST and R. E. BOLINGER: Effect of oral sulfonylurea on plasma triglycerides in diabetics. Diabetes 13, 87 (1964)

NESTEL, P. J.: Metabolism of linoleate and palmitate in patients with hypertriglyceridemia and heart disease. Metabolism 14, 1 (1965)

- Relationship between FFA flux and TGFA influx in plasma before and during the infusion of insulin. Metabolism 16, 1123 (1967)
- W. AUSTIN and C. FOXMAN: Lipoprotein lipase content and triglyceride fatty acid uptake in adipose tissue of rats of differing body weights. J. Lipid. Res. 10, 383 (1969)
- and D. STEINBERG: Fate of palmitate and linoleate perfused through the isolated rat liver at high concentration. J. Lipid. Res. 4, 461 (1963)

NEW, H. J., T. N. ROBERTS, E. L. BIERMAN and G. G. READER: The significance of blood lipid alterations in diabetes mellitus. Diabetes 12, 208 (1963)

NIKKILÄ, E. A. and M. KEKKI: Turn over rate of serum triglycerides in diabetes. Reported at the Scand. S. for the Study of Diabetes. Helsinki. April 1970

ÖSTMAN, J.: Studies in vitro on fatty acid metabolism of human subcutaneous adipose tissue in diabetes mellitus. Acta med. Scand. 177, 639 (1965)
- In vitro metabolism of omental adipose tissue in lipoatrophic diabetes. Sixth Congr. Intern. Diab. Fed., p. 162. Excerpta Med. Found. (Abstract), Amsterdam 1967

PAV, J., J. WENKEOVA and E. KUHN: Metabolism of non-esterified fatty acids in diabetes. Clin. chim. Acta 6, 846 (1961)

PETERSEN, V. P.: The interrelationship of the individual plasma phospholipids and cholesterol in health and in long-term diabetes millitus. Acta med. Scand. 146, 375 (1953)

POMERANZE, J. and H. G. KUNKEL: Serum lipids in diabetes mellitus. Proc. Amer. Diab. Ass. Ann. Meet. 10, 217 (1950)

REAVEN, G. M., R. L. LERNER, M. P. STERN, J. W. FARQUHAR and R. NAKANISHI: Role of insulin in endogenous hypertriglyceridemia. J. clin. Invest. 46, 1756 (1967)

ROBINSON, D. S.: Clearing factor lipase activity of adipose tissue. In: Handbook of Physiology, Section 5, Adipose tissue. (Ed. A. E. RENOLD and G. F. CAHILL Jr.) p. 295 Amer. Physiol. Soc., Washington, D. C., 1965

ROSE, H., M. VAUGHAN and D. STEINBERG: Utilization of fatty acids by rat liver slices as a function of medium concentration. Amer. J. Physiol. 206, 345 (1964)

RYAN, W. G. and T. B. SCHWARTZ: Dynamics of plasma triglyceride turn over in man. Metabolism 14, 1243, 1965

SAILER, S., F. SANDHOFER und H. BRAUNSTEINER: Umsatzraten für freie Fettsäuren und Triglyceride im Plasma bei essentieller Hyperlipämie. Klin. Wschr. 44, 1032 (1966)

SALANS, L. B. and G. M. REAVEN: Effect of insulin pretreatment on glucose and lipid metabolism of liver slices from normal rats. Proc. Soc. exp. Biol. Med. 122, 1208 (1966)

SCHLIERF, G. and L. W. KINSELL: Effect of insulin in hyperglyceridemia. Proc. Soc. Exp. Biol. Med. 120, 272 (1965)

SCHNATZ, J. D. and R. H. WILLIAMS: The effect of acute insulin deficiency in the rat on adipose tissue lipolytic activity and plasma lipids. Diabetes 12, 174 (1963)

SIGSTAD, H.: A family with mild diabetes mellitus hyperlipemia and atherosclerosis. Acta med. Scand. 177, 465 (1965)

SPITZER, J. J. and W. T. McELROY JR.: Some hormonal effects on uptake of free fatty acids by the liver. Amer. J. Physiol. 199, 876 (1960)

STERKY, G. C. G., B. E. H. PERSSON and Y. A. A. LARSSON: Dietary fats, the diurnal blood lipids and ketones in juvenile diabetes. Diabetologia 2, 14 (1966)

TULLER, E. F., G. V. MANN, F. SCHERTENLEIB, C. B. ROEHRIG and H. F. ROOT: The effects of diabetic acidosis and coma upon the serum lipoproteins and cholesterol. Diabetes 3, 279 (1954)

TUNA, N., S. FRANKHAUSER and F. C. GOETZ: Total serum fatty acids in diabetes: relative and absolute concentrations of individual fatty acids. Amer. J. Med. Sci. 255, 120 (1968)

WAAGSTEIN, P. H. D.: Hyperlipemia and hyperglycaemia in diabetes mellitus. Demonstration of arteriovenous lipid difference. Scand. J. clin. Lab. Invest. 7, 15 (1955)

WADDEL, W. R. and R. P. GEYER: Effect of insulin on clearence of emulsified fat from the blood in depancreatized dogs. Proc. Soc. exp. Biol. Med. 96, 251 (1957)

Plasma Glycoproteins and Diabetes mellitus in Man

By O. V. SIREK and A. SIREK, Toronto

I. Introduction
II. General Chemical and Physiological Considerations
   A. Chemistry
   B. Origin and Function
III. Glycoproteins in Diabetes
   A. Clinical Studies

B. The Question of Alpha-2-Macroglobulin as a Carrier for Insulin
C. Serum Glycoproteins in Infants of Diabetic Mothers
IV. Summary and Conclusions
V. Acknowledgements

I. Introduction

Chemical analysis by modern methods has shown that a certain amount of carbohydrate is an integral part of nearly every known plasma protein. The term plasma glycoproteins comprises, therefore, a large variety of proteins including lipoproteins. The amount of carbohydrate in a given plasma protein may vary from less than one per cent found in albumin, to 41 per cent, which is the carbohydrate content of orosomucoid (SCHULTZE, 1960; WINZLER, 1960). It has therefore become customary to designate as glycoproteins those molecules in which the carbohydrate moiety represents more than a few per cent of the total protein mass.

II. General Chemical and Physiological Considerations

A. Chemistry

The carbohydrate-containing plasma proteins are part of a large family of glycoproteins, since some of the hormones and the blood group substances also belong to the same category. Reticulin and collagen, as well as some soluble material of connective tissue are glycoproteins, and so are the mucous secretions, the lens capsule, the Descemet's membrane of the cornea and the basement membranes (SPIRO, 1963 a, b; DISCHE, 1964; LAZAROW and SPEIDEL, 1964). A common property of glycoproteins is the firm covalent bonding of the carbohydrate chains to peptide material. Separation of the two moieties requires extensive hydrolysis which leads to degradation of the entire molecule (WINZLER, 1955, 1960, 1964; SPIRO, 1963 a, b; STÖRIKO, 1964). Typical monosaccharidic constituents are the hexoses galactose, mannose but rarely glucose, the amino sugars glucosamine and to a small extent galactosamine in their N-acetylated form, the methylpentose fucose and the N-acetyl or N-glycolyl form of neuraminic acid (WINZLER, 1955, 1960, 1964; SPIRO, 1963 a, b; STÖRIKO, 1964). The latter is an acidic nine-carbon amino sugar, the derivatives of which are known as sialic acids. Branched chains of various configuration are linked individually to a reactive amino acid of a polypeptide chain, and the length as well as the number of such chains attached to the protein core will determine the carbohydrate content of a given glycoprotein (WINZLER, 1960; STÖRIKO, 1964; NORTHCOTE, 1964). An other property shared by all glycoproteins is the positive reaction with the periodic acid-Schiff stain (Reviewed by SPIRO, 1963a, b). The structure is known for a number of plasma glycoproteins of which calf fetuin (SPIRO, 1963a, b) and human orosomucoid (WINZLER, 1960; KAMIYAMA and SCHMID, 1962a, b; BURRILLON, GOT and MEYER, 1963) have been studied in greatest detail. Orosomucoid is the chief component of a group of perchloric acid soluble carbohydrate-rich proteins collectively designated as seromucoid (WINZLER, 1955, 1960). Apparently there is a certain similarity in composition of most of the plasma glycoproteins that permits to look upon orosomucoid and fetuin as model structures. In both these glycoproteins several branched polysaccharidic units are linked to the protein core, and the glycopeptide linkage seems to involve aspartic acid and the first carbon of N-acetylglucosamine, but other binding sites are also possible. The main sugar components are typically N-acetylneuraminic acid in the terminal position, galactose, mannose, N-acetylglucosamine, and in orosomucoid also small amounts of fucose.

It is not within the scope of this chapter to discuss the detailed chemistry of mammalian plasma glycoproteins, but it is necessary to point out their characteristics in order to distinguish them from the mucopolysaccharides of connective tissue with which they become sometimes confused in the literature on diabetic vascular complications. The mucopolysaccharides of the amorphous ground substance are highly acidic substances because they contain uronic acids and sulphate esters. The polysaccharidic chains are considerably longer than those of glycoproteins and are bound to protein by covalent bonds; the actual linkage seems to occur between xylose and serine (SCHILLER, 1963; SCHUBERT, 1964; DORFMAN, 1960, 1964; RODÉN, 1965). For example, the molecular weight of a carbohydrate chain in fetuin is in the order of 3,500 (SPIRO, 1963a, b) but that of chondroitin sulphates appears to be in the order of 50,000 (MATHEWS, 1958). Typical representatives are hyaluronic acid, the chondroitin sulphates and heparin. Mucopolysaccharides give no reaction with the periodic acid-Schiff procedure, but stain metachromatically with thiazines and other dyes (reviewed by SPIRO, 1963a, b).

B. Origin and Function

The biosynthesis of plasma glycoproteins, especially of the carbohydrate moiety, is not well understood, but there is good experimental evidence that the liver is the major site of synthesis (WERNER, 1949; SPIRO, 1949a, b; MUSIL, 1961; SHETLAR, 1961; KUKRAL et al., 1962; ROBINSON, MOLNAR and WINZLER, 1964; ATHINEOS, KUKRAL and WINZLER, 1964). Glucose in its activated form as a uridine nucleotide serves as a precursor for the other six-carbon sugar constituents, for fucose and for neuraminic acid (SPIRO, 1963a, b). In view of the great structural differences between glycoproteins and mucopolysaccharides it is highly unlikely that depolymerized ground substance could contribute to serum glycoproteins. There are minute quantities of mucopolysaccharidic material in blood, but they amount to a fraction of a mg. per cent (BOLLET, SERAYDARIAN and SIMPSON, 1957; SCHILLER, 1958; WINZLER, 1964). In spite of all this, a rise in the level of serum glycoproteins due to destruction of connective tissue has indeed been suggested (SEIBERT et al., 1947; GERSH and CATCHPOLE, 1960). It has also been claimed that a rise in serum glycoproteins may be a consequence of formation of new connective tissue (SHETLAR et al., 1949, 1950, 1955; SHETLAR, 1961). The fact that the concentration of a number of serum glycoproteins, especially that of the alpha-2-globulin haptoglobin, is elevated in the course of a large variety of disease states (WINZLER, 1955; SCHULTZE, 1957; SCHUMACHER and SCHLUMBERGER, 1963; SPIRO, 1963b) is an interesting phenomenon but provides no proof of a causal relationship between serum glycoproteins on one hand and the associated connective tissue changes on the other hand. It is, however, entirely possible that the elevation of serum glycoproteins is part of a generalized reaction to inflammation and tissue injury, but this theory, too, is lacking firm foundation (WERNER, 1949; WINZLER, 1964).

Some of the possible relationships between serum glycoproteins and connective tissue formation were studied in our laboratory. The carbohydrate moiety of serum proteins was investigated in dogs during their period of rapid growth (SIREK and SIREK, 1962). The results of these studies are graphically reproduced in Figure 1. It can be seen that the concentration of monosaccharidic constituents was essentially the same on the fourth day of life as at seven months of age, in spite of the fact that the animals were growing and gaining weight rapidly. There was obviously no relationship between the newly formed mass of connective tissue and the level of serum glycoproteins in terms of the concentration of total protein-

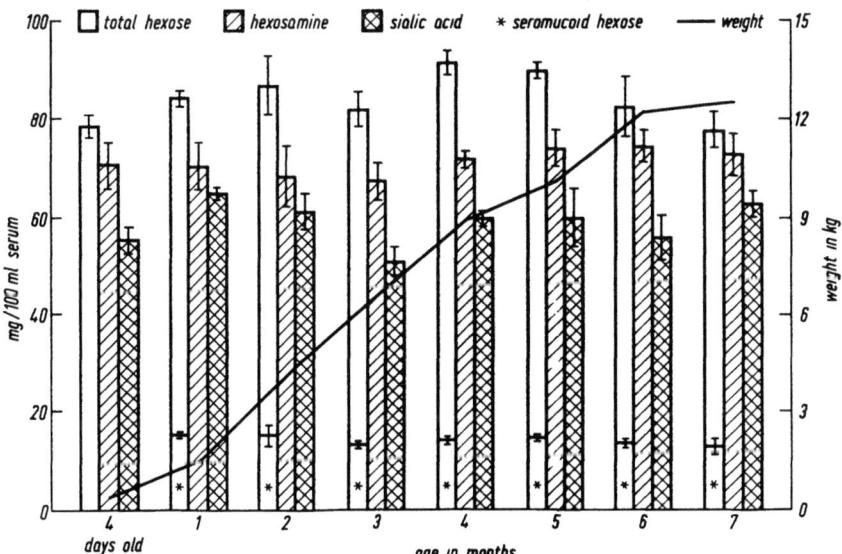

Fig. 1: Serum glycoproteins in pups. Mean ± S. E. of 6 animals. (SIREK and SIREK, 1962)

bound hexose (expressed as galactose-mannose), hexosamine (as glucosamine) and sialic acid (as N-acetylneuraminic acid). Figure 2 is taken from the same study and shows that the total serum protein concentration was steadily rising in growing pups. This was chiefly the consequence of an increase in the concentration of albumin, while the globulin level remained constant. The concentrations of total protein-bound hexose, hexosamine and sialic acid in a given sample were calculated in the conventional manner as percentage of total protein. It can be seen that in the neonatal period the values were in the order of 6 per cent, but fell rapidly during the following three months by almost one third. The relatively high percentage of carbohydrate found in the total serum protein moiety during the first month of life and the subsequent reduction are in contrast with the lack of change in absolute values. The conventional way of calculating percentages offers certain advantages over absolute values by eliminating errors arising from hemoconcentration or hemodilution. On the other hand, because of the large differences in the carbohydrate content of individual serum proteins, the meaning of percentages must be interpreted cautiously when the change in protein concentration concerns only one or perhaps a few components. The rising level of serum

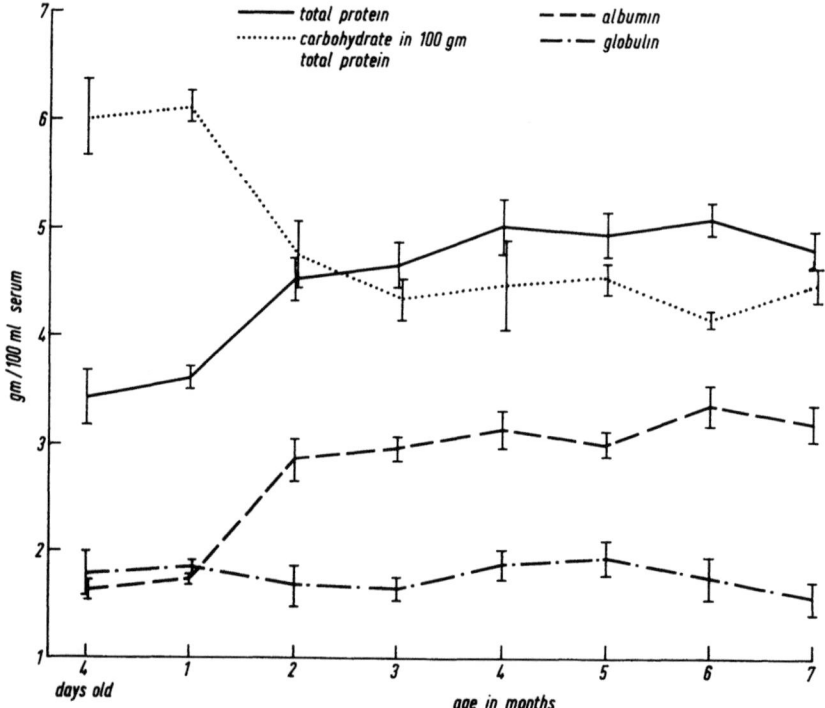

Fig. 2: Serum proteins in pups. Mean ± S. E. of 6 animals. Upper dotted line represents the sum of total protein-bound hexose, hexosamine and sialic acid calculated as gm. per cent of total protein (SIREK and SIREK, 1962)

albumin in our pups certainly did not appreciably change the concentration of protein-bound carbohydrate, a fact which cannot be clearly brought out if the carbohydrate moiety is expressed as percentage of total protein. This is a typical example of a possible source of misconception in that a "high" glycoprotein content might be erroneously associated with the period of rapid growth.

In another series of experiments, the same carbohydrate constituents of serum proteins as mentioned above were determined in fetuses of normal and diabetic rabbits (SIREK, SIREK and BEST, 1963). There was a small but persistent increment in serum glycoproteins in the two series of fetuses as measured over the last four days of intrauterine life, which represented the period of rapid growth. The rise in glycoproteins was essentially equal in both groups, in spite of the fact that fetuses of normal rabbits gained 26 gm. and fetuses of diabetic rabbits only 17 gm. during the last days of gestation. A causal relationship between fetal body growth and a rise in serum glycoproteins was therefore considered to be highly unlikely. It was concluded that the rise in the carbohydrate moieties in the two series of fetuses may have been a consequence of differentiation of serum proteins in the process of maturation. This seems to be a logical assumption since a glycoprotein is essentially a protein and carbohydrate is an integral part of the molecule. The function and physico-chemical properties of individual plasma proteins have aptly been reviewed by DIETZEL and GEIGER (1964), HEIDE and HAUPT (1964) and SCHULTZE and HEREMANS (1966, 1967).

Before discussing glycoprotein changes in diabetic patients, it is perhaps useful to recall the actual values for total protein-bound hexose, hexosamine and sialic acid that are obtained upon analysis of sera of metabolically normal individuals in two physiological states, namely in pregnant and non-pregnant women. The results are shown in Table 1; the methods of chemical analysis are described else-

Table 1: Serum glycoproteins of pregnant and non-pregnant women

Constituent	Mean ± S. E. (No. of observations)		t	p
	Pregnant (14)	Non-pregnant (6)		
Hexose (mg./100 ml.)	123.1 ± 4.7	106.5 ± 3.9	2.155	<0.05
Hexosamine (mg./100 ml.)	88.7 ± 3.9	80.3 ± 2.9	1.335	<0.2
Sialic Acid (mg./100 ml.)	84.9 ± 2.4	58.5 ± 3.1	6.403	<0.001
Total Glycoprotein* as % of Total Protein	5.07 ± 0.12	3.43 ± 0.09	8.330	<0.001
Seromucoid Hexose (mg./100 ml.)	15.9 ± 1.1	9.8 ± 1.1	3.370	<0.005

* Total glycoprotein = hexose + hexosamine + sialic acid.

where (SIREK, SIREK and LEIBEL, 1961). The figures for non-pregnant women correspond with those given for the general population (WINZLER, 1955), with the exception of the total protein-bound hexose which in our series is somewhat lower than the customary figure of 120 mg. per cent. A rise in serum glycoproteins is known to accompany pregnancy (SHETLAR et al., 1950, 1955), but it is of interest to notice in the table that the hexosamine concentration does not show a statistically significant rise. This indicated to us that the increase in concentration concerned primarily those glycoproteins which were relatively poor in hexosamine.

III. Glycoproteins in Diabetes

A. Clinical Studies

The behaviour of protein-bound carbohydrates in blood of diabetic patients has been the subject of a large number of investigations (BERKMANN, RIFKIN and ROSS, 1953; GILLILAND, HANNO and STRUDWICK, 1954; KEIDING and TULLER, 1955; ADLERSBERG et al., 1956; ANDREANI and GRAY, 1956; DITZEL and MOINAT, 1957; INTROZZI, BERNASCONI and BUSCARINI, 1958 a, b; MOHNIKE, 1959; EJARQUE, MARBLE and TULLER, 1959; TROUNCE and COOK, 1959; BLOODWORTH, 1962; FRANKE, 1964). One or several constituents were measured in the carbohydrate moiety of serum or plasma proteins and their fractions, and sometimes only paper-electrophoretic strips were stained with periodic acid-Schiff and the intensity of the colour evaluated. In general, a rise in glycoproteins concerned particularly the alpha-two globulin fraction. Serum glycoproteins became particularly elevated in the presence of clinically detectable degenerative vascular lesions, but this was by no means a uniform finding, and normal as well as high values were reported for patients with and without vascular involvements. It is difficult to analyze the cause of these discrepancies. Methodology may account for some of the differences, but the main difficulty may lie in the division of patients into groups with and without retinopathy and/or nephropathy on clinical grounds, since it is recognized that thickening of capillary basement membranes may occur well before any clinical manifestations become apparent (CAMERINI-DAVALOS et al., 1964; LAZAROW and SPEIDEL, 1964). It is generally accepted that diabetic patients are aging faster and are less resistant to infectious diseases than non-diabetic individuals. As mentioned before, plasma glycoproteins rise in a number of unrelated disease states (WINZLER, 1955; SCHULTZE, 1957; SCHUMACHER and SCHLUMBERGER, 1963; SPIRO, 1963 b), and the pattern of the changes is usually quite uniform, with perhaps some difference in ratios between individual monosaccharidic constituents. Therefore, it is not always possible to assess whether a rise in glycoproteins is a consequence of the diabetic condition and its complications or is due to another intercurrent disease.

Besides the problem of specificity, there is also the unanswered question of the biological significance of elevated plasma glycoprotein levels. The extravascular glycoproteins are different enough in structure and composition to make the acceptance of molecular transformations unfeasible. A case in point is the composition of the glycoprotein of glomerular basement membranes of the kidney. The amino acid composition indicates the presence of a collagen-like protein structure to which the carbohydrate chains appear to be linked in a fashion characteristic for glycoprotein, but their composition seems to be quite different from that of plasma glycoproteins (LAZAROW and SPEIDEL, 1964). The carbohydrate moiety contains glucose and only small amounts of hexosamine, while plasma glycoproteins as a rule do not contain glucose and have hexosamine as a major constituent. Whether or not thickening of capillary basement membranes in diabetes is associated with increases in serum glycoproteins remains to be established (CAMERINI-DAVALOS et al., 1964).

Low concentrations of hyaluronic acid and of chondroitin sulphates were found in skin of poorly controlled alloxan-diabetic rats (SCHILLER, 1963), and it is possible that somewhat similar changes in the skin of human patients are partly responsible for the impaired wound healing known to be a complicating factor of uncontrolled diabetes. Alterations in the acid mucopolysaccharide content of connective tissue may or may not coincide with elevated plasma glycoprotein levels, and virtually nothing is known about any possible relationships. Perhaps a fruitful approach to the study of the significance of elevated plasma glycoproteins would be to determine the changes in concentration of individual proteins. This should be possible with further refinement of available techniques and may reveal characteristic patterns to exist for certain phases of the diabetic state. A promising start in this direction was made in the work of CLEVE, ALEXANDER, MITZKAT, NISSEN and SALZMANN (1968), who found slightly elevated hemopexin levels and a high concentration of alpha-2-macroglobulin in serum of diabetic patients.

B. The Question of Alpha-2-Macroglobulin as a Carrier for Insulin

The alpha-2-macroglobulin in normal plasma has a concentration of about 240 mg. per cent, has a molecular weight of 900,000 and a carbohydrate content of approximately 9 per cent (SCHULTZE, 1960; WINZLER, 1960). Alpha-2-macroglobulin has received much attention in recent years as a possible carrier protein for insulin (CLAUSEN, GJEDDE and JØRGENSEN, 1963; KALLEE, DEBIASI and D'ADDABBO, 1963; ZAHND and SCHEIDEGGER, 1963). Although the state of insulin in blood is to be discussed in detail elsewhere in this book, it is perhaps of interest to mention briefly some results of experiments which were carried out in our own laboratory (GEERLING and SIREK, 1965). Using pork insulin I–131 of relatively low specific activity (20–30 mc./mg., ABBOTT), its binding to proteins of normal human serum was studied by immunoelectrophoresis and subsequent radioautography, by immunoprecipitation in the test tube and by preparative ultracentrifugation. In confirmation of the work of other investigators, binding of radioactive insulin to serum proteins and preferentially to alpha-2-macroglobulin was observed by immunoelectrophoresis. Radioactive arcs were found whether insulin was added to the well with the serum or to the trough with the antiserum. However, no radioactivity was found in protein precipitates when insulin I–131 was permitted to react first with an anti-insulin serum before it was added to the trough. This indicated to us that immunologically reactive insulin was bound to alpha-2-macroglobulin under the conditions of this experiment. The fact that radioactivity was also found in other arcs weakened the argument in favour of alpha-2-macroglobulin as a specific insulin carrier. The suspicion of an artefact was confirmed when serum was incubated with the same batch of insulin I–131 and the proteins precipitated with increasing amounts of antitotal human serum up to a ratio of 1 : 20. The immunoprecipitates contained less than 2 per cent of the total radioactivity, which was an amount easily accounted for by binding of damaged insulin (BERSON and YALOW, 1962). Preparative ultracentrifugation of normal serum and insulin I–131 at 40,000 r.p.m. for prolonged periods of time failed to alter appreciably the distribution of radioactivity, and this was also the case when the serum was enriched with a highly purified alpha-2-macroglobulin preparation, obtained from the Behringwerke by courtesy of Dr. H. E. SCHULTZE and Dr. H. G. SCHWICK. Lack of evidence for any insulin binding to serum proteins by ultracentrifugation was also reported by BERSON and YALOW (1962) and CHAO, KARAM and GRODSKY (1965). Moreover, the latter investigators failed to obtain evidence for insulin I–131 binding to proteins by Sephadex gel filtration. Applying essentially the same technique to serum protein fractions MERIMEE, LOCKWOOD and PROUT (1965) found radioactive insulin to be bound to an alpha globulin other than alpha-2-macroglobulin. According to HADDEN and PROUT (1965a, b) alpha-2-macroglobulin is binding growth hormone. There is obviously no good evidence in support of the hypothesis that alpha-2-macroglobulin could be a physiological carrier of insulin in blood.

Similar results were obtained in the dog. Figure 3 shows an immunoelectrophoretogram obtained with serum from a normal and a diabetic dog. The antiserum (goat) was especially rich in antibodies against alpha and beta globulins. The corresponding radioautogram shows at least two arcs, of which one is more intensive and corresponds in position to the alpha-2-macroglobulin of human sera. Since in dog sera the binding patterns were similar to those of human sera, it appeared to us worthwhile to study the insulin-binding capacity in serum of a depancreatized-hypophysectomized (HOUSSAY) dog. The animal was kept without exogenous insulin for more than six months and it was assumed that the hypothetical insulin-binding protein was depleted of its hormone. Radioautograms and total protein values were similar to those of normal dogs. Table 2 gives the results of an experiment in which plasma instead of serum from this animal had been

Table 2: Radioactivity of immunoprecipitates of plasma proteins of a Houssay dog

Plasma ml.	Incubation time (hours) at 37° C with		Antiserum (Polyvalent) ml.	Per cent in precipitate of total radioactivity added
	0.2 U. unlabelled Toronto insulin	100 µU. insulin I–131*		
0.2	0 not added	1/2	2	1.6
0.2	1/2	1/2	2	1.8

* Pork insulin I–131, 20–30 mc./mg., Abbott.

incubated with insulin I–131 prior to immunoprecipitation with the same polyvalent antiserum as mentioned above. It can be seen that the radioactivity of the sediment was less than 2 per cent of the total label, a result reminiscent of that obtained with normal human serum. It should be noted that incubation of the same plasma with very large amounts of unlabelled insulin prior to the addition of labelled insulin did not change the radioactivity of the immunoprecipitate. It appears reasonable to conclude from these experiments that non-specific binding of radioactive degradation products accounted for the specific activity of the sediment. Binding of insulin I–131 to alpha-2-macroglobulin and other plasma proteins by immunoelectrophoresis can perhaps be explained in part by slight structural alterations of some of the serum proteins due to heating and exposure to an electric field in a buffer of alkaline pH (Veronal, 8.2). Structural changes in the alpha-2-macroglobulin molecule have indeed been observed under these conditions (SCHULTZE et al., c. f. HEIDE and HAUPT, 1964) and may account for the great affinity to insulin, growth hormone and even non-protein substances. It has recently been shown by us that alpha-2-macroglobulin is avidly binding hemin (SIREK, SIREK and BUCALOSSI, 1968).

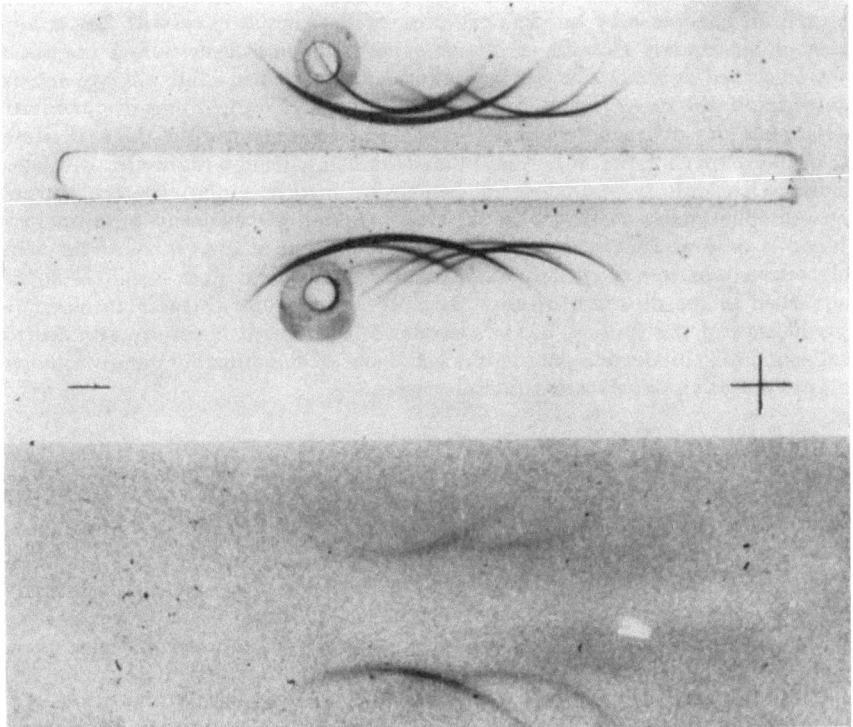

Fig. 3: Immunoelectrophoretic pattern of serum proteins of a normal (upper half) and a depancreatized (lower half) dog. Serum incubated with insulin I–131. Corresponding radioautogram shows at least two radioactive arcs in each pattern, of which the most intensive one corresponds in position to alpha-2-macroglobulin of human serum

C. Serum Glycoproteins in Infants of Diabetic Mothers

Earlier work from this laboratory has shown that serum glycoproteins are elevated in cord blood of infants of diabetic mothers in comparison to cord blood of infants of normal mothers of similar gestational age (SIREK, SIREK and LEIBEL, 1961; SIREK and SIREK, 1964). The finding could not be explained by placental transfer, since in this selected group of diabetic women serum glycoprotein levels shortly before delivery were not different from those of non-diabetic pregnant women. Furthermore, infants of diabetic mothers included in this study showed no signs of respiratory distress or other neonatal complications. The higher concentration of total protein-bound hexose, hexosamine and sialic acid in sera of these infants at birth was partly explained when we found by immunoelectrophoresis an additional distinct arc in the beta-one-globulin region to be present in sera of infants of diabetic mothers, but not in sera of infants of normal mothers (SIREK and SIREK, 1962, 1964; SIREK, SIREK and GEERLING, 1965). The arc was strongly PAS positive, did not stain for lipid and gave a positive benzidine reaction when the serum was first saturated with hemoglobin prior to immunoelectrophoresis. From these preliminary studies it was concluded that the glycoprotein in question may be identical either with hemopexin or with the beta-one hemoglobin-binding globulin of TOMBS (1960). In subsequent studies the protein was identified as hemopexin because it formed a single benzidine-positive arc with anti-hemopexin serum (SIREK, SIREK and BUCALOSSI, 1968). Although quantitative determinations of serum hemopexin concentrations remain to be done, it is more than likely that infants of normal mothers in comparison with infants of diabetic mothers had only trace amounts of hemopexin in their serum. The concentration of individual monosaccharidic constituents of serum glycoproteins in normal cord blood is only about two thirds of adult values, and it appears as if the serum glycoprotein pattern of cord blood of infants of diabetic mothers would be slightly advanced in the direction of adult sera. It is premature to speculate about the significance of this finding, but as mentioned before, it is hopefully assumed that collection of reproducible data on the behaviour of individual serum glycoproteins may eventually produce a meaningful pattern.

IV. Summary and Conclusions

1. In a brief review the chemistry of plasma and extravascular glycoproteins was discussed and the profound structural difference between mucopolysaccharides and glycoproteins was emphasized. It was concluded from available evidence that the source of many plasma glycoproteins, especially of the carbohydrate moiety, is the liver. It is unlikely that a rise in plasma glycoproteins could be due to either depolymerization or new formation of tissue mucopolysaccharides.

2. In the literature on diabetes there is suggestive evidence for an existing relationship between a rise in serum glycoproteins, especially of the alpha-2-globulins, and the clinical manifestations of degenerative vascular lesions. The pattern of these alterations in serum glycoproteins remains to be investigated, perhaps by studying the behaviour of individual components.

3. The role of the glycoprotein alpha-2-macroglobulin as a carrier for insulin was discussed, and it was concluded that it plays no role in the physiological transport mechanism of insulin in blood.

4. Serum glycoproteins in cord blood of infants of diabetic mothers were found to be elevated in comparison with infants of normal mothers. It was concluded from immunoelectrophoretic studies that the elevation of total serum glycoproteins seen in infants of diabetic mothers was at least in part due to the presence of hemopexin that was virtually absent in cord blood of infants of normal mothers. The significance of an apparently advanced serum glycoprotein pattern in newborn infants of diabetic mothers is unknown. It is hopefully assumed that studies along these lines may eventually elucidate some of the problems concerned with the specificity of glycoprotein changes associated with the diabetic and possibly prediabetic state.

V. Acknowledgements

The authors are indebted to Mrs. KRYSTYNA PRZYBYLSKA for expert help in compiling the bibliography and to Mrs. Helga Doolan for tireless assistance in preparing the manuscript.

Studies quoted from the authors' laboratory were supported by grants from the Medical Research Council of Canada, Hoechst Pharmaceuticals of Canada and the J. P. Bickell Foundation.

Literature

ADLERSBERG, D., C. I. WANG, H. RIFKIN, J. BERKMAN, G. ROSS and C. WEINSTEIN: Serum Lipids and Polysaccharides in Diabetes Mellitus. Diabetes 5, 116 (1956)

ANDREANI, D. V. and C. H. GRAY: Serum Polysaccharides in Diabetes Mellitus. Clin. chim. Acta 1, 7 (1956)

ATHINEOS, E., J. C. KUKRAL and R. J. WINZLER: Biosynthesis of Glycoproteins. II. The Site of Glucosamine Incorporation into Canine Plasma α–1 Acid Glycoprotein. Arch. Biochem. 106, 338 (1964)

BERKMAN, J., H. RIFKIN and G. ROSS: The Serum Polysaccharides in Diabetic Patients with and without Degenerative Vascular Disease. J. clin. Invest. 32, 415 (1953)

BERSON, S. A. and R. S. YALOW: Immunoassay of Plasma Insulin. Ciba Colloquia on Endocrinology 14, 182 (1962)

BLOODWORTH, J. M. B.: Diabetic Retinopathy. Diabetes 11, 1 (1962)

BOLLET, A. J., M. W. SERAYDARIAN and W. F. SIMPSON: Acid Mucopolysaccharides in Normal Serum. J. clin. Invest. 36, 1328 (1957)

BOURRILLON, R., R. GOT and D. MEYER: Études sur la structure d'une $α_1$-glycoprotéine (pleuromucoide). I. Préparation et obtention des glycopeptides. Biochim. biophys. Acta 74, 255 (1963)

CAMERINI-DAVALOS, R. A., S. B. REES, J. B. CAULFIELD, O. LOZANO-CASTANEDA and A. MARBLE: Vascular Changes in Prediabetes, In: Small Blood Vessel Involvement in Diabetes Mellitus, p. 107. Ed. by SIPERSTEIN M. D., A. R. COLWELL, SR. and K. MEYER, American Institute of Biological Sciences, Washington, D. C. 1964

CHAO, P. Y., J. H. KARAM and G. M. GRODSKY: Insulin I–131 Binding in Serum from Normal and Diabetic Subjects by Ultracentrifugation and Gel Filtration. Diabetes 14, 27 (1965)

CLAUSEN, J., F. GJEDDE and K. JØRGENSEN: Insulin Binding Proteins in Human Serum. In Vitro Experiments. Proc. Soc. Exp. Biol. Med. *112*, 778 (1963)

CLEVE, H., K. ALEXANDER, H. J. MITZKAT, P. NISSEN and I. SALZMANN: Serumglykoproteine beim Diabetes Mellitus; quantitative immunologische Bestimmung von saurem α_1-Glycoprotein, Gc, α_2-Makroglobulin und Hämopexin bei Diabetikern mit und ohne Angiopathien. Diabetologia *4*, 48 (1968)

DIETZEL, E. and H. GEIGER: Gewinnung und Eigenschaften therapeutisch wichtiger Human-Plasmaproteine. Behringwerk-Mitteilungen, *43*, 129 (1964)

DISCHE, Z.: The Glycans of the Mammalian Lens Capsule – A Model of Basement Membranes, In: Small Blood Vessel Involvement in Diabetes Mellitus, p. 201. Ed. by SIPERSEIN, M. D., A. R. COLWELL, SR. and K. MEYER. American Institute of Biological Sciences, Washington, D. C. 1964

DITZEL, J. and P. MOINAT: The Responses of the Smaller Blood Vessels and the Serum Proteins in Pregnant Diabetic Subjects. Diabetes *6*, 307 (1957)

DORFMAN, A.: Mucopolysaccharide Changes in Diabetes, In: Diabetes, p. 159. Ed. by WILLIAMS, R. H. Paul B. Hoeber, Inc., Medical Division of Harper & Brothers, New York 1960

– Discussion; Structure of Ground Substance, In: Small Blood Vessel Involvement in Diabetes Mellitus, p. 229. Ed. by SIPERSTEIN, M. D., A. R. COLWELL, SR. and K. MEYER. American Institute of Biological Sciences, Washington, D. C. 1964

EJARQUE, P., A. MARBLE and E. F. TULLER: Proteins, Lipoproteins and Protein-Bound Carbohydrates in the Serum of Diabetic Patients. Amer. J. Med. *27*, 221 (1959)

FRANKL, W. S.: Glycoproteins in Diabetes Mellitus and Atherosclerosis. Amer. J. Med. Sci. *248*, 588 (1964)

FRY, I. K., J. R. TROUNCE and C. A. G. COOK: Vascular Disease in Diabetes Mellitus. The Relation of Raised Blood Protein-Bound Hexose Levels. Diabetes *8*, 174 (1959)

GEERLING, H. and O. V. SIREK: Alpha-2-Macroglobulin and the Question of a Protein Carrier for Insulin in Human Serum. Can. J. Physiol. Pharmacol. *43*, 885 (1965)

GERSH, I. and H. R. CATCHPOLE: The Nature of Ground Substance of Connective Tissue. Perspect. Biol. Med. *3*, 282 (1960)

GILLILAND, I. C., M. G. HANNO and J. I. STRUDWICK: Protein-Bound Polysaccharides in Diabetes with and without Complications. Biochem. J. (Lond.) *56*, XXXII (1954)

HADDEN, D. R. and T. E. PROUT: Studies on Human Growth Hormone: I. Radioiodination. Bull. Hopkins Hosp. *116*, 110 (1965)

– – Studies on Human Growth Hormone: II. The Effect of Human Serum on Growth Hormone Labelled with Radioactive Iodine. Bull. Hopkins Hosp. *116*, 122 (1965)

HEIDE, K. and K. HAUPT: Darstellung noch nicht therapeutisch angewandter Plasmaproteine. Behringwerk-Mitteilungen *43*, 161 (1964).

INTROZZI, P., C. BERNASCONI and L. BUSCARINI: Serum Proteins, Lipids and Protein-Bound Carbohydrates in Vascular Complications of Diabetes Mellitus. Acta med. Scand. *160*, 47 (1958a)

– – – Serum Proteins, Lipids and Protein-Bound Carbohydrates in Diabetics Treated with Tolbutamide (D 860). Acta med. Scand. *160*, 59 (1958b)

KALLEE, E., S. DEBIASI and A. D'ADDABBO: Studies on I^{131}-Labelled Insulin. VI. Immunological Experiments on the Binding of I^{131}-Insulin to Serum Proteins of Normal, Analbuminemic and Insulin-Treated Subjects. Acta Isotop. (Padova) *3*, 239 (1963)

KAMIYAMA, S. and K. SCHMID: Studies on The Structure of α_1-Acid Glycoprotein. II. Preparation and Characterization of a Glycopeptide Fraction. Biochim. Biophys. Acta *58*, 80 (1962)

– – Studies on the Structure of α_1-Acid Glycoprotein. V. The Linkage between the Polypeptide and Carbohydrate Moiety. Biochim. Biophys. Acta. *63*, 266 (1962)

KEIDING, N. R. and E. F. TULLER: Protein-Bound Carbohydrate in the Serum of Diabetic Patients with and without Vascular Complications. Diabetes *4*, 37, 1955

KUKRAL, J. C., R. J. PANCNER, J. LOUCH and R. J. WINZLER: Synthesis of Canine Seromucoid before and after Total Hepatectomy. Am. J. Physiol. *202*, 1087 (1962)

LAZAROW, A. and E. SPEIDEL: The Chemical Composition of the Glomerular Basement Membrane and its Relationship to the Production of Diabetic Complications, In: Small Blood Vessel Involvement in Diabetes Mellitus, p. 127. Ed. by SIPERSTEIN, M. D., A. R. COLWELL, SR. and K. MEYER. Am. Inst. of Biological Sciences, Washington, D. C. 1964

LERMAN, S., B. M. ROGELL and W. LIEB: Serum Proteins and Total Glucosamine in Diabetic Retinopathy and Glomerulosclerosis. Arch. Ophthal. (Chicago) *57*, 354 (1957)

MATHEWS, M. B. and I. LOZAITYTE: Sodium Chondroitin Sulfate-Protein Complexes of Cartilage. I. Molecular Weight and Shape. Arch. Biochem. *74*, 158 (1958)

MERIMEE, T. J., D. H. LOCKWOOD and T. E. PROUT: The Relationship of Insulin I–131 to Serum Protein Fractions. Bull. Hopkins Hosp. *116*, 191 (1965)

MUSIL, J.: Serum Glycoproteins, their Function and Origin. Clin. Chim. Acta *6*, 508 (1961)

NORTHCOTE, D. H.: Polysaccharides. Ann. Rev. Biochem. *33*, 51 (1964)

ROBINSON, G. B., J. MOLNAR and R. J. WINZLER: Biosynthesis of Glycoproteins. I. Incorporation of Glucosamine-^{14}C into Liver and Plasma Proteins of the Rat. J. biol. Chem. *239*, 1134 (1964)

RODÉN, L.: Studies on the Carbohydrate-Protein Linkages in the Protein Complexes of Acid Mucopolysaccharides, In: Structure and Function of Connective and Skeletal Tissue, p. 141. Ed. by JACKSON, S. F., R. D. HARKNESS, S. M. PARTRIDGE and G. R. TRISTRAM. Butterworth, London, 1965

SCHILLER, S.: The Isolation of Chondroitinsulfuric Acid from Normal Human Plasma. Biochim. Biophys. Acta *28*, 413 (1958)

– Mucopolysaccharides in Relation to Growth and Thyroid Hormones. J. Chronic Dis. *16*, 291 (1963)

SCHUBERT, M.: Structure of Ground Substance, In: Small Blood Vessel Involvement in Diabetes Mellitus, p. 221. Ed. by SIPERSTEIN, M. D., A. R. COLWELL, SR. and K. MEYER. American Institute of Biological Sciences, Washington, D. C. 1964

SCHULTZE, H. E.: Über klinisch-interessante, körpereigene Polysaccharidverbindungen. Scand. J. Clin. Lab. Invest. *10*, (Suppl. 31), 135 (1957)

– Plasmaproteinforschung im Zeichen des Eiweißstrukturproblems. Vhdl. Dtsch. Ges. Med. *66*, 225 (1960)

– and J. F. HEREMANS: Molecular Biology of Human Proteins with Special Reference to Plasma Proteins. Vol. I & II. Elsevier Publishing Company, Amsterdam–London–New York 1966/1967

SCHUMACHER, G. and H. D. SCHLUMBERGER: Über Veränderungen der alpha$_2$-Globuline des Serums. Dtsch. Med. Wschr. *88*, 645 (1963)

SEIBERT, F. B., M. V. SEIBERT, A. J. ATNO and H. W. CAMPBELL: Variation in Protein and Polysaccharide Content of Sera in the Chronic Diseases, Tuberculosis, Sarcoidosis and Carcinoma. J. clin. Invest. *26*, 90 (1947)

SHETLAR, M. R.: Serum Glycoproteins: their Origin and Significance. Ann. N. Y. Acad. Sci. *94*, 44 (1961)

– J. A. BULLOCK, C. L. SHETLAR and R. W. PAYNE: Comparison of C-Reactive Protein, Glycoprotein and Seromucoid in Cancer, Arthritis, Tuberculosis and Pregnancy. Proc. Soc. Exp. Biol. Med. *88*, 107 (1955)

– J. V. FOSTER, K. H. KELLY, C. L. SHETLAR, R. S. BRYAN and M. R. EVERETT: The Serum Polysaccharide Level in Malignancy and in other Pathological Conditions. Cancer Res. *9*, 515 (1949)

– K. H. KELLY, J. V. FOSTER, C. L. SHETLAR and M. R. EVERETT: Serum Polysaccharide Levels in Pregnancy, Parturition, and the Postpartum State. Amer. J. Obstet. Gynec. *59*, 1140 (1950)

SIREK, O. V. and A. SIREK: Serum Glycoproteins in Growing Pups. Amer. J. Physiol. *203*, 119 (1962)

– – Immuno-Electrophoretic demonstration of Differences in Serum Proteins of Newborn Infants of Normal and Diabetic Mothers. Nature (London) *196*, 1214 (1962)
– – Glicoproteine sieriche in neonati di madri diabetiche. Clin. Ter. *30*, 450 (1964)
– – and C. H. BEST: Serum Glycoproteins in Offspring of Normal and Alloxan-Diabetic Rabbits. Can. J. Biochem. Physiol. *41*, 261 (1963)
– – and A. BUCALOSSI: Hemopexin in Newborn Infants of Diabetic Mothers. Can. J. Physiol. Pharmacol. *46*, 417 (1968)
– – and H. GEERLING: Serum Proteins in Newborn Infants of Diabetic Mothers. In: The Nature and Treatment of Diabetes, p. 330. Ed by LEIBEL, B. S. and G. A. WRENSHALL. Excerpta Medica Foundation, Amsterdam–New York–London–Milan–Tokyo 1965
– – and B. S. LEIBEL: Serum Glycoproteins in Newborn Infants of Diabetic Mothers. Diabetes *10*, 375 (1961)
SPIRO, R. G.: Studies on the Biosynthesis of Glucosamine in the Intact Rat. J. biol. Chem. *234*, 742 (1959)
– Role of Insulin in Two Pathways of Glucose Metabolism: In Vivo Glucosamine and Glycogen Synthesis. Ann. N. Y. Acad. Sci. *82*, 366 (1959)
– Glycoproteins and Diabetes. Diabetes *12*, 223 (1963a)
– Glycoproteins; Structure, Metabolism and Biology. New Eng. J. Med. *269*, 566 and 616 (1963b)
STÖRIKO, K.: Die Protein-Kohlenhydrat-Bindung in Glykoproteinen. Behringwerk-Mitteilungen *43*, 195 (1964)
TOMBS, M. P.: A Haemoglobin-Binding β-Globulin in Human Serum. Nature (London) *186*, 1055 (1960)
WERNER, I.: On the Regeneration of Serum Polysaccharide and Serum Proteins in Normal and Intoxicated Rabbits. Acta Physiol. Scand. *19*, 27 (1949)
WINZLER, R. J.: Determination of Serum Glycoproteins. Methods Biochem. Anal. *2*, 279 (1955)
– Glycoproteins. In: The Plasma Proteins, Vol. 1, p. 309. Ed. by PUTNAM, F. W. Academic Press, New York–London 1960
– Plasma Glycoproteins and Mucopolysaccharides. In: Small Blood Vessel Involvement in Diabetes Mellitus, p. 235. Ed. by SIPERSTEIN, M. D., A. R. COLWELL, SR. and K. MEYER. American Institute of Biological Sciences, Washington, D. C. 1964
ZAHND, G. R. and J. J. SCHEIDEGGER: Rôle de la macroglobuline-α_2 du sérum humain dans la fixation in vitro de l'insuline bovine marquée à l'iode[131]. Helv. Med. Acta *30*, 506 (1963)

Die Klinik des Diabetes mellitus
Clinical Considerations of Diabetes mellitus

Die Verbreitung des Diabetes mellitus: Häufigkeit und Vorkommen in Europa und Amerika

Von V. Schliack, Berlin

I. Einführung
II. Unterlagen und Methoden für die Häufigkeitsschätzung
   A. Untersuchungen über die Zusammensetzung der „bekannten" diabetischen Bevölkerung
   B. Systematische Bevölkerungsuntersuchungen zur Ermittlung der Diabeteshäufigkeit
      1. Reihenuntersuchungen in Amerika
      2. Reihenuntersuchungen in Europa
III. Die Häufigkeit des Diabetes in den verschiedenen Altersklassen beider Geschlechter
   A. Die diabetische Bevölkerung
      1. Manifestationsalter
      2. Schweregrad nach Behandlungsform
IV. Zusammenfassende Besprechung

I. Einführung

Das Krankheitsbild des Diabetes mellitus läßt sich in frühesten medizinischen Aufzeichnungen verschiedener Kulturvölker der alten Welt nachweisen. Überliefert sind bereits detaillierte Angaben über die von Ärzten der Antike behandelten Fälle (Allen, Stillman und Fitz, 1919; Papaspyros, 1964). Ohne auf das hier nur zum Teil verwertbare Material näher eingehen zu wollen, darf daraus abgeleitet werden, daß die Zuckerkrankheit auch vor mehreren tausend Jahren weit verbreitet war. Bekannt fast nur in ihrer „klassischen" Symptomatologie: der Polydipsie und Polyurie, des raschen Kräfteverfalls und Abbaues der Körpersubstanz galt sie als selten. Man sah die Erkrankung vor allem bei Wohlhabenden. Der deletäre kaum beeinflußbare Verlauf der beschriebenen Fälle unterstreicht, daß man nur schwere Formen erkannte. Die zum mindesten heute wesentlich häufigeren leichteren Stadien wurden damals also übersehen oder nicht dem Diabetes zugeordnet.

Der Entwicklungsstand der Medizin begrenzte die Diagnose; aus Gebieten ohne entsprechende Voraussetzungen fehlen derartige Angaben.

Die „contemporary diabetes explosion" (Lloyd and Jackson, 1964) erscheint vor dem historischen Hintergrund extrem, jedoch vielleicht verständlicher.

Bei der Beurteilung der Häufigkeit verdienen die Fortschritte der analytischen Chemie und der Laboratoriumstechnik besondere Beachtung. Mit verbesserten diagnostischen Methoden gelingt es in zunehmenden Umfang, wesentlich geringer ausgeprägte Störungen zu erkennen. Diese allmähliche Ausweitung des alten Krankheitsbildes auch auf schwächere Diabetes-Manifestationen erschwert den Vergleich.

II. Unterlagen und Methoden für die Häufigkeitsschätzung

Noch vor kurzem war man bei der Zusammenstellung von Diabetesstatistiken fast ausschließlich auf indirekte Ermittlungen angewiesen: auf Mortalitätsangaben und Unterlagen über regionale Registrierungen von Patienten z. B. in Kriegszeiten; vor allem aber stützte man sich auf Erfahrungen einzelner Diabetes-Spezialisten, die ein größeres Klinikkrankengut übersahen. Für Europa nahm man vor dem Kriege eine Diabetes-Häufigkeit von durchschnittlich 2,5–3 % an (KATSCH, 1937; v. HODENBERG, 1939; HUNZIKER, 1922; UMBER, 1925). HEIBERG (1932) schätzte das Vorkommen in Dänemark auf 1,3 %.

Während und nach dem Kriege lagen die Zahlenangaben zwischen 1 und etwa 6 % (BOLLER, 1950; YOUNG, HIMSWORTH, LAWRENCE und HARRIS, 1949; HANHART, 1952; FALTA, 1936; HOFFMANN, 1950; JOSLIN, 1947 und 1959; PAVEL, 1942; SCHLIACK, 1950; DAHLBERG, JORPES, KALLNER et al., 1947). Demgegenüber nahm BARRINGER bereits 1909 für die erwachsene Bevölkerung von New York City eine Diabetes-Häufigkeit von 2 % an. Für die USA schätzten LOMBARD und JOSLIN (1947) 3,8 % für Massachusetts, JOSLIN (1947) 5,0 % Diabetiker in der Bevölkerung.

Dem unterschiedlichen Quellenwert dieses Materials entsprechend wurde die Häufigkeit oft zur gleichen Zeit für dasselbe Gebiet verschieden angegeben, ganz abgesehen von Differenzen in der Diagnostik durch Anwendung unterschiedlicher in einzelnen Ländern traditionell bevorzugter Verfahren.

Ungeklärt war auch die Alters- und Geschlechtsverteilung der Krankheit. Zunächst wurde fast durchweg eine Praevalenz für das männliche Geschlecht, nach der letzten Jahrhundertwende immer mehr für das weibliche Geschlecht angenommen.

Aus einer zahlenmäßigen Häufung der Klinikaufnahmen von Patienten im Pubertäts- und Klimakteriumsalter schloß man auf eine größere Erkrankungsneigung während dieser Lebensabschnitte. Die „Pubertäts- und Klimakteriumsgipfel" wurden u. a. als Beweise für die Theorie der „Regulationskrankheit Diabetes" (Katsch, 1941) angeführt. Der grundsätzliche Unterschied zwischen Krankheitshäufigkeit und Behandlungsfrequenz wurde erst bei Untersuchungen über das Manifestationsalter und die Zusammensetzung der diabetischen Bevölkerung (s. u.) klarer erkennbar. Immerhin bildeten die unterschiedlichen Häufigkeitsangaben das Ausgangsmaterial für eine Reihe von Ansichten und Theorien über die Zuckerkrankheit und ihre Pathogenese, Hypothesen, die im einzelnen noch nicht widerlegt, aber auch kaum überprüft wurden. Erwähnt sei in diesem Zusammenhang die Meinung, eine vorwiegend vegetabilische Ernährung verhindere den Diabetes. Man stützte sich auf die Annahme, daß es in China und Japan kaum Diabetiker gäbe; der statistische Gegenbeweis hierfür wurde erbracht (NAKAYAMA, 1959; OHASHI, VAMADA und KOBAYASHI, 1961). Jetzt vertritt man in Japan allerdings die Ansicht, der Verlauf sei dort im Durchschnitt milder (MIMURA et al., 1964). Auch die immer wieder behauptete (v. NOORDEN, 1927, JOSLIN, 1947 u. a.) besondere Disposition der Juden zum Diabetes wurde durch neuere Befunde (COHEN, 1961; STEINITZ, 1955) zweifelhaft. Wahrscheinlich werden Häufigkeitsdifferenzen vor allem durch Unterschiede in der Manifestationsausprägung vorgetäuscht. Solche Fragen können nur durch exakte Vergleiche mit abgestimmten Untersuchungsmethoden und bei einheitlicher Bewertung der Befunde geklärt werden. Es erscheint möglich und dringend notwendig, in weltweitem Maßstab derartige Probleme zu untersuchen, um die Manifestationsbedingungen der Krankheit zu erforschen, Unterschiede ihres Verlaufs sicherer beurteilen zu können und auch um Vorurteile zu beseitigen.

A. Untersuchungen über die Zusammensetzung der „bekannten" diabetischen Bevölkerung

In Nordamerika bemühte sich JOSLIN c. s. und in Mitteleuropa KATSCH c. s. schon vor dem letzten Kriege, Fehler in der Erfassung auszuschalten. Dies zeigt u. a. ein Vergleich mit dem Ergebnis einer groß angelegten Haus zu Hausbefragung, in der 1936 Mitarbeiter des US Public Health Service versuchten, die Anzahl der Diabetiker in den USA zu ermitteln.

Ähnlich, allerdings mit geringerem Aufwand, ging PANNHORST (1942) in Mitteleuropa vor, um die altersmäßige Zusammensetzung der diabetischen Bevölkerung aufzuklären.

Die Insel Rügen erschien als in sich verhältnismäßig abgeschlossenes Wohngebiet besonders geeignet für Morbiditätsstudien. Die Ergebnisse seiner Befragungsaktion wurden seinerzeit mißdeutet, da sie völlig von der Lehrmeinung abwichen. Wie wir jedoch auf Grund unserer heutigen Untersuchungen wissen, waren die realen Verhältnisse bereits in gewissem Umfang erkennbar. In Europa wurde bald darauf durch die kriegsbedingte Erfassung der Zuckerkranken umfangreiches Material (DAHLBERG et al., 1947, YOUNG et al., DANOPOULOS und ANGELOPOULOS, 1953) zusammengetragen; leider konnten die sehr aufschlußreichen deutschen Unterlagen von SCHENCK (1960) erst zu einem Zeitpunkt veröffentlicht werden, als man bereits über exaktere Untersuchungsmethoden und entsprechende Ergebnisse (SCHLIACK, 1950, 1953; KNICK u. a., 1951; SEIGE, 1961) verfügte. In mancher Hinsicht war auch schon das Zahlenmaterial der Diabetikerfürsorgestellen aufschlußreicher, da ärztliche Untersuchungsbefunde und Krankheitsverläufe zur Beurteilung z. B. des Schweregrads und des Erkrankungsalters mit herangezogen werden konnten; zu erwähnen ist hier vor allem die Berliner Diabetes Zentrale, die bereits in den 30iger Jahren begründet wurde. Dort wurden über Jahrzehnte annähernd alle mit Diät und Insulin behandelten Berliner Zuckerkranken erfaßt. Die Zusammensetzung dieser Diabetespopulation ließ sich über einen längeren Zeitraum sowie im Hinblick auf normale und extreme Ernährungsbedingungen verfolgen (SCHLIACK, 1953 und 1954). Die Untersuchungen wurden inzwischen auf die ca. 263 874 (Dez. 1967) im Gebiet der DDR registrierten Diabetiker ausgedehnt. Lange Zeit benutzte man fast ausschließlich Mortalitätsstatistiken für Häufigkeitsvergleiche, obwohl bereits um die Jahrhundertwende NEUMANN (1902) die preußische Todesfallstatistik kritisiert und bewiesen hatte, wie unvollständig die Erfassung vorher wegen ihres Diabetes behandelter Kranker war. Auch LUNDBERG (1938) vertrat auf Grund von Untersuchungen in Skandinavien die Ansicht, daß Mortalitätsstatistiken für die Morbiditätsforschung nutzlos seien.

Seitdem sich die Prognose mit Einführung der Insulintherapie gebessert hat, sterben die Patienten selten direkt am Diabetes und entgehen so noch eher dieser Registrierung. Hinzu kommen Änderungen im Meldeverfahren, die die Übersicht weiter erschweren. In Nordamerika bemühte sich JOSLIN mit LOMBARD (1936 und

1947) sehr um eine Klärung. Durch Befragung der Ärzte aus den über 3000 Einwohner zählenden Orten des USA-Staates Arizona kam er zu einer wesentlich höheren Schätzung der Diabetes-Häufigkeit als es den Mortalitätsangaben zu entnehmen war. Unter den Ärzten fand er annähernd die gleiche Krankheitsfrequenz in Arizona (1:41) wie in Rhode-Island (1:39). Die auf Grund der „Arizona Survey" von JOSLIN (1947) geschätzte Anzahl der Zuckerkranken in den USA betrug 1 000 000 bzw. 1 Diabetiker auf 140 Einwohner.

Die bisher beschriebenen Methoden zur Ermittlung der Krankheitshäufigkeit waren ausschließlich darauf gerichtet, die Anzahl der diagnostizierten oder in Behandlung stehenden Diabetiker zu ermitteln. Jedoch bedeutet auch eine vollständige Erfassung dieser Patienten noch keine exakte Grundlage für die Berechnung der Krankheitshäufigkeit, da die jeweilige von verschiedenen Faktoren abhängige Qualität der Diabetes-Diagnostik dabei unberücksichtigt bleibt.

Bereits eine Befragung von diabetischen Klinikpatienten ergibt, daß im überwiegenden Teil der Fälle die Krankheitsfeststellung mehr zufällig erfolgte, nach JOSLIN (1959) in 65 %, nach BOLLER (1950) in 60–80 %, z. B. bei Routineuntersuchungen anläßlich von Versicherungsabschlüssen, vor der Arbeitsaufnahme, bei Musterungen, während Krankenhausaufenthalten aus anderen Gründen. Genauere anamnestische Erhebungen zeigen, daß zwar oft Vor- und Frühsymptome der „zufälligen" Feststellung des Diabetes lange vorangehen (Beispiele bei SCHLIACK, 1952), daß aber die Krankheit nicht diagnostiziert wird, da die Kranken nicht ihre Ärzte aufsuchen, weil stärkere Beschwerden fehlen.

B. Systematische Bevölkerungsuntersuchungen zur Ermittlung der Diabeteshäufigkeit

Exakte Unterlagen über die Krankheitshäufigkeit konnten erst mit der systematischen Diabetes-Suche erarbeitet werden. Unsere heutigen Kenntnisse beruhen auf repräsentativen Bevölkerungsuntersuchungen, die konsequent bis zur endgültigen Diagnosestellung durchgeführt wurden und deren Methodik geeignet ist, die behandlungsbedürftigen Diabetiker nachzuweisen. In Nordamerika (WILKERSON und KRALL, 1947, 1953) und in Mitteleuropa (SCHLIACK, 1951, 1953, 1955) wurden unabhängig voneinander geeignete diagnostische Methoden entwickelt und detaillierte Untersuchungen der Bevölkerung durchgeführt. Erst anläßlich des III. Kongresses der Internationalen Diabetes-Föderation ließ sich eine methodisch-diagnostische Abstimmung erreichen, wobei auch entsprechende wissenschaftliche Empfehlungen erarbeitet wurden (SCHLIACK mit ALPERT, BERNHARD, BERNST, BRÜNING, DA COSTA, CZYZYK, GROTT, NAKAYAMA, UNGER, MARTENSSON, VAN DER WEG, MULDER, WALKER, SILVESTRI-LAPENNA, BARANOW und LEITES, BOARD, ÖKER und RILLIET, 1959).

Heute liegen bereits aus vielen Ländern und auch Gebieten außerhalb Europas und Amerikas Berichte vor. Die Gesamtzahl der Untersuchten dürfte mindestens 5 Millionen (1964) betragen. Ein exakter Vergleich ist jedoch sehr erschwert, da konsequent bis zur endgültigen Diagnose der Einzelfälle ausgeführte Untersuchungen noch immer selten sind; wesentliche methodische sowie diagnostische Abweichungen wurden von den meisten Untersuchern bisher nicht vermieden. Die folgenden Tabellen (1 und 2) vermitteln einen Überblick für Europa und Amerika. Insbesondere wurden berücksichtigt: die ersten Untersuchungen in den betreffenden

Gebieten und Ländern und neben den größeren auch kleine Suchaktionen mit detaillierten Ergebnissen. Hierbei konnten Fragebögen aus 2 Umfragen (1963 und 1964) des in Düsseldorf gegründeten internationalen Arbeitskomitees für die Diabetessuche (SCHLIACK, 1959) ausgewertet werden * (Tab. 1 und 2).

Die Länder und Gebiete, in denen Untersuchungen der Bevölkerung zum Nachweis bisher unerkannter Krankheitsfälle durchgeführt wurden, sind in alphabetischer Reihenfolge verzeichnet; der Vollständigkeit halber – soweit bekannt – wurden auch erst begonnene Aktionen in Ländern, aus denen bisher Angaben fehlten, erwähnt. Bei zahlreichen ähnlichen Reihenuntersuchungsergebnissen wurde eine Auswahl angeführt z. B. aus Nordamerika, Großbritannien und der DDR. Falls feststellbar wurden vermerkt: die Kalenderjahre der Untersuchungen und ihrer Publikation bzw. der persönlichen Mitteilung, die Anzahl der Untersuchten, die Altersgruppen. Einen Hinweis darauf, daß es sich um eine für die Bevölkerung des betreffenden Gebietes als repräsentativ anzusehende Studie handelt, bildet die Bezeichnung „gesamte Bevölkerung".

Es folgen die jeweils benutzten „Screening" (Siebtest)-Methoden, d. h. ob der erste Untersuchungsgang sich auf Urinteste bzw. Blutzuckerbestimmungen beschränkte, ob Blut und Urin geprüft wurden und mit welchen Verfahren, sowie Vermerke über den positiven Ausfall bzw. eine positive Bewertung. Die nächste Spalte der Tabelle enthält Angaben über evtl. Nachuntersuchungen. Soweit möglich wurden bereits vorher diagnostizierte Diabetiker getrennt von neuentdeckten Kranken und Grenzfällen registriert. Zahlenangaben bzw. Prozentwerte der daraus resultierenden Häufigkeitsschätzungen sind den betreffenden Arbeiten entnommen. Ergänzende Hinweise, die Autoren und das Publikationsjahr, wurden am Schluß der Tabellen vermerkt.

Wie bereits erwähnt, ist ein exakter Vergleich wegen der Vielzahl der angewandten Methoden sowohl beim ersten Untersuchungsgang als auch bei der Nachuntersuchung und infolge der unterschiedlichen diagnostischen Bewertung nicht möglich.

Vor allem ist die Intensität der einzelnen Untersuchungen zu berücksichtigen. Die Anwendung von Nüchternttesten oder postprandialen Kontrollen, Reduktionsproben oder des Urinzuckernachweises mit dem äußerst empfindlichen Enzymtest spielen dabei eine wesentliche Rolle.

Bei postprandialen enzymatischen Urinuntersuchungen kann im Durchschnitt mit 7–10 % Glykosurien gerechnet werden. Gleichzeitige Blutzuckerbestimmungen (postprandial) erhöhen je nach Abstand von der vorangehenden Mahlzeit und deren Zusammensetzung (Zusatz von Glukose, Fettgehalt) sowie dem festgelegten Grenzwert (z. B. 140 mg%, 160 mg%, 190 mg%) die Nachuntersuchungsquote auf etwa das Doppelte. Wesentlich ist auch die Form der Nachuntersuchungen: die Anzahl der Blutzuckerbestimmungen, die Methode, die Menge und Applikationsform der Glukose, der zeitliche Abstand zum Screening und die weitere Beobachtung nicht eindeutiger Befunde.

Bei Anwendung von Standardmethoden, z. B. den in Düsseldorf 1958 vereinbarten Empfehlungen (s. o.), lassen sich die Ergebnisse leichter vergleichen.

Von besonderer Bedeutung sind Alter, Geschlecht und Körpergewicht der Untersuchten. Die Häufigkeit des klinischen Diabetes in Mittel- und Westeuropa so-

---

* Für die freundliche Überlassung des z. T. noch unveröffentlichten Materials sei den Untersuchern an dieser Stelle nochmals gedankt.

Tab. 1: Diabetes-Reihenuntersuchungen: Amerika

Land / Jahr der Untersuchung	Zahl der Untersuchten	Gesamtbevölkerung oder Auswahl / Alter	Screening-Methode Urinzucker	Blutzucker	Glykosurie Hyperglykämie
Canada 1951	4 419	gesamte Bevölkerung ab 6 Jahre	Clinitest	Somogyi-Nelson	92
	6 673	gesamte Bevölkerung ab 6 Jahre	Clinitest Benedict	Somogyi-Nelson	96
Hawaii 1960/1	38 103	– ab 14 Jahre	+	Wilkerson-Heftmann	–
Uruguay 1959/61	192 666	gesamte Bevölkerung ab 20 Jahre	Clinistix Benedict	+ +	0,3–0,9%
	4 370	Industriearbeiter 25–55 Jahre	Clinistix	+	216
Uruguay 1962	484	– ab 30 Jahre	–	Screening: GTT	–
USA 1942	1 800	Industriearbeiter ab 14 Jahre	+	+	–
USA 1943 u. 1946	114 738	–	+	–	–
USA 1946/47	3 516	gesamte Bevölkerung alle Altersklassen	Benedict qual./quant.	Folin-Wu/ Folin-Malmros	148 (78)
USA 1948	945	Angestellte ab 14 Jahre	Benedict	Folin-Wu	8,4% 5,1% Verdacht
USA 1950	69 159	– –	+	–	2991 (4,3%)

Nachunter-suchungsmethode	Bekannte Diabetiker	Neue Diabetiker (Grenzfälle)	Angaben über die Häufigkeit	Bemerkungen	Literatur
GTT (50 g oral)	33 (0,8%)	21 (0,5%)	1,2%		Kenny, Chute, Best (1951)
GTT (50 g oral)	52	35	1,3%		Kenny, Chute (1953)
–	327	492 (104)	1,8%	Analyse der Diabetes-Häufigkeit bei verschiedenen Rassen Nachuntersuchungen durch Hausarzt	Sloan (1963)
–	755	1011	1,2–1,6%	Kombiniert mit Röntgen-Reihen-untersuchungen	Temesio (1962)
–	28	43 (70)	1,6%	Weitere Untersuchungen mit verschiedenen Häufigkeitsangaben	
–	3,3%	3,5%		1 g Glucose/kg Körpergewicht, mehr als 20% der Untersuchten waren übergewichtig.	West, Kalbfleisch, Stein (1964)
GTT	0,44%	0,66%		109 Nachuntersuchungen	Gates (1947)
–	ca. 250	ca. 739	1,2%	Hinweis auf die Notwendigkeit von Nachuntersuchungen	Blotner, Hyde, Kingsley (1943)
				Nicht übereinstimmende Kriterien für diabetische Grenzfälle	Blotner (1946)
GTT	40	30	1,7%	Nachuntersuchungsberichte 1953, 1959, 1962	Wilkerson, Krall (1947); Wilkerson, Krall (1953); Wilkerson, Krall (1959); Wilkerson, Krall (1962)
–	6	9		Nachuntersuchung durch Hausarzt	Canelo, Bissell, Abrams, Breslow (1949)
–	151	148		Als Nachuntersuchung Blutzucker von Glykosurikern	Sharkey (1950)

Tab. 1: Diabetes-Reihenuntersuchungen: Amerika (Fortsetzung)

Land / Jahr der Untersuchung	Zahl der Untersuchten	Gesamtbevölkerung oder Auswahl / Alter	Screening-Methode Urinzucker	Blutzucker	Glykosurie Hyperglykämie
USA 1950/51	241 457	– –	+	Screening: GTT	–
USA 1950/56	71 942	gesamte Bevölkerung ab 15 Jahre	+	+	1,8%
USA 1952	964	Ambulanz und Klinikkrankengut	Clinitest	(Clinitron) Wilkerson-Heftmann Somogyi-Nelson	–
USA 1952	1 657	– –	Galatest Clinitest	–	247
USA 1954	1 000	– 60–110 Jahre	+	Wilkerson-Heftmann	248
USA ab 1954	11 238	– ab 15 Jahre	–	Clinitron Wilkerson-Heftmann	–
USA 1958/59	19 403	gesamte Bevölkerung alle Altersklassen	Benedict Glucoseoxydase	–	665
USA 1964	4 626	ab 15 Jahre	–	Hoffmann Autoanalyser	–
Venezuela 1962	480	– –	–	Screening: GTT	–

Nachunter-suchungsmethode	Bekannte Diabetiker	Neue Diabetiker (Grenzfälle)	Angaben über die Häufigkeit	Bemerkungen	Literatur
–	415	–	1,87%		Petrie, McLoughlin, Hodgins (1954)
GTT	0,8%	0,1% (0,6%)	–	In Zusammenarbeit mit den Hausärzten	Krag (1953)
Klinikunter-suchungen	–	21	–	Methodischer Vergleich	Kurlander, Iskrant, Kent (1954)
–	16	–	–	Nachuntersuchung durch Hausärzte	Gowen (1953)
GTT	–	64 (24)	–	Vielfach erhöhter Nüchternblutzucker	Chesrow, Bleyer (1955)
–	52	100	ca. 0,9%	Nachuntersuchung durch Praktiker	Bouton (1960)
GTT	–	21 (19)	–	Nur 18% der Streifen zurück Methodischer Vergleich	Fox, Roberts, Oppenheimer et. al. (1962)
GTT	1,1%	0,8%	–	Vergleichende Studie über verschiedene diagn. Kriterien	O'Sullivan, William (1966)
–	1,5%	5,8%	–		West, Kalbfleisch, Stein (1964)

Tab. 2: Diabetes-Reihenuntersuchungen: Europa und Randgebiete

Land / Jahr der Untersuchung	Zahl der Untersuchten	Gesamtbevölkerung oder Auswahl / Alter	Screening-Methode Urinzucker	Blutzucker	Glykosurie Hyperglykämie
BRD 1955	3 550	Angestellte, ab 14 Arbeiter, Pensionäre	Clinistix	Hagedorn-Jensen	10%
BRD 1958	ca. 3 000	Ärztekongreß	Clinistix	–	–
BRD 1958	8 500	Angestellte, ab 17 Arbeiter	Clinitest	–	..
BRD 1959–64	ca. 15 000	Versicherte, ab 14 Angestellte, Altersheiminsassen	–	Clinitron	–
BRD 1964	7 976	Gesamtbevölkerung	Combur, Uristix, Glucotest	–	123
BRD 1964/65	1 474 827	Gesamtbevölkerung	Combur	–	42889
BRD 1967	789 289	Gesamtbevölkerung	Glukotest	–	10517
Westberl. 1965/66	4 187	16–65 Jahre	Teststreifen	Enzymatisch	280 109
DDR 1950/51	2 000	repräsentativer Querschnitt, ab 10	Nylander	Hagedorn-Jensen	19 (17)
DDR 1952	4 329	Gesamtbevölkerung ab 6	Nylander	–	119
DDR 1954/55	5 712	Angest., Arbeiter, Fam. Ang. v. Diab. ab 14	Nylander	Hagedorn-Jensen	73 39
DDR 1958/59	746	– –	Clinistix Glucotest	–	57

Nachunter-suchungsmethode	Bekannte Diabetiker	Neue Diabetiker (Grenzfälle)	Angaben über die Häufigkeit	Bemerkungen	Literatur
Staub-Traugott	–	64 (39)	–	Verlaufskontrolle in Zusammenarbeit mit Betriebsangehörigen ophthalmologische Untersuchungen, Werksuntersuchung Ffm./Hoechst	Schliack (1958)
Staub-Traugott	–	–	–		Bernhard S. (1959) Bernhard H. (1958)
Staub-Traugott	–	–	–	Nachuntersuchungen durch Betriebsarzt. Werksuntersuchung Kaiserslautern.	Bernhard S. Kongreßbericht (1958)
	–	–	–	Nachuntersuchungen nicht ausgewertet.	Langmann (1959)
Tolbutamid-Test i. V.	86	44	1,29%		Glogner, Dürr (1964)
–		26 816	–	Nachuntersuchung durch 25 000 Ärzte. Aktion der Bundesärztekammer	Dtsch. Ärztebl. (1966)
postprandial und GTT	2%	2 908	–	Früherfassungsaktion in München	Mehnert (1968)
GTT (1 g Gluk./kg Körpergew.)	–	43 (95)	1%	Untersuchung von zwei Bezirksverwaltungen.	Gutsche (1967)
Staub-Traugott	6	30	1,5–2%	Nachuntersuchung mit klinischer Verlaufsbeobachtung. Kontrolluntersuchung über 5 Jahre	Schliack (1953)
Staub-Traugott	12	18	0,7%	Praktiker-Untersuchung der norddeutschen Kleinstadt Lübtheen.	Kondeyne (1956)
Staub-Traugott	31	111 (132)	1,9%	Postprandial u. 50 g Glukose	Moldenschardt (1956)
GTT (100 g oral) Staub-Traugott	–	8 (12)	1,1%	Prüfung von Clinistix für Massenuntersuchungen.	Schliack, Weuffen (1960)

Tab. 2: Diabetes-Reihenuntersuchungen: Europa und Randgebiete (Fortsetzung)

Land / Jahr der Untersuchung	Zahl der Untersuchten	Gesamtbevölkerung oder Auswahl / Alter	Screening-Methode		Glykosurie Hyperglykämie
			Urinzucker	Blutzucker	
DDR 1961/64	1 991 214	Gesamtbevölkerung alle Altersklassen	Biophan G Reduktionsmethoden	s. Bemerkungen	–
DDR 1964	51 131	Gesamtbevölkerung ab 14	Biophan G	–	–
	588	Gesamtbevölkerung ab 20	Screening: GTT (Biophan G)	Screening: GTT (Enzymat.)	–
Finnland 1960	11 583	Gesamtbevölkerung	Tes-Tape	–	–
Frankreich 1961	männl. 392	Angest., Übergewichtige, mittl. Alter	Clinistix (Fehling)	Folin-Wu	–
Frankreich 1962	9 155	Angestellte, ab 14	Clinistix (Fehling)	–	–
Frankreich 1962	527	Ausgew. Gruppen d. Bevölk. 3½–90	Clinistix (Fehling)	–	8,4%
Großbrit. 1956	23 000 8 000	Arbeiter, Angestellte ab 14	–	–	–
Großbrit. 1956	2 156	– ab 14	–	–	7%
Großbrit. 1957	104 827	–	–	–	–
Großbrit. 1958	4 105	Gesamtbevölkerung ab 5	Clinistix Tes-Tape, Clinitest	Asatoor, King	167
Großbrit. 1960	1 991	Gesamtbevölkerung alle Altersklassen	Clinistix Clinitest	–	105 (5,27%)
Großbrit. 1961	18 532	Gesamtbevölkerung ab 5	Glucoseoxydasepapier	–	493

Nachunter-suchungsmethode	Bekannte Diabetiker	Neue Diabetiker (Grenzfälle)	Angaben über die Häufigkeit	Bemerkungen	Literatur
GTT (100 u. 50 g oral) Staub-Traugott Prednison-Test	–	5 698	–	Reihenuntersuchungskomitee der DDR. Weitere Einzelheiten siehe Originalarbeiten.	Schliack, Kaeding, Jung, Rost (1963), Micheels, Heik, Jung, Weigl, Marquardt, Krause, Mährlein, (1963), von Knorre, Böhme, Kaeding, Kayser, Engelmann, Krüger (1964)
GTT (100 g oral)	–	1 825	–	4481 Glucose-Tolerance-Teste	Schliack, Rost, Honigmann (1965)
GTT (oral 100 g)	–	ca. 80	2–17% (gleichmäßig bes. Altersklassen)	Nachuntersuchung einer Glykosurie neg. Kontrollgruppe von 588 Personen	Schliack, Rost, Honigmann (1965)
Nüchternblutzucker (oral 100 g)	23	123	1,3%	Untersuchung der Finnischen Diab. Vereinigung. Häufigkeitsschätzung für Finnland 0,93%	Pessi (1964)
50 g Glucose i. v.	37	76	–		Rosselin (1963)
50 g Glucose i. v.	30	20	–	Zahlreiche Grenzfälle	Rathery (1963)
–	–	–			Tallier (1963)
–	0,39% 0,42%	0,8% 0,6%	–		Cochran, Miall (1956)
–	–	0,28%	–	Zusammen mit Röntgen-Reihenuntersuchungen	Burn, Hy (1956)
	0,56%	–	ca. 0,7%		Andrews (1957)
GTT (50 g oral)	33	25 (42)	–		Walker, Kerridge (1961) Walker (1964)
GTT (50 g oral)	9 (0,45%)	10 (0,5%)		Nachuntersuchung durch prakt. Arzt	Redhead (1960)
GTT (50 g oral)	117 (0,64%)	"127" (0,69%)	1,33%	465 GGT, von 123 neg. Glykosurien der Reihenuntersuchung bei GTT 12 positiv	Crombie et. al. (1962)

Tab. 2: Diabetes-Reihenuntersuchungen: Europa und Randgebiete (Fortsetzung)

Land / Jahr der Untersuchung	Zahl der Untersuchten	Gesamtbevölkerung oder Auswahl / Alter	Screening-Methode Urinzucker	Screening-Methode Blutzucker	Glykosurie Hyperglykämie
Großbrit. 1961	5 843	Gesamtbevölkerung alle Altersklassen	Clinistix	–	192
Großbrit. 1962	1 570	Gesamtbevölkerung ab 21	Clinistix Clinitest	Varley	85
Großbrit. 1962	13 796	Gesamtbevölkerung ab 21	Clinistix	–	916
Großbrit. 1962	25 701	Gesamtbevölkerung ab 21	Clinistix, Clinitest, Acetest	–	1046 (4%)
	570	Gesamtbevölkerung ab 21	Screening: GTT (50 g oral) Clinistix, Clinitest, Acetest	–	30% nach 50 g Glucose
Großbrit. 1962	9 151	Gesamtbevölkerung alle Altersklassen	Clinistix Clinitest	–	302 (3,3%)
Großbrit. 1962	1 456	Gesamtbevölkerung alle Altersklassen	Clinistix	–	107
Großbrit. 1962	5 000	Arbeiter, Angestellte ab 14	Clinistix	–	–
Großbrit. 1962	2 004	–	Clinistix	–	167
Irland 1963	17 508	–	Clinistix	–	246
Irland 1963	2 003	Gesamtbevölkerung ab 14	Clinistix Clinitest	–	77
Island 1952	1 613 +1 479	Gesamtbevölkerung Praxispatienten alle Altersklassen üb. 30	–	–	–
Israel 1958/59	15 958	Gesamtbevölkerung alle Altersklassen	Tes-Tape	–	–
Jugosl. 1963/65	80 761	ab 15 Jahre	Benedict	Hagedorn-Jensen	505
Niederlande 1957/58/59/60	ca. 38 000	Gesamtbevölkerung	Clinistix, Fehling, Benedict	–	3,2–6%

Nachunter-suchungsmethode	Bekannte Diabetiker	Neue Diabetiker (Grenzfälle)	Angaben über die Häufigkeit	Bemerkungen	Literatur
GTT oder 50 g oral 2 Stundenwert	38	35	1,1%		Harkness (1962)
GTT	14	10	–	einzelne Nachuntersuchungen	Allen, Veater, Harkness (1963)
GTT	–	–	–	Nachuntersuchung durch den Hausarzt	Robert, Willins (1963)
GTT (50 g oral)	–	266 356	12–14%?	939 Nachuntersuchungen	Sharp, Butterfield, Reed (1962)
	–	90	12–14%?	Nachuntersuchung einer Glykosurie-negativen Kontrollgruppe von 576 Personen	Sharp, Butterfield, Reed (1962)
GTT (50 g oral)	54	34 (0,37%)	–		Stewart, Robertson (1963)
	–	–	–	Nachuntersuchung durch Hausarzt	Information der British Diabetes Association
	9	41	–		
GTT od. 50 g oral 2 Stundenwert	–	5	–	Nachuntersuchung durch Hausarzt	
	–	26	–	Nachuntersuchung durch Hausarzt	Donaldson, Connolly (1963)
GTT (50 g oral)	8	7	–		Quinn (1964)
	–	7	–	unter 30 Jahre Urinzucker über 30 Jahre Blut- und Urinzucker Test in der Praxis	Albertsson (1953)
GTT	30% aller Fälle	–	0,06–2,5%		Cohen (1961)
GTT (100 g oral)	96	103 (224)	–	Untersuchungen im Bezirk Zagreb Screening postprandial	Skraballo (1965)
GTT (50 g oral)	–	ca. 90	0,2–0,9%	zum Teil gekoppelt mit Röntgen-Reihenuntersuchungen	Mulder, v. d. Weeg (1958) Mulder (1962)

Tab. 2: Diabetes-Reihenuntersuchungen: Europa und Randgebiete (Fortsetzung)

Land / Jahr der Untersuchung	Zahl der Untersuchten	Gesamtbevölkerung oder Auswahl / Alter	Screening-Methode Urinzucker	Blutzucker	Glykosurie Hyperglykämie
Norwegen 1956	5 930	Gesamtbevölkerung ab 15	Clinitest	Anthron-Methode	470
Polen 1956/59	7 556	Gesamtbevölkerung ab 14	Tes-Tape	–	256
Rumänien 1961/62/63	13 973	Gesamtbevölkerung ab 14	Nylander	–	–
Schweden 1958/61	97 862	Gesamtbevölkerung ab 10	Clinistix	–	1593
Schweden 1963/64	158 124	Gesamtbevölkerung	Clinistix	–	–
Schweden 1963/64	194 785	Gesamtbevölkerung ab 16	Clinistix	–	–
Schweden 1963/64	68 972	Gesamtbevölkerung ab 10	Clinistix	–	620
Schweden 1962/64	43 353	ab 10 Jahre	Clinistix	Folin-Wu	395
Schweiz 1959–63	96 646	Gesamtbevölkerung alle Altersgruppen	Tes-Tape	–	4481
Schweiz ab 1965	752	ab 15 Jahre	Teststreifen	Autoanalyser	–
Spanien 1963/64	20 000	Gesamtbevölkerung ab 40	Benedict	–	1,3%
Türkei 1959	6 861	Gesamtbevölkerung ab 15	Benedict	–	671
Türkei 1963	6 016	Gesamtbevölkerung ab 15	Clinistix	–	190

Nachunter-suchungsmethode	Bekannte Diabetiker	Neue Diabetiker (Grenzfälle)	Angaben über die Häufigkeit	Bemerkungen	Literatur
GTT (100 g oral)	45	70 (82)	–	Urin 2 Stunden nach der Mahlzeit	Jorde (1963) Jorde (persönliche Mitteilung)
GTT (50 g oral)	24	24 (52)	–		Czyzyk, Kasperska (1961)
GTT (100 g oral) 1½ bis 2 Stundenwert	40	28	–	Gekopelt mit Röntgen-Reihenuntersuchungen	Pavel (persönliche Mitteilung)
1 g Gluk. pro kg/Körpergew.)	846	372 (81)	1,5%	854 Nachuntersuchungen	Munke (1964)
–	1 477	595 (382)	ca. 1,3%	1393 Nachuntersuchungen	Norden, Scherstén (1964)
GTT (oral)	–	bisher 1800	bisher 1,4%	Untersuchungen noch nicht abgeschlossen	zitiert nach Andersson (1964)
GTT (oral) 30 g m²	661	242 (142)	1,3%	595 GTT	Brandt, Nordén, Scherstén et. al. (1964)
GTT (1 g Gluk./ kg Körpergew.)	–	115	–	–	Bengtsson (1967)
–	–	–	–	Streifenausgabe durch die Apotheken	Rilliet (persönliche Mitteilung)
GTT (100 g oral)	2,8%	0,5%	3,3%	sogenannte Baseler Studie II	Heusler (1967)
–	–	–	–		Rodriguez-Minon (persönliche Mitteilung)
–	107	129	–	Einzelne Nachuntersuchungen	Öker (1961)
–	–	190	3,1%	ab 2% Harnzucker = Diabetiker	Öker (persönliche Mitteilung)

wie in Nordamerika dürfte hiernach etwa 1,5–2 % in ländlich besiedelten und mindestens 2–3 % in städtischen Wohngebieten betragen. Es darf angenommen werden, daß dies auch für die meisten anderen europäischen und amerikanischen Gebiete gilt, obwohl bisher nicht überall Reihenuntersuchungen durchgeführt wurden.

Steigert man die Untersuchungsintensität durch Einführung von Glukose-Toleranztesten bereits beim ersten Screening und bezieht man alle Personen mit nicht der Norm entsprechendem Ausfall von Glukose-Toleranztesten in die Diabetesgruppe (klinischer Diabetes und asymptomatischer Diabetes) ein (BUTTER-

FIELD, 1964; SHARP, BUTTERFIELD et al., 1964), dann erhöht sich die so ermittelte Krankheitshäufigkeit auf 12–14 %; auch wir (SCHLIACK, ROST, HONIGMANN, 1965) verfügen hierzu über entsprechende Beobachtungen. Wir stimmen mit der Londoner Arbeitsgruppe darin überein, daß der Krankheitswert derartiger Abweichungen der Glukose-Toleranzteste noch nicht geklärt ist. Auf das in diesem Zusammenhang sich ergebende Problem der erneuten Ausweitung (s. o.) des alten Krankheitsbildes Diabetes (hierzu auch VALLANCE-OWEN, 1964) soll im Rahmen dieses Kapitels nicht näher eingegangen werden. Um diese Fragen zu klären, bedarf es zunächst weiterer abgestimmter Vergleichsuntersuchungen.

1. Reihenuntersuchungen in Amerika

Bereits während des zweiten Weltkrieges wurden serienmäßig Blut- und Harnzuckeranalysen durchgeführt (GATES, 1941; BLOTNER, 1943), zunächst an ausgewählten Bevölkerungsgruppen: Industriearbeitern und Militärdienstpflichtigen. Da hierbei zahlreiche ungeklärte Glykosurien gefunden wurden, führte 1946/47 der US Public Health Service eine repräsentative Bevölkerungsuntersuchung in der nordamerikanischen Kleinstadt Oxford/Mass. durch. Bei 3516, d. h. 70 % aller Einwohner, konnten postprandiale Urinanalysen und Blutzuckerteste vorgenommen werden; bei den Nachuntersuchungen mit Glukose-Toleranztesten fand man 70 Diabetiker, darunter 30 vorher nicht bekannte Kranke (WILKERSON und KRALL, 1947). Das Ergebnis: 1,7 % Diabeteshäufigkeit, wurde als repräsentativ für die USA angesehen (JOSLIN, 1947, 1959).

Zahlreiche weitere „Diabetes Detection Drives" vor allem zur Aufdeckung der bisher unerkannten Krankheitsfälle folgten. In „Diabetes-Wochen" wurden „Feldzüge" gegen die Zuckerkrankheit durchgeführt. Die American Diabetes Association registrierte bis 1960 in den USA und Canada 109 Diabetes Detection Drives.

Trotz großen Einsatzes von Mitteln und tatkräftiger Unterstützung von Behörden und Gruppen der Bevölkerung vermitteln die Ergebnisse verhältnismäßig selten eine klare Übersicht über die Diabetes-Häufigkeit des betreffenden Gebietes. Die Nachuntersuchungen wurden meist den Hausärzten überlassen, die es oftmals versäumten, die geeigneten und für den Nachweis der klinisch symptomenarmen Krankheitsfälle notwendigen Laboratoriumsteste durchzuführen. So berichtete ALPERT (1959) von einer Suchaktion in Washington (1951): Von 2657 unausgewählten Urinproben fielen 220 positiv aus (8 %); nur 130 (54 %) der Glykosuriker suchten ihre Ärzte auf. 105 Ärzte beantworteten die spätere Umfrage über die Methoden der Nachuntersuchung: in 8 % hatten sie, wie erwartet worden war, Glukose-Toleranzteste, in 39 % jeweils nur eine Blut- und Urinprobe vorgenommen. 50 % der Hausärzte beschränkten sich allein auf eine Urinuntersuchung; in 3 % unterblieb jede diagnostische Maßnahme.

Auch die Selbsttestung des Urins (Ablesung der Ergebnisse durch die Untersuchten) stieß auf Schwierigkeiten: von in Gloucester/Mass. (28 000 Einw.) an 3000 Personen verteilten Enzymtesten wurden 59 % angewandt; bei 5,6 % fielen die Proben positiv aus, und nur $^1/_4$ der Glykosuriker suchten einen Arzt auf.

Das kostenlos in großen Mengen verteilte Testmaterial wird nur zum Teil benutzt; von 3 Millionen Urintesteinheiten, die die Amerikanische Diabetes Association in einem Jahr (1954) ausgab, gelangten nur 10 % zur Auswertung in die dafür vorgesehenen Laboratorien (BERNST, 1959).

Immerhin ermöglicht die Diabetes-Suche wesentlich sicherere Schätzungen der Diabetes-Häufigkeit als die alten Methoden (s. o.). In Nordamerika wurden die Ergebnisse von Oxford als repräsentativ angesehen. Bei Nachuntersuchungen wurden übrigens z. T. bereits wieder verbesserte Verfahren angewandt, was bei Vergleichen zu berücksichtigen ist. Ein Teil der früheren Grenzfälle wurde inzwischen diabetisch (KRALL, BUTLER, WILKERSON, 1961). SULLIVAN (1969) fand nach 17 Jahren in Oxford eine signifikante Diabeteszunahme bei übergewichtigen Personen mit Diabetes-Heredofamiliarität. KNOWLES (1960) schätzte auf Grund der zahlreichen Suchaktionen, daß bei 1 % der USA-Bevölkerung bereits ein Diabetes diagnostiziert wurde, daß bei einem weiteren Prozent ein noch nicht erkannter Diabetes besteht und rechnete darüber hinaus mit 3 % „potentiell Zuckerkranken". Aus weiteren amerikanischen Gebieten ist vor allem wegen ihres zahlenmäßigen Umfanges eine Untersuchungsserie von TEMESIO (1962) in Uruguay zu erwähnen. Hier ließen sich auch deutliche Häufigkeitsunterschiede zwischen der Stadt- und der Landbevölkerung erkennen. WEST, KALBFLEISCH et al. berichteten 1964 über eine kleinere Gruppe von Angestellten, die sehr intensiv mit Glukose-Toleranztesten – bereits als Screening – studiert wurde: 484 Personen, darunter 6,9 % Diabetiker und eine größere Anzahl von Personen mit pathologischem Ausfall der GTT. Allerdings waren 20 % der Untersuchten übergewichtig. Die gleichen Autoren untersuchten mit derselben Technik in Venezuela 480 Personen und fanden dort 7,3 % Diabetiker. Ein exakt durchzuführender Vergleich dieser Ergebnisse mit der Bedford-Survey und den Berliner (Friedrichshain) Untersuchungen, wäre sicher sehr aufschlußreich. Erwähnt sei noch eine weitere US-amerikanische Diabetes-Survey aus Hawaii, da sie einen interessanten Überblick über an verschiedenen Rassen bzw. Völkern gewonnene Untersuchungsergebnisse vermittelt (SLOAN, 1963). Die Krankheitshäufigkeit bei Kaukasiern, Portugiesen, Puerto-Ricanern, Chinesen, Philippinos und Hawaii-Eingeborenen war sehr unterschiedlich; wahrscheinlich aber sind die einzelnen Gruppen noch zu klein für eine sichere Aussage. SLOAN diskutiert rassische Unterschiede, Abweichungen in der Lebensweise, dem Beruf und der Ernährungsform sowie Erbfragen. Auch bei der in der o. a. Arbeit von WEST et al. (1964) berichteten größeren Krankheitshäufigkeit unter Cherokee-Indianern (North-Carolina) wird Ernährungs- und Gewichtsverhältnissen eine ursächliche Rolle zugeschrieben. Einige Untersucher geben auch getrennte Zahlen für die nordamerikanischen Neger an, jedoch sind wesentliche Unterschiede zu der übrigen Bevölkerung nicht erkennbar.

2. Reihenuntersuchungen in Europa

Bei der ersten auf europäischem Gebiet durchgeführten Diabetes-Suchaktion (SCHLIACK, 1951 1953) handelt es sich um eine für die Bevölkerung des norddeutschen Gebietes (Greifswald, Anklam, Wolgast) repräsentative Untersuchung, bei der jeweils in sich geschlossene Bevölkerungs-Gruppen erfaßt wurden (Dorfbevölkerung, Arbeiter und Angestellte von Betrieben mit ihren Familienangehörigen, Altersheiminsassen und -personal usw.). Die seinerzeit von den zuständigen Gesundheitsämtern offiziell registrierte Diabeteshäufigkeit (bei der Verteilung von Diätzusätzen und Insulin) betrug für das betreffende Gebiet 0,098 %; entsprechende Angaben für Sachsen (größerer Anteil von Industrie): 0,18 % und Groß-Berlin: 0,25 %, legten nahe, daß entweder Erfassungsfehler oder echte Morbiditätsunterschiede zwischen der Bevölkerung vorwiegend ländlicher und städtischer Wohngebiete vorliegen dürften, wie sie schon früher vermutet wurden, z. B. von NAGEL (1943) aus der Klinik Grafe.

Die Methodik wurde so gewählt, daß die Normalbedingungen, unter denen die Bevölkerung lebte, durch den Untersuchungsgang nicht verändert zu werden brauchten. Postprandiale (nach der Hauptmahlzeit) Harn- und Blutzuckerteste erwiesen sich in vorangehenden Studien besonders geeignet, da hiermit gleichzeitig eine gewisse Belastung des Stoffwechsels einbezogen werden konnte. Unter 2000 Personen fanden sich 6 (3 %/oo) bereits früher diagnostizierte Diabetiker; 3 dieser Patienten waren von ihren Hausärzten informiert worden, sie seien geheilt, da sie unter den eingeschränkten Ernährungsbedingungen der Kriegs- und Nachkriegsperiode keine diabetischen Beschwerden mehr aufwiesen. Nach Glukose-Toleranztesten und klinischen Verlaufsbeobachtungen wurde bei weiteren 30 Personen ein bisher nicht bekannter Diabetes festgestellt und mußten 19 weitere als Grenzfälle eingeordnet werden.

Besondere Berücksichtigung verdient der damalige große zahlenmäßige Anteil vorher nicht diagnostizierter Patienten. Er erklärt sich u. E. aus der Mangelernährung der Nachkriegsperiode. Der Diabetes manifestierte sich „klinisch" nur schwach; die Kranken waren relativ beschwerdefrei. Die so ermittelte Diabeteshäufigkeit von 1,5–2 % stand im Widerspruch zu allen früheren Angaben aus europäischen Gebieten. Sie deckte sich jedoch, wie später festgestellt werden konnte, mit den nordamerikanischen Ergebnissen. Die Untersuchung der Bevölkerung der norddeutschen Kleinstadt Lübtheen (1951) ließ sich noch besser mit der Oxford-Survey vergleichen, da die Größe der Orte etwa dieselbe war. In Lübtheen konnten 86,1 % aller 5028 Einwohner (= 98,9 % der Personen über 6 Jahre) = 4329 Personen erfaßt werden. Ein dort niedergelassener praktischer Arzt KONDEYNE (1956) führte zusammen mit der Gemeindeschwester das „Screening" durch: postprandiale Urinproben wurden nach Nylander untersucht. Nachuntersuchungen durch SCHLIACK: Glukose-Toleranzteste und soweit erforderlich klinische Nachbeobachtungen. Mit 12 bereits vorher bekannten Diabetikern und 18 neuentdeckten Kranken ergab sich auf Grund der Beschränkung im Siebtest auf Urin die nach den Voruntersuchungen erwartete Krankheitshäufigkeit von 0,7 %.

Die Mitarbeit weiterer Untersucher in Deutschland: zunächst MOLDENSCHARDT (1956); H. BERNHARDT (1958); KRÜGER (1964); KAEDING (1964); V. KNORRE (1964); WEUFFEN (1960); JUNG (1963); LANGMANN (1959) konnte auf Grund dieser Ergebnisse erreicht werden. In Frankreich wurden 1953 DEUIL und PAZ (1953) von der Association Francaise des Diabétiques für eine Zusammenarbeit gewonnen. Anläßlich des II. IDF Kongresses in Cambridge (1955) gelang noch keine Abstimmung zwischen der europäischen und der nordamerikanischen Untersuchergruppe, da JOSLIN für Nordamerika grundsätzlich andere Verhältnisse annahm.

1955 konnte in Frankfurt/Höchst eine Werksuntersuchung durchgeführt werden (SCHLIACK, 1959). Zusammen mit dem Betriebsarzt wurden 3350 Werksangehörige (Arbeiter, Angestellte, Pensionäre) untersucht mit postprandialem Urin- und Blutzuckerscreening, als Nachuntersuchungen 329 Glukose-Toleranzteste; außerdem waren Anamnese- und Befunderhebungen auch allgemeiner Art sowie ophthalmologische Kontrolluntersuchungen möglich. 64 Diabetiker und 73 Grenzfälle wurden ermittelt. Die Retinopathiefrequenz unter den „neuen" Diabetikern betrug 5 %. Auch weitere europäische Untersuchungen wurden mit Unterstützung der Industrie (z. B. Ames Ltd.) durchgeführt, was sich vor allem günstig im Hinblick auf die Anwendung einheitlicher Testverfahren auswirkte. Besondere Bedeutung für die Ermittlung der Diabeteshäufigkeit kommt der Studie von WALKER und KERRIDGE (1961 und 1964) in Ibstock/Leicester (5400 Einwohner) zu, die durch die British Diabetic Association gefördert wurde. 1,3 % bereits bekannte Diabetiker, 0,5 % neu festgestellte Zuckerkranke und 1 % Grenzfälle wurden mit Urin- und Blutzuckertesten ermittelt. Auch hier lag die Diabetesfrequenz unter Berücksichtigung der diagnostischen Kriterien zwischen 1,5 und 2 %.

SHARP und BUTTERFIELD (1964) berichteten über die Bedford-Survey; hier handelt es sich um eine grundsätzlich wichtige Untersuchung der Allgemeinbevölkerung mit Normalverteilung nach Alter und Geschlecht. Von 38 000 in Frage kommenden Einwohnern der Stadt Bedford bei London konnte bei 25 701 mit Clinistix (AMES) der Urin untersucht werden. Die Ergebnisse von Glukose-Toleranztesten bei den Glykosurikern und einer „normalen" d. h. bei der Urintestung unauffälligen Kontrollgruppe von 570 Personen, veranlaßten die Autoren zu einer gegenüber der Abgrenzung Krankheit/Norm veränderten Stellungnahme. Auf Grund sehr sorgfältiger Nachuntersuchungen der Personen mit Belastungs-Hyperglykämien, speziell zum Nachweis von Gefäßerkrankungen, vertrat BUTTERFIELD die Ansicht, daß auch die nur mit Glukose-Toleranztesten erfaßbaren Hyperglykämiker als pathologisch und behandlungsbedürftig zu werten sind. SCHLIACK, ROST und HONIGMANN (1965) verfügen aus einer im Berliner Stadtbezirk Friedrichshain durchgeführten repräsentativen Bevölkerungsuntersuchung (Enzymteste bei 51 131 Personen) mit konsekutiven 4481 Glukose-Toleranztesten und 588 GTT bei Personen, die Urinzuckernegativ bei der Reihenuntersuchung waren, über ähnliche Ergebnisse.

Die Untersuchungen in Polen (CZYZYK und KASPERSKA; GROTT et al., 1961) wurden nach dem Düsseldorfer Schema im Rahmen der internationalen Arbeitsgruppe für die Diabetessuche durchgeführt. Weitere übereinstimmende Ergebnisse wurden inzwischen aus Bulgarien von ANDREEV (1964) und aus Ungarn von ANGELI und POGATSA publiziert.

III. Die Häufigkeit des Diabetes in den verschiedenen Altersklassen beider Geschlechter

A. Die diabetische Bevölkerung

Wie erwähnt, konnte die Zusammensetzung der diabetischen Bevölkerung bereits vor Beginn der systematischen Diabetessuche studiert werden (US-Public Health Service, 1936; PANNHORST, 1942; SCHLIACK, 1953, 1954). Hierbei zeigte sich, auch bei einem Vergleich mit älteren Statistiken, daß eine sehr enge Gesetzmäßigkeit zwischen Krankheitshäufigkeit und Lebensalter für beide Geschlechter besteht. Spätere Studien, in der alle in Behandlung befindlichen Diabetiker aus einer 17-Millionen Bevölkerung registriert werden konnten, bestätigten dies erneut (SCHLIACK und JUTZI, 1963; SCHLIACK und SCHNEIDER, 1964, 1965, 1966; SCHLIACK und ZIESEMER, 1967).

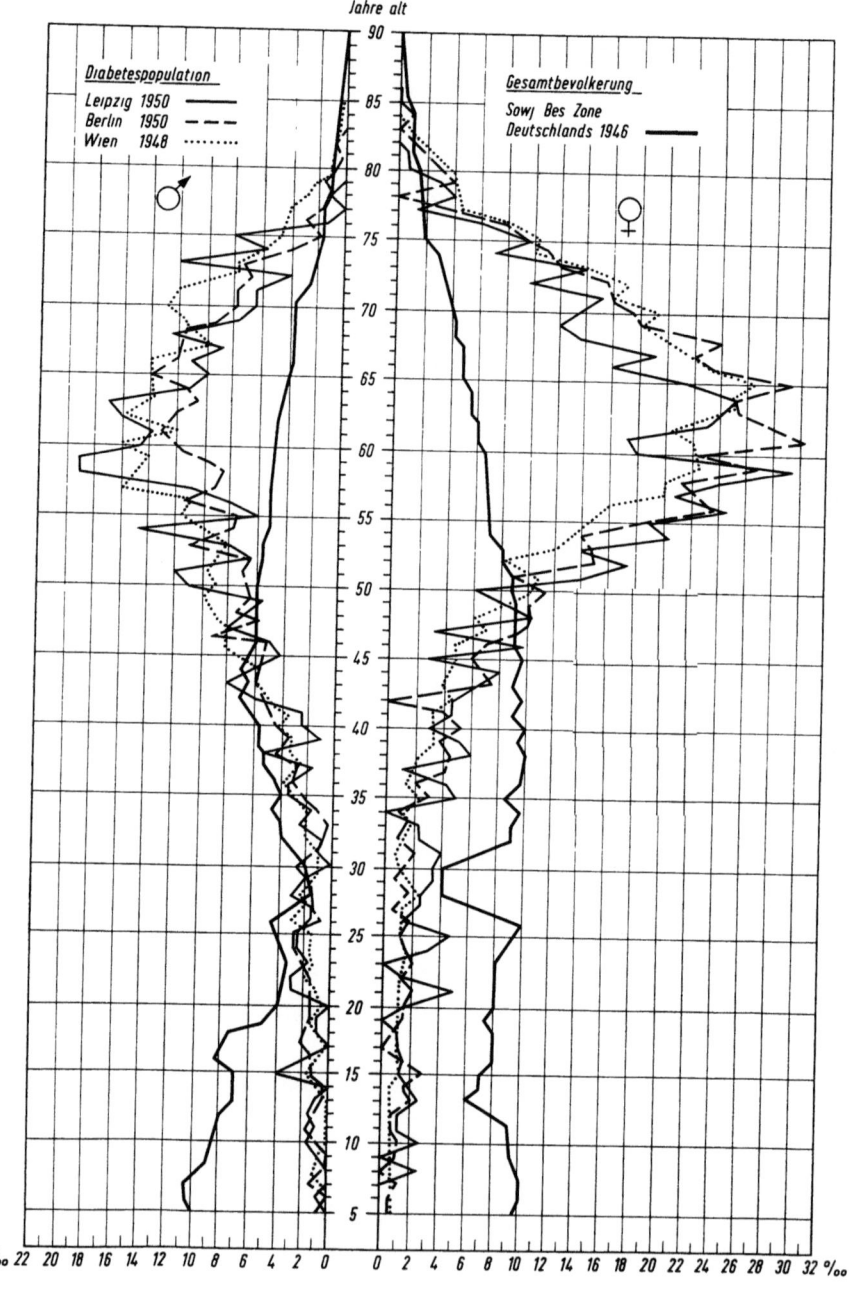

Abb. 1: (veröffentlicht mit freundlicher Genehmigung des Verlages Geest und Portig, Leipzig).

Die folgenden Abbildungen vermitteln detaillierte Angaben über die mitteleuropäische Diabetespopulation.

In Abbildung 1 konnten die Zahlen für Leipzig, Wien (nach BLÖCH, 1950), und Berlin verglichen werden (SCHLIACK, 1953).

Projiziert auf den Altersaufbau der Gesamtbevölkerung zeigt sich eine deutliche Kongruenz der Ergebnisse. Die Abbildung 2, deren Ergebnisse bereits in den 30iger Jahren erarbeitet wurden, zeigt ähnliche Verhältnisse für Nordamerika.

Die sehr umfangreiche und über viele Jahrzehnte zusammengetragene Diabetiker-Statistik des Bostoner Arbeitskreises von JOSLIN (1959) wird in- und außerhalb Nordamerikas bei der Beurteilung der Komplikationshäufigkeit, der Diabetesprognose, des Erkrankungsalters usw. sehr häufig benutzt. Sie entspricht im Gegensatz zu rein klinischem Material auch verhältnismäßig gut in ihrer Alterszusammensetzung der nordamerikanischen Diabetiker-Population.

1. Manifestationsalter

Die Häufigkeit der ersten Manifestationen des Diabetes in den verschiedenen Altersklassen beider Geschlechter verdient besonderes Interesse, vor allem im Hin-

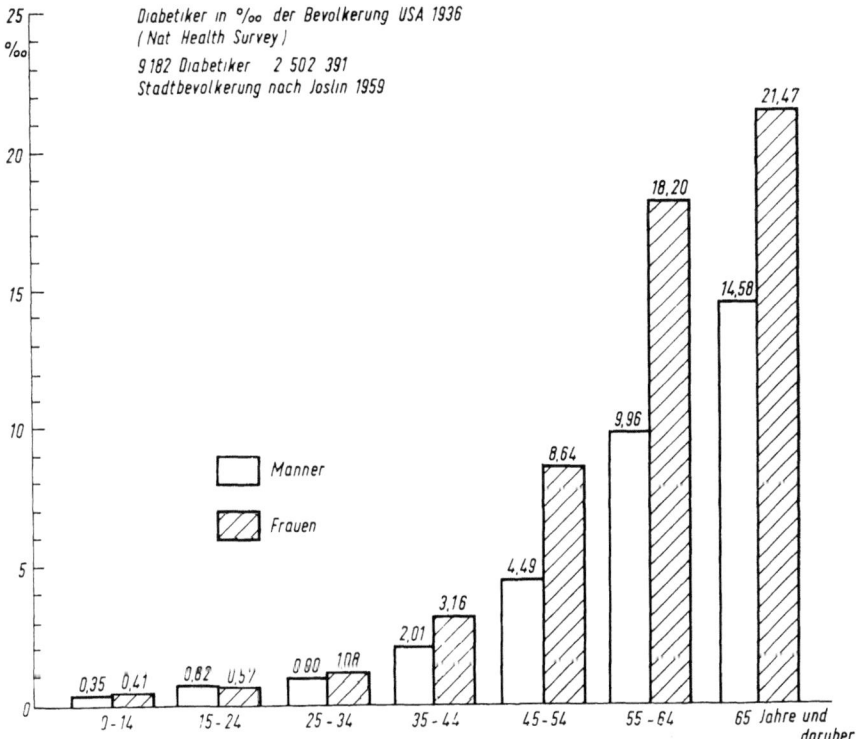

Abb. 2: Diabetiker in ⁰/₀₀ der Bevölkerung, USA 1936 (Nat. Healthy Survey)
9182 Diabetiker: 2 502 391 Stadtbevölkerung (nach H. Joslin, 1959)

blick auf Möglichkeiten einer gezielten Frühdiagnose. Entsprechende Klinik- Statistiken (JOHN, 1950; NIEDNER, 1940; SCHLIACK, 1950; GÜNTHER, 1961) erlaubten wegen der verschiedenen klinischen Auslesefaktoren nur begrenzte Rückschlüsse. Eine erste statistische Übersicht über das Manifestationsalter einer diabetischen Bevölkerung konnte von SCHLIACK (1954) vorgelegt werden. Hierfür wurden die anamnestischen Erhebungen von 11 294 während 5 Jahren in Berlin behandelten Zuckerkranken ausgewertet. In gewisser Hinsicht stellt auch diese Statistik noch eine Auswahl dar, da die meisten Patienten bereits längere Zeit Diabetiker waren. Grundsätzlich ist zu bemerken, daß auch bei sorgfältiger Anamnese der eigentliche Erkrankungstermin nicht sicher bestimmbar ist, und daher meist das Alter bei Feststellung des Diabetes registriert wird.

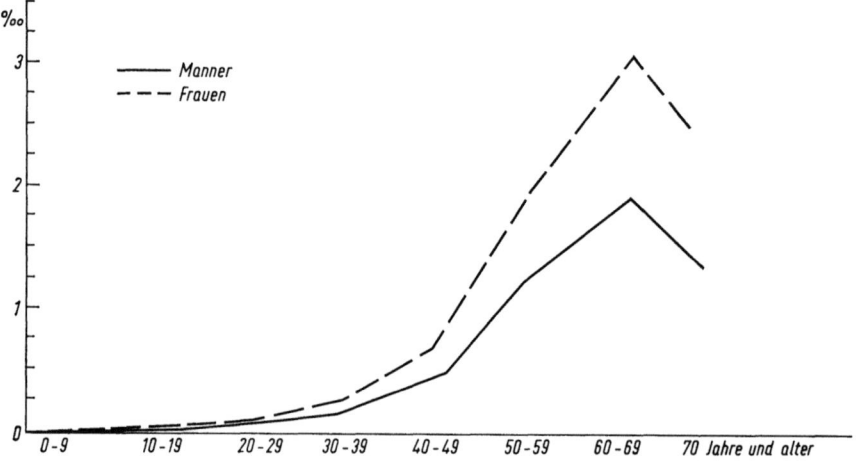

Abb. 3: Erkrankungsalter 14 000 Diabetiker (DDR). Diabetesfeststellung 1967

Für 1957 (Abbildung 3) konnten Anzahl und Alter aller in diesem Jahr erstmalig wegen ihres Diabetes behandelten Zuckerkranken aus dem Gebiet der DDR (14 000) – getrennt nach Geschlechtern – ermittelt werden (SCHLIACK, 1961). Zu berücksichtigen sind auch hier die o. a. Schwierigkeiten bei der Bestimmung des Erkrankungsbeginns. Jedoch dürfte hier die bisher auslesefreieste Statistik über das Manifestationsalter vorliegen; die Zusammensetzung entspricht der mitteleuropäischen Diabetespopulation (s. o.).

2. Schweregrad nach Behandlungsform

Zur Beurteilung des Schweregrads der Krankheit und der Häufigkeitsverteilung der verschiedenen Diabetesformen nach Alter und Geschlecht wurde die Abbildung 4 angeführt. Die Diabetiker, deren Stoffwechselstörung bereits mit diätetischen Maßnahmen kompensierbar ist, sind zahlenmäßig am häufigsten unter den über 40jährigen; etwa die gleiche Altersverteilung gilt für die mit Diät und oralen Medikamenten (Sulfonylharnstoffen und Biguaniden) behandelten Kranken. Der zahlenmäßige Anteil der insulinspritzenden Patienten ist unter den Kindern und

Die Häufigkeit des Diabetes in den verschiedenen Altersklassen

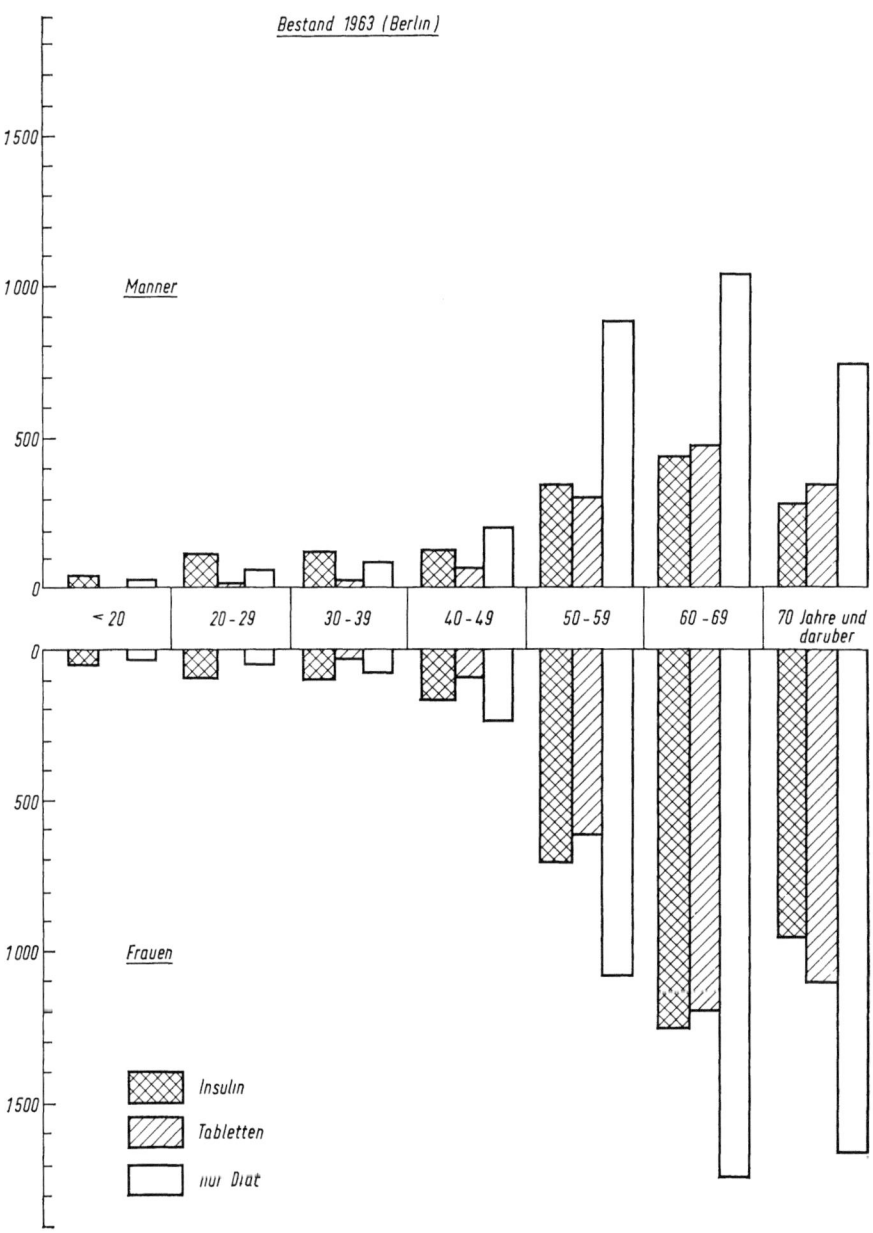

Abb. 4: Bestand 1963 (Berlin)

Jugendlichen am größten. Zu bemerken ist noch, daß in den letzten Jahren der Prozentsatz der insulinbedürftigen Patienten in Auswirkung der in großem Umfang durchgeführten generellen Bevölkerungsuntersuchungen zur Früherkennung des Diabetes allmählich abgenommen hat (SCHLIACK, 1967). Auf Einzelheiten soll hier nicht eingegangen werden. Vergleichbares statistisches Material aus anderen Gebieten liegt nicht vor; eine eingehende Untersuchung dieser Detailfragen wäre von besonderem Interesse.

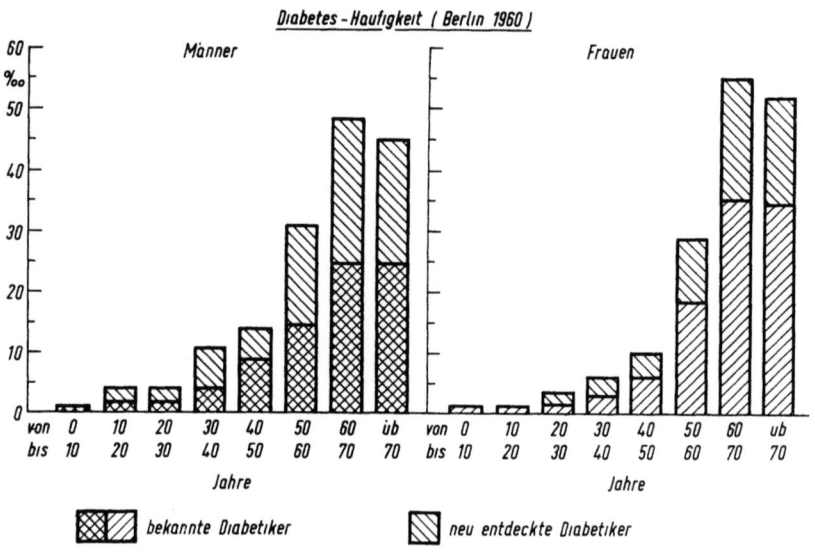

Abb. 5: Diabetes-Häufigkeit (Berlin 1960)

Als letzte Abb. (Abbildung 5) wurde – wieder aus dem Berliner Diabetes-Krankengut – die Häufigkeit der bereits diagnostizierten Diabetesfälle mit der Häufigkeit der in Berlin im gleichen Jahr bei der Reihenuntersuchung im Stadtbezirk Friedrichshain nachgewiesenen Kranken verglichen (Untersuchungskriterien entsprechen den o. a. Düsseldorfer Empfehlungen für die internationale Diabetessuche). Die Häufigkeit des klinischen Diabetes kann aus der Abbildung für die verschiedenen Altersklassen beider Geschlechter direkt abgelesen werden. Es ist nach den vorangehenden Ausführungen anzunehmen, daß die hier dargestellten Berliner Verhältnisse allgemeinere Gültigkeit haben.

IV. Zusammenfassende Besprechung

Aus alten und neuen Angaben über das Vorkommen des Diabetes in europäischen und amerikanischen Gebieten ist zu entnehmen, daß die Erkrankung allgemein verbreitet ist. In Amerika und Europa wurden seit dem letzten Weltkrieg systematische Bevölkerungsuntersuchungen zur Ermittlung der Krankheitshäufigkeit durchgeführt. Hierbei ließen sich zahlreiche vorher nicht bekannte Krankheitsfälle feststellen. Die früheren Angaben über die Diabetes-Häufigkeit wurden dadurch überholt; sie beruhten auf indirekten oft sehr unsicheren Verfahren zur Ermittlung der Anzahl der in Behandlung stehenden Kranken. Hierauf gegründete Angaben über Häufigkeitsdifferenzen zwischen verschiedenen Völkern bzw. Rassen sind daher auch kaum als real anzusehen.

Bei der Bewertung der sehr umfangreichen Reihenuntersuchungsergebnisse sind die Bevölkerungsauswahl und das methodische Vorgehen zu berücksichtigen; besonders wesentlich sind jeweils die Untersuchungsintensität und die diagnostische Einordnung.

Die Diabetes-Morbidität ist vor allem vom Alter, dem Körpergewichtsverhalten und der erblichen Diabetesbelastung abhängig. Bei Frauen findet man den klinischen Diabetes deutlich häufiger; allerdings nicht im kindlichen und jugendlichen Alter. Nach dem 3. Lebensjahrzehnt nimmt die Diabetesfrequenz deutlich zu; hier sind übergewichtige Personen stärker betroffen. Rassische u. a. früher für wesentlich erachtete Faktoren treten demgegenüber in den Hintergrund. Bei Einbeziehung auch schwächerer Manifestationen in den Krankheitsbegriff Diabetes wird dies noch deutlicher. Die in den letzten Jahrzehnten beobachtete Häufigkeitszunahme läßt sich zum Teil durch die Verfeinerung der Untersuchungsmethoden und eine bessere statistische Erfassung erklären. Bei Einbeziehung auch geringer ausgeprägter Abweichungen im Kohlenhydratstoffwechsel, die nur mit Glukose-Toleranztesten nachweisbar sind, wurden sehr hohe Zahlenangaben ermittelt; die Diabetesspezifität dieser Abweichungen ist jedoch noch zu sichern.

Auch eine allgemeine Zunahme stärker ausgeprägter Krankheitsformen ist zu beobachten. Bei Berücksichtigung der in Behandlung stehenden bzw. der im bisherigen Sinne behandlungsbedürftigen, jedoch nur mit Hilfe von Reihenuntersuchungen nachweisbaren Kranken, beträgt die durchschnittliche Häufigkeit des Diabetes mellitus in Europa und Amerika z. Zt. 1,5–2,5 %, in Großstädten liegt sie noch höher.

Literatur

ALBERTSON, V.: Diabetes in Iceland. Diabetes 2, 184 (1954)
ALLEN, F. M., E. STILLMAN und R. FITZ: Total Dietary Regulation in the Treatment of Diabetes. Monograph of the Rockefeller Inst. for Medical Research No. 11, Chapter 1. New York 1919
ALLEN, R. A., D. G. VEATA und J. HARKNESS: Diabetes detection. Med. Offr. 110, 88 (1963)
ALPERT, L. K.: Diabetes detection, Methods and Evaluation Abstract. Persönliche Mitteilung
ANDERSSON: Persönliche Mitteilung, 1964
ANDREEV, D.: Internationales Symposion über Diabetes Karlsburg, Kongreßberichte 1964
ANGELI, I: Persönliche Mitteilung
ANGELOPOULOS, B. und E. DANOPOULOS: Vergleichende Untersuchungen über die Veränderung des Diabetes in den Vorkriegs-, Kriegs- und Nachkriegsjahren in Griechenland. Klin. Wschr. 31, 1076 (1953)
ANDREWS, C. T.: A survey of diabetes in West Cornwall. Brit. med. J. 1, 427 (1957)
ARETAEUS: zitiert bei ALLEN, F. M., E. STILLMAN und R. FITZ
AVICENNA: zitiert bei ALLEN, F. M., E. STILLMAN und R. FITZ
BARRINGER: zitiert nach JOSLIN, E. P., H. F. ROOT, P. WHITE und A. MARBLE: The Treatment of Diabetes Mellitus, 10. Aufl. Lea & Febinger, Philadelphia 1959

Bengtsson, C.: A Survey to Trace Previously Unknown Diabetes mellitus. Acta med. Scand. *181*, 129–41 (1967)
Bernhard, H.: Unveröffentlicht 1958
Blöch, J.: Vorkommen–Vererbung–Konstitution. In: Boller, R.: Diabetes mellitus. Urban & Schwarzenberg, Wien–Innsbruck 1950
Blotner, H.: Studies in Glycosuria and Diabetes Mellitus in Selectees. J. Amer. med. Ass. *131*, 1109 (1946)
– R. W. Hyde und L. V. Kingsley: Studies in Diabetes mellitus and Transient Glycosuria in Selectees and Volunteers. New Engl. J. Med. *229*, 885 (1943)
Böhme, H. S.: Diabetes Suchaktion im Kreise Nordhausen (Bez. Erfurt). Dtsch. Ges. Wes. *19*, 188 (1964)
Boller, R.: Diabetes mellitus. Urban & Schwarzenberg, Wien–Innsbruck 1950
Bouton, M. A.: A diabetes case-finding program. Amer. J. publ. Hlth *50*, 524 (1960)
Brandt, L., A. Nordén, B. Scherstén und N. Tryding: Diabetes Detection Campaign in Southern Sweden. Acta med. Scand. *176*, 555 (1964)
Bundesärztekammer: Diabetes-Früherkennungsaktion 1964/65. Dtsch. Ärzteblatt *63*, 1325 bis 1327 (1966)
Burn, J. L., und D. Hy: A Diabetic survey. Med. Offr. *96*, 5 (1956)
Butterfield, W. J. H.: Persönliche Mitteilung, 1964
Canelo, C. K., E. M. Bissell, H. Abrams und L. Breslow: A multiphasic screening survey in San José. Calif. Med. *71*, 409 (1949)
Celsus: Zitiert bei Allen, F. M., E. Stillman und R. Fitz
Chesrow, E. J. und J. M. Bleyer: Diabetes case finding among 1000 patients over 60. Geriatrics *10*, 479 (1955)
Cochrane, A. L. und W. E. Miall: The Epidemiology of Chronic Diseases in South Wales. Proc. Roy. Soc. Med. *49*, 261 (1956)
Cohen, A. M.: Prevalence of Diabetes among Different Ethnic Jewish Groups in Israel. Metabolism *10*, 50 (1961)
Crombie, D. L.: A diabetes survey. Brit. Med. J. *1*, 1497 (1962)
Czyzyk, A. und T. Kasperska: Über die Häufigkeit der Diabetes-Manifestation in Polen. 4e Congrès de la Fédération internationale du Diabète. Éditions Médecine et Hygiène, Genève 1961
Dahlberg, G., E. Jorpes, S. Kallner und A. Lichtenstein: Diabetes mellitus in Sweden. Statistical data on the number of diabetics, their state of health, working capacity, diet and treatment. Acta med. Scand., Suppl. *188*, 675 (1947)
Donaldson, R. J. und J. Connelly: The Detection of Diabetes Mellitus as a Health Service. Med. Offr. *110*, 85 (1963)
Engelmann, H.: Beitrag zur Praxis der Diabetes-Reihenuntersuchungen (Radeberg 1963). Dtsch. Ges. Wes. *19*, 1319 (1964)
Falta, W.: Die Zuckerkrankheit. Urban & Schwarzenberg, Berlin–Wien 1936
Fox, R. E., H. K. Roberts, H. E. Oppenheimer, S. Goldenberg, P. J. Bettonville und G. A. Mahe: A report on diabetes detection. J. Amer. med. Ass. *182*, 622 (1962)
Frank, L. L.: Diabetes mellitus in the texts of old Hindu Medicine. Amer. J. Gastroent. *27*, 76 (1957)
Galenus: Zitiert bei Allen, F. M., E. Stillman und R. Fitz
Gates, E. W.: Diagnosis of Undetected Diabetes: Report of a Study of a Group of 1800 Individuals. Indus. Med. *11*, 387 (1947)
Glogner, P. und F. Dürr: Suchaktion auf Diabetes und Nephropathien. Dtsch. Med. Wschr. *89*, 2081 (1964)
Gowen, G. H.: Screening for diabetes. Illinois med. J. *104*, 293 (1953)
Grott, W. J.: A Research on the Frequency of Diabetic and Prediabetic States in 1000 Persons after Forty, Obese or Tending to Obesity. 4e Congrès de la Fédération internationale du Diabète. Éditions Médecine et Hygiène, S. 268, Genève 1961

GÜNTHER, D.: Zur Ätiologie des Diabetes mellitus. Akademie-Verlag, Berlin 1961
GUTSCHE, H.: Auswertung einer Diabetes-Früherkennungsaktion in Berlin. Bundesgesundheitsblatt 26, 408–12 (1967)
HANHART, E.: Verhandlungen der Deutschen Gesellschaft für Verdauungs- und Stoffwechselkrankheiten. Hansesches Verlagskontor, Lübeck 1953
HARKNESS, J.: Prevalence of glycosuria and diabetes mellitus. Brit. med. J. 1, 1503 (1962)
HEIBERG, K. A.: Zitiert nach Lyon: Sozialmedizinische Grundlagen der Zuckerkrankheit. S. Karger, Berlin 1932
HEIK, M.: Die Diabetessuchaktion im Kreise Rügen. Z. ges. inn. Med. 18, 957 (1963)
HEUSLER, A., L. K. WIDMER und S. CH. PLECHL: Zur Häufigkeit des Diabetes mellitus bei 750 berufstätigen Männern. Baseler Studie II. Schweiz. med. Wschr. 97, 110–113 (1967)
HODENBERG, D. V.: Untersuchungen über Leistungsfähigkeit und Prognose der Zuckerkranken. Z. klin. Med. 136, 399 (1939)
HOFFMANN, P.: Das diabetische Schulkind. Inaugural-Dissertation, Greifswald 1950
HUNZIKER, H.: Über die Häufigkeit des Diabetes in Basel. Schweiz. med. Wschr. 3, 168 (1922)
JOHN, H. J.: Statistische Untersuchung über 6000 Fälle von Diabetes. Amer. intern. Med. 33, 925 (1950)
JORDE, R.: Persönliche Mitteilung, 1965
– The diabetes survey in Bergen, Norway, 1956. Int. Diab. Fed. News Bull. 8, 29 (1963)
JOSLIN, E. P.: Diskussion zum Beitrag Schliack, V., H. Bernhard, II. Kongreß der internationalen Diabetes Federation, Cambridge 1955
– The Universality of Diabetes its True Incidence and the Need for a Reorganization of its Treatment. Acta med. Scand., Suppl., 196, 1 (1947)
– und L. P. KRALL: The Incidence of Diabetes. In Joslin, E. P. The Treatment of Diabetes Mellitus, 10. Aufl. Lea & Febinger, Philadelphia 1959
– H. F. ROOT, P. WHITE und A. MARBLE: The Treatment of Diabetes Mellitus, 10. Aufl. Lea & Febinger, Philadelphia 1959
JUNG, H. D.: Prophylaktische Diabetes-Reihenuntersuchungen zur Aufdeckung eines unbekannten Diabetes mellitus mittels Ferment-Teststreifen im Agrarbezirk Neubrandenburg. Der Diabetiker 13, 47 (1963)
KAEDING, A.: Die Verbreitung des Diabetes mellitus in Deutschland. Der Diabetiker 14, 107 (1964)
KATSCH, G.: „Garzer Thesen". Zur Ernährungsführung der Zuckerkranken. Klin. Wschr. 16, 399 (1937)
– Là Diabetes como trastorno de la Regulacion. La Revista de la Universidad, Madrid, Tomo I. Fascicula III. Medicina 1941
KAYSER, H.: Bericht über eine Reihenuntersuchung mit Biophan-Teststreifen zur Auffindung unbekannter Diabetiker. Dtsch. Ges. Wes. 19, 1354 (1964)
KENNY, A. J., A. L. CHUTE und C. H. BEST: A study of the prevalence of diabetes in an Ontario community. Canad. med. Ass. J. 63, 233 (1951)
– – Diabetes in Two Ontario Communities. Diabetes 2, 187 (1953)
KNICK, B.: Wandlungen von Art und Häufigkeit der Komplikationsleiden bei Diabetes mellitus und ökonomische Diabetesbehandlung. Dtsch. med. Wschr. 76, 203 (1951)
KNORRE, G. V.: Ergebnisse einer Diabetes-Reihenuntersuchung in einem Landkreis 1961/62. Dtsch. Ges. Wes. 19, 593 (1964)
– Die gegenwärtige Diabetesmorbidität in Deutschland unter besonderer Berücksichtigung Sachsen-Anhalts. Z. ges. inn. Med. 6, 725 (1951)
KNOWLES, H. C.: The Incidence and Development of Diabetes Mellitus. In: Williams, R. H.: Diabetes. Paul B. Hoeber, New York 1960
KONDEYNE, D.: Untersuchungen zur Diabetes-Häufigkeit in einer norddeutschen Kleinstadt. Inaugural Dissertation, Greifswald 1956
KRAG, C. L.: The prevalence of diabetes mellitus among the aged tested in a community diabetes program. J. Geront. 8, 324 (1953)

KRALL, L. P., F. M. BUTLER und H. L. C. WILKERSON: Detection of Pre-Clinical Diabetes: A 14 – Year Study of Abnormal Glukose Tolerance in a Normal-Population. 4e Congrès de la Fédération internationale du diabète, S. 237. Editions Médecine et Hygiène, Genève 1961

KRAUSE, M. und W. MÄHRLEIN: Ergebnisse einer Diabetes-Suchaktion im Kreise Schwarzenberg. Heilberufe *15*, 286 (1963)

KRÜGER, H. U.: Erfahrung und Ergebnisse der Reihenuntersuchung auf Diabetes mellitus im Bezirk Schwerin in den Jahren 1961/1962. Dtsch. Ges. Wes. *19*, 500 (1964)

KURLANDER, A. B., A. P. ISKANT und M. E. KENT: Screening Tests for Diabetes. Diabetes *3*, 213 (1954)

LANGMANN, R.: Diabetes Reihenuntersuchungen. Der Diabetiker *9*, 260 (1959)

LLOYD, M. and W. P. U. JACKSON: Human tolerance of various carbohydrates. Fifth Congress of the International Diabetes Federation, International Congress Series No. 74, S. 127. Exzerpta Medica Foundation, Amsterdam–New York–London–Milan–Tokyo 1964

LOMBARD, H. L. und E. P. JOSLIN: Certification of Death of 1000 Diabetic Patients. Amer. J. dig. Dis. *14*, 275 (1947)

LUNDBERG, M.: Zitiert nach Lyon: Sozialmedizinische Grundlagen der Zuckerkrankheit. S. Karger, Berlin 1932

MEHNERT, H., H. SEWERING, W. PECHSTEIN und H. VOGT: Diabetiker-Früherfassung in München 1967/68. Dtsch. med. Wschr. *93*, 2044–50 (1968)

MICHEELS, K. H.: Diabetes Reihenuntersuchungen mit Teststreifen Biophan G. Z. ges. inn. Med. *18*, 495 (1963)

MIYAO, S., G. MIMURA, K. KOGANEMARU, S. OSHIRO, Y. HARAGUCHI, T. JINNOUCHI und J. HASHIGUCHI: Die Erblichkeit des Diabetes mellitus unter besonderer Berücksichtigung der Erblichkeit der Höhe des Blutzuckers. Fifth Congress of the International Diabetes Federation, International Congress Series No. 74 S. 112. Excerpta Medica Foundation, Amsterdam–New York–London–Milan–Tokyo 1964

MOLDENSCHARDT, H.: Über latente diabetische Stoffwechsellage und ihren Nachweis. Z. ges. inn. Med. *11*, 922 (1956)

MULDER, J. D. und E. VAN DER WEG: Bevolkingsonderzoek diabetes mellitus. Huisart en Wetenschap *2*, 66 (1958)

– Bevolkingsonderzoek naar diabetes mellitus. H. E. Stenfert Kroese N. V., Leiden 1962

MUNKE, A.: A mass survey to trace previously unknown diabetes mellitus. Acta med. Scand. *176*, 169 (1964)

NAGEL, G.: Die Verbreitung des Diabetes mellitus im Gau Mainfranken. Inaugural-Dissertation, Würzburg 1943

NEEF, W. S.: A report on the range communities diabetic survey. Persönliche Mitteilung

NEUMANN, H.: Über das Vorkommen der Zuckerkrankheit, zitiert nach Disqué, Potsdam. Persönliche Mitteilung, 1902

NIEDNER, R.: Untersuchungen über das Körpergewicht bei Diabetikern, als Symptom hormonaler Störungen. Z. klin. Med. *138*, 355 (1940)

NOORDEN, C. v. und S. ISAAK: Die Zuckerkrankheit und ihre Behandlung. 8. Aufl. Springer-Verlag, Berlin 1927

NORDÉN, A. und B. SCHERSTÉN: Persönliche Mitteilung, 1964

OHASHI, S., K. YAMADA und Y. KOBAYASHI: Frequency of Diabetes in Japan. 4e Congrès de la Fédération internationale du diabète, S. 262, Editions Médecine et Hygiène, Genève 1961

ÖKER, C.: The Incidence of Diabetes in Turkey. 4e Congrès de la Fédération internationale du diabète, S. 258, Editions Médecine et Hygiène, Genève 1961

– Persönliche Mitteilung

O'SULLIVAN, J. B.: Population retestes for diabetes after 17 years: New prevalence study in Oxford, Massachusetts. Diabetologia (im Druck)

– R. F. WILLIAMS: Early diabetes mellitus in perspektive. J. Amer. med. Ass. *198*, 579 (1966)

PANNHORST, R.: Geopathologische Studien zur raumbegrenzten Verbreitung und zur Vererbung des Diabetes mellitus. Z. menschl. Vererb.- u. Konstit.-Lehre, *25*, 461 (1942)
PANZRAM, G.: Internationales Symposion über Diabetes Karlsburg. Kongreßberichte 1964
PAPASPYROS, N. S.: The History of Diabetes Mellitus. Georg Thieme Verlag, Stuttgart 1964
PAVEL, I.: Le traitment des céphalées par l'anesthesie des grands nerfs occipitaux. Bull. Acad. med. Roum, *12*, 270 (1942)
– Persönliche Mitteilung
PAZ, M.: Le Dépistage du Diabête. Le Journal des Diabétiques, S. 3 (April 1953)
PENTSCHEW, I., A. POPOW, D. ANDREEV et al.: Report XVII. Conference polish-diabetes-section internal medicine, May 1967
PESSI, T. T.: Sokeritaudin esiityminen nokain kauppalan väestössa v. 1960. Duodecim (Helsinki) *80*, 1071 (1964)
PETRIE, L. M., C. J. MCLOUGHLIN und T. E. HODGINS: Mass. screening for lowered glucose tolerance. Ann. intern. Med. 40, 963 (1954)
POGATSA, G.: Z. f. ärztl. Fortblg. *61*, 254 (1967)
QUINN, K. J.: A rural diabetic survey. J. Irish. med. Ass. *55*, 93 (1962)
RATHERY, M. und G. ROSSELIN: Sur la recherche systematique de la glycosurie chez le personel d'une banque parisienne. Diabète *11*, 163 (1963)
REDHEAD, I. H.: Incidence of glycosuria and diabetes melitus in a general practice. Brit. med. J. *1*, 695 (1960)
RILLIET, B.: Persönliche Mitteilung
ROBERTS, T. E. und J. D. WILLINS: Diabetes detection and health eduction. Med. Offr. *110*, 89 (1963)
RODRIGUEZ-MIÑÒN, J. L.: Persönliche Mitteilung
SCHENK, E. G. und C. H. MELLINGHOFF: Der Diabetes mellitus als Volkskrankheit und seine Beziehung zur Ernährung. Verlag Theodor Steinkopff, Darmstadt 1960
SCHLIACK, V.: Zur Frage von Syntropien beim Diabetes mellitus nebst statistischen Angaben über unser Krankengut und die diabetische Bevölkerung unseres Einzugsgebietes. Inaugural Dissertation, Greifswald 1950
– Zur Rolle psychischer Traumen in der Diabetes-Pathogenese, Wiss. Z. d. Univ. Greifswald, Sonderheft 1, Mathem.-naturwissenschaftl. Reihe 3–6 (1951/52)
– Untersuchungen über die reale Diabeteshäufigkeit. Z. ges. inn. Med. 7, 1049 (1952a)
– Vor- und Frühsymptome des Diabetes mellitus. Z. ges. inn. Med. 7, 507 (1952b)
– Die Diabetespopulation Berlins, Manifestations- und Lebensalter. Z. klin. Med. *150*, 326 (1953a)
– Statistisch-klinische Diabetesfragen, 1. Aufl. Geest & Portig KG., Leipzig 1953b
– Mangelernährung und Diabetesmorbidität. Z. klin. Med. *151*, 382 (1954)
– II. Kongreß der internationalen Diabetes-Föderation, Cambridge, Referat 1955
– mit ALPERT, H. und S. BERNHARD, BERNST, BRÜNING, DA COSTA, CZYZYK, GROTT, NAKAYAMA, UNGER, MARTENSSON, VAN DER WEG, MULDER, WALKER, SILVESTRI-LAPENNA, BARANOW und LEITES, BOARD, ÖKER und RILLIET: Panel Discussion. Reihenuntersuchungen zur Erkennung von Diabetikern. III. Kongreß der Intern. Diabetes Federation. In: Oberdisse, K. und K. Jahnke: Diabetes mellitus, S. 615. Georg Thieme-Verlag, Stuttgart 1959a
– Diabetes-Reihenuntersuchungen, Dtsch. med. Wschr. *84*, 1446 (1959b)
– und W. WEUFFEN (1960): Diabetessuche mit Glukose-Ferment-Testpapier. Z. ges. inn. Med. *15*, 787 (1960)
– Ist die Zuckerkrankheit in Zunahme begriffen? Méd. et Hyg. (Genève) *19*, 543 (1961)
– H. D. JUNG, A. KAEDING und G. ROST: Empfehlungen zur Durchführung von Diabetes-Suchaktionen. Dtsch. Ges. Wes. *18*, 230 (1963a)
– und E. JUTZI: Zur Häufigkeit der Anwendung der Sulfonylharnstoffe in der Diabetes-Population. Internat. Symposion über Diab., Karlsburg, Kongreßberichte, 1963b
– G. ROST, G. HONIGMANN: Der orale 50g GTT zur Labordiagnostik des Diab. mell. Z. ges. inn. Med. *22*, 709 (1967)

- und W. SCHNEIDER: Mitteilungen, II. Jahrg. H. 1, des Instituts für Planung u. Organisation d. Ges. Schutzes, Berlin-Lichtenberg 1966
- und W. SCHNEIDER: Mitteilungen, II. Jahrg., H. 10 d. Instituts für Planung u. Organisation d. Ges. Schutzes, Berlin-Lichtenberg 1966
- und H. ZIESEMER: Mitteilungen, III. Jahrg., H. 11 d. Instituts für Planung u. Organisation d. Ges. Schutzes, Berlin-Lichtenberg 1967
- - Mitteilungen, IV. Jahrg., H. 9 d. Instituts für Planung u. Organisation d. Ges. Schutzes, Berlin-Lichtenberg 1968
- In: Das Gesundheitswesen der DDR 1966 bearbeitet u. zusammengestellt von W. SCHNEIDER. Inst. für Planung u. Organisation des Ges. Schutzes, Berlin-Lichtenberg 1967
- In: Das Gesundheitswesen der DDR 1967 bearbeitet u. zusammengestellt von W. SCHNEIDER, Institut f. Planung u. Organisation des Ges. Schutzes, Berlin-Lichtenberg 1968
- Epidemiologie des Diabetes in Osteuropa. VI. IDF Kongreß Stockholm, Excerpta medica foundation. Paris–Amsterdam 1969

SEIGE, K.: Grenzen und Schäden einer oralen Diabetestherapie. 4. Congrés de la Fédération internationale du Diabète, S. 753. Edition Médicine et Hygiène, Genève 1961

SHARKEY, T. P., P. TROUP, H. MILLER, C. VAN KIRK, R. FREEMAN und H. H. WILLIAMS: Diabetes Detection drive in Dayton, Ohio. J. Amer. med. Ass. *144*, 917 (1950)

SHARP, C. L., W. J. H. BUTTERFIELD und H. KEEN: Diabetes Survey in Bedford 1962. Proc. roy. Soc. Med. *57*, 193 (1964)

SKRABOLO, Z.: Persönliche Mitteilung
- et al: Persönliche Mitteilung

SLOAN, N. R.: Ethnic Distribution of Diabetes mellitus in Hawaii. J. Amer. med. Ass. *183*, 419 (1963)

STEINITZ, H.: The incidence of Diabetes in Israel. Harefuah *50*, 106 (1956)

STEWART, W. K. und P. C. ROBERTSON: Detection of Diabetes mellitus. Lancet II, 184 (1963)

TALLIER, R.: Resultats statistiques de al recherche systématique de l'hyperglycemie alimentaire dans la population de la region de Guéret. Diabète *11*, 167 (1963)

TEMESIO, D. P.: Persönliche Mitteilung, 1962

UMBER, F.: Ernährungs- und Stoffwechselkrankheiten, 3. Aufl. Urban & Schwarzenberg, Berlin–Wien (1925)

VALLANCE-OWEN, J.: Synalbumin Insulin Antagonism. Diabetes *13*, 241 (1964)

WALKER, J. B.: Persönliche Mitteilung, 1964
- und D. KERRIDGE: Diabetes in an english comunity. Leicester University Press, Leicester 1961

WEIGL, E. und C. MARQUARDT: Diabetes-Suchaktion in Eisenhüttenstadt. Dtsch. Ges. Wes. *18*, 1585 (1963)

WEST, K. M., J. M. KALBFLEISCH und J. H. STEIN: International Epidemiologie of Diabetes, Fifth Congress of the International Diabetes Federation, International Congress Series Nr. 74, S. 63. Excerpta Medica Foundation Amsterdam–New York–London–Milan–Tokyo 1964
- - - Persönliche Mitteilung, 1965

WILKERSON, H. C. L. und L. P. KRALL: Diabetes in a New England Town. J. Amer. med. Ass. *135*, 209 (1947)
- - Diabetes in a New England Town. J. Amer. med. Ass. *152*, 1322 (1953)
- - Diabetes in a New England Town. J. Amer. med. Ass. *169*, 910 (1959)
- - und F. K. BUTLER: Diabetes in a New England Town. J. Amer. med. Ass. *179*, 652 (1962)

YOUNG, F. G., H. P. HIMSWORTH, R. W. LAWRENCE und C. HARRIS: Discussion on the cause of diabetes. Proc. roy. Soc. Med. *42*, 321 (1949)

The Distribution of Diabetes mellitus: Frequency in Africa, Asia, Australasia and the Pacific Islands

By G. D. Campbell, Durban

I. Introduction
II. Africa
   A. General Survey
   B. Marocco
   C. Uganda
   D. Republic of South Africa
   E. Lesotho
   F. Egypt
   G. Zambia
III. Asia
   A. General Survey
   B. India
   C. East Pakistan
   D. Malaya
   E. Israel
   F. Yemen
   G. Japan
   H. Turkey
   I. Taiwan
   J. Korea
IV. Australasia
   A. New Zealand
   B. Papua and New Guinea
   C. Mabuig Island
   D. Australian Aborigines
   E. Hawai
V. Conclusions
VI. Final Note

I. Introduction

The syndrome of Diabetes Mellitus as encountered in African and Asian people (especially in the Tropics and Sub-Tropics) does not conform, as a whole, to what is found in the more temperate climates of Europe and America. In many ways, it is an "illness of wellbeing", in that its presence is often associated with overnutrition and very frequently with the high ingestion of the refined carbohydrates, especially sugar: thus it would appear that the environmental factors are overwhelmingly important in the aetiology of the disorder, certainly in the first two generations, after which a copious family history seems to emerge. This is not surprising, as it is highly probable that the children of people whose nutritional status suddenly improves over a short space of time, will almost certainly enjoy the same standards – or even better – than those that have been responsible for the emergence of diabetes in their parents.

Important differences between the syndrome of diabetes in African and Asian people as compared with that seen in Europe and America (Campbell, 1963) are: –

1. The uncommonness of ketosis and diabetic coma.
2. A marked variability between the "duration" of diabetes (if definable) and the presence or progression of diabetic vascular disease, inclusive of the whole vascular tree, and not only the circulation of the kidney and retina.
3. The commonness of high renal thresholds in these people, which vitiates the usual tests for Diabetes, i. e. the testing of post-prandial urines for sugar, so much so, that (see below) if these older methods of "diagnosing" diabetes are

used, 15 %–50 % of diabetics will be missed in any survey: further these high renal thresholds delay the onset of the "alarm" symptoms of diabetes, such as polyuria and polydipsia, that are regarded as common early features of the syndrome in Europe and America, though many enlightened thinkers now realise that the appearance of sugar in the urine is a late stage in the diabetic Syndrome.

Thus, it is probable that in no field of diabetes detection, is it more important to specify exactly, the methods that have been used in attempts to diagnose or detect the syndrome in Non-White people, certainly in Asians and Africans, as we see them in Natal, and this now applies apparently equally well as is detailed below, to many other population groups spread over Asia and Africa.

At the same time that the Birmingham Group (A Diabetes Study – 1962) published their results of submitting people (who in a Diabetic survey had not had post-prandial glycosuria), to blood glucose tolerance tests ("GTT") showing an 18 % abnormality, I and my colleagues (CAMPBELL, BATCHELOR, McKECHNIE and NAIDOO, 1962) communicated to the correspondence columns of the Lancet findings in a number of surveys carried out in the Natal Indian People. These showed that if one relied on the testing of random or specifically post-prandial urines for sugar, that up to 40 % diabetics might be missed in any survey. WEST (1964) who has probably the most extensive experience of testing unusual populations in the world, by means of post-absorptive blood glucose studies, says that the testing of post-absorptive urines (or random urines) for glucose in any "diabetes" survey, will miss between 15 % and 50 % of patients depending upon the particular population group.

As stated above, we have drawn attention only too frequently to the syndrome of "pre-hyperglycaemic angiopathy" (CAMPBELL, 1964) (called "pre-glycosuria angiopathy" by ELLENBERG, 1964) of New York, in which undoubted classical specific diabetic vascular disease (retinopathy of the syndrome of presumptive diabetic nephropathy of the KIMMELSTIEL–WILSON type – manifest as hypertension, albuminuria and specific diabetic retinopathy, in the absence of the unequivocal evidence of urinary tract infection) has pre-dated not only the appearance of sugar in the urine, but any actual impairment of blood glucose tolerance as demonstrated by one or other of the standard tests empoyed. Thus, for instance, we now regard in any complete diabetes prevalence survey in Natal Indians, that an examination of the retinae is essential, as well as the examination of the urine for albumin and a record of the blood pressures. Certainly, if these additional investigations are not possible to do, then we believe that this fact should be specifically mentioned. We have been considerably sobered by the renal biopsy study of our colleague GUPTA of AHMEDABAD (1964), who showed that in 32 unselected diabetics, whether the presence of the classical diabetic nephropathy was suggested or not, that no less that 31 were shown to have the histological features of the nephropathy as described by KIMMELSTIEL and WILSON, regardless of whether the "onset" of diabetes was recent or not.

The Birmingham survey makes no provision for those diabetics who present without impairment of glucose tolerance, with diabetic retinopathy; or those in whom the presence of nephropathy is associated neither with retinopathy or clinical "Diabetes". I must mention here the remarkable observation made by SEFTEL (1964) in a study on Indian people in the Transvaal, that no less than 20 % of the *total* population over the age of 50 had specific diabetic retinopathy, and in many of these people the diabetic state was undisclosed and in some there was no impairment of GTT: in the light of this sort of study, our own studies on pre-hyperglycaemic retinopathy, and the fact that CAIRD (1962) in Oxford has found retinopathy "common" in elderly diabetics there presenting for the first instance for treatment, it is not to be wondered that we believe that the Birmingham type of survey will miss diabetics in whom the only abnormality is a vascular one that can be readily demonstrated by clinical examination. Further we believe on the grounds of our work mentioned above, that it is quite impossible to apply to Asian or African population, the standards that were set out in the Birmingham survey, with their concepts of "florid" diabetics, and "glucose tolerance" diabetics.

To carry further this discussion as to what may constitute the diabetic syndrome, might I quote from ANDERSON'S (in CAMPBELL, 1963) excellent summary of the genetic status of our Indian people in Natal? It must be borne in mind that Indian immigrants in this country, the Republic of South Africa, have only been here for 2–3 generations and yet the prevalence of diabetes is now probably 10 times that which obtains as a whole in the Mother country of India.

"The social and economic environment of the Natal Indian differs on the whole markedly from his cousin in India. It is well known that overt diabetes there, is very much less common than in the Natal Indian. It may be postulated that the predisposition for diabetes is actually very high in India, undetected by diagnostic means currently available, where it has been of survival value in a land of very variable food intake".

However, the methods of surveying any population must be tailor-made according to the particular metabolic characteristics of that particular group. It goes without saying that people seeking to do such work should collect as much information as possible about that particular or similar racial group. It is unwise to apply to tropical people statistics and findings that have been obtained by studying people in Europe and America. The great danger of so doing were emphasised by a paper on the Life Insurance of Natal Indian people (CAMPBELL, 1961 a) where millions of pounds of Life Insurance Work had been accepted as suitable on the ground that the testing of random urines for sugar would exclude diabetes: it was only when proper screening was instituted that it was found that the horrific mortality in Natal Indian proponents (3 times that found in Europeans of similar ages) was almost certainly due to undisclosed diabetes, and this has been confirmed by subsequent studies (by McKECHNIE and DAVIDSON, 1964) showing that 66% of the Natal Indians with myocardial infarction had diabetes, and that in the majority of these cases this fact was unknown to the doctors. Another example was a study of Indians in the South African Territory where not enough cognisance of the metabolic peculiarities of Natal Indians had been taken into consideration, and which had been only too evident in studies on Indians not 400 miles away. There, their sudies were based primarily on the testing of post-prandial urines and low prevalences were obtained: since they have repeated these surveys, ignoring urine tests, their figures are infinitely higher and are now compatible with ours in the Natal Indian.

For practical purposes we regard our Natal Indians as: –
1. *Non-diabetics:* This category will include many potential diabetics.
2. *Latent Diabetics:*
   (a) Genetically presumptive diabetics – children of connubial diabetic pairs, identical twins of diabetics, both parents of more than 4 children who are all diabetics.
   (b) Post-phenomenon Latent Diabetics – those in whom some extraneous factor has resulted in the appearance of glycosuria, but in whom treatment was not necessary.
3. *Overt-Diabetics:*
   (a) Clinically Overt Diabetics.
   (b) People in whom the diabetic state has previously been treated and who are now normal.

I am thoroughly satisfied that to do a diabetic incidence study *properly*, is an extremely difficult and highly expensive business, and for all practical purposes in our own context, I regard the studies of the prevalence of "diabetes" as being ideally based upon a number of things: –

1. House to house studies quickly done, on at least 1,000 and preferably 2,000 people in a reasonably static community, with at least 95 % being studied.
2. Blood sugars are taken 2 hours after a standard glucose load (5 Pmgs) and a 2 hour urine examined.
3. Initial studies are done on all people over the age of 10 years.
4. Subsequently, a suitable sample of children under the age of 10 years are tested with the 50 gm. test.
5. All patients with borderline results, are then subjected to the 100 gm. glucose tolerance tests with fasting, 1 hour and 2 hour bloods. With venous plasma we require that 2 of the 120, 185 and 140 mgs.% be excluded for diabetes, using the Autoanalyser and potassium ferricyanide principle.
6. A sample of patients should have their eyes carefully examined by a registered ophthalmologist for possible evidence of prehyperglycaemic diabetic retinopathy; those that have this are diabetics, regardless of whether their glucose tolerance test is normal or not.
7. Presumptive pre-diabetics (children of connubial diabetics) are NOT regarded as diabetic unless there is an abnormality of glucose tolerance or of the retinae.
8. People previously treated for properly-diagnosed diabetes with normal G.T.T.'s are regarded as diabetics.
9. Every attempt should be made to define the studied population and to compare it with the dietary and social findings of the community as a whole to see if it can be equated. One is seldom in the position to pick and choose these closed communities, so this is generally a retrospective study. If the population does not relate with the dietary and social findings of the whole community, then this should be clearly stated in the title of any paper on the subject.

Once again we come to the vexed problem of what criteria are. If one changes ones criteria in increasing borderline levels, what you gain on the swings of renal glycosuria you lose on the roundabouts of extra diabetics. Indeed, when one studies different ethnic groups living under identical dietary conditions, in whom the prevalence of diabetes is palpably different, one wonders if one is right in judging the prevalence of a condition involving every metabolic process in the body, solely on the grounds of changes in carbohydrate metabolism. Thus I cannot help feeling that we may be able, if such studies can be completed in future, to equate the presence or absence of microscopic vascular disease with certain levels of glucose in the blood at fixed times after a known load, and thus for racial groups with increased vascular disease, perhaps to use lower blood sugar criteria than one would in people who have very little vascular disease. At least this other observation would be another criterion by which to judge this syndrome, which is obviously as stated above, a process involving every organ and every metabolic reaction in the body.

For earlier studies on 'prevalence' of Diabetes in various tropical communities. The reader is referred to (TULLOCH, 1962). In this chapter, I have tried to include only the more recent work on various populations, in addition to a consideration of what we, on the basis of a number of prevalence studies, consider to fall into the category of "Diabetes".

II. Africa

A. General Survey

CAMPBELL (1967) discussed the general state of diabetes surveys on the African Continent at a Plenary Session at the Stockholm Diabetic Congress in 1967. He stressed the paucity of studies that could be truly regarded as "diabetes prevalence" studies, and drew attention to the enormous costs of carrying out such a study properly, and the fact that such financial backing was available to very few research workers: he set out strict criteria that should be the basis of properly-inducted studies. He particularly stressed work by himself and his colleagues in 1961, which forcefully supported the thesis that if glucose tolerance tests were to be done on only those with glycosuria, that up to 40 % of tropical diabetics might be missed in such surveys (CAMPBELL et al., 1961). He suggested forcefully that the time had come for expensive incidence studies to be replaced by cheaper and more easily planned and performed detection drives, for instance where large number of people were gathered together at Agricultural shows, or similar functions where people had the time to be attracted to special small units set up for urine or blood glucose testing. Summarising a number of diabetes incidence studies performed under very strict criteria in South Africa (GOLDBERG, MARINE, RIBIERO, VINIK, JACKSON and CAMPBELL, 1968. In Press) say "one advantage of having performed surveys on different groups of Africans and Indians has been to show that what applies to one group does not necessarily apply to the other, even though each group appears to be reasonably representative of the community at large. In general it is clear that known diabetes is far more common in the Indian, but that latent diabetes may not be so different in the 2 races. It is also clear that glycosuria cannot be taken to indicate diabetes without blood sugar analysis, and that the great majority of Indian diabetics have glycosuria. The position regarding aglycosuric African diabetics is still unclear since we have differing findings in our two surveys."

B. Marocco

Glycosuria surveys

BAQUET (1964) emphasises the great difficulties in assessing diabetic prevalence in underdeveloped and scattered people. After considerable experience, he believes that a most accurate estimate of the prevalence of diabetes in the 12,000,000 Moroccans would be between 1 % and 2 %.

C. Uganda

Hospital admissions only

SHAPER (1958) offered no figures about prevalence of diabetes, but noted that diabetes occupied only 2.5 % of the medical admissions to the Mulago Hospital in 1957 "contrasting with the position in Jamaica where the condition is extremely common". Other than this observation no information is available as to the prevalence of diabetes in Uganda. As a country that is relatively primitive (and "un-advanced") it is highly probable that the prevalence of diabetes is low.

In a later communication, SHAPER (1961) noted that diabetes had by that time become a problem constituting 2 %–3 % admissions to the wards of his hospital. Further, he had noted that all diabetics attending his clinic, had X-rays taken of their upper abdomens. Calcification had been observed in 83 % of the males and 6.5 % of the females. These cases were associated with very poor nutrition. In respect, Durban Workers X-rayed over 1200 consecutive new diabetics and found calcification in only 3 (CAMPBELL, 1963). This belies the necessity quoted by SHAPER, that all diabetics in the Tropics and Sub-Tropics should necessarily be X-rayed for pancreatic calcification. In countries where nutrition is sufficient, this is obviously not necessary.

More recently (TULLOCH, 1964) a study of glycosuria and "probable" diabetes among out-patients attending 4 centres in Uganda was reported. Once again, this study was based upon the presence of glucose in the urine, and only those so found were subsequently subjected to oral GTT one or another way. Glycosuria was found in 0.5 % of patients over the age of 20 years, and "diabetes" in 0.24 %. Such a study based primarily upon blood sugar tolerance and not urine tests, would have been of as great a value as could be expected in hospital patient studies.

D. Republic of South Africa

1. Natal

A large number of miscellaneous studies have been done chiefly upon Indian people in Durban and in The Sugar Belt of the Natal North Coast. As yet only one study upon Africans has been done in this region.

a) Durban
Random glycosuria on Sample Population of Lower Class Natal Indians in a Sub Economic Housing Scheme

The first diabetes survey reported from Natal was that of Wood (1959) who was working on tuberculosis in Durban. She sampled a group of over 5,000 working-class Natal Indians in a sub-economic housing scheme at Springfield in Durban, testing 250 people. These people were screened by means of urine tests, those with positive results being subsequently tested by fasting blood sugars to establish the diagnosis. In the light of our subsequent observations (see below) we believe now that the fasting blood sugars in the Natal Indians are not only useless, but misleading.

Wood concluded that the probable prevalence of diabetes in adults of over 20 years was 5.5 % and over 30 years, 8.8 %. Half these cases were undiscovered before the survey. These figures are similar to those of Batchelor and Campbell (see below) in a very low-class Natal Indian community, in whom post prandial urines were tested.

b) Durban
Random Blood Sugar Screen of Tuberculosis Patients in a Chest Hospital

It is of interest to note (bearing in mind the diabetogenic action of INAH) that Vidor (1963) screened 30 apparently "non-diabetic" tuberculosis patients by means of the 100 gm. positive results, and in one case this random screen gave the underlying cause for a very stormy illness, with miliary tuberculosis with bone and joint involvement, and resistance to antituberculosis therapy. We now advise routine screening by means of the 100 gm. test in all Non-white TB patients in Durban.

c) Durban
Random Blood Sugar Screening of Working Class Male Indians being X-rayed in a Chest Clinic, prior to Employment

Collins (1964) screened 100 young Natal Indian Males who were being subjected to X-ray screening of their chests prior to employment. In a group of people (young males) in whom diabetes prevalence might be expected to have been very low, no less than 11 had unequivocal positive results, and 2 were borderline in the 100 gm. 2 hour figure.

d) Durban
Blood Sugar Studies of 112 Natal Indian Hospital In-patients or Out-patients, Believed not to be Diabetic as a "Control" Hospital Series, by means of the 100 gm. 2 hours test

McKechnie (1963) carried out this study completely independently of the insurance survey mentioned above, using a different laboratory and a different method of blood glucose estimation. 112 Hospital Natal Indian ward patients and outpatients, not known or suspected of being diabetic, were screened by means of the 100 gm. glucose screening test. Of these no less than 67 were found to be diabetic by present standards. He emphasizes that since these comprise a group of hospital patients, they must be regarded in a sense as a selected group, even though there was no suspicion that they might have been diabetic. This shows that no less that 60 % of these patients were diabetics. These patients were older than the insurance group quoted above and were thus closer to the theoretical age at which maximum diabetic incidence would be expected. The higher incidence here can be explained by the fact that uninsurable patients had not been screened out by means of a clinical examination. Interestingly enough, one of his undisclosed diabetics had a blood sugar level of 480 mg. per 100 ml. at 2 hours with the 100 mg. test without any glycosuria! This once again emphasizes the fallacy of the testing post-prandial urines of sugar in the diagnosis of the diabetic syndrome.

e) Durban
Blood Glucose Tolerance Screening of 194 Natal Indian Insurance Proponents without Glycosuria

The following study is of interest in that it summarises the result of the routine screening of 194 Natal Indian Proponents (1 female) aged 23–54, who had been tested for glucose in randome urines, and had been found otherwise fit for Life Cover on the grounds of conventional insurance examination, and in some cases by means of ECGs.

In the 100 gm. 2 hours test, the upper limit of normal was regarded as being 150 mgs %. All tests that gave results of plus or minus 5 mgs. % were repeated. In the 50 gm. standard glucose tolerance test, figures were considered abnormal if they exceeded 120 mg. fasting: 195 at 1 hour and 120 at 2 hours.

They were submitted either to the 100 gm. 2-hour test (glucose screening) or to the standard 50 gm. test with fasting blood sugar and half hourly levels until 2 1/2 hours. The results are summarized in the following table.

Table 3: Results of screening tests performed in 194 Natal Indian Prospects believed suitable for Life Cover

Test performed	Number found diabetic	Equivocal	Normal	Totals
50 gm. tests	23	3	14	40
100 gm. tests	39	13	102	154
	62	16	116	194

Of the 16 equivocal tests, 10 were labelled as 'lag' curves. In view of the commonness of heavy glycosuria between normal blood glucose readings, fastings and at 2 hours, these tests were repeated with figures at either 1/2, 1, or 1 1/2 hours, and some very high one-hour levels were found. If these exceed 195 mgs. per 100 ml. with either test, the proponent must be regarded as suspicious, especially if there is a significant glycosuria; indeed there is now very good evidence anyway that the 'lag' curve is indeed a latent diabetic phenomenon. Thus, if we include those with high 1-hour levels, (10 patients) the number of positive now number 72 out of a total of 194, i. e. 37 %. Once again, it must be borne in mind that these people were a selected group in that others with uninsurable conditions such as hypertension and diabetes had been excluded by conventional insurance examinations. By and large, their ages were less than those of the ward and outpatient group mentioned below. The difference between these blood-screening tests and the apparent prevalance of postprandial glycosuria in the Tongaat Village study, (people from insurable social groups), is most striking and emphasizes the uselessness of even postprandial glycosuria as a basis for studying prevalence of the diabetic syndrome.

f) North Coast
Post-Prandial Urine in 1,619 Middle Class Natal Indian People – population sample over 10 years of age

Of the glycosuria surveys planned upon the Natal Indian Population of Tongaat by BATCHELOR and CAMPBELL (1963) the first was upon inhabitants of the village itself, that is to say, upon people who were NOT actual employees of the Sugar Company who owned houses, and who came from a middle-class population. In this survey the urines of 1,619 people of all ages was tested, between 1 and 2 hours after the evening meal, by means of the glucose-oxidase strip. The large numbers of people between the ages of 10 and 19 are explained by the fact that many school children were included in the survey; thus disproportionately many young people were 'ironed out' by the use of the Standard Theoretical Population (see below). Note that in this survey there were no Gujarati-speakers, testifying that these people did not come from the highest social stratum.

As might have been expected, the highest incidences in the various age groups was in the over-50 year age groups. As these numbers are large we can apply them to a standard Natal Indian population, which shows in this study there is a prevalence of post-prandial glycosuria of 52 % (5,181 per 100,000) in the population over the age of 10 years.

g) North Coast
Post-prandial Urine Screening of Survey on 3,354 Lower Working Class Natal Indian People – sample population of over 10 years

The second survey planned by BATCHELOR and CAMPBELL (1963) included the employees of the Tongaat Sugar Company, who lived in houses provided by the Company and who are people of probably the very lowest social stratum in the Natal Indian People. The urines of 3,354 such people were tested by means of glucose oxidase strip, 1–2 hours after the evening meal. The results are summarized in Table III. Thus when these results are applied to the standard population, the apparent prevalence of postprandial glycosuria in the village dwellers over the age of 10 (5.2 %) is twice as high as that in the Mill Barrack dweller (2.3 %). The apparently equally low incidence in all language groups in the Mill Barracks survey is interesting and would appear to bear out the fact that irrespective of the rate of intermarriage in the various groups, the glycosuria prevalence will be low in all if social status is equally low in all of them.

For detailed breakdown of this study and (b) above, the reader is referred to the paper of CAMPBELL (1963).

h) North Coast
Diabetes amongst Cane Chewers: Glycosuria and Hospital Survey

Cane chewers get rations of sugar of $1-1^{1}/_{2}$ lbs. weekly, as well as the calculated amount of $^{1}/_{2}-1$ lb. daily that they get from chewing sugar cane. It has been a matter of great interest to the present author, having served as a general practitioner at times on the sugar belt, to have reviewed the possible presence of diabetes in these people. In my experience and in the experience of 6 factory medical officers in the Natal Sugar Belt spread over 200 miles and involving many tens of thousand of cane cutters, I have yet to find an instance of diabetes amongst these people. It should be borne in mind that most of these people come into the category of the Transkei labourers mentioned below examined when they arrive at the Sugar Companies for work there, but it is strange that with this huge intake as compared with other countries in the world that diabetes should be almost unknown. BANTING (1929) noted that diabetes was very rare in Panama in cane chewers, even though they chewed very large amounts of cane daily.

i) North Coast
Rural Labourers from the Transkei. Post Prandial Urine Study

Undoubtedly, the most difficult surveys to institute have been that of primitive rural populations, and this is borne out by the paucity of such studies that have been reported. Generally, attempts to screen primitive people in many parts of the Tropics and Sub-Tropics has been fraught with difficulties, the chief of which has been non co-operation. Thus the study of BATCHELOR and CAMPBELL (1963) on 1,812 male labourers aged 18–50, from the Transkei, seeking work on the Natal North Coast Sugar belt, is of interest.

The urines of 1,812 of these people who had arrived from the Transkei for employment in Natal were tested after a meal and in only 3 was a faint trace of glucose found by means of the glucose oxidase strip (0.16 %). It is important to realise that these people had come from areas of extreme food shortage, and that even in these 3 instances, this trace of glucose may have represented "starvation diabetes", or as we (more correctly) call it, "refeeding glycosuria". Unfortunately, it was not possible to follow up these 3 people because of wide dispersion of labour. We feel that these figures strongly support the contention that in people living on "natural" unpurified foods in their primitive states (apart from the Haemochromabotic syndromes) do not suffer from diabetes.

k) North Coast
Primary Blood Glucose Screening Study of 2427 People in a House to House Survey at Tongaat, representing 96 % of those approached

An extremely detailed study was performed in the Tongaat Area of the Natal North Coast, part of which was careful screening of the population in various townships in a door-to-door study. Only those over the age of 10 years were included. Sociological studies showed that these people are highly respresentative of the Natal Indian community in socio-economic status, religion, diet and sex and age structure.

Frequency rates for males and females were 5.5 and 5.2 % respectively. This figure approximates closely with that of a large glycosuria study done earlier in a house-to-house screening on the same people with 100 % acceptance. In certain studies what you lose on the swings of renal glycosuria, you gain on the roundabouts of high renal threshold in comparing glycosuria with "proper" screening surveys.

2. Transvaal

a) Johannesburg
Out-patient Random Urine Surveys on Africans in Johannesburg Hospitals

SEFTEL and ABRAMS (1960) investigated 2,122 ambulant African patients (1,078 males and 1,044 females) attending the Casualty Departement of the Barangwanath Hospital. They found 18 new diabetics – a prevalence of 0.85 %: in addition to the 9 known diabetics, the total of 27 brought the total prevalence to 1.2 % of the series. POLITZER and SCHNEIDER (1962) studied 3,121 African Out-patients (2,006 males and 1,115 females) attending the outpatient Department of the Johannesburg Non-European Hospital. They found 18 new diabetics, a prevalence of 0.58 %. In 300 African Old Age Pensioners, SEFTEL, KEELEY and WALKER (1963) found 12 diabetics, 7 of whom were new – a total prevalence of 4.0 %.

These studies show that diabetes in the urban African is by no means rare and it would appear to be without doubt the experiences of many observers that the condition is infinitely more common in the town than in the country dweller.

b) Johannesburg
Surveys in Indian Communities: Glycosuria surveys followed later by primary blood glucose surveys

Seftel in the Transvaal and his co-workers have been very active in the field of diabetes detection in the Indian communities there. The Transvaal Indians differ from the Natal Indians in that they are 60 % Gujarati (Hindu and Muslim) and in that they are far better off than the Natal Indians, who consist only 10 % of Gujaritis, 40 % Hindus and 50 % Tamil and Telegu. Only 13.2 % of the South African Indians live in the Transvaal. WALKER, MISTRY and SEFTEL (1963) studied 315 males and 361 females in Johannesburg all over the age of 20 years by testing their urine with the glucose oxidase strip alone, and thus did not proceed further than this. The total prevalence of glycosuria was 7.0 % in this over-20 age group. In both sexes 40–49 years old, it was 10 % and 50–59 group was 15.0 %. Moslems appeared to be affected more than Hindus, and better class persons than poor. There was no sex bias. Following this earlier study, they turned to certain closed populations, where the glycosuria survey was part of an extensive investigation embracing many specialised studies. In order to avoid opposition, they cleverly approached the problem via the school children. To each child, a form was given to hand to the head of the family to fill in. Thus details of age and sex of all in the house were obtained, as well as the number of people suffering from diabetes. Thereafter, each pupil was given enough glass bottles for the whole family, labelled with the specific name of the family member, and samples were collected one hour after the main meal of the day, which were examined by means of the glucose oxidase strip, and results were confirmed by a modification of Benedict's test (clinitest). Opposition soon wore down by explanations and encouragement and the numbers tested rose. In all diabetics and those found to have sugar in their urines, blood samples were taken off 1 1/2–2 1/2 hours after the main meal of the day. True glucose levels were estimated, and all patients with levels of 110–1140 had repeat blood studies done. If post-prandial levels exceed 140 mgs %, then Diabetes was considered to be present. Of the groups studied as total populations, the prevalences of glycosuria was between 5 and 6 %. In people over the age of 20 the prevalence of glycosuria was 8–9 %. They also noted that Muslims appeared to be more prone to Diabetes than Hindus. In our study, (BATCHELOR and CAMPBELL, 1963) we noted that if Muslims are as equally poorly fed as a group of Hindus, then the prevalence of post-prandial glycosuria is equally low in both groups.

Since these earlier studies, WALKER (1964) has extended their investigations. They carried out glucose tolerance tests on virtually the whole of the adult population in one of their "closed" communities over the age of 50 years, (51 out of 54 subjects). They used the 50 gm. standard test. They used the criteria of 180 mg % at 1 hour and 120 mgs. at 2 hours as (they found very high figures indeed) the limit above which diabetic abnormality was considered to exist. They found very high figures indeed, "far higher than those found in the Birmingham Study, and compatible with the figures found in Durban". WALKER combined the results of 2 of such studies and found:

Indian males: 50 years. plus: 18 of 46 had Diabetic abnormality   (39.1 %)
Indian females: 50 years. plus: 13 out of 37   (35.1 %)

Though the low number of females was unexpected, this finding fits in well with those of BATCHELOR and CAMPBELL (1963) who found post-prandial glycosuria commoner in males in the over-50 age group. To those of us who have championed the search for retinopathy as a manifestation of "pre-hyperglycaemic angiopathy", Seftel's observation was most welcome: to wit, that the prevalence of specific diabetic retinopathy in the whole population over the age of 50 years in one of their studies was no less than 20 %! (SEFTEL 1964). It is plain that any diabetic prevalence survey must include fundal examination of all those studied by an Opthalmologist.

c) Mamelodi Township, Pretoria

Primary post-glucose load blood sugar screening of 2015 subjects in an urban township with 100 % acceptance in a door-to-door study.

2015 subjects over the age of 10 from both sexes were subjected to a 2-hour blood glucose level after 50 gms. of glucose by mouth in the fasting state. There was 100 % acceptance. In this survey where blood glucose levels at 2 hours were over 150 mg % the patient was considered to be "diabetic". This approximation comes nearest with the final diagnosis after full glucose tolerance test as in the Tongaat Study (p. 374) upon which this study was modelled. Total frequency of diabetes in this group was 1.0 %, with 1.6 % in males and 6.7 % in females (GOLDBERG et al., 1968).

3. Cape Province

Studies here include those done upon Indians Malays and Africans, and considerable work is at present being undertaken in the matter of inter-racial surveys.

a) Cape Town

Study on Cape 'Malays' – Post prandial main-meal blood and urine samples with glucose tolerance and Physical examination on any above 160 mg%: All ages, full family sample

JACKSON (1965) and his co-workers are at present in the course of a very thorough and carefully planned study of various populations in the Cape Peninsula. Thus far they have found that there is at least as much Diabetes amongst the pure Malays as in the whites, but not as much as in the Natal Indians. Further results will be awaited with great interest.

b) Cape Town Indians

Capillary Blood sugar Estimate one hour after glucose load and simultaneous testing of urine with glucose oxidase strip. All positive screenees subjected to subsequent full glucose tolerance.

622 subjects of 789 people resident's of one area – house to house – over the age of 10 were subjected to one hour blood sugars after 50 gm glucose and the urine tested with the glucose oxidase strip (GOLDBERG et al., 1968). 10 % of all males and 3.9 % of all females over the age of 10 were considered to be true diabetics, the total for both sexes being 6.9 %. Positive screenees subsequently subjected to full studies were those with 1 hour glucose levels of over 160 mg % or if glycosuria was present. A representative number of negative screenees were also tested.

c) Guguletu Township, Cape Town

Capillary blood sugar estimate one hour after glucose load, and simultaneous testing of urine by the glucose oxidase strip. All positive screenees being subjected to full glucose tolerance tests.

Attempts were made to test all Africans over the age of 10 years in the main street of a Cape Town African Township, between Saturday and Sunday mornings after overnight fasting. It was very difficult to persuade people to co operate and once the staff had to retreat for fear of attack by a group under the influence of alcohol. Nevertheless, 880 out of the 1029 people in the chosen street were tested (GOLDBERG et al., 1968). Frequency of true diabetes in the total group over the age of 10 years was 6.0 %. In males the figure was 9.1 % at all ages, and in the females 3.9 %. (Criteria of diagnosis as for paragraph b.)

4. Orange Free State

Glycosuria survey of 500 subjects

WALKER (1959) studied 500 people in the rural area of the Thaba Nchu in the Orange Free State and was unable to detect a single diabetic. These people are almost all Basutos and this could be regarded as being an equivalent study to a rural area in Pondoland, with the exeption that nutrition would be better in the Orange Free State.

E. Lesotho (Basutoland)

1. Buthe-Buthe

Random glycosuria survey in 3,000 rural Basutos attending the out-patients Department of a Mission Hospital

POLITZER, HARDEGGER and SCHNEIDER (1960), tested the urines of 3,000 rural Basutos attending the out-patients Department of a rural Hospital at Buthe-Buthe in Basutoland, and they found a significant glycosuria in 0.23 %. If one examines the survey of BATCHELOR and CAMPBELL (1963) above, on rural Pondos from the Transkei, supplying the Natal Sugar belt with labour, there they found 3 out of 1,812 males to have small amounts of glucose in their urines – 0.16 %, a closely comparable figure – even supposing that this glycosuria might not have been due to a "refeeding glycosuria" in people who had come from an area of food uncertainty and had suddenly been given ample food.

F. Egypt

1. Cairo

Glycosuria survey and blood sugars on positive screenees

AYAD (1967) studied 9,000 people over the age of 10 years in both a rural and urban area. to try and establish the number of glycosurics, diabetics – both known and unknown, factors possibly predisposing to diabetes, and the effect of age upon glucose tolerance, by using a "homely" meal of 100 gm of CHO and testing the urine 2 hours after the meal, by means of the glucose oxidase strip. In all glycosurics the 2-hour blood sugar level was taken and diabetes considered present if this figure exceeded 140 mg% (Folin-Wu). Using these criteria, all glycosurics were diabetic excepting 4 people with true renal glycosuria, a very different finding from other studies in the USA and in Britain. Total diabetes incidence was 1.57–2.15 %; urban and rural figures were 1.56–2.22 % and 0.36–1.14 % respectively. Family history was commoner in young than older diabetics. Repeated pregnancies and obesity were prominent in female diabetics, as were repeated spontaneous abortions and miscarriages. In normal non-diabetic Egyptians, the 2-hour blood glucose level after 50 gm glucose showed no tendency to rise with age.

2. Alexandria

AYAD (1970) studied a number of people containing a standard homely meal of 100 gms. of carbohydrate and tested the urine during the next two hours by means of test tape. All positive reactors were subjected next day to blood sugar estimations, both fasting and two hours after 50 gms. oral glucose. Where a fasting blood sugar of more than 120 or a two hour value of more than 150 was found, the diagnosis of diabetes was considered to be proven. It is important to note that in this study 400 control non-glycosurics were subjected to a glucose tolerance test and diabetes was found in 21 cases. Thus approximately one out of every 20 individuals with sugar free urine were found to be diabetic, a state previously unknown to the individuals concerned. He concluded that the total incidence of diabetes mellitus in the United Arab Republic was 1.57–2.15 %, approximately 20 per 1,000 with an urban incidence of 1.56–2.22 %, approximately 25 per 1,000 and a rural incidence of 0.36–1.4 %, approximately 15 per 1,000. All positive glycosurics with the exception of four cases of renal glycosuria were found to be diabetic. He considers lag storage curves in renal glycosuria to be phases in the wide spectrum of the diabetic state. All such cases require follow-up and periodical glucose tolerance tests. He emphasises the fallacy of relying only on the results of urine examinations for glucose in the large number of G.T.T.-tested non-glycosurics found to be diabetic. He does not believe that carbohydrate tolerance deteriorates with age but he says that this simply indicates that advancing age increases the frequency of diabetes.

G. Zambia

DAVIDSON studied a considerable number of tribal Zambians by means of a house to house study with 50 gm. glucose tolerance test and found a remarkably high frequency of diabetes of 1 % amongst these people near the Congo border.

One is left wondering whether the thiocyanate content of the Cassava eaten there may have contributed to this remarkably high frequency for country people.

III. Asia

A. General Survey

General Survey of Studies in Asia

For detailed summaries of more recent work in Asia which is set out in tabular form, the reader is referred to the paper of PATEL given as part of the symposium of Epidemiology of Diabetes, Stockholm 1967. The difficulty of regarding many of these studies as "diabetes incidence studies" is at once apparent, as it is very difficult to get work done upon a properly representative population, and most of these were in the nature of detection drives – something now believed by CAMPBELL (1966) to be of infinitely greater importance from the *practical* point of view than the true properly-conducted incidence study.

B. India

1. General Survey

In this section, I have divided India as simply as is possible, namely, North, South, Central and West, in view of the large numbers of states. Areas where particular studies have been done have been placed as near as possible into the various geographical sub-divisions mentioned.

The prevalence of diabetes, is as might be expected, vary variable over the sub-continent of India: most of the statistics are derived from Hospital admissions, and it is only recently that great activity is taking place in many major centres, under the stimulus given by the Diabetes Association of India. As stated above, it is very difficult to go into rural areas and try and carry out prevalence studies in under educated people, in whose cases non-co-operation is the prime problem.

Earlier classical studies are those of PATEL and DHIRWANI (1958, 1959) and AJGAONKAR and SATHE (1960), apart from certain very early regional studies, and the reader is referred to TULLOCH (1962) for details of these. These 2 groups of workers, concentrated more upon the religious breakdown of diabetics, finding a high incidence in Christians, and in the Parsees, this almost certainly being a reflection of better standards of nutrition and coincident obesity.

In my reading of diabetes in India, I would summarise the reports on prevalence studies (mostly based upon urine and not primarily upon blood studies), by saying that the overall prevalence (whole population) is in the region of 0.2 %, but that is probably higher near the larger cities, where the overall total population prevalence would be nearer 0.5 % – about one-twentieth the prevalence of their cousins who migrated to Natal some 100 years ago.

A review of the position in India is given by AJGAONKAR (1964), *Madumeha* (J. Diab Assoc. India) Vol v, No. 2, page 54: in this for instance he quotes studies in people between the ages of 20 and 55 years, and shows that in these studies, based primarily on urine testing that the figures varied between 7.0 % in office workers and 1.0 % of mill-workers, these surveys having been made in the industrialised area of Bombay: he stresses there the difficulties of carrying out prevalence studies and outlines future projects to be undertaken in India. For further breakdown, the reader is referred to AJGAONKAR's (1961) earlier paper (Madumeha Vol 1, No. 3, page 1).

An important study in the techniques of diagnosing diabetes in Indian people was reported by RAHEJA and TALWALKAR (1967). 4,413 subjects were studied, and blood glucose levels estimated in the fasting state and 2 hours after 75 gm of glucose by mouth. Conclusions were as follows:
a) Fasting blood glucose level of over 131 mg % indicates diabetes.
b) Fasting blood glucose levels of 120 mg % or less does not exclude diabetes.
c) in 90 % of subjects with "normal" response, fasting levels were 100 mg % or less, while in 2 %, it lay between 111 and 120 mg %.
d) In normals the 2 hour glucose level was less than 120 mg %: in diabetics it was over 140mg %.
e) The difference between the fasting and the 2-hour levels may be more important than the actual 2-hour-level. If the 2-hour-level exceeds the fasting level

by 30 mg %, this is strongly suggestive of diabetes. A difference of 21–30 mg % is highly suspicious.

These workers contend on the grounds of this extensive study, that the fasting and 2-hour blood glucose levels furnish all information necessary for the diagnosis and management of diabetes. Occasionally in borderline cases, the 3-hour level or the cortisone-preloaded GTT may be necessary. All borderline cases should be periodically reviewed, as follow-up studies indicate that many eventually become diabetics.

2. West

a) Bombay

Survey of 48,904 subjects by different methods

This massive study was reported by the King Edward Memorial Hospital Group in Bombay under the leadership of Dr. J. C. PATEL (K.E.M. Hospital Group, 1966). Most of these people were an unselected group who were persuaded at 2 exhibitions open to the Public to have their urines tested. Out of 43,352 people so examined for urine reducing substances, 1,366 (3.15 %) were positive. The tests used did not exclude lactose, pentose or glucuronic acid (Benedict's reagent). Eventually of these 43,352, 1052 were diagnosed as being diabetics (2.43 %). Of these, almost exactly one quarter were unknown diabetics. Of male subjects 1.95 were diabetics and of the females, 3.0 %. Diabetes incidence increased sharply with income, and was many times commoner in obese than thin patients. Diabetes appeared to increase with age.

These studies were suggested by CAMPBELL (1967) as now being preferable *practically* to the vastly more expensive true diabetes incidence studies.

b) Bombay

Cancer detection Clinic: Proportion of diabetics

1207 people attending a Cancer Detection Clinic were screened by means of testing urines with Benedict's reagent, between 1 and 2 hours after an ordinary meal (SAINANI et al., 1966). 41 glycosurics including 10 known diabetics were found. The 31 new glycosurics were asked to attend for blood glucose tolerance and 27 did in fact do so. Overall incidence of diabetes in the total group was 2.4 %. Diabetes was commonest in females, and especially in Jews and Parsees.

c) Ahmedabad

Study of diabetic clinic patients

SHAH, OZA, SUTARIA, PARIKH and NANAVATY (1963) described their experiences of a study of 420 cases of diabetes in Ahmedabad. These patients attended a single Clinic which was the oldest in Ahmedabad. 65 % were males and most were professional people. 19.8 % had a positive family history. Only 28.1 % were overweight. They believe that the fact that they were able to collect 420 patients in a period of 2 years, indicated that the problem of diabetes there was one of some magnitude.

d) Ahmedabad

GUPTA and his co-workers (1970) studied a population group in the Ahmedabad area for diabetes. The selection of population for survey of diabetes was carried out on a stratified random sample basis and the minimum size of the population to be surveyed was determined by a special formula considering 1 % prevalence rate. This minimum population size was estimated at 2,475. Blocks and families in blocks were selected on the basis of Tipette's random sample table. In selected families all persons above 5 years of age were included. Each member was given 50 gms. glucose orally and after 2 hours the urine and blood samples were collected for examination of glucose. Blood was examined by Somogyi-Nelson method and urine examined by the glucose oxidase strip. Persons having glycosuria or a blood sugar of over 130 mgs % were considered to be diabetics. Careful analysis of their results showed that the incidence of diabetes increased rapidly with each decade, with the peak at 60 years. The sex ratio of male to female in positive cases was 2 :1, and the maximum number of positives was found in both sexes in the 5th decade, but the highest prevalence was found in both sexes in the 5th decade for females and in the 7th decade for males. Out of 86 positive cases, 29 were in the high income group, 29 were overweight and 16 had a positive family history of diabetes. Of 29 positive females, 8 had more than 5 children. The total number of people studied was 3,101 in a house to house survey and a positive result was found in 2.77 %.

This study is important as being one of the most detailed of its kind to have been performed in Asia.

3. South

a) Madras

Glycosuria Study Diabetes Detection Drive

The post-prandial urines of 8,000 people in Madras were examined by means of Benedict's qualitative solution. Of these 1,204 were known diabetics. Data was incomplete in 1,766. The results in the remaining 5030 were analysed (VISWANATHAN et al., 1966).

15.8 glycosurics gave a family history of diabetes as against 11.6 % of the non-glycosurics. Of the 5030 people studied, 285 were glycosurics. Difficulties of doing proper studies on this type of population were stressed, and it was suggested that only detection drives as opposed to incidence studies are possible in the area described.

b) Madras

MOSES' group (1970) in Madras describes a diabetes survey carried out in 1966 under the auspices of the Diabetic Association of India, Madras Branch. This was not a house to house population survey, but they suggested that 3.8 % was a reasonable figure for the frequency of diabetes in their area. Of these about 5 % of the total diabetics were 30 years and below. Pancreatic diabetes with calculi and calcification seemed to be very common in association with poor nourishment. Moses urges that the epidemiology of younger age group diabetes in Southern India deserves a special and elaborate study there and possibly elsewhere in the world.

c) Vellore

Glycosuria in Hospital Admissions

VAISHNAVA, DIXIT and SOLOMON (1964) report on their experiences and observations in the Christian Medical College, at Vellore, near Madras. They studied carefully 951 of 1,700 diabetics admitted during the 5 year period 1955–1959. Of these 70 %, were males: the incidence of total hospital admissions due to diabetes was 2.56 %: is it interesting to note that labourers with low incomes suffered more than other groups, and here I would like to quote their observations in detail:

"In the present series, the incidence of diabetes was double amoung labourers as compared with the professional groups. The fact becomes even more significant, when it is considered that a larger proportion of patients in (their) hospital belong to the middle class and upper class and almost 90 % of patients pay for their treatment. From the present study, one gets the impression that higher income and better nutrition may not always play a very important role in the disease."

This is a most interesting observation, and one that must of necessity be followed up as energetically as possible, with special respect to the ingestion of purified carbohydrates.

Other features in their study were that there was a 13.6 % family history in their diabetics, and that obesity was comparatively rare in their series. Only 4.7 % of their patients were controlled by diet. One cannot help thinking that here lies an area, potentially very fruitful in the study of aetiology of diabetes in warmer climates.

d) Pondicherry

Glucose tolerance screening of glycosuric patients

DATTA et al. (1966) reported their experiences in studying the incidence of diabetes in 4,761 people in 2 urban areas in Pondicherry: of these 56.5 % were actually screened: people showing reducing substances to Benedict's solution of the urine only were subsequently subjected to glucose tolerance tests. Diabetics included people with fasting blood sugars of over 120 mg %: those with blood glucose levels over 180 mg % 2 hours after 50 gms glucose, and those in whom blood sugars did not return to normal after $2^{1}/_{2}$ hours after 50 gms of glucose. Of 2694 (the 56.5 % actually screened) 26 were glycosuric and of these 19 were considered to be diabetics: of these 19, 8 were known diabetics. Thus diabetes incidence in this study was 0.7 %. This low prevalence is believed to be due to widespread undernutrition, also borne out by commonness of anaemia and clinical malnutrition syndromes. In well-to-do people, diabetes was found to be 20 times commoner than in the poor.

e) Trivandrum

Hospital admissions: proportion of diabetics

In Trivandrum, Hospital admissions were analysed to try and find the comparative incidence of diabetes as compared with other disorders in a Medical School Hospital (PAI et al., 1966). This is an area in which calcified pancreas is encountered more commonly than anywhere else in the world. Over the years 1961–1965 admissions for diabetes formed 8.7 % of total admissions.

f) Hubli, Mysore

Hospital admissions: Proportion of Diabetics

There were 446 diabetics in 21,232 consecutive admissions over 4 years to a Medical College Hospital (SHANKER, 1966), a proportion of 2.26 %. Most patient were aged 40–50, but there was also high incidences in the 20–30 and 30–40 age groups.

g) Hyderabad

Screening of 21,396 people attending an Industrial Exhibition with Benedict's Reagent, followed by blood glucose tolerance in positive screenees

In Hyderabad, 21,396 people were screened at an Industrial Exhibition (RAO et al., 1966). 70 % of glycosurics were investigated by standard glucose tolerance tests (of the 922 patients who had glycosuria, 560 were known diabetics and 362 unknown). Of 255 previously unknown glycosurics, 229 were considered to be diabetic under the usual criteria. Thus the overall incidence of diabetes in this group was 4.12 % (1.51 % unknown and 2.61 % known). This is believed to be a very high figure for India.

4. North

a) Amritsar

Investigation of Glycosuric People and those with Diabetic Symptoms by Blood Glucose Tolerance

CHHUTANI (1964) reports on an investigation of 6,027 people in the town of Amritsar: only people tested who were found to have glycosuria, and any with the symptoms and signs of diabetes, were subjected to a 1 hour 50 gm GTT after an overnight fast: if the 1 hour figure was over 160 mg.% then a modified GTT was performed. If FBS was above 130 mg % (Folin Wu) venous blood − or over 170 mg % 1 hour after 50 mg glucose, the patient was regarded as a "florid" diabetic. He was regarded as a "GTT" diabetic, if fasting blood sugar was less than 130 mg %, and if the half-hour or one hour level was more than 170 mg %. Using these criteria, the survey discovered 45 diabetics − representing 0.75 %: of these 45, 21 were detected for the first time. Increasing age, family history of diabetes, obesity and higher incomes were found to be associated with a statistically significant rise in the prevalence of diabetes.

On the whole, diabetes would appear to be rare in the Punjab. CLEAVE and CAMPBELL (1965) in their textbook, summarised several Hospital Admission statistics. In Ludhiana, the rate was 1.0 % diabetics: at Peshawar, near the Punjab, the Hospital admission rate was 0.27 % diabetics, at Jalalpur, admissions over a 5 year period, averaged only 0.03 % of total. At present, a survey is being undertaken by CHHUTANI and his colleagues in Chandighar (1956), and interested readers are referred to this authority for eventual results of this study.

b) New Delhi

Study of Diabetes Incidence in Hospital Female In-Patients

Diabetes accounted for the admission of 2.26 % of 1,126 admissions to a Women's Hospital in New Delhi (KUMARI et al., 1966). Mostly patients were in the 40–50 year age group, but these workers found a higher frequency in the 20–30 age group than other workers in India.

5. Central

a) Jabalpur

Glycosuria Screen of Hospital Out-patients, with glucose tolerance tests in positive screenees

4,000 patients attending all out-patients departments of the Jabalpur medical College Hospital were screened by means of Benedict's qualitative reagent. In all glycosurics, fasting and post-prandial blood sugars were done. In borderline cases, full glucose tolerance tests were done. 68 were found to have diabetes (1.7 %). Diabetes was more common in male out-patients, and most patients were in the 40–50 year age group (MISEA et al., 1966).

b) Varanasi

Screening of Glycosurics from a Survey of 2,572 People in the General Population (but not fully representative of it)

GOUR (1966) studied 2,572 people mostly over the age of 20 years in several areas in Varanasi (Benares). 69 were found to be diabetic where positive screenees had glycosuria (2.7 %). Negative Benedict's screenees were not so tested. Diabetes was about half as common again in males as in females. Most patients were over the age of 35 years.

C. East Pakistan

Post-Absorptive Blood Sugar Studies

WEST (1964) and his colleagues, in an series of sample populations tested in various countries, tested 500 people over 30 years of age, in East Pakistan. The rate of previously known diabetes was confirmed by glucose loading and was 1.0 %. They measured venous blood glucose values 2 hours after an oral load of glucose of 1.25 gm per kilogram of body weight. In East Pakistan, commonest 2 hour figures were 70-90 mg % and values between 110–150 were rare and figures over 200 very uncommon. Where 150 mg % was used as the dividing line between normal and abnormal values, the crude rate of diabetes in the over-30 group was 1.5 %. They state that since a substantial majority of these diabetics were over 34 years of age and since the majority of the population were less than 35 years of age, then this prevalence rate is probably roughly twice the rate for the population as a whole. It is interesting to note that in this country, where diabetes is uncommon, carbohydrate intake is very high, the intake of sugar is one of the lowest recorded in the world.

D. Malaya

Post-Absorptive Blood Sugar Studies

WEST and his co-workers (1964) performed a similar study upon a sample population of 500 people in Malaya, over the age of 30 years. Using the criteria mentioned above (namely, that the 2 hours figure after an oral load of glucose of 1 gm per Kg. bodyweight, of 150 should be the upper limit of normal) they confirmed that the rate of previously known diabetics was 1.6 % and the crude rate of diabetes in this particular population sample was 3.5 %. Once again, they suggest by virtue of the fact that most of the population is under 35 years of age, and most of the diabetics were over 34 years, that the true figure for the prevalence of diabetes in this country is about half the figure quoted. He noted in Malaya that the rate of diabetes was highest in the Chinese, with an intermediate rate in the Indians, and the lowest rate in the native Malays. In this country, many of the people tested were underweight, in contrast to other countries such as Uruguay, where diabetic prevalence was higher and overweight common.

E. Israel

Glycosuria Survey, Followed by Blood Glucose Tolerance in those with Glycosuria

Part of the excellent studies of COHEN (1961) in Israel was devoted to the study of the prevalence of diabetes in the various ethnic groups of Jew there.

These studies were carried out in several quarters of Jerusalem and in 23 settlements in the Jerusalem corridor as well as in the Ramle and the Nathanye Districts. This study embraced people of all ages who were subjected to a test for glycosuria by means of the Glucose Oxidase strip, and 90 % of the inhabitants were tested. In those with glycosuria blood sugars and "when necessary" glucose tolerance tests were carried out.

7,881 males and 8,080 females were tested and the communites were divided into 4 groups: "Ashkenazi" – Europe, North America and South Africa): "Sephardi" – Spain, Portugal and the Mediterranean Coast); "Yemenite" – New Immigrants and also old Immigrants – 25 years or more) and "Kurd" – again, new or old Immigrants. The prevalence of diabetes (note based primarily upon initial urine tests) was 2.5 % in the Ashkensazi (1.7 % in males and 3.0 % in females): in the Sephardi, 1.0 % (0.8 % in males and 1.1 % in females): COHEN noted that the difference between these 2 groups was not significant. In the "new" immigrants (YEMENI or KURDISH) diabetes was very rare – 0.06 %, but the prevalence rose rapidly in both these people after 25 years or so in Israel to 2.9 % for the Yemenites and 2.0 % for the Kurds (see III-E). COHEN (1960) concluded that the prevalence of diabetes in Jews in Israel is not higher than among non-Jews in other countries and that environmental conditions appeared to be an important influence in the genesis of the diabetic syndrome. It would be most interesting to see the results of studies on these same communities based primarily upon the estimation of bloods sugars in the post-absorptive state: I would have no hesitation in saying that the figures would be very much higher.

F. Yemen (Yemeni and Kurds)

Blood GTT on People in whom Post-Prandial Glycosuria was Found

COHEN (1960) found that there was a prevalence of diabetes as adjudged by blood GTT of all patients with post-prandial glycosuria, of 0.06 % (nil in females and 0.12 % in males), in new Yemeni immigrants into Israel, and this obviously represents the figures that would have applied in Yemen. This study included all people above the age of 3. In a similar group of 998 Kurds, new immigrants, the prevalence of diabetes as adjudged above, was nil. These 2 groups of people when they have lived in Israel for varying periods of time, obtain figures equal to or even exceeding those in Jews normally resident there. This interesting study confirms the universality of diabetes and correlates well with my studies in Natal on Zulus and Natal Indians.

G. Japan

1. Kyoto

Diabetes Detection Drives 1957 and 1958

KOBAYASHI (1951) found 742 diabetics in 16,679 persons over the age of 40 years, who were examined – that is to say, a prevalence of 4.5 %. In hypertensives, 7.5 % of this groups were found to be diabetics, while amongst those not hypertensive, 3.6 % were diabetics. In obese people, 7.4 % were diabetics and in those not overweight, only 3.4 %. As regards occupation, executive people showed a prevalence of diabetes of 8.2 %, 'white collar' desk workers 4.7 % and amongst manual workers, only 2.5 % were diabetics.

Diabetes prevalence increased with age: aged 40–49 years 3.4 %: 50–59 5.8 % and 60–69 7.7 %: diabetes was equally common in both sexes. However, in the Hospital group, males predominated to the extent of 2:1. It would appear that since the end of World War II, the difference of prevalence between the sexes is lessening.

However, it is important to list the deficiencies of such a study. Firstly, these studies were not performed upon general populations, but on selected groups, such as factory workers: secondly they were based upon urine studies, which it is well known will miss many diabetics (Quoted by AJGOANKAR, 1964).

2. Hiroshima

Oral GTT studies, or 2 hour post-prandial blood glucose studies done only on glycosuric people

RUDNICK and ANDERSON (1962) as part of the Atomic Bomb Casualty Commission (ABCC), attempted to study the relationship between diabetes and the explosion of the atomic bomb. They noted that the ABCC population was heavily weighted in the older age groups, and was not strictly comparable with any general population. GTT was done on all glycosuric people, but in patients who had a first degree family history of diabetes, the 3 hour GTT was done.

Here subjects found to have glycosuria or first degree family histories of diabetes, were subjected to the 1.75 gm/Kg of body weight GTT, in the form of a 40 % solution. Fasting, one hour and two hour and three hour blood sugars and qualitative urine sugar values were determined by the Folin-Malmros and Benedict's qualitative methods respectively. If the FBS was more than 125 mg % diabetes was considered to be present. Further if the 2 hour figure was more than 140 mg %, this was also considered as positive. Note, that glycosuria and height of the curve were not considered diagnostic features of the GTT – (in this respect we differ in Natal). All patients diagnosed as diabetics were most thoroughly investigated.

Of 3,581 people investigated, 52 were previously diabetic and of the remaining 3,529, 194 were found to have glycosuria. One eighth of glycosuric patients refused further tests. Of 169 glycosuric people who were further tested, 51 were diagnosed as diabetics. In the adult study (ABCC) study, diabetes age specific rates per 1,000 persons were: 20–29 – 2.5 %: 30–39 – 6.4 %: 40–49 – 28.5 %: 50–59 – 53.2 %: 60–69 – 62.1 %: and 70 plus – 67.8 %. These figures are very high for studies based upon urine tests, and one wonders exactly how high they would have been, had all studies been based primarily on blood glucose tolerance tests: the conclusions drawn were that there were no statistical reasons for believing that radiation had had any effect upon the emergence of diabetes, but these high figures suggest most strongly that these studies must be repeated on the basis of blood studies. Judging by our results in the Republic of South Africa, I would hesitate to say that radiation had had no effect on their results.

3. Kyushu

Study of Diabetes in a Hypertensive Group – simultaneous blood and urine studies

873 people out of a total of 1,519 people with hypertension at a steel mill were subjected to a diabetes survey in 2 phases. Firstly, urines were examined for glucose, and a single blood sugar determination was carried out 2–3 hours after breakfast: 308 were positive to phase 1.

In phase 2, these positives were subjected to a blood glucose tolerance test following a meal of 300 gm of rice. 80 (9 %) were found to be diabetics. Thus the prevalence was found to be higher in these hypertensives that other Japanese surveys, where methods less selective had been employed. In hypertensives who were obese, the prevalence was 33 %, and only 7 % in those not considered to be fat. Diabetes was twice as common amongst executives in this group of hypertensives as in manual workers. Interestingly enough, there was a remarkable difference between results of similar surveys in these groups done in consecutive years (1957 and 1958) showing a marked increase of diabetes in the same group of people in the space of one year: this is a practice that can be heartily recommended: too many of us, do prevalence studies, and do not repeat them after a period of time.

H. Turkey

1. Istanbul

Blood Glucose Tolerance on 700 Working People

OKER (1964) reported upon a working population of Mussulmen examined in Instanbul. He performed blood glucose tolerance tests (50 gm glucose) on 700 working people and estimated blood glucose levels by means of the Hagedorn Jensen method. Criteria were: – patient was regarded as diabetic if fasting blood sugar exceeded 120 mg %, if the 1 hour exceeded 180 mg %, and if the 2 hour figure exceeded 120 mg %. Of these adult people, 3.4 % were found to be diabetic by these standards. In a series of post-prandial urine samples taken after lunch on a comparable group of 14,000 people, 3.0 % were found to have significant amounts of reducing substances in their urines. The concordance between urine and blood tests is most interesting, and shows that the Turkish people are not found to have high renal thresholds as have been noted in other people of Asian extraction, whether in the continent of Asia or whether they have emigrated.

2. Istanbul

Glycosuria and subsequent study of glycosurics by blood glucose estimations

OKER et al. (1967) studied a total population group of 70,474 people from both rural and urban areas between 1959 and 1967, in whom the urine was tested by means of one of the glucose oxidase strips. 3.14 % of these people had glycosuria. Of the 1,312 glycosurics, 29.4 % were known diabetics, whereas, 70.6 % of the people were not aware of this. The incidence of glycosuria in the rural areas was 1.58 % and in the urban areas, 3,93 %. In 888 glycosurics, post-absorptional blood glucose levels were studied, and in 44 of these cases which were borderline, full glucose tolerance tests were done. 278 of these people were diabetics (31.3 %).

I. Taiwan

SHIH-HSIEN TASI of Taiwan has estimated the prevalence of diabetes in certain groups of people living in urban and rural areas in the northern part of Taiwan and found the frequency of diabetes below the age of 39 to be 0.16 %, and above 40 to be 5.05 %. The total prevalence being 0.89 %.

Details of how these figures were obtained were not given.

J. Korea

Hospital admissions

EUNG JIN KIM studied non-population base groups in Seoul and found a frequency of 0.4 % known diabetics in 3,673 hospital admissions and 0.2 % of unknown giving a total of 0.6 %. In bank employees over 20 years of age in the same area, of 1,174 people, 1.4 % were known diabetics, and 1.2 % were unknown giving a total of 2.6 %.

Summarising studies on 184,521 hospital patients over 15 years in their hospital, studied by means of post-prandial glycosuria followed by glucose tolerance test a total frequency of 0.9 % was found. In none of these studies were non-glycosurics subjected to glucose tolerance.

IV. Australasia

A. New Zealand

1. North Island – Maori Community

Glycosuria Study, and Blood Glucose Tolerance on Positives

PRIOR (1962) reported upon a Health Survey in a Rural Maori community in a Valley in the Urewera Area of North Island, New Zealand.

He studied a total of 212 adults, 110 males and 102 females. In the survey, 11 women and 7 men were found to have diabetes, though studies were not based primarily upon blood GTT – only those with random glycosuria being subsequently subjected to GTT. All these cases were shown to have diabetes, and PRIOR suggests that 11 % of females and 6 % of males being affected, as constituting a very high rate of the disorder in people over the age or 15 years. Obesity was common and 3 of the diabetic men and one diabetic woman were gouty. It would be most interesting to see this study repeated based primarily upon blood GTT: I would anticipate very high rates indeed judging by other studies on similar peoples.

2. South Island – Rangiora

Glucose Levels after 50 gm. Glucose by Mouth

BEAVEN and his co-workers (BEAVEN et al., 1967) studied 153 adult persons actual age not stated: 3 % were known diabetics: 7.5 % had 2-hour figures of over 130 Mgm % (Technicon autoanalyser) and another 7.5 % had 2-hour figures in the 110–130 mg % range. This was a pilot survey prior to a survey on the whole adult population of Rangiora, which is at present under way.

B. Papua and New Guinea

Glycosuria Surveys

CAMPBELL (1963) has written of his studies of diabetes, there, and finds that as far as Hospital admissions go, less than 0.06 of the admissions to the Port Moresby Hospital were due to diabetes. In an earlier communication CAMPBELL (1963 b) tells of 3 prevalence studies:

a) *Port Moresby* (Dr. A. V. G. PRICE), where 1057 young adults (80 % under 40 years of age) were tested and 7 glycosurics were described. 6 were submitted to GTT, and this showed 2 diabetics, 2 with lag curves, 1 with apparent renal glycosuria and 1 apparently normal. CAMPBELL contrasts this study with hospital admissions mentioned above, and says that the prevalence in the Urban population of Port Moresby is probably very much higher than these figures would suggest.

b) *Coastal Papuan Villages around Hula,* where 852 out of a total population of 2,100 were examined. Dr. R. G. HINGSTON carried out this survey on random, not necessarily post-prandial, urines, and not a single case of glycosuria was found. Half these people tested were 20 years and over.

c) *Lepek District of New Guinea.* Here 1,117 people were examined of whom 14 % were 45 years or over. Only 2 glycosurics were found. One a 26 year male was diabetic and the other, a 23 year female, had a lowered renal threshold. Once again, the virtual absence of diabetes in people living in their true tribal state is demonstrated.

C. Mabuig Island

Urine Tests for Glucose

Of a total population of approximately 250 people, all over the age of 2 were tested for glycosuria by use of "Clinistix", and those with positives being checked with "Clinitest". Of 224 persons so tested, no less than 35 glycosurics were found, averaging 48 years but ranging from 9 to 72 years. They were able to test only 30 of the glycosuric patients, and all these on conventional GTT were found to have diabetes. Overweight females were commonest, and diet was rich in carbohydrate (WINTERBOTTOM, 1960).

One would have been most interested to know what the results of this most interesting survey would have been, had it been based primarily upon blood glucose tolerance tests.

D. Australian Aborigines

Glycosuria Tests Reports

COOK (1963) reported that diabetes rate is rising in the Australian Aborigines, and that this rise is real and not apparent, and that it is associated with an increase in purified carbohydrates in their diet.

BREIDAHL (1965) of Melbourne has very kindly communicated to me the results of his enquiries into diabetes in full-blooded Aborigines. Accurate figures are very hard to come by for the Darwin, Katherine and Tennant Creek Districts. However, from four town in the Alice Springs Districts (Amoonguna, Yuendumu, Warrabri and Hermannsburg) they know of a total of 12 diabetics in a total population of just over 2,000 people: it is emphasized that these figures are not the results of prevalence studies.

E. Hawaii

Post-Prandial Blood Sugar Screen

SLOAN (1963) has reported on the ethnic distribution of diabetes in Hawaii. This is a model study, in which 38,103 gainfully-employed persons were investigated. A blood sample was taken by means of finger-prick 2 hours after a meal

containing at least 50 gm CHO. If the blood concentration was above 130 mg %
patients were referred for further study. His findings in this group from the Island
of Oahu, Hawaii, were that 819 were diagnosed as diabetics, of whom 60%
were previously undiagnosed. With age adjustment of prevalence rates based on
the local labour force (14 years of age and over), the crude overall rate is 21.5/
1,000 – age-adjusted 18.4/1,000. There was a wide variation in age-adjusted rates
from various ethnic groups, from 48.8 %/o in Hawaiins, to 7.3 %/1,000 in Caucasians. High rates were found also in Filipinos, and very low rates in Portuguese
and Chinese. We are reminded that the ethnic derivation of the Hawaian people
is very complicated.

V. Conclusions

This chapter emphasizes the confusion that exists in the field of diabetes prevalence studies, especially when one tries to correlate studies that come from different parts of the world, and it is very plain that it is highly in the interests of the study of this rapidly increasing disease, that urgent efforts should be made to co-ordinate methods of studying detection of diabetes, more particularly in tropical countries. Firstly, as we have amply shown in our Unit in Durban, it is not possible to apply blindly to Non-white people in the Tropics and Sub-Tropics standards that are obtained amongst predominantly white people that have been studied in more temperate climates. For instance, I am most strongly of the opinion that the methods of the Birmingham studies are not applicable to our people in the Tropics, and it is therefore up to those of us working in warmer climates to devise other criteria that will cater for differences in the diabetic syndrome that occur. A start has been made by the Diabetes Association of India, who initiated earnest efforts to correlate diabetic studies on Indians wherever in the world, at the first Scientific Congress of the Association in Patiala in January 1964.

When conducting such studies the following points are recommended:
1. That special care should be taken to define what was done, upon what group of patients, of what age groups, what method of estimating blood sugar has been used, and whether venous blood or fingerprick was used.
2. That the appearance of sugar in the urine of diabetics is often a late stage of the syndrome; nevertheless, even if studies are confined to the testing of postprandial urines for sugar, between 15 and 50% of diabetes will be missed.
3. That in certain racial groups, vascular disease precedes impairment of glucose tolerance in significant number of patients: thus any complete survey (within practical limits) must include the testing of urines for albumin and the eximination of the eyes by an expert ophtalmologist for the presence of "prehyperglycaemic retinopathy".
4. Though it is fully recognised, that in certain communities, proper investigations are impossible – (for instance blood sugar studies in primitive peoples, because of non-co-operation) it is quite feasible to perform limited studies, such as the testing of post-prandial urines for glucose, but that (as above) careful note should be made of what has been done, and that rather than such a study be referred to as a "Diabetic Prevalence Survey", that it should be called "Screening of Post-Prandial Urines for Glycosuria".

5. Studies by our Indian colleagues (Gupta, 1964) suggest that it is highly probable that where it is possible to do renal biopsies on a sample population of people, that one might be in a position to diagnose 'diabetes' in a far larger number of people than if blood glucose tolerance was done, if urines were to be tested for albuminuria and if the eyes of people were to be examined for "pre-hyperglycaemic diabetic angiopathy". It is highly possible that such a study could be quite simply done with modern electron microscope techniques on skin biopsies taken by means of a needle, which would be an infinitely simpler matter than renal biopsy.
6. The use of Hospital population In-patients (or Out-patients) in diabetes prevalence studies should probably be discarded: results are dubious and in many instances highly misleading.

Diabetes is exploding in the Tropics and Sub-Tropics: a plea is made that where prevalence surveys have been done, not only should the disclosed diabetics be referred at once for treatment, but that (as we have now done in our clinic for 2 years on a wide scale) advice should be made fully available to the relations of these diabetics, to advise them about restricting the intake of purified carbohydrates to within reasonable limits.

VI. Final Note

For the sake of preciseness and clarity, and to aid future authors entrusted with the compilation of chapters upon diabetes prevalence, the following system of setting out summaries of various studies is proposed: –

Heading: Precise description of study. Numbers, ethnic group, methods.

A. Country in which study was done.
B. Region.
C. Name of town or rural area.
D. Population group:
   I. Representative.
   II. Non-representative – description
      – Male workers
      – Volunteers agricultural show.
      – Cancer clinic attenders.
E. Age groups studied.
F. Precise methods of study.
   I. Primary –
      Random post-prandial urines for reducing substances for glucose.
      Basic blood glucose levels after a standard oral load.
   II. Secondary –
      Followed up by blood glucose studies.
G. Precise methods of detection or estimation.
   I. Benedict's qualitative reagent.

II. Glucose Oxidase Strip.
III. Autoanalyser (Potassium ferricyanide principle).
IV. Folin-Wu Method.
V. Somogyi-Nelson Method.
VI. King and Aastoor's Method ... etc., etc., etc.
H. Strict criteria of diagnosis –
Unequivocal diabetic
Borderline
Unequivocal non-diabetic.
I. Findings: Incidence.
   I. Total in group studied.
   II. Totals by age and sex.
J. Exact period over which study was done.
K. Complete accurate reference to the literature of the study concerned.

Thus a concise summary of a simple study done by E. L. BATCHELOR and myself might be summarised as follows: –

Heading

Random post-prandial glucose oxidase strip examination of the Urines of 2,017 male Pondon (Transkeian) Male Cane Cutters aged 18–55, reporting for work contract on the Natal North Coast (1962).
A. Rep. of South Africa.
B. Natal Province.
C. Tongaat Sugar Company Community.
D. Not representative of population. Male workers.
E. 18–55 years.
F. Post-prandial random urine studies.
G. Glucose oxidase strip ("Testape" – Lilly).
H. Usual positive – degrees of green.
I. 3 out of 2,017 showed traces of glucose (0.15 %).
J. March–May 1962.
K. BATCHELOR, E. L. and G. D. CAMPBELL. In: CAMPBELL, G. D.: S. Afr. Med. J. *37*, 48, 1197 (1963).

Literature

A Diabetes Study (Report of a Working Party appointed by the College of General Practitioners). Brit. Med. J. *1*, 1497 (1962)
AJGAONKAR, S. S.: Incidence and Aetiology of Diabetes mellitus. J. Diab. Ass. Ind. *1*, 3, 1 (1961)
– Problems of Diabetes mellitus in India. J. Diab. Ass. Ind. V, 2, 54 (1964)
– and R. V. SATHE: Incidence and Aetiology of Diabetes mellitus. J. Ass. Phys. Ind., *8*, 265 (1960)
ANDERSON, I. and G. D. CAMPBELL: Genetic Appraisal of Natal Indian Diabetics. In: Diabetes amongst Asians and Africans in and around Durban. S. Afr. Med. J. *37*, 1195 (1963)
AYAD, H.: Excerpta Medica, No. *140*, 25 (1967)

Ayad, H.: Paper given at XIII Annual Meeting of Japan Diabetic Society – International Symposium, "Epidemiology of Diabetes in Asian People", May, 1970, Kumamoto, Japan
Banting, F. G.: The History of Insulin. Edin. Med. J. 1 (1929)
Baquet, R.: Quelques Réflexions sur le Diabète en Afrique. J. de Med. de Bordeaux. No. 5, 733 (1964)
Batchelor, E. L. and G. D. Campbell: In: Campbell, G. D.: Diabetes in Asians and Africans in and around Durban. S. Afr. Med. J. 37, 1195 (1963)
– – Unpublished work (1964)
Beaven, D. W., A. Cotter, F. Jepson, J. K. Laing, H. D. J. Lovell-Smith, J. T. Murray and A. Scoggins: Excerpta Med. No. 140, 25 (1964)
Breidahl, H.: Pers. comm. (1965)
Caird, F. I.: Pers. comm. (1962)
Campbell, G. D.: The Insurability of the Natal Indian. Med. Proc. 19, 395 (1961)
– Diabetes in Asians and Africans in and around Durban. S. Afr. Med. J. 37, 1195 (1963)
– Guest Address. "Are diabetic Vascular Concomitanta Measure of 'Control' or 'Duration' of the Disease?" Joint Congr. Assoc. Phys. India. Patiala (1964)
– "The Epidemiology of Diabetes in Africa". Proc. 5th Congr. Intern. Diab. Fed. (Stockholm). In print
– E. L. Batchelor, J. McKechnie and L. P. Naidoo: Diabetes Prevalence Surveys. Lancet II, 738 (1963)
Chhutani, P. N.: Pers. comm. (1965)
Cleave, T. L. and G. D. Campbell: Textbook in press. J. Wright, Bristol (1965)
Cohen, A. M.: Prevalence of Diabetes amongst Different Ethnic Jewish Groups in Israel. Metabolism 10, 1, 50 (1961)
Collins, T. F. B.: Pers. comm. (1965)
Cook, C. E.: Pers. comm. (1965)
Datta, S. P., N. P. Singh Verma, R. Gopalkrishnan and B. N. Ghosh:
Proc. World Congr. of Diabetes in Tropics, p. 44. Bombay 1966
Davidson, J. C. et al.: Medical Proceedings, December, 1969, p. 426
Ellenberg, M.: Pers. comm. (1965)
Eung Jin Kim: Paper given at XIII Annual Meeting of Japan Diabetic Society – International Symposium, "Epidemiology of Diabetes in Asian People", May, 1970, Kumamoto, Japan
Goldberg, M., N. Marine, F. Ribiero, A. Vinik, G. D. Campbell and W. P. U. Jackson: Accepted for publication
Gour, K. N.:
Proc. World Congr. of Diabetes in Tropics, p. 44. Bombay 1966
Gupta, O. P.: Diabetic Nephropathy. A Clinical and Histological Study by Renal Biopsy. Joint Congr. Ass. Phys. Ind., Patiala. Abstracts 44 (1964)
Gupta, O. P. and D. M. Dave: Paper given at XIII Annual Meeting of Japan Diabetic Society – International Symposium, "Epidemiology of Diabetes in Asian People", May, 1970, Kumamoto, Japan.
Hirata, Y., M. Horino, M. Ito, M. Yamamuchi, N. Makino, M. Ishimoto, T. Sato and A. Hososako: A Diabetes Detection study in Kyushu Japan. Diabetes 11, 1, 44 (1962)
Jackson, W. P. U.: Pers. comm. (1965)
K. E. M. Hospital Group:
Proc. World Congr. of Diabetes in Tropics, p. 44. Bombay 1966
Kobayashi, Y.: In: Ajgaonkar, S. S.: Hon. Gen. Secr. Report. J. Diab. Assoc. Ind. V, 2, 113 (1964)
Kumari, S. and S. Padmavathi:
Proc. World Congr. of Diabetes in Tropics, p. 44. Bombay 1966
McKechnie, J.: Pers. comm. (1963)

- and F. J. DAVIDSON: Coronary Artery Disease in Natal Indians. S. Afr. Med. J. *38*, 208 (1964)
MISRA, M. P., S. C. KOHLI, B. N. SRIVASTA and C. DE MELLOW:
Proc. World Congr. of Diabetes in Tropics, p. 44. Bombay 1966
MOSES, S. G. D. and R. FERNAND: Paper given at XIII Annual Meeting of Japan Diabetic Society – International Symposium, "Epidemiology of Diabetes in Asian People", May, 1970, Kumamoto, Japan
OKER, C.: Pers. comm. (1964)
- A. IPBUKER, N. BAGRIACIK, F. BIYAL and R. ERKURT: Excerpta Medica *140*, 31 (1967)
PAI, K. N., V. E. MATHEW ROY and K. I. JOHN:
Proc. World Congr. of Diabetes in Tropics, p. 44. Bombay 1966
PATEL, J. C.: "The Epidemiology of Diabetes in Asia". Proc. 5th Congr. Intern. Diab. Fed. In print
- and M. K. DHIRWANI: Incidence of Diabetes in Bombay. J. "J.J.". Group of Hosps. *4*, 26 (1958)
- – Incidence of Diabetes in Bombay. Ind. J. Med. Sci. *12*, 10 (1959)
- – B. H. NANAVATI, B. H. SHAH und A. A. AIYAR: A Sample Survey to determine the Incidence of Diabetes in Bombay. J. Ind. Med. Ass. *41*, 9, 448 (1963)
POLITZER, W. M., B. HARDEGGER and T. SCHNEIDER: Prevalence of Diabetes in the Buthe-Buthe District of Basutoland. Brit. Med. J. *1*, 615 (1960)
- and T. SCHNEIDER: Diet and Diabetes mellitus, S.A. Med. J. *36*, 608 (1962)
PRIOR, I.: A Health Survey in a Rural Maori Community. N. Z. Med. J. *61*, 359, 333 (1962)
RAHEJA, B. S. and N. G. TALWALKAR: Excerpta Medica *140*, 32 (1967)
RAO, P. S., B. K. NAIK, R. V. SABOO, A. RAMACHANDRAN, R. PARGOANKAR, DANDELIA, and K. PARLEY:
Proc. World Congr. of Diabetes in Tropics, p. 44. Bombay 1966
SAINANI, G. S., V. R. BHIMANI and P. V. CHABLANI:
Proc. World Congr. of Diabetes in Tropics, p. 44. Bombay 1966
SEFTEL, H. C.: Pers. comm. (1964)
- and G. J. ABRAMS:
Brit. Med. J. *1*, 1207 (1960)
- K. J. KELLEY and A. R. P. WALKER: Studies in Glycosuria in Non-White Populations in the Transvaal. S. Afr. Med. J. *37*, 1213 (1963)
SHANKAR, P. S.:
Proc. World Congr. of Diabetes in Tropics, p. 44. Bombay 1966
SHAPER, A. G.: The Patterns of Diabetes in Africans in Uganda. Proc. 3rd Congr. Int. Diab. Fed., Düsseldorf. S. 664. Georg Thieme Verlag, Stuttgart 1958
- Observations on the Incidence and Nature of Chronic pancreatitis in African Diabetics in Uganda. Proc. 4th Congr. Int. Diab. Fed. p. 119. Editions Medicine et Hygiene, Genf 1961
SHIH-HSIEN TSAI: Paper given at XIII Annual Meeting of Japan Diabetic Society – International Symposium, "Epidemiology of Diabetes in Asian People", May, 1970, Kumamoto, Japan.
SLOAN, N. R.: Ethnic Distribution of Diabetes mellitus in Hawaii. Diabetes *183*, 419 (1963)
TULLOCH, J. A.: Diabetes mellitus in the Tropics. p. 37. E. and S. Livingstone, Edinburgh and London 1962
- Incidence of Glycosuria and Diabetes mellitus amongst Hospital Out-patients in Uganda. E. Afr. Med. J. *41*, 12, 572 (1964)
VAISHNAVA, H., N. S. DIXIT and S. K. SOLOMON: A Study in Retrospect of Hospitalised Patients with Diabetes Mellitus in South India. J. Ass. Phys. Ind. *12*, 4, 255 (1964)
VIDOR, S.: Pers. comm. (1963)
VISWANATHAN, M., S. G. P. MOSES and M. KRISHNAMOORTHY:
Proc. World Congr. of Diabetes in Tropics, p. 44. Bombay 1966
WALKER, A. R. P.: Unp. data (19659)

- Pers. comm. (1964)
- S. D. MISTRY and H. C. SEFTEL: Studies in Glycosuria and Diabetes in the Non-White Populations of the Transvaal. S. Afr. Med. J. *37*, 1217 (1963)

WEST, KELLY: Pers. comm. Paper in press (1964)

WOOD, M. M. M.: A Glycosuria Survey in an Indian Community. Med. Proc. *6*, 6, 140 (1959)

Genetics of Diabetes mellitus

By C. A. Clarke, Liverpool and G. S. Thompson, Altrincham

I. Introduction
II. Single-Gene Theories of Diabetic Inheritance
   A. Recessive Inheritance
   B. Dominant Inheritance
   C. Early-Onset Diabetes due to Homozygous State and Late-Onset Diabetes due to Heterozygous State
   D. Sex-linked Tendency
III. Multifactorial Inheritance
IV. Biochemical Findings
   A. Modification of the Glucose Tolerance Test in Relation to the Early Detection of Diabetes
   B. Studies of Plasma Insulin Antagonist Activity and other Serum Factors
V. Summary and Conclusions
VI. Addendum

I. Introduction

The hereditary basis of diabetes has been suspected for over 2,000 years. A detailed review by Frank (1957) of the contribution of the Indian physicians Charaka, Susruta and Vagbhata, in the period 400 B. C. – 500 A. D. shows that they considered heredity and over-indulgence in sweet foods as aetiological factors. Johnson (1961) reviewing diabetic inheritance, states that Rondelet (1628) believed that he encountered diabetes in father and daughter in three families, and though there is no record of the presence of glycosuria, this was the first written description that diabetes "runs in families". Morton (1696) reported a family where three sons were lost in infancy "with a consumption from a diabetes" and symptoms in a fourth son whose urine resembled honey. However, the fact that the child is recorded as doing well on a milk diet throws doubt on whether the condition was diabetes mellitus, and this and other reports such as Pavy (1885) must have included a number of patients with renal glycosuria.

It should also be remembered that only a century ago many diseases, for example tuberculosis, syphilis and pellagra, were believed to be hereditary because they showed a familial incidence. The familial aggregation of cases was, however, subsequently explained by the recognition of a specific but non-genetic causes for each of these. Thus it is important to consider the evidence that inheritance is an important factor in the aetiology of diabetes.

The characteristics of diseases which are determined in whole or in part by genetic factors were detailed by Neel and Schull (1954) as follows:
1. The occurrence of the disease in definite numerical proportions among individuals related by descent;
2. Failure of the disease to "spread" to non-related individuals;
3. Onset of the disease at a characteristic age without a known precipitating event;
4. Greater concordance of disease in identical than in fraternal twins.

The application of these four tenets to diabetes will now be considered.

1. The classical methods of Mendelian analysis are regularly applicable in the recognition of rare single-gene traits; however, difficulty arises in certain common disorders, such as diabetes, where the incidence of the disease in families suggests that genetic factors are very strong, but in which the expected Mendelian ratios are not always observed. Thus, whereas a statistically significant excess of patients with diabetes occurs in blood relatives of diabetic patients compared with those of control subjects (JOSLIN et al., 1959) this does not PROVE a genetic cause. A genetic explanation in this situation results, anyhow in part, from the failure to demonstrate any other cause for the observed familial incidence.

A different approach was suggested by ROBERTS (1961). He showed that evidence of multifactorial inheritance may be obtained by comparing regressions of child on parent, or sib on sib, and also by the study of twin pairs. This type of analysis, which measures the degree of resemblance between relatives, is appropriate for a metric character and has been used by HOLT (1961), who demonstrated clear-cut genetic control of finger-print patterns. No investigation of diabetes mellitus using this method is known to the authors.

Furthermore, the reduced penetrance and the known influence of environmental factors in diabetes would reduce the specificity of this method of analysis in this condition.

2. Clinical experience suggests that in diabetes there is no significant tendency to "spread" to non-related individuals.

3. The variable age of onset in overt diabetes in different individuals complicates the elucidation of the genetic component. In young diabetics no precipitating event is usually observable; on the other hand, in the older adult patients the effect of an environmental factor (e. g. infection, pregnancy, obesity, myocardial infarction) is frequently responsible for bringing to light a previously unrecognised diabetic abnormality.

4. The strongest evidence for inheritance in diabetes is derived from twin studies (JOSLIN et al., 1959). Combined data showed that concordance is five times as high in identical as than in fraternal twins. Here again age is important, since over the age of 43 years concordance approached 100 % in the series of BERG (1939).

It seems justified, therefore, to accept a genetic predisposition to the development of diabetes. However, opinions differ with regard to the genetic mechanism involved.

In the numerous studies of the genetics of diabetes, different approaches have been made and several modes of inheritance have been advanced to explain the observed facts. The most widely held view for a number of years has been that of a single-gene recessive mechanism. STEINBERG (1959) in a thorough review concluded that inheritance as a simple Mendelian recessive character is the only hypothesis consistent with the data of the large series studied. The principal alternative view, suggested by the findings of KEEN (1957), quoted by PYKE (1959), is of multifactorial inheritance. This implies that the disease is controlled by many genes, each with a small additive effect.

These two principal views, and the other hypotheses which have been advanced; namely dominant inheritance, mixed types of inheritance for early-and late-onset diabetes, and a sex-linked tendency will now be discussed.

II. Single-Gene Theories of Diabetic Inheritance

A. Recessive Inheritance

STEINBERG (1959) presented evidence for this mode of inheritance from an analysis of data collected from his own and WILDER's studies and those of other workers. If families are studied, the proportions of matings producing diabetes where neither, one or both parents are affected are consistent with the hypothesis that diabetes is controlled by a single recessive gene. Taking q as the frequency of the recessive gene, and p as the frequency of the normal allele, the Hardy-Weinberg formula was applied in six large population surveys, and observed and expected frequencies compared (STEINBERG and WILDER, 1952; PINCUS and WHITE, 1933; ALLAN, 1933; HARRIS, 1950; THOMPSON and WATSON, 1952; and VON KRIES, 1953). The observed rations support a single-gene hypothesis for diabetic inheritance in five of the six samples. However, there are certain reservations to be considered concerning the collection and analysis of the data. A study of the paper of PINCUS and WHITE (1933) reveals some possible sources of error: thus a parent genetically liable to diabetes who has not yet developed the disease may be scored as healthy and be regarded as of non-diabetic genotype. Nevertheless these authors present calculations which suggest that a recessive Mendelian hypothesis is most likely, but they also state: "the plain fact of the matter is that we do not know enough about the family history of the parents to enable us to calculate with any exactness the proportion of mm, i. e. homozygous recessive, individuals among them". Their method of analysis also involves the assumption that all types of mating which yield diabetic offspring are equally fertile, although it is known that diabetic males tend to be less fertile, while in females the tendency to diabetes is increased with rising parity (FITZGERALD et al., 1961; PYKE, 1956).

In a further investigation PINCUS and WHITE (1934), using an oral glucose tolerance test, studied the non-diabetic siblings of patients, dividing them into those where none, one or both parents were themselves diabetic. "Abnormal" curves were found in 6.8 %, 17.9 % and 25 % respectively, that is a ratio of 1:2.6:3.7 which is a close fit to the ratios expected on a single gene basis (1:2:4). STEINBERG and WILDER (1952) in a similar survey investigated the siblings of diabetic patients with regard to the three types of parent mating, and found 4.7 %, 11.4 % and 16 % which is a good fit with the expected Mendelian ratios (1:2.4:3.4). In both these investigations the number of abnormal results falls short of that expected, to about 25 % in the PINCUS and WHITE series and to about 18 % in the STEINBERG and WILDER survey. This is explained on the basis of reduced penetrance, so that some individuals genetically liable to the disease do not develop it – perhaps because other genes or an environmental factor are necessary for a major gene to become manifest. This idea has been shown to be true in animal work (ROBERTS, 1969).

In considering the ratios quoted above, it is important to stress that in the interpretation of the glucose tolerance tests, arbitrary blood sugar values were selected in deciding whether a particular curve was normal or abnormal. This distinction was therefore created simply by definition, and on this basis a number of individuals with border-line glucose tolerance curves may have been incorrectly scored. The statistical analysis using the binomial test, which is based on the

Hardy-Weinberg equilibrium, has been criticised by LILIENFELD (1962). He pointed out that DAHLBERG and HULTKRANZ (1927), who originally devised the binomial method, believed that fundamentally it is a test of random mating with regard to the presence of diabetes among the parents of diabetic propositi, and not purely a test for the frequency of affected offspring among the different matings. Essentially this test determines the relative distribution of the three different types of parental mating classes among a group of affected individuals, *provided that* the disease is due to a recessive gene.

SIMPSON (1962), in Toronto, studied close relatives of patients whose diabetes began before the age of 20 years, but who had reached adulthood. She compared the incidence of diabetes in parents, siblings and offspring of these juvenile-onset diabetics. Among 374 living parents of juvenile diabetics 15 were diabetic which was no greater than expected for their age, viz. 16.959 (calculated from a population survey). However, the familial incidence for parents under 40 years was greater than expected: 3 observed compared with 0.016 expected. Of 535 living sibs of juvenile diabetics 28 were diabetic, this is ten-times the number expected, namely 2.984. One diabetic was observed among 114 offspring of the propositi which was greater than expected (0.006). SIMPSON found a preponderance of sibs with early-onset diabetes among juvenile diabetic propositi than among the sibs of adult-onset diabetics. She considered that her findings might arise either because diabetes is genetically heterogeneous or because it is controlled multifactorially and that both these possibilities might be important.

In a survey carried out in Sweden, NILSSON (1962) obtained information on the incidence of diabetes in the following groups:
1. The relatives of young diabetic males;
2. Young male relatives of known diabetics;
3. A group of controls.

Results are presented to support a recessive mode of inheritance with an incidence of 0.15–0.25 of the pathogenic alleles in the population.

In this investigation a mathematical correction was used to take into account the penetrance which was found at different ages in both sexes. When this was done the figures fitted closely with those expected on a single-gene basis. NILSSON acknowledged incorrect scoring as a possible source of error and also recognised that persons providing information may have often lacked detailed knowledge of the health of their relatives.

Animal studies have also provided evidence that diabetes, as judged solely by the biochemical disorder of a raised blood sugar, is transmitted as a recessive trait. Thus CAMMIDGE (1928), in a genetic study of mice some of which had normal blood sugar levels while others had raised values, presented definite evidence of recessive transmission of the biochemical disorder. His findings in the mice may be summarised as follows: –

h. b. s. = high blood sugar animal
n. b. s. = normal blood sugar animal
h. b. s. x h. b. s. → all offspring h. b. s.
h. b. s. x n. b. s. → all offspring n. b. s.
these n. b. s. offspring x h. b. s. → equal numbers h. b. s. and n. b. s.
Apparently n. b. s. (hybrid) x apparently n. b. s. (hybrid) → h. b. s. : n. b. s.
1 : 3

Hence the heterozygote appeared normal and a hybrid carrier x a true normal gave all n. b. s. i. e. in the heterozygote the recessive characteristic is hidden.
In 1958, at Boston, diabetes mellitus was recognised in a random colony of Chinese hamsters *(Cricetulus griseus)* where it arose spontaneously during the course of inbreeding (MEIER and YERGANIAN, 1959). The diagnosis was substantiated pathologically by the demonstration of changes in the beta-cells of the islets of Langerhans, diffuse glomerular vascular changes, hyperglycaemia and ketonuria. An extensive breeding programme provided clear evidence of hereditary transmission of the disease. This behaved as an autosomal recessive trait and after inbreeding from the fourth to the twelfth generation the incidence of diabetes became 100 %/o (MEIER, 1963). It is interesting to note, however, that MEIER reports that random bred animals having 50 % background homozygosity failed to show diabetes, while the degree of penetrance was enhanced when the overall genetic background reached 65 % or higher homozygosity. The penetrance or severity of disease varied among families or in inbred lines, and the overall genetic constitution influenced the time of onset and degree of severity of the metabolic disturbance. Thus the clinical onset of disease varied from the age of 18 to 250 days and it was possible, arbitrarily, to distinguish three groups of diabetic animals: "juvenile" with onset in the first month of life, "adolescent" with onset at 1 to 2 months of age and an "adult" group diagnosed after sexual maturity. However, this variability in severity and age at onset under experimental conditions might reasonably be considered to support an alternative explanation, namely that the disease is under multifactorial control.

B. Dominant Inheritance

Evidence for dominant inheritance has been derived from:
a) the incidence of diabetes in relatives of diabetic patients
b) insulin antagonist activity of plasma.

LEVIT and PESSIKOVA (1934) studied the families of 258 diabetic propositi, and VON KRIES (1953) analysed a larger series of 1305 propositi. In these investigations the frequency of diabetes among the parents of the diabetic propositi was about equal to that among the siblings. LEVIT and PESSIKOVA (1934) also indicated that mild, moderate and severe types of disease might also occur in the same family and suggested that no subdivision on genetic grounds should be made. They concluded that diabetes was due to a single dominant gene with low penetrance of approximately 10 %. However, as STEINBERG (1959) points out, neither VON KRIES (1953) or LEVIT and PESSIKOVA (1934) examined the influence of parental diabetes on the frequency of diabetes in their offspring, and therefore considerable doubt is thrown on their conclusions. Furthermore, no account was taken of the age difference at onset in the parents and the offspring – an important omission because offspring would be scored as negative who were going to develop the disease later.

BURNSTEIN and PATTERSON (1949) reported the incidence of diabetes (suggesting dominant inheritance) in a family pedigree extending over five generations. However, STEINBERG (1959) made a subsequent analysis of this family and comments on discrepancies when the pedigree was recompiled which throws considerable doubt on the original interpretation.

JOSLIN et al. (1959) have twice recognised diabetes in four successive generations. In general, however, these authors consider transmission as a dominant trait improbable since in this type of inheritance eventually one parent in each family would be diabetic, and this is rarely seen. In fact in the large series of patients of JOSLIN et al. (1959) about 50 % of the parents should be identified as diabetic at the age of 65 years, where as actually only 9 % were found to be diabetic.

STEINBERG (1959) also analysed diabetes among the siblings of matings when either one or neither parent was diabetic (Table 1).

Table 1: Frequency of diabetes among the sibs of diabetic patients. (Adapted from STEINBERG, 1959, by kind permission of the author and Editor in Chief of the Annals of New York Academy of Sciences.)

	All siblings Total	Neither parent diabetic Siblings		One parent diabetic Siblings	
		Total	No. of diabetics	Total	No. of diabetics
Harris (1950)	3792	3417	134	375	43
Thompson and Watson (1952)	4607	3836	293	771	118
Steinberg and Wilder (1952)	8284	6664	310	1620	184
		5.2 % Diabetic		12.5 % Diabetic	

It appears that diabetes is more than twice as frequent among the siblings when one parent is diabetic than when neither parent is diabetic. These figures are not consistent with dominant inheritance.

Thus although on rare occasions a completely dominant pattern may be observed, it seems that, in general, inheritance of diabetes is not the result of a single dominant gene.

A more formidable case has been put forward by HARRIS (1949, 1950). He is of the opinion that mild late-onset diabetes may follow what seems to be a dominant pattern (heterozygotes developing the condition) whereas only homozygotes will develop the severe early-onset type of the disease, which will therefore appear to be controlled by a recessive gene. His thesis is the most critical of several (CAMMIDGE, 1928, 1934; WRIGHT, 1931; GRUNNET, 1957), and stems from the idea of HIMSWORTH and KERR (1939) who recognised two broad types of diabetic patients: the insulin sensitive and the insulin resistant. The views of HARRIS will now be discussed.

C. Early-Onset Diabetes due to Homozygous State and Late-Onset Diabetes due to Heterozygous State

HARRIS (1949) found that in early-onset cases there was an increase in parental consanguinity greater than in the general population, and suggested that juvenile and young-adult cases could be regarded as the homozygous condition of the gene. The observation that there was no rise in parental consanguinity in late-onset cases was interpreted as meaning that these cases could not, in the main, be regarded as homozygous for the same gene. Table 2 demonstrates these points. From this data came the hypothesis that early-onset diabetes is due to the homozygous condition of a gene which in the heterozygous state leads to late-onset mild diabetes. In this study HARRIS chose the age of 30 years to divide early from late onset. It should be pointed out, however, that this type of genetic analysis is more appropriate for rare conditions since in these a high percentage of parental consanguineous marriages is observed; for example in rare disorders (e. g. alkaptonuria, Wilson's disease) the consanguineous rate is as high as 50%, whereas in those inherited disorders which are common, only a small percentage of consanguineous marriages is anticipated (ROBERTS, 1970). The data of HARRIS illustrate this (Table 2).

Table 2: Observed and expected numbers of consanguineous marriages among parents of diabetic patients (HARRIS, 1949, by kind permission of the author and Editor of Annals of Eugenics.)

Age at onset	No. of cases	First cousin parents		Other degrees of consanguinity				Totals		χ^2 for 1 D.F*	p
		Obs.	Exp.	Obs.	Exp.	Obs.	Exp.	Obs.	Exp.		
0–14	237	2	1.056	2	0.482	4	1.538	10	3.619	7.03	0.01 –
15–29	268	2	1.512	4	0.569	6	2.081				0.001
30–44	319	2	2.055	–	0.640	2	2.695	8	6.550	0.03	0.9 –
45–	417	4	3.149	2	0.706	6	3.855				0.8
Totals:	1241	10	7.772	8	2.397	18	10.619				

* Using Yates' correction

To test this hypothesis the same author, HARRIS (1950) studied the relatives of 1241 diabetic propositi. He found an excess of early-onset diabetics among the siblings of the early-onset cases and a relative deficiency of such cases among the siblings of the late-onset diabetics, $\chi^2 = 54.9$ for 3 degrees of freedom $p < 0.001$. There was also a true sib-sib correlation with respect to age at onset of the disease. There was a low parent-child correlation with respect to age at onset and it was suggested that this may be accounted for, at least in part, by modification due to a common recessive autosomal modifying gene or genes. There was no information of the frequency of diabetes developing in later life among the siblings of early-onset propositi, and therefore no comparison was possible with the frequencies observed in later life among the siblings of the late-onset propositi. The possibility of a single gene pair or an allelic series remained, as well as the possibility that mutant genes at more than one locus may produce similar end results.

In summing-up the situation, STEINBERG (1959) analysed the frequency of diabetes among the parents of diabetics with early- as opposed to late-onset of the disease and found this to be lower among the parents with early-onset diabetes both in HARRIS' (1950) data and also that of STEINBERG and WILDER (1952) (Table 3):

Table 3: Frequency of diabetes among the parents of patients with early and late onset of diabetes. (STEINBERG, 1959, by kind permission of the author and Editor in Chief of the Annals of New York Academy of Sciences.)

Patient's age at onset (years)	Per cent of parents diabetic	
	Harris (1950)	Steinberg and Wilder (1952)
0–29	3.3	5.0
30 onwards	6.2	11.4

STEINBERG (1959) also indicated that in three large surveys the frequency of diabetes among the siblings of diabetic propositi is closely similar, regardless of the age of the propositus at onset of disease. This is shown in Table 4.

Table 4: Frequency (in per cent) of diabetes among the sibs of patients with early and late onset of diabetes. (Adapted from STEINBERG, 1959, by kind permission of the author and Editor in Chief of the Annals of New York Academy of Sciences.)

Patient's age at onset (years)		Siblings	
		Total	Per cent diabetic
0–29 (Harris, 1950)		1019	4.1
30 onwards		2773	4.4
0–29	(Thompson and	482	7.5
30 onwards	Watson, 1952)	4125	9.1
0–29	(Steinberg and	828	6.0
30 onwards	Wilder, 1952)	7450	6.0

These analyses do not suggest genetic heterogeneity and are at variance with the hypothesis of a different mode of inheritance for the early-onset and late-onset types of diabetes.

D. Sex-Linked Tendency

The presence of a sex-linked tendency was postulated by PENROSE and WATSON (1945) who presented data which indicated the greater incidence of diabetes in siblings of the same sex, in a significant proportion of the families of 442 diabetic patients with at least one affected relative. However, THOMPSON and WATSON (1952), in a subsequent investigation of a much larger population sample which included part of the original group studied by PENROSE and WATSON (1945), analysed the family histories of 1631 diabetics and failed to confirm the findings of a sex-linked tendency.

STEINBERG and WILDER (1952) found no indication of a significant association between the sex of the patient and that of the affected parent, nor between that of the patient and the affected siblings. The finding of an excess of affected mothers was attributed to a higher fertility among female as opposed to male diabetics. A further possible explanation is the now established effect of multiparity in predisposing to diabetes (FITZGERALD et al., 1961).

III. Multifactorial Inheritance

The theories of inheritance already discussed have been concerned with single-gene mechanisms as the genetic basis for diabetes. ROBERTS (1970) has suggested that the inheritance of certain diseases may be due to the action of a number of genes, so called multifactorial inheritance. In considering stature, if the heights of a large number of men are plotted, a continuous variation from shortest to tallest is observed, resulting in a unimodal distribution, the continuous variation being due to a combination of inherited and environmental factors (Fig. 1). This is in distinction to a discontinuous variation with bimodal or trimodal distribution, as

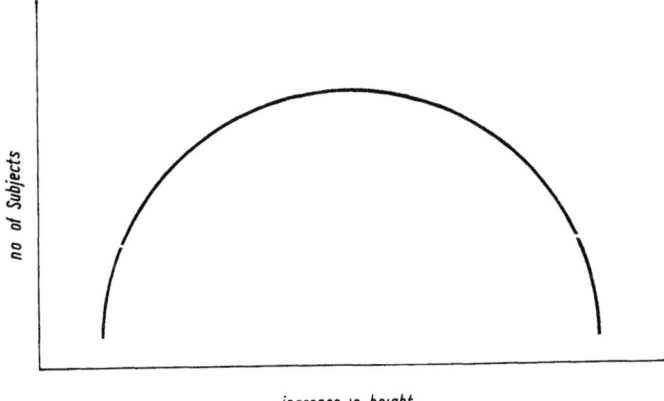

Fig. 1: Continuous variation

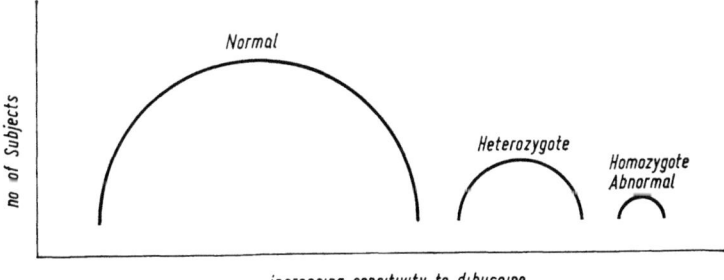

Fig. 2: Discontinuous variation

evidenced by variation in sensitivity to the local anaesthetic dibucaine, which has been demonstrated among relatives of patients showing abnormal susceptibility to suxamethonium (KALOW and STARON, 1957): Fig. 2.

The following account presents views expressed by ROBERTS (1970). It is not possible to explain continuous variation on the basis of single genes. Multifactorial inheritance, as described above, has been shown to occur both in animal and plant experiments in which there exist underlying genes of small effect, polygenes, such minor genes having no recognisable individual effect. It is these minor genes that are thought to allow a species to adapt itself to different environments, and which are responsible for the inherited differences between normal people. With multifactorial inheritance an additive effect of many genes is responsible for the end result, and thus differs from a single–gene mechanism in that in the latter with dominant inheritance half the parents or siblings of an affected individual are totally alike, and half totally unlike, whereas in multifactorial inheritance all the parents and all the siblings are tending to be half-like (also see HOLT, 1961).

Evidence of multifactorial inheritance in diabetes was presented by KEEN (1957) who carried out a series of oral glucose tolerance tests on ostensibly healthy persons in whom glycosuria was detected one hour after ingesting 50 grams of glucose. He compared a group of control relatives who had no family history of diabetes with those of first-degree relatives of known diabetics, and found a higher incidence of glycosuria among the relatives of diabetics, 25 % as opposed to 14 %.

KEEN (1957) found that although a number of individuals were "uncovered" with undoubted diabetic curves, in addition there were a large number of results which were not clearly diabetic and yet were not completely normal. In particular there was no natural division into normal and abnormal blood sugar values.

PYKE (1959) discussed KEEN's findings and the hypothesis of multifactorial inheritance in diabetes rather than a single-gene effect, and postulated that the disease is a graded effect and is inherited in a similar way to height.

Further evidence in support of this type of inheritance is cited by CLARKE (1961) from the study of WALKER and KERRIDGE (1961). In a complete survey of the Leicestershire village of Ibstock, population 5,500, it was found that 167 individuals, excluding 33 known diabetics, had glycosuria after taking 50 grams of glucose by mouth. Oral glucose tolerance tests, using capillary blood samples, on 142 of those with glycosuria showed a gradual change from 75 normal persons, presumably with renal glycosuria, through an intermediate group of 52 individuals, to 25 undoubted new diabetics. As in the series reported by KEEN (1957) no clear-cut dividing line was evident between the normal and abnormal glucose tolerance curves. In both these studies selection of individuals for glucose tolerance tests was made by the finding of glycosuria after taking 50 grams of glucose by mouth. Recently MITCHELL and STRAUSS (1964) have suggested that not all individuals with abnormal glucose tolerance tests are revealed by this type of screening procedure. Therefore in view of the selection of individuals for glucose tolerance tests in the studies of KEEN (1957) and WALKER and KERRIDGE (1961), it is reasonable to interpret with caution the gradual change from normal to abnormal curves as evidence of multifactorial inheritance.

In order to throw further light on the problem, one of us (G. S. THOMPSON, 1965) recently carried out an investigation in which oral glucose tolerance tests were performed on 164 first degree case-relatives and 107 control subjects with no family history of diabetes. On the single-gene hypothesis it seemed to us that the distribution of blood sugar values in the case-relatives ought to be bimodal. If environmental and genetic (other than the single-gene) variability could be entirely eliminated bimodality would be bound to appear on the single-gene view. In fact this investigation revealed a continuous distribution of age-corrected blood sugar levels with no clear-cut division into normal and abnormal glucose tolerance curves in the control subjects and in the case-relatives, and it is considered that these results are consistent with a multifactorial mechanism of blood sugar control.

In the same survey a genetic influence was demonstrated. Female case-relatives had higher blood sugar levels than controls, and case-relatives of both sexes had a greater variance value compared with controls. This is evidence of impairment of normal homeostasis in the relatives of diabetics, so that perhaps in potential diabetics the blood sugar level is more labile than normal. In this context it is of interest that in children and adults, symptoms of hypoglycaemia may precede those of diabetes (SELTZER et al., 1956).

The results were analysed on the basis of population groups (population or quantitative genetics), rather than of individuals (simple Mendelian genetics). FALCONER (1960) thinks this approach is very important; he pointed out that selection of a "threshold" value of a continuous distribution immediately created a *dis*-continuous variation of diseased and non-diseased. This reasoning may be applied to the blood sugar concentration in which a continuous distribution of values was observed which contained normal and pathological values. It seems most likely, therefore, if diabetes is a symptom-complex in which raised blood sugar is a major effect, that the genetic control of the condition is dependent on the action of many genes including those concerned with raised blood sugar.

BUTTERFIELD (1964) emphasised the very high proportions of randomly selected "non-diabetic" elderly persons who showed hyperglycaemia based on accepted criteria for the laboratory diagnosis of diabetes. He considered that this finding undermined those genetic studies of diabetes in which the incidence of diabetes was compard among the relatives of "known" diabetics and controls. BUTTERFIELD suggested that it is possible to consider the diabetic as being older than his chronological age with respect to his blood sugar.

CLARKE (1961) discussed the genetics of diabetes mellitus and contrasted the two principal theories of the genetics of this disorder, namely recessive gene with incomplete penetrance and multifactorial inheritance. Applied to diabetes, multifactorial inheritance would imply a continuous range from normal right through to the most severe type of diabetes, the latter resulting from the complete "set" of genes influencing the character. The influence of those genes concerned with body weight, sex and parity would all be of importance in precipitating the onset of overt diabetes in a constitutionally predisposed person.

On the other hand if a single gene is responsible we have to explain the high incidence of the disease because it is greatly in excess of any conceivable mutation rate (ROBERTS, 1970). This can only happen with heterozygous advantage which is not established, although NEEL (1962) has suggested that in the early history of man the diabetic genotype was an asset since in the feast or famine days the potential diabetic with plenty of insulin was more efficient in the intake and utilization of food, although in later years "organ exhaustion" resulted in diabetes.

The question of incomplete penetrance with single-gene inheritance as opposed to multifactorial inheritance has been discussed by EDWARDS (1960) who pointed out that the single-gene hypothesis shades into multifactorial inheritance, the lower the penetrance. EDWARDS (1963) is of the opinion that because diabetes is so common it is unlikely to be controlled by a single gene. He reasons that in man numerous genes of high specificity are known which produce accurately recognised phenotypes, but that except for the more common haemoglobinopathies and some variants occasionally revealed by treatment with drugs, this has not been shown in any common disease.

IV. Biochemical Findings

A. Modification of the Glucose Tolerance Test in Relation to the Early Detection of Diabetes

The administration of cortisone and related steroid compounds before a glucose tolerance test has recently been undertaken. CONN (1958) presented evidence that this type of steroid stimulus increased the possibility of detecting potential diabetics. Subsequently, FAJANS and CONN (1961) pointed out that a positive response to a cortisone-glucose tolerance test is six times more common in relatives of diabetic patients than in control subjects. SANDERS (1961) using a prednisolone stimulus before a glucose tolerance test reported similar findings. JACKSON (1961), however, demonstrated that several subjects who were almost certainly pre-diabetic (e. g. both parents diabetic) did not show worsening of glucose tolerance after cortisone, and FAJANS and CONN agreed that a negative test does not rule out a predisposition to diabetes. Furthermore, the interpretation of differences between the normal glucose tolerance test and the steroid test may be misleading in the older age group, since the effect of age on carbohydrate tolerance was not taken into consideration. These workers concluded that this type of test does not detect all genetically predisposed individuals. Also it is important to recognise that the distinction between negative- and positive-responders depends on arbitrarily defined blood sugar levels created simply by definition.

KEEN (1961) in discussion with PYKE suggested that the evidence in the literature, with reference to steroid stressing and the predisposition to diabetes, means that if a sufficiently large dose of steroid is given then all those tested would be prediabetic, while if a low enough dose is given then none would be prediabetic. There is evidence to support this view from NILSSON (1962) who found that the rise of blood sugar is directly related to the size of dose of steroid given. In this study NILSSON performed intravenous glucose tolerance tests initially using hydrocortisone (as suggested by DUNCAN, 1956a) and later prednisolone. Furthermore the time of steroid administration before commencing the glucose tolerance test introduces another variable into the procedure, which also involves administration of 10,000 units of heparin intravenously with the glucose injection, to diminish the risk of phlebothrombosis (DUNCAN, 1956b). In this context, EDWARDS (1960) considers that attempts to discover so-called gene carriers by imposing special stresses, as in giving cortisone, does not necessarily provide any distinction between single-gene and multiple-gene hypotheses, although the results may appear to support the former.

In a genetic study NILSSON (1962) assessed the value of the intravenous glucose tolerance test in 203 young males aged about 19 years. Of these about 100 received an oral dose of hydrocortisone 2–4 hours before the beginning of the glucose tolerance test. The genetic analysis showed no correlation between the results of the glucose tolerance tests, with or without steroid priming, and the risk of being a carrier of a diabetes gene.

All the previous analyses have been based on conventional methods of diagnosis, principally the glucose tolerance test. However, the matter can be looked at in a different manner.

B. Studies of Plasma Insulin Antagonist Activity and Other Serum Factors

Inheritance as judged by insulin antagonist activity of plasma supports the hypothesis of a dominant gene. This follows the detection by VALLANCE-OWEN et al. (1955, 1958) of a fraction bound to plasma albumin which antagonises the effect of added insulin measured by the rat diaphragm method. This activity was evident in plasma from both normal and diabetic individuals at physiological concentrations (4 G per 100 ml.). At a concentration of 1.25 G per 100 ml., insulin antagonism was shown to persist in the plasma of diabetic patients, and later VALLANCE-OWEN and LILLEY (1961) also demonstrated insulin antagonist activity at greatly increased values in subjects with prediabetes (i.e. the tendency to diabetes) although at this concentration plasma from normal persons no longer exhibited this antagonism. VALLANCE-OWEN and ASHTON (1963) presented data from family investigations that this enhanced insulin antagonist activity was inherited, probably as a Mendelian dominant character. These studies of a further parameter in essential diabetes open a new approach to the aetiology and genetics of this disorder, but the findings are by no means undisputed (KEEN, 1963; CAMERON et al., 1964 a, b).

Furthermore, the results reported involve rather small numbers of families studied, and details of more extensive surveys into the distribution and incidence of the plasma antagonist will be awaited before a definite conclusion is justified. A plasma concentration of 1.25 G per 100 ml. appears to be critical in distinguishing the abnormal from the normal individual, and it is possible that this distinction may depend on a simple dilution effect rather than on the presence or absence of an inherited factor.

For the present, therefore, fuller elucidation and confirmation of the biological significance of this plasma insulin antagonist demonstrated *in vivo* is awaited.

Also using a rat diaphragm method, STIMMLER and ELLIOTT (1964) have studied the inheritance of a diabetic serum factor which inhibits normal insulin utilization. BUTTERFIELD et al. (1963) and STIMMLER (1963) showed that in diabetic subjects intravenously administered insulin disappeared more slowly than in normal subjects. This delayed insulin utilization in the diabetic serum is due to a plasma factor which inhibits the normal tissue destruction of insulin (STIMMLER and ELLIOTT, 1964). In their genetic study these workers compared the serum level of this factor in adult-onset and childhood-onset diabetics with the values of their parents, siblings and children, and also in a group of normal controls. The level of the serum factor is expressed as a rate-constant (k) which is a measure of the rate of disappearance of insulin. Thus the greater the concentration of the inhibiting factor the slower the rate of disappearance of insulin, i.e. the lower the value of k. The results obtained in the groups studied are shown in Table 5 (STIMMLER and ELLIOTT, 1964).

Table 5: Disappearance of insulin in sera incubated with rat diaphragm. (STIMMLER and ELLIOTT, 1964, by kind permission of the authors and Editor of the Lancet.)

Subjects	No. of Subjects	Rate-constants, k Mean ± S. D.
Normal	32	0.0112 ± 0.0038
Childhood-onset diabetics	17	0.0040 ± 0.0035
Parents of childhood-onset diabetics	17	0.0060 ± 0.0027
Siblings of childhood-onset diabetics	14	0.0070 ± 0.0027
Adult-onset diabetics	21	0.0069 ± 0.0038
Relatives of adult-onset diabetics	26	0.0085
Upper $1/2$ of relatives of adult-onset diabetics	13	0.0111
Lower $1/2$ of relatives of adult-onset diabetics	13	0.0059

The rate-constants for juvenile-onset and adult-onset diabetics were significantly lower than for the normals ($p < 0.001$ in each case) and the mean value for adult-onset subjects was also significantly greater than for the juvenile-onset patients ($p < 0.05 > 0.02$). The value for the parents of childhood-onset diabetics is also significantly different from that of the normal controls ($p < 0.001$) but of the same order as for the adult-onset diabetics ($p = 0.3$). A similar value was obtained for the siblings of the childhood-onset diabetics. This is compatible with the supposition that this was a mixed group of 50 % heterozygotes (dD), 25 % prediabetic homozygotes (dd) and 25 % normal homozygotes (DD). If the rate-constants are pooled for the parents, siblings and children of adult-onset diabetics an intermediate k value of 0.0085 is obtained. Arbitrarily dividing this group into two (which to us seems unjustifiable), the mean values, as shown on the table, namely 0.0111 and 0.0059, closely resemble the values for the normals and adult-onset diabetics respectively. Stimmler and Elliott suggest that this inhibiting factor is inherited in a simple Mendelian manner the juvenile-onset diabetics being the homozygous expression, and the adult-onset diabetics being heterozygous. It is important to note, however, as the authors state, that these figures do not afford mathematical proof of a bimodal distribution.

It will be seen that the results expressed in this study are based on small numbers of individuals. Furthermore the definition of juvenile- and adult-onset diabetes is unusual, when compared with the other surveys quoted (HARRIS, 1950; THOMPSON and WATSON, 1952; STEINBERG and WILDER, 1952). The mean age of the juvenile-onset diabetics in the STIMMLER and ELLIOTT series was 15 years (range 5–40 years), and for the adult-onset group the mean age was 56 years (range 19–74 years); juvenile diabetes being defined as onset prior to 13 years of age and adult diabetes as onset at 18 years or later. It seems evident, therefore, that there was considerable overlap not only of age between the two groups but also of the clinical features, and in fact this division is an arbitrary one and again throws considerable uncertainty on the comparison of results which are presented. It should be possible, however, to follow-up the individuals studied and it would be anticipated, on the hypothesis suggested, that overt diabetes would develop only in those persons with low rate-constants for the disapperance of insulin. In the method described by STIMMLER and ELLIOTT (1964) rat diaphragms are used as in the studies of VALLANCE-OWEN, HURLOCK and PLEASE (1955). The VALLANCE-OWEN technique depends on glucose uptake to assess the presence of insulin antagonism, whereas STIMMLER and ELLIOTT (1964) assayed insulin by a micro-immuno-chemical procedure (MORGAN and LAZAROW, 1963). However, the conclusions of these two groups of workers are at variance. VALLANCE-OWEN and ASHTON (1963) suggest a dominant pattern of inheritance from an analysis of the presence of insulin antagonism among healthy individuals with a diabetic family history, basing their hypothesis on an inspection of the pedigree findings. On the other hand STIMMLER and ELLIOTT suggest a recessive type of inheritance for juvenile-onset diabetes and a dominant type, as judged by manifestation in the heterozygote, for adult-onset diabetes, as discussed above.

V. Summary and Conclusions

It is clear that no satisfactory mechanism for the inheritance of diabetes has yet been established. Difficulty also arise in attempting to define diabetes, because of the varying clinical manifestations and the apparently heterogeneous nature of the disorder. The severity of the clinical features, age of onset, rate of progression and sensitivity to insulin vary from patient to patient and from one affected relative to another. In addition, appreciable differences in the incidence and pattern of "complications" may precede evidence of altered carbohydrate metabolism. It is highly unlikely, therefore, that any single genetic mechanism is responsible for all cases of diabetes.

In fact, several different genetic mechanisms have been proposed in diabetes mellitus. These have been reviewed. The surveys of PINCUS and WHITE (1934) and STEINBERG and WILDER (1952) favoured a single recessive gene. HARRIS (1950) presented evidence that early-onset diabetes represents the homozygous state of the gene which in the heterozygote causes late-onset diabetes. A similar conclusion was expressed by STIMMLER and ELLIOTT (1964) in a genetic study of a serum factor causing delayed insulin utilization. The synalbumin antagonist described by VALLANCE-OWEN shows a dominant pattern of inheritance. These differences are not necessarily irreconcilable.

From these findings and the evidence of multifactorial control of blood sugar concentration (KEEN, 1957; THOMPSON, 1964), it is postulated that several mechanisms participate in the genetic background of diabetes. These and others as yet unrecognised may represent the effect of different genes at a number of chromosomal loci, each one being capable of causing a particular metabolic disturbance. Thus some genes may be dominant and others recessive, and in addition the penetrance of each major gene may be a modifying factor in the clinical expression of the disease.

Forward surveys of individuals thought to be particularly at risk on the different hypotheses should clarify the problem in the next decade.

Literature

ALLAN, W.: Heredity in diabetes. Ann. intern. Med. *6*, 1272 (1933)
BERG, H. T.: The genetic aspect of diabetes mellitus. J. Amer. med. Ass. *112*, 1091 (1939)
BURNSTEIN, N. and M. PATTERSON: Heredity in diabetes. Southern Med. J., (Bgham, Ala). *42*, 119 (1949)
BUTTERFIELD, W. J. H., C. J. GARRATT and M. J. WHICHELOW: Peripheral hormone action: studies on the clearance and effect of (131 – I) iodo-insulin in the peripheral tissues of normal, acromegalic and diabetic subjects. Clin. Sci. *24*, 331 (1963)
– Summary of results of the Bedford diabetes survey. Proc. roy. Soc. Med. *57*, 196 (1964)
CAMERON, J. S., H. KEEN and G. MENZINGER: Insulin activity of normal plasma and plasma acidethanol extracts. Lancet I, 74 and 607 (1964)
CAMMIDGE, P. J.: Diabetes mellitus and heredity. Brit. med. J. *2*, 783 (1928)
– Heredity as a factor in the aetiology of diabetes mellitus. Lancet I, 393 (1934)
CLARKE, C. A.: The genetics of diabetes mellitus. Diabetes *10*, 175 (1961)
CONN, J. W.: The prediabetic state in man. Diabetes *7*, 347 (1958)
DAHLBERG, G. and J. V. HULTKRANZ: Die Verbreitung eines monhybriden Erbmerkmals in einer Population und in der Verwandtschaft von Merkmalsträgern. Arch. Rass. Ges.Biol. *19*, 129 (1927)
DUNCAN, L. J. P.: Cortisone-induced impairment of glucose tolerance in the detection of the diabetic diathesis. Quart. J. exp. Physiol. *41*, 453 (1956a)
– The intravenous glucose tolerance test. Quart. J. exp. Physiol. *41*, 85 (1956b)
EDWARDS, J. H.: The simulation of Mendelism. Acta genet. (Basel) *10*, 63 (1960)
– The genetic basis of common diseases. Amer. J. Med. *34*, 627 (1963)
FAJANS, S. S. and J. W. CONN: Comments on the cortisone-glucose tolerance test. Diabetes *10*, 63 (1961)
FALCONER, D. S.: Introduction to quantitative genetics, p. 301. Oliver and Boyd, London 1960
FITZGERALD, M. G., J. M. MALINS, D. J. O'SULLIVAN and M. WALL: The effect of sex and parity on the incidence of diabetes mellitus. Quart. J. Med. *30*, 57 (1961)
FRANK, L. L.: Diabetes mellitus in the texts of old Hindu medicine (Charaka, Susrata, Vagbhata). Amer. J. Gastroent. *27*, 76 (1957)
GRUNNET, J.: Heredity in diabetes mellitus. Opera ex Domo Biologiae Hereditariae Humanae. Universitatis Hafniensis *39*, Munksgaard, Copenhagen 1957
HARRIS, H.: Incidence of parental consanguinity in diabetes mellitus. Ann. Eugen. (London) *14*, 293 (1949)
- Familial distribution of diabetes; a study of relatives of 1241 diabetic propositi. Ann. Eugen. (London) *15*, 95 (1950)
HIMSWORTH, H. P. and R. B. KERR: Insulin-sensitive and insulin-insensitive types of diabetes mellitus. Clin. Sci. *4*, 119 (1939)
HOLT, S. B.: Quantitative genetics of finger-print patterns. Brit. med. Bull. *17*, 247 (1961)
JACKSON, W. P. U.: The cortisone-glucose tolerance test with special reference to the prediction of diabetes. Diagnosis of prediabetes. Diabetes *10*, 33 (1961)
JOHNSON, G. W. C.: The diabetic inheritance. Brit. J. clin. Pract. *15*, 15 (1961)
JOSLIN, E. P., H. F. ROOT, P. WHITE and A. MARBLE: in The treatment of diabetes mellitus, 10th edition, pages 47–52, Kimpton, London 1959
KALOW, W. and N. STARN: On distribution and inheritance of atypical forms of human serum cholinesterase, as indicated by dibucaine numbers. Canad. J. Biochem. Physiol. *35*, 1305 (1957)

KEEN, H.: Paper read to Banting Memorial Meeting of the British Diabetic Association, Oxford 1957
- In: Disorders of carbohydrate metabolism, Edited by D. A. PYKE. p. 110, Pitman, London 1961
- Properties of human "albumin". A metabolic study of albumin extracts from normal and diabetic plasma. Diabetes *12*, 406 (1963)
KRIES, I. VON: Beitrag zur Genetik des Diabetes Mellitus. Z. menschl. Vererb.- u. Konstit.-Lehre *31*, 406 (1953)
LEVIT, S. G. and L. N. PESSIKOVA: The genetics of diabetes mellitus. Trud. med. genet. Inst. Gorky *3*, 132 (1934)
LILIENFELD, A. M.: In Methodology in human genetics, edited by W. J. BURDETTE, p. 5. Holden-Day Inc., San Francisco 1962.
MEIER, H.: Experimental pharmacogenetics, p. 97–100. London, Academic Press, 1963.
- and G. YERGANIAN: Spontaneous hereditary diabetes mellitus in the Chinese hamster (Cricetulus griseus). II Findings in the offspring of diabetic parents. Diabetes *10*, 12 (1959)
MITCHELL, F. L. and W. T. STRAUSS: Relation of postprandial blood-glucose level to the oral glucose-tolerance curve. Lancet I, 1185 (1964)
MORGAN, C. R. and A. LAZAROW: Immuno-assay of insulin: two antibody system. Plasma insulin levels of normal, subdiabetic and diabetic rats. Diabetes *12*, 115 (1963)
MORTON, R.: Phthisiologia, or, a Treatise of Consumptions, p. 45. London, 1696.
NEEL, J. V.: Diabetes mellitus: a "thrifty" genotype rendered detrimental by "progress"? Amer. J. hum. Genet. *14*, 353 (1962)
- and W. J. SCHULL: Human heredity, p. 361. Univ. of Chicago Press, Chicago 1954.
NILSSON, S. E.: Genetic and constitutional aspects of diabetes mellitus. Acta med. Scand. *171*, Suppl. 375 (1962)
PAVY, F. W.: Introductory address to the discussion on the clinical aspects of glycosuria. Lancet II, 1034 (1885)
PENROSE, L. S. and E. M. WATSON: Sex-linked tendency in familial diabetes. Proc. Amer. Diabetes Ass. *5*, 165 (1945)
PINCUS, G. and P. WHITE: On the inheritance of diabetes mellitus. I. An analysis of 675 family histories. Amer. J. med. Sci. *186*, 1 (1933)
- - On the inheritance of diabetes mellitus. III. The blood sugar values of the relatives of diabetics. Amer. J. med. Sci. *188*, 782 (1934)
PYKE, D. A.: Parity and the incidence of diabetes. Lancet I, 818 (1956)
- Aetiological factors in diabetes, Postgrad. med. J. *35*, 261 (1959)
ROBERTS, J. A. F.: An introduction to medical genetics. 5th edition. Oxford University Press, London 1970
- Multifactorial inheritance in relation to normal and abnormal human traits. Brit. med. Bull. *17*, 241 (1961)
RONDELET, G.: Opera omnia medica, Cap XLII, p. 525. Geneva 1628
SANDERS, M. J.: The effect of prednisolone on glucose tolerance in respect to age and family history of diabetes mellitus. Diabetes *10*, 41 (1961)
SELTZER, H. S., S. S. FAJANS and J. W. CONN: Spontaneous hypoglycaemia as an early manifestation of diabetes mellitus. Diabetes *5*, 437 (1956)
SIMPSON, N. E.: The genetics of diabetes: a study of 233 families of juvenile diabetics. Ann. hum. Genet. *26*, 1 (1962)
STEINBERG, A. G.: The genetics of diabetes: a review. Ann. N.Y. Acad. Sci. *82*, 197 (1959)
- and R. M. WILDER: A study of the genetics of diabetes mellitus. Amer. J. hum. Genet. *4*, 113 (1952)
STIMMLER, L.: Immuno-assay of insulin with insulin antibody precipitate. Lancet I, 668 (1963)
- and R. B. ELLIOTT: Inheritance of a diabetic-serum factor inhibiting normal utilization of insulin. Lancet I, 956 (1964)

THOMPSON, G. S.: Genetic factors in diabetes mellitus studied by the oral glucose tolerance test (1965)
THOMPSON, M. W. and E. M. WATSON: The inheritance of diabetes mellitus; an analysis of the family history of 1631 diabetics. Diabetes *1*, 268 (1952)
VALLANCE-OWEN, J. and W. L. ASHTON: Cardiac infarction and insulin antagonism. Lancet I, 1226 (1963)
- E. DENNES and P. N. CAMPBELL: Insulin antagonism in plasma of diabetic patients and normal subjects. Lancet II, 336 (1958)
- B. HURLOCK and N. W. PLEASE: Plasma-insulin activity in diabetes mellitus measured by the rat diaphragm technique. Lancet II, 583 (1955)
- and M. D. LILLEY: Insulin antagonism in the plasma of obese diabetics and prediabetics. Lancet I, 806 (1961)
WALKER, J. B. and D. KERRIDGE: Diabetes in an English community, a study of its incidence and natural history. p. 26, Leicester University Press, Leicester 1961
WRIGHT, I. S.: Hereditary and familial diabetes mellitus. Amer. J. med. Sci. *182*, 484 (1931)

VI. Addendum

Since this chapter was submitted there have been several publications in this field.

ROSE et al. (1966) studied the association of juvenile diabetes, optic atrophy and other defects, and reviewed the literature of several related syndromes. They showed that in these syndromes, juvenile diabetes is associated with recessive inheritance. They considered that 2 or more loci were involved in these associations.

A different approach has been made by BARRAI and CANN (1965) who applied maximum likelihood segregation analysis to the data of SIMPSON (1962). They demonstrated a segregation frequency for backcross matings about twice that in intercross matings. The findings were compatible with a single-gene recessive type of inheritance with low penetrance, but were also consistent with multifactorial transmission.

There has been further support for the hypothesis of a stronger genetic influence in young-onset diabetes. COOKE et al. (1966) studied the incidence of diabetes in the offspring of parents who were both diabetic ("conjugal" parents) and found that the incidence of diabetes in the offspring under the age of 30 was 40 times greater than in the general population, whereas over the age of 50 diabetes was only about twice as common in the offspring of diabetic couples as in the general population. A stronger genetic factor for young-onset diabetes is also evident from the survey from the College of General Practitioners working party (1965). They found that under the age of 30 a diabetic at diagnosis is between 12 to 24 times as likely to have an affected sibling than a non-diabetic control subject. Over the age of 70 the corresponding rate is only one and a half times.

SIMPSON (1964) also found evidence of a stronger genetic influence with early-onset diabetes in a study of the relative incidence of diabetes in relatives and in controls. Her findings suggested multiple genetic factors and the estimated gene frequencies were for sibs 0.14, for parents 0.55 and for children 0.05.

ROY et al. (1966) have presented evidence of a primary abnormality of diabetic insulin. They found different rates of destruction of insulin by the enzyme insulinase when they compared diabetics, controls and healthy parents of young diabetics. Professor ROY and his colleagues postulate that human insulin may be a polymorphic molecule with a primary gene effect, modified by other genetic, possibly allelic, variants. This idea is supported by their findings of similar insulin destruction rates in a pair of identical twins.

Evidence for a genetic interrelationship of ischaemic heart disease and diabetes has been reported by SLACK and EVANS (1966). Their investigation showed that relatives of patients with hyperlipidaemia and diabetes have an increased incidence of ischaemic heart disease. In an extension of this work SLACK (1967) found a four-fold increase in incidence of diabetes among the relatives of patients with ischaemic heart disease compared with healthy controls and it was the relatives of female patients with ischaemic heart disease who were particularly likely to be diabetic. There was also an increased incidence (4.3 %) of diabetes among 235 relatives of 54 patients with hyperlipidaemic xanthomatosis compared with a control sample of relatives, 0.6 % of whom were diabetic.

GOTTLIEB and ROOT (1968) examined data of 242 sets of twins seen at the Joslin Clinic from 1949 to 1966. They found a much higher concordance rate for overt diabetes with onset of the disease after 40 years of age in monozygous than in dizygous twins (0.70 compared with 0.035), corresponding figures when age of onset of diabetes was less than 40 years being 0.10 and 0.03. This greater genetic contribution in the older age group was attributed to environmental influences "bringing out" the inherited tendency. On the other hand oral glucose tolerance tests revealed a high incidence of "chemical diabetes" in the dizygous twin pairs aged under 40 (0.27) with an apparent lack of progression of chemical into overt diabetes with increase in age. These workers concluded that there were different genetic influences at work with a dominant gene controlling glucose intolerance and a recessive gene for overt diabetes. The absence of one of the genes would prevent penetrance of the full disease and the presence of the dominant gene in a heterozygous form could allow for variable age of onset. The genetic control of glucose tolerance could also be a factor in the frequent finding of impaired glucose tolerance in the general population with increasing age.

Literature

BARRAI, I. and H. M. CANN: Segregation analysis of juvenile diabetes mellitus. J. med. Genet. 2, 8 (1965)
COOKE, A. M., M. G. FITZGERALD, J. M. MALINS and D. A. PYKE: Diabetes in children of diabetic couples. Brit. med. J. 2, 674 (1966)
GOTTLIEB, M. S. and H. F. ROOT: Diabetes mellitus in twins. Diabetes 17, 693, (1968)
SYKE, D. A. and K. W. TAYLOR: SYKE and TAYLOR (1967) investigated glucose tolerance and serum insulin levels in nine apparently normal identical twins of diabetics. The mean glucose tolerance was significantly less than that of normals and serum insulin levels after sugar were also low. However some of the co-twins had entirely normal findings. It was suggested that the impairment of glucose tolerance in some of the twins was a consequence of a diminished response of the beta cell to glucose tolerance serum insulin in unaffected identical twins of diabetics. Brit. med. T. 4, 21 (1967)
Report of Working Party appointed by College of General Practitioners: The family history of diabetes. Brit. med. J. 2, 960 (1965)

Rose, F. C., G. R. Fraser, A. I. Friedman and E. M. Kohner: The association of juvenile diabetes mellitus and optic atrophy: clinical and genetical aspects. Quart. J. Med. N. S. *35*, 385 (1966)

Roy, C. C., R. B. Elliott, D. J. Shapcott and D. O'Brien: Resistance of insulin to insulinase. Lancet II, 1433 (1966)

Simpson, N. E.: The genetics of diabetes: A study of 233 families of juvenile diabetics. Ann. hum. Genet. *26*, 1 (1962)

– Multifactorial inheritance: A possible hypothesis for diabetes. Diabetes *13*, 462 (1964)

Slack, J.: Paper read at meeting of British Diabetic Association, Leicester, April 1967.

– and K. A. Evans: The increased risk of death from ischaemic heart disease in first degree relatives of 121 men and 96 women with ischaemic heart disease. J. med. Genet. *3*, 239 (1966)

Einteilung, Klinik und Prognose des Diabetes mellitus

Von R. Ziegler und E. F. Pfeiffer, Ulm

I. Einführung
II. Ätiologie und Klassifikation des Diabetes mellitus
   A. Ätiologie
   B. Proto-Diabetes
      1. Potentieller Diabetes / Prädiabetes
      2. Latent-chemischer Diabetes / Subklinischer Diabetes
      3. Latenter / Chemischer / Asymptomatischer Diabetes
   C. Manifester Diabetes
III. Prognose des Diabetes
IV. Zusammenfassung

I. Einführung

Seit Beginn der Diabetesforschung fehlte es nicht an Versuchen, das weite Gebiet dieses Krankheitsbildes durch eine sinnvolle Unterteilung und Gliederung überschaubarer zu machen. Zur Klassifizierung bieten sich besonders zwei Gesichtspunkte, denen in diesem Kapitel gefolgt wird, an: 1. die Einteilung der Zuckerkrankheit nach ihrer Ätiologie und 2. ihre Betrachtung nach Stadien und klinischem Verlauf. Hier hat gerade die Erforschung der Diabetesvor- und -frühstadien in den letzten Jahren neue Erkenntnisse gewonnen, die für präventive Behandlungsversuche von Bedeutung sind. So resultiert die Prognose des Leidens, der der letzte Abschnitt des Kapitels gewidmet ist, aus den Modifikationen der schicksalhaft gegebenen Krankheitsbasis durch die Bemühungen des Kranken und seines Arztes, ungünstige exogene Einflüsse wie Übergewicht, Diätfehler, unzureichende Einstellung auszuschalten oder auf das unvermeidbare Maß zu beschränken.

II. Ätiologie und Klassifikation des Diabetes mellitus

A. Ätiologie

Die Stoffwechselstörung des Diabetes, die durch einen absoluten oder relativen Mangel an biologisch wirksamen Insulin ausgezeichnet ist, kann sich aus einer Vielzahl heterogener Ursachen entwickeln. Eine Übersicht ermöglicht Tabelle 1 (in Anlehnung an Duncan, 1960; Marble, 1964, und Haunz, 1967).

Die überwältigende Mehrheit der Zuckerkranken weist einen primären Diabetes auf (seine Untergliederung in Stadien und Verlaufsformen erfolgt im folgenden Abschnitt); dementsprechend versteht man unter Diabetes die hereditäre Form, wenn der Krankheitsbegriff ohne einschränkenden Zusatz verwendet wird. Einzelheiten der sekundären Diabetesformen werden wegen ihrer speziellen Problematik in gesonderten Kapiteln behandelt: Diabetes nach Pankreatektomie S. 239, nach Pankreatitis S. 861, nach Trauma S. 749; Diabetes bei Endokrinopathien kontra-

Tab. 1: Klassifikation des Diabetes nach ätiologischen Gesichtspunkten

I. Primärer (essentieller, idiopathischer, spontaner, hereditärer) Diabetes
II. Sekundärer (nichterblicher) Diabetes
   A. Ausfall des Pankreas durch:
      1. Pankreatektomie
      2. Zerstörung des Pankreas durch Tumoren, Cysten
      3. Pankreatitis
      4. Hämochromatose
      5. (Trauma)
   B. Endogene endokrine Überfunktion kontrainsulinärer Hormone
      1. Hypersomatotropismus (Akromegalie)
      2. Hyperadrenalismus
         a) Rinde: M. Cushing, Cushing-Syndrom, Conn-Syndrom
         b) Mark: Phäochromocytom
      3. Hyperthyreose
      4. (Glucagonom)
   C. Exogene (iatrogene) Zufuhr diabetogener Substanzen
      1. Hormone
         a) STH
         b) ACTH-Corticoidhormone
         c) (Schilddrüsenhormone)
      2. Benzothiadiazine

insulärer Hormone S. 871 und Band I S. 763 u. 797; nach Benzothiadiazinen Band I S. 867.

Gelegentlich werden zum sekundären Diabetes auch sog. „Stress"-Formen aufgrund von Schwangerschaften, Infekten, Operationen gezählt (Haunz, 1967). Diese Faktoren mögen in einem Vorstadium eine vorübergehende Manifestation hervorrufen, die nach Fortfall der Belastung von einer scheinbaren Normalisierung gefolgt wird, Voraussetzung ist jedoch die diabetische Anlage. Beim hereditär nicht Belasteten reichen diese Faktoren nicht zur Auslösung einer Zuckerkrankheit aus.

B. Proto-Diabetes

Die Zuckerkrankheit und ihre Vorstadien werden heute noch hauptsächlich nach Kriterien des Kohlenhydratstoffwechsels unterteilt. Die Verfeinerung der diagnostischen Methoden hat die Erkennung von Frühphasen ermöglicht, die weit vor dem Ausbruch der eigentlichen Krankheit liegen. Nachdem bis zum Anfang unseres Jahrhunderts nur die manifeste Zuckerharnruhr diagnostiziert werden konnte, brachte die Einführung der oralen Traubenzuckerbelastung nach Staub und Traugott den Gewinn, das unmittelbar vor dem Ausbruch des Diabetes liegende Stadium aufzudecken. In der Folge führten verfeinerte Belastungswerte zur Abgrenzung charakteristischer Phasen, die sich durch bestimmte biochemische Konstellation auszeichnen und einer nicht immer einheitlichen Terminologie folgen. Natürlich haftet den Klassifizierungsversuchen die Schwierigkeit an, einen dynamischen und gleitenden Prozeß durch mehr oder weniger willkürlich gesetzte Grenzen in statische Abschnitte einzuteilen. Wir bezeichnen den *gesamten* Komplex der Vorstadien vor Auftreten des klinischen oder manifesten Diabetes daher als *Proto-Diabetes;* damit implizieren wir nicht nur entsprechend der griechischen Bedeutung von πρῶτος die früheste – oder Vorphase, sondern lassen im Wortinhalt auch die wechselhafte, veränderliche Eigenart des griechischen Meergottes Proteus mitschwingen: die therapeutische Zugänglichkeit der Stadien bedingt einen sehr wechselhaften Verlauf in Progressionen oder Regressionen. In Tabelle 2 sind die einzelnen gängigen Diabetesstadien zusammengestellt.

Tab. 2: Terminologie der Diabetes-Stadien

Kohlenhydratstoff-wechsellage	Bezeichnung	
	WHO (1965) Pyke (Brit. Diab. Ass.) (1968)	Fajans und Conn (1964) Pfeiffer und Ziegler (1965) Hamwi et al. (Am. Diab. Ass.) (1967)
I. G.T.T. normal Cortison-G.T.T. normal Tolbutamid-Test normal	Potentieller D.	Prädiabetes
II. G.T.T. normal (unter Belastung pathol.) Cortison-G.T.T. pathol. Tolbutamid-Test normal	Latenter D.	Subklinischer D. Latent-chemischer D. Verdacht auf D. (Suspected D.)
III. G.T.T. pathologisch Tolbutamid-Test pathol. (nicht obligatorisch)	Asymptomatischer D. Subklinischer D. Chemischer D.	Latenter D. Chemischer D. Asymptomatischer D.
IV. Hyperglykämie Glykosurie G.T.T. und Tolbut-amid-T. pathol.	Klinischer D. Manifester D. (frank, overt d.)	

1. Potentieller Diabetes/Praediabetes

a) Definition

Nachdem die genetische Begründung des Diabetes feststand, ließ sich ein Zeitraum abgrenzen, dessen Beginn bei der Befruchtung, also der Festlegung des Erbgutes des späteren Individuums liegt, und als dessen Ende das Auftreten bzw. die Erkennbarkeit der frühesten diskreten Anomalien des Kohlenhydratstoffwechsels angesehen wird. Auf diese Lebensphase wurde der Begriff „Praediabetes" beschränkt, der zunächst ganz allgemein für Diabetesfrüh- und -vorstadien ohne genaue Definition angewandt worden war. JACKSON (1960) hatte vorgeschlagen, in Analogie zu „praenatal" = „vor der Geburt liegend" auch zum Inhalt des

Begriffes „Praediabetes" zu kommen. Die Schwierigkeit liegt dabei in der Definition des Ausgangsbegriffes. Versteht man unter Diabetes mellitus das klinischmanifeste Krankheitsbild, das dem graeco-lateinischen Wortinhalt entspricht, so wäre Praediabetes der gesamte Zeitraum vor dem Auftreten von Glucosurie und Polyurie (die konstante Hyperglykämie ist sinngemäß eingeschlossen). Sieht man das Wesen der Zuckerkrankheit in der Kohlenhydratstoffwechselstörung oder im Dysinsulinismus, muß man das Praefix der Zeit davor zuteilen – dies entspricht etwa der heutigen Betrachtungsweise. Betont man dagegen die zugrunde liegende genetische Störung, die sich erst später am Kohlenhydratstoffwechsel manifestiert, so entfällt der Begriff des Praediabetes überhaupt. Seine Prägung ist nicht besonders glücklich, ebensowenig wie der Vorschlag LEVINES (zit. CONN, 1964), „Diabetes prämellitus", oder GIESES (1964), „Status amellitus". Am besten wird der biographischen und biochemischen Konstellation dieser Phase der Terminus „potentieller Diabetes" gerecht, da er die Möglichkeit der späteren Entwicklung zum Diabetes betont.

Während der Beginn des Stadiums des potentiellen Diabetes eindeutig bei der Konzeption liegt, ist sein Ende eine bewegliche Grenze: die Erkennbarkeit einer Kohlenhydratstoffwechselstörung ist mit der Empfindlichkeit der verwandten Testmethoden verknüpft. Die noch normale Glukosetoleranz des potentiellen Diabetes erlaubt seine Diagnosestellung in der Regel erst retrospektiv, eben wenn sich Stoffwechselstörungen abzuzeichnen beginnen, die bereits den Beginn der nächsten Phase markieren (JACKSON, 1960; CONN und FAJANS, 1961). Mit Sicherheit darf ein potentieller Diabetes nur bei dem noch „gesunden" eineiigen Zwilling eines Diabetikers angenommen werden. Bei den Kindern zweier diabetischer Elternteile ist die Wahrscheinlichkeit einer erblichen diabetischen Belastung zwar recht hoch, aber keinesfalls sicher (vgl. Genetikkapitel, S. 399).

b) Kriterien des potentiellen Diabetes

Verständlicherweise liegen wenig Untersuchungen nichtdiabetischer eineiiger Zwillingsgeschwister von Zuckerkranken vor, bei den übrigen Praediabetikern kann eine verläßliche Diagnose erst nach dem Übergang des potentiellen Diabetes in das nächste Stadium gestellt werden. Nichtsdestoweniger lassen sich Kollektive definieren, die mit Sicherheit einen hohen Anteil potentieller Diabetiker einschließen. Hier sind einmal die Abkömmlinge zweier Zuckerkranker zu nennen, unter denen die späteren Erkrankungsfälle 40 (GÜNTHER, 1963) bis 50% (MIMURA und MIYAO, 1962) betragen. Ein anderer Personenkreis, in dem sich eine verhältnismäßig große Anzahl späterer Diabetiker findet, sind Frauen, die im Ablauf ihrer Schwangerschaft(en) charakteristische Störungen aufweisen. Derartige Störungen waren für die manifeste Zuckerkranke, falls sie überhaupt konzipierte, schon seit langem bekannt.

In der frühen Gravidität kann sich die diabetische und ebenso die praediabetische Stoffwechsellage durch die Häufung von Fehlgeburten bemerkbar machen. Etwa 20% der Schwangerschaften enden durch Abort; dieser Wert macht etwa das Doppelte des geschätzten der Normalbevölkerung aus (MARTIN, 1962). Die Schwangere nimmt rasch und stark an Gewicht zu; Toxikosen, Ödemneigung sowie Hydramnion sind vermehrt, letztere bis zu 35% (MESTWERDT, 1960). Der Abortneigung folgen in der fortgeschrittenen Gravidität gehäufte Früh- und Totgeburten. Eine Erklärung für das Absterben der Frucht ist in typischen Störungen der Kinder zu suchen; sie sind zwar oft übergroß und -schwer (sog. Riesenkinder oder „big babies"), diese Erscheinungen sind jedoch Zeichen einer Scheinreife, die Kinder sind in Wahrheit lebensschwächer als normale (vgl. Kapitel HOET und HOET, S. 537). Auf das Übergewicht wurde bereits 1924 hingewiesen, es wurde bei fast 20 % der Früchte diabetischer Mütter gefunden (COLORNI; zit. SPRINGER, 1924). Bereits 1928 propagierte JOSLIN die Auffassung von BLANCO, daß ein überschweres totgeborenes Kind die Untersuchung der Eltern auf Diabetes veranlassen sollte.

1939 zeigte Frau VAN BEEK auf, daß Totgeburten der Manifestierung der Zuckerkrankheit bei der Mutter um Jahre und Jahrzehnte vorauseilen konnten, so daß sich umgekehrt aus einem solchen Geschehen die künftige mütterliche Erkrankung voraussagen ließ. Auch die Bedeutung des kindlichen Übergewichtes wurde in diesem Sinne erkannt (MILLER et al., 1944). MILLER (1945) fand ein Ansteigen der Zahl an Totgeburten und des Ausmaßes des Übergewichtes, je kürzer die Zeitspanne zwischen der Geburt der Kinder und der Diabetesmanifestation war. Ab einem Geburtsgewicht von 4000 g besteht bereits ein gewisser Verdacht auf einen potentiellen Diabetes der Mutter, begründeter jedoch ab 4500 g (= 9 Pfund oder 10 pounds [lbs.]). Bei Frühgeburten ist das relative Übergewicht zu berücksichtigen.

Retrospektiven Statistiken über die Häufigkeit von Riesenkindern bei Praediabetikerinnen haftet die Einschränkung an, daß nur in wenigen Fällen der Nachweis gelingt, daß die später zuckerkrank gewordenen Mütter zur Zeit der Entbindung ihrer überschweren Kinder wirklich noch eine ungestörte Glucosetoleranz aufwiesen. Dennoch geben die Angaben der Literatur eine Orientierung über die Größenordnung der prämanifesten Störungen. Nach JACKSON (1960/61) wogen die Kinder prädiabetischer Mütter in 31 % der Fälle über 4500 g, und 62 % aller Diabetikerinnen hatten vor Krankheitsausbruch mindestens ein Kind von mehr als 4500 g geboren. FITZGERALD et al. (1961) beobachteten Frauen, die über 4750 g schwere Kinder geboren hatten. Nach 13 Jahren hatten bereits 10 sicher und 10 wahrscheinlich einen Diabetes, andere wiesen zumindest Verdachtsmomente auf eine Belastung auf. DITSCHUNEIT et al. (1964) fanden bei 114 Frauen mit über 4,5 kg schweren Kindern in 29 % eine positive Familienanamnese für Diabetes gegenüber 8 % bei einem Vergleichskollektiv (DITSCHUNEIT, 1965; vgl. auch MIMURA und MIYAO, 1962).

Die Neugeborenen zeichnen sich durch cushingoiden Habitus, cardiorespiratorische Insuffizienz, „Dysmaturität" (MESTWERDT, 1960), vermehrte Fehl- und Mißbildungen (HOET et al., 1958) aus. Fast pathognomonisch ist die Hypertrophie und -plasie der LANGERHANSschen Inseln (vgl. S. 537), der ein erhöhter Insulinspiegel im Nabelschnurvenenblut entspricht (DITSCHUNEIT et al., 1964 b; MORCOS et al., 1964; STIMMLER et al., 1964).

Beim Vorliegen mehrerer typischer Angaben aus der Anamnese und zusätzlicher Befunde (charakteristische Veränderungen des Neugeborenen) kann zumindest der Verdacht auf ein praediabetisches Stadium angesprochen werden, ein entsprechendes Kollektiv schließt vermehrt Praediabetikerinnen ein.

Aus Zwillingsgeschwistern von Diabetikern und/oder aus Kindern zweier zuckerkranker Eltern zusammengesetzte Gruppen „genetischer" Praediabetiker wurden von CAMERINI-DAVALOS et al. (1963/64) und von FAJANS und CONN

(1964) untersucht; definitionsgemäß wiesen die Probanden eine normale orale Glukosetoleranz auf. Allerdings war im Kollektiv ein langsamerer Blutzuckerabfall im Vergleich zu nicht Belasteten feststellbar, der sich auch beim intravenösen Glukosetoleranztest zeigte, ohne daß die Grenze zum Diabetischen erreicht oder überschritten wurde.

Der Fettstoffwechsel ging bei den Untersuchten mit normalen Cholesterin- und Triglyceridwerten einher, der Spiegel der unveresterten Fettsäuren schien nüchtern erhöht zu sein und nach glukoseinduziertem Abfall verzögert zum Ausgangsniveau zurückzukehren.

Bei der Untersuchung der Organe und Systeme, denen im späteren Verlauf der Zuckerkrankheit Komplikationen drohen, zeigte die Funktion von Nervensystem, Nieren und großen Gefäßen keine Anomalien, ebensowenig der Augenhintergrund. Im Bereich der kleinen Gefäße erbrachte die elektrische Vaskulographie bei Praediabetikern häufiger abnorme Pulswellen der Fingerarterien, auf photographischen Aufnahmen der Conjunctivalgefäße war das Verhältnis Venula- zu Arteriolenweite zugunsten der Venenseite verschoben. Ohrläppchenbiopsien ließen Verdickungen der Gefäßwände durch PAS-positives Material erkennen, Nierenbiopsien Verdickungen der Basalmembranen der Glomerula sowie der Wände der zu- und abführenden Gefäße. Es muß betont werden, daß sämtliche Veränderungen häufig nicht aus dem Normbereich herausfielen, sondern nur im Kollektiv Unterschiede zu normalen Vergleichsgruppen boten (CAMERINI-DAVALOS, 1964). Im Gegensatz dazu konnten von LECOMPTE (1967) die Nierengefäßveränderungen nicht bestätigt werden, auch ØSTERBY-HANSEN und LUNDBAEK (1967) sahen elektronenmikroskopisch bei frisch entdeckten jugendlichen Diabetikern keine typischen Veränderungen. Die Insulinkonzentrationen im Serum waren sowohl bei biologischer Bestimmung der "insulin like activity" (ILA) (STEINKE et al., 1963) als auch bei immunologischer Messung (IMI) (SOELDNER, zit. CAMERINI-DAVALOS, 1964) im Nüchternzustand und nach oraler Glukosebelastung mäßig erhöht. CERASI und LUFT (1967) fanden bei gesunden Zwillingsgeschwistern von Diabetikern eine Störung der primären Insulinsekretion im Sinne eines herabgesetzten "Peaks".

Aufgrund ihrer geburtshilflichen Anomalien auf einen potentiellen Diabetes verdächtige Frauen wurden in größerer Zahl in unserem Arbeitskreis untersucht (DITSCHUNEIT et al., 1962a, 1964; MELANI et al., 1963; PFEIFFER, 1964a-c).

Der mittlere Nüchternblutzuckerspiegel lag etwas höher als bei Vergleichsgruppen, bei der oralen Traubenzuckerdoppelbelastung nach STAUB-TRAUGOTT überstieg der 2. Blutzuckergipfel den 1. nicht, bei der intravenösen Glukosebelastung fand sich eine Herabsetzung der Glukoseassimilation (K-Wert) noch innerhalb des Normbereiches. Erhöht waren auch die Nüchternspiegel der unveresterten Fettsäuren sowie von ILA und IMI, die reaktive Insulinausschüttung war dabei vermindert. Für alle diese frühen Untersuchungen des Insulinhaushaltes gilt jedoch die Einschränkung, daß der Faktor „Übergewicht" zu wenig beachtet worden ist. Wie im Kapitel über „Statik und Dynamik der Insulinsekretion bei Diabetes, Proto-Diabetes und Adipositas" (S. 123) ausführlich dargelegt ist, hat es sich gezeigt, daß die menschliche Fettsucht auch ohne diabetische Belastung einen reaktiven Hyperinsulinismus aufweist, der nur bei genauer Analyse des Verhaltens des immunologisch meßbaren Insulins zum Vorschein kommt. Neuere Messungen bei 12 potentiellen Diabetikern mit Normgewicht ließen nach intravenöser Glukosegabe keinen reaktiven Hyperinsulinismus erkennen (MELANI, 1968). SIMPSON, BENEDETTI,

GRODSKY, KARAM und FORSHAM (1968) fanden bei Probanden mit familiärer diabetischer Belastung einen zeitgerecht einsetzenden, aber in der Gipfelhöhe des "peaks" verminderten Insulinausstoß nach intravenöser Glukosegabe. Bis 30 min. nach Glucoseinjektion im Vergleich zu Normalpersonen verminderte Insulinwerte maßen ROJAS, SOELDNER, GLEASON, KAHN und MARBLE (1969) bei 14 normalgewichtigen Kindern zweier diabetischer Elternteile. Insgesamt scheint sich somit – zumindest im Kollektiv – eine verminderte reaktive Insulinausschüttung nach Glukosereiz als mögliches Charakteristikum des Insulinhaushaltes beim potentiellen Diabetes abzuzeichnen.

Untersuchungen des Hormonhaushaltes der auf Praediabetes verdächtigen Personen brachten keine sicheren Hinweise für eine Überfunktion von Schilddrüse oder Nebennierenmark. Für nicht völlig normale Befunde wie eine verwaschene Cortisoltagesrhythmik oder einen leicht erhöhten Wachstumshormonspiegel gilt die gleiche Einschränkung wie für das Insulinverhalten, daß der mögliche Einfluß des Übergewichtes nicht differenziert worden war (PFEIFFER, 1964; PFEIFFER und ZIEGLER, 1965).

Noch nicht sicher geklärt ist die Bedeutung des insulinantagonistischen Synalbuminfaktors, der bei hinsichtlich ihres Kohlenhydratstoffwechsels „gesunden" Herzinfarktpatienten, die nichtsdestoweniger später z. T. einen Diabetes entwickelten, erhöht gefunden wurde (VALLANCE-OWEN und LILLEY, 1961; vgl. Kapitel S. 105).

Zusammenfassend läßt sich der potentielle Diabetes als das früheste Vorstadium der Zuckerkrankheit charakterisieren, das in der Regel erst nach seinem Übergang in fortgeschrittenere Phasen sicher diagnostiziert werden kann. Wahrscheinlich weist es bereits eine Anzahl morphologischer und biochemischer Anomalien auf, deren diskretes Ausmaß jedoch eine diagnostische Verwertung im Einzelfall ausschließt. Die Veränderungen werden nur im Vergleich von untersuchten Kollektiven deutlich, sie geben jedoch wertvolle Hinweise für die Richtung zukünftiger Forschungen.

2. Latent-chemischer Diabetes / Subklinischer Diabetes

a) Definition

Das Diabetesstadium, das sich an den sog. Praediabetes anschließt, ist durch eine Kohlenhydratstoffwechsellage gekennzeichnet, die einer normalen Beanspruchung noch ohne erkennbare Funktionsstörung genügt, unter *besonderen Anforderungen* jedoch erste Insuffizienzzeichen, d. h. eine nicht mehr völlig normale Glukosetoleranz erkennen läßt. Das Stadium beginnt also mit dem Auftreten dieser Störungen und geht in das nächstfolgende Stadium über, sobald die Störungen auch unter *Normalbedingungen* bestehen bleiben. Wir finden noch normale Nüchternblutzucker und normale einfache Glukosetoleranzteste bei völliger Harnzuckerfreiheit. Die Stoffwechselbelastungen, die die Glukosetoleranz pathologisch werden lassen, können einmal z. B. durch Steroidgabe in diagnostischer Absicht provoziert werden, zum anderen etwa mit einer Schwangerschaft, einem Infekt oder auch einem Herzinfarkt verbunden sein. Bereits 1954 setzten FAJANS und CONN die kontrainsuläre Wirkung des Cortisons zur Aufdeckung latenter Kohlenhydratstoffwechselstörungen ein. Der Cortison-G.T.T. ist als pathologisch anzusehen, wenn es nach Gabe von 2 × 50 mg Cortison 8 und 1½ Stunden vor dem Test zu einem pathologischen Ausfall der zuvor normalen Toleranz kommt. Spontan läßt sich die Verschlechterung der Glukoseassimilation bei Prädisponierten während des Ablaufs der Schwangerschaft beobachten.

b) Kriterien

Zwischen den biochemischen Konstellationen des potentiellen und des latent-chemischen Diabetes bestehen keine wesentlichen Unterschiede. Dies ist um so mehr verständlich, als die konstruierte Differenzierung zwischen den beiden Stadien auf einem willkürlich ausgewählten Parameter, der unter Belastung pathologischen Glukosetoleranz beruht. Ein Teil latent-chemischer Diabetiker mag in den Gruppen der untersuchten Praediabetiker enthalten sein, da nicht bei allen Cortison-GTTs durchgeführt wurden. Spezielle Untersuchungen von reinen latent-chemischen Diabetikern, die mit der Ausführlichkeit der bei auf Praediabetes Verdächtigen vergleichbar wären, liegen nicht vor.

3. Latenter / Chemischer / Asymptomatischer Diabetes

a) Definition

Das Diabetesvorstadium, das noch normale Nüchternblutzuckerwerte bei Harnzuckerfreiheit aufweist, währenddessen jedoch sowohl orale als auch intravenöse Glukosetoleranzteste bereits pathologisch ausfallen, wird als latenter Diabetes bezeichnet. Synonym verwandt werden „chemischer" oder „latenter" bzw. „asymptomatischer" Diabetes (HAMWI et al., 1967). Die Grenze zwischen dem normalen und pathologischen Ausfall eines Tests ist von der jeweiligen Technik abhängig; die applizierten Glukosemengen, angewandten Blutzuckerbestimmungsmethoden etc. sind von Bedeutung. Einzelheiten über Normalbereiche, Altersabhängigkeit etc. sind aus dem entsprechenden Kapitel S. 947 zu ersehen.

b) Kriterien

Der subklinische Diabetes unterscheidet sich nur graduell von der leichten manifesten Zuckerkrankheit, so daß auf eine gesonderte Darstellung der einzelnen Befunde verzichtet werden kann. Geburtshilfliche Anomalien finden sich in gleicher Häufigkeit, die Entwicklung diabetischer Komplikationen ist äußerst selten. Die Bedeutung des latenten Diabetes liegt in der Möglichkeit, dieses Stadium mit einem verhältnismäßig geringen Aufwand (einfacher G.T.T., postprandiale Blutzuckerwerte) zu diagnostizieren und damit eine frühzeitige Behandlung zu versuchen (SOELDNER, 1968).

C. Manifester Diabetes

1. Definition

Die Diabetesmanifestation findet in erhöhten Nüchternblutzuckerwerten (je nach Bestimmungsverfahren über 100–120 mg%) bei wechselnd starker Harnzuckerausscheidung ihren Ausdruck. Da die Glukosetoleranzteste bereits beim subklinischen Diabetes pathologisch ausfallen, erübrigt sich ihre Durchführung zur Diagnosestellung oder zur Abgrenzung vom unmittelbaren Vorstadium.

2. Kriterien

Zahlreiche Untersuchungen haben beim manifesten primären Diabetes keinen Anhalt für eine sichere Überfunktion kontrainsulärer Faktoren im Sinne eines Gegenregulationdiabetes (SCHMIDT, 1930; BERTRAM, 1934; BARTELHEIMER, 1940) ergeben (vgl. Kapitel S. 871). Weder ein Hypersomatotropismus oder Hypercorticismus noch eine Überfunktion von Schilddrüse oder Nebennierenmark ließ sich schlüssig nachweisen. Faßbare biochemische Störungen betreffen nur den Kohlenhydrat-Insulinstoffwechsel. Beim totalen Ausfall der B-Zellen lassen sich im Blute nur noch niedrige Spiegel der möglicherweise nichtpankreatischen Ila messen, mit immunologischen Verfahren ist kein Insulin meßbar. Ein anderes Bild bietet die Konstellation des Altersdiabetikers. Die ILA-Bestimmung ließ eine Sekretionsstarre des altersdiabetischen Pankreas der mit Diät einstellbaren Probanden erkennen, auf Glukosegabe fanden sich nur unzureichende Insulinanstiege (PFEIFFER et al., 1960/61). Die Refraktärzeit bis zum Wiederansprechen der B-Zellen auf eine zweite Tolbutamidgabe war verlängert. Immunologische Insulinbestimmungen bestätigten diese Beobachtungen (PFEIFFER, 1967). Parenterale Glukosegaben riefen bei adipösen Diabetikern in gleicher Weise wie bei normalgewichtigen Zuckerkranken nur einen verminderten Insulinanstieg hervor (MELANI et al., 1966/67; MELANI, 1968) (Einzelheiten S. 123).

Noch ungeklärt ist die Bedeutung der Störung der primären Insulinausschüttung beim Altersdiabetes, zumal sie auch beim Gesunden ohne klinische Folgen fehlen kann (MELANI, 1968). Während die älteren Sulfonylharnstoffe hier auch keine Normalisierung hervorrufen, zeichnet sich von Seiten der neueren Präparate (z. B. Glibenclamid) eine Verbesserung der Insulinausschüttung bei gleichzeitiger oraler Kohlenhydratzufuhr (via intestinale Hormone?) ab (PFEIFFER, 1969).

Der manifeste Diabetes geht mit einer Vielzahl morphologischer Veränderungen an den verschiedensten Geweben des Körpers einher; offenbar besitzen bestimmte Organe eine gesteigerte Anfälligkeit oder Verletzlichkeit gegenüber der diabetischen Stoffwechselstörung. Möglicherweise ist auch die hypothetische, bisher unbewiesene diabetogene Noxe von Bedeutung, da keine strengen Korrelationen zwischen Diabetesschwere, -dauer und der Entwicklung von Komplikationen bestehen. Einzelheiten sind in den Kapiteln über die diabetische Nephropathie (S. 683), Retinopathie (S. 659), Neuropathie (S. 607) und Angiopathie (S. 649) zu entnehmen.

3. Klinik des manifesten Diabetes

Die Zuckerkrankheit zeigt einen schicksalhaften Verlauf durch ihre verschiedenen Phasen; die Geschwindigkeit des Verlaufsprozesses vom potentiellen zum manifesten Diabetes entscheidet über die klinische Ausprägung des individuellen Krankheitsbildes. Wird der Weg von der reinen genetischen Belastung zum Krankheitsausbruch in wenigen Monaten oder Wochen durchschritten, bietet sich uns das Bild des juvenilen Diabetes (Abb. 1).

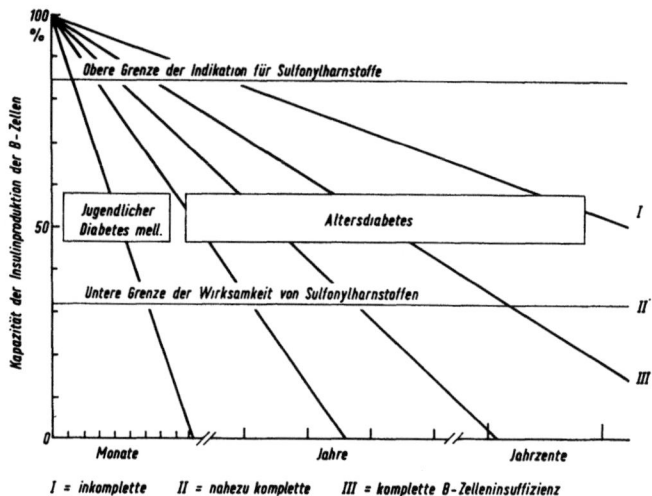

Abb. 1: Unterschiedliche Progressionsgeschwindigkeit bis zur Ausbildung der kompletten B-Zelleninsuffizienz beim primären, genetischen Diabetes mellitus des Menschen (Aus PFEIFFER, 1965)

Zumeist bleiben die Vorstadien dabei unentdeckt, die Erkrankung tritt erst in der Manifestation und nicht selten im Koma in Erscheinung. Warum die Progredienz in diesen Fällen so schnell verläuft, liegt völlig im Unklaren; eine präventive therapeutische Beeinflussung ist nur sehr selten und beschränkt möglich. Im Gegensatz dazu charakterisiert der Verlauf bis zur Manifestation über Jahrzehnte das Schicksal des Altersdiabetikers. Bei ihm ist eine Anzahl exogener Einflüsse auf die Progressionsgeschwindigkeit bekannt, frühzeitige Behandlungsversuche sind von wesentlicher Bedeutung. Tabelle 3 gibt eine Übersicht über charakteristische Unterschiede der beiden Diabetesformen.

Tab. 3 gibt insofern eine vereinfachte Darstellung, als der jugendliche Diabetes in jedem Falle ein Endstadium darstellt, der Altersdiabetes jedoch ein Durchgangsstadium, dessen relatives Insulindefizit bei genügend langem Verlauf in einen absoluten Mangel übergehen kann. In diesem Falle nähern sich die Krankheitsformen wiederum an. Häufig verläuft die Progression des Altersdiabetes jedoch – insbesondere bei sorgfältiger Behandlung und Einstellung – so langsam, daß die völlige Erschöpfung der B-Zellen nicht mehr erlebt wird.

Zahlenmäßig tritt die Manifestation im Kindes- und Jugendalter weit seltener auf als in der zweiten Lebenshälfte; allein im 5. und 6. Lebensjahrzehnt werden über 50% aller Diabetesfälle manifest, nur 16.1% vor dem 40. Lebensjahr (Tab. 4).

Hierbei stimmen die Angaben über den Krankheitsausbruch beim jugendlichen Diabetes wegen der stärkeren Symptomatik genauer mit der Stoffwechselentgleisung überein als beim Altersdiabetes, bei dem der Diagnosestellung nicht selten ein Stadium der unerkannten Zuckerkrankheit vorausgeht.

Tab. 3: Charakteristische Unterschiede zwischen den beiden Formen des primären Diabetes (nach Duncan, 1960)

	Jugendlicher (juveniler) Diabetes	Altersdiabetes
Manifestationsalter	Kindheit oder Jugendalter (meist < 15 J.)	Mittleres bis spätes Alter (meist > 40 J.)
Geschlechtsverhältnis	♂ = ♀	♂ < ♀
Ausbruch	Akut oder subakut	Allmählich
Klassische Symptome (Durst, Polyurie etc.)	Vorhanden	Fehlen nicht selten
Gewicht	Häufig Untergewicht	Meist Übergewicht (> 80 %)
Ketoseneigung	Ausgeprägt	Selten
Insulinempfindlichkeit	Deutlich	Verhältnismäßig gering
Seruminsulin	Fehlt oder minimal	subnormal bis erhöht (Bei gleichzeitiger Adipositas)
Ansprechen auf β-zytotrope Antidiabetica	Fehlt	Gut
Entwicklung von Komplikationen	Rasch	Langsam

Tab. 4: Die Altersverteilung bei Manifestation bei 2522 Diabetikern (nach Bell, 1960)

Alter beim Ausbruch des Diabetes	Zahl der Fälle	% pro Dekade
0–10	39	1,5
10–20	94	3,7
20–30	111	4,4
30–40	164	6,5
40–50	363	14,4
50–60	645	25,6
60–70	646	25,6
70–80	344	13,6
80–90	116	4,6
Summe	2522	100,0

a) Verlauf des jugendlichen Diabetes

Der unbehandelte juvenile Diabetiker bietet das Bild, das die Krankheit bis zur Entdeckung des Insulins gekennzeichnet hat. In Tabelle 5 sind die Symptome aufgeführt, die hier wesentlich häufiger auftreten als beim Altersdiabetes. Das Versagen der Blutzuckerhomöostase führt durch die ständige Glykosurie und ungenügende Glukoseverwertung zur Gewichtsabnahme, selten bis zur Kachexie. Die Glykosurie bewirkt die charakteristische Zwangspolyurie („Zuckerharnruhr"), oft mit Nykturie, die wiederum durch den Flüssigkeitsverlust quälenden Durst mit sich bringt. Müdigkeit, körperliche und geistige Leistungsunfähigkeit nehmen zu. Die Gefahr der Azidose ist ständig gegeben und entscheidet durch das sich entwickelnde Coma diabeticum häufig das Schicksal des Kranken.

Tab. 5: Symptome des jugendlichen Diabetes bei Diagnosestellung (nach Danowski, 1964)

Symptom	Häufigkeit (%)
Polyurie	78
Polydipsie	76
Gewichtsverlust	58
Erschöpfung	49
Polyphagie	44
Nykturie	39
Reizbarkeit	20
Azidose-Coma	18
Erbrechen	15
Bauchschmerzen	14
Enuresis	13

Unter Insulinbehandlung (vgl. S. 1113) geht diese Symptomatik schlagartig zurück. Durch konsequente Dauertherapie läßt sich ein befriedigender Zustand der „bedingten Gesundheit" erreichen, der lediglich mit einer gewissen Gefährdung einer Stoffwechselentgleisung einhergeht. Die zeitliche Dauer dieses Zustands hängt von der Entwicklung der diabetischen Komplikationen ab, die naturgemäß mit der Verlängerung der Lebenszeit der Zuckerkranken zugenommen haben. Während in der Vorinsulinära nur 17% der Diabetiker die Entwicklung von Gefäßschäden erlebten, da sie zumeist nach wenigen Jahren starben, müssen die heutigen Zuckerkranken mit dem Gewinn ihres verlängerten Lebens eine Zunahme der degenerativen Gefäßerkrankungen (bei 70% der Diabetiker) in Kauf nehmen.

Der gut eingestellte juvenile Diabetiker bietet klinisch keine Auffälligkeiten. Die erwünschte Sicherheitsglykosurie von 5–10 g/24 Std. führt noch nicht zu größerem Durst. Gefahren drohen von Seiten der Insulinüberdosierung als hypoglykämischer Schock. Bei länger bestehender Insulintherapie kennt der Kranke die Symptome wie Schweißausbruch, Zittern, Schwindel und begegnet ihr durch Zufuhr von Zucker (Obstsaft, mehrere Stückchen Würfelzucker); neu eingestellte Kranke sind auf diese Erscheinungen hinzuweisen (Einzelheiten der Behandlung des juvenilen Diabetes, S. 555 und S. 1113).

Weiterhin ist der Zuckerkranke durch Infektionen stärker gefährdet als der Stoffwechselgesunde. Sie werden als Hautparasitismus im Genitalbereich durch die Glykosurie begünstigt und äußern sich als lästiger Pruritus; Furunkulosen und Pyodermien können sich besonders am Stamm und Nacken entwickeln (und sollen beim scheinbar Gesunden zur Zuckeruntersuchung Veranlassung geben). Allgemeininfektionen (die Tuberkulosegefährdung ist erhöht!) verlangen eine besonders genaue Stoffwechselüberwachung, da der Insulinbedarf des Organismus steigt und der Ausfall der regelmäßigen körperlichen Bewegung, deren Wirkung ja in die Normaleinstellung einbezogen ist, einen zusätzlichen Blutzuckeranstieg mit sich bringt. Entsprechendes gilt für chirurgische Erkrankungen (Frakturen mit Ruhigstellung, notwendige Operationen etc.). Der länger bestehende Diabetes führt beim männlichen Geschlecht häufig zur Impotenz, ursächlich scheint ein hypogonadotroper Hypogonadismus zu sein (S. 571). Bei der Frau werden Menstruationsstörungen dagegen nicht so oft gesehen, die Konzeptionsfähigkeit ist nahezu normal (die geburtshilflichen Anomalien wurden oben S. 422 erwähnt).

b) Altersdiabetes

Der typische Altersdiabetes weist in der Regel in den Jahren (bis Jahrzehnten) vor der Manifestation seiner Erkrankung ein mehr oder weniger stark ausgeprägtes Übergewicht auf. Das Ausmaß der Fettsucht entscheidet als ein wesentlicher Faktor über den Zeitpunkt des Eintritts der Manifestation. Diese Tatsache spiegelt sich am besten in der Abnahme der Diabetesmortalität während der Zeiten einer Lebensmittelrationierung (Abb. 2) sowie im Anstieg der Behandlungsfälle in unserer früheren Diabetiker-Ambulanz in Frankfurt/Main mit der Zunahme der Überernährung in den Jahren nach 1948 wider (Abb. 3).

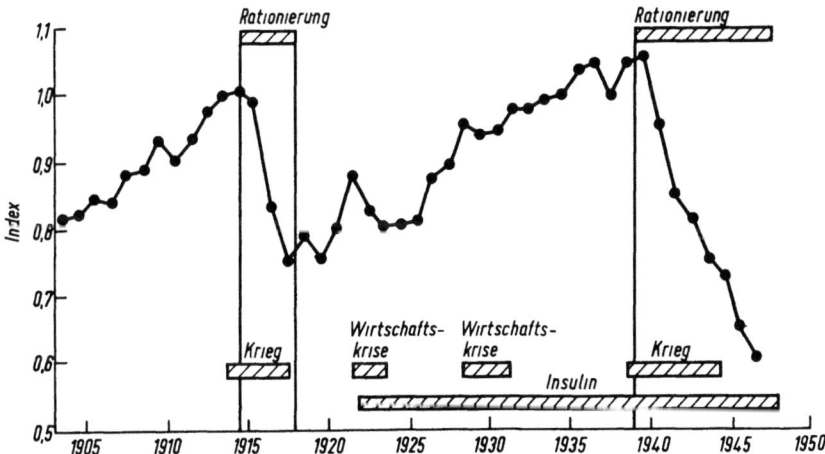

Abb. 2: Die Diabetes-Mortalität in England und Wales: Vergleichende Mortalitäts-Indices (Basis 1938). Deutlicher Einfluß der Ernährungseinschränkungen. (HIMSWORTH, 1949; zit. PYKE, 1968)

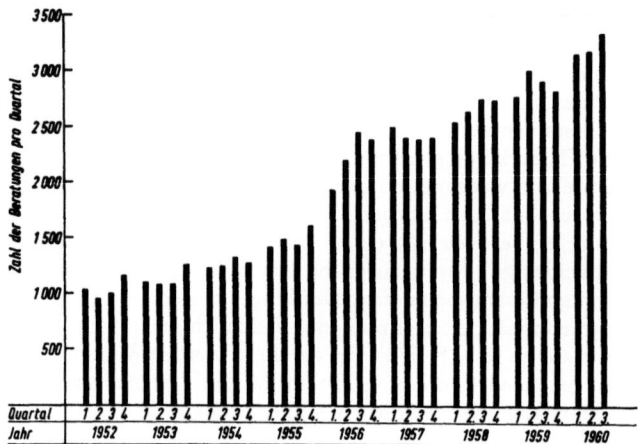

Abb. 3: Zahl der Beratungen pro Vierteljahr in der Diabetiker-Ambulanz der I Med. Univ. Klinik Frankfurt a. M. während der Jahre 1952–1960 (Aus: SCHÖFFLING, DITSCHUNEIT und PFEIFFER, 1961)

Diese Veränderungen laufen fast nur auf Kosten der Fallzahlen der Altersdiabetiker ab, da die Manifestation des jugendlichen Diabetes wesentlich weniger von Faktoren der Ernährung beeinflußt wird.

Heute wird bereits ein erheblicher Anteil der diabetisch Belasteten im latenten Stadium durch Routine- und Reihenuntersuchungen oder auf Grund von Suchtesten bei bestimmten Krankheiten, die gern mit der Zuckerkrankheit vergesellschaftet sind, vor dem Auftreten eigentlicher klinischer Symptome entdeckt. Auf Seite 333 und 365 wird die Häufigkeit der Entdeckung bislang unbekannter Diabetesfälle in verschiedenen Bevölkerungsschichten in geographischen Bezirken dargelegt. Diabetessuchteste (G. T. T.) werden in vielen Kliniken bei bestimmten Erkrankungen wie Herzinfarkt, Durchblutungsstörungen, apoplektischen Insulten, Fettstoffwechselstörungen einschließlich Fettsucht und Gicht routinemäßig durchgeführt, auf die geburtshilflichen Komplikationen als Indikation zur Kohlenhydratstoffwechseluntersuchung wurde oben S. 423 genauer eingegangen. Neben den zufällig entdeckten Altersdiabetikern entwickelt eine beträchtliche Anzahl von Kranken die beim jugendlichen Diabetes dargelegte Symptomatik, die Erscheinungen treten jedoch schleichend, häufig uncharakteristisch und in Remissionen auf. In einem Prozeß, der sich über Monate hinziehen kann, kommt es allmählich zur mäßigen Gewichtsabnahme, Harnflut und Durst steigern sich, allgemeiner Leistungsabfall und Müdigkeit kommen hinzu. Dermatologische Komplikationen wie Pruritis und Pyodermien oder auch Potenzstörungen beim Manne können Hinweise geben.

Die Therapie hat die weitgehende Normalisierung der Blutzuckerwerte zum Ziel. Nicht selten kann dieses Ziel durch konsequente Diabetes-Diät (S. 1019) erreicht werden. Einer der wesentlichsten Faktoren ist hierbei der Abbau des Übergewichtes. Wenn es gelingt, die Adipositas des Altersdiabetikers spürbar zu vermindern, kann mit einer Vereinfachung der Behandlung gerechnet werden. So werden sogar insulinbedürftige Adipöse wieder auf orale Antidiabetica einstellbar, tablettenbedürftige beherrschen ihre Stoffwechselstörung mit Diät allein. Besondere Bedeutung besitzt diese Erfahrung für die präventive Behandlung latenter oder latent-chemischer Diabetiker. Hier kann die frühzeitige Gewichtsnormalisierung zu einer echten Verzögerung, ja Verhinderung der Diabetesprogression und -Manifestation führen, wie sich z. B. besonders bei interessierten Personengruppen wie Luftfahrtpiloten gezeigt hat, denen die Entziehung der Fluglizenz bei diabetischer Stoffwechsellage droht. Der Abbau des Übergewichtes führte bei diesen besonders kooperativen Patienten zu deutlichen Verbesserungen der Kohlenhydratstoffwechsellage bis zum völligen Verschwinden nicht zu schwerer Störungen (KRALL, 1968; eigene Beobachtungen).

Die Verbreitung der oralen β-zytotropen Antidiabetica seit 1955 hat die Behandlung des Altersdiabetes weitgehend vereinfacht (Einzelheiten S. 1211).

Für die Überwachung des Altersdiabetikers hinsichtlich Sekundärerkrankungen gilt das beim juvenilen Diabetes gesagte. Zusätzliche Aufmerksamkeit gilt der Gefährdung durch altersmäßig zunehmende Gefäßerscheinungen (Hypertonie, Coronar- und Cerebralsklerose).

III. Prognose des Diabetes

Die Prognose des Diabetes beruht auf einer Vielzahl von Faktoren, die im individuellen Falle berücksichtigt werden müssen: Lebensalter bei Diabetesmanifestation, Güte der Einstellung, belastende Einflüsse wie Übergewicht etc. Die Änderung der Prognose durch neue Behandlungsmethoden, neue Medikamente kann nur geschätzt werden. So sind auch die Aussichten unbehandelter (Vorinsulinära) und insulinbehandelter Diabetiker statistisch am besten belegt; natürlich muß aber auch bei ihrer Prognose der Fortschritt der übrigen Medizin in Rechnung gestellt werden.

A. Lebenserwartung des Diabetikers

Die Durchsicht der ausführlichen Daten der JOSLIN-Klinik macht die grundlegenden Verbesserungen der Prognose des Diabetes hinsichtlich der Lebensdauer deutlich. Tab. 6 gibt eine Übersicht über die Zunahme der durchschnittlichen Diabetesdauer bis zum Tode sowie über das mittlere Lebensalter der Diabetiker zum Zeitpunkt des Todes zwischen 1897 und 1957.

Noch mehr haben sich die Aussichten diabetischer Kinder verbessert: ihre Diabetesdauer ist im gleichen Zeitraum von 1,3 Jahren auf 26,4 Jahren angestiegen. Den Vergleich mit der Gesamtbevölkerung ermöglicht Tab. 7; aus ihr geht hervor, daß die Mortalität der Diabetiker trotz der Verbesserung ihrer Aussichten noch deutlich über der Gesamtbevölkerung liegt. Bemerkenswert ist dabei, daß die höhere Lebenserwartung des weiblichen gegenüber dem männlichen Geschlecht, die bei der Gesamtbevölkerung besonders im höheren Alter zum Ausdruck kommt, in dieser Periode beim Diabetiker nicht beobachtet wird, nach dem 65. Lebensjahr sind die Chancen für Zuckerkranke beider Geschlechter gleich.

In der vergangenen Dekade 1960–1970 ist ein weiteres Ansteigen der Lebenserwartung der Diabetiker anzunehmen. Ob dabei eine weitere Annäherung an die

Tab. 6: Mittelwerte des Sterbealters und der Diabetesdauer zwischen 1897 und 1957 (Nach Joslin, 1959)

Ära	Zahl der Todesfälle	Mittleres Lebensalter beim Tode	Mittlere Diabetesdauer
Naunyn			
1897–31. 5. 1914	326	44,5	4,9
Allen			
1. 6. 1914– 6. 8. 1922	836	46,7	6,1
Banting			
7. 8. 1922–31. 12. 1925	538	54,3	7,5
1. 1. 1926–31. 12. 1929	919	60,0	8,4
1. 1. 1930–31. 12. 1936	2681	63,0	10,3
Hagedorn			
1. 1. 1937–31. 12. 1943	3623	65,1	12,1
1. 1. 1944–31. 12. 1949	4116	–	13,7
Best			
1. 1. 1950–31. 12. 1955	4376	64,7	15,6
1. 1. 1956–11. 12. 1957	640	64,7	18,7

Tab. 7: Vergleich der Mortalität der Diabetiker der Joslin-Clinic 1950–1960 mit derjenigen der weißen Bevölkerung von Neu-England 1949–1959 [1] (Nach Constam, 1965)

Erreichtes Alter in Jahren	Mortalität per 1000				Verhältnis der Diabetiker- zur Gesamtbevölkerungsmortalität	
	Diabetiker		Gesamtbevölkerung			
	Männer	Frauen	Männer	Frauen	Männer	Frauen
5–14	0,9[2]	0,8[2]	0,5	0,3	1,8	2,7
15–24	5,4[3]	0,8[2]	1,2	0,6	4,5	1,3
25–34	10,3[3]	15,3	1,4	1,1	7,4	13,9
35–44	16,1	10,4[3]	3,7	2,3	4,4	4,5
45–54	21,5	18,2	10,3	5,8	2,1	3,1
55–64	44,9	35,7	24,7	14,6	1,8	2,4
65–74	84,8	85,5	53,0	35,7	1,6	2,4

[1] Aus *Entmacher* u. Mitarb. (1964)
[2] Basiert auf < 5 Todesfälle
[3] Basiert auf 5–19 Todesfälle

allgemeine Erwartung erfolgt, kann wegen fehlender Statistiken noch nicht ausgesagt werden.

Mit der Änderung der Lebenserwartung geht eine Verschiebung der Todesursachen einher (Tab. 8). Während der Tod im Coma von 63,8 % auf 1,1 % zurückgegangen ist, haben die Gefäßkrankheiten von 17,5 auf 77,9 % zugenommen.

Einem leichten Rückgang der Infektionen steht eine Zunahme der Malignomfälle gegenüber. Eine Übersicht aus unserem Raume aus dem Zeitraum 1942-1954 liefert etwas andere Zahlenverhältnisse; hierbei ist jedoch die verschiedene Struktur des Patientengutes zu berücksichtigen, Tabelle 9 umfaßt nur stationäre Fälle.

Tab. 8: Hauptsächliche Todesursachen bei Diabetikern der Joslin-Clinic (Nach Joslin, 1959, und Entmacher und Marks, 1965)

Todesursache	1898– 31. 5. 1914 %	1. 6. 1914– 6. 8. 1922 %	1. 1. 1950– 31. 12. 1955 %	1. 1. 1956– 11. 12. 1957 %	1960–1964 %
Coma diab. (primäres)	63,8	41,5	1,3	1,1	1,1
Herz-Nieren-Gefäß-Störungen	17,5	24,6	76,3	77,7	77,9
Infektionen außer Tuberkulose	7,4	12,7	5,4	3,9	5,8
Tuberkulose	4,9	4,9	0,7	0,2	
Krebs	1,5	3,8	10,3	11,3	9,5
Unfälle	0,0	0,8	2,0	1,7	1,7
Inanition	0,3	2,2	0,0	0,0	
Selbstmord	0,3	0,2	0,5	0,5	
Hypoglykämie	0,0	0,0	0,2	0,2	
Übrige, z. T. nicht bekannte Ursachen	4,3	9,3	3,3	3,4	4,0
Zahl der Todesfälle	326	836	4376	640	2634

Tab. 9: Zusammenstellung über die Todesursachen von 196 Diabetikern und ihre prozentuale Verteilung in den einzelnen Zeitabschnitten (Aus Schöffling und Graeve, 1956)

Gruppe Todesursache	Zahl der Fälle	Prozentuale Verteilung der Todesursachen		
		1942–54	1942–48	1948–54
A. Diabetes mellitus	19	9,7 %	10,4 %	9,2 %
1. primäres Coma	17	8,6 %	8,1 %	9,2 %
2. hypoglyk. Schock	2	1,1 %	2,3 %	0,0 %
B. Kard.-vask.-renale Erkr.	97	49,5 %	35,6 %	60,6 %
1. Hirnerweichung	37	18,9 %	14,9 %	22,0 %
2. Hirnblutungen	12	6,2 %	3,4 %	8,3 %
3. Embolie (Lunge und Mesenterium)	10	5,1 %	1,1 %	8,3 %
4. Herzinfarkt	14	7,1 %	4,5 %	9,2 %
5. Extr. Gangrän	3	1,5 %	2,3 %	0,9 %
6. Urämie b. KWS[1]	7	3,6 %	3,4 %	3,7 %
7. Schweres nephrotisches Syndrom bei KWS	3	1,5 %	1,1 %	1,8 %

Gruppe	Todesursache	Zahl der Fälle	Prozentuale Verteilung der Todesursachen		
			1942–54	1942–48	1948–54
	8. Herzversagen bei schw. Myodegeneratio cordis	9	4,6 %	3,4 %	5,5 %
	9. Endo- u. Pankarditis	2	1,0 %	1,1 %	0,9 %
C.	Entzündungen	52	26,5 %	38,0 %	17,4 %
	1. Lungentuberkulose	10	5,1 %	5,7 %	4,6 %
	2. Lungenentzündung (m. Abszeß u. Gangrän)	16	8,1 %	16,2 %	1,8 %
	3. Schw. Harnwegsinfekte (z. T. mit Kolisepsis)	10[2]	5,1 %	5,7 %	4,6 %
	4. Sepsis u. Pyämie	9	4,6 %	8,1 %	1,8 %
	5. Sonstige Entz.	7	3,6 %	2,9 %	4,6 %
D.	Maligne Tumoren	10[3]	5,1 %	5,7 %	4,6 %
E.	Leberkrankheiten	13	6,6 %	6,9 %	6,4 %
	1. Leberzirrhose	7	3,6 %	2,3 %	4,6 %
	2. Hämochromatose	2	1,0 %	2,3 %	0,0 %
	3. Akute Dystrophie	4	2,0 %	2,3 %	1,8 %
F.	Sonstige Todesursachen (Suizid, Operationsfolgen u. a.)	5	2,6 %	3,4 %	1,8 %

[1] KWS = Kimmelstiel-Wilson-Syndrom
[2] Davon 5 Kranke beim Tode urämisch.
[3] Davon kein Kranker mit Pankreaskarzinom.

B. Prognose hinsichtlich Komplikationen

Die Einzelheiten der diabetischen Spätsymptome werden in den speziellen Abschnitten dieses Bandes abgehandelt (Angiopathie S. 649, Encephalopathie S. 719, Nephropathie S. 683, Ophthalmopathie S. 659, Neuropathie S. 607). Einen Überblick über die Häufigkeit dieser Erscheinungen nach 20–30jähriger Diabetesdauer gibt Tab. 10.

Diese Daten von CONSTAM (1965) liegen etwas günstiger als bei anderen Kollektiven, wahrscheinlich liegt eine besondere Bereitschaft der Patienten zur Kooperation zugrunde. Am häufigsten sind Augen und periphere Gefäßschäden zu beobachten, es folgen coronare Angiopathien und Hypertonien. Der Zusammenhang zwischen der Güte der Diabeteseinstellung und der Häufigkeit von Sekundärkomplikationen wird durch Tabelle 11 dargelegt. Hierbei zeichnet sich die Tendenz ab, daß in der Anfangszeit gut und später schlecht eingestellte Diabetiker eine bessere Prognose haben als Patienten mit der umgekehrten Konstellation. Das Auftreten mehrerer Komplikationen auch bei immer guter Einstellung bedeutet, daß auch eine Vermeidung gröberer Stoffwechselstörungen keine Garantie für die Symptomfreiheit nach längerer Dauer der Zuckerkrankheit bietet; in diesen Fällen muß eine besondere Anfälligkeit der betroffenen Organe angenommen werden.

Tab. 10: Die Häufigkeit von Spätsymptomen nach 20-, 25- und 30jähriger Dauer der Diabetes mellitus (Aus Constam, 1965)

Dauer des Diabetes	20 Jahre			25 Jahre			30 Jahre		
	alle	♂	♀	alle	♂	♀	alle	♂	♀
Periphere Angiopathie	130	69	61	82	40	42	39	23	16
Coronare Angiopathie	116	60	56	73	44	29	34	22	12
Cerebrale Angiopathie	57	32	25	37	22	15	15	12	3
Hypertonie	115	58	57	63	26	37	25	16	9
Proteinurie	77	46	31	35	14	21	15	12	3
Ophthalmopathie	150	77	73	90	44	46	37	26	11
Neuropathie	96	52	45	62	25	37	32	18	14
Anzahl der Diabetiker	300	164	136	160	83	77	67	40	27

Tab. 11: Beziehungen zwischen Verlauf des Diabetes 20 Jahre nach seinem ersten Manifestwerden und der Qualität der Therapie (Aus Constam, 1965)

Spätsymptome	Therapie				
	immer schlecht	wechselnd	anfangs schlecht, später gut	anfangs gut, später schlecht	immer gut
Keine	3	8	1	4	52
1–2	5	30	10	6	24
>2	65	59	21	5	7
Total	73	97	32	15	83

Umgekehrt muß jedoch auf jeden Fall mit einer Beschleunigung der Entwicklung von Komplikationen und ihres Schweregrades gerechnet werden, wenn nicht die optimale Einstellung angestrebt wird.

Insgesamt unterscheiden sich der juvenile und der Altersdiabetes auch deutlich hinsichtlich ihrer Prognose. Ein in der Kindheit Erkrankter wird ohne weitergehende Beschwerden ein bis zwei Jahrzehnte erleben, später muß jedoch zunehmend mit Sekundärerscheinungen gerechnet werden, die letztlich eine deutliche Verkürzung der Lebenserwartung bedingen. Erblindung ist bei jugendlichen Diabetikern die häufigste Ursache der Frühinvalidität (CONSTAM, 1965).

Beim Altersdiabetiker sind die Aussichten wesentlich günstiger. Durch das Zusammentreffen der Faktoren des Alters und des Diabetes stehen cardiale und periphere Angiopathien im Vordergrund. Bei später Manifestation der Zuckerkrankheit ist die Lebenserwartung kaum gemindert.

Auf jeden Fall muß der Überwachung des Patienten von Anfang an strengste Aufmerksamkeit geschenkt werden, um die Ausbildung von Spätschäden auf ein unvermeidbares Ausmaß zu beschränken. Die Kooperation des Patienten ist unerläßlich, mit seiner Intelligenz und Einsichtigkeit in das Wesen seiner Erkrankung bessern sich seine Chancen. Besondere Anstrengungen verdient die präventive Behandlung latent-chemischer und subklinischer Diabetiker, da ihr Lebensschicksal bei frühzeitiger Erkennung und Therapie entscheidend beeinflußt werden kann.

IV. Zusammenfassung

Für die Unterteilung des heterogenen Krankheitsbildes des Diabetes mellitus bieten sich vor allem ätiologische und klinische Gesichtspunkte an. Im Hinblick auf die Ätiologie lassen sich die sekundären Formen durch Ausfall des Pankreas, endogene und exogene endokrine Überfunktionszustände oder diabetogene Medikamente vom eigentlichen primären, hereditären Diabetes abgrenzen; ihm gehört die Mehrzahl der Zuckerkranken an. Die Lebensphase bis zur Manifestation des Diabetes wird als Protodiabetes bezeichnet und läßt sich nach Kriterien der Kohlenhydratstoffwechselstörung differenzieren: 1. der potentielle oder Prae-Diabetes reicht von der Konzeption bis zum Auftreten erster Störungen der Glukosetoleranz unter besonderen Belastungen, 2. das anschließende subklinische Stadium endet, sobald die Glukosetoleranz auch unter Normalbedingungen gestört ist, 3. der latente oder chemische Diabetes geht in den manifesten klinischen über, sobald die klassischen Symptome der Hyperglykämie und Glykosurie auftreten.

Die Diabetesvorstadien sind durch das vermehrte Auftreten geburtshilflicher Komplikationen bei der Frau gekennzeichnet. Die Identifizierung einer endogenen diabetogenen Noxe gelang bisher nicht; von zahlreichen biochemischen (Dysinsulinismus) und morphologischen Anomalien (Mikroangiopathie), die sich u. U. im Kollektiv abzeichneten, konnte keine verläßliche Diagnostik im Einzelfall abgeleitet werden. Die gestörte Dynamik der Insulinsekretion bei Adipositas muß von den Diabetesvorstadien abstrahiert werden.

Je nach Progressionsgeschwindigkeit des diabetischen Geschehens in Monaten oder Jahrzehnten entwickelt sich das klinische Bild des juvenilen oder des Altersdiabetes mit charakteristischen Unterschieden in Symptomatik, Therapie und Verlauf. Die inkomplette β-Zellinsuffizienz des Altersdiabetes ermöglicht häufig eine Behandlung mit Diät allein oder mit oralen Antidiabetica, die Ausschaltung ungünstiger Faktoren (Übergewicht) führt oft zu Verbesserungen der Stoffwechsellage und Remissionen.

Die früher fast unfauste Prognose des Diabetes hat sich seit Entdeckung des Insulins entscheidend verbessert. Heute sind die Lebenserwartungen gegenüber der Normalbevölkerung nicht mehr entscheidend, sondern nur noch graduell verringert. Bei den Todesursachen stehen Gefäßstörungen weit an der Spitze; diese Beobachtung spiegelt sich auch in der Entwicklung der diabetischen Komplikationen wider. Präventivmedizinisch ist die individuelle optimale Diabeteseinstellung die günstigste Voraussetzung zur Vermeidung oder Verzögerung des Auftretens von Spätfolgen an Gefäß- und Nervensystem.

Literatur

BARTELHEIMER, H.: Extrainsuläre hormonale Regulatoren im diabetischen Stoffwechsel. Ergebn. inn. Med. Kinderheilk. *59*, 595–752 (1940)

BEEK, C. C. VAN: Kan men aan een doodgeborene de diagnose diabetes mellitus der moeder stellen. Ned. T. voor Geneesk. *83*, 5973 (1939)

BELL, E. T.: Diabetes mellitus. A clinical and pathological study of 2529 cases. Thomas, Springfield 1960

BERTRAM, F.: Die Zuckerkrankheit. 1. Aufl. Leipzig 1934

BLANCO: zit. JOSLIN (1928)

CAMERINI-DAVALOS, R. A.: Prediabetes. V. Congr. Internat. Diab. Fed., Toronto 1964

– I. B. CAULFIELD, S. B. REES, O. LOZANO-CASTANEDA, S. NALDJIAN und A. MARBLE: Preliminary observations on subjects with prediabetes. Diabetes *12*, 508–518 (1963)

COLORINI: zit. SPRINGER (1924)

CONN, J. W.: Expanding concepts of diabetes mellitus. Dysinsulinism and microangiopathy. Modern Medicine 130–139 (1964)

– und S. S. FAJANS: The prediabetic state. Amer. J. Med. *31*, 839–850 (1961)

CONSTAM, G. R.: Zur Spätprognose des Diabetes mellitus. Helv. Med. Acta *32*, 287–306 (1965)

DANOWSKI, T. S.: Clinical manifestations in newborns, older infants and children. In: Diabetes mellitus, diagnosis and treatment. T. S. DANOWSKI, Ed. Amer. Diab. Ass p. 19 (1964)

DITSCHUNEIT, H.: Der Praediabetes. Dtsch. Med. Wschr. *90*, 1925–1931 (1965)

– K. JUNG, G. MARTINEK, H. KOLB, R. ZIEGLER, R. ROADI, H. J. PALLASKE und U. BROGHAMMER: Über die Seruminsulinwirkung von Stoffwechselgesunden und prädiabetischen Schwangeren im Nüchternserum und nach intravenösen Glucosebelastungen. 22. Tagg. Dtsch. Ges. f. Verdauungs- und Stoffwechselkrankh., Wiesbaden 1964

– H. KOLB, C. H. WAHL, R. MORCOS, W. H. ROTT und E. F. PFEIFFER: Untersuchungen zur Regulation des Kohlenhydratstoffwechsels bei Praediabetes. 10. Symp. Dtsch. Ges. Endokrinol., Wien 1963. p. 260–265. Springer-Verlag, Berlin–Göttingen–Heidelberg 1964

– H. MORCOS, F. MELANI, R. ZIEGLER, G. MACHT, H. KOLB, D. GRIEBNER, D. BERG und E. F. PFEIFFER: Vergleichende Untersuchungen über die Glucoseassimilation bei stoffwechselgesunden und praediabetischen Schwangeren und ihren Neugeborenen. Progr. V. Congr. Internat. Diab. Fed., Toronto, Abstr. Nr. 135 (1964)

– E. F. PFEIFFER, R. CUENDET, H. KOLB, CH. WAHL und W. H. ROTT: Über die Seruminsulinwirkung bei Stoffwechselgesunden und Diabetikern. I. Symp. Dtsch. Diab. Kom. „Fortschritte der Diabetesforschung", Düsseldorf 1962. OBERDISSE-JAHNKE, Herausg. p. 37–43. Georg Thieme Verlag, Stuttgart 1963

DUNCAN, G. G.: Early clinical picture of diabetes. In: Diabetes. R. H. WILLIAMS, Ed. p. 370. Hoeber, New York 1960

ENTMACHER, P. S. und H. H. MARKS: Diabetes in 1964: a world survey. Diabetes *14*, 212–223 (1965)

– H. F. ROOT und H. H. MARKS: Longevity of diabetic patients in recent years. Diabetes *13*, 373–377 (1964)

FAJANS, S. S. und J. W. CONN: An approach to the prediction of diabetes mellitus by modification of the glucose tolerance test with cortisone. Diabetes *3*, 296–302 (1954)

– – Comments on the cortisone-glucose tolerance test. Diabetes *10*, 63–67 (1961)

– – Genetics and early course of diabetes mellitus. V. Congr. Internat. Diab. Fed., Toronto 1964

FITZGERALD, M. G., J. M. MALINS und D. J. O'SULLIVAN: Prevalence of diabetes in women thirteen years after bearing a big baby. Lancet I, 1250–1252 (1961)

GIESE, H. G.: Unveröffentlichte Bemerkung (1964)

GÜNTHER, O.: Probleme der Genetik des Diabetes mellitus. Internist *4*, 374–384 (1963)

HAMWI, G. J., S. S. FAJANS, G. F. CAHILL, W. V. GREENBERG, R. C. HARDIN, E. A. HAUNZ,

D. M. Kipnis, R. H. Unger und K. M. West: Classification of genetic diabetes mellitus. Diabetes *16*, 540 (1967)

Haunz, E. A.: Classification of diabetes. In: Diabetes mellitus: diagnosis and treatment, Vol. II. G. J. Hamwi and T. S. Danowski, Eds. Amer. Diab. Ass. p. 33 (1967)

Himsworth, H. P.: Diet in the aetiology of human diabetes. Proc. Roy. Soc. Meed. *43*, 323 (1949)

Hoet, J. J., A. Gommers und J. P. Hoet: Clinical data on selected cases of prediabetes. 3. Congr. Internat. Diab. Fed., Düsseldorf 1958. Oberdisse Jahnke, Herausg. p. 529. Georg Thieme Verlag, Stuttgart 1959

Jackson, W. P. U.: Prediabetes. A survey. S. African J. Lab. Clin. Med. *6*, 127–157 (1960)

Joslin, E. P.: In: Treatment of diabetes mellitus, ed. 4. p. 870. Lea and Febiger, Philadelphia 1928

– The definition, diagnosis, classification, symptomatology and prognosis of diabetes. In: The treatment of diabetes mellitus. By E. P. Joslin, H. F. Root, P. White and A. Marble. 10th Ed. p. 211. Lea and Febiger, Philadelphia 1959

Krall, L. P.: Response of early "diabetes" to dietary treatment. Int. Symp. on Early Diabetes, Marbella 1968

Le Compte, P. M.: Diabetic glomerulosclerosis and mieroangiopathy. In: Diabetes, Proc. 6th Congr. Int. Diab. Fed., Stockholm 1967, J. Östman and R. D. G. Milner, Eds. Excerpta Med. Found., Amsterdam 1969, p. 295–306.

Levine, R.: zit. Conn (1964)

Martin, Ch.: The child of the diabetic mother. Physiopathological study and therapeutic trial. Arch. Franc. Pédiat. *19*, 199–218 (1962)

Martin, Ch.: (The child of the diabetic mother. Physiopathological study and therapeutic trial. Fr.) Arch. Franc. Pédiat. *19*, 199–218 (1962)

Melani, F.: Das immunologisch meßbare Insulin im Blut. Habilitationsschrift, Ulm 1968

– H. Ditschuneit, H. H. Ditschuneit, A. Mucci und E. F. Pfeiffer: Immunologische Bestimmung von Insulin im Blut mit Hilfe von Insulinantikörpern und Jod^{131}-markiertem Insulin. 10. Symp. Dtsch. Ges. Endokrinol., Wien 1963. p. 252–255. Springer-Verlag, Berlin–Göttingen–Heidelberg 1964

– J. Lawecki, K. M. Bartelt und E. F. Pfeiffer: Insulinspiegel bei Stoffwechselgesunden, Fettsüchtigen und Diabetikern nach intravenöser Gabe von Glucose, Tolbutamid und Glucagon. II. Ann. Meet. Europ. Ass. Study of Diab., Aarhus 1966. Diabetologia *2*, 210 (Abstr.) (1966); Diabetologia *3*, 422 (1967)

Mestwerdt, G.: Über den Fetus dysmaturus. Geburtshilfe und Frauenheilk. *20*, 6 (1960)

Miller, H. C.: Effect of prediabetic state on survival of fetus and birth weight of newborn infant. New Engl. J. Med. *233*, 376–378 (1945)

– D. Hurwitz und K. Kuder: Fetal and neonatal mortality in pregnancies complicated by diabetes mellitus. J. Amer. Med. Ass. *124*, 271–275 (1944)

Mimura, G. und S. Miyao: Heredity and constitution of diabetes mellitus. Bull. res. Inst. for diathetic medicine, XII, Suppl. Kumamoto Univ. 1962

Morcos, R., G. Macht, D. Griebner, D. Berg, A. Mucci und H. Ditschuneit: Über die Insulinwirkung im Nabelschnurvenenblut von Neugeborenen stoffwechselgesunder, diabetischer und prädiabetischer Frauen. 11. Symp. Dtsch. Ges. Endokrinol., Düsseldorf 1964

Østerby-Hansen, R. und K. Lundbaek: A quantitative study of the glomerular basement membrane in recent juvenile diabetes. In: Diabetes, Proc. 6th Congr. Int. Diab. Fed., Stockholm 1967. J. Östman and R. D. G. Milner, Eds. Excerpta Med. Found., Amsterdam 1969, p. 323–326

Pfeiffer, E. F.: Was ist neu in der Diabetesforschung? Vom Standpunkt des Endokrinologen. 22. Tagg. Dtsch. Ges. für Verdauungs- und Stoffwechselkr., Wiesbaden 1964a

– Signification biologique du transport et des liaisons de l'insuline endogène et exogène. Journ. ann. de Diabétologie de l'Hôtel-Dieu. p. 87–108. Ed. Médicals Flammarion, Paris 1964b

- Diabetogenic hormones and diabetes mellitus in man. V. Congr. Internat. Diab. Fed., Toronto 1964 c
- Die heutige Auffassung von der Pathogenese des menschlichen Diabetes mellitus. Dtsch. Ärztebl. 62, 70–76 (1965)
- Intestinale Hormone und Insulinsekretion. Verh. Dtsch. Ges. Inn. Med. 75, 296–315 (1969)
- und R. ZIEGLER: Der Status praediabeticus. Triangel (Sandoz) 7, 8–16 (1965)

PYKE, D. A.: Potential diabetes, prediabetes and the prevention of diabetes. In: Clinical diabetes and its biochemical basis. W. G. OAKLEY, D. A. PYKE and K. W. TAYLOR, Eds. p. 198. Blackwell, Oxford and Edinburgh 1968

SCHMIDT, R.: Klinik des „sthenischen" Überdruckdiabetes. Klin. Wschr. 1930, 1969–1974

SCHÖFFLING, K., H DITSCHUNEIT und E. F. PFEIFFER: Die Behandlung des Altersdiabetes mit Sulfonylharnstoffen. Chemotherapia 2, 328–341 (1961)

- und R. GRAEVE: Über die Todesursachen bei der Zuckerkrankheit. Die Medizinische 16, 627–631 (1956)

SOELDNER, J. S: Diagnosis and treatment of diabetes mellitus. Recent concepts-chemical diabetes. Postgrad. Med. 43, 76–81 (1968)

SPRINGER, A.: Zur Frage: Diabetes und Schwangerschaft. Zentralbl. für Gynäk. 48, 2642 (1924)

STEINKE, K., J. S. SOELDNER, R. A. CAMERINI-DAVALOS und A. E. RENOLD: Studies on serum insulin-like activity in prediabetes and early overt diabetes. Diabetes 12, 501–506 (1963)

STIMMLER, L., J. V. BRAZIE und D. O'BRIEN: Plasma-insulin levels in the newborn infants of normal and diabetic mothers. Lancet I, 137–138 (1964)

VALLANCE-OWEN, J. und M. D. LILLEY: Insulin antagonism in the plasma of obese diabetics and prediabetics. Lancet I, 806 (1961)

WORLD HEALTH ORGANIZATION: Techn. Rep. Ser. 310, 6, 312, 13 (1965)

Remission in Diabetes

By J. Pirart and J. P. Lauvaux, Brüssel

I Introduction
II. Classification of Cases with Remission and Review of Literature
  A. Secondary Diabetes
  B. Idiopathic Diabetes
    1 Suppression of normal secretion of STH or of cortisone
    2. Improvement of Diabetes by hypoglycemic tumors
    3. Acute reversible Diabetes (and pseudo-diabetes) of infancy
    4. Transitory true and pseudo-diabetes occurring in stress
    5. Acute diabetic episode after huge carbohydrate intake
    6. Recovery from drug induced Diabetes
    7. Remission of Diabetes with onset during pregnancy
    8. Acute pancreatitis
    9. Improvement and remission of Diabetes following restricted diet
    10. Remission following successful control of Diabetes not involving weight reduction
    11. Recovery in severe hepatic disease.
    12. Alleviation and remission of Diabetes in chronic nephropathies
    13. Recovery of unknown causes
III. Personal Experience with Remission in Idiopathic Diabetes
IV. Final Comments
V. Summary

I. Introduction

Once a diabetic, always a diabetic. This is the basic principle which we have to teach our patients, our students and the practitioners. But like other basic statements it is a little too dogmatic. Complete recovery in the course of idiopathic diabetes is a rare event indeed. Beside the dramatic though common occurrence of remission in obese patients put on a reducing diet, cases of recovery from diabetes are still sporadically published as exceptional phenomena. Reviews of the literature have been given: Martin and Alphonse (1945), Harwood (1957), Katsch (1959), Joslin (1959), Deuil and Laurent (1962), Dérot (1962). There have been however surprisingly few systematic studies on the process of remission.

Remission in animals: In chinese hamsters with *spontaneous diabetes,* amelioration of the disease has been observed in "most animals who showed weight loss" whereas in animals whose weight was maintained through voracious appetite, gross glycosuria persisted (Gundersen et al., 1967). In mice affected with the obese-hyperglycaemic syndrome, diabetes reaches its acme at the age of three months and then progressively disappears along with a loss of weight (Westman, 1968). In the spiny mouse (Acomys) intense but non ketotic diabetes often disappears after some months, nothing having been changed in the free diet (Junod et al., 1969).

In fact transitory hyperglycaemia has been observed in all types of diabetes affecting various species of rodents with or without obesity.

Inoculation of a specific *virus* produces intense necrosis of the islets of Langerhans and acute diabetes in mice with no particular genetic susceptibility to diabetes. In the surviving animals, 80% have chronic diabetes whereas the remaining 20% recover more or less completely (CRAIGHEAD and MC LANE, 1968).

Mice treated with *goldthioglucose* become obese and sometimes develop a transitory diabetes (KATSUKI et al., 1962).

Recovery from *alloxan diabetes* in mice, rats, hamsters and dogs is common (many authors quoted by HOET and DEMOOR, 1950; LAZAROW, 1952; HOUSE and TASSONI, 1957; RODRIGUEZ, 1965; BUNNAG et al., 1967). It occurs often enough to disturb some experimental designs.

Oestrogens seem to have a beneficial effect on diabetes produced in the rat by alloxan or by subtotal pancreatectomy (RODRIGUEZ, 1965) whereas treatment with *sulfonylureas* have yielded conflicting results: no effect in subtotally depancreatized mild diabetic rats (DULIN, 1960), impairment of the glucose tolerance in subdiabetic (alloxanic) rats during the first year of treatment without interference with the spontaneous tendency to remission usually occurring in the second year (LAZAROW et al., 1959, 1962), protective effect in dogs submitted to subtotal pancreatectomy and still not diabetic after a long-term treatment lasting up to 26 months (LOUBATIÈRES, 1964), curative effect in alloxan diabetic rabbits and dogs (LOUBATIÈRES et al., 1956, 1957), in metahypophyseal diabetic cats (YOUNG quoted by LOUBATIÈRES, 1960 a). Alloxan diabetes in dogs improves if they receive for a few weeks an early treatment with sulfonamide. This improvement lasts for months and may attain complete remission (progressive normalization of the GTT's). Repeated biopsies of the pancreas show signs of regeneration of the β cells even in severe cases provided that these last mentioned have received a prolonged treatment with sulfonamide combined with insulin. Control alloxan animals treated with insulin alone or with diet alone are not mentioned (LOUBATIÈRES, 1960 a). Restriced food intake enhances the process of remission (LOUBATIÈRES et al., 1957, LOUBATIÈRES 1960 a).

Recovery has been mentioned in the spontaneous course of *metahypophyseal diabetes* in the cat but not in the dog (CHAIKOFF and CAMPBELL, 1957). Alleviation of the diabetic state and increased insulin sensitivity have been reported in animals following destruction of the *hypophysis* (Houssay phenomenon) or of the *adrenals* (Long phenomenon) (see p. 871).

True and false remission in man: The *severity of diabetes* is frequently expressed in terms of insulin requirements. This last word needs definition:

1. The amounts of insulin required to suppress glycosuria and to keep the blood sugar within normal limits are commonly increased in the following conditions: obesity, overeating, carbohydrate excess, bedrest, poor control of diabetes even in the absence of ketosis, some acute or chronic conditions such as trauma, infections. Improvement of diabetes generally follows the return to normal conditions.

2. In any case insulin requirements have to be applied to the truly insulin dependant case. For instance it would be ridiculous to say: the "requirements" of an obese outpatient could be reduced from 100 to 0 units thanks to a strict diet.

3. The insulin requirements may be overestimated (overinsulininization) because insulin excess may initiate the vicious circle described by SOMOGYI (1959).

4. A drastic restriction of the carbohydrates or even of the total calories (starvation) may give an apparent improvement but of course such treatment has no more value than a make-up in the management of anemia. As spontaneous

underfeeding is common in severe diseases this artifact must be taken into account. The following case is an instance of apparent remission due to *cachexia:*

Mrs W. B. *(CDP 301)*. No other case of diabetes in the family. Mild obesity before the onset of diabetes at the age of 38. Blood sugar 300 mg %. Glycosuria + + + without ketonuria. Diet alone and later insulin ± 20 U. per day. Numerous blood sugar values establishing the persistence of diabetes up to the age of 61. Very slow loss of weight from the age of 52 to the end (67 Kg → 59 Kg/1,65 m). Control of diabetes always excellent. In the last years, progressive heart failure resulting from a congenital defect of the interauricular septum accompanied by auricular fibrillation and by various manifestations of vascular disease including nephropathy with mild uremia. The liver was enlarged and hard but all function tests were nearly normal. In the last year of her life, anorexia, cachexia and oedema. Glycosuria always absent. G.T.T. subnormal some days after withdrawal of insulin· fasting 62, half an hour 96, one hour 154, one and a half hour 127, two hour 135 mg %.

Another case has been reported (PIRART, 1967) with an interesting sequence of a true remission due to an adequate diet and later on, a state of pseudoremission due to a debilitating hepatoma that finally killed the patient.

5. Elevation of the renal glucose threshold as in old age, in many cases of nephropathies and in some acute conditions is naturally another obvious pitfall.

True and false diabetes: Recovery from diabetes evidently implies that the *diagnosis of diabetes* was previously well established. A chronic disease with bedrest and underfeeding in non diabetic patients is accompanied, especially in old age, by a reduction of carbohydrate tolerance at least for an acute load such as in a G.T.T. (WILKERSON, 1960). On the basis of a G.T.T. alone many hospitalized patients would erroneously be considered diabetics. JOSLIN (1959) stresses the importance of repeated high blood sugar values at intervals of at least one month to make certain the diagnosis sure. Some cases of transitory hyperglycemia indeed are difficult to classify as diabetic. They have been reported especially in babies and at any age after "stress". We have seen such *doubtful cases.* Here is a short report of one of them:

Mrs J. Co. *(Hôp. St Pierre 61.069)*[*] a thirty-one year old woman was admitted on March 11, 1964 in a state of acute illness with stupor, hypotension, tachycardia, jaundice, enlargement of the liver and a mild polyneuritis. She had a long history of severe alcoholism and recent diarrhea with fever. Thorough examination including peritoneoscopy and liver biopsy disclosed huge steatosis, hyperlipemia, anemia and icterus of a combined hepatitic, obstructive and hemolytic nature. These features were compatible with the diagnosis of a Zieve syndrome. She also had a normochloremic acidosis and a hypopotassemia. The urine contained large amounts of glucose and ketones. The blood sugar was 253 mg % and the serum CO_2 content was 8.4 meq./1. The patient was given vitamins (B_1, B_{12} and K), potassium, one single dose of 50 u. of regular insulin and bicarbonate and saline infusions. The glycosuria disappeared in 3 hours, the ketonuria in 19 hours and the blood sugar fell to 125 mg % in 8 hours. From this time until her discharge, on April 18, 4 daily urine tests showed only intermittent traces of sugar except on two occasions. On March 18 a three + glycosuria with ketonuria was controlled by 25 units and on March 21 a four + glycosuria with no ketonuria subsided with 15 units. Beside these three insulin injections no other treatment was

---

[*] This case has been already partially published by MAINGUET et al. (1966).

given for her "diabetes": the patient received large amounts of glucose infusions from March 19 to April 4 and thereafter a normal diet. Her fasting blood sugar remained near the normal range of 132 to 79 mg % (six results) and a 50 g glucose G.T.T. yielded on March 26 a normal result: fasting 105, half an hour 160, one hour 120, one and a half hour 109, two hour 108 mg %. This was particularly surprising since the patient developed soon after her admission a severe infectious polyradiculo-neuritis (GUILLAIN-BARRÉ syndrome) with fever, paresthesias, sensory loss in the four extremities, quadriplegia, areflexia, involvement of the VIIth, IXth and Xth pairs, respiratory failure necessitating a tracheotomy and the use of the Engström apparatus. Albuminocytologic dissociation was present. Diphtheria, poliomyelitis and porphyrinuria were ruled out. During this severe episode of polyneuritis, the patient was continuously infused with saline, glucose and prednisolone 50 mg per day for 13 days, then 25 to 5 mg per day during the remaining 14 days of her stay. The normal oral G.T.T. was performed after 4 days of prednisolone treatment with 50 mg per day. She recovered completely and was discharged with all the laboratory tests normal. She resumed her alcoholic habits but remained in fair condition. She was examined again 9 months later: the liver was not enlarged, there was a slight icterus, the liver function tests were moderately disturbed. There was a mild polyneuritis. The urine was sugar free and the fasting blood sugar 93 mg %, no drug being given.

To summarize: hyperglycemia and marked ketoacidosis subsiding in a few hours in a young woman with a Zieve syndrome followed by a severe Guillain-Barré syndrome. Recovery from the "diabetic" state in spite of this last complication and intensive cortisone treatment.

Should this patient be considered a case of acute reversible diabetes?

II. Classification of Cases with Remission and Review of Literature*

Any classification of cases of remission is somewhat artificial since: 1. the cause of recovery is not always evident, 2. various factors associated with recovery often overlap. For instance diabetes may appear during pregnancy in an obese woman, reach its peak after caesarean section and finally vanish a few weeks later provided the patient was successfully treated with restricted diet and insulin. JOHN (1925) described a case of acromegaly complicated by acute diabetes which disappeared, without apparent change in the pituitary tumor. RATHERY (quoted by DESOILLE and PHILBERT, 1963) described another case of acromegaly in which diabetes appeared two days after a successful operation on the pituitary tumor, disappeared after one year but recurred for a few months two years later as a complication of a trauma to the skull. Still another case of unexplainable remissions was observed at the University of Brussels (Prof. BASTENIE):

Bouc, 47645, Hôp. St Pierre: CDP: 1884: A non obese man born in 1916 developed a typical acromegaly between 1949 and 1951. This disease received no adequate treatment up to 1957. A diabetes without family history appeared in 1954 (thirst, loss of 15 kg) and was soon controlled with insulin (40 to 80 U/d.). It disappeared spontaneously after a few months. This first remission lasted up to 1957 (normal fasting blood sugar, no glycosuria, oral G.T.T. slightly abnormal). On the end of 1957 the patient was submitted to roentgenotherapy: 3.500 r in 70 days.

---

* The main periodicals have been reviewed up to 1969.

In February 1958, the fasting blood sugar was slightly elevated and a transient glycosuria was recorded. Diabetes suddenly increased a few days later (blood sugar 319 mg %, glycosuria, ketonuria, bicarbonate 13 meq/l; insulin 130 U. the first day, 50 to 80 U./d. the following weeks). The insulin requirements increased even to 200 U. per day in July. The responsible pituitary adenoma was surgically removed in October 1958. The insulin requirements fell *slowly* to zero within three months. Remission was assessed by normal blood sugar values and sugar free urines despite a normal diet and a cortisone replacement therapy (25 mg per day) which was discontinued in February 1962. This second remission lasted from February 1959 to April 1966. Numerous blood sugar determinations in the fasting as well as in the postprandial state, several oral G.T.T.'s, intravenous G.T.T.'s and combined glucose-tolbutamide intravenous tolerance tests indicate a nearly and sometimes an actually complete remission state during this seven year period. In April 1966 diabetes recurred (symptoms, glycosuria, slight ketonuria, fasting blood sugar 213 mg %, G.T.T. markedly diabetic). Fifteen units of insulin per day however sufficed to control the diabetes and in a few weeks, a third remission occurred (normal fasting and postprandial blood sugar but G.T.T. still diabetic). This incomplete remission lasted up to February 1967 despite a slight weight gain (98 Kg/1.70 m) representing but a moderate obesity, owing to the marked enlargement of the skeleton. Various examinations in 1966–67 disclose a minimal pituitary insufficiency (clinical state of euthyroidism, cholesterol 267 mg %, PBI 2,2 γ %, BP 120/80, 17 K.S. 7,7 mg and 17 Hydroxy-S. 5,3 mg/ 1440 ml/d, normal hair and prostate, normal pigmentation of the skin, low serum STH value as determined by an immuno assay, delayed and slight elevation of this value during an i. v. insulin tolerance test yielding the following results: fasting 126 mg %, at 15 min. 86 mg %, at 30 min. 48 mg %, at 45 min. 51 mg %, at 60 min. 57 mg %, at 90 min. 58 mg %, at 120 min. 69 mg %, serum inorganic phosphate 4 mg %).

Summary: 1949 acromegaly, 1954 transient insulin-dependant diabetes, 1958 severe insulin dependant diabetes, irradiation, hypophysectomy, second remission of diabetes and arrest of acromegaly with very slight and non progressive pituitary insufficiency, 1966 insulin-dependant diabetes followed by a new recovery.

Comment: only the second remission of diabetes is readily explainable by the treatment of the pituitary adenoma. No simple interpretation can be offered to the first and the third diabetic episodes. Why did the diabetes vanish again?

In 1957, GELIN and PIRART reported a case of acute and reversible diabetes whose pathogenesis involved a fracture of the skull, an acute pancreatitis and a surgical exploration under general anesthesia (all these events took place within a week). A short report of this case will be found later (p. 484).

FROMANTIN et al., 1969 described a case of complete recovery after a hyperosmolar coma with mild acidosis which developed in a 13 year old boy as a result of an unnecessary appendicectomy combined with a massive infusion of glucose and cortisol surimposed on a recent overt but unrecognized diabetes. BROCARD et al., 1965 reported an other case of complete remission after a hyperosmolar coma occurring in a man aged 28 receiving prednisone therapy for tuberculosis of the lymph nodes.

A convenient classification is suggested in Table 1.

As previously stressed, overlapping is frequent, for instance between group D and group I or J, between group C and group D, I or J, between group K or L and group I or J. For this reason, no attempt has been made to separate most of the reported cases as well as our own cases under distinct headings except for these belonging to class I and those in groups A, B, C, E and F of class II. All other cases will be listed in table 5.

A. Secondary Diabetes

Alleviation of diabetes usually follows the removal of hormone excess. Complete recovery may occur. Persistance of diabetes may be explained in the remaining cases as a result of irreversible damage to the β-cells (meta-diabetes) or as a manifestation of a constitutional predisposition as suggested by a positive family history. Onset, disappearance and recurrences of diabetes are common in long-term treatment with variable doses of cortisone derivatives. Our opinions have been expressed elsewhere (PIRART, 1965) about the weak – if any – diabetogenic action of the thyroid. Documented studies on pituitary diabetes, steroid diabetes and diabetes resulting from a pheochomocytoma will be found in other parts of this book (p. 871).

Table 1. Various conditions in which alleviation and even remission of diabetes may occur

---

I. *Secondary diabetes:*
Removal of excessive secretion or withdrawal of excessive administration of a diabetogenic hormone: STH, ACTH, cortisone and derivatives, epinephrin, thyroxin (?).

II. *Idiopathic diabetes:*
  A. Suppression of normal secretion of STH or of cortisone: spontaneaus destruction (particularly ischaemic) of the pituitary, hypophysectomy (isotopic or surgical), adrenalectomy, Addison's disease.
  B. Surimposed hyperinsulinism resulting from insuloma or other hypoglycemic tumors.
  C. Acute reversible diabetes (and pseudodiabetes) occurring in infants.
  D. Transitory true- and pseudo-diabetes occurring in stress (traumata, infarcts, infections etc.) in children and adults.
  E. Restricted diet after huge excess of sugar (orally or intravenously) or starch consumption.
  F. Withdrawal of a diabetogenic drug.
  G. Reversible gestational diabetes.
  H. Acute reversible diabetes during acute pancreatitis.
  I. Succesful diet, especially with weight reducing effect, in all cases, in particular in obese patients.
  J. Efficacious treatment with diet supplemented with insulin or sulfonylureas or biguanides.
  K. In the course of liver cirrhosis.
  L. In the course of various nephropathies.
  M. With no detectable cause (spontaneous recovery).

B. Idiopathic Diabetes

1. Suppression of normal secretion of STH or of cortisone

In patients not suffering from obvious endocrine disorders alleviation of diabetes has usually been observed after pituitary destruction by infarcts, tumors, radioactive isotopes, X ray or surgery. Some of them have been published as instances of "cure" but no one actually reached the stage of remission. Some apparent improvement of diabetes is also observed after spontaneous or surgical destruction of both adrenals. Rationale of these surgical or isotopic treatments and the effects of pituitary or adrenocortical insufficiency of diabetes are discussed in other chapters. –

2. Improvement of Diabetes by hypoglycemic tumors

THORN and CASTLEMAN (1963) reported on a case of remission resulting both from a pulmonary sarcoma secreting an insulin-like substance and from the destruction of both adrenals by metastases of this tumor. Table 2 summarizes the data of 7 cases in which an insuloma obviously improved diabetes in two and possibly in three others.

A more complete review of 22 published cases has recently been given in tabulated form by ASSAN et al. (1969) who added one case of their own. On the whole, it seems that diabetes "improves" when an insuloma develops and worsens after a successful operation. In no case are we dealing with a true remission: the impairment of the glucose tolerance persists even with bouts of marked hyperglycemia. On that "diabetic pattern" an intermittent basal and post-stimulative hyperinsulinism is surimposed with attacks of more or less severe hypoglycemia.

3. Acute reversible Diabetes (and pseudodiabetes) of infancy

Acute hyperglycemic states in infancy are as difficult to classify as those resulting from stress situations in other age groups. In 1963, PERELMAN and LESTRADET made a comprehensive review and tabulated the reported cases. They suggested the following classification:

a) Secondary acute hyperglycemia: it may occur in states of severe dehydration, of cerebrospinal bleeding, of cranial traumata as well as of acute infections. It subsides after a correct unspecific treatment: restoration of water and electrolyte balance, antibiotics, etc... without the aid of insulin. This acute hyperglycemia is certainly *not* of diabetic nature.

b) Transitory diabetes of infancy: insulin is needed to control hyperglycemia which may last for weeks or months establishing the true diabetic nature of this temporary disorder.

Recent extensive reviews of the published cases (LEWIS and MORTIMER, 1964; GEEFHUYSEN, 1966; KLOSS, 1967; LESTRADET et all., 1967; TJOA, 1968) pointed out the following features of this curious syndrome. These children are often "small for dates". Their birth weight is low (2.000 to 2.500 g) contrasting with the normal volume of their skull and their astonishing alertness persisting even in severe dehydration. True premature however may also exist. Failure to gain weight on a normal diet and dehydration without vomiting or diarrhea both suggest "diabetes" of infancy. The blood sugar may be exceedingly high and labile without reaching the hyperosmolar coma and ketosis is nearly always lacking. This might be explained by the usual resistance of newborns to ketosis and by persistance of detectable and even normal amounts of circulating insulin (WEILL et al., 1966; FERGUSON, 1967). However insulin deficiency is often suggested by high

Table 2: Reported cases of diabetes "improved" by β cells tumors

Author	Sex	Age at remission	Age at onset of diab.	Duration of diab. up to remiss.	Diab. heredity	Initial glycemia	Initial Ketosis	Obesity	Weight change during remission	Initial treatment	Delay between diagnosis and remission (years)	Criteria of remission	Remarks	Comments
Gittler et al., 1958	M	67	56	9	?	252	?	?	?	diet alone	9	fasting and late-postprandial hypoglycemia but GTT remaining diabetic	recurrence of diab. after removal of adenoma	low basal blood sugar contrasting with weak C. H. tolerance
Joslin, 1959	M	45	28	17	?				↗↗	restricted diet, ins. ± 50 u./d.	4	hypoglycemic episodes (5 y.). BS: low GTT: diab.	adenoma removed, recurrence of diab. after operation	idem
Vandersar et al., 1956	F	58	46	12	?	146	0	0	?	ins. 30 to 60 u./d. during 6 y.	6	fasting hypoglycemic attacks, GTT remaining diab.	removal of adenoma followed by exacerbation of diab. (60 u./d.)	idem

Author	Sex									Treatment	Duration	Clinical	Autopsy	Remission
Hensler and Hartmann, 1956	F	65	64	1	0	440	+	?	?	ins. 40 u./d.	1	no aglycosuria blood sugar between 110 and 170 mg %	adenoma disclosed at autopsy	no actual remission, alleviation of diab. after cure of the precipitating factors (infarct, stroke)
Bielchowsky, 1932	M	57	55	2	0	409	+	+	?	diet + digu-anide (Syn-thaline) for 2 y., than 50 u. ins. one day only because of exacerbation of diab. resulting from acute obliteration of femoral artery	days	fatal hypoglycemic coma	adenoma disclosed at autopsy	responsability for hyperinsu-linism not proven
Bickel, Mozer and Junet, 1935	M	56	55	1,5	?	325	+	+?	↗	ins. 60 to 100 u./d.	1	glycosuria and hyperglycemia both decreased without further insulin treatment	carcinoma with metastases, insulin like substance found in the tumor	no actual remission
Assan et al., 1969	F	79	78	<1	+	200	0	+	=	diet alone	months	hypoglycemic episodes alternating with high BS	carcinoma (autopsy)	no actual remission

insulin sensitivity and by some recent measurements of immunoreactive insulin in blood both fasting and after a glucose load (WILLI and MÜLLER, 1968). In some cases, a diabetic family history is found. In one of them a complete remission nevertheless lasted 25 years.

An account of 16 cases will be found in table 3.

In only a few cases is the diagnosis easy to state:

1. The infant needs insulin permanantly to gain weight and to avoid ketosis. This typical condition goes on for ever. This is true diabetes (IMERSLUND, 1959; DELANGE and LOEB, 1966).

2. The infant never receives insulin though his blood sugar returns to normal and keeps normal even after meals and through recurrent infections or other "stresses". Diabetes is then ruled out.

3. The baby really needs insulin for some days or weeks and later on regains a normal glucose tolerance. If the diabetes relapses, this remission is no different from that of ordinary cases of growth-onset diabetes. If it never does, the problem remains unsolved. In both situations we can speak of "transitory diabetes of infancy".

Besides these three clear-cut groups of infants, there are doubtful cases because the child either dies or receives insulin before the evidence of its insulin-dependancy can be demonstrated.

During the acute phase of the disease, it is almost impossible to state the diagnosis since low birth weight, coexisting infections or cranial injuries, mild ketosis and reduced sensitivity to subcutaneous insulin (due to delayed absorption during shock) all may be found in each group: false diabetes, true diabetes either transitory or permanent.

Hypoplasia of the islets and immaturity of the mechanisms of insulin secretion are likely to be responsible in all cases. The insulin response to glucose has been found very weak in premature otherwise normal babies weighing 1.420 to 2.480 g (GRASSO et al., 1968). This kind of insulin insufficiency has been related to the general retardation of growth, and, in some cases (GERRARD and CHIN, 1962) to maternal hypoglycemia. Diabetic heredity might also explain a beta cell-hypoplasia.

Only a long follow up of these children, those with and those without a family history of diabetes and serial studies of their insulin secretion will shed light on that problem.

A case of acute "diabetes" has been observed in a dwarf girl aged 5 admitted with a severe dehydration and hypernatremia due to a chronic renal disease. The blood sugar was 1.120 mg % but there was no ketonuria. The hyperglycemia persisted only 17 days. Thereafter insulin could be withdrawn. The blood sugar was normal one year later (LESTRADET et al., 1967). This case is very similar to those described in infancy.

To say that all these cases are not fully understood seems to us to be a wise evaluation of our present knowledge.

4. Transitory true and pseudo-diabetes occurring in stress
(traumata, infarcts, infections, ...)

Transitory diabetic states are commonly observed during "stress". For example, glucoregulation impairments occur after disturbances of the *nervous system* with possible *coma:* tumor, CO intoxication, vascular thrombosis, cerebrospinal bleeding, head injury and various other traumata. Excellent reviews have been given by REED (1955), JOSLIN (1959), GUILLON (1963), DESOILLE et PHILBERT (1963), BOUR et al. (1968). This last group recently studied 41 cases of acute CO intoxication and found diabetic features (impairment of the rapid glucose intravenous test and of the intravenous tolbutamide test) in a large number of them. After recovery, the glucose tolerance reverted to normal. The data as yet available do not permit any clear explanation.

In some cases, the diagnosis of true diabetes can be established on the basis of laboratory findings before the acute episode and/or on the basis of persisting abnormalities in glucose tolerance much later. In these cases, stress made a previous diabetic state worse. This temporary diabetogenic effect is well known. It has been confirmed by recent observations on a large number of diabetics undergoing surgical operations (PIRART, 1963 and 1967). Human and animal models of *"stress diabetes"* have been intensively studied in recent years (BURNS et al., 1953; ROSS et al., 1966; SCHALCH, 1967; SHAMBAUGH and BEISEL, 1967; ALLISON et al., 1967; MALAISSE et al., 1967; MALAISSE, 1969; PORTE, 1969; NABARRO, 1969). The mechanisms at work seem to be hypersecretion of growth hormone, corticoids and catecholamines, decreased or at least delayed secretion of insulin and increased sensitivity to the diabetogenic effect of cortisol. In burned patients exhibiting a diabetic tolerance to glucose, ALLISON et al. (1968) found in a first stage a decrease in the immunoreactive insulin response to glucose followed in a second stage by an increase combined with a certain degree of insulin resistance. The I.R.I. of the blood may also remain at very low value despite exceedingly high blood sugar (OAKES et al., 1969).

Dramatic hyperglycemic bouts have been seen after *myocardial infarcts* (various authors quoted by GUILLON, 1963), *burns* (ARNEY, PEARSON and SUTHERLAND, 1960) and *infections* (reviews in JOSLIN 1959; DÉROT, 1962; GUILLON, 1963, sporadic cases in WELLS, 1958, among others). We quite agree with GUILLON's (1963) statement that in most cases, such acute hyperglycemic states merely reflect the transitory exacerbation of a latent and persisting diabetes.

5. Acute diabetic episode after huge carbohydrate intake subsiding after return to normal diet

ARNEY, PEARSON and SUTHERLAND (1960) reported two cases of severely burned young men who were given a very high diet supplemented with glucose infusions. The whole treatment provided up to 1.315 g C.H. and 7.590 calories per day in one case and 1.115 g C.H. and 7.250 calories per day in the other. This resulted in massive glycosuria with polyuria and dehydration, huge hyperglycemia (1.180 and 890 mg %) with no ketosis but a semi-comatose state. Large amounts of insulin were needed in both cases while remaining on this treatment. After return to a normal diet, both cases exhibited normal blood sugar. This recovery persisted

Table 3: Transitory "diabetes" of infancy

Author	Sex	Age at remission**	Age at onset of diab.**	Duration of diab.**	Diab. heredity	Highest blood-sugar (mg %)	Glucosuria	Ketonuria
Ramsey, 1927 quoted by Perelman and Lestradet, 1963	M	7 w.	4 w.	3 w.	+	225	+++	0
Lawrence and McCance, 1931	F	5 w.	3 w.	2 w.	0	600	+++	0
Keidan, 1955	F	3 m.	1 m.	2 m.	0	245	+	+
Engleson and Zetterquist, 1957	M	3 m.	5 d.	3 m.	0	720	+++	0 → +
Engleson and Zetterquist, 1957	F	6 m.	11 d.	5,5 m.	0	400	+++	0
Lamy, Sammet and Lestradet, 1961	F	3 m.	2 m.	a few w.	+	1400	+++	0
Hutchison, Keay and Kerr, 1962	F	18 m.	17 d.	17,5 m.	0	708	+++	0
Hutchison, Keay and Kerr, 1962	F	4,5 m.	7 d.	5 w.	0	1292	+++	0

Precipitating factors and complications	Birth-weight (g)	Treatment **	Weight change during treatm.	Rapidity of cure *	Criteria of cure ***	Absence of recurrence for: **
infection of upper respiratory tract dehydration	2,200	rehydration ins. 4 u./d. (18 d.)	↗	2 w.	SFU BS : n GTT : n at 4 y. and 25 y.	25 y.
gangrene, loss of weight, dehydration	3,571	ins. 6 u./d. complete healing of gangrene	↗	7 d.	SFU BS : n	3 m.
carbuncle. dehydration	2,778	rehydration, antibiotics, no insul.	↗	2 m.	SFU BS : n	10 m.
postmaturity forceps extraction because of anoxia. dehydration, loss of weight	2,780	rehydration, ins. 4 to 8 u./d. (90 d.)	↗	3 m.	SFU BS : n GTT : n at 3 y.	3 y.
none loss of weight	2,020	ins. 6 to 8 u./d. (186 d.)	↗	5,5 m.	BS and GTT : n	6 m.
none dehydration, loss of weight	2,800	rehydration, ins. 2 to 3 u./d.		a few weeks	BS and GTT : n	5 m.
none dehydration	2,410	ins. 30 to 6 u./d. (520 d.)	↗	17 m.	GTT : n	9 y.
none dehydration, loss of weight	1,930	ins. 35 to 8 u./d. (132 d.)	↗	5 w.	not stated	5 y.

Table 3 (Cont.)

Author	Sex	Age at remission**	Age at onset of diab.**	Duration of diab.**	Diab. heredity	Highest blood-sugar (mg %)	Gluco-suria	Keto-nuria
Hutchison, Keay and Kerr, 1962	F	2 m.	1 m.	1 m.	0	800	+++	0
Hutchison, Keay and Kerr, 1962	F	3 m.	9 d.	2,5 m.	0	750	+++	0
Arey, 1953	M	2,5 m.	13 d.	1,5 m.	0	555	+++	0 to ±
Gerrard, 1962 and Chin	M	> 3 m.	1 m.	> 2 m.	±	340	++	0
Lewis and Mortimer, 1964	F	11 w.	13 d.	9 w.	0	980	+++	0 or ±
Weill et al., 1966	F	6 w.	15 d.	4 w.	0	1350	+++	0
Geefhuysen, 1966	F	24 d.	15 d.	9 d.	0	744	+++	0 or +
Willi and Müller, 1968	M	4–8 m.	5 d.	4–8 m.	+ (mother diab. when pregn.)	547	++	0 or ±

* from improvement to complete recovery.
** y.: years, m.: months, w.: weeks, d.: days.
*** SFU: sugar free urine, BS: blood sugar (fasting or unspecified), GTT: oral glucose tolerance test, n: normal.

Precipitating factors and complications	Birth-weight (g)	Treatment**	Weight change during treatm.	Rapidity of cure*	Criteria of cure***	Absence of recurrence for: **
none dehydration, loss of weight	2,130	ins. 4 to 7 u./d. (21 d.)	?	1 m.	GTT : n	3 y.
postmaturity insufficiency of placenta	1,840	ins. 24 to 8 u./d. (6 w.)	↗	2,5 m.	GTT : n	6 m.
mild infection of upper respiratory tract dehydration	2,200	rehydration, ins. 3 u./d. (42 d.)	↗	2 m.	SFU GTT : n	?
none	2,260	none	↗ slow	months	2 GTT's : n	14 m.
none	3,170	rehydration, ins. 4 to 6 u./d. (54 d.)	↗ slow	weeks	BS : n GTT : n IRI : n	8 m.
none	2,570	rehydration, ins. 8 u./d.	↗	4 w.	2 GTT's : n	6 m.
pulmon. infect.	? 1415 at 15 d.	one inj. 6 u. rehydration alone	↗ slow	days	SFU BS : n	36 d.
neonat. icterus	2,020	ins. 1 or 2 u./d.	↗	4 m.	2 GTT's : ± n → n IRI weak → better	weeks

in one case despite the development of fatal septicemia whereas temporary relapse occurred in the second one while returning to a 790 g C. H. daily intake. Some weeks afterwards, the last had a normal G.T.T. when again on normal diet.

In severe kidney failure, administration of a too large amount of glucose in peritoneo- or hemodialysis may result in transitory bouts of hyperglycemia. In some cases they reach very high levels and have been even responsible for hyperosmolar comas (POTTER, 1966, among others).

These facts are in keeping with the astonishing rate of increase of diabetes in various racial groups of South Africa running parallel with the increasing consumption of sugar and starch (Editorial and special issue of South Afr. Med. J. 37, 1193–1223, *1963*) and with the exceptional case reported by DEL GRECO and SCAPELLATO (1953) (see table 5) and by ALPERT (1955) of extraordinary overindulgence in sugar leading to transitory diabetes.

6. Recovery from drug induced Diabetes

Saluretic drugs and diazoxide, a non-diuretic antihypertensive compound, are known to be diabetogenic (WOLFF, 1964). They may induce (DOLLERY et al., 1962) or aggravate (FERGUSON, 1961) clinical diabetes. In two cases simple withdrawal of the drug was sufficient to bring a severe ketotic diabetes back to its latent state (FERGUSON, 1961, UPDIKE and HARRINGTON, 1969) whereas withdrawal of the drug (associated with small doses of insulin in one case) led to complete recovery in two other cases of severe but non-ketotic diabetes (DOLLERY et al., 1962). Cases of diabetes with acute onset followed by remission have been observed after treatment with diamidines (trypanocide compounds) (CLAISSE et al. quoted by DÉROT, 1962).

7. Remission of Diabetes with onset during pregnancy

Apparent onset of diabetes during gestation and its disappearence soon after delivery have often been observed, especially in borderline cases (LUND and WEESE, 1953; BERGQUIST, 1954; HOET, 1954; BASTENIE, 1956).

Some dramatic instances of overt and even severe reversible diabetes have been published sporadically (GOADBY, 1943; VERHAEGEN and BYVOET, 1950; WELLS, 1958; JACKSON, 1960) or just mentioned (BERGQUIST, 1954). We observed (J. P. LAUVAUX and CL. PICARD, 1969, unpublished) three cases of acute exacerbation of a preexisting mild diabetic state in multiparous obese women in their last trimester of gestation. Heavy glycosuria, blood sugar between 200 and 400 mg %, marked ketonuria and in two cases mild acidosis were present. The insulin requirements rose to 150 ... 200 u. per day for several days. They fell abruptly to zero immediately after cesarean section. Since then the postprandial blood sugar remained normal with a follow up of some months for two of the cases and two years for the third one.

Remission may be complete. Relapse, particulary during a further pregnancy is frequent (O'SULLIVAN, 1961; HAGBARD and SVANBORG, 1960).

No entirely satisfactory explanation is yet available. The influence of pregnancy on this phenomenon will be discussed later (p. 490).

Instances of such remissions are given in table 4.

8. Acute pancreatitis

Reports on pancreatitis complicated by diabetes are surprisingly poorly documented in surgical as well as in medical literature. Dramatic course of the pancreatic disease, short survival and usual mildness of the diabetes are probably the reasons for this lack. Most authorities agree on the following points:
  1. Hyperglycemia is found in about 60 % of the cases, but glycosuria in only about 20 %.
  2. Acute diabetes requiring large amounts of insulin is exceptional.
  3. Disorders of this nature are usually transient, permanent diabetes developing in only 2 % of the cases.

There have been many reports on sporadic cases and a few comprehensive reviews of the literature but no systematic studies with long follow up of the patients (SHUMACKER, 1940; WARREN, FALLIS and BARRON, 1950; ZIMMERMAN, 1954; CALDWELL, 1954; BAUER, 1956; RICHMAN, 1956; DROUET et al., 1956; GELIN and PIRART, 1957; HEFFERNON and CASSIET, 1958; SCHALLENBERG and KAPP, 1958; SARLES and CAMALLE, 1963; BARBIER et al., 1967).

Accurate data concerning the initial state of diabetes as well as the evidence and the duration of remission are nearly always lacking. Body weight and diabetic heredity are rarely stated. The common belief is that during an attack of extensive pancreatitis, large areas of the organ are destroyed, and insulin may be inactivated by trypsin. The situation is made worse by pain and shock and possibly by too massive glucose infusions. The role of the destruction of insular tissue by necrosis, inflammation or fibrosis in the various forms of pancreatitis is not to be overestimated since:
  1. About one tenth of the whole gland is probably sufficient to avoid overt diabetes.
  2. Preexisting diabetes is known to render the subject more susceptible to acute pancreatitis.
  3. Progressive destruction of the gland by recurrent attacks of the disease aggravated by more or less complete pancreatectomy is surely *not* the only cause of diabetes as evidenced by many cases with a positive family history of diabetes (PIRART, 1967).

Many cases of "acute" diabetes without or with more or less complete recovery, may have been merely revealed rather than actually caused by the pancreatic attack. A well documented case has recently been published (NIELSEN and SIMONSEN, 1969). A man aged 40 without a family history and not known as diabetic developed an acute diabetes (blood sugar 1.028 mg %, dehydration, mild ketoacidosis) during an attack of pancreatitis and completely recovered a few months later after having lost his slight weight excess.

Many cases of acute diabetes caused or revealed by acute pancreatitis are overlooked because hyperglycemia may be very transitory even in the absence of insulin treatment and because glycosuria may be lacking as a result of shock oliguria. Routine observations of known diabetics in large surgical departments often show that glycosuria may be absent at any hour of the day in contrast with high blood sugar values (about 250 to 350 mg %). We recently saw a 48 year old patient who recovered from acute pancreatitis complicated by an abscess requiring drainage and by various fistulas. His fasting blood sugar was found on several

Table 4: Disappearance of Diabetes after Pregnancy (Cases of remission of gestational diabetes and others)

Author	Age at remission	Highest blood sugar mg %**	Ketonuria	Age of pregnancy at onset of diab.*	Initial treatment	Speed of recovery*	Criteria of remission**	Duration of remission*
Goadby, 1943	29	BS 370	++	8 m.	ins. 100 u./d.	2 m.	BS : n GTT : n	2 m.
Verhaegen and Bijvoet, 1950	29	BS 354	++	6½ m. (third gestational diabetic episode)	ins. 110 u./d.	½ m.	BS : n GTT : n	1½ y. then recurrence while again pregnant
Verhaegen and Bijvoet, 1950	31 same patient	increasing BS and impairment of GTT		6½ m. (fourth diab. pregnancy)	ins. 120 u./d.	2½ m.	BS : n GTT : n	not stated.
Wells, 1958 (Case 3)	24	BS 394 PP.BS 491	++	6½ m.	ins. 360 u./d.	1 m.	BS : n	2,3 y. recurrence and permanent diabetes with further pregnancy
Jackson, 1960	22	BS 355 PP.BS 465	++	8 m.		1 m.	BS : n GTT : n	1 y. recurrences on two occasions during further pregnancies, then permanently insul. dependant

Author / Case	Age	Blood sugar	Acidosis	Duration	Treatment	Duration of treatment	Follow-up	Follow-up time
Bergquist, 1954	31	BS 260	++ (acidosis)	6½ m.	ins. 24 u./d.	2½ m.	SFU, BS : n GTT : d	1 y.
Bergquist, 1954	28	BS 360	+	6¼ m.	ins. 40 u./d.	2½ m.	SFU	2 m.
Johansen and Ørskov 1969	26	BS 220	++	?	insul. 48 u./d.	Soon after parturition	GTT : ±n	5 m.
Own Cases V. StP. D 857	24	PP.BS 266	0	5½ m.	diet alone	7 m.	PP.BS : n	1 y.
Own Cases R. CDP 627	28	PP.BS 215	0	5½ m.	diet alone	5 m.	PP.BS : n GTT : n	4 m., later on, recurrence → permanent insulin-dependancy
Own Cases S. StP. D 1240	40	PP. BS 307	++	5 m.	insul. 15 u./d.	days after parturition	PP.BS : n	6 m.
Own Cases E. StP.	30	BS 408	++ mild acidosis	7 m. had mild diab. scince 2 y.	insul. 200 u./d. for 15 d.	immediat. after caesar.	PP.BS : n	2 m.
Own Cases Vn. StP.	37	BS 250	++ acidosis	7 m.	insul. 200 u./d. for 1 m.	immediat. after caesar.	PP.BS ±n GTT : ± diab. 9 d. and 4 m. after caesar.	2 y.

* : y.: years, m.: months
** : SFU: sugar free urine, BS: blood sugar (fasting or unspecified), PP.BS: postprandial blood sugar, GTT: oral glucose tolerance test, n: normal

occasions to be above 250 mg % with no trace of sugar in his urine. This occurred long after the shock was over and the diuresis returned to normal. There was no proteinuria nor diabetic retinopathy and the urea clearance was normal.

Lastly, cases have been mentioned in which the remission of diabetes seemed unrelated to repeated bouts of pancreatitis (MARTIN and ALPHONSE, 1945; JOHNSON, 1958).

9. Improvement and remission of Diabetes following restricted diet, especially in obese patients

ALMOST all students of diabetes since BOUCHARDAT, ALLEN, JOSLIN, etc. have pointed out that restricted diet not only allows daily control but also continued improvement of the disease. NEWBURGH (1942) was among the firsts in demonstrating that glucose tolerance may return to normal in obese diabetics after significant weight loss. This has been repeatedly confirmed (HANDELSMAN, 1944; BICKEL, 1945; ROBSON, 1951; BUTTURINI, 1953; GOODMAN, SCHWARTZ and FRANKEL, 1953; KINNEY, 1954; DOWNIE, 1955; JOHNSON, 1958; WELLS, 1958; VAGUE et al., 1961; DARNAUD et al., 1962; O'SULLIVAN and HURWITZ, 1966). This was also commonly observed in our patients (see later).

A large number of recent studies on glucose and insulin kinetics in obesity (see FRANCKSON et al., 1966, among others) have shown that overweight results in a reduced sensitivity to exogen as well as endogen insulin and in a basal and still more a post-stimulative hyperinsulinism (at least when it is expressed in absolute values viz. not related to the corresponding glycemia). Excessive insulin response to glucose and possible reduced glucose tolerance both return to normal after weight loss even before the normal weight has been reached (FAJANS and CONN, 1969; BERSON and YALOW, 1965; GNUDI et al., 1967; LIEBERMEISTER et al., 1967; KARAM et al., 1965; BAGDADE et al., 1968). The mechanism of this improvement is still not fully understood since it involves not only the insulin secretion and the whole glucose uptake (liver + adipose tissue + muscles) but also the peripheral glucose uptake (mainly muscles) as in BUTTERFIELD's forearm preparation (WHICHELOW et al., 1964; p. 259).

Many obese diabetics may exhibit, after weight reduction, a normal G.T.T. but 25% of them still have a diabetic cortisone-primed G.T.T. (FAJANS and CONN, 1961). Weight reduction is not the sole cause of improvement since carbohydrate restrictions alone may suffice to normalize the reduced tolerance to glucose but not the excessive insulin response (RUDNICK et al., 1965).

Obese non-diabetics and obese diabetics have been submitted to prolonged starvation and even to total fast for days and weeks. When the starting G.T.T. was normal, it usually deteriorated while the insulin response to glucose remained normal or tended to become delayed and excessive as in the maturity onset-type of diabetes. On the contrary when the initial G.T.T. was slightly or overtly diabetic, it tended to improve (SAMAAN et al., 1965; SCHLESS and DUNCAN, 1966; JACKSON et al., 1968) or, at least to remain unchanged (GENUTH, 1966; FRANCKSON et al., 1969) but refined kinetic studies with labelled and unlabelled glucose disclosed no change in these obese subdiabetic patients submitted to a total fast (FRANCKSON et al. 1969). However their insulin response to glucose has been claimed to become faster, sharper and shorter in some instances (SAMAAN et al., 1965; GENUTH, 1966).

10. Remission following successful control of Diabetes not involving weight reduction

In many published cases as well as in our own experience, weight reduction was not the only means to remission. Sulfonylureas have been claimed to lead to recovery (VAGUE, FAVIER and DELBOIS, 1956; LOUBATIÈRES, 1960 b, c). That this effect were specifically related to beta cell regeneration is questionable since the same result may be achieved with biguanides (PIRART and RUTMAN, 1961) or, as everybody knows, with insulin or with diet alone. A more-or-less complete recovery frequently occurs in the early course of juvenile diabetes when a prompt insulin treatment rapidly brings the disease under excellent control (GRUNT, 1956; WHITE, 1960, 1963; LISTER, 1966) but this remission is always of short duration (days or weeks, rarely months).

The discussion on the effects of various treatments will be found later (p. 490).

11. Recovery in severe hepatic disease

Development or aggravation of diabetes on the one hand, or improvement and even remission of diabetes on the other, have both been observed in the course of *viral hepatitis*. There have been a large number of studies on the subject (references, however, are limited to the review of HAVENS (1955) who very well summarized the question). We saw one case of severe diabetes revealed by acute viral hepatitis and apparently cured after the liver disease subsided.

Improvement of the diabetic state has been observed in the course of *cirrhosis*. This has been said to occur frequently (CAROLI, ETÉVÉ and BERTRAND, 1953), sometimes (BOULET et al., 1962; BOUR, 1962) or exceptionally (MEYTHALER, 1957). Several cases of remission have been reported, but many are poorly documented (weight change, diet, blood sugar, carbohydrate tolerance not stated). Some reports give figures of blood sugar that contradict the alleged remission. In some others, the disappearence of a preexisting obesity may have played a role. In others, the liver disease is not accurately established or its course seems to have been unrelated to the evolution of diabetes (STRIECK, 1936; DOBREFF, 1938; both quoted by MEYTHALER, 1957; DE BENEDETTI, ABIERI and VIARENGO, 1949; MORARD, 1953; BAUER, 1953; LÖHR, 1953; CAROLL, ETÉVÉ and BERTRAND, 1953; CROLLE and PIETRA, 1959; HUGONOT et al., 1960; DOMART, LABRAM and BERGER, 1964).

In some cases the blood sugar remained high until the patient had fallen into hepatic coma and decreased only in the very last hours of life (LÖHR, 1953; CROLLE and PIETRA, 1959).

The case of BORDLEY (quoted by MEYTHALER, 1957) is among the few convincing instances of true remission occurring in the terminal stage of proven cirrhosis. One of our cases of complete and prolonged remission occurred in a man with compensated non evolutive cirrhosis; it thus has no place under this heading. In a series of 34 cases of diabetes with documented bronze cirrhosis (hemochromatosis) studied in Brussels (BASTENIE and PIRART, 1963), no case showed an improvement of diabetes. In a personal series of 49 diabetics with documented common cirrhosis in which the insulin requirements could be followed over a period of some years, increase occurred in 8, decrease in 4 and no change was to be seen in 37. In some instances remission seems unrelated to the coexisting liver disease and the process of recovery remains as mysterious as in so many other cases. One of these recoveries is illustrated by one of Dr. DESNEUX's cases, which he generously permitted us to study:

Mr Bau. (Hôp. Brugman – 20,725): In 1954 discovery of liver cirrhosis in a 49 year old alcoholic man. No family history. Pigmentation of the skin. Liver hard and slightly enlarged. Biopsy: portal cirrhosis with fatty infiltration and minimal hemosiderosis. State of nutrition good 75 Kg/1,69 m. G.T.T. Fasting: 113, half an hour 160, one hour 178, two hour 162 mg %. Serum iron 212 µg %, later 193 µg % with saturated S.I.B.C. at 257 µg %. The patient stopped drinking. In 1956 he complained of osteo-arthritis of the left hip. Since 1957 oedema and since 1958 ascites, both intermittent and both well controlled by bed rest, diet and saluretics. Since 1959, arthritis very painful. In 1961 glycosuria. G.T.T.: fasting 98, half an hour 130, one hour 160, two hour 200 mg %. Liver no longer enlarged. Liver function test moderately disturbed. State of nutrition unchanged. Increasing disability of the hip. In January 1962, pronounced glycosuria with no ketosis. Blood sugar: fasting 350, after glucose 480 mg %. Control of diabetes difficult. Insulin up to 80 U. per day. Femoral osteotomy following the Pauwels's technique. Blood sugar 175, then 126 mg %. In March, recurrence of diabetes (B.S. 164 to 290 mg %) on the occasion of a severe episode of bleeding from oesophageal varices necessitating an emergency Boerema's operation accompanied by a splenectomy. Insulin requirements 10 to 20 U. per day, then none. Second liver biopsy: cirrhosis with mild fatty infiltration and pronounced siderosis in the liver cells, in the pseudocanaliculi and in the fibrous tissue. Liver function tests worsened, increasing oedema and ascites, but the state of nutrition remained good. Urine: sugar free. B. S. 71 to 139 mg % on 10 occasions in the fasting state, 131 mg % after a meal. No insulin. The G.T.T. however, remained diabetic. Remission occurred despite an intractable urinary infection. From April to October 1962, the patient could walk and remained active and fairly well, except for a persistent urinary infection. B.S. 144 mg % without insulin. In October 1962, new severe oesophageal bleeding. Portocaval anastomosis impossible because of portal thrombosis. An oesogastrectomy was performed. The patient died from sudden collapse on the 9th day. The urine was always sugar free without insulin. The state of nutrition remained good up to the end. Autopsy: cirrhosis, mild hemosiderosis (liver, endocrine glands), hepatoma with tumoral invasion of the portal vein, rupture of the oesophageal sutures with mediastinitis, right pleurisy and pericarditis. *To summarize,* sudden aggravation of a latent diabetic state in a case of cirrhosis with secondary hemochromatosis. Unexplained (incomplete) remission despite major surgical operations, severe digestive tract bleeding and urinary infection. Progressive liver failure and cachexia were ruled out.

In our opinion, cirrhosis does not noticeably change the course of diabetes. In the cases in which remission seems to occur, it can be usually related to underfeeding.

12. Alleviation and remission of Diabetes in chronic nephropathies

Since the report of MARTIN and ALPHONSE (1945) and particularly that of ZUBROD, EVERSOLE and DANA (1951) it has been repeatedly claimed that nephropathies, especially with renal failure and in particular the specific KIMMELSTIEL-WILSON type of diabetic nephropathy tend to make the diabetes milder (MORARD, 1953; SALOMON, 1954; HAUGEN and BLEGEN, 1954; KALLIOMÄKI et al., 1960; STAHL et al., 1961; HATCH and PARRISH, 1961; various other references in GILLIS, 1965). Insulin-dependancy practically disappeared in 8 cases of diabetic nephropathy followed by CREUTZFELDT (1964). Only one case of true remission howewer has been reported by COLLENS and co-workers in 1959. Their patient was found to be affected at the age of 40 with an insulin-dependant ketotic diabetes and a mild nephropathy. This diabetes had already improved two years later despite a gangrene of the toe. It disappeared completely the next year (O. G. T. T. normal on two occasions, I. V. G. T. T. normal, cortisoneprimed O. G. T. T. slightly abnormal). At that time, there was a severe nephrosis and an advanced retinopathy. A renal biopsy disclosed typical KIMMELSTIEL-WILSON lesions.

RUNYAN and co-workers (1955) have observed that the diabetic state improved in some cases of advanced nephropathy with or without typical KIMMELSTIEL-WILSON lesions. But on the whole, in their large autopsy material, their 138 diabetics with nephropathy did not markedly differ from their 237 diabetics without nephropathy as far as their insulin requirements and the evolution of these during the course of the renal disease were concerned. Many diabetics reach the terminal stage of a diabetic or a non-diabetic nephropathy without any change in their insulin requirements or their tendency to ketosis (RIFKIN et al., 1956; HENNIGAR et al., 1961, personal observations).

The interpretation of these facts is not easy. The amelioration is often more apparent than real: elevation of the renal threshold, reduction of appetite and weight as a result either of uremia and associated conditions or of strict salt restriction. This apparent attenuation, leading even to pseudo-remission is not a specific phenomenon. It is shared with various chronic debilitating diseases (RIFKIN et al., 1956; HATCH and PARRISH, 1961).

Some cases, however, are striking and cannot be explained by a simple reduction of their food intake and by underestimation of their insulin requirements. Experimental models of the phenomenon have been designed. KALANT and co-workers (1958) in alloxan diabetic rats induced a nephrosis by injection of an anti-kidney serum and observed an improvement of the diabetic state and of the rate of disappearance of intravenously injected glucose whereas the response of the blood sugar to exogenous insulin remained unchanged. CREUTZFELDT and co-workers (1959) administered the nephrotoxic serum to 38 (alloxan) stable diabetic rats and found an improvement of the diabetes in one half of them, those who exhibited a nephrosis. The others affected with a glomerulonephritis (without uremia however) had their diabetes unchanged. The improvement phenomenon has been since confirmed by RICKETTS et al. (1963) on partially pancreatectomized diabetic rats and by NAGANO et al. (1967) on alloxan diabetic rats after induction of the nephrosis by the anti-kidney serum.

The urinary loss of proteins is not always responsible since diabetes may improve in patients with very slight proteinuria. Nor is renal failure always at fault since nephrosis alone in man as well as in rats may produce the improvement of diabetes.

Many hypotheses have been offered but as yet no one can account for all the cases observed, those with absence of nephrosis and those with absence of kidney failure. They may be listed as follows:
1. The primary factor is the *urinary loss of proteins* that might produce:
    a) a decrease of neoglycogenesis in the liver, the enzymatic equipement of which being changed in the same way as after insulin (NAGANO et al., 1967). But nephrotic rats resist fasting without hypoglycemia suggesting no weakness of their neoglycogenesis;

b) an increased synthesis of proteins coupled with an increased utilization of glucose (KALANT et al., 1958). But the amount of glucose spared in much larger than the amount of proteins lost;

c) an increased permeability of cell membranes of various tissues to various substances, namely to glucose (KALANT et al., 1958; CREUTZFELDT et al., 1959). But direct measurements of the "extracellular" spaces by means of intravenous infusions of thiocyanate or of glucose failed to show an enlargement of them in diabetics with nephropathy having had their diabetes improved as well as in those having not (GILLIS, 1965);

d) an urinary loss of circulating anti-insulin substances like a betalipoprotein antagonist or the antibodies (to exogenous insulin) as suggested by isotopic studies (PETERSEN and ENGBRING, 1961).

2. The primary factor is the *renal insufficiency* that might produce:

a) a retention of hypoglycemic compounds like guanidines (chemically related to the biguanides), none of them having as yet been demonstrated;

b) a reduced activity of the adrenals, at least in the terminal stages of the disease. But this is in contradiction with the normal and even supernormal values of urinary 17-hydroxysteroids usually reported in such condition (MORTIMORE et al., 1956; DENARD et al., 1957; RIFKIN et al., 1958; JAKOBSON, 1958; MAHALLAWY et al., 1960);

c) a reduced degradation of insulin (exogenous, endogenous) by the diseased kidney. In fact, a lot of recent works support this idea. With ^{131}I-insulin, RICKETTS and co-workers (1963) the firsts, showed that "prolonged persistance of insulin in the serum of nephrotic or nephrectomized rats is due to diminished or absent degradation of the hormone by kidney tissue per se". By means of isotopic labelled insulin, three groups showed independantly the same year 1. that the "life" of insulin was prolonged in uremic non diabetic patients and restored to normal after renal transplantation (O'BRIEN and SHARPE, 1967), 2. that the clearance of insulin involved much more degradation than excretion and was diminished in chronic nephropathies (CHAMBERLAIN et al., 1967; ARNOULD et al., 1967). Careful calculations made in FRANCKSON's laboratory in Brussels allow the conclusions that the destruction of insulin by the kidneys alone accounts for 40% of the total degradation of this hormone (CORVILAIN et al., in press). The non-destruction of insulin in case of severe kidney failure may thus account for an insulin-sparing effect of about 40% of the daily requirements and is in good agreement with the clinical observations in chronic nephropathies occurring in diabetics. Why this "improvement phenomenon" is so inconstant and why it occurs without complete renal failure remain unanswered.

13. Recovery of unknown causes

Actual spontaneous recovery from idiopathic uncomplicated diabetes is exceptional (spontaneous meaning without treatment or long after the treatment was started and continued unchanged). Recovery in the absence of any treatment is of course difficult to assess because when a patient escapes treatment he usually escapes observation too! HINES and KESSLER (1961) reported such an astonishing case:

The daughter of a diabetic woman became diabetic in 1929 at the age of 17. Blood sugar 328 mg %, glycosuria and ketonuria + + +, insulin 80 U. per day. From 1929 to 1933, the diabetes was well documented and the insulin requirements remained about 80 U. per day. They slowly fell to 48 U. in 1938 and to 22 U. in 1949. Insulin could be stopped in 1950. Several weeks thereafter, the urine remained sugar free and the GTT was normal. This state of remission lasted up to 1960 although the patient was no longer treated and suffered from a gynecologic affection: she underwent a hysterectomy and another gynecological operation. A second G.T.T. performed in 1959 resulted in quite a flat curve. *To summarize:* Insulin dependant diabetes from the age of 17 to the age of 29; remission up to the age of 48.

We had the opportunity to observe another surprising case.

Mrs. Schell. (C.D.P. 218) was referred to the clinic in January 1949 at the age of 49. This tall insane and feebleminded woman had worked in a chocolate factory; she admitted that she ate much of its products. She came alone, complaining of thirst, voracious appetite and weakness. She had never been ill and she knew of no case of diabetes in her family. The physical examination was negative, except for a slight weight excess (80 Kg/1,76 m). The urine contained much sugar but no ketones. The fasting blood sugar was 310 mg %. From January to April, she refused to be treated. Finally, she accepted daily insulin injections (about 40 U. P.Z.I. per day) that were needed because of her heavy glycosuria with pronounced ketonuria. These facts were observed on various occasions by one of us from April to August 1949. Her diabetes was very slowly brought under control owing to the patient's lack of cooperation. The urine no longer contained ketones but traces of sugar with 30 U. of P.Z.I. per day. The patient could not be traced from August 1949 to April 1952.

She was admitted to a hospital, the detailed record of her stay there having been graciously furnished to us by Dr. P. GALLUS. She said she was eating very much and taking 20 to 36 U. P.Z.I. per day. She complained of weakness and said that she had to eat every 3 hours to reinforce her strength. In fact, she was able to eat 750 g. bread at breakfast. This enormous consumption of food was daily observed in the ward. She was very nervous. Thanks to rest and unrestricted meals her weight increased from 75 to 87 kg during her seven weeks' stay in the hospital. Insulin was said to be withdrawn 3 days before admission. She certainly did not receive insulin in the hospital. Her urine never contained sugar or ketones. Seven fasting blood sugar values were normal at various occasions but one was 153 mg %. Her G.T.T. was normal: fasting: 95, 20 minutes 166, 40 minutes: 180, 60 minutes: 120, 80 minutes: 95 mg %. The patient could not be traced afterwards.

Still another case came in 1963 to the attention of one of us (J.P.).

Dru. (Private practice. 409.) A lean grown up boy aged 14 developed in December 1957 a typical diabetes with loss of weight, thirst, glycosuria and fasting blood sugar at 220 mg %. He followed a strict diet but did not receive insulin nor tablets. Later on the diet was more liberal but remained poor in carbohydrate. His doctor prescribed a homeopathic treatment but carefully followed his diabetes by means of repeated G.T.T. They were performed no less than thirty times between January 1958 and October 1962! The remission was complete up to July 1960. Afterwards the diabetes recurred with a slow elevation of the fasting blood sugar from 128 to 264 mg % and of the two hour values from 190 to 376 mg %. Ketones were absent till 1963 in spite of heavy glycosuria and slow loss of weight (→ 59 kg/1,80 m). This unique observation shows how rapidly a restricted diet may induce a remission and how long this remission may last (two years and nine months) in the absence of any drug. The requirements of insulin have since been between 50 and 100 units.

CONN (1958) briefly reported another case of spontaneous remission in a 24 year old man whose G.T.T. was found frankly diabetic (214, 375, 353, 273 mg %

respectively at zero, one, two and three hour) and reverted to normal in eleven days without any treatment. Diabetes recurred two years later and remained mild for 7 years. Later on it became insulin dependant.

Many cases of borderline-diabetes discovered in young non pregnant women were found to improve spontaneously even without initial weight excess nor subsequent weight reduction. Improvement attained remission in a large proportion of cases (O'SULLIVAN and HURWITZ, 1966).

Overlapping of possible causes of remission compelled us to pool the reported cases as well as our own cases of "cured" idiopathic diabetes in unseparated tables (tables 5, 6 and 7).

In table 5 are grouped all the cases reported in recent French, English and German literature we could find provided they were well documented (up to 1969). Unfortunately in many interesting cases, some data were lacking: initial blood sugar value, body weight, weight changes, etc... For this reason, they were not included in the table (DARNAUD, 1946; CAROLI et al., 1950; ROBSON, 1951; JOHN, 1955; JOHNSON, 1958; WHITE, 1956–1960; PATON, 1959; HAINING and HAINING, 1960; CROLLE and PIETRA, 1959; BOULIN, 1959; JOSLIN, 1959; JACKSON, 1959; AZERAD, LUBETSKI and LASRY, 1961; COLWELL, 1962; RISKO and IVANYI, 1962. LISTER's cases 1 and 2 [1966], etc.)

This table includes cases of remission the cause of which may belong to group D or to group G–M of table 1.

III. Personal Experience with Remission in Idiopathic Diabetes

A personal study of 280 cases of recovery from idiopathic diabetes was made in Brussels in two diabetic clinics and in the private practice of one of us. From 1950 to 1964 more than 3.800 cases were followed. Of these 3.800 cases there were 280 showing remission and documented well enough to be presented with confidence (PIRART and LAUVAUX, 1965; PIRART, 1968).

A large number of other cases may have reached the stage of remission but they were not included in this study for one of the following reasons: 1. lack of documents establishing the previous state of diabetes, 2. lack of postprandial blood sugar values during the possible remission, 3. lack of observation after withdrawal of antidiabetic medication, 4. remission of too short a duration. Since a large number of cases were treated before the common use of the sulfonylureas, this series affords valuable observations on the changes in the natural course of the disease induced by diet alone or by diet and insulin (a substance with little influence on the beta cells).

Criteria: In this study, only cases that fulfilled the following *criteria* were accepted:

1. *Diabetes* and its remission have both been established in *ambulant* patients.

2. Glycosuria, at least on one occasion, at the onset and repeated fasting blood sugar values ("true glucose") above 180 mg% and / or at least one postprandial two hour blood sugar value above 180 mg% were required to *establish diabetes*.

3. Repeated absence of any trace of glycosuria at any time of the day and postprandial two hour blood sugar value ≤ 120 mg% were required to *estab-*

lish recovery. Most blood samples were taken in the afternoon, when remission was suspected.

4. The *diet* at the time of remission was compatible with a normal state of nutrition. It was sugar free (excepting the content of about 250 g of fruit per day) but provided nearly normal amounts of starchy foods.

5. The patient was *not* receiving a hypoglycemic *drug* for at least one week before checking.

More than one hundred sixty *glucose tolerance tests* were performed in 88 patients during remission. The load consisted of 50 g glucose diluted in 200 ml water. The results were considered normal when both the fasting and the two hour values were $\leqslant$ 120 mg% and when the peak value (30 or 60 minutes) was $\leqslant$ 180 mg% (venous whole blood, true glucose).

Some patients with repeated blood sugar values $\leqslant$ 120 mg% two or three hours after a normal meal had an *abnormal* G.T.T. However many of them were kept in the remission group for the purpose of this study. Whenever the fasting value was $\leqslant$ 130 mg%, the peak value $\leqslant$ 250 mg% and the two hour value $\leqslant$ 150 mg%, the G.T.T. was said to be subdiabetic. If any one of these blood sugar values was above these limits the G.T.T. was considered to be still diabetic or diabetic once again.

Most cases were followed up by us from the discovery of diabetes until remission and eventually until relapse. Much effort was made to reduce weight excess, to divide the carbohydrates into four meals, to avoid candies and to limit bread, potatoes and fruits which are the main sources of carbohydrates in our country. All patients were instructed to test their urine at least once daily (at various hours, not only in the morning) and to record the results in a booklet. Practically all did it. The reliability of their records was checked by urine and blood tests that were frequently, though unexpectedly, made when they came to the clinic. All patients were ambulant. Apparent remissions due to much reduced food intake resulting from chronic debilitating diseases were discarded from this series.

Composition of the remission group: It is given in table 6. The duration of diabetes had naturally been underestimated, as in all such studies because in most cases, absence of the disease was **not** demonstrated in the years preceding the time of diagnosis. On the contrary, duration of remission and duration of effective treatment up to remission were both overestimated since remission was not claimed before the first normal postprandial blood sugar value in the absence of drug therapy (withdrawal of drug was not regularly performed in many cases). Most cases were obese at the onset of treatment and had been even more so before the onset of diabetes.

Twenty-four patients recovered at least temporarily despite initial fasting blood sugar above 300 mg% and twenty-six despite marked ketonuria. One of them had severe acidosis with vomiting and subcoma. Another was in deep coma; this last case has been published by GELIN and PIRART (1957).

Most patients were obese and most lost weight during treatment even when they were not very fat at the beginning. No loss of weight, however, can explain remission in 83 of our cases, since in 76 weight did not change and 7 others actually gained weight. Perhaps beta cells regeneration may have favoured remission in 74 patients who received sulfonylureas, but this possible beta-cytotropic effect of

Table 5: Eighty six reported cases of remission found in recent literature (idiopathic diabetes excluding gestational diabetes)

AUTHORS	Sex	Age (years) at remission	Age at onset	Duration of diab. up to remission	Highest blood-sugar mg%	Ketonuria (c = coma or sub-coma)*	Present obesity**	Weight change	Treatment up to remission	Duration of remission	Criteria of recovery***	Diet during remission****	Comments and possible factors of remission
Aubertin and Lavignolle, 1961	M	45,5	45	6 m	440	+ (c)	++	↗	ins. 110 u. mx, later ± 40 u./d.	15 m	GTT: ± n	L	
Barr, 1960	M	39	39	4 m	550	+ (c)	0	=	ins. 195 u. mx, later ± 30 u./d.	24 m	GTT: ± n	L	
Bickel, 1945	F	39	23	16 y	400	+ (c)	?	?	ins. ± 60 u./d.	15 m	GTT: n	M	
Bloom, 1959	F	65	65	2 m	129	?	+	=	tolbutamide	12 m	SF, BS: n	D	
	M	56	56	2 m	197	±	+	↗	tolbutamide	2,5 y	SF, BS: n	D	
	M	46	45	1 y	158	±	+	↗	ins. ± 24 u./d.	6 y	SF, BS: n		
Boulet, Mirouze and Schmouker, 1960	M	12	12	days	159	+	0	?	chlorprop. + biguanide	10 m	GTT: n	L	
Caroli, Eteve and Bertrand, 1953	M	72	52	20 y	321	0	?	↗	liberal diet	?	BS: n, GTT: ± n	N	Cirrhosis with ascites

Reference	Sex								Treatment		Tests		Comments
Caroli, Eteve and Bertrand, 1953	M	65	52	13 y	270	?	?	↗	none	>1 y	SF, BS: n	N	Cirrhosis with ascites
	M	±60	±50	±10 y	±200	?	++	↗	ins. ±25 u./d.	?	BS: n	N	"
Collens, Silverstein and Dobkin, 1959	M	45	30	15 y	201	+	++	?	diet alone then insul. 2 y. ±20 u./d.	?	GTT: n intravenous GTT: n	?	development of diabetic nephropathy
Csapo and Szucs, 1962	M	30	30	2 m	318	+	+	↗	ins. ±50 u./d.	18 m	GTT: n GTT (cortisone): n	SF	
	M	40 and 47	38	2 y	247	+	+	=	ins. ±40 u./d.	7 y	BS: ±n	N	a first remission occurred 2 y after onset and lasted for 7 y
				a few years		+ (c)		↗	ins. 120 u./d. mx		GTT: d	N	recurrence and severe ketosis followed by second remission
	F	70	70	months	332	0	++	↗	ins. 35 u./d.	2 y	GTT: d SF, BS: n	N	
Del Greco and Scapellato, 1953	M	62	62	3 m	640	+ (c) ?	?	?	ins. 110 u. mx, later ± 50 u./d.	3 y	GTT: n on 4 occasions	L	Diabetes occurred after pulmonary infection and huge consumption of sugar

Table 5 (Cont.)

AUTHORS	Sex	Age (years) at remission	Age (years) at onset	Duration of diab. up to remission	Highest blood-sugar mg %	Keto-nuria (c = coma or sub-coma)*	Present obesity**	Weight change	Treatment up to remission	Duration of remission	Criteria of recovery***	Diet during remission ****	Comments and possible factors of remission
Deuil and Laurent, 1962	M	15	15	3 m	165	?	0	↗	ins. 34 u. mx, later ± 26 u./d.	4 m	PPBS: n GTT: d	D	
Downie, 1955	F	8	6	2 y	145	?	0	↗	ins.	18 m	GTT: n GTT (corti-sone): n	N	
	F	41	25	16 y	125	?	0	=	ins. ± 30 u./d.	8 y	GTT: n or ± n GTT (corti-sone): d	L	
	M	51	51	4 m	215	?	+	=	diet	2 m	GTT: ± n	D	recurrence, remission and recurrence again according to more or less strict adherence to diet
	M	50	50	2 m	125	?	?	?	diet	7 m	GTT: ± n, later: n	D	
	M	62	61	1 y	220	?	++	↘	diet	2 y	GTT: ± n, later: n	D	obesity in the past, recurrence after 2 y. despite no weight gain

Author, year	Sex								Treatment	Duration	Test		Remarks
Downie, 1955	M	36	36	4 m	150	?	++	↗	diet	15 m	GTT: n	D	obesity in the past, recurrence after 3 m. despite no weight gain
Dube, 1962	M	36	35	1 y	318	?	0	?	ins. ± 40 u./d.	3 y	BS: n GTT: d	D	obesity in the past, postprandial (no fasting) hypoglycemic attacks
Ferroir, 1953	M	7,5	5	2,5 y	198	+	0	?	ins. ± 16 u./d.	6 y	SF, BS: n	N	remission persisted in spite of mumps and appendicectomy
Goadby, 1943	M	26	26	4 m	120	?	?	?	ins. ± 10 u./d.	3 m	GTT: n	N	
	M	49	47	2 y	256	+	?	?	ins. ± 14 u./d.	2 y	SF, BS: n	N	3 recurrences thereafter
	M	36	36	1 m	500	+	?	?	ins. ± 35 u./d.	6 m	SF, BS: n GTT: ± n	N	
	M	46	46	2 m	349	0	?	?	ins. ± 6 u./d.	5 m	GTT: n	?	
	M	32	32	4 m	370	±	?	?	ins. ± 10 u./d.	4 y	GTT: n or ± n on various occasions	N	
	M	67	67	4 m	291	+	?	?	ins. ± 12 u./d.	3 y	GTT: ± n	?	
Harvier et al, 1948	M	35	35	6 m	320	0	0	=	ins. ± 25 u./d.	6 m	BS: n	L	fracture of thigh 15 days before

Table 5 (Cont.)

AUTHORS	Sex	Age (years) at remis- sion	Age (years) at onset	Dura- tion of diab. up to remis- sion	High- est blood- sugar mg %	Keto- nuria (c = coma)*	Pre- sent obes- ity**	Weight change	Treatment up to remission	Dura- tion of remis- sion	Criteria of recovery***	Diet during remis- sion ****	Comments and possible factors of remission
Harwood, 1957	M	24	24	5 m	330	+ (± c)	0	=	ins. 130 u. mx, later ± 80 u./d.	1,5 y	GTT: n, later on GTT: d despite PPBS: n and SF	L or N	
Hatch and Parrish, 1961	F	58	42	16 y	300	?	?	↗	ins. ± 90 u./d.	1 y	GTT: n	?	probably obesity in the past develop. of diab. nephropathy and heart failure
Hines and Kessler, 1961	F	38	17	21 y	382	+	0	?	ins. ± 80 u. later ± 30 u./d.	9 y	GTT: n	N	remission persisted despite infections and two operations
Hugonot et al., 1960	M	22	20	2 y	220	+	?	?	ins. 90 u./d.	?	SF, BS: n	L	
John, 1925	M	55	55	2 m	440	0	0	=	ins. ± 100 u./d. mx	3 m	GTT: n	SF	non evolutive acromegaly and previous obesity, acromegaly unchanged

Reference	Sex								Treatment		PPBS	N	Notes
John, 1925	F	37	37	2 m	280	?	?	?	diet	?		N	
Johnson, 1958	M	42	43	10 m	900	+(c)	0	?	ins. 700 u. mx, later 60 u./d.	?	SF, BS: n	N	long lasting recurrent pancreatitis with no glycosuria neither hyperglycemia up to age 43
Joslin, 1949	F	19	19	1 m	?	+(c)	?	?	ins. 1600 u. in 10 days	5 m	BS: n PPBS: d		
	M	5	5	3 m	322	?	?	?	ins.	2 y	GTT: n	L	slow relapse
Kinney, 1954	F	51	44	7 y	300	?	+++	↗	ins. 180 u./d. mx, + reducing diet	9 m	BS: n GTT: d	D	previous obesity, multiparity
Morard, 1952	F	60	50	10 y	300	+	+++	↗	ins. ± 60 u./d. reducing diet		SF, BS: n	N	previous obesity
	F	menopausal		10 y	200	?	++	↗	ins. ± 30 u./d. reducing diet	18 y	SF, BS: n	N	previous obesity remission persisted despite acute cholecystisis
	M	58	45	13 y	180	?	+++	↗	ins. ± 25 u./d. + reducing diet	1 y	BS: n	?	previous obesity, remission persisted despite typhoid
	F	71	65	6 y	320	?	++	?	ins. ± 30 u./d.	1,5 y	BS: n	L	previous obesity, development of diabetic nephropathy

Table 5 (Cont.)

AUTHORS	Sex	Age (years) at remission	Age at onset	Duration of diab. up to remission	Highest blood-sugar mg%	Ketonuria (c = coma or sub-coma)*	Present obesity**	Weight change	Treatment up to remission	Duration of remission	Criteria of recovery***	Diet during remission ****	Comments and possible factors of remission
Morard, 1953	M	70	42	28 y	380	?	++	=	ins. ± 30 u./d.	3 y	BS: n	D	cirrhosis, remission persisted despite cholecystitis and amputation
	M	67	65	2 y	250	?	0	?	ins. ± 20 u./d.	?	SF, BS: n	L	
Pathe and Morel, 1962	F	11	11	1 m	700	±	0	=	ins. 60 u. mx/d.	6 m	SF, BS: n, PPBS: n	SF	
	M	47	46	1 y	?	+ (c)	0	↗	ins. ± 24 u./d.	16 m	GTT: n	SF	
Peck, Kirtley and Peck, 1958	M	41	41	1 m	1280	+ (c)	?	=	ins. 1910 u. 1st day, 400 u. mx, later ± 30 u. d	3 y	GTT: ± n GTT: (cortisone) ± n	D	
Stutman and Hayes, 1959	M	19	19	3 m	510	+ (c)	?	?	ins. 65 u. mx/d.	1 y	GTT: n or ± n	D N	remission persisted despite pneumonia
Taylor, 1960	M	33	33	3 m	?	±	0	=	ins. ± 35 u./d.	5 m	SF, PPBS: n GTT: d	?	
Tsung o chang et al., 1953	F	68	68	4 m	1170	+ (c)	?	?	ins. 1200 u. 1st day, later 250 u./d. → 0	7 m	SF, PPBS: n GTT: d	N?	

Tulloch and Lambert, 196?												
M	34	34	1 m	665	+ (c)	0	=	ins. 455 u. 1st. day	3 y	GTT: n	N	
F	38	32	6 y	1200	+ (c)	0	↗	ins. 1220 u. 1st. day	3 y	GTT: n	D	
F	41	41	4 m	719	+ (c)	++	↗	ins. 325 u. 1st. day	15 m	GTT: n	D	
F	35	35	6 m	540	+ (c)	0	=	ins. 380 u. 1st. day	4,5 y	GTT: ±n	N	
F	27	25	2 y	500	+ (c)	++	↗	ins. 350 u. 1st. day	4 y	GTT: n	N	remission despite weight gain
M	47	47	2 m	1050	+ (c)	0	=	ins. 405 u. 1st. day	11 m	GTT: ±n	D	
M	44	44	1 m	440	?	0	↗	ins. 240 u. 1st. day	2 y	GTT: ±n	N	leptospirosis
F	43	43	5 m	350	?	0	↗	ins. 60 u. 1st. day	6,5 y	GTT: ±n	D	
M	47	47	1 m	320	?	++	=	ins. 60 u. 1st. day	5,2 y	GTT: n	N	
M	54	54	2 m	264	?	0	↗	ins. 50 u. 1st. day	2,5 y	GTT: n	L	
F	36	35	1 y	264	?	0	↗	ins. 20 u. 1st. day	3,5 y	GTT: ±n	N	
F	24	24	3 m	478	?	0	=	ins. 90 u. 1st. day	3 y	GTT: ±n	N	

Table 5 (Cont.)

AUTHORS	Sex	Age (years) at remission-onset	Duration of diab. up to remission	Highest blood sugar mg %	Ketonuria (c = coma or sub-coma)*	Present obesity**	Weight change	Treatment up to remission	Duration of remission	Criteria of recovery***	Diet during remission****	Comments and possible factors of remission
Vague, Favier and Delboy, 1956	M	15	15	5 m	225	+	0	↗	diet + sulfonylureas	4 m	GTT: n	D	influenza
Waddel, 1959	M	29	29	3 m	180	0	0	=	diet + tolbutam.	?	GTT: n	?	obesity in the past
Wells, 1958	M	52	51	15 m	215	±	?	?	ins. 720 u. mx, later ± 200 u./d.	3 y	GTT: ± n	?	remission parallel to improving of pulmonary tuberculosis
	M	46	46	3 m	180	(± c)	0	?	ins. 360 u./d. mx	22 m	GTT: n	?	"
	M	?	52	?	462	+ +++	?	↘	ins. 400 u. mx., later 80 u./d. + reducing diet	1 y	GTT: ± n	D	previous obesity, remission parallel to weight loss
	F	42	42	5 m	405	+	?	?	ins. ± 240 u./d.	3 y	GTT: ± n	N	colchicine treated acute gouty arthritis at onset of diab. and later on on 2 occasions with recurrences of diabetes
	M	63	63	m	168	?	?	?	ins. ± 240 u./d.	14 m	GTT: n	?	

Reference	Sex	Age		Duration	BS					Treatment	Follow-up	GTT	N/D	Comments
Conn, 1958	M	24	24	11 d (!)	214 PPBS 353	0	0	0	0	0	?	GTT: n	N	recurrence of mild diabetes one year later
Gelfand and Forbes, 1963	M	18	16	1½ y	374	±	?	0	0	ins. 80 u./d. for 8 m., then tolbutamide	?	GTT: ±n	N	
Lister, 1966	M	7	7	days	300	+	0	0	↗	one injection of 40 u. insulin	4½ y	GTT: ±d 6 m. later GTT: n	N then ±D	angina at onset
	F	7	10½	3½ y	GTT's 0 diab.		0	0	0	ins. for 3 y then diet alone	14 y	GTT's: n even when pregnant	N	remission resisted one pregnancy
Carlström and Ingemanson, 1967	F	20	17	3 y	200 later on 340 on +	0	0?	+	0?	diet. later on insulin 20 u./d. for 15 m	10 y	BS: n, SFU, PPBS: n, but GTT diab. during 3d pregnancy	D	remission resisted 3 pregnancies
Charles and Medard, 1969	F	28	28	3 m	380	+	+		?	insulin (days) later on DBI for 3 m., then none	1 y	GTT: n	N	remission resisted one pregnancy
Kosaka et al., 1969	F	18	17	1 y	241	0	0	0	↗ (slowly) then =	sulfamides and biguanides. later on insulin	weeks	BS: n GTT: ± diab.	D	IRI studies before during and after remission
Johansen and Orskow, 1969	M	24	24	days	400	0	0	0	0?	insulin 12 u./d. for 5 d.	4 m	GTT: ± diab.		IRI studies during and after remission

Table 5 (Cont.)

AUTHORS	Sex	Age (years) at remission	Age (years) at onset	Duration of diab. up to remission	Highest blood-sugar mg %	Keto-nuria (c = coma or sub-coma)*	Present obesity**	Weight change	Treatment up to remission	Duration of remission	Criteria of recovery***	Diet during remission****	Comments and possible factors of remission
Johansen and Ørskov, 1969	M	19	19	weeks		+ (c)	0	0 ?	insulin 100 u./d. for 25 d.	2 y	GTT: n		IRI studies during and after remission
Patel et al., 1969 (cases 6, 7, 21, 23)	M	46	41	5	GTT diab.	0	0	0	carbutamide	?	GTT: n		
	F	45	40	5	161 GTT diab.	0	0	±↗	carbutamide	?	GTT: n	SF high in CH	delay between withdrawal of drug and GTT not stated.
	M	47	46	1	170 GTT diab.	0	0	±↗	carbutamide + DBI	?	GTT: n		
	M	61	54	7	GTT diab.	0	0	0	carbutamide	?	GTT: n		
Gyselings, 1969 (personal comm.)	M	11	9	2	200	0	0	0	insulin 13 u./d. for 2 y.	3 y	GTT: n	N	recurrence of mild diabetes

* ± trace to moderate ketosis.
** 0 = normal, + = fat, ++ = very obese (see table 6).
*** SFU: sugar free urine, BS: blood sugar in the fasting state, PPBS: blood sugar in the postprandial state, GTT: oral glucose tolerance test, n = normal, ± n = subnormal, d: diabetic (see text).
**** N: normal diet, L: liberal diet, . FS: sugar free, otherwise normal diet, D: diabetic diet.

Table 6: Composition of the Remission Group (Brussels 1950–64)

Sex: M 138 + F 142 = 280 cases

Age at time of remission (years) n:	$\leqslant$ 20 4		21–40 22		41–60 124		61 and more 130	

Duration of diabetes at time of remission (years) n:	< 1 138	1–2 76	3–5 42	6–10 19	11–20 4	> 20 1		

	Weeks	Months			Years			
		1–3	4–6	7–12	1–2	3–5	6–10	11–20	> 20
Duration of effective treatment up to remission n:	15	70	62	58	31	30	14	0	0
Duration of remission n:	27	33	35	45	39	65	26	9	1

Severity of diabetes at onset	< 120	121–200	201–300	301–400	> 400 mg %
	Number of cases in each class of glycemia				
fasting blood sugar	30	133	89	16	8
highest blood sugar after a meal or during a GTT (2 h. value)	0	4	110	66	29

Ketonuria: $\pm$ (trace): 8 cases, + (pronounced): 26 cases
(34 cases)   including 2 cases of severe acidosis
              one of which in deep diabetic coma

Insulin requirements   None: 224
(insulin actual dependancy)   15 to 50 units per. day   39 ⎫
                              55 to 100 units per. day   11 ⎬ 56
                              more than 100 units per. day 6 ⎭

	Females	Males	Total
Maximum weight reached before onset of diabetes			
normal (less than 20 % weight excess)	18	45	63
fat (from 20 to 50 % weight excess)	38	53	91
very obese (over 50 % weight excess)	86	40	126
	142	138	280
Weight at the onset of the treatment			
up to 10 % weight excess over the normal weight	17	54	71
11 to 20 % weight excess over the normal weight	16	20	36
21 to 50 % weight excess over the normal weight	72	56	128
over 50 % weight excess over the normal weight	37	8	45
	142	138	280

Table 6 (Cont.)

Weight Change during the treatment up to the first remission:			
+ gain (more than 6 kg)	5	2	7
0 (practically no change)	32	44	76
− (slight loss: from 3 kg up to 10–20 kg according to the normal weight)	39	54	93
− − (moderate loss: from 10 to 20 kg according to the normal weight)	47	29	76
− − − (pronounced loss: over 15–20 kg according to the normal weight)	19	9	28
			280

Family history of diabetes:	in 85 cases
Acute disease possibly responsible for onset of diabetes:	21 cases
Pregnancy possibly responsible of onset of diabetes:	8 cases
Treatment up to remission: diet alone	137
biguanides	5
sulfonylureas alone (never insulin-treated)	65
insulin* alone (never treated with tablets)	64
insulin and sulfonylureas successively	9
	280

* Whatever the dosage and the actual dependancy provide that the duration of treatment with insulin has exceeded 1 month.

drugs certainly played no role in the 206 other cases. Thirty-six cases remained with a normal postprandial blood sugar for five years or more, some of them fulfilling JOSLIN's criteria of "cure" (JOSLIN, 1959).

Remission cases compared to non-remission cases: They come from the same source (two diabetic clinics and private practice) and were collected at random and treated during the same period. Absence of remission after at least one year of observation was established in the last group by postprandial or by fasting blood sugar values over 130 mg% or by persistent glycosuria whatever the treatment given.

Table 7 compares these two groups with each other and with 72 pooled published cases* of recovery from idiopathic diabetes. It shows that *remission is associated with:* male sex, with shorter duration of diabetes, with loss of weight excess, with lower initial fasting and postprandial blood sugar, with lower insulin requirements. On the other hand, remission and non remission cases did not obviously differ with respect to age, maximum weight, initial weight, ketonuria, diabetic family history or eventual treatment with sulfonylureas compounds.

In our series, the onset of diabetes and the subsequent recovery from it were

* The first 72 cases of table 5, including those of WELLS (1958) were tabulated in 1964 and compared with our own series. Since then 14 additional cases were included in this table. On the whole, they confirm the previous findings.

Table 7: Comparison between cases with proven remission and cases with proven absence of remission

	Own cases		Cases of remission found in the literature 72 cases
	No remission 280 cases	Remission 280 cases	
Sex ratio M/F	93/187	138/142	49/23
Age at time of remission or at the last visit $\leqslant 20/21–40/>40$ years	2/21/257	4/23/253	9/22/41
Duration of diabetes at remission or at the last visit $<1/1–2/>2$ years	0/82/198*	148/76/56	42/12/16
Known duration of remission (up to relapse or to last visit) $\leqslant 3$ m/4 m – 1 y/1 y–5 y/>5 y		60/80/104/36	12/18/34/8**
Family history 0/+	184/96	195/85	7/12
Fasting blood sugar mg% $\leqslant 200/200–400/>400$	110/161/9	163/105/8	17/32/20 (possibly 23)***
Postprandial blood sugar mg% $\leqslant 300/>300$	55/85	114/95	usually not stated
Ketonuria 0/±/+	242/9/29	246/8/26	34/6/32
Maximal weight reached before diabetes: normal/fat/very obese	66/89/125	63/91/126	usually not stated
Weight at onset of treatment normal/fat/very obese	108/129/43	107/128/45	28/6/16
Weight change during treatment +//0//–/—/- - -	18//130//79/43/10	7//76//93/76/28	13//17//13
Treatment ins. alone/sulfa. alone/ diet alone/others****	105/60/95/20	64/65/137/14	54/4/5/9
Acute disease possibly related to onset of diabetes	2	21	5
Pregnancy possibly related to onset of diabetes	3	8	not included in this table.

* No case of less than one year duration was intentionally included in the non-remission group.

** When the duration of remission was not stated, it was assumed to be less than 3 months.

*** In 3 cases, the value of the glycemia was not given but the patients were said to be in a state of severe ketosis.

**** Others: Biguanides or insulin + reducing diet, or insulin followed by sulfonylureas, etc...

surprisingly *un*correlated to the onset and the cure of acute conditions. This was also the case in the literature. The same may be said of pregnancy: true remission after delivery is uncommon and relapse is frequent (HAGBARD and SVANBORG, 1960).

Heterogenicity of the group of published cases does not allow more detailed comparisons with our own results.

Dramatic instances of recovery from diabetes after severe Ketosis: Some cases have been published. We saw 3 such cases of our own:

Mrs. D. H. (private practice 203): 71 year old woman. One sister diabetic. Past obesity up to 90 Kg/1,60 m. Diabetes for 10 years, poorly controlled with diet and insulin. Now slight obesity. Removal of the right eye for intractable glaucoma. Insufficient supervision and withdrawal of insulin led to precoma the next day. Blood sugar 350 mg %. Heavy glycosuria and ketonuria. Vomiting, dehydration. Urea 74 mg %. Rehydration, 120 U. regular insulin the first night. On the following days the dosage was slowly decreased to 20 U. lente insulin per day and during the next months insulin was gradually withdrawn. Diabetes perfectly controlled by diet alone. Blood sugar and urea normal.

Mr L. M. (C.D.P. 1608): 64 year old man. Two brothers diabetic. Past history of intermittent alcoholism and mild obesity. Diabetes known for 9 years. Blood sugar 153 to 166 mg %. Glycosuria often absent despite practically no treatment. Referred to the clinic in a precomatose state with intense polyuria, heavy glycosuria, B.S. 800 mg % but serum CO_2 content normal. No precipitating factor. Insulin 30 U. per day, slowly decreased and finally stopped after three months. Since then, intermittent treatment with sulfolynureas. Numerous postprandial normal blood sugar values during periods of placebo treatment. Remission lasting for three years and a half despite an intercurrent episode of hepatitis. On this occasion, discovery of a liver cirrhosis perfectly well compensated for three years.

Mrs V. D. J. (Hôp. Brugman, Surg. Clin. 5195; Hôp. St Pierre 363). 60 year old woman with no family history. Moderate obesity in the past. Slightly overweight now. Admitted for a fracture of the skull and mild body injuries at the exclusion of the epigastric region. No sugar in the urine. The fourth day, acute pancreatitis disclosed by abdominal exploration. Slight glycosuria the next day and deep diabetic coma the day after. Rescued with 270 U. insulin followed by daily requirements ranging from 40 to 80 U. per day. Discharged with 35 u. lente insulin. Dosage gradually decreased. Insulin stopped after 2 months. Diabetes well controlled with a rather liberal diet allowing weight gain. Progressive relapse one year later (abnormal oral and intravenous G.T.T.'s) related to gross dietary excesses. However, urine nearly always sugar free during the next six years. This case was published by GELIN and PIRART (1957) three years after the diabetogenic trauma. Acidotic coma was interpreted as the consequence of coexisting diabetogenic factors: injury, fracture of skull, pancreatitis, anesthesia, operation and fast-ketosis in a case of possible latent diabetes.

Follow-up of our 280 remission cases: Table 8 shows how frequently relapses occur but also how often such cases may have a second and even a third remission. This is in agreement with some reported cases.

We compared two selected groups among our remission cases, one with *long-standing remission,* the other with *early relapse* (table 9). This comparison shows that long-standing remission is associated with male sex, with intentional loss of weight and still more with mature age, with lower initial blood sugar, with absence of ketosis and with lower insulin dependancy. In other words the

Table 8: Follow-up of 280 cases of remission

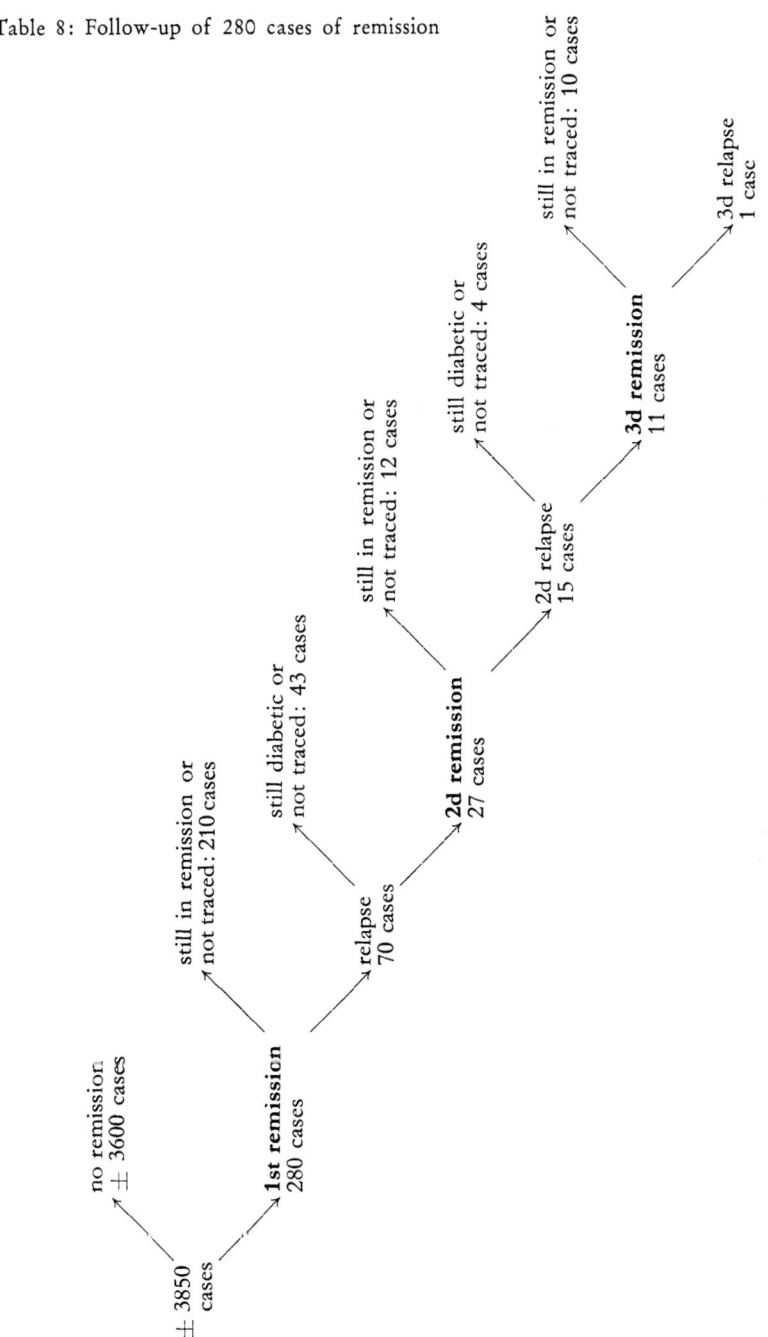

Table 9: Comparison between cases with early relapse and cases with longstanding remission

		28 cases with early relapses (after less than one year)	30 cases with longstanding remissions (more than 5 years)
Sex ratio	M/F	13/15	17/13
Age at time of remission or at the last visit:	⩽40 y/>40 y	8/20	1/29
Duration of diabetes up to remission:	<1/1–2/>2 y.	19/4/5	10/12/7
Fasting BS:	⩽200/>200 mg %	13/14	21/8
Postprandial BS:	⩽300/>300 mg %	10/12	16/8
Ketonuria:	0/+	20/8	28/1
Insulin-dependancy:	no/yes	17/11	24/6
Weight at onset of treatment:	lean/fat*	16/12	11/19
Weight loss during treatment:	0/+	23/5	19/11
Treatment with sulfonylureas:	no/yes	20/6	28/1**
Speed of recovery:	<3 m/3 m to 12 m/>1 y	14/10/4	4/15/10
Degree of remission:	GTT normal / still subnormal	2/1	10/10

* lean = up to 20 % weight excess.
** There is a statistical bias in the number of drug-treated patients since the cases with the longest remissions were observed before the introduction of sulfonylureas in the treatment of diabetes.

more severe and the more juvenile, the earlier diabetes relapses. Curiously enough, short duration of diabetes, treatment with sulfonylureas compounds and fast recovery do not seem to prolong remission (on the contrary!).

Very *long-lasting remissions are possible* (MORARD, 1953; DOWNIE, 1955; HINES and KESSEL, 1961; TULLOCH and LAMBERT, 1961). Some of our own cases also had long lasting remissions (up to more than 20 years).

Here is a report of some of them:

Mr D. (C.D.P. 1167): Hotel doorman with family history of diabetes. Marked obesity having reached 126 Kg/1,66 m. At the age of 51, overt diabetes with fasting blood sugar 208 mg % and heavy glycosuria. No significant weight change, up to the age of 71 (about 100 Kg). Slow loss of weight to 86 Kg between 71 and 77 years. Diet alone. Urine practically always sugar free from the very beginning. Fasting blood sugar normal. Postprandial blood sugar 103 to 155 mg %. G.T.T. sligthtly diabetic at the age of 77. Remission lasting more than 20 years.

Mr V. W. (C.D.P. 659): Workman with no family history. Chronic alcoholism. Slight obesity in the past. Diabetes discovered at the age of 55. Glycosuria without ketonuria. G.T.T. (every half hour): 301, 418, 489, –, 397 mg %. Well compensated hypertrophic cirrhosis of the liver demonstrated by liver puncture biopsy. No hemochromatosis. Good state of nutrition, 72 Kg/1,64 m. Rapid improvement of the diabetes by stopping drinking and diet alone, allowing a 6 Kg weight loss. Persistence of slight intermittent glycosuria with fasting B.S. 163 and 129 mg %. Eleven months later, treatment with lente insulin 10 U. per day during 7 years. No longer glycosuria. Fasting and postprandial B.S. normal. Three G.T.T.'s one year, three years and five years after starting insulin were performed during this treatment, the injection being omitted on the day of the test. They gave nearly normal results: fasting 63, 124 and 124, peak 180, 215 and 197, two hour value 103, 91 and 95 mg %. A new G.T.T. was done 8 days after the end of the insulin treatment: 107, 181, 193, –, 93 mg %. Urine sugar free. Postprandial B.S. normal. Weight kept stable around 70 Kg. Glucose assimilation coefficient (CONARD, 1955): K = 0,7 (norm. 1,7 ± 0,3 with range of 1 to 3), glucose assimilation coefficient with combined glucose and tolbutamide rapid intravenous injection (BASTENIE, 1961): K = 1,8 (norm. 3,9 with a range of 2,5 to 6,7). Ten years after the discovery of diabetes, the G.T.T. became diabetic again : 106, 175, 212, 222, 171, –, 111 mg % (every half hour). One year later, glycosuria reappeared and postprandial B.S. 150 mg %. Relapse occured despite sulfonylurea treatment from the seventh year of the disease up to the eleventh year and still going on.

Mr Ph. B. (Hôp. Brugman 4635): Postman with no family history. Marked obesity (maximum weight 102 Kg/1,61 m). At the age of 34, overt diabetes with loss of 15 Kg in a few weeks. Heavy glycosuria with ketonuria. Fasting B.S. 253 and 171 mg % G.T.T.: peak reaching 314 mg %, three hour value 190 mg %. Weight 82 Kg. Insulin 60 to 120 U. per day. Excellent control achieved in a few days. Remission after 6 months. Weight 67 Kg. From the age of 35 to the age of 42, five oral G.T.T.'s gave quite normal curves but intravenous G.T.T.'s yielded low K values (around 1). Weight kept between 62 and 70 kg. From the age of 43 to the age of 54, gradual relapse with urine generally sugar free and with nearly normal or quite normal postprandial B.S. but with slightly abnormal G.T.T.'s. Diabetes remaining very mild in spite of weight fluctuations (weight reaching temporarily 80 Kg). One single bout of glycosuria and hyperglycemia at 320 mg % following gross diet errors.

Mr V.D.V. (C.D.P. 374): Workman with several diabetics in his father's family. Very slight obesity in the past. Asymptomatic diabetes discovered at the age of 53. Fasting B.S. 165 mg %. G.T.T. frankly diabetic. 82 Kg/1,72 m. Excellent control of diabetes with diet alone, religiously adhered to. Slow weight loss to 67–72 Kg. Gradual normalization of the ten G.T.T.'s successively performed during a 17 year observation. Tolbutamide treatment since the age of 61, long after the beginning of remission. G.T.T. performed at the age of 70, one month after withdrawal of tolbutamide: fasting 68, half an hour 118, one hour 126, one and one half hour 114, two hour 116, three hour 63 mg %. The intravenous G.T.T. performed at the age of 64 yielded a normal K value of 1,7 as well as the combined glucose-tolbutamide intravenous test which gave a K value of 4,2 (quite normal). A final G.T.T. was performed 17 years after the onset of diabetes and 16 years after its remission. The results were as follows:

Time (minutes)	0	30	60	100	120	150	180
Blood sugar mg %	67	97	96	120	91	109	127
I.R.I. (Dr OOMS) µu/ml	7,5		12		8,5		11

Almost identical distribution of maximum *weight* and of initial weight in our groups of remission and non-remission cases was unexpected. The paramount importance of diet, especially reducing diet in the case of obesity, is stressed by the differences in the *weight changes* and in the insulin treatment. It indicates that treatment with insulin or with sulfonylureas in obese people is a poor method whereas low carbohydrate and low calorie diet is a much better one. Male prevalence (our own cases and, still more, the published cases) might be related to better adherence to diet. This is in keeping with our previous observations on the results of sulfonylurea treatment in the two sexes (PIRART and LAUVAUX, 1965). This first impression was however not confirmed by the relation between sex and weight loss in the remission as well as in the non-remission cases.

Statistical study as well as individual case reports both stress the role of diet and of eventual loss of weight excess in the mechanism of recovery. It is suggested that dietary restrictions (in known or unknown cases of diabetes), and even spontaneous reduction of carbohydrate and calorie intake in old age may alleviate a previous diabetic state. This would explain why specific complications discovered much later such as the KIMMELSTIEL-WILSON syndrome, may *seem* unrelated to the underlying disease in some cases (PIRART and COËRS, 1969).

Degree of normalization of carbohydrate tolerance: Most cases with absence of glycosuria at any time of the day keep abnormally high blood sugar values at least after a meal. Some however have a normal postprandial blood sugar and on this basis were included in the present study as "remission" cases. Among them only a few cases had a normal blood sugar two hours after a load of 50 g. glucose. Several cases kept abnormal values during the G.T.T., either in the fasting state or at the peak of the curve *even* when the two-hour value fell under 120 and even under 100 mg %.

There is a frequent and striking discrepancy between normal blood sugar values after a meal of potatoes or bread providing 50 to 100 g. of carbohydrates and persisting high blood sugar values after an oral load of 50 g. of glucose. This fact, of course, emphasizes the value of the G.T.T. as a sensitive method of diagnosis and the importance of dividing the daily carbohydrates allowed into 4 or 5 meals as a basic rule in the diabetic diet.

Of our 88 cases tested, 16 had one or more diabetic responses, 21 had one or more subnormal responses and only 21 had one or more normal responses. On the other hand 30 had successively normal, subnormal or diabetic responses in various order and combinations in the course of the years. Forty-seven exhibited a *normal* G.T.T. at least once in the course of the remission. To make comparisons easier, homogeneous groups were used: 21 cases with normal G.T.T., 21 cases with subnormal G.T.T. and 16 cases with diabetic G.T.T. They were compared with the non-remission cases for the purpose of studying the gradual normalization of carbohydrate tolerance: non-remission → remission with still diabetic G.T.T. → remission with subnormal G.T.T. → remission with quite normal G.T.T.

Perhaps, owing to the small number of cases, no clear-cut correlation could be demonstrated between the degree of remission and one of the following factors: sex, age, duration of diabetes, initial weight, intentional loss of weight, fasting and postprandial blood sugar, ketosis, insulin-dependancy, treatment with sulfonylureas, delay between onset of treatment and recovery, duration of remission. It is however suggested that *complete* normalization of glucose is associated with short duration of diabetes, intentional loss of weight, lower initial blood sugar. On the contrary, no definite relation with sex, initial weight, absence of ketosis, insulin-dependancy, treatment with sulfonylureas, speed of recovery nor duration of remission was observed.

In some cases, the blood sugar curve during the second and third hours of the G.T.T. exhibited a definite fall below the fasting value which is in keeping with spontaneous postprandial hypoglycemic episodes sometimes observed in diabetic patients (DEROT and TCHOBROUTSKY, 1963). The rapid intravenous G.T.T. (after CONARD, 1955) yielded, in certain of our cases, results that were within the normal range. The combined glucose-tolbutamide intravenous test (BASTENIE et al., 1961, 1963) gave in some instances quite normal results. Finally some published cases exhibited even a normal G.T.T. after priming with cortisone (FAJANS and CONN's test). The cases of DOWNIE (1955) and of CSAPO and SZUCS (1962) were similar.

Measurements of fasting or poststimulative I.L.A. or I.R.I. have been done only sporadically since the first observations of TAYLOR (1960) and of JOSLIN (1959) who briefly mentioned that a 19 year old girl rescued from diabetic coma by means of 1.600 u. insulin was found to have 50 to 300 µu/ml of I.L.A. (fat) during her stage of initial remission. Alleviation of the diabetic state after only two weeks of treatment with insulin or sulfonylureas markedly increases the I.R.I. response to the acute maximal stimulation (glucose + glucagon + tolbutamide) (KOSAKA et al., 1967).

Restoration of the I.R.I. response to glucose during actual remission has been shown by GRODSKY and co-workers (1965) in two obese and in two lean subjects, by HERNANDEZ and co-workers (1968) in a 18 year old boy after recovery from a ketotic diabetes, by KOSAKA and coworkers (1969), in a 17 year old girl particularly well followed in view of her impressive family history and by JOHANSEN and ØRSKOV (1969) in three young subjects, one of which having had a marked and sustained remission with an excellent I.R.I. response to glucose. On the whole, however, the restoration of the insulin secretory capacity is far from normal as shown by the two other cases of JOHANSEN and ØRSKOV (1969) by the multiple I.R.I. curves in KOSAKA's case (1969) by the poor responses observed by ILLIG and PRADER (1968), GUTHRIE et al. (1968) in children during their initial – but incomplete – remission. This is exemplified by our case of complete remission already mentioned p. 487 (V.D.V., CDP 374).

In general, the I.R.I. curves published so far tend to be flat with possibly a delayed peak as in mature onset diabetes. Potent stimuli sometimes failed to elicit a response (glucose infusion, glucagon, tolbutamide) even when oral glucose does (GUTHRIE et al., 1968). Finally, the I.R.I. postglucose curve may actually flatten down, along with that of the blood glucose, yielding an unimproved SELTZER index as compared with the pre-remission state (O'SULLIVAN and MAHAN, 1968). Diabetes, no doubt, is still there!

Influence of acute diseases: Acute infections and various traumata have been listed in the etiology of diabetes, acting at least as a trigger mechanism. In our opinion, these causes have been greatly overestimated. Such acute conditions merely act as revealing circumstances. Even when applying the concept of acute disease as etiologic agents in its broadest sense, we found only 21 such cases in our 280 cases of remission. Of these 21, remission has been observed immediately after the cure of the acute disease in 14 cases and much later in the remaining seven. On the other hand 25 of our cases with established remission underwent acute conditions usually serious enough to be able to influence diabetes temporarily. In these 25 cases, relapse ocuured in only 8 patients. Diabetes in the remaining 17 patients did not recur in spite of 22 acute conditions including major operations (in particular two gastrectomies, one hysterectomy, one other operation for strangulation obstruction). In some cases, howewer, minute amounts of insulin were cautiously given, owing to the frequent acute diabetogenic effect of trauma (PIRART, 1963). But after a few days, control was obtained without insulin and remission continued.

Influence of pregnancy: Pregnancy is said to be diabetogenic (HOET, 1954; JACKSON, 1960) i.e. to induce the outset of diabetes mainly during the last part of gestation. The insulin requirements often increase (PEDERSEN, 1952; ANDERSSON, 1950; BERGQUIST, 1954, own observations on 55 cases). But they do not always rapidly return to their previous level after delivery. For instance a decrease was observed in 25 of our cases whereas no change occurred in 15 cases and there was an actual increase in 5 other cases! There are artifacts in the so-called diabetogenic effect of pregnancy: 1. in a large number of cases diabetes is discovered thanks to pre-natal care, 2. diabetes may be brought under better control through better management at the end of pregnancy and after delivery in women with hitherto unknown or neglected diabetes.

In our series, overt diabetes was revealed during pregnancy in 12 cases: in four, remission was obtained less than one month after delivery, in three cases it occurred during pregnancy, in two others several months after delivery and in the remaining three it was never achieved. In HAGBARD and SVANBORG's series of 37 gestational temporary diabetes, six women had a sustained remission despite a new pregnancy (HAGBARD and SVANBORG, 1960). O'SULLIVAN mentioned similar cases (1961). CARRINGTON and MESSICK (1963) reported on three cases in which improvement of a gestational diabetic state occurred during pregnancy.

Cases have been observed in which a pre-existing remission perfectly resisted a further pregnancy (one case of ABRAHAM and JACKSON, 1965, one of BREIDAHL, 1965, one of LISTER, 1966, two of CHARLES and MEDARD, 1969) and even resisted three pregnancies (CARLSTRÖM and INGEMANSON, 1967).

In a series of women whose diabetes had been discovered when pregnant but still confirmed several weeks or years after that pregnancy, remission occurred a long time after that event and no more frequently when the diagnosis of diabetes had been confirmed a few weeks after delivery than when it had been confirmed years after (O'SULLIVAN and HURWITZ, 1966).

All this casts some doubt on the gestational origin of diabetes discovered in many pregnant women.

Influence of weight changes: Therapeutic reduction of overweight was in our cases frequently associated with: 1. the occurrence of remission, 2. its duration, 3. its degree of perfection. Conversely, return of weight excess led to relapse in 9 cases. However it must be pointed out that it did not in 14 other cases. This is in keeping with the fact that a first remission occurred in 7 of our cases despite moderate gain of weight and in 76 other cases whose weight did not appreciably change during the course of the treatment. Obesity has been said to be diabetogenic because the building up and the maintenance of a bulk of adipose tissue requires extra insulin production and finally exhausts the beta cells. If this were true, a closer relationship would be expected between weight change and carbohydrate tolerance. Many obese diabetics reach normal weight but never reach normal glucose tolerance (NEWBURGH, 1942; RICHARDSON, 1953). Our own observations like those of WATSON (1942) and of O'SULLIVAN and HURWITZ (1966) show that reducing the fat mass is neither always necessary nor always sufficient to cure diabetes.

Influence of a treatment with sulfonylureas: Prolonged treatment with sulfonylurea compounds has been claimed to improve the diabetic state (mean blood sugar, oral and intravenous G.T.T.) in a permanent manner, thus excluding the temporary pure pharmacological effect of the drug. A "β cytotrophic effect" has been suggested (LOUBATIÈRES, 1960 b, e) implying a regeneration of the β cells and a specific invigorating effect on their secretory power.

Some clinical observations in *overt* matury-onset diabetes (HERMAN, 1966; SHELDON et al., 1966; FELDMAN, 1967; PATEL et al., 1969) showed a marked improvement of glucose tolerance attaining in some cases complete remission (PATEL et al., 1969) but this had not been observed by STOWERS (1966). Diet restriction (calories, carbohydrates) could be ruled out in the cases observed in India by PATEL and co-workers (1969) but not in many other studies.

In *subclinical* diabetes, the treatment with sulfonylurea seemed to be equal to and even more efficacious than in overt diabetes (STOWERS, 1966) even in young people without obesity (FAJANS and CONN, 1962). But in most studies, suitable control groups are lacking and in others, the drug was withdrawn only 2 or 3 days before testing (SHELDON, 1966; FELDMAN, 1967) which is evidently too short to get rid of the remaining pharmacological effect of the drug. Other studies could show no true remission (KNICK, 1967) and even no definite improvement of the carbohydrate tolerance (ENGELHARDT and VECCHIO, 1965).

In *our series* (PIRART and RUTMAN, 1961; PIRART and LAUVAUX, 1965; PIRART and LAUVAUX, unpublished data) improvement of the diabetic state was fairly common and remission was by no means exceptional in diabetics receiving sulfonylureas but also in others receiving biguanides, diet alone or insulin. This last observation is significant since insulin is certainly devoid of any β cytotrophic action!

IV. Final Comments

Remission is in our experience not exceptional. Still more cases could be observed everywhere provided that: 1. patients adhered more strictly to restricted diets, 2. insulin and tablets were used more cautiously and not at the expense of diet, 3. patients having been rendered normoglycemic would be regularly checked for remission when treated with tablets and even with insulin.

Remission may attain almost normal starch-and glucose tolerance and even, in some cases, normal insulin production and release from the beta cells. This normal or nearly normal state may last for years. Nevertheless remissions are not actual cures because: 1. they are seldom complete, 2. they do not last very long, 3. they are frequently non-resistant to overeating, weight gain, acute diseases or trauma. We think JOSLIN was quite right in saying: "It is an error to speak of a cure of diabetes".

The process of remission however is fascinating and its study might throw new light upon the nature of the disease.

In all the cases we were able to follow carefully from the overt diabetic state to the most complete state of remission, early and good control of diabetes was the common feature (except for the strange cases reported as spontaneous recovery on page 466). This good control was obtained with insulin, with sulfonylureas, with biguanides, with carbohydrate reduction or with reducing diet, alone or in various combinations. Whatever the treatment, if it could bring diabetes under control, it might lead to remission. In several cases, the loss of adipose tissue was nil or was so small that this fact was certainly *not* responsible for the recovery. When diabetes is out of control, it requires more (sometimes much more) insulin. Anti-insulin substances have been found in the serum of uncontrolled diabetics (FIELD, 1958; WILLIAMS, 1958; VALLANCE-OWEN and LILLEY, 1961). It has been suggested that uncontrolled diabetes can be harmful to insulin secretion and that diabetes may behave as a self-supporting disease (LUKENS, COHEN and GOTO, 1961).

If this is true, it might explain why insulin, drugs or simple diet may all suddenly break the vicious circle of diabetes.

The fact that in some cases this was achieved with very small amounts of insulin rules out the role of antagonists directed against insulin in general in such cases. It does not exclude the possibility of circulating antagonists directed against endogenous insulin nor of tissue resistance in many other cases.

The whole story of remission is in keeping with the normal picture often described in the islets of diabetics, with the cytologic picture of hypersecretion sometimes observed in young subjects (GEPTS, 1962), with the possible occurrence of spontaneous hypoglycemic episodes during the course of a well established diabetes (DEROT and TCHOBROUTSKY, 1960) and with the importance of extra-pancreatic factors stressed in recent years. Not all is lost in many cases of diabetes.

V. Summary

Remission in diabetes is not exceptional. Many cases however are overlooked because: 1. no attempt is made to withdraw the treatment with sulfonylureas, with biguanides or even with insulin, 2. the blood sugar is not regularly checked in the postprandial state, 3. the glucose tolerance test is not systematically performed in patients who may be in remission. Besides so many undetected cases, there are many known cases that were never published because of: 1. lack of data, 2. lack of explanation, 3. too well known facts (obese diabetics on reducing diet).

Remission usually occurs in secondary diabetes after suppression of the diabetogenic hormone excess. In idiopathic diabetes, recovery has been observed in various conditions: 1. suppression of normal secretion of S.T.H. or of cortisone resulting from spontaneous destruction (particularly ischaemic) of the pituitary, from hypophysectomy (isotopic or surgical), and from spontaneous or surgical destruction of both adrenals, 2. surimposed hyperinsulinism resulting from insuloma or other hypoglycemic tumors, 3. acute diabetes (and pseudo-diabetes) occurring in infants, 4. acute diabetes (and pseudo-diabetes) occurring in children or adults who undergo stress or infections, 5. restricted diet after huge excess of sugar or starch consumption, 6. withdrawal of diabetogenic drug, 7. gestational diabetes, 8. acute pancreatitis, 9. successful diet especially with weight reducing effect, in all cases and in particular in obese patients, 10. effective treatment with diet supplemented with insulin or sulfonylureas or biguanides, 11. in the course of liver cirrhosis, 12. in the course of various nephropathies, 13. with no detectable cause (spontaneous recovery).

Reported cases and our own cases are presented in tabulated form. On the whole 86 well documented cases have been found in recent literature. They were compared to our 280 cases as far as clinical and laboratory data are concerned. Cases with complete recovery were also compared with cases which reached a stage of incomplete remission. Finally, cases with long-standing remission were compared with cases of early relapse.

All these comparisons suggest that remission is often related to the following factors: mildness and short duration of diabetes, effective and early treatment, intentional loss of weight, male sex. The incomplete and transitory nature of remission clearly shows that diabetes is not actually cured. The role of pregnancy, acute infections, trauma and obesity in the onset of diabetes and the beneficial effect of their disappearence is discussed. The importance of effective and early treatment is emphasized.

On the basis of these findings, diabetes, at least in its early stage, might be interpreted as a self-supporting disease since the common denominator to all measures that may lead to remission is reduction of hyperglycemia.

Literature

ABRAHAMS, I. and W. P. U. JACKSON: Complete remission of diabetes mellitus during pregnancy. South Afr. Med. J. *39*, 427 (1965)
ANDERSSON, B.: Diabetes and pregnancy. Acta Med. Scand. *138*, 259 (1950)
ALLISON, S. P., P. HINTON and M. J. CHAMBERLAIN: Intravenous glucose-tolerance, insulin and free-fatty-acid levels in burned patients. Lancet *II*, 1113 (1968)
– et al.: Failure of insulin response to glucose load during operation and after myocardial infarction. Lancet *I*, 478 (1967)
ALPERT, S.: Impaired glucose tolerance, a consequence of excessive carbohydrate consumption. Ann. Intern. Med. *42*, 927 (1955)
AREY, S. L.: Transient diabetes in infancy. Pediatrics *11*, 140 (1953)
ARNEY, G. K., E. PEARSON and A. B. SUTHERLAND: Burn stress pseudo-diabetes. Ann. Surg. *152*, 77 (1960)
ARNOULD, Y. et al.: Urinary excretion and renal catabolism of labelled insulin in the dog. VIth Congress of the I.D.F., Stockholm 1967. Excerpta Medica *140*, 66 (1967)
ASSAN, R. et al.: Tumeur bêta-Langerhansienne insulino-sécrétante chez une femme atteinte de diabète sucré. Ann. Méd. Interne *120*, 173 (1969)
AUBERTIN, E. et al.: Diabète aigu (avec précoma) apparemment guéri. Le Diabète *9*, 109 (1961)
AZERAD, E., J. LUBETZKI and M. LASRY: Un cas de guérison apparente spontanée du diabète. Le Diabète *9*, 315 (1961)

BAGDADE, J. D., E. L. BIERMAN and D. PORTE: Hyperinsulinism, a metabolic consequence of obesity. Abstr. in Diabetes *17*, 315 (1968)

BARBIER, P., S. BERGE and E. JACOBS: Pancréatopathies et diabète. Acta Gastro-Ent. Belg. *30*, 329 (1967)

BARR, R. W.: Acute diabetic episode with remission. Report of a case. J. clin. Endocrin. *20*, 473 (1960)

BASTENIE, P. A. and J. PIRART: Hémochromatose et diabète. Exposé d'ensemble. in Rapports XXXIVe Congrès Français de Médecine, Lyon 1963. Edit. Masson et Cie., Paris 1963
- Discussion on prediabetes: methods of investigation. in Rapports IVe Congrès F.I.D., p. 204, Genève 1961. Edit. Médecine et Hygiène, Genève 1961
- Cortico-surrénale et diabète humain. Edit. Masson, Paris 1956
- and al.: Exploration des états prédiabétiques. Bull. Acad. Royale Méd. Belg *VII*, vol. 3, 185 (1963)

BAUER, P. A.: Les stéatorrhées pancréatiques. Le diabète pancréatique et les répercussions des stéatorrhées pancréatiques sur l'organisme. Annales de Médecine *57*, 113 (1956)

BAUER, H.: Zwei Fälle von Diabetes Mellitus mit Leberzirrhose. Münch. Med. Wschr. *24*, 674 (1953)

BERGQUIST, M.: The influence of pregnancy on diabetes. Acta Endocrin. *15*, 166 (1954)

BERSON, S. and R. YALOW: Some current controversies in diabetic research. Diabetes *14*, 549 (1965)

BICKEL, G., J. J. MOZER and R. JUMET: Diabète avec dénutrition grave. Disparition de la glycosurie et atténuation progressive de l'hyperglycémie à la suite du développement d'un carcinome insulaire du pancréas avec métastases hépatiques massives. Bull. et Mém. Soc. Méd. Hôp. Paris *51*, 12 (1935)
- Démonstrations cliniques. Helv. Med. Acta *12*, 273 (1945)

BIELSCHOWSKY, P.: Zur Klinik und Pathologie der spontan Hypoglykämie. Klin. Wschr. *11*, 1492 (1932)

BLOOM, A.: Remission in diabetes. Brit. Med. J. *II*, 731 (1959)

BOULET, P., J. MIROUZE and Y. SCHMOUKER: Intérêt de l'association arylsulfamidebiguanide dans le traitement du diabète sucré. Presse Méd. *68*, 2123 (1960)
- et al.: Cirrhoses non hémochromatosiques et diabète sucré (à propos de 25 observations). Le Diabète *10*, 51 (1962)

BOULIN, R.: Sur quelques cas de guérison de diabète sucré. News Bulletin of the I.D.F. *V*, 1 (1959)

BOUR, H. et al.: Cirrhoses du foie et troubles de la glycorégulation. Journées Annuelles de Diabétologie de l'Hôtel-Dieu. Vol. 5, 210. Edit. Flammarion, Paris 1964
- et al.: Etude de 41 cas d'intoxication oxycarbonée aigüe, par les épreuves dynamiques de la glycorégulation. Presse Méd. *76*, 1051 (1968)

BREIDAHL, H. D.: In discussion: Vth Congress of the I.D.F. Toronto 1964. On the nature and treatment of diabetes. Ed. by WRENSHALL & TREIBEL. Excerpta Medica p. 733 (1965)

BROCARD, H., G. AKOUN and A. GRAND: Diabète stéroïde compliqué d'un coma de type hyperosmolaire. Bull. Mém. Soc. Méd. Hôp. Paris *116*, 353 (1965)

BUNNAG, S. C. et al.: Effect of alloxan on the mouse pancreas during and after recovery from diabetes. Diabetes *16*, 83 (1967)

BURNS, T. et al.: Studies on the interdependant effects of stress and the adrenal cortex on carbohydrate metabolism in man. J. clin. Invest. *32*, 781 (1953)

BUTTURINI, U.: Obesita essenziale e diabete mellito. Giorn. Clin. Med. *34*, 333 (1953)

CALDWELL, R.: Diabetes mellitus following acute pancreatic necrosis. Report of 1 case. New Engl. J. Med. *251*, 228 (1954)

CARLSTRÖM, S. and C. A. INGEMANSON: Juvenile diabetes with long-standing remission. Diabetologia *3*, 465 (1967)

CAROLI, J., J. ETEVE and J. BERTRAND: Le diabète guéri par la cirrhose de Laënnec. Sem. Hôp. Paris *29*, 607 (1953)

- N. BERNARD and H. THOMOPOULO: Nouvelle observation de diabète secondaire à la lithiase biliaire. Sem. Hôp. Paris 26, 776 (1950)
CARRINGTON, E. R. and R. R. MESSICK: Diabetogenic effects of pregnancy. Amer. J. Obstet. Gynec. 85, 669 (1963)
CHAIKOF, L. and J. CAMPBELL: Decreased insulin requirements folloxing Growth hormon administration in diabetic dogs. Endocrinology 61, 618 (1957)
CHAMBERLAIN, M. and L. STIMMLER: Renal handling of insulin. VIth Congress of the I.D.F. Stockholm 1967. Excerpta Medica 140, 70 (1967)
CHARLES, R. N. and F. MEDARD: Remission in diabetes mellitus. Abstr. in Diabetes 18, suppl. 1, 349 (1969)
COLLENS, W. S., J. N. SILVERSTEIN and G. B. DOBKIN: Case of a diabetic with a Kimmelstiel-Wilson syndrome and a normal glucose tolerance. Ann. Intern. Med. 50, 1282 (1959)
COLWELL, A. R.: in discussion XI, p. 130, about the clinical effect of sulfonylureas. Diabetes 11, 130 (1962) (suppl.)
CONARD, V.: Mesure de l'assimilation du glucose. Bases théoriques et application cliniques. Acta Gastro-Ent. Belg. 18, 655 (1955)
CONN, J. W.: The prediabetic state in man. Definition, interpretation and implications. Diabetes 7, 347 (1958)
CRAIGHEAD, J. E. and M. F. McLANE: Diabetes mellitus: induction in mice by encephalomyocarditis virus. Science 162, 913 (1968)
CREUTZFELDT, W. et al.: Experimentelle Untersuchungen zur Auswirkung einer Nierenschädigung auf den Diabetes Mellitus. Naunyn Schmiedeberg's Arch. 236, 392 (1959)
- et al.: Diabetesprobleme. Prädiabetes, abnorm niedriger und abnorm hoher Insulinbedarf, orale Antidiabetika. Dtsch. Mediz. J. 15, 605 (1964)
CROLLE, G. and R. PIETRA: Findings and considerations on several cases of remission of diabetes mellitus induced by liver cirrhosis. Minerva Med. 50, 3877 (1959)
CSAPO, G. and S. SZUCS: Spontane Remission der Diabetes Mellitus. Med. Klin. 5, 180 (1962) (completed by personal communication).
DARNAUD, CH. et al.: Efficacité à long terme du traitement du diabète gras. Importance de la cure d'amaigrissement. Le Diabète 10, 305 (1962)
- Une forme rare de diabète: le diabète curable des enfants et des adolescents. Presse Méd. 34, 755 (1946)
DEBENEDETTI, E., V. ABIERI and G. VIARENGO: L'attenuazione spontanea del diabete del eta matura. Minerva Med. 35, 64 (1949)
DELANGE, F. and H. LOEB: Le diabète du nourrisson. Acta Paediat. Belg. 20, 79 (1966)
DEL GRECO, F. and L. SCAPELLATO: Transient diabetes with coma following short-term excessive consumption of carbohydrates. A case report. Diabetes 2, 457 (1953)
DENARD, Y.: Recherche de l'hypercorticisme dans le diabète commun. Le Diabète 5, 173 (1957)
DEROT, M. and G. TCHOBROUTSKY: Les hypoglycémies spontanées au cours des états diabétiques confirmés ou potentiels. Journées Annuelles de Diabétologie de l'Hôtel-Dieu. Vol. 4, 197. Edit. Flammarion, Paris 1963
- et al.: Diabète et maladies de la nutrition. Edit. Flammarion, Paris 1962
DESOILLE, H. and M. PHILBERT: La question du diabète sucré traumatique, vue par un médecin. Journées Annuelles de Diabétologie de l'Hôtel-Dieu. Vol. 4, 24. Edit. Flammarion, Paris 1963
DEUIL, R. and CL. LAURENT: Le diabète curable du sujet jeune. Illusions et réalités. Journées Annuelles de Diabétologie de l'Hôtel-Dieu. Vol. 3, 179. Edit. Flammarion, Paris 1962
DOLLERY, G. T., B. L. PENTECOST and N. A. SAMAAN: Drug induced diabetes. Lancet II, 735 (1962)
DOMART, A., C. LABRAM and R. BERGER: A propos d'une observation de diabète insulino-résistant transitoire, compliquant une cirrhose avec hémochromatose secondaire: les hyperglycémies des cirrhoses éthyliques. Sem. Hôp. Paris 49, 25 (1964)

Downie, E.: The clinical approach to the problem of diabetes mellitus. BMJ *IV*, 863 (1955)
Drouet, P. L. et al.: Le diabète aigu, complication de la pancréatite aigüe hémorragique. Acta Gastro-Ent. Belg. *19*, 438 (1956)
Dube, A. H.: Late postprandial hypoglycemia occurring in man with established diabetes mellitus. New Engl. J. Med. *267*, 438 (1962)
Dulin, W. E.: Effects of long-term tolbutamide therapy on severity of diabetes in partially depancreatized rats. Metabolism *9*, 884 (1960)
Editorial: Diabetes in non-white people in South Africa. South Afr. Med. J. *37*, 1193 (1963) (1963)
Engelhardt, H. T. and J. Vecchio: The long-term effect of tolbutamide on glucose tolerance in adult, asymptomatic, latent diabetes. Metabolism *14*, 885 (1965)
Engleson, G. and P. Zetterquist: Congenital diabetes mellitus and neonatal pseudo-diabetes mellitus. Arch. Dis. Childh. *32*, 193 (1957)
Fajans, S. S. and J. W. Conn: Prediabetic conditions and early detection of diabetes p. 167. IVth Congress I.D.F., Genève 1961. Edit. Médecine et Hygiène, Genève 1961
– – The use of tolbutamide in the treatment of young people with mild diabetes mellitus. Diabetes *11*, 123 (1962)
Feldman, R.: Evaluation of tolbutamide and phenformin in reversing abnormal glucose tolerance in asymptomatic diabetes. VIth Congress I.D.F. Stockholm. Abstr. in: Excerpta med. *140*, 129 (1967)
Ferguson, I.: Insulin measurements in a case of temporary neonatal diabetes mellitus. Abstr. in: Diabetologia *3*, 55 (1967)
Ferguson, M. J.: Saluretic drugs ans diabetes mellitus. Amer. J. Cardiol. *7*, 568 (1961)
Ferroir, M. J.: Un cas de diabète infantile guéri depuis 6 ans. Arch. Mal. App. Dig. Nutr. *42*, 1126 (1953)
Field, J. B.: Observations concerning a humoral insulin antagonist during diabetic ketosis. Diabetes *7*, 433 (1958)
Franckson, J. R. M. et al.: Influence of starvation on the carbohydrate metabolism in obesity. In Physiopathology of adipose tissue, edited by Vague, J. and R. M. Denton. Excerpta Medica 1969
– Glucose kinetics in human obesity. Diabetologia *2*, 96 (1966)
Fromantin, M. et al.: Coma inaugural d'un diabète juvénile aigu avec glycémie à 23 grammes. Le Diabète *17*, 91 (1969)
Geefhuysen, J.: Temporary idiopathic neonatal hyperglycemia. Pediatrics *38*, 1009 (1966)
Gelfand, M. and J. I. Forbes: Diabetes mellitus in the rhodesian African. South Afric. Med. J. *37*, 1208 (1963)
Gelin, A. and J. Pirart: Traumatisme crânien suivi de pancréatite aigüe et de diabète aigu (coma). Guérison de la pancréatite et rémission du diabète. Acta Gastro-Ent. Belg. *20*, 724 (1957)
Genuth, S. M.: Effects of prolonged fasting on insulin secretion. Diabetes *15*, 798 (1966)
Gepts, W.: Die Histopathologie der Langerhansschen Inseln bei juvenilem Diabetes, besonders in akuten Fällen. In Fortschritte der Diabetesforschung, p. 133. Georg Thieme Verlag, Stuttgart 1962.
Gerrard, J. W. and W. Chin: The syndrome of transient diabetes. J. Pediatrics *61*, 89 (1962)
Gillis, B.: A propos du syndrome de Kimmelstiel-Wilson. La baisse des besoins insuliniques au cours de la néphropathie diabétique. Journées Annuelles de Diabétologie de l'Hôtel-Dieu. Vol. 6, p. 227. Edit. Flammarion, Paris 1965
Gittler, R. D. et al.: Amelioration of diabetes mellitus by an insulinoma. New Engl. J. Med. *258*, 932 (1958)
Gnudi, A. et al.: Intravenous glucose tolerance test, plasma insulin and FFA levels before and after weight reduction. VIth Congress of the I.D.F. Stockholm 1967. Abstr. in: Excerpta Medica *140*, 159 (1967)

GOADBY, H. K.: On recovery from diabetes mellitus. Acta Med. Scand. *115*, 247 (1943)
GOODMAN, J. I., E. D. SCHWARTZ and L. FRANKEL: Group therapy of obese diabetic patients. Diabetes *2*, 280 (1953)
GRASSO, S. et al.: Plasma insulin, glucose and FFA response to various stimuli in the premature infant. Abstr. in: Diabetes *17*, 306 (1968)
GRODSKY, G. M. et al.: Serum insulin response to glucose in prediabetic subjects. Lancet I, 290 (1965)
GRUNT, L.: Early course of juvenile diabetes. J. Med. Soc. New Jersey *53*, 507 (1956)
GUILLON, J.: Les poussées hyperglycémiques passagères. Journées Annuelles de Diabétologie de l'Hôtel-Dieu. Vol. 4, p. 47. Edit. Flammarion, Paris 1963
GUNDERSEN, K. et al.: Diabetes in the Chinese Hamster, some clinical and metabolic aspects. Diabetologia *3*, 85 (1967)
GUTHRIE, R. A. et al.: Insulin reserve of children with overt diabetes mellitus after initial stabilization. Abstr. in: Diabetes *17*, 326 (1968)
HAGBARD, L. and A. SVANDBORG: Prognosis of diabetes mellitus with onset during pregnancy. Diabetes *2*, 296 (1960)
HAINING, R. B. and R. G. HAINING: Spontaneous remission of diabetes. California Med. *92*, 436 (1960). Ref. in: Diabetes *10*, 74 (1961)
HARWOOD, R.: Severe diabetes with remission. New Engl. J. Med. *257*, 257 (1957)
HATCH, F. E. and A. E. PARRISH: Apparent remission of a severe diabetes on developing the Kimmelstiel-Wilson syndrome. Ann. Intern. Med. *54*, 544 (1961)
HANDELSMAN, M. B.: Factors influencing the return of tolerance for glucose in middle-aged obese diabetics. Amer. J. Med. Sci. *208*, 15 (1944)
HAUGEN, H. H. and E. M. BLEGEN: Some clinical observations in diabetes mellitus. Acta Med. Scand. *150*, 291 (1954)
HARVIER et al.: Diabète sucré consécutif à un trauma des membres. Essai d'interprétation hormonale. Paris Médical *38*, 37 (1948)
HAVENS, P.: Viral hepatitis and diabetes mellitus. Med. Clin. N. Amer. *39*, 1685 (1955)
HEFFERNON, W. and A. C. CASSIET: A survey of acute hemorragic pancreatitis. Gastroenterology *35*, 251 (1958)
HENNIGAR, G., R. J. COHEN and H. P. KATZ: Nodular glomerulosclerosis: clinicopathological correlation of 40 advanced cases. Amer. J. Med. Sci *241*, 89 (1961)
HENSLER, L. and H. HARTMANN: Diabetes mellitus kompensiert durch beta Zell Adenom der Pankreas. Schweiz. Med. Wschr. *21*, 630 (1956)
HERMAN, J. B.: Glucose tolerance in diabetes mellitus during treatment with the sulfonylureas hypoglycemic agents. Israël J. Med. Sci *2*, 733 (1966)
HERNANDEZ, A., E. ZORILLA and H. GERSHBERG: Serum insulin in remission of juvenile diabetes. Lancet *II*, 223 (1968)
HINES, J. J. and D. L. KESSLER: Unexplained remission of long-standing severe diabetes mellitus. Ann. Intern. Med. *55*, 314 (1961)
HOET, J. P.: Carbohydrate metabolism during pregnancy. Diabetes *3*, 1, 1954
– and P. DEMOOR: Le diabète alloxanique. Exposés de Biochimie Médicale (Paris) *12*, 54 (1950)
HOUSE, E. L. and J. P. TASSONI: Duration of alloxan diabetes in the hamster. Endocrinology *61*, 309 (1957)
HUGONOT, R. et al.: Le diabète de l'hépatite virale. Maroc Médical *39*, 1017 (1960)
HUTCHISON, H. H., A. J. KEAY and M. M. KERV: Congenital temporary diabetes mellitus. Brit. Med. J. 436 (1962)
ILLIG, R. and A. PRADER: Remission in juvenile diabetes. Lancet *II*, 1190 (1968)
IMERSLUND, O.: The prognosis in diabetes with onset before age two. Acta Paediatrica *49*, 243 (1959)
JACKSON, I. M. D. et al.: The effect of prolonged fasting on carbohydrate metabolism: evidence for heterogeneity in obesity. J. Endocr. *40*, 259 (1968)

Jackson, W. P. U.: Prediabetes, a survey. J. Lab. clin. Med. *6*, 127 (1960)
– Some clinical aspects of diabetes with relation to insulin and tolbutamide. South Afr. Med. J. *33*, 51 (1959)
Jakobson, Th.: Clinical studies on adrenocortical function in diabetes mellitus. Acta Endocr., suppl. 41 (1958)
Johansen, K. and H. Ørskov: Plasma insulin during remission in juvenile diabetes mellitus. Brit. Med. J. *1*, 676 (1969)
John, H. J.: Spontaneous disappearence of diabetes. J. Amer. Med. Ass. *85*, 1629 (1925)
– Clinical observations on diabetes of long standing. Amer. J. Digest. Dis. 22, 2 (1955)
Johnson, W. M.: Acute diabetic episode with remission. Report of 2 cases. New Engl. J. Med. *258*, 234 (1958)
Joslin, E. P. et al.: Treatment of diabetes mellitus. 10 th edit. Lea & Febiger, Philadelp. 1959
Junod, A. et al.: Studies in spiny mice *(Acomys cohirinus)*. Metabolic state and pancreatic insulin release in vitro. Horm. Metab. Res. *1*, 45 (1969)
Kalant, N. et al.: Effect of experimental nephrosis on alloxan diabetes in rats. Diabetes 7, 140 (1958)
Kalliomäki, J. L., T. K. Markkanen and L. B. Sourander: Correlation between insulin requirement and renal retention in diabetic nephropathy. Acta med. Scand. *166*, 423 (1960)
Karam, J. H. et al.: Critical factors in excessive serum-insulin response to glucose. Obesity in maturity onset diabetes and growth hormone in acromegaly. Lancet I, 286 (1965)
Katsch, G.: Ist Diabetes heilbar? Münch. Med. Wschr. *100*, 1173 (1958)
Katsuki, S. et al.: Obesity and hyperglycemia induced in mice by gold-thio glucose. Diabetes *11*, 209 (1962)
Keidan, S. E.: Transient diabetes in infancy. Arch. Dis. Childh. *30*, 291 (1955)
Kinney, J. R.: Weight reduction in an obese diabetic. Ann. Intern. Med. *40*, 1024 (1954)
Kloss, J. L., Transient diabetes in the newborn. Report of a 20th case and review of the pediatric literature. Clin. Pediat. (Philadelphia) *6*, 303 (1967)
Knick, B. W.: Follow-up study of oral antidiabetic treatment in the early stages of diabetes. VIth Congress of the I.D.F., Stockholm 1967. Abstr. in: Excerpta Medica *140*, 43 (1967)
Kosaka, K. et al.: Improvement of insulin response following glucose loading after two weeks of treatment of diabetes. VIth Congress of the I. D. F., Stockholm 1967. Abstr. in: Excerpta Medica *140*, 44 (1967)
– Changes in plasma insulin and glucose tolerance in stable diabetes in a young woman. Diabetes *18*, 487 (1969)
Lamy, M. et al.: Diabète chez un enfant de 2 mois 1/2. Considérations sur le traitement. Arch. Franç. Pédiatr. *18*, 1059 (1961)
Lawrence, R. D. and R. A. McCance: Gangrene in infant associated with temporary diabetes. Arch. Dis. Childh. *6*, 343 (1931)
Lazarow, A.: Spontaneous recovery from alloxan diabetes in the rat. Diabetes *1*, 363 (1952)
– and B. Treibergs: The effects of long-term administration of tolbutamide to (alloxan)-subdiabetic rats. New Engl. J. Med. *261*, 417 (1959)
– et al.: Effects of long-term administration of tolbutamide in normal, subdiabetic and diabetic rats. Diabetes *11* (suppl.), 103 (1962)
Lestradet, H. et al.: Coma avec hypernatrémie et hyperglycémie sans acidocétose chez l'enfant. Sem. Hôp. (Annales de Pédiatrie) *43*, 1418 (1967)
Lewis, S. R. and P. E. Mortimer: Idiopathic neonatal hyperglycaemia. Arch. Dis. Childh. *39*, 618 (1964)
Liebermeister, H. et al.: Partial reversal of metabolic changes in obese subjects with and without latent diabetes after weight reduction by low-calorie diet. VIth Congress of the I. D F., Stockholm 1967. Excerpta Medica *140*, 161 (1967)
Lister, J.: The clinical spectrum of juvenile diabetes. Lancet *I*, 386 (1966)
Löhr, K.: Über Naunyns „Heilbaren Leberdiabetes". Ärztl. Wschr. *8*, 34 (1953)

LOUBATIÈRES, A. et al.: Action curative du para-aminobenzène-sulfamido-isopropyl-thiodiazol sur le diabète sucré expérimental. Analyse du mécanisme d'action de cette substance. Le Diabète *4*, 38 (1956)
- et al.: La „guérison" du diabète sucré méta-alloxanique provoquée chez le chien par les sulfamides hypoglycémiants. C. R. Soc. Biol. *151*, 2179 (1957)
- Experimental studies for the tentative use of hypoglycaemic sulphonamides as prophylactic agents against diabetes. Proc. Roy. Soc. Med. *53*, 595 (1960a)
- I Analyse de l'action β cytotrope des sulfamidés hypoglycémiants. Fondements de son utilisation pour la thérapeutique du diabète. Presse Méd. *68*, 1421 (1960b)
- Effect of prolonged administration of hypoglycemic sulfonamide (chlorpropamide) on the subtotally pancreatectomized dog. In Structure and metabolism of the pancreatic islets. Pergamon Press, Oxford, 1964. p. 437
- II. Analyse de l'action anti-diabétiques des sulfamides hypoglycémiants. Fondements de son utilisation pour déterminer la rémission durable ou la prévention du diabète. Presse Méd. *68*, 1441, 1960. (c)

LUKENS, F. D. W., S. M. COHEN and Y. GOTO: Steroid diabetes in the cat. Protection of the islets by insulin or phlorizin. Diabetes *10*, 182 (1961)

LUND, C. J. and W. H. WEESE: Glucose tolerance and excessively large babies in non-diabetic mothers. Amer. J. Obstet. Gynec. *65*, 815 (1953)

MAHALLAWY, M. et al.: Metabolic and endocrine aspects of diabetic nephropathy. Brit. Med. J. *1*, 674 (1690)

MAINGUET, P. et al.: Le syndrome de Zieve. Considérations à propos de 3 cas. Acta Gastro-Ent. Belg. *29*, 973 (1966)

MALAISSE, W. et al.: Effects of adrenergic and cholinergic agents upon insulin secretion in vitro. Endocrinology *80*, 975 (1967)
- Etude de la sécrétion insulinique in vitro. Edit. Maloine, Paris 1969

MARTIN, E. and P. ALPHONSE: A propos de la guérison du diabète et de ses modalités. Helv. Med. Acta *12*, 605 (1945)

MEYTHALER, F. H.: Heilung des Diabetes Mellitus bei Cirrhose der Leber. Ärztl. Forsch. *11*, 429 (1957)

MORARD, J. C.: Diabètes guéris. Helv. Med. Acta *20*, 69 (1953)

MORTIMORE, G. E. et al.: The functional state of the adrenal cortex in diabetes mellitus. Abstr. in: J. clin. Endocr. *16*, 932 (1956)

NABARRO, J. D. N.: The metabolic and endocrine response to acute medical stress. Proc. Roy. Soc. Med. *62*, 351 (1969)

NAGANO, M. et al.: The influence of renal lesions on the metabolism in diabetes. VIth Congress of the I.D.F., Stockholm 1967. Abstr. in: Excerpta Medica *140*, 189 (1967)

NASH, W. G.: Acute pancreatitis associated with cholelithiasis and glycosuria; cholecystectomy; recovery. Lancet *II*, 1192 (1902)

NEWBURGH, L. H.: Control of the hyperglycemia of obese "dabietics" by weight reduction. Ann. Intern. Med. *17*, 935 (1942)

NIELSEN, O. S. and E. SIMONSEN: A case of transient diabetes mellitus in connection with acute pancreatitis. Acta Med. Scand. *185*, 459 (1969)

OAKES, D. D. et al.: Hyperglycemic, non ketotic coma in the patient with burns. Factors in pathogenesis. Metabolism *18*, 103 (1969)

O'BRIEN, J. P. and A. R. SHARPE: The influence of renal disease on the insulin I_{131} disappearance curve in man. Metabolism *16*, 76 (1967)

O'SULLIVAN, J. B.: Unsuspected, asymptomatic diabetes in pregnancy. New Engl. J. Med. *264*, 1082 (1961)
- and D. HURWITZ: Spontaneous remissions in early diabetes mellitus. Arch. Intern. Med. *117*, 769 (1966)
- and C. MAHAN: Serum insulin levels retested during diabetic remission. New Engl. J. Med. *278*, 1038 (1968)

PATEL, J. C. et al.: High carbohydrate diet in the treatment of diabetes mellitus. Diabetologia *5*, 243 (1969)
PATHE, G. and A. MOREL: A propos des rémissions du diabète sucré. Le Concours Médical *84*, 2445 (1962)
PATON, A.: Diabetes in the tropics. Brit. Med. J. *II*, 20 (1959)
PECK, F. B., W. R. KIRTLEY and F. B. PECK SR.: Complete remission of severe diabetes. Diabetes 7, 93 (1958)
PEDERSEN, J.: Course of diabetes during pregnancy. Acta Endocrin. *9*, 342 (1952)
PERELMAN, R. and H. LESTRADET: Le diabète néonatal. Journées Annuelles de Diabétologie de l'Hôtel-Dieu. Vol. 4, 1. Edit. Flammarion, Paris 1963
PIRART, J. and J. P. LAUVAUX: Efficacité des sulfamides hypoglycémiants. Méthode d'appréciation et résultats obtenus dans 300 cas. Acta Clin. Belg. *20*, 16 (1965)
– Action diabétogène de la thyroïde. Ann. Endocrin. *62*, 27 (1965)
– and S. RUTMAN: Un nouvel antidiabétique per os: le NN-diméthylbiguanide. Essais thérapeutiques alternés avec un placebo et un sulfamide. Acta Clin. Belg. *16*, 575 (1961)
– Modifications des besoins en insuline au cours de l'agression chirurgicale. Journées Annuelles de Diabétologie de l'Hôtel-Dieu. Vol. 4, 155. Edit Flammarion, Paris 1963
– and J. P. LAUVAUX: Remission in diabetes. Ist Meeting of the Europ. Assoc. Study of Diabetes, Montecatini. Abstr. in: Diabetologia *1*, 79 (1965)
– Diabète et appareil digestif: relations réciproques. Acta Gastro-Ent. Belg. *30*, 343 (1967)
– Les diabètes curables. Rev. Méd. Bruxelles *24*, 37 (1968)
– and C. COËRS: Diabetic neuropathy. A critical appraisal. VIth Congress of the I.D.F., Stockholm 1967. Diabetes Edited by ÖSTMAN. Excerpta Medica 633 (1969)
PORTE, D.: Sympathetic regulation of insulin secretion. Arch. Intern. Med. *123*, 252 (1969)
POTTER, D. U.: Death as a result of hyperglycémia without ketosis: a complication of hemodialysis. Ann. Intern. Med. *64*, 399 (1966)
REED, J. A.: Diabetes and head injury. Diabetes *4*, 377 (1955)
RICHMAN, A.: Acute pancreatitis. Amer. J. Med. *21*, 246 (1956)
RICHARDSON, G. D.: The obese diabetic. Diabetes *2*, 454 (1953)
RICKETTS, H. T., H. L. WILDBERGER and L. REGUT: The role of the kidney in the disposal of insulin in rats. Diabetes *12*, 155 (1963)
RIFKIN, H.: The Kimmelstiel-Wilson syndrome. J. Mt Sinaî Hosp. *23*, 674 (1956)
RIFKIN, H., S. SOLOMON and S. LIEBERMAN: Role of the adrenal cortex in diabetic nephropathy and retinopathy. Diabetes 7, 9 (1958)
RISKO, R. and J. IVANYI: „Spontane" Remission beim Diabetes Mellitus. Die Mediz. Welt *27*, 1518 (1962)
ROBSON, G. B.: Weight reduction in the treatment of diabetes mellitus. Stanford Med. Bull. *9*, 205 (1951). Ref. in: J. Amer. Med. Ass. *148*, 1059 (1952)
RODRIGUEZ, R. R.: Influence of oestrogens and androgens on the production and the prevention of diabetes. Vth Congress of the I.D.F., Toronto 1964. On the nature and treatment of diabetes. Edited by LEIBEL and WRENSHALL. Excerpta Medica 288 (1965)
ROSS, H. et al.: Effect of abdominal operation on glucose tolerance and serum levels of insulin requirements in diabetes. New. Engl. J. Med. *252*, 388 (1955)
RUDNIK, P. A. and K. W. TAYLOR: Effect of prolonged carbohydrate restriction on serum insulin levels in mild diabetes. Brit. Med. J. *I*, 1225 (1965)
RUNYAN, J. W., D. HURWITZ and S. L. ROBBINS: Effect of Kimmelstiel-Wilson syndrome on insulin requirements in daibetes. New. Engl. J. Med. *252*, 388 (1955)
SALOMON, H.: Die Heilung des Diabetes Mellitus durch Nephritis. Münch. Med. Wschr. *96*, 245 (1954)
SAMAAN, N. et al.: Serum insulin-like activity in obese diabetics and nondiabetics before and after prolonged fast. Abstr. in Diabetes *14*, 442 (1965)
SARLES, H. and R. CAMALLE: Pancréatites aigües: conceptions et thérapeutiques récentes. Edit. Masson et Cie., Paris 1963

SCHALCH, D. S.: The influence of physical stress and exercise on growth hormon and insulin secretion in man. J. Labor. clin. Med. *69*, 256 (1967)
SCHALLENBERGER, P. L. and D. F. KAPP: Diabetes induced by pancreatitis (or by traumatism of the pancreas area) with recovery. Ann. Intern. Med. *48*, 1185 (1958)
SCHLESS, G. L. and G. G. DUNCAN: The beneficial effect of intermittent total fasts on the glucose tolerance in obese diabetic patients. Metabolism *15*, 98 (1966)
SHAMBAUGH, G. E. and W. R. BEISEL: Insulin response during Tularemia in man. Diabetes *16*, 369 (1967)
SHELDON, J. et al.: The effects of long-term acetohexamide treatment on pancreatic islet-cell function in maturity-onset diabetes. Metabolism. *15*, 874 (1966)
SHUMACKER, H. B.: Acute pancreatitis and diabetes. Ann. Surg. *112*, 177 (1940)
SOMOGYI, M.: Exacerbation of diabetes by excess insulin action. Amér. J. Med. *26*, 169 (1959)
STAHL, J., M. Dorner and P. ABY: Rémission du diabète au cours du syndrome de Kimmelstiel-Wilson. Strasbourg-Médical 920 (1961)
STOWERS, J. M.: Treatment of subclinical diabetes. Proc. Roy. Soc. Med. *59*, 1177 (1966)
STUTMAN, L. J. and J. D. HAYES: Severe diabetes with remission. Diabetes *8*, 189 (1959)
TAYLOR, K. W.: Serum insulin in a case of severe diabetes mellitus showing remission. Brit. Med. J. *II*, 1853 (1960)
THORN, J. W. and B. CASTLEMAN: Hypoglycemia in patient with diabetes mellitus. New Engl. J. Med. *268*, 1129 (1963)
TJOA, G. T.: Het syndroom van de voorbygaande diabetes mellitus bij jonge zuigelingen. Maandschr. Kindergeneesk. *36*, 334 (1968)
TSUNG O CHENG, R. C. JAHRAUS and E. F. TRAUT: Extreme hyperglycemia and severe ketosis with spontaneous remission of diabetes mellitus. J. Amer. Med. Ass. *152*, 1531 (1953)
TULLOCH, J. A. and R. C. LAMBERT: Latent diabetes. Diabetes *10*, 207 (1961)
UPDIKE, S. J. and A. R. HARRINGTON: Acute diabetic acidosis, a complication of intravenous diazoxide treatment for refractory hypertension. New Engl. J. Med. *280*, 768 (1969)
VAGUE, J. et al.: Evolution de la courbe d'hyperglycémie provoquée au cours du traitement de l'obésité. Le Diabète *9*, 125 (1961)
– G. FAVIER and C. DELBOY: Diabète infantile récent et non traité apparemment guéri depuis 4 mois par 75 gr de 2254 RP en 26 jours. Le Diabète *4*, 234 (1956)
VALLANCE OWEN, J. and M. D. LILLEY: An insulin antagonist associated with plasma albumin. Lancet *I*, 804 (1961)
VAN DER SAR, A. et al.: Spontaneous hypoglycemic attacks due to an insulinoma in a diabetic. Report on a case. Docum. Med. Geogr. Trop. *8*, 85 (1956)
VERHAEGEN, H. and W. F. BYVOET: An unusual case of diabetes in pregnancy. Acta Brevia Nederland. Physiol. *17*, 70 (1950)
WADDELL, W. B.: Diabetes in the tropics. Brit. Med. J. *I*, 1120 (1959)
WARREN, K. W., L. S. FALLIS and J. BARRON: Acute pancreatitis and diabetes. Ann. Surg. *132*, 1103 (1950)
WATSON, B. A.: Prevention of diabetes mellitus. J. clin. Endocrin. *2*, 414 (1942)
WEILL, J. et al.: Diabète du nouveau-né. Bull. Soc. Méd. Hôp. Paris *117*, 207 (1966)
WELLS, R.: Remittent insulin insensitive diabetes. Brit. Med. J. *II*, 1328 (1958)
WESTMAN, S.: Development of the obese-hyperglycaemic syndrome in mice. Diabetologia *4*, 141 (1968)
WHICHELOW, M. J. et al.: Factors affecting peripheral glucose uptake in man. Vth Congress of the I.D.F., Toronto 1964. Abstr. in: Excerpta Medica *74*, 140 (1964)
WHITE, P.: Natural course and prognosis of juvenile diabetes. Diabetes *5*, 445 (1956)
– Childhood diabetes. Its course and influence on the second and third generation. Diabetes *9*, 345 (1960)
WILKERSON, H. L. C. et al.: The effect of prior carbohydrate intake on the oral glucose tolerance test. Diabetes *9*, 386 (1960)

WILLI, H. and F. MÜLLER: Über den transitorischen Diabetes Mellitus des Neugeborenen. Helv. Paediat. Acta 23, 231 (1968)
WILLIAMS, R. H.: Insulin antagonists in serum of diabetic patients. IIIth Congress of the I.D.F., Düsseldorf, 1958. Diabetes Mellitus edit. by OBERDISSE and JAHNKE. Georg Thieme Verlag, Stuttgart 1958
WOLFF, F. W.: Clinical and physiological implications of diabetes induced by benzothiadiazines. Diabetes 13, 203 (1964)
WOLFF, F.: Diabetes in the tropics. Brit. Med. J. 1, 1473 (1959)
ZIMMERMAN, B.: Diabetes and gross lesions of the pancreas. J. Clin. Endocrin. 14, 481 (1954)
ZUBROD, C. G., S. L. EVERSOLE and G. W. DANA: Amelioration of diabetes and striking rarity of acidosis in patients with Kimmelstiel-Wilson lesions New Engl. J. Med. 245, 518 (1951)

Diabetes and Pregnancy

By J. Pedersen, Copenhagen

I. Introduction
II. Carbohydrate Metabolism in Normal Pregnancy
   A. Renal Glucosuria
   B. Carbohydrate Tolerance Tests
   C. Plasma Insulin, Insulin Resistance, Insulin Antagonists, Insulin Degradation
   D. Discussion of Carbohydrate Metabolism
   E. Clinical Observations on the Diabetogenicity of Pregnancy
III. The Influence of Pregnancy on the Diabetic Mother
   A. The Effect of Pregnancy on Diabetes
   B. The Effect of Pregnancy on Vascular Disease
IV. Pregnancy Complications in Diabetics
   A. Toxaemia
   B. Hydramnios
   C. Pyelonephritis
V. Placenta in Diabetic Pregnancy
   A. Pathology
   B. Biochemical Changes
   C. Hormones
VI. The Foetus and Newborn Infant of the Diabetic Woman
   A. Weight and Length
   B. Body Composition
   C. Organ Size
   D. Carbohydrate Metabolism
   E. Adrenal Function
   F. Neonatal Respiratory Distress Syndrome (Hyaline-Membrane Disease) and Heart-, Lung- and Kidney Function
   G. Sodium, Potassium, Chloride, Calcium, Phosphor, Protein, Acid-Base Status etc.
   H. Neuromuscular Irritability
   I. Hyperbilirubinaemia
   J. Congenital Malformation
   K. Concluding remarks
VII. Mortality in Diabetic Pregnancy
   A. Maternal Mortality
   B. Spontaneous Abortion
   C. Perinatal Foetal Mortality
VIII. Management of Diabetic Pregnancy
   A. The General Scheme
   B. Compensation of the Diabetes
   C. Hormone Treatment
   D. Oedema, Hydramnios, Prophylaxis against Toxaemia. Urinary Tract Infections
   E. Time of Delivery
   F. Method of Delivery
   G. Management during Delivery
   H. Therapeutic Abortion, Sterilisation and Advisability of Pregnancy
IX. The Management of the Newborn Infant
X. Conclusion

I. Introduction

During the last 20 years pregnancy in diabetics has become of increasing importance, clinically as well as scientifically. The perinatal infant mortality is still high even in centres where treatment by experienced teams of doctors is available. At the same time the combination of pregnancy and diabetes has shown a multitude of scientific problems concerning internal medicine, endocrinology, obstetrics, and pediatrics, the solution of which are important beyond the field of diabetes and pregnancy.

Advances in treatment of diabetes have resulted in a greater frequency of diabetic pregnancies and of pregnancies in women with vascular complications, especially in young diabetics with onset of diabetes before age twenty. Vascular damage, especially nephropathy, is associated with an increased number of complications during pregnancy and an increase in perinatal mortality.

Although the number of pregnant diabetics is increasing, the actual yearly number is small in any country. Disregarding early abortions there are, at an estimate, about 100 cases per annum in Denmark with a population of about 5 millions. The estimate of diabetic women being of childbearing age is about 100.000 for the United States (Sexton, 1959). The scarceness of material, the difficulties in the management, and the high perinatal mortality have favoured a centralization of treatment and investigation. In these centres cooperation between specialists through a number of years has resulted in large personal or team series. The pioneer in this field is Priscilla White of Boston (Joslin Clinic and Boston Lying-in Hospital). Of other clinics with about 1000 or more cases may be mentioned King's College Hospital, London; the Diabetes Institute, Karlsburg, Eastern Germany; and Rigshospitalet, Copenhagen.

The literature on the multifaceted topic of diabetes and pregnancy is huge, scattered, and controversial. Students of the subject should consult the excellent surveys by MILLER (1955) and by KYLE (1963), the latter giving a nearly complete reference to the literature until 1963.

Recently the present author has published a monograph (1967) dealing with the problems and management of the pregnant diabetic and her newborn. This volume surveys a selection of the literature covering about 400 references.

II. Carbohydrate Metabolism in Normal Pregnancy

During normal pregnancy several physiologic changes take place, the sum of which tends to unmask functional defects in the homeostasis of carbohydrate metabolism; pregnancy in this sense may be called diabetogenic. Therefore, the pregnant state is very important for the early detection of potential as well as latent and manifest diabetes (cf. p. 422 on prediabetes).

A. Renal Glucosuria

The reducing effect of pregnants' urine may be due to glucose or – especially during the last weeks of pregnancy and in the lactating period – to lactose. For many years the glucosuria of pregnancy has been known to be due to a lowered renal threshold for glucose, which seems to be the net result of an increased glomerular filtration common to all pregnant women with a lesser increase – a relative decrease – in tubular reabsorption of glucose.

The frequency of finding glucosuria in pregnancy depends on the number of investigations made and the method used. With the reducing methods one-fourth of non-diabetic pregnant women with normal blood sugar have evidence of renal glucosuria (FLYNN, HARPER and DEMAYO, 1953) and during glucose tolerance test about 50 per cent (HAGEN, 1958). When glucosuria has been demonstrated it is necessary to perform a glucose tolerance test to rule out diabetes or diabetic anomalies. The more wide-spread understanding of the idea that pregnancy is diabetogenic, and the advent of glucose-oxidase test strips have resulted in an increase in the demonstration of glucosuria in pregnancy and hence in time-consuming performance of glucose tolerance tests, very often several times during pregnancy. A glucosuric pregnant woman should always have a glucose tolerance test about the 30th week *(vide infra)*.

The problem whether glucosuria in the presence of a normal glucose tolerance test is completely benign has not been settled (for literature see KYLE, 1963). To solve this problem it is necessary to follow women with glucosuria and completely normal glucose tolerance test during pregnancy as well as being without any sign of being potential diabetics e. g., with diabetes in the family, obesity, having given birth to big infants etc. (cf. p. 423).

B. Carbohydrate Tolerance Tests

On account of differences in techniques and methods in nearly all steps of the performance of tests, in selection of material, and in defining normality there is – after work through 50 years – still no general accepted interpretation of such tests during normal pregnancy.

Most investigators have found that the oral glucose tolerance tests tend to show a lowered tolerance during pregnancy. The alterations are progressive during pregnancy and seem to be of a double nature. The fasting blood sugar level is lower, the rise higher, the maximum occurs later, and the blood sugar level is higher after 2 hours. According to HAGEN (1958, 1961 a) these changes are most pronounced from the 28th to the 34th week of gestation. At this time some of the curves from normals were outside the normal range for the non-pregnant. Contrariwise, only a few workers (e. g. JACKSON, 1961) have found no decrease of tolerance during normal pregnancy.

Tests with intravenous glucose have differed still more than the oral tests. Some, e. g. WELSH (1960), found normal intravenous tests in the majority of pregnants with abnormal oral glucose tolerance test, whereas HAGEN (1958, 1961 a) found similar changes of lowered tolerance by both methods in the 35th week of pregnancy.

There seems to be a progressive decrease in tolbutamide tolerance during the course of pregnancy (BURT, 1958), but such tests have not been useful in so far as many pregnants with an abnormal oral glucose test have had borderline abnormalities of the intravenous tolbutamide test and vice versa (DOLGER, BOOKMAN and NECHEMIAS, 1962).

Cortisone-glucose tolerance tests have also been employed in pregnancy, but, at present, seem to be of little value of predicting future diabetes on account of too many false-positive tests. Investigations are still going on (KYLE et al., 1964), but FAJANS (1961) repeatedly has advised not to apply the steroid augmented test during pregnancy.

For a more extensive review of these still controversial subjects the reader is referred to KYLE (1963) and PEDERSEN (1967).

C. Plasma Insulin, Insulin Resistance, Insulin Antagonists, Insulin Degradation

1. Plasma insulin, insulin resistance

Increased insulin-like activity has been demonstrated during pregnancy in the fasting state (LEAKE and BURT, 1962) and higher than normal levels after intravenous glucose in late pregnancy (SPELLACY and GOETZ, 1963a; BLEICHER, O'SULLIVAN and FREINKEL, 1964).

Several investigators using either intravenous GTT, intravenous tolbutamide test, or oral GTT, during 'mid' or late normal pregnancy have concordantly shown higher than normal concentrations of IMI in the fasting state, during a glucose load as well as after tolbutamide. However, at the same time an increase of insulin resistance was found, since twice or thrice as much insulin (IMI) was observed at similar rates of glucose utilization compared to the non-pregnant state. Since a slight, statistically insignificant, elevation of plasma insulin response to a glucose load has been observed also in a first trimester group, it would appear that the amount of circulating and releasable insulin (IMI) rises progressively through pregnancy (for literature see PEDERSEN, 1967). According to TIETZE and SAHLOFF (1950) and BURT (1956) the diminished response to the peripheral action of insulin was seen after the 26th week of pregnancy. The high output of insulin corresponds well with the beta-cell hyperplasia with hypergranulation observed in the pancreas of pregnant women and some animals (ROSENLOCHER, 1932; HELLMANN, 1960).

On the other hand, some authors have not observed significant increases in IMI concentrations during oral glucose loads in normal pregnant women. Therefore, the problem is still unsolved, and the question of IMI concentrations in normal pregnancy may become as vexed as that of GTT.

2. Insulin antagonists. Hormonal and non-hormonal

An excess of growth hormone or glucocorticoids might explain many features of carbohydrate metabolism during pregnancy. The measurement of growth hormone has been very difficult and the most reliable values for normal pregnancy have not shown any increase of HGH. Since 1962, however, very strong evidence has appeared for the production by the placental syncytium of a protein hormone with lactogenic and growth-promating activity, most often designated HPL (human placental lactogen). During pregnancy the concentration of HPL in maternal plasma and the excretion in the urine is increasing. Although the growth and lactogenic activity is appreciably less than that of HGH it is most probable that the growth-hormone like metabolic changes observed in pregnancy should be attributed to the effects of HPL (for literature see PEDERSEN, 1967).

The commonest condition in which alteration of adrenocortical steroid metabolism occurs is pregnancy. The plasma cortisol level increases and in the third trimester reaches about twice the normal level, but this increase is largely, if not entirely, due to an increased binding capacity of the cortisol-binding-globulin. Free cortisol in plasma does not seem to be increased. There is an essentially normal excretion of metabolites excreted as 17-hydroxycorticoids or 17-oxogenic steroids until a small rise occurs in the last trimester. On the other hand, there is a doubling of the secretion rate of cortisol and a slight increase in the urinary excretion of free cortisol. Finally, the t $^{1}/_{2}$ of cortisol is prolonged during pregnancy.

Thus, the situation during pregnancy is very complex. Most of the phenomena are similar to those occuring as a consequence of oestrogen administration, although not completely. There is some doubt whether steroid production is actually increased, or, if increased, some protection against overflow of free cortisol seems to exist (For references and further information see KYLE, 1963; PRUNTY, 1964, and PEDERSEN, 1967.)

So far the non-hormonal so-called insulin antagonists have not been studied to any extent during pregnancy.

3. Degradation of insulin

During the last years FREINKEL and GOODNER and their collaborators have studied insulin turn-over and break-down during pregnancy. In man and rat, insulin is bound and degradated by the placenta, the findings in man being confirmed by BUSE, ROBERTS and BUSE (1962). All portions of the conceptus contain enzymatic mechanisms for the inactivation of insulin, which is accelerated coincident with maximum placental development. Between mother and conceptus there is a host-parasite relation (FREINKEL, 1964). In their latest communications the Boston group has developed the concept that the metabolic adjustments to pregnancy is best formulated in terms of "accelerated starvation". In normal women, after an overnight fast, plasma glucose was lower, and plasma insulin and free fatty acid higher ante partum than post partum. After intravenous glucose the insulinogenic response was greater and more sustained ante partum than post partum. However, the fractional rates of glucose disappearance were not increased proportionally, nor were there greater reductions in plasma free fatty acid. These phenomena would depict the peripheral resistance to insulin during late pregnancy. This state of accelerated starvation is caused by the host-parasite relation between mother and conceptus. Further, a contrainsulin factor of lipolytic glucose-sparing nature has been implicated (BLEICHER et al., 1964; FREINKEL, 1965).

D. Discussion of Carbohydrate Metabolism

Most probably pregnancy results in the development of significant peripheral antagonism to insulin, an increased responsiveness of pancreatic islets to different insulinogenic stimulants and increased degradation of insulin in the placenta, elevation of the fasting plasma FFA level, lowering of the fasting blood sugar and of the renal threshold for glucose. A tendency to a lowered glucose tolerance during pregnancy is the consequence.

The mechanism of these phenomena has not been established. Presumably, some characteristics of pregnancy are due to the hydraemia of pregnancy, at least partly, e. g. the low fasting blood sugar and the renal glucosuria. A glucocorticosteroid conditioned stress might be an explanation as proposed by HOET (1954), but no clear evidence of increased adrenal steroid production during pregnancy exists. Likewise, the role of growth hormone and of non-hormonal insulin antagonists appears to be very small. On the other hand, if HPL has an effect on carbohydrate metabolism close to or like that of HGH, the production of HPL may explain the observations.

So far the placental degradation of insulin is perhaps the factor best established. It appears that the placenta is looked upon as the main site for the diabetogenicity of pregnancy, the place of insulin degradation and forming of contra-insulin factors (HPL).

E. Clinical Observations on the Diabetogenicity of Pregnancy

Observations of a more common nature support the concept that pregnancy is diabetogenic. Diabetes is more frequently seen in middle-aged women than men and more common in married than in unmarried women, increasing with parity

(PYKE, 1965; FITZGERALD et al., 1961). The diagnosis of diabetes during pregnancy is no uncommon experience. The diabetes may be of all degrees: more or less latent or manifest, permanent, or temporary disappearing after pregnancy. In subsequent pregnancies the patient may have diabetes again, temporary or permanent, or no diabetes at all. HAGBARD and SVANBORG (1960) found that 50 per cent of diabetic cases diagnosed during pregnancy were of a transitory type. Illustrative glucose tolerance curves at different stages of pregnancy have been published by JACKSON (1960). It is possible to have diabetes with diabetic coma during pregnancy and normal or near normal glucose tolerance after pregnancy, e. g. if the diabetes starts about the 30th week, which, as emerges from the preceeding sections, is exactly the most diabetogenic stage of pregnancy. Therefore, a glucosuric pregnant should always have a glucose tolerance test at this stage. Finally, a few patients with islet cell adenoma whose symptoms disappeared during pregnancy have been mentioned (see HAGEN, 1961 b).

III. The Influence of Pregnancy on the Diabetic Mother

A. The Effect of Pregnancy on Diabetes

In order to be able to treat pregnant diabetics, it is fundamental to be familiar with the course of diabetes during pregnancy. In many cases the diabetes rather typically shows variation in severity at three times: about the 10th gestational week, the 28th week, and at delivery and the first puerperal days (PEDERSEN, 1952). About the tenth week an improvement in tolerance, lasting for an average of 2 or 3 months, is commonly observed. This improvement manifests itself as insulin coma, milder insulin reactions, or an improvement in the degree of compensation. When a reduction in the insulin dosage is called for, it amounts to an average of 34 per cent.

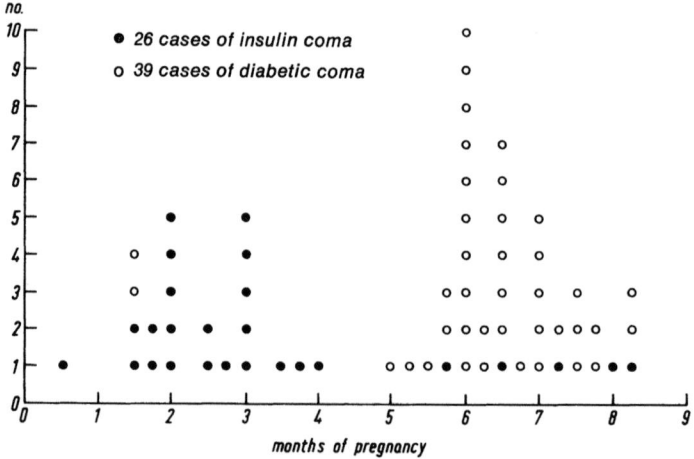

Fig. 1: Time of occurence of insulin- and diabetic coma by month of pregnancy. From J. PEDERSEN (1952b). Courtesy Acta Endocr. (Kbh.) 9, 342 (1952)

About the 28th week a decrease in tolerance often makes itself felt as diabetic coma, precoma, acute acidosis of a minor degree, or the necessity for raising the insulin dosage. The decrease in tolerance requires an increase of insulin dosage which averages 75 per cent. The duration of this lowered tolerance averages 2 months. A precomatous condition is dangerous to the foetus and is characterised by a relatively low blood sugar and a rapid onset, once acidosis has developed. In figure 1 is given the time of occurrence for 26 cases of insulin coma and 39 cases of diabetic coma in pregnancy, collected from different hospitals. The two peaks are clearly seen, but it should be remembered that superimposed insulin – and diabetic coma from the well known exogenous causes can occur at any time during pregnancy.

Sometimes, an amelioration of the diabetic state is seen about 4 weeks before term, perhaps an indication that the proper time of delivery is near. However, an abrupt fall in insulin requirement is an ominous sign.

During delivery there is a tendency to hunger acidosis which may change to diabetic acidosis very rapidly. Following delivery the tolerance is improved quite abruptly due to the termination of pregnancy, the reduction in weight, and perhaps diminishead calorie intake; so the daily insulin dosage has to be reduced to about two thirds in uncomplicated cases.

During the nursing period the insulin requirement is lower than before pregnancy. About 6 to 9 months after delivery the insulin dose as a rule is of the same magnitude as before pregnancy. Strangely enough, pregnancy does not influence the insulin requirement in the long run.

The renal threshold for sugar is diminished in most cases of pregnancy in diabetics. As soon as pregnancy has been terminated the threshold rises again (MOHNIKE and WORM, 1956).

It is clearly seen that the influence of pregnancy on carbohydrate metabolism in diabetics is almost identical with that described in normals and, presumably, the cause or causes for the alterations are the same. These rather typical events during pregnancy is of great consequence for the management.

B. The Effect of Pregnancy on Vascular Disease

Many severe complications of pregnancy and a great part of the high perinatal foetal mortality in diabetics are due to the vascular disease seen in most diabetics after fifteen years of diabetes. As a rule pregnancy does not add any great hazards to the longterm effects of diabetes. The published work suggest that aggravation of preexisting vascular disease occurs in about 3 per cent (WHITE, KOSHY and DUCKERS, 1953; HAGBARD, OLOW and REINARD, 1959); yet, the difficulties of assessing this problem should be recognized.

1. The eye

An increasing number of pregnant diabetics have retinopathy before being pregnant. During pregnancy retinopathy of the non-proliferative (non-malignant) type may show alterations in either direction. From my personal experience I feel confident that a real progression is seldom seen. However, in some pregnant women with proliferative retinopathy and/or haemorrhages in the vitreous corpus a very rapid progression may be seen early in pregnancy. During 20 years I have seen 3 such cases ending with blindness shortly after delivery in two cases and following a therapeutic abortion in one case. WHITE et al. (1956), OAKLEY (1958), HAGBARD (1961) and others have had the same experince. Would not such eye lesions have grown worse even if the women had not become pregnant? Also, there is on record at least one case of proliferative retinopathy that disappeared during pregnancy (GRÖNBERG and SVANTESON, 1951).

2. The kidney

Varying degrees of nephropathy in the form of glomerulosclerosis develop in women with diabetes of long standing. SIMS (1961) who made serial studies found that the renal function during pregnancy followed the pattern seen in pregnant non-diabetics.

In pregnant diabetics with nephropathy two complications are frequently met with: toxaemia and a flare-up in a concomittant pyelonephritis on one or more occasions. In such cases the prognosis for the foetus is poor and the life of the mother may be endangered in some. Sometimes, therapeutic abortion has to be considered. There is no proof, however, that the influence of pregnancy on the progression of nephropathy is stronger than in non-diabetics.

IV. Pregnancy Complications in Diabetics

A. Toxaemia

On account of differences in the criteria for the diagnosis of toxaemia, in composition of the materials, and perhaps in management there has been some dispute on the frequency and severeness of toxaemia in diabetic pregnancy – to say nothing of the perinatal mortality. In a collection from the literature, KYLE (1963) found toxaemia in 25 per cent (variation 8–45) with a foetal mortality (viable pregnancies) of 23 per cent (variation 0–32). In a recent consecutive series (PEDERSEN and PEDERSEN, 1965), 23 per cent of cases were classified (based on blood pressure, proteinuria, oedemata or weight increase) as having toxaemia with a foetal mortality of 30 per cent (severe toxaemia 38 per cent, less severe 24 per cent).

Thus, toxaemia caused by vascular disease, especially nephropathy, is much more frequent in diabetic than in non-diabetic pregnancy and carries a high perinatal mortality.

B. Hydramnios

It has been unanimously accepted that hydramnios is more common in diabetic pregnancy, but the reported figures have a large range, e. g. from 3–31 with an average of 19 per cent (KYLE, 1963). This corresponds well with a frequency of 20 per cent for more than 1500 ml. of water in the series of PEDERSEN and JØRGENSEN (1954). Hydramnios and toxaemia are frequently combined (OAKLEY and PEEL, 1949; PEDERSEN and JØRGENSEN, 1954), but it is not quite clear, whether any relationship exists between hydramnios, the degree of toxaemia, severity of diabetes in terms of insulin dosage, or fetal size. There is no simple relationship between the concentration of sugar in the liquor and its amount (PEDERSEN, 1954 a).

Considering the obstetrical and foetal complications including congenital malformation, the foetal mortality would be expected to be higher in cases with hydramnios, and so it is. In a consecutive material (PEDERSEN and PEDERSEN, 1965) a mortality of 29 per cent was found in cases with hydramnios. It could be shown that the reason was a higher foetal mortality in cases of hydramnios combined with toxaemia, whereas in cases without PBSP complications *(vide infra)* no differences in mortality existed between cases with and without hydramnios. Thus, primarily, the increased mortality of hydramnios is a consequence of vascular disease.

C. Pyelonephritis

Urinary tract infection is more common in diabetic than non-diabetic women and is positively correlated with vascular disease (VEJLSGAARD, 1966). Therefore, urinary tract infection and pyelonephritis could be expected to be still more common in diabetic than in non-diabetic pregnancy. Hitherto the role of urinary infections in pregnant diabetics has not been fully recognized, although some, e. g. McLENDON et al. (1960), KARK et al. (1960), have alluded to the frequency and seriousness of the problem. In a recent consecutive series from 1959–1963 (PEDERSEN and PEDERSEN, 1965) urinary tract infection was present in 16 per cent and pyelonephritis with temperatures of at least 39° C (and bacteriaemia in some) were found in 6 per cent. Of the last mentioned 17 cases, 7 infants died (41 per cent) *in utero* or on account of premature delivery (cf. SIMS, 1962).

KASS (1962), besides calling attention to the proper method of diagnosing asymptomatic, significant bacteriuria, has stressed the high prematurity rate (24 per cent) and perinatal death rate (17 per cent) in the untreated non-diabetic pregnant, whereas only a 10 per cent prematurity rate and no neonatal deaths were noted in treated women. In a large series of non-diabetic pregnancies, however, the results of treatment of the urinary infection as regards prematurity, foetal loss and toxaemia were poor, presumably, on account of an underlying chronic kidney disease (KINCAID-SMITH and BULLEN, 1965).

No doubt, asymptomatic and symptomatic urinary tract infection is a most important problem in pregnant diabetics and deserves investigation along modern lines.

V. Placenta in Diabetic Pregnancy

It is a common impression that placental dysfunction may be of major importance for the events during pregnancy in diabetics. The placenta is attracting much attention and no doubt the results of these investigations will ensue in the near future.

A. Pathology

It is well-known that placental weights are increased with large infants and reduced with small infants. CARDELL (1953) did not find any special abnormalities in the placenta, whereas BURSTEIN, BLUMENTHAL and SOULE (1957) claimed to have found marked endarteritic small vessel lesions with obliteration of lumen or thrombosis, and, besides calcification in different parts, also increased syncytial bud counts. Later BURSTEIN et al. (1963) recorded the finding, that the proliferative vascular lesion in the diabetic placenta bound fluorescent insulin specifically. These findings and their interpretation as being autoimmune phenomena have been met with some scepticism.

According to the experience of DRISCOLL (1964 a), the usual thick and heavy placenta looks immature with many mitoses and increased formation of blood corpuscles. Contrariwise, the smaller placentas from diabetic women with severe vascular complications, especially nephropathy, look advanced in age and most of all like placentas from non-diabetic nephritic cases. In the decidual part vessels with narrow, obliterated lumina are seen; further, in the vessels of the chorion (and in the infants) thromboses may be seen rather often. In the proper placental tissue, however, no special lesions have been noticed, especially none of the characteristic PAS-positive small vessel lesions of the diabetic. This statement includes the first electronmicroscopic observations.

It is very important to find out whether anatomical lesions do exist as a counterpart to functional disturbances; so, these studies must go on.

B. Biochemical Changes

Apart from glycogen studies (HEIJKENSKJÖLD and GEMZELL, 1957) showing a greater than normal content at term and the demonstration of the insulin-binding and -degradating capacity of the placenta, very few investigations have been performed. However, enzymatic and other biochemical studies may be predicted to be fruitful.

C. Hormones

Some of the hormones produced by the placenta are of special interest in diabetes. During the latter half of pregnancy the serum content and 24-hour urinary excretion of chorionic-gonadotrophin is excessive (SMITH et al., 1937; WHITE and HUNT, 1943; LORAINE, 1949; PEDERSEN, 1951). While some dispute on its frequency exists, this phenomenon is firmly established and, presumably, is the cause of the testicular interstitial cell hyperplasia and luteinized ovarian cysts often seen in infants of diabetic mothers.

The average oestriol excretion in diabetic pregnancy is below the mean level of non-diabetic pregnancy, but, 50–80 per cent of the values fall within the normal range (HOBKIRK et al., 1960; FRANDSEN, PEDERSEN and STAKEMAN, 1962). A persistent fall in oestriol excretion indicates impending foetal death. The important practical question is whether some infants near term may be saved by prompt delivery in the presence of falling values as determined by daily or near daily estimation of oestriol excretion. This point is on trial at present (KYLE, 1963).

Another possibility is to push the day of delivery nearer at term in cases with high oestriol excretion. However, the baby may die *in utero* the day after a 24-hour urine has shown high normal values (FRANDSEN et al., 1962).

A decreaesd production and excretion of urinary pregnanediol has been postulated repeatedly, particularly in association with intrauterine or neonatal deaths (WHITE et al., 1956; WHITE, 1959), but recent studies do not confirm these findings (EDDIE, 1963).

The scarce published studies of HPL concentrations in diabetic pregnancy have shown values higher than those in normal pregnancy.

A hormonal imbalance is present in diabetic pregnancies as claimed for many years by WHITE and her collaborators: an increased urinary excretion of chorionic-gonadotrophin and a small decrease in the excretion of oestriol. This might make a therapeutic trial with stilboestrol reasonable as advocated by WHITE. However, even continuous treatment with stilboestriol does not alter the hormonal imbalance for more than a short period according to LORAINE (1949), and in several studies no benefit has been found clinically from the hormone treatment (see KYLE, 1963).

Very little is known of the production, conversion and metabolism of the whole range of hormones from the diabetic placenta. It should be mentioned that insulin is not thought to be able to transfer the placenta (DAVIS and LACY, 1957; GOODNER and FREINKEL, 1961), but, as mentioned, is degradated by the human placenta.

In insulin-treated diabetics antibodies against exogenous insulin are transferred through the placenta. These antibodies disappear from the neonate's circulation in 7 to 8 weeks.

Glucose is transferred by the placenta, but the precise mechanism – facilitated diffusion? – is undefined so far.

VI. The Foetus and Newborn Infant of the Diabetic Woman

Infants of diabetic mothers have been exposed to an abnormal intrauterine milieu and in a way constitute a special population, practically unknown 20 to 30 years ago. They differ from other infants in many respects, in their external configuration as well as their interior constitution: but despite numerous investigations the puzzle presented by these infants has not been solved completely.

A. Weight and Length

The finding of overweight in newborn infants is an old and fundamental observation. Comparing infants of the same gestational age (260 days), the newborn infants of diabetic mothers weigh, at an average, 550 g more than do control infants (PEDERSEN, 1954b). The distribution curve of weight seems to be normal, but pushed at a higher level (fig. 2). There are small as well as large infants, but nearly all of them weigh about 500 g more than the control infants. Thus, the population is very inhomogenous. The characteristics of the infants in the upper scale of weight were first noticed: fat infants with round "cherub's" cheeks, buried eyes, an abundance of head hair, and reddened skin, to some degree a cushingoid appearance. At the other end of the scale the appearance is not peculiar, but deceiving: the maturity of the infant does not correspond to the actual but to a lower weight.

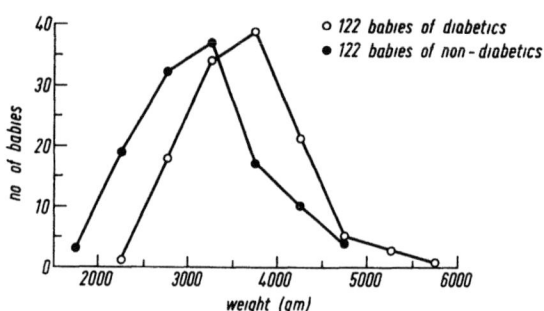

Fig. 2: Distribution of birth weights of babies of diabetic mothers and their controls. From J. PEDERSEN (1954b). Courtesy Acta Endocr. (Kbh.) *16*, 330 (1954)

B. Body Composition

There is ample evidence that the overweight is mainly due to fat. In his extensive studies OSLER (1960 a) found a considerably reduced amount of total body water and extracellular water, but intracellular water less so, and explained these findings as being due to obesity and increased intracellular carbohydrate depots. The obesity was confirmed by his anthropometric measurements of the thickness of subcutaneous tissue (OSLER, 1960 b), and by direct whole body estimations on dead infants (FEE and WEIL, 1963). The length-weight ratio for the infants must be considered normal or on the lower side of normal (OSLER, 1961).

C. Organ Size

Owing to the high perinatal mortality of infants of diabetic women autopsy studies are legion (references to the literature are given by OSLER, 1961). The findings are somewhat conflicting on account of small, non-representative series and lack of proper materials for comparison. Because these infants are born 3–5 weeks before term the ideal way is to compare with infants of non-diabetics with the same weight (i. e. normal full-term infants) as well as infants of non-diabetics of the same gestational age (control infants).

The most constant findings appear to be hypertrophy of the pancreatic islet tissue, a characteristic finding (DUBREUIL and ANDERODIAS, 1920), noted as early as in the fourth lunar month (GEYER and STAEFFEN, 1957) and due to an increase both in number and in size of the islets (CARDELL, 1953; DRISCOLL, BENIRSCHKE and CURTIS, 1960; HULTQUIST, 1964).

The activity of the beta-cell nuclei is strongly increased according to HULT-QUIST. Furthermore, the content of extractable insulin is considerably increased

(STEINKE and DRISCOLL, 1965). Very often pancreatic stromal and islet eosinophilia is seen, an interesting phaenomenon as yet unexplained (SILVERMAN, 1963; D'AGOSTINO and BAHN, 1963).

Moreover, an increased heart weight partly due to glycogen, increased extramedullary haemopoiesis, immature kidneys, and probably also atelectases and hyaline membranes in the lung appear to be more common. An increased incidence of ovarian cysts and testicular interstitial cell hyperplasia has been recorded (CARDELL, 1953; DRISCOLL et al., 1960). Brain weight, on the other hand, appears to be small for age, weight and length (CARDELL, 1953; DRISCOLL et al., 1960; unpublished studies from this department).

Besides the islet hypertrophy of the pancreas, HULTQUIST (1964) has found increased activity of the nuclei in the adrenal, hypophyseal, and parathyroid cells, but no hypertrophy of these glands, no deviations in the thyroid and a decreased volume of the thymus. DRISCOLL et al. (1960) also noted a diminished thymic adrenal index.

The development of ossification centres of the lower extremity does not correspond to the large birth weight, but to the gestational age or perhaps a little less (PEDERSEN and OSLER, 1958).

The hypertrophy of the pancreatic islet tissue, which may be seen in infants with rhesus immunization, has caused embarrassment for many years. This hypertrophy is comparatively slight, and is seen during the last gestational week only, according to HULTQUIST (1964).

D. Carbohydrate Metabolism

Naturally, carbohydrate metabolism has been studied several times, especially the blood sugar (for pertinent literature see PEDERSEN, 1952a; FARQUHAR, 1956; SMITH, 1959; KYLE, 1963; PEDERSEN, 1967).

1. Blood glucose during the neonatal period

At birth the blood sugar of the cord and of the infant is lower than that of the mother. The average fasting blood sugar level (HAGEDORN-JENSEN method) in one series of 27 infants of diabetics was 63 mg%, and 66 mg% in 19 infants of non-diabetics during the first 24 hours of life (PEDERSEN, 1952). The average level did not alter during this period. The range of variations of single values was from 20–205 mg% meaning that virtually the true blood sugar may be zero. It should be recognized that the blood sugar undulates widely about a fundamentally constant level, in other words the infants stand fasting for 24 hours without exhibiting any constant decrease in blood sugar (fig. 3).

During the first 24 hours of life the infants' mean blood sugar was negatively correlated with the maternal mean blood sugar during the later months of pregnancy and positively correlated with the maternal blood sugar at delivery. In all essentials the correlations in infants of diabetic and non-diabetic mothers were the same.

During the neonatal period the average fasting blood sugar rises to 77 mg% (9th neonatal day), and from the 7th neonatal day there is no difference in blood sugar (average and range of variation) of normal infants and those of diabetic

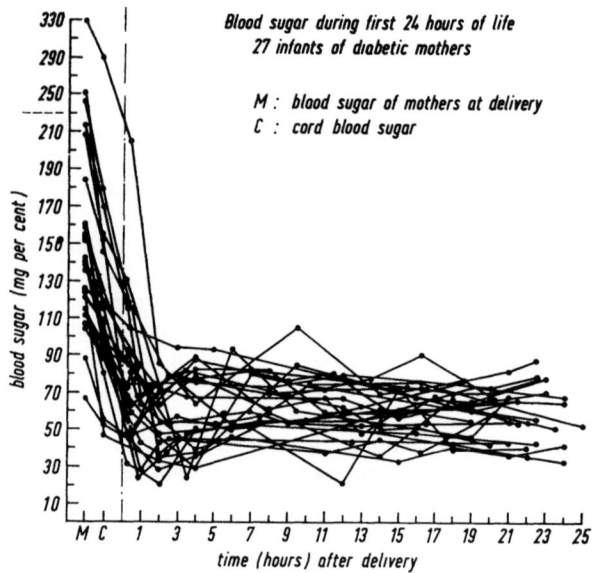

Fig. 3: Serial blood sugar values during first 24-hours of life in 27 fasting infants of diabetic mothers. From J. Pedersen (1952a)

mothers, irrespective of the compensation of the maternal diabetes during pregnancy; the influence of maternal blood sugar has been overcome (Pedersen, Bojsen-Møller and Poulsen, 1954).

2. Glucose tolerance tests

Whereas oral glucose tolerance tests have been difficult to perform and to interprete in the newborn (Pedersen, 1952), the peripheral capillary blood glucose after intravenous glucose, injected rapidly into the umbilical vein, disappears much faster in infants of diabetic than non-diabetic mothers (Baird and Farquhar, 1962). This observation has been confirmed by several investigators. The k-value is high (in the normal adult range) in infants of diabetics, but low (in the diabetic range) in normal newborn infants.

3. Insulin and insulin antibody

Stimmler, Brazie and O'Brien (1964) and Jørgensen et al. (1966) found that infants of diabetic mothers have higher levels of insulin at birth (determined immuno-chemically), but no such difference was found by the rat diaphragm method (Baird and Farquhar, 1962). Using the different techniques stated, Baird and Farquhar (1962), as well as Jørgensen et al. (1966) found a quicker and higher rise in the insulin level in infants of diabetic mothers after glucose injection in the umbilical vein.

Insulin-antibodies, transferred from the mother, have been demonstrated in the infants of insulin-treated diabetics, but they disappear with a mean half-life of twenty-five days (SPELLACY and GOETZ, 1963 b; JØRGENSEN et al., 1966). The fact that a high insulin activity is found in infants without antibody and the rapid rise of ILA after glucose injection strongly indicate that the high insulin levels are not primarily related to the content of antibody.

4. Summary of glucose metabolism. The importance of the blood sugar level of the mother during pregnancy

In the foetus hypertrophy of the islet tissue of the pancreas is seen at an early stage and the content of extractable insulin is increased. In the newborn infants the content of insulin in the plasma is increased, and there is a high and rapid increase of the insulin content after glucose injection into the umbilical vein; at the same time the disappearance of glucose from the capillary blood is much faster. Thus, there is ample evidence that the intrauterine foetus and newborn infants of diabetic mothers do have hyperinsulinism, and that glucose is an effective trigger of insulin, at this time of life, at least in infants of diabetic mothers.

Glucose and insulin in excess has a lipogenic effect. The infants of diabetic mothers are obese with a positive correlation between islet hypertrophy and birthweight at any gestational age (DRISCOLL et al., 1960). The blood sugar level of the newborn is negatively correlated with the level of the mother during pregnancy, consistent with a higher level of insulin and capacity for insulin secretion in the newborn whose mothers have had a higher glucose level (and therefore fed the foetus more glucose) during pregnancy (PEDERSEN, 1952).

On this background of observations it seems almost impossible to doubt on the fundamental importance of the pregnancy level of the blood sugar of the mother for these characteristics of her infant. Other features of the newborns may also be explained by the hyperglycaemia – hyperinsulinism theory (PEDERSEN and OSLER, 1961; PEDERSEN, 1967).

E. Adrenal Function

The concentration of cortisol in the newborn infants of diabetic mothers has been extensively studied and the literature reviewed by AARSKOG in his monograph (1964). The cortisol in diabetic mothers and their infants fall within the normal range in respect to the gestational age at delivery. During foetal life the equilibrium system allows the foetal cortisol concentration to be under the control at maternal homeostasis as there is a higher globulin-binding capacity on the maternal side of the placenta. The excretion of radioactivity was lowest in the low-polar glucuronoside fraction in all infants. However, the infants of diabetic mothers excreted more in the free low-polar fraction and less in the low-polar glucuronoside fraction than what would be expected from their gestational age. Thus, this prematurity pattern, indicating a relative deficiency of the glucuronyl transferase enzyme system, was more pronounced in the infants of diabetics.

Investigations so far have failed to demonstrate higher cortisol levels in the diabetic than in normal pregnancies, including free cortisol levels, and AARSKOG did not find any obvious correlations to support the suggestion that the Cushingoid appearance of some infants of diabetic mothers could be attributed to an increased exposure to adrenocorticoids during foetal life. However, to provide final information on the concentration of biologically active cortisol to which the foetus may have been exposed during its development, a serial investigation of free cortisol in the serum of diabetics during pregnancy remains to be done, according to AARSKOG (For further information see PEDERSEN, 1967).

F. Neonatal Respiratory Distress Syndrome (Hyaline-Membrane Disease) and Heart-, Lung-, and Kidney Function

The neonatal respiratory distress syndrome of the prematures appears to occur more frequently in infants of diabetic mothers especially when the foetal age is considered. In infants of diabetic mothers there is no correlation between caesarian section and the syndrome (FARQUHAR, 1959, JAMES, 1959).

A number of hypotheses have been suggested to explain this syndrome, especially the formation of the hyaline membranes, which are of protein nature (GITLIN and CRAIG, 1956), but none has been generally acknowledged. For further information see SMITH (1959), JAMES (1959), COOK (1961) and LIEBERMANN (1963). The problem will be mentioned below after a short consideration of heart-, lung-, and kidney function in infants of diabetic mothers.

1. Lung function

The lung compliance which is low in newborns, especially prematures, appears to be too low in infants of diabetic mothers considering their birth weight as well as their foetal age, indicating an incomplete development of the lungs (DRORBAUGH, 1958). Accordingly, DRORBAUGH and HUBBLE (1964) found a much higher mechanical respiratory work in infants of diabetic mothers; besides, this greater work may be caused also by the obesity which rises the resistance to movement of the chest bellows as suggested by PEDERSEN and OSLER (1961).

2. Heart function

Even in the infants of non-diabetics the transition from foetal to infant heart function appears to be very intricate, comprising different stages with shifting left-right and right-left shunt through the ductus Botalli. Investigations applying more and more sophisticated techniques are still in progress.

In infants of diabetics, generally, no failure of the enlarged heart has been found so far as measured by catheter (RUDOLPH et al., 1961). Yet, hypoxaemia may occur and a strain on the left ventricle exists because ductus Botalli remains open for a longer time.

PROBST (unpublished studies) investigating large comparable series in our department, has found an increased heart volume, circulating blood volume and increased haematocrit readings as well as an increased blood pressure in infants of diabetic women; these parameters nearly return to normal in 72 hours post partum.

The electrocardiographic tracings are difficult to interpret and some dispute has arisen. Routine ECG studies on 50 newborn infants (GELLIS and HSIA, 1959) did not show definite abnormalities.

3. Kidney function

The kidney function of normal newborn babies is rather ineffective with difficulties in handling a solute load and conserving base, and more ineffective with increasing prematurity.

In his studies of the problem OSLER (1960 c, 1961) found that the glomerular filtration rate was low, but of the same magnitude in infants of diabetic mothers and normal full-term infants. Both infants of diabetics and premature infants have a high water, electrolyte (potassium, sodium, chloride), and nitrogen excretion as compared with normal infants. However, the excretion of water per unit of nitrogen during the first 24 hours of life was greater in infants of diabetic mothers than in premature infants.

Just like premature infants, the infants of diabetics with and without distress syndrome very often develop manifest, pitting oedema during the first 24 to 48 hours (not present at birth). Apparently, the condition is somewhat paradoxical: infants of diabetic mothers have less total body water than normal infants, but a greater diuresis and may easily get oedemata. In OSLER's explanation these phenomenona are due to a break-down of the increased intracellular glycogen depots in the infants of diabetic mothers. Consequently, there is a greater than normal shift of water in infants of diabetic mothers loading the pulmonary, cardiac, and renal function. The urinary excretion of water cannot cope with the liberation of water. Oedema is a frequent finding, but whether the oedema in infants with respiratory distress is more pronounced than in prematures or infants of diabetic mothers without respiratory distress is unknown.

It would appear that the conditions in infants of diabetic mothers would favour the advent of pulmonaly oedema (LENDRUM, 1955). However, it is still unknown whether an alteration or absence of a normal surfaceactive alveolar lining (AVERY an MEAD, 1959), a lacking fibrinolytic activity in the lungs (LIEBERMANN, 1959), or other conditions are a *sine qua non* for the development of the syndrome of neonatal distress.

G. Sodium, Potassium, Chloride, Calcium, Phosphor, Protein, Acid-Base Status etc.

Naturally, the whole range of blood constituents must be studied. So far the biochemical changes observed do not per se appear to be sufficient to account for the neonatal difficulties (KAISER and GOODLIN, 1958). Space does not permit any further elucidation of these investigations, some of which are on small numbers and without control infants. A list of reference may be found in OSLER's (1961) monograph. More extensive studies of the constituents of the serum protein has been performed by SIREK (1965).

H. Neuromuscular Irritability

During the first neonatal days infants of diabetic mothers are often restless, jittery and trembling. CRAIG (1958) found neuromuscular hyperexcitability in 40 per cent of infants. The explanation of the neuromuscular irritability is perhaps the combination of a high potassium and a low calcium concentration (KAISER and GOODLIN, 1958). The jitteriness disappears spontaneously during the first neonatal days.

I. Hyperbilirubinaemia

In the neonatal period infants of diabetic mothers have hyperbilirubinaemia more often than infants of non-diabetics. According to OLSEN, OSLER and PEDERSEN (1963), the curve representing the daily mean serum-bilirubin levels in infants of diabetic mothers (average birth weight 3500 g) was found to be very close to that of non-diabetics' infants having a birth weight below 2000 g, i. e. far more premature infants. A part of the hyperbilirubinaemia may be due to the habit of withholding fluid for 24 hours, but commonly the cause of the bilirubinaemia is thought to be a lack of liver enzymes, necessary for the conjugation of bilirubin.

J. Congenital Malformation

In the literature there has been some discussion about the frequency of congenital malformations in infants of diabetic mothers. After reviewing the published reports, RUBIN and MURPHY (1958) doubted that these infants were more prone to congenital malformations. In a recent study, however, congenital malformation was found to be an important problem in diabetic pregnancy (PEDERSEN, TYGSTRUP and PEDERSEN, 1964). Congenital malformations were found in 6.4 per cent versus 2.1 per cent in the control group. The difference in major congenital malformations was 5.2 versus 1.2, of fatal malformations 2.1 versus 0.3, of multiple malformations 1.6 versus 0.2 per cent. Further, the mean frequency of malformations 10.7 per cent in infants of mothers with vascular complications was more than doubled tending towards an increase in the frequency of malformations with severity of the vascular manifestations. The occurrence of hypoglycaemic reactions and insulin coma during the first trimester was low in mothers with malformed infants, indicating a poor compensation of the diabetes at that time (cf. HOET, GOMMERS and HOET, 1960).

Major malformations were more common in infants of mothers with vascular disease, e. g. congenital heart-disease and severe limb deformities. 7 cases of severe bony malformations in the limbs, especially of the femora and the lower spine, were found, i. e. about 1 per cent of the infants or in 13 per cent of the 55 malformed infants. We thought that this malformation might be characteristic of diabetes, and now more cases are on record (LENZ and MAIER, 1964; DRISCOLL, 1964; PASSARGE, 1965).

K. Concluding Remarks

The key to many problems of the infants of diabetic mothers is the fact that they are at the same time 'big for dates' (high birth weight – low gestational age) and 'premature for dates'. Therefore, it is most inappropriate to classify them as premature or mature on the basis of birth weight; nor can they with advantage be classified according to gestational age, because, functionally, they tend to be more premature than suspected from their foetal age. As examples the foregoing sections have mentioned e. g. bilirubinaemia, adrenal function, kidney function, high incidence of RDS and, anatomically, delayed development of ossification centres, and the presence of an increased extramedullary haemapoiesis. The mechanisms of these alterations are not known, but lack of enzymes is a probable cause for some.

Furthermore, the unusual condition may be termed one in which overgrowth is combined with chronic foetal distress. Thus, as mentioned, regardless of the high birth weight, the brain is quite small and the thymus moderately so, as usually seen in chronic foetal distress with growth retardation. Selective hypo- or dysplasia seems to be present.

Finally, some infants, e. g. of diabetic mothers with nephritis (WHITE's class F), can be described as 'small for dates', or 'premature, low birth weight', as mentioned.

Therefore, functionally as well as anatomically these infants present an inharmonious picture.

VII. Mortality in Diabetic Pregnancy

A. Maternal Mortality

The maternal mortality is low, e. g. in our series of about 1000 pregnancies 2 mothers have died, but this happened in 1936 and 1937, respectively.

B. Spontaneous Abortion

The abortion rate is thought to be about 10 per cent as in the general population. However, the rate for late abortions with a foetal age of 16 to 28 weeks should be greater in the diabetics on account of the higher proportion of patients with vascular complications (for literature see KYLE, 1963).

C. Perinatal Foetal Mortality

Since the preinsulin era the very high perinatal mortality of infants of diabetic women has been a central problem. Through years the mortality has dropped from about 50 per cent to about 15 per cent in large series. Great care should be taken in the evaluation of the mortality figures; the composition of the material especially as regards the number of pregnant women with vascular complications is important. Unclassified series and series including less than

100 cases are generally of minor interest. Many investigations performed during the last 25 years have pointed out factors of importance for the prognosis.

1. General supervision

In the diabetic pregnancy so many complications and conditions threaten the life of the baby that supervision and treatment during the whole pregnancy by an experienced team of doctors is of great importance. This may be exemplified by our case material. In a series comprising 486 babies, born during the years 1946–1960, the perinatal mortality decreased from 29 to 18 and 12 per cent, respectively, when the series was divided in three groups with increasing length of treatment in hospital during pregnancy as the main dividing point. The perinatal mortality of 12 per cent was obtained in 111 pregnancies in which the pregnants' first attendance to the department was 70 days and more before the calculated term (BRANDSTRUP, OSLER and PEDERSEN, 1961).

2. Control of diabetes

Diabetic acidosis and coma during pregnancy have resulted in a high rate of foetal loss. Thus, in a recent consecutive series (PEDERSEN and PEDERSEN, 1965) of 304 pregnancies 41 had precoma or severe acidosis with a perinatal foetal mortality of 37 per cent as contrasted with 15 per cent in cases without. Contrariwise, hypoglycaemia, even insulin coma, does not harm the foetus, unless premature labour is started on account of the hypoglycaemia.

3. Toxaemia, hydramnios, clinical pyelonephritis

As discussed in previous sections these complications are frequently seen and carry a high perinatal mortality.

4. Prognostic classifications

a) WHITE's (1949) classification:

In 1949 WHITE proposed a classification of pregnant diabetics in respect to foetal prognosis. This widely used classification is based upon factors present in the mother before pregnancy, especially the severity of the diabetes and vascular complications. Since I have had difficulties in applying the classification as given by WHITE – especially as regards classes B, C, D – I have used her classification with the following slight modification:

Class A: Diabetes treated with diet alone. Class B: Insulin – treated diabetes diagnosed at the age of 20 or later, with no late diabetic complications, in particular no retinopathy. Class C: Diabetes diagnosed before 20 years of age, nearly always in the age group 10–19, and with no late diabetic complications. Class D: Diabetes with non-proliferative retinopathy. Class E: Not used (calcification of pelvis arteries). Class F: Vascular nephropathy (chronic proteinuria) and/or proliferative retinopathy.

WHITE's classification has been adopted by most authors and facilitates comparisons between reported series. An example is given in Table 1, concerning the recent consecutive series from this department. From the view-point of the length of treatment during pregnancy this is a very mixed series, varying from no treatment to supervision and treatment throughout pregnancy (PEDERSEN and PEDERSEN, 1965). The classification indicates the infants' prognosis in so far as the perinatal mortality is low in group A, very high in group F and intermediate in groups B, C, D.

Table 1: White's classification applied to a consecutive series (Pedersen and Pedersen, 1965).

White class*	No. of infants	Perinatal mortality No.	per cent	
A	42	2	4.8	
B	77	8	10.4	
C	64	16	25.0	17.4
D	100	18	18.0	
F	23	11	47.8	
Total	306	55	17.9	

* class E is not used.

b) PBSP classification:

During years many investigators have tried to improve WHITE's classification. The aim has been to obtain a more individual prognostication, but so far nobody has devised a better one. Recently we have set up the following four groups carrying a poor prognosis for the infant: Pregnant diabetics who developed 1. clinical pyelonephritis, 2. precoma or severe acidosis, 3. toxaemia, or who could be designated, 4. "neglectors". This was called the PBSP classification (*P*rognostically *B*ad *S*igns during *P*regnancy) (PEDERSEN and PEDERSEN, 1965).

Definitions. Pyelonephritis: Urinary tract infection (positive culture) with an acute elevation of temperature exceeding 39°C. Precoma: Diabetic acidosis with a venous standard bicarbonate below 10 mval/1. Severe acidosis: Venous standard bicarbonate 10–17 mval/1. Severe toxaemia: 2 of the following 3 symptoms present: 1. BP $\geq$ 150/100 for at least 5 days before delivery, 2. more than 0.1 per cent proteinuria for at least 24 hours before delivery, 3. severe oedema or a weight gain $\geq$ 20 kg. Mild toxaemia: 2 of the following 3 symptoms present: 1. BP $\geq$ 140/90 for at least 3 days before delivery, 2. more than 0.05 per cent proteinuria for at least 24 hours before delivery, 3. moderate oedema or weight gain $\geq$ 15 kg. Neglectors: This designates pregnant diabetics who are in labour when first admitted to the department, or who are psychopathic or of low intelligence, or women in poor social circumstances who present themselves at a late stage of pregnancy (less than 60 days before term).

By applying this classification based on complications and conditions arising during pregnancy to the consecutive series 1959–1963 (Tables 1 and 2), the perinatal mortality (17.5 per cent in 306 cases) was 31.5 per cent in 130 cases with PBSP and 7.9 per cent in 176 cases without PBSP. The poor prognosis for pregnancies with PBSP applies to any foetal weight group. From a prognostic point of view nothing was gained by including hydramnios in PBSP, as the higher than normal overall perinatal mortality in hydramnios is primarily due to cases of hydramnios combined with toxaemia, as mentioned.

The risk involved by a PBSP complication to the foetus depends upon the WHITE class in which it occurs. Therefore, a combination of WHITE's classification with the present PBSP improves the possibility of predicting the foetal prognosis. For prognostic purposes the combination of classifications is better than is either one separately. This is exemplified in Table 2, using the material of Table 1.

Table 2: The PBSP (see text) and White's classifications applied to a consecutive series (PEDERSEN and PEDERSEN, 1965).

White class	PBSP present				PBSP absent			
	No. of cases	Perinatal mortality No.	per cent		No. of cases	Perinatal mortality No.	per cent	
A	20	2	10.0		22	0	0.0	
B	22	5	22.7		55	3	5.5	
C	24	11	46.7	32.0	40	5	12.5	8.7
D	45	13	28.9		55	5	9.1	
F	19	10	52.6		4	1	25.0	
Total	130	41	31.5		176	14	7.9	

In a series of 99 pregnancies (102 infants) comprising the pregnancies in all diabetic women attending the department at least 150 days before the calculated term – whatever complications were present at the first attendance or occurred later – the combined application of the two classifications was also useful. The overall perinatal mortality was 14 per cent, but in the 69 non-F cases without PBSP, the foetal mortality was 4 per cent (PEDERSEN, 1965).

The use of the WHITE and the PBSP classifications combined is recommended. The two systems complement each other, WHITE's beeing based upon factors present prior to the occurrence of pregnancy and PBSP on complications manifesting themselves during the actual pregnancy.

5. Birthweight and time for delivery

The gestational age at which the infant is born and his birthweight is of fundamental importance for the mortality.

The risk of intrauterine death rises with the length of gestation, whereas the risk of neonatal death decreases. During later years it has been unanimously accepted that the time about three to five weeks before the calculated term is the time of choice, as ably demonstrated by HAGBARD (1961).

During the first decades of the history of diabetes and pregnancy the delivery of large infants posed a problem, but this factor has almost been overcome by expert obstetrics. Now, the small infants are the main problem (OPPÉ, HSIA and GELLIS, 1957; FARQUHAR, 1962). Mothers with vascular complications, especially nephropathy (WHITE's class F) have small infants at any gestational age (OPPÉ et al, 1957).

The problems are illustrated in Table 3 concerning the series of 102 infants born by 90 women in 99 pregnancies supervised throughout pregnancy (PEDERSEN, 1965). The strong correlations should be noted. Only one baby with a birthweight below 2000 g did survive; 50 per cent of F-cases weighed under 2000 g and none exceeded 3500 g. Thus vascular complications in the mother give rise to small infants with a high mortality. In contradistinction the prognosis for big infants is good in a specialized centre.

Table 3: The correlation of birthweight to White's classification and the perinatal mortality (No. of dead infants in parantheses). (J. PEDERSEN, 1965.)

White class	No. of infants	Birthweight		
		1000–1990 g	2000–3490 g	3500–5300 g
F	12	5 (5)	7 (3)	0
A, B, C, D.	90	3 (2)	49 (3)	38 (1)
Total	102	8 (7)	56 (6)	38 (1)

In this department the prognosis for infants fulfilling two criteria: Having a foetal age of 252–266 days and weighing at that age 3500–3950 g, is excellent. Of 106 babies only 1 died (BRANDSTRUP et al., 1961). Unfortunately, an attempt to define maternal factors which might determine the baby being born just with the ideal weight and age was unsuccessful. Likewise, MILLER (1965) has found ab. 3400 g as the optimal birthweight.

6. Insulin treatment of the mother and hypoglycaemia in the infant

In treated pregnant diabetics no special correlations would appear to be present between the amount of insulin given to the mother and the out-come of pregnancy, e. g. the amount of insulin given to mothers with the same degree of diabetic compensation during pregnancy and belonging to the same WHITE and PBSP class.

Having studied simultaneously clinical symptoms and the capillary blood sugar during the neonatal period we are of the opinion that hypoglycemia per se is a very rare (non-existing?) cause of death in the neonates with a birthweight of 2000 g and more (PEDERSEN, 1952; PEDERSEN et al., 1954). Factors other than low blood sugar levels are almost certainly implicated when symptoms arise, and should be found and treated if possible (cf. FARQUHAR, 1963). The symptomatic neonatal hypoglycaemia in some small infants of non-diabetics below expected birth weight appears to be a different problem, perhaps examples of intrauterine malnutrition (REISNER, FORBES and CORNBLATH, 1965). At present, it is unknown whether such cases are seen in infants of diabetics (cf. CORNBLATH, 1965; KLEIN, 1965).

7. Causes of death

The foetal mortality is increased in the last months of pregnancy, during birth, and in the neonatal period.

Although unfavorable clinical circumstances and conditions often may be present when the baby dies *in utero* or is delivered prematurely babies may still suddenly die, quite unsuspectedly, and without pathoanatomical cause of death at autopsy. Now, there is no doubt that these deaths are caused by metabolic malfunction, a functional immaturity even beyond the gestational age, produced by the maternal diabetic milieu, including, probably, dysfunction of the placenta. I have alluded to such factors several times and the problem deserves a constant investigative interest.

The importance of birth injury as a cause of death has diminished. This is due to the treatment with obstetric delicacy of all babies who are looked upon as prematures, to the choice of the proper delivery time and mode of delivery. However, birth trauma is still occurring at an increased rate.

During the neonatal period the respiratory distress syndrome is the most frequent lethal process, accounting for about 50 per cent of deaths (DRISCOLL et al., 1960). Fatal congenital malformations have been found in no less than 18 per cent in autopsy series (DRISCOLL et al., 1960; PEDERSEN et al., 1964), corresponding to 2–3 per cent of a total series, as mentioned. Deaths from a clinicopathological view-point are discussed by PEDERSEN (1967).

VIII. Management of Diabetic Pregnancy

The cornerstones of the management are: The metabolic part of diabetes must be compensated as well as possible during the whole pregnancy. The supervision and treatment should be centralized. An internist, obstetrician and pediatrician should combine their efforts with careful attention to every detail. The cooperation of the patient should be secured, especially as regards prolonged hospitalization before delivery (PEDERSEN and BRANDSTRUP, 1956; HAGBARD, 1961; PEEL, 1962).

A. The General Scheme

As soon as pregnancy is verified the patient is taken into the ward for a few days. The diabetes is compensated, a comprehensive evaluation undertaken, the WHITE's class determined, and the plan and treatment described. After this brief initial hospitalization the average case should be seen every 2 to 3 weeks for the first half of pregnancy, thereafter weekly, by the internist and the obstetrician, or, as we do, by an internist with access to consultation with the obstetrician of the centre. Ordinarily, hospitalization takes place again about 8 weeks before the calculated term. In our department the patient remains in the ward – with weekends out of hospital – until delivery i. e. about 3 weeks before the calculated term, leaving hospital about 10 days after delivery.

The main purpose of the ambulatory supervision is to keep the diabetes compensated and to watch for toxaemia and hydramnios. It is necessary to evaluate blood sugar, 24-hour urine sugar and acetone excretion, insulin dosage and to keep records of urine sampling for proteinuria, the weight, the blood pressure, and the development of the uterus. If the compensation of the diabetes or any complication is not easily corrected on an ambulatory basis the patient should be taken into the ward. Some cases have to stay in the ward from the first attendance, owing to complications.

This is an expensive scheme and troublesome for the patient and her family, but has been thought necessary so far. However, we are comtemplating to let uncomplicated cases belonging to the WHITE classes A and B, without PBSP go on with ambulatory supervision for another few weeks (cf. WHITE, 1959). This should be done gradually, because the role of staying in bed and the protection given by being in the ward may be important for the out-come of pregnancy in these classes also.

B. Compensation of the Diabetes

1. Diet

In obese patients we use a diet containing about 1200 calories. Insulin-treated patients have a diet with 1800–2000 calories, containing about 90 g of protein, 80 g of fat, and 180–200 g of carbohydrate distributed on 6 meals during the day and evening. An interest is taken in placing the amount of calories in such a way as to have a smooth blood sugar curve.

2. Insulin

The pattern of the glucose tolerance during pregnancy should be explained to the patient. As mentioned there is an increase of tolerance about week 8–10 and a decrease about the thirtieth week and, besides, a lowering of the renal threshold. Our aim is to get the 24-hour blood sugar level, as measured say 3–4 times during the day, as near normal as possible. The mean level for 18 women, in the ward for the last 52 days before delivery, was 133 mg/100 ml and the individual level 108–167 mg/100 ml (HAGEDORN-JENSEN method). The average 24-hour glucosuria was about 15 g (PEDERSEN, 1952). Primarily, this amount of glucose is due to the low renal threshold, on account of which the adjustment of food and insulin must be based on blood sugar values together with the output of glucose during the 24-hour.

I favour the use of insulin twice a day and the use of intermediate and fast acting insulin given simultaneously. In patients with oedema, only, we try to lower the insulin dosage as far as possible. Original class A patients are treated with small doses of insulin, if the blood sugars are not normal on diet alone.

Acidosis should be corrected instantaneosuly by adjustment of diet and insulin – on account of the low threshold keto-acidosis may be caused by carbohydrate deficiency. Precoma and coma should be treated in the usual way. Hypoosmolar electrolyte solutions are of special value in pregnants. Further, vigorous treatment should not be stopped before the standard bicarbonate is normal.

Oral hypoglycemic agents have been used by us only on a small scale so far (cf. PEDERSEN, 1967).

C. Hormone Treatment

As mentioned in the section on placenta WHITE for many years has used injections of oestrogen and progesterone during diabetic pregnancy. Whether this therapy influences the course or out-come of the pregnancy remains highly controversial, the more so because WHITE's patients are excellently controlled in other respects. For a fuller discussion the reader is referred to KYLE (1963). In this department we have never used hormone therapy.

D. Oedema. Hydramnios. Prophylaxis against Toxaemia. Urinary Tract Infections

Oedema and undue weight increase often poses a problem. When restriction of salt and lowering of insulin dosage as far as possible do not abolish the complications diuretics are given once or twice a week in the ward with a check on electrolytes, especially potassium, and blood sugar (thiazid-diabetes). Diuretic therapy should not be forced, perhaps premature labour may be started once in a while, especially in cases with hydramnios. There is no proof that hydramnios may be diminished by diuretics, but we think so, as does WHITE (1958). If the blood pressure rises the patient has to stay in bed and small doses of phenobarbitone is given.

So far we have not applied prophylactic or long time treatment of urinary tract infections during pregnancy, but treated acute episodes for a couple of weeks.

E. Time of Delivery

As mentioned, the two-week interval from 35 to 21 days before the calculated term is commonly preferred. We prefer the two-week interval from 28 to 14 days before the calculated term, thus a little later with infants weighing a little more. The risk of death *in utero* is run for the advantage of having more mature infants in the neonatal period. The optimal birthweight is as high as 3500–3950 g., as mentioned.

In the average case delivery is induced at the end of 37th week or the beginning of 38th week i. e. ab. 21 days prior to term. Earlier delivery will be required in some cases, e. g. severe toxaemia and pre-eclampsia, marked hydramnios, very big infants, bad obstetrical history of death *in utero,* decrease in foetal movements combined with changes in foetal heart rate. We are trying to individualize after foetal size in relation to foetal age – a small baby in the absence of evidence of placental insufficiency indicating later delivery and vice versa. By present methods, however, it is a most deceiving procedure to estimate the size of a baby. At least this is my personal view. We rely on the foetal age as calculated from menstruation data. If the foetal age is in doubt the situation is unfavourable. As mentioned, the value of daily measurement of the oestriol excretion in such situations is under trial. Besides, investigations of methods for estimating foetal size and weight should be encouraged and diabetic women taught to keep notes on menstruation data.

F. Method of Delivery

Vaginal delivery or section, which method is the better? This choice has been a controversial matter for some time. Caesarean section obviates infant loss caused by obstetric complications during vaginal delivery (only), but of course, the problem of the high infant mortality cannot be solved by section alone. Actually, the mode of delivery does not affect foetal survial if the proper indications for the mode selected are employed (PEDERSEN, OSLER and BRANDSTRUP, 1959).

Elective caesarean section should be done, apart from the indications which apply also to non-diabetics, in cases of severe toxaemia, hydramnios, breech presentation, unfavourable obstetric history (meaning previous caesarean section or infant death because of obstetric complications), elderly primigravidae, and for other less common conditions and complications including primigravidae with rigid, unfavourable collum, and very often women of WHITE's F-class, who invariably have one or more complications and frequently are "poor parturients", and women with brittle diabetes. *Secondary* section is performed if labour has not ensued within five days of starting drip induction, or if delivery is not completed twenty-four hours after rupture of the membranes, or if signs of foetal anoxia occur during induction. In our material, cases of failed induction make up the largest group. Those who fail to respond to the induction are not exclusively primigravidae.

The differences of opinion on section in the diabetic pregnancy have been great (see e. g. KYLE, 1963) but are tending to disappear, the conservative extending and the very active restricting their indications. The section rate depends on the material also. In this department the section rate has been on the increase (1946–1955 11 per cent, 1955–1959 32 per cent, 1959–1963 ab. 50 per cent).

The surgical approach has been through an inferior transverse incision. In the great majority of cases a combination of nitrous oxide-oxygen and a muscle relaxant has been administered, in some cases supplemented with cyclopropane.

Induction of labour: During later years we have used intravenous drip with spasmolytic drugs (Efosin) and oxytocin (Syntocinon) in isotonic glucose solution, with rupture of the membranes as soon as the os and collum are favourable.

Vaginal delivery: Close supervision and great care in every step is necessary. Especially the passing and freeing of the shoulders may be demanding in respect to the dexterity of the obstetrician.

G. Management During Delivery

The goal is to carry on a good compensation of the diabetic state through all steps of the delivery. This may be accomplished in different ways. Our method takes advantage of the intimate knowledge of the patient's reaction obtained during her stay in the ward and of the routine of the staff.

On the day before a caesarean section the patient has her usual diet and dose of insulin. If possible, the operation is carried out early in the morning. At the usual hour, the patient generally has two-thirds of her usual dose of insulin by the subcutaneous route. Since most patients are receiving both NPH insulin and ordinary insulin at the ratio 2:1, the latter is generally not administered on the morning of the operation. An intravenous drip of 5 per cent glucose in water is started.

The standard dose is 1 litre within 10 hours. Anaesthesia is induced, the operation performed, and the patient is kept for about twenty-four hours in a special recovery room under constant surveillance. Three or four hours after the operation, the patient starts having what she wants of her usual diet, served at the usual hours. If she does not vomit, and if the blood sugar is satisfactory the glucose drip is removed after the inflow of 1 litre. Twenty-four hours after the operation the patient is returned to the ward and has her usual diet and somewhat less insulin than prior to operation. The blood sugar is determined immediately after delivery, four hours, twelve hours, and twenty-four hours later. Standard bicarbonate and possibly also other serum electrolytes are determined immediately after delivery and 24-hours later. An important factor is administration of glucose at the correct rate, taking special care that it does not run in too rapidly. Most patients have one blood transfusion during or after the operation. Solutions of electrolytes are necessary but seldom.

If caesarean section is performed on secondary indication, the management follows the same pattern with the only exception that blood sugar, bicarbonate and, in some cases, other electrolytes are determined immediately before the operation.

During vaginal delivery the same principles for the insulin dosage are followed. Only if the patient is unable to have her usual diet or if she vomits intravenous glucose solution is put up.

H. Therapeutic Abortion. Sterilisation and Advisability of Pregnancy

A discussion of these problems on an international basis is difficult because of differences in religion, ethics, laws, and tradition. We are of opinion that induced abortion and sterilisation are sometimes indicated in patients with late vascular complications (WHITE class F), in cases where the disease is very likely to be inherited, and in few other special circumstances. Indications are very often combined, meaning that each of a late diabetic, obstetrical, social, and eugenic condition might be severe or nearly severe enough for inducing an abortion. Details of our dealing with these problems have recently been described (BRANDSTRUP, OSLER and PEDERSEN, 1964).

Pregnancy should be encouraged early in the reproductive career of a diabetic. It must be considered fortunate for a diabetic women to complete 2 pregnancies successfully, and she should not be encouraged to go trough any further. On the other hand we are extremely reluctant to interrupt pregnancy in a woman with no or only one child, but have been forced to do so. There is a strong case for planned parenthood in diabetics.

IX. The Management of the Newborn Infant

The infant of a diabetic must be considered a premature and handled as such, whatever the weight and gestational age. The inability of newborn prematures to vary their clinical symptoms should be remembered. The same set of symptoms may have different causes, and efforts to diagnose the actual complication should be made.

After aspiration of the nasopharynx and clearing of the airway the infant is transferred to an incubator in the premature nursery. The baby is left as undisturbed as possible and without feeding and injections for the first 24-hours, but under constant watch. Oral or intravenous glucose feeding has not been used in this department since 1945 for the reasons given, but I shall not deny that statements are conflicting. A full account of the pros and cons may be seen in KYLE's review (1963).

In cases with cyanosis oxygen in a concentration of 35 per cent is used together with air saturated with water. Antibiotics are given on wide indications, but not prophylactically to all cases. If the baby is jittery small doses of phenobarbitone is given, but no calcium injection. Often the babies are drowsy during the first days of life and exchange-transfusion may be necessary in some on account of hyperbilirubinaemia (OLSEN et al., 1963).

The problem in the neonatal period is the respiratory distress syndrome, which is a problem of maturity. No neonatal death due to hyaline-membrane disease was found in infants, delivered 21 days or less before term (BLACK and MILLER, 1958). As mentioned we do not precisely know why it develops and hence there is no commonly accepted treatment. In this syndrome an excessive respiratory and metabolic acidosis develops and it has been advocated (REARDON, 1958), that bicarbonate and glucose should be given intravenously, a supportive method inaugurated by USHER (1961) in the respiratory distress syndrome of prematurity.

In this department the respiratory distress syndrome has been treated with the bicarbonate-glucose solution and, when indicated, with artificial respiration. In a few cases bicarbonate solution, given orally, and digitalis have been tried. In severe cases venesection (WALTHER, 1957) has been considered, but so far any controlled study of its possible effect has not been launched. The correlation of an increase in blood volume of the infant with the distress syndrome should perhaps be studied first. Hyperbaric oxygen has not been tried.

In spite of our relative ineptitude to manage the respiratory distress syndrome properly, the neonatal mortality can be lowered by the management of a skilled and experienced pediatrician. It is my strong belief, however, that a maximum effort should be made to treat the mother (and her foetus) during pregnancy and delivery, and thereby, presumably, minimize the complications of the neonatal period. A prophylactic battle of the neonatal complications should be fought during pregnancy.

X. Conclusion

At present, intrauterine death during late pregnancy and premature labour with neonatal death of small infants with respiratory distress are the main problems in the management of the diabetic pregnancy. Most often, these deaths are seen in cases with toxaemia, pyleonephritis, hydramnios and they are all, more or less, a consequence of maternal vascular complications, especially nephropathy, which also is the case with congenital malformations.

We are, therefore, faced with complications well-known in the non-diabetic, only their incidence is much greater in the diabetics, even if the pregnant diabetic is properly supervised and treated during pregnancy.

While these complications deserve maximum research exploration the situation also calls for a very careful treatment of the young diabetic girl and woman with a prophylactic view on future pregnancies.

Literature

AARSKOG, D.: Cortisol in the Newborn Infant. Universitetsforlaget, Oslo 1964 (Thesis)
D'AGOSTINO, A. N. and R. C. BAHN: A histopathologic study of the pancreas of infants of diabetic mothers. Diabetes *12*, 327 (1963)
AVERY, M. E. and J. MEAD: Surface properties in relation to atelectasis and hyaline membrane disease. Amer. J. Dis. Child 97, 517 (1959)
BAIRD, J. D. and J. W. FARQUHAR: The insulin secreting capacity of the pancreas in the newborn infants of normal and diabetic women. Lancet I, 71 (1962)
BLACK, M. E. and M. MILLER: Management of diabetes and pregnancy. Clin. Obstet. Gynec. *1*, 229 (1958)
BLEICHER, S. J., J. B. O'SULLIVAN and N. FREINKEL: Carbohydrate metabolism in pregnancy V. The interrelations of glucose, insulin and free fatty acids in late pregnancy and post partum. N. Engl. J. Med. *271*, 866 (1964)
BOWIE, M. D., P. B. MULLIGAN and R. SCHWARTZ: Intravenous glucose tolerance in the normal newborn infant. Pediatrics *31*, 590 (1963)
BRANDSTRUP, E., M. OSLER and J. PEDERSEN: Perinatal mortality in diabetic pregnancy. Acta Endocr. (Kbh.) *37*, 434 (1961)
– – – Therapeutic abortion and sterilization in diabetic patients. Acta Obstet. Gyn. Scand. *43*, 11 (1964)
BURNSTEIN, R., H. T. BLUMENTHAL and S. D. SOULE: Histogenesis of pathological processes of metabolic disease in pregnancy. Amer. J. Obstet. Gynec. *75*, 96 (1957)
– A. W. BERNS, Y. HIRATA and H. T. BLUMENTHAL: A comparative histo- and immunopathological study of the placenta in diabetes mellitus and in erythroblastosis fetalis. Amer. J. Obstet. Gynec. *86*, 66 (1963)
BURT, R. L.: Peripheral utilization of glucose in pregnancy III. Insulin tolerance. Obst. & Gynec. *7*, 658 (1956)
– Reactivity to tolbutamide in normal pregnancy. Obst. & Gynec. *12*, 447 (1958)
BUSE, M. G., J. W. ROBERTS and J. BUSE: The role of the human placenta in the transfer and metabolism of insulin. J. clin. Invest. *41*, 29 (1962)
CARDELL, B. S.: The infants of diabetic mothers. A morphological study. J. Obstet. Gynec. Brit. Comm. *60*, 834 (1953)
COOK, C. D.: Respiratory problems of the newborn. Ann. Rev. Med. *12*, 369 (1961)
CORNBLATH, M.: Discussion on "Hypoglycemia in the Newborn". In: GELLIS, S. S.: Year Book of Pediatrics 1964–1965, p. 37. Year Book Medical Publishers, Chicago
CRAIG, W. S.: Clinical signs of neonatal tetany with especial reference to their occurrence in newborn babies of diabetic mothers. Pediatrics *22*, 297 (1958)
DAVIS, J. and P. E. LACY: Observations on the failure of insulin to pass from the fetus to the mother of the rabbit. Amer. J. Obstet. Gynec. *74*, 514 (1957)
DOLGER, H., J. J. BOOKMAN and C. N. NECHEMIAS: The diagnostic and therapeutic value of tolbutamide in pregnant diabetics. Diabetes *11*, (supp.), 97 (1962)
DRISCOLL, S. G., K. BENIRSCHKE and G. W. CURTIS: Neonatal deaths among infants of diabetic mothers. Amer. J. Dis. Child. *100*, 818 (1960)
– Paper read at the Joslin Clinic, July 1964 a
– Personal communication, 1964 b
DRORBAUGH, J. E.: In: Physiology of Prematurity. Transactions of the Second Macy Conference, New York, Macy 1958
– J. P. HUBBELL: Paper read at the Joslin Clinic, July 1964

DUBREUIL, G. and J. ANDERODIAS: Ilôts de Langerhans glands chez un nouveau-né issu de mère glycosurique. Compt. rend. Soc. de Biol. *83*, 1490 (1920)
EDDIE, D. A. S.: Pregnanediol excretion in pregnant diabetic women. J. Obstet. Gynaec. Brit. Comm. *70*, 847 (1963)
FAJANS, S. S.: Discussion IV Congress of the International Diabetes Federation, Genéve 1961
FARQUHAR, J. W.: The significance of hypoglycaemia in the newborn infant of the diabetic woman. Arch. Dis. Child. *31*, 203 (1956)
– The child of the diabetic woman. Arch. Dis. Child. *34*, 76 (1959)
– Birthweight and the survival of babies of diabetic women. Arch. Dis. Child. *37*, 321 (1962)
– Neonatal hypoglycaemia. Lancet II, 941 (1963) (Letter to the editor).
FEEE, B. A. and W. B. WEIL JR.: Body composition of infants of diabetic mothers by direct analysis. Ann. New York Academy of Sciences *110* part II, 869 (1963)
FITZGERALD, M. G., J. M. MALINS, D. J. O'SULLIVAN and M. WALL: The effect of sex and parity on the incidence of diabetes mellitus. Quart. J. Med. *30*, 57 (1961)
FLYNN, F. N., C. HARPER and P. DEMAYO: Lactosuria and glycosuria in pregnancy and the puerperium. Lancet II, 698 (1953)
FRANDSEN, W. AA., J. PEDERSEN and G. STAKEMANN: Urinary oestriol excretion in diabetic pregnancy. Acta Endocr. (Kbh.) *40*, 400 (1962)
FREINKEL, N.: The effect of pregnancy on insulin homeostasis. Diabetes *13*, 260 (1964)
FREINKEL, N.: Carbohydrate Metabolism in Pregnancy VI. Possible Contributions of Conceptus to Changing Pattern of Maternal Metabolism. In: The Nature and Treatment of Diabetes Mellitus. Excerpta Medica Foundation, Amsterdam 1965
GELLIS, S. S. and D. Y. Y. HSIA: The infant of the diabetic mother. Amer. Dis. Child., *97*, 1 (1959)
GEYER, A. and J. STAEFFEN: Cytologic du pancréas endocrine de deux foetus jumeaux de quatre mois, issus de mère diabétique. Presse Méd. *65*, 1079 (1957)
GITLIN, D. and J. M. CRAIG: The nature of hyaline membrane in asphyxia of the newborn. Pediatrics *17*, 64 (1956)
GOODNER, C. J. and N. FREINKEL: Carbohydrate metabolism in pregnancy. IV. Studies on the permeability of the rat placenta to ^{131}I insulin. Diabetes *10*, 383 (1961)
GRÖNBERG, A. and G. SVANTESON: Fall af retinopathia diabetica. Svenska Läkartidn. *48*, 2005 (1959)
HAGBARD, L.: Pregnancy and Diabetes mellitus. In: HAMBLEN, E. C.: American Lecture Series (No. 449). Charles C. Thomas, Springfield 1961
– I. OLOW and T. REINARD: A follow-up study of 514 children of diabetic mothers. Acta Paediat. (Upps.) *48*, 184 (1959)
– A. SVANBORG: Prognosis of diabetes with onset during pregnancy. Diabetes *9*, 296 (1960)
HAGEN, A.: Blodsukkeret i graviditeten. G. E. C. Gad København, 1959. (Thesis). Summary in English
– Blood sugar findings during pregnancy in normals and possible prediabetics. Diabetes *10*, 438 (1961a)
– Islet cell adenoma without symptoms during pregnancy. Nord. Med. *66*, 1032 (1961b)
HEJKENSKJÖLD, F. and C. A. GEMZELL: Glycogen content in the placenta of diabetic mothers. Acta Paediat. (Upps.) *46*, 74 (1957)
HELLMAN, B.: The islets of Langerhans in the rat during pregnancy and lactation. Acta Obstet. Gynaec. Scand. *39*, 331 (1960)
HOBKIRK, H., P. R. BLAKEY, A. ALFHEIM, J. L. RAESIDE and G. E. JORON: Urinary estrogen excretion in normal and diabetic pregnancy. J. clin. Endocr. *20*, 805 (1960)
HOET, J. P.: Carbohydrate metabolism during pregnancy. Diabetes *3*, 1 (1954)
– A. GOMMERS and J. J. HOET: Causes of Congenital Malformations. In: WOLSTENHOLME, G. E. W. and C. M. O'CONNOR: Ciba Foundation Symposium on Congenital Malformation. Little, Brown and Company, Boston 1960
HULTQUIST, G.: Paper read at 1st Meet. Scand. Soc. Study of Diabetes, Elsinore 1964

Jackson, W. P. U.: Prediabetes: a survey. S. Afr. J. Lab. Clin. Med. 6, 127 (1960)
- Is pregnancy diabetogenic?, Lancet II, 1369 (1961)
James, L. S.: Physiology of respiration in newborn infants and in the respiratory distress syndrome. Pediatrics 24, 1069 (1959)
Jørgensen, K., T. Deckert, L. M. Pedersen and J. Pedersen: Plasmainsulin, insulin-secreting capacity and insulin antibodies in newborn infants of diabetic women. Acta Endocr. (Kbh.) 52, 154 (1966)
Kaas, E. H.: Pyelonephritis and bacteriuria. Ann. Intern. Med. 56, 46 (1962)
Kaiser, I. H. and R. C. Goodlin: Alterations of pH, gases and hemoglobian in blood and electrolytes in plasma of fetuses of diabetic mothers. Pediatrics 17, 1097 (1958)
Kark, R. M. and D. D. Gellman: Renal Disease. In: R. H. Williams: Diabetes. P. B. Hoeber, New York 1960.
Kincaid-Smith, P. and M. Bullen: Bacteriuria in pregnancy. Lancet I, 395 (1965)
Klein, R.: Discussion on Hypoglycemia in the Newborn. In: Gellis, S. S.: Year Book of Pediatrica p. 38. Year Book Medical Publishers, Chicago 1964–1965
Kyle, G. C.: Diabetes and pregnancy, Ann. Int. Med. suppl. 3, July 1963
- S. Yalchin, R. Drewyer and B. Carruthers, Diabetes, 13, 572, 1964
Leake, N. H. and R. L. Burt: Insulin-like activity in serum during pregnancy. Diabetes 11, 419 (1962)
Lenz, W. and W. Maier: Congenital malformations and maternal diabetes. Lancet II, 1124 (1964) (Letter to the editor)
Lendrum, F. D.: The pulmonary hyaline membrane as a manifestation of heart failure in the newborn infant. J. Pediat. 47, 149 (1955)
Liebermann, J.: Clinical syndromes associated with deficient lung fibrinolytic activity. N. Engl. J. Med. 260, 619 (1959)
- Editorial. A unified concept and critical review of pulmonary hyaline membrane formation. Amer. J. Med. 35, 443 (1963)
Loraine, J. A.: The excretion of chorionic gonadotropin by pregnant diabetics. Brit. Med. J. 2, 1496 (1949)
McLendon, H. and J. R. Bottomy: A critical analysis of the management of pregnancy in diabetic women. Amer. J. Obstet. Gynec. 80, 641 (1960)
Miller, H. C.: Offspring of diabetic and prediabetic mothers. Advances Pediat. 8, 137 (1956)
Miller, M.: Diabetes and Pregnancy. In: The Nature and Treatment of Diabetes Mellitus. Excerpta Medica Foundation, Amsterdam 1965
Mohnicke, G. and M. Worm: Die Zuckerausscheidungsschwelle der Nieren bei diabetischen Schwangeren. Klin. Wochenschr. 15, 762 (1956)
Oakley, W.: The Effect of Pregnancy on Diabetic Angiopathy. In: Oberdisse, K. and K. Jahnke: Diabetes mellitus. III Kongres der International Diabetes Federation. George Thieme Verlag, Stuttgart 1959
- and J. H. Peel: The Management of Pregnancy in Diabetes. In: Bourne, A. W. and W. C. W. Nixon: Transactions of the XII British Congress of Obstetrics and Gynaecology 1949. Austral Press, London 1951
Olsen, B. R., M. Osler and J. Pedersen: Neonatal jaundice in infants born to diabetic mothers. Danish Med. Bull. 10, 18 (1963)
Oppé, T. E., D. Y. Y. Hsia and S. S. Gellis: Pregnancy in the diabetic mother with nephritis. Lancet I, 353 (1957)
Osler, M.: Body water of newborn infants of diabetic mothers. Acta Endocr. (Kbh.) 34, 261 (1960a)
- Body fat of newborn infants of diabetic mothers. Acta Endocr. (Kbh.) 34, 277 (1960b)
- Renal function in newborn infants of diabetic mothers. Acta Endocr. (Kbh.) 34, 287 (1960c)
- Body Composition of Newborn Infants of Diabetic Mothers. Osler, Copenhagen 1961 (Thesis)

PASSARGE, E.: Congenital malformations and maternal diabetes. Lancet I, 324 (1965) (Letter to the editor).
PEEL, J. H.: Progress in the knowledge and management of the pregnant diabetic patient. Amer. J. Obstet. Gynec. *83*, 847 (1962)
PEDERSEN, J.: Diabetes og graviditet. En introduktion. Ugeskr. Læg. *113*, 177 (1951)
- Diabetes and Pregnancy. Blood Sugar of Newborn Infants. Danish Science Press, Copenhagen 1952a (Thesis)
- Course of diabetes during pregnancy. Acta Endocr. (Kbh.) *9*, 342 (1952b)
- Glucose content of the amniotic fluid in diabetic pregnancies. Acta Endocr. (Kbh.) *15*, 342 (1954a)
- Weight and length at birth of infants of diabetic mothers. Acta Endocr. (Kbh.) *16*, 330 (1954b)
- Foetal mortality in pregnancy of diabetics. Acta Endocr. (Kbh.), *50*, 95 (1965)
- The Pregnant Diabetic and Her Newborn. Problems and Management. E. Munksgaard, Copenhagen 1967
- B. BOJSEN-MØLLER and H. POULSEN: Blood sugar in newborn infants of diabetic mothers. Acta Endocr. (Kbh.) *15*, 33 (1954)
- and E. BRANDSTRUP: Foetal mortality in pregnant diabetics. Lancet I, 607 (1956)
- and G. JØRGENSEN: Hydramnios in diabetics. Acta Endocr. (Kbh.) *15*, 333 (1954)
- and M. OSLER: Development of ossification centres in infants of diabetic mothers. Acta Endocr. (Kbh.) *29*, 467 (1958)
- - Hyperglycemia as the cause of characteristic features of the foetus and newborn of diabetic mothers. Danish Med. Bull. *8*, 78 (1961)
- - and E. BRANDSTRUP: Caesarean section in diabetics. Acta Obstet. Gynec. Scand. *38*, 631 (1959)
- L. M. PEDERSEN: Prognostication of the outcome of pregnancies in diabetics. Acta Endocr. (Kbh.) *50*, 70 (1965)
PEDERSEN, L. M., I. TYGSTRUP and J. PEDERSEN: Congenital malformations in newborn infants of diabetic women. Lancet I, 1124 (1964)
PRUNTY, F. T. G.: Chemistry and Treatment of Adrenocortical Diseases. In: KUGELMASS, I. N.: American Lectures in Living Chemistry. Charles C. Thomas, Springfield 1964
PYKE, D. A.: Parity and the incidence of diabetes. Lancet I, 818 (1956)
REARDON, H.: Infants of Diabetic Mothers, Biochemical Studies and Management. In: Report of the 31st. Ross Laboratories Pediatric Research Conference, Columbus/Ohio 1958
REISNER, S. H., A. E. FORBES and M. CORNBLATH: The smaller of twins and hypoglycaemia. Lancet I, 524 (1965)
ROSENLOCHER, L.: Die Veränderungen des Pankreas in der Schwangerschaft bei Mensch und Tier. Arch. Gynäk. *151*, 567 (1932)
RUBIN, A. and D. P. MURPHY: Studies in human reproduction III. The frequency of congenital malformations in the offspring of non-diabetic and diabetic individuals. J. Pediat. *53*, 579 (1958)
RUDOLPH, A. M., J. E. DRORBAUGH, A. M. AULD, A. J. RUDOLPH, A. S. NADAS, C. A. SMITH and J. P. HUBBELL: Studies on the circulation in the neonatal period. The circulation in the respiratory distress syndrome. Pediatrics 27, 551 (1961)
Sexton, L. I.: Diabetes and pregnancy. Trans. New-Engl. Obstet. Gynec. Soc. *13*, 95 (1959)
SILVERMAN, J. L.: Eosinophile infiltration in the pancreas of infants of diabetic mothers. Diabetes *12*, 528 (1963)
SIMS, E. A. H.: Serial studies of renal function in pregnancy complicated by diabetes mellitus. Diabetes *10*, 190 (1961)
- The kidney in pregnancy complicated by diabetes mellitus. Clin. Obstet. Gynec. *51*, 462 (1962)
SIREK, O. V.: Studies of Serum Protein in Newborn Infants of Diabetic Mothers. In: The Nature and Treatment of Diabetes Mellitus, Excerpta Medica Foundation, Amsterdam 1965

Smith, Cl. A.: The Physiology of the Newborn Infant. Edit. III. Charles C. Thomas, Springfield 1959

Smith, O. W., G. W. Smith, E. P. Joslin and P. White: Prolan and estrin in the serum and urine of diabetic and non-diabetic women during pregnancy with especial reference to late pregnancy toxemia. Amer. J. Obstet. Gynec. *33*, 365 (1937)

Spellacy, W. and F. Goetz: Plasma insulin in normal late pregnancy. New Engl. J. Med. *268*, 988 (1963a)

– – Insulin antibodies in pregnancy. Lancet II, 222 (1963b)

Steinke, J. and S. G. Driscoll: In: The Nature and Treatment of Diabetes Mellitus. Excerpta Medica Foundation, New York 1965

Stimmler, L., J. V. Brazie and D. O'Brien: Plasma-insulin levels in the newborn infants of normal and diabetic mothers. Lancet I, 137 (1964)

Tietze, K. and O. Sahloff: Insulinbelastungen in der Schwangerschaft und im Wochenbett. Z. Geburtsh. Frauenkrank. *10*, 393 (1950)

Usher, R.: The respiratory distress syndrome of prematurity. Clinical and therapeutic aspects. Pediat. Clin. N. Amer. *8*, 525 (1961)

Walther, Th.: Is acute heart failure the cause of the neonatal-syndrome in children born of diabetic mothers. Ann. Paediat. *189*, 26 (1957)

Vejlsgaard, R.: Bacteriuria in patients with diabetes mellitus. Acta Med. Scand. *179*, 173 (1966)

Welsh, G. W.: Studies of abnormal glucose metabolism in pregnancy. Diabetes 6, 466 (1960)

White, P.: Infants of diabetic mothers. Amer. J. Med. 7, 609 (1949)

– Pregnancy and diabetes. Diabetes 7, 494 (1958)

– Pregnancy Complicating Diabetes. In: Joslin, E. P., H. F. Root, P. White and A. Marble: Treatment of Diabetes Mellitus. Edit. X. Lea and Febiger, Philadelphia 1959

– L. Gillespie and L. Sexton: Use of female sex hormone therapy in pregnant diabetic patients. Amer. J. Obstet. Gynec. *71*, 57 (1956)

– and H. Hunt: Pregnancy complicating diabetes. J. clin. Endocr. *3*, 500, 1943

– P. Koshy and J. Duckers: The management of pregnancy complicating diabetes and of children of diabetic mothers. Med. Clin. N. Amer. *37*, 1481 (1953)

Das endokrine Pankreas bei Kindern diabetischer Mütter und seine weitere Entwicklung

Von J. P. Hoet † und J. J. Hoet jr., Löwen

(Aus dem Französischen übersetzt von R. Ziegler, Ulm)

I. Einfuhrung
II. Neugeborene von diabetischen Muttern
III. Der Schwangerschaftsdiabetes und die Sekretion der Langerhans'schen Inseln des makrosomalen Fotus
IV. Droht dem Neugeborenen einer Mutter mit einem nicht behandelten latenten Diabetes eine kindliche Zuckerkrankheit, wenn es eine exzessive Insulinsekretion und ein erhohtes Geburtsgewicht aufweist?
V. Die Behandlung der pràdiabetischen Mutter
mit Insulin vermindert das Geburtsgewicht des Neugeborenen und den fotalen Hyperinsulinismus
VI. Kritische Untersuchung der Möglichkeit zur Verhutung des fruhkindlichen Diabetes, d. h. zur Verschiebung des Manifestationsalters des Versagens der Insulinsekretion
VII. Der experimentelle Schwangerschaftsdiabetes und die diabetische Embryo- und Fötopathie
VIII. Allgemeine Schlußfolgerungen

I. Einführung

Die anatomisch-pathologische Beschreibung des endokrinen Pankreas durch Dubreuil und Anderodias (1920), die 1 Jahr vor der Entdeckung des Insulins erfolgte, zeigt die Bedeutung der Untersuchung der föto-maternellen Symbiose in Bezug auf die Zukunft des Neugeborenen einer diabetischen Mutter auf.

Diese Autoren beschrieben bei einem Neugeborenen einer glykosurischen Mutter riesige Langerhans'sche Inseln (Abb. 1). Die pathologische Entwicklung der

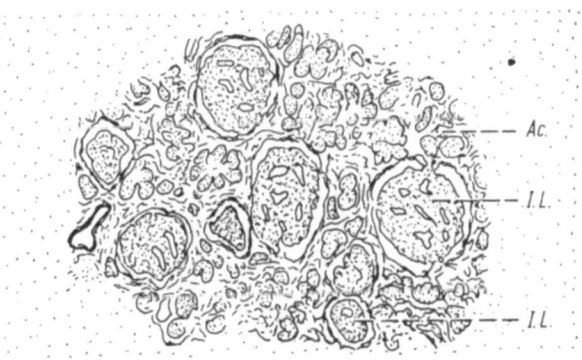

Abb. 1: Pankreas des Neugeborenen einer glykosurischen Mutter. Aus: Dubreuil und Anderodias: C. R. Soc. Biol. 23, 1491 (1920)

β-Zellen der Langerhans'schen Inseln und ihre Läsionen waren plazentaren Faktoren oder schädlichen Stoffen im mütterlichen Blut, die die Plazentarschranke überschreiten sollten, zugeschrieben worden. Dieses Problem wurde in der Folge von CORNELIA VAN BEEK (1939, 1952) mit Scharfsinn und Ausdauer verfolgt. In der Tat beschrieben die Pathologen bei den Neugeborenen diabetischer Mütter eine diabetische Embryopathie und Fötopathie. Unter den pathologisch-anatomischen Beschreibungen fanden sich Totgeborene mit einem überhöhten Geburtsgewicht. Die gleichen Läsionen wurden von den pathologischen Anatomen jedoch auch bei Totgeborenen von anscheinend normalen Müttern festgestellt. Das besondere Verdienst von CORNELIA VAN BEEK war der Nachweis, daß sich diese sog. normalen Mütter in Wahrheit in einer Phase asymptomatischer Stoffwechselstörungen befanden, die im Verlauf der späteren Jahre in schwerere Stadien übergingen, bis die diabetische Diathese klinisch manifest wurde.

Unsere klinischen Untersuchungen (HOET et al., 1958, 1959, 1960 a, b), die durch NAVARETE et al. (1967) bestätigt wurden, konnten aufzeigen, daß die Glukosetoleranz von Müttern, die Schwangerschaftskomplikationen oder Neugeborene mit einer klassischen diabetischen Fötopathie hatten, häufig herabgesetzt war. Diese Dyshormonose, die in gleicher Weise von KLOOS (1952, 1958) beschrieben wurde, ist temporär und manifestiert sich häufig nur während der Schwangerschaft. Sie eilt dem „historischen", bleibenden und insulinbedürftigen Diabetes mellitus um 20–30 Jahre voraus. Übersichten über die zahlreichen Arbeiten, die die Entwicklung der mütterlichen Zuckerkrankheit beschrieben haben, finden sich bei MILLER (1946), KATSCH (1950), MOSS und MULHOLLAND (1950), WORM (1950), SINDRAM (1955), PEDOWITZ und SHLERIN (1957), CARRINGTON (1960), CONN und FAJANS (1961), HAGBARD (1961), O'SULLIVAN (1961), KYLE (1963), JACKSON (1964).

Bereits CORNELIA VAN BEEK und andere Autoren wie KRISS und FUTCHER (1948) haben die Hypothese aufgestellt, daß die funktionelle Überlastung der β-Zellen der Langerhans'schen Inseln während des intrauterinen Lebens der Beginn der Läsionen der Inseln sei, deren Entwicklung in den „juvenilen Diabetes mellitus" einmündete. Unter diesem Blickwinkel ist das frühzeitige Auftreten der Zuckerkrankheit, d. h. der infantile Diabetes die mehr oder weniger strenge Folge der funktionellen Störungen bei der Mutter, die auf die Organogenese zurückwirken. Der Hyperinsulinismus, der bei übergewichtigen Neugeborenen bei der Geburt beobachtet wird, wird als Zeugnis dafür angesehen, daß die mütterliche Hyperglykämie als Zuckerbelastung auf den fötalen Haushalt einwirkt.

Die mütterliche Hyperglykämie stellt einen symptomlosen kausalen Faktor von schwerwiegender Bedeutung dar. Der fötale Hyperinsulinismus und die Inanspruchnahme der insulinsekretorischen Kapazität des Neugeborenen einer diabetischen Mutter stehen in Beziehung zu der mütterlichen Umgebung, die auf die Funktionen des fötalen Pankreas Einfluß nimmt. Die Annahme, daß die funktionellen Besonderheiten der mütterlichen Umgebung die Hyperplasie und Hyperaktivität der Langerhans'schen Inseln im Laufe des fötalen Lebens bestimmen, findet darin ihre Unterstützung, daß die charakteristischen Organveränderungen des endokrinen Pankreas, die für die spätere Entwicklung des manifesten Diabetes verantwortlich sind, durch eine Unterdrückung der ungünstigen oder schädlichen Faktoren im Laufe des intrauterinen Lebens modifiziert werden können.

Die verschiedenen Daten, die diese Arbeitshypothese stützten, die die Untersuchung der Funktion der Langerhans'schen Inseln im Laufe des fötalen Lebens unter normalen und pathologischen Bedingungen notwendig machte, werden in den 6 folgenden Abschnitten abgehandelt.

II. Neugeborene von diabetischen Müttern

J. PEDERSEN bespricht im vorangehenden Kapitel ausführlich die verschiedenen Charakteristika der Neugeborenen diabetischer Mütter und zeigt die Bedeutung der Höhe des mütterlichen Blutzuckerspiegels für die Entwicklung der fötalen Makrosomie auf. Nach den Angaben von NAEYE et al. (1966) kommen die identischen Anomalien der Zytoplasmamasse der Zellen bei den Neugeborenen von Müttern mit einem insulinbedürftigen Diabetes und von jenen, die sich noch im Stadium des latenten Diabetes befinden und nicht mit Insulin behandelt werden müssen, vor. Die Anhäufung von Fett und die Vermehrung der Zytoplasmamasse in Leber, Herz, Lunge, Thymus und Nebennieren werden der Steigerung der Lipogenese und Proteinsynthese zugeschrieben, die durch den fötalen Hyperinsulinismus durch das exzessive Kohlenhydratangebot hervorgerufen wird. Die histopathologische Beobachtung der Oberflächenvergrößerung der Langerhans'schen Inseln bei dem Neugeborenen einer glykosurischen Mutter von DUBREUIL und ANDERODIAS aus dem Jahre 1920 wurde von HELWIG (1940), CARDELL (1953), DRISCOLL et al. (1961) und NAEYE (1965) bestätigt und präzisiert. Die genannten Arbeiten gestatten den Schluß, daß das Gewicht des Fötus während der verschiedenen Stadien der Schwangerschaft eine Funktion der Hypertrophie der Langerhans'schen Inseln darstellt und daß deren Struktur von der Regulation des Zuckerstoffwechsels der Mutter abhängt. Diese steht in direkter Beziehung zur fötalen Blutzuckerhomöostase, die trotz der ständigen Veränderungen des Zuckerspiegels bei der Mutter ein genau eingestelltes Gleichgewicht beibehält (CRAWFORD, 1965).

Aus diesem Grunde verdient die Intensität der Insulinbehandlung und ihre Rückwirkung auf die Organogenese des endokrinen Pankreas und das hormonale Gleichgewicht des Fötus insgesamt besondere Beachtung. Vor der Untersuchung der Zukunft des Kindes der diabetischen Mutter sollen die Bedingungen präzisiert werden, die die Behandlungsergebnisse bei der zuckerkranken Frau bestimmen. Wenngleich die Struktur der β-Zellen der Langerhans'schen Inseln des Fötus vom mütterlichen Milieu abhängt, so bringen doch globale Statistiken die Gefahr der Verwirrung und der Vermengung fernliegender und nicht kontrollierter Tatsachen mit sich.

Die Neugeborenen erhalten je nach der Wirksamkeit der Behandlung, der sich die Mutter während der Schwangerschaft unterworfen hat, ein sehr unterschiedliches pankreatisches Erbgut. Damit das Schicksal des Kindes einer diabetischen Mutter präzisiert werden kann, müssen die Neugeborenen nach dem Zuckerstoffwechselgleichgewicht, das während des uterinen Lebens gehalten wurde, eingeteilt werden. Die Güte der föto-maternellen Symbiose wird im Verein mit dem genetischen Erbgut der Eltern die Zukunft des Neugeborenen bestimmen. Nach dem Zustand der Zuckerkrankheit der Mutter lassen sich die folgenden Kriterien aufstellen:

A. Eine erste Gruppe umfaßt die Neugeborenen, deren Mütter während der gesamten Schwangerschaft diabetisch waren, ohne daß die geringste Behandlung erfolgt wäre. Bei der Mehrzahl dieser Fälle wird der Stoffwechsel im Laufe der

Schwangerschaft durch eine erhebliche Azetonurie gekennzeichnet. Die Kinder sterben in den letzten Wochen des intrauterinen Lebens oder in den ersten 10 Tagen des extrauterinen Lebens. Hierhinein fallen die Beobachtungen der Vor-Insulinära. Der Tod dieser Kinder kann durch letale kongenitale Mißbildungen, respiratorische oder metabolische Störungen, durch Hypo- oder Hyperglykämie provoziert werden. Die letzte Erscheinung wurde von mehreren Autoren beschrieben, die mitteilten, daß Kinder diabetischer Mütter bei der Geburt zuckerkrank waren (LECORCHÉ, 1885; CUNO, 1910 – zit. durch VAN NOORDEN, 1927; DUBREUIL und ANDERODIAS, 1920; AMBARD et al., 1925; FELDMAN, 1928; WYLIE, 1953; MORAIS und DEMERS, 1967).
Verschiedene Beobachtungen berichten von einem zuckerhaltigen Fruchtwasser bei den diabetischen Neugeborenen. Nach CUNO (zit. durch VAN NOORDEN, 1927) war das Pankreas eines Neugeborenen, das am 15. Tage diabetisch wurde, atrophisch.
PERELMAN und LESTRADET (1964) und DE LANGE und LOEB (1966) haben die Veröffentlichungen über Säuglinge, die im Verlaufe der ersten Monate des extrauterinen Lebens zuckerkrank wurden, zusammengetragen. Obwohl die Stoffwechsellage der Mutter im Hinblick auf die föto-maternelle Pathologie von diesen Autoren nicht mitgeteilt wurde, hatten SCHWARTZMAN et al. (1947) eine positive Familienanamnese bei 13 von 57 beschriebenen Fällen gefunden. Dabei handelte es sich nicht um Neugeborene von mit Insulin behandelten diabetischen Müttern. Bei 14 von 16 Pankreata zeigte die pathologisch-anatomische Untersuchung eine Atrophie und eine Verminderung der Zahl der Langerhans'schen Inseln (SCHWARTZMAN et al., 1947).

B. Die zweite Gruppe umfaßt die Fälle nach der Entdeckung des Insulins, die Neugeborenen von diabetischen Müttern, die Insulin benötigten und mit ihm behandelt wurden. Bis um 1945 reduzierte die Mehrzahl der Kliniker, leicht beeindruckt von dem spektakulären Bild eines hypoglykämischen Schockes und eine hypothetische hypoglykämische Embryopathie befürchtend, die Insulindosen und ließ eine gewisse Glykosurie zu, wobei sie zumindest die Phasen der Azetonurie zu vermeiden suchte. Demgegenüber muß das Zuckerstoffwechselgleichgewicht im Laufe der Schwangerschaft nach strengeren Kriterien gewahrt werden, denn PEDERSEN (loc. cit.) zeigt im beträchtlichen Anwachsen des fötalen Überlebens die Begründung für eine strengere Behandlung auf. GLEISS et al. (1966) berichten in Entsprechung dazu, daß die Kinder, die lebensfähig geboren werden und dank einer adäquaten Behandlung am Leben bleiben, sich dem Normalzustand annähern.

C. Dritte Gruppe: Neugeborene von Müttern, die mit Insulin behandelt wurden, jedoch vaskuläre Komplikationen aufwiesen (Arterienverkalkungen der unteren Extremitäten oder der Beckengefäße, proliferierende Retinitis, unterschiedliche Stadien des Kimmelstiel-Wilson-Syndromes). Das Neugeborene ist gewöhnlich hypotrophisch, es zeigt keine diabetische Fötopathie, ähnelt jedoch dem Neugeborenen einer nephritischen Mutter.

D. Vierte Gruppe: Neugeborene von Müttern, die von einem asymptomatischen Diabetes befallen waren, der im Verlaufe der Schwangerschaft durch eine Zuckerbelastung entdeckt wurde. Bei diesen Neugeborenen muß man folgende Gruppen unterscheiden, je nachdem ob die Mütter
   1. übergewichtig waren oder nicht,

2. während der Schwangerschaft mit Insulin behandelt wurden,
3. mit Sulfonylharnstoffen behandelt wurden,
4. nur mit Diät behandelt wurden.

Es ist notwendig, den Zeitpunkt im Verlaufe der Schwangerschaft festzuhalten, ab dem der asymptomatische Diabetes behandelt worden ist. O'SULLIVAN et al. (1966) konstatieren, daß die Neugeborenen von Müttern, deren Diabetes in der Schwangerschaft auftrat und ab 32 Wochen mit Insulin behandelt wurde, ein nahezu normales Geburtsgewicht aufwiesen, daß bei ihnen die Häufigkeit der angeborenen Mißbildungen jedoch nicht vermindert war.

E. Fünfte Gruppe: Neugeborene von Müttern in der prädiabetischen Phase ohne selbst asymptomatische Störungen des Kohlenhydratstoffwechsels. Diese Frauen werden nach der Menopause klinisch zuckerkrank.

In dieser Reihenfolge lassen sich die Mütter der Neugeborenen einteilen, um die Bedeutung der Zuckerhöhe der Umgebung für die Zukunft des Kindes aufzuzeigen.

Die wichtige Rolle der Hyperglykämie spiegelt sich auch in der Untersuchung von COOKE et al. (1966), aus der hervorgeht, daß 12 % der Kinder diabetisch werden, wenn ein Elternteil, das im Augenblick der Zeugung nicht antidiabetisch behandelt wurde, vor seinem 40. Lebensjahr insulinbedürftig wurde. Wenn die Zuckerkrankheit nach dem 40. Lebensjahr bei einem der Eltern auftritt, werden nur 3 % der Kinder diabetisch. Die Untersuchung bleibt den letzten Beweis schuldig, da die Autoren nicht zwischen diabetischen Müttern und Vätern unterscheiden, um nummerisch vergleichbare Gruppen zu erhalten. Die Beobachtung unterstreicht jedoch die bestehende Beziehung zwischen der hyperglykämischen Stoffwechsellage eines der Elternteile und der Häufigkeit des kindlichen Diabetes.

Abschließend kann gesagt werden, daß die Zukunft eines Kindes, das von einer zuckerkranken Mutter geboren wird, in Abhängigkeit steht von der Güte der Einstellung der Mutter.

III. Der Schwangerschaftsdiabetes und die Sekretion der Langerhans'schen Inseln des makrosomalen Fötus

Das Neugeborene der manifest diabetischen behandelten oder der latent diabetischen Mutter weist häufig eine diabetische Fötopathie auf, für die die Makrosomie charakteristisch ist.

Aus zahlreichen Beobachtungen geht hervor, daß die Hypertrophie der Langerhans'schen Inseln in den verschiedenen Stadien der Schwangerschaft bei den schwersten Föten am stärksten ausgeprägt ist (HELWIG, 1940; CARDELL, 1953; DRISCOLL et al., 1961; NAEYE, 1965). GEYER und STAEFFEN (1957 – zit. durch WARREN, 1966) zeigen auf, daß der Fötus von 4 Monaten bereits eine markante Hyperplasie aufweisen kann. WRENSHALL et al. (1954) und STEINKE et al. (1965) fanden im Pankreas dieser Neugeborenen im Vergleich zum normalen Fötus einen deutlich erhöhten Insulingehalt.

Die sekretorische Kapazität der Langerhans'schen Inseln des Neugeborenen wurde zunächst mit indirekten Methoden und später mit Hilfe der direkten Insulinmessung unter verschiedenen Bedingungen untersucht. Die neonatalen Hypoglykämien und die arteriovenöse Blutzuckerdifferenz in der Nabelschnur (PEDER-

SEN, loc. cit.) hatten die Existenz eines fötalen Hyperinsulinismus vermuten lassen. Die Arbeiten von BAIRD und FARQUHAR (zit. durch PEDERSEN) haben die Funktion des endokrinen Pankreas sowohl beim Neugeborenen einer vollkommen normalen Mutter nach einer Schwangerschaft ohne jegliches Krankheitssymptom als auch bei dem der Diabetikerin, die mit Insulin behandelt wurde und ein lebensfähiges Kind geboren hatte, aufgezeigt.

Die funktionelle Untersuchung, die von BAIRD und FARQUHAR durchgeführt wurde, hat eine manifeste Läsion aufgedeckt. Beim normalen Neugeborenen verschwindet eine i. v. Injektion von Glukose, die das endokrine Pankreas stimuliert, sehr langsam aus dem peripheren Blut. Der Assimilationskoeffizient des Neugeborenen einer normalen Frau ähnelt dem eines erwachsenen Diabetikers, während der Koeffizient beim Neugeborenen einer Diabetikerin dem eines erwachsenen Stoffwechselgesunden ähnelt.

Diesem funktionellen Ergebnis entsprechen die Werte der Insulinaktivität, gemessen mit der Rattenzwerchfell-Methode. Diese Werte liegen bei den Kindern normaler Mütter niedrig, und die Reaktion der Insulinsekretion bleibt nach 5 min niedrig. Im Gegensatz dazu ist die Insulinsekretion bei dem Neugeborenen einer diabetischen Mutter in der 5. min sehr stark.

PEDERSEN (loc. cit.) bestätigt diese Beobachtung für die Neugeborenen von behandelten Diabetikerinnen. Die exzessive Insulinsekretion bei den Neugeborenen wird in gleicher Weise nach der Gabe von Tolbutamid ersichtlich.

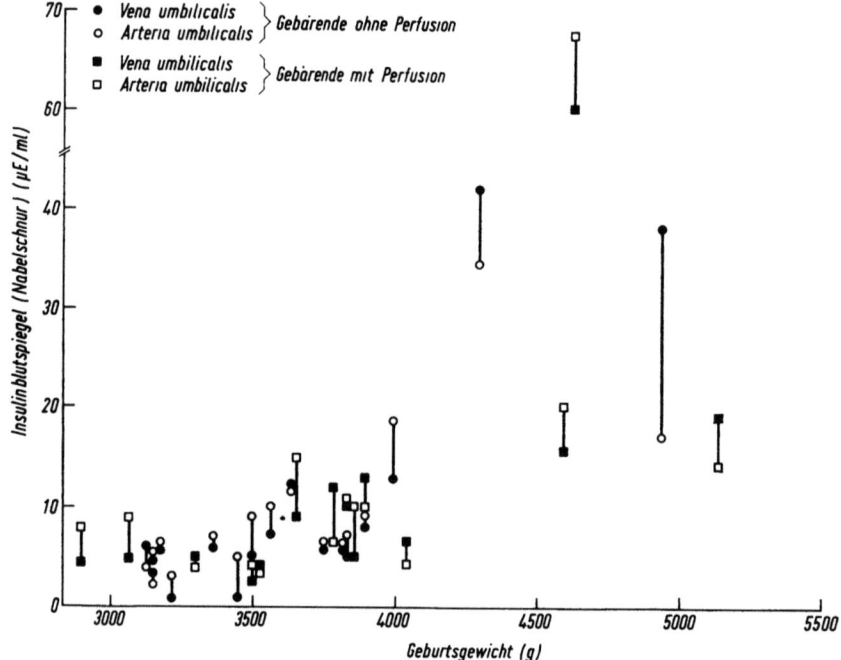

Abb. 2: Die Beziehung zwischen Geburtsgewicht und Insulinspiegel im Nabelschnurblut. Aus: THOMAS, DE GASPARO und HOET (1966)

Bei einer eigenen Untersuchung (THOMAS et al., 1966, 1967) wurde in gleicher Weise ersichtlich, daß die Neugeborenen von 6 Patientinnen, die einen nicht behandelten Schwangerschaftsdiabetes aufwiesen, mehr als 4 kg wogen. Der Insulinspiegel im Umbilicalarterien- und -venenblut wurde mit dem von Neugeborenen normaler Mütter verglichen.

Beim normalen Neugeborenen ist das immunologisch meßbare Insulin leicht erhöht. Bei den Neugeborenen von Müttern mit einem nicht behandelten Schwangerschaftsdiabetes sind die Insulinwerte spontan wesentlich höher als bei den normalen Kindern. CORNBLATH (1967) vermittelt die Ergebnisse von SCHWARTZ u. JOASSIN und JORGENSEN et al. (1966), die die gleiche Beobachtung machten.

Wir möchten die Verbindung von Adipositas, Hyperglykämie und erhöhtem Plazentargewicht in Beziehung zur fötalen Makrosomie und zum spontanen Hyperinsulinismus unterstreichen. Dieser bei den Neugeborenen mit einer diabetischen Fötopathie beobachtete spontane Hyperinsulinismus, der im Vergleich zum Insulinspiegel von normalen Neugeborenen in Abbildung 2 ersichtlich wird, stellt das Symptom einer Reaktion des Insulins des fötalen Pankreas auf intrauterine Faktoren dar. Unter ihnen spielt die Hyperglykämie eine entscheidende, jedoch sicher nicht die einzige kausale Rolle. Mütterliche und plazentare Faktoren können zur Gestaltung der mütterlichen Umgebung beitragen. Diese Faktoren und ihre Rolle bei der gesunden oder der mit Dysinsulinismus behafteten Frau sind der Gegenstand vieler Bemühungen (ROMUSSI et al., 1960; KALCKHOFF et al., 1964; FREINKEL, 1964; ZIEGLER et al., 1967).

Abbildung 3 stellt den Fall einer Patientin vor, der die Verbindung von Hyperglykämie, überhöhtem Geburtsgewicht, vermehrtem Plazentargewicht, cushing-

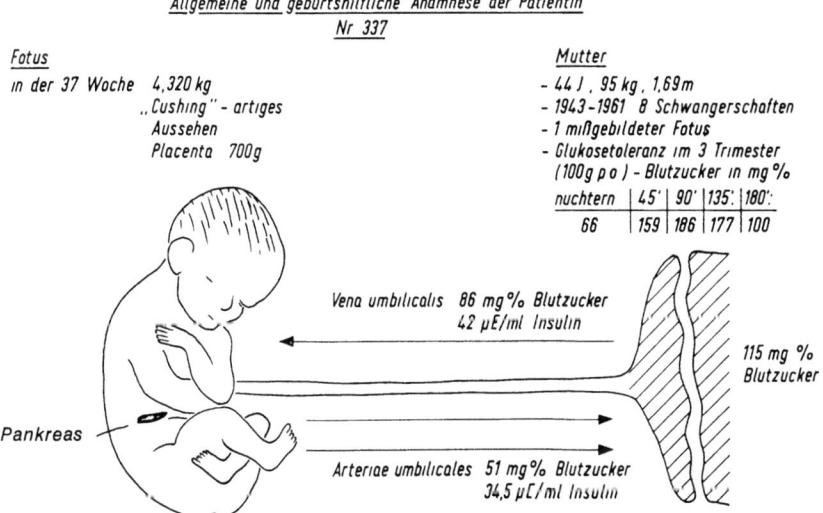

Abb. 3: Das Auftreten von geburtshilflichen Komplikationen, einer diskreten Hyperglykämie im 3. Trimester der Schwangerschaft, fötalem Hyperinsulinismus, überhöhtem Geburtsgewicht, erhöhtem Placentagewicht und „Cushing"-artigem Aussehen des Neugeborenen.
Aus: THOMAS, DE GASPARO und HOET (1966)

artigem Aspekt und fötalem Hyperinsulinismus aufweist; hinzu kommt das Auftreten einer kongenitalen Mißbildung in der geburtshilflichen Anamnese.

Zusammenfassend läßt sich feststellen, daß die Neugeborenen von behandelten Diabetikerinnen oder von Frauen mit einem unbehandelten Schwangerschaftsdiabetes ein hyperplastisches endokrines Pankreas aufweisen, dessen sofortige und exzessive Insulinsekretion nach Gabe von Glukose oder Tolbutamid deutlich in Erscheinung tritt. Der Hyperinsulinismus, der von der mütterlichen Hyperglykämie herrührt, prägt sich in einem erhöhten Geburtsgewicht aus.

IV. Droht dem Neugeborenen einer Mutter mit einem nicht behandelten latenten Diabetes eine kindliche Zuckerkrankheit, wenn es eine exzessive Insulinsekretion und ein erhöhtes Geburtsgewicht aufweist?

Nachdem die Behandlung des diabetischen Kindes mit Insulin eingesetzt hatte, hatten die Pädiater festgestellt, daß diese Kinder von Müttern geboren worden waren, die im Augenblick der Geburt keinen manifesten, insulinbehandelten Diabetes aufwiesen. Diese häufig bestätigte Tatsache legt nahe, daß das Manifestationsalter der Zuckerkrankheit nicht genetisch bestimmt ist, sondern von noch kaum aufgeklärten und asymptomatischen Faktoren beeinflußt wird.

Die Manifestation einer Funktionsstörung des endokrinen Pankreas hängt von den angewandten Funktionskriterien ab. Belastungsteste mit Glukose müssen durchgeführt werden, um Störungen des Kohlenhydratstoffwechsels, die sich nur langsam entwickeln und während langer Jahre klinische Symptome vermissen lassen, aufzudecken. Andererseits haben LUFT und CERASI (1967) gezeigt, daß bei prädiabetischen Probanden (nichtdiabetische Zwillinge von Zuckerkranken) die sofortige Insulinsekretion nach Glukosegabe vermindert sein kann. FAJANS (1967) machte ähnliche Beobachtungen bei auf Grund von pathologischen Cortison-Glukosetoleranztests auf Diabetes Verdächtigen. Diese Individuen weisen im Laufe der prädiabetischen oder der latent diabetischen Phase Veränderungen ihrer Insulinsekretion ohne gleichzeitige Anomalien ihrer Traubenzuckerassimilation auf. Danach wird es sich als nötig erweisen, die Diagnosestellung des vollentwickelten Diabetes, der der Endpunkt einer langen Geschichte von für die Inselfunktion günstigen oder ungünstigen Umständen ist, durch die Bestimmung der Insulinsekretion unter genauen und empfindlichen Kriterien zu ersetzen. Wir selbst fanden bei einer im 8. Monat schwangeren Frau, die auf Grund ihrer geburtshilflichen Anamnese auf einen latenten Diabetes verdächtig war, trotz einer normalen Glukoseassimilation eine Verminderung der Kurve des Insulinanstieges (DE GASPARO et al., 1967). Die Befunde lassen vermuten, daß die Störung der Insulinsekretion durch Vererbung vermittelt wurde und daß für das endokrine Pankreas schädliche Faktoren eine Erschöpfung herbeiführen können. Zu diesen Faktoren zählen die Hyperglykämie, das Wachstumshormon, die Schilddrüsenhormone, die Nebennieren- und Sexualhormone. Die Beziehung dieser Faktoren zum latenten Diabetes wurde von PFEIFFER (1965) untersucht und diskutiert. Im Verlauf des intrauterinen Lebens führen diese Faktoren, insbesondere die Hyperglykämie mit oder ohne Azetonämie, zu Läsionen der β-Zellen der Langerhans'schen Inseln. Die Hyperplasie und Hypertrophie erfolgen reaktiv, weitere Untersuchungen müssen jedoch zeigen, ob die Phase der Stimulation sich ungünstig auswirken und mehr oder weniger tiefgehende und bleibende Läsionen hervorrufen kann. Die Befunde von GEPTS (1965) und OGILVIE (1964) bei jugendlichen und Alters-Diabetikern, die besondere histologische Veränderungen ergaben (Auftreten von riesig dimensionierten Inseln und Zeichen von Inselneubildungen), lassen vermuten, daß extrapankreatische Faktoren während der präklinischen Phase des juvenilen Diabetes eine stimulierende Wirkung entfalten. Nach GEPTS muß diese Stimulation mit der Zeit zu einer Erschöpfung der Kapazität zur Inselneubildung und zur Verminderung der β-Zellen führen. Zu dem Zeitpunkt, zu dem die Krankheit klinisch manifest wird, beobachtet der Pathologe das letzte Stadium dieser Entwicklung. Die Mehrzahl der Inseln enthält nur atrophisches und an β-Zellen verarmtes Gewebe.

Aus Mangel an präzisen Untersuchungsmethoden und wegen der Schwierigkeit, Einzelbeobachtungen auf einen gemeinsamen Nenner zu bringen, ist die Funktion der hyperplastischen Langerhans'schen Inseln noch nicht systematisch über längere Zeiträume untersucht worden. Es wird angenommen, daß 3 Wochen nach der Geburt die Normalisierung der Glukoseassimilation eine Entwicklung in Richtung auf eine normale Pankreasfunktion einleitet. Nach einigen Monaten wird die insulinsekretorische Funktion des endokrinen Pankreas des übergewichtigen Neugeborenen als vollkommen normalisiert angesehen.

KRISS und FUTCHER (1948) griffen das Problem der Entwicklung der Pankreasfunktion bei den übergewichtigen Neugeborenen auf. Sie vermitteln die Ergebnisse einer Untersuchung über „die Zuckerkrankheit, die sich bei übergewichtigen Neugeborenen entwickelt". Von 144 Neugeborenen mit einem Geburtsgewicht über 10 Pfd. waren 4 in einem durchschnittlichen Alter von 10 Jahren und 8 Monaten diabetisch geworden. Die Mütter dieser Kinder waren normal, nicht auf Diabetes verdächtig und nicht mit Insulin behandelt.

In einer Übersicht von MORAIS und DEMARS (1967) sind Fälle mit der Verbindung eines Neugeborenendiabetes und eines Schwangerschaftsdiabetes bei der Mutter zusammengetragen. Einen wesentlichen Beitrag liefern hier SCHEIBENREITER und THALHAMMER (1966). Sie ermittelten das Geburtsgewicht von 336 diabetischen Kindern (Altersgrenze bei 15 Jahren) und verglichen es mit dem Geburtsgewicht von 336 nichtdiabetischen Kindern von gesunden Eltern aus der gleichen Population. Ein Geburtsgewicht von 4–4,5 kg fand sich bei 20 % und von mehr als 4,5 kg bei 8,6 % der bis zu 15 Jahre alten diabetischen Kinder, während der Anteil der 4–4,5 kg schweren oder der mehr als 4,5 kg schweren Kinder bei dem normalen Kollektiv 13,4 bzw. 2,4 % ausmachte. Der Prozentsatz der makrosomalen Neugeborenen lag also bei den diabetischen Kindern deutlich und statistisch signifikant höher als bei den nichtdiabetischen. Die Autoren schließen, daß die Hyperaktivität der Langerhans'schen Inseln während der Fötalperiode im Hinblick auf die spätere Entwicklung nicht unschädlich ist und eine diabetogene Fötalerkrankung begründen kann.

Beobachtungen über das Syndrom des Hyperinsulinismus bei Fettsüchtigen und im Verlaufe der Phasen, die dem Versagen des endokrinen Pankreas vorausgehen, sind zahlreich. Daneben wurde durch MALAISSE et al. (1967) der pankreatische Insulingehalt und die Insulinsekretion in vitro durch die β-Zellen des spontan diabetischen chinesischen Hamsters untersucht. Es wurde der Schluß gezogen, daß unbekannte Faktoren die β-Zellen stimulieren, so daß eine exzessive Sekretion erfolgt. Schließlich beginnen die Inseln allmählich, nicht mehr genügend große Insulinmengen zu produzieren, und am Schluß steht die totale Erschöpfung.

Die Fettsucht-Hyperglykämie-Syndrome von bestimmten Mäuse- und Hamsterarten sind in gleicher Weise mit einem Hyperinsulinismus vergesellschaftet, der der Erschöpfung vorausgeht. Die hyperinsulinäre Fötopathie gehört in den Rahmen dieser neuen pathophysiologischen Konzeptionen.

Die Arbeiten von BRAUNSTEINER et al. (1966) zeigen in gleicher Weise auf, daß der juvenile Diabetes viel rascher bei den Kindern der Eltern auftritt, bei denen eine verminderte Glukosetoleranz allmählich in klinisch erfaßbare Symptome übergeht. Die Anticipation, d. h. die immer frühzeitigere Manifestation, die in mehreren Untersuchungen deutlich wird (BURNSTEIN und PATTERSON, 1949; HOET, 1954; GÜNTHER, 1961), läßt vermuten, daß das metabolische Gleichgewicht bei der Mutter im Verlaufe der Schwangerschaft auf die Funktion der Langerhansschen Inseln des Kindes einwirkt (vgl. auch die Untersuchung von FARQUHAR [1969], der bei 329 Kindern diabetischer Mütter 2 Fälle von Diabetes fand; diese Inzidenz von 0,77 % lag über der Erwartung von 0,035 %).

Insgesamt legen die kasuistischen und statistischen Untersuchungen nahe, daß der juvenile Diabetes bei übergewichtigen Neugeborenen (Geburtsgewicht von über 4 kg in der 40. Schwangerschaftswoche) wesentlich häufiger ist. Die Unschädlichkeit des mit der Makrosomie verquickten Hyperinsulinismus muß noch nachgewiesen werden.

V. Die Behandlung der prädiabetischen Mutter mit Insulin vermindert das Geburtsgewicht des Neugeborenen und den fötalen Hyperinsulinismus

Bei der insulinbehandelten Diabetikerin konnte die klinische Beobachtung der Verminderung des Geburtsgewichtes recht häufig gemacht werden. Wir haben gesehen, daß eine Insulinbehandlung, die im Schwangerschaftsverlauf so früh wie möglich einsetzte und die maximale noch tolerierte Dosis umfaßte, bei den Frauen, die nach dem Ergebnis von Schwangerschaftsuntersuchungen ausgewählt wurden, in einer überwiegenden Zahl der Fälle zu einer Ausschaltung der gravido-puerperalen Komplikationen wie dem überhöhten Geburtsgewicht führte (HOET et al., 1960).

In gleicher Weise zeigte R. J. J. OMERS (1960, 1963) in diesem Problem gewidmeten Studien auf, daß die Insulinbehandlung bei latent diabetischen Müttern eine recht deutliche Verminderung des Geburtsgewichtes hervorruft. Beobachtungen von O'SULLIVAN et al. (1966), die über 10 Jahre verfolgt wurden, bestätigten endgültig das, was WILKERSON und REMEIN in ihrem ersten Bericht aus dem Jahre 1957 mitgeteilt hatten. Die Beobachtung stützt sich auf die systematische Untersuchung von 943 schwangeren Frauen. Ihre Einteilung erfolgte nach der Behandlung in 3 Gruppen: Die 1. umfaßte die Patientinnen mit einem Schwangerschaftsdiabetes, der mit Insulin behandelt wurde, die 2. die Frauen mit einem Schwangerschaftsdiabetes ohne Insulinbehandlung, die 3. die Probandinnen, die bei den Untersuchungen im Verlaufe der Schwangerschaft keinerlei Störungen des Kohlenhydratstoffwechsels aufgewiesen hatten.

Die Befunde zeigen, daß sich das mittlere Neugeborenengewicht in der Gruppe der Mütter mit insulinbehandeltem Schwangerschaftsdiabetes dem der Gruppe der stoffwechselgesunden Schwangeren annäherte und daß überhöhte Geburtsgewichte (4,1 kg) weniger häufig waren als bei den latent diabetischen, nicht behandelten Patientinnen. Darüber hinaus zeigt die Untersuchung, daß die Insulinbehandlung das Geburtsgewicht auch bei der übergewichtigen Mutter herabsetzt.

Die Gruppe der Mütter mit einem Schwangerschaftsdiabetes wies in 13,1 % Neugeborene von mehr als 9 Pfd. auf. Der Wert von 4,3 % bei der Gruppe der behandelten Mütter schließt sich sehr nahe an die 3,7 % der unverdächtigen Mütter ohne jede faßbare Störung an. Diese Untersuchung, die 1954 begonnen und mit bemerkenswerter wissenschaftlicher Ausdauer durchgeführt wurde, hat eindeutig ergeben, daß das Geburtsgewicht in den Normbereich gebracht werden kann, wenn die Hyperglykämie beherrscht wird. Die Beobachtungen, die bei der insulinbedürftigen schwangeren Frau erhoben wurden, gelten auch für die Fälle von potentiellem Diabetes.

Es kann der Schluß gezogen werden, daß die mit einem Hyperinsulinismus verbundene fötale Makrosomie zumindest zu einem wesentlichen Anteil von dem Stoffwechselgleichgewicht der Mutter und ihrer selbst geringfügigen Hyperglykämie abhängig ist. Die mit dem Hyperinsulinismus verbundene Übergewichtigkeit des Neugeborenen kann durch die Behandlung des Schwangerschaftsdiabetes bekämpft werden.

VI. Kritische Untersuchung der Möglichkeiten zur Verhütung des frühkindlichen Diabetes, d. h. zur Verschiebung des Manifestationsalters des Versagens der Insulinsekretion

Unter dem Eindruck dieser Daten zum Geburtsgewicht der Kinder von insulinbehandelten Müttern mit einem potentiellen Diabetes muß geschlossen werden, daß die Funktion der Langerhans'schen Inseln im Laufe des Fötallebens besonders von der 10.–12. Schwangerschaftswoche an vom mütterlichen Milieu abhängig ist. Die Forschungen von O'SULLIVAN erstreckten sich auf eine sehr große Patientenzahl, die Insulinbehandlung war jedoch grundsätzlich mit Minimaldosen durchgeführt worden. Diese Therapie kann nicht mit einer individuellen Behandlung verglichen werden, die mehrfache Kontrollen, u. U. im Verlaufe eines stationären Aufenthaltes, einschließen sollte. Es muß betont werden, daß die gewöhnliche Insulinmenge bei der Mehrzahl der Patientinnen von O'SULLIVAN et al. (1966) 10 E Protamin-Zink-Insulin betrug. Die Behandlung setzte nie vor der 32. Woche ein: Sie belief sich auf 658 E in 8 Wochen, d. h. sie wurde kaum der Situation angepaßt. Daraus erklärt sich, daß die Insulingabe bei der Gruppe der behandelten Mütter zu keinem Rückgang des Anteils der Mißbildungen geführt hat. Die Anzeichen werden jedoch bereits offenbar: Die mit dem Hypersinsulinismus verbundene fötale Makrosomie kann selbst durch eine sehr vorsichtige und nicht ausreichende Behandlung während der 8 letzten Wochen verhütet werden.

Die Komplexheit des endokrinen Gleichgewichtes in der Schwangerschaft bringt es mit sich, daß die zitierten Untersuchungen noch einseitig sind. Dennoch rechtfertigen sie jede Bemühung zur Ausschaltung von Faktoren, die die diabetogene Fötopathie fördern.

Die fötalen Langerhans'schen Inseln müssen gegen jegliche Störung des Zuckerstoffwechsels abgeschirmt werden, zumal sie Träger einer genetischen Belastung sind. Die Funktionskapazität der β-Zellen ist sehr weit gespannt, jedoch nicht unerschöpflich.

Die Versuche zur Verhütung des frühkindlichen Diabetes durch eine strengere und immer enger gefaßte Kontrolle des Zuckerstoffwechselgleichgewichtes der insulinbedürftigen Schwangeren, die PEDERSEN herausgestellt hat, haben die Überlebenschancen des Neugeborenen verbessert. Darüber hinaus haben HAGBARD et al. (1959), FARQUHAR (1962), HOET und LAUWEREYS (1964), BREIDAHL (1966) und zahlreiche andere Autoren (s. MESTWERDT, 1967) bei den Neugeborenen, die während 20 Jahren überlebt haben, kein Anwachsen des juvenilen Diabetes beobachten können. Hiervon unterscheidet sich die Beobachtung von WHITE (1960), die unter den Kindern von Diabetikerinnen in 8 % und unter denen von diabetischen Vätern in 2 % einen juvenilen Diabetes beobachtete. Entsprechende Befunde wurden bei der Untersuchung der Störungen der Glukosetoleranz bei den Kindern von Diabetikern erhoben (GARCIA et al., 1967). Die zitierten Beobachtungen von WHITE zeigen auf, daß die Übertragung der Krankheit begünstigt wird, wenn der Zuckerstoffwechsel der Mutter gestört ist.

Es kann geschlossen werden, daß die Insulinbehandlung bei der insulinbedürftigen Diabetikerin und bei der latenten Diabetikerin im Verlaufe der Schwangerschaft den Hyperinsulinismus und das damit verbundene erhöhte Geburtsgewicht vermindert. Die bei der Mutter durchgeführte Insulinbehandlung kann auf diese Weise die Reaktionsempfindlichkeit der β-Zellen des Fötus modifizieren und die Einwirkung von schädlichen Faktoren verhüten.

VII. Der experimentelle Schwangerschaftsdiabetes und die diabetische Embryo- und Fötopathie

Der Beobachtung der Abhängigkeit des endokrinen fötalen Pankreas von der Zuckerkrankheit der Mutter wurde im Experiment mit zahlreichen präzisen und lehrreichen Versuchen nachgegangen (HULTQUIST, 1948, 1950; ANGERVAL, 1959; KIM et al., 1960; KOSZMA et al., 1961; SOLOMON und MAYER, 1962).

HULTQUIST (1948–1959) pankreatektomierte Ratten während der Schwangerschaft und behandelte sie mit kleinen Insulindosen bis zum Werfen. Die fötale Mortalität war erhöht, und ein kleiner Anteil der Jungen war deutlich größer als die neugeborenen Kontrollen. Die Übertragung ist bei der diabetischen Ratte häufig und erschwert es oft, homogene Gruppen zu erhalten, damit vergleichbare Werte von behandelten und nicht behandelten Tieren gewonnen werden können.

KIM et al. (1960) stellten fest, daß der fötale Riesenwuchs bei den Jungen alloxanbehandelter Mütter vermehrt ist. Die Häufigkeit eines Geburtsgewichtes über 6,8 g beträgt bei einer gesunden Mutter 14,2 %, sie beläuft sich auf 76,9 % bei der diabetischen Ratte und auf 16,7 %, wenn die diabetische Ratte im Verlauf der Schwangerschaft mit Insulin behandelt wird. Die fötale Mortalität ist in der nicht behandelten diabetischen Gruppe stark erhöht und nimmt ab, wenn während der Schwangerschaft eine Insulinbehandlung durchgeführt wird. Die Mortalität der Jungen bleibt hoch, wenn die diabetische Mutter während der letzten 12 Tage der Schwangerschaft nur unvollständig substituiert wird. KOZMA et al. (1961)

haben den Zuckerstoffwechsel bei vor der Schwangerschaft pankreatektomierten Ratten untersucht. Diese Pankreatektomie nach dem Verfahren von FOGLIA ist jedoch inkomplett: Ein Teil des Pankreas wird in einem von dem Duodenum, dem Choledochus und der A. plyorica begrenzten Dreieck belassen.

Von 101 Tieren wurden 42 deutlich hyperglykämisch. Von 26 Weibchen, die im Anschluß an die Operation hyperglykämisch wurden, wurden nur 3 ohne Behandlung trächtig. 5 andere wurden durch kleine Insulindosen gebessert: 11 Würfe von hyperglykämischen Weibchen konnten untersucht werden. Der Blutzucker neigte während der Schwangerschaft zu einem Anstieg und erreichte Werte von 350–500 mg %. Die Blutzuckerspiegel der Föten entsprachen denen der Mütter und erreichten Werte bis 400 mg %.

Das fötale Pankreas zeigt einen leichten Anstieg des Verhältnisses von endokrinem Gewebe zu exokrinem. Die beschriebenen Veränderungen bestätigen die Befunde anderer Autoren: Eine Hypertrophie der Inseln, deren Begrenzung unregelmäßig und ausgebuchtet ist, eine starke Degranulierung, eine Hypertrophie und häufig einen Hydrops der β-Zellen wie in den Experimenten von SOLOMON und MAYER (1962). Bei einem schweren Diabetes ist das Fötalgewicht herabgesetzt. Ein erhöhtes Gewicht der Föten wurde nur bei den Jungen subdiabetischer Weibchen gefunden.

KIM (1965) untersuchte bei experimentell diabetischen Ratten die Beziehung zwischen Hyperglykämie und Degranulierung der fötalen Langerhans'schen Inseln. Diese Experimente beleuchten die Rolle des umgebenden Milieus unter Ausschluß des genetischen Faktors: Eine 3 Tage dauernde Hyperglykämie der Mutter am Ende der Schwangerschaft vom 18.–20. Tag, führt zu einem Verschwinden der Granula in den β-Zellen. Die Verhinderung der Hyperglykämie durch Insulin ruft in 3 Tagen das Wiederauftreten von zahlreichen Granulationen hervor. Der Anteil der granulareichen Zellen erreicht bis zu 38 % der Gesamtzahl der Inselzellen. Trotz der Injektion von minimalen Insulindosen steigt der Blutzucker bei diesen alloxandiabetischen Ratten bis zu 500 mg % an.

Die Normalisierung des Blutzuckers durch eine höhere Insulindosis geht nach 2 Tagen mit einer normalen Granulierung der β-Zellen der fötalen Inseln einher. Diese Ergebnisse, die bei Tieren ohne jegliche genetische Belastung gewonnen wurden, beweisen die enge Beziehung zwischen dem Blutzuckerspiegel der Mutter und der Degranulierung der β-Zellen des Fötus, die innerhalb von 2 Tagen erfolgt. Die Normalisierung des mütterlichen Blutzuckers durch eine ausreichende Insulinsubstitution bewirkt innerhalb von 48 h eine normale Granulierung in den β-Zellen des Fötus.

Das Verhalten der Plazenta im Verlaufe eines experimentellen Diabetes wurde bei der Ratte von POWELL et al. (1967) untersucht, die die Zellruptur mit Vakuolisierung in der 3. Trophoblastenschicht und die überschießende Glykogenablagerung in der Plazenta der Wirkung der Insulinzufuhr während der Schwangerschaft zuschrieben. Diese spezifischen Plazentaveränderungen beim experimentellen Diabetes finden sich nur bei mit Insulin behandelten Tieren, seien sie normal oder diabetisch, jedoch nicht bei unbehandelten diabetischen Tieren. Vergleichbare Veränderungen wurden in der Plazenta von insulinbehandelten diabetischen Frauen beschrieben.

Bei der Maus stellten HORII et al. (1966) in gleicher Weise bei einem nicht mit Insulin behandelten Alloxandiabetes eine größere Häufigkeit an Mißbildungen

(5 %) und an einer fötalen Resorption (67 %) fest. In der Gruppe der insulinbehandelten diabetischen Mäuse sank die Häufigkeit der Mißbildungen auf 0,2 % und die der fötalen Resorption auf 35 % ab. Die Wirkung des Insulins auf die Verhütung der Embryopathie ließ sich statistisch sichern. Dieses Ergebnis wurde durch eine zweimalige Insulingabe pro Tag erzielt, nach der Feststellung der Autoren übten 0,4 E Lente-Insulin alle 12 h einen optimalen Effekt auf den Blutzucker aus. Tödliche Hypoglykämien wurden so vermieden. Das Geburtsgewicht der mißgebildeten Jungen der diabetischen Mütter war weniger stark erhöht als das Gewicht der Föten ohne Fehlbildungen.

PICON hat in den Laboratorien von Professor JOST in Paris aufgezeigt, daß die fötale Makrosomie vom fötalen Hyperinsulinismus abhängt. Er stellte fest, daß nach einer Tragzeit von 21 1/2 Tagen das Frischgewicht des Föten, das Trokkengewicht, der Gesamtstickstoff und die Lipide deutlich erhöht waren, wenn der Fötus zum Zeitpunkt von 17 1/2, 18 1/2 und 19 1/2 Tagen des intrauterinen Lebens eine subkutane Insulininjektion erhielt.

Insgesamt wurde im Tierexperiment aufgezeigt, daß das fötale Gewicht, die fötale Mortalität und die kongenitalen Mißbildungen vom Kohlenhydratstoffwechsel der Mutter abhängen und daß eine Normalisierung des Stoffwechsels bei diabetischen Tieren durch Insulinbehandlung die erwähnten Komplikationen verhütet.

Gleichzeitig belegt das Tierexperiment, daß der fötale Hyperinsulinismus eine fötale Makrosomie hervorrufen kann.

VIII. Allgemeine Schlußfolgerungen

Die Vielzahl der Beobachtungen beweist die Bedeutung der fötomaternellen Symbiose für die Entstehung der Läsionen der Langerhans'schen Inseln im Verlauf der Organogenese und für die Ausprägung von funktionellen Störungen der Insulinsekretion. Der Hyperinsulinismus und die Makrosomie des Neugeborenen sind der Ausdruck einer Störung der Glukosetoleranz bei der Mutter. Diese Entgleisung des Gleichgewichts des Kohlenhydratstoffwechsels bei der Mutter muß aufgespürt und durch eine genau angepaßte Insulinbehandlung korrigiert werden, damit die diabetische Enbryo- und Fötopathie, insbesondere die hyperinsulinäre Makrosomie als Ausdruck der diabetogenen Fötalerkrankung, verhütet werden können.

Literatur

AMBARD, P., MERKLEN, SCHMID, WOLF et ARNOVLJEVITSCH: Diabète grave chez une femme enceinte et diabète congénital chez l'enfant. Bull et mém. Méd. Hopi. Paris *13* (1925)
ANGERVALL, L.: Alloxan diabetes and pregnancy in the rat. Effects of offspring. Acta Endocr. Suppl. *44*, 186 (1959)
BRAUNSTEINER, H., W. HANSEN, A. N. JUNG et S. SAILER: Latente diabetische Stoffwechsellage bei Eltern Juveniler Diabetiker. Dtsch. Med. Wschr. *91*, 750 (1966)
BREIDAHL, H. D.: The growth and development of children born to mothers with diabetes. Med. Journ. Aust. *1*, 268 (1966)
BURNSTEIN, N. and MCLEOD PATTERSON: Heredity in Diabetes. Report of five generations of a diabetic family. Southern Med. J. *42*, 119 (1949)

CARDELI, B. S.: Hypertrophy and hyperplasia of the pancreatic islets in newborn infants. J. Path. Bact. *66*, 335 (1953)
CARRINGTON, E. R.: The effect of maternal diabetes. Clin. Obstet. Gynaec. *3*, 94 (1960)
CERASI, E. et R. LUFT: Insulin response to glucose infusion in diabetic and non-diabetic monozygotic twin pairs. Genetic control of insulin response. Acta Endocr. (Kbn.) *55*, 330 (1967)
CONN, J. W. and S. S. FAJANS: The prediabetic state – a concept of dynamic resistance to a genetic influence. Amer. J. Med. *31*, 839 (1961)
COOKE, A. M., M. G. FITZGERALD, J. M. MALINS and D. A. PYKE: Diabetes in children of diabetic couples. Brit. Med. J. *2*, 674 (1966)
CORNBLATH, M.: The infant of the diabetic mother. Bull. Acad. Roy. de Méd. Belg., sous presse 1967
CRAWFORD, J. S.: Maternal and cord blood. at delivery. Biol. Neonat. *8*, 222 (1965)
DE GASPARO, M., C. MALHERBE, K. THOMAS and J. J. HOET: Insulin levels during pregnancy. VIth Congress of Internat. Diab. Fed., Stockholm Sweden. Intern. Congr. Series, Excerpta Medica No. *140*, 52 (1967)
DE LANGE et H. LOEB: Le diabète du nourisson. Acta Paed. Belg. *20*, 79 (1966)
DRISCOLL, S. G., K. BERNIRSCHKE and G. W. CURTIS: Neonatal death among infants of diabetic mothers. Amer. J. Dis. Child. *98*, 818 (1961)
DUBREUIL et ANDERODIAS: Ilôts de Langerhans géants chez un nouveau-né issu de mère glycosurique. C. B. Soc. Biol. *23*, 1940 (1920)
FAJANS, S. S.: Lecture on prediabetes. VIth Congress of Int. Diab. Fed., Stockholm, Sweden Editor J. OSTMAN Exc. Med. Found., Amsterdam 1969
FARQUHAR, J. W.: Diabetic children in Scotland and the need for care. Scott. Med. Journ. *7*, 119 (1962)
– Arch. Dis. Childh. *44*, 36 (1969)
FELDMAN, I.: Diabetes intrauterina. Centrallbl. f. alg. Path. und Path. anat. *42*, 435 (1928)
FREINKEL, N.: The effect of pregnancy on insulin homeostasis. Diabetes *13*, 260 (1964)
GARCIA, M. J., R. E. GLEASON and P. WHITE: Comparative study of a single diabetic parent. VIth Cong. of Inter. Diab. Fed. Stockholm, Sweden Int. Cong. Series, Excerpta Medica *140*, 53 (1967)
GEPTS, W., CHRISTOPHE and J. MAYER: Pancreatic islets in mice with the obese hyperglycemia syndrom. Diabetes *9*, 63 (1960)
– Pathologic anatomy of the pancreas in juvenile diabetes mellitus. Diabetes *14*, 619 (1965)
GLEIS, S. J., K. A. HUTER, K. JAHNKE, H. DAWEKE and B. SACHSSE: Zum Gestaltwandel der Neugeborenen diabetischer Mütter. Dtsch. Med. Wschr. *91*, 2057 (1966)
GUNTHER, O.: Zur Ätiologie des Diabetes Mellitus – Abhandlung der Deutschen Akademie der Wissenschaften. S. 229. p. 92: Erkrankungsalter und Heredität. Akademie-Verlag, Berlin 1961
HAGBARD, L., I. OLOW and T. RENAND: A follow-up study of 514 children of diabetic mothers. Acta Paed. *48*, 184 (1959)
– Pregnancy and diabetes mellitus. Americ. Lecture Series 449. Editor: Ch. C. Thomas, Springfield/Ill. 1961
HELWIG, E. B.: Hypertrophy and hyperplasia of islets of Langerhans in infants born of diabetic mothers. Arch. Int. Med. *65*, 221 (1940)
HOET, J. J., A. GOMMERS and J. P. HOET: Clinical data on selected cases of Prediabetes. In K. Oberdisse and K. Jahnke. 3rd Congress I.D.F. 1958 on Diabetes mellitus. Georg Thieme Verlag, Stuttgart 1959
– – – The meaning of prediabetes in Pregnancy. In W. A. Broom and W. F. Wolff: The Mechanism of action of insulin. Blackwell Scient. Public., Oxford 1960
– and R. LAUWEREYS: Follow-up study on children born to diabetic women. Excerpta Medica, Vth Congress I.D.F. *74*, 208 (1964)
– Carbohydrate metabolism during pregnancy. Diabetes *3*, 1 (1954)

- J. J. Hoet, A. Gommers: Endocrine disturbances of pregnancy and foetal pathology. Proc. Roy. Soc. Med. *52*, 813 (1959)
- A. Gommers and J. J. Hoet: Causes of congenital malformations. In Wohlstenholme G. E. W. and O'Connor C. M./Ciba Foundation on Congenital Malformation. Little Brown and Co., Boston 1960

Horii, K. I., G. I. Watanabe and T. H. Ingalls: Experimental diabetes in pregnant mice. Diabetes *15*, 194 (1966)

Hultquist, G.: An investigation of pregnancy in diabetic animals. Acta Path. Microbiol. Scand. *25*, 131 (1948)
- Diabetes and pregnancy: an animal study. Acta Pathol. Microbiol. Scand. *27*, 695 (1950)

Jackson, W. P. U.: On diabetes mellitus. Editor: Ch. C. Thomas, Springfield/Ill. 1964

Jorgensen, K. R., T. Deckert, L. M. Pedersen and J. Pedersen: Insulin, insulin antibody and glucose in plasma of newborn infants of diabetic women. Acta Endocr. (Kobenhaven) *52*, 154 (1966)

Kalkhoff, R., D. S Schalch, J. L. Walker, P. Beck, D. M. Kipnis and W. H. Daughaday: Diabetogenic factors associated with pregnancy. Trans. Ass. Amer. Phys. *77*, 270 (1964)

Katsch, G.: Über die prädiabetische Phase der Zuckerkrankheit. Dtsch. Med. Woch. *75*, 1331 (1950)

Kim, J. N.: Effects of hyperglycemia on beta granulation in pancreatic islets of fetuses from diabetic rats. Diabetes *14*, 137 (1965)
- W. Runge, L. J. Wells and A. Lazarow: Effects of experimental diabetes on the offspring of the rat. Diabetes *9*, 396 (1960)

Kloos K.: Zur Pathologie der Feten und Neugeborenen diabetischer Mütter. Virchows Archiv. *321*, 177 (1952)
- Fetale Dyshormonosen. Endokrine Embryopathie und Fetopathien. Dtsch. Med. J. *9*, 488 (1958)

Kozma, G., de Bokay, R. Jacquet and A. Jost: Influence de la pancréatectomie maternelle sur le développement des foetus de rat. J. Phys. *55*, 733 (1961)

Kriss, J. P. and P. H. Futcher: The relation between infant birthweight and subsequent development of maternal diabetes mellitus. J. clin. Endocr. *8*, 380 (1948)

Kyle, G. C.: Diabetes and pregnancy. Ann. Int. Med. Suppl. *3*, 39 (1963)

Lecorche: Du diabète dans ses rapports avec la vie utérine, la menstruation et la grossesse. Ann. de Gyn. *24*, 257 (1885)

Malaisse, W. J., F. Malaisse-Lagae and P. H. Wright: Islet function in spontaneous diabetes. Diabetes *16*, 513 (1967)

Mestwerdt, G.: Über das Schicksal von Kindern diabetischer Mütter. Vth Congress of Intern. Diab. Fed. Stockholm Sweden. Internat. Congress Series, Excerpta Medica No *140*, 148 (1967)

Miller, H. C.: The effect of diabetic and prediabetic pregnancies on the foetus and the newborn infants. J. Pediat. *29*, 445 (1946)

Morais, T. et P. P Demers: Le diabète néo-natal. Laval Méd. *38*, 337 (1967)

Moss, J. M. and H. B. Mulholland: Diabetes in pregnancy with special reference to the prediabetic state. Arch. Intern. Med. *34*, 678 (1950)

Navarrete, V N., I. H. Torres, I. R. Revera, V. P. Shoz and P. M. Garcia: Maternal carbohydrate disorder and congenital malformations. Diabetes *16*, 127 (1967)

Neaye, R. L.: Infants of diabetic mothers. Pediatrics *35*, 980 (1965)
- A. E. H. Sims, G. W. Welsh and M. J. Gray: Newborn organ abnormalities. Arch. Path. *81*, 552 (1966)

Ogilvie, R. F.: The endocrine pancreas in human and experimental diabetes in the aetiology of diabetes mellitus and its complications. Coll. Endocr. No 15 – Ciba Foundation 1964. J. T. A. Churchill Ltd., London 1964

Omers, R. J. J.: Fetal loss en insuline behandeling. N. V. Uitgeverij Wijnants, Heerlen 1960
- Diabetes en Zwnagerschap. Bull. Soc. Roy. Gynec. et Obstét. *33*, 83 (1963)

O'SULLIVAN, J. B.: Gestational diabetes. New Engl. J. Med. *264* 1082 (1961)
- S. S. GELLIS, R. V DANDROW and B. O. TENNEY: The potential diabetic and her treatement in pregnancy. Obstet. Gynaec. *27*, 683 (1966)
PEDERSEN J.: Diabetes and pregnancy. Dieser Band S. 503
PEDOWITZ, P. et E. L. SHLEVIN: Perinatal mortality in the unsuspected diabetic. Obstet. Gynaec. *9*, 524 (1957)
PERELMAN R. et H. LESTRADET: Diabète néonatal. Sem. Hôp. Paris *11*, 283 (1964)
PFEIFFER, E. F.: Recognized diabetogenic hormones and diabetes in man. In "On the nature and treatment of diabetes" Ed. B. S. LEIBEL and G. A. WRENSHALL. Excerpta Medica Foundation, Amsterdam 1965
PICON, R.: Persönliche Mitteilung 1967
POWELL, E. D. U., J. B. CAULFIELD and R. A. FIELD: Effects of exogenous insulin and alloxan diabetes on rat plancenta. Diabetes *16*, 227 (1967)
ROMUSSI, P., L. FREDERICO, C. LANGGAIN e R. CHIRILLO: La placenta umana productrice di glucagone. Monit. Ostetr. a ginecol. 2 (nuevo serie) 639 (1960)
SCHEIBENREITER, S. und O. THALHAMMER: Kindlicher Diabetes mellitus infolge fetaler Inselschädigung. Zur Hypothese von Cornelia Van Beek. Dtsch. Med. Wschr. *91*, 216 (1966)
SCHWARTZMAN, J., M. E. CRUSIUS and D. P. BEIRNE: Diabetes mellitus in infants under one year of age. Amer J. Diseases Child. *74*, 587 (1947)
WARREN SHIELDS, P. S., LE COMPTE ET M. A. LEGG: The pathology of diabetes mellitus. Chapter 20: The pathology of juvenile diabetes mellitus. 4th Ed. Lea and Febiger, Philadelphia 1966
SINDRAM, I. S.: Zwangerschap en suikerziekte. Ed. H. J. Paris, Amsterdam 1955
SOLOMON, J. and J. MAYER: Experimental diabetes. Nature *193*, 135 (1962)
STEINKE J. and S. G. DRISCOLL: The extractable insulin content of pancreas from fetuses and infants of diabetic and control mother. Diabetes *14*, 573 (1965)
THOMAS, K., M. DE GASPARO and J. J. HOET: Insulin levels in the umbilical vein and in the umbilical artery of newborns of normal and gestational diabetic mothers. Diabetologia *2*, 221 (1966) and *3*, 299 (1967)
VAN BEEK, C.: Kan men aan een doodgeborene de diagnose diabetes mellitus der moeder stellen? Ned. T. Geneesk. *83*, 5973 (1939)
- Spontane hypoglycemia en hyperinsulinisme bij zuigelingen en kinderen. 1, 2, 3. Maandsch. Kindergen. *20*, 129 (1952)
VAN NOORDEN, C. und S. ISAAC: Die Zuckerkrankheit und ihre Behandlung. 8. Aufl. S. 311, 317. Julius Springer Verlag, Berlin 1927
WHITE, P.: Childhood diabetes. Diabetes *9*, 345 (1960)
WILKERSON, H. L. C and Q. R. REMEIN: Studies of abnormal carbohydrate metabolism in pregnancy. Diabetes *6*, 324 (1957)
WORM und MARTIN: Diabetes mellitus und Schwangerschaft. Eine Klinische Studie. S. 232. Akademie Verlag, Berlin 1959
WRENSHALL, G. A, W. S. HARTOFT and C. H. BEST: Insulin extractable from the pancreas and islet cell histology. Diabetes *3*, 44 (1954)
WYLIE, M.: A case of congenital diabetes. Arch. Dis. Children *28*, 297 (1953)
ZIEGLER, M., B. RINIKER and F. CROSS: Nature of the pressor substance in rabbit placenta. Biochem. J. *102*, 28 (1967)

Der Diabetes des Kindes und des Jugendlichen

Von H. Lestradet, Paris

(Aus dem Französischen übersetzt von A. Weisswange und R. Ziegler, Ulm)

I. Einleitung
II. Klinische Aspekte
  A. Ätiologie
  B. Symptomatologie
  C. Klinische Formen und Diagnose
    1. Leichtere Formen
    2. Fortschreitende Formen
    3. Altersbegrenzte Formen
    4. Formen mit Wachstumsverzogerung
    5. Komatos einsetzende Formen
  D. Behandlung
    1. Die Ernährung
    2. Die Insulintherapie
    3. Lebensweise und Kontrolle des diabetischen Kindes
III. Sozialhygienische Probleme
  A. Der Schulbesuch
  B. Die Berufswahl
  C. Die Ehe mit Diabetikern
IV. Prognose und Prophylaxe des Diabetes beim Kind
  A. Prognose
  B. Prophylaxe

I. Einleitung

Bis zum Alter von 15 Jahren erkrankt von 2 500 bis 5 000 Kindern eines an Diabetes mellitus. Der kindliche Diabetes macht also nur einen sehr geringen Prozentsatz (1–2 %) aller Diabetiker aus.

Aber diese kleine Diabetikergruppe bringt in Wirklichkeit besondere und sehr wichtige Probleme sowohl in pathologischer als auch therapeutischer und sozialhygienischer Hinsicht mit sich, und sie muß aus diesem Grunde vom Diabetes des Erwachsenen deutlich getrennt werden.

Im Gegensatz zum Altersdiabetes, bei dem wahrscheinlich verschiedene Faktoren eine Rolle spielen – in erster Linie die Fettsucht –, stellt der jugendliche Diabetes ein einheitliches pathologisches Geschehen dar. Dieses weist fast immer einen Insulinmangel auf, sei es ein echtes Defizit oder eine Neutralisierung des Hormons, und die Fettsucht hat hier keine Bedeutung. Der Sinn der Behandlung ist demnach in einer möglichst exakten Hormonsubstitution zu suchen.

Jegliches Bemühen muß auf der medizinischen Schulung gegründet sein, die nicht nur die Kenntnis der unerläßlichen therapeutischen Handgriffe vermittelt, sondern ebensosehr die Anpassung der Insulindosis an den wechselnden Bedarf des Organismus in der Wachstumsphase.

Im *ersten Teil* untersuchen wir die Aspekte von Klinik, Verlauf und Therapie beim Diabetes des Kindes und des Jugendlichen unter besonderer Berücksichtigung ihrer Eigentümlichkeiten, um uns dann dem Kreis der *sozialhygienischen Probleme* zuzuwenden, die in diesem Lebensalter eine besondere Bedeutung haben.

II. Klinische Aspekte

A. Ätiologie

Es ist sehr wahrscheinlich, aber nicht völlig bewiesen, daß ein (oder mehrere) *genetischer Faktor* am Ursprung des Diabetes mellitus steht. Mit Sicherheit findet man in den Familien zuckerkranker Kinder gehäuft (in etwa 50 % der Fälle) Diabetiker; oft manifestiert sich der Diabetes bei Eltern *nach* seinem Auftreten beim Kinde, aber es ist nicht weniger sicher, daß kaum 4 % der Mütter und Väter selbst zuckerkrank sind.

Neben diesem *Erbfaktor*, der eine Prädisposition zum Diabetes schafft, finden sich eine Anzahl Faktoren, die *auslösend* und beim einmal manifesten Diabetes später aggravierend einwirken. Gleichwohl ist die Fettsucht, so häufig sie beim Erwachsenen ist, beim Kind die Ausnahme. Man kann sicher sein, daß dieser Faktor hier keine besondere Rolle spielt. Diese Erkenntnis hat beträchtliche praktische und theoretische Konsequenzen, sowohl hinsichtlich der Pathophysiologie als auch der Prophylaxe und Therapie.

Das gleiche gilt für den *präpubertären Wachstumsschub*, der im Gegensatz zu der Vermutung, die etwas zu sehr einschränkende Statistiken hatten entstehen lassen, nicht von einer Steigerung des Vorkommens der Zuckerkrankheit begleitet wird.

Dagegen erkennt man als auslösenden Faktor bereitwillig ein Trauma, eine akute Infektionskrankheit, gleichgültig welcher Art (die Parotitis nimmt keine bevorzugte Stellung ein), eine Impfung an.

Nur in Ausnahmefällen kann einmal ein Hyperkortizismus oder der Hyperthyreose verantwortlich gemacht werden. In der Tat ist man von der niedrigen Zahl der Fälle überrascht, bei denen der Diabetes nach massiver und langdauernder Corticoidtherapie auftritt. Das läßt vermuten, daß nur für die Entwicklung eines Diabetes prädisponierte Personen gelegentlich einer derartigen Behandlung empfänglich sind.

Schließlich verdient ein Faktor besondere Erwähung: Die *Bedeutung von Gemütsbewegungen*. In der Praxis sollte das Wissen um den Einfluß psychischer Faktoren auf Auslösung und Ablauf der Zuckerkrankheit immer herangezogen und nach Möglichkeit berücksichtigt werden, wenn man sich vor einen Behandlungsfall gerade beim Heranwachsenden gestellt sieht, der ohne ersichtlichen Grund nicht ins Stoffwechselgleichgewicht zu bringen ist.

B. Symptomatologie

Gewöhnlich äußert sich der Diabetes beim Kind durch eine beträchtliche Abmagerung, begleitet von heftigem Durst und Polyurie, die manchmal durch Enuresis aufgezeigt wird. Die zufällige Entdeckung anläßlich einer Impfung oder einer systematischen Urinuntersuchung ist ziemlich selten (10 % der Fälle); auch der Beginn mit einem rasch eintretenden Koma ist sehr selten.

Richtungweisend für die Diagnose ist die Urinuntersuchung, die einen hohen Zuckergehalt aufdeckt. Gesichert wird sie sofort durch die Identifizierung des

Zuckers als Glukose mit Hilfe der Glukoseoxydase-Reagentien, durch das Vorliegen einer eindeutigen Hyperglykämie (gewöhnlich über 200 mg %). Trotzdem muß man wissen, daß der morgendliche Nüchternblutzucker auch beim gesicherten Diabetiker relativ wenig erhöht sein kann. Es empfiehlt sich in diesem Falle die Aufstellung eines Blutzucker-24-Stunden-Profils, das viel besser als der Glukosetoleranztest zur Sicherheit in der Diagnosestellung führt, nämlich wenn die Blutzuckerwerte im Ablauf der 24 Stunden im Mittel deutlich über der Norm liegen. Der fraktionierte Harnzuckerbefund wird es gestatten, im Vergleich mit den Blutzuckerwerten die Möglichkeit eines renalen Diabetes auszuschließen.

Bei der ersten Untersuchung finden sich nicht selten Ketonkörper im Harn. Wenn das Kind einen erschöpften Eindruck macht, erbricht, polypnoisch ist, muß man eine ergänzende Blutuntersuchung durchführen, die außer dem Zuckerspiegel noch Ketonkörper, p_H und Alkalireserve einbezieht.

Unabhängig von den Befunden müssen unverzüglich folgende Maßnahmen durchgeführt werden:
1. Beginn der Insulinbehandlung: Man injiziert z. B. das erste Mal eine Mischung von Alt-Insulin und Protamin-Zink-Insulin zu gleichen Teilen, insgesamt 1/2 E/kg Körpergewicht.
2. Unterweisung der Familie: Das Kind muß entweder stationär aufgenommen werden, wenn es eine deutliche Ketose zeigt, oder jeden Tag in die Sprechstunde kommen. Aber am wesentlichsten ist, daß die Familie sofort in allen Regeln der Behandlung unterrichtet wird und in ständigem Kontakt mit dem Arzt bleibt, bis man die Gewißheit hat, daß alle therapeutischen Kenntnisse aufgenommen worden sind.
3. Schließlich sollte eine genaue klinische und biologische Durchuntersuchung erfolgen, zu der man besser das Verschwinden der Ketose abwartet. Folgende Untersuchungen sollten zumindest darin eingeschlossen sein: Urin auf Eiweiß, Harnstoff und Cholesterin im Blute, Blutdruck, Augenhintergrund und Tuberkulinprobe. Zusätzlich messen wir zur Zeit noch die freien Fettsäuren im Blute und führen eine Biomikroskopie der Conjunctiva bulbi durch.

Ohne sofortige Insulinbehandlung verläuft die Entwicklung gewöhnlich in Richtung auf eine rapide Verschlechterung und das Auftreten eines diabetischen Komas, das sich durch Verstärkung der Ketonurie ankündigt.

C. Klinische Formen und Diagnose

1. Leichtere Formen

In wenigen Ausnahmefällen liegt ein leichter Diabetes vor, der nur einige Einheiten Insulin benötigt. Häufig scheint diese Zugabe notwendig zu sein, damit das Wachstum normal abläuft.

Erwähnt seien in dieser Gruppe auch einige leichte Diabetiker unter den adipösen Heranwachsenden; ihre Behandlung erfordert vor allem eine Diät mit grundsätzlicher Kalorieneinschränkung.

2. Fortschreitende Formen

Im Allgemeinen ist der Diabetes endgültig, sobald er einmal aufgetreten ist. Man beobachtet im Ablauf des Lebens eine leichte Erhöhung des Insulinbedarfs, der in der Phase der Pubertät sein Maximum erreicht: In dieser Zeit sind Dosen von 100 E manchmal unumgänglich; später vermindert sich der Bedarf auf Werte um 50 E pro 24 Stunden.

Zu diesem Grundbedarf kommt gelegentlich ein zusätzlicher (Krankheiten, Aufregungen) oder im Gegenteil auch eine merkliche Verminderung (Perioden der Entspannung, intensive sportliche Betätigung) — Veränderungen, die der Kurve der Insulintherapie ihren irregulären Verlauf geben.

Gleichwohl wurden transitorische Diabetesformen beschrieben. Dieses Phänomen ist nicht a priori unmöglich. Aber ehe man von Heilung spricht, muß man sich vergegenwärtigen, daß am Beginn des Diabetes in fast einem Drittel der Fälle nach einigen Wochen eine spontane vollständige Remission beobachtet wird. Leider ist diese „Heilung" im allgemeinen nur vorübergehend und dauert im ganzen nur 3 bis 6 Monate. Anschließend tritt die ganze Symptomatologie wieder auf, wobei außerdem die weitere Entwicklung häufig einen unregelmäßigen Verlauf nimmt (vgl. S. 443).

Bei manchen Patienten zeigt diese Unregelmäßigkeit des Insulinbedarfs beträchtliches Ausmaß. Häufig tritt sie obendrein in Verbindung mit einer sehr großen Empfindlichkeit gegenüber dem Insulin auf und verleiht der Entwicklung einen sehr unstabilen Charakter.

3. Altersbegrenzte Formen

Der Säugling wird nur ausnahmsweise diabetisch. Prinzipiell muß man aber bei jeder Dehydration und jeder Wachstumsverzögerung an diese Möglichkeit denken. Die Unterscheidung zwischen Glykosurie und Galaktosurie ist mit den gängigen Testmethoden leicht. Die Behandlung deckt sich mit der des älteren Kindes bei Anwendung von, wohlgemerkt, sehr niedrigen Insulindosen in der Größenordnung von einigen Einheiten am Tag.

Die Pubertät ist oft der Anlaß für das Auftreten des Diabetes. Häufig wird man in diesem Augenblick beträchtliche Insulindosen injizieren müssen.

4. Formen mit Wachstumsverzögerung

Die Kenntnis von der jeweils notwendigen Insulin-Dosis muß stets gegenwärtig sein; denn nur bei diabetischen Kindern, die überängstlich behandelt werden, indem sie ungenügende Insulinmengen erhalten und infolgedessen eine fast konstante Ketose zeigen, kann man noch:
1. entweder eine einfache Wachstumsverzögerung (häufig mit Fettleber),
2. oder das Mauriac-Syndrom beobachten. Es zeichnet sich aus durch Minderwuchs, vergrößerte Glykogenleber, Puppengesicht und Stammfettsucht. Dieses Syndrom, das eine Sonderform der endokrinen Reaktion (Hyperkortizismus) darzustellen scheint, wird vermieden bzw. verschwindet häufig wieder, sobald die Einstellung korrekt ist oder wieder wird.

5. Komatös einsetzende Formen

Schließlich kann die Diabetesmanifestation in einem Koma offenbar werden. Es handelt sich um ein Koma mit metabolischer Azidose, Hyperventilation (Kussmaulsche Atmung) und starker Dehydration.

Problematisch sind in solchen Fällen die differential-diagnostischen Möglichkeiten:

1. die des Komas bei periodischem Erbrechen mit Ketose, das tatsächlich mit einer leichten Hyperglykämie oder Glykosurie einhergehen kann. Aber hier besteht keine Polypnoe, und pathophysiologisch liegt oft eine Alkalose (pH erhöht) mit Hypokaliämie vor. Therapeutisch werden Glukose und Kaliumsalze gegeben.
2. die der Salizylsäurevergiftung, bei der man Polypnoe, Ketose, Glykosurie und Hyperglykämie (nie jedoch in derartigem Ausmaß wie beim Koma diabeticum!) sowie herabgesetzte Alkalireserve (aber zu Anfang handelt es sich um eine respiratorische Alkalose, und der p_H ist somit erhöht) antrifft. Die Diagnose stützt sich auf die Feststellung einer Salizylurie und einer erhöhten Salizylämie.

D. Behandlung

Bei der Insulininsuffizienz, die beim kindlichen Diabetes vorliegt, wird es das erklärte Ziel sein, dem Organismus vor allem die benötigte Dosis des fehlenden Hormons zu ersetzen. Das bedeutet, daß die Insulintherapie Grundlage jeder Behandlung ist.

Gewiß wird man die Aufgabe nicht vernachlässigen, die eine hervorragende Ernährung in diesem therapeutischen Zusammenspiel zu erfüllen hat; aber der Vorrang, den man der diätetischen Behandlung mit vollem Recht beim Diabetes des adipösen Erwachsenen einräumt, hat hier nicht die gleiche Berechtigung.

Schließlich soll die Bedeutung körperlicher Übungen und sportlicher Betätigungen von vornherein unterstrichen werden, da sie grundsätzliche Gesichtspunkte einer korrekten Therapie darstellen.

1. Die Ernährung

Die Ernährung eines diabetischen Kindes oder Jugendlichen soll sich nach den Zahlenangaben der Ernährung eines gleichaltrigen Stoffwechselgesunden richten, damit Gewichtszunahme und Größenwachstum in ausreichendem Maße gewährleistet sind.

Demnach ist es unmöglich, a priori eine schematische Diät festzulegen, wie es leider allzu oft geschieht. Zum anderen wäre es unphysiologisch, einem in vollem Wachstum befindlichen Kinde die Diät zu verschreiben, die ein fettsüchtiger Altersdiabetiker erhält, den man um jeden Preis abmagern lassen will.

Die Ernährung muß also individuell an jeden einzelnen Fall angepaßt werden. Die Familie muß eine genaue diätetische Unterweisung bekommen, damit die Anteile an Kohlenhydraten, Eiweiß, Fett, Mineralien und Vitaminen den Erfordernissen entsprechen.

Die Aufteilung der verschiedenen Komponenten der Nahrung richtet sich nach folgendem Schlüssel: 1,5 bis 2 g Eiweiß pro kg oder 15 bis 20 % des gesamten

Kalorienbedarfs, von dem wiederum die Kohlenhydrate etwa 50 % decken sollen.
In den letzten Jahren hat man besonders die Notwendigkeit betont, dem Organismus ungesättigte Fettsäuren zuzuführen. Man kann in dem Ausmaß, in dem man den Austausch tierischer Fette für wichtig hält, Butter durch Margarine ersetzen und Oliven- oder Maisöl empfehlen.

Zusätzliche Vitamingaben sind mit Ausnahme von Vitamin D nicht notwendig, vorausgesetzt, daß die Nahrung – und darüber sollte gewacht werden – die für ein gesundes Wachstum notwendigen Vitamine in ausreichender Menge enthält.

Schließlich ist es sehr wichtig, die Aufteilung der Nahrungsmenge auf 5 oder 6 Portionen am Tage zu empfehlen. Die Zeiteinteilung kann nach den Möglichkeiten und Gewohnheiten des täglichen Lebens eines jeden erfolgen, soll dann aber mit größtmöglicher Regelmäßigkeit eingehalten werden.

2. Die Insulintherapie

a) Allgemeine Prinzipien

Theoretisch wäre es zweifellos besser, täglich mehrere Injektionen in Abhängigkeit von den klinischen Befunden zu verabfolgen. Tatsächlich ist es während der Einstellung häufig notwendig, zwei oder auch drei Injektionen täglich zu geben. Dank der langwirkenden Insuline ist es andererseits möglich, bei regelmäßiger Befolgung dieser Behandlung mit einer einzigen Injektion auszukommen, vorausgesetzt der Urin wird täglich mehrfach kontrolliert.

Diese Injektion wird morgens nüchtern vor dem 1. Frühstück gegeben. Bewährt hat sich für diese Injektion eine Mischung von Altinsulin (A. I., 40 E/ml) und Protamin-Zink-Depot-Insulin (P. Z. I. in gleicher Konzentration). Manchmal genügt auch ein Depot-Insulin (PZI, NPH oder Zink-Insulin ohne Protamin). Am besten wird intramuskulär injiziert, zur Vermeidung der Lipodystrophie die Injektionsstelle täglich gewechselt.

Die Dosis richtet sich nach der mehrmals täglich durchgeführten Urinuntersuchung auf Zucker und Ketonkörper; so unersetzlich die Blutzuckerbestimmung für Diagnose und Einleitung der Therapie ist, hat sie später doch sekundäres Interesse. Der Urinbefund muß täglich dreimal erhoben werden: vor jeder Hauptmahlzeit (Morgen, Mittag, Abend) aus frischem Urin.

Der Zuckernachweis erfolgt mit den klassischen Methoden (Fehlingsche Lösung, Benediktsche Reaktion), mit den Klinitests; bei der Untersuchung auf Ketonkörper sollte man sich nicht auf die Gerhardtsche Probe, die Reaktion mit Eisenperchlorat, verlassen, da sie wenig empfindlich, häufig schwierig zu interpretieren und nicht spezifisch ist; die Legalsche Reaktion ist etwas unpraktisch; gut anwendbar sind „Acetest"-Tabletten.

Klinischen Warnzeichen muß die größte Beachtung geschenkt werden: plötzlicher Heißhunger, Übelkeit mit Schweißausbrüchen zeigen eine Hypoglykämie an; im Gegensinne bezeugt die Steigerung von Durst und Diurese eine Hyperglykämie.

Der Harnzuckerbefund vom Vorabend und vom Morgen der Injektion selbst sowie klinische Anomalien, die während der vorausgehenden 24 Stunden beobachtet werden, sind die Elemente, auf die sich die Entscheidung über die notwendige Dosis stützt. Optimal ist die Dosis, die eine diskrete Glykosurie (sog. Sicherheitsglykosurie) auftreten läßt, ebenso ein Gefühl allgemeinen Wohlbefindens. Bei deutlicher oder starker Glykosurie und erst recht bei ungewohntem Durst mit Polyurie muß man die Insulin-Dosis steigern; dagegen haben Zuckerfreiheit des Harns oder Zeichen der Hypoglykämie Verminderung der Dosis zur Folge.

Die kombinierte Gabe von Alt- und Depot-Insulin führt zu einer geschmeidig den Umständen angepaßten Einstellung: die Wirkung des A. I. erstreckt sich über Vormittag und Beginn des Nachmittags, die des Depot-Insulins über den Rest der 24 Stunden.

Die Anpassung der Insulindosis kann ohne Hast erfolgen, wenn es sich um eine *Dosissteigerung* handelt. Diese wird gewöhnlich *2 Einheiten* nicht übersteigen. Altinsulin (schneller Wirkungseintritt) wird angewendet, wenn Glykosurie und Durst in der ersten Tageshälfte auftreten, Depot-Insulin bei Manifestierung des Insulinmangels während der Nacht.

Dagegen muß die Insulindosis schleunigst *gesenkt* werden, wenn folgende Umstände vorliegen:

Harnzuckerfreiheit des Nachturins. A priori ist diese Aglykosurie durchaus wünschenswert, bringt aber beim Kind das Risiko nächtlicher hypoglykämischer Zustände mit sich.

Hypoglykämisches Zustandsbild, zunächst unabhängig vom Harnzuckerbefund beurteilt. Die Senkung der Insulindosis wird proportional zur Intensität der beobachteten Störungen erfolgen.

Schließlich bei voraussehbaren erheblichen körperlichen Anstrengungen, die zur Senkung der Blutzuckerwerte führen könnten.

b) Verhalten beim Auftreten von Ketonkörpern im Harn

Dieser Fall verdient wegen der Bedeutung seiner therapeutischen Notwendigkeiten gesonderte Betrachtung. Aber es muß gleich zu Anfang betont werden, daß das Auftreten von Ketonkörpern im Urin zwei verschiedene Bedeutungen haben kann: damit wird das therapeutische Verhalten nicht einheitlich sein können.

aa) „Hunger"-Ketose

Gelegentlich können Ketonkörper in geringer Menge im Urin festgestellt werden, obwohl die Untersuchung auf Harnzucker negativ ausfällt und die Diurese unverändert ist. Bei einer derartigen Konstellation (die im übrigen beim normalen Kind morgens im Nüchternzustand recht alltäglich ist) wäre es ein gefährlicher Irrtum, die Nahrungsmenge einzuschränken und die Insulindosis heraufzusetzen.

bb) Diabetische Ketose

Eine ganz andere Bedeutung hat das Auftreten von Ketonkörpern in erheblicher Menge, wobei gewöhnlich gleichzeitig Glykosurie und Diurese ansteigen Hier zeugt es für einen offensichtlichen Insulinmangel und verlangt folglich nach einer hinreichend raschen Erhöhung der Insulindosis.

Wenn also ein junger Diabetiker morgens eine kräftige Glykosurie und erhebliche Mengen von Ketonkörpern im Harn feststellt, sollte er sich folgendermaßen verhalten:
sofort die gewohnte Insulindosis injizieren, heraufgesetzt um etwas Depot-Insulin (1 oder 2 Einheiten, höchstens $^{1}/_{10}$ der Dosis vom Vortage);

4 Stunden später eine neuerliche Urinuntersuchung vornehmen: bei Verminderung oder Verschwinden der Ketonkörper läßt man es dabei bewenden; bei unverändertem Befund injiziert man zusätzlich etwas Altinsulin (etwa $1/5$ der Morgendosis); wiederum 4 Stunden später den Urin neuerdings untersuchen und in Abhängigkeit von einem positiven oder negativen Ketonkörperbefund nochmals eine schwächere Alt-Insulin-Dosis ($1/10$ der Gesamtdosis) injizieren oder darauf verzichten.

Während dieser ganzen Zeit soll die gewohnte Ernährung beibehalten werden, außer wenn das Kind keinen Hunger mehr hat oder Übelkeit verspürt; man soll in diesem Falle einige Stunden warten, bis man es Zuckerwasser (o. ä.) trinken läßt, wonach es dann oft schon von selbst verlangt.

Nach dem Urinbefund am folgenden Tage entscheidet sich das weitere Vorgehen; wenn die Ketonkörper verschwunden sind, muß man trotzdem in Rechnung stellen, daß der Insulinbedarf am Vortage deutlich erhöht war; man wird deshalb eine etwas höhere Insulindosis als gewohnt injizieren (im allgemeinen etwa 2 bis 4 Einheiten zusätzlich).

c) Hypoglykämische Zustände

Selbst wenn ein korrekt geschulter jugendlicher Diabetiker nie Opfer eines diabetischen Komas zu werden braucht, kann dennoch nicht völlig garantiert werden, daß er nie einen hypoglykämischen Zwischenfall erleidet, auch nicht bei sorgfältiger Anpassung der Insulindosen.

In ihrer Erscheinungsform sind die hypoglykämischen Zwischenfälle von einem zum anderen Patienten sehr verschieden; beim gleichen Patienten sind sie jedoch in ihrer Art ziemlich konstant und ändern höchstens ihre Intensität:
am häufigsten handelt es sich um ein schlichtes Hungergefühl;
bei stärkerer Ausprägung äußert sich die Hypoglykämie durch Heißhunger mit Magenkrämpfen oder durch ein Gefühl des Unwohlseins mit Kopfschmerzen, Schwindel, Schweißausbrüchen; manchmal auch durch Störungen der Verhaltensweise wie ungewohnte Indifferenz oder Exzitation, Zornesausbruch, schlechte Laune;
in ihrem höchsten Grade beobachtet man eine Neigung zur Somnolenz, die in Bewußtlosigkeit, in den hypoglykämischen Schock („hypoglykämisches Coma") übergehen kann, der manchmal von Konvulsionen begleitet wird.

In der Regel ist bei Auftreten eines hypoglykämischen Zwischenfalles kein Zucker im Urin feststellbar. Dennoch ist es manchmal möglich, Zucker in Harnproben anzutreffen, die am Beginn eines hypoglykämischen Anfalls gesammelt wurden.

Bei jeder Manifestierung einer Hypoglykämie muß sofort Zucker zugeführt werden. Wenn der Patient bei Bewußtsein ist, muß man ihn Zucker in irgendeiner Form einnehmen lassen: Zuckerstücke, stark gesüßten Fruchtsaft, Brot mit Marmelade oder Honig o. a. Derartige Maßnahmen lassen das Übelsein in wenigen Minuten verschwinden. Aus diesem Grunde sollte jeder Diabetiker ständig mindestens ein Dutzend Würfelzuckerstückchen bei sich tragen.

Bei Bewußtseinsverlust oder Schluckunvermögen (häufig infolge Erbrechens) muß man sofort 1 mg Glukagon injizieren, wovon jeder Diabetiker heutzutage 2 bis 3 Ampullen bei sich haben und auf Reisen mitnehmen soll. Wenn die Glukagoninjektion schnell genug erfolgt, erlebt man in der Regel eine schnelle

Rückkehr des Bewußtseins, die man dazu ausnützen kann, Zuckerwasser trinken zu lassen. Kommt die Glukagoninjektion zu spät oder sind die Glykogenreserven der Leber unzureichend, ist die Reaktion nur schwach oder gleich Null. Dann müssen mehrere Ampullen hypertonischer Glukoselösung (30 %) intravenös gegeben werden bis zur vollständigen Rückkehr des Bewußtseins: das bedeutet also, daß jede Familie bei sich zu Hause 5 bis 6 Ampullen hypertonischer Glukoselösung bereit hält.

Für den Fall schließlich, daß der Anfall auf der Straße erfolgt, soll der Zuckerkranke ständig einen Diabetiker-Ausweis bei sich tragen, der die Anweisung enthält, ihm bei einem Anfall noch vor Eintreffen des Arztes sofort Zucker zu geben. Ferner soll der Name des behandelnden Arztes angegeben sein oder die Beratungsstelle, wo der jugendliche Diabetiker überwacht wird.

Am Tage nach dem hypoglykämischen Anfall wird die Insulindosis nach den bereits angegebenen Regeln vermindert, wobei man der Schwere des Anfalls Rechnung trägt.

d) Sonderfälle

Vier Sonderfälle müssen noch diskutiert werden:

aa) Der unstabile Diabetes

Bei manchen diabetischen Kindern wird die Durchführung der Behandlung durch eine unstabile Stoffwechselsituation, die zwischen hypoglykämischen Episoden und Ketoseschüben beträchtlich schwankt, sehr erschwert.

Bei einer derartigen Lage sollten mögliche Ursachen für die Unbeständigkeit gesucht und ausgeschaltet werden, seien es Infektionen der Zähne oder Harnwege oder noch öfter psychische Erregungen. Gleichzeitig empfiehlt es sich, wieder auf die Anwendung kleiner fraktionierter Dosen – 2 bis 3 Injektionen im Abstand von 8 Stunden – zurückzugreifen, wobei Altinsulin, Depot-Insulin oder Insulin semilente, gelegentlich auch Insulin retard gegeben werden kann.

Auf der anderen Seite wird die Nahrungszufuhr in kleinen Portionen in Abständen von 3–4 Stunden, einschließlich gegen Mitternacht und 6 Uhr früh, erfolgen müssen. Es kann sich als nützlich erweisen, zumindest während einer gewissen Zeit, zusätzlich zur Insulintherapie beruhigende Medikamente zu geben oder nötigenfalls eine Psychotherapie durchzuführen. Von einigen Autoren wird in letzter Zeit der Vorteil betont, den die kombinierte Behandlung von Insulin und *Biguaniden* haben solle, da diese die Blutzuckerschwankungen verminderten. Unsere eigenen Erfahrungen können diesen positiven Eindruck nicht bestätigen und erlauben es nicht, die systematische Anwendung dieser zusätzlichen Gabe zu empfehlen.

bb) Die Insulinüberdosierung. Das Somogyi-Syndrom

Es muß nochmals die Notwendigkeit unterstrichen werden, die morgendliche Basismenge an Insulin nur vorsichtig zu steigern und niemals abrupt die Mengen um 10 und 20 Einheiten auf einmal zu vermehren. Wenn sich ein zusätzlicher Insulinbedarf bemerkbar macht, wird er zumeist durch eine kleine Gabe von Altinsulin gedeckt werden können. Eine rasche und übermäßige Steigerung der Insulindosis führt nämlich zu folgenden Erscheinungen: 1. Appetitsteigerung, 2. rascher Gewichtszunahme, 3. kleinen unbemerkten Hypoglykämien, die eine chronische

Hyperadrenalinämie unterhalten. Diese ruft eine vorübergehende Insulinresistenz hervor – ein Anlaß zu neuerlicher Erhöhung der Insulindosen.

So lange die gegenregulatorischen Systeme ausreichend funktionieren, entwikkelt sich lediglich eine rasch auftretende Fettsucht, eine Glykosurie und oft eine Ketonurie sowie eine erhebliche Erschöpfung, für die vor allem die Hypoglykämie große Bedeutung hat. Dieses besondere Syndrom der relativen Insulinresistenz, exakt beschrieben von SOMOGYI, muß gerade beim Jugendlichen erkannt werden, da er eher als andere dazu neigt, in diesen circulus vitiosus zu geraten.

In diesem Falle sollte man rasch auf vernünftige Insulindosen (also auf etwa 1–1,5 Einheiten pro kg) heruntergehen, zumindest wenn keine andere Ursache, vor allem nicht infektiöser Art, entdeckt werden kann.

Man wird dann überrascht feststellen, daß diese Reduktion der Insulinmenge eine Verminderung der Glykosurie, Verschwinden der Ketonurie, Stillstand der Gewichtszunahme und Beendigung der Hypoglykämien mit sich bringt. Einmal zu physiologischen Insulindosen zurückgekehrt, kann man wieder die allgemeinen Prinzipien der Einstellung verfolgen. Nur in äußerst seltenen Fällen wird beim Kind eine echte Insulinresistenz angetroffen.

cc) Die Insulinresistenz

Ein Bedarf von über 200 Einheiten Insulin zeigt sich praktisch niemals beim Kind oder Jugendlichen.

Dagegen kann im Augenblick des Pubertäts-Wachstumsschubes ein beträchtlicher Insulinbedarf auftreten, und man wird die unerläßliche Insulinmenge geben müssen, die annähernd 100 Einheiten pro Tag betragen und übersteigen kann, vorausgesetzt, der Organismus benötigt diese Menge tatsächlich.

Natürlich sind derartige Dosen außergewöhnlich, und im allgemeinen ist durchschnittlich 1 Einheit pro kg Körpergewicht eine ausreichende Menge.

Ehe man das Vorliegen einer echten Insulinresistenz annimmt, sollte man immer an die Möglichkeit eines SOMOGYI-Syndroms denken und den Versuch machen, die Insulindosis auf die Basismenge zu senken. Erst nach diesem Versuch muß man an das Auftreten von Antikörpern denken, die man dann auch bestimmen lassen kann.

Ein Wechsel des Insulins (insbesondere auf Schweineinsulin) kann sich günstig auswirken. Auch hier scheint die Gabe von *Biguaniden* keine Lösung des Problems zu bringen.

dd) Behandlung des diabetischen Comas

Beim behandelten zuckerkranken Kinde ist das Coma diabeticum heutzutage eine Ausnahme. Manchmal tritt es noch als initiale Manifestation auf. Die Prinzipien der Behandlung sind die gleichen wie beim Erwachsenen. Dennoch rechtfertigen gewisse Besonderheiten diesen kurzen Abschnitt.

Die Therapie des diabetischen Comas ist die Therapie der akuten Dehydratation, durchgeführt nach den üblichen Regeln und kombiniert mit einer Insulinbehandlung, die sich nach dem Bedarf richtet, wie er sich aus den Laboruntersuchungen und, in der Praxis, aus Glykosurie und Ketonurie ergibt.

Die Behandlung umfaßt zwei Phasen:

1. Die eigentliche Rehydratation, die in zwei bis drei Stunden durchgeführt werden muß.

Man infundiert intravenös eine Flüssigkeitsmenge, die der Hälfte des Gewichtsverlustes entspricht (bzw. bei unbekannter Verlustmenge $1/20$ des Körpergewichtes, sofern eine beträchtliche Dehydratation vorliegt).

Am besten wählt man eine Lösung folgender Zusammensetzung (A): $1/3$ Kochsalzlösung 0,9 %, $1/3$ Bikarbonatlösung 1,4 %, $1/3$ Glukoselösung.

Ein zehnjähriger Patient von 30 kg, der 3 kg verloren hat, wird also über 2 bis 3 Stunden 1,5 Liter dieser Lösung erhalten, anfangs rasch, wobei im Bedarfsfall die ersten 100 ml mit der Spritze injiziert werden, bis der Kollaps beseitigt ist. Zu dieser Infusion gibt man noch $1/2$ Einheit Altinsulin pro kg Körpergewicht (hier also 15 Einheiten).

Der Urin wird kontinuierlich gesammelt, notfalls mit Hilfe eines Dauerkatheters, und die Untersuchung von Glykosurie und Ketonurie muß in dreistündigen Abständen durchgeführt werden.

2. Sobald der Kollaps überwunden ist, muß in einer zweiten Phase für eine reichliche Zufuhr an Wasser, Glukose und Elektrolyten gesorgt werden, die als Berechnungsgrundlage 3 Liter pro Quadratmeter Körperoberfläche hat. Für einen Patienten von 30 kg Gewicht und 135 cm Größe, der somit eine Körperoberfläche von 1 m² hat, macht das 3 Liter in 24 Stunden aus (42 Tropfen/Minute).

Die Lösung (B) hat folgende Zusammensetzung, bezogen auf 1 Liter: 100 g Glukose, 2 g NaCl, 1,5 g Kcl, 1 g Ca-Glukonat.

Insulin wird nach Bedarf alle drei Stunden als Altinsulin gegeben, und zwar etwa die Hälfte der Ausgangsdosis, je nach Urinbefund und bis zum völligen Verschwinden der Ketose.

Die Nahrungsaufnahme soll wieder so schnell wie möglich begonnen werden.

3. Lebensweise und Kontrolle des diabetischen Kindes

Wird das diabetische Kind in dieser Weise behandelt, kann und soll es ein normales Leben führen wie seine Altersgenossen, sowohl hinsichtlich der Arbeit in der Schule als auch der körperlichen Betätigung. Sporttreiben ist sogar wünschenswert, es setzt häufig den Insulinbedarf des Organismus herab. Unabdingbare Voraussetzung ist die Überwachung der Insulinbehandlung, aber die oben dargelegten kritischen Symptome sind so einfach, daß man die Verantwortung dafür ruhig dem jungen Diabetiker übertragen kann, wenn er alt genug ist, andernfalls seiner Familie. Es ist unumgänglich, sie in einem *Behandlungstagebuch* (vgl. Tabelle), das genau die Zeiten von Vorkommnissen sowie Urinbefunde beinhaltet, zu registrieren. Dies ist eine echte medizinische Erziehung, die der Arzt übernehmen muß. Seit mehreren Jahren erlauben es Ferienlager für jugendliche Diabetiker, diese Erziehung mit körperlicher Betätigung und einem Leben in frischer Luft zu verbinden.

Zahlreiche Faktoren beeinflussen tatsächlich jeweils den Insulinbedarf: interkurrente Erkrankungen, Traumen sowie mehr noch Gemütsbewegungen, die ihn manchmal in beträchtlichem Ausmaß wachsen lassen. Dabei ist die Weite und selbst die Richtung derartiger Ausschläge kaum vorauszusehen. Nur der Urinbefund gestattet ihre Erkennung.

Schließlich muß man wissen, daß der Insulinbedarf individuell sehr verschieden sein kann und während der Pubertät häufig erhöht ist.

Tab. 1: Auszug aus dem Behandlungstagebuch eines jugendlichen Diabetikers (9 J.)

Datum	Insulin A.I.	Insulin P.Z.I.	Mittag HZ	Mittag A.	Abend HZ	Abend A.	folg. Morgen HZ	folg. Morgen A.	Bemerkungen
1.9.	20	10	+	0	0	0	+	0	
2.9.	20	10	sp.	0	+	0	sp.	0	
3.9.	20	10	0	0	+	0	sp.	0	Gewicht: 26 kg
4.9.	20	10	+	0	sp.	0	+	0	Größe: 125 cm
5.9.	20	10	+	0	+	0	+	0	Eiweiß i. Urin: ⌀
6.9.	20	10	++	0	++	0	+	0	
7.9.	20	10	++	0	++	0	+	0	
8.9.	22	10	++	0	++	0	sp.	0	
9.9.	24	10	++	0	++	0	+	0	
10.9.	26	10	+	0	+	0	++	0	
11.9.	26	10	+	0	sp.	0	++	0	Nachts Durst
12.9.	26	11	++	0	sp.	0	++	0	Nachts Durst
13.9.	26	12	+	0	0	0	++	0	
14.9.	26	13	+	0	sp.	0	+	0	Leichtes Übels./16.00
15.9.	24	13	sp.	0	sp.	0	sp.	0	
16.9.	24	13	+	0	+	0	0	0	
17.9.	24	12	+	0	sp.	0	0	0	Hunger um 6 Uhr
18.9.	24	10	+	0	sp.	0	sp.	0	Übelsein um 6 Uhr
19.9.	24	8	+	0	0	0	+	0	
20.9.	24	8	+	0	+	0	++	0	Nachts Husten
21.9.	24	8	+	0	++	0	++	0	38° (Ab.), 38°5 (Mitt.)
22.9.	24	9	+	0	++	0	++	sp	39° (Ab.), 38° (Mitt.)
23.9.	24	10	+	0	++	0	++	++	Nachts Erbrechen
24.9.	24	12	++	++	++	0	++	0	+6 E A.I. am Mittag
25.9.	28	12	++	0	+	0	+	0	Arztbesuch
26.9.	28	12	+	0	+	0	sp.	0	37°5 (Ab.), 37° (Nacht)
27.9.	28	12	+	0	+	0	0	0	
28.9.	28	11	sp.	0	sp.	0	0	0	

A = Aceton
HZ = Harnzucker: ++ = 2,0–2,5 % oder mehr
      + = 1,5 %
      ± oder sp. (Spuren) = etwa 0,5 %

III. Sozialhygienische Probleme

A. Der Schulbesuch

Untersuchungen haben folgendes ergeben: Das diabetische Kind ist weder stärker noch schwächer begabt als jedes andere Kind, es besitzt indessen einen gewissen Grad an zusätzlicher Reife, den die Krankheit vielen Kindern verleiht.

Krankenhausaufenthalte, Heimunterbringungen haben die gleichen negativen Auswirkungen auf das Seelenleben und das Verhalten in der Schule, ob es sich nun um ein diabetisches oder ein anderes gleichaltriges Kind handelt.

Der Besuch der *Grund- oder Volksschule* des jungen Diabetikers bringt im allgemeinen keine ernsthaften Schwierigkeiten mit sich; lediglich im Hinblick auf

Impfungen und regelmäßige Ausübung des Sports bestehen manchmal Bedenken, die durch sachliche Unterrichtung der für diese Verbote verantwortlichen medizinischen Instanz rasch ausgeräumt werden sollten.

Beim Besuch von *Mittel- und Oberschulen* gibt es im allgemeinen keine Probleme, wenn das Kind mit seiner Familie in einer größeren Stadt mit entsprechenden Einrichtungen wohnt, also nicht in ein Internat aufgenommen werden muß.

Schwierigkeiten fangen erst an, wenn das Kind in *Halbpension* ist; immerhin trifft man heute nur selten auf unüberwindliche Schwierigkeiten bei der Zulassung diabetischer Kinder zum Mittagstisch, solange der Diabetiker die gleiche Kost erhält wie gleichaltrige Kinder und die vorgesetzte Nahrung ausgeglichen ist.

Echte Schwierigkeiten bestehen für das Internat; jedoch ist für einen intelligenten, einwandfrei geschulten Diabetiker im Kindes- oder Jugendalter das Leben auch im Internat ohne weiteres zu realisieren, sofern in dem betreffenden Institut Schulleitung und ärztliche Überwachung zusammenarbeiten. Das Risiko der Hypoglykämie, die die Hauptgefahr darstellt, kann nämlich leicht vorausgesehen werden; das Glukagon stellt heutzutage einen zusätzlichen Sicherheitsfaktor dar. In der Tat wäre es in dieser Frage das Ideal, wenn der Zuckerkranke als Interner in normalen Schulen aufgenommen werden könnte, die dazu vorgesehen sind und entsprechendes ärztliches Personal besitzen, besonders Krankenschwestern, die in Ferienlagern für diabetische Kinder ausgezeichnete Kenntnisse der kindlichen Zuckerkrankheit erworben haben. Nur für die wenigen besonders unstabilen Diabetiker könnte der Ausweg eines spezialisierten Internats vorgeschlagen werden.

Dagegen steht die Einrichtung einer oder mehrerer Sonderschulen (Gymnasien, Oberschulen) für diabetische Kinder gegen das wohlverstandene Interesse der allermeisten Diabetiker; neben der schädlichen Trennung vom häuslichen Milieu bringt diese Lösung noch den psychologisch eindeutigen Nachteil einer dauernden Vereinigung von Menschen mit sich, die unter guter Fürsorge ein völlig normales Leben führen können. Für den, der auf diesem Gebiete einige Erfahrung hat, besteht die eindeutige Schwierigkeit darin, eine Schar diabetischer Kinder, die 40 oder 50 übersteigt, einwandfrei zu behandeln, es sei denn, man verfügt über eine beträchtliche medizinische Einrichtung.

Während der Schulzeit kann der Diabetiker von anderen chronischen Affektionen befallen werden: Myopathie, Epilepsie, psychomotorische Retardierung, Poliomyelitis, Tuberkulose und gegebenenfalls Asthma und Gelenkrheumatismus; die äußerst geringe Anzahl diabetischer Kinder, die unter diese Kategorien fallen, rechtfertigt in keiner Weise die Einrichtung spezialisierter Anstalten. Der junge Diabetiker kann und muß seinen Platz in den gewöhnlichen Häusern und Anstalten finden, die auf diese verschiedenen Affektionen spezialisiert sind.

B. Die Berufswahl

Nach einhelliger Auffassung müssen dem Diabetiker Berufe verschlossen sein, die für ihn selbst und andere gefährlich sind; ebenso sollte er keinen Beruf wählen, der eine einwandfreie Sehschärfe verlangt (Stickerei, Uhrmacherei, Bakteriologie etc.). Auf diese bekannten Tatsachen braucht nicht näher eingegangen zu werden.

Abgesehen von diesen Sonderfällen gibt es jedoch in vielen Ländern eine große Anzahl von Berufen, die durchaus mit dem Status des Diabetikers zu vereinbaren sind, von denen aber die jugendlichen Zuckerkranken willkürlich ausgeschlossen werden.

In manchen Ländern sind diese Beschränkungen sehr weitreichend und zwingen die Diabetiker, die doch auch arbeiten müssen, um zu leben, manchmal Berufe zu ergreifen, die theoretisch völlig kontraindiziert sind (Bergarbeiter, Nachtwächter, Reisevertreter etc.).

Die Beamtenlaufbahn und folglich auch die Karriere in großen privaten Verwaltungen sind dem jungen Diabetiker fast ausnahmslos verschlossen. Man betont das Risiko degenerativer Komplikationen und vorzeitiger Pensionierung; andererseits ist es paradox, wenn der Staat, der sich doch immer mehr des Schicksals der Einzelnen annimmt, eine vollständige Trennwand vor Berufen wie z. B. dem Lehrberuf aufrichtet, in denen sie die besten Dienste leisten könnten. Eigentlich läge es doch im wohlverstandenen Interesse des Staates, Menschen, die während 15 und 20 Jahren wirksam arbeiten könnten, zuzulassen, ihnen während dieser Zeitspanne ein normales, tätiges und finanziell unabhängiges Leben zu ermöglichen, um sie danach vorzeitig zu pensionieren (was allerdings noch lange nicht die Regel ist), natürlich jeweils im Verhältnis zur tatsächlichen Dienstzeit. Diese Pension wäre auf jeden Fall besser und kaum kostspieliger als eine Invalidenrente, die sonst ohne die Gegenleistung einer wirkungsvollen Tätigkeit gezahlt werden müßte. Indem man dem Diabetiker Arbeit und Verantwortlichkeit nach seinen Möglichkeiten überträgt, verhilft man ihm sicherlich dazu, sich besser zu überwachen und so den Zeitpunkt für das Auftreten von Komplikationen deutlich hinauszuschieben.

Im übrigen muß man auf die offenbare *Ungerechtigkeit* einer derartigen diskriminierenden Gesetzgebung hinweisen; denn die Lage eines *Erwachsenen, der zuckerkrank wird,* ändert sich, sobald er erst einmal seine Stellung hat, nicht, selbst wenn er sich so schlecht führt wie irgend möglich. Dagegen sieht der *jugendliche Zuckerkranke* die Widerstände und Verbote eines anderen Zeitalters vor sich aufgebaut, selbst wenn er sich nach allen Regeln der Kunst führt.

C. Die Ehe mit Diabetikern

Sicherlich kann eine Eheschließung nicht untersagt werden, jedoch erscheint es durchaus wünschenswert, Ehen zwischen Diabetikern zu vermeiden. Im Hinblick darauf müssen *erbbiologische Kenntnisse* in die Schulung der jungen Diabetiker eingebaut sein, eine frühzeitige Warnung scheint sich als wirkungsvollste Maßnahme zu erweisen; sollte von *gemischten Ferienlagern für heranwachsende Diabetiker* abgesehen und abgeraten werden; gleiches gilt für Brieffreundschaften und *in noch stärkerem Maße* für Clubs und regelmäßige Treffen junger Diabetiker beider Geschlechter.

IV. Prognose und Prophylaxe des Diabetes beim Kind

A. Prognose

Selbst unter bestmöglicher Kontrolle bleibt der kindliche Diabetes auch heute noch ein ernstes Leiden.

Nach einem Verlauf von 15 bis 20 Jahren beginnt das Auftreten der degenerativen Komplikationen. Sie befallen hauptsächlich die Netzhaut, die Nieren und das Gefäßsystem. Nach einer Krankheitsdauer von 20 Jahren haben fast 80 % der Patienten mehr oder weniger ausgedehnte Schäden. Möglicherweise kann eine peinlich genaue klinische und physiologische Kontrolle, eine ständige Vermeidung jeglicher Ketose, das Auftreten dieser Komplikationen, die die Zukunft der Kranken so schwer belasten, wenn auch nicht verhindern, so doch wenigstens hinausschieben. Heutigentags kann jedoch kein Diabetologe von sich behaupten, er könne das fast unausweichliche Auftreten dieser Komplikationen verhindern. Aus diesem Grunde wird neuerdings große Hoffnung in die *Prophylaxe* gesetzt.

B. Prophylaxe

Die Prophylaxe hat ein doppeltes Ziel:
1. *für den Diabetiker selbst* das Auftreten degenerativer Komplikationen durch eine korrekt durchgeführte Behandlung zu vermeiden; darüberhinaus die Zeugung diabetischer Kinder zu vermeiden;
2. *für im Augenblick noch nicht erkrankte Personen* die Entwicklung einer möglichen Zuckerkrankheit zu vermieden.

Dieser Wunsch ist sicherlich berechtigt, seine Erfüllung jedoch davon abhängig, daß man über Mittel verfügt, die Prädispositionen zu erkennen und gleichzeitig eine Progression zur Zuckerkrankheit hin zu vermeiden. Man weiß, daß viele Diabetologen den Standpunkt vertreten, sie könnten diesen beiden Forderungen mit Bestimmtheit genügen. Jedoch scheint das, was vielleicht für den Erwachsenen gilt, bei dem insbesondere die Fettsucht eine wichtige Rolle unter den auslösenden Ursachen zu spielen scheint, für das Kind viel weniger sicher zu sein.

Wenn man die heute gültigen Kriterien der Definition des Prädiabetes oder, genauer, des latenten Diabetes anerkennt, findet man in einer Schar normaler Kinder 10 bis 20 % latente Diabetiker. Bei Berücksichtigung der tatsächlichen Gegebenheiten jedoch und bei der Annahme, daß sich der klinische Diabetes in der derart festgestellten Gruppe manifestiert, so wird nicht mehr als 1 % der betrachteten Bevölkerung – oder, wenn man will, 5 bis 10 % der „Prädiabetiker" – eines Tages wirklich zuckerkrank.

Wie soll man sich demgegenüber verhalten?

a) Manche glauben, um jeden Preis versuchen zu müssen, einer Entwicklung zum Diabetes hin zuvorkommen zu müssen, und raten zur Behandlung. *Aber welche Behandlung soll man vorschlagen? Diätbehandlung?* Wo jedoch die Fettsucht hier gar keine Rolle spielt, welche Diät soll man da Kindern mitten im Wachstum geben, wenn nicht eine völlig normale Kost? *Sulfonylharnstoffe?* Aber kann man denn nur auf Grund einer prinzipiellen Einstellung über unbestimmte Zeiträume hin Mittel verabfolgen, die durchaus nicht risikolos sind, sowohl hinsichtlich etwaiger Unverträglichkeit als auch der allzu wirklichen Möglichkeit einer Hypo glykämie?

b) Andere, die ebenso von der theoretischen Richtigkeit dieser Prophylaxe wie von der Bedeutung der entsprechenden klinischen Untersuchungsmethoden überzeugt sind, unterlassen jeglichen Behandlungsversuch und beschränken sich auf eine aufmerksame Überwachung.

In diesem Falle haftet jedoch die einmal gefaßte Meinung in der Vorstellung der Familie und des Kindes. Derartige Vorstellungen und Beunruhigungen können, wie man weiß, ein nicht wegzudiskutierender Auslösefaktor bei einer Person sein, die wirklich prädisponiert ist, eines Tages zuckerkrank zu werden.

c) Andere schließlich, darunter auch wir, stellen den Sinn der angewandten klinischen Untersuchungsmethoden und damit ihren Wert überhaupt in Frage und sind der Meinung, daß zunächst eine genaue statistische Untersuchung eines genügend großen Anteils einer Bevölkerung gleichen Alters, gleicher Lebensweise, gleicher Eßgewohnheiten untersucht werden muß, bevor „normal" und „abnormal" definiert werden können.

Die wenigen Arbeiten, die darüber anhand einer noch zu geringen Anzahl von Fällen durchgeführt wurden, zeigen nämlich, daß die zur Definition des latenten Diabetes und des biologischen Diabetes gesetzten Normen beim Kinde fast genau der Gruppe der Normalen entsprechen, die jenseits der 1. und 2. oberen Standardabweichung liegen.

Auch gibt eine ganze Zahl von Diabetologen, die in statistischen Fragen wenig bewandert sind, in ihren Arbeiten nicht einmal mehr genau an, ob es sich um echte Diabetiker handelt oder um Personen mit einer hyperglykämischen Blutzuckerkurve, die jene in die Kategorie des „biologischen Diabetes" einordnet, während sie im übrigen völlig normal sind. Es scheint sich eine bedauerliche Verwirrung anzubahnen, die Gefahr läuft, in einigen Jahren jegliche Interpretation von statistischen Gegenüberstellungen, insbesondere hinsichtlich der wirklichen Häufigkeit degenerativer Veränderungen sowie der Wirksamkeit unserer therapeutischen Bestrebungen, völlig unmöglich zu machen.

Literatur

DANOWSKI, T. S.: Diabetes mellitus with special reference on children and young adults. Williams and Wilkins, Baltimore 1957
HAMWI, G. J.: Therapy: changing dietary concepts. Chapter XVII Diabetes mellitus: Diagnosis and treatment. American Diabetes Association, Inc., New York 1964
JOSLIN, E. P., H. F. ROOT, P. WHITE and A. MARBLE: The treatment of diabetes mellitus. 10th ed. Lea and Febinger, Philadelphia 1959
LESTRADET, H.: Long term observations of chronic diseases. Diabetes mellitus in children. Springer-Verlag, Berlin–Göttingen–Heidelberg 1960
– J. BESSE et P. GRENET: Le diabète de l'enfant et de l'adolescent. Ed. Maloine, Paris 1968
SCHAETZ, A.: Die elastische Insulinbehandlung. Eine Fibel für den jugendlichen Diabetiker J. A. Barth Verlag, München 1968

Der Hypogonadismus des männlichen Zuckerkranken

Von K. Schöffling und R. Petzoldt, Frankfurt a. M.

I. Einleitung
II. Häufigkeit
III. Ätiologie und Pathogenese
IV. Klinisches Bild
  A. Subjektive Erscheinungen
  B. Objektive Erscheinungen
V. Endokrinologische Funktionsdiagnostik
  A. Hormonanalysen
    1. Hypophysäre Gonadotropine
    2. Testosteron
    3. 17-Ketosteroide
  B. Ejakulatanalysen

    1. Morphologische Untersuchungen
    2. Chemische Untersuchungen
  C. Histologische Untersuchungen
    1. Hodenveränderungen bei Tieren
    2. Hodenveränderungen beim Menschen
VI. Das Stoffwechselverhalten bei Zuckerkranken mit Hypogonadismus
VII. Das diabetische Spätsyndrom und andere Folgekrankheiten bei Zuckerkranken mit Hypogonadismus
VIII. Therapie und Verlauf

I. Einleitung

Zu den Folge- und Begleitkrankheiten des Diabetes mellitus gehört beim Manne auch eine Störung der Keimdrüsenfunktion. Diese Erkrankung ist schon seit der Mitte des vorigen Jahrhunderts bekannt. Romberg (1846) und Paschutin (1878) berichteten unseres Wissens als Erste von der Hodenatrophie im Verlauf der Zuckerkrankheit. Bereits damals beobachteten auch Tommasi (1874) und Bussard (1876) bei Diabetikern unbewegliche Spermien und nahmen als Ursache für diese „Nekrospermie" einen schädlichen Einfluß des erhöhten Zuckergehaltes im Sperma an. Koch (1910), Kyrle (1920) und Kraus (1923) untersuchten dann systematisch das Hodengewebe von verstorbenen Zuckerkranken und beschrieben degenerative Veränderungen mit Atrophie der Tubuli und „verminderter Spermiogenese". Diese Beobachtungen wurden in neuerer Zeit wiederholt bestätigt (Warren und LeCompte, 1952; Schöffling et al., 1959; Tonutti et al., 1960). Schöffling (1960), Federlin et al. (1965) sowie Rausch-Stroomann et al. (1968) fanden am Hodengewebe von Diabetikern mit Potenzstörungen Atrophie der Tubuli contorti, Verdickung der Basalmembranen und Reifungsstörungen in der Spermiogenese.

Die große Häufigkeit der Sexualstörungen beim zuckerkranken Manne betonte Naunyn (1906) schon in der Vorinsulinära. Er sah die Impotenz als eines der konstantesten Symptome des Diabetes mellitus an und beschrieb eine im Verlauf der Zuckerkrankheit zunehmende Ausprägung der Potenzstörungen, die von „herabgesetzter Libido mit verminderter Erektionsfähigkeit" bis zu „Verminderung der Hodensekretion mit völligem Potenzverlust" reicht. Von Noorden und Isaac (1927) sahen bei mehr als der Hälfte ihrer männlichen Zuckerkranken Potenzstörungen.

Nach der Einführung des Insulins in die Therapie des Diabetes mellitus konnte kein Verschwinden oder eine Verminderung der Sexualstörungen festgestellt werden, wie man zunächst gehofft hatte (BARTELHEIMER, 1940; WIECHMANN, 1953; BERTRAM, 1953, 1957). In mehreren Arbeiten wurde immer wieder einmal von Potenzstörungen berichtet, wobei der Anteil der sexualgestörten Diabetiker in den einzelnen Serien unterschiedlich groß war (KUHLMEY, 1939; HORSTMANN, 1949, 1950; THORN und FORSHAM, 1950; ÜBELHÖR, 1950; BERGQVIST, 1954). Klare Vorstellungen ergaben sich erst aus den großen Untersuchungsreihen von RUBIN und BABBOTT (1958), SCHÖFFLING et al. (1959), SCHÖFFLING (1960), MONTENERO und DONATONE (1962) und RAUSCH-STROOMANN et al. (1968), die zeigten, daß ebenso wie in der Vorinsulinära bei etwa der Hälfte der männlichen Diabetiker Sexualstörungen verschiedenen Ausmaßes auftreten.

II. Häufigkeit

Über die Häufigkeit der Sexualstörung des männlichen Diabetikers lagen, wie erwähnt, unterschiedliche Angaben vor. Nach den neueren umfangreichen Untersuchungen (RUBIN und BABBOTT, 1958; SCHÖFFLING, 1960; MONTENERO und DONATONE, 1962; RAUSCH-STROOMANN et al., 1968) sind 40–55 % aller Diabetiker in irgendeiner Form in ihrer sexuellen Leistungsfähigkeit beeinträchtigt. Eine leichte Störung mit verminderter Koitushäufigkeit fand SCHÖFFLING (1960) bei 20 %, eine mittelschwere Störung mit zeitweiliger Erektionsschwäche und fehlender Ejakulation bei 44 % und eine schwere Störung mit völliger Erektionsimpotenz und Koitusunfähigkeit bei 36 % der sexualgestörten zuckerkranken Männer;

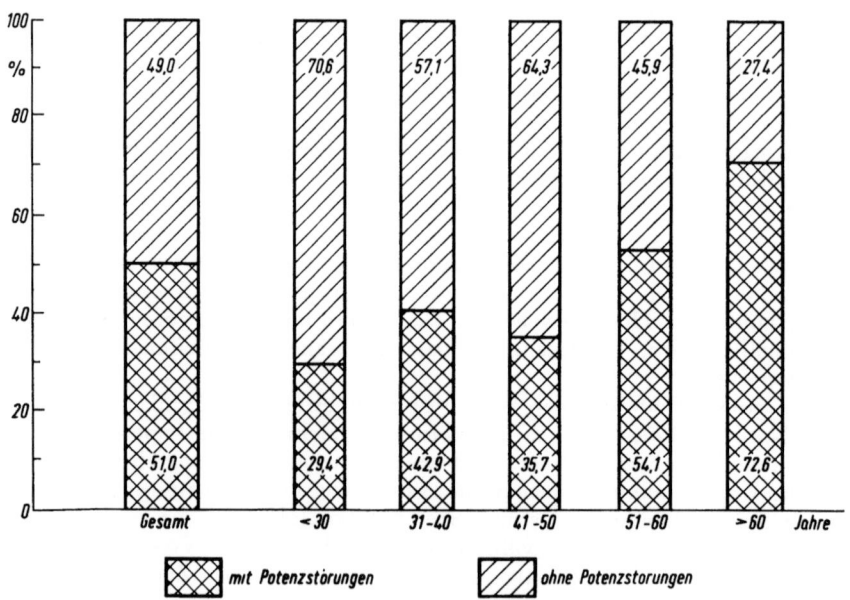

Abb. 1: Prozentuale Verteilung der Diabetiker mit und ohne Potenzstörungen in der Gesamtheit und in den einzelnen Altersklassen (314 Patienten) (SCHÖFFLING, 1960)

insgesamt war die Potenz bei 51 % aller Kranken gestört (Abb. 1). Bei der Hälfte der Impotenten war die Libido nicht beeinträchtigt (BERGQVIST, 1954; SCHÖFFLING, 1960).

Die Potenzstörungen sind bei jüngeren Diabetikern seltener als bei älteren Kranken (Abb. 1). Von den Zuckerkranken unter 30 Jahren geben 29 % Störungen ihrer sexuellen Leistungsfähigkeit an. Bei den 31- bis 40jährigen beträgt der Anteil der Impotenten 43 %, bei den 41- bis 50jährigen 36 % und bei den 51- bis 60jährigen 54 %. Am häufigsten klagten mit 73 % die Diabetiker mit einem Alter von mehr als 60 Jahren über Potenzstörungen (SCHOFFLING, 1960). RAUSCH-STROOMANN et al. (1968) fanden eine ähnliche Verteilung der Potenzstörungen in Abhängigkeit vom Alter der Zuckerkranken.

Bei Diabetikern mit beeinträchtigter Potenz kommt es verständlicherweise seltener zur Konzeption. Sie haben weniger Kinder als Zuckerkranke ohne Sexualstörungen (RUBIN, 1958, 1962; BABBOTT, RUBIN und GINSBURG, 1958; SCHÖFFLING, 1960). Auffallend ist dabei die Beobachtung, daß stoffwechselgesunde Ehefrauen von Diabetikern und insbesondere von potenzgestörten Zuckerkranken häufiger Fehlgeburten haben als die Frauen stoffwechselgesunder Männer (RUBIN, 1958; BABBOTT, RUBIN und GINSBURG, 1958; SCHÖFFLING, 1960).

III. Ätiologie und Pathogenese

Über die Ätiologie der Hodeninsuffizienz des zuckerkranken Mannes ist ebensowenig bekannt wie über die Ätiologie des Diabetes mellitus selbst. Auch die Frage nach dem pathogenetischen Mechanismus der Keimdrüsenfunktionsstörung des Zuckerkranken kann bisher nur spekulativ beantwortet werden. Sowohl die Ansicht, daß es sich bei den Potenzstörungen um innersekretorische Spätfolgen des Grundleidens handelt (WOODYATT, 1941; FALTA, 1944; WIECHMANN, 1953; GRAFE, 1955; u. a.), als auch die Annahme nervöser oder psychischer Ursachen für die Störungen (BARTELHEIMER, 1940; RUNDLES, 1945; LEVIE, 1951; DUNCAN, 1953; CONSTAM, 1957; HEINKE und DOEPFMER, 1960) treffen wahrscheinlich nicht zu. Auch die Deutungen von ÜBELHÖR (1950), HENI (1952) und RAUSCH-STROOMANN et al. (1968), die die Potenzstörungen als Folge des „Erschöpfungszustandes" des Zuckerkranken deuten bzw. als erworbenen primären Hypogonadismus (wie bei exogenen Noxen) erklären, finden keine sichere Stütze in den Untersuchungsresultaten. Ein echter primärer Androgenmangel als Ursache der Potenzstörung des Zuckerkranken, wie er zunächst angenommen wurde (FRASER et al., 1941; MILLER und MASON, 1945; FORBES et al., 1947; SPOSITO und PELOSIO, 1949; HORSTMANN, 1949; 1950; WILSON et al., 1950; SHADAKSHARAPPA et al., 1951; BERGQVIST, 1954), liegt wohl auch nicht vor. Endgültige Stellungnahmen hierzu sind jedoch noch nicht möglich, da der Testosteronspiegel des Diabetikers mit Potenzstörungen bisher nicht eingehend untersucht wurde. Als wahrscheinlich kann jedoch die Beobachtung gelten, daß bei den Diabetikern mit Impotenz ein Mangel oder ein Fehlen der hypophysären Gonadotropine vorliegt, der zur Störung führt (BERGQVIST, 1954; DRUDI und DORNETTI, 1958; SCHÖFFLING et al., 1959, 1960; SCHÖFFLING, 1960). Das typische histologische Bild, das später besprochen wird, entspricht dem des sekundären hypogonadotropen Hypogonadismus und stützt damit die Resultate der Hormonanalysen.

Die Ursache der wahrscheinlich gestörten Produktion gonadotroper Hormone durch die Hypophyse ist unbekannt. Es muß erwogen werden, daß beim Diabetes mellitus ebenso wie bei anderen innersekretorischen Erkrankungen die gonadotrope Partialfunktion der Hypophyse nur deshalb versagt, weil sie das labilste System ist.

IV. Klinisches Bild

A. Subjektive Erscheinungen

Angaben über Potenz und Libido können nur als Hinweise zur Erkennung einer Hodeninsuffizienz dienen. An eine Potenzstörung muß immer gedacht werden, wenn über verminderte Koitushäufigkeit, Ejakulationsstörungen und Erektionsschwäche geklagt wird. Eine Trennung der Libido von der Potenz ist einerseits eine grobe Vereinfachung und wird zum anderen von vielen Patienten bei der Erhebung der Anamnese nicht verstanden oder berücksichtigt. Auch die Angaben zur Fertilität können nur unter Vorbehalt als Hinweis auf eine Keimdrüsenstörung angesehen werden, da häufig – auch infolge der Kenntnis der Erblichkeit des Stoffwechselleidens – keine Nachkommen gewünscht werden.

B. Objektive Erscheinungen

Bei einem Viertel der potenzgestörten Diabetiker ist eine Hodenverkleinerung festzustellen (SCHÖFFLING, 1960; Abb. 2). Die Bestimmung der Hodengröße ist durch vergleichende Palpation der beiden Testikel mit Hodenmodellen von bekanntem Volumen nach SCHONFELD (1943) möglich. Als Normalwert ist ein Hodenvolumen von mehr als 15 cm^3 anzusehen; ein Volumen von weniger als 10 cm^3 ist ein Zeichen für eine sichere Hodenverkleinerung (SCHONFELD, 1943; PRADER, 1955; LABHART, 1957). Bei annähernd zwei Drittel aller Kranken mit Hypogonadismus findet sich eine herabgesetzte Hodenkonsistenz (Tab. 1), die zusammen mit der Testesverkleinerung und den Veränderungen des Haarkleides zu den Symptomen des Hypogonadismus gehört (HOTCHKISS, 1952; NIKOLOWSKI, 1953, 1958; SCHÖFFLING, 1960).

Besondere Bedeutung kommt der Prostatagröße zu. Die sekretorische Leistung und damit auch die Größe der Vorsteherdrüse steht in direkter Beziehung zur Höhe des Testosteronspiegels. Bei einem Abfall der inkretorischen Hodenleistung vermindert sich die Sekretbildung und die Größe der Prostata. Bei fast einem Drittel aller Diabetiker mit Keimdrüsenunterfunktion beobachtet man eine Verkleinerung der Prostata (SCHÖFFLING, 1960; Tab. 1).

Über röntgenologisch nachweisbare Verkalkungen des Ductus deferens liegen differente Mitteilungen vor. BIANCHINI (1930), JANKER (1935), MARKS und HAM (1942), O'CONNOR und CROWLEY (1947), ANDERSON (1950) sowie WILSON und MARKS (1951) berichten, daß es bei Altersdiabetikern nach relativ kurzer Krankheitsdauer zu dieser Störung kommen kann. Eine Beziehung dieser Erscheinung zu Störungen der Hodenfunktion konnte von SCHÖFFLING (1960) nicht nachgewiesen werden (Tab. 1).

Tab. 1: Ergebnisse der klinischen Untersuchung bei 60 Diabetikern mit Störung der Keimdrüsenfunktion (SCHÖFFLING, 1960)

Veränderung	Zahl
Hodenverkleinerung (< 10 cm^3)	14
Verringerung der Hodenkonsistenz	39
Verkleinerung der Prostata	20
Verkalkung des Ductus deferens	0

V. Endokrinologische Funktionsdiagnostik

A. Hormonanalysen

1. Hypophysäre Gonadotropine

Bei Zuckerkranken ohne Störung der Potenz wurden gelegentlich verringerte Gonadotropinausscheidungen beobachtet (HORSTMANN, 1949, 1950; BERGQVIST, 1954; DRUDI und DORNETTI, 1958; BATAILLE, 1963 c), wobei es sich jedoch immer nur um einzelne Kranke, meist mit Stoffwechselentgleisungen, gehandelt hat. Die überwiegende Mehrzahl der von diesen Autoren untersuchten Diabetiker zeigte jedoch ebenso wie in der Untersuchungsreihe von SCHÖFFLING (1960) eine normale Gonadotropinausscheidung (Abb. 2). Eine Erhöhung der Ausscheidung wurde nie festgestellt.

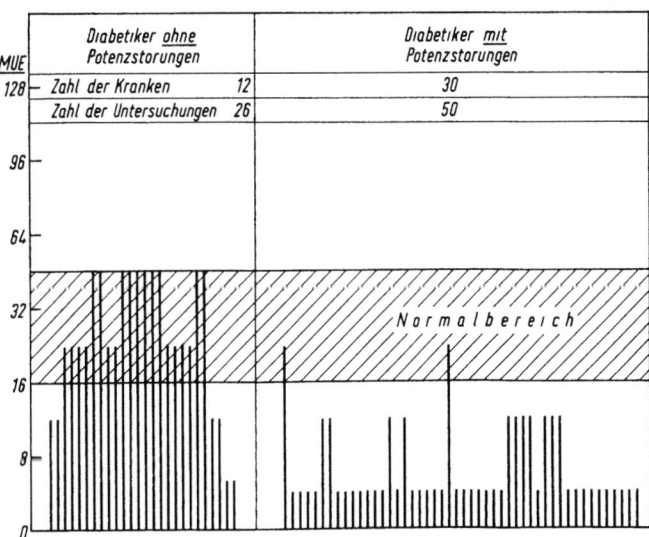

Abb. 2: Ausscheidung hypophysärer Gonadotropine bei Diabetikern mit und ohne Störung der Keimdrüsenfunktion (SCHÖFFLING, 1960)

Eindeutig sind bei SCHÖFFLING et al. (1959, 1960) und SCHÖFFLING (1960, 1965) die Ergebnisse bei Zuckerkranken mit einer Keimdrüseninsuffizienz (Abb. 2). Die Mehrzahl der Kranken hat keine oder nur eine geringe Ausscheidung hypophysärer Gonadotropine. Diese Ergebnisse, die schon von DRUDI und DORNETTI (1958) gefunden wurden, berechtigen bereits zum Ausschluß eines primären Hypogonadismus als Ursache der Sexualstörung und führen in Übereinstimmung mit BERGQVIST (1954) zu der Annahme, daß dem Hypogonadismus des Zuckerkranken eine mangelhafte hypophysäre Stimulation der Keimdrüse zugrunde liegt. Überraschenderweise ergaben die neueren Untersuchungen von DEMCHENKO (1965), PRIKHOZHAN (1967) sowie RAUSCH-STROOMANN et al. (1968) im Gegensatz zu BERGQVIST (1954) und SCHÖFFLING (1960) keine verminderte Hormonausscheidung, während die hodenbioptischen Bilder von RAUSCH-STROOMANN et al. (1968) denen von SCHÖFFLING (1960, 1965) und SCHÖFFLING et al. (1967) entsprechen und zumindest auf die mangelhafte hypophysäre Stimulation hinweisen.

2. Testosteron

Inzwischen liegen auch Methoden zur Testosteronbestimmung in Plasma und Urin vor (OERTEL und EIK-NES, 1959; SCHUBERT und WEHRBERGER, 1960; FINKELSTEIN, FORCHIELLI und DORFMAN, 1961; VOIGT, VOLKWEIN und TAMM, 1964). Die Untersuchung der inkretorischen Hodenfunktion ist dadurch zuverlässiger möglich als durch Bestimmung der Androgene in den 17-Ketosteroiden. Der Anteil der Testes an der Produktion und der Konzentration von Testosteron im Plasma beträgt 80 bis 90 % (DAVIS, KORENMAN und LIPSETT, 1964; HORTON, ROSNER und FORSHAM, 1964; KIRSCHNER, LIPSETT und COLLINS, 1965; RIVAROLA et al., 1966); im Urin liegt der testikuläre Anteil dieser Steroide bei 30 % (KOCHAKIAN, 1951; HAMILTON, BUNCH und MESTLER, 1962; und andere).

Von LIM und DINGMAN (1965), VERMEULEN (1965), SCHMIDT und STARCEVIC (1965, 1967) und SCHMIDT (1968) wurde über die Testosteronausscheidung bei hypophysär-thalamischen Störungen berichtet. Eunuchen und hypophysektomierte Patienten schieden weniger als ein Drittel der normalen Testosteronmenge aus. War ausschließlich die gonadotrope Funktion des Hypophysenvorderlappens gestört, so war die Testosteronausscheidung höher als bei Patienten, die auch eine kortikotrope Insuffizienz hatten.

Testosteronbestimmungen bei Diabetikern mit Hypogonadismus wurden unseres Wissens bisher nur von KENT (1966) durchgeführt, der bei 2 von 10 untersuchten Patienten einen Testosteronmangel feststellen konnte. Da eindeutige Ergebnisse bisher noch nicht vorliegen, kann der erwartete Androgenmangel nur anhand von 17-Ketosteroidbestimmungen und Spermaanalysen wahrscheinlich gemacht werden.

3. 17-Ketosteroide

Die Verfahren zur Bestimmung der neutralen 17-Ketosteroide gehen auf die Methode von ZIMMERMANN (1935) zurück. Das Originalverfahren wurde mehrfach modifiziert (CALLOW, CALLOW und EMMENS, 1938; HOLTORFF und KOCH, 1940; HAMBURGER, 1948). Die 17-Ketosteroid-Ausscheidung der Gesunden hängt von Geschlecht und Alter ab (BORTH, LINDNER und RIONDEL, 1957).

Die Ergebnisse der 17-Ketosteroidbestimmung bei zuckerkranken Männern ohne Sexualstörungen sind uneinheitlich. Es wurde sowohl über Verminderungen (MILLER und MASON, 1945; SPOSITO und PELOSIO, 1949; HORSTMANN, 1950; BERGQVIST, 1954) als auch über Normalwerte und Erhöhungen (VENNING und BROWNE, 1947; WHITE, 1947; RAUSCH-STROOMANN und SAUER, 1957; SCHÖFFLING, 1960; SCHÖFFLING et al., 1961; SCHÖFFLING, 1965; RAUSCH-STROOMANN et al., 1968) berichtet. Ähnlich uneinheitlich sind die Resultate bei Zuckerkranken mit Störung der Keimdrüsenfunktion (FRASER et al., 1941; MILLER und MASON, 1945; FORBES et al., 1947; SPOSITO und PELOSIO, 1949; HORSTMANN, 1949, 1950; WILSON et al., 1950; SHADAKSHARAPPA et al., 1951; BERGQVIST, 1954; SCHÖFFLING, 1960; SCHÖFFLING et al., 1959, 1960, 1963; BATAILLE, 1963 a, b; BATAILLE und STAQUET, 1964).

B. Ejakulatanalysen

1. Morphologische Untersuchungen

Bei der Ejakulatuntersuchung werden Samenplasmamenge, Spermienzahl, -beweglichkeit und -morphologie bestimmt. Die Beurteilung wird nach Bewertungstabellen vorgenommen, wie sie von MAC LEOD und GOLD (1951), PAGE und HOULDING (1951), LEEB (1955), NOWAKOWSKI (1955), TYLER und SINGHER (1956), DOEPFMER (1957) und SCHÖFFLING (1960) angegeben wurden. Als Normalwerte für die Ejakulatmenge gelten 2,5 bis 8,0 cm³ (MAC LEOD und GOLD, 1941; JOEL, 1953; WELLER, 1955; NOWAKOWSKI, 1955; LABHART, 1957). Eine Menge von weniger als 1,0 cm³ ist als sicher pathologisch anzusehen (JOEL, 1953; WEYENETH, 1956; u. a.). Ein sog. „Aspermatismus" liegt vor, wenn kein Ejakulat gewonnen werden kann. Eine Normospermie besteht bei einer Zahl von mehr als 40 000 000/cm³ (MAC LEOD und GOLD, 1951; JOEL, 1953; NOWAKOWSKI, 1955; TYLER und SINGHER, 1956; DOEPFMER, 1957; LABHART, 1957; u. a.). Bei weniger als 20 000 000/cm³ liegt eine Oligospermie vor (JOEL, 1953; LABHART, 1957; VASTERLING, 1958). Als Aspermie bezeichnet man das völlige Fehlen von Spermien und deren Vorstufen im vorhandenen Ejakulat. Im Ejakulat gesunder Probanden sind mindestens 60 % der Spermien beweglich (MAC LEOD und GOLD, 1951; JOEL, 1953; LEEB, 1955; TYLER und SINGHER, 1956; DOEPFMER, 1957; LABHART, 1957; VASTERLING, 1958). Ein Ejakulat mit mehr als 80 % morphologisch regelrechter Spermien wird als normal angesehen (STIASNY und GENERALES, 1937; MÖNCH, 1940; MAC LEOD und GOLD, 1951; JOEL, 1953; LABHART, 1957; VASTERLING, 1958).

Spermaanalysen an Diabetikern mit Störung der Keimdrüsenfunktion wurden u. a. von SCHÖFFLING (1960) durchgeführt. Abb. 3 gibt in synoptischer Darstellung diese Ergebnisse an Diabetikern mit einer Hodeninsuffizienz wieder.

Daraus ergibt sich, daß bei 15 % der Fälle mit einer Ejakulatmenge von weniger als 1,0 cm³ sowie bei 21 % der Patienten mit einem Aspermatismus Anhaltspunkte für eine gestörte Samenplasmabildung bestehen. KLEBANOW und MAC LEOD (1960) und RUBIN (1962) fanden in ihren Untersuchungen Ejakulatverminderungen und Aspermatismus noch häufiger.

Die Beurteilung der Spermien ergab bei 32 % der Patienten eine stärkere Verminderung der Gesamtzahl mit einer Vergrößerung des Anteils der unbeweglichen bzw. toten Samenfäden und einer Vermehrung des Prozentsatzes pathologischer Formen (SCHÖFFLING, 1960). Auch hier geben KLEBANOW und MAC LEOD

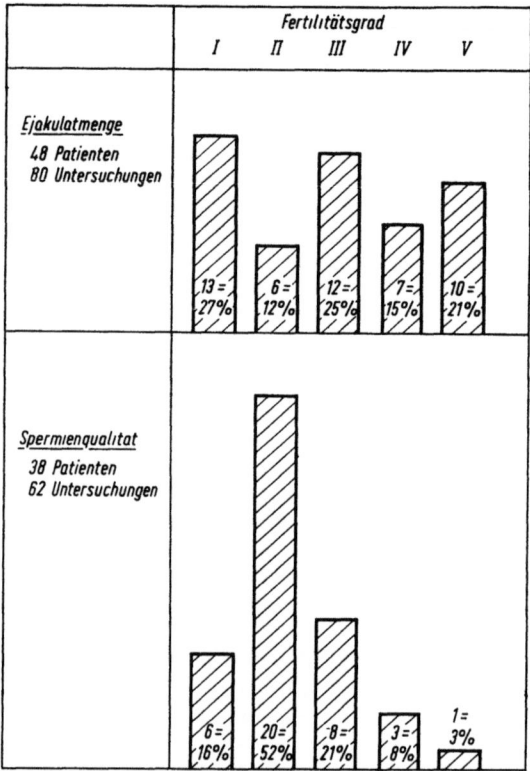

Abb. 3: Synoptische Darstellung der Fertilitätsgrade bei Diabetikern mit Störung der Keimdrüsenfunktion. I normale Fertilität, II leichtere Subfertilität, III stärkere Subfertilität, IV wahrscheinliche Infertilität, V sichere Infertilität (SCHÖFFLING, 1960)

(1960) sowie RUBIN (1962) bei ihren kleineren Kollektiven noch ausgeprägtere Veränderungen an, während RAUSCH-STROOMANN et al. (1968) bei allen Untersuchungen eine Einschränkung der Motilität beobachteten.

2. Chemische Untersuchungen

Die Fruktose-Konzentration im Spermaplasma, die bei Stoffwechselgesunden ausschließlich von der Stärke der Testosteronproduktion abhängig ist, liegt normalerweise zwischen 1200 und 5000 gamma/cm^3 (LANDAU und LOUGHEAD, 1951; RABOCH und HRADEC, 1954; GROPPER und NIKOLOWSKI, 1954; NOWAKOWSKI und SCHIRREN, 1956). Eine unter 1200 gamma/cm^3 verminderte Konzentration ist pathologisch und kann als Kriterium einer inkretorischen Hodeninsuffizienz verwendet werden.

Die Fruktose-Konzentration im Samenplasma ist bei der Hälfte der Diabetiker mit Störung der Keimdrüsenfunktion erniedrigt und zeigt das Bestehen einer inkretorischen Hodeninsuffizienz an (SCHÖFFLING, 1960; BENNAROCH, 1964).

C. Histologische Untersuchungen

Die Hodenbiopsie ermöglicht bei jeder Keimdrüseninsuffizienz die exakte Diagnose und gestattet damit eine zuverlässige Aussage über Prognose und Therapie (LABHART und HEDINGER, 1957; VOSS, 1957, 1958; u. a.). Auch an einem kleinen Gewebsstück kann die Beurteilung von Zustand und Funktion des Hodens sicher durchgeführt werden (DOEPFMER, 1957; BOEMINGHAUS und KLOSTERHALFEN, 1958). Histologisch werden die Veränderungen sowohl an den Tubuli contorti, der Basalmembran und in der Spermatogenese als auch im Interstitium, insbesondere den Leydigschen Zwischenzellen beurteilt. In histometrischen Auswertungen kann nach dem Punktzählverfahren (HENNIG, 1958) zusätzlich die exakte Verteilung der einzelnen Zellelemente bestimmt werden, wobei die Differenzierung nach STIEVE (1921), BARGMANN (1956) oder ROOSEN-RUNGE, MARBERGER und NELSON (1957) erfolgt.

1. Hodenveränderungen bei Tieren

Chinesische Hamster mit Spontandiabetes zeigen eine deutliche Verminderung sämtlicher Zellarten in der Spermatogenese (Abb. 4). Die gleichen Beobachtungen (Abb. 5) werden an alloxandiabetischen Ratten gemacht (SOULAIRAC, DESCLAUX und KATZ, 1948; SCHÖFFLING et al., 1967).

Auch bei Ratten, die nach 95 %iger Pankreatektomie diabetisch wurden, kommt es zu Keimdrüsenfunktionsstörungen (FOGLIA et al., 1963), die in ihrer Ausprä-

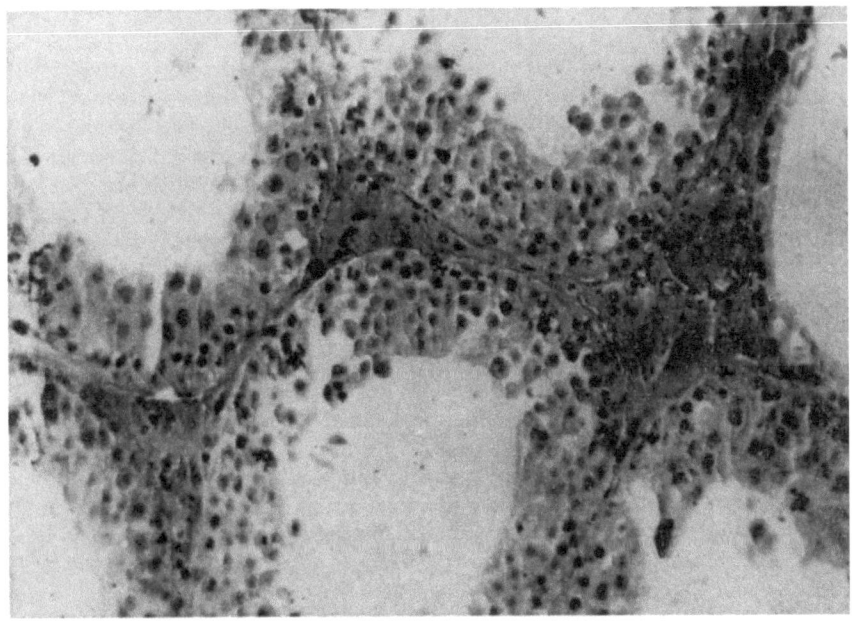

Abb. 4: Hypospermatogenese mit partiellem Spermatogenesestop bei chinesischen Hamstern mit Spontandiabetes (SCHÖFFLING, 1965)

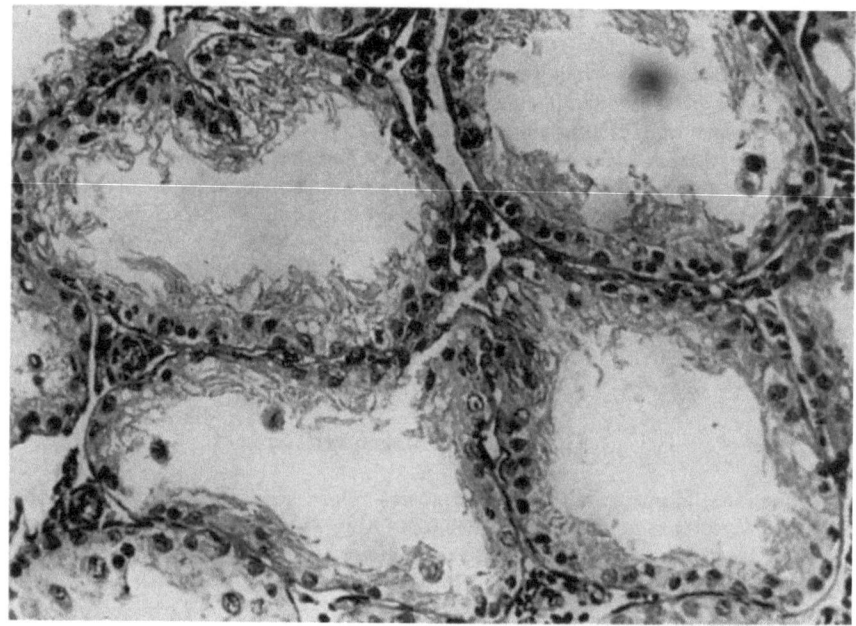

Abb. 5: Schwere Hypospermatogenese mit partiellem Spermatogenesestop bei alloxandiabetischen Ratten (Diabetesdauer 11 Monate) (SCHÖFFLING, 1965)

gung von der Schwere der Stoffwechselstörung abhängig sind (FOGLIA et al., 1969).

Mäuse mit dem rezessiv vererbten „obese-hyperglycaemic-syndrom" zeigen eine weniger gestörte Spermatogenese, haben jedoch eine deutliche Verminderung der Leydig-Zellen mit signifikanten Zellkernverkleinerungen (HELLMAN, JACOBSSON und TÄLJEDAL, 1963). Nur 20 % dieser fettsüchtigen und diabetischen Tiere sind fortpflanzungsfähig (INGALLS, DICKIE und SNELL, 1950; LANE, 1959).

Bei Katzen wurde schon 1921 eine Hodenatrophie nach Pankreatektomie beobachtet (KRAUS, 1921). Auch bei Hähnen kommt es nach der Pankreatektomie zur Hodenatrophie und zu regressiven Testesveränderungen (BELKIN, MICHALOWSKY und FALIN, 1931). Schon nach Tagen kann eine Aspermie auftreten; nach Monaten hat der Kamm nur noch $^1/_5$ der normalen Größe (LEPKOVSKY et al., 1964).

2. Hodenveränderungen beim Menschen

Ähnliche Befunde wie im Tierexperiment finden sich beim Diabetiker mit einer Störung der Keimdrüsenfunktion. Sie entsprechen den Veränderungen bei Kranken mit sekundärem Hypogonadismus auf dem Boden einer Erkrankung der Hypophyse oder ihrer nächsten Umgebung (HOWARD et al., 1950; NOWAKOWSKI, 1955). Pathologische Befunde wurden bei allen Diabetikern mit Hypogonadismus nachgewiesen (SCHÖFFLING, 1960, 1965). Am häufigsten wird eine deutliche, gelegentlich eine geringe Atrophie der Tubuli contorti beobachtet (Abb. 6). Die Basalmembran der Kanälchen ist bei der überwiegenden Zahl der Fälle verdickt

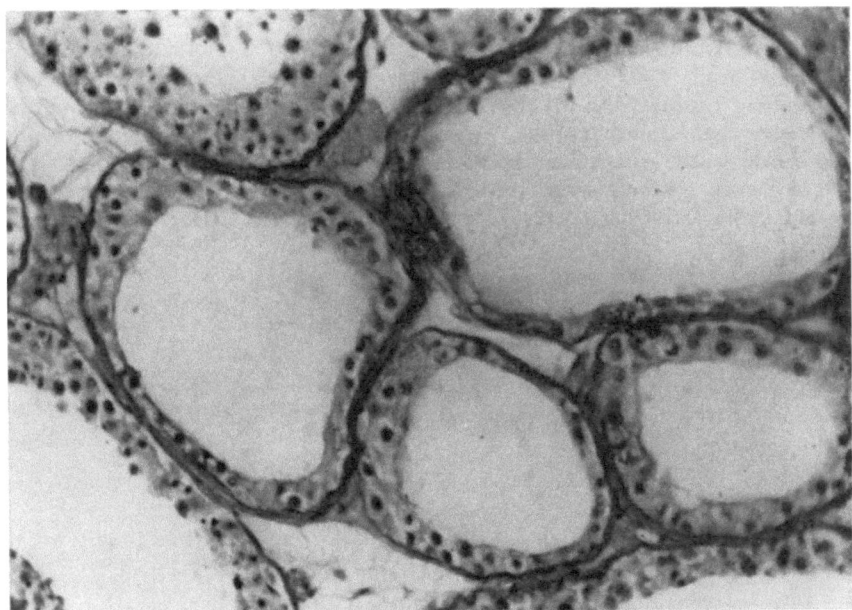

Abb. 6: Tubulusatrophie, Hypospermatogenese und partieller Spermatogenesestop bei einem Diabetiker mit Störung der Keimdrüsenfunktion (SCHÖFFLING, 1965)

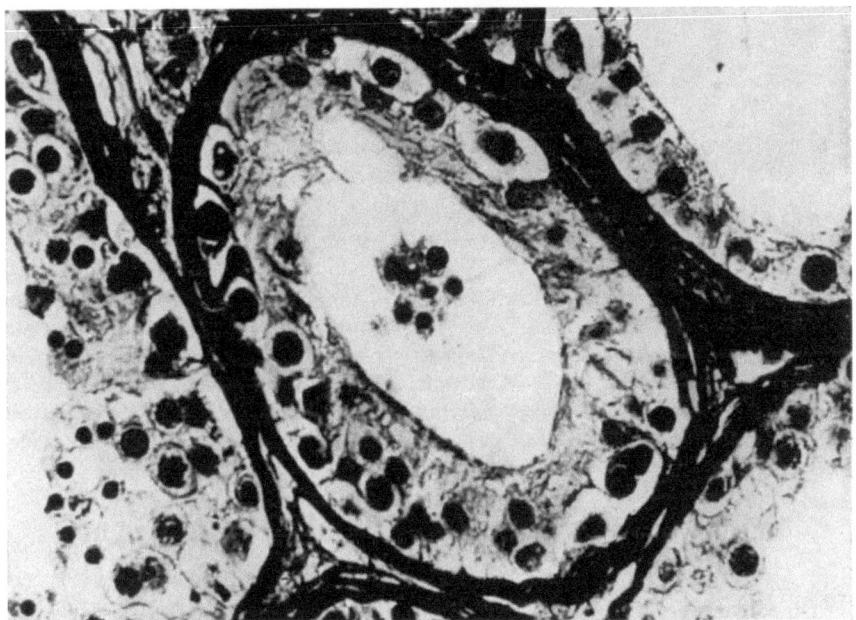

Abb. 7: Verdickte Basalmembran und Reifungshemmung im Keimepithel bei einem Diabetiker mit Störung der Keimdrüsenfunktion (SCHÖFFLING, 1965)

(Abb. 7) (Koch, 1910; Kyrle, 1920; Kraus, 1923; Warren und LeCompte, 1952; Schöffling et al., 1959; Tonutti et al., 1960; Schöffling, 1960, 1965; Federlin et al., 1965; Rausch-Stroomann et al., 1968). Die Spermatogenese ist regelmäßig gestört (Abb. 8). Die Zellen der Spermatogenesereihe sind, auch bei histometrischen Untersuchungen, vermindert, eine sichere Verminderung der Leydig-Zellen wurde jedoch nicht beobachtet (Tommasi, 1874; Bussard, 1876; Koch, 1910; Kyrle, 1920; Kraus, 1923; Warren und LeCompte, 1952; Schöffling et al., 1959; Tonutti et al., 1960; Schöffling, 1960, 1965; Federlin et al., 1965).

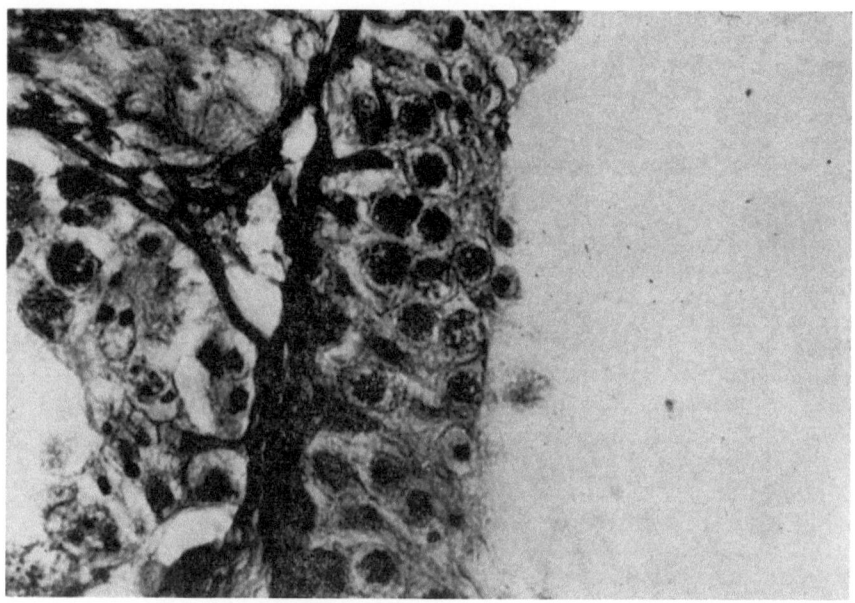

Abb. 8: Reifungshemmung des Keimepithels bei einem Diabetiker mit Störung der Keimdrüsenfunktion (Schöffling, 1965)

Während der Zuckerkrankheit kommt es somit zu einer Hodenatrophie mit Störung der Samenzellbildung. Der Hypogonadismus des Diabetikers ist also durch eine Hypospermatogenese (Tonutti et al., 1960) mit partiellem Spermatogenesestop (Weyeneth, 1952; Maroulis, 1962) charakterisiert. Die Störung der Hodenfunktion beim Diabetiker nimmt damit eine Mittelstellung zwischen dem „early spermatocytic arrest" und dem „late spermatid arrest" ein (Roosen-Runge et al., 1957).

VI. Das Stoffwechselverhalten bei Zuckerkranken mit Hypogonadismus

Die Sexualstörung ist weder eine Früh- noch eine Spätkomplikation der Zukkerkrankheit, sondern kann ebenso zu Beginn des Diabetes mellitus wie auch Monate, Jahre und Jahrzehnte danach auftreten.

Der Vergleich von Lebensalter und Diabetesmanifestationsalter ergibt keinen Unterschied zwischen potenzgestörten Diabetikern und Zuckerkranken ohne Einschränkung der sexuellen Leistungsfähigkeit. Dagegen haben Diabetiker mit Hypogonadismus eine längere Diabetesdauer als Zuckerkranke ohne Keimdrüseninsuffizienz. Dennoch kann die Sexualstörung nicht als Spätkomplikation des Diabetes mellitus angesehen werden, da sie nach den Untersuchungen Schöfflings (1960) zu jedem Zeitpunkt nach der Krankheitsmanifestation auftreten kann.

Die Art der Therapie des Diabetes mellitus und die Güte der Stoffwechseldauereinstellung haben nach den gleichen Untersuchungen keinen Einfluß auf den Hypogonadismus.

VII. Das diabetische Spätsyndrom und andere Folgekrankheiten bei Zuckerkranken mit Hypogonadismus

Die Angiopathia diabetica, die Diabetesfolgekrankheiten und die typischen Komplikationen finden sich selbstverständlich auch beim sexualgestörten Zuckerkranken. Korrelationen zwischen diesen Diabeteskomplikationen und dem Hypogonadismus lassen sich jedoch nur in engen Grenzen feststellen.

So war die diabetische Angiopathie, die eine sichere Korrelation zur Diabetesdauer hat, in der Untersuchung Schöfflings (1960) bei Diabetikern mit Hodeninsuffizienz häufiger als bei nicht sexualgestörten Zuckerkranken. Diese Beobachtung besitzt jedoch keine entscheidende Bedeutung, da diese Kranken auch schon länger an ihrem Diabetes litten.

Die Neuropathia diabetica wurde schon seit langem als pathogenetischer Faktor für den Hypogonadismus des Diabetikers angesehen. Es bestand die Vorstellung, daß die diabetische Schädigung des peripheren autonomen Nervensystems bei Befall einzelner sakraler Fasern zur Störung der Sexualfunktion führt. Sehr unterschiedlich – zum Teil mit weit mehr als 25 % – wurde die Häufigkeit dieser Störungen angegeben, wobei jedoch die Kriterien, nach denen die Diagnose einer Neuropathia diabetica gestellt wurde, nicht strengen neurologischen Forderungen entsprachen (Rundles, 1950; Martin, 1953; Keen, 1959; Ayad, 1961, 1965). Bischoff (1963) sicherte bei 9 von 200 sexualgestörten Diabetikern eine diabetische Neuropathie. Untersuchungen von Schöffling (1960), Montenero und Donatone (1962) und Seitz (1964) ergaben keine ausreichenden Hinweise für eine sichere Korrelation zwischen der Neuropathia diabetica und dem Hypogonadismus des Diabetikers. Auch Ellenberg (1962) konnte keinen eindeutigen Zusammenhang zwischen beiden Störungen feststellen.

Die bekannten, beim Diabetes mellitus gehäuft vorkommenden Allgemeinerkrankungen, wie z. B. Lebererkrankungen und Infektionskrankheiten (insbesondere die Tuberkulose), sind beim sexualgestörten Diabetiker ebenso oft zu beobachten wie beim Zuckerkranken ohne Hypogonadismus (Schöffling, 1960).

VIII. Therapie und Verlauf

Für die Behandlung des hypogonadotropen Hypogonadismus stehen mehrere Möglichkeiten zur Verfügung. Die Feststellung, daß die Keimdrüseninsuffizienz des männlichen Diabetikers mit den beschriebenen Zeichen des Testosteronmangels ursächlich auf die fehlende oder verminderte Ausscheidung von Gonadotropinen zurückzuführen ist, führt folgerichtig zum Versuch der Gonadotropinsubstitution (HELLER und NELSON, 1948). Durch die Gabe von Gonadotropinen sind im wesentlichen zwei Wirkungen zu erzielen, die auf die beiden gonadotropen Hormone, das follikelstimulierende Hormon und das die interstitiellen Zellen stimulierende Hormon, zurückgeben. Das FSH bewirkt hauptsächlich eine Anregung der Spermatogenese, das ICSH stimuliert vorwiegend die Leydigschen Zwischenzellen zur Testosteronproduktion.

Anstelle und neben der Gonadotropinsubstitution ist jedoch auch der Ersatz des Testosteronmangels möglich. Es ist zwar erwiesen, daß beim hypogonadotropen Hypogonadismus durch Gabe von Testosteron allein auch die Spermatogenese gefördert wird (WERNER, 1941; EVANS und SIMPSON, 1950; HEINKE und TONUTTI, 1956), wobei es sich wohl hauptsächlich um eine Verbesserung der Spermienqualität ohne Normalisierung der verminderten Spermiengesamtzahl handelt (NIKOLOWSKI, 1958); die wesentliche Wirkung des Testosteron ist dagegen jedoch in der Wiederherstellung der Koitusfähigkeit und in der Normalisierung von Libido und Potenz zu sehen.

Die Wahl der Therapie richtet sich nach dem erwünschten Erfolg und damit insbesondere nach dem Alter der Patienten. Bei jüngeren Diabetikern, bei denen die Wiederherstellung der Potenz ebenso wichtig ist wie die Beseitigung der Sub- und Infertilität, wird die kombinierte Gonadotropin-Testosteron-Behandlung durchgeführt. Darunter kommt es nach 4 bis 8 Monaten zur Normalisierung von Libido und Potenz. Die Hodengröße ändert sich zwar nur selten, die Prostata erreicht jedoch meist wieder ihr normales Volumen (HELLER und NELSON, 1948; SCHÖFFLING, 1960); auch die Spermabefunde bessern sich (SCHÖFFLING, 1960).

Ältere Patienten, für die die Fertilitätsstörung von geringerer Bedeutung ist, können zur Wiederherstellung der Koitusfähigkeit und zur Normalisierung von Libido und Potenz allein mit Testosteron behandelt werden.

Bei der kombinierten Gonadotropin-Testosteron-Behandlung wird als Gonadotropin entweder das Choriongonadotropin (human chorion gonadotrophin, HCG) mit vorwiegender ICSH-Wirkung oder das Serumgonadotropin (human menopausal gonadotrophin, HMG), das hauptsächlich eine FSH-Wirkung hat, gegeben. Man verabreicht 2000–4000 IE HCG oder 5000 IE HMG pro Woche in mehreren Injektionen. Das Testosteron wird entweder als schnell lösliche Form in einer Menge von 50 mg Testosteronpropionat wöchentlich oder als schwerer lösliche Form mit mehrwöchiger Wirkung in einer Menge von 250 mg Testosteronoenanthat gegeben; der gewünschte Soforteffekt wird bei der Behandlung mit der Depotform durch zusätzliche Gabe von 25 mg des schnell löslichen Propionats erreicht. Die Dosierung der Gonadotropine und/oder des Testosteron wird im weiteren Verlauf von der Besserung des subjektiven und objektiven Befindens abhängig gemacht. Nach 3 Monaten wird eine Pause von 4 bis 8 Wochen eingelegt und anschließend die Therapie in reduzierter Dosierung fortgesetzt; eine Dauersubstitution ist nicht in jedem Fall erforderlich (HELLER und NELSON, 1948; SCHÖFFLING, 1960).

Wird nur mit Testosteron behandelt, so injiziert man in mehrwöchigen Abständen 250 mg Testosteronoenanthat. Bei der Mehrzahl der meist älteren Patienten ist eine Dauersubstitution notwendig. Therapieversuche mit Mesterolon bei diesen Patienten werden zur Zeit durchgeführt und können noch nicht abschließend beurteilt werden.

Literatur

ANDERSON, P. E.: Calcification of vasa deferentia. Acta Radiol. *34*, 89 (1950)
AYAD, H.: Permanent diabetic impotence, a new diagnostic sign. 4. Congr. Fed. Internat. Diabète, Publ. M. Demole, S. 496. Edition Mèdecine et Hygiène, Genève 1961
– Diskussionsbemerkung. In: On the nature and treatment of diabetes. S. 520, 1965
BABBOTT, D., A. RUBIN und S. J. GINSBURG: The reproductive characteristics of diabetic men. Diabetes 7, 33 (1958)
BARGMANN, A.: Histologie und mikroskopische Anatomie des Menschen. 2. Aufl., Georg Thieme Verlag, Stuttgart 1956
BARTELHEIMER, H.: Extrainsuläre hormonale Regulatoren im diabetischen Stoffwechsel. Experimentelles und Klinisches zur diabetogenen Regulationsverschiebung. Erg. Inn. Med. *59*, 595 (1940)
BATAILLE, J. P.: La fonction testiculaire du diabétique impuissant. I. Elimination urinaire des 17-kétostéroides et des gonadotrophines. Ann. Endocr. (Paris) *24*, 750 (1963a)
– La fonction testiculaire du diabétique impuissant. II. Métabolisme de la testostérone d'import. Ann. Endocr. (Paris) *24*, 908 (1963b)
– Le testicule endocrine du diabétique impuissant. Diabète (Le Raincy) *11*, 283 (1963c)
– und A. STAQUET: La fonction testiculaire du diabétique impuissant. III. Réponse du testicule du diabétique impuissant aux injections de gonadotrophine chronique. Ann. Endocr. (Paris) *25*, 107 (1964)
BELKIN, J. P., I. MICHALOWSKY und L. FALIN: Über Beziehungen zwischen Pankreas und Geschlechtsdrüsen. Virchows Arch. path. Anat. *280*, 414 (1931)
BENNAROCH, J. S.: Fructose behavior in the course of sexual impotency in diabetic patients. 5. Congr. Int. Diab. Found. Toronto, Canada 20. – 24. 7. 1964. Abstr. Nr. 34. Excerpta Medica Found., Amsterdam – New York – London – Milan – Tokyo 1964
BERGQVIST, N.: The gonadal function in male diabetics. Acta Endocr. (Kbh.), Suppl. *18*, 1 (1954)
BERTRAM, F.: Die Zuckerkrankheit. 4. Aufl., Georg Thieme Verlag, Stuttgart 1953
– Stoffwechsel der Kohlenhydrate. Klinischer Teil. In: Zöllner, Thannhausers Lehrbuch des Stoffwechsels und der Stoffwechselkrankheiten. Georg Thieme Verlag, Stuttgart 1957
BIANCHINI, A.: Su di un caso di calcificazione quasi totale delle vie deferenziali. Arch. di Radiol. *6*, 228 (1930)
BISCHOFF, A.: Die diabetische Neuropathie. Georg Thieme Verlag, Stuttgart 1963
BOEMINGHAUS, H. und H. KLOSTERHALFEN: Zur Fertilität des Mannes. Z. Urol. *51*, 249 (1958)
BORTH, R., A. LINDER und A. RIONDEL: Urinary Excretion of 17-Hydroxy-Corticosteroids and 17-Ketosteroids in Healthy Subjects in Relation to Sex, Age, Body Weight and Height. Acta Endocrinologica *25*, 33 (1957)
BUSSARD, A.: Gazette mèd. de Paris 1876. Zit. *Naunyn*
CALLOW, N. H., R. K. CALLOW und C. W. EMMENS: Colorimetric determination of substances containing the grouping – CH_2CO – in urine extracts as an indication of androgen content. Biochem. J. *32*, 1312 (1938)
CONSTAM, G. R.: Das Pankreas. In: LABHART, A.: Klinik der inneren Sekretion. Springer-Verlag, Berlin–Göttingen–Heidelberg 1957
DAVIS, T. E., S. G. KORENMAN und M. B. LIPSETT: Suppression of testosterone production in man by physiologic dosis of androgen. 46. Meeting Endocr. Soc. USA, p. 28 Abstr. Nr. 12. Excerpta medica Found., Amsterdam–New York–London–Milan–Tokyo 1964

Demchenko, S. V.: Gonadotropnaia funktsiia gipofiza u muzhchin Stradaiushchikh sakharnym diabetom. Probl. Endokr. Gormonoter. *11*, 36 (1965)
Doepfmer, R.: Die männliche Infertilität. Med. Klin. *52*, 2105, 2145 (1957)
Drudi, C. und F. Dornetti: Sul compostamento della escrezione gonadotropa nel diabete mellito giovanile. Folia Endocr. (Roma) *XI*, 708 (1958)
Duncan, G. G.: Diseases of metabolism. 3. Aufl., Saunders, Philadelphia 1953
Ellenberg, M.: Diabetic neuropathy. In: Ellenberg, M. und H. Rifkin: Clinical Diabetes Mellitus. McGraw-Hill Book Company, Inc., New York–Toronto–London 1962
Evans, H. M. und M. E. Simpson: Physiology of the gonadotrophins. In: Pincus, G. und K. V. Thimann: The Hormones, Bd. 2. Acad. Press, New York 1950
Falta, W.: Die Zuckerkrankheit. 3. Aufl. Urban & Schwarzenberg Verl. Berlin–Wien 1944
Federlin, K., K. Schöffling, P. Neubronner und E. F. Pfeiffer: Histometrische Untersuchungen am Hodengewebe des Diabetikers mit Keimdrüsenunterfunktion. Diabetologia *1*, 85 (1965)
Finkelstein, M., E. Forchielli und R. I. Dorfman: Estimation of testosterone in human plasma. J. clin. Endocrinol. *21*, 98 (1961)
Foglia, V. G., R. F. Borghelli, R. A. Chieri, E. L. Fernandez-Collazo, J. Spindler und O. Wesely: Sexual disturbances in the diabetic rat. Diabetes *12*, 231 (1963)
– J. M. Rosner, M. C. De Peralta Ramos und B. E. Lana: Sexual disturbances in the male diabetic rat. Diabetologia (1969), im Druck.
Forbes, A. P., E. G. Donaldson, E. C. Reifenstein und F. Albright: Effect of trauma and disease on urinary 17-ketosteroid excretion in man. J. clin. Endocrinol. *7*, 264 (1947)
Fraser, R. W., A. P. Forbes, F. Albright, H. Sulkowitch und E. C. Reifenstein: Colorimetric assay of 17-ketosteroids in urine. A survey of the use of this test in endocrine investigation, diagnosis and therapy. J. clin. Endocrinol. *1*, 234 (1941)
Grafe, E.: Der Diabetes mellitus des Menschen. In: Grafe, E. und J. Kühnau, Krankheiten des Kohlenhydratstoffwechsels, Handbuch Inn. Med. Bd. 7., 4. Aufl., Springer-Verlag, Berlin–Göttingen–Heidelberg 1955
Gropper, H. und W. Nikolowski: Ejakulat – Fructose und Fertilitätsdiagnostik. Dtsch. Med. Wschr. *79*, 1926 (1954)
Hamburger, C.: Normal urinary excretion of neutral 17-ketosteroids with special reference to age and sex variations. Acta Endocrinologica *1*, 19 (1948)
– "Micromethods" for determination of 17-ketosteroids in urine, with statistical appendix by G. Rasch. Acta Endocrinologica *1*, 375 (1948)
Hamilton, J. B., L. D. Bunch und G. E. Mestler: Chromatographic fractions and estimated androgenic activity of urinary 17-ketosteroids in castrate and intact man. J. clin. Endocrinol. *22*, 1103 (1962)
Heinke, E. und R. Doepfmer: Fertilitätsstörungen beim Manne. In: Handbuch der Haut- und Geschlechtskrankheiten, Ergänzungswerk VI/3. Springer-Verlag, Berlin–Göttingen–Heidelberg 1960
– und E. Tonutti: Studien zur Wirkung des Testosterons auf die spermiogenetische Aktivität des Hodens bei Oligospermie. Dtsch. Med. Wschr. *81*, 566 (1956)
Heller, C. G. und W. O. Nelson: The testis-pituitary relationship in man. Recent Progress in Hormone Research. *3*, 229 (1948)
– – Classification of male hypogonadism and a discussion of the pathologic physiology, diagnosis and treatment. J. clin. Endocrinol. *8*, 345 (1948)
Hellman, B., L. Jacobsson und J. B. Täljedal: Endocrine activity of the testis in obese-hypoglycaemic mice. Acta Endocrinologica *44*, 20 (1963)
Heni, F.: Die primäre Atrophie der Keimdrüsen des Mannes. Klin. Wschr. *30*, 741 (1952)
Hennig, A.: Kritische Betrachtungen zur Volumen- und Oberflächenmessung in der Mikroskopie. Zeiss Werkzeitschrift *6*, 78 (1958)
Holtorff, A. F. und F. C. Koch: Colorimetric estimation of 17-ketosteroids and their application to urine extracts. J. biol. Chem. *135*, 377 (1940)

HORSTMANN, P.: The function of the endocrine glands in diabetes mellitus. Acta Endocrinologica 2, 379 (1949)
- The excretion of androgens in human diabetes mellitus. Acta Endocrinologica 5, 261 (1950)
HORTON, R., J. ROSNER und P. H. FORSHAM: Testosterone production rate: studies on the adrenal cortex. 46. Meeting Endocr. Soc. USA, p. 66, Abstr. Nr. 88 Excerpta medica Found., Amsterdam–New York–London–Milan–Tokyo 1964
HOTCHKISS, R. S.: Infertility in men. Thomas, Springfield 1952
HOWARD, R. P., R. C SNIFFEN, F. A. SIMMONS und F. ALBRIGHT: Testicular deficiency, a clinical and pathological study. J. clin. Endocrinol. 10, 121 (1950)
INGALLS, A. M., M. M. DICKIE und G. D. SNELL: Obese, a new mutation in house mouse. J. Hered. 41, 317 (1950)
JANKER, R.: Ein Beitrag zur Verkalkung der Samenblasen und Samenleiter. Fortschr. Röntgenstr. 52, 36 (1935)
JOEL, C. A.: Studien am menschlichen Sperma. 2. Aufl. Benno Schwabe-Verlag, Basel 1953
JOSLIN, E. P., H. F ROOTE, P. WHITE und A. MARBLE: The Treatment of Diabetes Mellitus. 8. und 9. Aufl. Lea und Febiger, Philadelphia 1952
KEEN, H.: Autonomic Neuropathy in Diabetes Mellitus. Postgrad. med. J. 35, 272 (1959)
KENT, J. R.: Gonadal function in impotent diabetic males. Diabetes 15, 537 (1966)
KIRSCHNER, M. A., M. B. LIPSETT und D. R. COLLINS: Plasma ketosteroids and testosterone in man: A study of the pituitary-testicular axis. J. clin. Invest. 44, 657 (1965)
KLEBANOW, D. und J. MACLEOD: Semen quality and certain disturbances of reproduction in diabetic men. Fertil. and Steril. 11, 255 (1960)
KOCH, K.: Zwischenzellen und Hodenatrophie. Virchows Arch. path. Anat. 202, 376 (1910)
KOCHAKIAN, C. D.: Wirkung der Androgene auf den Stoffwechsel. Schweiz. med. Wschr. 81, 985 (1951)
KRAUS, E. J.: Zur Pathogenese des Diabetes mellitus aufgrund morphologischer Untersuchungen der endokrinen Organe. Virchows Arch. path. Anat. 247, 1 (1923)
KUHLMEY, W.: Sind Diabetes oder extrainsuläre Glykosurien durch männliches Hormon zu beeinflussen? Dtsch. Med. Wschr. 65, 5 (1939)
KYRLE, J.: Über die Hypoplasie der Hoden im Jugendalter und ihre Bedeutung für das weitere Schicksal der Keimdrüsen. Wien. Klin. Wschr. 1920, 185
LABHART, A.: Klinik der inneren Sekretion. Springer-Verlag, Berlin–Göttingen–Heidelberg 1957
- und C. HEDINGER: In: Labhart, A.: Klinik der inneren Sekretion. Springer-Verlag Berlin–Göttingen–Heidelberg 1957
LANDAU, R. L. und R. LOUGHEAD: Seminal fructose concentration as index of androgenic activity in man. J. clin. Endocrinol. 11, 1411 (1951)
LANE, P. W.: The pituitary-gonad response of genetically obese mice in parabiosis with thin and obese siblings. Endocrinology 65, 863 (1959)
LEEB, H.: Zur Bewertung der männlichen Fertilität aus der Spermauntersuchung. Geburtsh. Frauenhk. 15, 443 (1955)
LEPKOVSKY, S., A. V. NALBANDOV, M. K. DIMICK, L. C. MCFARLAND und R. PENCHARZ: Growth and reproduction of depancreatized chickens. Endocrinology 74, 207 (1964)
LEVIE, L. H.: Disorders of male potency. Geneesk. Gids 29, 199 (1951)
LIM, N. Y. und J. F. DINGMAN: Measurement of testosteron excretion and production rate by glass paper chromatography. J. clin. Endocrinol. 25, 563 (1965)
MACLEOD, J. und R. Z. GOLD: Male factor in fertility and infertility: Spermatozoon counts in 1000 men of known fertility and in 1000 cases of infertile marriage. J. Urol. 66, 436 (1951)
MARKS, J. H. und D. P. HAM: Calcification of vas deferens. Am. J. Röntgenol. 47, 859 (1942)
MAROULIS, B.: Disturbance of spermiogenesis in man. Fertil. Steril. 13, 281 (1962)
MARTIN, M. M.: Involvement of autonomic nerve-fibres in diabetic neuropathy. Lancet I, 560 (1953)

MILLER, S. und H. L. MASON: The excretion of 17-ketosteroids by diabetics. J. clin. Endocrinol. *5*, 220 (1945)

MÖNCH, G. L.: Relation of certain seminal findings to fertility, with special reference to sperm concentration and significance of testicular epithelial cells in semen. Amer. J. Surg. *47*, 586 (1940)

MONTENERO, P. und E. DONATONE: Diabète et activité sexuelle chez l'homme. Diabète (Le Raincy) *10*, 327 (1962)

NAUNYN, B.: Der Diabetes mellitus. Hölder, Wien 1906

NIKOLOWSKI, W.: Zur Beurteilung der Fertilität des Mannes in Klinik und Praxis. Medizinische *1953*, 531

– Männliche Sterilität. Dtsch. Med. Wschr. *83*, 984 (1958)

– Die Behandlung der männlichen Sterilität. Medizinische *1958*, 1471

NOORDEN, C. VON und S. ISAAK: Die Zuckerkrankheit und ihre Behandlung. 8. Aufl. Verlag J. Springer, Berlin 1927

NOWAKOWSKI, H.: Störungen der Keimdrüsenfunktion beim Manne. In: *Giese, H.:* Die Sexualität des Menschen, Handbuch der Medizinischen Sexualforschung. Ferdinand Enke-Verlag, Stuttgart 1955

– und C. SCHIRREN: Spermaplasmafruktose und Leydigzellenfunktion beim Manne. Klin. Wschr. *34*, 19 (1956)

O'CONNOR, V. J. und E. CROWLEY: Bilateral calcification of vasa deferentia. Quart. Bull. Northwestern Univ. Med. School *21*, 28 (1947)

OERTEL, W. G. und K. B. EIK-NES: Isolation and identification of testosterone in systemic blood from normal human male adults. Proc. Soc. exp. Biol. *102*, 553 (1959)

PAGE, E. W. und F. HOULDING: Clinical interpretation of 1000 semen analyses among applicants for sterility studies. Fertil. Steril. *2*, 140 (1951)

PASCHUTIN, V. W.: Vorlesungen der allgemeinen Pathologie. St. Petersburg 1878 bis 1881

PRADER, A.: Hypogonadismus beim Knaben. Schweiz. Med. Wschr. *85, 737* (1955)

PRIKHOZHAN, V. M.: Probl. Endokr. Gormonoter. *13/6*, 37 (1967)

RABOCH, J. und J. HRADEC: Die quantitative Fructosebestimmung im menschlichen Ejakulat. Endokrinologie *31*, 171 (1954)

RAUSCH-STROOMANN, J. G., H. A. HIENZ, H. D. JAKUBOWSKI, J. MAUSS, R. PETRY, T. SENGE und H. SAUER: Untersuchungen über die Keimdrüsenfunktion bei Diabetikern. 6. Karlsburger Symp. über Diabetes-Fragen 25. – 28. 9. 1968

– und H. SAUER: Steroidhormonuntersuchungen bei Diabetikern. In: *Nowakowski, H.:* Die partielle Hypophysenvorderlappeninsuffizienz. Implantation von endokrinen Drüsen und Ihre Wirkung bei Tier und Mensch. 4. Symp. Dtsch. Ges. Endokrinologie 1. – 3. 3. 1956, Berlin. Springer-Verlag, Berlin–Göttingen–Heidelberg 1957

RIVAROLA, M., J. SAEZ, W. MEYER, M. JENKINS und C. MIGEON: Testosterone and androstendione production and metabolism. 48. Meeting Endocr. Soc. USA, p. 88, Abstr. Nr. 123. Excerpta medica Found., Amsterdam–New York–London–Milan–Tokyo 1966

ROMBERG, M. H.: Klinische Ergebnisse. Berlin 1846

ROOSEN-RUNGE, E. C., E. MARBERGER und W. O. NELSON: Quantitative investigations on human testicular biopsies. II. Infertility and other conditions. Fertil. Steril. *8*, 203 (1957)

RUBIN, A.: Studies in human reproduction. II. The influence of diabetes mellitus in men upon reproduction. Amer. J. Obstet. Gynec. *76*, 25 (1958)

– Studies in human reproduction. IV. Diabetes mellitus and seminal deficiency. Amer. J. Obstet. Gynec. *83*, 200 (1962)

– und D. BABBOTT: Impotence and diabetes mellitus. J. Amer. med. Ass. *168*, 498 (1958)

RUNDLES, R. W.: Diabetic neuropathy; general review with report of 125 cases. Medicine *24*, 111 (1945)

– Diabetic Neuropathy. Bull. N.Y. Acad. Med. *26*, 598 (1950)

SCHMIDT, H.: Testosteronausscheidung bei männlichen Personen unter normalen und pathologischen Bedingungen. Acta endocrinologica, Suppl. 128 (1968)

Schmidt, H. und Z. Starcevic: Diagnostische Bedeutung der Testosteron-, 17-Ketosteroid- und Oestrogenausscheidung beim männlichen Hypogonadismus. Klin. Wschr. *43*, 1271 (1965)
- – Die Testosteronausscheidung bei verschiedenen Formen und Schweregraden der inkretorischen testikulären Insuffizienz. Klin. Wschr. *45*, 377 (1967)

Schöffling, K.: Störungen der Keimdrüsenfunktion bei männlichen Zuckerkranken. Ferdinand Enke-Verlag, Stuttgart 1960
- Hypogonadism in male diabetic subjects. In: *Leibel, B. S.* and *G. A. Wrenshall:* On the nature and treatment of diabetes. The Netherlands by Mouton & Co., The Hague 1965
- K. Federlin, H. Ditschuneit und E. F. Pfeiffer: Über die Keimdrüsenfunktion bei männlichen Zuckerkranken. 6. Symp. Dtsch. Ges. Endokrin., Kiel, April 1959, p. 376. Springer-Verlag, Berlin–Göttingen–Heidelberg 1959
- – H. Ditschuneit, E. F. Pfeiffer: Über den Hypogonadismus des männlichen Diabetikers. 1. Internat. Kongr. Endokrinologie, S. 659, Kopenhagen 1960
- – – – Disorders of sexual function in male diabetics. Diabetes *12*, 519 (1963)
- K. Federlin, W. Schmitt und E. F. Pfeiffer: Histometric investigations on the testicular tissue of rats with alloxan diabetes and chinese hamsters with spontaneous diabetes. Acta Endocrinologica *54*, 335 (1967)
- E. F. Pfeiffer, C. Robe und H. J. Pallaske: Steroidhormon-Untersuchungen bei Diabetikern mit sekundärem Hypogonadismus. Dtsch. med. Wschr. *86*, 819 (1961)

Schonfeld, W. A.: Primary and secondary sexual characteristics; a study of their development in males from birth through maturity with biometric study of penis and testes. Amer. J. Dis. Child. *65*, 535 (1943)

Schubert, K. und K. Wehrberger: Isolierung von Testosteron aus Normalharn. Naturwissenschaften *47*, 281 (1960)

Seitz, D.: Diabetes mellitus und Nervensystem. Int. Praxis *4*, 227 (1964)

Shadaksharappa, K., N. O. Calloway, R. H. Kyle und R. W. Keeton: Excretion of steroidal substances by adrenal cortex in various diseases. J. clin. Endocrinol. *11*, 1383 (1951)

Soulairac, A., P. Desclaux und R. F. Katz: Action du diabète alloxanique sur le tractus génital du rat male et femelle. C. R. Soc. Biol. (Paris) *142*, 311 (1948)

Sposito, M. und C. Pelosio: La eleminazione dei 17-chetosteroidi mel diabete mellito. Policlinico *56*, 1280 (1949)

Stiasny, H. und A. Generales: Erbkrankheit und Fertilität. Ferdinand Enke-Verlag, Stuttgart 1937

Stieve, H.: Entwicklung, Bau und Bedeutung der Keimdrüsenzwischenzellen. Ergeb. Anat. Entw. Gesch. *23*, 1 (1921)

Thorn, G. W. und P. H. Forsham: In: *Harrison, T. R.*, Principles of Internal Medicine. Blakiston, Philadelphia–Toronto 1950

Tommasi: Morgagni 1874. Zitiert *Naunyn*

Tonutti, E., O. Weller, E. Schuchardt und E. Heinke: Die männliche Keimdrüse. Struktur, Funktion, Klinik, Grundzüge der Andrologie. Georg Thieme-Verlag, Stuttgart 1960

Tyler, E. T. und H. O. Singher: Male Infertility – Status of Treatment, Prevention and Current Research. J. Amer. Med. Ass. *160*, 91 (1956)

Übelhör, R.: Harnwege und männliche Geschlechtsorgane: Die Impotenz. In: Boller, R.: Diabetes mellitus. Urban und Schwarzenberg Verlag, Wien 1950

Vasterling, H. W.: Zur Erkennung und Behandlung der männlichen Fertilitätsstörungen. Dtsch. Med. Wschr. *83*, 1648 (1958)

Venning, E. und J. S. L. Browne: Excretion of glycogenic corticoids and of 17-ketosteroids in various endocrine and other disorders. J. clin. Endocrinol. *11*, 79 (1947)

Vermeulen, A.: Urinary excretion of testosterone. 2. Symp. on Steroid Hormons, Ghent, p. 71. Excerpta Medica Found., Amsterdam–New York–London–Tokyo 1965

Voigt, K. D., U. Volkwein und J. Tamm: Eine Methode zur Bestimmung der Testosteronausscheidung im Urin. Klin. Wschr. *13*, 642 (1964)

Voss, H. E.: Die innersekretorische Funktion des Hodens – Bericht von der Tagung der Société Nationale pour l'Etude de la Stérilité et de la Fécondité Francais 9.–11. 7. 1957. Dtsch. Med. Wschr. *82*, 2237 (1957)
– Die spermatogenetische Funktion des Hodens. Dtsch. Med. Wschr. *83*, 1906 (1958)
Warren, S. und P. M. LeCompte: The Pathology of Diabetes Mellitus, p. 208. Lea & Febiger, Philadelphia 1952
Weller, O.: Die Keimdrüseninsuffizienz bei männlichen Erwachsenen. Postpuberaler Hypogonadismus. Med. Klin. *50*, 1096 (1955)
Werner, S. C.: The daily variation in 17-ketosteroid excretion of men and women. J. clin. Endocrinol. *1*, 951 (1941)
Weyeneth, R.: La biopsie du testicule. Son indication et sa valeur clinique. Gynaecologia (Basel), Suppl. *134* (1952)
– Etiopathogénic et diagnostic de la stérilité masculine. Praxis *45*, 21 (1956)
White, P.: Pregnancy complicating diabetes. In: *Joslin, E. P., H. F. Root, P. White* und *A. Marble:* The Treatment of Diabetes Melitus, 8. und 9. Aufl. Lea & Febiger, Philadelphia 1947
Wiechmann, E.: Die Zuckerkrankheit. J. F. Lehmanns Verlag, München 1953
Wilson, D. L., T. F. Frawley, P. H. Forsham und G. W. Thorn: Functional relationship between pancreatic islets and adrenal cortex in man. Proc. Amer. Diabetes Ass. *10*, 25 (1950)
Wilson, J. L. und J. H. Marks: Calcification of the vas deferens. Its relation to diabetes mellitus and arteriosclerosis. New England J. Med. *245*, 321 (1951)
Woodyatt, R. T., Diabetes mellitus. In: Cecil, R. L.: Textbook of Medicine. 5. Aufl. Saunders, Philadelphia–London 1941
Zimmermann, W.: Eine Farbreaktion der Sexualhormone und ihre Anwendung zur quantitativen kolorimetrischen Bestimmung. Hoppe-Seylers Z. physiol. Chem. *233*, 257 (1935)

Skeletterkrankungen und Diabetes mellitus

Von H. BARTELHEIMER und F. KUHLENCORDT, Hamburg

I. Einführung
II. Generalisierte Osteopathien und Diabetes mellitus
   A. Osteoporose
   B. Osteomalacie
   C. Osteodystrophie
III. Lokalisierte Osteopathien und Diabetes
   A. Veränderungen am Fuß
   B. Veränderungen der Wirbelsäule
   C. Hyperostosis ossis frontalis
IV. Wachstumseinflusse am Skelett bei Diabetes
V. Das Skelettverhalten bei endokrinen Krankheiten mit begleitender diabetischer Stoffwechsellage
   A. Akromegalie
   B. Cushing-Syndrom
   C. Hyperthyreose
VI. Schlußbetrachtung

I. Einführung

Wenn man den Knochen als wichtiges Depotorgan im Stoffwechselgeschehen betrachtet, ergibt sich die Frage, ob und wie weit sich die Besonderheiten der metabolischen Situation des Diabetes hier auswirken. Darüber hinaus fragt sich, ob im Spätsyndrom Angiopathie, Nephropathie und Neuropathie das Skelett zusätzlich generell oder lokal beeinflussen. Das Knochensystem ist in den letzten Jahrzehnten für die Diabetologen praktisch ohne Interesse geblieben. Der entscheidende Grund dürfte darin liegen, daß vom Diabetes abhängige Knochenveränderungen nur selten in den Vordergrund treten.

Sicher erreichen Skelettbefunde hier nicht die Bedeutung der Auswirkung einer exogen oder endogen bedingten gastrointestinalen Insuffizienz (Hungerdystrophie, exkretorische Pankreasinsuffizienz, einheimische Sprue u. a.), auch wenn bei ungenügender Einstellung eine langdauernde Minderung des Ernährungszustandes nicht gar so selten bei Zuckerkranken vorkommt. Schon eindrucksvoller kann eine länger bestehende renale Insuffizienz bei diabetischer Glomerulosklerose das Knochengewebe verändern, wobei ein sekundärer Hyperparathyreoidismus als Folgeerscheinung mitbestimmend ist. Bei Endokrinopathien mit diabetischem Stoffwechselsyndrom, bei denen auch Veränderungen des Skeletts seit langem bekannt sind, erhebt sich die Frage nach einer ursächlichen Beziehung. Offenbar kommen Knochenveränderungen bei verschiedenartigen Formen des Diabetes-Syndroms nicht in gleicher Häufigkeit vor; sie werden schon deswegen nicht von der Schwere der Stoffwechselstörung bestimmt und sind auch nur bedingt von deren Dauer abhängig. Ebenso wenig, wie sich die Frage sicher beantworten läßt, ob eine langjährige gute Kompensation des Diabetes das Spätsyndrom zu verhindern vermag – was Gefäß-, Nieren- und Nervensystem anlangt –, ebenso wenig läßt sich eine solche Aussage für das Skelettorgan machen. Im Grunde erscheint es verwunderlich, daß man bei langjährig dekompensierter Stoffwechsellage nicht ausgeprägter eine Beteiligung des Knochens erlebt. Die Voraussetzungen zu der Entstehung einer metabolischen Osteopathie wären ja gegeben, zumal Eiweiß- und Calcium-Phosphat-

Haushalt bei der Zuckerkrankheit betroffen sein können, wie wir dies seit langer Zeit wissen.

Umfangreichere osteologische Untersuchungen bei Diabetes fehlen. KLEIN und FROST (1964) haben auf Verzögerungen im ossären Differenzierungsprozeß hingewiesen. Ob hierfür die unzulängliche Energiebilanz oder eine spezifische metabolische Wirkung verantwortlich ist, wäre noch zu untersuchen.

Um zu klaren Vorstellungen über die Frage Skelett und Diabetes zu kommen, dürfte es ratsam sein, zunächst von den generalisierten calcipenischen Osteopathien auszugehen und nachzuforschen, ob Veränderungen solcher Art gehäuft bei Diabetikern vorkommen und ob sich Anhaltspunkte dafür ergeben, daß eine kausale Beziehung vorliegt.

Danach wären die lokalisierten Osteopathien bei Zuckerkranken zu diskutieren. Die Klinik hat hier sehr viele eindrucksvolle Befunde geliefert; so ist über den „diabetischen Fuß" eine große Literatur entstanden. In diesem Rahmen müßte man sich auch mit der Hyperostosis ossis frontalis interna und mit den hyperostotischen Veränderungen der Wirbelsäule auseinandersetzen, Veränderungen, die ja eine lebhafte Diskussion ausgelöst haben. Vom praktisch-klinischen Standpunkt aus interessiert dann noch besonders, wie weit sich als Spätveränderungen destruktive Vorgänge bei der diabetischen Gangrän finden. Beim kindlichen und jugendlichen Diabetes war naturgemäß die Frage von Interesse, wie weit solche Stoffwechselstörungen das Wachstum des Skeletts beeinflussen.

II. Generalisierte Osteopathien und Diabetes mellitus

A. Osteoporose

Das gehäufte Vorkommen einer Osteoporose bei Zuckerkranken wird seit vielen Jahren behauptet, wobei sicher vielfach mit dieser Formulierung lediglich eine Kalkarmut des Skeletts zum Ausdruck gebracht werden soll. Die Diagnose „Osteoporose" wird in der Regel nur auf Grund der Röntgenuntersuchung gestellt. Mancherorts wird im übrigen auch noch jede generalisierte Osteopathie mit Mineralverlust als Osteoporose aufgefaßt, eine in vielen Fällen nicht zutreffende Auffassung (BARTELHEIMER und SCHMITT-ROHDE, 1956).

Sieht man nun die Diabetes-Literatur in dieser Hinsicht durch, so haben ROOT, WHITE und MARBLE (1934) aus der JOSLIN-Clinic zwei Beobachtungen beschrieben, wo es auf osteoporotischer Basis zu Kompressionsfrakturen gekommen war. Einmal handelte es sich um eine 62jährige und einmal um eine 77jährige Frau unter insgesamt 12 000 Patienten, denen sie gegenübergestellt wurden! FENZ (1950) fand anders vorgehend unter 206 Osteoporotikern nur 3 Diabetiker, wir 3 unter 84 (KUHLENCORDT, WIONTZEK, BARTELHEIMER, 1965). Das ist ein in Anbetracht des hohen Durchschnittsalters solcher Patienten gewiß nicht beindruckender Befund! Wenn dagegen HEUCK und SCHMIDT (1956) schreiben, daß sie unter 234 Diabetikern, die sie rötgenologisch untersuchten, in der Hälfte der Fälle eine mehr oder weniger deutliche Osteoporose im Bereich des gesamten Skeletts gefunden haben, so wird deutlich, wie widersprechend die bisher vorliegenden Angaben sind. Ausgiebig haben sich BOULET, SERRE und MIROUZE (1954) mit diesem Problem befaßt. Unter 265 Zuckerkranken fanden sie in 12 Fällen radiologisch eine

Porose (9 Frauen und 3 Männer im Alter von 52 bis 70). HERNBERG (1952) aus dem UEHLINGERschen Institut hat 1952 in 14 Fällen (10 Frauen und 4 Männer) im Alter zwischen 35 und 75 Jahren – gegenüber einer Vergleichsgruppe von Nichtdiabetikern – eine stärkere Osteoporose nachweisen können. So differierende Angaben ließen sich beliebig vermehren.

Unseres Erachtens wird man in der Klärung der Beziehungen des Knochensystems zur diabetischen Stoffwechselstörung nur weiterkommen, wenn man sich auf Patientengruppen beschränkt, in denen die „senile" Osteoporose oder die „postmenopausische" Osteoporose nicht in so großer Häufigkeit vorkommt, selbstverständlich ausgeschlossen Endokrinopathien, zu deren Symptomenbild die Porose gehört. In dieser Richtung gibt der Bericht von MONTENERO und GUTTADAURO (1961) über röntgenologische Untersuchungen des Skeletts junger Diabetiker, bei denen die Krankheit über 10 Jahre bekannt war, schon einen erfolgversprechenden Ansatz. Bei 42 Fällen im Alter zwischen 20 und 42 Jahren (23 Männer und 19 Frauen) wurde in 10 % eine Porose der Wirbelsäule festgestellt. Aber auch diese Patienten hatten alle renale bzw. retinale Gefäßveränderungen. Wir haben jetzt 22 Patienten, bei denen der Diabetes im Wachstumsalter entstanden war, in dieser Hinsicht überprüft. Die Dauer der Stoffwechselkrankheit betrug bei diesen Fällen minimal 8 und maximal 26 Jahre. Von ihnen boten 4 (davon 1 Mann) röntgenologisch einen generalisierten geringen bis mittelgradigen porotischen Skelettbefund. Daß solche Skelettveränderungen Krankheitswert erhalten können, zeigen Einzelbeobachtungen, so ein Fall von GASTINEAU und POWER (1959), wo ein 34jähriger Mann, der 19 Jahre lang einen schweren Diabetes hatte, das Bild einer ausgeprägten Osteoporose bot.

Diese Angaben zeigen bereits, daß die Frage von Beziehungen zwischen diabetischer Stoffwechselstörung und osteoporotischer Knochenveränderung noch nicht eindeutig beantwortet werden kann. Es ergibt sich die Aufgabe, nach den eben genannten Gesichtspunkten größere Reihen von Zuckerkranken zu untersuchen, vielleicht auch die Möglichkeit, statistisch auszuwertende Reihen älterer Osteoporotiker mit und ohne Diabetes zu vergleichen. Immer wird man besonderes Gewicht darauf legen müssen, die Einordnung der Knochenveränderung in die Osteoporose nur dann vorzunehmen, wenn eine Sicherung nach modernen diagnostischen Gesichtspunkten vorgenommen wurde. Erst dann wird es gerechtfertigt sein, wie es heute schon in mancher Aufstellung über die ätiologischen Faktoren der Porose geschieht, hier auch den Diabetes zu nennen.

B. Osteomalazie

Geht man von der Definition aus, daß die Osteomalazie die Rachitis des Erwachsenen ist und die entsprechende intermediäre Mineralstoffwechselstörung, im Röntgenbild die Charakteristika und histologisch die Verbreiterung des osteoiden Gewebes im Biopsiematerial vorliegen müssen, so ist die Häufigkeit eines derartigen Vorkommens bei Zuckerkranken von vornherein schon als gering zu bezeichnen. Es sind ausgesprochene Einzelbeschreibungen, auf die man stößt. Sie näher zu analysieren, ist sicher besonders reizvoll. Man findet die verschiedenartigsten Ursachen der mangelhaften Verkalkung des Osteoids.

So sahen wir kürzlich eine 78jährige Patientin, die seit 1953 rezidivierende Pankreatitisschübe mit Pankreasnekrosen und Abszeßbildungen hatte und bei der sich bereits nach der ersten Oberbauchattacke ein Diabetes entwickelte. Es fanden sich die charakteristischen LOOSERschen Umbauzonen. Eine später aufgetretene Oberschenkelhalsfraktur spricht dafür, daß auch noch altersosteoporotische Vorgänge im Spiel waren. Immer wieder haben wir die hochgradige Steatorrhoe quantitativ nachweisen können. Es ist wohl nicht daran zu zweifeln, daß die Zerstörung des Pankreas Ursache des Diabetes wie der Resorptionsstörung ist. Diese Kasuistik stellt im übrigen ein gutes Beispiel dafür dar, daß ein Organschaden beide Krankheiten erklären kann, da endokrines und exokrines Pankreas gleichzeitig ausgefallen sind.

FENZ (1950) fand 2 Diabetiker unter 54 Osteomalaziefällen. Er betont, daß er keinen Zusammenhang zwischen den beiden großen Störungen annimmt. Hier muß man wohl auch eine Kasuistik einfügen, die GÜNTHER (1956) in seiner Monographie „Osteopathie als Diabetes-Spätkomplikation" beschrieben hat. Er spricht allerdings von Osteoporose. Bei dem 42jährigen Mann blieb der Diabetes 8 Jahre unentdeckt und unbehandelt. Die nachgewiesene typische Fischwirbelbildung und vor allen Dingen auch der therapeutische Erfolg nach Vitamin D- und Kalkzufuhr läßt jedoch keinen Zweifel, daß es sich vorwiegend um eine Osteomalazie gehandelt hat. An der Entstehung dürfte die vorangegangene mehrjährige Hungersituation beteiligt gewesen sein.

ELLENBERG und BOOKMAN (1960) haben Osteomalazien bei chronischer Pankreatitis mit Steatorrhoe und Diabetes beobachtet und die Diarrhoen im Zusammenhang mit einer diabetischen Neuropathie des Intestinums diskutiert. Diese letzte Erörterung ist vor allen Dingen deswegen von Interesse, weil sich in neuerer Zeit eine ganze Reihe von Autoren, wie MAILMAN (1958), MALINS und FRENCH (1957), VINNIK, KERN und STRUTHERS (1962) u. a., mit der Pathogenese der Steatorrhoe bei Diabetikern auseinandersetzte. Sie sprechen zum Teil sogar von einer diabetischen Steatorrhoe bzw. Diarrhoe. Dann muß natürlich sehr sorgfältig nach der Entwicklung einer Störung des Mineralisationsprozesses des Skeletts gefahndet werden.

Eine auf solche Weise intestinal bedingte Osteopathie wirft die Frage auf, ob nach den von BARTELHEIMER und KUHLENCORDT (1965) beschriebenen Befunden hier nicht auch osteodystrophische Vorgänge eine Rolle spielen. Wir fanden beim Malabsorption-Syndrom Veränderungen, die für einen sekundären Hyperparathyreoidismus sprechen. Eine derartige Klärung kann am einfachsten durch die Knochenbiopsie erfolgen.

Das klinische Bild der Osteomalazie findet man im übrigen oft dominierend bei der *glukosurischen Osteopathie*, einem Krankheitsbild, bei dem sich Tubulus-Funktionsstörungen durch Hyperphosphaturie, renale Glukosurie und Hyperaminoacidurie auszeichnen, und bei dem eine renale tubuläre Azidose vorkommen kann. KUHLENCORDT (1958) hat über solche Beobachtungen ausführlich berichtet und besonders auf die Abgrenzung gegenüber dem echten Diabetes hingewiesen. Nur EDEIKEN und SCHNEEBERG (1943) haben eine Beobachtung mitgeteilt, bei der zugleich tubuläre Störungen und ein latenter Diabetes vorlagen.

C. Osteodystrophie

Das Zusammentreffen einer Osteodystrophia fibrosa generalisata *(v. Recklinghausen)* mit einem Diabetes ist offenbar sehr selten. Wir wissen von keinem derartigen Fall. Man darf wohl annehmen, daß lediglich der Wahrscheinlichkeit entsprechend primärer Hyperparathyreoidismus und Diabetes mellitus gleichzeitig einmal vorkommen.

Die Frage des Zusammentreffens eines sekundären Hyperparathyreoidismus mit einer diabetischen Stoffwechsellage ist nicht so einfach zu beantworten. Seit wir wissen, daß die Nebenschilddrüsen durch metabolische Einflüsse ihre Funktion steigern können, wird naturgemäß bei jeder großen Stoffwechselkrankheit eine solche Erörterung notwendig sein. Schon die oben besprochenen Fälle von intestinaler Insuffizienz können mit einem sekundären Hyperparathyreoidismus mit entsprechender Auswirkung auf das Skelett verknüpft sein. Da ein solcher ebenso Folgeerscheinung der glomerulären Niereninsuffizienz sein kann, dürfte die Auswirkung der Glomerulosklerose auf das Skelett wohl am ehesten über diesen Weg zustande kommen. In der Literatur der generalisierten Osteopathien beim Diabetes findet man immer wieder Beschreibungen, nach denen zugleich eine Glomerulosklerose vorgelegen hat, u. a. bei SCHMITT-ROHDE (1961). Hierher gehören wohl auch Fälle, die MIROUZE (1964) beschrieb, Osteoporofibrosen mit Hypokalziurie, bei denen zugleich eine mehr oder minder ausgeprägte Niereninsuffizienz bestand.

Daß auch eine länger dauernde oder sich häufiger wiederholende diabetische Azidose Anlaß zu einer derartigen Nebenschilddrüsen-Funktionsänderung sein könnte, wäre möglich.

Unsere Erfahrungen haben gelehrt, daß der sekundäre Hyperparathyreoidismus intestinaler Genese oft einer Therapie zugänglich ist, nachdem alle ätiologischen Faktoren erfaßt wurden, was heute eigentlich immer gelingt (BARTELHEIMER und KUHLENCORDT, 1965). Anders liegen die Verhältnisse bei renaler Entstehung. Hier entscheidet letztlich das Grundleiden. Durch Ausgleich von Intermediärabweichungen ist stets nur ein passagerer Erfolg zu erzielen.

III. Lokalisierte Osteopathien und Diabetes

A. Veränderungen am Fuß

Schleichend, oft schmerzlos, ohne Entzündungszeichen, aber mit deutlicher Schwellung, meist am Fußrücken, kann sich nach langdauerndem Diabetes ein Syndrom entwickeln, das in allen Ländern beobachtet worden ist, allerdings in geringer Häufigkeit (1 : 1100 nach ROBILLARD, GAGNON, ALARIE, 1964): der *„diabetische Fuß"*. Die letztgenannten Autoren haben bisher 91 Fälle zusammengestellt, wobei allerdings selbst größere Arbeiten, so die von GÜNTHER (1956), nicht berücksichtigt worden sind. Man hat von einem „pied diabétique" (AZÉRAD et al., 1961), „Arthropathies des pieds" (BOULET, MIROUZE und PELISSIER, 1954) bzw. von „CHARCOT-Joints" (BAILEY und ROOT, 1942) gesprochen. Die Lokalisation kann variieren und in der Gegend des Sprunggelenkes (AZÉRAD et al., 1961), mehr im Tarsalbereich (BISCHOFF, 1963), bzw. im Mittelfußgebiet in Erscheinung treten. AZÉRAD et al. (1961) haben einmal auch allein an den Zehen derartige Veränderungen gefunden. Röntgenologisch zeigten sich Destruktionen in den schon klinisch auffälligen Bereichen. Es kommt dabei zu Erosionen am Knorpel und zu einer Zerstörung der betreffenden Gelenkgegend. Subluxationen und äußerlich sichtbare schwere Fußdeformierungen können die Folge sein. Für die Genese werden neurogene bzw. vaskuläre Ursachen verantwortlich gemacht.

Besonders die morphologische Gleichartigkeit mit den CHARCOT-Gelenken der Tabes und der Syringomyelie hat auf eine neurogene Ursache hingewiesen. Allerdings findet man bei dieser Genese gegenüber der Spätsyphilis die Lokalisation mehr in distalem Bereich. Im Sinne einer neurogenen Ursache sprach auch eine Beobachtung, die wir kürzlich machen konnten (Abb. 1).

Die ersten Beschreibungen derartiger lokalisierter Skelettveränderungen an den Füßen von Diabetikern stammen von JORDAN (1936). DREYFUS und ZARACHOVITCH (1937) haben dann eine erste größere zusammenfassende Betrachtung durchgeführt. BAILEY und ROOT (1942) beschrieben 17 eigene Fälle unter 20 000 Diabetikern.

In Frankreich haben sich 2 Arbeitsgruppen intensiv mit diesem Problem des „diabetischen Fußes" auseinandergesetzt (BOULET, MIROUZE et al., 1954, sowie

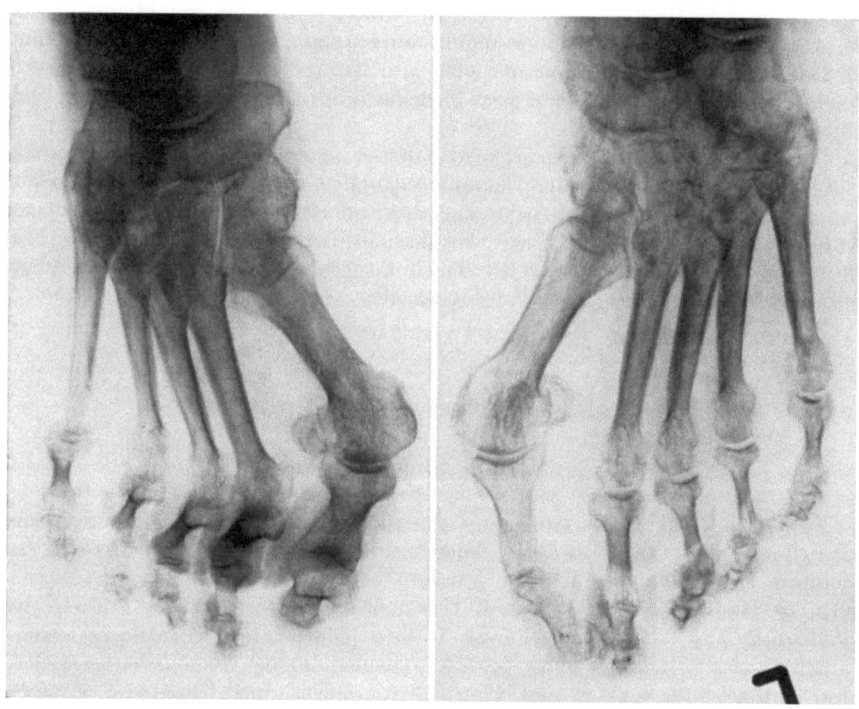

Abb. 1: B., Emma (Prot. Nr. 22462/63)
Rö.-Aufnahme beider Füße (Univ. Strahleninstitut Hamburg-Eppendorf, Direktor: PROF. DR. R. PRÉVOT): Fußwurzel und Mittelfußknochen zeigen links eine ausgeprägte, z. T. flekkige Atrophie
76jährige Patientin. Diabetes mellitus seit 1955. Diabetische Polyneuropathie: Parese der linken unteren Extremität mit Atrophie des Musc. quadriceps links. Arterielle Durchblutung an beiden unteren Extremitäten o. B. Zeitweise teigiges Oedem des Fußrückens und Sprunggelenkbereiches links

Azérad et al., 1953, 1961). Boulet, Mirouze et al. (1954) haben 4 unterschiedliche Typen abgegrenzt:
1. die Osteitis und Osteoarthritis des Fußes,
2. die sog. Osteosen, zu denen sie die Osteoporose und Hyperostose des Fußes rechnen,
3. die Arthropathie des Fußes (Charcot-Gelenk),
4. die Acropathia ulcero-mutilans.

So werden hier im weitesten Sinne die Veränderungen an den Fußgelenken zusammengestellt, wobei klinisches Bild und Entstehungsmechanismus sicher nicht einheitlich sind (Kuhlencordt und Lozano-Tonkin, 1964).

Bemerkenswerterweise findet sich bei einzelnen der beschriebenen Fälle keine diabetische Neuropathie. Jedenfalls war sie nicht in üblicher Weise nachzuweisen. So betonen Bailey und Root (1947) besonders, daß 3 ihrer Patienten keinerlei neurologische Ausfälle aufwiesen. Azérad et al. (1961) zweifeln deswegen an einer alleinigen derartigen Ursache. Neuerdings haben sich die gleichen Autoren in dem Sinne geäußert, daß keine solchen Skelettveränderungen bei Patienten mit hochgradig gestörter Fußdurchblutung aufzutreten pflegen. Sie lehnen die ischämische Genese ab und erwägen, ob nicht eine spezifische Genese vorliegen könne, da in einzelnen Fällen auch kein neurologischer Befund nachzuweisen war. Pathogenetisch denken sie an einen Prozeß, der der diabetischen Nephropathie und Retinopathie an die Seite zu stellen wäre. Azérad et al. (1961) versuchen, diese Hypothese zu belegen. Azérad (1962) hat zusammen mit Morat, Ghata und Lubetzki in den erhöhten Glukoproteiden im Plasma und in der vermehrten Harnausscheidung an Mukopolysacchariden die Erklärung für die Spezifität der diabetischen Osteopathie gesehen. Aus diesen Befunden wird auf eine Depolymerisation der Grundsubstanz geschlossen. Vielleicht ist noch von Interesse, daß von pathologisch-anatomischer Seite (Rutishauser, Duval) eine Rarifizierung der Spongiosa bei Osteoblasteninaktivität in den Metatarsalknochen gefunden wurde, neben einwandfreien Knorpelbefunden im Gelenkbereich. Hier ließen sich Wandveränderungen in den Arteriolen nachweisen, die unmittelbare Beziehungen zum Knochen hatten. Uehlinger (1965) beschreibt in einem uns zur Verfügung gestellten Bild bei einem so veränderten Fuß, den er als diabetische Osteopathie bezeichnet, eine Beteiligung der kleinen Gefäße bei subchondraler Nekrose (Abb. 2 und 3). Rückblickend kann man vielleicht sagen, daß sich neben dem charakteristischen Bild eines „diabetischen Fußes", wie es einleitend geschildert wurde, offenbar noch Symptomenbilder finden lassen, die in ihrer Ausprägung und in ihrer Pathogenese einstweilen kaum einzuordnen sind. Vom Kliniker sollte viel mehr, als es im allgemeinen geschieht, nach diesen Veränderungen gesucht werden.

Klar von den eben geschilderten lokalisierten Osteopathien muß man jenen Umbau der Fußknochen trennen, wie er im Verlauf einer diabetischen Gangrän in das Krankheitsgeschehen einbezogen wird. Dabei sind Formen zu unterscheiden, bei denen einmal die Mikroangiopathie das Bild beherrscht (wobei die mittleren Gefäße lange Zeit frei bleiben können) und zum anderen Ablauf und Gefäßbefund mehr oder weniger dem der Arteriosklerose des Nichtdiabetikers entsprechen. Wir legen bei der Beurteilung derartiger Gefäßerkrankungen des Diabetikers größtes Gewicht auf die Untersuchung der Knochenstruktur in den betroffenen Bereichen, vor allen Dingen zum Zweck der Abgrenzung operativ-therapeutischer Maßnahmen.

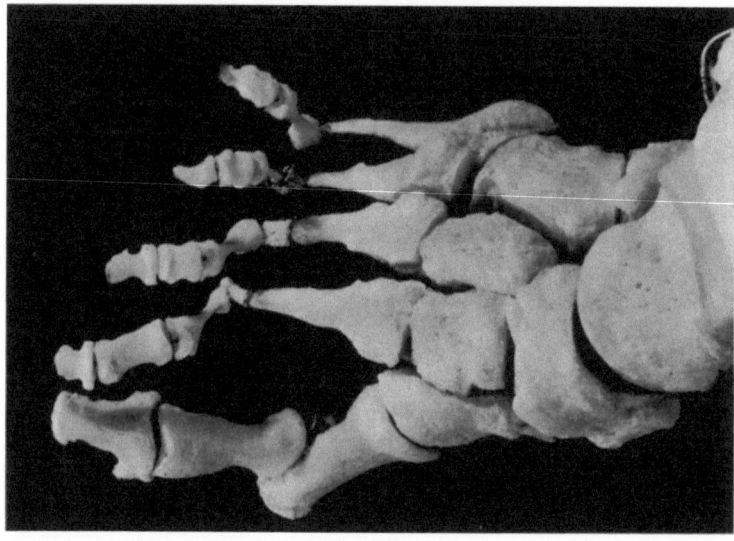

Abb. 2: Diabetische Osteopathie mit konzentrischer Atrophie der Metatarsalia, Osteoporose und Krallenstellung der Zehen. M. Heinrich, 61j., SN 2232/61 Path. Institut Zürich (PROF. DR. UEHLINGER)

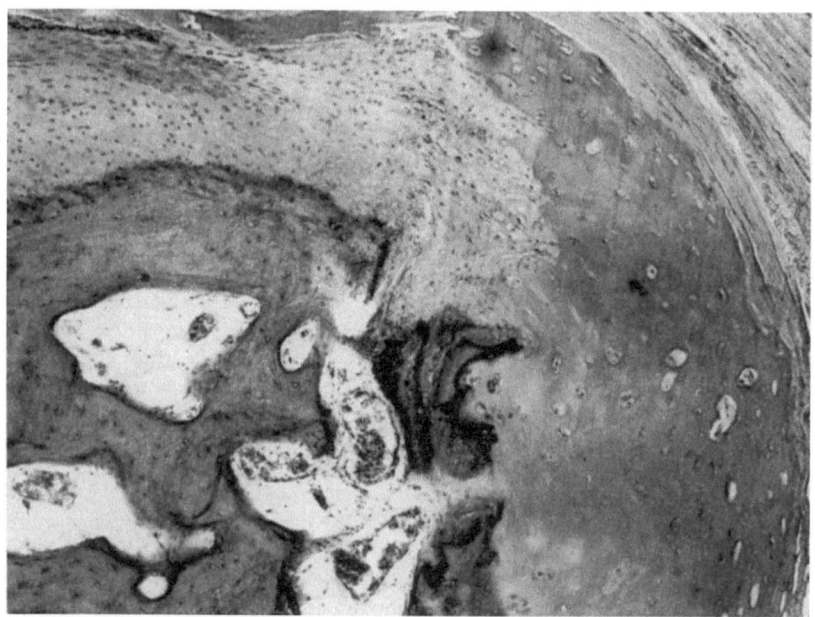

Abb. 3: Diabetische Osteopathie. Subchondrale vaskuläre Osteolyse des Spongiosagerüstes eines Mittelfußknochens. Maßstab 75:1. M. Heinrich, 61jährig. SN. 2232/61 Path. Institut Zürich (PROF. DR. UEHLINGER)

ZUKSCHWERDT (1957) hat von chirurgischer Sicht hierfür besondere Richtlinien angegeben. Auf seine Ausführungen mit der Abtrennung des diabetischen *Panaritium articulare* des 5. Zehengrundgelenkes vom Bild der Gangrän sei besonders hingewiesen. Bei diesem handelt es sich um einen destruierenden Prozeß des Kleinzehengrundgelenkes, der klinisch das Bild einer beginnenden Gangrän im Kleinzehenbereich zeigen kann und der nur radiologisch erkennbar ist. 7 derartige Fälle wurden von ihm beobachtet. Die Erkennung eines solchen Geschehens wird als besonders wichtig herausgestellt, da hier eine Amputation nicht in Frage kommt. Es genügt eine Lokalbehandlung.

B. Veränderungen der Wirbelsäule

Da die klinische Manifestation der generalisierten Osteopathien ganz überwiegend im Bereich der Wirbelsäule erfolgt, sollte man immer die Frage aufwerfen, wenn sich an dieser röntgenologische Veränderungen ergeben, ob ein generalisiertes oder ein lokalisiertes Geschehen vorliegt.

Es ist ein Verdienst von BOULET, MIROUZE et al. (1954), darauf aufmerksam gemacht zu haben, daß bei Zuckerkranken gelegentlich an der Wirbelsäule besonders geartete Hyperostosen auftreten. Dieses Krankheitsbild wurde bereits 1950 von FORESTIER und ROTÉS-QUEROL (1950) beschrieben und als Hyperostose ankylosante vertébrale sénile bezeichnet. Sie meinten damals, nur Männer wären betroffen.

Das ist offenbar nicht ganz zutreffend. OTT konnte 1953 bei einem Bericht über 15 derartige Fälle zeigen, daß sich unter diesen auch 4 Frauen fanden. Diese Untersuchungsreihe veranlaßte ihn, von einer Spondylosis hyperostotica zu sprechen. Er sah darin nicht wie FORESTIER und ROTÉS-QUEROL (1950) eine Krankheit sui generis, sondern eine quantitative Sonderform der banalen Spondylose. OTT et al. (1963) fiel erst später die häufige Koinzidenz von hyperostotischer Spondylose und Diabetes auf. Sie untersuchten 100 derartige Fälle und fanden bei der Hälfte einen manifesten oder latenten Diabetes mellitus und sprachen deswegen auch von einer diabetischen Spondylosis hyperostotica. Ein zufälliges Zusammentreffen halten sie für ausgeschlossen. Grosch hat 1964 über 46 Fälle (33 Männer und 13 Frauen) berichtet. Ein Diabetes habe bei 3 Männern und 2 Frauen vorgelegen. Dieser Autor ist allerdings nicht der Ansicht, daß die Beziehung zur Zuckerkrankheit gesichert sei. SCHILLING et al. (1965) haben 68 Patienten auf ihren Kohlenhydratstoffwechsel untersucht, es ergab sich das Vorliegen eines latenten Diabetes in 17 und das eines manifesten in 12 Fällen. Umgekehrt fanden diese Autoren bei 50 manifesten Diabetikern 11mal eine Spondylosis hyperostotica.

Übrigens zeigte sich, daß diese Wirbelsäulenveränderung auch bei 50 Gichtpatienten in 20 % zu finden war. SCHILLING et al. (1965) meinen daher, daß die Spondylosis hyperostotica zu 2 Stoffwechselkrankheiten (Diabetes und Gicht) eine Beziehung habe. Sie machen auf das Vorliegen eines pyknischen Habitus bei derartigen Patienten aufmerksam.

Sicher ist dieses Kapitel noch nicht abschließend zu beurteilen. Auch wir haben solche Fälle unter Diabetikern gesehen, vermögen aber noch kein eigenes Urteil über die Zusammenhangsfrage abzugeben.

C. Hyperostosis ossis frontalis

Das Vorkommen eines extrainsulär gekennzeichneten Diabetes beim MORGAGNI-Syndrom (Adipositas, Hyperostosis ossis frontalis interna und Virilismus) war BARTELHEIMER (1939, 1953) Anlaß, nach dieser Beziehung zu suchen. Sie ließ sich relativ häufig nachweisen. Bei 17 von 76 Zuckerkranken, vornehmlich Frauen, fand sich eine Hyperostosis ossis frontalis interna. APPEL (1951) hat dann später die gleiche Feststellung gemacht. In einer neueren Arbeit von KISSEL, COLLESSON, DERBY und TREHEUX (1961) war jedoch gegenüber einer Vergleichsserie keine nennenswerte Differenz festzustellen. Vielleicht ist das Zusammentreffen mit endokrinen Veränderungen und mit Zwischenhirnstörungen Ursache des gelegentlichen Auftretens eines Diabetes, wobei selbstverständlich nicht auf eine genetische Beziehung zwischen diabetischer Stoffwechsellage und Knochenveränderung geschlossen werden kann.

IV. Wachstumseinflüsse am Skelett bei Diabetes

Nach allgemeiner Auffassung soll bei diabetischen Kindern in etwa 10 % ein Minderwuchs vorliegen. SCHINZ et al. (1952) vertreten die Auffassung, daß die Wachstumshemmung besonders zwischen dem 2. bis 6. und zwischen dem 12. bis 16. Lebensjahr zur Manifestation gelange. Wieweit es in diesen Fällen dann zu einer Kleinwüchsigkeit kommt, wird nicht erwähnt. In dem Diabetiker-Heim Garz wurde, als man sich vor etwa 30 Jahren zuerst mit solchen Fragen befaßte, die Ansicht viel diskutiert, daß das diabetische Kind vor der Diabetesmanifestation eher größer und etwa 5 Jahre danach eher kleiner sei, als es dem Durchschnitt entspricht. Eingehendere Untersuchungen in dieser Hinsicht sind uns aber nicht bekannt geworden.

DANOWSKI (1959) stellte bei 63 Diabetikern ohne Berücksichtigung der Krankheitsdauer fest, daß das Knochenalter in Beziehung zum chronologischen Alter praktisch keine Differenz gegenüber gesunden Kontrollen aufwies. Allerdings wird von ihm betont, daß in einer gewissen Zahl bei lange vorhandener Zuckerkrankheit eine Retardierung des Skelettwachstums zu finden war. Priscilla WHITE (1956, 1960), die sich gerade mit dem Diabetes bei Kindern und Jugendlichen beschäftigt hat, sah seit der Insulin-Therapie bei einer richtigen diätetischen Führung keine Wachstumshemmungen mehr, wie sie sie früher in einem größeren Krankengut in etwa 7–8 % beobachtet hatte. Das entspricht durchaus unserem Eindruck, der auch durch eine relativ kleine Untersuchungsserie bestätigt wurde, die zur Zeit von GOCKE noch bearbeitet wird.

V. Das Skelettverhalten bei endokrinen Krankheiten mit begleitender diabetischer Stoffwechsellage

Im Symptomenbild einiger endokriner Krankheiten treten mit gleicher Eindringlichkeit wie die diabetischen Veränderungen auch solche des Knochens auf. Hierbei muß man vor allen Dingen die Akromegalie, den endogen und exogen erzeugten Hypercorticismus und wohl auch die Hyperthyreose nennen. Im allgemeinen spricht man bei den Osteopathien der genannten Endokrinopathien von einer Osteoporose. Bei der Akromegalie entfaltet sich darüber hinaus der spezifische Wachstumsimpuls ja noch besonders im Knochen- und Knorpelbereich.

Wieweit die metabolische diabetische Situation nun Einfluß auf die Umwandlung des Knochens im Sinne einer Osteopathie hat, ist eine Frage, die grundsätzlich und besonders im Einzelfall geprüft werden muß. Ohne Zweifel haben ja viele solcher Patienten einen derartigen Skelettbefund, auch wenn sie keinen Diabetes haben.

A. Akromegalie

Hierbei wird die Häufigkeit des Diabetes in einer Größenordnung von 30–50 %
angegeben, davon können bei der Hälfte derartige Stoffwechselstörungen latent bleiben (WILLIAMS, 1963). Schon ALBRIGHT und REIFENSTEIN (1948) haben sich eingehend mit dem Vorkommen einer Osteoporose bei der Akromegalie befaßt und 2 eigene Fälle, übrigens ohne manifesten Diabetes, eingehender beschrieben, bei denen die Knochenveränderungen im Grunde aber gering waren. Sie kommen daher zu dem Schluß, daß unter den Ursachen der Osteoporose die Akromegalie nur von untergeordneter Bedeutung sei. Wenn heute von anderer Seite die Osteoporose in der Symptomatologie der Akromegalie als häufig angegeben wird (DAUGHADAY, 1963), so erhebt sich in dem hier erörterten Zusammenhang die Frage, ob jene Patienten, bei denen zugleich ein ausgeprägter Diabetes vorliegt, diejenigen sind, die eine höhergradige Porose-Entwicklung aufweisen. Interessant erscheint uns in diesem Zusammenhang, daß ERDHEIM (1931) in seiner sorgfältigen Studie über die Wirbelsäulenveränderungen bei der Akromegalie zu der Äußerung kam, daß er keine Osteoporose gefunden habe, vielmehr die Knochenneubildung besonders an den vorderen Wirbelkörpern wesentlich gewesen wäre. Von klinischer Seite ist aber immer wieder auf einen derartigen Strukturwandel hingewiesen worden. So hat MÜLLER (1930) anhand von 5 Fällen auf die oft vorkommende Osteoporose der Wirbelsäule mit Kyphosierung aufmerksam gemacht. Diese Argumentation ließe sich durch eigene Beobachtungen und solche der Literatur noch beliebig ergänzen. Dabei wird aber nicht die Frage beantwortet, ob die diabetische Stoffwechselsituation für die Genese einer derartigen Osteopathie von Bedeutung ist. – PFEIFFER (1957) beschrieb bemerkenswerterweise einen Akromegaliefall, bei dem erst 10 Jahre nach Beginn der Knochenveränderung ein Diabetes zur Manifestation kam.

B. Cushing-Syndrom

Hier ist die pathogenetische Beziehung zur kalzipenischen Osteopathie eindeutig und unbestritten. Glukokortikoide erzeugen eine Osteoporose, ob sie einen Diabetes auslösen oder nicht. Wieweit zusätzlich eine diabetische Störung sie begünstigt, wäre noch zu erforschen. Hier hat die Frage nach der Beziehung von Knochenumbau und diabetischer Stoffwechsellage ohne Zweifel besonderes Gewicht, schon weil die Häufigkeit einer derartigen Skelettumwandlung weit größer ist als bei der Akromegalie.

MILLER hat in seiner großen Zusammenstellung von Cushing-Fällen in 26 % einen manifesten und in weiteren 55 % einen latenten Diabetes gefunden. PLOTZ et al. (1952) geben in einer solchen Übersichtsarbeit an, daß sie in 83 % eine Osteoporose gefunden hätten. Somit ist der Prozentsatz des Knochen- und des metabolischen Befundes gleich hoch. Man könnte zu der Schlußfolgerung neigen, daß die Osteoporose mit dem Diabetes pathogenetisch verknüpft werden müßte, wenn nicht bekannt wäre, daß bei exogenem Hyperkortizismus bei etwa gleichartiger Osteoporose-Frequenz ein diabetischer Stoffwechsel ungleich seltener zur Beobachtung kommt

Die negative Stickstoffbilanz bei endogenem und exogenem Hyperkortizismus legt natürlich nahe, schon von vornherein an die Möglichkeit der Entwicklung einer Osteoporose zu denken.

C. Hyperthyreose

Hier unterscheidet sich die Störung im Zuckerstoffwechsel oft schon insofern von der des diabetischen Stoffwechselbildes, als Reizhyperglykämie und Reizglukosurie davon getrennt werden müssen. Ihr Vorkommen rechtfertigt nicht, von einer Zuckerkrankheit zu sprechen. Die Häufigkeit einer solchen bei Überfunktionszuständen der Schilddrüse, seien sie primär oder sekundär erzeugt, ist erheblich geringer als bei den eben besprochenen Syndromen. Aus diesem Grunde ist der pathogenetische Zusammenhang zur Veränderung der Knochenstruktur von vornherein weniger wahrscheinlich. Das vermutlich geringe Ausmaß einer derartigen Osteopathie läßt sie zudem für den Kliniker unwesentlich erscheinen, sie hat mehr wissenschaftliches Interesse. Ohnehin ist über die Art der generalisierten Osteopathien nach Überschuß von Schilddrüsenhormon recht wenig bekannt. Man muß auch an die Möglichkeit denken, daß Sekundärwirkungen der Schilddrüsenüberfunktion, etwa in Form von Leberschädigungen oder gastrointestinalen Störungen letzthin Ursache der Skelettveränderungen werden können.

VI. Schlußbetrachtung

Stellt man sich nun rückblickend die Frage, was über die Beziehungen von Diabetes und Osteopathien sicher bekannt ist, so zeichnen sich ohne Zweifel eine Reihe interessanter Befunde ab, die es reizvoll erscheinen lassen, sich mit einem Studium hierhergehöriger Fragen zu befassen. Dabei sollte man sich allerdings vor dem Fehler hüten, Ergebnisse, die man an alten Diabetikern erheben konnte, leichtfertig im Sinne einer echten Beziehung auszuwerten. Das Skelett des alten Menschen unterliegt so zahlreichen Einflüssen, die geeignet sind, zu generalisierten Osteopathien zu führen, daß man sonst leicht zu Täuschungen kommt. Das Modell markanter Endokrinopathien ist ebenfalls ohne Zweifel nicht geeignet, solche Fragen zu studieren, da imponierende, nicht direkt zum Diabetes gehörende Hormoneinflüsse das Bild beherrschen. Vor allen Dingen sind unseres Erachtens, wenn man die Auswirkung der Änderung des Metabolismus infolge eines Diabetes prüfen will, Untersuchungsreihen an jungen zuckerkranken Patienten mit möglichst langer Laufzeit einer manifesten Stoffwechselstörung für eine solche Analyse geeignet. Sie erlauben darüber hinaus noch die Wertigkeit anderer Erscheinungen, wie die des Spätsyndroms, am Skelett zu erkennen. Aus diesem Grunde möchten wir eine Tabelle (Tab. 1) vorlegen, die zwar nur einen orientierenden Eindruck zu vermitteln geeignet ist, die aber doch wohl das Wesentliche erfassen dürfte. KUHLENCORDT wird über diese Untersuchungen, die auf größere Reihen ausgedehnt werden müssen, später ausführlich berichten.

Tab. 1: Nachuntersuchungen von 22 Patienten, deren Diabetes im Wachstumsalter auftrat und die jetzt 21 bis 36 Jahre alt sind

Diabetes-dauer in Jahren	Anzahl der Patienten	Retino-pathie	Diabetische Nephro-pathie	Neuro-pathie	(Röntg.) Gefäßver-kalkungen	Skelett lok. Ver-änderung.	generalis. Verände-rungen
5 bis 10	4	keine	keine	keine	keine	keine	keine
11 bis 20	12	4	3	5	2	2	3
21 bis 26	6	5	1	6	1	keine	1

Aus dieser Übersicht ergab sich fernerhin noch, daß der Krankheitswert von lokalisierten und generalisierten Knochenveränderungen nicht mit dem verglichen werden kann, wie er etwa bei der Angio-, Nephro- oder Retinopathie vorliegt.

Tiefere Einblicke in manche Fragen dürfte erst die biochemische Forschung, die sich mit dem Knochenstoffwechsel befaßt und die die Beziehungen zu der metabolischen Diabetessituation analysiert, vermitteln, besonders wenn sie die durch die Schaffung der Biopsie gegebenen Möglichkeiten der Einbeziehung der Morphologie genügend berücksichtigt.

Literatur

ALBRIGHT, F. and E. C. REIFENSTEIN jr.: The parathyroid glands and metabolic bone disease. Williams & Wilkins Company, Baltimore 1948
APPEL, W.: Über Schädelhyperostosen bei Diabetikern. Dtsch. Arch. Klin. Med. *198*, 60 (1951)
AZÉRAD, E.: Les ostéoses diabétiques. Bull. et mem. Soc. méd. Hôp. (Paris) *69*, 302 (1953)
- J. LUBETZKI, L. STUHL et O. SLOTINE: Les ostéopathies du diabète Le pied diabétique IVe Congr. de la Fédération internat. du Diabète, Genève 1961
- J. C. MORARD, J. GHATA et J. LUBETZKI. Les Mucopolysaccharides acides de l'urine (fraction d'Astrup) au cours du diabète et de ses complications: Dosage, fractionnement et signification. Path.-Biol *10*, 217 (1962)
BAILEY, C. C. and H. F. ROOT: Neuropathic joint lesions in diabetes mellitus. J. clin. Invest. *21*, 21 (1942)
- Neuropathic foot lesions in diabetes mellitus. New England J. Med. *236*, 397 (1947)
BARTELHEIMER, H.: Die Hyperostosis ossis frontalis interna als Symptom des hypophysären Diabetes. Dtsch. med. Wschr. *65*, 1129 (1939)
- Modifications du squelette d'origine endocrinienne alimentaire et rénale. Presse Méd. *40*, 826 (1953)
- F. KUHLENCORDT: Der sekundäre Hyperparathyreoidismus beim primären und sekundären Malabsorptionsyndrom. Dtsch. Arch Klin. Med. *210*, 98–118 (1965)
- J. M. SCHMITT-ROHDE: Osteoporose als Krankheitsgeschehen. Ergeb. inn. Med. Kinderhk. N. F. *7* 454 (1956)

BISCHOFF, A.: Die diabetische Neuropathie. Georg Thieme Verlag, Stuttgart 1963
BOULET, P., J. MIROUZE et M. PELISSIER: Le pied diabétique. Sem. Hôp. Paris, *30*, 2410 (1954)
– H. SERRE et J. MIROUZE: Le rachis diabétique. Sem. Hôp. Paris, *30*, 2393 (1954)
DANOWSKI, T. S.: Diabetes mellitus. Williams & Wilkins Company, Baltimore 1959
DAUGHADAY, W. H.: Textbook of Endocrinology (Third Edition). Edit. by *Wiliams, R. H.* W. B. Saunders Company, Philadelphia–London 1963
DREYFUS, G. und L. ZARACHOVITCH: Zit. nach *Robillard, R. et al.*
DUVAL, R.: Zit. nach *Azérad et al.*
EDEIKEN, L. und N. G. SCHNEEBERG: Zit. nach *Kuhlencordt, F.*
ELLENBERG, M. and J. J. BOLKMAN: Diabetic diarrhea with malabsorption syndrome. Diabetes *9*, 14 (1960)
ERDHEIM, J.: Über Wirbelsäulenveränderungen bei Acromegalie. Virchows Arch. f. path. Anat. *281*, 197 (1951)
FENZ, E.: In *Boller, R.:* Diabetes mellitus. Urban u. Schwarzenberg, Wien–Innsbruck 1950
FORESTIER, J. et J. ROTÉS-QUEROL: Hyperostose ankylosante vertébrale sénile. Rev. Rhumatisme *17*, 525 (1950)
GASTINEAU, C. F. and M. H. POWER: Metabolic studies of a patient with osteoporosis and diabetes mellitus. Proc. Staff. Meet. Mayo Clinic *34*, 165 (1959)
GOCKE, H.: Die Beziehungen des Diabetes mellitus zu Wachstumsstörungen und generalisierten Osteopathien. Inaugural-Dissertation, Hamburg 1967
GROSCH, G.: Weitere Beobachtungen der senilen ankylosierenden Hyperostose der Wirbelsäule (Forestier und Rotés). Z. Orthop. *99*, 207 (1964)
GÜNTHER, O.: Osteopathie als Diabetes-Spätkomplikation (unter besonderer Berücksichtigung aseptischer Knochennekrosen). Carl Marhold Verlag, Halle (Saale) 1956
HERNBERG, C. A.: Skelettveränderungen bei Diabetes mellitus der Erwachsenen. Acta. med. Scand. *143*, 1 (1952)
HEUCK, F. und E. SCHMIDT: Zur Osteoporose bei Diabetes mellitus. Verh. dtsch. Ges. inn. Med. *62*, 464 (1956)
JORDAN, W. R.: Zit. nach *Robillard, R. et al.*
KISSEL, P., G. DEBRY, L. COLLESSON et A. TREHEUX: L'hyperosteose crânienne interne des diabétiques. IVe Congrès de la Fédération internationale du Diabète, Genève 1961
KLEIN, M. and H. M. FROST: Lamellar Bone Physiology in Diabetes: Indices of Bone Remodelling. V. Congr. Inter. Diab. Fed. Toronto, Canada 1964
KUHLENCORDT, F.: Die glucosurische Osteopathie. Ergebn. inn. Med. Kinderhk. N. F. *7*, 622 (1958)
– C. LOZANO-TONKIN: Osteopathien bei Diabetes mellitus. Internist *5*, 126 (1964)
– H. WIONTZEK und H. BARTELHEIMER: Langzeitbehandlung der Osteoporose mit anabolen Steroiden. Dtsch. med. Wschr. *90*, 386 (1965)
MAILMAN, R. H.: Steatorrhea with Diabetes; A case report. Ann. Int. Med. *49*, 190 (1958)
MALINS, J. M. and J. M. FRENCH: Diabetic diarrhea. Quart. J. Med. *36*, 467 (1957)
MILLER, V.: Zit. nach *Williams, R. H.*
MIROUZE, J.: Les arthropathies diabétiques. Rheumatologisches Symposion, Bad Nauheim, April 1964
MONTENERO, M. et M. GUTTADAURO: L'osteopathie dans le diabète. IVe Congrès de la Fédération internationale du Diabète, Genève 1961
MÜLLER, W.: Über Wirbelsäulenveränderungen bei Störungen der Hypophysenfunktion. Bruns Beitr. Klin. Chirurg. *148*, 493 (1930)
OTT, V. R.: Über die Spondylosis hyperostotica. Schweiz. med. Wschr. *83*, 790 (1953)
– H. SCHWENENBECHER und H. ISER: Die Spondylose bei Diabetes mellitus. Z. Rheumaforsch. *22*, 278 (1963)
PFEIFFER, E. F.: Wachstum u. Diabetes mellitus. Dtsch. med. Wschr. *82*, 1789 (1957)
PLOTZ, C. M., A. I. KNOWLTON and C. RAGAN: The natural history of Cushing's syndrome. Amer. J. Med. *13*, 597 (1952)

ROBILLARD, R., PAUL-A. GAGNON and R. ALARIE: Diabetic neuroarthropathy: Report of four cases. The Canadian Med. Ass. *91,* 795 (1964)

ROOT, H. F., P. WHITE and A. MARBLE: Abnormalities of Calcium Depositum in Diabetes mellitus. Arch. Int. Med. *53,* 46 (1934)

RUTISHAUSER, E.: Zit. nach *Azérad et al.*

SCHILLING, F., M. SCHACHERL, A. GAMP und A. BOPP: Die Beziehungen der Spondylosis hyperostotica zur Konstitution und zu Stoffwechselstörungen. Med. Klinik *60,* 165 (1965)

SCHINZ, H. R., W. E. BAENSCH, E. FRIEDL und E. UEHLINGER: Lehrbuch der Röntgendiagnostik. Georg Thieme Verlag, Stuttgart 1952

SCHMITT-ROHDE, J. M.: Bioptische Knochenbefunde bei Diabetikern. IVe Congrès de la Fédération internationale du Diabète, Genève 1961

UEHLINGER, E.: Persönliche Mitteilung

VINNIK, I. E., F. KERN JR. and J. E. STRUTHERS JR.: Malabsorption and the Diarrhea of Diabetes mellitus. Gastroenterology *43,* 507 (1962)

WHITE, PRISCILLA: Natural Course and Prognosis of juvenile diabetes. Diabetes *5,* 445 (1956)
— Childhood Diabetes. Diabetes *9,* 345 (1960)

WILLIAMS, R. H.: Textbook of Endocrinology. Third Edition. W. B. Saunders Company, Philadelphia–London 1963

ZUKSCHWERDT, L.: Diabetes und Chirurgie. Chir. Praxis *1,* 3 (1957)

Diabetic Neuropathy

By T. Schneider, Johannesburg

I   Introduction
II Peripheral Neuropathy
   A Subjective
   B Objective
III Hand Lesions
   A Dupuytren's Contraction
   B Stiff Hands in Long Term Diabetes
IV Neuropathy after Diabetic Coma
V   Special Findings
   A. Cerebral-Spinal Fluid
   B. Electromyography
   C. Hyperinsulinism
VI. Neurologic Abnormalities in Infants of Diabetic Mothers
VII Etiology
VIII. Pathology
IX. Prognosis
X. Diagnosis
XI Treatment

I. Introduction

While symptoms and signs referable to the nervous system are of frequent occurrence in diabetes mellitus, their variability and the lack of pathological information concerning them have resulted in difficulties in definition of the condition designated Diabetic Neuropathy. In this chapter the term is used widely to describe the acute and chronic affections of peripheral nerves, central nervous system and autonomic nervous system referable to diabetes.

At a time when lesions of the nervous system were being considered a cause of diabetes, Marchal de Calvi (1864) described diabetic neuritis and commented on the fact that neurological disturbances could result from diabetes. Previously symptoms suggestive of this had been described by several authors, (Rollo, 1798; Bardsley, 1807; Frank, 1842; Billard, 1852). Althaus in 1885 compared the symptoms of diabetic neuropathy with those seen at the beginning of tabes and noted their resemblance In 1890 he reported a case of neuritis of the circumflex nerve with muscle atrophy in a diabetic. Auché (1890) was one among others who mentioned cases of paralysis as occurring during the course of diabetes and drew attention to the fact that Bouchard in 1884 had reported that the knee jerks are often absent in diabetic patients.

Pryce (1887, 1893) noted atrophy of the skin and trophic ulcers and ataxia as occurring during the course of diabetic neuropathy. Buzzard (1890) compared the neuritis of diabetes with that of alcoholism and stressed the fact that reduction of glycosuria could bring about improvement in the condition. Loss of vibration sense as a frequent finding in the lower extremities of diabetics was mentioned by Williamson (1904, 1905, 1907) who also wrote on the pathology of neuropathy (Williamson, 1894). Stewart (1925) stated that the nervous system was involved in 50 % of cases of diabetes. Sevringhaus (1931) in a study of 500 diabetics found neuritic pains present in 49 % and reduced reflexes in 57.3 % of the cases. Jordan (1936) found diminished reflexes in 45.3 % of 461 cases.

RUNDLES (1945) on the other hand, only detected this in less than 5 % of 3,000 cases, and BROCH and KLOVSTAD (1947) in 20 % of 426 diabetics. Thus, by 1890 the clinical picture of peripheral diabetic neuropathy had been well documented, and in later years its frequency was well stressed.

Meanwhile its pathology was being examined and WOLTMAN and WILDER (1929) noted the importance of atherosclerosis in the causation of at least a proportion of the cases. This has since received support from other sources (ROOT and ROGERS, 1930; GOLDSMITH and BROWN, 1935; BARKER, 1938; KAUVAR, 1941; DE TAKATS, 1945; ROBERTS, 1948; RICHARDS, 1951), whereas FAGERBERG (1959, 1961) considers a specific diabetic angiopathy (LUNDBAEK, 1953) of the intraneural vessels as possible primary or secondary cause. Other authors have pointed to the reversibility of the process in a majority of the cases and have therefore held that metabolic factors were probably operative (GOODMAN, 1955). The association of neuropathy with retinopathy has been frequently documented (WAGENER et al., 1934; DRY et al., 1941; RUNDLES, 1945; DOLGER, 1950; ROOT et al., 1954; BECKER et al., 1954), as well as the suggestion that all arise on the basis of vascular degeneration. Inheritance and metabolic factors have also been inculpated.

Vasomotor and trophic disturbances were receiving attention towards the end of last century (LEVAL-PICQUECHEF, 1885; BUZZARD, 1890; AUCHÉ, 1890; PRYCE, 1893) while BRUNS (1890) described the condition later called diabetic myelopathy by GARLAND and TAVERNER (1953) and amyotrophy by GARLAND (1955). Alterations in sweating and dependent oedema were recognised as being due to autonomic involvement. Similarly, visceral neuropathy with genito-urinary and gastro-intestinal symptoms were more clearly described. RUNDLES' series of 125 diabetics contained 32 cases of atonic type of bladder paralysis and the Joslin Clinic first noted nocturnal diarrhoea in 1912. Other manifestations of diabetic neuropathy have been noted from time to time, so that the literature in this as in other fields of diabetes has become extensive. In spite of this there is much difference of opinion concerning the etiology and pathology, and as a result a satisfactory classification becomes difficult. It is possible, however, to subdivide the various types of diabetic neuropathy into a number of categories depending upon which portion of the nervous system is mainly affected.

II. Peripheral Neuropathy

A. Subjective

The onset of diabetes may be heralded by sensations of pins and needles in the fingers together with other paraesthesias such as numbness, burning and coldness, the feet and hands being the principal sufferers. The feeling of walking on cotton wool and a variety of different pains – dull, aching, lancinating and crushing – contribute to a marked degree of discomfort. The symptoms are often worse at night and may be relieved by moving about. The touch of the bedclothes or wearing apparel may be sufficient to intensify the pain. The condition is usually symmetrical, the lower extremities being affected more frequently and to a greater extent than the upper.

Objective signs may be minimal or absent and rapid return to normal may be expected with effective diabetic control. This syndrome of acute onset, mild or severe symptomatology and limited course may appear, disappear and recur particularly during periods of poor diabetic control, although independent of the severity of the diabetes. Furthermore it is not unknown in latent diabetes or even in occasional well-controlled cases.

B. Objective

In any of the aforementioned periods but particularly during those of ineffective diabetic control, the subjective symptoms may be joined by objective signs. Sensory or motor signs may occur separately, but are usually found together in a mixed form. Autonomic affections may be associated, but occasionally arise idependently of other neuropathies.

One of the early signs is a diminution or loss of vibration sense, but this is a common finding in diabetes, the incidence increasing with age (MIRSKY, 1950).

BARACH (1949) however, noted a reversibility in vibratory perception depending upon the diabetic control, improvement of which determined a return towards the normal. Diminution of other modalities of sensation may occur. EPSTEIN (1951) suggested that the loss of sensation followed a definite pattern, impairment of deep sensibility preceding that of superficial sensation just as described by WORTIS, STEIN and JOLLIFFE (1942) in experimentally induced ischaemia of a limb and clinical occlusion of the blood supply to an extremity. No such definite sequence of impairment was found in my own series of cases (SCHNEIDER, 1958).

Impairment of sensation to touch, pain and temperature together with impaired deep sensibility and tenderness to deep pressure especially over the calves, may all be noted. The objective sensory loss often takes on a glove-stocking distribution and areas of complete anaesthesia may occur.

Diminished or absent deep tendon reflexes are common findings (RUNDLES, 1945) the ankle and knee jerks being especially affected. While sensory symptoms and signs are usually predominant, affections of motor nerves are not infrequent. In contrast to the sensory form where the findings are mainly bilateral and symmetrical motor signs are more often unilateral and where bilateral are asymmetrical. As with sensation so with motor affections however, a predilection for the periphery and for the lower rather than the upper extremities is noticeable.

Autonomic involvement such as postural hypotension and tachycardia as well as other nervous disorders – headache, mental depression, irritability and instability are not uncommon accompaniments. The latter are often related to the intensity of the pain which however may be completely absent.

Painful neuropathic and mental symptoms may lead to anorexia which in turn may cause some weight loss quite apart from that due to uncontrolled diabetes. Lifting of the depression occasionally heralds the disappearance of the neuropathy, and headaches tend to disappear with the establishment of effective diabetic control. Certain of the objective features require further elucidation.

1. Motor Neuropathy

Mono- or poly-neuropathy may affect the motor nerves either early or later in the course of diabetes. Associated sensory involvement may vary from the most extensive to a complete absence. The condition takes the form of a peripheral neuropathy affecting any of the motor nerves of the body. Of the cranial nerves COLLIER (1930) found that the sixth nerve was most frequently affected while RUNDLES (1945) noted that in the lower extremity the peroneal was more frequently involved than the tibial, and in the upper extremity the ulnar nerve more than the median or radial.

MULDER, LAMBERT, BASTRON and SPRAGUE (1961) have suggested that single peripheral nerve neuropathies (mono-neuropathies) may be caused by injury at some local vulnerable site as the nerve passes over a bony prominence (peroneal and ulnar) or through a ligamentous and bony tunnel (median). This may explain the frequently occurring affection of the lateral femoral cutaneous nerve noted in my own series.

Weakness of both upper or lower limbs can accompany the marked sensory neuropathy seen particularly in the early stages of diabetes as well as during the uncontrolled stages of the condition. The motor signs often regress as the sensory symptoms disappear, but at a slower rate. Unfortunately occasional nerve palsies remain, as has been pointed out by COLLIER (1930) in the case of some facial nerve involvement. Wasting of muscles may persist even after return of function in affected nerves. In my own cases this has been noted particularly in the thenar and hypothenar eminences of the hand and in the quadriceps femoris and gastrocnemii muscles of the lower extremity.

Cranial nerve affections may occur with or without peripheral neuropathy. While some authors have stated that they appear at the age when vascular degeneration is common (COLLIER, 1930, 1932; WEINSTEIN and DOLGER, 1947; WEINSTEIN, 1948; MARTIN, 1953), occasional cases do present in juvenile diabetics. Two such cases easily come to mind, the one aged 19 years, with right facial palsy, the other aged 18 years, with facial palsy and partial third nerve paralysis which have shown no improvement during the past 13 years.

While ocular and facial nerve palsies are commonest and have been found more frequently among diabetics than non-diabetics (COLLIER, 1932) other cranial nerves may be affected, and the fifth, eighth, ninth and tenth cranial nerves have all received mention (LARSON and AUCHINCLOSS, 1950; MARTIN, 1953; GOODMAN et al., 1954). The affection may be either uni-or bi-lateral, complete or partial. Usually recovery ensues within a period of several months, but nerve deafness may occur as a permanent affection. Recurrent episodes of cranial nerve paralysis do occur (ROSS, 1962).

2. The deep Reflexes and abnormal Pupillary Reactions

Both sensory and motor neuropathy may be accompanied by diminution or absense of reflexes. The knee and ankle jerks are particularly prone to affection, but biceps and triceps reflexes may also show alteration. The latter were diminished or lost in one third of RUNDLES (1945) cases, while 93 % achilles tendon jerks and 79 % patellar reflexes were also affected. Alteration of the deep reflexes, often early in appearance, is a most consistent objective sign in this condition, and may be unassociated with any other symptoms or signs particularly in the later age groups. As the neuropathy subsides the reflexes usually return to normal (JORDAN, 1936; RUNDLES, 1945) but permanent loss is not unknown particularly in those cases where other signs and symptoms are minimal.

Abnormal pupillary reactions may be seen occasionally. Argyll-Robertson pupils and sluggish reactions have been noted (JORDAN, 1936; RUNDLES, 1945) while the main pupillary abnormality reported by MARTIN (1953) was sluggish reaction to light with normal accommodation-conversion response. Myosis and irregular unequal pupils have also been observed.

3. Spinal Cord Syndromes

The multitudinous symptoms and signs encountered in diabetic neuropathy may on occasion lead to pictures simulating various diseases of the spinal cord. Syndromes suggesting postero-lateral sclerosis, tabes dorsalis, transverse myelopathy, syringomyelia, polyradiculoneuropathy and Guillain-Barré syndrome have been noted at various times. The term diabetic pseudo-tabes (LAVAL-PIQUECHEF, 1890) was introduced to describe the tabes-like condition characterised by Argyll-Robertson pupils, absent knee and ankle reflexes, ataxia, generalised pains possibly lightning in character and bladder and bowel disturbances. Neuropathic joints and perforating ulcers may complete the picture.

Under the heading of diabetic amyotrophy (previously myelopathy) GARLAND and TAVERNER (1953) und GARLAND (1955, 1957) have redescribed a condition previously known to older writers (BRUNS, 1890) and characterised by weakness and wasting of muscles. The legs are always affected first, the arms being rarely involved. The thigh muscles tend to be most severely affected. Fasciculation is occasionally observed in the affected muscles. The appropriate tendon jerks are often depressed or absent. Originally the presence of extensor plantar responses together with muscle weakness and electromyographic changes suggested the diagnosis of myelopathy. Later observations of flexor plantar responses determined the present nomenclature of amyotrophy.

Pain is a usual accompaniment, always being felt in the region of the affected muscles. The protein of the cerebrospinal fluid is elevated.

Recovery is usual, and may be interspersed with relapses and followed by a sensory neuropathy (SULLIVAN, 1958). The electromyographic changes may be the last to disappear. Amyotrophy may occur at any time during the course of diabetes and may even be the presenting symptom. Usually the diabetes is not severe and no case of Garland's has been in a state of coma.

4. Autonomic Neuropathy

The autonomic system may be unaffected or so severely involved as to simulate a sympathectomy (ODEL, ROTH and KEATING, 1955). Postural or orthostatic hypotension may be troublesome, particularly when accompanied by symptoms of vertigo and syncope. In a series of 100 juvenile diabetics AAGENAES (1961) reported 23% as having moderate to severe orthostatic hypotension.

Dependent oedema, anhydrosis, tachycardia, vasomotor instability and trophic skin disturbances are other manifestations of autonomic neuropathy, in which reflex vaso-constriction, vaso-dilatation and sudomotor activity may be defective (MARTIN, 1953). The defect in vaso-constriction is believed to account for the higher temperature of the legs as compared with the fingers – a reversal of the normal pattern.

Certain genito-urinary and gastro-intestinal alterations remain for consideration.

a) Impotence in the male is found during the early stages of diabetes and tends to disappear with the establishment of effective control. Later in the course of the disease impotence may prove a difficult complication appearing even when diabetic control is satisfactory. Permanent loss of function may result.

AYAD (1962) differentiates temporary impotence from the permanent variety by means of a tuning-fork test. When vibration has ceased over the patella, the tuning-fork is quickly transferred to the medial malleolus. Normally vibration is felt here for at least 5 to 10 seconds after it has ceased over the patella. Where vibration sense is grossly impaired so that vibration quickly ceases to be felt at both sites simultaneously or where length of vibration time is reversed, he submits that impotence will be permanent.

Autonomic dysfunction has been considered a frequent cause of impotence but SCHÖFFLING, FEDERLIN, DITSCHUNEIT and PFEIFFER (1963) found that in most patients under 40 years of age impotence was corrected by combined chorionic gonadotrophin and testosterone therapy. Improvement occurred in those over 40 years with testosterone alone. The suggestion is therefore advanced that impotence in the diabetic may frequently be due to hypogonadotrophic hypogonadism. They state however, that precise data on incidence of neuropathy is lacking in the patients studied.

b) Neurogenic vesical dysfunction which may lead to complete paralysis of the bladder is a serious complication. Starting with a gradually increasing urinary retention it finally leads to bladder atony. A cystometrogam is helpful in diagnosis. Early treatment is essential to prevent ascending infection and pyelonephritis. The condition is comparable with the 'cord' bladder of tabes.

c) Retrograde ejaculation is an uncommon finding. It is almost always associated with neurogenie vesical dysfunction and sterility usually results.

d) Diarrhoea, incontinence and delayed emptying of the stomach have all been found to have a neuropathic basis. The diarrhoea is usually nocturnal but may occur postprandially. It has a tendency to recur particularly during periods of poor diabetic control. Faecal incontinence may accompany the diarrhoea which HODGES, RUNDLES and HANELIN (1947) characterised roentgenologically by disordered motility of the small bowel. Delayed segmentation, variation of the calibre of the intestinal lumen, coarsening, irregularity and partial obliteration of the small bowel folds with some retention of secretions were noted, while some degree of delayed emptying of the stomach with resulting gastric retention was sometimes in evidence. BARGAN, BOLLMAN and KEPLER (1936) referred to the condition as being "the diarrhoea of diabetes". External pancreatic secretion remained unimpaired in their cases. BERGE, WOLLAEGER, SCHOLZ, ROOKE and SPRAGUE (1956) reported 6 cases of diabetic diarrhoea with steatorrhoea while ELLENBERG and BOOKMAN (1960) added 2 cases with, in addition a malabsorption syndrome, which responded dramatically to corticosteroid administration. ELLENBERG (1961) rightly recognises the importance of the fact that not all diarrhoeas in diabetics are related to the diabetes.

5. Neurotrophic Arthropathy

The CHARCOT joint of tabes dorsalis has its counterpart in the neurotrophic arthropathy of diabetes mellitus. In the former condition the knee is the commonest joint attacked whereas the foot and ankle are mainly attacked in diabetes. Other sites affected in syphilis are the hip, vertebral column and upper extremities but these are seldom if ever affected in diabetes.

Clinically, a thickening in the tarsal region developes gradually in a foot in which there has been gradual flattening of the longitudinal arch. Eversion and external rotation complete the picture of a thickened deformed foot. In spite of this the condition is painless and is not associated with infection. Pain sensibility and proprioceptive impulses are impaired. The patient is able to walk in spite of the gross bone and joint involvement. X – ray reveals marked destruction and disappearance of bone and joints in the area affected (usually the tarsal and proximal portions of the metatarsal bones), and spicules of bone may be found in the surrounding soft tissues.

Infection is not an etiological factor in the condition but superadded infection particularly that from a nearby neurotrophic ulcer may complicate it.

No change for the better can be expected in the Charcot joint even when the accompanying neuropathy shows signs of improvement.

6. Neurotrophic Ulcers

Perforating ulcers, usually painless and occurring over pressure sites and therefore particularly in the feet, more especially over the head of a metatarsal bone, are not uncommonly found in the older diabetic. The condition may occur even where the blood supply is apparently normal. OAKLEY, CATTERALL and MARTIN (1956) describe a typical clawing of the toes with sensory disturbances which they consider a manifestation of a peripheral motor neuropathy. They refer to the work of LEWIS (1927) who found that impairment of autonomic vasomotor responses and to some extent, pain conduction predisposes to excessive trauma and lowering of tissue resistance. In the presence of the deformity of the toes, the neuropathic skin passes through the stage of callosities to the formation of indolent ulcers. Lack of pain sensation may allow of progression and deepening of the ulcer to a serious extent before its presence is noted and treatment instituted. Secondary infection and osteomyelitis may therefore supervene.

7. Other Manifestations

Headache has been met with frequently both in the initial and later stages of diabetes. Twenty of 27 such cases lost their headaches with the institution of effective diabetic control co-incidental with disappearance of paraesthesias (SCHNEIDER, 1958). The relationship of such a common symptom to diabetic neuropathy remains obscure, but attractive. JACKSON (1955) reported 4 cases of diabetes with ocular palsy and severe headache which again suggests a possible neuropathic origin of the headache.

Emotional instability is known to be aggravated at the onset of diabetes which may also be accompanied by feelings of anxiety, dejection and deprivation (HINKLE and WOLF, 1952). Symptoms may return during periods of poor diabetic control, while the pain of neuropathy can also precipitate them. On the other hand, ROOT (1959) has not found psychoneuroses, hysteria or severe grades of emotional disturbances any more frequent among diabetics than non-diabetics.

Night cramps are not infrequently encountered, particularly in the older age group, in the calf and small muscles of the feet, often waking the patient with an intense, cramplike pain which is usually unilateral. The cause has not been identified and the condition may or may not be associated with neuropathic manifestations. Some have suggested that the incidence is as great in non-diabetics (LIPMANN and PERCHUK, 1954), but Moss and HERRMANN (1948) reported 50% of their patients as being diabetic. The latter also described the efficacy of quinine (MOSS and HERRMANN, 1940, 1948) in the treatment of this painful albeit minor ailment.

III. Hand Lesions

A. Dupuytren's Contraction

A common finding in diabetes, more especially in the older age group, is that of Dupuytren's Contraction. This has been defined as a condition of progressive unilateral or bilateral contraction of the fingers of the ulnar side of the hand; but it is the earlier stage of the condition characterized by a localised thickening of the palmar fascia which is so frequently found in diabetes. Only occasionally does this develop to the final stage of contraction. A small, hard nodule or larger thickened area of fascia in the palm of the hand, often commencing over the region of the heads of the fourth and fifth metacarpal bones is the early stage of the condition. A longitudinal thickening may develop along one or more of the slips of palmar fascia passing to the fingers. Adhesion to and puckering of the overlying skin may appear at any stage. The process may finally lead to the contraction of the thickened cords with flexion of the fingers particularly at the metacarpo-phalangeal joints. In a previous series 120 cases were identified among 381 diabetics (SCHNEIDER, 1953, 1957). Recently a further 109 cases were uncovered in a group of 335 diabetics examined. Thus 224 of 716 diabetics (32%) developed this condition. Only 6 cases had progressed to the final stage of contracture of the fingers. Tables 1 and 2 present a detailed analysis of the two series mentioned. Occasional cases precede the onset of diabetes or occur during its early stages, but, in the main, Dupuytren's Contracture is related to its duration. Spontaneous regression and progression has been noted in the pre-contraction stage of the condition while pain which is only occasionally present, is never severe.

Histological examination has shown the characteristic whorls of hyalinized parallel collagen fibres in the deeper layers of the skin. Blood vessels have appeared normal in some, whereas sclerotic changes have been visible in capillaries and arterioles surrounding the hyalinized whorls in others. Obliterating end-

Table 1: Dupuytren's Contracture in Diabetes Mellitus

Dupuytren's Contracture Present	Number of cases	Sex	Average Age – years	Duration of Diabetes
Series A.	120	Male – 30 Female – 90	62.4 61.4	9.1 years. 8.3 years
Series B.	109	Male – 34 Female – 75	69.1 68.1	10.9 years 10.2 years
Dupuytren's Contracture Absent	Number of cases	Sex	Average Age – years	Duration of Diabetes
Series A.	261	Male – 84 Female – 177	52.1 57.6	6.1 years 7.1 years
Series B.	226	Male – 53 Female – 173	62.0 64.1	5.6 years 8.6 years

Table 2: Ages of Dupuytren's Contracture Cases

Age Group – years	Series A.			Series B.		
	Females.	Males.	Totals	Females.	Males.	Totals
80+	0	–	–	6	4	10
70–79	16	7	23	37	17	54
60–69	40	14	54	33	13	46
50–59	27	4	31	5	5	10
40–49	5	5	10	2	–	2
30–39	1	–	1	1	1	2
20–29	1	–	1	–	–	–
	90	30	120	84	40	124

arteritis and marked intimal hyalinization together with periarteriolar fibrosis have also been seen, but these vascular changes have been so variable as to make their significance questionable.

The etiology of the condition remains obscure but various theories have been promulgated. Several of these suggest a neuropathic basis. Sympathetic abnormalities such as increase in tone, irritation and hyperexcitability due to visceral disease or dystrophy and trophic disturbances following certain spinal cord lesions have all received consideration as has discogenic involvement of the cervical spine.

Trauma has often been inculpated and degeneration of certain developmental remains in the hands, as well as heredity have been blamed. Fibrositis, gout, rheumatism and an abnormality of connective tissue due to disturbed metabolism are other suggested causal factors.

Neuropathy, vascular abnormalities, hormonal dysfunction, trauma and disturbed metabolism particularly of the mucopolysaccharides may all play their part in diabetic Dupuytren's Contraction but their relative importance is still unknown. The frequency of its occurrence however would suggest that it is an integral part of the diabetic complex.

Occasional cases have shown improvement following better diabetic control, administration of vitamin E and acetylcholine ionization but spontaneous regression does occur and the results of therapy are therefore problematical. Operative interference may be necessary where contracted fingers interfere with function.

B. Stiff Hands in Long Term Diabetes

LUNDBAEK (1957) describes a condition characterised by paraesthesias in the hands, stiffness of the fingers and thickening of the tissues of the palm and fingers. Pain, worse on movement, may supervene.

In two of the four cases described there was an associated Dupuytren-like hardening of the fascia palmaris. Vibration sense was normal or slightly decreased. Skin biopsy revealed thickening of the stratum corneum with decreased elastic tissue in the corium. The sebaceous glands were somewhat atrophic. Fibrinoid degeneration, abnormal metachromasia and PAS-staining material were absent. X-ray examination revealed arterial calcification in all patients. In one case symptoms disappeared after hypophysectomy.

The condition is painful and may be incapacitating. The suggested pathogenesis is a local hypoxaemia due to occlusive vascular disease, but a secondary neuropathy as instanced by the parasthesias and pain cannot be excluded.

IV. Neuropathy after Diabetic Coma

Severe neuropathy has been reported in the course of and immediately after diabetic coma (ROOT, 1959). Polyneuritis characterised by muscle paralysis, pain and severe paraesthesias may be prominent. One of Root's cases showed a transverse myelitis-like picture with paraplegia and urinary bladder paralysis. Another presented with an encephalopathy. Convulsions, lumbar and abdominal pain, pains in limbs, restlessness and even violence have all occurred during the course of diabetic ketosis.

V. Special Findings

A. Cerebro-Spinal Fluid

Elevation of the protein is the only abnormality found on examination of the cerebro-spinal fluid in diabetic neuropathy. JOSLIN and ROOT (1939) recorded this in 72% of 84 patients, MARTIN (1953) in 38% of 26 cases and ELLENBERG (1961) in 80% of his series. The origin of this elevation is at present unknown but it is the globulin which is usually increased. The protein content is usually between 60 and 100 mg% and rarely exceeds 200 mg%. Cerebro-spinal fluid pressure remains normal as does the cell content and serology. ROOT (1959) finds an elevation to the left of the colloidal gold curve in 50 % of cases with occasional cases showing a mid-zone rise.

B. Electromyography

MULDER, LAMBERT, BASTRON and SPRAGUE (1961) compared the electromyographic findings of diabetics and healthy persons and found a general shift in distribution of mean values towards slower conduction and lower amplitude of response in the diabetic. This was not related to the lower temperatures in the extremities of diabetics. In cases of diabetic polyneuropathy conduction velocity was still further slowed (usually by 5–12 metres per second) and the latency of response and amplitude of muscle action potential evoked by motor stimulation of the nerves were abnormal in most patients.

Sometimes electromyography proved more sensitive than the clinical examination in that electromyographic changes were noted before clinical signs of neuropathy. SKILLMAN, JOHNSON, HAMWI and DRISKILL (1961) also found slowing of motor nerve conduction velocity while GILLIAT, GOODMAN and WILLISON (1961) demonstrated loss of nerve potentials and GILLIATT and WILLISON (1962) increased latency of knee jerks. ISAACS (1968) at our Clinic has summarised his findings based on over 100 cases as follows:

a) In the absence of clinical abnormality either sensory or motor nerve conduction studies fall in the normal or slow normal range. A longitudinal study over 8 years confirms a progressive slowing. This approach which is based on the measurement of the fast conducting fibres gives some indication of the advancing subclinical neuropathic complications of polyneuropathy but mononeuritis or mononeuritis multiplex is quite unpredictable.

b) Where vibration alone is lost a good correlation exists with reduced nerve action potentials (GILLIATT et al., 1961).

c) The prolonged reflex latency seen in diabetic amyotrophy is almost invariably due to peripheral nerve involvement, usually a manifestation of mononeuritis multiplex due to ischaemia of segments of the peripheral nerve.

d) On the whole diabetics of long standing without evidence of clinical neurological abnormality require higher voltages and repetitive stimuli to effect depolarization of the nerve trunks, a manifestation of early peripheral neuritis and poor axoplasmic flow.

There is no evidence of increased skin resistance to electrical conduction.

e) There is a marked tendency to ischaemic paralysis following on minor pressure to peripheral nerves, an indication of the precarious blood supply to these peripheral structures.

f) Fatigue studies indicate that the weakness found in diabetic amyotrophy varies in pathology from case to case. In the vast majority the weakness is neurogenic; in rare cases it has been found to be myositic.

g) The muscles of patients with long standing diabetes show an increase in polyphasic activity long before there is evidence of slowed nerve conduction. This is probably the result of dying back of the motor nerve terminals.

Electromyography therefore facilitates diagnosis in occasional cases and provides a record by means of which the progress of the condition can be followed.

C. Hyperinsulinism

Excessive insulin dosage with severe hypoglycaemia may be a rare cause of peripheral neuropathy (MULDER et al., 1961) producing signs of motor involvement particularly in the distal portions of the lower extremities, the lesion being mainly symmetrical. Sensory symptoms in the form of paraesthesias may also appear. Improvement occurs on correction of the hyperinsulinism.

ROSNER and ELSTAD (1964) have collected 25 cases of islet cell tumour with hypoglycaemia and polyneuropathy, the main features of which were a predominantly motor affection, frequent atrophy of the small muscles of the hand and a tendency for an increase in symptoms for several weeks after removal of the insulinoma with subsequent recovery.

Acute and chronic hypoglycaemia may each be responsible for cerebral symptoms. In the acute form, headache, slurring of speech, mental slowness, confusion, violence, anxiety, depression, impaired co-ordination of muscles and convulsions may all precede coma. Acute alcoholism may be simulated. The chronic form may lead to permanent cerebral damage with epileptiform attacks and personality and intellectual changes. GUNTHER (1952) described 3 such cases in diabetic children receiving Protamine Zinc Insulin with personality and intellectual changes in 2 and epileptiform attacks with unconsciousness in all.

VI. Neurologic Abnormalities in Infants of Diabetic Mothers

Under this heading DEKABAN and MAGEE (1958) have detailed anencephaly, hydrocephalus, malformations of the spine, meningocele, intracranial haemorrhage, cerebral diplegia, deafness and mental deficiency.

Malformations were estimated at 3.6 to 15 or more per cent by various authors compared with 0.5 to 1 % in normal controls. Poor diabetic control would seem to be a potent factor in the causation of such abnormalities, possibly as a result of hormonal factors, keto-acidosis and hypoglycaemia. The large babies of diabetic mothers suggest an hormonal imbalance, possibly growth hormone. Maternal ketone bodies can cross the placental barrier and cause interference with the cerebral respiration of the foetus. Hypoglycaemia may cause injury to the developing neural elements and lead to foetal malformation.

VII. Etiology

There has been no general agreement on the definition of diabetic neuropathy. Inclusion or exclusion of the many cases of paraesthesias with or without evanescent signs seen at the inception of the diabetic state or during time of poor diabetic control has led to some confusion. Similarly differences of opinion have arisen as to whether only peripheral nervous disorders or disorders affecting other parts of the central nervous system should be included. The wider definition is accepted in this work, but the varying diagnostic standards have led to the prevalence of the neuropathy being estimated at from 0 % to nearly 100 % (GOODMAN et al., 1954) with a generally accepted view that 60 % of diabetics are so affected. Two contrasting views may be quoted. JORDAN (1936) found paraesthesias present in 70 % of his cases while RUNDLES (1945) who defined diabetic neuropathy as "the more permanent signs and symptoms of peripheral nerve disorders which persist for weeks or months in spite of the resumption of good diabetic control, and which almost without exception appear to develop only after months or years of grossly neglected or mismanaged diabetic treatment", evidenced it in only 5 % of his cases.

Neuropathy may present at the very outset of diabetes, even before the appearance of other symptoms (ELLENBERG, 1961), or at any time during its course. Duration and severity of the diabetes do not appear to be related to the onset of the neuropathy. It is usually ushered in during periods of poor control but good control has proved no absolute bar to its onset. ROOT (1959) states categorically that true diabetic neuritis, in almost if not all instances, follows a period of uncontrolled diabetes. WOLTMAN and WILDER (1929), JORDAN (1935), BROCH and KLÖVSTAD (1947), BONKALO (1950) and ELLENBERG (1961) have all reported cases of neuropathy occurring during periods of good diabetic control, but MARTIN (1953) would explain this by indicating that in no diabetic can the blood sugar be kept within physiological limits by any system of treatment tolerable to the patient and that the neuropathy is still due to a metabolic disorder. Occasionally neuropathy may make its appearance a short time after the establishment of good diabetic control whether by means of diet, insulin or oral drugs. The usual period of effective control before such neuropathic symptoms appear is from 2 to 3 weeks. RUDY (1945), RUNDLES (1945) and ELLENBERG (1961) have all mentioned this phenomenon, the latter suggesting that the sudden change in homeostasis results in a physiologic aberration, thus acting like a stress situation. Infections, surgery, acute myocardial infarction, cerebro-vascular accidents, trauma, coma and pregnancy are some of the stress factors mentioned which may precipitate a neuropathy. This is supported by the observations of a number of authors (RUNDLES, 1945; RUDY, 1945; DE JONG, 1950 and EPSTEIN, 1951). The time interval between onset of the stress and commencement of the neuropathy is fairly constantly between one week and one month.

The specific cause of diabetic neuropathy is still problematical. Heredity with a predisposition to central nervous and vascular system involvement has been suggested. In fact PICKERING (1960) has postulated a possible biochemical fault which may be a manifestation of a single gene. GREENBAUM (1964) however, believes that the hereditary factor if present is simply the tendency to develop the kind of diabetes which is conducive to the production of neuropathy.

Vascular disease and vitamin deficiency apart from the hyperglycaemia or other metabolic disorders mentioned above have also been incriminated.

1. The vascular diesease may be of two types: –
a) Degenerative vascular disease.
b) Angiopathy.

a) Since WOLTMAN and WILDER (1929) noted thickening of the walls of the vasa nervorum in some cases of diabetic neuropathy, many authors have suggested that this atherosclerotic change which resulted in ischaemia of the nerve tissue was a significant factor in its causation (JORDAN, 1936; DRY and HINES, 1941; BROCH and KLÖVSTAD, 1947; DE JONG, 1950). However, many cases, particularly in the younger age group, show no evidence of such arterial change, and others both diabetic and non-diabetic with arterial disease show no neuropathy. In addition the reversibility of the neuropathy is further evidence against occlusive arterial disease being its sole cause. CAMPBELL (1964) has raised an interesting point. At the same time as vascular involvement was found to be infinitely more common in Natal Indian diabetics than in Zulu diabetics of apparently the same duration of diabetes, it was found that the presence of objective neuropathy was 10 times as common in the Natal Indian diabetics (16 %) as in the Zulu (1.6 %). The Durban workers postulated that there might be a relationship between generalised vascular disease in the Natal Indian and the presence of disease of the vasa nervorum. Certainly, this inordinate discrepancy between the prevalence of vascular disease *and* of objective neuropathy in these 2 diabetic populations, is mirrored in striking changes in certain plasma constituents particularly total lipids, and blood fibrinolytic activity (HATHORN, GILLMAN and CAMPBELL, 1961).

b) LUNDBAEK (1953) has suggested that a generalised specific angiopathy localised to the small vessels may underlie the complications of diabetes of long duration. FAGERSBERG (1959, 1961) found a higher incidence and greater severity of intraneural vascular lesions consisting of hyalinization, stenosis, wall thickening and PAS-positive staining reactions in cases of diabetic neuropathy than in control groups. The possibility arises that these changes may be etiologically related to the onset of neuropathy. Their significance has latterly been disputed however (DOLMAN, 1963; GREENBAUM, RICHARDSON, SALMAR and URICH, 1964), the lesions having been found in non-diabetics and in the absence of neuropathy.

The association of neuropathy with retinopathy (WAGENER, DRY and WILDER, 1934; RUNDLES, 1945; KOFF and ROME, 1947), with nephropathy (SIEGEL, 1940; SIEGEL and ALLAN, 1941) and with both retinopathy and nephropathy (GILLILAND, 1951; ROOT, POTE and FREHNER, 1954) is well known. This association has been explained as being due to: an inherited vulnerability of the central nervous and vascular systems (ROOT, 1959), or as a co-incidental finding with all three manifestations dependant upon a common factor such as a metabolic disorder (MARTIN, 1953), the duration of the diabetes (GREENBAUM, 1964), or a specific angiopathy either in pure form or in association with arteriosclerosis (FAGERBERG, 1961).

2. Vitamin deficiency. – The similarity between the neuropathy of diabetes and alcohol (AUERBACH, 1887; VON LEYDEN, 1887; BUZZARD, 1890; CHARCOT, 1890) suggested a possible etiological relationship (HARRIS, 1922) in the form of vitamin deficiency (WOHL, 1926). Thiamine deficiency, a well known cause of polyneuritis, was considered by some to be the factor responsible for diabetic neuropathy. Following thiamine administration clinical improvement has been noted by some (JOLLIFFE, 1938; FEIN, RALLI and JOLLIFFE, 1940; RUDY and EPSTEIN, 1945) but disputed by others (RUNDLES, 1945; GREGORY and LINDLEY, 1947; BROCH and KLÖVSTAD, 1947; MARTIN, 1953). Normal blood thiamine levels (GOODHEART and SINCLAIR, 1940) and urinary excretion of thiamine before and after test doses of the vitamin in the majority of cases (ROBINSON, MELNICK and FIELD, 1940; POLLACK, ELLENBERG and DOLGER, 1941; NEEDLES, 1943) has strengthened the opinion of those opposed to its value in diabetic neuropathy. Pyruvate metabolism has been investigated in view of the known block in its normal oxidative pathway inside the cells in the presence of thiamine deficiency. MARKEES and MAYER (1949) found that removal of injected pyruvate was defective in diabetics and that this could be corrected by the administration of vitamin B_1. Improved

methods of estimating pyruvic acid (LESTRADET and GUEST, 1951) have eliminated the inclusion of other keto-acids in the estimation and strongly suggest that there is no abnormality of pyruvate metabolism in diabetic neuropathy (MARTIN, 1953). THOMPSON, BUTTERFIELD and FRY (1960) likewise found that high blood pyruvate levels occur no more frequently in diabetic neuropathy than in other diabetics.

The opinion must therefore be expressed that the role of vitamin deficiency in the etiology of diabetic neuropathy is still problematical.

VIII. Pathology

While a certain amount of knowledge of the pathology of diabetic neuropathy has been documented over the years, the picture is still incomplete owing to the reversibility of the condition and the limited opportunities for study of the histopathology during the acute phase of the disease. WOLTMAN and WILDER (1929) in a review of the literature found peripheral nerve degeneration in 24 of 42 cases, lesions of the funiculi of the cord, chiefly in the posterior column, in 16, the anterior horn in 8 and the dorsal roots in 4 cases. The most severely affected were the peripheral nerves in which patchy demyelination was the main lesion detected. The axis cylinders were not affected initially but degeneration could occur later as could proliferation of the endo- and peri-neural connective tissue. A study of peripheral nerves of 10 elderly diabetics revealed narrowed lumina and thickened walls of the intraneural vessels, arteriosclerosis being thus considered the most important cause of the nerve lesions.

In contrast to these observations may be mentioned those of THOMAS and LASCELLES (1965) on sural and radial nerve biopsies in 9 patients. Segmented demyelination not previously described in diabetic neuropathy was found in all when isolated single nerve-fibres were examined.

Many of the nodes of RANVIER were abnormal in appearance and suggested local remyelination by extension of myelin from one or both adjacent internodes.

In patients with severe chronic neuropathy loss of axons was also evident as was Schwann cell proliferation. In only two cases was there evidence of occlusive vascular disease involving the vasa nervorum.

GARLAND (1960) referring to diabetic amyotrophy states that it is reversible "with the possibility of a lesion at any point from anterior horn cells to muscle end-plates, or at several levels, and with clinical and electrical evidence that the spinal cord is sometimes involved even without histological change". In one such case (ALDERMAN, 1939) anterior horn cell changes were prominent while in another HARRIMAN (1959) found no changes in the spinal cord or nerves but affected muscles showed changes of neurogenic atrophy.

Another lesion is mentioned by BOSANQUET and HENSON (1957) who describe probable root ganglion cell degeneration as having accounted for extensive degeneration of the central and peripheral sensory pathways in one case.

An explanation for neuropathy commencing at the periphery has been given by WOOLF and MALINS (1957) who attribute it to a dying-back process starting in the end organs as indicated by swelling and fusion of their terminal expansions with so-called 'soap-bubble' formation. On the other hand MARTIN (1953 b) has indicated that non-myelinated rather than myelinated nerve fibres may be the first to be involved in diabetic neuropathy but this has been denied by GREENBAUM (1964). FAGERBERG (1961) points to the close accord between neuropathy and the finding of vascular changes consisting of reduction in calibre, thickened walls and PAS-positive staining reactions – a specific diabetic angiopathy – in place of the arteriosclerotic condition previously described. These lesions according to DOLMAN (1963) can also be found in non-diabetic subjects and in the absence of diabetic neuropathy. GREENBAUM, RICHARDSON, SALMAR and URICH (1964) therefore hold that diabetic neuropathy is a disease affecting primarily the lower motor and peripheral sensory neurones in the absence of significant lesions in the vasa nervorum.

In summary it would appear that the pathology of diabetic neuropathy is in the main a patchy demyelination with a later axis cylinder degeneration, diminution of the number of nerve fibres and a proliferation of the endo and peri-neural connective tissue. Vascular changes may be involved in the process. These findings are by no means universal, and in many cases, especially the early reversible variety, no pathologic change may be noted.

Chemical analysis of diabetic nerves has shown a decrease in cholesterol, phospholipids and cerebroside content (JORDAN, RANDALL and BLOOR, 1935) with increase in neutral fat (RANDALL, 1938) as compared with the normal. The distal portions of the nerves were the more severely affected possibly related to anoxaemia following interference with blood supply.

IX. Prognosis

The clinical course of diabetic neuropathy shows a variability in keeping with its multifaceted syndromes. The early subjective peripheral neuropathy tends to disappear with the establishment of effective diabetic control.

The later neuropathy usually related to long periods of uncontrolled or poorly controlled diabetes, runs a more prolonged course of sensory, motor or combined dysfunction. Remissions and exacerbations may occur over periods of many months, while in other cases the condition may remain stationary or gradually disappear possibly influenced by improved diabetic control. Cases commencing during effective diabetic control or when control has recently been improved tend to get better over a period of several months provided good control is maintained or even improved. Mononeuropathies usually improve with the same form of treatment but COLLIER (1930) has warned that although recovery from oculomotor palsy can be expected, paralysis of other cranial nerves especially the facial and even of isolated nerves of the limbs may be irreversible. Several cases of my own series have demonstrated this permanent lesion.

Absent knee and ankle reflexes often recover as the remainder of the symptomatology clears. In those cases where such absent reflexes are the sole indication of a neuropathy, however, their return may be delayed or absent. Such permanent affection may be related to its frequency of occurrence in elderly people (CRITCHLEY, 1931; HOLMES, 1947; HOWELL, 1949) possibly related to arterioscerotic changes, although ELLENBERG (1961 b) considers bilateral absent ankle jerks an important clue to the diagnosis of diabetes.

Disorders of the autonomic system may or may not be reversible. Effective diabetic control can lead to ultimate disappearance of the diarrhoea (50 % in Martin's, 1953, series), but recurrences occur particularly with relaxation of control. The same refers to bladder disturbances with the exception of bladder atony which, failing response to conservative measures, may be irreversible and require operative interference. Ascending infection may seriously affect the prognosis.

Reference has already been made to impotence which only shows reversibility in a proportion of cases.

Neuropathic joints tend to progress gradually, the bony destruction and deformity becoming more marked in spite of better diabetic control. Healing of neurotrophic ulcers occurs if the affected part is rested and pressure is removed from it. Secondary infection, often due to neglect of the lesion resulting from lack of pain sensibility, worsens the prognosis and can result in cellulitis, abscess formation, osteomyelitits and gangrene. Clawing of the toes with corns and callosities resulting from pressure may also predispose to ulceration and secondary infection as also do flat feet in which sensory loss predisposes to trauma with these resultant dangers.

The spinal cord syndromes may show remissions and exacerbations with amyotrophy tending to complete recovery.

The neuropathy of diabetic coma usually responds to better control of diabetes, but improvement may be slow so that 18 months or more may elapse before recovery. At the other end of the scale mention has been made of the permanent affects of hypoglycaemia, a condition to be guarded against in treatment of diabetes mellitus

X. Diagnosis

While the symptoms and signs enumerated render the diagnosis of diabetic neuropathy easy when found during the course of diabetes, difficulties arise when they precede or coincide with the onset of the condition. Definite diabetic identification is necessary but may prove difficult, although the glucose tolerance test or its steroid modification leave very few cases in doubt. Sullivan (1958) has demonstrated the unreliability of a single fasting blood sugar in the detection of diabetic neuropathy as compared with the usefulness of the glucose tolerance test. A moderate rise in cerebro-spinal fluid protein has been found in 40 to 80 % of cases and may be of significance in diagnosis. A family history of diabetes encourages the investigation of a neuropathy from the standpoint of diabetes.

The value of absent ankle jerks in the diagnosis of diabetes has been stressed by Ellenberg (1961, 1961 b, 1964) in crotradistinction to the work of Critchley (1931), Holmes (1947) and Howell (1949) who found this frequently in old people, without diabetes. Ellenberg further relates the symmetrical absence of deep reflexes to the presence of diabetic neuropathy even in the absence of overt diabetes.

Not all neuropathies occurring during the course of diabetes are necessarily diabetic, and Bailey (1955) has made the point that other causes should be eliminated before femoral, sciatic, peroneal and ulner neuropathy are attributed to diabetes. Syphilis, carcinomatous neuropathy, subacute combined degeneration of the spinal cord, spinal cord tumours, alcoholic neuropathy, vitamin B deficiency, polyarteritis nodosa (RAEDER and ROOT, 1955) are some of the conditions which have had on occasion to be differentiated from diabetic neuropathy. Enlargement of the prostate gland may complicate neurogenic vesical dysfunction and may have to be differentiated from it. GARLAND (1960) states that the imitators of diabetic amyotrophy are polyarteritis nodosa, syphilitic amyotrophy, hypoglycaemic amyotrophy, or motor neurone disease in those examples which are painless. Neuropathic joints must be differentiated from the tabetic variety but the latter usually affects the knees, whereas the ankle and foot are those attacked in diabetes.

XI. Treatment

Strict attention to diabetic control is the main single measure in the treatment of diabetic neuropathy. Standard diabetic diets together with either insulin or oral anti-diabetic drugs in sufficient dosage to bring about effective control are necessary. This also refers to those cases where the institution or improvement of diabetic control appeared to precipitate the attack of neuropathy, for recovery eventually takes place with maintenance of good control. Although the role of vitamin deficiency in the etiology of diabetic neuropathy is disputed, vitamin B has been administered in its treatment, and some have claimed marked clinical improvement. Subjective improvement has been noted by some of my cases who have been given 100 mg thiamine chloride together with 1 ml vitamin B complex daily for periods of 1 month or more, but a greater number have shown no response. Vitamin B 12 1000 micrograms daily for the first week and twice or thrice weekly thereafter has also effected some improvement, but improved diabetic control and the natural history of the disease may have accounted for the improvement noted. SANCETTA, AYRES and SCOTT (1951) used only 15 to 30 micrograms daily for 1 to 2 weeks reducing this to a twice weekly dose thereafter, and noted marked lessening of pain. They suggested larger doses where the response was not adequate.

Symptomatic relief of pain may require salicylates or other analgesics, but habit forming drugs must be strenuously avoided. ELLENBERG (1967) suggests the use of diphenylhydantoin 0.1 gm thrice daily for 7–10 days. If there is marked improvement treatment is continued for several weeks until all symptoms have disappeared. However, if response is inadequate phenylbutasone is added in a dosage of 200 mg, thrice daily after meals for a period of not more than 5 days, the course being repeated once only if necessary. Prednisone is added in a dosage of 10 mg, three times a day if there is still no improvement. 50 % of satisfactory and a further 25 % partially satisfactory results are claimed on this regime. Cradling the bedclothes may be very helpful where hyperaesthesia is present and where peripheral vascular disease is associated. Footdrop and wristdrop may require retaining apparatus, especially at night, to prevent contraction and overstretching of groups of muscles.

Diabetic diarrhoea may occasionally respond to antibiotics, the most useful being chloramphenicol and neomycin, but effective diabetic control is the main essential. Where the diarrhoea is a part of the malabsorption syndrome, corticosteroids are indicated, and marked improvement may be expected even although larger amounts of insulin or oral drugs may be required to control the diabetes.

The neurogenic bladder should be treated conservatively, but if medical measures fail, resection of the internal sphincter of the bladder may be required. Ascending infection to the kidney is one of the main complications and may require expert and careful therapy.

Good diabetic control is again important in the early treatment of impotence. SCHÖFFLING et al. (1963) recommend the administration of 1000 units of chorionic gonadotrophin and 25 mg testosterone propionate in oil solution once or twice weekly intramuscularly. Treatment over a 6 month period has often proved successful, but this may be prolonged up to 18 months if necessary. Therapy is considered satisfactory if potency remains after treatment has been stopped for several months and repeated sperm analyses remain normal.

The Charcot joint is a gradually progressive condition but orthopaedic appliances designed to relieve weight bearing and to prevent further deformity are of some use. Lumbar sympathectomy (PARSON and NORTON, 1951) has been tried, with some effect in halting progression.

The correction of foot faults is of paramount importance in the diabetic and flat feet, corns and callosities must receive regular attention. Well fitting shoes are essential particularly as sensory and trophic changes may predispose to ulceration, infection and gangrene. This impairment of sensation also precludes the application of heat to the feet as burns occur easily.

Salt retaining hormones are useful in postural hypotension, as also are the bandaging of legs and abdominal binders. Air force antigravity suits (STANFORD, 1961) or similar commercially made counter-pressure suits which do not retain body heat to the same extent (LEVIN et al., 1964) have been used with effect in severe cases. Above all, effective diabetic control and time are the main ingredients of the treatment of this and other autonomic aberrations found in the course of diabetic neuropathy.

Quinine 0.3 g at bedtime is the treatment of choice for night cramps. This dosage should be continued for several weeks after the cramps disappear.

Depression is common in the patient with severe painful neuropathy and a great deal of patience, kindliness and care are necessary in the treatment of the condition which may last several weeks to several years.

Literature

AAGENAES, Ø.: Neurological complications in younger Diabetics, with special reference to the autonomic disturbances. 4e Congrès de la Fédération International du Diabète, p. 498. M. Demole, Geneva 1961

ALDERMAN, J. E.: Diabetic anterior neuronopathy – clinical and pathological observations. J. Mt. Sinai Hosp. 5, 396 (1939)

ALTHAUS, J.: On Sclerosis of the Spinal Cord. Putnam, New York 1885

ALTHAUS, J.: Neuritis of the Circumflex Nerve in Diabetes. Lancet I, 455 (1890)

AUCHÉ, B.: Des alterations des nerfs periphériques chez les diabétiques. Archs. Méd. exp. Anat. path. 2, 635 (1890)

Auerbach, L.: Über das Verhältnis der Diabetes-mellitus zu Affectionen des Nervensystems. Dtsch. Arch. Klin. Med. *41*, 484 (1887)
Ayad, H.: Permanent Diabetic Impotence. Br. med. J. *1*, 487 (1962)
Bailey, A. A.: Neurologic complications associated with diabetes. Diabetes *4*, 32 (1955)
Barach, J. H.: Diabetes and its Treatment. p. 125. Oxford Univ. Press, New York 1949
Bardsley, S. A.: Medical Reports of Cases and Experiments. R. Bickenstaff, London 1807
Bargen, J. A., J. L. Bollman and E. J. Kepler: "Diarrhoea of diabetes" & Steatorrhoea of pancreatic insufficiency. Proc. Staff Meet. Mayo Clin. *2*, 737 (1936)
Barker, N. W.: Lesions of Peripheral Nerves in Thromboangiitis Obliterans – A Clinical Study. Arch. int. Med. *62*, 271 (1938)
Becker, B., J. D. Maengwyn-Davies, D. Rosen, J. Friedenwald and F. C. Winter: Adrenal cortex & B vitamins in diabetic retinopathy. Diabetes *3*, 175 (1954)
Berge, K. G., E. E. Wollaeger, D. A. Scholz, E. D. Rooke and R. G. Sprague: Steatorrhoca complicating diabetes mellitus with neuropathy. Diabetes *5*, 25 (1956)
Billard: Gangrène et diabètes. Gaz. Hôp. (Paris) *25*, 212 (1852)
Bonkalo, A.: Relation between neuritis and clinical background in diabetes mellitus. Arch. int. Med. *85*, 944 (1950)
Bosanquet, F. D. and R. A. Henson: Sensory neuropathy in diabetes mellitus. Folio psychiat. neurol. neurochir. neerl. *60*, 107 (1957)
Bouchard, C. H.: Sur la porte réflexes tendineux dans le diabète sucre. Progr. Med. (Paris) *12*, 819 (1884)
Broch, O. J. and O. Klövstad: Polyneuritis in Diabetes Mellitus. Acta med. Scand. *127*, 514 (1947)
Bruns, L.: Über neuritische Lähmungen beim Diabetes mellitus. Berl. klin. Wschr. *27*, 509 (1890)
Buzzard, T.: Illustrations of Some Less Known Forms of Peripheral Neuritis, Especially Alcoholic Monoplegia and Diabetic Neuritis. Br. med. J. *1*, 1419 (1890)
Campbell, G. D.: Personal Communication, 1964
Charcot, M.: Sur un cas de paraplégie diabétique. Arch. Neurol. *19*, 305 (1890)
Collier, J.: Paralysis of oculomotor nerve-trunks in diabetes. Proc. R. soc. Med. *23*, 627 (1930)
– Peripheral neuritis, Morison Lectures. Edinb. med. J. *39*, 601 678 and 697 (1932)
Critchley, M.: The Neurology of Old Age. Lancet I, 122/4, 1331 (1931)
De Jong, R. N.: The Nervous System Complications of Diabetes Mellitus, with special reference to Cerebro-Vascular Changes. J. nerv. ment. Dis. *III*, 181 (1950)
Dekaban, A. S. and K. R. Magee: Occurrence of neurologic abnormalities in infants of diabetic mothers. Neurology *8*, 193 (1958)
de Takats, G.: Peripheral neurovascular lesions in diabetics. Proc. Amer. Diabetes Ass. *5*, 181 (1945)
Dolger, H.: Vascular Complications of Diabetes Mellitus. Bull. N.Y. Acad. Med. *26*, 779 (1950)
Dolman, C. L.: The morbid anatomy of diabetic neuropathy. Neurology *13*, 135 (1963)
Dry, T. J. and E. A. Hines: Role of diabetes in development of degenerative vascular disease, with special reference to incidence of retinitis and peripheral neuritis. Ann. intern. Med. *14*, 1893 (1941)
Ellenberg, M. and J. J. Bookman: Diabetic diarrhoea with Malabsorption Syndrome. Diabetes *9*, 14 (1960)
– The Clinical Aspects of Diabetic Neuropathy. 4e Congrès de la Fédération Internationale du Diabète. Vol. I, p. 458, M. Demole, Geneva 1961 a
– Absent deep reflexes: a diagnostic clue in unsuspected diabetes. Amer. J. med. Sci. *242*, 183 (1961b)
– Long-term problems: Diabetic Neuropathy. In Diabetes Mellitus, Diagnosis and Treatment. p. 171. American Diabetes Association, New York 1964

– Treatment of Diabetic Neuropathy. Modern Treatment 4, 44 (1967)
EPSTEIN, S. H.: Diabetic neuropathy and its prognosis. Neurology 1, 228 (1951)
FAGERBERG, S. E.: Diabetic neuropathy; a clinical and histological study on the significance of vascular affections. Acta med. Scand. 164, Suppl. 345, 1 (1959)
– Studies on the Etiology and the Pathophysiology of the Diabetic Neuropathy. 4e Congrès de la Fédération Internationale du Diabète. p. 449. M. Demole, Geneva 1961
FEIN, H. D., E. P. RALLI and N. JOLLIFFE: Peripheral neuropathy due to vitamin B 1 deficiency in diabetes mellitus. J. Amer. med. Assoc. 115, 1973 (1940)
FRANK, J. P.: Traité de Médicine Pratique. Vol. 1, p. 403. Translated from the Latin by J.-M.-C. GONDAREAU. J. B. Bailliere, Paris 1842
GARLAND, H. and D. TAVERNER: Diabetic myelopathy. Br. med. J. 1, 1405 (1953)
– Diabetic Amyotrophy. Br. med. J. 2, 1287 (1955)
– In Modern Trends in Neurology, 2nd ser., p. 229. D. J. Williams, New York 1957
– Neurological complications of diabetes mellitus: clinical aspects. Proc. R. Soc. Med. 53, 137 (1960)
GILLIATT, R. W., H. V. GOODMAN and R. G. WILLISON: Recording of lateral popliteal nerve action potentials in man. J. Neurol. Psychiat. 24, 305 (1961)
– and R. G. WILLISON: Peripheral nerve conduction in diabetic neuropathy. J. Neurol. Psychiat. 25, 11 (1962)
GILLILAND, I.: Clinical syndrome associated with Kimmelstiel-Wilson lesion of the kidney. Br. med. J. 1, 916 (1951)
GOODHEART, R. and H. M. SINCLAIR: Deficiency of vitamin B 1 in man as determined by blood cocarboxylase. J. biol. Chem. 132, 11 (1940)
GOODMAN, J. I., S. BAUMOEL, L. FRANKEL, L. J. MARCUS and S. WASSERMANN: The Diabetic Neuropathies. Blackwell, Oxford 1954
– Etiology of diabetic neuropathies. Amer. J. dig. Dis. 22, 236 (1955)
GOLDSMITH, G. A. and G. E. BROWN: Pain in Thrombo-angiitis Obliterans: A clinical study of 100 consecutive cases. Amer. J. med. Sci. 189, 819 (1935)
GREENBAUM, D.: Observations on the Homogeneous Nature and Pathogenesis of Diabetic Neuropathy. Brain 87, 215 (1964)
– P. C. RICHARDSON, M. V. SALMAR and H. URICH: Pathological Observations on 6 cases of Diabetic Neuropathy. Brain 87, 201 (1964)
GREGORY, R. and E. L. LINDLEY: Diagnosis and management of diabetic neuropathy. Tex. Rep. Biol. Med. 5, 112 (1947)
GUNTHER, O.: Symptomatische Epilepsie und andere Hirnschädigungen bei Diabetikern nach Insulinüberdosierung. Z. klin. Med. 150, 28 (1952)
HARRIMAN, D. G. F.: Personal communication to GARLAND, H., 1959
HARRIS, W.: Multiple Peripheral Neuritis. Lancet II, 849 (1922)
HATHORN, M. K. S., T. GILLMAN and G. D. CAMPBELL: Blood lipids, mucoproteins and fibrinolytic activity in diabetic Indians and Africans in Natal. Possible relation to vascular complications. Lancet I, 1314 (1961)
HINKLE, L. E. Jr. and S. WOLF: Importance of Life Stress in Course and management of Diabetes Mellitus. J. Amer. med. Ass. 148, 513 (1952)
HODGES, F. J., R. W. RUNDLES and J. HANELIN: Roentgenologic Study of the small intestine. Radiology 49, 587 (1947)
HOLMES, G.: Clinical Neurology. p. 97. E. and S. Livingstone, Edinburgh 1947
HOWELL, T. H.: Senile deterioration of central nervous system; clinical study. Br. med. J. 1, 56 (1949)
ISAACS, H.: Personal Communication, 1968
JACKSON, P. W. U.: Ocular Nerve Palsy with Severe Headache in Diabetics. Br. med. J. 2, 408 (1955)
JOLLIFFE, N.: A Clinical Evaluation of the Adequacy of Vitamin B 1 in the American Diet. Int. Clin. 4, 46 (1938)

Jordan, W. R.: Neuritic manifestations in diabetes mellitus. Arch. int. Med. *57*, 307 (1936)
- L. O. Randall and W. R. Bloor: Neuropathy in diabetes mellitus; lipid constituents of nerves correlated with clinical data. Arch. int. Med. *55*, 26 (1935)

Joslin, E. P. and H. F. Root: The Protein of the Cerebro-Spinal Fluid in Diabetic Neuropathy. Trans. Ass. Amer. Physns. *54*, 251 (1939)

Kauvar, A. J.: The Relation of Arteriosclerosis to Diabetic Neuritis of the Lower Extremities. J. clin. Endocr. *1*, 955 (1941)

Koff, R. and S. Rome: Diabetic Retinopathy. Ann. West. Med. Surg. *1*, 31 (1947)

Larson, D. L. and J. H. Auchincloss: Multiple symmetric bilateral cranial nerve palsies in patients with unregulated diabetes mellitus. Arch. int. Med. *85*, 265 (1950)

Lestradet, H. and G. M. Guest: Sur la pyruvicémie au cours du coma diabétique. Bull. et mém. Soc. med. hôp. *67*, 373 (1951)

Leval-Picquechef, L.: Des Pseudo-Tabes. Desclée, de Brouwer et Cie., Lille 1885 (Thèse de Paris)
- Quoted by J. M. Charcot: Sur un cas de paroplégie diabétique. Archs. Neurol. *19*, 305 (1890)

Lewis, T.: Blood Vessels of the Human Skin and Their Responses. Shaw, London 1927 Med. *114*, 145 (1964)

Lippmann, H. I. and E. Perchuk: Nocturnal cramps of the legs. New York State J. Med. *54*, 2976 (1954)

Logothetis, J. and A. B. Baker: Neurologic Manifestations in Diabetes Mellitus. Med. Clins. N. Amer. *47*, 1459 (1963)

Lundbaek, K.: Long-Term Diabetes. E. Munksgaard, Copenhagen 1953.
- Stiff hands in long-term diabetes. Acta med. Scand. *158*, 447 (1957)

Marchal de Calvi, C. J.: Recherches sur les accidents diabétiques et essai d'une théorie générale du diabète, P. Asselin, Paris 1864

Markees, S. and F. W. Meyer: Die Therapie de Coma diabeticum mit Cocarboxylase; experimentelle Grundlagen und Klinische Ergebnisse. Schweiz. med. Wschr. *79*, 931 (1949)

Martin, M. M.: Diabetic Neuropathy. Brain *76*, 594 (1953)
- Involvement of autonomic nerve-fibres in diabetic neuropathy. Lancet I, 560 (1953b)

Mirsky, I. A.: Carbohydrate Metabolism and Diseases of the Nervous System. Ass. Res. Nerv. Dis. Proc. *32*, 328 (1953)

Moss, H. K. and L. G. Herrmann: Use of quinine for relief of "night cramps" in extremities; preliminary report. J. Amer. med. Ass. *115*, 1358 (1940)
- - Night cramps in human extremities; clinical study of physiologic action of quinine and prostigmine upon spontaneous contractions of resting muscles. Amer. Heart J. *35*, 403 (1948)

Mulder, D. W., E. H. Lambert, J. A. Bastron and M. D. Sprague: The neuropathies associated with diabetes mellitus. Neurology *II*, 275 (1961)

Needles, W.: Vitamin B 1 therapy in diabetic neuritis. J. Amer. med. Ass. *121*, 914 (1943)

Oakley, W., R. C. F. Catterall and M. M. Martin: Aetiology and Management of lesions of the feet in Diabetes. Br. med. J. *2*, 953 (1956)

Odel, H. M., G. M. Roth and F. R. Keating jr.: Autonomic neuropathy simulating the effects of sympathectomy as a complication of diabetes mellitus. Diabetes *4*, 92 (1955)

Parsons, H. and W. S. Norton: The Management of Diabetic Neuropathic Joints. New Engl. J. Med. *244*, 935 (1951)

Pickering, G.: The anatomical and functional aspects of the neurological lesions of diabetes. Proc. R. Soc. Med. *53*, 143 (1960)

Pollock, H., M. Ellenberg and H. Dolger: Clinical Studies on vitamin B 1 excretion determined by fermentation method. Arch. int. Med. *67*, 793 (1941)

Pryce, D. T.: Perforating Ulcers of Both Feet Associated with Diabetes and Ataxic Symptoms. Lancet II, 11 (1887)
- On Diabetic Neuritis, with a Clinical and Pathological Description of Three Cases of

Diabetic Pseudotabes. Brain *16*, 416 (1893)
RAEDER, O. J. and H. F. ROOT: Periartérite nouense avec lésions neurologiques dans le diabète sucre. Rev. Neurol. *92*, 541 (1955)
RANDALL, L. O.: Changes in lipid composition of nerves from arteriosclerotic and diabetic subjects. J. biol. Chem. *125*, 723 (1938)
RICHARDS, R. L.: Ischaemic lesions of peripheral nerves: Review. J. Neurol. Neurosurg. Psychiat. *14*, 76 (1951)
ROBERTS, J. T.: Effect of occlusive arterial diseases of extremities on blood supply of nerves; experimental & clinical studies on role of vasa nervorum. Amer. Heart. J. *35*, 369 (1948)
ROBINSON, W. D., D. MELNICK and H. FIELD JR.: Urinary Excretion of Thiamin in Clinical Cases and the Value of such Analyses in the diagnosis of Thiamin Deficiency. J. clin. Invest. *19*, 399 (1940)
ROLLO, J.: An Account of Two Cases of Diabetes Mellitus. C. Dilly, London 1798
ROOT, H. F. and M. H. ROGERS: Diabetic Neuritis with Paralysis. New Engl. J. Med. *202*, 1049 (1930)
ROOT, H. F., W. H. POTE JR. and H. FREHNER: Triopathy of Diabetes; sequence of neuropathy, retinopathy & nephropathy in 155 patients. Arch. int. Med. *94*, 931 (1954)
– The Nervous System and Diabetes. In: E. F. JOSLIN, H. F. ROOT, P. WHITE and A. MARBLE, Treatment of Diabetes Mellitus, 10th Ed. Lea and Febiger, Philadelphia 1959
ROSNER, L. and R. ELSTAD: The neuropathy of Hypoglycaemia. Neurology *14*, 1 (1964)
ROSS, A. T.: Recurrent cranial nerve palsies in diabetes mellitus. Neurology *12*, 193 (1962)
RUDY, A.: Diabetic neuropathy. New Engl. J. Med. *233*, 684 (1945)
– and S. H. EPSTEIN: Review of 100 cases of "diabetic neuropathy" followed from 1 to 10 years. J. clin. Endocr. *5*, 92 (1945)
RUNDLES, R. W.: Diabetic neuropathy; general review with report of 125 cases. Medicine *24*, 111 (1945)
SANCETTA, S. M., P. R. AYRES and R. W. SCOTT: Use of vitamin B_{12} in management of neurologic manifestations of diabetes mellitus, with notes on administration of massive doses. Ann. int. Med. *35*, 1028 (1951)
SCHNEIDER, T.: Late Manifestations of diabetes mellitus. S. A. Med. J. *27*, 466 (1953)
– Dupuytren's Contraction in Diabetes Mellitus. p. 96. Medicine in South Africa, Supp. SA. Med. J. 1957
– Observations on Diabetes mellitus. M. D. Thesis. University of the Witwatersrand, Johannesburg, 1958
SCHÖFFLING, K., K. FEDERLIN, H. DITSCHUNEIT and E. F. PFEIFFER: Disorders of Sexual Function in Male Diabetics. Diabetes *12*, 519 (1963)
SEVRINGHAUS, E. L.: Study of Five Hundred Diabetics. Amer. J. med. Sci. *182*, 311 (1931)
SIEGAL, S.: The nephrotic syndrome in diabetes. J. Mt. Sinai Hosp. 6, 264 (1940)
– and A. C. ALLEN: Intercapillary Glomerulosclerosis (Kimmelstiel-Wilson) and the Nephrotic Syndrome in Diabetes Mellitus. Amer. J. med. Sci. *201*, 516 (1941)
SKILLMAN, T. G., E. W. JOHNSON, G. J. HAMWI and H. J. DRISKILL: Motor Nerve Conduction Velocity in Diabetes mellitus. Diabetes *10*, 46 (1961)
STANFORD, W.: Use of an airforce antigravity suit in a case of severe postural hypotension. Ann. intern. Med. *55*, 843 (1961)
STEWART, T. G.: Multiple Neuritis. Br. med. J. *2*, 461 (1925)
SULLIVAN, J. F.: Neuropathies of Diabetes. Neurology *8*, 243 (1958)
THOMAS, P. K. and R. G. LASCELLES: The Pathology of Diabetic Neuropathy. Quart. J. Med. *35*, 489 (1966)
THOMPSON, R. H. S., W. J. H. BUTTERFIELD and I. K. FRY: Pyruvate metabolism in Diabetic Neuropathy. Proc. R. Soc. Med. *53*, 143 (1960)
VON LEYDEN, E.: Die Entzündung der peripheren Nerven. Dt. militärärztl. Z. *17*, 49 (1888)
WAGENER, H. P., T. DRY and R. M. WILDER: Retinitis in diabetes. New Engl. J. Med. *211*, 1131 (1934)

WEINSTEIN, E. A. and H. DOLGER: Extraocular muscle palsies occurring in diabetes mellitus. Trans. Amer. Neurol. Ass. *72*, 199 (1947)
— External ocular muscle palsies occurring in diabetes mellitus. Arch. Neurol. and Psychiat. *60*, 597 (1948)
WILLIAMSON, R. T.: Changes in the Posterior Columns of the Spinal Cord in Diabetes Mellitus. Br. med. J. *1*, 398 (1894)
— Changes in the Spinal Cord in Diabetes Mellitus. Br. med. J. *1*, 122 (1904)
— The vibrating sensations in affections of the central nervous system and in diabetes. Lancet I, 855 (1905)
— The Symptoms due to Peripheral Neuritis in Spinal Lesions. Rev. Neurol. Psychiat. *5*, 550 (1907)
WOHL, M. G.: Avitaminosis in the Course of Diabetes: Occurrence in a case with Symptoms and Lesions of Beri-Beri predominating. J. Amer. med. Ass. *87*, 901 (1926)
WOLTMAN, H. W. and R. M. WILDER: Diabetes mellitus: Pathologic changes in the spinal cord and peripheral nerves. Arch. int. Med. *44*, 576 (1929)
WOOLF, A. L. and J. M. MALINS: Changes in the intramuscular nerve endings in diabetic neuropathy. J. Path. Bact. *73*, 316 (1957)
WORTIS, H., M. H STEIN and N. JOLLIFFE: Fiber dissociation in peripheral neuropathy. Arch. int. Med. *69*, 222 (1942)

Das Prader-Labhart-Willi-Syndrom
(Myatonischer Diabetes)

Von D. Vischer, A. Labhart, A. Prader und J. Ginsberg, Zürich

I. Einführung
II. Klinisches Krankheitsbild und Verlauf
III. Besondere Befunde und Diskussion
   A. Zerebrale Symptome und Muskelhypotonie
   B. Hypogenitalismus und Hypogonadismus
   C. Hypophysen-, Nebennieren- und Schilddrüsenfunktion
   D. Wachstumsstörung
   E. Adipositas
   F. Kohlenhydratstoffwechsel und Diabetes mellitus
   G. Pathogenese und Ätiologie
   H. Diagnose und Differentialdiagnose
IV. Zusammenfassung

I. Einführung

1956 beschrieben Prader, Labhart und Willi ein Syndrom von Adipositas, Kleinwuchs, Kryptorchismus und Oligophrenie nach myatonieartigem Zustand im Neugeborenenalter. Seither sind aus verschiedenen Ländern Europas und Nordamerikas über 120 Beobachtungen dieses Syndroms veröffentlicht worden (Laurance, 1961 und 1967; Dunn et al., 1961; Prader und Willi, 1961; Gabilan, 1962; Zellweger et al., 1962; Holman et al., 1963; Forssman und Hagberg, 1964; Evans, 1964; Roget et al., 1965; Larbre et al., 1965; Monnens und Kenis, 1965; Engel und Hogenhuis, 1965; Murken et al., 1966; Sugarman und Boder, 1966; Ford, 1966; Hooft et al., 1966 und 1967; Johnsen et al., 1967; Monnens, 1967; Hoefnagel et al., 1967; Juul und Dupont, 1967; Dubowitz, 1967 und 1969; Gabilan und Royer, 1968; Zellweger und Schneider, 1968; Spencer, 1968; Buffatti und Mariotti, 1968; Dunn, 1968; Cohen und Gorlin, 1969). In diesen Arbeiten wurde das Krankheitsbild als gut umschriebener Symptomenkomplex bestätigt. Es wird meist unter dem Eponym Prader-Labhart-Willi-Syndrom genannt. In den folgenden Ausführungen wird die abgekürzte Bezeichnung PLW-Syndrom verwendet.

Die zahlreichen Berichte in der Literatur, die der Erstbeschreibung folgten, sowie viele persönliche Mitteilungen über nicht publizierte Fälle an die Autoren der vorliegenden Arbeit weisen darauf hin, daß das PLW-Syndrom relativ häufig ist. Bei geistigen Entwicklungsstörungen unbekannter Ursache ist es als eine differentialdiagnostische Möglichkeit in Betracht zu ziehen.

Beide Geschlechter sind wahrscheinlich gleich häufig betroffen. Unter den publizierten Fällen überwiegen zwar die Knaben gegenüber den Mädchen im Verhältnis 2 : 1. Dies dürfte damit zusammenhängen, daß das Krankheitsbild bei Knaben wegen des auffälligen Hypogenitalismus leichter erkannt wird.

II. Klinisches Krankheitsbild und Verlauf

Zu Beginn stehen beim PLW-Syndrom *zerebrale Symptome* mit *Muskelhypotonie* im Vordergrund.

Typischerwesie verspürt die Mutter in der Schwangerschaft nur schwache oder abnehmende Kindsbewegungen. Die Geburt erfolgt relativ häufig aus Steißlage. Als Neugeborene haben die Patienten eine extreme Muskelhypotonie und erwachen nicht richtig zum Leben. Manche sind primär asphyktisch und müssen beatmet werden, auch nach normalem Geburtsverlauf. Nachher liegen sie schlaff und regungslos im Bett und scheinen dauernd zu schlafen. Sie schreien nicht oder nur selten und mit schwacher Stimme. Sie trinken schlecht, so daß die Nahrung häufig eingepumpt oder sondiert werden muß. Die Mimik fehlt, und der Gesichtsausdruck ist maskenhaft, leblos. Die Reaktionen auf Berührung oder Schmerz sind herabgesetzt. Die Sehnenreflexe können in dieser Phase nicht immer ausgelöst werden, sind aber später in der Regel positiv.

Das *Geburtsgewicht* ist oft niedrig, bei unseren eigenen Fällen im Durchschnitt 2640 g (normal: 3350 g) (PRADER et al., 1969), obwohl die Patienten meist zum Termin geboren werden. Die Geburtslänge scheint nicht vermindert zu sein, jedoch sind die Angaben hier weniger zuverlässig. Die Kopfform imponiert im Säuglingsalter häufig als dolichocephal.

Bei den Knaben fällt schon jetzt als charakteristisches Zeichen ein flaches *hypoplastisches Scrotum* und ein- oder beidseitig unvollständiger Descensus der

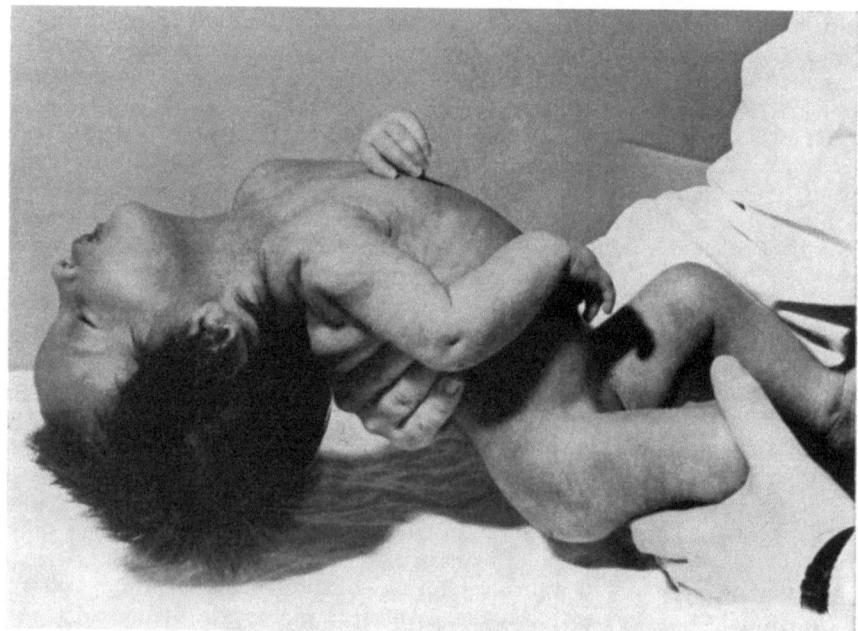

Abb. 1a: Hochgradige Muskelhypotonie bei einer Patientin mit Prader-Labhart-Willi-Syndrom im Alter von 4 Wochen (Aufnahme Prof. H. Willi, Kant. Sgl.heim, Zürich)

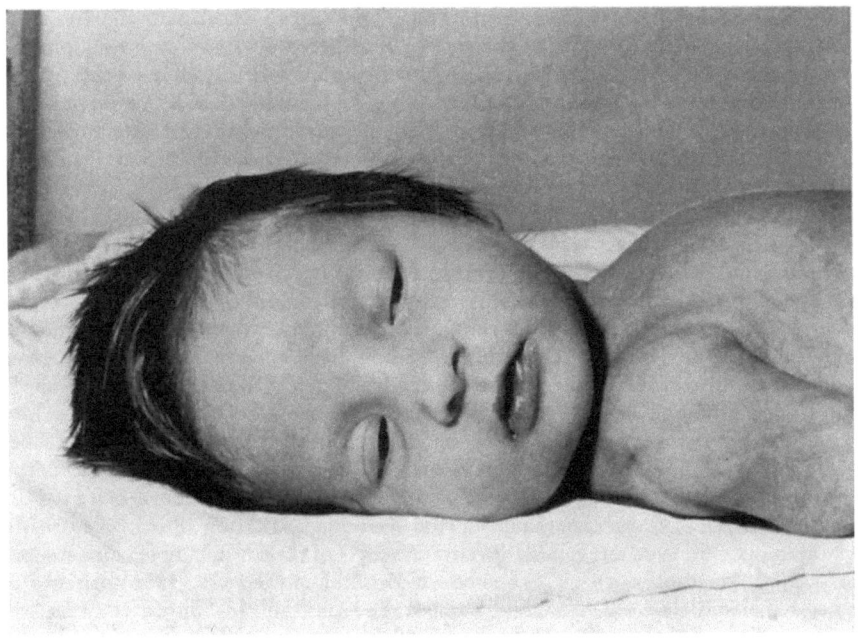

Abb. 1b: Gleiche Patientin wie Abb. 1a. Schlaffes maskenhaftes Gesicht (Aufnahme Prof. H. Willi, Kant. Sgl.heim, Zürich)

Hoden auf. Der anfängliche Zustand von Myatonie, Somnolenz und Apathie (Abb. 1) bessert sich im Laufe der folgenden Wochen und Monate. Der Säugling beginnt umherzublicken und kann einen recht aufgeweckten und interessierten Eindruck machen. Die Ernährungsschwierigkeiten nehmen ab. Die Kopfkontrolle bleibt lange schlecht, und beim Sitzversuch klappt das Kind wie ein Taschenmesser nach vorne zusammen. Eine Muskelhypotonie ist in der Regel zeitlebens nachzuweisen.

Im *zweiten Halbjahr* und im *Kleinkindesalter* macht sich mehr und mehr eine allgemeine *Verzögerung der psychomotorischen Entwicklung* bemerkbar. Kaum ein Patient kann vor Ende des ersten Jahres sitzen und vor Ende des zweiten Jahres stehen. Die Mimik bleibt spärlich. Häufig wird der oligophrene Gesichtsausdruck durch einen Strabismus noch akzentuiert (DUNN et al., 1963; HOOFT et al., 1966). Diese Symptome können zumindest teilweise mit der Hypotonie erklärt werden. Die Sprachentwicklung ist jedoch ebenfalls deutlich verlangsamt. Der Wortschatz bleibt klein, und die Aussprache undeutlich, verwaschen. Das Interesse gegenüber Neuem ist gering. Die Beeinträchtigung der intellektuellen Fähigkeiten verunmöglicht später den Besuch der Normalschule. Die meisten Patienten mit PLW-Syndrom sind höchstens praktisch bildungsfähig und können in einer geschützten Werkstatt oder im Haushalt einfache Arbeit verrichten.

Die affektive Entwicklung ist vorerst weniger beeinträchtigt als die intellektuelle. Patienten mit PLW-Syndrom bekommen einen guten Kontakt zur Umgebung, haben eine positive Grundstimmung, sind zutraulich und zu allerhand Späßen aufgelegt, wobei sie freilich wegen des geistigen Rückstandes einen läppischen Eindruck machen. Sie sind wenig aktiv und sitzen oder liegen umher beim Spielen. Später besteht ein ausgeprägter Infantilismus. Es können schwere Verstimmungen, teils ohne ersichtlichen äußeren Grund, mit Wutausbrüchen und Angstzuständen auftreten und die Internierung der Patienten notwendig machen. In einigen Fällen wurden psychotische Symptome wie paranoide Zustände und Halluzinationen beobachtet (PRADER et al., 1969; OPITZ, 1969).

Die *Adipositas*, ein charakteristisches Zeichen beim PLW-Syndrom, entwickelt sich meist im Kleinkindesalter oder schon beim älteren Säugling und kann monströse Formen annehmen. Sie imponiert vor allem als Stammfettsucht, betrifft aber auch Gesicht, Hals und proximale Extremitätenabschnitte. Lediglich Hände und Füße bleiben in der Regel schlank. Schon früh können sich Pseudomammae und unansehnliche schlaffe Fettwülste am Bauch bilden. Striae distensae sind häufig. Bei vielen Patienten wird eine gesteigerte Eßlust bemerkt, besonders für kohlenhydratreiche Nahrungsmittel. Auch nach einer größeren Mahlzeit scheint kein richtiges Sättigungsgefühl zustande zu kommen. Dies wird drastisch illustriert durch die Beobachtung von Magenperforation durch Volumenüberlastung bei zwei Patienten (SMITH, 1969). Bemühungen um Gewichtsreduktion durch Kalorienbeschränkung sind vorübergehend wirksam, aber praktisch nie über längere Zeit erfolgreich, da die Patienten nicht kooperieren können. EVANS (1964) notierte für einen seiner Fälle bei einem solchen Versuch: he would sell his soul for a sweet.

Die Haut hat beim PLW-Syndrom oft eine teigige Konsistenz. Im Gesicht entsteht hie und da eine Rubeosis mit Teleangiektasien. Am Thorax kann eine vermehrte Venenzeichnung und an den Unterschenkeln eine Neigung zu Suffusionen beobachtet werden.

Das *Wachstum* ist bei den meisten Patienten mit PLW-Syndrom vom Kleinkindesalter an verzögert, wenn auch nicht immer in auffälliger Weise. In einigen Fällen, besonders bei Knaben, wurde vor der Pubertät ein normales oder sogar beschleunigtes Wachstum beobachtet (LAURANCE, 1967; DUNN, 1968; PRADER et al., 1969). Nach der Pubertät besteht aufgrund der bisherigen Erfahrungen regelmäßig ein Kleinwuchs.

Eine *Akromikrie* ist beim PLW-Syndrom vom Kleinkindesalter an erkennbar. Hände und Füße sind kurzgliedrig und schmal, ein Befund, der durch die Adipositas der proximaleren Extremitätenabschnitte noch deutlicher wird.

Die Patienten wirken häufig etwas mikrocephal, besonders wegen des Fettansatzes an Gesicht, Hals und Nacken. Der Kopfumfang ist gegenüber der Altersnorm meist eher klein, verglichen mit der Körpergröße jedoch normal.

Die Skelettreifung ist leicht verzögert oder normal. Die Knochen, besonders der Extremitäten, sind grazil. Häufig entstehen sekundäre Deformationen wie verstärkte Brustkyphose und Lendenlordose, X-Beine und Senkfüße. Nicht selten beobachtet man eine Skoliose (LAURANCE, 1967; GABILAN und ROYER, 1968; BUFFATTI und MARIOTTI, 1968; PRADER et al., 1969). Sie tritt in einem kleineren Teil der Fälle schon im Säuglings- oder Kleinkindesalter auf, verläuft rasch progressiv und hat eine Verstärkung des Kleinwuchses zufolge. Häufiger beginnt sie erst später und nimmt mit fortschreitendem Alter langsam zu. In Einzelfällen werden auch andere Skelettveränderungen beobachtet (GABILAN und ROYER, 1968; PRADER et al., 1969). Eine schwere Caries schon des Milchgebisses ist häufig

(DUNN et al., 1963; HOOFT et al., 1966). Die Zähne sind gelegentlich schmutzig gelblich verfärbt, brüchig oder stark abgeschliffen und weisen Schmelzdefekte auf.

Im Ganzen bieten Patienten mit PLW-Syndrom einen *charakteristischen Aspekt*, der mit der Bezeichnung „Mehlsackzwerg" umschrieben werden kann. Oligophrenie, Muskelhypotonie, Kleinwuchs und schlaffe Adipositas zusammen mit dem heiteren Wesen prägen Gesicht, Haltung und Gang und erlauben in vielen Fällen eine Diagnose auf den ersten Blick (Abb. 2).

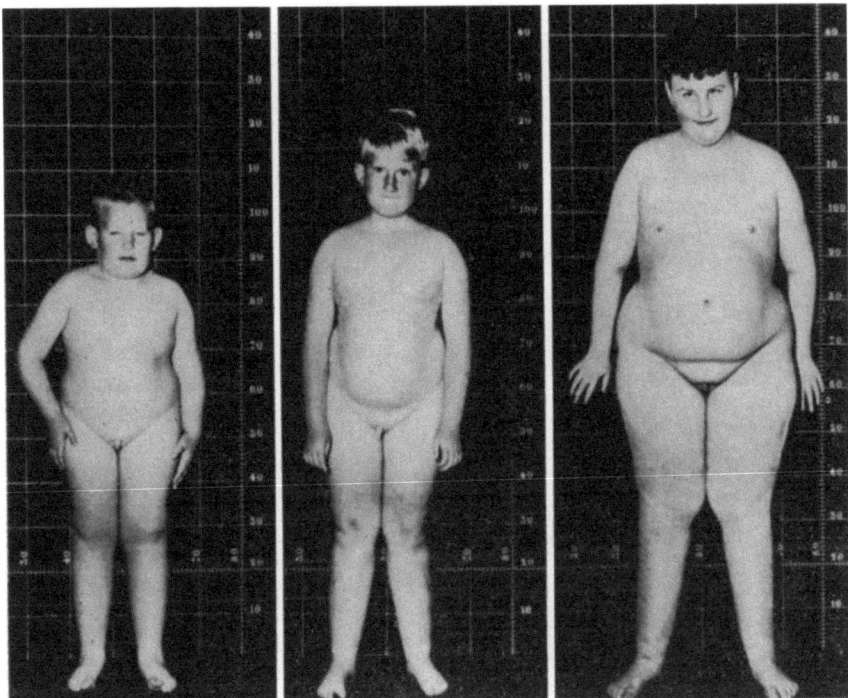

Abb. 2: Typischer Aspekt des Prader-Labhart-Willi-Syndroms bei drei Knaben im Alter von 5, 7 und 10 Jahren: Adipositas, Hypogenitalismus, Akromikrie, Genua valga, Strabismus (Aufnahmen Kinderspital Zürich)

Kleinere unspezifische Dysmorphiezeichen werden häufig beobachtet. Man findet einen hohen und schmalen Gaumen, Klinodaktylie und Verkürzung des Kleinfingers, Schwimmhautbildung zwischen einzelnen Fingern und Zehen, Handlinienanomalien, schlecht geformte Ohrmuscheln, Refraktionsanomalien und anderes mehr. Größere Mißbildungen kommen vereinzelt vor, gehören jedoch nicht zum Krankheitsbild.

Der *Hypogenitalismus* wird bei Knaben mit PLW-Syndrom im Kleinkindesalter noch auffälliger, indem nun auch der Penis deutlich zu klein ist. Es besteht ein- oder beidseitiger Kryptorchismus. Eine Orchidopexie ist nicht selten erfolglos, weil der operierte Hoden atrophiert. In zwei Fällen wurde eine primäre einseitige Anorchie operativ festgestellt (LAURANCE, 1961; PRADER et al., 1969).

Zum Zeitpunkt, in dem die Pubertät eintreten sollte (mit einem Knochenalter von 14 Jahren bei Knaben und 12 Jahren bei Mädchen) manifestiert sich beim PLW-Syndrom auch ein *Hypogonadismus*. Bei Knaben erscheinen Pubes und Axillarbehaarung spät und bleiben eher spärlich. Bartwuchs und Stimmbruch kommen meist nicht zustande. Der Penis bleibt infantil (Abb. 3), Die Hoden produzieren keine Spermien.

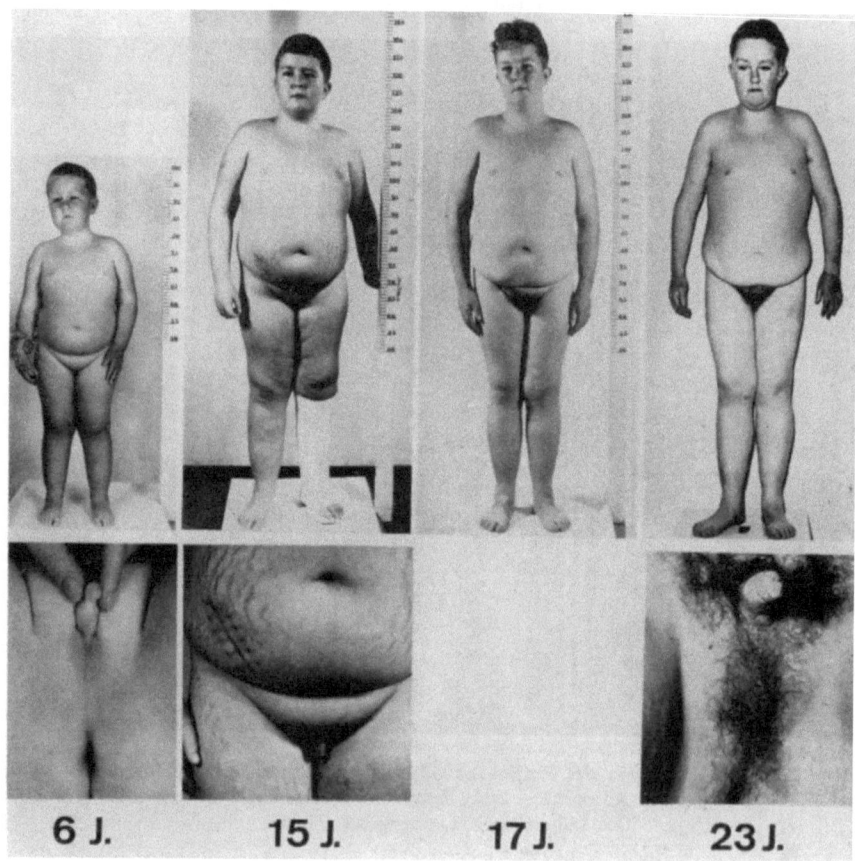

Abb. 3: Patient mit Prader-Labhart-Willi-Syndrom im Alter von 6–23 Jahren: flaches, hypoplastisches Scrotum, kleiner Penis, spärliche Sekundärbehaarung, Kleinwuchs, Wachstumsstillstand von der Pubertät an. Diabetes mellitus mit 17 Jahren festgestellt (aus PRADER, LABHART und WILLI, 1956)

Bei Mädchen ist die Brustentwicklung verzögert, die Drüsenkörper bleiben klein. Labia minora und Clitoris behalten infantilen Charakter. Nur 4 von 12 Patientinnen mit einem Knochenalter von über 13 Jahren hatten eine Menarche und nur eine später regelmäßige Periode. Der Vaginalabstrich zeigt kaum je eine volle Östrogenwirkung. Die Pubarche ist nicht immer verzögert. Die Sekundärbehaarung entwickelt sich ebenfalls nur unvollständig. Eine vorangegangene Hormonbehandlung verändert in vielen Fällen das klinische Bild des Hypogonadismus.

Bei 9 Patienten mit PLW-Syndrom wurde ein *Diabetes mellitus* festgestellt (PRADER et al., 1956; GABILAN, 1962; EVANS, 1964; LARBRE et al., 1965; JUUL und DUPONT, 1967; HOOFT et al., 1967; SPENCER, 1968; PRADER et al., 1969). Dieser Diabetes hat ganz ungewöhnliche Eigenschaften für jugendliche Patienten. Er ist stabil, neigt nicht zu Ketose, spricht schlecht an auf Insulin, aber gelegentlich gut auf Sulfonylharnstoff oder Gewichtsreduktion. Er ist außerdem gekennzeichnet durch eine hohe Aktivität des immuno-reaktiven Insulins im Plasma und gleicht somit dem Erwachsenendiabetes bei adipösen Patienten. Das Manifestionsalter liegt in den meisten Fällen zwischen 10 und 20 Jahren.

Die Lebenserwartung ist beim PLW-Syndrom vermindert. 5 Todesfälle wurden beschrieben. Zwei Patienten starben im Alter von 5 Jahren an plötzlich auftretender Ateminsuffizienz (JENAB et al., 1959; ZELLWEGER und SCHNEIDER, 1968). Die Autopsie ergab Leber- und Myokardverfettung. Zwei weitere Patienten kamen mit 17 1/2 und 22 1/2 Jahren unter den gleichen Erscheinungen ad exitum (STEINER, 1968; PRADER et al., 1969). Beim einen bestand eine schwere Skoliose, beim anderen wurden autoptisch multiple Lungenembolien festgestellt. Ein Patient erlag mit 28 Jahren einer diabetischen Nephropathie und Arteriosklerose (PRADER und WILLI, 1961; STEINER, 1968). Der älteste Patient war zur Zeit der Beschreibung 43 Jahre alt (JUUL und DUPONT, 1967). Die meisten Beobachtungen betreffen Kinder und Jugendliche unter 20 Jahren.

III. Besondere Befunde und Diskussion

A. Zerebrale Symptome und Muskelhypotonie

Die Myatonie im Neugeborenen- und Säuglingsalter beim PLW-Syndrom wird wegen ihrer spontanen Besserungstendenz auch als benigne Muskelhypotonie bezeichnet. Die Sehnenreflexe sind nach dem Säuglingsalter stets auslösbar. Die Muskelkraft ist weniger beeinträchtigt als der Tonus. Auf das Vorliegen einer Muskelhypotrophie wurde verschiedentlich hingewiesen, jedoch fehlen hier zuverlässige Messungen. Muskelenzyme im Plasma, Elektromyogramm, lichtmikroskopischer Aspekt der Muskelbiopsie, periphere Nervenleitgeschwindigkeit und Liquor cerebrospinalis sind normal und geben keine Hinweise auf eine Myopathie oder eine Läsion des peripheren motorischen Neurons.

Die Muskelhypotonie beim PLW-Syndrom muß somit eine zerebrale Ursache haben. Das Fehlen anderer neurologischer Symptome läßt eine subcortical-supraspinal gelegene Läsion vermuten (ZELLWEGER et al., 1962). Das Elektroencephalogramm ist unauffällig bis auf eine abnorme Schlafaktivität im Kleinkindesalter (ZELLWEGER et al., 1962). Epileptiforme Krämpfe wurden vereinzelt bei Säuglingen und Kleinkindern beobachtet. Schädelröntgenbild und Pneumoencephalographie sind ohne Beitrag. Mehrfach wurde eine leichte bis mäßige Erweiterung des Ventrikelsystems gefunden.

Die bisher durchgeführten pathologisch-anatomischen Untersuchungen am Gehirn geben keine weiteren Aufschlüsse. Eingehendere und gezielte Studien liegen nicht vor.

B. Hypogenitalismus und Hypogonadismus

Die auffallende Skrotalhypoplasie bei neugeborenen Knaben mit PLW-Syndrom weist darauf hin, daß schon intrauterin die Genitalentwicklung gestört ist. Das Fehlen eigentlicher Mißbildungen wie Hypospadie oder Intersexualität unterscheidet jedoch die Anomalie des Genitale beim PLW-Syndrom von jener bei den bekannten kongenitalen Steroidstoffwechselstörungen oder bei verschiedenen Mißbildungssyndromen. Die Pathogenese des Hypogenitalismus beim PLW-Syndrom ist nicht bekannt.

Der *Hypogonadismus* ist bei Knaben und bei Mädchen mit PLW-Syndrom von der Pubertät an klinisch erkennbar. Die inkretorische Insuffizienz zeigt sich am Fehlen einer Weiterentwicklung des äußeren Genitale und an der unvollständigen Ausbildung der sekundären Geschlechtsmerkmale. Zwei Autoren fanden bei männlichen Patienten nach der Pubertät ein niedriges Plasmatestosteron (JOHNSON et al., 1967; JUUL und DUPONT, 1967). Die exkretorische Insuffizienz der Hoden ist anhand histologischer Untersuchungen mehrfach nachgewiesen worden, indem postpuberal regelmäßig nur wenige Spermatogonien und keine reiferen Stadien der Spermiogenese gefunden wurden (JOHNSEN et al., 1967; STEINER, 1968). Ob in den Ovarien Follikel ausreifen und Eizellen frei werden, ist nicht bekannt. Eine Schwangerschaft wurde bei Patientinnen mit PLW-Syndrom bis jetzt nicht beobachtet. Histologische Untersuchungen der Gonaden haben im übrigen wenig beigetragen. Die Hoden zeigen vor der Pubertät das Bild infantiler Organe ohne weitere Besonderheiten und nach der Pubertät unreife, manchmal hyperplastische Leydigzellen neben Tubulusatrophie und fehlender Spermiogenese. Die Interpretation dieser Befunde bereitet Schwierigkeiten wegen der sekundären Veränderungen infolge des Kryptorchismus.

Die Bestimmung der Gonadotropine im Urin ergab bei zwei erwachsenen männlichen Patienten mit PLW-Syndrom eine erhöhte Ausscheidung (PRADER et al., 1956; JUUL und DUPONT, 1967). In allen übrigen während oder nach der Pubertät untersuchten Fällen beiderlei Geschlechts waren die Gonadotropine im Urin niedrig oder normal. Damit muß die Frage offen bleiben, ob der Hypogonadismus beim PLW-Syndrom als primär oder als sekundär (hypothalamisch-hypophysär) aufzufassen ist. Die Beobachtungen einseitiger Anorchie im Kindesalter können zugunsten einer primären Anlagestörung der Gonaden interpretiert werden. Vielleicht bringt die Prüfung der Stimulierbarkeit der Testosteronproduktion durch Choriongonadotropin weitere Aufschlüsse. Die bisherigen Resultate sprechen gegen eine vollständige inkretorische Inaktivität der Hoden (MONNENS und KENIS, 1965; MURKEN et al., 1967; MONNENS, 1967; ZACHMANN, 1969).

C. Hypophysen-, Nebennieren- und Schilddrüsenfunktion

Funktionsprüfungen der Hypophyse, Nebennierenrinde und Schilddrüse in zahlreichen Fällen von PLW-Syndrom ergaben keine wesentlichen Abweichungen von der Norm außer der erwähnten häufig niedrigen Gonadotropinausscheidung im Urin. Über die Sekretion von Wachstumshormon ist noch wenig bekannt. Die bisherigen Befunde im Plasma lassen einen generellen Mangel nicht sicher ausschließen (ROYER, 1963; DUNN, 1968; ILLIG, 1969). Die normale Wachstumsgeschwindigkeit vieler Patienten vor der Pubertät spricht jedoch dagegen.

Die Cortisolsekretion und ihre Stimulierbarkeit durch ACTH scheint nicht wesentlich beeinträchtigt zu sein (ROYER, 1963; FORSSMAN und HAGBERG, 1964; RUDD et al., 1969; PRADER et al., 1969). MONNENS (1967) sowie HOOFT und DELIRE (1967) fanden mehrfach einen abnormen Cortisoltagesrhythmus im Plasma als Hinweis auf eine diencephale Dysregulation.

Die Ausscheidung von 17-Ketosteroiden ist auch nach der Pubertät nicht vermindert. Dies steht im Einklang mit der mäßigen Beeinträchtigung in der Entwicklung der Sekundärbehaarung, besonders bei Mädchen.

Die auffälligen, mehrfach beobachteten Zahnschmelzanomalien beim PLW-Syndrom sind bis jetzt nicht näher auf ihre Ursache hin untersucht worden.

D. Wachstumsstörung

Beim PLW-Syndrom besteht eine besondere, sonst nicht geläufige Form der Wachstumsstörung. Im Säuglings- und Kleinkindesalter wachsen manche Patienten normal, einzelne sogar eher schnell, während spätestens von der Pubertät an eine starke Beeinträchtigung der Längenzunahme beobachtet wird (Abb. 4). Die letztere ist mindestens teilweise auf das Ausbleiben eines normalen Pubertätswachstumsschubes zurückzuführen (PRADER et al., 1969). Im Vergleich zu anderen Störungen mit verzögerter Pubertät kommt das Längenwachstum beim PLW-Syndrom relativ früh zum Abschluß. Eine plausible Erklärung für dieses Verhalten kann vorderhand nicht gegeben werden. In einzelnen Fällen wird der Kleinwuchs durch eine Skoliose verstärkt.

Die *Skelettreifung* ist beim PLW-Syndrom im Säuglings- und Kleinkindesalter in der Regel verzögert, nach dem 6. Jahr hingegen häufig normal und vor allem stets weiter fortgeschritten als das Längenwachstum. Daraus resultiert eine verminderte Wachstumsprognose auch für jene Patienten, die bis zur Pubertät normal oder rasch wachsen. Nach der Pubertät verlangsamt sich die Skelettreifung gegenüber der Norm (PRADER et al., 1969).

E. Adipositas

Eine naheliegende Erklärung für die oft enorme Adipositas beim PLW-Syndrom kann im Zusammentreffen von Muskelhypotonie, geringer körperlicher Aktivität und gesteigerter Nahrungsaufnahme gesehen werden. Die bei vielen Patienten beobachtete Polyphagie oder das Ausbleiben eines normalen Sättigungsgefühls lassen eine Störung der hypothalamischen Regulation für Appetit und Hungergefühl vermuten in Analogie zum adiposogenitalen Syndrom bei Läsionen im Hypothalamus und zu tierexperimentellen Beobachtungen an Ratten (MAYER, 1960). Die autonome Regulation wurde jedoch beim PLW-Syndrom nicht untersucht, und pathologisch-anatomisch konnten keine Hypothalamusveränderungen gefunden werden.

Eine Störung im Lipid- oder Fettgewebsstoffwechsel mit gesteigerter Lipogenese kommt ebenfalls in Betracht als Hypothese zur Erklärung der Adipositas. Die bisherigen Untersuchungen in dieser Richtung ließen einen solchen Defekt nicht nachweisen (JOHNSEN et al., 1967; OPITZ, 1969).

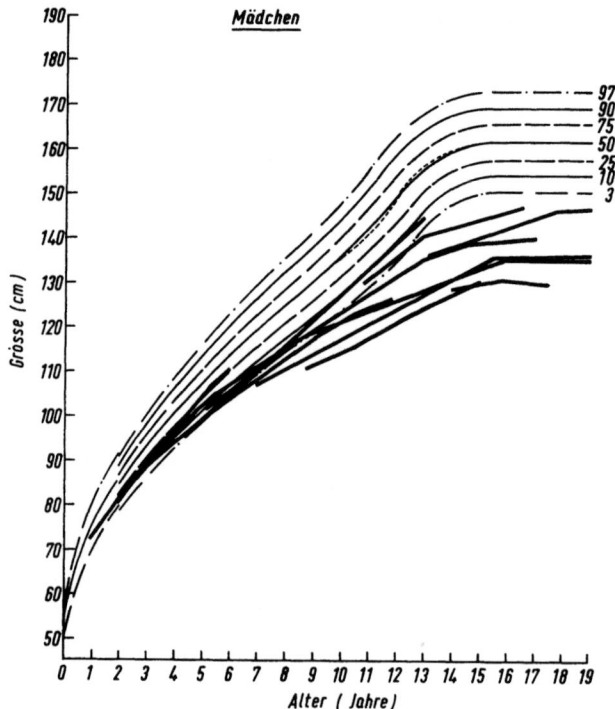

Abb. 4a

Abb. 4: Wachstumskurven bei Prader-Labhart-Willi-Syndrom (a: Mädchen, b: Knaben): häufig normales oder nur leicht verzögertes Wachstum in den ersten Jahren. Deutlicher Kleinwuchs nach der Pubertät. Der Knick in der Wachstumskurve eines Knaben zwischen dem 2. und 3. Jahr entstand, als die Größe zum ersten Mal im Stehen gemessen wurde, schwere Kyphoskoliose (aus PRADER et al., 1969)

F. Kohlenhydratstoffwechsel und Diabetes mellitus

Vereinzelte Beobachtungen lassen beim PLW-Syndrom eine Störung des Kohlenhydratstoffwechsel schon im Säuglings- und Kleinkindesalter vermuten. GABILAN (1962) und ROYER (1963) fanden bei zwei Geschwistern mit PLW-Syndrom im Alter von 14/12 und 4 Jahren eine erhöhte Empfindlichkeit auf exogenes Insulin, die mit ACTH korrigiert werden konnte. Bei einem dieser Patienten entwickelte sich mit 11 Jahren ein manifester Diabetes. HOLMAN et al. (1963) erwähnen neben der Insulinüberempfindlichkeit eine Tendenz zu Hypoglykämie nach längerem Fasten. Andererseits wurde in zwei Fällen im Neugeborenenalter eine normale Nüchternblutglucose festgestellt (DUBOWITZ, 1967; GABILAN und ROYER, 1968). Die Bedeutung dieser Beobachtungen läßt sich zur Zeit nicht erfassen, da über die metabolischen Hintergründe der Hypoglykämietendenz und der Insulinüberempfindlichkeit keine Untersuchungen vorliegen.

ILLIG (1968) berichtete über einen flachen Blutglucoseverlauf und auffallend geringen Anstieg des immunoreaktiven Insulins im Plasma nach oraler Glucose-

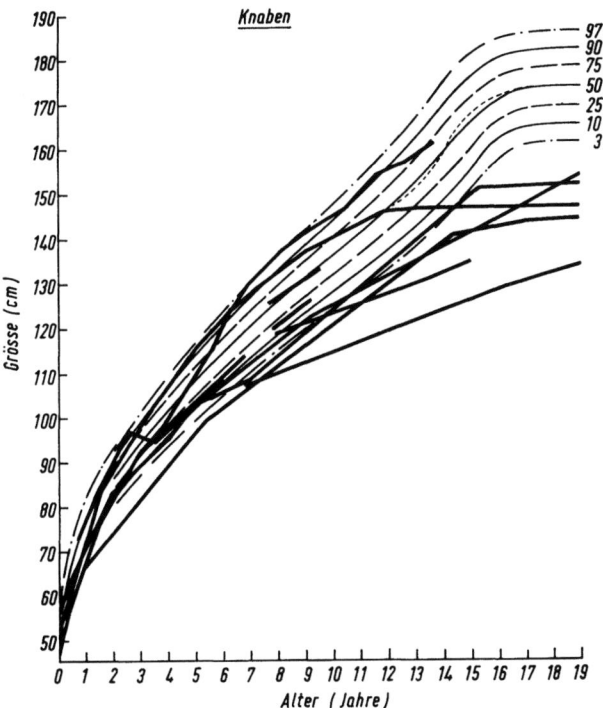

Abb. 4b

belastung bei 4 von 8 untersuchten Patienten mit PLW-Syndrom. Auch dies könnte als Ausdruck einer gesteigerten Insulinempfindlichkeit in einer gewissen Krankheitsphase gedeutet werden.

Die charakteristische Störung im Kohlenhydratstoffwechsel beim PLW-Syndrom besteht in einer *zunehmenden Glucoseintoleranz* (Abb. 5), die gelegentlich in einen *manifesten Diabetes* übergeht. Der Verlauf der Blutglucose, des immunoreaktiven Insulins und der freien Fettsäuren nach oraler Glucosebelastung unterscheidet sich vorerst qualitativ nicht von jenem bei einfacher Adipositas. Die Blutglucose steigt relativ stark an und fällt verzögert ab. Das immunoreaktive Insulin steigt rasch und auf erhöhte Werte an. In späteren Stadien und nach Manifestwerden des Diabetes ist ein initial verzögerter, aber dann abnorm hoher Insulinanstieg festzustellen (Abb. 6). Diese biochemischen Befunde bestätigen die klinische Erfahrung der Insulinresistenz als wesentliches Element der Glucosestoffwechselstörung beim PLW-Syndrom und unterscheiden ebenfalls den hier vorliegenden Diabetes mellitus vom geläufigen Insulinmangeldiabetes im Kindesalter. Auch die Bestimmung der hemmbaren und nicht hemmbaren insulinähnlichen Aktivität im Plasma am überlebenden Fettgewebe des Rattennebenhodens in vitro (FROESCH et al., 1963) ergab bei Patienten mit PLW-Syndrom ähnliche Resultate wie beim klassischen Erwachsenendiabetes (LABHART et al., 1964). Der Synalbumin-Insulinantagonist (VALLANCE-OWEN, 1961) wurde bei 7 Patienten untersucht, aber nur zweimal positiv gefunden (DUNN, 1968; PRADER et al., 1969).

Die eigentliche Ursache der Glucosestoffwechselstörung ist damit nicht geklärt.

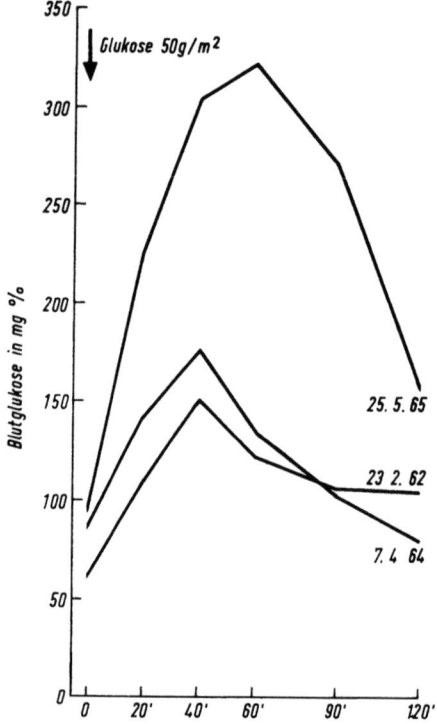

Abb. 5: Zunehmende Glucoseintoleranz unter peroraler Belastung bei einer Patientin mit Prader-Labhart-Willi-Syndrom (R. K., geb. 21. 6. 45). Manifester Diabetes mellitus im Alter von 20 Jahren (aus ILLIG, 1968)

Es läßt sich spekulieren, ob nicht bei stark verminderter körperlicher Aktivität, Muskelhypotonie und -hypotrophie mit zunehmender Adipositas an sich schon die periphere Glucoseverwertung so stark beeinträchtigt wird, daß eine steigende Insulinresistenz und schließlich ein manifester Diabetes zustande kommen. Unter dieser Annahme würde sich beim PLW-Syndrom jener Prozeß in wenigen Jahren abspielen, der in Wohlstandsbevölkerungen bei einer zunehmenden Zahl von Personen innert Jahrzehnten zum Diabetes mellitus des älteren Übergewichtigen führt (LABHART, 1965).

G. Pathogenese und Ätiologie

Die *Pathogenese* der verschiedenen Störungen beim PLW-Syndrom liegt vorderhand noch im Dunkeln. Vor allem fällt es schwer, sich eine gemeinsame Ursache für die mannigfaltige Symptomatik vorzustellen. Viele Befunde, wie die Myatonie, Somnolenz, Apathie und gestörte Temperaturregulation im Frühstadium, die Polyphagie, die abnorme Schlafaktivität im EEG, der veränderte Cortisoltagesrhythmus und die verminderte Gonadotropinausscheidung nach der Pubertät weisen auf eine

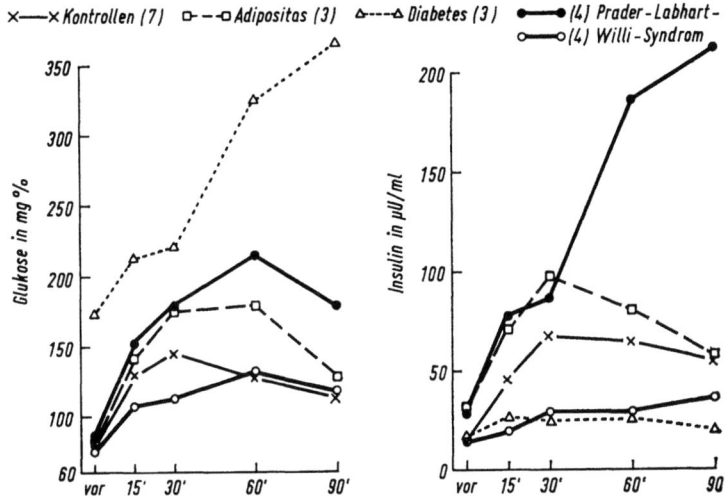

Abb. 6: Verlauf der Blutglucose und des immunoreaktiven Insulins im Plasma (Mittelwerte) nach oraler Glucosebelastung bei normalgewichtigen Kindern ohne Glucosestoffwechselstörung, einfacher Adipositas, unbehandeltem juvenilem Insulinmangeldiabetes und Prader-Labhart-Willi-Syndrom. Für Einzelheiten siehe Text (aus ILLIG, 1968)

Läsion im Stammhirn, besonders im Hypothalamus hin. Die anderen Symptome lassen sich nicht ohne weiteres darauf zurückführen.

Die *Ätiologie* des PLW-Syndroms ist bis jetzt ebenfalls unbekannt. Aufgrund der verminderten Kindsbewegungen in der Schwangerschaft, der Myatonie bei Geburt und der häufigen kleinen Mißbildungen muß eine pränatal wirksame Störung angenommen werden. Eine intrauterine Schädigung durch Umweltfaktoren ist unwahrscheinlich, da in zwei Beobachtungen von zweieiigen Zwillingen jeweils nur eines der Kinder ein PLW-Syndrom aufwies (PRADER und STÄDELI, 1961; EVANS, 1964). GABILAN (1962) beschrieb zwei Geschwister mit PLW-Syndrom und eine weitere Patientin, deren Eltern blutsverwandt sind. Dies würde für eine autosomal rezessive Vererbung sprechen. Unter den über 120 anderen bisher veröffentlichten Fällen finden sich jedoch keine solchen Beobachtungen, so daß ein rezessives Erbleiden nicht sehr wahrscheinlich ist. DUNN (1968) sowie PRADER und ZACHMANN (1968) fanden ein erhöhtes Durchschnittsalter der Mutter zur Zeit der Geburt bei 9 beziehungsweise 21 Patienten mit PLW-Syndrom. In mehreren anderen Serien von zusammen 45 Fällen konnte dies jedoch nicht bestätigt werden (ROYER und GABILAN, 1968; zit. bei DUNN, 1968; ZELLWEGER, 1968). Erhöhtes mütterliches Alter ist bekannt bei chromosomalen Aberrationen mit numerischer Aneuploidie. Beim PLW-Syndrom sind die *Chromosomen* bisher in 59 Fällen untersucht worden. Dabei ergab sich 49mal ein normaler Karyotyp. Von den übrigen 10 Patienten zeigte fast jeder eine andere Anomalie, worunter 3 nur in einer Minderzahl der analysierten Karyogramme (BÜHLER et al., 1963;

Roget et al., 1965; Aagenaes et al., 1965; Schneider und Zellweger, 1968; Zellweger und Schneider, 1968; Dunn, 1968; Cohen und Gorlin, 1969; Dubowitz, 1969). Zweimal lag ein langes Y vor und einmal ein abnormes Chromosom 16, das auch bei der Mutter des Patienten nachweisbar war. Eine Chromosomenstörung ist demnach offenbar häufiger zu finden als bei der Allgemeinbevölkerung, fällt aber als eigentliche Ursache des PLW-Syndroms außer Betracht. Damit ist auch ein Einfluß des mütterlichen Alters auf die Entstehung der Krankheit schwer vorstellbar.

Es läßt sich denken, daß dem PLW-Syndrom eine strukturelle, mit den heutigen cytogenetischen Methoden nicht nachweisbare Chromosomenanomalie zugrunde liegt. Eine dominante Neumutation ist theoretisch ebenfalls möglich, läßt sich jedoch nicht belegen, weil sich Patienten mit PLW-Syndrom bis jetzt nie fortgepflanzt haben. Das Alter der Väter bei der Geburt der Patienten ist nicht erhöht (Royer und Gabilan, 1968; Dunn, 1968; Prader und Zachmann, 1968). Eine multifaktorielle Vererbung wird ebenfalls diskutiert (Opitz, 1969). Es ist aber bis jetzt nicht bekannt, ob zum Beispiel Adipositas, Diabetes mellitus, Kleinwuchs oder unterdurchschnittliche Intelligenz in der Familie von Patienten mit PLW-Syndrom häufiger vorkommen als in der Durchschnittsbevölkerung. Beobachtungen von sogenannten Formes frustes, bei denen obligate Symptome fehlen (Schneider und Zellweger, 1968; Opitz, 1969), sind in ihrer Bedeutung schwierig zu beurteilen, solange der primäre Defekt der Krankheit nicht erfaßt werden kann.

H. Diagnose und Differentialdiagnose

Das PLW-Syndrom ist ein gut umschriebenes Krankheitsbild und läßt sich in der Regel anhand der Anamnese und der klinischen Befunde leicht diagnostizieren. Die obligaten und die akzessorischen Symptome sind in Tabelle 1 zusammenge-

Tabelle 1: Prader-Labhart-Willi-Syndrom

Obligate Symptome

    myatonieartiges Zustandsbild im Neugeborenenalter
    Hypogenitalismus (bei Knaben) und Kryptorchismus
    Adipositas, vom späten Säuglings- oder Kleinkindesalter an
    Oligophrenie, spätestens erkennbar im Kindesalter
    Akromikrie
    Kleinwuchs, spätestens von der Pubertät an
    Hypogonadismus

Fakultative Symptome

    niedriges Geburtsgewicht
    kleine, ev. multiple Dysmorphien
    Mikrocephalie
    Strabismus
    übermäßige Caries, Zahnschmelzdefekte
    Kyphoskoliose
    zunehmende Glucoseintoleranz
    Diabetes mellitus vom Erwachsenentyp

stellt. Daraus ist ersichtlich, daß die Diagnose PLW-Syndrom in den ersten 2–4 Lebensjahren, wenn Oligophrenie, Adipositas und Akromikrie eventuell noch nicht deutlich sind, oft nur vermutet werden kann. Bei Knaben ist schon nach der Geburt beim Zusammentreffen von Myatonie, Skrotalhypoplasie und unvollständigem Descensus der Hoden das Vorliegen eines PLW-Syndroms sehr wahrscheinlich. Das Ausmaß der geistigen Behinderung ist unterschiedlich. Es werden Entwicklungs- und Intelligenzquotienten zwischen 20 und 90 gefunden. Ein annähernd normales Resultat in einem formellen Intelligenztest läßt ein PLW-Syndrom nicht ausschließen, besonders nicht im Kleinkindesalter. Es ist jedoch bezeichnend, daß die Lernfähigkeit immer eingeschränkt ist und daß ein erfolgreicher Besuch der Normalschule bis jetzt nicht beobachtet wurde. Der Kleinwuchs manifestiert sich oft erst nach dem Kindesalter und ist deshalb bei jüngeren Patienten keine conditio sine qua non. Die Differenz der Wachstumsprognose anhand des Knochenalters zur erwarteten Erwachsenengröße aufgrund der Maße der Eltern dürfte jedoch die Wachstumsstörung vom 6.–8. Lebensjahr an regelmäßig erkennen lassen.

Differentialdiagnostisch kommen im Neugeborenen- und Säuglingsalter die spinalen Muskelatrophien, die Myopathien und die hypotone Form zerebraler Lähmungen in Betracht. Perinatale Anamnese, klinischer Verlauf, Elektromyographie und Muskelbiopsie liefern hier wertvolle Kriterien. Später muß das PLW-Syndrom gegenüber dem Laurence-Moon-Biedl-Syndrom abgegrenzt werden aufgrund der Myatonieanamnese und des Fehlens von Retinitis pigmentosa und Hexadaktylie. Das adiposogenitale Syndrom bei Hypothalamustumoren und verschiedene Formen der Hypophyseninsuffizienz haben im Gegensatz zum PLW-Syndrom keine Myatonieanamnese und keine Skrotalhypoplasie und lassen sich aufgrund zusätzlicher neurologischer Befunde bzw. endokrinologischer Teste abgrenzen. Die Unterscheidung gegenüber einer Hypothyreose gelingt leicht mit Hilfe der klassischen klinischen Kriterien. Bei Mädchen muß das Turner-Syndrom durch die Bestimmung des Kerngeschlechtes ausgeschlossen werden.

IV. Zusammenfassung

Das Prader-Labhart-Willi-Syndrom ist ein klinisch gut umschriebenes Krankheitsbild mit myatonieartigem Zustand des Neugeborenen, Hypogenitalismus sowie vom Kindesalter an erkennbarer Oligophrenie, Adipositas und Akromikrie. Spätestens mit der Pubertät manifestiert sich ein Kleinwuchs und regelmäßig ein Hypogonadismus. Bei vielen Patienten läßt sich eine zunehmende Glucoseintoleranz feststellen, die in einen manifesten Diabetes mellitus mit den Kennzeichen des adipösen Erwachsenendiabetes übergehen kann.

Die Ätiologie ist unbekannt. Eine multifaktorielle Vererbung, eine strukturelle Chromosomenanomalie oder eine dominante Neumutation sind mit den bisherigen Befunden am ehesten vereinbar.

Literatur

AAGENAES, O. and C. B. VAN DER HAGEN: A supposed "Prader-Willi syndrome" in a male infant with a chromosomal translocation. Meeting Europ. Soc. Ped. Endocr., Kopenhagen, August 1965

BUFFATTI, G. e M. MARIOTTI: Un caso di sindrome di Prader-Labhart-Willi con diabete latente. Acta Paediat. Latina *21*, 585 (1968)

BÜHLER, E. M., R. ROSSIER, I. BODIS, V. VULLIER, U. K. BÜHLER and G. STALDER: Chromosomal Translocation in a Mentally deficient Child with Cryptorchidism. Acta Paediat. Scand. *52*, 177 (1963)

COHEN, M. M. Jr. and R. J. GORLIN: The Prader-Willi-Syndrome. Amer. J. Dis. Child. *117*, 213 (1969)

DUBOWITZ, V.: A Syndrome of Benign Congenital Hypotonia, Gross Obesity, Delayed Intellectual Development, Retarded Bone Age, and Unusual Facies. Proc. Roy. Soc. Med. *60*, 52 (1967)

– Hypotonia-Obesity Syndrome (the Prader-Willi-Syndrome) in: The Floppy Infant. Clinics in Developmental Medicine *31*, 65 (1969) Spastics Internat. Medical Publications

DUNN, H. G., D. K. FORD, N. AUERSPERG and J. R. MILLER: Benign Congenital Hypotonia with Chromosomal Anomaly. Pediatrics *28*, 578 (1961)

– J. R. MILLER: Benign Congenital Hypotonia with Hypogenitalism. 73. Ann. Meeting Amer. Pediat. Soc., May 1963, Atlantic City. Abstract No. 42, p. 57

– The Prader-Labhart-Willi-Syndrome. Review of the Literature and Report of 9 Cases. Acta Paediat. Scand. Suppl. *186*, 1968

ENGEL, W. K. and L. A. H. HOGENHUIS: Genetically Determined Myopathies. Conditions Difficult to Classify. In: A. F. DE PALMA (Ed.): Clinical Orthopedics and Related Research *39*, 54 (1965) Lippincott Co., Philadelphia

EVANS, P. R.: Hypogenital Dystrophy with Diabetic Tendency. Guy's Hospital Reports *113*, 207 (1964)

FORD, F. R.: Congenital Muscular Weakness and Hypotonia with Mental Retardation, Defective Development of the Testicles and Obesity (Zellweger). In: Ford, F. R. (Ed.) Diseases of the Nervous System in Infancy, Childhood and Adolescence, Ed. 5, p. 36 (1966). Charles C. Thomas Publ., Springfield, Illinois

FORSSMAN, H. and B. HAGENBERG: Prader-Willi-Syndrome in Boy of Ten with Praediabetes. Acta Paed. Scand. *53*, 70 (1964)

FROESCH, E. R., H. BÜRGI, E. B. RAMSEIER, P. BALLY and A. LABHART: Antibody-Suppressible and Non-Suppressible Insulin-like Activity in Human Serum and their Physiological Significance. J. clin. Invest. *42*, 1816 (1963)

GABILAN, J. C.: Syndrome de Prader, Labhart et Willi. Journées de Pédiatrie (Paris) *1*, 179 (1962)

– P. ROYER: Le syndrome de Prader, Labhart et Willi (étude de onze observations). Arch. Franç. Péd. *XXV*, 121 (1968)

HOEFNAGEL, D., P. J. CASTELLO and K. HATOUM: Prader-Willi Syndrome. J. Ment. Def. Res. *11*, 1 (1967)

HOLMAN, G. H., A. M. DIEHL and R. BOLINGER: Neonatal Hypotonia, Cryptorchidism, Unsuspected Hypoglycemia, Mental Retardation, Juvenile Obesity and Prediabetes – A new Syndrome? 33. Ann. Meeting Amer. Soc. Ped. Res., May 1963, Atlantic City. Program and Abstracts, p. 63

HOOFT, C., C. DELIRE et J. CASNEUF: Le syndrome de Prader-Labhart-Willi-Fanconi. Etude clinique, endocrinologique et cytogénétique. Acta Paed. Belg. *20*, 27 (1966)

– – P. THEVELIN: Syndrome de Prader avec diabète sucré. Acta Paed. Belg. *21*, 193 (1967)

ILLIG, R.: Immunologisch bestimmbares Insulin und Glucosetoleranz beim Prader-Labhart-Willi-Syndrom. Schweiz. Med. Wschr. *98*, 723 (1968)

– In Vorbereitung 1969

JENAB, M., R. I. LADE, M. CHIGA and A. M. DIEHL: Cardiorespiratory Syndrome of Obesity in a Child. Case Report and Necropsy Findings. Pediatrics *24*, 23 (1959)

JOHNSEN, S., J. D. CRAWFORD and H. A. HAESSLER: Fasting Hyperlipogenesis: An Inborn Error of Energy Metabolism in Prader-Willi Syndrome. Meeting Amer. Ped. Soc., April 1967. Pediat. Res. *1*, 291 (1967) (Abstract Nr. 4)

JUUL, J. and A. DUPONT: Prader-Willi Syndrome. J. Ment. Def. Res. *11*, 12, 1967
LABHART, A., E. R. FROESCH et H. BÜRGI: Quelques problèmes non résolus du diabète sucré. A propos du diabète lipoatrophique (Lawrence), du syndrome myatonie-obésité-diabète (PRADER-LABHART-WILLI) et des différentes formes de l'insuline circulante. Actualités endocrin. Journées de la Pitié p. 195 (1964)
– Endogene und exogene Faktoren des Diabetes: Heredität, Adipositas, Zivilisation. Helv. med. Acta *32*, 349 (1965)
LARBRE, F., M. T. FREYCON, J. B. COTTON et MLLE DUVAL: Une observation de syndrome de Willi, Prader et Labhart. Pédiatrie *XX*, 349 (1965)
LAURANCE, B. M.: Hypotonia, Obesity, Hypogonadism and Mental Retardation in Childhood. Arch. Dis. Childh. *36*, 690 (1961)
– Hypotonia, Mental Retardation, Obesity and Cryptorchidism Associated with Dwarfism and Diabetes in Children. Arch. Dis. Childh. *42*, 126 (1967)
MAYER, J.: The Hypothalamic control of the Mechanism of Regulation of Food Intake. Amer. J. Clin. Nutr. *8*, 547 (1960)
MONNENS, L. and H. KENIS: Enkele onderzoekingen bij een patient met het syndroom von Prader-Willi. Maandschr. Kindergeneesk. *33*, 482 (1965)
– Mündliche Mitteilung, Nijmegen 1967
MURKEN, J. D., D. VOGT und I. HEHENBERGER: Blutgerinnungsstörung (Faktor IX-Mangel) beim Prader-Willi-Syndrom. Arch. Kinderhk. *174*, 61 (1966)
OPITZ, J. M.: Persönliche Mitteilung, 1969
PRADER, A., A. LABHART und H. WILLI: Ein Syndrom von Adipositas, Kleinwuchs Kryptorchismus und Oligophrenie nach myatonieartigem Zustand im Neugeborenenalter. Schweiz. Med. Wschr. *86*, 1260 (1956)
– H. STÄDELI: Angeborene Gonadenstörungen und Schwachsinn. Verh. 2. Int. Kongr. psych. Entw. Stör. Kindesalter, Wien. 1. Teil, S. 295, 1961. S. Karger, Basel 1963
– H. WILLI: Das Syndrom von Imbezillität, Adipositas, Muskelhypotonie, Hypogenitalismus, Hypogonadismus und Diabetes mellitus mit "Myatonie"-Anamnese. Verh. 2. int. Kongr. psych. Entw. Stör. Kindesalter, Wien. 1. Teil, S. 353, 1961. S. Karger, Basel 1963
– M. ZACHMANN: Unveröffentlicht, 1968
– – D. VISCHER: In Vorbereitung, 1969
RENOLD, A. E.: Zur Pathogenese des Diabetes mellitus. Vortrag XII. Symposium der Dtsch. Ges. für Endokrinologie und II. Tagung der Dtsch. Diabetes-Ges., gemeinsam mit der Dtsch. Ges. für innere Med., Wiesbaden, 21. April 1966. In: Abstracta diabetologica, Novo Service, *II*, 84 (1966)
ROGET, J., C. MOURIQUAND, Y. BERNARD, J. PATER, J. JOBERT et C. GILLY: Syndrome associant adiposité, cryptorchidie et retard mental accompagné d'une aberration chromosomique. Pédiatrie *XX*, 295, 1965
ROYER, P.: Le diabète dans le syndrome de Willi-Prader. Journées Ann. Diabét. Hôtel Dieu *4*, 91 (1963)
RUDD, B. T., G. W. CHANCE and C. G. THEODORIDIS: Adrenal Response to ACTH in Patients with Prader-Willi-Syndrome, Simple Obesity, and Constitutional Dwarfism. Arch. Dis. Childh. *44*, 244 (1969)
SCHNEIDER, H. J. and H. ZELLWEGER: Forme fruste of the Prader-Willi-Syndrome (HHHO) and balanced D/E Translocation. Helv. Paediat. Acta *23*, 128 (1968)
SMITH, D. W.: Persönliche Mitteilung, 1969
SPENCER, D. A.: Prader-Willi-Syndrome. Lettre to the Editor, Lancet *II*, 571 (1968)
STEINER, H.: Das Prader-Labhart-Willi-Syndrom. Virchows Arch. Abt. A, Path. Anat. *345*, 205 (1968)
SUGARMAN, G. I. and E. BODER: Prader-Willi-Syndrome in a Negro Female. 14th Ann. Mtg. Western Soc. Ped. Res., Abstr. Nr. 21, Palo Alto, Calif. 1966
VALLANCE-OWEN, J. and M. D. LILLEY: An Insulin Antagonist Associated with Plasma Albumin. Lancet *I*, 804 (1961)

ZACHMANN, M.: In Vorbereitung, 1969
ZELLWEGER, H., J. W. SMITH and M. CUSMINSKY: Muscular Hypotonia in Infancy; Diagnosis and Differentiation. Rev. Canad. Biol. *21*, 599 (1962)
– J. SCHNEIDER: Syndrome of Hypotonia-Hypomentia-Hypogonadism-Obesity (HHHO) or Prader-Willi Syndrome. Amer. J. Dis. Child. *115*, 588 (1968)
– Persönliche Mitteilung, 1968

Diabetic Angiopathy

By K. Lundbaek, Aarhus

I. Introduction
II. The Organ Lesions
III. The Development of Vascular Disease
IV. Pathogenesis of Diabetic Angiopathy
V. Diabetic Angiopathy and Growth Hormone
VI. Summary

I. Introduction

Diabetes mellitus is characterized by a complex metabolic disturbance, recognized in ordinary clinical work mainly as hyperglycemia, as well as by the widespread abnormality of the structure and function of the blood vessels known as diabetic angiopathy.

The metabolic abnormalities of diabetes mellitus vary from very mild deviations in persons not clinically ill, to the acute and life threatening situation present at the onset of classic juvenile diabetes and during the acute exacerbation known as diabetic coma.

In those parts of the world where modern medical service, especially insulin treatment, is available to everybody, diabetic angiopathy is by far the most important cause of death in diabetic patients. Today the problems of vascular disease in diabetes are the greatest challenge to investigators and practitioners in the field of diabetology.

If a large and unselected diabetic population is examined clinically it will be observed that the prevalence of vascular abnormalities is much higher than in a comparable non-diabetic population. The classification of the various forms of vascular abnormalities encountered in diabetic patients is difficult. In some parts of the vascular system we may be observing a higher incidence and more severe degrees of common blood vessel diseases, such as atherosclerosis. Other changes obviously deserve the designation "specific" (Lundbaek, 1953, 1957).

The term diabetic angiopathy is used today with a variety of connotations – all the way from referring to any vascular abnormality found in a diabetic patient, which is patently absurd, to indicating the few lesions which may be called specific in the sense of occurring in diabetics and not occurring in non-diabetics – another absurd extreme.

In the future it may be possible to determine a reasonable intermediate between these two extremes which could then constitute the concept of diabetic angiopathy – or a number of different diabetic angiopathies. At the moment it is not possible to give a precise definition of the term, or to propose correct rules for the use of it. The following discussion will deal with the vascular changes which are often regarded as expressions of diabetic angiopathy.

II. The Organ Lesions

Clinically the most important organ lesions are nephropathy, retinopathy and iridopathy, coronary disease and diabetic gangrene. Neuropathy and encephalopathy are also of great clinical importance, but their relation to the vascular disease is not clear.

In its late stages *diabetic nephropathy* presents typical histological changes in the glomeruli. The nodular Kimmelstiel-Wilson lesion is perhaps the most specific feature of diabetic angiopathy. The clinical picture of diabetic nephropathy is often indistinguishable from that of many other chronic kidney diseases.

The best known of the *ocular manifestations* of diabetic angiopathy is retinopathy. None of the clinically observable elements of diabetic retinopathy are absolutely specific in the sense indicated above, but the entire ophthalmoscopic picture, the constellation of these various elements, is usually so characteristic that the diagnosis can be made at a glance. The final outcome of diabetic eye disease is dependent as much upon iridopathy and glaucoma as on retinopathy (OHRT, 1964; JENSEN und LUNDBAEK, 1968; BAGGESEN, 1969). Recently reports have appeared about an abnormality of the vitreous body, which may come to be termed "diabetic vitreopathy" (TOLENTINO, LEE and SCHEPENS, 1966).

It is well known that the prevalence of *coronary disease*, the risk of death in coronary infarction, and the incidence of pathological heart findings at autopsy are much higher in diabetics than in non-diabetics. These facts have been "explained" for many years by postulating a "tendency to arteriosclerosis" in diabetics.

The clinical picture of coronary heart disease in diabetics does not differ from that in non-diabetics, except for the well-known fact that the immediate risk of death, once infarction has occurred, is much higher in diabetics than in non-diabetics (SIEVERS, BLOMQVIST and BIÖRK, 1961). This may be due to the combined effect of a large vessel abnormality, partly or wholly identical with that of non-diabetics, *and* a widespread abnormality of small vessels, the terminal net of the coronary tree (LEDET, 1968).

Diabetic gangrene is the classical feature of occlusive vascular disease of the lower extremities in diabetics. X-ray films of the legs may show the spotty calcifications known from non-diabetic patients with occlusive vascular disease of the legs, but it is now known that "linear calcification" or "radiological mediasclerosis", often with double contours, is much more characteristic of peripheral large vessel disease in diabetics (FERRIER, 1964; NEUBAUER). Linear calcification of the radial artery and even of finger arteries occurs in the "stiff hand syndrome" (LUNDBAEK, 1957).

During the 1950ies it was shown that severe changes of the small intraneural vessels were often found in *peripheral nerves* from long-term diabetics (FAGERBERG, 1959). Based on these findings it was accepted by many that diabetic neuropathy was part of diabetic angiopathy, being caused by angiopathy of the vasa nervorum.

During the last few years evidence has appeared which clearly demonstrates the existence of a non-vascular nervous anomaly in diabetics (STEINESS, 1961; GREGERSEN, 1968a, b; CHRISTENSEN and ØRSKOV, 1969; TERKILDSEN and CHRIstensen, 1970). This metabolic reversible anomaly is present already at the clinical start of the disease in acute juvenile diabetes.

Clinically significant peripheral neuropathy as well as diabetic encephalopathy (Reske-Nielsen, Lundbaek and Rafaelsen, 1965) may be due to a combination of metabolic and vascular abnormalities.

Thickening and PAS-positive hyalinization of the walls of small vessels and capillaries have been observed in many *other organs* such as the stomach, the intestines, the skin, striated muscle, placenta, and the inner ear. These changes have the same ultramicroscopic characteristics as those of the organs listed above: thickening of the vascular basement membrane. The clinical significance of such changes in the organs mentioned here are not clear at present.

Apart from the ischemia present in all organs in the late stages, examination of the eye, skin and muscle of patients with diabetic angiopathy reveals *two functional abnormalities* that may well be characteristic for the small blood vessels and capillaries all over the body. Firstly, capillary fragility is increased, and this increase is not explained by high blood pressure. Secondly, there is an increase in the permeability of muscular capillaries to small ions, such as sodium and iodide (Trap-Jensen and Lassen, 1968), and of fluorescein in the retina (Scott, Dollery, Hill, Hodge and Fraser, 1964) and the iris (Baggesen, 1969).

III. The Development of Vascular Disease

Diabetic angiopathy develops in the course of a number of years. At the clinical onset of diabetes mellitus the current forms of bed-side investigation, including ophtalmoscopy, reveal a normal vascular system. After 5 to 10 years of diabetes signs and symptoms of angiopathy in various organs begin to appear in many patients, and after 15 to 25 years they can be easily demonstrated in nearly all cases.

The easiest way of demonstrating this correlation between diabetic angiopathy and the *duration of diabetes* is the simple observation of clinically significant morphological changes in one anatomical structure, namely the retina. Numerous ophthalmoscopical studies have shown that in patients where the clinical onset of the disease can be ascertained with reasonable accuracy, the retina is normal at the beginning. After 15 to 25 years retinopathy – mild or severe – is easily diagnosed by ordinary ophthalmoscopy in nearly all patients. The same is true of diabetic iridopathy.

If an unselected and consequtive series of patients is studied it appears that about 4 % present with diabetic retinopathy at the time the diagnosis of diabetes is made (Lundbaek, 1955). These cases are, however, nearly always old patients with a mild diabetes mellitus, the time of onset of which is often very difficult or impossible to determine.

Light microscopic as well as quantitative electron microscopic studies of kidney lesions have revealed the same correlation to the duration of diabetes as in ocular disease (Hansen, 1965, 1969; Hansen and Lundbaek, 1970). At the clinical onset of acute juvenile diabetes the peripheral basement membrane as well as the structures of the mesangial regions are normal (Fig. 1). After 3–5 years of diabetes a thickening of the peripheral basement membrane is demonstrable. The degree of basement membrane thickening is well correlated to the duration of the disease. After some years the involvement of mesangial regions also becomes apparent. Finally the typical KIMMELSTIEL-WILSON lesions are often found.

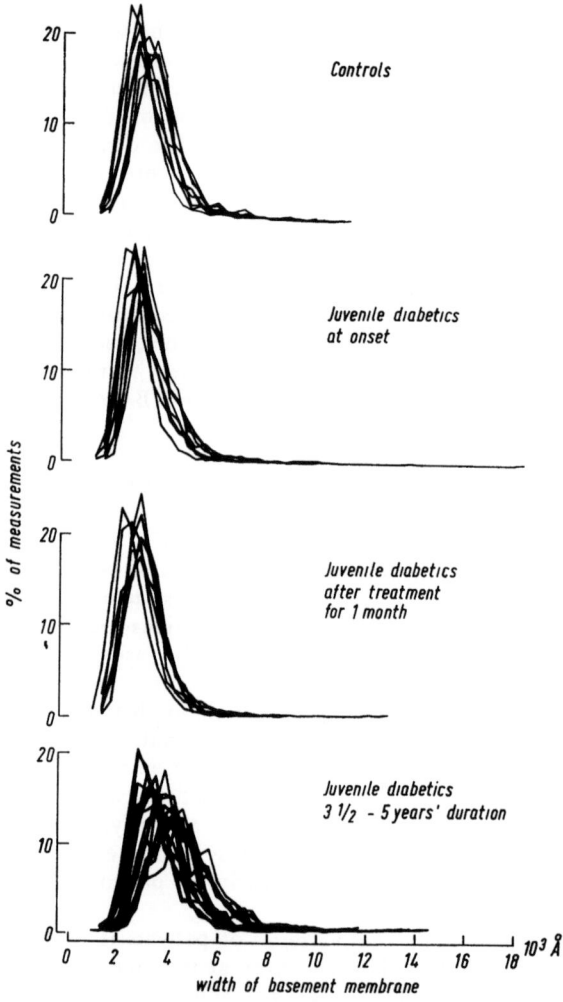

Fig. 1: Distribution curves of glomerular peripheral basement membrane width (HANSEN, 1965, 1969; HANSEN and LUNDBAEK, 1970)

Coronary disease, gangrene, stiff hands and clinical neuropathy also show this correlation, although the issue here is often more difficult to interprete. The same is true of the other histologically demonstrable but clinically usually less important organ lesions. An exception to this general rule occurs in a recent extensive publication about the development of basement membrane changes in muscle capillaries, claiming a slight abnormality in "prediabetics" together with severe changes in diabetics, unrelated to the duration of diabetes (SIPERSTEIN, UNGER and MADISON, 1968). However, the design, the results and the conclusions of this paper are open to criticism as has been shown in a recent discussion (LUNDBAEK, 1970).

IV. Pathogenesis of Diabetic Angiopathy

To try to understand what happens when angiopathy develops in diabetic patients the blood vessels may be studied as functional units, localized biochemical processes or morphological structures.

Apart from the fact that the proper function is reduced in organs where severe histological changes are present, very little information is available from *functional* studies. It has been demonstrated, however, that the retraction of small blood vessels, following post ischemic hyperemia, is abnormal in diabetes (CHRISTENSEN).

The study of the *biochemical* composition of the vascular wall, especially the basement membrane, is only just beginning, and the intermediary metabolism of these structures is practically unknown. There is no reliable information about biochemical abnormalities in the wall of blood vessels from diabetic patients.

On the other hand there is a wealth of information from *morphological studies*.

The most obvious question that may be asked is, of course, whether the development of the changes in the blood vessels is caused by the metabolic abnormality characterising the disease or whether it occurs independently, i. e. whether it is a "second part" of the genetically determined disease diabetes mellitus.

The reasons for accepting the first of these two possibilities as the most probable today are the following:

1. Clinical studies as well as the most acceptable quantitative electronmicroscopic studies show normal vascular structures at the moment of acute onset of diabetes.

2. Many accurate large studies of the effect of "good control" versus "bad control" on the development of diabetic angiopathy show a beneficial effect of "good control", although not a large one.

3. Diabetic angiopathy occurs after many years in secondary diabetes (chronic pancreatitis etc.).

4. Lesions very similar to those of diabetic angiopathy develop after many months in severe alloxan diabetic animals (ØRSKOV, OLSEN, NIELSEN, RAFAELSEN and LUNDBAEK, 1965; OLSEN, ØRSKOV and LUNDBAEK 1966; HANSEN, LUNDBAEK, OLSEN and ØRSKOV, 1967; LUNDBAEK, OLSEN, ØRSKOV and HANSEN, 1967).

Three more points may be added.

5. The earliest demonstrable vascular changes, the post-ischemic retraction abnormality mentioned above, is found in cases of acute untreated juvenile diabetes and is reversible by treatment. This phenomen may be the forrunner or determining factor in the development leading to morphological and clinically significant changes later on.

6. Pituitary ablation – a procedure altering the metabolic state – inhibits the development of retinopathy (LUNDBAEK, MALMROS, ANDERSEN, RASMUSSEN, BRUNT-

SE, MADSEN and JENSEN, 1969) and ameliorates the abnormal capillary fragility (CHRISTENSEN, 1968) (Fig. 2 and 3).

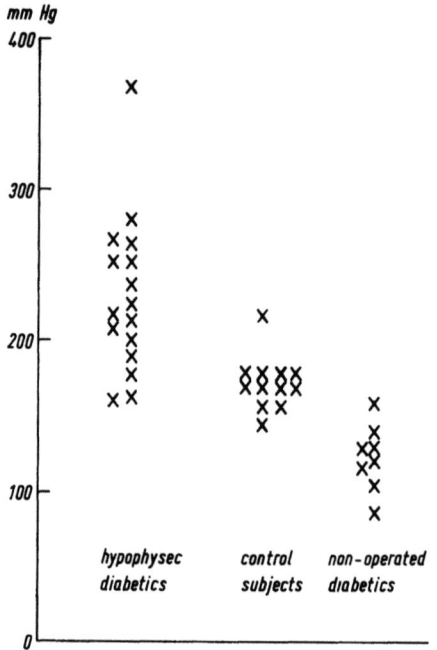

Fig. 2: Quantitative suction cup measurements of skin capillary resistance (CHRISTENSEN et al., 1970)

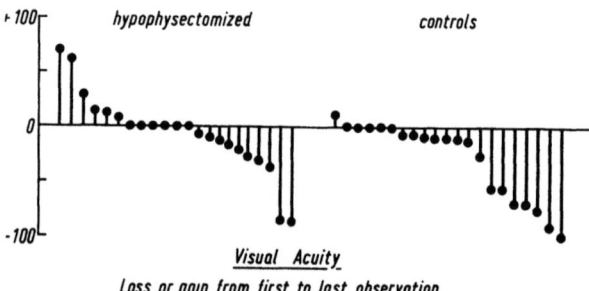

Fig. 3: Percentage change of visual acuity in 22, resp. 21 eyes, in a controlled clinical trial of hypophysectomy for diabetic angiopathy (LUNDBAEK, et al., 1969)

7. Much attention has been attracted by studies in which the presence of angiopathy has been reported in so-called "prediabetics". The results and conclusions of these studies are, however, open to doubt (LUNDBAEK, 1970).

V. Diabetic Angiopathy and Growth Hormone

How is it possible for the deranged intermediary metabolism of the diabetic organism to cause abnormalities of the blood vessels? There is no clearcut answer to this question about the mechanism involved in the pathogenesis of angiopathy. It should be remembered however, that the basement membrane of the vascular walls is made up of complex carbohydrate-containing proteins. The metabolic disturbances we follow at the bed-side by estimating the blood sugar in all probability also affect the metabolism of these compounds.

The cause of diabetic angiopathy is unknown, but recent studies have directed the attention towards growth hormone.

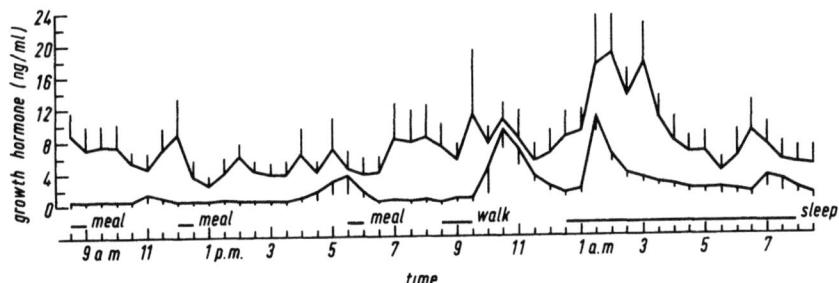

Fig. 4: Average diurnal pattern of plasma growth hormone in juvenile diabetics and normals (JOHANSEN et al., 1969). Upper curve: diabetics. Lower curve: non-diabetics.

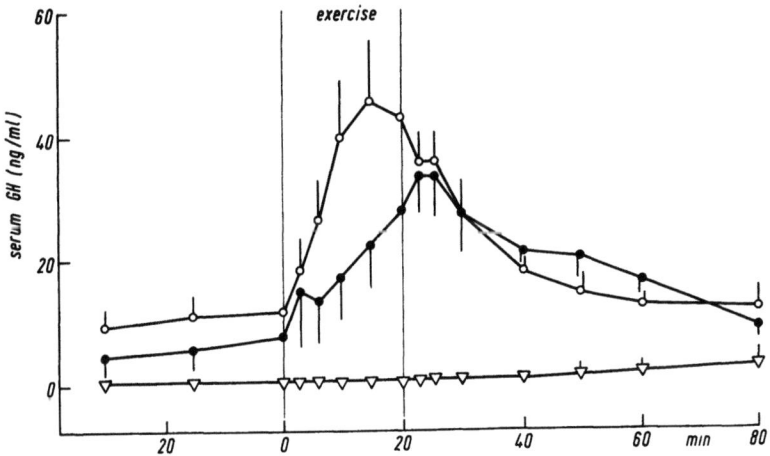

Fig. 5: Plasma growth hormone before, during and after standardized work load. Controls: ▽————▽ ; juvenile diabetics, untreated: ○————○ ; same patients in good control condition ●————● (HANSEN, in press)

Plasma growth hormone studies were hampered in the beginning by methodological difficulties which have now been overcome. The importance of extreme precision as to selection of cases to be compared, bed-rest, standardized blood sampling etc. has now been recognized. Using a precise radioimmunological technique (ØRSKOV, THOMSEN and YDE, 1968) on patients and controls under highly standardized conditions it has now been shown that the diurnal plasma growth hormone pattern is grossly abnormal in juvenile diabetes. Measured each 30 minutes for 24 hours the mean level is about 3 times as high as in non-diabetics, and the values in the individual patients fluctuates wildly (JOHANSEN and HANSEN, 1969) (Fig. 4). Experiments with strictly controlled periods of work also demonstrate a pronounced abnormality of growth hormone secretion in diabetes and moreover allow for experimental studies of the relationship between blood sugar and plasma hormone (Fig. 5). It has been shown that extremely precise regulation of the blood sugar ameliorates the plasma growth hormone pattern during muscular exercise and sometimes normalizes it (HANSEN). Abnormalities of plasma growth hormone response to glucose have also been observed (YDE, 1969).

In ordinary practise all diabetic patients – even those whom we must accept as "well-controlled" from the practical clinical point of view – have high and fluctuating levels of plasma growth hormone. These facts, taken together with the facts that the removal of the source of growth hormone, i. e. pituitary ablation, has now been shown definitely in a controlled clinical experiment to inhibit the development of diabetic retinopathy (LUNDBAEK et al., 1969) and also that the skin capillary fragilitiy is normalized after hypophysectomy (CHRISTENSEN, 1968; CHRISTENSEN and TERKILDSEN) point to an important role of increased growth hormone production in the pathogenesis of diabetic angiopathy.

Endeavours should now be made to find pharmacological suppressors of growth hormone production or of the production of growth hormone releasing factor, and to study the effect of such pharmaca on the development of diabetic angiopathy.

VI. Summary

Functional abnormalities of small blood vessels are demonstrable at the clinical onset of acute juvenile diabetes and are reversible by treatment.

Morphological changes appear in the course of a number of years, finally leading to blindness and renal insufficiency.

Plasma growth hormone is high and fluctuating in diabetic patients – even in clinically "well controlled" cases.

Hypophysectomy inhibits the developments of retinopathy and normalizes skin capillary fragility.

It is suggested that an abnormality of growth hormone production is involved in the pathogenesis of diabetic angiopathy.

Literature

BAGGESEN, L. H.: Fluorescence Angiography of the Iris in Diabetics and Non-diabetics. Acta Ophthalmological 47, 449 (1969)

CHRISTENSEN, N. JUEL: Increased Skin Capillary Resistance after Hypophysectomy in Long-term Diabetics. Lancet II, 1270 (1968)
- A reversible vascular abnormality associated with diabetic ketosis. In the press
- and H. ØRSKOV: Vibratory perception during ischaemia in uraemic patients and in subjects with mild carbohydrate intolerance. J. Neurol. Neurosurg. Psychiat. 32, 519 (1969)
- and A. B. TERKILDSEN: Increased skin capillary resistance after hypophysectomy in long-term diabetics. Quantitative measurements. Diabetologia 6, 39 (1970)
FAGERBERG, S. E.: Diabetic neuropathy. A clinical and histological study on the significance of vascular affections. Acta med. scand. suppl. 345 (1959)
FERRIER, T. M.: Radiologically demonstrable arterial calcafications in diabetes mellitus. Aust. Ann. Med. 13, 222 (1964)
GREGERSEN, G.: A study of the peripheral nerves in diabetic subjects during ischaemia. J. Neurol. Neurosurg. Psychiat. 31, 175 (1968a)
- Variations in motor conduction velocity produced by acute changes of the metabolic state in diabetic patients. Diabetologia 4, 273 (1968b)
HANSEN, AA. PRANGE: Abnormal serum growth hormone response to exercise in juvenile diabetics. J. clin. Invest. In the press
HANSEN, R. ØSTERBY: A Quantitative Estimate of the Peripheral Glomerular Basement Membrane in Recent Juvenile Diabetes. Diabetologia 1, 97 (1965)
- Electron Microscopic Study of Glomeruli from Young Patients with Short Duration of Diabetes: The Mesangial Regions. Diabetologia 5, 426 (1969)
- and K. LUNDBÆK: The Basement Membrane Morphology in Diabetes Mellitus. Diabetes Mellitus. Ed. ELLENBERG M. and H. RIFKIN. McGraw-Hill, London–New York 1970
- - T. STEEN OLSEN and H. ØRSKOV: Kidney Lesions in Rats with Severe Long Term Alloxan Diabetes. III. Glomerular Ultrastructure. Lab. Invest. 17, 675 (1967)
JENSEN, V. A. and K. LUNDBÆK: Fluorescence Angiography of the Iris in Recent and Long-term Diabetes. Diabetologia 4, 161 (1968)
JOHANSEN, K. and A. PRANGE HANSEN: High 24-hour Level of Serum Growth Hormone in Juvenile Diabetics. Brit. Med. J. 2, 356 (1969)
LEDET, T.: Histological and Histochemical Changes in the Coronary Arteries of Old Diabetic Patients. Diabetologia 4, 268 (1968)
LUNDBÆK, K.: Long-term diabetes. The clinical picture in diabetes mellitus of 15–25 years duration, with a follow up of a regional series of cases. (Ophthalmological section in collaboration with V. A. JENSEN) Monograph, 197 pp. Munksgaard, Copenhagen 1953
- Diabetic Retinopathy in Newly Diagnosed Diabetes Mellitus. Acta med. Scand. 152, 53 (1955)
- Das spätdiabetische Syndrom – Angiopathia diabetica. Ergebn. d. inn. Med. 8, 1 (1957)
- Stiff hands in long-term diabetes. Acta med. Scand. 158, 447 (1957)
- Discussion, in Nobel Symposium XIII, On the Pathogenesis of Diabetes Mellitus. Almqvist & Wiksell, Stockholm/Wiley & Sons, New York 1970
- R. MALMROS, H. C. ANDERSEN, J. H. RASMUSSEN, E. BRUNTSE, P. H. MADSEN and V. A. JENSEN: Hypophysectomy for diabetic angiopathy. A controlled clinical trial. Suppl. Proc. Sixth. Congr. Internat. Diab. Fed. Excerpta Medica Internat. Congr. Ser. No. 172 S, Amsterdam 1969
- T. STEEN OLSEN, H. ØRSKOV and R. ØSTERBY HANSEN: Long-term experimental insulin-deficiency diabetes – a model of diabetic angiopathy? Acta med. Scand. suppl. 476, 159 (1967)
NEUBAUER, B.: Roentgenological calcification in leg arteries and glucose tolerance. In the press
OHRT, V.: Rubeosis iridis diabetica. Danish Med. Bull. 11, 17 (1964)
OLSEN, T. STEEN, H. ØRSKOV and K. LUNDBÆK: Kidney Lesions in rats with severe long-term alloxan diabetes. II Histochemical studies. Comparison with human glomerular lesions. Acta path. et microbiol. Scandinav. 66, 1 (1966)

ØRSKOV, H., T. STEEN OLSEN, K. NIELSEN, O. J. RAFAELSEN and K. LUNDBÆK: Kidney Lesions in Rats with Severe Long-term Alloxan Diabetes. I. Influence of Age, Alloxan Damage, and Insulin Administration. Diabetologia *1*, 172 (1965)

THOMSEN, H. GRØNLUND and H. YDE: Wick chromatography for rapid and reliable immunoassay of insulin, glucagon and growth hormone. Nature 219, 193 (1968)

RESKE-NIELSEN, E., K. LUNDBÆK and O. J. RAFAELSEN: Pathological Changes in the Central and Peripheral Nervous System of Young Long-term Diabetics. I. Diabetic Encephalopathy. Diabetologia *1*, 233 (1965)

SCOTT, D. J., C. T. DOLLERY, D. W. HILL, J. V. HODGE and R. FRASER: Fluorescein Studies of Diabetic Retinopathy. Brit. med. J. *1*, 811 (1964)

SIEVERS, J., G. BLOMQVIST and G. BIÖRK: Studies on myocardial infarction in Malmö 1935 to 1954. IV. Some clinical data with particular reference to diabetes, menopause and heart rupture. Acta med. Scand. *169*, 95 (1961)

SIPERSTEIN, M. D., R. H. UNGER and L. L. MADISON: Studies of muscle capillary basement membranes in normal subjects, diabetic and prediabetic patients. J. clin. Invest. 47, 1973 (1968)

STEINESS, I.: Influence of diabetic status on vibratory perception during ischemic. Acta med. Scand. *170*, 319 (1961)

TERKILDSEN, A. B. and N. JUEL CHRISTENSEN: Evidence for a morphological explanation of reversible nervous abnormalities in juvenile diabetics. In the press

TOLENTINO, F. I., P. F. LEE and C. L. SCHEPENS: Biomicroscopie Study of Vitreous Cavity in Diabetic Retinopathy. Amer. Med. Ass. Arch. Ophth. *75*, 238 (1966)

TRAP-JENSEN, J. and N. A. LASSEN: Increased Capillary Diffusion Capacity for Small Ions in Skeletal Muscle in Long-term Diabetics. Scand. J. Clin. Lab. Invest. *21*, 116 (1968)

YDE, H.: Abnormal Growth Hormone Response to Ingestion of Glucose in Juvenile Diabetics. Acta med. Scand. *186*, 499 (1969)

MIX
Papier aus verantwortungsvollen Quellen
Paper from responsible sources
FSC® C105338

If you have any concerns about our products,
you can contact us on
ProductSafety@springernature.com

In case Publisher is established outside the EU,
the EU authorized representative is:
Springer Nature Customer Service Center GmbH
Europaplatz 3, 69115 Heidelberg, Germany

Printed by Libri Plureos GmbH
in Hamburg, Germany

Handbuch des Diabetes mellitus
Handbook of Diabetes mellitus

Pathophysiologie und Klinik
Pathophysiology and Clinical Considerations

Herausgegeben von
ERNST F. PFEIFFER, Ulm

Band II / Volume II

Mit Beiträgen von

D. ANDREANI, Rom · H. BARTELHEIMER, Hamburg · P. A. BASTENIE, Brüssel
J. BEYER, Frankfurt a. M. · H. BIBERGEIL, Karlsburg · H. BRAUNSTEINER, Innsbruck
W. J. H. BUTTERFIELD, London · G. D. CAMPBELL, Durban
B. F. CLARKE, Edinburgh · C. A. CLARKE, Liverpool
V. CONARD, Brüssel · W. CREUTZFELDT, Göttingen · CZYŻYK, Warschau · M. DÉROT, Paris
H. DITSCHUNEIT, Ulm · E. DÖRZBACH, Frankfurt a. M.
L. J. P. DUNCAN, Edinburgh · J.-D. FAULHABER, Ulm
K. FEDERLIN, Ulm · M. FRANCKSON, Brüssel · R. FRASER, London · H. FRERICHS, Göttingen
W. GEPTS, Brüssel · J. GINSBERG, Zürich · J. J. HOET JUN., Löwen · J. P. HOET †, Löwen
K. JAHNKE, Wuppertal-Elberfeld · V. J. JENSEN, Aarhus · E. KOCH †, Frankfurt a. M.
F. KUHLENCORDT, Hamburg · A. LABHART, Zürich · J. P. LAUVAUX, Brüssel
R. LEBOUC, Paris · H. LESTRADET, Paris · A. LOUBATIÈRES, Montpellier
K. LUNDBAEK, Aarhus · C. DE MARTINO, Rom · H. MEHNERT, München · F. MELANI, Ulm
D. MICHAELIS, Karlsburg · G. MOHNIKE †, Karlsburg · R. MÜLLER, Wiesbaden
M. NEGRI, Rom · J. ÖSTMAN, Stockholm · J. PEDERSEN, Kopenhagen
P. PETRIDES, Duisburg · R. PETZOLDT, Frankfurt a. M. · E. F. PFEIFFER, Ulm
J. PIRART, Brüssel · A. PRADER, Zürich · E. RASIO, Brüssel · E. RESKE-NIELSEN, Aarhus
A. H. RUBENSTEIN, Chicago · S. SAILER, Innsbruck · F. SANDHOFER, Innsbruck
C. SCHIRREN, Hamburg · V. SCHLIACK, Berlin · F. H. SCHMIDT, Mannheim
T. SCHNEIDER, Johannisburg · K. SCHÖFFLING, Frankfurt a. M. · K. SICKINGER, Waldshut
A. SIREK, Toronto · O. V. SIREK, Toronto · D. F. STEINER, Chicago
G. S. THOMPSON, Altrincham · J. VALLANCE-OWEN, Belfast · D. VISCHER, Zürich
E. WAPPLER, Karlsburg · A. WESSING, Essen · M. WHICHELOW, London
O. WIELAND, München · R. ZIEGLER, Ulm

Mit 285 zum Teil farbigen Abbildungen
und 129 Tabellen

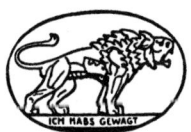

SPRINGER-VERLAG BERLIN HEIDELBERG GMBH

ISBN 978-3-642-47671-6   ISBN 978-3-642-47669-3 (eBook)
DOI 10.1007/978-3-642-47669-3

Alle Rechte vorbehalten
© Springer-Verlag Berlin Heidelberg 1971
Ursprünglich erschienen bei J. F. Lehmanns Verlag, München 1971
Softcover reprint of the hardcover 1st edition 1971

Inhaltsverzeichnis/Contents

Die im Oktober 1970 gültigen Anschriften der einzelnen Autoren sind auf Seite XXIII abgedruckt. Addresses of the authors — valid in October 1970 — vide page XXIII

Autorenverzeichnis — List of Authors XXIII

Pathologische Anatomie und Pathophysiologie des menschlichen Diabetes mellitus
Pathological Anatomy and Pathophysiology of Human Diabetes mellitus

Die Pathologische Anatomie der Langerhans'schen Inseln beim menschlichen Diabetes.
Von W. Gepts, Brüssel 3
  I. Einleitung 3
 II. Histologie der Langerhans'schen Inseln im Verlauf des Diabetes 5
    A. Quantitative Veränderungen 6
      1. Verminderung der Inselzahl 6
      2. Veränderungen im Volumen der Inseln 6
      3. Verminderung des Anteils an Inselgewebe im Pankreas 8
      4. Verminderung der Gesamtmasse des Inselgewebes 8
      5. Veränderungen im zytologischen Aufbau der Inseln 8
      6. Veränderung der Gesamtmasse der A-Zellen, der B-Zellen oder der Zahl der B-Zellen 10
    B. Qualitative Veränderungen 12
      1. Zytologische Veränderungen 12
      2. Qualitative Veränderungen des Inselstromas 18
III. Histochemische und biochemische Befunde im Inselgewebe beim Diabetes . . . 24
    A. Histoenzymologische Untersuchungen 25
    B. Biochemische Untersuchungen 26
      1. Enzymatische Aktivität des Inselgewebes 26
      2. Insulingehalt der Langerhans'schen Inseln 27
IV. Veränderungen des exokrinen Pankreas beim Diabetes 28
 V. Der nicht idiopathische Diabetes 29
VI. Histopathologie der Langerhans'schen Inseln und Vorstellungen zur Pathogenese des Diabetes 30
VII. Zusammenfassung 34

Die biologische Bestimmung der insulinähnlichen Serumaktivität (ILA). Von H. Ditschuneit und J.-D. Faulhaber, Ulm 41
  I. Einleitung 41
 II. Prinzip und Übersicht über die Methoden der biologischen Insulinbestimmungen 42
    A. In vivo-Methoden 42
    B. In vitro-Methoden 44
      1. Rattenzwerchfellmethode 45
      2. Rattenfettgewebsmethode 49

3. Rattenfettzellmethode	51
III. Praktische Durchführung der biologischen Insulinbestimmungsmethoden	52
A. In vivo-Methoden	52
B. In vitro-Methoden	53
1. Messung der Insulinwirkung mittels der Glykogensynthese des isolierten Rattenzwerchfells	53
2. Messung der Insulinwirkung mittels der $C^{14}O_2$-Produktion am isolierten epididymalen Rattenfettgewebe	55
IV. Schlußfolgerungen	56

Die radioimmunologische Bestimmung des Insulins. Von F. MELANI, Ulm

I. Einführung	69
II. Prinzip der radioimmunologischen Methoden	70
III. Praktische Ausführung der radioimmunologischen Insulinbestimmung	73
A. Material	73
B. Methodisches Vorgehen	75
1. Präparation des ^{131}J-Insulins	75
2. Trennung des freien von dem an Antikörper gebundenen ^{131}J-Insulin durch Amberlite	82
3. Standardkurve, Empfindlichkeit und Genauigkeit der Methode	85
4. Insulinbestimmung im Serum	91
5. Andere Trennungsverfahren	95
IV. Schlußfolgerungen	99

Insulin in Blood — The Antagonists. By J. VALLANCE-OWEN, Belfast 105

I. Introduction	105
II. Insulin Antibodies	105
A. "Neutralising" Antibodies	105
B. "Binding" Antibodies	106
III. Humoral Insulin Antagonists, other than Antibodies	107
A. Laboratory Animals	107
B. Normal and Diabetic Human Subjects	109
1. Non-esterified fatty acids	109
2. Synalbumin	111
3. Alpha-globulin	115
IV. Discussion and Conclusions	116
A. Normal Subjects	116
B. A Concept of Diabetes mellitus	116

Statik und Dynamik der Insulinsekretion bei Diabetes, Proto-Diabetes und Adipositas. Von E. F. PFEIFFER, Ulm 123

I. Einleitung	123
II. Störung von Insulinsekretion und -produktion beim Altersdiabetes	123
III. Hyperinsulinismus und Sekretionsstörung beim Proto-Diabetes	127
IV. Übergewichtigkeit und Zuckerkrankheit	128
V. Vergleichende Bestimmung von ILA und IMI bei Adipositas	131
VI. Der durch diabetogene Hormone und andere Faktoren bedingte statische und dynamische Hyperinsulinismus	135
VII. Die offenen Probleme	144
A. Die Bedeutung des sog. primären „IMI-Peaks" nach Stimulierung	144
B. Die Beeinflussung des sekundären reaktiven IMI-Anstiegs durch neue Medikamente	149
VIII. Zusammenfassung	153

Proinsulin and C-Peptide in Human Serum. By F. Melani, Ulm, and A. H. Rubenstein and D. F. Steiner, Chicago 159
   I. Proinsulin as Insulin Precursor 159
  II. Structure and Conversion of Proinsulin 159
 III. Serum Proinsulin 162
 IV. Serum C-peptide 167
  V. Significance of Circulating Proinsulin and C-Peptide 169

Die spontanen Hypoglykämien. Von J. Beyer, Frankfurt a. M. und E. F. Pfeiffer, Ulm 173
   I. Die Pathogenese der Hypoglykämien 173
     A. Die Regulation des Blutzuckers 173
     B. Die Homöostase des Blutzuckers 174
     C. Die klinische Symptomatologie der Hypoglykämie 175
     D. Methodisch bedingte Differenzen des Blutzuckerspiegels 176
  II. Die Einteilung der spontanen Hypoglykämien 176
     A. Organisch bedingte Hypoglykämien 178
       1. Hypoglykämien durch Hyperinsulinismus 179
       2. Hypoglykämien durch Fehlen der A-Zellen im Pankreas 195
       3. Hypoglykämien durch extrapankreatische Tumoren 195
       4. Hypoglykämien durch Ausfall kontrainsulärer Prinzipien 198
       5. Hypoglykämien bei Lebererkrankungen 200
       6. Hypoglykämien als Folge von Fermentdefekten 201
     B. Funktionelle Hypoglykämien 210
     C. Induzierbare Hypoglykämien 211
 III. Forensische Probleme bei Hypoglykämien 212
 IV. Differentialdiagnostische Teste bei spontanen Hypoglykämien 213

Der Diabetes des pankrealosen Menschen. Von W. Creutzfeldt, Göttingen 239
   I. Einleitung 239
  II. Insulinbehandlung 240
     A. Postoperative Insulineinstellung 240
     B. Insulinbedarf des pankreaslosen Menschen 242
     C. Insulinauslaßversuch und Coma diabeticum beim pankreatopriven Diabetes des Menschen 243
     D. Hypoglykämische Reaktionen 246
     E. Änderung des Insulinbedarfs nach totaler Pankreatektomie bei einem schon vorhandenen Diabetes 246
 III. Wirkung oraler Antidiabetika beim pankreatopriven Diabetes des Menschen . . 249
     A. Blutzuckersenkende Sulfonylharnstoffe 249
     B. Biguanide 250
 IV. Angiopathia diabetica 251

Peripheral Glucose Uptake in Man in Diabetes and Obesity. By M. J. Whichelow and W. J. H. Butterfield, London 259
    I. Introduction 259
   II. The Forearm Technique 259
  III. Oral Glucose Tolerance Test in Obesity 261
  IV. Intravenous Glucose Tolerance Test 262
   V. Oral Glucose Tolerance Test in Diabetes 262
  VI. Peripheral Insulin Clearance in Diabetes 263
 VII. The Effect of Exercise during Oral Glucose Tolerance Test 265
VIII. Effect of Exercise on Peripheral Insulin Fixation 266

IX. Effect of Weight Reduction in Obesity 267
X. Effect of Sulphonylurea Therapy in Diabetes 269
XI. Effect of Phenformin Therapy in Diabetes and Obesity 269
XII. Summary 270

Ketogenese: Mechanismus, Regulation und Beziehungen zur Glukoneogenese. Von
    O. WIELAND, München 273
I. Einführung 273
II. Biochemie der Ketonkörper 274
    A. Enzyme der Acetessigsäurebildung 274
    B. Enzyme der Acetessigsäureverwertung 276
    C. Bildung von Aceton 277
    D. Enzyme der D-(-)-β-Hydroxybuttersäurebildung 277
    E. Intrazelluläre Lokalisation der ketonkörperbildenden Enzyme 277
III. Physiologische Bedeutung der Ketonkörperbildung 278
IV. Experimentelle Modelle zum Studium der Ketogenese 281
V. Die hepatozelluläre Regulation der Ketonkörperbildung 282
    A. Fettsäureoxydation und Redox-Status der Leber-Pyridinnukleotide . . . 283
    B. Aktivität des Zitronensäure-Zyklus und Ketogenese 288
VI. Antiketogenese 292
    A. Glycerin 293
    B. Fruktose 293
    C. Propionsäure 294
VII. Beziehungen zwischen Ketogenese und Glukoneogenese 294
    A. Bereitstellung von Reduktionsäquivalenten für die Glukosesynthese . . . 295
    B. Herkunft des Kohlenstoffes für die Glykosesynthese 296
    C. Hormonelle Regulation der Glukoneogenese 297

Lipids and Lipoproteins in Diabetes Mellitus in Man. By J. ÖSTMAN, Stockholm . . . 307
I. Introduction 307
II. Serum Lipids in Juvenile Type Diabetes mellitus 307
III. Serum Lipids in Maturity Onset Diabetes mellitus 309
IV. Mechanism behind Elevated Serum Lipids in Diabetes mellitus 310
    A. Increased mobilization of FFA from adipose tissue as a cause of increased
       synthesis of liver glycerides 310
    B. Accelerated synthesis of liver glycerides as a primary cause of increased
       serum triglycerides 312
    C. Decreased removal of lipoproteins as a major cause of elevated serum tri-
       glycerides in Diabetes mellitus 312

Plasma Glycoproteins and Diabetes mellitus in Man. By O. V. SIREK and A. SIREK,
    Toronto 317
I. Introduction 317
II. General Chemical and Physiological Considerations 317
    A. Chemistry 317
    B. Origin and Function 318
III. Glycoproteins in Diabetes 322
    A. Clinical Studies 322
    B. The Question of Alpha-2-Macroglobulin as a Carrier for Insulin 323
    C. Serum Glycoproteins in Infants of Diabetic Mothers 326
IV. Summary and Conclusion 326
V. Acknowledgements 327

Klinik des Diabetes mellitus — Clinical Considerations of Diabetes mellitus

Die Verbreitung des Diabetes mellitus: Häufigkeit und Vorkommen in Europa und Amerika. Von V. Schliack, Berlin 333
- I. Einführung 333
- II. Unterlagen und Methoden für die Häufigkeitsschätzung 334
  - A. Untersuchungen über die Zusammensetzung der „bekannten" diabetischen Bevölkerung 335
  - B. Systematische Bevölkerungsuntersuchungen zur Ermittlung der Diabeteshäufigkeit 336
    - 1. Reihenuntersuchungen in Amerika 350
    - 2. Reihenuntersuchungen in Europa 351
- III. Die Häufigkeit des Diabetes in den verschiedenen Altersklassen beider Geschlechter 353
  - A. Die diabetische Bevölkerung 353
    - 1. Manifestationsalter 355
    - 2. Schweregrad nach Behandlungsform 356
- IV. Zusammenfassende Besprechung 358

The Distribution of Diabetes mellitus: Frequency in Africa, Asia, Australasia and the Pacific Islands. By G. D. Campbell, Durban 365
- I. Introduction 365
- II. Africa 369
  - A. General Survey 369
  - B. Marocco 370
  - C. Uganda 370
  - D. Republic of South Africa 370
  - E. Lesotho 378
  - F. Egypt 378
  - G. Zambia 379
- III. Asia 379
  - A. General Survey 379
  - B. India 380
  - C. East Pakistan 385
  - D. Malaya 386
  - E. Israel 386
  - F. Yemen 387
  - G. Japan 387
  - H. Turkey 389
  - I. Taiwan 389
  - J. Korea 389
- IV. Australasia 390
  - A. New Zealand 390
  - B. Papua and New Guinea 390
  - C. Mabuig Island 391
  - D. Australian Aborigines 391
  - E. Hawai 391
- V. Conclusion 392
- VI. Final Note 393

Genetics of Diabetes mellitus. By C. A. CLARKE, Liverpool and G. S. THOMPSON, Altrincham 399
  I. Introduction 399
  II. Single-Gene Theories of Diabetic Inheritance 401
    A. Recessive Inheritance 401
    B. Dominant Inheritance 403
    C. Early-Onset Diabetes Due to Homozygous State and Late-Onset Diabetes due to Heterozygous State 404
    D. Sex-linked Tendency 406
  III. Multifactorial Inheritance 407
  IV. Biochemical Findings 410
    A. Modification of the Glucose Tolerance Test in Relation to the Early Detection of Diabetes 410
    B. Studies of Plasma Insulin Antagonist Activity and other Serum Factors . . 411
  V. Summary and Conclusions 413
  VI. Addendum 416

Einteilung, Klinik und Prognose des Diabetes mellitus. Von R. ZIEGLER und E. F. PFEIFFER, Ulm 419
  I. Einführung 419
  II. Ätiologie und Klassifikation des Diabetes mellitus 419
    A. Ätiologie 419
    B. Proto-Diabetes 420
      1. Potentieller Diabetes / Prädiabetes 421
      2. Latent-chemischer Diabetes / Subklinischer Diabetes 425
      3. Latenter/Chemischer/Asymptomatischer Diabetes 426
    C. Manifester Diabetes 426
  III. Prognose des Diabetes 433
  IV. Zusammenfassung 438

Remission in Diabetes. By J. PIRART and P. LAUVAUX, Bruxelles 443
  I. Introduction 443
  II. Classification of Cases with Remission and Review of Literature 446
    A. Secondary Diabetes 448
    B. Idiopathic Diabetes 448
      1. Suppression of normal secretion of STH or of cortisone 448
      2. Improvement of Diabetes by hypoglycemic tumors 449
      3. Acute reversible Diabetes (and pseudodiabetes) of infancy 449
      4. Transitory true and pseudo-diabetes occurring in stress 453
      5. Acute diabetic episode after huge carbohydrate intake 453
      6. Recovery from drug induced Diabetes 458
      7. Remission of Diabetes with onset during pregnancy 458
      8. Acute pancreatitis 459
      9. Improvement and remission of Diabetes following restricted diet . . . 462
      10. Remission following successful control of Diabetes not involving weight reduction 463
      11. Recovery in severe hepatic disease 463
      12. Alleviation and remission of diabetes in chronic nephropathies 464
      13. Recovery of unknown causes 466
  III. Personal Experience with Remission in Idiopathic Diabetes 468
  IV. Final Comments 491
  V. Summary 492

Diabetes and Pregnancy. By J. PEDERSEN, Copenhagen 503
  I. Introduction 503
 II. Carbohydrate Metabolism in Normal Pregnancy 504
     A. Renal Glucosuria 504
     B. Carbohydrate Tolerance Tests 505
     C. Plasma Insulin, Insulin Resistance, Insulin Antagonists, Insulin Degradation 505
     D. Discussion of Carbohydrate Metabolism 507
     E. Clinical Observations on the Diabetogenicity of Pregnancy 507
III. The Influence of Pregnancy on the Diabetic Mother 508
     A. The Effect of Pregnancy on Diabetes 508
     B. The Effect of Pregnancy on Vascular Disease 509
 IV. Pregnancy Complications in Diabetics 510
     A. Toxaemia 510
     B. Hydramnios 510
     C. Pyelonephritis 511
  V. Placenta in Diabetic Pregnancy 511
     A. Pathology 512
     B. Biochemical Changes 512
     C. Hormones 512
 VI. The Foetus and Newborn Infant of the Diabetic Woman 513
     A. Weight and Length 513
     B. Body Composition 514
     C. Organ Size 514
     D. Carbohydrate Metabolism 515
     E. Adrenal Function 517
     F. Neonatal Respiratory Distress Syndrome (Hyaline-Membrane Disease) and
        Heart-, Lung- and Kidney-Function 518
     G. Sodium, Potassium, Chloride, Calcium, Phosphor, Protein, Acid-Base Status
        etc. 519
     H. Neuromuscular Irritability 520
     I. Hyperbilirubinaemia 520
     J. Congenital Malformation 520
     K. Concluding Remarks 521
VII. Mortality in Diabetic Pregnancy 521
     A. Maternal Mortality 521
     B. Spontaneous Abortion 521
     C. Perinatal Foetal Mortality 521
VIII. Management of Diabetic Pregnancy 526
     A. The General Scheme 526
     B. Compensation of the Diabetes 527
     C. Hormone Treatment 528
     D. Oedema. Hydramnihs. Prophylaxis against Toxaemia. Urinary Tract In-
        fections 528
     E. Time of Delivery 528
     F. Method of Delivery 529
     G. Management during Delivery 529
     H. Therapeutic Abortion. Sterilisation and Advisability of Pregnancy 530
 IX. The Management of the Newborn Infant 530
  X. Conclusion 531

Das endokrine Pankreas bei Kindern diabetischer Mütter und seine weitere Entwicklung. Von J. P. HOET † und J. J. HOET jr., Löwen 537
  I. Einführung 537

II. Neugeborene von diabetischen Müttern 539
III. Der Schwangerschaftsdiabetes und die Sekretion der Langerhans'schen Inseln des makrosomalen Fötus 541
IV. Droht dem Neugeborenen einer Mutter mit einem nicht behandelten latenten Diabetes eine kindliche Zuckerkrankheit, wenn es eine exzessive Insulinsekretion und ein erhöhtes Geburtsgewicht aufweist? 544
V. Die Behandlung der prädiabetischen Mutter mit Insulin vermindert das Geburtsgewicht des Neugeborenen und den fötalen Hyperinsulinismus 546
VI. Kritische Untersuchung der Möglichkeiten zur Verhütung des frühkindlichen Diabetes, d. h. zur Verschiebung des Manifestationsalters des Versagens der Insulinsekretion 547
VII. Der experimentelle Schwangerschaftsdiabetes und die diabetische Embryo- und Fötopathie 548
VIII. Allgemeine Schlußfolgerungen 550

Der Diabetes des Kindes und des Jugendlichen. Von H. LESTRADET, Paris 555
  I. Einleitung 555
 II. Klinische Aspekte 556
    A. Ätiologie 556
    B. Symptomatologie 556
    C. Klinische Formen und Diagnose 557
      1. Leichtere Formen 557
      2. Fortschreitende Formen 558
      3. Altersbegrenzte Formen 558
      4. Formen mit Wachstumsverzögerung 558
      5. Komatös einsetzende Formen 559
    D. Behandlung 559
      1. Die Ernährung 559
      2. Die Insulintherapie 560
      3. Lebensweise und Kontrolle des diabetischen Kindes 565
III. Sozialhygienische Probleme 566
    A. Der Schulbesuch 566
    B. Die Berufswahl 567
    C. Die Ehe mit Diabetikern 568
IV. Prognose und Prophylaxe des Diabetes beim Kind 568
    A. Prognose 568
    B. Prophylaxe 569

Der Hypogonadismus des männlichen Zuckerkranken. Von K. SCHÖFFLING und R. PETZOLDT, Frankfurt a. M. 571
  I. Einleitung 571
 II. Häufigkeit 572
III. Ätiologie und Pathogenese 573
IV. Klinisches Bild 574
    A. Subjektive Erscheinungen 574
    B. Objektive Erscheinungen 574
 V. Endokrinologische Funktionsdiagnostik 575
    A. Hormonanalysen 575
      1. Hypophysäre Gonadotropine 575
      2. Testosteron 576
      3. 17-Ketosteroide 576
    B. Ejakulatanalysen 577
      1. Morphologische Untersuchungen 577

Inhaltsverzeichnis

2. Chemische Untersuchungen	578
C. Histologische Untersuchungen	579
1. Hodenveränderungen bei Tieren	579
2. Hodenveränderungen beim Menschen	580
VI. Das Stoffwechselverhalten bei Zuckerkranken mit Hypogonadismus	582
VII. Das diabetische Spätsyndrom und andere Folgekrankheiten bei Zuckerkranken mit Hypogonadismus	583
VIII. Therapie und Verlauf	583

Skeletterkrankungen und Diabetes mellitus. Von H. BARTELHEIMER und F. KUHLENCORDT, Hamburg ... 591
- I. Einführung ... 591
- II. Generalisierte Osteopathien und Diabetes mellitus ... 592
  - A. Osteoporose ... 592
  - B. Osteomalazie ... 593
  - C. Osteodystrophie ... 594
- III. Lokalisierte Osteopathien und Diabetes ... 595
  - A. Veränderungen am Fuß ... 595
  - B. Veränderungen der Wirbelsäule ... 599
  - C. Hyperostosis ossis frontalis ... 600
- IV. Wachstumseinflüsse am Skelett bei Diabetes ... 600
- V. Das Skelettverhalten bei endokrinen Krankheiten mit begleitender diabetischer Stoffwechsellage ... 600
  - A. Akromegalie ... 601
  - B. Cushing-Syndrom ... 601
  - C. Hyperthyreose ... 602
- VI. Schlußbetrachtung ... 602

Diabetic Neuropathy. By T. SCHNEIDER, Johannesburg ... 607
- I. Introduction ... 607
- II. Peripheral Neuropathy ... 608
  - A. Subjective ... 608
  - B. Objective ... 609
- III. Hand Lesions ... 614
  - A. Dupuytren's Contraction ... 614
  - B. Stiff Hands in Long Term Diabetes ... 616
- IV. Neuropathy after Diabetic Coma ... 616
- V. Special Findings ... 616
  - A. Cerebral-Spinal Fluid ... 616
  - B. Electromyography ... 617
  - C. Hyperinsulinism ... 618
- VI. Neurologic Abnormalities in Infants of Diabetic Mothers ... 618
- VII. Etiology ... 618
- VIII. Pathology ... 621
- IX. Prognosis ... 622
- X. Diagnosis ... 623
- XI. Treatment ... 624

Das Prader-Labhart-Willi-Syndrom (Myatonischer Diabetes). Von D. VISCHER, A. LABHART, A. PRADER und J. GINSBERG, Zürich ... 631
- I. Einführung ... 631
- II. Klinisches Krankheitsbild und Verlauf ... 632
- III. Besondere Befunde und Diskussion ... 637

A. Zerebrale Symptome und Muskelhypotonie 637
B. Hypogenitalismus und Hypogonadismus 638
C. Hypophysen-, Nebennieren- und Schilddrüsenfunktion 638
E. Adipositas 639
F. Kohlenhydratstoffwechsel und Diabetes mellitus 640
G. Pathogenese und Ätiologie 642
H. Diagnose und Differentialdiagnose 644
IV. Zusammenfassung 645

Diabetic Angiopathy. By K. LUNDBAEK, Aarhus 649
I. Introduction 649
II. The Organ Lesions 650
III. The Development of Vascular Disease 651
IV. Pathogenesis of Diabetic Angiopathy 653
V. Diabetic Angiopathy and Growth Hormone 655
VI. Summary 656

The Eye in Diabetes mellitus. By V. A. JENSEN and K. LUNDBAEK, Aarhus 659
I. Introduction 659
II. Methods of Examination 659
III. Ocular Abnormalities Related to the Blood Sugar Regulation or to the Lipid
  Metabolism 660
  A. Transitory refractive errors 660
  B. Lipemia retinalis 661
IV. Diabetic Retinopathy 661
  A. Symptoms 661
  B. The ophthalmoscopic picture in diabetic retinopathy 662
  C. The prevalence of diabetic retinopathy and the duration of diabetes . . . 667
  D. Age at onset of diabetes and sex 669
  E. Course of development and visual prognosis 669
  F. Classification 669
  G. Pathology of the retina in diabetic retinopathy 671
V. Iridopathy and Secondary Hemorrhagic Glaucoma 672
  A. Rubeosis iridis diabetica 672
  B. Secondary hemorrhagic glaucoma 673
  C. Pathology and incidence of rubeosis and secondary glaucoma 673
VI. The Conjunctival Vessels 676
VII. Neurological Abnormalities 676
  A. Abnormal pupillary reactions 676
  B. Weakness of accomodation 677
  C. Scotomata and amblyopia 677
  D. Ocular palsies 677
VIII. Pathogenesis of Vascular Abnormalities in the Eyes 677
IX. Abnormalities of Unknown Nature 678
  A. Cataract 678
  B. Disturbance of night vision 679
  C. Primary chronic glaucoma 679
X. Prophylaxis and Therapy 679

Diabetic Nephropathy. By D. ANDREANI, M. NEGRI and C. DE MARTINO, Rom . . . 683
I. Introduction 683
II. Diabetic Glomerulosclerosis 685

A. The Histology of Glomeruli 686
  1. Light Microscopy 686
  2. Electron Microscopy 694
B. The Histology of Tubules 698
C. Histogenesis and Pathogenesis 700
D. Clinical Picture 705
E. Natural History of the Disease. Diagnosis 707
III. Pyelonephritis 709
IV. Papillary Necrosis 710
V. Therapy 711

Diabetic Encephalopathy. By EDITH RESKE-NIELSEN and K. LUNDBAEK, Aarhus . . . 719
I. Introduction 719
II. The Clinical Findings 720
III. The Pathological Findings 720
IV. Clinico-Pathological Correlations 723
V. Comments 723

Die Beteiligung der Haut beim Diabetes mellitus. Von C. SCHIRREN, Hamburg . . . 727
I. Einleitung 727
II. Uncharakteristische Hauterscheinungen 728
III. Charakteristische Hauterscheinungen 730
  A. Ekzem 730
  B. Mykosen 732
  C. Pyodermien u. ä. 733
  D. Pruritus 735
  E. Xanthose 736
  F. Pathologische Gefäßveränderungen 737
IV. Nebenwirkungen der Diabetes-Therapie 744
V. Schlußbetrachtung 745

Trauma und Diabetes mellitus. Von K. SCHÖFFLING und R. PETZOLDT, Frankfurt a. M. 749
I. Vorbemerkungen 749
II. Definition 750
III. Häufigkeit 751
IV. Die traumatische Entstehung und Mitverursachung des Diabetes mellitus . . . 751
  A. Medizinische Aspekte zur traumatischen Entstehung und Mitverursachung der Zuckerkrankheit 752
  B. Versicherungsrechtliche Aspekte zur traumatischen Entstehung und Mitverursachung der Zuckerkrankheit 753
  C. Durchführung der Begutachtung 755
V. Verkehrs- und sozialmedizinische Probleme 755

Sozialmedizinische Probleme des Diabetes mellitus. Von M. DÉROT und R. LEBOUC, Paris 761
I. Einleitung 761
II. Die Früherkennung des Diabetes und seiner Vorstadien 761
  A. Die Erkennung bei prädisponierten Individuen 762
    1. Die Vererbung 762
    2. Die Fettsucht 762
    3. Die Schwangerschaftsanomalien 763
    4. Die pankreatischen und biliären Erkrankungen 763
  B. Die Erkennung in einem zufälligen Bevölkerungsteil 763

III. Soziale Probleme 765
   A. Die Arbeit des Diabetikers 765
      1. Allgemeine Bedingungen 765
      2. Spezielle Probleme 767
   B. Die bisherige Verwirklichung sozialmedizinischer Aufgaben 772

Diabetes mellitus und andere Erkrankungen –
Diabetes mellitus and Other Diseases

Diabetes mellitus und Hyperlipämie. Von S. Sailer, F. Sandhofer und H. Braunsteiner, Innsbruck 775
   I. Einführung 775
   II. Kohlenhydrataufnahme durch die Nahrung und Plasmatriglyceridspiegel . . . 775
   III. Hypertriglyceridämie bei Diabetes mellitus 780
      A. Diabetes mellitus und Plasmatriglyceridbildung 782
      B. Diabetes mellitus und Entfernung der Plasmatriglyceride aus dem Blut . . 785
   IV. Hypercholesterinämie bei Diabetes mellitus 788
   V. Diabetische Stoffwechsellage bei primärer Hypertriglyceridämie 789
      A. Kohlenhydrattoleranz bei primärer Hypertriglyceridämie 790
      B. Plasmatriglyceride und Insulinwirkung 791
      C. Genetische Beziehungen zwischen primärer Hypertriglyceridämie und Diabetes mellitus 792
   VI. Therapie der Hypertriglyceridämie mit Insulin bzw. oralen Antidiabetica . . 793
   VII. Diabetische Stoffwechsellage bei familiärer Hypercholesterinämie 794
   VIII. Schlußfolgerungen 795

Diabetes und Lebererkrankungen. Von W. Creutzfeldt, K. Sickinger und H. Frerichs, Göttingen 807
   I. Einleitung 807
   II. Auswirkungen einer experimentellen Ausschaltung oder Schädigung der Leber auf den Kohlenhydratstoffwechsel 808
   III. Virushepatitis und Diabetes 810
   IV. Cholelithiasis und Diabetes 812
   V. Fettleber und Diabetes 812
      A. Häufigkeit der Fettleber und Korrelation zum Diabetestyp 813
         1. Häufigkeit 813
         2. Diabetestyp 816
      B. Pathogenese, Prognose und Therapie der Fettleber bei Diabetes 818
         1. Pathogenese 818
         2. Prognose 819
         3. Therapie 820
      C. Schlußfolgerungen 821
   VI. Leberzirrhose und Diabetes 822
      A. Häufigkeit einer Leberzirrhose bei Diabetes mellitus 822
      B. Häufigkeit eines Diabetes mellitus bei Leberzirrhose 824
      C. Zeitliche Zusammenhänge zwischen Leberzirrhose und Diabetes. Diabetestyp 827
      D. Belastungen mit Glukose, Tolbutamid und Insulin sowie Plasmainsulinspiegel bei Leberzirrhose 831
         1. Glukosetoleranz 831
         2. Tolbutamidtest 833
         3. Insulinbelastung 833
         4. Plasmainsulinspiegel 835

    E. Zur Frage des hepathogenen Diabetes (Naunyn's „Leberdiabetes") 841
VII. Spontanhypoglykämie bei Lebererkrankungen 842
VIII. Zur Frage diabetesspezifischer Leberveränderungen beim genuinen Diabetes des
    Menschen 844
    A. Leberzellverfettung 844
    B. Glykogengehalt der Leber. Glykogenkerne 845
        1. Leberglykogengehalt 845
        2. Glykogenkerne 845
    C. Veränderungen des Enzymmusters der Leber 846
IX. Zusammenfassung 847

Pankreatitis und Diabetes. Von E. Koch †, Frankfurt a. M. 861
    I. Einleitung 861
   II. Klassifizierung der Pankreatitiden 861
  III. Vorkommen, Manifestation, Verlauf 862
   IV. Verhältnis zum genetischen Diabetes mellitus 863
       A. Verlauf 863
       B. Heredität 863
       C. Insulinverhalten 864
       D. Pathogenese 865
    V. Mukoviszidose 865
   VI. Häufigkeit 867

Endocrine Disorders and Diabetes. By P. A. Bastenie, Brüssel 871
    I. Introduction 871
   II. The Thyroid and Diabetes 871
       A. Thyrotoxicosis 871
       B. Hypothyroidism 875
  III. Adrenal Medulla and Diabetes 877
   IV. The Anterior Pituitary and Diabetes 878
       A. Acromegaly 878
       B. Pituitary insufficiency 884
    V. The Cortico-Adrenal and Diabetes 887
       A. Steroid therapy 887
       B. Cushing's Syndrome 890
       C. Diabetes in bearded women (Achard-Thiers-Syndrome) 893
       D. Cortico-adrenal function in obesity 896
       E. Cortico-adrenal insufficiency 900
   VI. Gonadal Disorders 901
  VII. Conclusions 902

Laboratoriumsdiagnose der Zuckerkrankheit –
Laboratory Diagnosis of Diabetes mellitus

Methoden der Harn- und Blutzuckerbestimmung. Von F. H. Schmidt, Mannheim . . 913
    I. Harnzucker 913
       A. Allgemeine Vorbemerkungen 913
       B. Qualitative Glukose-Nachweisverfahren 914
          1. Metallreduktionsverfahren (summarisch) 914
          2. Papierstreifenmethode auf enzymatischer Basis 915
       C. Quantitative Glukose-Nachweisverfahren 916
          1. Quantitativer „Benedict" 916

2. Polarisation 917
  3. Enzymatische Verfahren 918
 II. Blutzucker 922
  A. Allgemeine Vorbemerkungen 922
  B. Metallreduktometrische Verfahren 922
   1. Nach Hagedorn-Jensen 922
   2. Nach Somogyi-Nelsen 924
   3. K_3 [Fe(CN)$_6$]-Methode nach Hoffmann 924
  C. Farbstoffbildung durch Kondensation mit Aromaten 926
   1. Anthron-Verfahren nach Roe 926
   2. Mit Anilin 927
   3. Mit o-Toluidin (nach Hultmann-Dubowski) 928
  D. Enzymatische Verfahren 929
   1. GOD/POD 929
   2. Hexokinase/G-6-PDH 936
   3. Normalbereich der Glukosekonzentration im Blut im Nüchternblut von Mensch und Tier 938
   4. Schnellbestimmung der Blutglykose mittels HK ohne Enteiweißung und ohne Zentrifugation 941

Physiological Interpretations of Glucose Tolerance Tests. By V. CONARD, E. RASIO and J. R. M. FRANCKSON, Brüssel 947
 I. Introduction 947
 II. The Rapid Intravenous Glucose Tolerance Test 947
  A. Technique 947
  B. Description of the Curve 948
  C. Mathematical Analysis of the Middle Phase 948
  D. Physiopathological Variation of K. 950
  E. Conclusions 955
 III. Repetitive Intravenous Glucose Tolerance Tests 955
  A. Combined Glucose and Insulin Tests 956
  B. Combined Glucose and Sulfonylurea Tolerance Tests 958
  C. Combined Oral and Intravenous Glucose Tolerance Tests 959
 IV. Physiological Interpretations of the Intravenous Glucose Tolerance Test . . . 961
  A. Glucose Movements 961
  B. Insulin Secretion 965
 V. Oral Glucose Tolerance Test 969

Belastungsteste mit Hormonen und Sulfonylharnstoffen. Von A. CZYŻYK, Warschau . 977
 I. Einleitung 977
 II. Hormon-Belastungsteste 977
  A. Insulin-Belastungstest 977
  B. Belastungsteste mit Insulin und Glukose 981
  C. Glukagon-Belastungstest 984
  D. Adrenalin-Belastungstest 985
  E. Kortikoid-Glukose-Belastungstest 986
  F. Prednison-Belastungstest (Prednison Glukosurie-Test) 992
 III. Belastungen mit Sulfonylharnstoffen 993
  A. Der intravenöse Tolbutamid-Belastungstest 993
  B. Der intravenöse Chlorpropamid-Belastungstest 1000
  C. Der perorale Tolbutamid-Belastungstest 1000
  D. Der Steroid-Tolbutamid-Belastungstest 1000

Die Therapie des Diabetes mellitus — The Therapy of Diabetes mellitus

Die Schulung und Unterweisung des Diabetikers in der Praxis. Von P. PETRIDES, Duisburg 1009
   I. Einleitung 1009
  II. Technik der Schulung 1009
 III. Unterweisung des schulenden Arztes 1010
 IV. Die Diätschulung 1011
  V. Die Ausrüstung und Unterweisung insulinspritzender Diabetiker 1011
 VI. Ratschläge bei akuten Krankheiten und Komplikationen. Fußpflege. Merkblatt für insulinspritzende Kraftfahrer 1012
 VII. Die Stoffwechsel-Selbstkontrolle des Diabetikers 1014
VIII. Sonderaufgaben der Diabetiker-Schulung 1015
    A. Berufsfragen 1015
    B. Ehe- und Schwangeren-Beratung 1016
    C. Die Betreuung des diabetischen Kindes 1017
 IX. Die Aufgaben der Diabetes-Laien-Gesellschaften 1017

Diätbehandlung des Diabetes mellitus. Von K. JAHNKE, Wuppertal-Elberfeld . . . 1019
   I. Einleitung 1019
  II. Entwicklungslinien der Diabetes-Diät 1020
 III. Allgemeine Diätetik 1022
    A. Kalorien- und Nährstoffzufuhr 1022
      1. Kalorienzufuhr 1022
      2. Nährstoffzufuhr 1026
    B. Lebensmittelgruppen 1030
      1. Kohlenhydrathaltige Lebensmittel 1031
      2. Fette 1037
      3. Eiweißträger 1040
      4. Alkohol 1040
      5. Süßungsmittel 1041
      6. Diätetische Lebensmittel 1042
 IV. Spezielle Diätetik 1043
    A. Diät bei unkompliziertem Diabetes 1043
      1. Die diätetische Ersteinstellung 1043
      2. Die Reduktionsdiät für adipöse Diabetiker 1046
      3. Die Dauerdiät für normgewichtige Diabetiker 1049
    B. Diät bei speziellen Diabetesformen 1053
      1. Diät bei potentiellem und bei latentem Diabetes 1053
      2. Diät bei insulinbedürftigem und bei labilem Diabetes 1055
      3. Diät bei Diabetes im Kindesalter 1056
      4. Diät bei Diabetes im hohen Lebensalter 1059
    C. Diätberatung 1060
      1. Ausgangssituation der Diätberatung 1060
      2. Ziele und Voraussetzungen der Diätberatung 1061
      3. Möglichkeiten der Diätberatung 1062
      4. Ergebnisse systematischer Diätberatung 1063

Die Verwendung von Fructose, Sorbit und Xylit. Von H. MEHNERT, München . . . 1069
   I. Vorbemerkungen 1069
  II. Physiologische und biochemische Grundlagen 1070
    A. Zur Bedeutung der Resorptionsgeschwindigkeit 1070

  B. Der Stoffwechsel von Fructose, Sorbit und Xylit 1072
 III. Diätetische und therapeutische Verwendung von Fructose, Sorbit und Xylit . . 1076
  A. Überlegungen zur Dosierung 1076
  B. Kontraindikationen 1077
  C. Indikationen 1077
 IV. Zusammenfassung 1081

Die Insulintherapie: Die Insulinpräparate. Von E. Dörzbach, Frankfurt a. M., und
 R. Müller, Wiesbaden 1087
 I. Historischer Überblick 1087
 II. Präparation 1089
  A. Material 1089
  B. Physikalisch-chemische Eigenschaften 1089
  C. Prüfung auf Reinheit 1091
  D. Biologische Bestimmung der Einheiten 1091
  E. Die pharmazeutischen Zubereitungen 1092
   1. Alt-Insulin 1092
   2. Verzögerungs-Insuline 1093
  F. Aufbewahrung von Insulinpräparaten 1096
 III. Die klinische Wirkung der Insulin-Zubereitungen 1096
  A. Alt-Insulin 1098
  B. Verzögerungsinsuline 1100
 IV. Summarische Aufstellung der Insulinpräparate 1105

Insulin Therapy: Principles of Maintenance Treatment. By L. J. P. Duncan and B. F.
 Clarke, Edinburgh 1113
 I. Introduction 1113
 II. What the Diabetic Must Know 1113
  A. Diet 1114
  B. Measurement and injection of insulin 1114
  C. Urine testing and assessment of control 1115
 III. Choice of Insulin Preparation 1116
 IV. Achievement of Fair Control 1117
 V. Achievement of Good Control 1118
 VI. Hypoglycaemia and Metabolic Decompensation 1120
 VII. Summary 1120

Die Insulintherapie: Die Behandlung des Coma diabeticum. Von G. Mohnike †,
 E. Wappler und H. Bibergeil, Karlsburg 1121
 I. Einleitung: Coma-Häufigkeit, auslösende Ursachen 1121
 II. Diagnose, Differentialdiagnose 1122
 III. Therapie 1122
  A. Insulinsubstitution 1123
  B. Elektrolyt- und Flüssigkeitsersatz 1125
  C. Zusätzliche therapeutische Maßnahmen 1129
  D. Überwachung des Comapatienten 1129
  E. Praxis der Comaführung 1130
  F. Gefahren der Comatherapie, Behandlungsfehler 1130
 IV. Comamortalität und -letalität, Todesursachen 1131
 V. Prognose des Coma diabeticum 1133

Insulinallergie und Insulinresistenz. Von K. Federlin, H. Ditschuneit und E. F.
 Pfeiffer, Ulm 1141

I. Einleitung 1141
 II. Insulinallergie 1141
     A. Manifestationsmöglichkeiten einer Insulinallergie 1142
        1. Die Manifestationstypen der allergischen Hautreaktionen 1142
        2. Klinisches Bild 1143
        3. Ätiologie der allergischen Hautreaktionen 1147
        4. Zur Antigenität des Insulins 1148
        5. Einflüsse des Blutzuckers und des biologischen Insulineffektes auf die
           Immunreaktion 1150
     B. Pathogenese der Insulinallergie 1151
     C. Zur Behandlung der Insulinallergie 1152
        1. Hauttest 1152
        2. Absetzen des Insulins 1153
        3. Desensibilisierung 1153
III. Insulinresistenz 1154
     A. Klinisches Bild 1154
        1. Häufigkeit 1156
        2. Diagnostik der Insulinresistenz 1156
        3. Verfahren zur Antikörperbestimmung 1157
        4. Insulinbindende Immunglobuline 1160
        5. Die maximale Insulin-Bindungskapazität des Serums und ihre Bezie-
           hungen zum Insulinbedarf 1160
     B. Therapie der Insulinresistenz 1164
     C. Zusammenhänge zwischen Insulinallergie und Insulinresistenz 1168
     D. Ausblick 1169

Zur Geschichte der Entdeckung der oralen Antidiabetica. Von A. LOUBATIÈRES, Montpellier 1179
  I. Die Geschichte der Entdeckung der blutzuckersenkenden Sulfonamide 1179
     A. Die wesentlichsten Ereignisse, die der Entdeckung blutzuckersenkender Sul-
        fonamide vorausgingen 1179
     B. Die Geschichte der Entdeckung der blutzuckersenkenden Sulfonamide . . . 1181
        1. 1942–1946 1181
        2. 1946–1955 1192
        3. 1955 – heute 1192
     C. Übersicht über die blutzuckersenkenden Sulfonamide und Sulfonylharnstoffe 1197

Die Praxis der Behandlung mit Sulfonamiden. Von K. SCHÖFFLING, R. PETZOLDT,
   Frankfurt a. M., und H. DITSCHUNEIT, E. F. PFEIFFER, Ulm 1209
  I. Entwicklung der Diabetestherapie mit Sulfonamiden 1209
 II. Charakterisierung der blutzuckersenkenden Sulfonamide 1210
III. Anwendungsbereich der blutzuckersenkenden Sulfonamide 1214
 IV. Kriterien für die Einstellung mit Sulfonamiden 1215
  V. Indikationen und Kontraindikationen für die Behandlung mit Sulfonamiden . 1217
 VI. Praxis der Behandlung mit Sulfonamiden 1220
     A. Einstellung 1220
     B. Dauerbehandlung 1226
VII. Sulfonamidbehandlung bei Sonderformen 1231
VIII. Nebenwirkungen und Unverträglichkeiten 1231
     A. Allgemeine Verträglichkeit 1231
     B. Hypoglykämien 1232
     C. Toxische und allergische Nebenwirkungen 1232
     D. Nichttoxische Nebenwirkungen 1235

E. Inkompatibilität und Wirkungsbeeinträchtigung 1236
IX. Zusammenfassung 1237

Die orale Diabetestherapie. Die Praxis der Behandlung mit Guanidinderivaten. Von
    G. Mohnike †, E. Wappler und D. Michaelis, Karlsburg 1249
    I. Diguanidine 1249
    II. Monoguanidine 1250
    III. Biguanide 1250
        A. Toxizität, Nebenwirkungen 1250
            1. Laktazidose 1251
            2. Ketoazidose 1252
        B. Indikationen zur Biguanid-Therapie 1253
            1. Biguanidmonotherapie 1254
            2. Kombinierte Insulin-Biguanid-Therapie 1257
            3. Umstellung von Insulin auf ein Biguanid 1258
            4. Umstellung von Sulfonylharnstoff- auf Biguanidbehandlung 1258
            5. Kombinierte Sulfonylharnstoff-Biguanidtherapie 1258
            6. Biguanidtherapie bei Sonderformen des Diabetes mellitus 1259
        C. Biguanidtherapie und Gefäßschäden bei Diabetes mellitus 1260
        D. Praxis der Biguanidtherapie 1260
        E. Zusammenfassung 1261

The Treatment of Diabetic Retinopathy by Pituitary Ablation. By R. Fraser, London 1271
    I. Introduction 1271
    II. The Natural History of Diabetes Mellitus 1273
    III. The Functional Effects Sought by Pituitary Ablation 1274
    IV. Methods of Pituitary Ablation and their Complications 1275
    V. Methods of Ophthalmic Assessment 1275
    VI. The Selection of Patients 1276
    VII. Replacement Therapy, and the Clinical Management Before and After Ablation 1278
    VIII. Grading of the Degree of Ablation Induced 1279
    IX. The Changes in Diabetic Retinopathy Seen Following Pituitary Ablation . . 1279
    X. The Changes Seen in Other Diabetic Features 1284
    XI. Conclusions 1285

Die Behandlung der diabetischen Retinopathie mit Lichtkoagulation. Von A. Wessing,
    Essen 1289
    I. Einführung 1289
    II. Methode 1290
    III. Ergebnisse 1291
    IV. Diskussion 1297
    V. Schlußfolgerungen 1298
    VI. Zusammenfassung 1299

Register · Index 1303
Errata 1404

Autorenverzeichnis – List of Authors

D. ANDREANI
    Ass. Prof., Libero Docente, Dr., Policlinico Umberto I, II. Clinica Medica Generale, Università di Roma, Roma (Italia)

H. BARTELHEIMER
    Prof. Dr. med., I. Medizinische Klinik der Universität Hamburg, Universitäts-Krankenhaus Eppendorf, D 2000 Hamburg 20, Martinistr. 52 (Deutschland)

P. A. BASTENIE
    Prof. Dr., Clinique Médical et Laboratoire de Médicine Expérimentale (Hôpital Universitaire Saint-Pierre), Université Libre de Bruxelles, 322 rue Haute, Bruxelles (Belgique)

J. BEYER
    Priv.-Doz. Dr. med., Abteilung für Klinische Endokrinologie, Zentrum der Inneren Medizin der Johann-Wolfgang-Goethe-Universität, D 6000 Frankfurt/Main, Ludwig-Rehn-Str. 14 (Deutschland)

H. BIBERGEIL
    Prof. Dr. med. habil., Zentralinstitut für Diabetes „Gerhardt Katsch", X 2201 Karlsburg/Krs. Greifswald (DDR)

H. BRAUNSTEINER
    Prof. Dr. med., Medizinische Universitätsklinik, A 6000 Innsbruck (Österreich)

W. J. H. BUTTERFIELD
    Prof., O.B.E., M.D., F.R.C.P., Dept. of Medicine, Guy's Hospital Medical School, London Bridge, SE 1 (England)

G. D. CAMPBELL
    M.R.C.P., F.R.C.P. Edin., F.R.S.S. Afr., St. Augustine's Medical Center, Durban (South Africa)

B. F. CLARKE
    M.D., Diabetic and Dietetic Dept., The Royal Infirmary, Edinburgh 3 (Scotland)

C. A. CLARKE
    Dr., The University of Liverpool, Dept. of Medicine, Ashton Street, Liverpool 3 (England)

V. CONARD
    Prof., Laboratoire Phisiopathologie, Université Libre de Bruxelles, 115, Boulevard de Waterloo, Bruxelles (Belgique)

W. CREUTZFELDT
 Prof. Dr. med., Medizinische Universitätsklinik und Poliklinik, D 3400 Göttingen, Humboldtallee 1 (Deuschland)

A. CZYŻYK
 Doz. Dr. med., III Klinika Choròb Wewnetrznych, Akademii Medijcnej, ul. Lindleya 4, Warszawa (Polen)

M. DÉROT
 Prof. Dr., Clinique Médico-Sociale du Diabète et de Maladies Métaboliques, Faculté de Médecine de Paris, Hôtel-Dieu, 1, Place du Parvis Notre Dame, Paris IVᵉ (France)

H. DITSCHUNEIT
 Prof. Dr. med., Abteilung für Stoffwechsel und Ernährung, Zentrum für Innere Medizin und Kinderheilkunde, Universität Ulm, D 7900 Ulm/Donau, Steinhövelstr. 9 (Deutschland)

E. DÖRZBACH
 Dr., D 6000 Frankfurt/Main-Schwanheim, Kauber Weg 9

L. J. P. DUNCAN
 M. D., Diabetic and Dietetic Dept., The Royal Infirmary, Edinburgh 3 (Scotland)

J.-D. FAULHABER
 Dr. med., Abteilung für Stoffwechsel und Ernährung, Zentrum für Innere Medizin und Kinderheilkunde, Universität Ulm, D 7900 Ulm/Donau, Steinhövelstraße 9 (Deutschland)

K. FEDERLIN
 Priv.-Doz. Dr. med., Abteilung für Endokrinologie und Stoffwechsel, Zentrum für Innere Medizin und Kinderheilkunde, Universität Ulm, D 7900 Ulm/Donau, Steinhövelstr. 9 (Deutschland)

M. FRANCKSON
 Dr., Service de Biologie Clinique, Hôpital St. Pierre, 322, rue Haute, Bruxelles (Belgique)

R. FRASER
 Prof., F.R.C.P., Dept. Medicine, Postgraduate Medical School, Ducane Road, London W 12 (England)

H. FRERICHS
 Priv.-Doz., Dr. med., Medizinische Universitätsklinik und Poliklinik, D 3400 Göttingen, Humboldtallee 1 (Deutschland)

W. GEPTS
 Doz. Dr., Pathologisches Institut der Universität Brüssel, Van Gehuchtenplaats 4, B 1020 Brüssel (Belgien)

J. GINSBERG
 Dr. med., Stoffwechselabteilung der Medizinischen Klinik der Universität Zürich, Kantonsspital, CH 8000 Zürich, Rämistr. 100/Gloriastr. 29 (Schweiz)

J. J. Hoet jr.
Dr., Laboratoire de Recherches de la Clinique Médicale, Hôpital St. Pierre, Louvain (Belgique)

J. P. Hoet †
Prof. Dr., Laboratoire de Recherches de la Clinique Médicale, Hôpital St. Pierre, Louvain (Belgique)

K. Jahnke
Prof. Dr. med., Medizinische Klinik der Städtischen Ferdinand-Sauerbruch-Krankenanstalten, D 5600 Wuppertal-Elberfeld, Arrenberger Str. 20–26 (Deutschland)

V. J. Jensen
Prof. Dr., Aarhus Kommunehospital, Aarhus C. d. (Denmark)

E. Koch †
Prof. Dr. med., St. Markus-Krankenhaus, 1. Medizinische Klinik, D 6000 Frankfurt/Main, Wilhelm-Epstein-Str. 2 (Deutschland)

F. Kuhlencordt
Prof. Dr. med., I. Medizinische Klinik der Universität Hamburg, Universitäts-Krankenhaus Hamburg-Eppendorf, D 2000 Hamburg 20, Martinistr. 52 (Deutschland)

A. Labhart
Prof. Dr. med., Stoffwechselabteilung der Medizinischen Klinik der Universität Zürich, Kantonspital, CH 8000 Zürich, Rämistr. 100 / Gloriastr. 29 (Schweiz)

J. P. Lauvaux
Dr., Clinique Médical et Laboratoire de Médecine Expérimentale (Hôpital Universitaire St. Pierre), Université Libre de Bruxelles, 322, rue Haute, Bruxelles (Belgique)

R. Lebouc
Dr., Faculté de Médecine de Paris, Hôtel-Dieu, 1, Place du Parvis Notre Dame, Paris IVe (France)

H. Lestradet
Prof. Dr., 7 Place du Tertre, F 7500 Paris 18 (France)

A. Loubatières
Prof., Laboratoire de Pharmacologie, Institut de Biologie, Faculté de Médecine, Boulevard Henri IV, F 3400 Montpellier (France)

K. Lundbaek
Prof. Dr. med., 2. Medizinische Universitätsklinik, Aarhus Kommunehospital, Aarhus (Denmark)

C. de Martino
Dr., II Clinica Medica Generale, Policlinico Umberto I, Università di Roma, Roma (Italia)

H. Mehnert
Prof. Dr. med., 3. Medizinische Abteilung, Städtisches Krankenhaus München-Schwabing und Forschungsgruppe Diabetes, D 8000 München 23, Kölner Platz 1 (Deutschland)

F. MELANI
   Priv.-Doz. Dr. med., Abteilung für Endokrinologie und Stoffwechsel, Zentrum für Innere Medizin und Kinderheilkunde, Universität Ulm, D 7900 Ulm/Donau, Steinhövelstr. 9 (Deutschland)

D. MICHAELIS
   Dr. med., Zentralinstitut für Diabetes „Gerhardt Katsch", X 2201 Karlsburg, Krs. Greifswald (DDR)

G. MOHNIKE †
   Prof. Dr. med., Zentralinstitut für Diabetes „Gerhardt Katsch", X 2201 Karlsburg, Krs. Greifswald (DDR)

R. MÜLLER
   Dr. med., D 6200 Wiesbaden, Nerotal 38 (Deutschland)

M. NEGRI
   Dr., II Clinica Medica Generale, Policlinico Umberto I, Università di Roma, Roma (Italia)

J. ÖSTMAN
   M. D., Dept. of Endocrinology, Karolinska Sjukhuset, S 10401 Stockholm 60 (Sweden)

J. PEDERSEN
   Dr. med., Diabetes Center Royal Maternity Dept., Rigshospitalet, DK 2100 Kopenhagen (Denmark)

P. PETRIDES
   Dr. med., Innere Abteilung des Bethesda-Krankenhauses, D 4100 Duisburg, Heerstraße 219 (Deutschland)

R. PETZOLDT
   Dr. med., Abteilung für Klinische Endokrinologie, Zentrum der Inneren Medizin der Johann-Wolfgang-Goethe-Universität, D 6000 Frankfurt/Main, Ludwig-Rehn-Str. 14 (Deutschland)

E. F. PFEIFFER
   Prof. Dr. med., Abteilung für Endokrinologie und Stoffwechsel, Zentrum für Innere Medizin und Kinderheilkunde, Universität Ulm, D 7900 Ulm/Donau, Steinhövelstr. 9 (Deutschland)

J. PIRART
   Dr., Adjoint a l'Hôpital Universitaire St. Pierre – Diabètes – Glandes Endocrines, Médecine Interne, 234 B, Av. Churchill, Bruxelles 18 (Belgique)

A. PRADER
   Prof. Dr. med., Kinderspital Zürich, CH 8000 Zürich (Schweiz)

E. RASIO
   Dr., Laboratoire Physiopathologie, Université Libre de Bruxelles, Bruxelles (Belgique)

E. RESKE-NIELSEN
   Dr. med., Neuropathologisk afdeling, 2. Medizinische Universitätsklinik, Aarhus Kommunehospital, 8000 C Aarhus (Denmark)

A. H. RUBENSTEIN
 M. D., University of Chicago, Department of Medicine, 950 E. 59th Str., Chicago, Illinois 60637 (USA)

S. SAILER
 Doz. Dr. med., Medizinische Universitätsklinik, A 6020 Innsbruck (Österreich)

F. SANDHOFER
 Dr. med., Medizinische Universitätsklinik, A 6020 Innsbruck (Österreich)

C. SCHIRREN
 Prof. Dr. med., Universitäts-Hautklinik und -Poliklinik, D 2000 Hamburg 20, Martinistr. 52 (Deutschland)

V. SCHLIACK
 Medizinalrat Dr. med., X 1138 Berlin-Kaulsdorf 1, Brodauer-Str. 42 (DDR)

F. H. SCHMIDT
 Dr. med., Boerhinger Mannheim GmbH, Medizinische Forschung, D 6800 Mannheim 31 (Deutschland)

T. SCHNEIDER
 M. D., F. R. C. P., 43 Harvard Bldg., Joubert St., Johannesburg (South Africa)

K. SCHÖFFLING
 Prof. Dr. med., Abteilung für Klinische Endokrinologie, Zentrum für Innere Medizin der Johann-Wolfgang-Goethe-Universität, D 6000 Franfurt/Main, Ludwig-Rehn-Straße 14 (Deutschland)

K. SICKINGER
 Priv.-Doz. Dr. med., Abteilung für Innere Medizin, Kreiskrankenhaus, D 7890 Waldshut (Deutschland)

A. SIREK
 Prof. Dr. Dr., Faculty of Medicine, Dept. of Physiology, University of Toronto, Toronto (Canada)

O. V. SIREK
 Prof. Dr. Dr., Faculty of Medicine, Dept. of Physiology, University of Toronto, Toronto (Canada)

D. F. STEINER
 Prof., M. D., University of Chicago, Department of Biochemistry, 947 E. 58th Str., Chicago, Illinois 60637 (USA)

G. S. THOMPSON
 M. B., B. Chir., M. R. C. P., M. A., General Hospital, Altrincham/Cheshire (England)

J. VALLANCE-OWEN
 Prof., Dept. of Medicine, Queen's University, Belfast (Northern Ireland)

D. VISCHER
Dr. med., Kinderspital, CH 8032 Zürich, Steinwiesstr. 75 (Schweiz)

E. WAPPLER
Dr. med., Zentralinstitut für Diabetes „Gerhardt Katsch", X 2201 Karlsburg, Krs. Greifswald (DDR)

A. WESSING
Priv.-Doz. Dr. med., Städtische Krankenanstalten, Klinikum Essen der Ruhr-Universität Bochum, Augenklinik und Poliklinik, D 4300 Essen-Holsterhausen, Hufelandstr. 55 (Deutschland)

M. WHICHELOW
M. D., Dept. of Medicine, Guy's Hospital Medical School, London Bridge, SE 1 (England)

O. WIELAND
Prof. Dr. med., Klinisch-Chemisches Institut des Städtischen Krankenhauses München-Schwabing, Forschergruppe Diabetes, D 8000 München 23, Kölner Platz 1 (Deutschland)

R. ZIEGLER
Dr. med., Abteilung für Endokrinologie und Stoffwechsel, Zentrum für Innere Medizin und Kinderheilkunde, Universität Ulm, D 7900 Ulm/Donau, Steinhövelstr. 9 (Deutschland)

Vorwort

Als der erste Band dieses Handbuches im September 1968 erschien, nahmen Herausgeber und Verleger an, daß der zweite Band spätestens ein halbes Jahr danach folgen würde. Leider ließ sich dieses Vorhaben nicht verwirklichen. Es vergingen zwei Jahre, ehe dieser zweite Band vorgelegt werden konnte.

Dafür enthält er aber auch 56 Kapitel – der erste Band brachte es „nur" auf 43 – und der Umfang des zweiten Bandes überschreitet den des ersten um beinahe 350 Seiten. Der kleine Vorrat an Geduld, den der leidgeprüfte Verleger, Herr SPATZ, noch zur Verfügung hatte, dürfte nunmehr vollständig aufgebraucht sein.

Hatte der erste Band die Grundlage der Diabetologie liefern sollen, so beschäftigt sich der zweite mit den wissenschaftlichen und klinischen Aspekten der Zuckerkrankheit des Menschen. Seine 5 Hauptabschnitte lauten: Pathologische Anatomie und Pathophysiologie des menschlichen Diabetes mellitus, die Klinik des Diabetes mellitus, andere Erkrankungen (also Lipoidosen, Leber-, Pankreas- und endokrine Erkrankungen) und Diabetes mellitus, die Laboratoriumsdiagnose der Zuckerkrankheit, die Therapie des Diabetes mellitus.

In dem Abschnitt der „Pathologischen Anatomie und Pathophysiologie des menschlichen Diabetes mellitus" werden neben den morphologischen Pankreasveränderungen die Voraussetzungen zur Diskussion der Störungen der Insulinsekretion, nämlich die biologischen und radio-immunologischen Methoden zur Bestimmung von Insulin im Blut, ebenso wie die Insulinantagonisten besprochen. Besondere Bedeutung wird der Erörterung der Störung der Dynamik der Insulinsekretion bei Fettsucht, Proto-Diabetes und manifestem Diabetes zugemessen. In diesem Abschnitt finden auch die Spontan-Hypoglykämien auf dem Boden organischer Hyperinsulinämien und funktioneller Fehlregulationen Erwähnung. Selbstverständlich gab das verzögerte Erscheinen des Bandes auch Gelegenheit, das Pro-Insulin abzuhandeln. Der Diabetes des pankreaslosen Menschen wird gewissermaßen als klinisches Gegenstück zu dem immer noch wichtigsten tierexperimentellen Diabetes diskutiert. Die modernen Erkenntnisse über Störungen der Lipide und Plasma-Glyco- und Lipoproteine werden hier erörtert.

In der eigentlichen „Klinik des spontanen Diabetes mellitus" werden von kompetenten Epidemiologen die Verbreitung der Zuckerkrankheit getrennt für Europa und Amerika auf der einen, Afrika und Asien auf der anderen Seite diskutiert. Die Verschiedenartigkeit der Erscheinungsbilder und der Epidemiologie machten eine getrennte Diskussion notwendig. Es folgt die Besprechung der Genetik, der Klassifikation und schließlich der spontanen Remission des Diabetes mellitus in jeweils eigenen Kapiteln. Ebenso werden Schwangerschaft und Zuckerkrankheit und das foetale Pankreas der Kinder diabetischer Mütter getrennt von Fachleuten erörtert. Der kindliche und jugendliche Diabetes findet eine originelle Diskussion. Der Hypogonadismus des menschlichen Zuckerkranken, die Skeletterkrankungen bei Diabetes mellitus, die diabetische Neuropathie, die Erkrankungen der Haut bei Diabetes mellitus und schließlich die verschiedenen Formen der diabetischen Angiopathie werden breit besprochen. Der zusammenfassenden Betrachtung der diabetischen Angiopathie folgt die Schilderung der Veränderungen am Auge, an den Nieren und – sicherlich nicht ohne Widerspruch – am Gehirn. Die Variante des myatonischen Diabetes findet Erwähnung. Der Abschnitt wird abgeschlossen mit einer Besprechung der Zusammenhänge zwischen Unfall und Zuckerkrankheit einschließlich Begutachtung sowie der sozialmedizinischen Probleme beim Diabetes mellitus.

Auf die „eigenständigen Erkrankungen" und ihr gehäuftes Zusammentreffen mit der Zuckerkrankheit war schon hingewiesen worden (s. oben).

Die „Laboratoriumsdiagnose der Zuckerkrankheit" richtet sich nach praktischen Gesichtspunkten und schließt die Diskussion der Methoden der Harn- und Blutzuckerbestimmung sowie die Interpretation der Glukose-Toleranzteste und schließlich die verschiedenen Belastungsteste mit Hormonen und Sulfonylharnstoffen jeweils in getrennten Abschnitten ein.

Der letzte Abschnitt „Die Therapie des Diabetes mellitus" wird in 12 Kapiteln breit besprochen, wobei nicht nur die Schulung, die Diät des Zuckerkranken und die Verwendung von Fructose, Sorbit und Xylit in der Diabetestherapie erwähnt werden, sondern auch die Behandlung der diabetischen Retinopathie durch Hypophysektomie oder Lichtkoagulation. Die Insulintherapie gliedert sich in 4 Kapitel, in denen die einzelnen Insuline, die Prinzipien der Erhaltungsbehandlung, die Therapie des diabetischen Komas und die Insulinallergie und Insulinresistenz geschildert werden. Die Geschichte der Entdeckung der oralen Antidiabetica bringt Loubatières in einer eigenwilligen Darstellung unter Beifügung der Originalunterlagen; und die Praxis der oralen Diabetestherapie mit Sulfonylharnstoffen und Guanidinderivaten dürfte die derzeit aktuellen Indikationen und Kontraindikationen ausführlich genug behandeln.

Auch bei diesem Band ist es dem Herausgeber eine angenehme Pflicht, den Autoren für ihre uneigennützige Mitarbeit zu danken, die sie für die Gestaltung der von ihnen behandelten Kapitel aufbrachten. Es ist tatsächlich ein Gemeinschaftswerk geworden, da es mit ganz wenigen Ausnahmen von Autoren aus dem Bereich der Europäischen Diabetes-Gesellschaft unter Beteiligung fast aller Länder unseres Kontinentes verfaßt wurde. Eine im Jahre 1970/71 aktuelle Übersicht ist entstanden, die als Nachschlagewerk, zur Vorbereitung von Vorträgen und vielleicht auch wieder Handbuchartikeln von Nutzen sein kann.

Trotzdem wurde auch bei diesem zweiten Band bewußt der Bereich des klassischen Handbuches verlassen, und mit der Einzeldarstellung der Weg zur modernen kompilatorischen und komprehensiven Übersicht beschritten.

Auch hier wurde der zweisprachig abgefaßte Band in einem Index rubriziert, und es wurde genau vorgegangen wie beim ersten Band: Stammten die Fachausdrücke aus dem Lateinischen oder dem Griechischen, so wurde auf Übersetzung verzichtet. Sonst wurde versucht, mit der Doppelanführung in beiden Sprachen oder einer Übersetzung unklarer Worte zu helfen.

Wiederum möchte der Herausgeber allen seinen Mitarbeitern, ganz besonders aber Dr. REINHARD ZIEGLER, auf das herzlichste danken. Frau HILDE FORSTER war wiederum ebenso unermüdlich tätig wie die Mitarbeiter des J. F. LEHMANNS VERLAGES.

Der Verleger, Herr SPATZ, hat auch hier wieder für eine glänzende Ausstattung des Buches gesorgt, die italienische Ausgabe ist bereits im Druck. Der Herausgeber verbindet mit seinem Dank an Dr. A. CARANDENTE aus Mailand die Hoffnung, daß dieser zweite Band weniger Druckfehler enthält als der erste.

Auch dieser zweite Band soll unserer jungen „Europäischen Gesellschaft für Diabetologie" an erster Stelle gewidmet sein. Darüber hinaus soll er der Erinnerung an die inzwischen verstorbenen Mitarbeiter dieses Bandes dienen, Professor JOSEPH P. HOET aus Löwen, dessen bereits im ersten Band gedacht worden war, Professor EBERHARDT KOCH aus Frankfurt am Main und Professor G. MOHNIKE aus Karlsburg/Greifswald.

Ulm, im Januar 1971
Ernst F. Pfeiffer

Preface

When the first volume of this handbook appeared in September 1968 it was assumed by the editor and the publisher that the second volume would follow within half a year. Unfortunately, this was not the case. Two years have passed before it was possible to present the second volume.

To offset this delay, however, the new volume contains 56 chapters – the first offered "only" 43 – and exceeds volume one by 350 pages. Herr SPATZ, our suffering publisher, was once more brought to the limits of his patience.

The first book furnished a foundation in the study of diabetes while the second is concerned with the scientific and clinical aspects of diabetes mellitus. The five main sections are: Pathological Anatomy and Pathophysiology of Diabetes mellitus, Clinical Considerations, Related Illnesses (such as lipoidosis, liver, pancreas and endocrine illnesses), Laboratory Diagnosis in and Therapy of Diabetes mellitus.

The section "Pathological Anatomy and Pathophysiology in Human Diabetes mellitus" first treats morphological alterations in the pancreas. Then the prerequisites for a discussion of disturbances in insulin secretion, i. e. the biological and radio-immunological methods for measurement of insulin in blood, and finally insulin antagonists are dealt with. Particular attention has been given to disturbances in the dynamics of insulin secretion due to obesity, latent diabetes and overt diabetes. Spontaneous hypoglycemia caused by organic hyperinsulinemia or functional regulatory failures are also mentioned here.

Of course, due to the delay in publishing it was possible to include discussions on pro-insulin. Diabetes in pancreatectomized humans has to a certain extent been treated as a clinical counterpart to the ever important animal experiments dealing with diabetes. Recent discoveries concerning lipid disturbances, lipoproteins and plasma-glyco and lipoproteins are handled here. Competent epidemiologists have traced the spread of diabetes separately for Europe and America on the one hand and Africa and Asia on the other in "Clinical Diagnosis and Treatment of Spontaneous Diabetes mellitus". The variations in symptomatology and epidemiology made a separate discussion necessary. The genetics of, classification of and finally the spontaneous remission of diabetes mellitus follow in separate chapters. Pregnancy and diabetes and the foetal pancreas in children with diabetic mothers is given separate handling by specialists. Childhood and juvenile diabetes is also given individual treatment. Much attention has been paid to hypogonadism and diseases of the skeleton in diabetes mellitus, diabetic neuropathy, skin disease in diabetes mellitus and finally the varying forms of diabetic angiopathy. Discussions on diabetic angiopathy are summarized following descriptions of the changes in eyes, kidneys and – doubtless – the brain. Variants of myatonic diabetes are mentioned. The section concludes with a discussion and opinions about the relationship between accidents and diabetes mellitus as wellas the socio-medical problems in diabetes mellitus.

Other diseases and their frequent occurrence with diabetes has already been referred to (see above).

"Laboratory Diagnosis of Diabetes mellitus" is concerned with the practical aspects of methods for measuring sugar in urine and blood with a separate section on interpretation of the glucose tolerance test. Various tolerance tests using hormones and sulfonylreas are also given individual discussion.

The last section "Therapy in Diabetes mellitus" contains 12 chapters discussing not only the teaching of diabetics, their diet and the therapeutic application of fructose, sorbit and xylit, but also the treatment of diabetic retinopathy by hypophysectomy or coagulation. Insulin therapy covers 4 chapters including insulin, the principles of maintenance therapy, therapy of the diabetic coma and insulin allergies and resistance. Loubatières has written in his characteristic style about the history of the discovery of oral antidiabetic drugs from the original documents. Oral therapy in diabetes using sulfonylurea and guanidine derivates with current indications and contra-indications is discussed in detail.

It is also a pleasure for the editor to thank the contributing authors for their unselfish work in bringing forth their individual chapters. It truly has become a group project representing authors from almost all countries in Europe who with few exceptions are members of the "European Society for the Study of Diabetes". Thus, a current survey has been released in 1970/71 which might be used as a reference work, for preparing lectures and perhaps "handbook articles" as well.

In treating so many topics separately, the second volume has abandoned the classical handbook form and adopted the more modern practice of compilation and general survey.

As in the first, the bi-lingual second volume has been indexed and any technical terms stemming from Latin or Greek have not been translated. Other difficulties in terminology have been explained bi-lingually or by translation.

Again, the editor would like to thank all contributors and co-workers, particularly Dr. REINHARD ZIEGLER. Mrs. HILDE FORSTER and the J. F. LEHMANNS PUBLISHING CO. are also to be thanked for their untiring help.

The publisher, Herr SPATZ, has again chosen a shining format. The Italian edition is already in the press. The editor would like to thank Dr. A. CARANDENTE from Milan, and hopes that the second volume contains fewer typographical errors than the first.

Finally, this volume should be dedicated primarily to the "European Society for the Study of Diabetes", as well as to the memories of three recently deceased contributors to the second volume, Professor JOSEPH P. HOET from Löwen, whose memory has already been honoured in the first volume, Professor EBERHARDT KOCH from Frankfurt am Main and Professor G. MOHNIKE from Karlsburg/Greifswald.

Ulm, January 1971   Ernst F. Pfeiffer

The Eye in Diabetes mellitus

By V. A. Jensen and K. Lundbaek, Aarhus

I. Introduction
II. Methods of Examination
III. Ocular Abnormalities Related to the Blood Sugar Regulation or to the Lipid Metabolism
  A. Transitory refractive errors
  B. Lipemia retinalis
IV. Diabetic Retinopathy
  A. Symptoms
  B. The ophthalmoscopic picture in diabetic retinopathy
  C. The prevalence of diabetic retinopathy and the duration of diabetes
  D. Age at onset of diabetes and sex
  E. Course of development and visual prognosis
  F. Classification
  G. Pathology of the retina in diabetic retinopathy
V. Iridopathy and Secondary Hemorrhagic Glaucoma
  A. Rubeosis iridis diabetica
  B. Secondary hemorrhagic glaucoma
  C. Pathology and incidence of rubeosis and secondary glaucoma
VI. The Conjunctival Vessels
VII. Neurological Abnormalities
  A. Abnormal pupillary reactions
  B. Weakness of accomodation
  C. Scotomata and amblyopia
  D. Ocular palsies
VIII. Pathogenesis of Vascular Abnormalities in the Eye
IX. Abnormalities of Unknown Nature
  A. Cataract
  B. Disturbance of night vision
  C. Primary chronic glaucoma
X. Prophylaxis and Therapy

I. Introduction

Diabetes mellitus is characterized by a large number of ophthalmological abnormalities.

Some of them appear to be related to the actual state of blood sugar regulation or to lipid metabolism and are in themselves of little consequence.

Certain ocular abnormalities in diabetic patients are of unknown nature. Cataract is the most important of these.

Most of the ophthalmological disorders met with in diabetic patients are expressions of a generalized diabetic angiopathy. Diabetic retinopathy is by far the most serious of the abnormalities in the eye, but iridopathy leading to secondary hemorrhagic glaucoma often supervenes in the end.

Nearly every diabetic is or will be an ophthalmological problem. This is the reason why close collaboration between the ophthalmologist and the internist is necessary in clinical work as well as in diabetes research.

The literature on diabetic ocular disease is enormous. An excellent, detailed monograph on diabetes and the eye has appeared recently (Caird et al., 1969).

II. Methods of Examination

In the study of diabetic eye disease determination of *visual acuity* is important, but it must be remembered that the results obtained do not necessarily reflect the degree of retinopathy, as vision is dependent quite as much on the localization as on the severity of any particular retinal abnormality.

Dilatation of the pupil is necessary for complete *ophthalmoscopy* as well as for *retinal photography*. In long term diabetics, however, it is often difficult to obtain the desirable degree of dilatation even with the strongest mydriatics.

The usual hand ophthalmoscope is useful for a rough survey and for following well-marked abnormalities, but one is often surprised to find many more elements by changing to a more potent instrument with a green filter like the Zeiss ophthalmoscope (6 V, 5 Watt). This applies especially to small red dots, to the finest kind of vascular proliferations, and to many soft exudates.

The *Rhuby lens* of modern slit lamps – a strong biconcave lens fitted in front of the cornea – is useful for the study of minor details of the fundus as it gives a magnification of up to 40 times as against the 15 times of the ophthalmoscope. However, the handling of this instrument requires considerable experience.

The ophthalmoscopic picture of fully developed diabetic retinopathy contains such a variety of details that it is very difficult to give an exhaustive verbal description of them. To follow retinal changes in the individual patient, *drawings* and *photographs* of the eye grounds are necessary. Black-white and color photographs both have their advantages. Soft exudates are seen more clearly on color slides, while vessels appear more distinct on black and white slides.

Retinal photography has been perfected in the course of the last years, but it is still true to say that the amount of detailed information even on the best photographs lags far behind what a trained observer can find with the ophthalmoscope.

Fluorescein angiography of the retina was introduced by Novotny and Alvis (1961). When a dose of fluorescein is injected intravenously it passes to the eyes where it can be studied by photographs taken with blue light through a green filter. The first wave gives a picture of the retinal vessels, showing laminar flow or complete filling, as well as the numerous microaneurysms of diabetic retinopathy (vascular phase). This is followed by a faint fluorescence of the entire fundus (late phase). In that phase one may observe leakage from abnormal structures in the retina. With this method new information has been obtained about the nature of the diabetic retinopathy. *Fluorescence cinematography* of the retina is possible, but the technique will have to be further improved.

Electroretinography has been applied to the study of diabetic retinopathy, but the results are difficult to interpret. Abnormalities have been reported in patients even before the development of visible retinopathy (Simonsen, 1967).

Slitlamp examination and *gonioscopy* gives valuable information about lens abnormalities and about iridopathy. The iris can also be studied by the fluorescein technique (Jensen and Lundbaek, 1968; Baggesen, 1969).

III. Ocular Abnormalities Related to the Blood Sugar Regulation or to the Lipid Metabolism

A. Transitory refractive errors

Transitory abnormalities of refraction in diabetic patients have been known for many years. They occur at times when diabetic control changes abruptly in one direction or another. When the metabolic state of a newly diagnosed diabetic is brought under control by treatment, hypermetropia of 1–2 diopters can often be demonstrated in the course of a few days. It disappears again after a few weeks. The opposite phenomenon, i. e. myopia during aggravation of diabetes or escape from control, is also commonly found. The changes are mostly slight and not always noted by the patients.

The mechanism of these refractive changes are not known. Neither the hypothesis of osmotic variations of the lens, nor that of transitory paresis of the ciliary muscles has been proved (ALAERTS and SLOSSE, 1957).

B. Lipemia retinalis

Lipemia retinalis is seen when the serum triglyceride level is very high – more than 3–4 gm per cent. In such extreme hyperlipemia the serum appears cream-like white or faintly pink.

On ophthalmoscopy the vessels of the retina are seen as dull flat ribbons of yellow or pinkish-yellow color, most clearly at some distance from the papilla. The arteries differ from the veins only in size.

This rare picture has been observed in non-diabetics with severe hyperlipemia but more often in diabetic patients. In most of the known cases of lipemia retinalis the patient has been dehydrated and in ketoacidosis. Lipemia retinalis disappears during normalization of the metabolic state when the serum triglyceride has decreased to less than about 3 gm per cent.

IV. Diabetic Retinopathy

Diabetic retinopathy is one of the ocular manifestations of diabetic angiopathy. The various elements of this generalized blood vessel disorder – retinopathy, nephropathy, clinical neuropathy, foot lesions et cetera – do not always develop simultaneously in the individual patient. All the same, by following the state of the fundus with the ophthalmoscope one gets a good impression of the slow progress of the vascular disease.

A. Symptoms

The symptoms of diabetic retinopathy only appear after the disorder has been present and visible ophthalmoscopically for several years. The patient may become aware of his eye disease as a gradual decrease of vision – usually more pronounced in either one or the other eye – or it may start with the sudden appearance of a red cloud before one eye with reduction of visual acuity.

The further course of diabetic retinopathy is marked by wide fluctuations. Most patients experience transitory periods of impaired vision followed by more or less complete normalization.

Retinopathy tends to produce blindness, but in the last stage rubeosis iridis leading to secondary glaucoma contributes to the tragic final result. Many patients die from other kinds of diabetic angiopathy or from unrelated diseases before there is evidence of severe reduction of visual acuity.

B. The ophthalmoscopic picture in diabetic retinopathy

The *elements* of diabetic retinopathy as it is seen with the ophthalmoscope are shown schematically in figure 1. They include
1. small red dots
2. hemorrhages
3. phlebopathy
4. hard exudates
5. soft exudates
6. pigmentopathy
7. vascular proliferations.

None of these elements are by themselves specific in the sense that they occur only in diabetics and can therefore be used for diagnosing diabetic retinopathy. The constellation of elements, however, is so characteristic, that the diagnosis can usually be made at a glance.

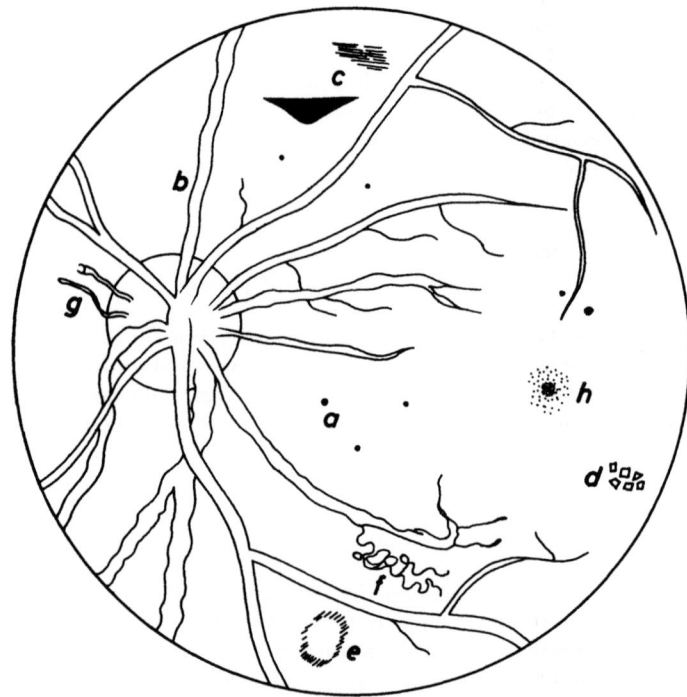

Fig. 1: The elements of diabetic retinopathy. (Schematically)
a: small red dots, b: phlebopathy, c: two hemorrhages, d: hard exudates, e: soft exudate, f: proliferations on the surface, g: prepapillary proliferations (seen in foreshortening) h: pigmentopathy

1. Small red dots

After BALLANTYNE's description (1945) of the microaneurysms seen on histological examination of the retina it has become customary to use the term microaneurysm for the small red dots seen at ophthalmoscopy. This is a misnomer, however, because we never actually see these dots as aneurysms, i. e. as circumscribed dilatations in the wall of a retinal vessel, and it is never possible to be sure if what we observe is a microaneurysm or a small round hemorrhage. Moreover, many small red dots appear and disappear in the course of months. This may be due to obliteration of microaneurysms or to absorption of small hemorrhages. For this reason it is best to avoid the word "microaneurysm" when discussing the ophthalmoscopic picture in diabetics. A neutral term such as "small red dots" seems to be a more appropriate one.

In most cases of diabetes mellitus the appearance of small red dots in the retina is the first unequivocal sign of diabetic retinopathy.

Small red dots are most frequently found around the macular region, especially between the ramifications of the upper and lower vessels, although in many cases they may also be present in other parts of the retina. They may be few or numerous – a careful examination, especially with a green filter, may reveal only one of these typical dots, or they may be scattered all over the retina. The dots are small and uniform, their diameter measuring less than half that of a large retinal artery. They are round, well-defined, apparently not connected with the vessels, and of a dark, sometimes almost black color. A single dot may disappear or it may remain unchanged for months or years.

These dots are very characteristic and of rare occurrence in non-diabetics. Patients with thrombosis of the retinal veins form the only important exception. Small red dots may also be found in a number of less common conditions such as sicle-cell anemia, Coats's disease and Eales's disease. They can also sometimes be seen in occlusion of the carotic artery. However, in these diseases the entire ophthalmoscope picture is so characteristic as to exclude mistakes.

By *fluorescein angiography* many more bright dots are seen than the number of small red dots at ophthalmoscopy. Some of them, but not all, appear as microaneurysms on fine blood vessels. They are often found surrounding small, apparently avascular areas (KOHNER et al., 1967; VINK, 1969).

2. Hemorrhages

The retinal hemorrhages occurring in many cases of diabetic retinopathy have no characteristic appearance and can hardly be distinguished from the hemorrhages seen in common diseases such as hypertension, anemia and leukemia.

The hemorrhages are seen as large or small, irregular, sometimes confluent patches or blots with ragged contours. In the vicinity of the optic disc they are of a streaky, radiate appearance. Judged by their configuration these hemorrhages are more superficial. Small hemorrhages may be seen to originate from typical "red dots". Later on postvitreous or intravitreous bleedings occur (see p. 667).

3. Phlebopathy

Some degree of venous changes can be found in most cases of diabetic retinopathy. In the mildest form the veins look darker and broader than normal, as if congested, and the contours of the vessels are somewhat blurred. In severe cases the walls are irregular and a stage may be reached in which real beading (pearl string veins) or grotesque changes of calibre can be observed. Sometimes a large vein forms a loop or an omega-shaped figure in the fundus.

Mild phlebopathy occurs quite early in diabetic retinopathy. This is the case particularly in young, long-term diabetics. ("phleboretinopathia tarda in juvenile diabetes", JENSEN, 1949; JÜTTE, 1963). In older patients pronounced retinopathy may develop with only little venous change.

The more severe forms described above are seen only in cases where the whole ophthalmoscopic picture denotes a very severe retinal lesion.

Phlebopathy is strictly speaking not specific for diabetic retinopathy, but its appearance is rather characteristic in the beginning, and when it is wellmarked it presents a picture very rarely observed in non-diabetics.

4. Hard and 5. soft exudates

The term "exudates" has been used since the earliest days of ophthalmoscopy. The word implies a "sweating out" or deposition of some substance in or on the retina, but as an ophthalmoscopic phenomenon it hardly denotes more than a white or grey spot in the fundus.

Exudates are quite common in diabetic retinopathy, especially after it has been present for some time. A combination of red dots, phlebopathy, hemorrhages and exudates is a typical and well-known ophthalmoscopic picture seen in many long-term diabetic patients. Until recently the exudates of diabetic retinopathy were thought to be of only one type, the so-called hard or waxy exudates. Soft exudates (cotton-wool exudates), on the other hand, were thought to be of rare occurrence in diabetics. They were believed to be unrelated to diabetic angiopathy, being an expression of a superimposed arterial hypertension. However this view is no longer tenable.

Hard or waxy exudates are small sharply demarcated yellow or white glistening patches, often coalescing into plaques. In diabetic retinopathy they never form fan-shaped or stellate figures as may be seen in malignant hypertensive retinopathy and in prolonged cases of papilledema. In some cases they form a complete or partial ring around the macula. In other cases smaller ring-like configurations are observed in other parts of the eye ground.

Hard exudates may invade the macular region causing reduction of visual acuity, but this is uncommon and very few blind diabetics are blind because of exudates.

Hard exudates are usually regarded as the most permanent element of diabetic retinopathy, and as a matter of fact they can often be observed year after year in more or less the same locations.

There is no doubt, however, that the individual patches increase and decrease to some extent, but we have never observed complete, spontaneous disappearance of large conglomerations of hard exudates.

The *soft exudates* of diabetic retinopathy are larger than the hard ones. They are seen as cotton-wool-like patches with blurred and hazy edges, usually half the size of the papilla or somewhat smaller. The color varies from a glistening white to a dull grey. The faintest grey exudates are difficult to distinguish except with the green filter of a powerful ophthalmoscope.

Soft exudates may be solitary or there may be as many as 5 or 10 in each eyeground. They vary a good deal in appearance, waxing and waning in the course of weeks or even days. The individual soft exudate often disappears leaving no trace.

The occurrence of hard exudates – but not of soft ones – is statistically related to the duration of diabetes, the blood pressure and the serum cholesterol level (ESMANN et al., 1963).

HODGE and DOLLERY (1964) have studied the *fluorescein angiographic* appearance of soft and hard exudates. They show a rapid leakage of fluorescence into the soft exudates from hemorrhages and microaneurysms in the vicinity. The center of the exudates are dark in the first vascular phase, suggesting closure of the capillaries.

Hard exudates do not fluoresce.

6. Pigmentopathy

Pigment abnormality of the macula lutea are seen in a number of cases of long-term diabetes.

In a few patients the ophthalmoscopic picture of this abnormality consists only of a very fine, greyish, granular blurring of the macula. In the majority of cases, circumscript pigmental changes are observed: irregular large or small, well-defined hypo- and hyperpigmentations of the macula. The changes are bilateral in most patients.

Thus the ophthalmoscopial picture does not differ much from that seen in mild degrees of common senile degeneration of the macula and in certain forms of the very rare, so-called heredodegeneration of the macula in young individuals. However, in contradistinction to these two conditions the visual acuity never seems to be reduced by diabetic pigmentopathy.

This peculiar abnormality is of little practical consequence, but it seems to be a true diabetic and a true long-term diabetic abnormality as it does not occur in young non-diabetics; nor is it found in recent cases of diabetes mellitus (JENSEN and LUNDBAEK, 1955, LEE et al., 1966).

7. Vascular proliferations

Proliferations of newly formed vessels is the last to arrive and the most serious among the elements of diabetic retinopathy.

There are two types of vascular proliferations to be noted with ophthalmoscopy, those developing on the surface of the retina and those growing from the optic disc. The last mentioned variety carries by far the worst prognosis.

New-formed vessels on the surface of the retina are seen in the beginning only by very careful examination of the eyegrounds. In the earliest phase one finds a few tiny vessels sprouting from a large or small vessel in one or a few localizations. Once observed they are easily recognized by their irregular tangled pattern. Later on these vessels spread out, new areas are seen to be the seat of neovascularization, and some slight "gliosis" on the surface may be observed. Fluorescein angiography may show tiny areas of newformed vessels not yet visible by ophthalmoscopy. This method also demonstrates leakage from proliferating vessels.

The prepapillary proliferations emerge from the papilla. A fine tuft or tassel of delicate naked vessels is seen to protrude several diopters from the optic disc. Hairpin formations are common, and ectasias or globular aneurysms are quite commonly observed at bent part of these vessels (MADSEN, 1966) (Fig. 2).

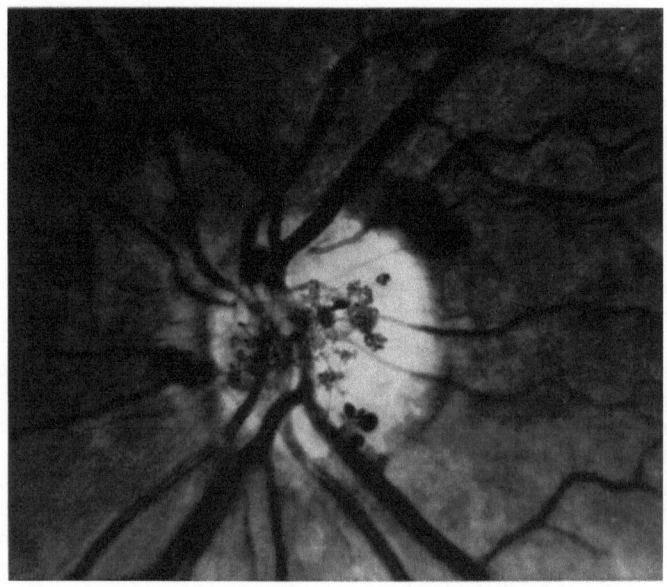

Fig. 2: Prepapillary proliferations. Naked vessels with globular aneurysms (seen in complete foreshortening). 2 marginal hemorrhages are present

Recent studies have emphasized the role of the vitreous body in the development of malignant diabetic retinopathy and blindness. Shrinkage of the vitreous body occurs regularly in eyes where new-formed vessels have appeared. The cause of this "vitreopathy" is not known, but it has been suggested that it is due to the presence of the new-formed vessels themselves or to substances leaking from them (DAVIS, 1965; TOLENTINO et al., 1966).

When the vitreous body shrinks an optically empty retrovitreous space is produced. This space is often called the "fluid vitreous", to distinguish it from the shrinking "formed vitreous". In areas where proliferative vessels are growing the formed vitreous adheres to the retina. The strain exerted on the new-formed vessels in the vitreo-retinal adhesions may cause transitory bleedings into the fluid vitreous, which becomes more or less red. It may also produce true intravitreous hemorrhages into the formed vitreous.

Hemorrhages can also occur from the retinal vessels themselves. In this case they spread as an oily, dark red layer between the retina and the membrana limitans interna. Ophthalmoscopically they are seen later as the "pocketformed preretinal hemorrhages". If the membrane bursts severe bleeding into the vitreous body will result.

The naked newformed vessels seen at ophthalmoscopy to protrude axially from the disc are located in the remnants of the primary vitreous body (canalis Cloqueti). They may give rise to transitory cloudy hemorrhages.

In the further development of the vitreous body abnormality a firm membrane is formed at the posterior side of the shrinking formed vitreous. By adhesion to the retina this membrane finally causes retinal detachment.

C. The prevalence of diabetic retinopathy and the duration of diabetes

Retinopathy occurs in about one-third of all diabetic patients. It was found in 32 per cent of a series of unselected patients in our diabetic clinic where practically the whole of the diabetic population of the area comes for control (ESMANN et al., 1963). The overall prevalence of diabetic retinopathy is, however, of little interest. Like all other forms and localizations of diabetic angiopathy it increases with the duration of diabetes. This fact is illustrated in figure 3 showing the prevalence of diabetic retinopathy in a series of 652 patients (ESMANN et al., 1963). The prevalence during the first four years of diabetes was 7 per cent in this series, but practically all of these cases were found in older patients where the time of onset of diabetes is always doubtful. When recent cases with a clear-cut clinical onset are examined the prevalence of diabetic retinopathy is close to zero (LUNDBAEK, 1955; PYKE and ROBERTS, 1959).

In the Aarhus series (1953) of long-term diabetic patients with a duration of diabetes of 15–25 years, retinopathy was found in 80 per cent. Later follow-up studies of the surviving patients of the same series showed this figure to have increased to 93 per cent after 27–37 years of diabetes (LUNDBAEK, 1953, 1957, 1963).

The occurrence of the various elements of diabetic retinopathy in the Aarhus series (1953) appears in table 1. *"Minimal lesions"* means that only one or two small red dots have been found. *Phlebopathy* includes mild as well as severe cases.

Table 1: Percentage occurrence of the various elements of diabetic retinopathy after 15–25 years of diabetes (LUNDBAEK, 1953)

Minimal lesion	17 %
Phlebopathy	17 %
Pigmentopathy	12 %
Hemorrhages	67 %
Exudates	43 %
Proliferations	8 %

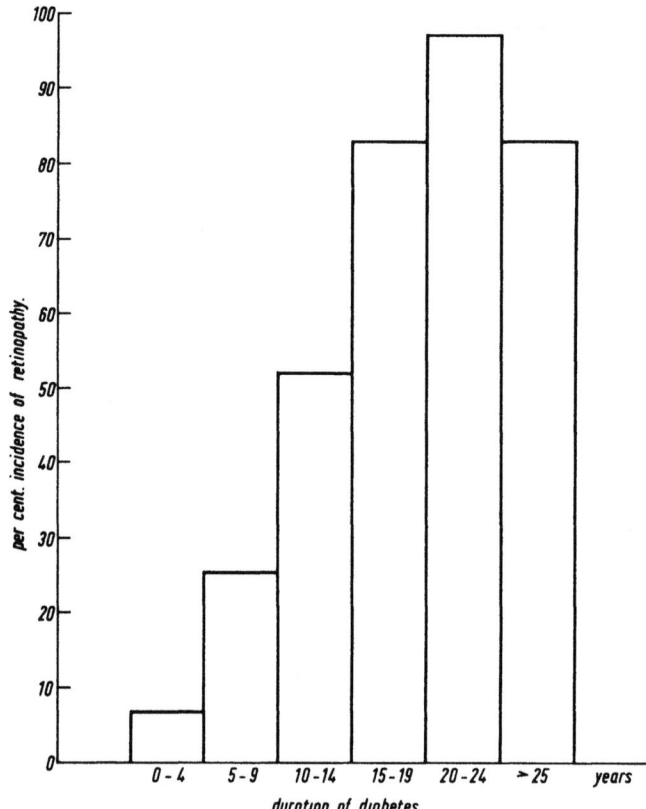

Fig. 3: The incidence of diabetic retinopathy with increasing duration of diabetes (ESMANN et al., 1963)

Later studies have shown the importance of distinguishing between *hard* and *soft exudates*. The prevalence of these two types of exudates appears in table 2. It is seen that two-thirds of all cases of diabetic retinopathy with exudates have soft exudates. In one-third of all exudates cases there are *only* soft exudates (ESMANN et al., 1963).

Table 2: Types of exudates in diabetic retinopathy (ESMANN et al., 1963)

	No.	%
Hard exudates	36	29
Soft exudates	40	32
Hard + soft exudates	50	39
	126	100

The width of the retinal veins increase with increasing duration of diabetes (JÜTTE, 1963; SKOVBORG et al., 1969). The same is true of the incidence of hard exudates (ESMANN et al., 1963).

Proliferative retinopathy, present in 8 per cent of all the patients of the Aarhus series in 1953, was found to have increased to 17 per cent in the survivors after 27–37 years of diabetes.

D. Age at onset of diabetes and sex

When due regard is taken for the duration of diabetes, retinopathy seems to occur with equal frequency in young and old patients. However, LARSSON et al. (1962) found that the prevalence of retinopathy in children who became diabetic before the age of 5 was lower than that of older children with a comparable duration of diabetes.

The frequency of diabetic retinopathy is the same in men and women. It has been thought that it occurs more commonly in women, but in several large series in the literature there was no such difference.

E. Course of development and visual prognosis

The speed of development of diabetic retinopathy varies within wide limits. Some cases seem to take a malignant course from the start and total disorganisation of the eye can occur within a few years from the time of appearance of the first anomalies visible with the ophthalmoscope. Usually it takes much longer, and in several cases the deterioration is a very slow progress lasting 10 or 20 years.

The visual prognosis in diabetic retinopathy has been calculated by CAIRD and GARRETT (1963) as the percentage change in visual acuity from a study of a large group of patients with and without retinopathy. Their results are shown in figure 4.

It appears that prognosis is worse in older than in younger patients and that the decrease in vision accelerates as time passes. When visual acuity is already reduced to 6/24–6/60 there is a 30 per cent loss of vision per year in older patients, as against a much smaller one – 5.6 per cent – in younger. Prognosis quoad visus and quoad vitam is much worse in patients with severe retinopathy who have permanent proteinuria (DECKERT et al., 1967).

10 to 20 per cent of all blind people are blind due to diabetic eye disease. After 20 to 30 years of diabetes 5 to 10 per cent of diabetics will be blind (LUNDBAEK, 1963; CAIRD et al., 1969).

F. Classification

Various classifications of diabetic retinopathy have been proposed with the purpose of facilitating the comparison of different observers' results (LEE et al., 1966).

Figure 5. shows a simple scheme based on the distinction between the mildest degree (I), the moderate one seen in most patients after many years of diabetes (II), the malignant phase (III) and the final disorganization of the eye (IV). It takes into account the fact that venous changes are more characteristic of initial

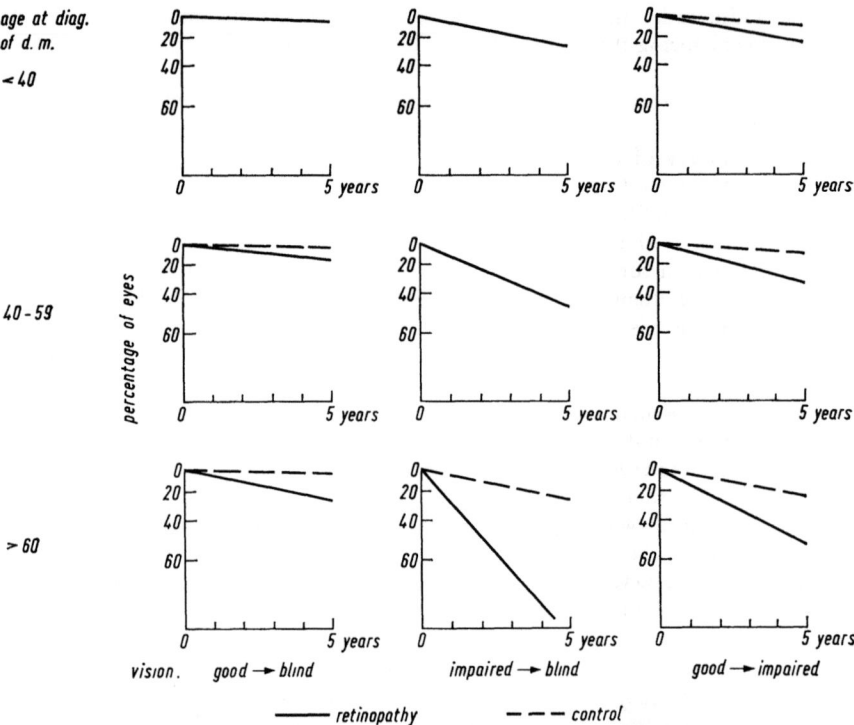

Fig. 4: The gradual loss of visual acuity in diabetic retinopathy (CAIRD and GARRETT, 1963)

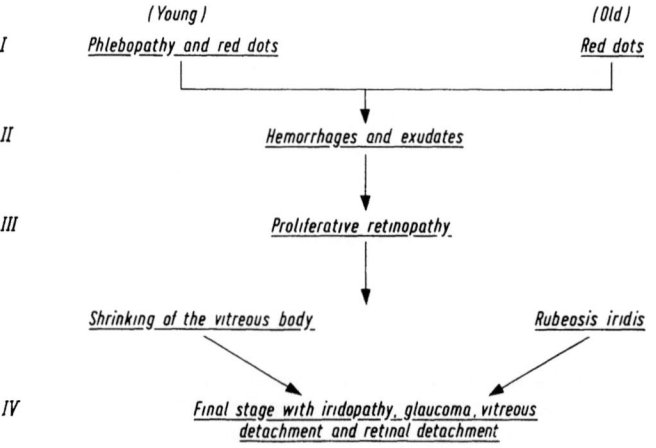

Fig. 5: Classification of diabetic retinopathy

diabetic retinopathy in the younger than in the older patients, and also shows iridopathy enhancing the final disorganization of the eye.

G. Pathology of the retina in diabetic retinopathy

The pathology of the retina in diabetic retinopathy has been studied extensively by BALLANTYNE (1945), ASHTON (1963), DIEZEL (1961), COGAN et al. (1961) and TOUSSAINT (1968).

In severe cases of retinopathy the *arterioles* show hyalinosis and may be more or less occluded in some areas. Early in the development of the retinopathy such changes are less evident, but some degree of basal membrane thickening and endothelial proliferation is probably present.

The *capillaries* are closed in many areas of the retina. In trypsin digested preparations this closure seems to be related to a loss of pericytes or to complete acellularity. In the neighbourhood of such areas other capillaries with broad basement membranes and endothelial proliferation are found, and surrounding such areas there are numerous microaneurysms (Fig. 6). The number of microaneurysms in one diabetic retina varies from a few to several thousand. They are seen as round or oval thick-walled sacculations, 20–100 microns in diameter, protruding from one side of the capillary. At electronmicroscopy the walls of the microaneurysms are characterized by a thickening of the basement membrane and by loss of the cytoplasmic processes of the mural cells stretching into the basement membrane. Endothelial-cell proliferation is seen in some of the aneurysms.

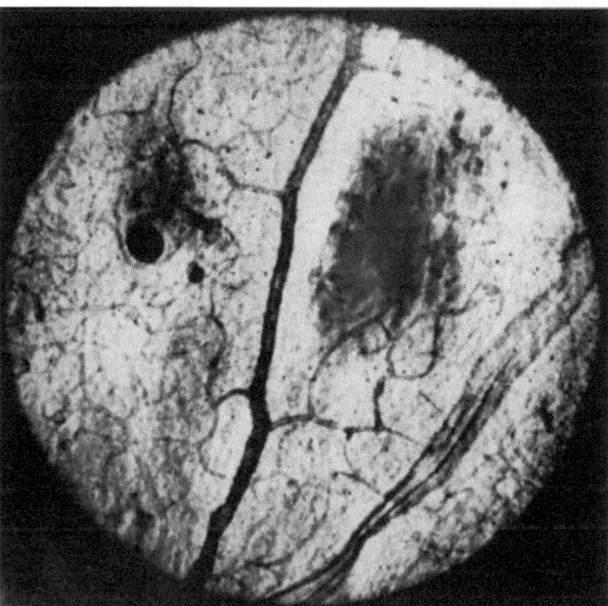

Fig. 6: Large hemmorrhage and microaneurysms of the retina (flat preparation)

The *venules* show hyalinosis and lipid infiltration even in mild cases, but there is no clear-cut narrowing of their lumen. *Proliferative vessels* occur in the retina or on the surface of the retina, below or above the internal limiting membrane. From the subhyaloid space they may break through into the vitreous body, usually in the papillary region. Premembraneous vessels are usually very thin-walled and devoid of pericytes. Beginning as "naked new-formed vessels" they are later surrounded by a cloud of connective tissue.

An interesting finding is the increase in mast cells and metachromatically stained ground substance in the retina of diabetic subjects (LINNER and TENGROTH, 1962).

Hard exudates are seen as discrete homogenous deposits of lipoprotein and/or mucoproteins in the outer reticular layer of the retina, often in the neighbourhood of avascular areas and microaneurysms. *Soft exudates* are seen microscopically as accumulations of "cytoid bodies", round or oval bodies, often with a "tail". WOLTER (1961) is of the opinion that these bodies are the clublike enlargement of broken fibres in the nerve fibre layer.

V. Iridopathy and Secondary Hemorrhagic Glaucoma

A. Rubeosis iridis diabetica

Rubeosis iridis diabetica is a proliferative growth of new-formed vessels on the anterior surface of the iris. This condition was regarded earlier as very unusual, but recent biomicroscopical experience with the slit-lamp has shown that it is rather common in patients with severe diabetic retinopathy (OHRT, 1964, 1967).

It is of great clinical significance because it portends the emergence of intractable secondary glaucoma leading to blindness, irrespective of the severity of the retinal abnormalities.

The anterior surface of the iris can be examined with a slit-lamp, and the iris-corneal angle by gonioscopy. The slit-lamp shows the iris to be made up of a pupillary (central) and ciliary (peripheral) zone, separated from each other by the circular iris frill (collarette).

In normal persons with non-pigmented irides a fine superficial vessel is sometimes seen travelling along a part of the iris frill, and sometimes a few of the deep vessels in the radial trabeculae are faintly visible. No vessels are visible in the pigmented irides.

The earliest phase of rubeosis iridis can only be observed in patients with non-pigmented irides. It begins with the appearance of a few exceedingly fine vessels, usually forming a tiny brush- or hedgelike structure close to the pupillary (pigment) seam. The newformed capillaries appear to arise just outside the pupillary seam. Sometimes a few slender vessels are seen travelling irregularly over the pupillary zone of the iris. One or more of these low "hedges" may be found around the pupil extending peripherally no farther than one or two widths of the pupillary seam (Fig. 7).

With the fluorescein technique rapid leakage into the surrounding stroma from the tiny vessels along the pigment seam has been observed (JENSEN and LUNDBAEK, 1968; BAGGESEN, 1969).

The pigment seam itself often changes showing cystic degeneration and cooky-crumb-appearance. Later on some shedding of iris pigment occurs. This is seen as a partial loss of the seam and as a streaky transparency with retro-illumination. Pigment dust can be found in the angle with gonioscopy, and if cataract surgery is carried out the liquor may be discoloured.

In the course of development of the rubeosis the vessels spread over the anterior surface of the iris until finally most of the pupillary zone or the whole of it is covered by a thick red network of capillaries. Then another neoformation of vessels begins at the outermost part of the iris, in the iriscorneal angle.

The most peripheral part of the iris is not visible with the slit-lamp. It can be observed, however, with the goniolens which includes a small mirror permitting inspection of the root of the iris and the adjacent structures of the ciliary body and the cornea. Normally a circular vessel and a few short radial vessels can be found in the iris-corneal angle.

When the rubeosis of the pupillary zone has developed to a certain extent, a fine network begins to appear in the angle. Later on it spreads centrally and forms anastomoses with the network in the pupillary zone. Goniosynechiae develop in some cases but not in all (OHRT, 1961).

B. Secondary hemorrhagic glaucoma

The development of rubeosis iridis diabetica from the first tiny juxtapupillary networks to the full-blown picture where the entire iris is reddened often takes one or more years. There may be a considerable time lag between the appearance and progress of rubeosis from one eye to the other.

However when neovascularization in the iris-corneal angle has once occurred, it is soon followed by the dreaded secondary hemorrhagic glaucoma which deprives the patient of the rest of his visual acuity which retinopathy may have spared.

When glaucoma sets in, the picture of the rubeosis changes. Part of the capillary network disappears and a few coarse vessels are seen crossing the iris surface. At this stage of development the biomicroscopic picture loses its specificity and becomes quite similar to the hemorrhagic glaucoma seen in patients with central venous thrombosis of the retina. The excruciating pains of the glaucoma are refractory to medical treatment. Cyclodiathermy, angiodiathermy or the antiglaucoma operation of PREZIOSI may relieve the patient of his pains, but enucleation is often necessary in the end.

C. Pathology and incidence of rubeosis and secondary glaucoma

Very little information is available about the histological picture of rubeosis iridis diabetica.

Most studies have been performed on eyes after the onset of glaucoma, i. e. very late in the course of development. Some investigators have observed a fine network of very thin naked capillaries on the anterior surface of the iris. Others have found them to be embedded in new-formed connective tissue.

The results obtained by OHRT (1964, 1967) who studied a series of 33 patients with rubeosis iridis diabetica but without increase in intraocular pressure are summarized in table 3.

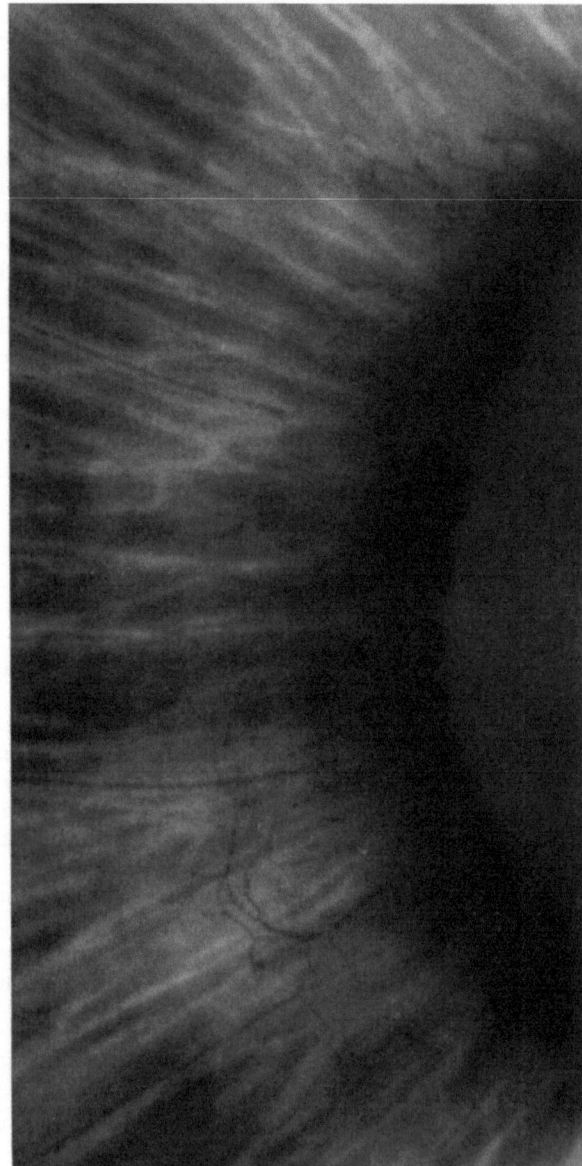

Fig. 7: Rubeosis iridis diabetica.
a: Incipient stage, photography, b: fluorescence photography

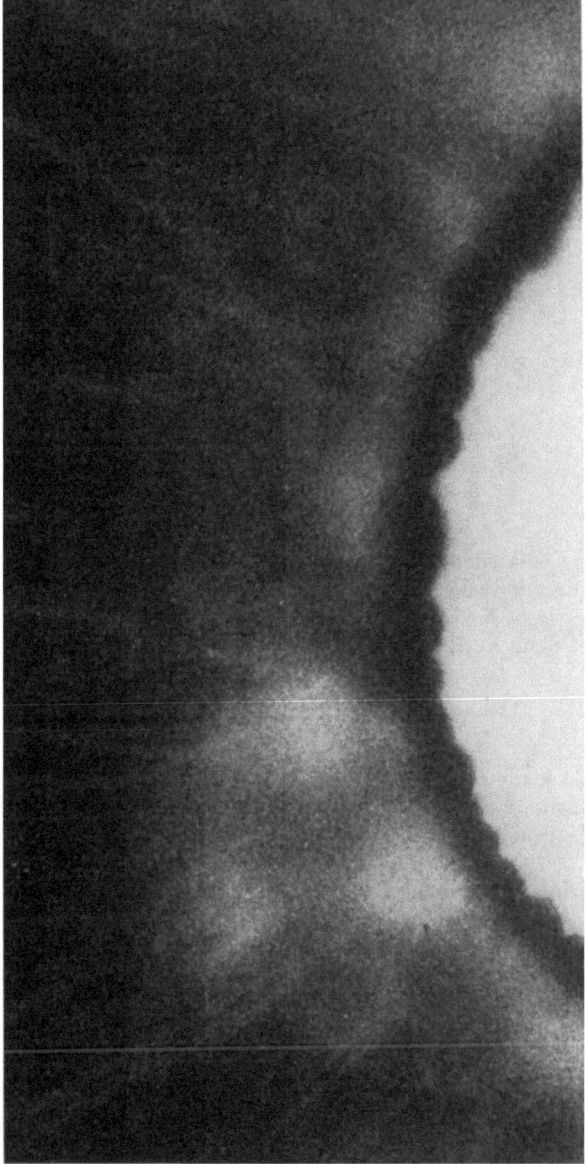

It appears that the iris abnormality is equally frequent in men and women, and independent of age. However, there is a close correlation between the incidence of rubeosis and the duration of diabetes.

All except one of the patients with rubeosis had diabetic retinopathy which was usually of the proliferative type.

Table 3: 33 cases of diabetic rubeosis of the iris (OHRT, 1964)

Men/Women:
    18/15
Age:
    under 40 years: 7 cases
    40–60 years: 14 cases
    over 60 years: 12 cases

Duration of diabetes:
    0– 4 years: 2 cases
    5– 9 years: 0 cases
    10–14 years: 6 cases
    15–19 years: 5 cases
    over 19 years: 20 cases

Retinopathy was present in 27 of 28 cases
Prolif. retinopathy present in 25 of 28 cases
Proteinuria: 19 of 33 cases
Blood urea over 40 mg %: 6 of 22 cases

Proteinuria was often found in these patients and renal insufficiency occurred in about one fourth of the patients.

In the course of 6 years' observation, secondary hemorrhagic glaucoma developed in 15 of these 33 patients.

VI. The Conjunctival Vessels

DITZEL has made extensive biomicroscopic studies of the conjunctival vessels in diabetes mellitus. Irregular configuration of arterioles and venules occur with increasing frequency from childhood to old age, but they are more common in diabetics of comparable age. Capillary elongation and a decrease of the ratio between arteriolar and venular diameter are rather characteristic findings in diabetic patients.

Vascular abnormalities of the bulbar conjunctiva must be regarded as a manifestation of diabetic angiopathy. This appears from the fact that they increase in severity with the duration of diabetes and that there is a positive correlation between them and the occurrence of retinopathy and nephropathy.

However, some degree of conjunctival vessel abnormality was found even in recent diabetes (DITZEL et al., 1960) and may represent early functional changes.

VII. Neurological Abnormalities

A. Abnormal pupillary reactions

The pupillary reaction to light is often abnormal in long term diabetic patients. Slow and incomplete contraction is commonly observed, and the reaction may be partial in one or both eyes.

The characteristic failure of mydriatics to cause full dilatation of the pupil in patients with severe diabetic eye affections has been mentioned earlier.

The physiological oscillations of the pupilla, normally observed during constant illumination of the iris, is often absent in patients with severe diabetic ocular disease. This abnormality is an indication of homeostatic breakdown, caused by autonomic neuropathy.

B. Weakness of accommodation

Mild abnormalities of accommodation can be shown to exist in many diabetic patients. JANERT examined a large series of patients and found that decrease of accommodation increased with increasing duration of diabetes (1961).

C. Scotomata and amblyopia

In the old literature on diabetic retinopathy – before the introduction of insulin therapy – many cases of amblyopia are described, i. e. patients with greatly reduced visual acuity in spite of normal eyegrounds at ophthalmoscopy.

RØNNE (1913) gave a detailed description of 2 juvenile diabetics who showed large central scotomata in the last months of life. Histological examination of the optic nerve and of the optic pathways disclosed severe ganglion-cell and nerve fibre degeneration.

This picture – probably the expression of a reversible metabolic neuropathy – is very seldom today where adequate insulin therapy is available.

D. Ocular palsies

Ophthalmoplegia, usually involving the third and the sixth nerve, is seen in a number of diabetics, especially old patients after many years of diabetes.

The paralysis disappears after a few weeks.

VIII. Pathogenesis of Vascular Abnormalities in the Eyes

The cause of diabetic retinopathy, of rubeosis iridis and of the changes in the vessels of the conjunctiva bulbi is not known. However, there is no doubt that these abnormalities are to be regarded as the ocular manifestations of a generalized diabetic angiopathy presenting itself to clinical observation as the long-term diabetic syndrome (see page 649).

The neurological abnormalities of the eyes are probably of a dual nature like diabetic neuropathy in general (STEINESS, 1959; GREGERSEN, 1968; CHRISTENSEN, 1968, 1969). They may be due partly to angiopathy of the vasa nervorum and partly to a distinct diabetic nervous tissue anomaly.

As regards retinopathy and rubeosis it should be remembered that the situation in the eye differs from that of most other organs. In order to counterbalance the intraocular pressure, the pressure in the retinal vessels is relatively high. Secondly, the structure of these vessels is unusual, their walls being much thinner than in comparable blood vessels in other parts of the body. The vessels of the iris are unusual too, being embedded in a thick sheath of collagen fibrils.

The peculiar features of angiopathy in the eyes of diabetics – especially the strong tendency to the formation of thick-walled microaneurysms and to the proliferation of new-formed vessels on and from the retina as well as on the iris – may be related to some of these factors.

True microaneurysms are always found in diabetic retinopathy. In normal persons a few microaneurysms may be found, but only in the periphery of the retina, and their walls are never thickened (TOUSSAINT, 1968). Loss of pericytes from the retinal capillaries are thought by some observers to be quite specific for diabetic retinopathy. The relationship between these two phenomena, and also to the mechanism responsible for the development of areas of capillary closure, is much discussed at present, but no definite conclusion can be drawn.

It is known now that abnormalities of nerve function is present right at the moment of clinical appearance of diabetes mellitus. A metabolic disturbance of nervous tissue in the eye may be involved in the slowly progressing development of diabetic retinopathy.

None of the elements of diabetic retinopathy are "specific" in the sense that they are found in diabetics and in diabetics only. This holds true for the ophthalmoscopic appearance as well as for the histological one.

However, the overall or general picture of the various abnormalities is so characteristic that it suggests a specific etiology.

IX. Abnormalities of Unknown Nature

A. Cataract

Lens opacities occur in two forms in diabetic patients. *Senile cataract* is no more frequent in diabetic than in non-diabetic patients when all degrees are counted, but mature cataract is found more often in diabetics (ANTHONISSEN, 1936). The so-called *metabolic cataract* differs in appearance from the ordinary type seen in elderly patients. It often begins as a discrete bilateral subcapsular flocculation and may proceed to maturity in a few months or years.

Neither of these two types of cataract is a longterm diabetic phenomenon. Senile cataract occurs in middle-aged and older patients and has not been shown convincingly to be related to the duration of diabetes. Metabolic cataract can develop at any age, but especially before the age of 40. It is also seen in children, often after only a few years of diabetes. JANERT (1961) found metabolic cataract in 5 per cent of 350 diabetic children, but minute lens opacities were present in 40 per cent. It is possible that metabolic cataract is a result of poor regulation of the diabetic state, but many obviously poorly regulated patients do not get cataract.

A kind of cataract resembling the metabolic variety of diabetic patients develops regularly in rats with severe alloxan diabetes. Cataract in diabetics should be treated like cataract in any other patient. Hyphaema occurs more commonly as a post-operative complication, but this fact is no contraindication to operation.

B. Disturbance of night vision

Some observers have found dark adaptation to be considerably decreased in diabetic patients (SCUCZ and COPPERS, 1957).

C. Primary chronic glaucoma

Primary or open-angle glaucoma is a common disease in old age. The pathogenesis of this form of glaucoma is unknown, but it is quite different from that described earlier following rubeosis.

It has been thought that primary glaucoma is more common in diabetics than in non-diabetics, but this is doubtful.

LARSEN and POULSEN (1962) have reported abnormal diurnal variations in intraocular pressure in diabetics.

The intraocular pressure is low in severe diabetic retinopathy (CHRISTIANSON, 1961).

X. Prophylaxis and Therapy

The problem of prophylaxis and treatment of diabetic retinopathy is part of the general problem of prophylaxis and treatment of diabetic angiopathy. It has been dealt with in the chapter on diabetic angiopathy (p. 649). Here it will suffice to mention the fact that pituitary ablation is now known to inhibit the development of diabetic retinopathy (LUNDBAEK et al., 1969; OAKLEY et al., 1969).

Earlier attempts of influencing the development of diabetic retinopathy with Rutin, B_{12}-preparations, heparin or fructose were without succes. The same is true of anabolic steroids (HUNTER et al., 1967). Lowering of the level of the plasma lipids by diet or preparations such as para-amino-salicylic acid or clofibrate (Atromid S) causes reduction of hard exudates, but vision is usually not improved thereby.

Local treatment with light- or laser coagulation is being tried at the moment. There is no doubt that this therapy can eradicate small areas of newformed vessels on the surface of the retina, but there is still no proof that it adds to the number of years of useful visual function (GOLDBERG and FINE, 1969).

Literature

ALAERTS, L. and J. SLOSSE: Les complications oculaires du diabète. Bull. Soc. Belge d'Opht. 115, 1 (1957)

ANTHONISEN, H.: The frequency of diabetic cataract and diabetic glaucoma as compared to the frequency of diabetes in the general population of Denmark. Acta Ophth. 14, 150 (1936)

ASHTON, N.: Studies of the retinal capillaries in relation to diabetic and other retinopathies. Brit. J. Ophthal. 47, 521 (1963)

BAGGESEN, L. H.: Fluorescence Angiography of the Iris in Diabetics and Non-diabetics. Acta Ophth. 47, 449 (1969)

BALLANTYNE, A. J.: Retinal changes associated with diabetes and hypertension. Arch. Ophth. 33, 97 (1945)

BEETHAM, W. P.: Visual prognosis in proliferative diabetic retinopathy. Brit. J. Ophthal. *47*, 611 (1963)
CAIRD, F. I. and C. J. GARRETT: Prognosis for vision in diabetic retinopathy. Diabetes *12*, 389 (1963)
- A. PIRIE and T. G. RAMSELL: Diabetes and the Eye. Oxford and Edinburgh 1969
CHRISTENSEN, N. J.: Muscle blood flow, measured by Xenon ^{133} and vascular calcifications in diabetics. Acta med. Scand. *183*, 449 (1968)
- Spontaneous Variations in Resting Blood Flow, Postischaemic Peak Flow and Vibratory Perception in the Feet of Diabetics. Diabetologia *5*, 171 (1969)
CHRISTIANSSON, J.: Intraocular pressure in diabetes mellitus. Acta Ophth. *39*, 155 (1961)
COGAN, D. G., D. TOUSSAINT and T. KUWABARA: Retinal Vascular Patterns. IV. Diabetic Retinopathy. Arch. Ophth. *66*, 366 (1961)
DAVIS, M. D.: Vitreous contraction in proliferative diabetic retinopathy. Arch. Ophth. *74*, 741 (1965)
DECKERT, T., S. E. SIMONSEN and J. E. POULSEN: Prognosis of proliferative retinopathy in juvenile diabetics. Diabetes *16*, 728 (1967)
DIEZEL, P. B.: Die Pathomorphologie des Auges beim Diabetes Mellitus. Berl. Deutsch. Ophth. Ges. *63*, 19 (1961)
DITZEL, J.: Conjunctival vascular changes in relation to retinopathy and nephropathy of diabetes mellitus. Acta med. Scand. *182*, 213 (1967)
- D. BEAVEN and A. E. RENOLD: Early vascular changes in diabetes mellitus. Metabolism *9*, 400 (1960)
ESMANN, V., K. LUNDBAEK and P. H. MADSEN: Types of exudates in diabetic retinopathy. Acta med. Scand. *174*, 375 (1963)
GOLDBERG, M. F. and S. L. FINE: Symposium on the treatment of diabetic retinopathy. Public Health Service Publication no. 1890. Washington 1969
GREGERSEN, G.: Variations in Motor Conduction Velocity Produced by Acute Changes of the Metabolic State in Diabetic Patients. Diabetologia *4*, 273 (1968)
HODGE, J. V. and C. T. DOLLERY: Retinal Soft Exudates. A Clinical Study by Colour and Fluorescence Photography. Quart. J. Med. *33*, 117 (1964)
HUNTER, P. R., S. G. COTTON, J. H. KELSEY and A. BLOOM: Controlled Trial of Methandienone in Treatment of Diabetic Retinopathy. Brit. Med. J. *2*, 651 (1967)
JANERT, H.: Zur diabetischen Lentopathie und Retinopathie. Berl. Dtsch. Ophth. Ges. *63*, 46 (1961)
JENSEN, V. A.: Fleboretinopathia tarda ved juvenil diabetes. Ugeskr. f. Laeger *111*, 1360 (1949)
- K. LUNDBAEK: Diabetic pigmentopathy of the macula lutea. Ophthalmologia *129*, 89 (1955)
- K. LUNDBAEK: Fluorescense angiography of the iris in recent and long-term diabetes. Diabetologia *4*, 161 (1968)
JÜTTE, A.: Gefäßweitenmessungen am Augenhintergrund bei 100 jugendlichen Diabetikern. Klin. Monatsbl. Augenhk. *142*, 698 (1963)
KOHNER, E. M., C. T. DOLLERY, J. W. PATERSON and N. W. OAKLEY: Arterial fluorescein studies in diabetic retinopathy. Diabetes *16*, 1 (1967)
LARSEN, H. W. and J. E. POULSEN: Intraocular tension and blood sugar fluctuations in diabetes. Acta ophth. *40*, 580 (1962)
LARSSON, Y., STERKY and J. G. CHRISTIANSSON: Long-term prognosis in juvenile diabetes mellitus. Acta Pædiat. *51*, Suppl. 130 (1962)
LEE, P., J. W. MCMEEL, C. L. SCHEPENS and R. A. FIELD: A new classification of diabetic retinopathy. Amer. J. Ophth. *62*, 207 (1966)
LINNER, E. and B. TENGROTH: Connective tissue changes in diabetic eyes. Acta Ophth. *40*, 266 (1962)
LUNDBAEK, K.: Long-term Diabetes. (Ophthalm. Sect. in coll. with V. A. Jensen). E. Munksgaard, Copenhagen 1953

- Diabetic retinopathy in newly diagnosed diabetes mellitus. Acta med. Scand. *152*, 53 (1955)
- Das spätdiabetische Syndrom - Angiopathia diabetica. Ergebnisse d. Inn. Med. u. Kinderhk. *8*, 1 (1957)
- Ocular Manifestations of Diabetic Angiopathy. J. Royal Coll. Surg., Ireland, *1*, 28 (1963)
- R. Malmros, H. C. Andersen, J. H. Rasmussen, E. Bruntse, P. H. Madsen and V. A. Jensen: Hypophysectomy for Diabetic Angiopathy. A Controlled Clinical Trial. Suppl. to Proc. of 6th Congr. Internat. Diabetes Fed. Excerpta Medica, Amsterdam 1969

Madsen, P. H.: Aneurysms on new-formed pre-papillary and pre-retinal vessels in proliferative diabetic retinopathy. Brit. J. Ophth. *50*, 527 (1966)

Novotny, H. R. and D. L. Alvis: A Method of Photographing Fluorescence in Circulating Blood in the Human Retina. Circulation *24*, 82 (1961)

Oakley, N. W., G. F. Joplin, E. M. Kohner and T. R. Fraser: In: (Ed.) M. F. Goldberg and S. L. Fine: The Effect of Diabetic Control on Diabetic Retinopathy. Symposium on the treatment of diabetic retinopathy. Public Health Service Publication No. 1890, Washington 1969

Ohrt, V.: Glaucoma due to rubeosis diabetica. Ophthalmologia *142*, 356 (1961)
- Rubeosis Iridis Diabetica. Danish Med. Bull. *11*, 17 (1964)
- Diabetic Iridopathy (Monograph). University Press, Aarhus 1967

Pyke, D. A. and D. S. Roberts: Retinopathy in early cases of diabetes mellitus. Acta med. Scand. *163*, 489 (1959)

Rønne, H.: Zur pathologischen Anatomie der diabetischen Intoxikationsamblyopie (Beiträge zur Pathogenese der neurogenen Zentralskotome). Graefes Arch. Ophth. *85*, 489 (1913)

Scucz, S. and L. Coppez: Etude comparative de l'adaptation à l'obscurité des normaux et des diabétiques (Note préliminaire). Bull. Soc. Belge d'Ophth. *115*, 190 (1957)

Simonsen, S. E.: Electroretinographic study of diabetes. Exc. Med. Internat. Congr. Series No. 140, p. 20, 1967

Skovborg, F., A. V. Nielsen, E. Lauritzen and O. Hartkopp: Diameters of the Retinal Vessels in Diabetic and Normal Subjects. Diabetes *18*, 292, 1969

Steiness, I.: Vibratory perception in diabetics during arrested blood flow to the limb. Acta med. Scand. *163*, 195 (1959)

Tolentino, F. I., P. F. Lee and C. L. Schepens: Biomicroscopic study of vitreous cavity in diabetic retinopathy. Arch. Ophth. *75*, 238 (1966)

Toussaint, D.: Contribution à l'étude anatomique et clinique de la rétinopathie diabétique chez l'homme et chez l'animal. Path. Europ. *3*, Suppl. *1*, 1 (1968)

Vink, R.: Fluorescein angiography in diabetic retinopathy. Thesis. S. Brill, Leiden 1969

Wolter, J. R.: Diabetic retinopathy. Amer. J. Ophth., *51*, 1123 (1961)

Diabetic Nephropathy

By D. Andreani, M. Negri and C. de Martino, Rom

I. Introduction
II. Diabetic Glomerulosclerosis
  A. The Histology of Glomeruli
    1. Light Microscopy
    2. Electron Microscopy
  B. The Histology of Tubules
  C. Histogenesis and Pathogenesis
  D. Clinical Picture
  E. Natural History of the Disease. Diagnosis
III. Pyelonephritis
IV. Papillary Necrosis
V. Therapy

I. Introduction

Clinical and histopathological investigations have clearly shown that the kidney and the urinary tract are almost always involved in the course of diabetes.

In longstanding diabetes all the renal structures appear to be damaged: glomeruli, tubules, vessels and interstitium. While some modifications are transient and/or aspecific (for example the osmotic lesions and the fatty infiltration of the tubular cells), others are permanent and more characteristic of the disease. In the more advanced stages degenerative changes are frequently associated with inflammatory modifications such as interstitial nephritis, pyelonephritis and even glomerulonephritis, and the diabetic kidney very often appears to be affected by several pathological changes. Both from the clinical and the pathological viewpoint it can be seen that these various processes differ in type and entity from patient to patient. The kidney may be increased or decreased in volume with a smooth or granular surface, as pointed out by Cantani at the end of the last century; however, in most cases it resembles the amyloid kidney or the kidney of the nephrotic syndrome found in some cases of glomerulonephritis (Allen, 1951).

It is difficult to make any definite statement regarding the frequency of the involvement of the kidney in diabetes, since the results obtained by the various authors are somewhat conflicting. These variations may be due to the differences in the type of material used, either histological or clinical. The histological differences may depend on the source of the material (autopsy or biopsy), and on the technique (light or electron microscopy); the discrepancies in the criteria used for the selection of patients and the classification of histological lesions may further explain some of the variations found.

In autopsy studies from diabetic patients the more typical renal lesions vary from 20.5 % (Bell, 1942) to 63.7 % (Laipply, Eitzen and Dutra, 1944): however, according to Kimmelstiel, if the criteria used in histological diagnosis are limited and only the nodular lesion is taken into account, the frequency is as low as 20 % (1968).

It is also worthwhile mentioning that the involvement of the kidney in diabetes appears increased during the decades following the discovery of insulin and this is probably due to the longer survival of diabetic patients. According to reports from the Joslin Clinic the percentage of deaths from renal disease has passed from 3.8 % during the pre-insulin era to 10.1 % (MARBLE, 1963).

Age of the patients and duration of the disease seem to play an important role in determining the frequency. 57.1 % of the patients of the Joslin Clinic suffering from diabetes prior to 15 years of age were affected (MARBLE, 1963). Recently in the Aarhus Clinic (LUNDBAEK, 1965) renal disease was found to be the cause of death in 35 % of the patients in whom diabetes had been diagnosed before 40 years of age and only in 10 % of the patients found to be diabetic after 40 years; in these latter patients the cause of death was usually (68 %) due to other vascular diseases.

A close examination of the clinical statistics reported from various countries demonstrates that there is a significant difference in the figures given and no useful comparison can be made between them. For example the results of the determination of urinary proteins show a positivity varying from 11.7 % to 42 %.

In a group of patients* examined in our Department for renal disease the proteinuria was evident in 15.4 % of the out-patients and in 29 % of the hospitalized patients. On the other hand a clinical syndrome of severe renal impairment (proteinuria, hypertension, dysprotidemia, azotemia) associated with retinal lesions, occurred in 3.7 % of the out-patients and in 7.1 % of the in-patients. The frequency of albuminuria was seen to increase almost parallel to the duration of the disease. It is important to note that with very careful research methods the loss of protein in the urine of diabetics can be discovered at a very early stage (KEEN and CHLOUVERAKIS, 1964). AARSETH (1953), LUNDBAEK (1958, 1965), and THOMSEN (1965) found a progressive increase in the renal lesions and an almost identical proportion of complications in males and females. In our research we were able to confirm that there is no significant difference between the two sexes. Regarding the severity of the renal lesions in investigations carried out on biopsy specimens from his patients in relation to the duration of diabetes KIMMELSTIEL (1968) reported that the histological changes were progressively more severe with the duration in the various groups of patients. In KIMMELSTIEL's series diabetic glomerulosclerosis was more frequent among women.

It is worthwhile pointing out the low frequency of obvious renal disease in Uganda, South Africa and Morocco among the lower classes; from the statistics it would seem that environmental factors and diet influence the appearance of renal disorders and vascular complications in general (AARSETH, 1953; SHAPER, 1958; NAGY EL MAHALLAWAY and SABOUR, 1960; BAGNET, 1961; CAMPBELL, 1961; SYLLABA and OPPLIT, 1961; GUILAK and TOUFIGH, 1963; WADA, TODA, OMONI, YAMAKIDO and BLACKARD, 1964; SEFTEL and WALKER, 1966; PROSNITZ and MANDELL, 1967). However these conclusions would be of real value only if the studies carried out were strictly comparable with one another.

---

* Our studies were performed on 1010 patients randomly selected between the years 1959–1964. Of these 571 were out-patients and 439 in-patients. In the two groups males were respectively 60 % and 52.8 %. The abnormally high frequency of diabetic males, which disagrees with previous observations made in our Institute (CASSANO, ANDREANI and SCAVO, 1961), could be attributed to occasional factors. In the first group the disease lasted from 5 to 15 years in 25.9 % of the cases and over 15 years in 8.5 %. In the second group the disease lasted from 5 to 15 years in 32.8 % and for more than 15 years in 17.5 % of the cases.

From histopathological studies performed on biopsy material it can safely be said that renal disease is nearly always found in diabetes mellitus, and that the lesions in the earlier stages are visible only under the electron microscope. These lesions gradually become more evident and within a few years together with the clinical onset of the disease can be seen under the light microscope. As to renal function the kidney involvement becomes evident after 5–15 years and gradually deteriorates until irreversible insufficiency is reached. Once renal insufficiency is established death usually occurs within 2–3 years. Various factors, not yet well defined, have been found to influence the course of diabetic nephropathy; it is certain, however, that inflammatory processes complicate the degenerative changes. On the other hand, it is clear that some diabetics, even after 30 years of the metabolic disease, present with no clinical signs of renal disorder.

In this chapter glomerulosclerosis, which is of clinical importance and has its own specific aspects, will be considered in detail. Particular attention will be paid to the pathology and pathogenesis of glomerular lesions and to the clinical features of the disease. In addition the changes in the diabetic kidney during ketoacidosis will be briefly outlined.

Finally pyelonephritis and papillary necrosis will be also described, since these occur fairly frequently in the course of glomerulosclerosis and aggravate the clinical picture.

Even though arteriosclerosis is particularly severe in the diabetic kidney it will not be discussed here, since it will be described in the chapter dealing with the general involvement of the arteries.

II. Diabetic Glomerulosclerosis

In 1936 KIMMELSTIEL and WILSON reported on 7 diabetic subjects who died presenting a clinical picture of edema, hypertension, albuminuria, hypoprotidemia and on an eighth patient in whom death occurred before adequate clinical and laboratory tests could be carried out. Among other changes these authors described an unusual *nodular lesion* of the renal glomerulus, which they attributed to an "intercapillary" accumulation of hyaline material, and emphasized the role played by the intercapillary space in the genesis of the characteristic glomerular changes. These findings were used later as the basis of more detailed investigations on the relationship between the metabolic disease and the renal damages. In the same year MURAKAMI reported finding one patient with a similar histological picture. KIMMELSTIEL and WILSON associated the histological lesion of the kidney with the clinical manifestations (diffuse edema, hypertension and azotemia) and this combination is now known as the "Kimmelstiel-Wilson Syndrome".

Actually the clinical picture of edema-albuminuria in diabetes had already been described some years earlier by NAUNYN and the histological pattern of the kidney with its nodular aspect was already known following work carried out by FAHR. Furthermore, as KIMMELSTIEL recently pointed out (1968), with our present day knowledge the relationship reported on over 30 years ago can no longer be accepted and eponym should be attributed only to the histological pattern of nodular glomerulosclerosis. In our opinion, however, the syndrome described in 1936 with its clinical aspects and histological pattern should still be called the

Kimmelstiel-Wilson Syndrome, whilst the glomerular patterns of different type and entity should be known as *diabetic glomerulosclerosis.*

From the histological observations which followed it was found that in diabetes the glomerulus could also be affected by a *diffuse lesion* (BELL, 1942; FAHR, 1942) and it was admitted that the two types of lesions were completely different from each other.

Following investigations by BARRIE, ASZKANAZY and SMITH (1952), KOSS (1952) and HALL (1952) an *exudative lesion* was also reported, which had in fact already been described by FAHR in 1942 and termed "fibrin cap" by SPÜHLER and ZOLLINGER in 1943. This lesion is found together with the previous two only in the more advanced stage.

Several authors hold that there is a fourth histopathological lesion, the "*capsular drop*". This lesion had actually been described in the original report by KIMMELSTIEL and WILSON in 1936 and later by ALLEN in 1941, but its real importance was underlined by BARRIE et al. in 1952. Some authors refer to fibrin cap and capsular drop under the common term of "exudative lesion".

Finally, in 1953 BELL drew particular attention to the arteriolar changes of the glomerulus, especially of the efferent arteriole.

A. The Histology of Glomeruli

1. Light Microscopy

The most characteristic changes in diabetes are: *nodular lesion of the glomerulus, capsular drop, hyaline sclerosis of the efferent arteriole.* Diffuse lesion, thickening of the basement membrane, formation of capsular crescents, fibrin cap and interstitial infiltration are also frequently found, but according to KIMMELSTIEL these changes are less specific and are of importance only if associated with the more specific lesions mentioned above.

According to THOMSEN (1965) the frequency of the more important lesions is as follows: nodular type 26 %, diffuse type 90 %, fibrin cap 15 %, capsular drop 36 %.

a) The Nodular Type

In the more typical cases the size of the glomerulus may be either normal or even slightly enlarged. Among various other pathological changes the classic nodules described by KIMMELSTIEL and WILSON are prominent.

The nodule is characterized by a spherical, occasionally oval, mass with a diameter varying from 20 to 150 microns or more and situated opposite to the vascular pole in the central zone of a lobule.

At low magnification the mass appears to be homogeneous whereas at higher magnification it is lamellar or fibrillar with a more compact central area (Figs. 1, 2). Some glomeruli present numerous small nodules (Fig. 2) whereas others have a much larger single nodule (Fig. 1). The nodules are located in the so-called intercapillary or mesangial or central region of the lobule. Cellular nuclei, usually of mesangial or endothelial or even epithelial origin, are found in the peripheral area of the nodule and are usually placed concentrically. Dilated capillaries often surround the nodule. The material stains red with eosine and a deeper red-mauve with PAS (Figs. 1, 2, 3, 8), green with MASSON and blue with MALLORY and HOPA

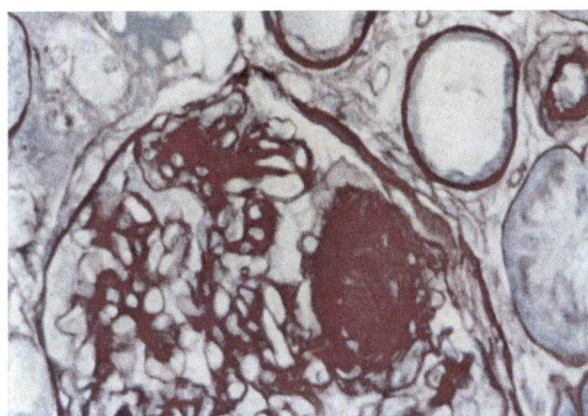

Fig. 1: Diabetic glomerulosclerosis. There is a large nodular formation in the glomerulus, which is roughly concentric and intensely PAS positive; nuclei are flattened. A small deposit of a mucopolysaccharide substance can also be observed in the mesangial area. The capillary loops are dilated and the basement membrane is thickened. The capsular membrane is thickened and split. The distal tubules reveal dilated lumen, flattened epithelium and thickening of the basement membrane. Staining PAS-HOPA (Hematoxylin-Orange-Phosphomolybdic acid-Aniline blue). Original magnification X 400

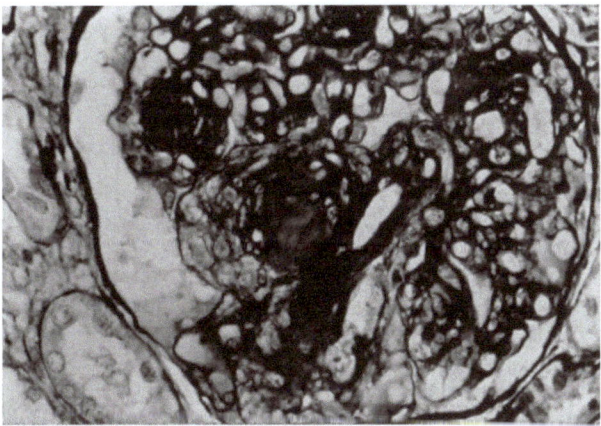

Fig. 2: There are deposits of PAS positive material in the mesangial area and widespread thickening of the basement membrane of the glomerular loops; however, in some areas the thickness of the basement membrane is normal. A large nodular-type deposit can be observed. PAS-HOPA staining. Original magnification X 400

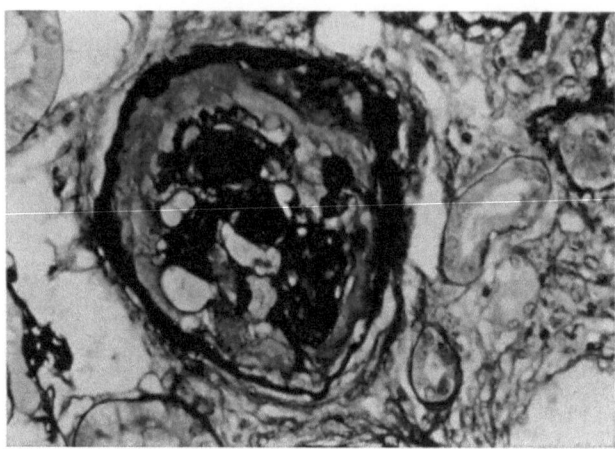

Fig. 3: Final stage of diabetic glomerular disease. The characteristic nodular pattern is clearly visible. The Bowman space is filled with amorphous and fibrillar – like material which is slightly PAS positive. Original magnification X 400

(Fig. 9); it reduces the ammonical silver with variable intensity (Figs. 5, 6); with this latter method concentric lamellar material can often be observed. The mucopolysaccharide content of the glomerulus appears to be increased 20 times (the normal basement membrane of the glomerulus contains 4.2 % carbohydrates, 10.8 % lipids and 85 % proteins); in addition a large quantity of hydroxyproline is found in the diabetic nodule (BONTING, DE BRUIN and POLLAK, 1961; DACHS, CHURG, MAUTNER and GRISHMAN, 1964). Although there is a quantitative increase of the glomerular mucopolysaccharides, no significant qualitative changes have been observed (ODIN and TORNBLOM, 1959; PATRICK, MARINI and LAZAROW, 1964).

Besides the nodular deposits smaller intercapillary or mesangial accumulations and very occasionally an increase in cellular elements can be seen (Figs. 1, 2). Both KIMMELSTIEL and ALLEN deny that there is an increase in the number of nuclei but occasionally a real increment occurs. There may be widespread or local thickening of the glomerular basement membrane (Fig. 1). When the thickening of the basement membrane is uniform the capillary loops appear rigid and ring-like, when they are cut in cross section (ALLEN, 1951), not unlike those found in membranous glomerulonephritis.

In the more severe glomerular changes the BOWMAN capsule membrane is significantly involved (Fig. 2) and the pericapsular connective tissue may also be increased and sclerotic.

Hyalinization of the interlobular arterioles (Fig. 4), glomerular arterioles and especially of the efferent arteriole (Fig. 7) (BELL, 1942; LAIPPLY et al., 1944; SHEA, ROBBINS and MALLORY, 1959) can usually be observed.

In the evolution of the histological pattern an asynchronism of the various glomeruli (Fig. 5) can often be seen. Completely hyalinized glomeruli sometimes appear alongside others apparently normal.

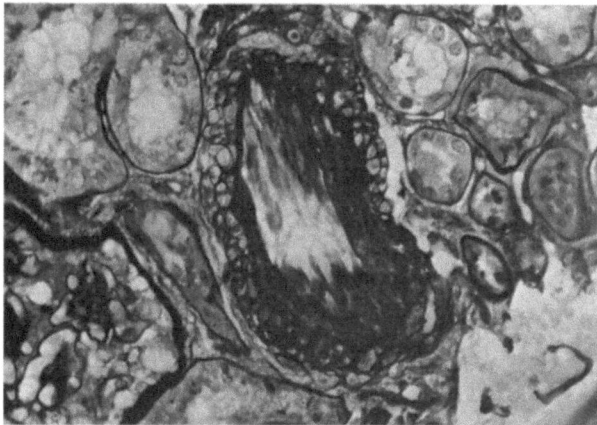

Fig. 4: Large subintimal PAS-positive deposit and hyperplasia of the cells of the media can be seen in the lobular artery. PAS-HOPA staining. Original magnification X 400

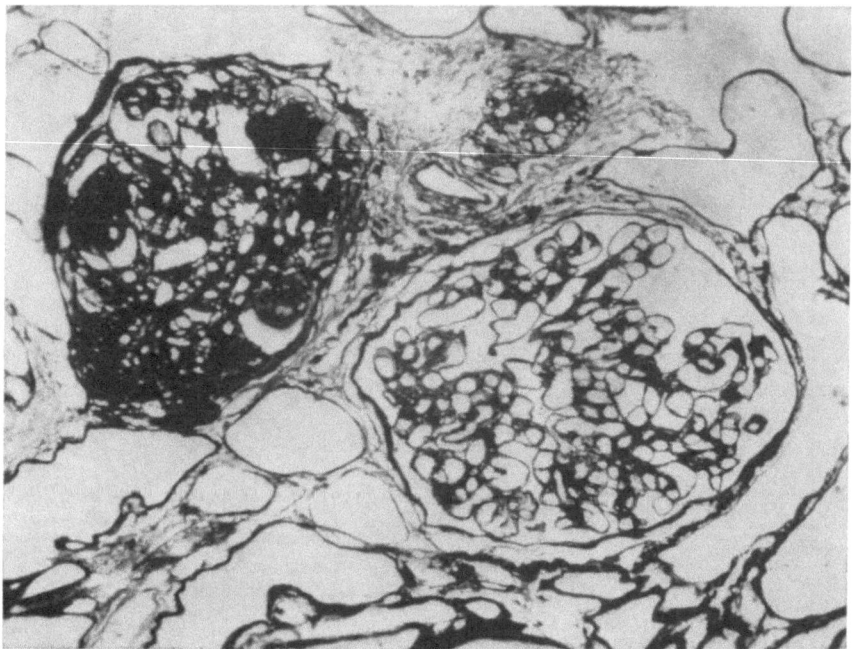

Fig. 5: Diabetic glomerulosclerosis. The characteristic lesions of the sclero – nodular type can be seen in a glomerulus. In another glomerulus adjacent to the first, a small deposit of mucopolysaccharide material in the mesangial area can be observed. Glomeruli with sclerotic lesions in the advanced stage and glomeruli with changes in the initial stage are often visible in the diabetic kidney. PASM staining. Original magnification X 200

690   Diabetic Nephropathy

b) The Diffuse Type

There is considerable difference of opinion regarding the histopathological pattern of this lesion. It is currently described as a widespread increase of the mesangial matrix and sometimes as a widespread thickening of the basement membrane of the same type found in membranous glomerulonephritis, independently of the involvement of the intercapillary or mesangial area.

In the original description of this form, however, BELL, FAHR, SPÜHLER and ZOLLINGER reported only an increase in the eosinophilic PAS positive and PASM* positive material in the mesangial area. Figure 6 shows a similar finding. A thickening of the basement membranes (Fig. 7) may or may not be associated with this lesion. A minimal and scattered increase of PAS positive material in the mesangial area has been described as the first stage of the diffuse form (ROSENBAUM, KATTINE and GOTTSEGEN, 1963; SALOMON, 1963). According to KIMMELSTIEL, when the basement membranes thickens, the mesangial or intercapillary or central zone of the lobule is inevitably involved.

Sometimes the increase of the mesangial matrix may be locally so pronounced as to give the picture of a nodular formation of the type described by KIMMEL-

---

* Periodic Acid Silver Methynamine.

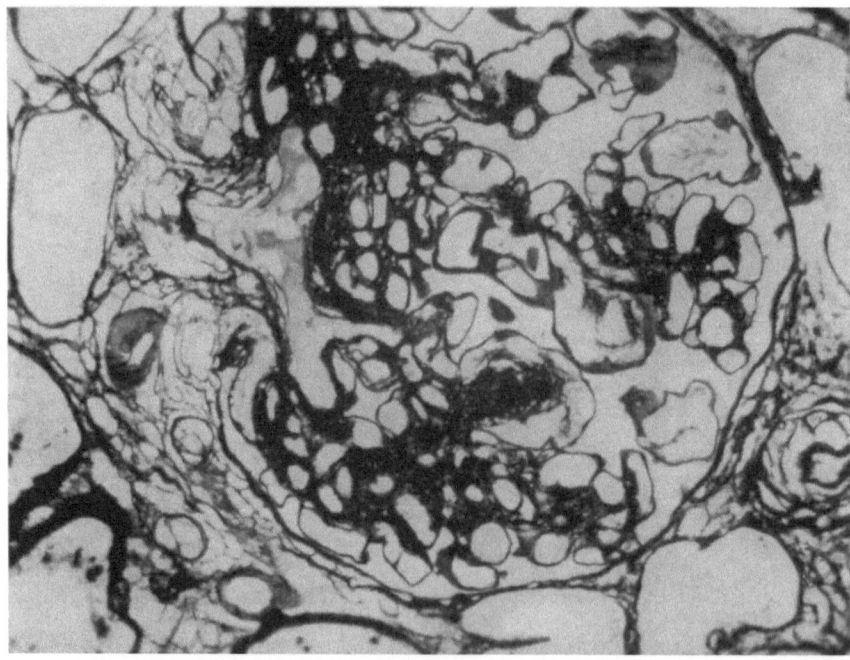

Fig. 6: Large widespread deposits of PASM positive material in the intercapillary area. The basement membrane of the loops is focally thickened. PASM staining. Original magnification X 400

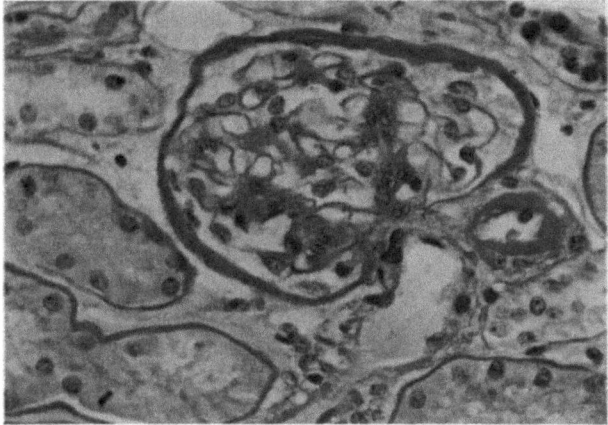

Fig. 7: Glomerulus with small PAS positive deposits in the intercapillary area. There is a widespread thickening of the basement membranes of the capillary loops. Both afferent and efferent arterioles of the glomerulus are visible. In the efferent arteriole, large deposits of PAS positive material are spread in the subintimal area. PAS staining. Original magnification X 400

STIEL and WILSON. On the other hand the increase may be uniform and evenly distributed in all the central regions of the lobules.

c) Fibrin or lipohyaline cap

The third lesion of the diabetic glomerulus, the so-called exudative* type (HALL, 1952) or "fibrin cap" or "lipohyaline cap" (BARRIE et al., 1945; SPÜHLER and ZOLLINGER, 1945), is considered to be the least specific and also the least frequent.

The lesion is composed of deposits of the fibrinoid type. These deposits are smooth, homogeneous, very eosinophilic and are situated at the periphery of the lobules, covering the concavity of the capillary loops, probably located between the cytoplasm of the endothelial cells and the basement membrane (Fig. 11). Lipid drops may be found in the deposits. This lesion is not specific for diabetic nephropathy since it is often found in various forms of glomerulonephritis, arteriosclerosis, lupus erythematosus and also after high doses of adrenal steroids.

Koss (1952) and MUIRHEAD, MONTGOMERY and BOOTH (1956) have defined the differential criteria from the histochemical point of view between this lesion and the nodule (Table 1). MUIRHEAD et al. (1956) reported that these caps are composed of mucopolysaccharides rich in aldehyde groups, sulphuric esters, lipids, potassium and various protein materials rich in sulphydryls.

---

* The term "exudative" seems inappropriate, since the cellular components of inflammation are lacking; but in the text the term will be currently used.

Diabetic Nephropathy

Table 1

Stain	Nodular Lesion	Exudative Lesion
Hematoxylin-eosin	Eosinophilic	Intensely eosinophilic
Masson's trichrome	Green	Intense red
Weigert's fibrin	Faint blue	Intense blue purple
PTA hematoxylin	Yellow	Blue purple
Van Gieson	Reddish to red	Yellow
Wilder's reticulin	Argentophilic, fibrillar	Light brown and smooth
Sudan IV	Fat absent	Fat present

From "Pathology of the Kidney", R. H. HEPTINSTALL. Published by J. A. CHURCHILL, London 1966, first edition.

d) Capsular Drop Lesion

This lesion, which is usually associated with that described above, appears as a smooth round eosinophilic formation; this is homogeneous or occasionally foam-like, and is situated between the basement membrane and the parietal cells of BOWMAN's capsule (Figs. 3, 8). The capsular drop is composed of lipid and polysaccharide material. In addition, intracapsular fibrillar collagen can be seen in the BOWMAN space (Fig. 3); finally thickening of the capsular basement membrane is frequently present (Figs. 3, 8).

The lesion was described by KIMMELSTIEL and WILSON in 1936 and by ALLEN in 1941. According to KIMMELSTIEL (1968) this lesion together with nodular deposits is specific for diabetic nephropathy.

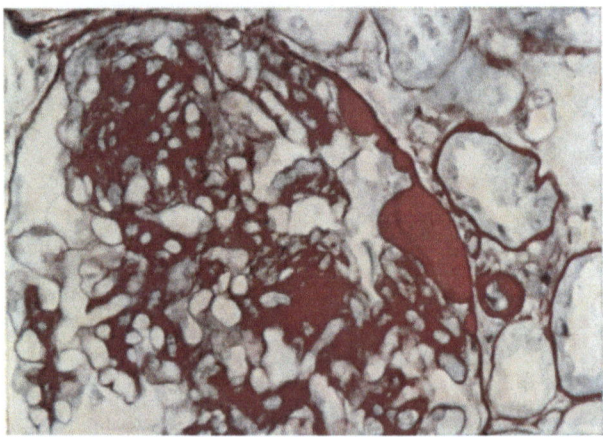

Fig. 8: Large accumulations of mucopolysaccharide material can be seen in the mesangial area of the glomerulus together with focal thickening of the basement membrane. Several deposits of PAS positive material, one of which quite large, are visible in contact with the basement membrane of Bowman's capsule (capsular drop lesion). PAS-HOPA staining. Original magnification X 400

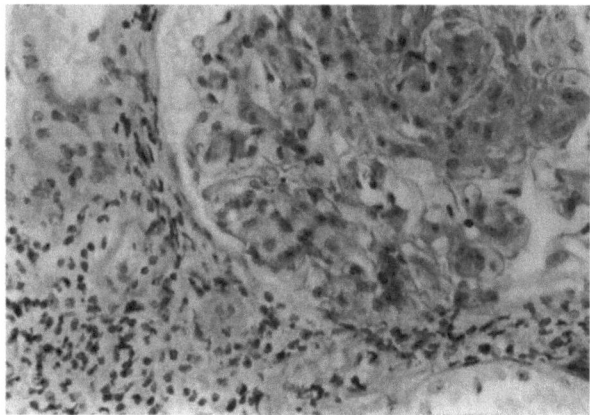

Fig. 9: Diabetic kidney showing intercapillary glomerular lesions, thickening of the basement membrane and infiltration of lymphoid cells in the interstitial and pericapsular areas. HOPA staining. Original magnification X 250

e) Arteriolar Lesions

Arteriolar involvement consists in homogeneous strongly eosinophilic and PAS positive deposits and in hyaline subendothelial deposits which are occasionally in the form of droplets and sometimes cover the whole arteriolar wall; this material may be accumulated only in the media or in the adventitia. BLUMENTHAL, BENS, OWENS and HIRATA (1962) described a proliferative reaction of the endothelium. The afferent and efferent arterioles may also be involved, not both to the same degree. The arterioles are almost always involved in nodular-type glomerulosclerosis.

In the diffuse form arteriolar lesions may give rise to some confusion in the histological diagnosis of the glomerulosclerotic kidney due to primary arteriolopathy. However, BELL (1952), KARK and GELLMAN (1959), HATCH, WATT, KRAMER, PARRISH and HOWE (1961) have proposed some criteria which in the examination with the light microscope are useful in distinguishing diabetic glomerulopathy from other forms of glomerulosclerosis and in particular from that found in cases of precocious arteriolosclerosis: a) hyalinization of the arterioles, i. e. of the afferent arteriole (Fig. 10) and more especially of the efferent arteriole (Fig. 7) is usually very evident; b) there is a diffuse thickening and hyalinization of the intercapillary septa; c) the inner basement membranes disappear; d) the changes begin in the peripheral area of the glomeruli and not in the hilum as in arteriolosclerotic glomerulopathy; e) the capillaries are patent also in an advanced stage of involvement. This particular form is also recognized by the staining properties and the resistance to tryptic digestion (ALLEN, 1951). It has been suggested that the arteriolar lesion in diabetics is precocious and appears together with the glomerular lesion and that both may have a common pathogenesis (MERIEL, DARNAUD, DANARD, MOREAU, SUC, PUTOIS and COMBES, 1962; FISHER, PAREZ-STABLE, AMIDI, SARVER and DANOWSKI, 1967).

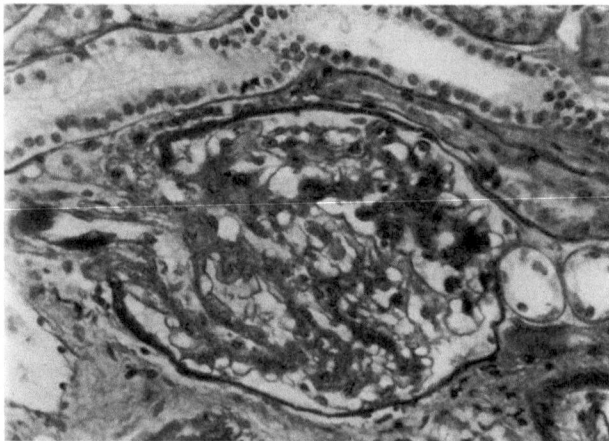

Fig. 10: Glomerulus with deposits of PAS-positive material in the intercapillary area (diffuse type). The capillary loops are dilated whereas the basement membrane appears to be normal. The efferent arteriole shows two small subintimal deposits of PAS-positive material. PAS staining. Original magnification X 300

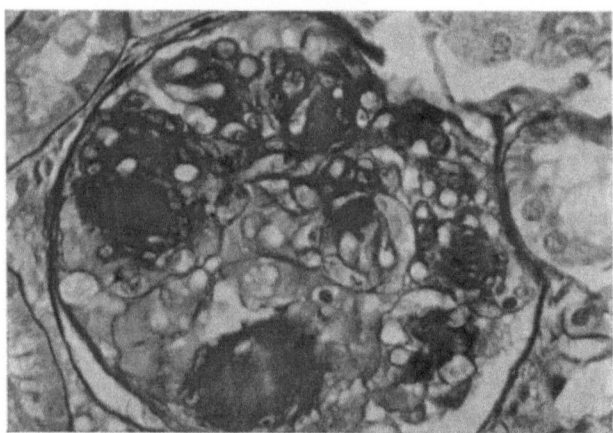

Fig. 11: Diabetic glomerulosclerosis, the nodular type. An accumulation of amorphous material of the fibrinoid type can be observed in some of the dilated glomerular loops near a nodular mass. This deposit is located between the endothelium and the basement membrane. Some nuclei are visible in the deposit (exudative type). PAS and HOPA staining. Original magnification X 400

2. Electron Microscopy

Electron microscopy has been found to be of little use in the more advanced stages of glomerulosclerosis, it is however of prime importance in the initial stages of glomerular lesions.

In studies carried out on the glomeruli of diabetics with renal damage identified by light microscopy, the electron microscope reveals typical findings.

There is a large deposit of basement membrane-like material in the intercapillary or mesangial area (Figs. 12 and 13). This material suffocates the mesangial cells which show clear evidence of damage (Fig. 13) and it appears to be a thin fibrillar structure with fibrils of various dimensions within it (KIMMELSTIEL, KIM and BERES, 1962). Collagen fibres are sometimes found (DACHS et al., 1964).

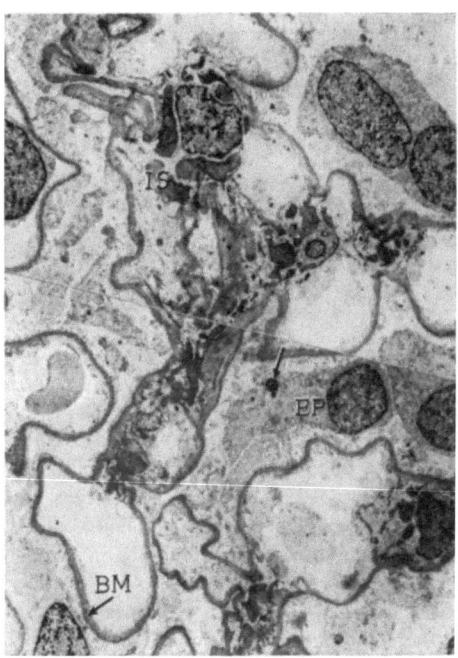

Fig. 12: Diabetic kidney. Electron microscopy. Within the context of the intercapillary space (IS), or mesangial area, an accumulation of material can be observed which, like the basement membrane, is silver positive. Four silver positive granules, probably lysosomes (arrow), of various dimensions are visible in the cytoplasma of an epithelial cell (EP). In this biopsy no pathological finding was detected under the light microscope. BM = Basement membrane. PAS staining. Original magnification X 4000

There is a thickening of the basement membranes of the capillary loops and this may be 10 times more than normal (Fig. 13) but this thickening is not usually uniform; the basement membrane may be tortuous in appearance (IRVINE, RINEHART, MORTIMORE and HOPPER, 1956; BERGSTRAND and BUCHT, 1957; FARQUHAR, HOPPER and MOON, 1959; SABOUR, McDONALD and ROBSON, 1962; REES, CAMERINI-DAVALOS, CAULFIELD, LOZANO-CASTANEDA, CERVANTES-AMECZEUS, TATON, POMETTA, KRAUTHAMMER and MARBLE, 1964; JAHNKE, IRMSCHER and SOLBACH, 1964). The thickening of the basement membrane is more severe in the axial region; but even in normal subjects the membrane is thicker at this point. At low magni-

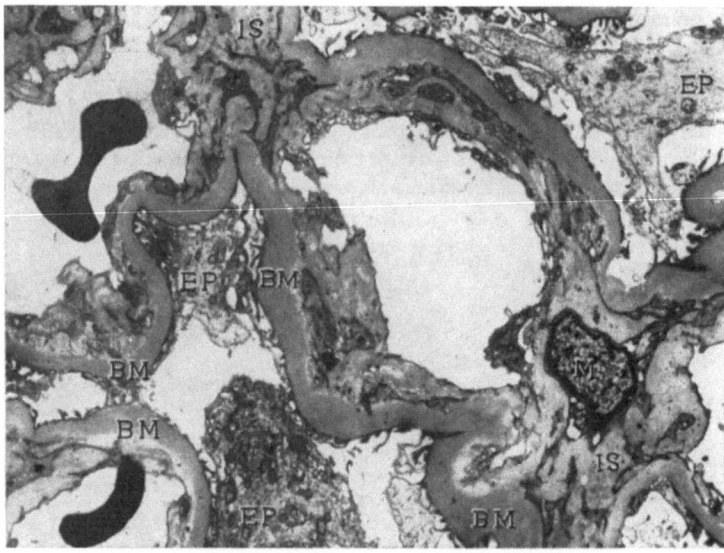

Fig. 13: Diabetic nephropathy. Electron microscopy. There are portions of capillary loops with widespread thickening of the basement membrane. The mesangial substance in the intercapillary spaces (IS) is clearly increased. This substance traps and suffocates the so-called mesangial cell (M). The foot-processes of the epithelial cells (EP) appear in some points to be well preserved, whereas in others they are fused. Original magnification X 7000

fication the basement membrane appears homogeneous but with higher magnification it appears to be fibrillar (BLOODWORTH, 1963; SALOMON, 1963; DACHS et al., 1964).

There is thickening of the endothelial cytoplasm at the periphery of the loop; moreover the nuclei of the endothelial cells are pushed into the capillary lumen (MERIEL et al., 1962; BLOODWORTH, 1963).

The epithelial cells show an enlargement of the foot processes. These are reduced in number and fused with one another; the cytoplasm is often continuous with the adjacent cells so as to form a continuous layer (Fig. 13). The change in the foot processes appears proportional to the entity of albuminuria.

The basement membrane of the parietal cells of BOWMAN's capsule is also thickened and is often of fibrillar structure (BERGSTRAND and BUCHT, 1957) (Fig. 14).

The aspecific exudative lesions, revealed under the light microscope in the course of advanced glomerulosclerosis, appear as accumulations of osmiophilic material located in the subendothelial or intraluminal area, or below the parietal cells of BOWMAN's capsule.

Only by electromicroscopy slight changes are found in the very early stages of diabetes. These have also been claimed to exist in pre-diabetes. In fact in patients with latent diabetes (DAYSOG, DOBSON and BRENNAN, 1961) and in children known to be carriers of the morbid gene, but not yet diabetic (ROSENBAUM et al., 1963; CAMERINI-DAVALOS, CAULFIELD, REES, LOZANO-CASTANEDA, NALDJIAN, MARBLE, 1963; REES et al., 1964), minimal deposits of electron-dense material have been reported between the endothelial cells and the basement membrane of the capillary loops. Fig. 14 shows such a finding in latent diabetes. In addition a thickening of the basement membrane, which is almost always focal, and an accumulation of homogeneous material in the mesangial area have been described. But the precocious thickening of the basement membrane in early diabetes or in pre-diabetes is a question of dispute (LUNDBAEK, 1965; KIMMELSTIEL, 1968). According to DACHS et al. (1964) the earliest changes observed in the mesangial area are concomitant to the thickening of the capillary basement membrane, i. e. mesangial fibrils are increased in number and enlarged, the mesangial cells are also more numerous: similar findings have been reported by BLOODWORTH (1963), LANNIGAN, BLAINEY, BREWER (1964), FIASCHI, NACCARATO, SCURO, SIRIGU and EMANULLI (1965). But from recent research by HANSEN, LUNDBAEK, OLSEN and ORSKOV (1967) it would appear that the basement membrane lesions precede those of the mesangial area.

From investigations on spontaneous diabetes in Chinese Hamster and experimental diabetes in the rat it has been shown that changes in the mesangial and epithelial cells appear together with, and sometimes even before, the early deposits of basement membrane-like material in the mesangial matrix and the focal thickening of the capillary basement membrane (FIASCHI et al., 1965; SHIRAY, WELSH, SIMS, 1967; HANSEN et al., 1967). The mesangial cells show an increase in the organelles, especially the ribosomes and endoplasmic reticulum, inclusions of varying optical density, vacuolization of the cytoplasm, and disorganization in the mitochondria. The epithelial cells reveal dense bodies in the cytoplasm containing granular of fibrillar material of variable density, thickening of the Golgi complex and dilatation of the cysternae of the endoplasmic reticulum. The authors

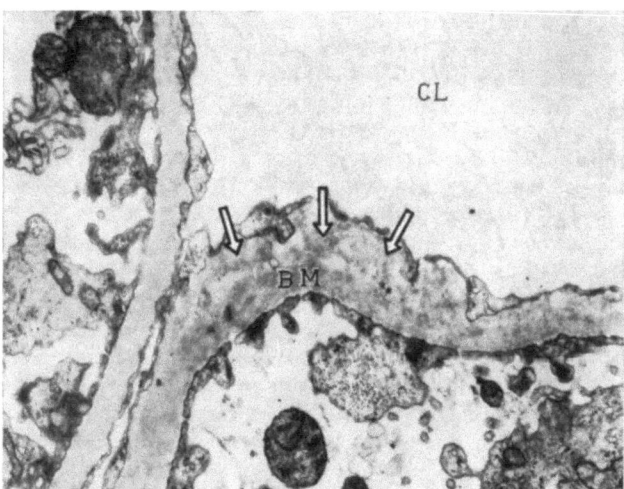

Fig. 14: Kidney from the patient reported in fig. 12. Electron microscopy. This picture shows part of the glomerular capillary loops (CL). There is a thickening of the basement membrane (BM) (about 5000 A). Deposits of electron-dense material (arrows) can be seen between the basement membrane and the cytoplasm of the endothelial cell. Original magnification X 20 000

reporting on these alterations consider them comparable to the findings observed in the initial stages of human glomerulosclerosis. In spontaneous diabetes in Chinese Hamster and in experimental diabetes of the rat it has not yet been possible to see nodular formations, whereas the more advanced lesions always appeared to be of the diffuse type. However, some authors report nodular lesions in different experimental conditions in the dog and rabbit (BLOODWORTH and HAMWII, 1955; MORAN, KURTZ and VAZQUEZ, 1962; LENTI, PELLEGRINI and SIRIGU, 1965; BLOODWORTH, 1965). According to REES et al., 1964, CHURG et al., 1964, in man there are definite transitional stages between diffuse and nodular lesions.

In conclusion electron microscopy studies provide confirmation and details on the lesions already seen under the light microscope but above all give satisfactory information on the earliest lesion and a better understanding of the genesis of the diffuse form of glomerulosclerosis. Electron microscopy has quite clearly shown that glomerulosclerosis is very precocious in diabetes, and the lesions appear simultaneously in the mesangial matrix, in both sides of capillary basement membrane and in the glomerular cells (endothelial, epithelial, mesangial). No definite conclusions can yet be drawn from these studies on the relationship between the diffuse type and the nodular type but it is tempting to speculate that the sole difference between the two is quantitative.

B. The Histology of Tubules

In diabetes the tubular lesions may be very salient and vary in type. In the acidotic coma the tubules may show lesions resulting from the hyperosmolarity, from the shock and from the electrolytic changes; it has been seen that in certain phases of the metabolic disorder tubular lesions may also be the result of potassium loss (HAMBURGER, RICHET, CROSNIER, FUNCK-BRENTANO, ANTOINE, DUCROT, MERY DE MONTERA, 1968). Tubular conditions caused by acidosis usually improve with treatment, the improvement can be evaluated by clearance tests and Tm determinations (SMITH, 1951; REUBI, 1961; HAMBURGER et al., 1968); the creatinine clearance values would suggest that in coma a retrograde diffusion of the substance may occur (McCANCE and WIDDOWSON, 1939). Severe irreversible damage is found only in cases of deep, prolonged coma.

In 1875 CANTANI drew attention to a histological description made by ARMANNI, which obviously referred to patients with severe glycosuria. "There is a definite change of pattern in the cylindrical epithelial cells of the canaliculi recti; these epithelial cells are transformed into large hyaline vescicles". The terminal tracts of the proximal convoluted tubules are considered to be the canaliculi recti. Later EBSTEIN confirmed these findings and in fact today the lesion, although rarely found, is referred to as ARMANNI-EBSTEIN change. Vacuolization is due to an accumulation of glycogen. In routine staining the ARMANNI-EBSTEIN cells appear to be swollen, with a light, plant-like cytoplasm (Fig. 15). According to KIMMELSTIEL this tubular lesion is specific for diabetes. The ARMANNI-EBSTEIN change should not be confused with the non-specific lesion found in osmotic nephrosis and located especially in the whole proximal convoluted tubule (ALLEN, 1951). This latter in diabetes appears to be related to the increased reabsorption of glucose (FLUME, ASHWORK and JAMES, 1963).

In diabetics with hyperlipemia and hypercholesterolemia the "lipid nephrosis"

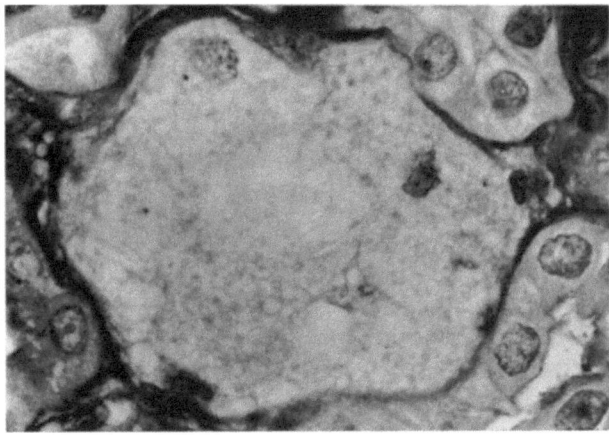

Fig. 15: Armanni-Ebstein change. The tubular cells appear to be swollen and degenerated with a clear cytoplasm in which PAS-positive material, presumably glycogen, is visible. PAS-orange staining. Original magnification X 1000

tubular lesions are not uncommon and these are due to fatty droplets in the basal region of the proximal tubular cells and in the cells of the loops of HENLE. Lipophagic cells in the peritubular region may also be found in these conditions.

Deposits of amorphous material are sometimes present in clumps around the tubule and this material is composed of mucopolysaccharides.

In the kidney with diabetic glomerular lesions a thickening of the basement membrane of the tubule can be seen by light microscopy and in the initial stage only by electron microscopy (Fig. 16, 17). In addition to the thickening of the

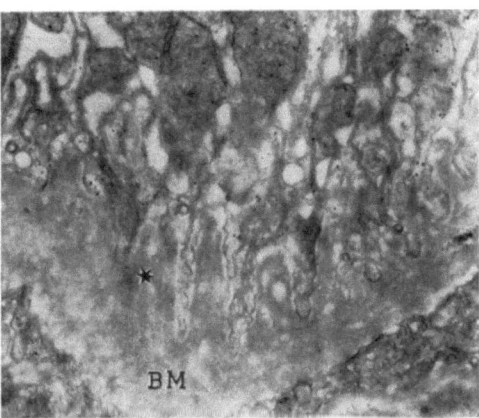

Fig. 16: Widespread thickening of the basement membrane (BM) of a proximal convoluted tubule. Material (*) with electron microscopic characteristics similar to the basement membrane can be seen between the infoldings of the plasmatic membrane of the tubular epithelial cell. Original magnification X 20 000

basement membrane, in the initial stage we have also observed by electron microscopy an accumulation of basement membrane-like material which fills the infoldings of the tubular cells (Fig. 16). Again with the aid of the electron microscope large formations can be seen in the cells of the proximal tubule; these formations which are probably large lysosomes are surrounded by a membrane and contain material of variable electron density (Fig. 17).

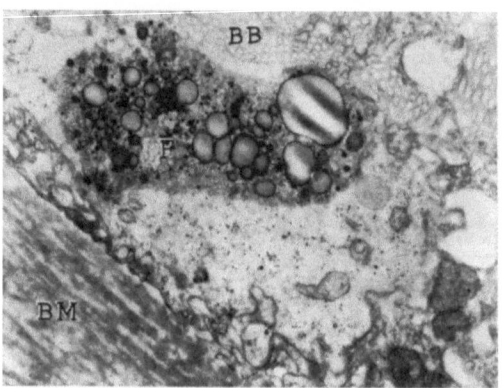

Fig. 17: Proximal tubule. A large formation (probably a lysosome) (F) containing numerous electron-dense granules of varying dimensions is visible inside the cytoplasm of the tubular cell. The basement membrane (BM) is thickened. BB = Brush-Border. Original magnification X 14 000

Finally it is worthwhile mentioning the tubular and peritubular changes caused by interstitial nephritis, frequently found in diabetic kidney, which may result in atrophy and in thyroid-like appearance of the parenchyma.

C. Histogenesis and Pathogenesis

Extensive studies have been carried out on the histogenesis of renal disease in diabetes, nevertheless many points still need to be clarified.

In the light of modern knowledge the earliest manifestation of diabetic nephropathy is the finding of minimal deposits of electron dense material which, according to some authors, is located in the epithelial side of the capillary basement membrane, and, according to others, in the endothelial side of the membrane. Other early manifestations are sparse accumulations of basement membrane-like material and electron dense deposits in the mesangial area.

Signs of hyperactivity of the endothelial, epithelial and mesangial cells may also appear in the very initial stages and the exact significance of these findings is not clear.

Later a more uniform thickening of the basement membrane can be seen together with the formation of abundant electron dense deposits in the mesangial area which gradually damage the mesangial cells. As this accumulation proceeds so the lesion becomes diffuse. The formation of the characteristic nodular lesion appears to be derived from an increase of the deposits. This material compresses the mesangial cells displacing them to the peripheral area together with the endothelial cells. At present there is no morphological evidence to show that the genesis of the nodular lesion differs from that of the diffuse lesion.

Fibrils are often present in the electron-dense material; these have a periodicity of 150 A. With physicochemical processes connected with aging part of them reach a periodicity of 650 A, which is characteristic of collagen fibres.

As the disease progresses, the electron-dense material is found in larger quantities between the endothelial cells and the basement membrane; enlargement and fusion of the foot processes of epithelial cells usually occur. Electron-dense material also accumulates in large amounts in the epithelial side of the basement membrane.

According to some authors the arterioles are involved even in the initial phases of diabetic glomerulosclerosis, deposits of mucopolysaccharides being observed under the intima of the afferent and efferent arterioles. These accumulations may be found among the smooth muscle cells. Hyperplasia of the endothelium and also hyperplasia and splitting of the internal elastic lamina and of the muscular wall are found in association with these deposits, resulting in narrowing of these vessels. In the more advanced stage ischemia of the glomerulus may ensue. If the obstructing process prevails in the efferent arteriole, a stagnation of blood will be found in the glomerulus. The interlobular arterioles are also involved: they may show the same changes observed in afferent and efferent arterioles (Figs. 4, 18).

In the very advanced stage of diabetic glomerulosclerosis fibrin-like deposits will be found in the glomerular capillary loops and hyaline deposits below the capsular epithelium. The glomerulus gradually undergoes widespread hyalinosis with the complete loss of function.

Precocious deposits of mucopolysaccharides also appear in the tubules below the basement membrane and further damage results from the forced reabsorption

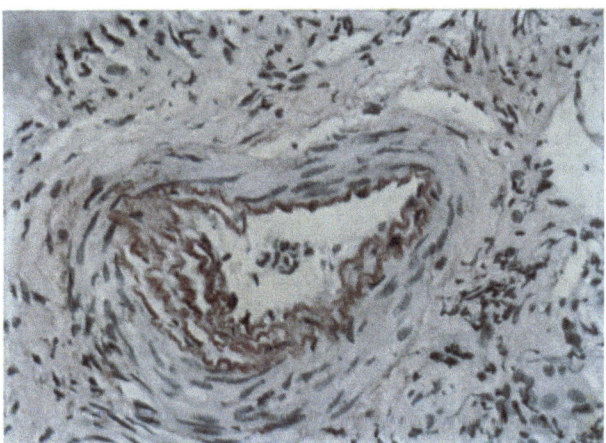

Fig. 18: Interlobular arteriole. Hyperplasia and splitting of the internal elastic membrane are visible. There is a considerable thickening of the media. Orcein-hematoxylin staining. Original magnification X 400

of fat and protein; finally occlusion of the arterioles and inflammation of the interstitium aggravate tubular damage and atrophy of the epithelium ensues.

In spite of extensive discussions it has not yet been established whether the mucopolysaccharide and lipid materials which accumulate in the glomerulus are actually produced locally or whether they filter through from the blood; and even now no satisfactory conclusion appears to be forthcoming. There is still some doubt as to whether the nodular lesion and the diffuse lesion of the glomerulus are two aspects of the same process or whether they are completely different processes.

The fact that similar deposits are found in the glomerulus, around the tubules and in the arterioles as well as in the capillaries and in the arterioles of other regions of the body, would suggest that this lesion is widespread and affecting equally the kidney and extrarenal areas. From the histological studies carried out by ZAMBONI and DE MARTINO (1968) it may be possible to offer an explanation on the parallelism of the arteriolar and glomerular lesions. According to these authors the mesangial cells of the glomerulus are of the same nature and have the same function as the smooth muscle cells of the arterioles. ZAMBONI and DE MARTINO therefore propose that the "mesangial cells" be called "smooth muscle cells of the glomerulus".

The material accumulated in the kidney could originate either from the increased filtration of protein molecules, as would appear from the precocious albuminuria in diabetics, or from the excess of circulating, may be abnormal, glycoprotein and lipoprotein complexes. It cannot be excluded that the two facts are parallel and independent of each other; however, it is possible that they have the same origin, i. e. from an abnormal metabolism of proteins affecting also the basement membranes. The two events would therefore explain all the initial steps in the histogenesis of glomerulosclerosis.

The protein complexes could reach the glomerular capillary loops via the blood stream and, depending on their size and local conditions, be kept between the basement membrane and the endothelial cells; these protein molecules may pass through the basement membrane by the mechanism of sterical exclusion proposed by LAURENT (1966), or by some other unknown mechanism affecting permeability, and withheld in the epithelial side of the basement membrane or pass into BOWMAN's capsule or into the mesangium. The cells, especially mesangial, attempt to destroy these protein complexes, but on exhaustion they allow them to accumulate. Later, probably due to some aspecific mechanism of adhesion or precipitation, fibrin and other proteins accumulate.

The general opinion at present is that this condition is of metabolic origin. KEFALIDES (1967) has offered a possible explanation for the structural alterations found in the basement membrane of diabetics. According to SPIRO (1963, 1967) the defect in glucose utilization, even if latent or slight, causes a deviation of the glucose molecules towards the production of glucosamine and therefore of polysaccharides by the cells involved in the synthesis of these compounds. This hypothesis would explain why the glomerular lesions are more evident in hereditary diabetes, but may be also found in diabetes from pancreatitis, in hemochromatosis and in experimental diabetes (BECKER and MILLER, 1960; McDONALD and IRELAND, 1964). But, in spite of the fact that the more severe glomerular lesions are seen in longstanding and in poorly treated diabetes (MARBLE, 1967), no direct correlation has been found between the histological lesions, the derangement of glucose metabolism and the level of glycoproteins or other protein complexes in the serum (ANDREANI and GRAY, 1956; ANDREANI and PAGNI, 1957; DAYSOG et al., 1961; BLOODWORTH, 1963; SALOMON, 1963; McDONALD and IRELAND, 1964; CLEVE, ALEXANDER, MITZKAT, NISSEN and SALZMANN, 1968) (Table 2). The problem, however, remains open to discussion.

Some authors assume that the same alteration which involves glucose metabolism affects contemporarily the metabolism of the basement membrane at a very early stage (SIPERSTEIN, NORTON, UNGER and MADISON, 1969). This is a fascinating hypothesis but in our opinion needs confirmation.

Finally some authors attribute the genesis of the glomerular lesions to an immunological process (STARK, 1954; BLUMENTHAL et al., 1962, HENNIGAR and FOGELMAN, 1963; MANCINI, ZAMPA and CONSTANZI, 1964). BLUMENTHAL et al., MANCINI et al. have reported the presence of insulin and gamma globulins in the diabetic glomerulus and FREEDMAN, PETERS and KARK (1960), MOHOS et al. (1963), and MANCINI, ZAMPA, GEMINIANI and VECCHI (1969) claim to have obtained lesions similar to diabetic glomerulosclerosis by treating rabbits with heterologous insulin. These findings would seem to confirm the hypothesis put forward by some authors, namely, that insulin treatment is of paramount importance in the genesis of glomerulosclerosis. But it is worthwhile mentioning that typical glomerular lesions have been observed in cases of untreated diabetes (HEPTINSTALL, 1966) and have been demonstrated in alloxan treated animals. However, at present, it is not possible to exclude that immunological phenomena, whether related to insulin treatment or not, may be at the basis of some changes in the diabetic glomerulus. It should not be forgotten that the nodular lesions of the glomerulus, considered to be specific for diabetes, are often found in lobular glomerulonephritis or lupus erythematosus nephritis (fig. 19). On the other hand

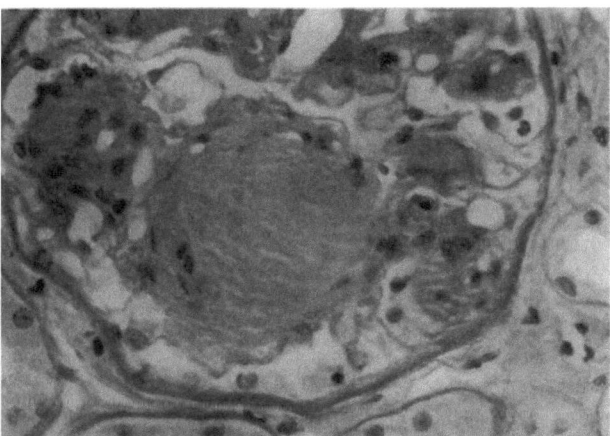

Fig. 19: Nodular glomerular lesion in a patient with *Lupus erythematosus*. The patient had neither family history of diabetes, nor abnormal glucose tolerance. PAS staining. Original magnification X 400

Tab. 2: Serum Polysaccharides in Diabetes Mellitus

	Age years	Duration Diabetes years	Insulin U/day	Hexosamine mg/100 ml	Total protein bound hexoses mg/100 ml	Mucoproteins Hexose mg/100 ml	Tyrosine mg/100 ml
Normal subjects (15)	17–48	–	–	103,9 ± 11,6	119,1 ± 12,9	8,15 ± 3,12	3,31 ± 1,44
Diab. with no apparent complications (12)	24–79	7–35	32–64	112,0 ± 13,6	132,0 ± 42,2	12,1 ± 4,7	4,12 ± 1,04
Diab. with retinopathy (11)	35–71	1–20	20–52	140,2 ± 17,4	155,8 ± 33,1	16,9 ± 5,1	4,8 ± 0,93
Diab. with miscellaneous complications (11)	42–77	5–28	20–72	134,9 ± 19,7	158,8 ± 28,8	18,4 ± 7,7	5,05 ± 1,1
Diab. with K. W. syndrome (7)	26–65	14–20	35–64	145,2 ± 23	174,8 ± 24,7	21,0 ± 6,7	5,92 ± 1,2

(From ANDREANI and GRAY, 1956)

it is well-known that many antigen-antibody complexes, formed in other parts of the body, reach the kidney where they may induce histological changes; it is likely also that the kidney, which has already undergone some changes of a different nature, may be more easily affected by these complexes.

During research carried out in our Institute (CASSANO, FABBRINI, ANDRES, CINOTTI, DE MARTINO and MINIO, 1964) a thickening of the basement membrane was found in adult myxoedema; this finding could lend support to confirm the metabolic genesis of this lesion; but further research is needed before definite conclusions can be drawn, since immunological factors are known to play an important role in primary adult myxoedema.

Finally it should be mentioned that some authors attribute the genesis of glomerulosclerosis to alimentary factors on account of the geographical distribution of the renal disease. There seems to be little doubt that an excess of lipids and lipoproteins in the circulation is an aggravating factor of vascular lesions and it seems likely that these plasmatic compounds may be withheld in the glomerular structures. However, we feel that at present no definite conclusions can be drawn.

We might therefore be justified in concluding that several processes probably cooperate in the appearance and aggravation of diabetic glomerular disease.

D. Clinical Picture

The clinical picture of diabetic glomerulosclerosis is generally composite, especially in the advanced stages; however it may appear as an apparently pure nephrotic syndrome, usually in middle-aged diabetics in whom diabetes was revealed in infancy or youth, or it may appear as a precocious hypertension with a minor degree of proteinuria, in older patients, in whom diabetes has only recently become evident.

Attempts have been made to attribute either of the histological glomerular lesions to one of these two forms: the diffuse type to the former and the nodular type to the latter. However, GELLMAN, PIRANI, SOOTHILL, MUEHRCKE, MADUROS and KARK (1959) do not attribute functional importance to the nodule; HATCH et al. (1961) report that the nodular lesion is never alone but is found together with the diffuse form, and that this lesion is an expression of the severity of the condition. Usually no clear relationship is found between the histological pattern and the clinical picture.

In fact in a single case it is not possible on examining a renal bioptic specimen to establish a parallelism between histological changes and clinical signs; but this is not so surprising if we consider that only a very minute portion of the renal parenchyma can be examined by needle biopsy.

It can safely be said that the two clinical pictures should be considered as two evolutive stages of the same disease; and that almost all cases of nephrotic syndrome later on result in hypertension and renal failure. The various symptoms and signs are correlated with the prevalence of one or other of the arteriolar, glomerular and tubular lesions; this prevalence is due partly to unidentified factors and partly to intervening diseases such as pyelonephritis.

Edema is more pronounced in younger diabetics but is not usually severe and is often limited to a diffuse imbibition of the tissues. Paleness depends partly on this imbibition, but is also due to anemia.

Hypertension is found especially in the more advanced stages of the disease and in older patients, where high values are not uncommon. Hypertension may recede when circulatory insufficiency is established.

Proteinuria is not usually very pronounced with the exception of some rare cases, it is often variable and in the final stages of the disease may even be reduced or disappear completely. As chemical methods of determination improve it will be possible to detect proteinuria more frequently and earlier in diabetes (KEEN and CHLOUVERAKIS, 1964). Occasionally casts are found. *Lipoiduria* is not a constant feature and cannot be considered a pathognomic characteristic as suggested by RIFKIN and PETERMAN (1952). *Glycosuria* is usually moderate, but it may not even be present at all on account of the high renal threshold and the reduction of blood glucose level; therefore glycosuria should never be considered indicative of the control of diabetes. *Hematuria* is usually absent or only microscopic, unless of course due to cystitis, pyelonephritis or papillary necrosis. In these cases large amounts of leukocytes are also present in urine.

Hematochemical studies have revealed that even in untreated cases glycemia is never very high. In fact generally only moderate amounts of insulin are necessary (20–50 U. pro die) and often insulin requirement diminishes or occasionally oscillates during the course of the disease (ZUBROD, EVERSOLE and DANA, 1951) inversely in respect to proteinuria. The reduction in insulin need has been confirmed by CREUTZFELDT, FRERICHS, MALSCH and MOENCH (1959) in experimental studies carried out on alloxan and antirenal serum treated rats. These authors attribute this interesting phenomenon to the increased cellular permeability, which is characteristic of the nephrotic syndrome and which facilitates the entrance and utilisation of glucose in the cells. However, opinions vary on the interpretation of this phenomenon. The problem has been studied in our department (ANDREANI, NEGRI and CRAMAROSSA, 1964) and the hypothesis has been put forward that the physiological attitude of the kidney in breaking down insulin is decreased in nephropathy. However it should not be forgotten that food intake in nephropathic diabetics is often reduced and this may account for the decreased need of exogenous insulin.

In the more advanced stages *azotemia* is found. The values may remain at levels only slightly above normal for a long time, but rise significantly in the final stages of the disease.

Serum protein levels are lower than in normals and a reduction is found only in albumin, but in some cases the absolute value of globulins is also decreased. The protidogramme moreover reveals that the α_2-globulins are increased, whereas gamma globulins are usually normal. There is a rise in the Sf 12–20 lipoproteins. The electrophoretic lipoprotidogramme shows a significant rise in the beta fraction and an increase in the beta/alpha ratio. High levels of *cholesterol* are also seen. The *glycoprotidogramme* shows characteristic increase in the α_2 and α_1 fractions. Protein sugar is higher than normal but this is not always in proportion to the severity of the disease. However, the polysaccharide/total protein ratio or polysaccharide/protein fraction of seromucoid bears direct relationship with the severity ob the renal complications (Table 2) (ENGELBERG, GOFMAN and JONES, 1953; BERKMAN, RIFKIN and ROSS, 1953; MOHNIKE et al., 1955; ANDREANI and GRAY, 1956; ANDREANI and PAGNI, 1957; INTROZZI, BERNASCONI and BUSCARINI, 1958; JOHNSSON, GOA, FAGENBERG and HOOD, 1963).

Studies on *renal function* show reduced glomerular filtration and tubular reabsorption (CORCORAN, TAYLOR and PAGE, 1948; LUNDBAECK, 1953; JAHNKE et al., 1964). The filtration, however, may remain within normal limits and in a few cases the filtration fraction may be increases for a considerable length of time.

REUBI (1961) reports on a case of glomerulosclerosis, followed for a number of years, in which a progressive decrease was seen not only in the glomerular filtrate but also in the renal flow. Values were seen to drop from above normal to well below normal, whereas little change was seen in the filtration fraction. Similar findings had been reported by BUTTURINI, BONOMINI, BIANCONI and ZUCCHELLI (1959).

Retinopathy is almost always present in severe renal impairment (LUNDBAEK, 1953; MARBLE, 1963). There is no direct relationship between the severity of the renal and the retinal lesions though the most severe kidney involvements are accompanied by blindness. In our series of albuminuric patients 31 % of the outpatients and 39 % of the inpatients were suffering from well documented retinopathy.

Diabetic renal disease in pregnancy deserves particular attention. It is well-known that abortion is common in women with diabetic nephropathy. It has been demonstrated, and experience accumulated in our department confirms, that the offsprings of diabetic women with renal complications, even if the pregnancy is brought to term, are of lower body weight than offsprings of similar age born to normal women; this finding would appear to be in contrast with the common finding of macrosomia in children born to non nephropathic diabetic women.

Albuminuria and hypertension in pregnant diabetic women may lead to difficulty in exact diagnosis; doubts may arise as to whether the condition is diabetic glomerulosclerosis or more likely pregnancy toxemia in diabetes. If albuminuria precedes hypertension and is present before the 24th week of pregnancy it is probably a true case of diabetes with renal complications. The finding of diabetic retinopathy may be of help in making diagnosis. After the 24th week hypertension and albuminuria may depend on toxemia. However, it is possible for the two conditions to be associated.

As to whether glomerulosclerosis becomes worse or even irreversible with pregnancy is a matter of controversy; however, renal function is definitely seen to improve after delivery (KYLE, 1963).

E. Natural History of the Disease. Diagnosis

It is difficult to foresee the course and the prognosis of initial diabetic nephropathy; one must bear in mind that the renal complication may be present for some 10 years before being clinically evident and that although cases with renal impairment are frequent and precocious, the true K. W. syndrome is rare and appears only in later phases. In our series of 1010 patients the K. W. syndrome was found only in about 5 % of the cases.

The histological lesions and the clinical picture usually progress very slowly; however from anatomopathological checkups it has been seen that in some cases of K. W. syndrome from onset to death may span only a few years (ALLEN, 1951). The late stages of the disease are characterized by severe visual and cardiovascular disorders and death usually results within 2–3 years.

Prognosis will certainly be more favourable if the patient is kept on a strict diet and medical treatment.

Diabetics with nephropathy are often subject to other disorders which complicate the course of the disease and reduce their survival time. One such associated condition is the involvement of large and medium arteries, though no clear relationship between these lesions and capillary lesions has been defined (CASSANO, 1956).

Reports by HATCH et al. (1961) show an association of heart infarction in 35 % of the patients with glomerulosclerosis of the mixed type (nodular and diffuse) and in 12 % of the patients with glomerulosclerosis of the diffuse type.

It is worthwhile pointing out that a deterioration in glomerulosclerosis has been seen when a septic complication arises, as for instance, pulmonary tuberculosis.

Death is usually a result of circulatory insufficiency, uremic coma, heart infarction, cerebral hemorrhage or urinary infection.

Tab. 3: Differential Diagnosis in Diabetic Glomerulosclerosis

	Diabetic Glomerulosclerosis		Membranous or Lobular Glomerulonephritis (Nephrotic Syndrome)	Arteriolosclerosis	Pyelonephritis
	I stage	II stage			
Onset	insidious		fast (insidious)	slow	variable
Hypertension	−	+ +	(+)	+ + +	(+)
Edema	−	+	+ +(+)	−	−
Albuminuria	+	+ +	+ + +	+	(+)
Hematuria	−	−	+	variable	(+)
Pyuria	−	−	−	−	+ + +
Lipoiduria	−	+	+ +	−	−
Azotemia	−	+ +	−	+	(+)
Hypoprotidemia	+	+ +	+ + +	−	−
Hyperlipidemia	+	+ +	+ +(+)	(+)	−
Serum Polysac.	+ +	+ + +	+	(+)	(+)
Fundus Oculi	+	+ + + +	album. hypert. retin	hypert. retin.	normal

In advanced cases the *diagnosis* of the K. W. syndrome can usually be made on the basis of the classic clinical findings already described. But serious difficulties may arise in particular cases.

Initial glomerulosclerosis with no clinical signs can be diagnosed only by an adequate renal biopsy. In a later stage the diagnosis can be made when albuminuria, protein serum pattern and retinal lesions are present. Differential diagnosis with chronic membranous or lobular glomerulonephritis, lupus erythematosus, chronic pyelonephritis, renal arteriolosclerosis and amyloidosis may request also the renal biopsy.

In renal amyloidosis the Congo red test may be of help; in lupus erythematosus it may be necessary to obtain specimens from subcutaneous vessels. Table 3 shows some diagnostic criteria used in distinguishing some of the most important renal conditions.

III. Pyelonephritis

The incidence of pyelonephritis reported in diabetics varies depending on whether the study is carried out on autopsy or biopsy specimens or on the basis of urinary and clinical findings.

Following *autopsy* studies in diabetics JOSLIN, ROOT, WHITE and MARBLE (1959) underlined a rise in incidence of urinary tract infections from 20 % before 1945 to 30 % in 1945–1950 and 40.8 % in 1950–1957. EDMONSON, MARTIN and EVANS in 1947 reported finding acute pyelonephritis in 12.4 % of diabetics and only in 3.2 % of non-diabetics; higher figures, up to 40 %, have been declared by AARSETH (1953) who also took the chronic form into account.

However, the incidence of pyelonephritis is completely different if considered on the basis of histological patterns obtained from *bioptic specimens*. For example in 1961 THOMSEN demonstrated this complication in only 7 out of his 63 patients. FARQUHAR et al. (1959) and SALOMON (1963) also reported a lower frequency of pyelonephritis. BONOMINI, DALMASTRI, MIGLIORI, MOLI and ZUCCHELLI (1964) on the other hand found a frequency of 26.6 %. It should not be forgotten, however, that the biopsy diagnosis refers to the chronic form since biopsy is not advisable in the acute stage; moreover pyelonephritis is evident as focal lesions and may easily be overlooked in histological examinations carried out on small specimens. Actually THOMSEN (1961), BONOMINI et al. (1964) found a dissociation between the histological pattern and the clinical and laboratory data.

The criteria employed in histological diagnosis among other factors may account for the variation in frequency. THOMSEN, for example, used very restrictive criteria; moreover this author suggested that arteriosclerosis itself may be responsible not only for the tubular damage but also for the interstitial parvicellular infiltration. Parvicellular infiltration alone in the histological findings therefore would not be sufficient to diagnose pyelonephritis. KIMMELSTIEL (1968) is of the same opinion.

Figure 9 shows parvicellular infiltration in the interstitium together with evident glomerular lesions.

If diagnosis is to be made on the basis of *bacteriuria* (more than 10^5 bacteria/ml) data from different authors vary considerably. DOGLIOTTI, LENTI and VERCELLONI (1963) found high levels of bacteriuria in diabetics (47 %) and BOSHELL and HUNTER (1961) claimed that bacteriuria was 3 times more frequent in diabetics than in controls. However, the findings of HUVAS and ROCHA (1959) and O'SULLIVAN, FITZGERALD, MEYNEL and MALINS (1961) and O'SEASOHN, LIEBOW and NEWILL (1964) are not in agreement with these findings. Whether bacteriuria is a sign of latent pyelonephritis is still a matter of controversy; according to KIMMELSTIEL, KIM, BERES and WHELMAN (1961) it is too early to make statements in this respect. As far as *leukocyturia* in diabetics is concerned AARSETH (1953) reported finding *pyuria* in 41 % of the males and 25 % of the females. In our series of patients we found significant leukocyturia in 8.8 % of the out-patients and in 12.2 % of the in-patients, with lower frequency in males. As far as we know, there is no information available in diabetes regarding the test with prednisone nor the demonstration of the STERNHEIMER and MALBIN "glitter cells".

Detailed statistical studies on the incidence of pyelonephritis in pregnant diabetics are still lacking (KYLE, 1963).

In brief, on account of the differences in criteria and of the difficulty in diagnosing chronic pyelonephritis, it has not been demonstrated with certainty whether this condition is more frequent in diabetics than in non-diabetics.

A condition facilitating the occurrence of pyelonephritis may be the neurogenic bladder often found in diabetics (ELLENBERG and WILLER, 1967); it is well known that this condition prevents emptying of the bladder and causes stagnation of the urine.

The clinical picture of acute and chronic pyelonephritis shows no special peculiarities in diabetics except for the tendency to be more severe than in normal, therefore requiring more careful therapeutic treatment. However, it should not be forgotten that pyelonephritis is often present whilst showing little or no clinical symptoms. Repeated episodes of apparently cryptogenic high temperature in an aged diabetic should always call attention to the urinary tract.

IV. Papillary Necrosis

Papillary necrosis is a fairly rare condition but is extremely serious and death ensues rapidly. Papillary necrosis severely complicates pyelonephritis. Some very important findings on papillary necrosis in diabetes have been reported by ROBBINS, MALLORY and KINNEY (1946), EDMONSON et al. (1947), MANDEL (1952), AYE (1954), GARRETT, NORRIS and VELLIOS (1954), SILVERMAN and KISSANE (1963), KIMMELSTIEL (1968), and from their observations it would appear that the frequency of this condition in diabetics is associated not only with a higher frequency of pyelonephritis but also with the fact that the course of the disease itself is more severe.

In diabetes, papillary necrosis usually affects middle-aged or older women (especially those over 50 years of age according to GARRETT et al., 1954), the condition is often bilateral and is more frequent in the course of acute pyelonephritis. In 25 % of the cases it is limited to few papillae.

EDMONSON et al. (1947), GARRETT et al. (1954), SILVERMAN and KISSANE (1963) have reported a high percentage of association with glomerulosclerosis whereas BITTAR and MISANIK (1963) rarely found this combination.

The acute and subacute forms are easily distinguished clinically. The acute form may even be fulminating. The symptoms consist of septic fever, lumbar pains sometimes of the colic type, with oliguria, constant signs of renal insufficiency, vomiting, poor general condition, abundant hematuria, pyuria, bacteriuria and the presence of necrotic material in urine. The patient is soon overcome by uremia and coma. Concentrated antibiotic treatment and hemodialysis have lead to improvement and even recovery in a very few cases.

In the subacute form the general conditions are less involved and the urinary symptoms are milder but these usually worsen rapidly. Reports of survival exist in which vast areas of renal medullary sclerosis are described. In the pathogenesis of this condition various factors have been considered, these include the increase in intra-pelvic pressure in cases with obstruction of the urinary tract (especially in men), interstitial edema, worsening of the pyelonephritic infection with the appearance of micro-abscesses and prolonged spasms of the renal arterioles (LAULER, SCHREINER and DAVID, 1960). Each case likely presents with a difference in the pathogenesis: in diabetics the widespread involvement of the renal arterioles leading to ischemic processes probably plays an important role.

When radiography is possible a club-like or ring-like pattern, corresponding to the necrotic papillae, may be observed in addition to a clear cut outline and separation of the papillae and sometimes even numerous erosions not unlike those seen in renal tuberculosis.

V. Therapy

Various therapeutic approaches have been suggested in the treatment of diabetic renal disease on account of the pathogenetic hypotheses and of the clinical features; however, at the moment no real improvement can be expected in the renal conditions, when changes are well established.

The first step to be achieved is a better metabolic balance, even though it has not yet been definitely proved that the poor control of diabetes is one of the main factors in the genesis or in the progress of glomerulosclerosis. The septic complications which are responsible for the deterioration in the conditions of the urinary tract would thus be considerably reduced.

The diet should cover the caloric needs; patients usually reduce their food intake which results in aggravation of hypo-dysprotidemia. SARRE (1959) advises a diet poor in lipids. Evidently this author considers that lipids may in some way cause a further deterioration of the renal conditions.

Metabolic control by insulin therapy is usually easily reached in diabetics with renal disease; in most cases, with the progression of the renal complication, hormone needs drop and the diabetic pattern, if unstable, tends to correct itself. Oral agents must never be used. Derivatives of sulphonylurea are strongly contraindicated and biguanides have not been sufficiently experimented.

REUBI (1961) suggests the prolonged use of heparin or heparinoids to improve the lipidic plasmatic changes. Recently DUNCAN, CULLEN, IRELAND, NOLAN, CLARKE and OLIVER (1968) in retinopathy have proposed the use of clofibrate, up to 2 g per day; in our opinion, before proceeding with the latter drug for the treatment of nephropathy adequate experience is needed in view of the fact that it has been found to have some toxic effects.

Some good results have been obtained with natriuretics in the treatment of edema, but severe hypoprotidemia limits their effect. However, prolonged use of these diuretics in diabetes with renal disease is not advisable, unless suitable control of electrolyte balance is obtained. Plasma sodium, potassium and chloride levels as well as the electrocardiogramme should be frequently checked. The intravenous administration of concentrated human albumin is always recommended.

Some authors who attach great importance to the role of antibodies in diabetic renal disease and the possible deterioration of the condition due to the presence of large antibody molecules in blood, advise cortisone therapy and, whenever possible, discontinuation of insulin treatment. In our opinion to prescribe corticosteroid therapy and even the withdrawal of insulin injections should not be considered a safe procedure, at least until the pathogenetic role of antibodies has been determined; it should not be forgotten that in experimental conditions severe glomerular lesions have been induced by cortisone administration and that in certain aspects these are not unlike some KIMMELSTIEL-WILSON lesions (BLOODWORTH and HAMWI, 1955). So far to our knowledge, no attempt has been made with azathioprine treatment.

Recently anabolizing steroids have been employed and favourable results have been obtained with an improvement not only in the general condition of the patient but also in the hypoprotidemia.

It is worthwhile mentioning, at this point, the therapeutic trend aimed at inhibiting hypophysis activity in these patients. Attempts have been made to perform surgical hypophysectomy, resection of the pituitary stalk, irradiation of the hypophysis and even intrasellar implantation of radioactive material (KINSELL, LAWRENCE, BACH and WEYAND, 1954; LUFT, OLIVERCRONA and SJÖRGREN, 1955; LUFT, 1964; LAWRENCE, BORN, LINFOOT, TOBIAS, KLING and GOTTSCHALK, 1964; FIELD, 1967; IRELAND, PATNAIK and DUNCAN, 1967; LUNDBAEK, MALMROS, ANDERSEN, RASSMUSSEN, BRUNTSE, MADSEN and JENSEN, 1969). Some authors in the past have attempted also adrenalectomy (WORTHAM and HEADSTREAM, 1954; BASTENIE, PIRART and FRANCKSON, 1958). On the whole no definite conclusion can be drawn, from the results achieved, especially regarding adrenalectomy; moreover, the complications of the procedures attempted (meningitis, liquorrhea, etc.) are to be taken into account. There is general agreement that these operations should be performed only on subjects who have not reached the advanced stages and who are able to follow rigidly the prescriptions in the replacement therapy and in the way of life. Only in part of the cases treated a decrease in both albuminuria and hypertension has been obtained, together with an arrest in the evolution of the glomerular lesions. Pituitary suppression is not advisable in the more advanced stage since the general and especially the renal conditions are seen to deteriorate; in effect a reduction in the glomerular filtrate ensues and this may reveal or aggravate renal insufficiency.

In the presence of renal insufficiency all the necessary steps should be made; proteins must be reduced in the diet and if necessary, only the essential aminoacids should be administered together with appropriate lipid, vitamin and carbohydrate supply. Blood transfusion, whenever necessary, must be performed. Guanethidine, methyldopa and other drugs are to be employed in cases of severe hypertension.

The aspecific medical and dietary treatment for renal insufficiency is not dealt with here and the reader is referred to handbooks on nephrology. Too little is known at the moment about hemodialysis in diabetes; it is certainly advisable in cases of acute episodes which cause a rapid worsening of the renal disease (e. g. acute pyelonephritis). It is not yet possible to evaluate the effect of renal transplantation in diabetic nephropathy, since too few data exist in the literature. Cardiac failure is always to be taken into consideration and digitalis is to be administered, whenever required.

When pyelonephritis is superimposed to glomerulosclerosis it is essential to isolate the offending organism in urine and perform the drug sensitivity tests; according to the results high doses of antibiotics should be administered choosing those which are not nephrotoxic. Treatment ought to be continued for sufficient time to obtain sterile culture from urine.

Papillary necrosis, even if diagnosed during life, can rarely be successfully treated since it is usually fatal; however, antibiotic treatment and hemodyalisis should be undertaken as soon as possible.

Literature

AARSETH, S.: Cardiovascular-renal disease in diabetes mellitus, Acta med. Scand. Supp. 281 (1953)
ALLEN, A. C.: So-called intercapillary glomerulosclerosis: a lesion associated with diabetes mellitus; morphogenesis and significance. Arch. Path. *32*, 33 (1941)
ALLEN, A. C.: The kidney. Medical and surgical diseases. New York, Grune and Stratton, 1951
ANDREANI, D. and C. H. GRAY: Serum polysaccharides in diabetes mellitus. Clin. chim. Acta, *1*, 7 (1956)
ANDREANI, D., M. NEGRI and L. CRAMAROSSA: Il rene nel metabolismo dell'insulina. Clin. Ter. *30*, 492, 1964
ANDREANI, D. and G. PAGNI: Le glicoproteine del siero nelle complicanze degenerative del diabete mellito. Rec. Prog. Med., *22*, 161 (1957)
AYE, R. C.: Renal papillary necrosis. Diabetes *3*, 124 (1954)
BAGNET, R.: Étude d'une série de 2000 diabétiques marocains à la consultation du diabète de Casablanca. In: DEMOLE, M.: 4e Congrès de la Fédération internationale du diabète. Médecine et Hygiène, Genf 1961
BARRIE, H. J., C. L. ASZKANAZY and G. W. SMITH: More glomerular changes in diabetes. Canad. Med. Ass. J. *66*, 426 (1952)
BASTENIE, P. A., J. PIRART and J. R. M. FRANCSON: Angiopathie diabétique – rôle possible des corticosurrenales. Trans. III Cong. Int. Diab. Fed., Düsseldorf 1958
BECKER, D. and M. MILLER: Presence of diabetic glomerulosclerosis in patients with hemochromatosis. New Engl. J. Med., *263*, 367, 1960
BELL, E. T.: Renal lesions in diabetes mellitus. Amer. J. Path. *18*, 744 (1942)
– Renal vascular disease in diabetes mellitus. Diabetes *2*, 376 (1953)
BERGSTRAND, A. and H. BUCHT: Electron microscopic investigations on the glomerular lesions in diabetes mellitus. Lab. Invest. *6*, 293 (1957)
BERKMAN, J., H. RIFKIN and G. ROSS: The serum polysaccharides in diabetic patients with and without degenerative vascular disease. J. clin. Invest. *32*, 415 (1953)
BITTAR, E. E. and L. MISANIK: Renal necrotizing papillitis. Amer. J. Med., *34*, 82 (1963)
BLOODWORTH, M. B. JR: Diabetic microangiopathy. Diabetes *12*, 99 (1963)
– Experimental diabetic glomerulosclerosis. II. Arch. Path. *79*, 113 (1965)
– and G. I. HAMWII: Histopathology of experimental glomerular lesions simulating human diabetic glomerulosclerosis. Amer. J. Path. *31*, 167 (1955)
BLUMENTHAL, H. T., A. W. BERNS, C. T. OWENS and Y. HIRATA: The pathogenesis of diabetic glomerulosclerosis. Diabetes, *11*, 296 (1962)
BONOMINI, V., G. P. DALMASTRI, V. MIGLIORI, V. MIOLI and P. ZUCCHELLI: A study of the correlations between renal biopsy and other diagnostic investigations in "primary" and "superimposed" pyelonephritis. Urol. Int. *18*, 58 (1964)
BONTING, S. L., H. DE BRUIN and V. E. POLLACK: Quantitative histochemistry of the nephron. VI. Hydroxyproline in the human glomerulus. J. clin. Invest. *40*, 177 (1961)
BOSHELL, B. R. and E. O. HUNTER: Pyelonephritis in diabetes. Clin. Res., *9*, 25 (1961)

BUTTURINI, U., V. BONOMINI, G. BIANCANI and P. ZUCCHELLI: Osservazioni emodinamiche, funzionali e bioptiche del rene nel diabete mellito dell'età adulta. Giorn. Geront. 7, 12 (1959)
CAMPBELL, G. D.: The Zulù diabetic. In: Demole, M.: 4e Congrès de la Fédération Internationale du Diabète. Médecine et Hygiène, Genf 1961
CAMERINI-DAVALOS, R. A., J. B. CAULFIELD, S. B. REES, O. LOZANO-CASTANEDA, S. NALDJIAN and A. MARBLE: Preliminary observations on subjects with pre-diabetes. Diabetes 12, 508 (1963)
CANTANI, A.: Il ricambio materiale. F. Vallardi, Milano 1875
CASSANO, C.: Rilievi intorno alle vasculopatie distrettuali del diabete mellito. Rif. Med. 11, 3 (1956)
– D. ANDREANI and D. SCAVO: Il diabete mellito nei suoi aspetti medico-sociali, Riv. Infort. Mal. Prof. 48, 504 (1961)
CASSANO, C., A. FABBRINI, C. A. ANDRES, G. A. CINOTTI, C. DE MARTINO and F. MINIO: Functional, light and electron microscopic studies of the kidney in myxoedema. Europ. Rev. Endocrin. 1, 1 (1964)
CLEVE, H., K. ALEXANDER, H. J. MITZKAT, P. NISSEN an I. SALZMANN: Serum Glykoproteine beim Diabetes Mellitus. Diabetologia 4, 48 (1968)
CORCORAN, A. E., R. D. TAYLOR and I. H. PAGE: Functional pattern in renal disease. Ann. Int. Med., 28, 560 (1948)
CREUTZFELDT, W., H. FRERICHS, D. MALSCH and A. MOENCH: Experimentelle Untersuchungen zur Auswirkung einer Nierenschädigung auf den Diabetes Mellitus. Naunyn-Schmied. Arch. exper. Path. Pharmak, 236, 392 (1959)
DACHS, S., J. CHURG, W. MAUTNER and E. GRISHMAN: Diabetic nephropathy. Amer. J. Path. 44, 155 (1964)
DAYSOG, A., H. L. DOBSON and J. C. BRENNAN: Renal glomerular and vascular lesions in prediabetes and diabetes mellitus. Ann. Int. Med. 54, 6, 72 (1961)
DOGLIOTTI, G. C., G. LENTI and A. VERCELLONE: La pielonefrite cronica. Trans. LXIV Cong. Soc. It. Med. Int., Roma 1963
DUNCAN, L. J. P., J. F. CULLEN, J. T. IRELAND, J. NOLAN, B. F. CLARKE and M. F. OLIVER: A three year trial of atromid therapy in exudative diabetic retinopathy. Diabetes, 17, 458 (1968)
EDMONSON, H. A., H. E. MARTIN and N. EVANS: Necrosis of renal papillae and acute pyelonephritis in diabetes mellitus. Arch. Int. Med. 79, 148 (1947)
ELLENBERG, M. and H. WEBER: The incipient asymptomatic diabetic bladder. Diabetes 16, 331 (1967)
ENGELBERG, H., J. GOFMAN and H. JONES: Serum lipids and lipoproteins in diabetic glomerulosclerosis. Metab., 1, 300 (1952)
FAHR, T.: Über Glomerulosklerose. Virchows Arch. Path. Anat. 309, 16 (1942)
FARQUHAR, M. G., J. HOPPER and H. D. MOON: Diabetic glomerulosclerosis: electron and light microscopic studies. Amer. J. Path., 35, 721 (1959)
FARQUHAR, M. G., S. L. WISSIG and G. E. PALADE: Glomerular permeability. J. Exp. Med. 113, 47 (1961)
FIASCHI, E., R. NACCARATO, L. A. SCURO, F. SIRIGU and G. EMANUELLI: On the histogenesis of diabetic nephropathy. Atti V Congr. Ital. Microsc. eletr. Oct. 1965
FIELD, R. A.: Hypophysectomy in diabetic retinopathy in Diabetes Mellitus. Amer. Diab. Ass., New York 1967
FIELD, R. A., C. L. SCHEPENS, W. H. SWEET and A. APPELS: The effect of hypophyseal stalk section on advancing diabetic retinopathy. Diabetes 11, 465 (1962)
FISHER, E. R., E. PEREZ-STABLE, M. AMIDI, M. E. SARVER and T. S. DANOWSKI: Ultrastructural renal changes in juvenile diabetes. J. Amer. Med. Ass. 202, 291 (1967)
FLUME, J. B., C. T. ASHWORTH and J. A. JAMES: An electron microscopic study of tubular lesions in human kidney biopsy specimens. Amer. J. Path., 43, 1067 (1963)

FREEDMAN, P., J. M. PETERS and R. M. KARK: Localization of gammaglobulin in the diseased kidney. Arch. Int. Med., *105*, 524 (1960)
GARRETT, R. A., M. S. NORRIS and F. VELLIOS: Renal papillary necrosis: a clinico-pathologic study. J. Urol. *72*, 609 (1954)
GELLMAN, D., C. PIRANI, J. SOOTHILL, R. MUEHRCKE, W. MADUROS and R. KARK: Structure and function in diabetic nephropathy. Diabetes *8*, 251 (1959)
GUILAK, H. and N. TOUFIGH: The study of diabetes and its complications in Iran. In: LEIBEL, B. S. and G. A. WRENSHALL: On the nature and treatment of diabetes. Excerpta Medica Found., Amsterdam 1965
HALL, G. F. M.: The significance of atheroma of the renal arteries in Kimmelstiel-Wilson syndrome. J. Path. Bact., *64*, 103 (1952)
HAMBURGER, J., G. RICHET, J. CROSNIER, J. L. FUNCK-BRENTANO, B. ANTOINE, H. DUCROT, J. P. MERY and H. DE MONTERA: Nephrology. B. Saunders, Philadelphia 1968
HANSEN, R., K. LUNDBAEK, S. T. OLSEN and H. ØRSKOV: Kidney lesions in rats with severe long-term alloxan diabetes. III. Glomerular ultrastructure. Lab. Inv. *17*, 675 (1967)
HATCH, F. E., M. F. WATT, N. C. KRAMER, A. E. PARRISH and J. S. HOWE: Diabetic glomerulosclerosis. Amer. J. Med. *31*, 216 (1961)
HEPTINSTALL, R. H.: Pathology of the Kidney. Churchill & Co., London 1966
HOUTSMULLER, A. J. and A. L. A. VAN POPPEL: Treatment of diabetic retinopathy with anabolic steroids. Ophthalm. *145*, 185 (1963)
HUVOS, A. and H. ROCHA: Frequency of bacteriuria in patients with diabetes mellitus. New Engl. J. Med. *261*, 1213 (1959)
INTROZZI, P., C. BERNASCONI and L. BUSCARINI: Serum proteins, lipids and protein-bound carbohydrates in vascular complications of diabetes mellitus. Acta med. Scand. *160*, 47 (1958)
IRELAND, J. T., B. K. PATNAIK and L. J. P. DUNCAN: Effect of pituitary ablation on the renal arteriolar and glomerular lesions in diabetes. Diabetes *16*, 636 (1967)
IRVINE, E., J. F. RINEHART, G. E. MORTIMORE and J. HOPPER: The ultrastructure of the renal glomerulus in intercapillary glomerulosclerosis. Amer. J. Path., *32*, 647 (1956)
JAHNKE, K., K. IRMSCHER and K. G. SOLBACH: Zur klinischen und morphologischen Differenzierung der renalen Komplikationen bei Diabetes Mellitus. Klin. Wsch. *42*, 259 (1964)
JOHNSSON, A., J. GOA, S. E. FAGENBERG and B. HOOD: Seromucoid fractions, serum proteins, and lipids in diabetes mellitus. Acta Med. Scand. *174*, 701 (1963)
JOSLIN, E. P., H. ROOT, P. WHITE and A. MARBLE: The treatment of diabetes mellitus. Lea and Febiger, Philadelphia 1959
KARK, R. M. and D. D. GELLMAN: Renal disease in diabetes. In: WILLIAMS, R. H.: Diabetes. P. B. Hoeber, New York 1960
KEEN, H. and C. CHLOUVERAKIS: Urinary albumin excretion and diabetes mellitus. Lancet *II*, 1155 (1964)
KEFALIDES, N. A.: Characterization of the collagen from the capsular and glomerular basement membranes. In: ØSTERMAN, J.: Diabetes. Excerpta Medica Found., Amsterdam 1969
KIMMELSTIEL, P.: Diabetic Nephropathy. In: LOVELL BECKER, E.: Structural basis of renal diseases. New York, P. B. Hoeber, 1968
— O. J. KIM and J. BERES: Studies on renal biopsy specimens, with the aid of electron microscope. Amer. J. Clin. Path. *38*, 270 (1962)
— — — and K. WELLMAN: Chronic pyelonephritis. Amer. J. Med. *30*, 589 (1961)
— and C. WILSON: Intercapillary lesions in the glomeruli of the kidney. Amer. J. Path. *12*, 83 (1936)
KINSELL, L. W., L. LAWRENCE, H. E. BACH and R. D. WEYAND: Hypophysectomy in human diabetes. Diabetes *3*, 358 (1954)
KOSS, L. G.: Hyaline material with staining reaction of fibrinoid in renal lesions in diabetes mellitus. Arch. Path. *54*, 528 (1952)
KYLE, G. C.: Diabetes and pregnancy. Ann. Int. Med., *59*, supp. 3 (1963)

LAIPPLY, T. C., O. EITZEN and F. R. DUTRA: Intercapillary glomerulosclerosis. Arch. Int. Med., 74, 354, 1944
LANNIGAN, R. J., J. D. BLAINEY and D. B. BREWER: Electron microscopy of diffuse glomerular lesion in diabetes mellitus with reference to early changes. J. Path. Bact. 88, 255 (1964)
LAULER, D. P., G. E. SCHREINER and A. DAVID: Renal medullary necrosis. Amer. J. Med. 29, 132 (1960)
LAURENT, T. C.: In vitro studies on the transport of macromolecules through the connective tissue. Fed. Proc. 25, 1128 (1966)
LAWRENCE, J. H., J. L. BORN, J. A. LINFOOT, C. A. TOBIAS, R. P. KLING and A. GOTTSCHALK: Pituitary irradiation with heavy particles in diabetic retinopathy. Trans. V Cong. Int. Diab. Fed., Toronto 1964
LAZAROW, A. and E. SPEIDEL: The chemical composition of the glomerular basement membrane and its relationship to the production of diabetic complications. In: SIPERSTEIN, M. D., A. R. COLWEMM, SR. MEYER and K.: Small blood vessel involvement in diabetes mellitus, Amer. Inst. Biol. Sci. Washington 1964
LENTI, G., A. PELLEGRINI, F. SIRIGU: Indagini sulla nefropatia diabetica. Rass. Med. Sarda 68, 167 (1965)
LONERGAN, P. and S. L. ROBBINS: Absence of intercapillary glomerulosclerosis in the diabetic patients with hemocromatosis. New Engl. J. Med. 260, 367 (1959)
LUFT, R.: In: Discussion on the role of the pituitary in human diabetes and its complications. In: CAMERON, M. P. and M. O'CONNOR: The etiology of diabetes mellitus and its complications, Ciba Found. Coll. End. Churchill & Co., London 1964
– H. OLIVECRONA and B. SJOGREN: Hypophysectomy in man: experiences in severe diabetes mellitus. J. clin. End. Met. 15, 391 (1955)
LUNDBAEK, K.: Longterm diabetes. E. Munksgaard, Kopenhagen 1953; The development of longterm diabetic vascular disease. In: K. OBERDISSE and K. JAHNKE: Diabetes Mellitus. Georg Thieme, Stuttgart 1958; Nephropathy in diabetic subjects. In: LEIBEL, B. S. and G. A. WRENSHALL: On the nature and treatment of diabetes, Excerpta Med. Found., Amsterdam 1965
LUNDBAEK, K., R. MALMROS, H. C. ANDERSEN, J. H. RASMUSSEN, E. BRUNTSE, P. H. MADSEN and V. A. JENSEN: Hypophysectomy for diabetic angiopathy. In: ØSTMAN, T.: Diabetes. Suppl. Excerpta Medica Found., Amsterdam 1969
MACDONALD, M. K. and J. T. IRELAND: The glomerular lesion in idiopathic and secondary diabetes. In: CAMERON M. P. and M. O'CONNOR: The aetiology of diabetes mellitus and its complications. Ciba Found. Coll. End. Churchill, London 1964
MANCINI, A. M., G. A. ZAMPA and G. COSTANZI: Immunological aspects of lesion of diabetic microangiopathy. Proc. 2nd. Int. Congr. Endocrinology, London 1964
MANCINI, A. M., G. A. ZAMPA, G. D. GEMINIANI and A. VECCHI: Experimental nodular "Diabetic-like" glomerulosclerosis in guinea-pigs following long-acting, heterologous insulin immunization. Diabetologia 5, 155 (1969)
MANDEL, E. E.: Renal medullary necrosis. Amer. J. Med. 13, 322 (1952)
MARBLE, A.: Diabetic nephropathy. In: STRAUSS, M. B. and L. G. WELT: Diseases of the kidney. Little, Brown & Co., Boston 1963
– Angiopathy in Diabetes: an unsolved problem. Diabetes 16, 825 (1967)
MCCANCE, R. A. and E. M. WIDDOWSON: Functional disorganization of the kidney in disease. J. Physiol. 95, 36 (1939)
MERIEL, P., C. DARNAUD, Y. DENARD, G. MOREAU, J. M. SUC, J. PUTOIS and P. F. COMBES: La glomerulosclérose diabétique: étude ultra-structurale. Presse Méd. 70, 667 (1962)
MOHNIKE, G., H. JANNERT and H. RICHTER: Über den Eiweißzucker bei Diabetikern. Z. Klin. Med. 153, 114 (1955)
MOHOS, S. C., G. R. HENNIGAR and J. A. FOGELMAN: Insulin induced glomerulosclerosis in the rabbit. J. Exp. Med. 118, 667 (1963)

Moran, T. J., S. M. Kurtz, J. J. Vazquez: Diabetic and cortisone induced renal lesions. Lab. Invest. *11*, 240 (1962)

Muir, H.: The biochemistry of blood vessels. In: Cameron, M. P. and M. O'Connor: The aetiology of diabetes mellitus and its complications, Ciba Found. Coll. End. Churchill & Co., London 1964

Muirhead, E. E., P. O. Montgomery and E. Booth: The glomerular lesions of diabetes mellitus, cellular hyaline and acellular hyaline lesions of intercapillary glomerulosclerosis, as depicted by histochemical studies. Amer. Med. Ass. Arch. Int. Med. *98*, 146 (1956)

Murakami, R.: Beitrag zur Kenntnis der Veränderungen des Nierenkörperchens beim Diabetes Mellitus. Trans. Soc. Path. Jap. *26*, 657 (1936)

Nagy el Mahallawy, M. and M. S. Sabour: Etiological factors in diabetic nephropathy. J. Amer. Med. Ass. *173*, 1783 (1960)

Odin, L. and N. Tornblom: In Discussion on Muir, H., 1964

O'Seasohn, R., I. M. Liebow and V. A. Newill: Incidence of bacteriuria and urinary tract infection in a group of diabetic women. Amer. J. Med. Sc. *247*, 661 (1964)

O'Sullivan, D. J., M. G. Fitzgerald, M. J. Meynell and J. M. Malins: Urinary tract infection – a comparative study in the diabetic and general population. Brit. Med. J. *1*, 786 (1961)

Patrick, R. S., M. A. Marini and A. Lazarow: From MacDonald and Ireland, 1964

Prosnitz, L. R. and G. L. Mandell: Diabetes mellitus among Navajo and Hopi Indians: the lack of vascular complications. Amer. J. Med. Sci. *253*, 96 (1967)

Rees, S. B., R. A. Camerini-Davalos, J. B. Caulfield, O. Lozano-Castaneda, A. Cervantes-Amezcus, J. Taton, D. Pometta, J. P. Krauthammer and A. Marble: Pathophysiology of microangiopathy in diabetes mellitus. In: Cameron M. P. and M. O'Connor: The aetiology of diabetes mellitus and its complications, Ciba Found. Coll. End. N. 15. Churchill & Co., London 1964

Reubi, F.: Néphrologie clinique. Masson et Cie., Paris 1961

Rifkin, H. and M. L. Petermann: Serum and urinary proteins in diabetic glomerulosclerosis. Diabetes *1*, 28 (1952)

Robbins, S. L., G. K. Mallory and T. D. Kinney: Necrotizing renal papillitis: a form of acute pyelonephritis. New Engl. J. Med. *235*, 885 (1946)

Rosenbaum, P., A. A. Kattine and W. L. Gottsegen: Diabetic and prediabetic nephropathy in childhood. Amer. J. Dis. Child. *106*, 83 (1963)

Sabour, M. S., M. K. MacDonald and J. S. Robson: An electron microscopic study of the human kidney in young diabetic patients with normal renal function. Diabetes *11*, 291 (1962)

Salomon, M. I.: Diabetic nephropathy. Metab. *12*, 687 (1963)

Sarre, H.: Nieren-Krankheiten. Georg Thieme Verlag, Stuttgart 1959

Seftel, H. C. and A. R. P. Walker: Vascular disease in South African Bantu diabetics. Diabetologia *2*, 286 (1966)

Shaper, A. G.: The pattern of diabetes in africans in Uganda. In: K. Oberdisse and K. Jahnke: Diabetes mellitus. Georg Thieme Verlag, Stuttgart 1958

Shea, S. M., S. L. Robbins and G. K. Mallory: Diabetic nephropathy. Arch. Path. *68*, 447 (1959)

Shiray, T., G. W. Welsh and E. A. H. Sims: Diabetes mellitus in the chinese hamster. II. The evolution of renal glomerulopathy. Diabetologia *3*, 266 (1967)

Silverman, J. L. and J. M. Kissane: Diabetic glomerulosclerosis in renal papillary necrosis. An autopsy study. Amer. J. clin. Path. *40*, 532 (1963)

Siperstein, M. D., W. Norton, R. H. Unger and L. Madison: Capillary basement membrane width in normal, diabetic and prediabetic patients. In: Österman, J.: Diabetes Excerpta Medica Found., Amsterdam 1969

Sirek, O., A. Sirek and B. S. Leibel: Serum glycoproteins in newborn infant of diabetic mothers. Diabetes *10*, 375 (1961)

SMITH, H. W.: The Kidney – Structure and function in health and disease. Oxford University Press, New York 1951
SPIRO, R. G.: Glycoproteins and diabetes. Diabetes *12*, 223 (1963)
– The structure of the disaccharide unit of the renal glomerular basement membrane. J. biol. Chem. *242*, 4813 (1967)
SPÜHLER, O. and H. U. ZOLLINGER: Die diabetische Glomerulosklerose. Dtsch. Arch. Klin. Med. *190*, 321 (1943)
STARCK, G.: Zur Pathogenese des diabetischen Kapillarschadens. Schw. Med. Wsch., *84*, 1440 (1954)
SYLLABA, J. and J. OPPLIT: Classification du syndrome de Kimmelstiel-Wilson basée sur des expériences cliniques et de recherches biochimiques. In: DEMOLE, M.: 4e Congrès de la Fédération Internationale du diabète. Médecine et Hygiène, Genf 1961
THOMSEN, A. C.: The significance of renal biopsy for the diagnosis of pyelonephritis in diabetic patients. In: WOLSTENHOLME, G. E. W. and M. P. CAMERON Renal Biopsy, Ciba Found Symp. Churchill & Co., London 1961
– The kidney in diabetes mellitus. E. Munksgaard, Copenhagen 1965
WADA, S., S. TODA, Y. OMORI, M. YAMAKIDO and W. G. BLACKARD: The clinical features of diabetes mellitus in Japan as observed in a hospital outpatient clinic. Diabetes, *13*, 485 (1964)
WORTHAM, J. T. and J. W. HEADSTREAM: Adrenalectomy in human diabetes. Effects in diabetics with advanced vascular disease. Diabetes *3*, 367 (1954)
ZAMBONI, L. and C. DE MARTINO: A re-evaluation of the mesangial cells of the renal glomerulus. Z. Zellforsch. *86*, 364 (1968)
ZUBROD, C. G., S. L. EVERSOLE and G. W. DANA: Amelioration of diabetes and striking rarity of acidosis in patients with Kimmelstiel-Wilson lesions. New Engl. J. Med. *245*, 518 (1951)

Diabetic Encephalopathy

By E. RESKE-NIELSEN and K. LUNDBAEK, Aarhus

I. Introduction
II. The Clinical Findings
III. The Pathological Findings
IV. Clinico-Pathological Correlations
V. Comments

I. Introduction

DE JONG in 1950 published a case of juvenile long-term diabetes with severe clinical and histological central nervous system abnormalities and coined the term "diabetic encephalopathy". Apart from this paper very little has been published on the histology of the brain in diabetes during the last decades, and modern textbooks – with the exception of HENKE-LUBARSCH'S (BODECHTEL and ERBSLÖH, 1958) – either ignore the brain or state that there are no cerebral abnormalities in diabetes mellitus (WARREN and LECOMPTE, 1952; JOSLIN, 1959; WILLIAMS, 1960). BODECHTEL and ERBSLÖH (1958), discussing cerebral changes in diabetic coma, state that "a specific diabetic encephalopathy does not exist, not even a characteristic histological pattern". Under the heading "Diabetic Vascular Disease and Softening of the Brain" they mention a special clinical type of juvenile diabetes with multiple cerebral insults, quoting DE JONG's patient (1950) and briefly summarizing some clinical and histological findings in three personally observed cases.

In the course of the last 10–20 years much knowledge has been accumulated on vascular disease in diabetes. It is known that vascular lesions of various organs occur in most patients after they have had diabetes for many years, and there are good reasons to assume that the vascular disease of diabetics is a specific diabetic abnormality (LUNDBAEK, 1953, 1954, 1957).

Peripheral diabetic neuropathy is very common. It has been regarded as due to diabetic angiopathy of the vasa nervorum (FAGERBERG, 1959), but several studies have suggested that it is of dual origin, both vascular and metabolic (STEINESS, 1963; GREGERSEN, 1967, 1968 a, 1968 b; CHRISTENSEN, 1969 a, 1969 b).

For the study of possibly similar changes of the central nervous system it is necessary to concentrate on the conditions in young patients after many years of diabetes. In older patients many other kinds of brain lesions disturb the picture, especially atherosclerotic damage. In young patients, dying in coma after few years of diabetes, the evaluations of the findings are complicated by possible acute changes due to ketoacidosis. The following description is based on clinical and neurological observations in a series of 16 juvenile diabetics, who died without ketosis of their diabetic angiopathy (kidney and/or heart disease). The age of onset of diabetes was 2–18 years (average 7 years). The age at death was 21–43 years (average

31 years), giving an average duration of diabetes of 24 years (RESKE-NIELSEN and LUNDBAEK, 1965).

II. The Clinical Findings

All our patients had diabetic retinopathy. Half of them were blind or nearly blind. Kidney damage and/or heart disease was present in all the patients.

Deep areflexia (often with reduced vibratory sense) was present in all the patients. Half of the patients had mental disturbances, which were severe in a fourth of the cases.

Neurological symptoms and signs included attacks of vertigo, transitory hemiparesis, intellectual impairment, often with pronounced anosognosia and euphoria, dyspraxia, dysdiadochokinesis, bulbar speech disorders, and ortostatic hypotension. However, in 2 of the patients symptoms or signs of neurological disease were absent.

III. The Pathological Findings

Macroscopically one or more of the following changes were observed in about half of the cases: thickened leptomeninges, atrophy of the chiasm, atrophy of the cortex and degenerative changes in the vessels of the circle of Willis. Macroscopic softenings were found in a third of the cases.

At the microscopical examination of the brains several types of pathological changes are found.

The *leptomeninges* are fibrously thickened and infiltrated with lymphocytes and macrophages with PAS-positive and lipid-positive granules in the cytoplasm. The *chiasms* from the blind patients appear as a cicatrix of glial and connective tissue, and in several cases without blindness there are degenerative changes of the myelin sheaths and axis cylinders (fig. 1).

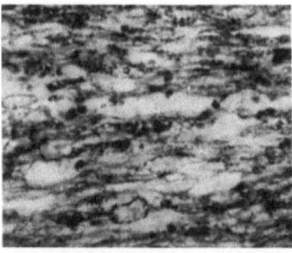

Fig. 1: Chiasma opticum. Severe degeneration of the myelin sheaths (MAHON, high magnification)

All the brains show *diffuse, degenerative changes*. Many ganglion cells have disappeared and the remaining ones show signs of chronic degeneration with accumulation of PAS-positive and lipid-positive, acid-fast break-down products in the cytoplasm (fig. 2). Fluorescence microscopy reveals these products self-fluorescent. These break-down products are seen not only in the ganglion cells but also in the glial cells and in phagocytes around the vessels. Sometimes phagocytes with the same break-down products are seen in the lumina of the vessels.

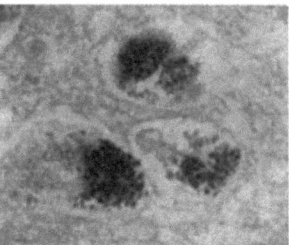

Fig. 2: Ganglion cells with PAS-positive granules in the cytoplasm (PAS-staining, high magnification)

The white matter is swollen with unequally calibrated *myelin sheaths*, sometimes broken up in flakes. The *axis cylinders* may be thin or thickened and are often seen as corkscrewlike structures. The ventricular walls show gliosis and small naked glial nodes. The ependymal cells contain lipid droplets and PAS-positive granules in the cytoplasm. In the basal ganglia, the brain stem and the cerebellum the same diffuse changes are seen.

The *cranial nerves* are often demyelinated in their peripheral, intracranial part, while the central glial part only shows degeneration. The axis cylinders are preserved, but usually somewhat degenerated (fig. 3 a, 3 b).

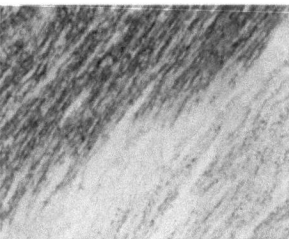

Fig. 3a: A trigeminal nerve. The myelin sheaths of the central glial part is only degenerated and the peripheral part almost totally demyelinated (MAHON, high magnification)

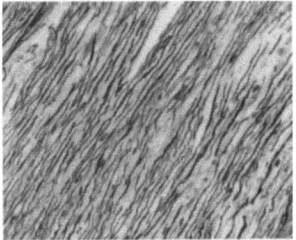

Fig. 3b: The same nerve in axis cylinder-staining. The axis cylinders are only slightly degenerated, both of the glial and peripheral part (DAVENPORT, high magnification)

The *vessels* of the brain reveal pathological changes of varying degrees and character (fig. 4 a, 4 b). The large arteries show small nodular intimal thickenings with PAS-positive and fat-laden phagocytes. Several small arteries and arterioles contain accumulation of either large, bright, fat-laden phagocytes or a rim of lipid products beneath the endothelium or between the intima and the lamina elastica interna. Some arterioles show hyalinosis and the fibrils of the small vessels may be thickened with increased, PAS-positive substans. Focally or diffusely thickened basement membranes of the capillaries are seen in a few cases. Severe homogenous, PAS-positive thickenings of the walls of the vessels are seen only rarely.

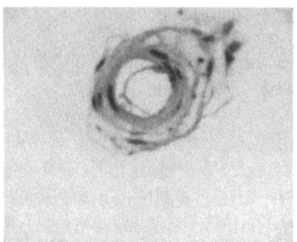 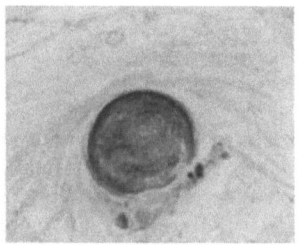

Fig. 4a, 4b: Angiopathy of cerebral vessels. a: A small artery with a rim of lipid products beneath the endothelium (Haematoxylin-eosin, high magnification). b: An arteriole with enormously thickened, homogenous, heavily PAS-positive wall. The lumen is nearly occluded (PAS-staining, high magnification)

The very characteristic vascular abnormality known as *symmetrical pseudocalcinosis* was observed in the globus pallidus and the dentate nucleus of the cerebellum in 9 of the 16 cases examined by us. The pseudocalcifications were severe and localized both to the arteries, the veins and the capillaries. The vessels often had extremely thickened walls and narrowed lumina (fig. 5 a, 5 b).

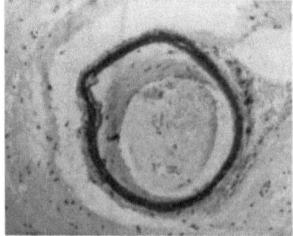 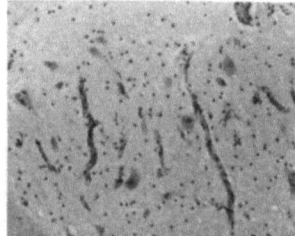

Fig. 5a: A medium-sized artery from globus pallidus with thickened intima and calcified lamina elastica interna and tunica media (Haematoxylin-eosin, low magnification)

Fig. 5 b: Calcified capillaries of the dentate nucleus of cerebellum ("pseudocalcinosis"). The ganglion cells are well preserved (Haematoxylin-eosin, low magnification)

IV. Clinico-Pathological Correlations

We have not been able to demonstrate a correlation between the clinical picture and the diffuse ganglion cell lesions or with the pseudocalcinosis. On the other hand a reasonable correlation was obtained between the clinical symptoms and signs and the number of softenings found at autopsy.

Most of our patients were uremic at the time of death, but the 6 non-uremic patients also showed diffuse degeneration; one of them had areas of softenings and 3 had pseudocalcinosis. There was no apparent correlation between the cerebral abnormalities and the blood pressure or the tendency to hypoglycemic episodes during life.

V. Comments

Surprisingly severe histological changes of the brains were found in 16 young juvenile diabetic patients who had died of one or another manifestation of their diabetic angiopathy after 17 to 36 years of diabetes: diffuse degeneration, pseudocalcinosis, demyelinization, fibrosis of the leptomeninges and angiopathy. The findings described here have been essentially confirmed by later investigators (OLSSON et al., 1968).

Severe symmetrical pseudocalcinosis, as observed in several of our cases, is a rare condition found particularly in some kinds of oligophrenia. A remarkably high and unexplained incidence in myxedema and hypoparathyroidism has often been discussed (ERBSLÖH and BACHNIK, 1958).

The problems are: What is the cause or the nature of the severe and widespread changes in the brains of young long-term diabetes?

It is obvious that the various sequelae of diabetes, e. g. multiple hypoglycemic attacks, hypertension and uremia, may have some significance for the pathological changes observed. However, the correlation between brain pathology and hypertension, uremia and the occurrence of hyperglycemic episodes is poor in our experiences, and – what is perhaps more important – the pathological changes do not look like those of non-diabetic patients with these conditions.

In patients dying of *hyperglycemia,* severe changes of the central nervous system are found consisting of focal or laminar necrosis of one or several layers of the cerebral cortex, Ammon's horn and the striatum. The globus pallidus is intact. The ganglion cells show either acute swelling and chromatolysis or have disappeared altogether (GREENFIELD, 1960). This histological picture is quite different from the one observed in our cases where necrosis was absent and the ganglion cell abnormalities were usually of the chronic type characterized by PAS-positive and lipid cytoplasmic granules.

Arterial hypertension is accompanied by the well-known hypertensive angiopathy in the brain as well as in other organs. In their milder form these changes are not always distinguishable from those seen in long-term diabetics, with or without hypertension. However, muscular hypertrophy and typical reduplication of the internal elastic lamina of the arterioles was not observed in our cases, and it is known that mild hypertensive angiopathy of the brain does not give rise to severe degeneration of the brain.

There are few abnormalities of the brain in *uncomplicated uremia* in young patients. STEEN OLSEN (1961) observed rather slight nerve cell degeneration. This degeneration was seen particularly in the reticular formation and the sensory nerve nuclei. In those of his cases where uremia was combined with hypertension, focal necrosis of the pons was also often observed. Both of those histological pictures are different from the pattern found in our cases.

Severe symmetrical pseudocalcinosis does not seem to have been described in cases of hypoglycemia, arterial hypertension or uremia.

The relationship between the degenerative brain lesions and cerebral vessel angiopathy is not clear. All the patients had some degree of vascular abnormality, but the correlation between the vascular and the neuropathological changes was not striking. The overall impression of diffuse damage to the brain tissue suggests an abnormality too severe to have been caused by the ischemia of the angiopathy *alone*.

It is possible that the lesions observed are caused by a combination of ischemia and a primary diabetic abnormality in the metabolism of the central nervous system. The same hypothesis has been advanced to explain several other neurological findings in diabetic patients, e. g. the paradoxical preservation of vibratory sensibility during ischemia (STEINESS, 1961, 1963), the changes in motor-nerve conduction velocity (GREGERSEN, 1967, 1968 a and b), and the occurrence of cytoid bodies in the nerve fibre layer of the retina giving rise to the soft exudates seen at ophtalmoscopy (ESMANN et al., 1963).

The nature of the primary diabetic abnormality of central (and peripheral) nervous tissue metabolism is unknown, but it may be worth mentioning in this connection that insulin has been shown to influence the carbohydrate metabolism of the brain in vitro (RAFAELSEN, 1961; BUTTERFIELD et al., 1966).

It seems reasonable to assume that the rather uniform pathological picture observed in our series of brains from long-term, juvenile diabetics – diffuse degenerative abnormalities, often with severe pseudocalcinosis or atrophy of the dentate nucleus of cerebellum, demyelinization of the cranial nerves, fibrosis of the leptomeninges and angiopathy – is the result of diabetes mellitus. It varies only in degree from patient to patient and seems to justify the term "diabetic encephalopathy". The individual changes observed are not specific, but they form a characteristic pattern not known in other conditions. The term diabetic encephalopathy is therefore to be understood in the same sense as the term diabetic retinopathy and diabetic nephropathy, i. e. as a histological abnormality caused by many years of diabetes mellitus. It is not possible at the present time to evaluate in detail the various clinical patterns seen when this histological condition is present. It is certainly not suggested, therefore, that the term "diabetic encephalopathy" should be used now to denote any vague constellation of central nervous system and signs in diabetic patients.

Literature

BODECHTEL, G. und F. ERBSLÖH: Die Veränderungen des Zentralnervensystems beim Diabetes mellitus. In: HENKE, F., O. LUBARSCH und R. RÖSSLE: Hdb. d. spez. path. Anat. u. Histol. 13/2, 1717–1739. Springer-Verlag, Berlin–Göttingen–Heidelberg 1958

BUTTERFIELD, W. J. H., M. E. ABRAMS, R. A. SELLS, G. STERBY and M. J. WICHELOW: Insulin sensitivity of the human brain. Lancet *I*, 557 (1966)
CHRISTENSEN, N. J.: Vibratory function and blood flow in the feet of diabetics. Acta med. scand. *185*, 553–559 (1969a)
- Spontaneous variations in resting blood flow, postischemic peak flow and vibratory perception in the feet of diabetics. Diabetologia *5*, 171–178 (1969b)
DE JONG, R. N.: The nervous system complications in diabetes mellitus with special reference to cerebrovascular changes. J. Nerv. Ment. Dis. *111*, 181–206 (1950)
ERBSLÖH, F. und H. BOCHNIK: Symmetrische Pseudokalk- und Kalkablagerungen im Gehirn. In Henke, F., O. Lubarsch und R. Rössle: Hdb. d. spez. path. Anat. u. Histol. 13/2, 1769 bis 1809. Springer-Verlag, Berlin–Göttingen–Heidelberg 1958
ESMANN, V., K. LUNDBAEK and P. H. MADSEN: Types of exsudates in diabetic retinopathy. Acta med. scand. *174*, 375–384 (1963)
FAGERBERG, S. E.: Diabetic neuropathy. Acta med. Scand., Suppl. 345 (1959)
GREENFIELD, J. G.: Neuropathology. p. 245–247. E. Arnold, London 1960
GREGERSEN, G.: Diabetic neuropathy: Influence of age, sex, metabolic control and duration of diabetes on motor conduction velocity. Neurology *17*, 972–980 (1967)
- Vibratory perception threshold and motor conduction velocity in diabetics and non-diabetics. Acta med. Scand. *183*, 61–65 (1968a)
- Variations in motor conduction velocity produced by acute changes of the metabolic state in diabetic patients. Diabetologia *4*, 273–277 (1968b)
JOSLIN, E. P.: The treatment of diabetes mellitus. 10th Ed. Lea & Febiger, Philadelphia 1959
LUNDBAEK, K.: Long-term diabetes. E. Munksgaard, Kopenhagen 1953
- Diabetic angiopathy. Lancet *I*, 377–379 (1954)
- Das spätdiabetische Syndrom – Angiopathia diabetica. Ergebn. d. inn. Med. 8, 1–75. Springer-Verlag, Berlin–Göttingen–Heidelberg 1957
MARCHAL (DE CALVI): Recherches sur les accidents diabétiques. Paris 1864
OLSSON, Y., J. SÄVE-SÖDERBERGH, P. SOURANDER and L. ANGERVALL: A patho-anatomical study of the central and peripheral nervous system in diabetes of early onset and long duration. Path. Europ. *3*, 62–79 (1968)
RAFAELSEN, O. J.: Studies on a direct effect of insulin on the central nervous system. Metabolism *10*, 99–114 (1961)
RESKE-NIELSEN, E. and K. LUNDBAEK: Pathological changes in the central and peripheral nervous system in young long-term diabetics. I. Diabetic encephalopathy. Diabetologia *1*, 233–41 (1965)
SEEGEN, J.: Der Diabetes Mellitus. A. Hirschwald, Berlin 1893
STEEN OLSEN: The brain in uremia. E. Munksgaard, Kopenhagen 1961
STEINESS, I.: Influence of diabetic status on vibratory perception during ischemia. Acta med. Scand. *170*, 319–338 (1961)
- Diabetic Neuropathy. Acta med. Scand., suppl. 394 (1963)
WARREN, S. and P. M. LECOMPTE: The pathology of diabetes mellitus. Lea & Febiger, Philadelphia 1952
WEINSTEIN, E. A. and H. DOLGER: External ocular muscle palsies occurring in diabetes mellitus. Arch. Neurol. Psych. *60*, 597–603 (1948)
WILLIAMS, R. H. (Ed.): Diabetes by 54 authors. Paul B. Hoeber, New York 1960

Die Beteiligung der Haut beim Diabetes mellitus

Von C. Schirren, Hamburg

I. Einleitung
II. Uncharakteristische Hauterscheinungen
III. Charakteristische Hauterscheinungen
   A. Ekzem
   B. Mykosen
   C. Pyodermien u. ä.

D. Pruritus
E. Xanthose
F. Pathologische Gefäßveränderungen
IV. Nebenwirkungen der Diabetes-Therapie
V. Schlußbetrachtung

I. Einleitung

Im Zeitalter zunehmender Spezialisierung wird die Diagnose einer Erkrankung vermehrt durch Laboratoriumsuntersuchungen gestellt. Dabei muß die klinische Beobachtung durch den Arzt immer mehr in den Hintergrund treten, wenn man nicht zu berücksichtigen weiß, daß auch eine Laboratoriumsuntersuchung stets „gezielt" durchgeführt werden muß, wenn sie ein sinnvolles Ergebnis zeitigen soll. Es ist also nach wie vor als unbedingte Voraussetzung jeder Diagnosestellung anzusehen, daß der Arzt über eine ausreichende Gabe der klinischen Beobachtung verfügt. Reinwein hat sich während seiner langen Tätigkeit als akademischer Lehrer stets erneut mit diesem Problemkreis beschäftigt und Generationen von heranwachsenden Ärzten auf die „Beobachtung und Erfahrung als Grundlage der Heilkunde und der Medizin" aufmerksam zu machen versucht; er wollte damit zeigen, daß nur eine Synthese von klinischer Beobachtung und ausreichender Würdigung des Fortschritts experimenteller Forschung dem Nutzen des kranken Menschen dienen kann.

Vor diesem Hintergrund muß es verstanden werden, wenn gerade am Beispiel der Hauterscheinungen bei Diabetes mellitus auf die Notwendigkeit der klinischen Beobachtung hingewiesen wird. Denn gerade diese Erkrankung ist dazu geeignet, auf Grund der morphologischen Hautveränderungen, d. h. auf Grund der klinischen Beobachtung den Hinweis auf das Vorliegen eines Diabetes mellitus zu geben; die Bestätigung wird dann durch die gezielte Laboratoriumsuntersuchung erbracht.

In welchem besonderen Ausmaß der mit den Symptomen an der Haut vertraute Arzt den Verdacht auf das Vorliegen eines Diabetes mellitus aussprechen kann, möge aus einer Zusammenstellung von Schirren und Schur (1970) hervorgehen. Danach konnte bei 18787 stationären Patienten der Hamburger Dermatologischen Universitätsklinik (1951–1965) in 376 Fällen eine gleichzeitig vorhandene Störung des Inkretoriums festgestellt werden. 272mal lag ein Diabetes mellitus vor; in 40,4 % dieser Fälle – d. h. in 110 Fällen – führten die Hauterscheinungen zur Diagnose des Diabetes mellitus (Tab.1). Das ist ein sehr bemerkenswerter, hoher Prozentsatz, wenn man bedenkt, daß alle Patienten vorher zum Teil durch die Hände zahlreicher Ärzte gegangen waren, ohne daß auch nur in einem einzigen

Falle der Verdacht auf das Vorliegen eines Diabetes mellitus aufgekommen wäre; dabei boten diese Patienten neben den dermatologischen Affektionen, die den mit dieser Symptomatik Vertrauten sofort zur richtigen Diagnose führen mußten, u. a. auch das Polydipsie-Phänomen. Der Wert der klinischen Beobachtung von Haut-Symptomen wird damit sehr deutlich. Darüber hinaus ist zu beachten, daß die entzündlichen und die durch Bakterien und Pilze verursachten Hauterkrankungen mit 46 Fällen (Tab. 1) $^2/_3$ aller Beobachtungen mit sog. charakteristischen Hauterscheinungen ausmachen.

Tab. 1: Übersicht der Hauterscheinungen, die zur Diagnose eines Diabetes mellitus führten

Hauterkrankung	Zahl der Patienten
vulgäres Ekzem	19
Pyodermien	7
Pruritus	6
entzündliche Phimose	13
Candidamykose	1
Angiopathia diabetica	9
Nekrobiosis lipoidica	7
Xanthomatose	6
Summe der charakteristischen Erscheinungen	68
Summe der uncharakteristischen Erscheinungen	42
Gesamtsumme	110

II. Uncharakteristische Hauterscheinungen

Eine Aufteilung in *charakteristische* und *uncharakteristische* Hauterscheinungen erfolgte, um die Bedeutung von bestimmten, fast regelmäßig zur Diagnose führenden bzw. sogar pathognomonischen Hautveränderungen herauszustellen. Als *uncharakteristisch* werden solche Hauterscheinungen bezeichnet, die in keinem Zusammenhang zur Grundkrankheit des Diabetes mellitus stehen und deren Auftreten bei Diabetes mellitus unter dem Gesichtspunkt der Zufälligkeit gesehen wird. Tabelle 2 zeigt den hohen Anteil von charakteristischen und uncharakteristischen Hautveränderungen bei Diabetes mellitus. Die Summe beider Gruppen kann nicht mit der Gesamtzahl der Patienten übereinstimmen, weil bei einer Reihe von Patienten mehrere der genannten Diagnosen gleichzeitig vorhanden waren; das betrifft sowohl die Krankheitsbilder innerhalb der beiden Hauptgruppen als auch die Möglichkeit eines Übergreifens von der einen auf die andere Hauptgruppe.

Ein Überblick der zahlenmäßigen Häufung von Dermatosen der verschiedensten Art bei Diabetes mellitus ergibt, daß man in etwa 60–90 % aller Fälle von Diabetes mellitus mit derartigen Komplikationen zu rechnen hat; es wird ganz bewußt von Komplikationen gesprochen, weil jede einzelne Dermatose für sich

Tab. 2: Übersicht von *charakteristischen* und *uncharakteristischen* Hautveränderungen bei 272 Patienten mit Diabetes mellitus

Charakteristische Hautveränderungen	Zahl der Erkrankungen	Uncharakteristische Hautveränderungen	Zahl der Erkrankungen
vulgäres Ekzem	58	allergische Dermatosen	46
Balanitis, Phimose, Condylomata	32	Erythematosquamöse Dermatosen	26
Pyodermien, Furunkulose	31	Geschwülste	26
Pruritus	15	Dermatomykosen	26
Candidamykose	5	Ulcus cruris varicosum	22
Angiopathia diabetica	33	Viruserkrankungen der Haut	10
Rubeosis diabetica	2	Balanitis (plasmozellularis, xerotica)	7
Nekrobiosis lipoidica	8	blasenbildende Dermatosen	6
Xanthomatosen	7	sonstige Dermatosen	27
Summe	191	Summe	196

geeignet ist, den Verlauf des Diabetes zu beeinflussen. Nach ZIERZ manifestieren sich diese Dermatosen zu ca. 80 % bereits in den ersten 5 Jahren nach Auftreten des Diabetes mellitus; das bedeutet einerseits, daß man gerade in den ersten Jahren auf eine Beteiligung der Haut zu achten hat; die Hautveränderungen zählen also zu den Früherscheinungen des Diabetes. Andererseits wird damit herausgestellt, welche besondere Beachtung der Diagnostik eines Diabetes mellitus lediglich aus bestimmten Hautveränderungen zukommt (vergl. Tab. 1 und 2). Eine Übersicht der Häufung von Dermatosen in den einzelnen Lebensaltergruppen entspricht weitgehend der Altersverteilung des Diabetes in der Gesamtbevölkerung, wie sie von SCHLIACK angegeben worden ist (Tab. 4).

Tab. 3: Übersicht der Beziehungen zwischen Dauer des Diabetes mellitus und Häufigkeit der Dermatosen und der Angiopathia diabetica

Dauer des Diabetes (in Jahren)	Zahl der Dermatosen	Zahl der Fälle mit Angiopathia diab.
0–1	127	18
2–5	50	4
6–10	26	3
11–15	14	2
16–20	6	1
21–25	4	1
26–30	2	2
über 31	2	–
Summe	231	31

Tab. 4: Übersicht der Beziehungen zwischen Dermatosen und Angiopathia diabetica in Abhängigkeit zum Lebensalter

Lebensalter (in Jahren)	Zahl der Dermatosen	Zahl der Fälle mit Angiopathia diab.
1–10	1	–
11–20	5	–
21–30	8	–
31–40	2	–
41–50	25	–
51–60	51	5
61–70	78	10
71–80	52	13
81–90	9	3
Summe	231	31

III. Charakteristische Hauterscheinungen

A. Ekzem

Zu den charakteristischen Dermatosen zählt vor allem das *vulgäre Ekzem,* das in seiner Häufigkeit alle anderen Dermatosen übertrifft (Tab. 2). Gerade das Ekzem führt in einem hohen Prozentsatz auf Grund der morphologischen Erscheinungen zur Diagnose eines Diabetes mellitus. Man kann keine für den Diabetes mellitus spezifische Ekzemform herausstellen; die Störung des Zuckerstoffwechsels ist dementsprechend auch nicht als ursächliches Agens anzusehen, sondern sie muß vielmehr im Sinne eines Dispositionsfaktors beurteilt werden. BLOCH (1908) hat hierzu die Meinung vertreten, daß die im Zusammenhang mit einem Diabetes mellitus auftretende Dermatose durch eine Umstimmung des Terrains bedingt sei. JADASSOHN stellte die allgemeine Abwehrschwäche des Organismus mit nachfolgender Resistenzabnahme des Körpers gegenüber den Ursachen des Ekzems in den Vordergrund. BREHM und SANEI glauben demgegenüber für das gemeinsame Auftreten von vulgärem Ekzem und Diabetes mellitus ein zufälliges Zusammentreffen nicht ausschließen zu können.

Es ist in diesem Zusammenhang von besonderer Bedeutung, die einschlägigen Untersuchungen zur Frage einer Beziehung zwischen Hautzucker- bzw. Schweißzucker-Gehalt und Diabetes mellitus einer kritischen Betrachtung zu unterziehen. URBACH (1932, 1933) hatte für den Diabetiker einen freien Hautzuckergehalt von 150–200 mg%/o und darüber ermittelt, während er als normal einen Wert von ca. 60 mg%/o angab; er stellte darüber hinaus eine Abhängigkeit von der Schwere des Diabetes mellitus fest. Bei Patienten mit hartnäckigen Pyodermien, Ekzemen und Pruritus beobachtete er weiterhin eine allgemeine Erhöhung der Hautzucker-Nüchternwerte und einen pathologischen Ausfall der Blutzucker-Belastungskurven.

Diese Beobachtungen sind vor kurzem von WEITGASSER und KLIMA (1968) nachgeprüft worden. Sie fanden beim mikrobiellen Ekzem in etwa 36%/o sicher positive Befunde beim Tolbutamid-Test, in 36 % fragliche Befunde, beim vulgären Ekzem dagegen sahen sie nur in 4 % einen positiven Befund und in etwa 3–4 % unsichere Befunde – in 93 % waren die Befunde dagegen negativ. Die sich aus diesen Befunden ergebende strenge diätetische bzw. in einer Reihe von Fällen durchgeführte medikamentöse (orale Antidiabetica) Behandlung der Betroffenen führte überzeugend zur rascheren Abheilung der Hauterscheinungen. Die pathogenetische Bedeutung eines erhöhten Haut- und Schweißzuckergehaltes ist von SEITZ (1919), HERMANS und HOGERZIJL (1930), von ENGELHARDT und HAUPT (1933) betont worden; man muß hierzu allerdings sagen, daß die meisten Arbeiten älteren Datums sind. Eine grundsätzlich andere Einstellung zur Bedeutung des Hautzuckers und zu seinem „wahren" Gehalt nimmt W. SCHULZE ein, der sich sehr eingehend mit dieser Problematik vor allem unter Berücksichtigung der verschiedenen Bestimmungsmethoden auseinandergesetzt hat. Er ist dabei zu dem Resumée gekommen, daß keine der bisher in der Literatur angegebenen Zuckerbestimmungsmethoden (einschließlich der hochempfindlichen enzymatischen Bestimmung) in der Lage sei, eine zuverlässige Aussage über den wahren Zuckergehalt der Haut zu machen. SCHULZE weist darüber hinaus darauf hin, daß erhebliche Fehlerquellen mit der Entnahme und der Verarbeitung der Haut verbunden sind. Er zieht die Schlußfolgerung, daß man aus den bisherigen Ergebnissen keine Störung des Kohlenhydratstoffwechsels der Haut ableiten könnte. Seine Äußerungen gründen sich auf sehr umfangreiche eigene experimentelle Untersuchungen. Die von SCHULZE getroffenen Feststellungen mögen gerade vor dem Hintergrund der unterschiedlichen Ergebnisse einzelner Autoren bei verschiedenen Untersuchungsmethoden durchaus berechtigt sein; es sollte jedoch nicht übersehen werden, daß die ekzematischen Hauterscheinungen beim Diabetes mellitus aus klinischer Sicht eine deutliche Abhängigkeit von der Kohlenhydratstoffwechselstörung des Gesamtorganismus zeigen.

Auch der Schweißzuckergehalt ist verschiedentlich untersucht worden. CARRIÉ und KÖNIG (1936) fanden eine Erhöhung beim Diabetes mellitus; der höchste Gehalt an Zucker wurde in den Schweißdrüsen der Achselhöhlen nachgewiesen. Im Gegensatz dazu fanden MÄHR, NEUMANN und GEORGI (1968) bei der enzymatischen Bestimmung mit Hilfe von Glukoseoxydase keinen statistisch zu sichernden Unterschied in der Höhe des Schweißglukosespiegels bei Personen mit normalem und erhöhtem Blutglukosegehalt. Auch zwischen Blutzucker- und Speichelglukose-Spiegel konnte keine statistisch-sichere Korrelation hergestellt werden. Es muß hierzu allerdings gesagt werden, daß die von MÄHR, NEUMANN und GEORGI gegebenen Aufstellungen in der Normalgruppe einen mittleren Speichel-Glukosegehalt von 0,3 mg % (0–1,0 mg %) ergab, während bei 51 Diabetes-Patienten mit Blutzuckerwerten von 128–626 mg % ein mittlerer Speichel-Glukosegehalt von 3,1 mg % (0–14,4 mg %) vorlag; die statistischen Resultate zeigten sich dann mit dem U-Test und dem Rangkorrelationstest.

Eine kritische Würdigung der vorstehend wiedergegebenen Äußerungen zum Fragenkomplex eines möglichen pathogenetischen Zusammenhanges zwischen der diabetischen Stoffwechsellage bzw. einer Störung derselben im Sinne eines Diabetes mellitus und den dabei zu beobachtenden ekzematischen Erscheinungen an der Haut kann daher nur zu der Schlußfolgerung führen, daß mit Hilfe der Glukosebestimmung in der Haut, im Schweiß und im Speichel eine Klärung nicht herbeigeführt zu werden vermag. Inwieweit eine Bestimmung anderer Substanzen, die ebenfalls

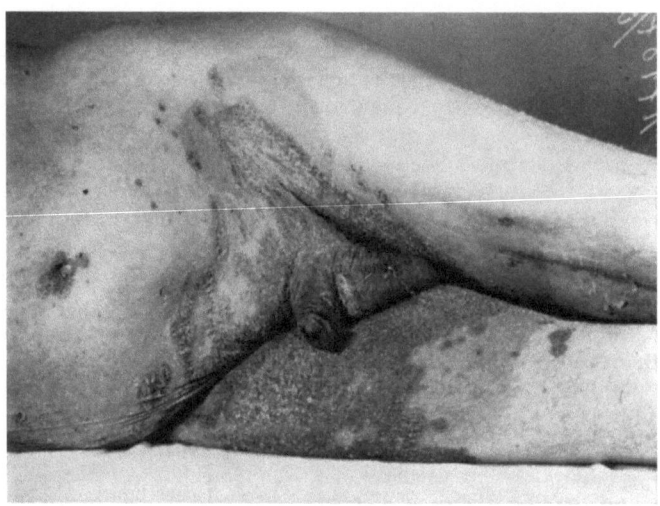

Abb. 1: Genitalekzem mit Befall der intertriginösen Partien bei Diabetes mellitus. Ausbreitung auf die angrenzenden Bezirke der Oberschenkel mit bakteriellen Streuherden am übrigen Körper

beim Diabetes mellitus eine Rolle spielen, hier zu einer besseren Lösung der anstehenden Problematik beitragen kann, wird die Zukunft zeigen müssen; soviel wird man allerdings mit Recht sagen dürfen: Weitere Glukosebestimmungen dürften überflüssig sein. Es sei an dieser Stelle daran erinnert, daß URBACH neben der Speicherungsfähigkeit der Haut für Zucker auch den unabhängigen intermediären Kohlenhydratstoffwechsel der Haut nachgewiesen hatte; dieses Resultat findet eine sehr wesentliche Stütze in den Befunden von WOHNLICH, der die glukoplastische Fähigkeit der Haut zum Aufbau von Glykogen aus Milchsäure bewies. BRAUN-FALCO (1958) konnte darüber hinaus histochemisch Phosphorylase in der menschlichen Haut feststellen. Die pathogenetischen Beziehungen zwischen Kohlenhydratstoffwechsel und den Dermatosen (Ekzem) müssen aber dennoch weitgehend ungeklärt gelten. Ein Zusammenhang zwischen Diabetes mellitus und anderen Ekzemformen, wie z. B. dem seborrhoischen Ekzem wird immer wieder in der Literatur diskutiert, ohne daß sich hierfür jedoch ein exakter Beweis ergeben hätte (GROSS und MCCARTHY, 1965).

B. Mykosen

Unter den Mykosen sind die durch Hefepilze verursachten oder mitbedingten Dermatosen zu den *charakteristischen Hauterscheinungen* zu rechnen; man erwartet z. B. bei einem Genitalekzem oder bei einem intertriginösen Ekzem des Diabetikers geradezu den mykologischen Kulturnachweis: Candida albicans. Es sei ausdrücklich darauf verwiesen, daß derartige Befunde nur kulturell, nicht jedoch mikroskopisch zu erheben sind. Im allgemeinen wird man in 1,8 % der Fälle von Hauterscheinungen bei Diabetes mellitus mit dem Auftreten von Hefemykosen zu rechnen haben (SCHIRREN; JUNG, 1956). Es leuchtet ein, daß vor allem für die Besiedlung mit Hefepilzen eine Abhängigkeit von der Nährbodenverbesserung durch ein verstärktes Angebot an Zuckern nicht nur im Bereich der Diskussionsmöglichkeiten liegt, sondern durchaus realisierbar erscheint. Im Gegensatz dazu haben SCHULZE und KUNZ direkte Störungen im Stoffwechsel der einzelnen Zelle bzw. Kreislaufstörungen im Sinne einer stärkeren Erregbarkeit der Endstrombahn im Hautgebiet (GOTTRON) in den Vordergrund gestellt. Candidamykosen finden sich unabhängig davon vor allem in den intertriginösen Partien, d. h. in einem Milieu, das alkalisch reagiert, in dem der Schutz des Säuremantels der Haut durchbrochen ist (MARCHIONINI) und in dem durch mangelhafte Belüftung und durch die Zersetzung des Schweißes der Nährboden für alle Hefepilze als geradezu *ideal* angesehen werden muß. Die Therapie hat also diesen Gegebenheiten Rechnung zu tragen, indem sie austrocknende Maßnahmen zur Anwendung bringt.

C. Pyodermien u. ä.

Pyodermien treten beim Diabetes mellitus sehr oft in Form einer Furunkulose auf, so daß allein aus dem morphologischen Substrat der Verdacht auf das Vorliegen einer Zuckerstoffwechsel-Störung erwachsen sollte. Die Erscheinungen zeigen eine besondere Neigung, im Nacken und in der Ano-Genital-Region aufzutreten; die Möglichkeit der Entwicklung einer Phlegmone bei Verkennung der Diagnose ist sehr ins Auge zu fassen. Pathogenetisch muß man berücksichtigen, daß für den Diabetiker eine schlechtere Phagocytose der Leukozyten nachgewiesen ist und daß außerdem der bakterizide Effekt des Diabetiker-Blutserums herabgesetzt ist (HORSTER, KESTERMANN und VOGT; KNOLLE). Das bedeutet eine Vielzahl von Faktoren, die das Auftreten von Pyodermien beim Diabetes mellitus begünstigen können; denn die diabetische Stoffwechselsituation wird durch alle eitrigen Prozesse regelmäßig verschlechtert (Abb. 2). Jede Furunkulose kann durch gezielte antibiotische

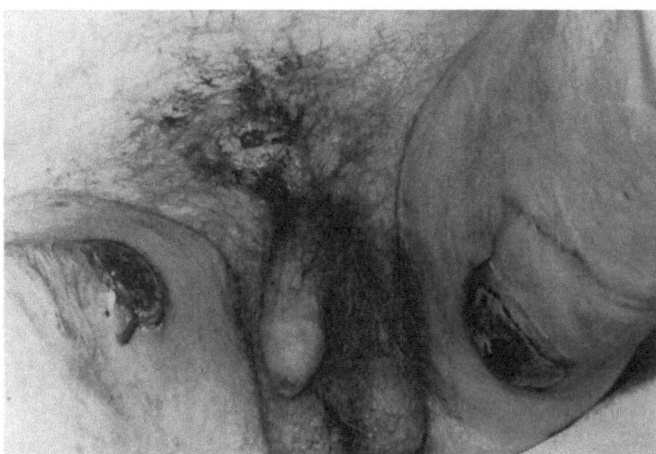

Abb. 2: Karbunkel im Genitalbereich bei einem 69jährigen Mann. Anhand dieser Hautveränderungen wurde die Verdachtsdiagnose Diabetes mellitus gestellt und bestätigt

Therapie relativ schnell zur Abheilung gebracht werden, wobei gleichzeitig Insulin eingespart und die diabetische Stoffwechsellage gebessert wird. Die Insulinreduzierung beruht darauf, daß eine Inaktivierung durch bakterielle Stoffwechselprodukte nicht mehr erfolgen kann.

Entzündliche Erkrankungen im Genitalbereich bzw. deren Folgezustände *(Balanitis, Phimose, Condylomata acuminata)* müssen ebenfalls unter diesen Gesichtspunkten gewürdigt werden. Durch ROLLO (1801) wurden wir erstmals auf die Bedeutung dieser Faktoren aufmerksam gemacht. Es steht außer Frage, daß primär die Besiedlung des Präputialsackes mit Mikroorganismen eine besondere Rolle spielt, wobei es dann im Zusammenhang mit der Stagnation von zuckerhaltigem Urin zu einer milchsauren und essigsauren Gärung kommt, die für die entzündlichen Veränderungen im Sinne einer Balanitis und Balanoposthitis verantwortlich zu machen ist (GRÜBLER). HAUSER macht hier außerdem eine Änderung der peripheren Durchblutung und dadurch bedingte Terrainänderungen verantwortlich. Es leuchtet ein, daß derartige entzündliche Erkrankungen des Präputiums die Entwicklung einer Phimose nach sich ziehen müssen, wodurch es zu einem Circulus vitiosus kommt. Im Gefolge dieser Krankheitszustände fehlen dann auch die Condylomata acuminata nicht (TESCHEMACHER, 1883).

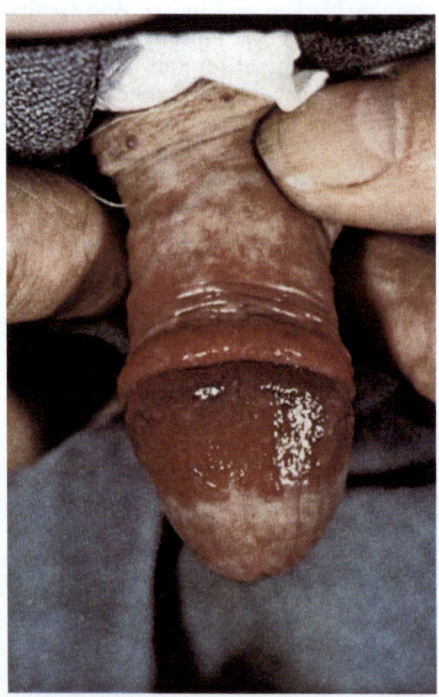

Abb. 3: Balanitis bei Diabetes mellitus. Zu beachten ist vor allem die scharf abgesetzte Rötung der entzündlichen Veränderungen, die sich deutlich gegenüber den noch nicht befallenen, unveränderten Partien absetzt. Befallen ist sowohl die Glans penis als auch das Präputium. Mykologischer Befund: Candida albicans

Therapeutisch kommt bei Balanitis, Phimose und Condylomata acuminata ausschließlich eine operative Korrektur mit Circumcision in Betracht; auf diese Weise werden hygenisch einwandfreie Verhältnisse geschaffen, die eine Abheilung bedingen und Rezidive verhindern.

D. Pruritus

Der Pruritus beim Diabetes mellitus gilt als ein Symptom, das ähnlich wie die Polydipsie geradezu als pathognomonisch anzusehen ist, wenngleich die Angaben über die Häufigkeit dieses Symptoms sehr schwanken. ZIERZ spricht davon, daß der Pruritus „eine der häufigsten Hauterscheinungen beim Diabetes mellitus" sei, GREENWOOD beobachtete in 7% seiner 500 Diabetiker einen Pruritus, während GOTTRON in 43% bei weiblichen Diabetes-Patienten einen Pruritus vulvae feststellte.

Wir müssen zwei verschiedene Formen des Pruritus bei Diabetes mellitus unterscheiden:
1. Pruritus generalisatus,
2. Pruritus circumscriptus (Pruritus vulvae, Pruritus genito-analis).

Der generalisierte Pruritus ist vornehmlich bei älteren Patienten zu beobachten. Die Haut des alten Menschen ist allerdings schon von ihrer trockenen, fettarmen Beschaffenheit her für das Auftreten eines Juckreizes prädestiniert. Ein Zusammenhang zwischen Schweregrad des Pruritus und Schweregrad des Diabetes mellitus läßt sich nicht herstellen. So ist es ohne weiteres möglich, daß ein Patient mit relativ leichtem Diabetes mellitus einen sehr quälenden, schwer zu beeinflussenden Pruritus aufweist, während bei einem anderen Patienten ein schwerer Diabetes mellitus vorliegt, ohne daß gleichzeitig ein Pruritus besteht. (ZOLL; GÜLDEN). Man sollte zudem berücksichtigen, daß der Pruritus – ähnlich wie bei Lebererkrankungen – auch beim Diabetes mellitus ein sog. Frühsymptom sein kann.

Der umschriebene Pruritus pflegt in der Regel als Pruritus vulvae oder als Pruritus ano-genitalis aufzutreten und betrifft vor allem das weibliche Geschlecht. Es darf nicht übersehen werden, daß sein Auftreten durch die Möglichkeit einer Benetzung mit dem zuckerhaltigen Urin und die Zersetzung desselben an der Vulva erheblich begünstigt wird.

Für beide Pruritusformen ist die Kenntnis der Tatsache von besonderem Wert, daß mit sachgerechter Einstellung des Diabetes mellitus und fortlaufender guter diätetischer/medikamentöser Führung der Patienten eine Lokalbehandlung des Pruritus entfallen kann, weil er dann schlagartig zu verschwinden pflegt. Über die Ursache des Pruritus bei Diabetes mellitus wird heute allgemein die Auffassung vertreten, daß eine Autointoxikation vorliegt, wie man sie auch bei Lebererkrankungen findet.

Die alte Hypothese (URBACH), wonach Glukose, Aceton, Acetessigsäure oder Cholesterin einen Pruritus auslösen könnten, ist verlassen worden. Die Auslösung des Juckreizes erfolgt offenbar durch eine Freisetzung von Histamin, die entweder direkt oder unter Vermittlung des Nervensystems vor sich geht. Nach SHELLEY und ARTHUR liegen an der epidermo-cutanen Grenze spezifische Rezeptoren, die aus myelinfreien Terminalfasern bestehen; den adäquaten Reiz für diese Rezeptoren bilden proteolytische Fermente, d. h. Endopeptidasen.

E. Xanthose

Als Xanthosis diabetica wird eine Verfärbung der Haut mit gelblichem Colorit ohne Einlagerung von Cholesterin bzw. Lipiden in die Haut bezeichnet, deren Beschreibung auf von NOORDEN zurückgeht. Die Lokalisation ist vornehmlich auf das Gesicht, meistens auf den Nasenrücken und die Nasolabialfalten, auf die Handteller und Fußsohlen ausgerichtet. Es besteht allgemeine Übereinstimmung, daß die Xanthosis *exogen* bedingt ist. Eine interessante klinisch-experimentelle Studie von MÄHR und FORMANEK (1958) hat ergeben, daß ein Überangebot an karotinhaltiger Nahrung für das Auftreten der Xanthosis diabetica eine untergeordnete Rolle zu spielen scheint – immerhin nahmen die von ihnen untersuchten Patienten täglich 2–3 Eier mit einem enorm hohen Xanthophyll-Gehalt zu sich. Bei einer Belastung mit hochkonzentrierter β-Carotinlösung findet sich beim Diabetes mellitus eine beschleunigte Resorption, die beim Diabetiker *mit* Xanthosis erheblich gesteigert ist.

Bei schwerem, unbehandeltem Diabetes mellitus kann gelegentlich das Auftreten von *Xanthomen* beobachtet werden. Diese – als Xanthomata disseminata bei Diabetes mellitus bekannten – Hauterscheinungen lassen sich histologisch nicht von anderen Xanthomen unterscheiden, wie z. B. solchen bei idiopathischer Hyperlipidämie oder idiopathischer Hypercholesterinämie. Ihre Abgrenzung erfolgt vor allem dadurch, daß sie innerhalb von ganz kurzer Zeit eruptiv über das gesamte Integument verteilt aufschießen; sie sind flach, stecknadelkopf- bis linsengroß, von gelblicher Farbe und weisen einen feinen rötlichen Randsaum auf (Abb. 4 u. 5). Man findet diese Art von Xanthomen immer seltener; das beruht vor allem wohl

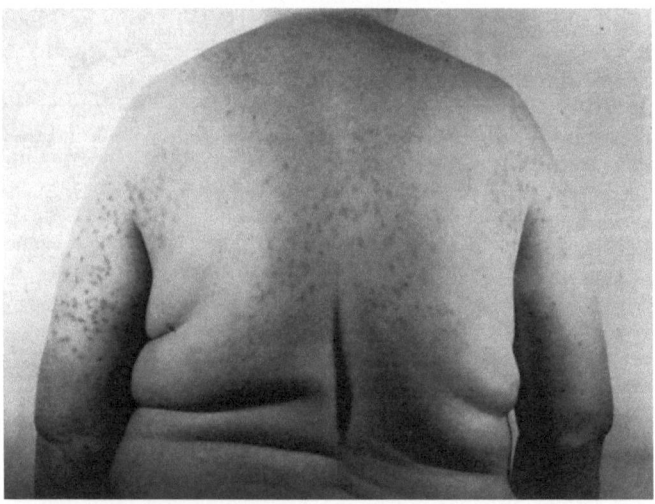

Abb. 4: Eruptive Xanthome bei schwerem, unbehandeltem Diabetes mellitus. Die kleinen stecknadelkopf- bis linsengroßen Knötchen sind über das gesamte Integument verteilt; sie weisen eine gelbliche Eigenfarbe und einen schmalen rötlichen Randsaum auf, sind über das Niveau der umgebenden Haut etwas erhaben und verschwinden innerhalb weniger Wochen ausschließlich mit Einstellung des Diabetes mellitus

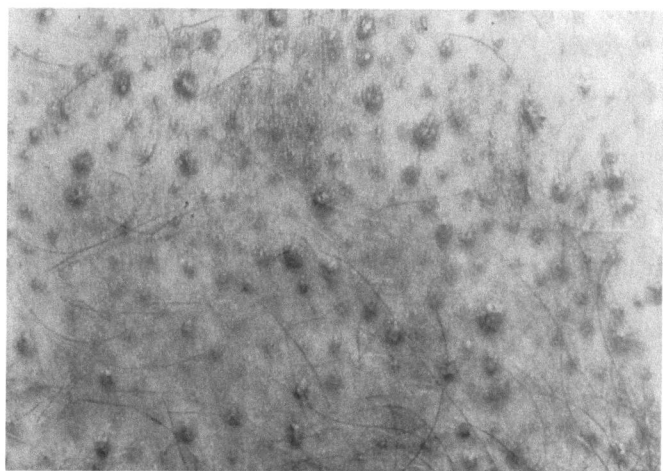

Abb. 5: Detailaufnahme von eruptiven Xanthomen bei Diabetes mellitus. Die isoliert stehenden Xanthomata weisen einen Zusammenhang mit den Follikelmündungen auf

darauf, daß die Möglichkeiten der Diabetes-Diagnostik sehr viel besser geworden sind. Die eruptiven Xanthome bei Diabetes mellitus sind unmittelbar eine Folge der Hyperlipidämie, sie treten jedoch nicht zwangsläufig auf, so daß der von GOTTRON geprägte Begriff des *Individualfaktors* in der Medizin auch für sie gelten dürfte. Diagnostik und Einordnung der Xanthome sind außerordentlich wichtig, da sie ausschließlich unter diätetischer Behandlung des Diabetes mellitus bzw. Einschaltung von Insulin innerhalb von wenigen Wochen mit einer Besserung der Stoffwechselsituation völlig zum Verschwinden gebracht werden. Die für andere Xanthom-Formen erforderliche Verordnung einer fettarmen, cholesterinfreien Diät entfällt dementsprechend für die diabetischen Xanthome.

F. Pathologische Gefäßveränderungen

Pathologische Gefäßveränderungen gehören unmittelbar zum klinischen Bild des Diabetes mellitus. Es sollen unter diesem Begriff die *Rubeosis diabetica*, die *Angiopathia diabetica* und die *Nekrobiosis lipoidica diabeticorum* besprochen werden.

Die *Rubeosis diabetica* ist erstmals durch VON NOORDEN (1912) beschrieben worden; man versteht darunter eine rötliche Verfärbung des Gesichtes mit Bevorzugung der Stirnhöcker und der Wangen, die besonders beim jugendlichen Diabetiker auftritt. Es handelt sich bei der Rötung nicht etwa um eine verstärkte Capillarfüllung, sondern um das Durchscheinen eines Geflechtes feinster Venen, die das capillarlose Korium versorgen. Die Venenplexus sind auf Grund einer Tonusherabsetzung im venösen Abschnitt der kleinsten Gefäße erweitert. Diese Befunde gehen auf capillarmikroskopische Studien von WEIL, LANDERER und KRAUSE zurück. Bei den von uns beobachteten 2 Kranken liegt ein jugendlicher, schlecht eingestellter Diabetes mellitus vor, was mit den Literaturmitteilungen von CONSTAM, VON NOORDEN und ISAAC, ZIERZ, WIECHMANN in Übereinstimmung steht.

Nach BÜRGER und LUNDBAEK soll mit dem Terminus *Angiopathia diabetica* der Befall des gesamten Gefäßsystems beim Diabetes mellitus zum Ausdruck gebracht werden. Wir verstehen unter Angiopathia diabetica folgendes:
1. *Makroangiopathie* mit Veränderungen an den großen Gefäßen,
2. *Mikroangiopathie* mit Veränderungen an der terminalen Strombahn.

Hinsichtlich der Beziehungen zwischen Manifestationsalter und Auftreten von Gefäßkomplikationen beim Diabetes mellitus ergibt sich für die Mikroangiopathie eine schnellere Entwicklung bei frühem Manifestationsalter, während für die Makroangiopathie ein Auftreten erst mit spätem Manifestationsalter anzunehmen ist. Die Makroangiopathie zeigt allerdings eine deutliche Beziehung zum Lebensalter des Patienten (Tab. 4 und 5) (BERTRAM; LASCH und MATTHES; SEMPLE). Im Zusammenhang mit der Dauer des Diabetes mellitus haben LUNDBAEK; MELLINGHOFF und KRAMER eine Zunahme arteriosklerotischer Komplikationen beobachtet. Für das Auftreten einer Mikroangiopathie ist die jeweilige Stoffwechselführung von entscheidender Bedeutung: Sie kann bei guter Stoffwechselführung erheblich hinausgezögert werden. Für die Makroangiopathie läßt sich demgegenüber eine Abhängigkeit von der Stoffwechselsituation nicht herstellen.

Tab. 5: Lebensalter, Geschlecht und Diabetesdauer bei 31 Patienten mit Angiopathia diabetica

Geschlecht	männlich	19
	weiblich	12
Lebensalter	50–60	5
	61–70	11
	71–80	12
	81–90	3
Diabetesdauer	0– 1	17
	2– 5	5
	6–10	3
	11–20	3
	21–30	3

Beim Diabetiker beobachtet man im Bereich der unteren Extremitäten etwa 30mal so oft wie beim Nichtdiabetiker obliterierende Gefäßerkrankungen (HARDERS); KRAMER gibt hierzu an, daß man etwa bei jedem 17. Diabetes-Patienten mit einer Gangrän zu rechnen habe. Vergleicht man die Geschlechtsverteilung bei den obliterierenden Gefäßerkrankungen, dann ergibt sich für den Nicht-Diabetiker, daß bis zum 60. Lebensjahre periphere Durchblutungsstörungen bei Männern etwa sechsmal häufiger sind als bei Frauen; über 60 Jahre gleicht sich das Verhältnis aus. Bei Diabetes-Patienten ist die Geschlechtsverteilung demgegenüber gleich, d. h. für das männliche Geschlecht ist nur ein unwesentliches Überwiegen zu beobachten (BÜRGER; DRY und HINES; LUNDBAEK). Darüber hinaus treten arteriosklerotische Gefäßveränderungen bei Männern mit einem Diabetes mellitus im Durchschnitt

10 Jahre, bei Frauen mit Diabetes mellitus im Durchschnitt sogar 20 Jahre eher auf als bei Patienten ohne Diabetes (Dry und Hines; Lasch und Matthes).

Eine Claudicatio intermittens wird bei der Angiopathia diabetica relativ selten beobachtet, weil es sich hierbei um die periphere Lokalisation von Gefäßveränderungen handelt (Bürger; Harders; Semple). Es besteht damit eine eindeutige Abhängigkeit der Gefäßveränderungen beim Diabetes mellitus von der Grundkrankheit; eine Aussage über die Pathogenese kann damit jedoch nicht getroffen werden, da diese auch heute noch weitgehend ungeklärt ist (Hinsichtlich weiterer Einzelheiten sei auf Schirren – 1967 verwiesen). Als entscheidenden Faktor bei der Angiopathia diabetica hat Lundbaek mit seinem Arbeitskreis (1970) das somatotrope Hormon herausgestellt. Er konnte nachweisen, daß beim jugendlichen Diabetes mellitus der Tagesrhythmus des Plasma-STH-Spiegels erheblich gestört ist und über den Werten von gesunden Personen liegt; die exakte Einstellung des Diabetes verbessert das Verhalten des STH-Spiegels.

Das klinische Bild der Makroangiopathia diabetica entspricht dem einer Arteriosklerose und den dabei auftretenden Durchblutungsstörungen. Für die Mikroangiopathia diabetica steht die Gangrän im Vordergrund (Abb. 6). Bürger ist der Meinung gewesen, daß bei der Mikroangiopathie ursächlich eine Capillartoxikose verantwortlich zu machen sei. In vielen Fällen geht der Entwicklung einer Gangrän ein Trauma voraus, aus dem dann in einem streng umschriebenen Bezirk eine Blase

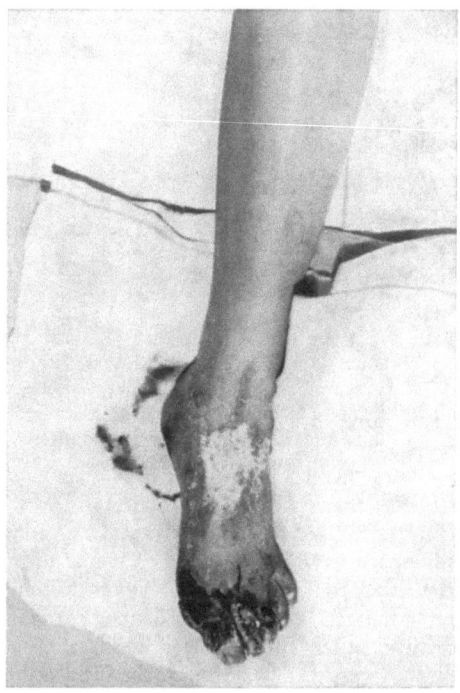

Abb. 6: Angiopathia diabetica mit diabetischer Gangrän des linken Vorfußes bei 76 jährigem Manne. Mumifizierung der drei ersten Zehen des linken Fußes

entsteht, die haemorrhagisch wird und im Verlauf einiger Tage in eine Gangrän mit Ulceration übergeht. Auf Grund eines erhöhten Zuckergehaltes im Gewebe (BRUGSCH; HAMPERL) ist die Möglichkeit für eine schnelle Ausbreitung der Sekundärinfektion gegeben; mikrobiologisch findet man sowohl Bakterien jeder Herkunft als auch Hefepilze aller Art. Um die Gangrän herum entwickelt sich ein sog. breiter Brandhof, der als Grenze zwischen dem normalen und dem bereits nekrotischen Gewebe anzusehen ist (HERZBERG); dieser Brandhof geht auf die Bakterieninvasion und sich daraus ergebenden Entzündungserscheinungen zurück. Da die Ulcerationen sich relativ schnell ausbreiten können, besteht erhöhte Gefahr für eine Allgemeininfektion.

Therapeutisch hat sich von dermatologischer Seite bei der diabetischen Gangrän immer wieder eine Allgemeinbehandlung mit Corticosteroiden in Kombination mit Antibiotika bewährt. Die Patienten werden schlagartig schmerzfrei; das Ulcus heilt ab (vergl. Abb. 7). Lokal kommt ausschließlich eine Puderbehandlung in Betracht.

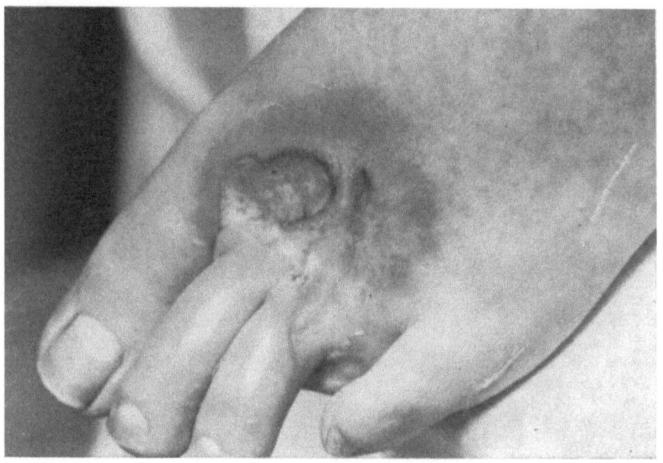

Abb. 7: Restzustand nach Abheilung einer diabetischen Gangrän am linken Fuß bei einem 53jährigen Mann; man erkennt noch eine etwa fünfmarkstückgroße unscharf begrenzte Rötung mit capillärer Gefäßeinsprossung, das Fehlen der 4. Zehe, die sich abgestoßen hat und eine überschießende überhäutete Granulation an der Basis von 1. und 2. Zehe. Behandlung innerlich mit Corticosteroiden

Die beim Diabetes-Kranken häufig zu beobachtenden *Zahnbetterkrankungen* beruhen nach den Untersuchungen von SCHUSTER, ULRICH und GÖTZE auf einer diabetischen Mikroangiopathie, wie sie in gleicher Weise auch bei der Retinopathia diabetica nachzuweisen ist. THEMANN und KIENECKER konnten hierzu elektronenmikroskopische Untersuchungen vorlegen, in denen vornehmlich Basalmembranverdickungen als charakteristisch für Diabetes mellitus herausgestellt werden; je stärker die Basalmembran verdickt ist, desto mehr läßt sich eine Vermehrung der strukturierten und unstrukturierten perivasculären Grundsubstanz nachweisen. Die Basalmembrandicke ist von der Dauer des Diabetes mellitus abhängig. Diese Befunde werden von klinischer Seite durch MISSMAHL (1970) bestätigt, der mit Hilfe des Polarisationsmikroskopes eine zuverlässige Bestimmung der Capillarwanddicke vorgenommen hat. Übereinstimmend wird von allen Untersuchern angegeben, daß derartige Gefäßveränderungen im Sinne der Mikroangiopathia diabetica sowohl an den Capillaren des Ohrläppchens, der peripheren Muskulatur wie fast allen anderen Organen vorliegen. Für die klinisch faßbaren Zahnbetterkrankungen besteht keine Abhängigkeit von der Dauer des Diabetes, von der Stoffwechselführung und vom Insulinbedarf, wohl aber zeigt sich ein deutlicher Zusammenhang mit lokalen Reizfaktoren (GÖTZE).

Die Nekrobiosis lipoidica gehört ebenfalls in den Kreis der Gefäßveränderungen bei Diabetes mellitus. Das Krankheitsbild wurde erstmals von OPPENHEIM und gleichzeitig von URBACH ausführlich beschrieben. Während man anfangs annahm, daß ein unmittelbarer Zusammenhang zum Diabetes mellitus bestehen würde und die Erkrankung dementsprechend als Nekrobiosis lipoidica diabeticorum bezeichnete, gelang später der Nachweis, daß ein Diabetes mellitus nicht obligatorisch zur Nekrobiosis lipoidica gehört (Tab. 6). Der sehr unterschiedliche Prozentsatz von 17–85 %, in denen eine Nekrobiosis lipoidica gleichzeitig mit einem Diabetes mellitus festgestellt werden konnte, ist so ohne weiteres nicht zu erklären. Wenn man allerdings davon ausgeht, daß es sich bei der Nekrobiosis lipoidica um den Folgezustand von Gefäßveränderungen handelt – GOTTRON hat ausdrücklich die Ursache in einer vasomotorischen Stigmatisierung mit gesteigerter Neigung zur Erregung der terminalen Strombahnen der Haut erblickt – dann ist ihr Auftreten auch ohne Diabetes mellitus leichter verständlich. Wenn die Nekrobiosis lipoidica mit einem Diabetes mellitus kombiniert auftritt, dann findet man in der Regel mittelschwere bzw. schwere Fälle von Diabetes mellitus (SCHUPPLI, 1965). Es ist fernerhin zu berücksichtigen, daß der schwere konstitutionelle Diabetes der jugendlichen und mittleren Lebensjahre stärker zur Nekrobiosis lipoidica als der leichtere Altersdiabetes disponiert (SCHUPPLI).

Tab. 6: Übersicht der Häufigkeit von Diabetes mellitus und Nekrobiosis lipoidica

Autor	Gleichzeitiges Vorkommen von Diabetes und Nekrobiosis
Boldt (1939)	85 %
Chernosky (1961)	40 %
Ellis und Kirby-Smith (1942)	60 %
Gertler und Schieck (1960)	80 %
McKenzie (1962)	17 %
Rollins und Winkelmann (1960)	67 %

Allgemein besteht kein Zweifel darüber, daß die Gefäßveränderungen eine entscheidende Rolle spielen, wenngleich die Ansichten darüber, ob die Zirkulationsstörung primärer oder sekundärer Natur ist, noch auseinandergehen. So vertreten LAYMON und FISHER (1949) die Auffassung, daß eine Entscheidung über die Frage, ob die Lipoidablagerung bei der Nekrobiosis lipoidica primär oder sekundär sei, nicht getroffen werden könnte; SENDRAIL und BAZEX (1941) meinen, daß eine lokale Stoffwechselstörung sehr viel wahrscheinlicher sei als eine primäre Gefäßerkrankung – sie setzen sich damit ganz offensichtlich in Widerspruch zu GOTTRON und auch zu BOLDT, die in der Zirkulationsstörung das primum movens erblicken. Wie dem auch sei, entscheidend dürfte sein, daß man *histologisch* ganz eindeutig an den Gefäßen auf der Grenze zwischen Cutis und Subcutis schwere Veränderungen feststellen kann: Gefäßerweiterungen mit Verdickung der Wand und Intimawucherungen, so daß ein Gefäßverschluß daraus resultieren kann. Außerdem imponiert eine Nekrobiose in der mittleren Cutis; das Gewebe ist kernarm bzw. -los und färbt sich unregelmäßig mit Eosin an. Elastische Fasern fehlen, zwischen den nekrotischen Anteilen findet sich eine extrazelluläre Fettablagerung (Neutralfett, Fettsäuren, Lipoide). Das um die Nekrose angeordnete Granulationsgewebe besteht aus Lymphozyten, Histiozyten und Fibroblasten. *Klinisch* beobachtet man münz- bis handtellergroße, scharf begrenzte, braungelb verfärbte Herde mit einem blau- bis braunroten Randsaum bei Atrophie der zentralen Hautareale und deutlicher Neigung zu perinomodischer Ausbreitung der Herde, die zum Teil konfluieren können (peripheres Weiterwandern der Herde.) Auf Grund der Hautatrophie scheinen die tiefergelegenen Blutgefäße durch (Abb. 8–10). Ein Zusammenhang dieser Veränderungen mit der Fettgewebsatrophie, wie sie bei Diabetikern am Orte der Insulininjektion beobachtet wird, existiert nicht.

Therapeutisch sind die verschiedensten Versuche unternommen worden, ohne daß sich ein spezielles Behandlungsverfahren durchgesetzt hat. In letzter Zeit hat man vor allem Corticosteroide sowohl als Foliendunstverband als auch in Gestalt von einer Unterspritzung zur Anwendung gebracht; die Ergebnisse sind allgemein wenig ermutigend. Wenn es dagegen gelingt, die örtlich gestörte Durchblutung zu verbessern, dann ist damit die Voraussetzung dafür geschaffen, daß der Prozeß

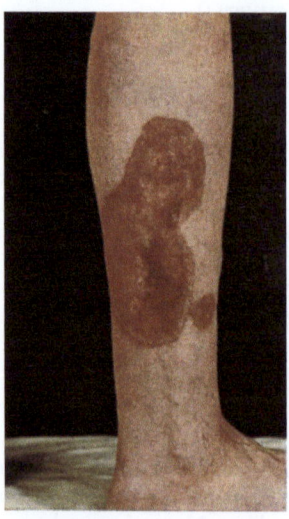

Abb. 8: Nekrobiosis lipoidica diabeticorum. Fortgeschrittenes Stadium mit zentraler Atrophie der Haut, so daß die in der Tiefe vorhandenen Gefäße deutlich durchscheinen. Peripher ein etwas erhabener Randwall, der aus gelblich-braunen Platten besteht

Charakteristische Hauterscheinungen

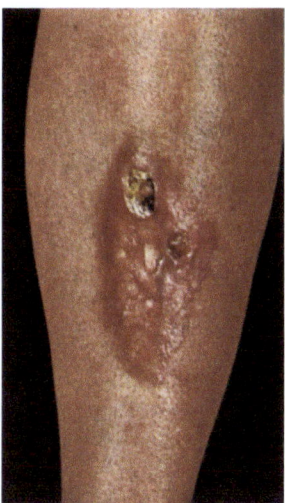

Abb. 9: Nekrobiosis lipoidica diabeticorum. Spätstadium bei einem älteren Patienten. Gelblich-braune, plattenartige Infiltrate der Haut, die im Randbezirk das Niveau der umgebenden Haut überragen und zentral eine Abflachung zeigen. Teilweise Ulcerationen mit schlechter Heilungstendenz

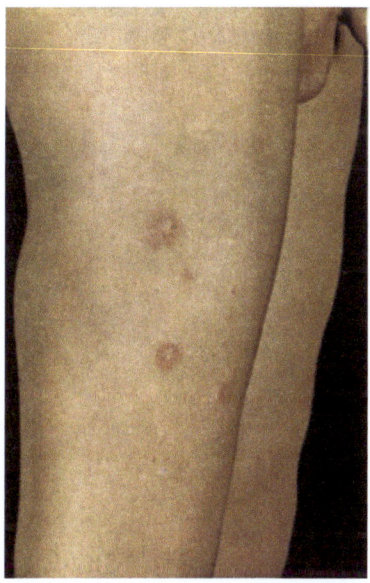

Abb. 10: Nekrobiosis lipoidica diabeticorum. Frühstadium bei einem 11jährigen Jungen. Etwa pfenniggroße, gelblich, rötliche Plaques, die das Niveau der Umgebung überragen; zentrale Eindellung mit beginnender Atrophie. Keinerlei Zusammenhang mit Insulin-Injektionen

wenigstens zum Stillstand kommt. Die Nekrobiose mit all ihren Begleitsymptomen (Atrophie) ist nicht rückgängig zu machen.

IV. Nebenwirkungen der Diabetes-Therapie

Nebenwirkungen der Therapie des Diabetes mellitus können sowohl als Allgemeinreaktionen als auch in Form von streng lokalisierten Erscheinungen auftreten.

Am Orte der Insulin-Injektionen kann man folgende *lokale Phänomene* beobachten:
1. Lipodystrophie bzw. -atrophie und Lipohypertrophie,
2. allergische Reaktionen.

Lipodystrophie und Lipohypertrophie beruhen auf der Injektion des Insulins, wobei die injizierte Insulinmenge eine Rolle zu spielen scheint (PASTINCZKY und RACZ). Eine Aussage darüber, warum es in dem einen Fall zur Atrophie und in einem anderen zur Hypertrophie des Fettgewebes kommt, ist nicht möglich; wahrscheinlich liegt eine trophisch-nervöse Genese vor. Da grundsätzlich jede Hautpartie derartige Reaktionen zeigen kann und diese erst nach einer gewissen Latenzperiode von 1–3 Jahren aufzutreten pflegen, empfiehlt sich ein häufiger Wechsel der Injektionsstellen. In der Regel kommt es zur Restitutio ad integrum, allerdings erst nach längerer Zeit.

Allergische Reaktionen nach Insulin mit Ausbreitung über die gesamte Haut sind außerordentlich selten (urticarielle Exantheme). Aber auch die lokale allergische Reaktion an den Injektionsstellen ist in ihrer Häufigkeit nach Einführung der oralen Antidiabetika deutlich zurückgegangen. Es handelt sich bei den lokalen

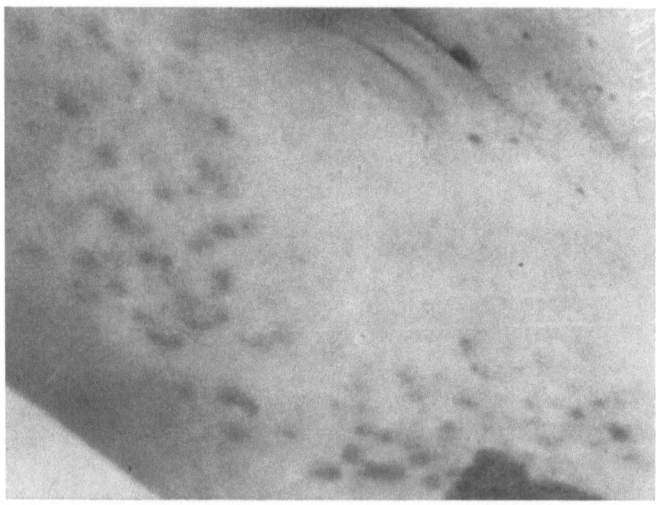

Abb. 11: Sog. Insulin-Allergie am Orte der Insulin-Injektionen (5jähriger Junge mit Diabetes mellitus)

Reaktionen am Orte der Insulin-Injektion um allergische Phänomene, zum Teil unter dem Bilde eines Arthus-Phänomens (SCHIRREN, 1953), die nicht etwa auf das Insulin, sondern auf Verunreinigungen bzw. auf dem Insulinpräparat zugesetzten Substanzen beruhen (Surfen, Protamin, Globin, Phenol, Kresol u. a.) (SCHIRREN und SAUER, 1956; HERRMANN, SCHULZ und WEHRMANN, 1959; INDERBETZIN und MEYER, 1954).

Die „Verunreinigungen" sind dann besonders zu beachten, wenn es sich bei ihnen um eiweißartige Begleitsubstanzen handelt; sie können dann – offenbar in ähnlicher Weise, wie die Antigeneigenschaft von Eiweißkörpern durch die Zugabe anderer Substanzen eine Steigerung erfahren kann – ein sehr wesentlicher Faktor für die Sensibilisierung durch ein ganz bestimmtes Insulinpräparat sein. In jedem derartigen Fall von sog. Insulinallergie empfiehlt sich eine genaue Abklärung und Austestung der Noxen in einer Allergie-Abteilung.

Klinisch imponiert die sog. Insulinallergie durch schachbrettartig angeordnete, rotblau verfärbte, linsen- bis erbsgroße Knötchen der Haut und Unterhaut mit derber Konsistenz und Atrophie der darüberliegenden Epidermis (vergl. Abb. 11). Die Knoten bilden sich zurück, die atrophischen Veränderungen bleiben jedoch. Wechsel des Präparates führte in der Regel zum Ausbleiben der bisherigen Reaktionen.

Allergische Allgemeinreaktionen werden vor allem bei der medikamentösen Therapie des Diabetes mellitus mit den oralen Antidiabetika beobachtet. Dabei müssen 2 große Gruppen unterschieden werden:
1. Sulfonamidderivate (Nadisan, Invenol, Rastinon, Artosin, Diabinese, Redul).
2. Guanidinderivate.

Man muß mit einer Häufigkeit allergischer Reaktionen auf Sulfonamide in 0,5–5 % (3–5 % Carbutamid; 0,5–1,6 % Tolbutamid) rechnen. Bei den Guanidinderivaten liegen keine Zahlenangaben vor; SCHULZ steht auf dem Standpunkt, daß die Biguanidpräparate vor allem nichtallergische Nebenwirkungen auslösen. Der hohe Prozentsatz von allergischen Reaktionen auf Carbutamid beruht auf der Sulfanilamidstruktur dieser Verbindung; besondere Beachtung sollten die hierdurch möglichen photoallergischen Reaktionen finden (SCHULZ, 1968; BURCKHARDT, 1957; SCHREUS und IPPEN, 1958). Der immunchemische Sensibilisierungsmechanismus durch Tolbutamid, Chlorpropamid und Glykodiazin, und die gruppenallergischen Phänomene auf Carbutamid und Tolbutamid ist über den Metabolismus dieser Stoffe nicht erklärbar (SCHULZ, 1968).

Klinisch sieht man Exantheme urticarieller Art, teilweise von scarlatiniformem oder maculo-papulösem Charakter. Die Erscheinungen sind flüchtig, wenn das Medikament alsbald abgesetzt wird. Daneben sind jedoch auch schwere Krankheitsbilder, wie z. B. Erythema exsudativum multiforme, Erythrodermien, Dermatitis exfoliativa, STEVENS-JOHNSON-Syndrom und LYELL-Syndrom beschrieben.

V. Schlußbetrachtung

Die Haut ist in der Lage, auf die verschiedensten exogenen und endogenen Reize mit sehr unterschiedlichen Reaktionen und klinischen Erscheinungsformen zu antworten. Gerade beim Diabetes mellitus ist die Kenntnis der bei dieser Erkrankung möglichen Hauterscheinungen außerordentlich wichtig, weil der Arzt aus diesen Veränderungen der Haut den Verdacht auf das Vorliegen einer diabetischen Stoffwechselstörung ableiten und damit weitere, gezielte Untersuchungen einleiten kann. Das Wissen um diese Gegebenheiten kommt damit unmittelbar dem kranken Menschen zugute.

Literatur

Soweit die Literaturangaben sich nicht nachstehend finden, sind sie zitiert bei C. SCHIRREN: Hautveränderungen bei inneren Krankheiten. In JADASSOHN's Handbuch der Haut- und Geschlechtskrankheiten. Erg. Werk. Band VIII. Springer-Verlag, Berlin–New York–Heidelberg 1967

BLOCH, B.: Beziehungen zwischen Hautkrankheiten und Stoffwechsel. Erg. Inn. Med. 2, 521 (1908)

BOLDT, A.: Zur Kenntnis der Necrobiosis lipoidica ("diabeticorum") Arch. Derm. Syph. (Berl.) *179*, 74 (1939)

BRAUN-FALCO, O.: Über die Fähigkeit der menschlichen Haut zur Polysaccharidsynthese. Ein Beitrag zur Histotopochemie der Phosphorylase. Arch. klin. exp. Derm. *202*, 163 (1956)

BREHM, G. und M. SANEI: Dermatologische Erkrankungen bei Diabetes mellitus. Med. Klin. *63*, 201 (1968)

CARRIÉ, C. und R. KÖNIG: Über den Zuckergehalt auf der Haut bei Normalen und Diabetikern. Arch. derm. Syph. (Berl.) *173*, 611 (1936)

BURCKHARDT, W.: Photoallergisches Ekzem nach Nadisan (Demonstr.) Dermatologica (Basel) *115*, 747 (1957)

CONSTAM, G. R.: Das Pankreas. In LABHART, Klinik der inneren Sekretion. Springer-Verlag, Berlin–Göttingen–Heidelberg 1957

DRY, T. J. and E. A. HINES: The role of diabetes in the development of degenerative vascular disease. Ann. Int. Med. *14*, 1893 (1941)

ENGELHARDT, W.: Haben die beim Diabetiker gehäuft auftretenden Infekte durch Staphylokokken und Hefen ihre Ursache in dem erhöhten Haut- und Schweißzucker? Münch. med. Wschr. 2, 2037 (1933)

– und W. HAUPT: Zur Frage des gehäuften Auftretens von Hautinfekten beim Diabetes durch Hefen und hefeähnliche Pilze. Klin. Wschr. 2, 1805 (1933)

GÖTZE, W.: Über die Blutgefäße der Mundschleimhaut des Diabetikers. Arch. klin. exp. Derm. *237*, 381 (1970)

GOTTRON, H. A.: Zur Kenntnis und Pathogenese der Dermatitis atrophicans diabetica bzw. Necrobiosis lipoidica diabetica. Med. Klinik *1938*, 145, 190

GREENWOOD, A. M.: A study of the skin in 500 cases of diabetes. J. Amer. Med. Ass. *89*, 774 (1927)

– and E. M. ROCKWOOD: The skin in diabetic patients. Arch. Derm. Syph. (Chicago) *21*, 96 (1919)

GROSS, P. and J. M. MCCARTHY: Dermatitis seborrhoides. In JADASSOHN's Handbuch der Haut- und Geschlechtskrankheiten. Erg. Werk. Band II/2. Springer-Verlag, Berlin–Göttingen–Heidelberg–New York 1965

GRÜBLER: zit. bei G. SCHERBER: Balanitis. In JADASSOHN's Handbuch der Haut- und Geschlechtskrankheiten Band XXI. Julius Springer-Verlag, Berlin 1927

HARDERS, H.: Das Gefäßsystem beim Diabetes mellitus. Internist *5*, 111 (1964)

HAUSER, W.: Nichtvenerische Krankheiten des äußeren Genitales. In GOTTRON/SCHÖNFELD-Dermatologie und Venerologie. Band V/2. Georg Thieme Verlag, Stuttgart 1959

HERMANS, E. H. und H. HOGERZIJL: Blutzucker und Hautkrankheiten. VIII. Congrès international de Dermatologie et Syphiligraphie, Kopenhagen 1930

HERRMANN, W. P., K. H. SCHULZ und R. WEHRMANN: Zur Pathogenese der Insulin-Allergie. Derm. Wschr. *139*, 73 (1959)

HERZBERG, J. J.: Chronisch entzündliche Gefäßerkrankungen und ihre Auswirkungen auf die Haut. Arch. klin. exp. Derm. *206*, 150 (1957)

HORSTER, H.: Untersuchungen über die durch Krankheiten hervorgerufenen Änderungen der Disposition für Infektionen bzw. Erkrankungen nach Infektionen. Dtsch. Arch. Klin. Med. *176*, 502 (1934)
JADASSOHN, J.: zit. bei C. KREIBICH: Ekzeme und Dermatitiden. In JADASSOHN's Handbuch der Haut- und Geschlechtskrankheiten Band VI/1. Julius Springer Verlag, Berlin 1927
JUNG, H. D.: Mathematisch-statistische Analysen über die Mykosefrequenz in einer diabetischen Population. Derm. Wschr. *134*, 1295 (1956)
KESTERMANN, E. und K. E. VOGT: Phagocytose bei Diabetikern. Dtsch. Arch. klin. Med. *185*, 285 (1939)
– – Untersuchungen über die Opsoninwirkung bei Diabetikern. Dtsch. Arch. Klin. Med. *186*, 165 (1940)
KNOLLE, A.: zit. bei E. KESTERMANN: Internistische Vor- und Nachbehandlung von Diabetikern bei chirurgischen Eingriffen. Dtsch. Z. Chir. *257*, 478 (1943)
KNOTH, W. und H. FÜLLER: Zur Patho- und Histogenese der Necrobiosis lipoidica "diabeticorum". Arch. Derm. Syph. (Berl.) *199*, 109 (1954/55).
LUNDBAEK, K.: Das spätdiabetische Syndrom-Angiopathia diabetica. Erg. Inn. Med. Kinderheilk. N. F. *8*, 1 (1957) – Vortrag 76. Tagg. Dtsch. Ges. Inn. Med. 6.–9. 4. 1970
MÄHR, G. und J. FORMANEK: Das Problem der Xanthosis diabetica. Wien. Med. Wschr. *108*, 743 (1958)
– P. NEUMANN und K. GEORGI: Der Glukosegehalt von Speichel und Schweiß bei Gesunden und Diabetikern. Med. Klin. *63*, 209 (1968)
MARCHIONINI, A.: Hautkrankheiten und Stoffwechsel. Med. Welt 1197 (1937)
MISSMAHL, H. P.: Nachweis von Veränderungen der Basalmembranen in der Rektumschleimhaut bei Patienten mit diabetischer Stoffwechsellage. Arch. klin. exp. Derm. *237*, 392 (1970)
MONCORPS, C., R. M. BOHNSTEDT und R. SCHMID: Über den Zucker- und Glutathiongehalt von Blut und Haut bei Höhensonnen- und Crotonöldermatitis, ein Beitrag zur Frage peripherisch bedingter Stoffwechselvorgänge. Arch. Derm. Syph. (Berl.) *169*, 67 (1934)
NOORDEN, C. von und S. ISAAC: Die Zuckerkrankheit und ihre Behandlung. Julius Springer Verlag, Berlin 1927
OPPENHEIM, M.: Dermatitis atrophicans lipoidica diabetica. Arch. Derm. Syph. (Berl.) *166*, 576 (1932)
– Eine noch nicht beschriebene Krankheit bei Diabetes mellitus (Dermatitis atrophicans lipoidica diabetica. Wien. klin. Wschr. *45*, 314 (1932)
PASTINSZKY, I. und I. RACZ: Hautveränderungen bei inneren Krankheiten. Volk und Gesundheit, Berlin 1965
ROLLO, J.: Abhandlung des Diabetes mellitus. Wien 1801
REINWEIN, H.: Die Beobachtung und Erfahrung als Grundlage der Heilkunde und der Medizin. Mat. Med. Nordmark *18*, 737 (1966)
SCHIRREN, C.: Die Beteiligung der Haut bei endokrinen Störungen unter besonderer Berücksichtigung der Acanthosis nigricans. Internist *4*, 501 (1963)
– Der Zusammenhang zwischen Hautkrankheiten und endokrinen Störungen am Beispiel eigener Beobachtungen. Derm. Wschr. *150*, 619 (1964)
– Die Haut als Spiegel innerer Erkrankungen. 72. Tagg. Nordwestdtsch. Ges. Inn. Med. 1. 2. 1969 Hamburg
– und H. SAUER: Zur Insulinallergie. Ärztl. Forsch. X, I/175 (1956)
SCHIRREN, C. und VERA SCHUR: Hauterscheinungen bei Diabetes mellitus. Mat. Med. Nordmark *22/3*, 145 (1970)
SCHIRREN, C. G.: Ein ungewöhnlicher Fall von lokaler Insulin-Anaphylaxie. Hautarzt *4*, 531 (1953)
SCHLIACK, V.: Die Diabetespopulation Berlins, Manifestations- und Lebensalter. Z. Klin. Med. *150*, 327 (1952/53)
SCHREUS, H. TH. und H. IPPEN: Photoallergie, hervorgerufen durch ein orales Antidiabeticum. Dtsch. med. Wschr. *83*, 98 (1958)

SCHULZE, W.: Über den „wahren" Zuckergehalt der Haut und die Unzulänglichkeit der bisherigen Untersuchungsmethoden. Arch. klin. exp. Derm. *213*, 832 (1966)
– Die Problematik der Bestimmung des Zuckergehaltes der Haut. Arch. klin. exp. Derm. *233*, 44 (1968)
– und K. KUNZ: Über den Anteil des als Osazon bestimmten Zuckers und einiger anderer Substanzen am Reduktionsvermögen des Schweißes. Arch. Derm. Syph. (Berl.) *181*, 486 (1941)
SCHULZ, K. H.: Allergie und orale Antidiabetica. Verh. Dtsch. Ges. Allergie- und Immunitätsforschung. Band II, 77. F. K. Schattauer Verlag, Stuttgart 1968
SCHUPPLI, R.: Granuloma anulare-Necrobiosis lipoidica diabeticorum-Granulomatosis disciformis-Necrobiosis maculosa. In JADASSOHN's Handbuch der Haut- und Geschlechtskrankheiten Erg. Werk. Band II/2. Springer-Verlag, Berlin–Göttingen–Heidelberg–New York 1965
SCHUSTER, L.: Klinisch-experimentelle Versuche zur Erfassung pathophysiologischer Abläufe im alveolär-mukösen Capillargebiet von Diabetikern mit Hilfe des Radiojod-Resorptionstests. Dtsch. zahnärztl. Z. *15*, 825 (1960)
SEITZ, E.: Die Bedeutung des Blutzuckers für die Entstehung und den Verlauf von Staphylokokkeninfektionen. Arch. Klin. Chir. *112*, 809 (1919)
TESCHEMACHER: Zur Symptomatologie des Diabetes mellitus. Dtsch. Med. Wschr. Nr. 6 (1883)
THEMANN, H. und B. KIENECKER: Feinstrukturelle Veränderungen an Capillaren von Diabetikern. Arch. klin. exp. Derm. *237*, 384 (1970)
ULRICH, K. H.: Mundspeichel und Zuckerkrankheit. Dtsch. Zahn-, Mund- und Kieferheilkd. *35*, 353 (1961)
URBACH, E.: Eine neue diabetische Stoffwechseldermatose: Necrobiosis lipoidica diabeticorum. Arch. Derm. Syph. (Berl.) *166*, 273 (1932)
– Isolierte cutane Glykohistächie als Ursache chronischer Dermatosen. Med. Klin. *1933*, 359
– und K. REJTÖ: Über den freien und gebundenen Zucker in der Haut unter physiologischen experimentell veränderten u. path. Bedingungen bei Mensch und Tier. Arch. Derm. Syph. (Berl.) *166*, 478 (1932)
WEITGASSER, H. und M. KLIMA: Früherkennung und Nachweis einer diabetischen Stoffwechsellage beim Vorliegen bestimmter uncharakteristischer Hauterkrankungen. Z. Haut- und Geschlkrkh. *43*, 415 (1968)
WOHNLICH, H.: Zur Kohlehydratsynthese der Haut. Arch. Derm. Syph. (Berl.) *187*, 53 (1949)
WIECHMANN, E.: Die Zuckerkrankheit. München: J. F. Lehmann-Verlag, München 1953
ZIERZ, P.: Diabetes mellitus und allergische Hautkrankheiten. Med. Monatsschrift *11*, 357 (1957)
– Haut-Leber-Pankreas. In GOTTRON/SCHÖNFELD Dermatologie und Venerologie. Band III/2. Georg Thieme Verlag, Stuttgart 1959

Trauma und Diabetes mellitus

Von K. Schöffling und R. Petzoldt, Frankfurt a. M.

I. Vorbemerkungen
II. Definition
III. Häufigkeit
IV. Die traumatische Entstehung und Mitverursachung des Diabetes mellitus
   A. Medizinische Aspekte zur traumatischen Entstehung und Mitverursachung der Zuckerkrankheit
   B. Versicherungsrechtliche Aspekte zur traumatischen Entstehung und Mitverursachung der Zuckerkrankheit
   C. Durchführung der Begutachtung
V. Verkehrs- und sozialmedizinische Probleme

I. Vorbemerkungen

Die Geschichte des „traumatischen Diabetes" ist in ihren Anfängen zugleich die Geschichte der ätiologischen Vorstellungen über den Diabetes mellitus selbst. Wie weit in den einzelnen medizinhistorischen Zeitabschnitten dem Trauma eine pathogenetische Bedeutung für den Diabetes mellitus zugesprochen wurde, hängt dabei von der jeweiligen Auffassung über die Ätiologie und Pathogenese der Zuckerkrankheit ab. In Parallele dazu wandelte sich auch die versicherungsrechtliche Würdigung des Zusammenhangs.

Die Entwicklung der Vorstellungen über den traumatischen Diabetes beginnt mit der Postulation des sogenannten neurotraumatischen Diabetes. Claude Bernard (1855) konnte durch Verletzung des Nervengewebes am Boden des 4. Ventrikels – sogenannter Zuckerstich oder piqûre beim Hund – eine, allerdings nur vorübergehende, Glykosurie und Hyperglykämie hervorrufen und damit beweisen, daß das Nervensystem in die Regulation des Kohlenhydratstoffwechsels eingreifen kann. Zahlreiche Autoren haben danach dem Hirntrauma eine nicht unwesentliche, oft sogar die entscheidende Rolle bei der Entstehung des Diabetes mellitus zugeschrieben (Plagge, 1858; Griesinger, 1859; Frerichs, 1884; Cantani, 1889; Ebstein, 1892; Seegen, 1893; Lenné, 1897; Schmidt, 1902; Weiland, 1911; Stern, 1930; und andere). Auch das seelische Trauma – Schreck, Aufregung, langanhaltende psychische Belastungen – wurde als Ursache einer Zuckerkrankheit diskutiert (Brouardel und Richardiere, 1888; Felsch, 1891; Frerichs, 1884; Naunyn, 1900; Schwechten, 1903; und andere).

Aufgrund tierexperimenteller Befunde wurde bis in die neuere Zeit das Hirntrauma auch als auslösende Ursache eines Diabetes angesehen (Strieck, 1937, 1939; Ranson et al., 1938).

Auf der anderen Seite wurde der Möglichkeit eines neurotraumatischen Diabetes jedoch auch schon früh widersprochen. Mit dem Hinweis auf den wesentlichen Unterschied zwischen der transitorischen Reizglykosurie nach einem Hirntrauma und einem echten permanenten Diabetes wurde der Zusammenhang in Frage gestellt (Higgins, 1859; Schmitz, 1891; Liniger, 1896; Kausch, 1904; Goldstein,

1917); längere Verlaufsbeobachtungen führten auch zur Ablehnung jeglichen Zusammenhangs zwischen einem Hirntrauma und einer Zuckerkrankheit (SCHMITZ, 1891; GOTTSTEIN und UMBER, 1916; JOSLIN et al., 1952, 1959; BERTRAM, 1953; GRAFE, 1953).

Als gesichertes Wissen kann heute ausschließlich die vorübergehende Glykosurie und Hyperglykämie nach Schädigung bestimmter Hirnbezirke betrachtet werden. Das Hirntrauma als alleinige Ursache eines Diabetes mellitus gibt es nicht (SCHÖFFLING, 1966).

Die Zweifel an der neurotraumatischen Ätiologie des Diabetes mellitus wurden selbstverständlich wesentlich durch das klassische Experiment von VON MERING und MINKOWSKI (1889) verstärkt. Die Darstellung und erste erfolgreiche therapeutische Anwendung des Insulins durch BANTING und BEST (1922) führten dann zu der Auffassung, daß der Diabetes mellitus ausschließlich eine Pankreaserkrankung sei. Ein traumatischer Diabetes wurde daher fast nur noch nach einer Pankreasschädigung anerkannt (VON NOORDEN und ISAAK, 1927; KAUFMANN, 1929; KLIENEBERGER, 1929; STRAUSS, 1931; STURSBERG, 1934; UMBER, 1935; GRAFE, 1938; JOSLIN et al., 1952). Lediglich vereinzelt wurden zur damaligen Zeit noch extrapankreatische Traumen als Diabetesursache diskutiert (HOFF, 1938, 1940; PANNHORST, 1948; STUTTE und SCHRÖDER, 1948; CARSTENS, 1959; MAURIAC, 1949).

HOUSSAY und BIASOTTI konnten 1930/1931 zeigen, daß der Diabetes des pankreaslosen Tieres durch Hypophysektomie deutlich gemildert werden kann. Andererseits wurde beobachtet, daß Injektionen von Hypophysenvorderlappen-Extrakten bzw. -Hormonen einen permanenten Diabetes beim Tier hervorrufen können (YOUNG, 1937). Diese tierexperimentellen Befunde führten erneut zur Postulation eines sogenannten zentralen, hypophysär-diencephalen Diabetes. Gesichert ist heute, daß ein hypophysärer bzw. durch kontrainsuläre Hormone bedingter Diabetes möglich ist, ohne daß damit allerdings das Hirntrauma als Diabetesursache anerkannt wäre.

II. Definition

Die heutige Auffassung über den traumatischen Diabetes geht davon aus, daß der Diabetes mellitus in der ganz überwiegenden Zahl der Fälle genetisch festgelegt ist (PANNHORST, 1934; UMBER, 1937; THEN BERGH, 1938; LEMSER, 1938; HANHART, 1947, 1951, 1953; MUNRO, EATON und GLEN, 1949). Außerdem muß berücksichtigt werden, daß die Zuckerkrankheit als eine dauernde Störung in dem komplizierten Regulationsmechanismus des Kohlenhydratstoffwechsels anzusehen ist, bei dem die blutzuckersteigernden Faktoren dem blutzuckersenkenden Prinzip gegenüberstehen.

Als Trauma muß eine Schädigung, gleich welcher Art, definiert werden, die zu einer Störung dieses Regulationssystems führt. Einerseits kann es also nach einer Zerstörung der Bauchspeicheldrüse beim genetisch nicht belasteten Menschen zum sogenannten echten traumatischen Diabetes kommen, zum anderen sind aber Schädigungen des Pankreas oder anderer Teile des Regulationssystems auch als Manifestationsursachen einer genetisch schon angelegten Zuckerkrankheit bzw. als verschlimmernde Faktoren einer bestehenden Stoffwechselstörung anzusehen.

III. Häufigkeit

Die traumatische Entstehung einer Zuckerkrankheit, die nur auf dem Wege einer ausgedehnten Pankreas-Zerstörung möglich ist, wird extrem selten beobachtet. Statistische Angaben sind nicht möglich, da es sich nur um Einzelbeobachtungen handelt (VON NOORDEN und ISAAK, 1927; UMBER, 1939; JOSLIN et al., 1952; JAHNKE und OBERDISSE, 1961; SCHÖFFLING, 1960, 1966). Schwere Pankreastraumen — früher meist nach Kriegsverletzungen beobachtet — treten heute in erster Linie durch Prellung, Quetschung und Einklemmung des Leibes bei Verkehrs- oder Berufsunfällen auf. Das Auftreten einer Zuckerkrankheit ist aber auch im Anschluß an eine Pankreatitis möglich und kommt häufiger vor als der Diabetes nach einem Pankreastrauma (WOEHRMANN, 1928; SCHNETZ, 1943; KATSCH, 1953). Schließlich muß noch die Pankreaszerstörung durch Tumoren oder Tumormetastasen als seltene Ursache einer Zuckerkrankheit erwähnt werden (RUDOLF, 1945; LABBÉ, 1927).

Diesen relativ übersichtlichen Situationen bei der traumatischen Entstehung der Zuckerkrankheit steht das schwierige Problem der vorzeitigen Manifestation eines Diabetes durch eine Verletzung gegenüber. Hier ist die Zahl der Einzelbeobachtungen größer (VON NOORDEN, 1927; UMBER, 1939; JOSLIN et al., 1959; JAHNKE und OBERDISSE, 1961; SCHÖFFLING, 1966), statistische Beweise aus Klinik und Labor fehlen jedoch auch hier fast immer.

Die traumatische Verschlimmerung eines bestehenden Diabetes mellitus ist dagegen leichter nachweisbar, da hier in der Regel gesicherte anamnestische und katamnestische Befunde zur vergleichenden Beurteilung der diabetischen Stoffwechselstörung vor und nach dem Trauma zur Verfügung stehen. Auch bei den gesicherten Fällen einer Verschlimmerung der Zuckerkrankheit handelt es sich nur um sehr seltene Einzelbeobachtungen (JAHNKE und OBERDISSE, 1961; SCHÖFFLING, 1966).

IV. Die traumatische Entstehung und Mitverursachung des Diabetes mellitus

Bei der Beurteilung oder Würdigung des Traumas als Entstehungsursache, Manifestationsursache oder Verschlimmerungsfaktor eines Diabetes mellitus lassen sich die medizinisch-naturwissenschaftlichen und die juristischen bzw. die versicherungsrechtlichen Gesichtspunkte nur schwer voneinander trennen. Juristische Definitionen und Forderungen, die zum Teil medizinisch-naturwissenschaftliche Tatsachen außer acht lassen, beeinflussen die Stellungnahme des begutachtenden Arztes; gesichertes medizinisches Wissen kann unter Umständen im echten oder scheinbaren Widerspruch zu Definitionen des Gesetzgebers oder der höchsten Rechtsinstanz stehen.

Die folgenden Ausführungen beziehen sich im juristischen Teil auf die derzeitige Situation in der Bundesrepublik Deutschland.

A. Medizinische Aspekte zur traumatischen Entstehung und Mitverursachung der Zuckerkrankheit

Von entscheidender Bedeutung für die Beurteilung des Zusammenhangs zwischen einem Trauma und einer Entstehung oder Verschlimmerung eines Diabetes mellitus ist zunächst die Erfassung der vor der Schädigung bestehenden Kohlenhydrat-Stoffwechsellage. Oft ist darüber jedoch nur eine Vermutung möglich, da in vielen Fällen vor dem einer Zuckerkrankheit vorausgehenden Trauma keine Untersuchung des Stoffwechsels erforderlich war oder durchgeführt wurde. In diesen Fällen muß daher unter anderem versucht werden, die erbliche Anlage eines Diabetes auszuschließen bzw. zu beweisen. Die für die Annahme eines sogenannten Prädiabetes erforderlichen Kriterien – z. B. familiäre erbliche Belastung, bei Frauen Fruchtschäden bei Schwangerschaften – können als Hinweis auf eine diabetische Erbanlage herangezogen werden (siehe auch „Der Prädiabetes" im vorliegenden Buch, S. 422).

Die echte traumatische *Entstehung* einer Zuckerkrankheit ist nur auf dem Wege einer Pankreaszerstörung möglich. Die anatomische Lage der Bauchspeicheldrüse allein bedingt schon, daß der pankreastraumatische Diabetes eine extreme Seltenheit ist. Die Erkenntnis, daß erst nach Zerstörung von mehr als $9/10$ der Drüse ein Diabetes auftritt (VON MERING und MINKOWSKI, 1889), läßt ihn zur Rarität werden. Seine Existenz ist jedoch durch das klassische Experiment bewiesen. Die parallel mit der ansteigenden Zahl von Verkehrsunfällen vermehrt zu beobachtenden schweren Pankreastraumen mit einer evtl. nachfolgenden Zuckerkrankheit beweisen auch beim Menschen den Zusammenhang.

Zur Anerkennung eines traumatischen Diabetes müssen folgende Voraussetzungen erfüllt sein:

1. Das Trauma muß nach Schwere, Lokalisation und Auswirkungen geeignet sein, durch unmittelbare und ausgedehnte Schädigung der Bauchspeicheldrüse die Insulinproduktion ganz oder fast vollständig auszuschalten (sogenanntes „geeignetes Trauma").
2. Zwischen Trauma und nachfolgendem Diabetes mellitus muß eine unmittelbare zeitliche Beziehung bestehen, die in den Richtlinien des Deutschen Diabetes-Komitees (JAHNKE und OBERDISSE, 1961) auf drei Monate festgesetzt wurde.
3. Nach dem Trauma muß ein echter, d. h. permanenter Diabetes nachweisbar sein.
4. Eine diabetische Erbanlage muß – soweit möglich – ausgeschlossen werden; diabetische Symptome dürfen nicht bereits vor dem Trauma bestanden haben.
5. Neben der Zuckerkrankheit muß eine Störung in der Funktion des exokrinen Pankreas erkennbar sein, wie beispielhaft die Beobachtung von SIEDE (1942) zeigt.

Diese Bedingungen treffen nur in seltenen Fällen eines pankreastraumatischen Diabetes, im Anschluß an eine – versicherungsrechtlich fast nie zu beurteilende – Pankreatitis (WOEHRMANN, 1928; SCHNETZ, 1943; KATSCH, 1953) sowie bei – ebenfalls versicherungsrechtlich irrelevanten – Pankreaszerstörungen durch Tumoren und Tumormetastasen (RUDOLF, 1945; LABBÉ, 1927) zu. Einen neurotraumatisch *entstandenen* Diabetes mellitus gibt es nicht.

Wesentlich schwieriger als die Beurteilung der traumatischen Entstehung ist die medizinische Bewertung einer *vorzeitigen Manifestation* eines Diabetes mellitus

durch eine Verletzung. Da die Zahl gesicherter Einzelbeobachtungen jedoch relativ groß ist, wird an der Möglichkeit des Zusammenhangs nicht mehr gezweifelt (STERN, 1930; UMBER, 1939; STURM, 1953; JAHNKE und OBERDISSE, 1961; SCHÖFFLING, 1966; und andere). Zur Anerkennung der Umwandlung eines potentiellen in einen manifesten Diabetes mellitus durch ein Trauma werden zunächst die folgenden schon genannten Bedingungen gefordert:
1. Das Intervall zwischen Trauma und Diabetes darf nicht mehr als drei Monate betragen.
2. Nach dem Trauma muß ein permanenter Diabetes bestehen bleiben.
3. Diabetische Symptome dürfen vor dem Trauma nicht bestanden haben.

Außerdem müssen für die Anerkennung folgende Voraussetzungen hinzukommen:
4. Die besonderen Begleitumstände, die zu dem Trauma geführt haben, müssen „schwer" oder „außergewöhnlich" gewesen sein.
5. Das Trauma muß geeignet sein, die Insulinproduktion auszuschalten oder diabetogene Faktoren zu mobilisieren.

Schließlich spielt auch noch das Manifestationsalter der Erkrankten eine Rolle. Bei Jugendlichen muß man trotz eines Traumas eher eine endogene Insuffizienz des Inselapparates als Ursache annehmen, während später, besonders im manifestationsarmen 4. Lebensjahrzehnt, häufiger auch ein Trauma für die Manifestation eines Diabetes von Bedeutung sein kann.

Unter die Manifestationsursachen eines primären erblichen Diabetes fallen neben Pankreasschädigungen (Traumen, Pankreatitis, Tumoren und Tumormetastasen) auch – durch Mobilisierung diabetogener Faktoren – Schädel- und Hirntraumen und schwerste psychische Insulte. Hinweise auf ein ungewöhnlich schweres Schädel- oder Hirntrauma sind z. B. Bewußtlosigkeit, Schädelfrakturen, Blutungen aus Mund, Nase und Ohren, Brillenhämatom, Liquorfluß. Häufig finden sich auch Störungen anderer Hirnfunktionen und permanente elektroencephalographische Veränderungen (STURM, 1953). Die Bedeutung des psychischen Traumas, das zur „akuten existentiellen Notsituation" (JAHNKE und OBERDISSE, 1961) bzw. zur echten Lebensbedrohung führen muß, ist besonders schwer zu erfassen, da das Ausmaß solcher Schädigungen sich der objektiven Beurteilung mit Maß und Zahl entzieht.

Die *Verschlimmerung einer bereits bestehenden diabetischen Stoffwechselstörung* ist leichter nachzuweisen, da durch die vor der Schädigung erhobenen Befunde eine Verlaufsbeobachtung möglich ist. Eine Verschlimmerung liegt vor, wenn ein bis dahin nicht insulinbedürftiger Diabetiker nach dem Trauma dauernd mit Insulin behandelt werden muß oder wenn es zu Komplikationen oder neuen Erscheinungen des diabetischen Spätsyndroms kommt, die nicht mehr voll auszugleichen sind.

B. Versicherungsrechtliche Aspekte zur traumatischen Entstehung und Mitverursachung der Zuckerkrankheit

Dem ärztlichen Sachverständigen wird entweder im Rahmen von Verfahren aus dem Bereich der Unfallversicherungen und des Versorgungswesens oder bei Entschädigungsverfahren die Aufgabe gestellt, zu einem möglichen Zusammenhang zwischen Trauma und Diabetes Stellung zu nehmen, wobei die gesetzlichen Grundlagen unterschiedlich sind.

Die versicherungsrechtliche Bewertung einer Verletzung ist bei der Anerkennung einer traumatischen Entstehung eines Diabetes mellitus einfach, da dann das Trauma alleinige und voll entschädigungspflichtige Krankheitsursache ist. Schwierig ist dagegen die Beurteilung, Beschreibung und Bemessung, wenn eine vorzeitige Manifestation durch Mobilisierung diabetogener Faktoren als gegeben angesehen wird. Einmal müßte bei Berücksichtigung der pathogenetischen Vorstellung die Anerkennung zeitlich limitiert werden, zum anderen ist die „vorzeitige Manifestation", durch den angenommenen Tatbestand relativ gut charakterisiert, ein medizinischer Fachausdruck, jedoch kein versicherungsrechtlicher Begriff. JAHNKE und OBERDISSE (1961) haben daher den Ausweg über die „einmalig abgegrenzte Verschlimmerung" gesucht, der jedoch nur im Sozialrecht Anwendung finden kann. JAHNKE und OBERDISSE (1961) sehen in einem Trauma, das zur vorzeitigen Manifestation führt, eine „wesentliche Teilursache", die „in den Bereich des versicherungsrechtlich mit dem Begriff Verschlimmerung umschriebenen Sachverhaltes fällt". Auch diese Definition ist ein Kompromiß, der nicht sämtlichen Forderungen gerecht werden kann, so daß in Sondersituationen von dieser Leitlinie abgewichen werden muß.

Im Sozialrecht, d. h. im Bereich der Unfallversicherungen und des Versorgungswesens, gilt die „Theorie der wesentlichen Bedingung", die besagt, „daß Ursache nur die Bedingung ist, die wegen ihrer besonderen Beziehung zum Erfolg zu dessen Eintritt wesentlich mitgewirkt hat". Das Bundessozialgericht berücksichtigt in seiner laufenden Rechtsprechung die medizinische Erfahrung, daß sich ein pathologisches Geschehen unterschwellig entwickeln kann und läßt für diese Fälle eine Anerkennung im Sinne der Verschlimmerung zu.

Das Zivilrecht ist im Gegensatz zum Sozialrecht auf der Adäquanz-Theorie aufgebaut, die besagt, daß „als adäquate Ursachen die Bedingungen anzusehen sind, die nach menschlicher Voraussicht generell geeignet sind, den Erfolg herbeizuführen". Im § 4 des Bundesentschädigungsgesetzes hat der Gesetzgeber festgelegt, daß ein anlagebedingtes Leiden als durch nationalsozialistische Gewaltmaßnahmen im Sinne der Entstehung verursacht gilt, wenn es durch diese Gewaltmaßnahmen wesentlich mitverursacht ist. Der Bundesgerichtshof hat diesen Paragraphen in einer Entscheidung vom 6. 12. 1957 (IV ZR 229/57; RZW 1958, 196) näher definiert und festgestellt: „Die Mitverursachung eines Leidens im Sinne der Bestimmung des § 4 ist nicht nur dann wesentlich, wenn sie 50 v. H. oder mehr der Gesamtursache beträgt, sondern schon dann, wenn die Mitverursachung nicht unbedeutend ist." Eine wesentliche Mitverursachung im Bereich der Körper- und Gesundheitsschäden sei, so wird in dem gleichen Urteil weiter ausgeführt, vielmehr immer dann anzunehmen, wenn der verfolgungsbedingte Anteil an der Gesamterwerbsminderung (nicht am Hundertsatz) mindestens $1/4$ betrage. Der Begriff der „Verschlimmerung" findet im Bundesentschädigungsgesetz nur Anwendung im wörtlichen Sinn, d. h. nur bei der Verschlimmerung bestehender Krankheiten (§ 3). Die Konsequenz für die Begutachtung einer vorzeitigen Manifestation der Zuckerkrankheit im Bereich des Zivilrechtes ist damit zwangsläufig, daß nur noch zwischen der unwesentlichen Mitursache und damit der Ablehnung und der wesentlichen Mitursache und damit der vollen Anerkennung zu unterscheiden ist.

Die Festsetzung des Grades der Erwerbsminderung kann selbstverständlich beim Diabetes mellitus ebenso wie bei anderen inneren Erkrankungen nur anhand der Symptomatik der Einzelbeobachtung erfolgen.

C. Durchführung der Begutachtung

„Richtlinien zur Begutachtung eines Zusammenhanges zwischen Trauma und Diabetes mellitus" sind vom Deutschen Diabetes-Komitee erarbeitet worden (JAHNKE und OBERDISSE, 1961). Danach müssen unter Berücksichtigung der angeführten medizinischen und versicherungsrechtlichen Aspekte bei der Beurteilung des traumatischen Diabetes die folgenden Voraussetzungen und Bedingungen beachtet werden.

Der menschliche Diabetes mellitus ist eine Regulationskrankheit und beruht fast immer auf einer erblichen Anlage.

Die traumatische Entstehung eines Diabetes mellitus ist nur auf dem Wege über eine Zerstörung von mehr als $9/10$ des Pankreas bei genetisch nicht belasteten Patienten möglich. Vor dem Trauma dürfen keine diabetischen Symptome bestanden haben. Innerhalb von drei Monaten nach dem Trauma muß ein echter permanenter Diabetes nachweisbar sein. Im Sozial- und Zivilrecht wird dieser Sachverhalt als Schädigungsfolge voll anerkannt.

Die vorzeitige Manifestation eines potentiellen Diabetes mellitus wird versicherungsrechtlich nach den gleichen Kriterien beurteilt wie die Verschlimmerung einer bestehenden Zuckerkrankheit. Die vorzeitige Manifestation wird als entschädigungspflichtig anerkannt, wenn es sich um ein außergewöhnlich schweres Trauma handelt, das nach Art, Lokalisation und Auswirkungen die Fähigkeit zur weiteren Schädigung der Bauchspeicheldrüse oder zur Mobilisierung diabetogener Faktoren besitzt. Eine Hirnverletzung kann damit unter bestimmten Umständen ebenso wie eine Pankreasschädigung für die vorzeitige Manifestation einer Zuckerkrankheit verantwortlich sein. Das Trauma wird in diesen Fällen versicherungsrechtlich zur wesentlichen Teilursache, der nach deutschem Sozialrecht die Bedeutung einer einmalig abgegrenzten Verschlimmerung zukommt. Im deutschen Zivilrecht ist aufgrund der bestehenden Gesetze nur eine Differenzierung zwischen einer vollen Anerkennung und einer Ablehnung dieses Zusammenhangs möglich.

Die medizinisch objektivierte Verschlechterung eines bestehenden Diabetes mellitus wird versicherungsrechtlich entweder als eine einmalig abgegrenzte Verschlimmerung – z. B. bei einem erst nach dem Trauma für dauernd insulinbedürftigen Diabetiker – oder als richtunggebende Verschlimmerung – z. B. bei traumatisch bedingten Verschlechterungen der diabetischen Stoffwechsellage oder bei Komplikationen oder Erscheinungen des Spätsyndroms, die therapeutisch nicht mehr voll auszugleichen sind – erfaßt und beurteilt.

Die Minderung der Erwerbsfähigkeit (MdE) beträgt in der Regel 20 % bei diätetisch kompensierten komplikationsfreien Diabetikern, 30 % bei Zuckerkranken, die mit oralen Antidiabetika oder Insulin ausgeglichen, sind und mehr als 30 % bei schlecht einstellbaren labilen Diabetikern.

V. Verkehrs- und sozialmedizinische Probleme

Neben der Beurteilung eines Zusammenhanges zwischen Trauma und Diabetes muß der ärztliche Sachverständige nicht selten auch zu der Frage Stellung nehmen, inwieweit ein von einem Diabetiker verursachter Verkehrsunfall auf ein schuldhaftes Verhalten des Zuckerkranken zurückzuführen ist. Außerdem gehört es zu den sozialmedizinischen Aufgaben des Arztes, berufsberatend beim Diabetiker mitzuwirken und dabei von einigen Tätigkeiten abzuraten.

Die Beurteilung der Eignung des Diabetikers als Kraftfahrzeugführer muß ebenso wie eine versicherungsrechtliche Entscheidung aufgrund des derzeitigen klinischen Bildes und des bisherigen Krankheitsverlaufes getroffen werden. Die Bedeutung innerer Krankheiten einschließlich des Diabetes mellitus als Unfallursache ist relativ gering. In der Bundesrepublik Deutschland kam es beispielsweise 1964 zu 328 691 Unfällen mit Personenschäden, die 15 253 Tote und 131 438 Verletzte zur Folge hatten. Die polizeiliche Unfallstatistik stellt dabei nur in rund 1,5 % der Fälle Ermüdung oder körperliche und gesundheitliche Behinderung als Unfallursache fest. Die medizinischen Schätzungen liegen mit 2 % bis 5 % (WOODWARD, 1957; GANTER, 1958; ELBEL, 1959) höher.

Der Diabetes mellitus wird unter den Erkrankungen, die die Verkehrssicherheit beeinträchtigen, oft an erster Stelle genannt. Statistische Untersuchungen ergaben aber, daß nur in 0,005 % bis 0,02 % sämtlicher Verkehrsunfälle die Stoffwechselstörung des Zuckerkranken bzw. die Folgen ihrer Behandlung als eigentliche Ursache anzusehen waren (BRANDALEONE, 1954; GERRITZEN, 1956; WILBAR, 1962; PANNHORST, 1963).

Als Unfallursache kommt beim insulinbedürftigen Diabetiker in erster Linie der hypoglykämische Schock in Frage. Refraktionsanomalien können, insbesondere zu Beginn der Insulinbehandlung, ebenfalls von Bedeutung sein. Ein diabetisches Koma als Unfallursache wurde bisher nicht überzeugend nachgewiesen.

Die Fähigkeit zum Führen eines Kraftfahrzeuges sollte folgenden Patienten abgesprochen werden:
1. schwer einstellbaren Zuckerkranken mit häufigen Stoffwechselentgleisungen,
2. Zuckerkranken mit schweren diabetischen Folgekrankheiten am Herz-, Nieren- und Gefäßsystem sowie mit einer Retinopathia diabetica III und IV,
3. Diabetikern mit schwerer Arteriosklerose, insbesondere bei fortgeschrittener cerebraler Arteriosklerose,
4. neuerkrankten Diabetikern während der ersten drei Monate der Insulinbehandlung, bei der sowohl gehäufte Hypoglykämien als auch Refraktionsanomalien vorkommen können.

Generell ungeeignet sind insulinspritzende Diabetiker als Fahrer öffentlicher Verkehrsmittel, als Fahrer in der gewerbsmäßigen Personenbeförderung und als Berufsfahrer schwerer Lastkraftwagen. Bei den übrigen Lastwagenfahrern müssen regelmäßige Stoffwechselkontrollen zur Auflage gemacht werden. Für Schicht- und Fernfahrten sind Zuckerkranke nicht geeignet.

Im Strafprozeß muß der ärztliche Sachverständige entscheiden, ob dem im hypoglykämischen Schock verursachten Unfall eines Diabetikers eine Fahrlässigkeit, also ein Verschulden aus mißachteter Sorgfaltspflicht, zugrunde liegt. Kann der Zuckerkranke glaubhaft nachweisen, daß er in dem dem Unfall vorhergehenden Zeitraum alles getan hat, um seinen Stoffwechsel optimal einzuregulieren, und daß er vor und während der Fahrt ebenso alles getan hat, um eine Hypoglykämie zu vermeiden (BERTRAM und PANNHORST, 1957; OBERDISSE, 1960), wird er für den Zeitpunkt des Unfalles für zurechnungsunfähig erklärt und nicht strafrechtlich verfolgt. Sind diese Bedingungen nicht erfüllt, so wird der Zuckerkranke wegen fahrlässiger Straßenverkehrsgefährdung, Verletzung oder Tötung ebenso bestraft werden müssen wie jeder andere Verkehrsteilnehmer.

Bei der Berufsberatung sollte den Diabetikern von solchen Berufen abgeraten werden, bei deren Ausübung fremdes oder das eigene Leben durch die Erkrankung gefährdet ist und bei denen eine gute Stoffwechselführung nicht gewährleistet ist. Der Sozialausschuß der Deutschen Diabetes-Gesellschaft hat eine Liste der Berufe erarbeitet, für die Diabetiker nicht geeignet sind (Tab. 1). Der insulinbedürftige Diabetiker kann und darf zum Schutz seiner Mitmenschen keinen der in Gruppe A der Tabelle zusammengefaßten Berufe ausüben. Auch für die in Gruppe B aufgezählten Berufe ist der insulinspritzende Zuckerkranke nicht geeignet, da er im hypoglykämischen Schock in akute Lebensgefahr kommen kann. Bei Neuerkrankten, die in diesen Berufen tätig sind, sollte auf einen Wechsel bzw. auf eine Umschulung hingewirkt werden. Berufe der Gruppen C und D sind für Diabetiker nicht zu empfehlen, da hierbei eine ausgeglichene Stoffwechsellage nicht gewährleistet ist.

Tab. 1: Zusammenstellung der Berufe, für die sich Diabetiker nicht eignen

A. Berufe, bei deren Ausübung andere Menschen gefährdet werden können:
Lokomotivführer   Berufskraftfahrer
Flugzeugführer   Schrankenwärter u. ä.

B. Berufe, bei deren Ausübung das eigene Leben gefährdet ist:
Dachdecker   Feuerwehrmann
Schornsteinfeger   Hochofenarbeiter
Gerüstarbeiter   Rangierer u. ä.
Telegraphenarbeiter

C. Berufe, bei deren Ausübung die Stoffwechsellage gefährdet ist:
Gastwirt   Konditor
Koch   Brauer u. ä.

D. Berufe, bei deren Ausübung der für Diabetiker erforderliche Lebensrhythmus nicht eingehalten werden kann:
Schichtarbeiter   Künstler
Vertreter   Politiker u. ä.

Literatur

BANTING, F. G. und C. H. BEST: The internal secretion of the pancreas. J. Lab. clin. Med. 7, 251 (1922)
– – Pancreatic extracts. J. Lab. clin. Med. 7, 464 (1922)
BERNARD, C.: Leçons de Physiologie expérimentale. Paris 1855
BERTRAM, F.: Diabetes als Schädigungsfolge. Arbeit und Gesundheit, Neue Folge, Heft 49. Stuttgart 1953
– und R. PANHORST: Mahnung an die insulinspritzenden Autofahrer. Der Diabetiker 7, 135 (1957)
BRANDALEONE, H.: Sec. Conf. NAS-RNC Com. of Highway Safety Research, 5. und 6. 4. 1954
BROUARDEL, P. und O. RICHARDIERE: Ann. d'hygiene publique *111*, serie LXX (1888)
CANTANI, A.: Dtsch. med. Wschr. 16, 225 u. 252 (1889)
CARSTENS, M.: Die Begutachtung des Zuckerkranken. Ein Beitrag zur Frage der Ätiologie des Diabetes mellitus. Ärztl. Wschr. 4, 705 (1949)

EBSTEIN, W.: Berl. Klin. Wschr. *29*, 1041 (1892)
ELBEL, H.: Probleme einer Verkehrsmedizin. Ciba Symp. *7*, 242 (1959)
FELSCH, J.: Berl. Klin. Wschr. *28*, 986 (1891)
FRERICHS, F. T.: Über den Diabetes. Berlin 1884
GANTER, H.: Ärztliche Überlegungen zum motorisierten Straßenverkehr. Med. Welt 1048 (1958)
GERRITZEN, F.: Zuckerkrankheit und Verkehrsunfall. Zbl. Verkehrsmed. *1*, 165 (1956)
GOLDSTEIN, K.: Über körperliche Störungen bei Hirnverletzten. I. Über den Einfluß der Hirnverletzung auf den Zuckerstoffwechsel. Münch. med. Wschr. *64*, 1249 (1917)
GOTTSTEIN, A. und F. UMBER: Dtsch. med. Wschr. *42*, 1309 (1916)
GRAFE, E.: Zur Frage des traumatischen und Kriegsdiabetes und seiner Begutachtung. Med. Klin. *34*, 403 u. 430 (1938)
– Zur Beurteilung des Zusammenhanges von Stoffwechselkrankheiten mit Unfall- und Kriegsbeschädigungen. Münch. med. Wschr. *95*, 448 (1953)
GRIESINGER, W.: Arch. phys. Heilk. *3*, 1 (1859)
HANHART, E.: Neue Beiträge zur Kenntnis der Vererbung des Diabetes mellitus. Helv. Med. Acta *14*, 243 (1947)
– Zur Vererbung des Diabetes mellitus. Schweiz. med. Wschr. *81*, 1127 (1951)
– Die erbliche Anlage zur Zuckerkrankheit, heutiger Stand. Dtsch. Zschr. Verdauungskrh. *13*, 145 (1953)
HIGGINS, O.: Mschr. Unfallhk. *3*, 1 (1859)
HOFF, F.: Beiträge zur Pathogenese der Zuckerkrankheit. Münch. med. Wschr. *85*, 161, 209, 245 (1938)
– Innere Sekretion und seelisches Trauma. Med. Klin. *36*, 1351 (1940)
HOUSSAY, B. A. und A. BIASOTTI: Le diabète prancréatique des chiens hypophysectomisés. C. R. Soc. Biol. Paris *105*, 121 (1930)
– – Les troubles diabétique chez les chiens privés d'hypophyse et pancréas. C. R. Soc. Biol. Paris *105*, 124 (1930)
– – Hypophysektomie und Pankreasdiabetes bei der Kröte. Pflügers Arch. Physiol. *227*, 239 (1931)
– – Pankreasdiabetes und Hypophyse beim Hund. Pflügers Arch. Physiol. *227*, 664 (1931)
JAHNKE, K. und K. OBERDISSE: Die Begutachtung des Zusammenhangs zwischen Trauma und Diabetes mellitus. Dtsch. med. Wschr. *86*, 2358 (1961)
JOSLIN, E. P., H. F. ROOT, P. WHITE und A. MARBLE:The Treatment of Diabetes mellitus. 9. Aufl., London 1952; 10. Aufl., London 1959
KATSCH, G.: Handbuch inn. Medizin. Bd. III, 2, 4. Aufl. Springer-Verlag, Berlin–Göttingen–Heidelberg 1953
KAUFMANN, E.: Klin. Wschr. *8*, 356 (1929)
KAUSCH, G.: Z. Klin. Med. *55*, 413 (1904)
KLIENEBERGER, C.: Kriegserlebnis und Diabetes mellitus. Obergutachten. Med. Klin. *25*, 1901 (1929)
LABBÉ, M.: Ann. Med. *7*, 541 (1927)
LENNÉ, R.: Dtsch. med. Wschr. *23*, 514 (1897)
LEUSER, H.: Untersuchungsergebnisse an diabetischen Zwillingen. Münch. med. Wschr. *85*, 1811 (1938)
LINIGER, D.: Mschr. Unfallheilk. *3*, 2 (1896)
MAURIAC, P.: La période prépancréatique du diabète sucré. Presse méd. *57*, 1049 (1949)
MERING, J. VON und O. MINKOWSKI: Diabetes mellitus nach Pankreasexstirpation. Arch. exp. Path. Pharm. *26*, 371 (1889–90)
MUNRO, H. N., J. C. EATON und A. GLEN: Survey of scottish diabetic clinic; study of etiology of diabetes mellitus. J. clin. Endocr. *9*, 48 (1949)
NAUNYN, B.: Der Diabetes mellitus. In: NOTHNAGEL: Spezielle Pathologie und Therapie, Bd. 7, Wien 1900

NOORDEN, C. VON: Die Zuckerkrankheit und ihre Behandlung. 8. Aufl., Berlin 1927
— u. S. ISAAK: Die Zuckerkrankheit und ihre Behandlung. 8. Aufl., Berlin 1927
OBERDISSE, K.: Fahrtauglichkeit bei Diabetikern, die Insulin verwenden. Zbl. Verkehrsmed. u. Verkehrs-Psych. 6, 67 (1960)
PANNHORST, R.: Zwillingsuntersuchungen bei Diabetes mellitus. Dtsch. med. Wschr. 60, 1950 (1934)
— Der Diabetes mellitus als Regulationsstörung und Erbkrankheit. Ärztl. Wschr. 3, 7 (1948)
— Der Insulindiabetiker und seine Fahrtauglichkeit im Kraftverkehr. Dtsch. med. Wschr. 14, 772 (1963)
PLAGGE, M. W.: Virchs. Arch. path. Anat. 13, 93 (1858)
RANSON, S. W., C. FISCHER u. W. INGRAM: Adiposity and diabetes mellitus in a monkey with hypothalamic lesions. Endocrinology 23, 175 (1938)
RUDOLF, W.: Pankreastumor und Diabetes mellitus. Schweiz. med. Wschr. 75, 388 (1945)
SCHMIDT, L.: Mschr. Unfallheilk. 9, 269 (1902)
SCHMITZ, R.: Prognose und Therapie der Zuckerkrankheit. Berl. Klin. Wschr. 28, 672 (1891)
SCHNETZ, H.: Z. Klin. Med. 142, 512 (1943)
SCHÖFFLING, K.: Trauma und Diabetes mellitus. Med. Welt 16, 797 (1960)
— Die Begutachtung des Diabetes mellitus. Dtsch. med. Wschr. 91, 649 (1966)
SCHWECHTEN, R.: Ärztl. Sachverst. Z. 8, 13 (1903)
SEEGEN, J.: Diabetes mellitus. 3. Aufl., 212, Hirschwald, Berlin 1893
SIEDE, W.: Trauma als Ursache parenchymatöser Leber- und Bauchspeicheldrüsenerkrankungen. Dtsch. Z. Verdauungskrh. 6, 92 (1942)
STERN, A.: Traumatische Entstehung innerer Krankheiten. Jena 1930
STRAUSS, H.: Diabetes als Objekt der Begutachtung. Med. Klin. 27, 1450 (1931)
STRIECK, F.: Über experimentell erzeugten zentralen Diabetes. Verh. dtsch. Ges. inn. Med. 49, 129 (1937)
— Experimenteller Beitrag zur Frage des cerebralen Diabetes. Z. exp. Med. 104, 232 (1939)
STURM, A.: Die exogene Verursachung des Diabetes. Arbeit und Gesundheit, Neue Folge, Heft 49, Stuttgart 1953
STURSBERG, H.: Zur Beurteilung der Zuckerkrankheit nach Verkehrsunfall. Dtsch. med. Wschr. 60, 981 (1934)
STUTTE, H. und G. SCHRÖDER: Beitrag zum Problem: Hirntrauma und Diabetes. Ärztl. Wschr. 3, 346 (1948)
THEN BERGH, H.: Arch. Rassenbiol. 32, 289 (1938)
UMBER, F.: Der Diabetes in seiner Beziehung zu Trauma und zum Berufsleben. Med. Welt, 889 (1935)
— Diabetes und Trauma. Mschr. Unfallheilk. 44, 241 (1937)
— Stoffwechselkrankheiten. München–Berlin 1939
WEILAND, W.: Dtsch. Arch. Klin. Med. 102, 167 (1911)
WILBAR, C. L.: Periodische ärztliche Untersuchungen von Kraftfahrern. Publ. Heth. Rep. (Wash.) 77 (1962)
WOEHRMANN, W.: Diabetes bei und nach Gallenblasenerkrankungen (nach Beobachtungen an 703 Diabetikern). Z. Klin. Med. 108, 646 (1928)
WOODWARD, F. D.: General medical aspects of automobile crash injuries and deaths. J. Amer. med. Ass. 163, 225 (1957)
YOUNG, F. G.: Permanent experimental diabetes produced by pituitary (anterior lobe) injections. Lancet II, 372 (1937)

Sozialmedizinische Probleme des Diabetes mellitus

Von M. Dérot und R. Lebouc, Paris

(Aus dem Französischen übersetzt von R. Ziegler, Ulm)

I. Einleitung
II. Die Früherkennung des Diabetes und seiner Vorstadien
  A. Die Erkennung bei prädisponierten Individuen
    1. Die Vererbung
    2. Die Fettsucht
    3. Die Schwangerschaftsanomalien
    4. Die pankreatischen und biliären Erkrankungen
  B. Die Erkennung in einem zufälligen Bevölkerungsanteil
III. Soziale Probleme
  A. Die Arbeit des Diabetikers
    1. Allgemeine Bedingungen
    2. Spezielle Probleme
  B. Die bisherige Verwirklichung sozialmedizinischer Aufgaben

I. Einleitung

Unter den Erkrankungen mit einem chronischen Verlauf zeichnet sich der Diabetes durch 2 Tatsachen aus:

Bei einer beträchtlichen Zahl der Fälle erlaubt die vorzeitige Entdeckung der Störung des Kohlenhydratstoffwechsels eine präventive Behandlung, die die Manifestation der Krankheit hinauszögert oder verhindert.

Sobald die Krankheit ausgebrochen ist, ermöglicht andererseits eine korrekte Behandlung dem Kranken während langer Jahre ein normales Leben.

Durch eine ausreichende sozialmedizinische Organisation kann die Gesellschaft eine bestimmte Zahl von Individuen mit ihrem physischen Defekt zurückgewinnen. Ein gut eingestellter und in das Leben eingegliederter Diabetiker bedeutet für die Gemeinschaft einen nicht zu unterschätzenden Gewinn. Zum Ausgleich muß sie ihm die medizinischen und sozialen Organisationen zur Verfügung stellen, die sein Zustand erforderlich macht. Ebenso muß sie Vorsorge treffen für die notwendigen Maßnahmen, wenn das Leiden an Schwere zunimmt.

Die sozialmedizinischen Probleme bieten 2 verschiedene Aspekte, die im folgenden behandelt werden:

Die Früherkennung des Diabetes und seiner Vorstufen.

Die Bedingungen der Lebensführung und der Behandlung der feststehenden Diabetiker.

II. Die Früherkennung des Diabetes und seiner Vorstadien

Es ist wünschenswert, daß die diabetische Kohlenhydratstoffwechselstörung im frühestmöglichen Stadium aufgedeckt wird, damit eine präventive oder kurative Behandlung begonnen werden kann. Ein „diabetogenes" Gen läßt sich noch nicht aufzeigen. Die Diabeteserkrankung beruht auf dem Nachweis der ersten Störungen der Zuckerregulation. Auch wenn die Großzahl der Diabetiker erst nach dem Auftreten der klinischen Symptome der Krankheit oder ihrer Komplikationen entdeckt wird, lassen sich doch mehr und mehr Fälle durch systematische Untersuchungen aufspüren.

Verschiedene Möglichkeiten stehen offen:

Die Untersuchung kann systematisch im Verlauf einer interkurrenten und von der Stoffwechselstörung unabhängigen Erkrankung durchgeführt werden.

Sie kann obligatorisch bei einem bestimmten Anteil der Bevölkerung durchgeführt werden.

Sie kann bei Individuen durchgeführt werden, bei denen der Verdacht auf eine Prädisposition zum Diabetes besteht.

Nur die beiden letzten Möglichkeiten betreffen die Sozialmedizin. Auf die verschiedenen Untersuchungstechniken soll hier nicht näher eingegangen werden, da sie anderenortes abgehandelt werden. Jedenfalls stellen wir die einfache Harnzuckeruntersuchung, besonders nach Zuckergabe, den dynamischen Untersuchungen der Glukosetoleranz gegenüber, die zwar aufwendiger und beschwerlicher, aber dafür wesentlich präziser sind.

A. Die Erkennung bei prädisponierten Individuen

Die systematische Suche nach der Zuckerkrankheit empfiehlt sich bei einem bestimmten Personenkreis, bei dem eine höhere Wahrscheinlichkeit für das Vorliegen eines Diabetes besteht. In diesen Fällen ist es notwendig, die genaueren Hyperglykämie-Belastungstests durchzuführen.

Im folgenden werden die Ergebnisse bei den verschiedenen prädisponierenden Faktoren behandelt.

1. Die Vererbung

Obwohl der Erbfaktor noch nicht eindeutig definiert ist, steht seine Existenz doch außer Zweifel. Folglich ist es notwendig, die Familien der Diabetiker systematisch zu untersuchen. Die veröffentlichten Zahlenangaben schwanken in den Statistiken beträchtlich. Von NAUNYN wurde ein Erbfaktor bei 18 % der Fälle angegeben. MARCEL LABBE nennt eine Zahl von 25 %. Sie steigt auf 32 % bei BLOTNER und HYDE. Bei 1072 jugendlichen Diabetikern mit über 20jähriger Krankheitsdauer fand JOSLIN betroffene Familienmitglieder in 57 % der Fälle. Der Erbfaktor läßt sich desto häufiger nachweisen, je früher der Diabetes bei einem Individuum auftritt.

2. Die Fettsucht

Die Fettsucht ist ein besonders wesentlicher Faktor. Sie muß in jedem Falle behandelt werden, ohne Rücksicht auf die Ursache ihrer Entstehung. Die Entdeckung eines Prädiabetes bei einem Fettsüchtigen erfordert jedoch eine besonders intensive und schnelle Behandlung, da es der Abbau des Übergewichtes ermöglicht, den Ausbruch der Zuckerkrankheit zu vermeiden oder doch hinauszuschieben.

Die statistischen Angaben schwanken in Abhängigkeit von den Kriterien, die von den verschiedenen Autoren zur Beurteilung der Fettsucht verwandt werden; immer ergeben sich jedoch erhöhte Zahlenwerte. Unter den echten Diabetikern beträgt der Anteil der Kranken mit Übergewicht bei JOSLIN 82 %, bei DARNAUD 79,5 %, bei TRAVIA 71 %, bei LEDERER 63 %. Umgekehrt sind etwa 20 % der Fettsüchtigen zuckerkrank. Die Statistiken der amerikanischen Lebensversicherungsgesellschaften geben folgende Zahlen an: Bei Individuen mit einem Körpergewicht, das 5–15 % über dem Idealgewicht liegt, ist der Anteil der Diabetiker verdoppelt. Er ist vervierfacht bei einem Bereich von 15–24 % über dem Idealgewicht und verzehnfacht bei mehr als 25 % über dem Idealgewicht. Diese Zahlen unterstreichen die Wichtigkeit des Kampfes gegen die Fettsucht – was auch immer ihre Ursache und ihre Ausprägung sei.

3. Die Schwangerschaftsanomalien

Der Diabetes und seine Vorstadien sind der Ursprung von bestimmten geburtshilflichen Komplikationen. Das Auftreten von einer dieser Komplikationen macht eine genaue Untersuchung zur Aufdeckung einer Störung des Kohlenhydratstoffwechsels erforderlich. Die Komplikationen umfassen vor allem Totgeburten, Spontanaborte, Hydramnien und die echten Schwangerschaftsglykosurien. Eine Erscheinung, die systematisch den Ausschluß eines Diabetes oder eines Prädiabetes veranlassen sollte, ist die Geburt eines übergewichtigen Kindes. JACKSON gibt folgende Zahlenwerte an: Wenn das Geburtsgewicht des Kindes über 6000 g liegt, findet man bei der Mutter in 100 % der Fälle einen bestehenden oder künftigen Diabetes. Wenn das Kind über 4800 g wiegt, sind oder werden 77 % der Mütter diabetisch. Wenn das Gewicht schließlich über 4500 g liegt, beläuft sich der Prozentsatz der Diabetikerinnen oder Prädiabetikerinnen auf 60 %. Diese Zahlen unterstreichen die Wichtigkeit der systematischen Aufdeckung des Prädiabetes bei Schwangerschaften.

4. Die pankreatischen und biliären Erkrankungen

Es ist einleuchtend, daß Pankreasaffektionen der Ausgangspunkt von Störungen der Zuckerregulation sein können. Derartige Störungen werden tatsächlich in 13 % der Fälle von chronischer Pankreatitis, in 45 % der Fälle von kalzifizierender Pankreatitis gefunden. Im Gegensatz dazu hat BELL beim Pankreaskarzinom nicht mehr Zuckerkranke gefunden als in der Durchschnittsbevölkerung.

Die Cholelithiasis ist gleichfalls eine prädisponierende Erkrankung; WARREN und LECOMPTE fanden hierbei mehr als 30 % Diabetiker oder Prädiabetiker, es muß jedoch in Rechnung gestellt werden, daß eine Fettsüchtigkeit sehr oft damit verbunden ist.

Die letzte Zeit wurde die Aufmerksamkeit auf die Kombination von Zirrhose und Diabetes ohne gleichzeitige Störung des Eisenstoffwechsels gelenkt.

B. Die Erkennung in einem zufälligen Bevölkerungsteil

Die fruchtbaren Ergebnisse beweisen, daß die Suche nach der Zuckerkrankheit bei Individuen mit einem erhöhten Risiko intensiv mit Hilfe der Bestimmung der Glukosetoleranz durchgeführt werden muß. Auf der anderen Seite ist die Diabeteserfassung in den willkürlich ausgewählten größeren Bevölkerungsteilen nur mit einfachen, schnellen und wenig belästigenden Methoden möglich. Dies bedeutet praktisch eine Beschränkung auf die einfache Harnzuckeruntersuchung, bevorzugt nach einer kohlenhydratreichen Mahlzeit. Ein positiver Harnzuckerbefund veranlaßt eine weitergehende Untersuchung und die Durchführung der Glukosetoleranztests.

Die Ergebnisse derartiger Aktionen zur systematischen Diabeteserfassung sind noch fragmentarisch, aber um so wertvoller, je kooperativer die Bevölkerung ist und je mehr Untersuchungen durchgeführt werden.

1946 haben WILKERSON und KRALL 3516 Urin- und Blutuntersuchungen in einer Kleinstadt in Massachusetts mit 4983 Einwohnern durchgeführt. 30 Fälle von Diabetes wurden neu entdeckt, von denen 25 bereits klinische Symptome boten. 40 Diabetiker waren bereits bekannt. Insgesamt waren 17 %o der Einwohner dieser Stadt diabetisch. Diese Studie wurde 1950 und 1953 fortgesetzt. Ein gleichartiges Unternehmen von WALKER in dem Dorf Ibstock (Leicester) deckte neben den 8 %o bekannten Diabetikern 6 %o unbekannte auf. Die Beteiligung belief sich in diesem Falle auf 81 % der Bevölkerung. In ähnlichen Arbeiten schwanken die Angaben über die Diabeteshäufigkeit zwischen 1 und 2 % der Bevölkerung.

Neuere und ausgedehntere Untersuchungen mit verläßlichen Resultaten wurden auf dem 6. Kongreß der Internationalen Diabetesvereinigung mitgeteilt.

In der Türkei fand OKER auf 70 000 Fälle eine Glykosurie bei 3,14 % (1,54 % in den Landbezirken, 3,93 % in den städtischen Bezirken), aber von diesen Zahlen sieht der Autor nur 31,3 % als echte Diabetiker an.

In Japan wurden durch MIYAO et al. nach oraler Glukosebelastung unter 2295 Individuen nur 35 Diabetiker festgestellt.

KENT und LEONARD bewerten den Blutzucker aus der Fingerbeere 2 h nach der Gabe von 75 g Glukose. Nachdem der Test bei 250 000 Personen durchgeführt wurde, fanden sich Werte über 140 mg % bei 9800 Personen, d. h. bei etwa 4 %.

In Wahrheit schwankt der Prozentsatz beträchtlich in Abhängigkeit vom Alter: Zwischen 0,1 % während des 3. Lebensjahrzehntes und 38 % im Laufe des 10. Jahrzehntes.

In Frankreich wurde 1962 in verschiedenen Regionen (Elsaß, Paris, Vaucluse, Alpen) eine Aktion von 200 000 Urinuntersuchungen mit chemischer oder enzymatischer Harnzuckerbestimmung durchgeführt. Ein positiver Befund wurde in 5 % der Fälle erhoben. Diese erhöhte Zahl wird aus den besonderen Bedingungen der Aktion verständlich. Durch vorhergehende Aufklärung waren besonders die prädisponierten Individuen (Fettsüchtige, Familienangehörige von Diabetikern, Mütter übergewichtiger Kinder) zur Untersuchung aufgefordert worden. Wenn die Ergebnisse auch keinen absoluten statistischen Wert besitzen, sind sie auf der anderen Seite von besonderem sozialen Interesse und zeigen die Bedeutung der orientierenden Untersuchungen auf.

Die systematischen Untersuchungen im Rahmen der Arbeitsmedizin, sei es als Einstellungsuntersuchung, sei es als periodische Kontrolluntersuchung, stellen eine permanente Erfassungsaktion dar. Die Zahlen variieren nach den erfaßten Schichten. Die großen Statistiken schließen mannigfache Berufe mit sehr unterschiedlicher körperlicher Betätigung ein. Es hat den Anschein, daß der Anteil der Diabetiker bei den sitzenden Berufen höher liegt. So fanden MICHEL, RATHERY und ROSSELIN bei 9155 Untersuchungen bei den Angestellten einer Bank 0,5 % Diabetiker. HADENGUE und PHILBERT stellten den gleichen Prozentsatz bei den Angestellten einer großen elektronischen Fabrik fest. In einem Verwaltungsunternehmen belief sich der Prozentsatz bei Erfassung von 1000 Lohnempfängern über 20 Jahre auf nur 0,2–0,3 %. Im landwirtschaftlichen Milieu nimmt der Prozentsatz noch stärker ab. 1963 waren 8864 Urinuntersuchungen unter landwirtschaftlichen Lohnempfängern in der Umgebung von Paris durchgeführt worden. Dabei wurden 62 Glykosurien entdeckt (= 0,69 %), von denen 9 Fälle echte Diabetiker waren (= 0,1 %).

Die Differenzen der veröffentlichten Prozentsätze mahnen zur vorsichtigen Interpretation der Ergebnisse. In Abhängigkeit vom Alter schwankt die Häufigkeit zwischen 0,1 und 38 %, zwischen 1,5 bis 5 % je nach der Auswahl der getesteten Individuen: Stadt- oder Landbewohner, Handarbeiter oder sitzende Berufe.

Demzufolge ist es notwendig, bei jeder umfassenden Untersuchung die Zahlenangaben nach dem Alter aufzugliedern, die Art der Bevölkerung, ihre Lebensweise, ihre Lebenserwartung usw. zu präzisieren. Nur mit der Summe dieser Angaben ist eine derartige Studie voll zu verwerten.

III. Soziale Probleme

A. Die Arbeit des Diabetikers

1. Allgemeine Bedingungen

Damit ein Diabetiker der Gesellschaft ein Maximum an Leistungsfähigkeit beisteuern kann, ist es notwendig, daß sein Beruf mit einem bestmöglichen biologischen Gleichgewicht übereinstimmt.

Er benötigt daher eine regelmäßige Arbeit mit einer mäßigen körperlichen Anstrengung, wobei jeder Posten mit einem Sicherheitsrisiko für den Kranken oder für die Gemeinschaft sorgfältig ausgeschlossen werden muß.

Schließlich ist es theoretisch erstrebenswert, daß ein Beruf ins Auge gefaßt wird, der zumindest mit den Anfangsstadien der degenerativen Komplikationen vereinbar ist. Das bedeutet, daß Beschäftigungen vermieden werden sollen, bei denen weite und häufige Gänge zu Fuß notwendig sind oder für die eine hohe Sehschärfe erforderlich ist. – Jeder dieser Gesichtspunkte wird im einzelnen dargelegt.

a) Die Zeiteinteilung der Arbeit

Die Zeiteinteilung hat eine erstrangige Bedeutung. Die Nahrungszufuhr muß regelmäßig und ohne größere Schwankungen erfolgen, so daß Schichtarbeit praktisch ausgeschlossen ist. Ebenso ist Nachtarbeit ungünstig, da in den Ruheperioden die Essenszeiten vollständig geändert sind und ein Gleichgewicht bei einem solchen Kranken, zumal wenn er insulinbedürftig ist, praktisch nicht zu erreichen ist.

b) Die Regelmäßigkeit körperlicher Betätigung

Körperliche Arbeit ist ebenfalls eine wichtige Bedingung. Berufe mit Phasen intensiver körperlicher Anstrengung sind ungünstig. Eine regelmäßige Betätigung wird durch eine angepaßte Behandlung viel leichter ausgeglichen als Arbeitsleistungsspitzen. Aus diesem Grunde raten wir von Betätigungen ab, die eine bedeutende nervliche Anspannung mit sich bringen, wie z. B. Tätigkeiten mit sehr schnellem Arbeitstempo. Ebenso sind Berufe zu vermeiden, bei denen Konflikte verhältnismäßig häufig sind, insbesondere Überwachungsstellen.

c) Die Ausscheidung von Tätigkeiten mit einem Sicherheitsrisiko

Die Möglichkeit des Auftretens von Zwischenfällen führt zum Ausschluß bestimmter Berufe, bei denen die Arbeit entweder für den Kranken selbst (Sturzgefahr, gefährliche Maschinen) oder auch für seine Umgebung (Fahrerposten, Überwachungsfunktion) eine Gefahr darstellt. Das gleiche gilt für Tätigkeiten, bei denen eine kurzzeitige Bewußtseinstrübung schwerwiegende Folgen haben kann, wie z. B. bei der Arbeit am Fließband.

d) Berufe mit dem Erfordernis einer hohen Sehschärfe

Tätigkeiten, zu denen eine hohe Sehschärfe benötigt wird, sollen gemieden werden. Das Auftreten ophthalmologischer Komplikationen mit einer Minderung des Sehvermögens muß besonders von den Zuckerkranken im Auge behalten werden, deren Leiden in der Kindheit oder während der Adoleszenz einsetzte. In diesen Fällen kommen Berufe mit hoher optischer Präzision nicht in Frage.

e) Empfehlenswerte Tätigkeiten

Im Gegensatz dazu sind Tätigkeiten mit intellektuellen Erfordernissen für die Diabetiker besonders geeignet: Dies sind die sitzenden Berufe der Büroangestellten, der Verwaltungsangestellten, ebenso der Kontrollposten oder der Montage kleiner Geräte. In gleicher Weise sind die freien Berufe geeignet, die Beschäftigung als Ingenieur, als Architekt usw.

In der Tat hängen die Möglichkeiten der Betätigung beim Diabetiker nicht nur von den Arbeitsbedingungen, sondern in hohem Maße von ihm selbst ab. Die Verbote werden um so schwerwiegender und umfassender sein, je schwerer und instabiler der Diabetes ist. Besonders ist das plötzliche Auftreten hypoglykämischer Schocks zu fürchten. Und in Rechnung gestellt werden müssen die Disziplin und die Einsichtigkeit des Kranken selbst. Man kann die insulinbedürftigen Diabetiker, bei denen hypoglykämische Ereignisse möglich und degenerative Komplikationen schwerer und frühzeitiger sind, den Kranken gegenüberstellen, deren Zuckerkrankheit durch Einhaltung der Diät allein oder durch die oralen Antidiabetika ausgeglichen ist. Bei ihnen kommen die plötzlichen Zwischenfälle praktisch nicht vor, und der Eintritt der degenerativen Komplikationen ist häufig verzögert.

Insgesamt sind bestimmte Berufe für den Zuckerkranken grundsätzlich nicht geeignet; bei einer großen Zahl muß unter Beachtung der verschiedenen Faktoren, die aufgezählt wurden, individuell diskutiert und entschieden werden.

f) Erhobene Befunde

Sämtliche großen Untersuchungen zeigen, daß Diabetiker der Arbeit nicht häufiger fern bleiben als normale Individuen. Die Analyse für die Ursachen dieser Tatsache ist interessant.

Einmal kann die Furcht, seinen Arbeitsplatz zu verlieren und keine gleichwertige Stellung wiederzufinden, eine Rolle spielen. Dieser Gesichtspunkt ist unbedeutend, solange ein Arbeitskräftemangel besteht.

Eine große Rolle spielt der psychische Faktor, indem der Diabetiker seine Krankheit verbergen möchte. Er möchte immer als Individuum von normaler Gesundheit gelten, dessen Arbeitskraft der seiner Kollegen ebenbürtig ist. Er vermeidet es um jeden Preis, als physisch nicht vollwertig angesehen zu werden. Dieses Problem kann die Einhaltung der Diät bei gemeinschaftlicher Einnahme der Mahlzeiten sehr schwierig gestalten.

Schließlich weiß der Diabetiker, daß er gesundheitlich stärker gefährdet ist als die anderen Menschen, und legt große Sorgfalt auf die Überwachung seines physischen Zustandes und seiner Gesundheit. Die medizinische Überwachung ist regelmäßig und häufig und der Beginn einer interkurrenten Erkrankung wird nicht vernachlässigt.

Ein Stellungs- oder Berufswechsel erfolgt nur in einer beschränkten Zahl der Fälle (bei 8–12 % nach Angaben der Literatur); er ist sehr selten, wenn der Diabetes auftritt, nachdem der Arbeiter bereits einen festen Beruf hat.

In jedem Falle ergibt sich die besondere Problematik nicht nur aus der Art der angebotenen Arbeit, sondern auch aus der Schwere der Krankheit und besonders aus der Fähigkeit des Kranken, sich den neuen Gegebenheiten des Lebens anzupassen.

2. Spezielle Probleme

a) Diabetes und Tätigkeit im öffentlichen Dienst

Die Aufnahme eines Diabetikers in die Verwaltungsorgane wirft vielfältige Probleme auf:

aa) Theoretisch sind der häufig sitzende Charakter und die gleichmäßige Arbeitszeit bei den meisten Stellen, die Sicherheit der staatlichen Anstellung Faktoren, die die Wahl derartiger Betätigungen fördern.

In der Tat sind die Möglichkeiten mannigfach, und praktisch jeder Beruf ist vertreten. Es ist sehr schwierig, absolut verbindliche Richtlinien aufzustellen. Außerdem würde ein grundsätzlicher Ausschluß bei der Häufigkeit der Zuckerkrankheit selbst zu einer beträchtlichen Verminderung des Nachwuchses führen.

bb) Auf der anderen Seite stellt der Beamte definitionsgemäß ein Individuum dar, dem die Regierung einen Teil der staatlichen Autorität übertragen hat. Er steht der Gemeinschaft zur Verfügung, der er dienen soll mit aller Verläßlichkeit für die Gesellschaft und für sich selbst (CAMELIN und FÉLIX). Deshalb muß der Beamte vollkommen dazu in der Lage sein, die Aufgabe zu erfüllen, die ihm anvertraut wurde, und zwar sowohl in der Gegenwart als auch in der Zukunft. Zu häufiges Fehlen auf dem Boden einer mangelhaften Gesundheit kann die regelmäßige Ausübung des Dienstes behindern. Weiterhin müssen die Beförderungen im normalen Rhythmus erfolgen, es sei denn, daß Komplikationen häufig gerade zu dem Zeitpunkt auftreten, wo die Beförderung dem Kranken eine erhebliche Verantwortung aufbürden würde, die er nicht tragen kann. Der Staat muß sich deshalb vor der Ernennung eines Beamten durch eine große Zahl von Vorsichtsmaßnahmen absichern, zumal er sich an den Kosten der Behandlung von Krankheiten beteiligt.

In Bezug auf den Diabetes existiert in Frankreich keine verbindliche staatliche Regelung. Ein Umlaufschreiben aus dem Jahre 1960 beinhaltet, daß einer Anstellung von Diabetikern (mit Ausnahme der Kranken mit degenerativen Komplikationen) im Staatsdienst nichts entgegensteht, wobei Stellungen mit einem Sicherheitsrisiko ausgenommen sind. In der Praxis gibt es jedoch noch häufig veraltete und häufig unlogische Einschränkungen, die in den verschiedenen Sektoren der Verwaltung variieren.

b) Diabetes und Armee

Die Armee stellt ein besonderes Problem dar. Die Zuckerkrankheit ist in allen Ländern (soweit wir es übersehen) ein Grund zum endgültigen Ausschluß, ebenso wie auch der renale Diabetes und der Diabetes insipidus. Dieses Verbot gilt für die Militärschulen jeder Kategorie in Heer, Marine und Luftwaffe. Wenn der Diabetes bei einem Wehrpflichtigen im Verlauf der Dienstzeit auftritt, wird er vor seiner Entlassung einer klinischen Untersuchung unterworfen, damit der eventuelle kausale Zusammenhang zwischen dem Kriegsdienst und dem Ausbruch der Zuckerkrankheit abgeklärt werden kann. Bei Berufssoldaten, die zuckerkrank werden, ist ein Verbleib im Dienst in Frankreich möglich, sofern keine schweren Komplikationen vorliegen und die Krankheit mit der ausgeübten Tätigkeit vereinbar ist.

Dafür gelten die folgenden 4 Bedingungen:

Es ist notwendig, daß der Dienst ohne Einschränkung geleistet werden kann, daß eine spezielle regelmäßige ärztliche Überwachung möglich ist, daß keine Gefährdung der Umgebung besteht, daß keine Gefährdung des Kranken selbst auftritt.

Es erscheint verhältnismäßig einfach, eine Versetzung in eine Verwaltungsabteilung vorzunehmen, sofern es sich als notwendig erweist. Im äußersten Falle kann der Kranke pensioniert werden.

Die notwendige Behandlung wird durch die Sozialversicherung subventioniert, sofern nicht eine genaue Ursache für den Ausbruch der Zuckerkrankheit bekannt ist. Im gegenteiligen Falle erhält der Kranke die gesetzmäßige militärische Pension.

c) Die Anstellung auf dem privaten Sektor

Eine allgemeine Regelung über die Zulassung von Zuckerkranken zu Berufen auf dem privaten Sektor existiert nicht. In den meisten Ländern liegt die Entscheidung bei dem Arzt des Unternehmens, der die Einstellungsuntersuchung durchführt.

In den Vereinigten Staaten gibt es sehr ausführliche Fragebögen, die der behandelnde Arzt des Zuckerkranken ausfüllen muß. Die Fragebögen werden dem Arzt des Unternehmens übermittelt, der in voller Kenntnis des Falles entscheiden kann, ob der vorgeschlagene Posten mit dem Gesundheitszustand des Bewerbers vereinbar ist.

Diese Einrichtungen, die keinerlei gesetzliche Verbindlichkeit haben, wurden durch die Diabetikervereinigung ausgearbeitet. Diese ist daran interessiert, ein tragbares Verhältnis zwischen den angestellten Diabetikern und den Arbeitgebern zu schaffen, damit diese nicht erschwerende Maßnahmen auf Grund eines allgemeinen Vorurteils gegen beschäftigte Diabetiker ergreifen.

In Frankreich hat der Arzt des Unternehmens eine vollständige Entscheidungsfreiheit darüber, ob ein Arbeiter fähig ist, den vorgeschlagenen Posten auszuüben oder nicht. Für den Diabetes gilt keine Sonderregelung, auf jeden Fall kann die Entscheidung des Einstellungsarztes angefochten werden. Jeder Arbeiter, der Lohn für eine Arbeit von längerer Dauer als 60 Std. erhalten hat, kommt in den Genuß der Krankenversicherung. Die Bedingungen zur Invalidisierung sind geringgradig schwerer.

In der Bundesrepublik besteht keine Regelung, die die Diabetiker von der Beschäftigung in der privaten Industrie ausschließt, soweit ihre Arbeitskapazität nicht vermindert ist, ihre Stoffwechseleinstellung gut ist und sie keine Komplikationen von seiten ihres Diabetes wie Angiopathie oder Retinopathie aufweisen. Darüber hinaus müssen die Diabetiker ein ärztliches Attest beibringen, das ihr Stoffwechselgleichgewicht bezeugt.

Auch wenn die Regelungen der verschiedenen Länder differieren, sind die Unterschiede gering, und insgesamt steht keine Vorschrift der Anstellung von Diabetikern entgegen, sofern sie in der Lage sind, ihre Arbeit ohne Gefahr für sich selbst und für die anderen auszuüben.

d) Diabetes und Verkehr

In allen Ländern bestehen erhebliche Einschränkungen für den Diabetiker im öffentlichen Verkehr und im Transportgewerbe. Die Auflagen sind mehr oder weniger verbindlich und umfassend.

Auf jeden Fall sind insulinbedürftige Diabetiker von Posten mit einem Sicherheitsrisiko (Lokomotivführer, Piloten bei den Luftfahrtgesellschaften, Schiffsführer) ausgeschlossen. Die Anstellungsbedingungen sind genau festgelegt. In Deutschland ist jeder Diabetiker von der persönlichen Navigation ausgeschlossen.

Das Führerscheinproblem ist in den Ländern verschieden gelöst worden; man kann sagen, daß sich insgesamt eine Tendenz zur fortschreitenden Einschränkung abzeichnet.

In der Regel sind insulinbedürftige Diabetiker vom öffentlichen Transportgewerbe ausgeschlossen. Das Problem der Taxifahrer wird verschieden behandelt. Zumeist müssen sie ein Attest vorweisen, daß sie in regelmäßiger Behandlung stehen. In Frankreich ist eine Urinuntersuchung obligatorisch; und obwohl eine neuere Gesetzesverordnung die insulinbehandelten Diabetiker ausschließt, hat der untersuchende Arzt einen verhältnismäßig großen Ermessensspielraum. In der Bundesrepublik Deutschland ist die Zuckerkrankheit kein Grund zur Verweigerung eines Führerscheines. Auf jeden Fall muß ein Zuckerkranker, der durch einen hypoglykämischen Schock einen Unfall verursacht hat, nachweisen, daß er die notwendigen Maßnahmen zur Vermeidung eines Wiederholungsfalles ergriffen hat.

Dieser Punkt betont die notwendige Unterscheidung zwischen einem hypoglykämischen Zwischenfall und einem Alkoholrausch. Man weiß, wie schwierig klinisch die Differentialdiagnose sein kann. Dazu sind die rechtlichen Folgen bei einem Verkehrsunfall völlig verschieden. Nur die sofortige Blutzuckerbestimmung kann einen eindeutigen Beweis erbringen, aber diese Forderung ist häufig nur schwer zu erfüllen, und der Blutzucker kann spontan sehr rasch wieder ansteigen.

Zudem kann die Blutalkoholbestimmung in ihrer Technik und Auswertung Unterschieden unterworfen sein. Aus diesem Grunde sollte jeder Diabetiker einen Ausweis mit der Angabe seiner Stoffwechselstörung und der augenblicklichen Behandlung bei sich tragen. Oft lassen sich Probleme auf diese Weise leicht lösen („der Patient erhält Insulin, die Gefahr von Zwischenfällen nimmt mit dem Abstand von den Mahlzeiten zu").

Insgesamt sind die Diabetiker einschränkenden Maßnahmen bei der Führung von Fahrzeugen unterworfen; aber im allgemeinen werden sie individuell auferlegt und angewandt.

e) Das diabetische Kind

Der Diabetes – ein Leiden, das an jedem Tag, in jedem Augenblick vorliegt und eine unaufhörliche Disziplin verlangt – hat schwerwiegende Rückwirkungen auf die kindliche Entwicklung. Häufig sind die körperlichen und geistigen Fortschritte um so weniger gestört, je besser die Einstellung erreicht und gehalten wird; demgegenüber sind die seelischen Probleme häufig beträchtlich.

aa) Das Verhältnis zur Familie

In den meisten Fällen ist die Familie nicht in der Lage, ein diabetisches Kind ohne Hilfe aufzuziehen. Sie muß einen Arzt (oder eine medizinische Versorgungseinrichtung) zu Rate ziehen, dessen Entscheidungen verbindlich sein müssen. Gegenüber dem Kind ist die Autorität der Eltern in diesem Punkt eingeschränkt, und es ist angehalten, dem Arzt genauso zu gehorchen wie seinem Vater und seiner Mutter. Außerdem lernt es sich selbst zu behandeln, und im Verlauf der Behandlung tritt ein persönliches Element auf, das den Vorrang vor den Eindrücken der Eltern hat. Diese Verminderung der elterlichen Autorität zugunsten des Arztes und des Kindes selbst bedeutet eine Belastung für das Gleichgewicht der Familie.

Weiterhin wirkt die Krankheit eines Kindes auf das Betragen der Umgebung zurück; die Haltung der Familie ist selten auf ein vernünftiges Maß an Rücksicht eingestellt. Manchmal kommt es zur einfachen Ablehnung dieses nicht normalen Wesens, das eine strenge Überwachung, zusätzliche Sorgen und erhöhte Kosten in Anspruch nimmt. Dieser Fall ist glücklicherweise selten. Häufiger nimmt die Familie und besonders die Mutter beim Auftreten der Zuckerkrankheit eine beschützende Haltung ein, indem sie das Kind mit einem Übermaß an Fürsorge umgibt, jede Anstrengung von ihm fernhält, ihm alle Fehler entschuldigt. Diese Haltung ist ebenfalls schädlich, und das Kind wird nicht versäumen, seinen Vorteil daraus zu ziehen, indem es seine Krankheit vorschiebt, um jede Anstrengung zu vermeiden und sich zu schonen. So kann es z. B. ein Unwohlsein vorschützen, um die Schule zu schwänzen. Auf der anderen Seite kann die beschützende Haltung der Eltern ein übertriebenes Maß annehmen. Die Behandlung, die Diät, die körperliche Betätigung werden dann mit einer mathematischen Pedanterie geregelt, die dem Kranken keine Möglichkeit zur Selbständigkeit mehr läßt. Mit gutem Grund treten die Pädiater, die eine freie Nahrungszufuhr vertreten, gegen eine derartige Einstellung auf, deren psychische Folgen durchaus nicht zu gering eingeschätzt werden dürfen.

Es ist deshalb notwendig, daß sich die Umgebung eines zuckerkranken Kindes ihm gegenüber genauso verhält wie gegenüber einem normalen Kind.

Zwar erlegt die Behandlung gewisse Einschränkungen auf, aber man muß sich dazu zwingen, zwischen dem Kranken und seinen Brüdern und Schwestern keinen Unterschied zu machen. Die Behandlung muß mit Festigkeit, aber ohne übertriebene Härte durchgeführt werden. Die Regelmäßigkeit und Gewohnheit wird vieles vom Eindruck der Einschränkung auslöschen, und der junge Kranke muß einen großen Teil der Verantwortung bei der Überwachung seines Stoffwechselgleichgewichtes selbst übernehmen.

Wie beim Erwachsenen, so können auch beim Kind Augenblicke des Gefühls der Ohnmacht und des Aufbegehrens auftreten. Hier muß die Umgebung mit allen zur Verfügung stehenden Kräften beistehen. Der Arzt, die Sozialfürsorgerin müssen das Milieu kennen, in dem das Kind aufwächst, um eine solche schädliche Haltung bekämpfen zu können, um schwierige psychologische Probleme lösen zu können. Ein gutes seelisches Gleichgewicht schafft die besten Voraussetzungen für ein biologisches Gleichgewicht.

Häufige Entgleisungen mit notwendigen Krankenhausaufenthalten verändern die Psyche des Kindes, die intellektuelle Entwicklung kann verzögert werden. Derartige Verzögerungen sind um so deutlicher, je häufiger Komas auftreten.

Wenn das häusliche Milieu Einwirkungen hat auf das diabetische Kind, so kann andererseits die Krankheit auch ungünstig auf die Umgebung einwirken. Nicht selten ist die Kenntnis von der Vererbung der Zuckerkrankheit der Ursprung einer anklägerischen Haltung bei einem Elternteil gegen den anderen, bei dem die erbliche Belastung feststeht. Häufig ist auch die Haltung der Eltern gegenüber dem Kinde sehr verschieden. Bei Fragen, bei denen jede Entscheidung schwerwiegende Folgen haben kann, versteifen sich der Vater und die Mutter auf unwiderrufliche Positionen – eine Quelle zahlreicher Konflikte.

Bei 2 Untersuchungen, die in Frankreich in Ferienlagern durchgeführt wurden, waren bei mehr als der Hälfte der Kinder familiäre Komplikationen ersichtlich. Die seelischen Erschütterungen, die von diesen familiären Problemen ausgehen, sind häufig die Ursache des mangelnden Gleichgewichtes und der Schwankungen des Diabetes.

bb) Das diabetische Kind in der Schule

Das diabetische Kind weist in der Regel einen normalen oder gering über dem Durchschnitt liegenden Intelligenzgrad auf, so daß sein schulisches Verhalten regelrecht sein müßte. Jederzeit können sich jedoch 2 Faktoren schädlich auswirken: Die Möglichkeit von Zwischenfällen, besonders gegen Ende des Vormittages, und das nicht seltene Fehlen in Perioden der Stoffwechselentgleisung. Hier ist die Güte der Einstellung von gleichgroßer Bedeutung wie das Verständnis der Lehrer, denen die Kinder anvertraut sind und die über die Probleme der Krankheit unterrichtet sein müssen. Sie müssen insbesondere einen hypoglykämischen Zwischenfall erkennen können, um die notwendigen Maßnahmen zu veranlassen. Die diabetischen Schüler bemühen sich sehr oft intensiv darum, durch ihre Krankheit bedingte Minderwertigkeitsgefühle durch einen über dem Durchschnitt liegenden Willen und Einsatz zu kompensieren. Auf jeden Fall ist es erforderlich, daß diese Kinder bei ihren Lehrern auf eine verständnisvolle Haltung treffen, um nicht als mit einem Makel behaftete Wesen angesehen zu werden, die Gesunden den Platz wegnehmen.

Während der Schulbesuch für die jungen Diabetiker als externe Schüler leicht ist, bringt ihr Eintritt in ein Internat große Schwierigkeiten mit sich. In Frankreich besteht eine Regelung, daß junge Diabetiker in ein Internat aufgenommen werden können, wenn die Hilfe eines Krankenhauses in Anspruch genommen werden kann oder ein Diabetikerzentrum erreichbar ist und wenn die Ernährung durch Diabetes-Diät gesichert ist. In der Tat nehmen nur sehr wenige staatliche Internate diabetische Schüler auf.

Alle höheren Schulen, die in direkter Beziehung zur Armee stehen, stehen Diabetikern nicht offen.

cc) Die Berufswahl

Es ist sicher, daß die jungen Diabetiker ein Interesse daran haben, ihre Ausbildung möglichst weit vorwärtszutreiben. Die sitzenden Berufe sind für sie am besten geeignet und stehen ihnen am weitesten offen. Wenn der heranwachsende Zuckerkranke auf Grund seiner mangelnden Ausbildung keinen intellektuellen Beruf ergreifen kann, so muß er sich eine Tätigkeit aussuchen, bei der seine Krankheit zu möglichst wenig Rückschlägen führt.

Wir haben die verschiedenen Faktoren, die hierbei von Bedeutung sind, bereits aufgezählt: Die Sicherheit, die regelmäßige Arbeitszeit sind zu berücksichtigen.

Wie bei den anderen Schulen ergibt sich das Problem der Zulassung auch bei den speziellen Berufsschulen. Auch hier sind die Internate praktisch untersagt. Diese Tatsache bringt besonders in ländlichen Gebieten große Schwierigkeiten mit sich. Es muß angemerkt werden, daß sich die Arbeitsbedingungen in der Landwirtschaft immer stärker zur Mechanisierung hin entwickeln, so daß der Landwirt in die Lage versetzt werden kann, Tätigkeiten mit erhöhtem Sicherheitsrisiko an oder auf gefährlichen Maschinen auszuüben. Trotz dieser Schwierigkeiten sind die bisherigen Ergebnisse ermutigend, und der größte Teil der heranwachsenden Diabetiker faßt in einem festen Beruf Fuß. Die Analyse von Versagensfällen läßt mehrere hauptsächliche Ursachen erkennen: Eine Instabilität oder Komplikationen von seiten des Diabetes, ein geistiges Zurückbleiben, das Fehlen materieller Möglichkeiten, geographische Schwierigkeiten (Diabetiker in Landgebieten). Unter diesen ungünstigen Faktoren lassen sich lediglich die ersten beiden praktisch nicht vermeiden. Auf der anderen Seite müßte die Einrichtung gerechter sozialer Maßnahmen zum Ausschluß der anderen beiden Faktoren beitragen und in Angriff genommen werden.

B. Die bisherige Verwirklichung sozialmedizinischer Aufgaben

In großen Städten besteht bereits eine Anzahl von Diabetikerzentren, ihre Zahl muß jedoch vervielfacht werden.

Derartige Zentren bieten alle Möglichkeiten für die routinemäßigen Stoffwechseluntersuchungen. Hier findet auch die ophthalmologische, kardiologische und neurologische Konsultation statt. Die chirurgische und geburtshilflich-gynäkologische Beratung muß in ständigem Kontakt mit dem Diabetikerzentrum stehen.

Neben diesen Zentren müssen regelmäßige Beratungsdienste durch entsprechende Fachleute in den kleineren Städten oder in der Peripherie der Großstädte eingerichtet werden. Hier könnten die Kranken, die weit entfernt von den Diabeteszentren leben, regelmäßig beraten werden. Die Beratungen müssen so organisiert sein, daß sie zeitlich nicht mit der Berufsausübung der Kranken kollidieren.

Je nach dem nationalen Charakter sind die Organisationen zur Behandlung und zur Entdeckung des Diabetes in den verschiedenen Ländern mehr oder weniger festgelegt und zentralisiert.

Abgesehen von den eigentlichen medizinischen Zentren müssen dem Diabetiker eine Anzahl paramedizinische Organisationen zur Verfügung stehen. Besonders wichtig sind Genesungsheime mit Diabetes-Diät. Hier läßt sich eine Synthese zwischen der Krankenhausbehandlung und dem täglichen Leben hervorrufen. Der reibungslose Übergang vom Gleichgewicht während der Bettruhe und während der Wiederaufnahme der beruflichen oder häuslichen Arbeit wird möglich. Derartige Genesungsheime, in denen die Behandlung abgewandelt werden kann, müssen unter der Aufsicht eines spezialisierten Arztes stehen.

Eine interessante Neuerung war die Schaffung einer offenen Klinik, in der die Kranken die gleiche tägliche ärztliche Überwachung erfahren wie in den eigentlichen Krankenhäusern, wobei sie jedoch ihre gewohnte Berufsausübung außerhalb der Klinik fortführen können. Diese Einrichtung erstrebt die Gleichgewichtseinstellung der Kranken unter den Bedingungen der täglichen Arbeit, da diese häufig zu einer Änderung des Gleichgewichtes führen.

Wir vertreten nicht spezielle Einrichtungen für tuberkulöse Diabetiker; auf der anderen Seite ist es erstrebenswert, daß Zentren für die Behandlung der Komplikationen im Verlauf der Zuckerkrankheit eingerichtet werden: Angiopathie, Neuropathie usw.

Die besonderen Lebensbedingungen, die den Diabetikern auferlegt sind, machen besondere Vorkehrungen bei zahlreichen Institutionen erforderlich. Hier wollen wir Ruheräume für Studenten, Diätrestaurants usw. erwähnen.

Den größten Umfang haben unter den paramedizinischen Einrichtungen die Ferienlager für diabetische Kinder gewonnen. Sie bestehen in den meisten Ländern. Die ärztliche Überwachung ist genau, und die für alle geübte Vorsorge wird nicht als Zwang empfunden. Darüber hinaus lernen die Kinder, für sich selbst zu sorgen, ihre Behandlung, ihre Ernährung an ihren Zustand und an ihre körperliche Betätigung anzupassen. Fern von der Familie gewinnen sie häufig ein beträchtliches psychisches und physisches Gleichgewicht. Diese Lager haben zu Recht einen wachsenden Erfolg.

Diabetikervereinigungen bestehen in allen Ländern. Sie setzen es sich zum Ziel, den Kranken durch Erleichterung ihrer Erziehung und durch Beratung über ihre speziellen Probleme zu helfen. Sie entfalten ihre Wirkung über Zeitschriften und allgemeinverständliche Veranstaltungen. Ihre Beratungen erstrecken sich auf das Gebiet der Behandlung, der Diät und der sozialen Belange.

Literatur

I. Erkennung der Diabetes

AUBERTIN, E.: Diabète et obésité. Gaz Hop. Paris *131*, 73 (1958)

AZERAD, E., J. LUBETZKI et H. KREIS: Quelques reflexions sur le prédiabète. Presse Méd. 72, 2195 (1964)

CHIMENES, H.: Le Dépistage du Diabète sucré. Journées annuelles de Diabétologie de l'Hotel-Dieu, p. 65. Flammarion, Paris 1964

DEUIL, R., C. LAURENT et M. MAGDELAINE: Le risque diabétique, essai d'evalutation et de terminologie. Presse Méd. 70, 1879 (1962)

– – – Le risque diabétique. Défense et illustration. Presse Méd. 71, 2563 (1963)

FOURCADE, J. et E. GUYENET: Les Etats diabétiques et prèdiabétiques en Médecine du travail. Clermont médical 9, 43 (1961)

LESTRADET, H.: Réflexion sur la fréquence du Diabète sucré et sa prophylaxie. Presse Méd. 71, 451 (1963)

HIRATA, Y., M. HORINO, M. ITO, M. YAMAUCHI, M. MAKINO, M. ISHIMOTO, T. SOTO and A. HOSO SAKO: A Diabetes detection study in Kyushu, Japan. *II*, 44 (1962)
KAZAUD, M., L. J. ANDRE, P. CASTERA, A. MIGEON et Gia TON THAT: Aspects du diabète sucré au Viet-Nam. Méd. trop. *23*, 199 (1963)
MENIVIER, E.: De la Maladie diabétique en Martinique. Thèse doctorat méd. (Paris) 561 (1963)
PAVEL, I.: La prophylaxe du Diabète. Presse Méd. *70*, 759 (1962)
PELL, S. and C. A. D'ALONZO: Diabetes mellitus in an employed population. J. Amer. med. Ass. *172*, 1000 (1960)
RATHERY, M. et G. ROSSELIN: Sur la Recherche systématique de la Glycosurie sur le personnel d'une banque parisienne. 4èmes Journées de Diabétologie Vals les Bains 1962. Le Diabète *II*, 163 (1963)
REID, J. J. A.: Détection du diabète. Spectrum Int. Pfizer 6, 129 (19..)
RUDNICK, P. A. and P. S. ANDERSON: Diabetes mellitus in Hiroshima, Japan. Diabetes *11*, 533 (1962)
STERNBERG, A. G.: Heredity and diabetes. Diabetes 7, 244 (1958)
– Heredity in diabetes mellitus. Diabetes *10*, 269 (1961)
VAGUE, J.: Le dépistage du diabète sucré et sa prophylaxie par la cure de l'obésité diabétogène. 4ème Congrès Fed. Int. Diabète Genève 1961. Médecine et Hygiène, Genève 1961
WILKERSON, H. L. C. and L. P. KRALL: Diabètes in a New England Town, a study of 2516 persons in Oxford, Mass. J. Amer. med. Ass. *135*, 209 (1947); J. Amer. med. Ass. *169*, 910 (1968)
– – Statistiques récentes sur le diabète sucré. Diabetes *13*, 312 (1964)

II. Soziale Probleme

BERNHARD, H.: Die Diabeteszentrale der Allgemeinen Ortskrankenkasse, Berlin. 4ème Congrès Fed. Int. Diabète (Genève) *ii*, 7 (1961)
CAMELIN, A. et H. FELIX: Diabète et fonction publique. Journées annuelles de diabétologie de l'Hotel-Dieu 1964. Flammarion, Paris 1964
COLLESSON, L. et G. DEBRY: Problèmes sociaux posés par le diabétique au travail. Rev. Hyg. Méd. soc. *6*, 778 (1958)
COUTEL, Y., C. JEZEQUEL et P. PRUNIER: Le Diabétique à l'age scolaire. Gaz. méd. de France 295 (1963)
GIRARDET, P., J. JEANDET et J. GOLAY: Les camps romands de vacances pour enfants diabétiques. Praxis *46*, 163 (1958)
HADENGUE, A. et M. PHILBERT: Diabète et aptitude au travail. Journées annuelles de diabétologie de l'Hotel-Dieú 1964, p. 7. Flammarion, Paris 1964
HU OT-PIETRI, E. et A. DEUIL: Préoccurations du Médecin chargé du traitement d'un enfant diabétique. 4ème Congres Fe. Int. Diabète (Genève) II, 82 (1961)
KRAINICK, H. G. und F. E. STRUWE: Das diabetische Kind in der Schule. 4ème Congrès Fed. Int. Diabète (Genève) II, 49 (1961)
PARMENTIIER, M., J. BAMBERGER et G. BLEGER: Problèmes d'orientation scolaire et professionnels des jeunes diabétiques. 4ème Congrès Int. Diabète (Genève) II, 93 (1961)
SCHLIACK, V.: Werke aus der „Zentralstelle und Klinik für Diabetes" Berlin
RATHERY, M.: La readaption des diabétiques. Gaz. Méd. de France *66*, 1287 (1959)
WEIL, W. B. and N. ACK: School achievement in juvenile diabetes mellitus. Diabetes *13*, 303 (1964)

Diabetes mellitus und Hyperlipämie

Von S. Sailer, F. Sandhofer und H. Braunsteiner, Innsbruck

I. Einführung
II. Kohlenhydrataufnahme durch die Nahrung und Plasmatriglyceridspiegel
III. Hypertriglyceridämie bei Diabetes mellitus
   A. Diabetes mellitus und Plasmatriglyceridbildung
   B. Diabetes mellitus und Entfernung der Plasmatriglyceride aus dem Blut
IV. Hypercholesterinämie bei Diabetes mellitus
V. Diabetische Stoffwechsellage bei primärer Hypertriglyceridämie

   A. Kohlenhydrattoleranz bei primärer Hypertriglyceridämie
   B. Plasmatriglyceride und Insulinwirkung
   C. Genetische Beziehungen zwischen primärer Hypertriglyceridämie und Diabetes mellitus
VI. Therapie der Hypertriglyceridämie mit Insulin bzw. oralen Antidiabetica
VII. Diabetische Stoffwechsellage bei familiärer Hypercholesterinämie
VIII. Schlußfolgerungen

I. Einführung

Der Ausdruck „Hyperlipämie" wird in der klinischen Terminologie als Sammelbegriff für eine Vermehrung verschiedener Lipide im Nüchternplasma verwendet. Triglyceride, Cholesterin und Phospholipide werden im Blut in Form von Lipoproteiden transportiert. Hyperlipämien sind demnach eigentlich „Hyperlipoproteidämien". Die einzelnen Lipoproteidfraktionen unterscheiden sich neben dem Apoprotein vor allem durch ihren relativen Gehalt an Triglyceriden, Cholesterin und Phospholipiden.

Beim Menschen können verschiedene Liproproteidfraktionen im Blut vermehrt sein. Das Spektrum der Plasmalipoproteide kann deshalb als Grundlage für eine Einteilung der Hyperlipämien herangezogen werden. Diese Einteilung erscheint so lange am zweckmäßigsten, bis der pathophysiologische Mechanismus, der im gegebenen Fall zur Stoffwechselstörung führt, bekannt ist (Fredrickson et al., 1967).

Beim Diabetes mellitus führen verschiedene Mechanismen zu einer Vermehrung von Lipoproteiden, die im wesentlichen als Hypertriglyceridämie imponiert. Umgekehrt wird bei verschiedenen Typen von primärer Hyperlipämie häufig eine diabetische Stoffwechsellage beobachtet. Es handelt sich jedoch um zwei pathogenetisch grundsätzlich verschiedene Krankheitsbilder (Thannhauser, 1947).

II. Kohlenhydrataufnahme durch die Nahrung und Plasmatriglyceridspiegel

Durch zahlreiche Beobachtungen ist bekannt, daß neben den Fetten auch die Kohlenhydrate der Nahrung die Konzentration der Plasmatriglyceride wesentlich beeinflussen. Prinzipiell ist es möglich, durch eine kohlenhydratreiche, fettfreie

Diät einen Anstieg der Plasmatriglyceridkonzentration, z. B. bei Ratten (BRAGDON et al., 1957), zu erzielen.

Eine Vermehrung der Plasmalipoproteide nach kohlenhydratreicher Diät kann durch eine gesteigerte Bildung sogenannter endogener Plasmatriglyceride oder durch einen ungenügenden Abtransport endogener oder exogener Plasmatriglyceride bedingt sein. Zur Beantwortung dieser Frage liegen nur vereinzelte Untersuchungen vor. So beobachteten BRAGDON et al. (1957), daß eine kohlenhydratreiche Kost die Entfernung von intravenös verabreichten Chylomikronen aus dem Blut der Ratte nicht beeinflußt. Auch beim Hund veränderte die Verabreichung von Kohlenhydraten nicht die Klärung intravenös verabreichter Chylomikronen (FREDRICKSON et al., 1958).

Im Fettgewebe hingegen scheint eine kohlenhydratreiche Kost die Aufnahme von Triglycerid-Fettsäuren aus Chylomikronen zu fördern. Bei der Ratte werden nach Kohlenhydratverabreichung mehr Triglycerid-Fettsäuren im Fettgewebe aufgenommen als im Nüchternzustand (BRAGDON und GORDON, 1958; BROWN und OLIVECRONA, 1966). Diesen Befund konnten BEZMAN et al. (1962) sowie HAVEL et al. (1962) am Kaninchen bestätigen. Es ist anzunehmen, daß dieser Effekt zumindest teilweise durch eine Erhöhung der Lipoproteidlipaseaktivität im Fettgewebe nach kohlenhydratreicher Diät (CHERKES und GORDON, 1959; HOLLENBERG, 1959; ZEMPLÉNYI und GRAFNETTER, 1959) bedingt ist.

Beim Menschen beobachteten HATCH et al. (1955), daß unter einer kohlenhydratreichen Kost der Triglyceridspiegel im Nüchternplasma ansteigen kann. Diese Beobachtung wurde von vielen Autoren bestätigt (AHRENS et al., 1957 a und b; ALBRINK und MAN, 1959; ANTONIS und BERSOHN, 1961; AHRENS et al., 1961; ANDERSON et al., 1963; REAVEN et al., 1964). Der Effekt ist jedoch nicht regelmäßig nachweisbar. So fanden KUO und CARSON (1959) unter einer Reis-Früchtediät bei Normalpersonen nur einen unbedeutenden Anstieg des Plasmatriglyceridspiegels im Nüchternplasma, während bei Patienten mit Hyperlipämie dieser Anstieg sehr ausgeprägt war. Auf Grund ähnlicher Beobachtungen versuchten LEES und FREDRICKSON (1965) zwischen einem „normalen" und „abnormen" Grad der Kohlenhydratinduktion zu unterscheiden. Dieser Unterschied ist möglicherweise darauf zurückzuführen, daß normalerweise eine Adaptation gegenüber einer kohlenhydratreichen Diät gegeben ist, so daß der Anstieg der Plasmatriglyceridkonzentration unter einer kohlenhydratreichen Diät nur vorübergehend ist (ANTONIS und BERSOHN, 1961; BEVERIDGE et al., 1964).

Da sich bei manchen Personen durch Verabreichung einer kohlenhydratreichen Diät eine ausgeprägte Hypertriglyceridämie erzielen läßt, prägten AHRENS et al. (1961) den Begriff der „kohlenhydratinduzierten" Form der Hyperlipämie und setzten diesen Typ der „fettinduzierten" Form gegenüber.

Auch durch Untersuchungen am Menschen konnte bis jetzt nicht geklärt werden, welcher Mechanismus zum Anstieg des Plasmatriglyceridspiegels nach Verabreichung einer kohlenhydratreichen Diät führt. FARQUHAR et al. (1966) fanden beim Menschen eine Beziehung zwischen dem Ausmaß der Plasmatriglyceridvermehrung nach kohlenhydratreicher Diät und dem Anstieg des Blutzuckers bzw. Seruminsulins nach peroraler Glukosebelastung. Die Autoren vermuteten auf Grund dieses Befundes, daß die wiederholten postprandialen Erhöhungen des Blutzucker- und Insulinspiegels zu einer vermehrten Sekretion von Plasmatriglyceriden durch die Leber führen. Eine Korrelation zwischen Insulinkonzentration im Plasma nach oraler Glukosebelastung und Plasmatriglyceridspiegel konnten ABRAMS et al. (1969) bei Normalpersonen und SAILER et al. (1968) bei Normalpersonen und Patienten mit primärer kohlenhydratinduzierter Hypertriglyceridämie ohne Glukosurie beobachten. Diese Korrelationen lassen jedoch unseres Erachtens keinen Schluß zu, inwieweit die Hyperinsulinämie und Hyperglykämie ursächlich für das Zustandekommen der Hypertriglyceridämie verantwortlich sind. Da es jedoch Patienten mit hochgradiger Vermehrung endogener Plasmatriglyceride und mangelhaftem oder fehlendem Insulinanstieg nach Glukosebelastung gibt (SAILER et al., 1968), ist anzunehmen, daß eine erhöhte Insulinkonzentration im Blut zumindest nicht in allen Fällen für die Hypertriglyceridämie ursächlich verantwortlich sein kann.

Durch Verabreichung von markiertem Glycerin oder markierter Palmitinsäure läßt sich die Bildungsrate der endogenen Plasmatriglyceride bestimmen. Bei 2 Patienten fanden FARQUHAR et al. (1963) eine Verdoppelung der Plasmatriglyceridbildung im Nüchternzustand nach einer fünfwöchigen kohlenhydratreichen Diät. Diese Beobachtung wurde von NESTEL (1966) bestätigt. Auf Grund dieser Daten wäre anzunehmen, daß die Erhöhung des Plasmatriglyceridspiegels nach kohlenhydratreicher Diät durch eine gesteigerte Veresterung von freien Fettsäuren des Plasmas mit α-Glycerophosphat zu Plasmatriglyceriden zustande kommt. Eine Erhöhung des Plasmatriglyceridspiegels kann aber nur dann zustande kommen, wenn die vermehrte Bildung von Plasmatriglyceriden nicht durch einen entsprechenden Abtransport kompensiert wird. Die Umwandlung von Plasmaglukose zu Plasmatriglyceriden scheint gegenüber der Veresterung der freien Fettsäuren zu Plasmatriglyceriden quantitativ keine wesentliche Rolle zu spielen (SANDHOFER et al., 1969 a und b).

Untersuchungen mit verschiedenen Kohlenhydraten zeigten, daß nicht nur die Menge, sondern auch die Art der verabreichten Kohlenhydrate die Höhe des Triglyceridspiegels im Nüchternplasma beeinflußt. So fanden NIKKILÄ und OJALA (1965) nach täglicher Verabreichung von 6 g Fruktose bei der Ratte innerhalb von zwei bis vier Wochen einen Anstieg des Plasmatriglyceridspiegels. In anderen Untersuchungen konnte gezeigt werden, daß männliche Ratten nach einer Glukosediät von 12 Wochen Dauer im Mittel niedrigere Gesamtlipide aufwiesen als Tiere, die Fruktose oder Saccharose erhalten hatten; bei weiblichen Ratten war dieser Unterschied nicht nachzuweisen. Die Tiere bauten unter Saccharose- oder Fruktosekost mehr C^{14} aus den jeweiligen Kohlenhydraten in Plasma- und Leberlipide ein als unter Glukosekost. Bei zunehmender Versuchsdauer war dieser Effekt ausgeprägter (MACDONALD und ROBERTS, 1965). Aber auch unter diesen Versuchsbedingungen scheint eine Adaptation des Fettstoffwechsels an die Art der verabreichten Kohlenhydrate möglich zu sein. FILLIOS et al. (1958) fanden, daß nach einer dreiwöchigen Saccharosekost der Cholesterinspiegel im Plasma von Ratten höher war als unter Stärkediät. Dieser Unterschied war nach einer Diätdauer von 17 Wochen nicht mehr nachweisbar.

Diese Beobachtungen sind offenbar auf den unterschiedlichen Stoffwechsel der Fruktose gegenüber anderen Kohlenhydraten zurückzuführen. CHRISTOPHE und MAYER (1959) zeigten, daß Ratten unter einer Fruktosediät etwa dreimal mehr C^{14}-Acetat in Leberfettsäuren einbauen als unter Glukosediät. Die Wirkung von Fruktose wurde von ZAKIM et al. (1967 a) an der Ratte genau untersucht: Fruktosereiche Kost bewirkte höhere Triglyceridkonzentrationen in Leber und Plasma als Glukose. Daneben führte Fruktose zu einer höheren Konzentration von Pyruvat, Acetyl-CoA und Malat in der Leber. Die Umwandlung von 6-C^{14}-Fruktose in Fettsäuren wurde durch Glukose- oder Fruktosediät erhöht. In jeder Gruppe wurde aber mehr Fruktose als Glukose in die Fettsäuren eingebaut. In der Rattenleber wird andererseits Fruktose auch zu einem großen Anteil in α-Glycerophosphat umgewandelt (MUNTZ und VANKO, 1962), das zur Veresterung der freien Fettsäuren zu Plasmatriglyceriden benötigt wird. Dieser Befund ist insoferne von Bedeutung, als TZUR et al. (1964) zeigen konnten, daß die Konzentration von α-Glycerophosphat in den Mitochondrien der Rattenleber für die Veresterung von Fettsäuren zu Triglyceriden optimal, in den Mikrosomen jedoch niedriger ist. Die Fettsäuresynthese scheint jedoch nicht durch die Konzentration von α-Glycerophosphat in der Leber beeinflußt zu werden: ZAKIM et al. (1967 b) konnten in der Rattenleber keine Beziehung zwischen Konzentration an α-Glycerophosphat und Fettsäuresynthese nachweisen. NIKKILÄ und OJALA (1966) führten die Plasmatriglyceridvermehrung unter Fruktosekost ebenfalls eher auf eine vermehrte Synthese als auf einen verminderten Abstrom der Triglyceride aus dem Blut zurück. Die Rolle des Insulins bei diesem unterschiedlichen metabolischen Verhalten der Fruktose ist noch zu wenig untersucht.

Neben dem Triglyceridspiegel wird auch die Cholesterinkonzentration im Plasma von der Art der Kohlenhydrate in der Nahrung beeinflußt. So fanden PORTMAN et al. (1956) bei Ratten unter saccharosereicher Diät, die außerdem Cholesterin und Cholsäure enthielt, einen höheren Cholesterinspiegel und eine höhere Konzentration der β-Lipoproteide im Plasma als wenn statt Saccharose Stärke verabreicht wurde. GUGGENHEIM et al. (1960) wiesen darauf hin, daß bei Ratten oral zugeführte Kohlenhydrate nur einen geringen Einfluß auf die Konzentration des Cholesterins in Serum und Leber hatten, wenn der Diät nicht Cholesterin oder Cholsäure zugefügt worden war. Unter den zuletzt angeführten Versuchsbedingungen war jedoch bei glukosereicher Diät das Serumcholesterin (166 mg %) niedriger als bei Saccharose (258 mg %) oder Stärke (232 mg %). Auch bei Hühnern und Kaninchen war der Cholesterinspiegel bei reichlicher Verabreichung von Saccharose oder Glukose nicht verschieden, wenn der Diät nicht viel Cholesterin zugefügt worden war. Unter cholesterinreicher Kost führte aber Saccharose zu viel höheren Plasmacholesterinwerten als Glukose (GRANT und FAHRENBACH 1959; KRITCHEVSKY et al., 1959). Bei cholesterinfreier Diät bewirkte unter verschiedenen Kohlenhydraten Stärke die ausgeprägteste und Glukose die geringste Erhöhung des Cholesterin- und Triglyceridspiegels im Plasma (KRITCHEVSKY et al., 1968).

Auch beim stoffwechselgesunden Menschen beeinflußt die Art der verabreichten Kohlenhydrate die Konzentration der Plasmalipide. HODGES und KREHL (1965) und ANTAR und OHLSON (1965) beobachteten, daß unter einer Diät, die vorwiegend Stärke enthält, die Triglyceridkonzentration im Nüchternplasma niedriger war als unter einer Kost, die reich an Mono- und Disacchariden war. Eine Abnahme des Spiegels der Gesamtlipide und des Cholesterins unter einer stärkereichen Kost beobachteten auch MACDONALD und BRAITHWAITE (1964). Unter glukosereicher Kost fand MACDONALD (1965 b) keine Änderung des Triglyceridspiegels. Hingegen wurde ein Anstieg der Konzentration der Plasmatriglyceride (MACDONALD und BRAITHWAITE, 1964; MACDONALD, 1965 b) und des Cholesterins (KEYS et al., 1960) unter einer saccharosereichen Diät beobachtet. LEES (1965) fand allerdings nach Verabreichung von gekochter Stärke oder Saccharose keinen Unterschied hinsichtlich des Triglycerid- und Cholesterinspiegels im Plasma.

Die obengenannten Beziehungen zwischen den Kohlenhydraten der Nahrung und Plasmalipidkonzentration werden außerdem durch das Geschlecht beeinflußt. In einer Untersuchung von BEVERIDGE et al. (1964) konnte ein kohlenhydratinduzierter Anstieg der Plasmatriglyceride nur bei Männern beobachtet werden. Saccharose bewirkte bei jungen Frauen – im Unterschied zu Männern – eine Abnahme der Konzentration der Triglyceride und des Cholesterins im Plasma (MACDONALD, 1965 a). Unter fruktosereicher Kost wurde bei jungen Frauen eine Abnahme, bei Frauen nach der Menopause und bei Männern jedoch ein Anstieg der Plasmatriglyceridkonzentration beobachtet (MACDONALD, 1966 a, b, c).

Bei Patienten mit primärer Hypertriglyceridämie fanden KUO und BASSETT (1965) eine Steigerung der Plasmatriglyceridkonzentration nach saccharosereicher Diät, einen Abfall hingegen, wenn die Saccharose durch Stärke ersetzt wurde. Wurde dagegen sehr viel Stärke verabreicht, kommt es auch unter dieser Diät zu einem Anstieg des Plasmatriglyceridspiegels. Der triglyceridsteigernde Effekt der Stärke ist jedoch weit weniger ausgeprägt als derjenige der Saccharose (KUO, 1965). KAUFMANN et al. (1966) fanden bei Hyperlipämikern einen Anstieg des Plasmatriglyceridspiegels nach Verabreichung von Saccharose oder Glukose, während Stärke den Plasmatriglyceridspiegel senkte.

Offenbar steigert Fruktose oder Saccharose die Plasmalipidkonzentration stärker als Glukose oder Stärke. Über diesen Mechanismus können derzeit nur Spekulationen angestellt werden. Jedenfalls wird Fruktose leicht und unabhängig von Insulin in Leber- und Fettgewebszellen aufgenommen (SMITH et al., 1953). Die Bedeutung dieses Umstandes für die Erhöhung der Plasmatriglyceridkonzentration ist jedoch völlig unklar. In diesem Zusammenhang erscheint die Untersuchung von MACDONALD (1968) von Interesse: Nach oraler Verabreichung von Fruktose-U-C^{14} fand sich in den Plasmatriglyceriden eine etwa viermal höhere Radioaktivität als nach Verabreichung von Glukose-U-C^{14}. Auf Grund der verwendeten Versuchsanordnung ist jedoch eine quantitative Aussage über die tatsächlichen Einbauraten nicht möglich.

Von besonderem Interesse scheint die Beobachtung zu sein, wonach sowohl bei der Ratte (FILLIOS et al., 1958) als auch beim Menschen (ANTONIS und BERSOHN, 1961; BEVERIDGE et al., 1964) bei langdauernder Verabreichung einer kohlenhydratreichen Kost der anfängliche Anstieg der Plasmalipide nach mehreren Wochen bis Monaten nicht mehr nachweisbar war. Es wäre vorstellbar, daß diese Adaptation bei der „primären kohlenhydratinduzierten Hypertriglyceridämie" und vielleicht auch beim Diabetes mellitus gestört ist. Leider sind die meisten der vorliegenden Diätstudien nur über eine relativ kurze Zeit durchgeführt worden.

Es besteht kein Zweifel, daß Insulin für die Lipogenese aus Glukose eine wesentliche Rolle spielt (SALANS und REAVEN, 1966). Auf diesen Punkt wird später noch genauer eingegangen werden. Diese Annahme wird auch nicht durch die Beobachtung widerlegt, wonach Fruktose zwar eine geringere Freisetzung von Insulin (GRODSKY et al., 1963; SWAN et al., 1966; GOETZ et al., 1967; HUG und SCHUBERT, 1967), jedoch einen stärkeren Anstieg des Plasmatriglyceridspiegels bewirkt als Glukose.

Die hier mitgeteilten Beobachtungen zeigen eindeutig, daß eine Reihe von Faktoren für die Wirkung der Kohlenhydrate auf die Konzentration der Plasmalipide verantwortlich sind. Neben der absoluten Menge der Kohlenhydrate in der Nahrung spielt sicherlich der Typ der Kohlenhydrate, der Gesamtkaloriengehalt der

Nahrung, die Zusammensetzung der übrigen Kost, insbesondere deren Cholesterin- und Triglyceridgehalt, die Dauer der Diätverabreichung, das Plasmainsulin und das Geschlecht der untersuchten Personen eine Rolle. Aus diesen Gründen sind die mitgeteilten Beobachtungen untereinander sehr schwer vergleichbar. Die geschilderten Untersuchungsergebnisse geben noch keine Erklärung für den Mechanismus der Triglycerid- oder Cholesterinvermehrung im Plasma unter den verschiedenen Ernährungsbedingungen. Es ist insbesondere noch unklar, unter welchen Bedingungen Plasmatriglyceride vermehrt gebildet oder vermindert abtransportiert werden.

III. Hypertriglyceridämie bei Diabetes mellitus

Schon 1935 beschrieb Lewin einen Anstieg der Konzentration des Plasmacholesterins und vor allem der Neutralfette bei Hunden nach Pankreatektomie. Auch alloxandiabetische Hunde entwickelten unter Normalkost eine Hyperlipämie (Gibbs und Chaikoff, 1941 a, b; Goldner und Gomori, 1943). Dasselbe gilt für alloxandiabetische Kaninchen (Bailey und bailey, 1943; Kendall et al., 1945) und Ratten (Cagan et al., 1954) sowie pankreatektomierte Affen (Gillman et al., 1958). Auch bei der fastenden Ratte steigt bereits zwei Stunden nach einer totalen Pankreatektomie der Plasmatriglyceridspiegel an (Chernick und Scow, 1959).

Bei alloxandiabetischen Ratten führt eine fettreiche (Kalant et al., 1964) oder cholesterinreiche Diät (Maruhama, 1965) zu einem stärkeren Anstieg des Plasmacholesterinspiegels als bei nichtdiabetischen Tieren. Eine Diät, die reich an ungesättigten Fettsäuren ist, führt bei normalen Ratten zu einem Abfall, bei alloxandiabetischen Ratten dagegen zu einem Anstieg des Plasmatriglyceridspiegels. Der Anstieg der Konzentration der freien Fettsäuren und Triglyceride ist in den ersten Tagen nach der Verabreichung von Alloxan besonders deutlich, einige Wochen danach jedoch nicht mehr so ausgeprägt (Maruhama, 1965). Auch die Fettoleranz ist bei diesen Tieren in den ersten Tagen nach der Verabreichung von Alloxan deutlich vermindert, bessert sich aber in den darauf folgenden Wochen (Rudas, 1967). Durch Verabreichung von Insulin wird der bei pankreatektomierten Hunden erhöhte Cholesterinspiegel gesenkt (Lewin, 1935; Fasoli et al., 1954).

Es existieren zahlreiche ältere Beobachtungen über ausgeprägte Hyperlipämie bei Patienten mit Diabetes mellitus: „Der Grund für die häufigere Beobachtung der Erkrankung in der ersten Hälfte des 19. Jahrhunderts liegt wohl in der damals so sehr verbreiteten Anwendung der Aderlässe und des Schröpfens, wodurch die Ärzte eben so häufig frisches Blut zu Gesicht bekamen" (Fischer, 1903, siehe dort auch Literaturangaben über ältere Beobachtungen). Klemperer (1910), Marchand (1915), Petren et al. (1923), Major (1923) und Blix (1926) wiesen darauf hin, daß eine Vermehrung von Plasmalipiden vor allem bei Diabetikern mit Azidose zu beobachten ist. Man und Peters (1934) machten darauf aufmerksam, daß an der Lipidvermehrung bei diabetischer Azidose teilweise auch eine Bluteindickung beteiligt ist. Die letztgenannten Autoren beobachteten weiters, daß die ausgeprägteste Veränderung unter den Plasmalipiden bei Diabetes mellitus in einer Vermehrung der Plasmatriglyceride besteht. Diese Beobachtung wurde vielfach bestätigt (Harris et al., 1952; Hirsch et al., 1953; Tuller et al., 1954; Albrink und Man, 1958; Adlersberg und Eisler, 1959; Dole, 1960; Bradley et al., 1961; Albrink et al., 1963; Morris et al., 1964; Braunsteiner et al., 1966; Goto et al., 1967;

MARUHAMA et al., 1967). Der Lipämie beim Diabetes mellitus liegt eine Vermehrung von Chylomikronen und/oder Lipoproteiden sehr niederer Dichte zugrunde (KOLB et al., 1955; HAMWI et al., 1962).

Bei Normalpersonen besteht eine Beziehung zwischen Nüchternblutzucker- und Plasmatriglyceridspiegel (ALBRINK und MEIGS, 1964). Beim Diabetes mellitus sind diese Verhältnisse jedoch wesentlich komplizierter. So konnten BLIX (1926) und HARRIS et al. (1952) keine einfache Beziehung zwischen der Konzentration des Blutzuckers und der Plasmalipide finden. Nicht nur bei Normalpersonen (ALBRINK und MEIGS, 1964), sondern besonders bei Diabetikern beeinflußt auch das Übergewicht den Plasmatriglyceridspiegel (SAILER et al., 1966). Auch der Typ des Diabetes spielt eine Rolle: Bei juvenilen Diabetikern findet sich trotz höherer Blutzuckerwerte ein niedrigerer Plasmatriglyceridspiegel als beim insulininsensitiven Altersdiabetes (MARUHAMA et al., 1967).

Im allgemeinen sind die Plasmatriglyceridwerte bei gut mit Insulin eingestellten Diabetikern weniger stark erhöht als bei unbehandelten Patienten, selbst wenn diese keine Azidose aufweisen (PETREN et al., 1923; MAJOR, 1923; BLIX, 1926; MAN und PETERS, 1934; HARRIS et al., 1952; HIRSCH et al., 1953; WOLFF und SALT, 1958; ADLERSBERG und EISLER, 1959; SALT et al., 1960; HAMWI et al., 1962). Ähnliche Ergebnisse wurden bei der Behandlung mit Sulfonylharnstoffen beobachtet (SHIPP und MUNROE, 1962; MORRIS et al., 1964; MARUHAMA et al., 1967; GOTO et al., 1967). Die Wirkung der Biguanide auf die Plasmalipide wird später besprochen.

Trotz dieser therapeutischen Erfolge muß festgestellt werden, daß keine einfache Beziehung zwischen dem Grad der diabetischen Stoffwechselstörung und der Höhe des Plasmatriglyceridspiegels besteht. So fanden z. B. BRAUNSTEINER et al. (1966) erhöhte Plasmatriglyceridwerte bei unbehandelten Diabetikern ohne Ketonurie, bei insulinbehandelten Diabetikern ohne Ketonurie und bei Diabetikern mit Ketonurie. Überraschenderweise hatten die Diabetiker mit Ketonurie im Mittel sogar die niedrigsten Triglyceridwerte. Eine Tendenz für erhöhte Serumlipide bei behandelten Diabetikern fanden auch ALBRINK et al. (1963). Es stellt sich nun die Frage, ob eine Normalisierung des Plasmatriglyceridspiegels bei Diabetikern durch eine antidiabetische Behandlung prinzipiell nicht möglich ist oder ob eine Einstellung des Diabetes, die auf Grund der Blutzuckerwerte als zufriedenstellend angesehen wird, hinsichtlich des Fettstoffwechsels noch nicht optimal sein muß.

Das Gesamtcholesterin ist bei Diabetikern im allgemeinen nicht oder nur mäßig erhöht (HARRIS et al., 1952; DINE et al., 1953; LOWY et al., 1957; WOLFF und SALT, 1958; HARRIS-JONES und WARD, 1961; DAVIDSON und KAYE, 1965; BRAUNSTEINER et al., 1966). Durch antidiabetische Behandlung kann ein erhöhter Plasmacholesterinspiegel gesenkt werden (HARRIS et al., 1952; DINE et al., 1953; WOLFF und SALT, 1958; HARRIS-JONES und WARD, 1961; GERSHBERG et al., 1965).

Auch der Phospholipidspiegel kann im Plasma von Diabetikern erhöht sein. Da diesem Befund aber auf Grund unserer heutigen Kenntnisse keine klinische und pathophysiologische Bedeutung zukommt, wird auf diese Plasmalipidveränderung in diesem Zusammenhang nicht näher eingegangen.

Bei Kindern diabetischer Mütter sind gewisse Plasmalipidfraktionen (Gesamtlipide, Cholesterin, Phospholipide) höher als bei Kindern stoffwechselgesunder Mütter. Dies gilt auch für das Nabelschnurblut (LLOYD, 1963; PANTELAKIS et al., 1964; MORTIMER, 1964).

A. Diabetes mellitus und Plasmatriglycerid-Bildung

Die endogenen Plasmatriglyceride werden in der Leber vorwiegend durch Veresterung von freien Fettsäuren des Plasmas mit α-Glycerophosphat und in geringem Ausmaß durch Neubildung von Fettsäuren über Acetyl-CoA und nachfolgende Veresterung mit α-Glycerophosphat gebildet. Über die Fettsäuresynthese und Triglyceridbildung im allgemeinen wurde bereits in Band I (BÖHLE, S. 369 ff.) berichtet, ebenso über die Bedeutung der Acetyl-CoA-Carboxylase, das Citrate-Cleavage-Enzyme, Carnitin und die Bereitstellung von NADPH bzw. die Aktivität der NADP-reduzierenden Enzyme in der diabetischen Leber (SÖLING, S. 525 ff.). Demnach ist die Fettsäuresynthese in der diabetischen Leber vermindert und kann durch Verabreichung von Insulin gesteigert werden.

Die genannten Untersuchungen wurden fast ausschließlich im Tierversuch unter Bedingungen durchgeführt, die am ehesten dem juvenilen Typ des Diabetes mellitus beim Menschen mit Insulinmangel und Ketose entsprechen. Über die Plasmatriglyceridbildung beim häufigeren Altersdiabetes mit Hyperglykämie, Hyperinsulinämie und geringer Ketoseneigung liegen nur wenige Untersuchungen vor.

Bei stoffwechselgesunden Personen werden die Plasmatriglyceride im Nüchternzustand fast ausschließlich durch Veresterung der freien Fettsäuren des Plasmas mit α-Glycerophosphat in der Leber gebildet (LAURELL, 1959; STEIN und SHAPIRO, 1959; CARLSON, 1960; BORGSTRÖM und OLIVECRONA, 1961; HAVEL und GOLDFIEN, 1961; HAVEL, 1961; FRIEDBERG et al., 1961; CARLSON und EKELUND, 1963; FARQUHAR et al., 1965). Die Bildung von Plasmatriglycerid-Fettsäuren aus Plasmaglukose spielt im Nüchternzustand gar keine (SANDHOFER et al., 1968), nach Glukosebelastung nur eine ganz geringe Rolle (SANDHOFER et al., 1969 a, b). Die Bildung von Plasmatriglyceridfettsäuren aus anderen Substanzen kann zumindestens im Nüchternzustand quantitativ unter anderem deshalb keine große Rolle spielen, weil im „steady state" die Effluxraten der Plasmatriglyceride den Veresterungsraten der freien Fettsäuren des Plasmas zu Plasmatriglyceriden entsprechen (FRIEDBERG et al., 1961).

Die Aufnahme der freien Fettsäuren des Plasmas durch die Leber bei Hunden ist eine direkte Funktion der Konzentration der freien Fettsäuren in der Pfortader (FINE und WILLIAMS, 1960; MCELROY et al., 1960). Zwischen der Konzentration der freien Fettsäuren im Plasma und der Veresterungsrate von freien Fettsäuren zu Plasmatriglyceriden besteht unter normalen Stoffwechselbedingungen eine positive Beziehung. Dieser Befund konnte an Leberschnitten (ROSE et al., 1964), an der durchströmten Leber (GIDEZ et al., 1962; NESTEL und STEINBERG, 1963), in vivo am Tier (HAVEL und GOLDFIEN, 1961; CARLSON et al., 1965) und am Menschen (SAILER et al., 1966 b; NESTEL, 1967) erhoben werden.

Bei Normalpersonen führt die Verabreichung von Glukose zu einer Abnahme der freien Fettsäuren im Plasma (GORDON und CHERKES, 1956; DOLE, 1956). Gleichzeitig kommt es zu einer Abnahme der Umsatzrate der freien Fettsäuren im Plasma beim Hund (ARMSTRONG et al., 1961) und beim Menschen (SAILER et al., 1967 a) sowie zu einer Abnahme der Veresterungsrate der freien Fettsäuren des Plasmas zu Plasmatriglyceriden (SAILER et al., 1967 a).

Insulin spielt bei diesen Wechselbeziehungen zwischen Glukose- und Fettstoffwechsel eine wesentliche Rolle. Insulin erniedrigt die Konzentration der freien Fettsäuren im Plasma (DOLE, 1956; BIERMAN et al., 1957 a) durch Verminderung der Influxrate (BIERMAN et al., 1957 b) infolge Hemmung der Lipolyse im Fettgewebe (siehe Band I, FROESCH, S. 498 ff.). Die erniedrigte Veresterungsrate von freien Fettsäuren zu Plasmatriglyceriden nach Verabreichung von Glukose kann als Folge der niedrigen Konzentration der freien Fettsäuren im Plasma aufgefaßt werden (SAILER et al., 1967 a).

Eine verringerte Veresterungsrate der freien Fettsäuren des Plasmas zu Plasmatriglyceriden, d. h. ein herabgesetzter Plasmatriglycerid-Influx, müßte bei gleichbleibender Effluxrate der Plasmatriglyceride zu einer Abnahme des Triglyceridspiegels führen. Tatsächlich konnte HAVEL (1957) bei gesunden Versuchspersonen im akuten Versuch eine Abnahme der Konzentration der Plasmatriglyceride, und zwar in den Lipoproteiden sehr niederer Dichte, bereits fünf Stunden nach Verabreichung von Glukose beobachten.

Eine direkte Wirkung von Insulin auf die Extraktion von freien Fettsäuren des Plasmas durch die Leber konnte bisher nicht nachgewiesen werden (FINE und WILLIAMS, 1960; SPITZER und McELROY, 1960; SÖLING et al., 1966 a, b). Auch beim diabetischen Hund besteht die oben beschriebene Beziehung zwischen Konzentration der freien Fettsäuren in der Pfortader und Aufnahme der freien Fettsäuren durch die Leber (SPITZER und McELROY, 1962). Lediglich SHOEMAKER et al. (1962) beobachteten, daß bei Hunden die Verabreichung von Insulin auch ohne Änderung der Konzentration der freien Fettsäuren in der Pfortader die Fettsäureaufnahme durch die Leber vorübergehend geringfügig steigert.

Über eine direkte Wirkung von Insulin auf die Veresterungsrate von freien Fettsäuren des Plasmas zu Plasmatriglyceriden bei Normalpersonen liegen nur vereinzelte Untersuchungen vor. JONES und ARKY (1965) und CSORBA et al. (1966) injizierten oder infundierten Insulin zugleich mit markierter Palmitinsäure und bestimmten die Konzentration der freien Fettsäuren des Plasmas, der Plasmatriglyceride sowie die Radioaktivität in diesen Fraktionen. Die mitgeteilten Untersuchungsergebnisse lassen aber u. E. keine Beurteilung der Wirkung von Insulin auf die Veresterungsrate zu. Bei Nichtdiabetikern (Männer mit Koronarerkrankungen) bewirkte die Infusion sehr kleiner Insulindosen (0.02 E Insulin/kg/Stunde) eine Abnahme der absoluten Veresterungsrate der freien Fettsäuren des Plasmas zu Plasmatriglyceriden. Diese Abnahme entsprach der verminderten Konzentration und Umsatzrate der freien Fettsäuren im Plasma unter der Wirkung von Insulin (NESTEL, 1967). In demselben Sinne können die Befunde von SAILER et al. (1968 b) interpretiert werden: Unter Glukoseinfusion betrug bei Normalpersonen bei gleichzeitiger Noradrenalinverabreichung die Insulinkonzentration im Plasma nur etwa die Hälfte wie unter Glukose allein; die Konzentration, die Umsatzrate und die Veresterungsrate der freien Fettsäuren zu Plasmatriglyceriden unterscheiden sich in beiden Gruppen jedoch nicht. Es ist deshalb anzunehmen, daß beim Nichtdiabetiker Insulin die Veresterungsrate der freien Fettsäuren des Plasmas zu Plasmatriglyceriden in der Leber nicht direkt, sondern nur mittelbar über die Erniedrigung der Konzentration und Umsatzrate der freien Fettsäuren des Plasmas beeinflußt.

L-α-Glycerophosphat wird in der Leber mit freien Fettsäuren zu Triglyceriden verestert (KORNBERG und PRICER, 1953; STEIN und SHAPIRO, 1957; WEISS et al., 1960). Es stellt sich nun die Frage, ob das Angebot an α-Glycerophosphat in der Leber für die Triglyceridbildung einen limitierenden Faktor darstellt.

TZUR et al. (1964) konnten zeigen, daß die Konzentration von α-Glycerophosphat in der Leber für die Veresterung mit freien Fettsäuren in den Mitochondrien optimal, in den Mikrosomen jedoch unterhalb des Optimums liegt. Unter bestimmten experimentellen Bedingungen wie Hungern, Verabreichung von Äthanol oder Adrenalininjektion wird die α-Glycerophosphatkonzentration in der Leber herabgesetzt. Unter diesen Bedingungen kommt es außerdem zu einem Anstieg der Konzentration der freien Fettsäuren im Plasma, einem vermehrten Angebot an freien Fettsäuren an die Leber und das Veresterungssystem der Leber. Es wäre demnach vorstellbar, daß in gewissen Stoffwechselsituationen die Konzentration von α-Glycerophosphat in der Leber die Veresterungsrate der freien Fettsäuren zu Plasmatriglyceriden in der Leber beeinflussen könne. Allerdings scheint die Bildung von α-Glycerophosphat aus Fruktose und Glukose jedoch auch im Hunger und bei Insulinmangel nicht gestört zu sein, weil der Einbau von Fruktose-U-C^{14} und Glukose-U-C^{14} in Leberschnitten von prankreatektomierten Ratten in das Triglycerid-Glycerin unverändert war, obwohl der Einbau in die Triglyceridfettsäuren erniedrigt war (CHERNICK und SCOW, 1964).

Beim Diabetes mellitus besteht trotz erhöhter Glukosekonzentration im Blut eine starke Lipolyse im Fettgewebe und eine hohe Konzentration der freien Fettsäuren im Plasma (LAURELL, 1956; BIERMAN et al., 1957a). Auf Grund der erhöhten Konzentration der freien Fettsäuren im Blut von Patienten mit Diabetes mellitus wäre demnach eine erhöhte Bildung von Plasmatriglyceriden zu erwarten. Die einfache lineare Beziehung zwischen Angebot an freien Fettsäuren an die Leber und Plasmatriglyceridbildung scheint jedoch beim Diabetiker nicht immer zuzutreffen; offensichtlich spielen bei diesen Patienten noch andere Faktoren eine Rolle. Bei einem Blutzuckerspiegel von 200 bis 250 mg% ist bei insulinbedürftigen Diabetikern der Einbau von freien Fettsäuren des Plasmas in Plasmatriglyceride sowohl absolut als auch bezogen auf den Fettsäurespiegel am höchsten. Bei höheren und niedrigeren Blutzuckerwerten nimmt die Veresterung von freien Fettsäuren zu Plasmatriglyceriden in der Leber ab. Unter einem Blutzuckerwert von 50 mg% und über einem Blutzuckerspiegel von etwa 500 mg% werden praktisch keine freien Fettsäuren des Plasmas in Plasmatriglyceride eingebaut (SAILER et al., 1967b). Dieser Umstand könnte die Folge einer zu geringen Bereitstellung von α-Glycerophosphat in der Leber darstellen: Ein Mangel an Praecursor bei Hyperglykämie bzw. eine herabgesetzte Glukoseverwertung durch Mangel an wirksamem Insulin bei diabetischer Dekompensation könnte als Ursache angesehen werden. Tatsächlich fanden KALKHOFF et al. (1966) in Lebern von alloxandiabetischen Ratten und in Lebern von Ratten, die mit Antiinsulin-Serum behandelt worden waren, eine erniedrigte Konzentration von α-Glycerophosphat gegenüber Kontrolltieren.

Demgegenüber fanden HEIMBERG et al. (1967) bei Durchströmung von Lebern normaler bzw. akut alloxandiabetischer Ratten, daß die Abgabe von Triglyceriden, Phospholipiden und Cholesterin aus der Leber bei Alloxandiabetes vermindert war und durch Vorbehandlung des diabetischen Tieres mit Insulin normalisiert werden konnte. Es schien demnach nicht die Veresterungsrate in der Leber vermindert zu sein, sondern die Abgabe der neugebildeten Triglyceride in Form von Lipoproteiden niederer Dichte an das Blut.

Trotz dieser Einschränkungen verestern Diabetiker auf Grund ihrer erhöhten Konzentration an freien Fettsäuren im Plasma im allgemeinen mehr freie Fettsäuren zu Plasmatriglyceriden als Normalpersonen, was zu einem erhöhten Triglyceridspiegel im Plasma führt. Dazu kommt noch, daß bei Normalpersonen nach Ver--

abreichung von Glukose die freien Fettsäuren, die Veresterungsrate der freien Fettsäuren zu Plasmatriglyceriden und der Triglyceridspiegel abnehmen, während bei der alloxandiabetischen Ratte (BUCKLE, 1963) und bei Diabetikern (BIERMAN et al., 1957a) eine Glukoseverabreichung die Lipolyse nur gering hemmt. Nach Glukosebelastung kommt es bei Diabetikern sogar zu einem verstärkten späten Anstieg der Konzentration der freien Fettsäuren im Plasma (BOLINGER et al., 1962).

Die oben erwähnten Befunde geben auch eine Erklärung dafür, warum eine deutliche Erhöhung des Plasmatriglyceridspiegels bei scheinbar gut eingestellten Diabetikern beobachtet wird, während Patienten mit dekompensiertem Diabetes mellitus trotz extrem hohem Fettsäurespiegel relativ niedrige Triglyceridwerte im Plasma aufweisen können (BRAUNSTEINER et al., 1966; STERKY et al., 1966). Es wird auch die Beobachtung verständlich, wonach durch eine kohlenhydratreiche Kost gerade bei insulinbehandelten Diabetikern eine Hypertriglyceridämie gefördert wird (BIERMAN und HAMLIN, 1961; ALBRINK et al., 1963).

B. Diabetes mellitus und Entfernung der Plasmatriglyceride aus dem Blut

Eine Erhöhung des Plasmatriglyceridspiegels kann beim Diabetes mellitus neben einer vermehrten Bildung auch durch eine Störung im Abtransport der Plasmalipide bedingt sein. Die Entfernung von Lipoproteiden sehr niederer Dichte aus dem Blut stellt einen sehr komplizierten Vorgang dar, der in seinen Einzelheiten noch nicht genau bekannt ist. Jedenfalls ist an der Entfernung der Plasmatriglyceride aus dem Blut das Enzym Lipoproteidlipase („Klärfaktor") wesentlich beteiligt (Übersicht bei ROBINSON und FRENCH, 1960. Siehe auch Band I, BÖHLE, S. 400).

Verschiedene Diäten beeinflussen den Lipidspiegel bei normalen und diabetischen Ratten. Bei diabetischen Ratten führt vor allem eine fettreiche Diät zur Hyperlipämie (CAGAN et al., 1956). Bei der Entfernung der Plasmatriglyceride spielt Insulin offenbar eine wesentliche Rolle. Bei pankreatektomierten Hunden war nach Verabreichung einer künstlichen Fettemulsion die Clearance der Fettpartikel – offensichtlich durch den Insulinmangel – herabgesetzt (WADDELL und GEYER, 1957). Die Aufnahme von Triglycerid-Fettsäuren aus C^{14}-markierten Chylomikronen war im Fettgewebe nach Verabreichung von Kohlenhydraten größer als im Nüchternzustand (BRAGDON und GORDON, 1958). Bei der alloxandiabetischen Ratte war die Aufnahme von Chylomikronen-Fettsäuren in ähnlicher Weise vermindert wie im Nüchternzustand; nach Verabreichung von Insulin wurde die Aufnahme von Chylomikronen-Fettsäuren in gleicher Weise gesteigert wie bei normalen Tieren, die nach einer Hungerperiode wieder kohlenhydratreich ernährt wurden (GRIES et al., 1964, BROWN und OLIVECRONA, 1966). Unbehandelte alloxandiabetische Ratten entwickelten eine ausgeprägte Hyperlipämie nur dann, wenn ihre Nahrung Fett enthielt, unter fettfreier Diät konnte dieser Effekt nicht beobachtet werden (BIERMAN et al., 1966; RUDAS, 1967). Es ist also anzunehmen, daß die Hyperlipämie bei alloxandiabetischen Ratten und vielleicht auch bei gewissen Formen des Diabetes mellitus beim Menschen, wobei vor allem an den Insulinmangeldiabetes gedacht werden muß, mit dem Fettgehalt in der Nahrung in Beziehung steht.

Bei alloxandiabetischen und bei pankreatektomierten Ratten ist die Lipoproteidlipaseaktivität im Plasma nach Heparininjektion vermindert (MENG und GOLDFARB, 1959). Auch im Fettgewebe wurde bei alloxandiabetischen Ratten eine herabgesetzte Lipoproteidlipaseaktivität beobachtet (PAV und WENKEOVA, 1960;

SCHNATZ und WILLIAMS, 1962 und 1963; KESSLER, 1963). Im allgemeinen entspricht eine erniedrigte Postheparinlipoproteidlipase-Aktivität im Plasma einer herabgesetzten Konzentration dieses Enzyms im Fettgewebe (HAVEL und GORDON, 1960; FREDRICKSON et al., 1963; HARLAN et al., 1967). Die erniedrigte Postheparinlipoproteidlipase-Aktivität und die erniedrigte Clearance einer intravenös verabreichten Fettemulsion bei pankreatektomierten und bei alloxandiabetischen Hunden konnte durch Verabreichung von Insulin normalisiert werden (KESSLER, 1962). Umgekehrt kommt es bei insulinbehandelten alloxandiabetischen Ratten nach Absetzen des Insulins zu einer fortschreitenden Abnahme der Lipoproteidlipase-Aktivität im Fettgewebe (SCHNATZ und WILLIAMS, 1963). Insulin plus Glukose bewirkt eine Neubildung der Lipoproteidlipase im Fettgewebe (SALAMAN, 1963); dieser Vorgang kann durch Puromycin blockiert werden (EAGLE und ROBINSON, 1964).

Die verminderte Clearance von intravenös verabreichten Chylomikronen bei alloxandiabetischen Ratten nach Entzug von Insulin ist auf eine verminderte Aufnahme der Chylomikronen durch das Fettgewebe infolge einer herabgesetzten Lipoproteidlipaseaktivität zurückzuführen (BROWN, 1967). Längerer Entzug von Insulin führt dann zu einer ausgeprägten Vergrößerung des Plasmatriglycerid-Pools, die selbst wiederum die Entfernung der verabreichten Chylomikronen verzögert (NESTEL, 1964; BROWN, 1967). Bei alloxandiabetischen Kaninchen scheint die Hypertriglyceridämie jedoch endogenen Ursprungs zu sein und nicht mit einer Verminderung der Lipoproteidlipase einherzugehen (O'CONNOR und SCHNATZ, 1968).

Schon zu Beginn dieses Jahrhunderts wurde bei Diabetikern mit Azidose, die damals üblicherweise eine sehr fettreiche Diät erhielten, häufig eine ausgeprägte Lipämie beobachtet (FISCHER, 1903; KLEMPERER, 1910; MARCHAND, 1915; PETREN et al., 1923; MAJOR, 1923; BLIX, 1926). Durch Besserung der diabetischen Stoffwechsellage wird die alimentäre Lipämie vermindert (HIRSCH et al., 1953). Eine Beeinflussung der alimentären Lipämie durch Kohlenhydrate beobachteten ALBRINK und MAN (1957), ALBRINK et al. (1958) und SHAH et al. (1963) bei gesunden Personen: Nach einer fettreichen Mahlzeit ist die alimentäre Lipämie weniger ausgeprägt, wenn dieselbe Menge Fett mit Glukose verabreicht wird. Auch die intravenöse Verabreichung von Glukose und Insulin mindert den Grad der alimentären Lipämie (KRUT und BARSKY, 1964). Bei insulinbehandelten Diabetikern, die unter kohlenhydratreicher Diät eine Hyperlipämie aufwiesen, bestand kein Defekt im Abtransport von C^{14}-markierten Triglyceriden aus dem Plasma (BIERMAN und HAMLIN, 1961).

Bei Patienten mit nicht entgleistem Diabetes ist die Postheparin-Lipoproteidlipase-Aktivität im Plasma normal (SANDHOFER et al., 1961; DENBOROUGH und PATERSON, 1962; JONES et al., 1966). Auch HAMWI et al. (1962) fanden bei dekompensierten Diabetikern neben einer Zunahme von Lipoproteiden sehr niederer Dichte (S_f 10–400) auch eine Vermehrung von Chylomikronen.

Zwischen der Entfernung der Chylomikronen aus dem Blut und der Lipoproteidlipase-Aktivität im Plasma bestehen beim Normalen und beim Diabetiker enge Beziehungen. Bei stoffwechselgesunden Personen nimmt die endogene Lipoproteidlipase zwei Stunden nach einer fettreichen Mahlzeit (SANDHOFER et al., 1962) oder nach Infusion einer Fettemulsion (BOLZANO et al., 1967) zu. Nach einer 7tägigen Periode mit fettreicher Diät nimmt auch die Postheparin-Lipoproteidlipase-Aktivität im Plasma zu (FREDRICKSON et al., 1963). Beim Normalen besteht eine positive Korrelation zwischen Triglyceridspiegel und endogener Lipoproteidlipaseaktivität im Plasma (SAILER et al., 1965; MUNKNER, 1966a). Nach einer kohlenhydratreichen Diät nimmt bei Normalpersonen die endogene Lipoproteidlipaseaktivität im Plasma ab, nicht jedoch bei Diabetikern (MUNKNER, 1966b). Eine Abnahme der endogenen und der Postheparin-Lipoproteidlipase-Aktivität ist auch 35 Minuten nach intravenöser Verabreichung von Glukose (0,3 g/kg) bei Normalpersonen, nicht aber bei Diabetikern zu beobachten (BOLZANO et al., 1970). Bei Diabetikern mit Ketonurie ist die Aktivität der endogenen Lipoproteidlipase im Plasma vermindert (MUNKNER, 1966a). Bei behandelten Diabetikern besteht eine negative Korrelation zwischen endogener Lipoproteidlipase-Aktivität im Plasma und Konzentration der Blutglukose (MUNKNER, 1966a). Demgegenüber sinkt wie beim Normalen auch bei Patienten mit kohlenhydratinduzierter Hypertriglyceridämie die Postheparin-Lipoproteidlipase-Aktivität nach einer zwei- bis dreiwöchigen Reisdiät ab (KUO et al., 1965). Eine mäßige Verringerung der Postheparin-Lipoproteidlipase-Aktivität bei diabetischer Ketose fanden auch JONES et al. (1966), SCHNATZ und O'CONNOR (1967) und BAGDADE et al. (1967). Im Gegensatz zum Normalen findet sich bei Diabetikern eine negative Korrelation zwischen Triglyceridspiegel und Postheparin-Lipoproteidlipase-Aktivität im Plasma (SCHNATZ und O'CONNOR, 1967).

Bei Patienten mit deutlichem Insulinmangel fanden BAGDADE et al. (1967) Chylomikronen (also Fett exogenen Ursprungs) im Blut. Nach isokalorischem Ersatz der Nahrungsfette durch Kohlenhydrate kam es zu einer prompten Verminderung der Trübung des Plasmas und zu einer Abnahme des Plasmatriglyceridspiegels. Wurde daraufhin wieder eine fettreiche Kost verabreicht, kam es erneut zu einer massiven Hypertriglyceridämie. Die Diabetiker, die eine Ketose aufwiesen, zeigten eine Verminderung der Postheparin-Lipoproteidlipase-Aktivität im Plasma. 24 Stunden nach Verabreichung von Insulin normalisierte sich die Postheparin-Lipoproteidlipase-Aktivität im Plasma, gleichzeitig besserte sich die Hypertriglyceridämie.

Bei insulinbedürftigen Diabetikern stieg 48 Stunden nach Entzug von Insulin die Plasmatriglyceridkonzentration an, die Postheparin-Lipoproteidlipase-Aktivität nahm ab und die Verschwinderate von injizierten C^{14}-markierten künstlichen Triglyceriden war verzögert (BAGDADE et al., 1968a). Ein kurzzeitiger Entzug von Insulin ist dagegen nicht mit einem Ansteigen des Plasmatriglyceridspiegels oder einer Änderung der Verschwinderate von injiziertem künstlichen Chylomikronen aus dem Blut verbunden (BIERMAN und HAMLIN, 1963).

Auf Grund dieser Beobachtungen scheint beim Diabetiker eine Regulationsstörung im Lipoproteidlipase-System vorzuliegen. Bei Ketose ist diese Störung besonders stark ausgeprägt. Durch Verminderung der Lipoproteidlipaseaktivität kann es zu einem längerdauernden Verweilen von exogenem Fett im Blut kommen.

Es kann somit bei Diabetikern eine Vermehrung endogener und/oder exogener Triglyceride im Blut auftreten. Faßt man die bisher gewonnenen Ergebnisse zusammen, ist eine mäßiggradige Vermehrung der endogenen Plasmatriglyceride (Lipoproteide sehr niederer Dichte), die in der Leber vorwiegend durch Veresterung der freien Fettsäuren des Plasmas mit α-Glycerophosphat gebildet werden, auch bei offenbar gut eingestellten Diabetikern zu beobachten. Bei diabetischer Azidose kommt es wahrscheinlich als Folge einer Störung im Lipoproteidlipase-System zu einem verminderten Abtransport exogener Triglyceride (Chylomikronen) aus dem

Blut. Es wird dadurch verständlich, daß exzessive Hyperlipämien bei dekompensiertem Diabetes mellitus in der Vorinsulinära fast immer zu beobachten waren, da in dieser Zeit die Diabetiker eine kohlenhydratarme und sehr fettreiche Diät (250 bis 300 g Fett täglich) erhielten.

IV. Hypercholesterinämie bei Diabetes mellitus

Von Dole (1960) wurde betont, daß bei behandelten Diabetikern eine mäßige Vermehrung der Plasmatriglyceride die häufigste Plasmalipidveränderung darstellt. Eine Erhöhung des Cholesterin- und Phospholipidspiegels ist im allgemeinen nur bei schwereren Formen des Diabetes zu finden. Dies ist verständlich, da beim Diabetes mellitus, wie im vorhergehenden Kapitel besprochen wurde, vorwiegend Lipoproteide sehr niederer Dichte (S_f 20–400) und Chylomikronen ($S_f > 400$) vermehrt sind. Diese Lipoproteide sind durch einen hohen Triglycerid- und niedrigen Cholesteringehalt charakterisiert.

Bei Patienten mit Diabetes mellitus wird eine Erhöhung des Cholesterinspiegels im Plasma nur selten beobachtet. Bei 5496 Diabetikern (Kinder und Erwachsene) betrug der mittlere Cholesterinspiegel 214 mg%; von 2200 ausgewählten Diabetikern konnte nur in 93 Fällen ein Cholesterinspiegel über 400 mg% gefunden werden. Eine Beziehung zwischen Blutzuckerspiegel und Cholesterinkonzentration ließ sich nicht nachweisen (Hunt, 1948). Auch spätere Untersuchungen ergaben bei jugendlichen und erwachsenen Diabetikern normale oder nur mäßig erhöhte Cholesterinspiegel (Keiding et al., 1952; Dine et al., 1953; Lowy et al., 1957; Wolff und Salt, 1958; New et al., 1963; Sterky et al., 1963 und 1966; Braunsteiner et al., 1966). Übergewicht hat keinen Einfluß auf den Cholesterinspiegel bei jugendlichen (Dine et al., 1953) oder erwachsenen Diabetikern (Sailer et al., 1966a). Nach guter Einstellung des Diabetes sinkt ein erhöhter Plasmacholesterinspiegel ab (Thannhauser, 1950; Harris et al., 1952; Dine et al., 1953; Wolff und Salt, 1958; Harris-Jones und Ward, 1961).

Eine Vermehrung des Plasmacholesterins läßt sich bei Hunden nach Pankreatektomie beobachten (Lewin, 1935; Fasoli et al., 1954; Houssay et al., 1967). Wurden diese Hunde mit Insulin behandelt, nahm die erhöhte Cholesterinkonzentration wieder ab (Fasoli et al., 1954).

Der Einbau von Azetat-1-C^{14} in Cholesterin in der Leber diabetischer Ratten und Katzen war normal oder sogar verzögert (Brady und Gurin, 1950; Haft und Miller, 1958; Wong und van Bruggen, 1960a; Elwood und van Bruggen, 1960; Wieland und Neufeld, 1961). Lediglich Hotter und Chaikoff (1952) beobachteten eine Steigerung des Einbaues von Azetat-1-C^{14} in Cholesterin durch die diabetische Rattenleber. Der Umsatz des Cholesterins in der Leber war bei diabetischen Ratten gegenüber Kontrolltieren herabgesetzt (Wong und van Bruggen, 1960b). Die Autoren schlossen aus diesen Befunden, daß bei der diabetischen Ratte ein verringerter Cholesterinabbau vorliegt. Beim Menschen fanden Hennes et al. (1962) zwischen Normalpersonen und Diabetikern keinen Unterschied im Einbau von Azetat-C^{14} in Plasmacholesterin.

V. Diabetische Stoffwechsellage bei primärer Hypertriglyceridämie

FREDRICKSON et al. (1967) teilten die Hyperlipämien auf Grund des Lipoproteidspektrums in der Papierelektrophorese in fünf verschiedene Typen ein. Solange nicht der pathogenetische Mechanismus bei allen diesen Typen bekannt ist, ist eine bessere Einteilung der verschiedenen Hyperlipämieformen nach ätiologischen Gesichtspunkten nicht möglich. Bevor auf die Zusammenhänge zwischen den einzelnen Hyperlipämieformen und Störungen im Kohlenhydratstoffwechsel genauer eingegangen wird, möchten wir die klinischen und, soweit bekannt, biochemischen Merkmale der einzelnen Typen entsprechend der Einteilung von FREDRICKSON et al. (1967) kurz skizzieren:

Typ I ist charakterisiert durch eine Vermehrung von Chylomikronen im Nüchternplasma. Die Chylomikronen sind bekanntlich die Transportform der aus der Nahrung resorbierten Triglyceride. Es handelt sich also um eine Vermehrung von exogenem Fett im Blut. Als Ursache des mangelhaften Abtransportes der Chylomikronen aus dem Blut wird ein Mangel an Lipoproteidlipase angenommen (HAVEL und GORDON, 1960; HARLAN et al., 1967). Die Konzentration der freien Fettsäuren im Blut ist niedrig (FREDRICKSON et al., 1967; BRAUNSTEINER et al., 1968a). Diese Erkrankung tritt äußerst selten auf, sie wird im allgemeinen schon im Kindesalter nach dem Auftreten von abdominellen Krisen diagnostiziert.

Typ II, die „essentielle familiäre Hypercholesterinämie", wird später besprochen.

Beim *Typ III* wird eine Vermehrung von β-Lipoproteiden abnorm niederer Dichte gefunden. Die Erkrankung ist klinisch charakterisiert durch früh auftretende Atherosklerose der peripheren Arterien und Koronargefäße. Daneben werden früh auftretend ein Arcus senilis, Xanthome an Augenlidern und Sehnen und besonders Palmarxanthome beobachtet. Ein rezessiver Erbgang wird angenommen. Im Blut findet man eine Erhöhung des Triglycerid- und des Cholesterinspiegels. Die Aktivität der Postheparin-Lipoproteidlipase im Plasma ist normal.

Typ IV ist die weitaus häufigste Form der primären Hypertriglyceridämien. Er ist charakterisiert durch eine Vermehrung der Lipoproteide sehr niederer Dichte (D < 1.006), die in der Papierelektrophorese schneller als die normalen β-Lipoproteide wandern („Prä-β-Lipoproteide"). Im Plasma findet man vorwiegend eine Erhöhung des Triglyceridspiegels und eine vergleichsweise nur mäßige Vermehrung des Cholesterins. Die Prä-β-Lipoproteide sind die Transportform der Triglyceride, die in der Leber gebildet werden (endogene Plasmatriglyceride). Die Aktivität der Lipoproteidlipase im Plasma ist normal bis erhöht (FREDRICKSON et al., 1963; SANDHOFER et al., 1965). Die Erkrankung manifestiert sich erst im Erwachsenenalter. Das Auftreten von atherosklerotischen Gefäßveränderungen bei diesen Patienten ist sehr häufig. Daneben kann man alle klinischen Symptome einer Hypertriglyceridämie beobachten (Lipaemia retinalis, eruptive Xanthome, Pankreatitis, Hyperurikämie). Die Konzentration der freien Fettsäuren im Nüchternplasma ist in der Regel erhöht.

Typ V stellt eine Kombination von endogener und exogener Hypertriglyceridämie dar; im Nüchternserum findet man vermehrt Chylomikronen und Prä-β-Lipoproteide. Die Postheparin-Lipoproteidlipaseaktivität ist nicht charakteristisch verändert. Die klinischen Erscheinungen entsprechen dem Typ IV. Es scheinen überhaupt sehr enge Beziehungen zum Typ IV zu bestehen.

A. Kohlenhydrattoleranz bei primärer Hypertriglyceridämie

Schon 1921 beobachtete WIJNHAUSEN bei einem Patienten mit ausgeprägter Lipämie eine Störung der Glukosetoleranz. Diese Beobachtung wurde später von zahlreichen Autoren bestätigt (BRUNNER, 1935; WISE und GARB, 1942; THANNHAUSER, 1950; HAYMOND und BERRY, 1954; LEVER et al., 1954; ADLERSBERG und WANG, 1955; CHRISTENSEN et al., 1958; WADDELL et al., 1958; REAVEN et al., 1963 und 1964; KNITTLE und AHRENS, 1964; KANE et al., 1965; JAHNKE, 1965; BRAUNSTEINER et al., 1965; LYNCH et al., 1966; NIKKILÄ et al., 1966; ALBRINK und DAVIDSON, 1966; FREDRICKSON et al., 1967; SAILER et al., 1968 a).

Eine gestörte Glukosetoleranz wird bei fast allen Typen von primärer Hypertriglyceridämie mit großer Häufigkeit beobachtet. Eine Ausnahme bildet lediglich die sehr seltene Hypertriglyceridämie auf Grund eines angeborenen Lipoproteidlipasemangels (HAVEL und GORDON, 1960; HARLAN et al., 1967). Bei den wenigen bisher beschriebenen Fällen von Hypertriglyceridämie, die mit Sicherheit diesem Typ zugeordnet werden können, scheint eine Störung des Kohlenhydratstoffwechsels nicht zum Krankheitsbild zu gehören (FREDRICKSON et al., 1967).

Die Ursache dieser verminderten Glukosetoleranz ist noch unklar. Sicherlich besteht im allgemeinen kein absoluter Insulinmangel. Auf diesen Punkt wird im nächsten Kapitel genauer eingegangen. Es ist jedoch anzunehmen, daß die Erhöhung der Konzentration der freien Fettsäuren, die mit Ausnahme der Hypertriglyceridämie bei Lipoproteidlipase-Mangel bei allen primären Hypertriglyceridämien beobachtet wird, die Glukosetoleranz ungünstig beeinflußt. Aus zahlreichen Untersuchungen am Herzmuskel geht hervor, daß die freien Fettsäuren die Oxydation von Glukose hemmen (SHIPP et al., 1961; BOWMAN, 1962; GARLAND et al., 1962; SHIPP, 1964). Auch in vivo beeinflußt eine erhöhte Konzentration der freien Fettsäuren des Plasmas die Glukosetoleranz. Die durch Noradrenalin verursachte Störung der Glukosetoleranz kann aufgehoben werden, wenn die Erhöhung der Konzentration der freien Fettsäuren durch Verabreichung von Nikotinsäure verhindert wird (NESTEL et al., 1964). Bei normal- und übergewichtigen Personen kann allerdings durch eine Senkung der Konzentration der freien Fettsäuren durch Nikotinsäure keine Änderung der intravenösen Glukosetoleranz erzielt werden (BUTTURINI et al., 1966).

FELBER und VANOTTI (1964), FELBER et al. (1965) sowie THORELL et al. (1966) infundierten eine Triglyceridemulsion an gesunde Versuchspersonen. Dabei kam es zu einer Erhöhung des Triglyceridspiegels und der Konzentration der freien Fettsäuren im Plasma. Gleichzeitig wurde eine verminderte Glukosetoleranz beobachtet. Aus diesen Beobachtungen wurde der Schluß gezogen, daß die erhöhte Konzentration der freien Fettsäuren bei Patienten mit primärer Hypertriglyceridämie die Glukoseutilisation im Sinne von RANDLE et al. (1963, 1967) hemmt. Inwieweit ein erhöhter Plasmatriglyceridspiegel an sich die Glukosetoleranz beeinflußt, ist heute noch unklar. Möglicherweise spielt der Typ der Lipoproteide dabei eine Rolle.

B. Plasmatriglyceride und Insulinwirkung

Die Beziehungen zwischen Triglyceridspiegel und Konzentration der freien Fettsäuren im Plasma einerseits und Insulinsekretion, Insulinspiegel und Insulinwirkung auf den Blutzucker andererseits wurden von vielen Autoren untersucht. Verschiedene Versuchsanordnungen, deren Resultate jeweils von mehreren Faktoren beeinflußt werden, und vielfach sich widersprechende Ergebnisse machen eine sichere Interpreation unmöglich. Die Infusion einer Fettemulsion, die zu einer Erhöhung des Triglyceridspiegels und der Konzentration der freien Fettsäuren im Plasma führt, verschlechtert die Glukosetoleranz trotz Zunahme des Insulinanstieges (FELBER und VANOTTI, 1964; FELBER et al., 1965). THORELL et al. (1966) fanden allerdings unter ähnlichen Versuchsbedingungen einen verzögerten und verringerten Insulinanstieg nach oraler Glukoseverabreichung. Die Autoren fanden keine Beziehung zwischen Konzentration der freien Fettsäuren im Plasma und Anstieg des Plasmainsulins.

Eine alimentäre Hypertriglyceridämie beeinflußt weder den basalen Insulinspiegel noch den Insulinanstieg nach oraler Glukosebelastung. Nach Injektion von Heparin stiegen die Konzentrationen der freien Fettsäuren und des Glycerins im Plasma an, der basale Insulinspiegel blieb unverändert, nach oraler Glukosezufuhr kam es aber zu einem verstärkten Insulinanstieg. Bei einem Patienten mit Hypertriglyceridämie war dieser Effekt besonders ausgeprägt (MIETTINEN et al., 1966). Später fanden PELKONEN et al. (1968), daß eine alimentäre Hypertriglyceridämie die Verschwinderate der Glukose und den Anstieg des Plasmainsulins nach Glukoseverabreichung verstärkt. Die Erhöhung der Konzentration der freien Fettsäuren im Plasma nach Heparininjektion während der alimentären Hypertriglyceridämie beeinflußte weder die Verschwinderate der Glukose noch den Anstieg des Plasmainsulins nach Glukoseverabreichung, während Heparin im Nüchternzustand die Verschwinderate der Glukose verlangsamte, den Insulinanstieg jedoch nicht beeinflußte. SCHALCH und KIPNIS (1965) wiederum fanden nach einer fettreichen Mahlzeit keine Änderung der Glukosetoleranz oder des Insulinanstieges nach Glukoseverabreichung. Wurde aber die Konzentration der freien Fettsäuren im Plasma durch Verabreichung von Heparin zusätzlich erhöht, nahm die Glukosetoleranz deutlich ab, obwohl der Insulinanstieg nach Glukosebelastung stärker ausgeprägt war.

Beobachtungen an Patienten mit einer Vermehrung endogener Plasmatriglyceride zeigten, daß die bei diesen Patienten verminderte Glukosetoleranz nicht auf einer verringerten Insulinsekretion nach Verabreichung von Glukose beruht (REAVEN et al., 1964; SANBAR et al., 1964; KANE et al., 1965; REAVEN et al., 1965).

Zwischen dem Anstieg des Plasmatriglyceridspiegels unter kohlenhydratreicher Kost und dem mittleren Insulinspiegel nach oraler Glukosebelastung besteht eine positive Korrelation (FARQUHAR et al., 1966; REAVEN et al., 1967). Bei Patienten mit endogener Hypertriglyceridämie (Typ IV) ohne manifestem Diabetes stieg während einer peroralen Glukosebelastung der Blutzuckerspiegel wohl höher, die Insulinkonzentration im Plasma jedoch etwa doppelt so hoch an wie bei der Kontrollgruppe. Zwischen mittlerer Insulinkonzentration nach Glukosebelastung und Triglyceridspiegel im Nüchternplasma bestand eine positive Korrelation. Die Regressionslinie für die Beziehung zwischen Blutzuckerkonzentration und Insulinspiegel verlief bei Patienten mit endogener Hypertriglyceridämie signifikant steiler als bei der Kontrollgruppe, d. h. bei einer gegebenen Blutzuckerkonzentration wurden bei Patienten mit endogener Hypertriglyceridämie wesentlich höhere Insulinwerte gemessen (SAILER et al., 1968 a). Diese Beziehung zwischen Plasmatriglyceridspiegel und Insulinkonzentration nach Glucoseverabreichung besteht auch bei Normalpersonen (ABRAMS et al., 1969). Bei Patienten mit Niereninsuffizienz konnte eine Beziehung zwischen basalem Insulinspiegel und Plasmatriglyceridkonzentration beobachtet werden (BAGDADE et al., 1968 b). Bei Patienten, bei denen eine ausgeprägte Hypertriglyceridämie, die dem Typ IV zuzuordnen war, und ein manifester Diabetes mellitus bestanden, stieg das Insulin nach einer Glukosebelastung im Blut kaum an, die freien Fettsäuren und die Glucose zeigten ein typisch diabetisches Verhalten (SAILER et al., 1968 a).

Nach einer Injektion von Tolbutamid ist der Abfall der Blutglukosekonzentration bei primärer Hypertriglyceridämie ebenfalls verzögert (KNITTLE und AHRENS, 1964; BRAUNSTEINER et al., 1965). Der Anstieg der insulinähnlichen Aktivität im Serum (ILA) nach Tolbutamid war zwar verzögert, aber nicht verringert (KNITTLE und AHRENS, 1964). Auf Grund dieser Beobachtungen ist anzunehmen, daß bei endogener Hypertriglyceridämie nach Tolbutamid nicht die Insulinkonzentration im Plasma verringert ist, sondern daß das freigesetzte Insulin eine geringere blutzuckersenkende Wirkung entfaltet. Einen direkten Beweis für diese Annahme lieferten DAVIDSON und ALBRINK (1965 a, b) und KANE et al. (1965): Nach intravenöser Injektion von 0.1 E Insulin/kg beobachteten sie eine negative Beziehung zwischen Plasmatriglyceridspiegel und Blutzuckerabfall.

Offenbar besteht also bei Patienten mit endogener Hypertriglyceridämie ohne manifestem Diabetes eine Beziehung zwischen der Konzentration endogener Lipoproteide sehr niederer Dichte und der Insulinkonzentration nach Glucoseverabreichung. Ob der erhöhte Insulinspiegel im Plasma nach Glucoseverabreichung Ursache oder Folge des hohen Plasmatriglyceridspiegels ist, ist letztlich noch ungeklärt. Gegen eine ursächliche Bedeutung des hohen Plasmainsulinspiegels beim Zustandekommen der Hypertriglyceridämie sprechen folgende Beobachtungen: Wie oben erwähnt, gibt es Patienten mit ausgeprägter Hypertriglyceridämie, manifestem Diabetes und nur ganz geringem Insulinanstieg nach Glukosebelastung. Weiters verursacht Fruktose gegenüber Glucose einen geringeren Insulinanstieg (GRODSKY et al., 1963), jedoch eine ausgeprägtere Vermehrung der Plasmatriglyceride. Schließlich wird bei Patienten mit Insulinom keine Hypertriglyceridämie beobachtet (BRAUNSTEINER et al., 1968 b).

Zusammenfassend ist demnach anzunehmen, daß sowohl eine erhöhte Konzentration der freien Fettsäuren als auch eine Vermehrung der Lipoproteide sehr niederer Dichte die Glucosetoleranz verschlechtern. Demgegenüber scheinen exogene Triglyceride in Form von Chylomikronen oder infundierte künstliche Fettemulsionen an sich die Glucosetoleranz nicht zu beeinflussen.

C. Genetische Beziehungen zwischen primärer Hypertriglyceridämie und Diabetes mellitus

In der Literatur finden sich schon seit langem Beobachtungen, wonach bei Familienangehörigen von Hyperlipämikern häufig ein Diabetes mellitus anzutreffen ist (WIJNHAUSEN, 1921; BRUNNER, 1935; ADLERSBERG und WANG, 1955; KNITTLE und AHRENS, 1964; SIGSTAD, 1965). BRAUNSTEINER et al. (1967) untersuchten Familienangehörige von sechs Patienten mit endogener Hypertriglyceridämie (Typ IV). Von sieben untersuchten Elternteilen wiesen drei einen manifesten und vier einen latenten Diabetes mellitus auf. Unter neun untersuchten Geschwistern fanden sich ein manifester und vier latente Diabetiker, bei acht Kindern der Propositi konnte in vier Fällen eine latent diabetische Stoffwechsellage nachgewiesen werden.

Diese Beobachtungen zeigen, daß zwischen primärer endogener Hypertriglyceridämie und Diabetes mellitus enge genetische Beziehungen bestehen. Da die Anzahl der bis jetzt in diesem Zusammenhang untersuchten Familien gering ist und es außerdem im Einzelfall oft unmöglich ist zu entscheiden, ob eine primäre Hypertriglyceridämie mit sekundärer Störung des Kohlenhydratstoffwechsels oder ein Diabetes mellitus mit sekundärer Hypertriglyceridämie vorliegt, können derzeit noch keine Schlußfolgerungen über die genetischen Beziehungen zwischen primärer Hypertriglyceridämie und Diabetes mellitus gezogen werden.

VI. Therapie der Hypertriglyceridämie mit Insulin bzw. oralen Antidiabetika

A. Therapie der sekundären Hypertriglyceridämie bei Diabetes mellitus

Wie oben besprochen wurde, ist die Hypertriglyceridämie bei Diabetes mellitus durch zwei voneinander unabhängige Mechanismen bedingt: Bei Diabetes mellitus mit Azidose ist die Aufnahme der Chylomikronen durch das Fettgewebe vermindert, das durch die Nahrung aufgenommene Fett bleibt also sehr lange in der Blutbahn. Darüber hinaus sind die freien Fettsäuren des Plasmas, der Präcursor für die Plasmatriglyceride, bei Patienten mit Diabetes mellitus erhöht; daraus folgt eine erhöhte Plasmatriglyceridbildung (endogene Plasmatriglyceride).

Es konnte im Tierversuch und beim Menschen gezeigt werden, daß beim Diabetes mellitus die Verabreichung von Insulin zu einer Besserung der verminderten Aufnahme der Chylomikronen durch das Fettgewebe und auch zu einer Senkung der Konzentration der freien Fettsäuren im Plasma führt. Eine kürzere Verweildauer der Chylomikronen im Blut und eine verminderte Bildung endogener Plasmatriglyceride ist die Folge.

Tatsächlich kann die Hypertriglyceridämie bei Patienten mit schlecht eingestelltem Diabetes mellitus durch Behandlung mit Insulin gebessert werden (MAN und PETERS, 1934; KOLB et al., 1955; SALT et al., 1960; SHIPP et al., 1964; KRUT und BARSKY, 1964; SCHLIERF und KINSELL, 1965; BAGDADE et al., 1967; GOTO et al., 1967; MARUHAMA et al., 1967). Auch Sulfonylharnstoffe senken den Plasmatriglyceridspiegel bei Diabetikern (SHIPP und MUNROE, 1962; MORRIS et al., 1964; MARUHAMA et al., 1967). Bei Personen, deren Zuckerstoffwechsel mit Sulfonylharnstoff nicht gut einzustellen war, konnte diese Beobachtung nicht gemacht werden (SHIPP et al., 1964).

Biguanide senken ebenfalls bei Diabetikern die Konzentration der Plasmatriglyceride (SCHWARTZ et al., 1965; KAHAN et al., 1966; SCHWARTZ et al., 1966; MIRSKY, 1967; SCHAEFER, 1968; WAHL, 1967) und des Cholesterins (GERSHBERG et al., 1965; SCHWARTZ et al., 1965 und 1966; MIRSKY, 1967; SCHAEFER, 1968; CREUTZFELDT et al., 1967; ALTERMAN und LOPEZ-GOMEZ, 1968). Einen Abfall des

Plasmatriglyceridspiegels nach Behandlung mit Biguaniden konnte allerdings von GERSHBERG et al. (1965), CREUTZFELDT et al. (1967) und GERSHBERG et al. (1967) nicht beobachtet werden. Eine Beeinflussung des Cholesterinspiegels konnten SANWALD und WAHL (1964) nicht finden.

B. Therapie der primären Hypertriglyceridämie mit sekundärer Kohlenhydratstoffwechselstörung

Auf Grund der vorhin angestellten Beobachtungen und Überlegungen ist a priori nicht anzunehmen, daß es durch Verabreichung von Insulin möglich ist – sofern nicht ein ausgeprägter Insulinmangel vorliegt –, den hohen Plasmatriglyceridspiegel bei Patienten mit primärer Hypertriglyceridämie zu senken. In der Literatur finden sich nur vereinzelt Hinweise über derartige Behandlungsversuche.

Bei stoffwechselgesunden Personen führt die Verabreichung von Insulin durch ein bis zwei Monate neben einer Zunahme des Körpergewichtes zu einem Anstieg des Triglyceridspiegels im Nüchternplasma und zu einem verminderten Blutzuckerabfall nach Verabreichung von Tolbutamid (KALLIO und SAARIMAA, 1967). Schon 1946 beschrieb LAWRENCE einen Fall von ausgeprägter Hyperlipämie und Diabetes mellitus ohne Ketose, der eine extreme Resistenz gegen exogenes Insulin aufwies. CHRISTENSEN et al. (1958) konnten bei einem Patienten mit primärer Hyperlipämie und pathologischer Glukosetoleranz durch Behandlung mit Insulin keinen therapeutischen Effekt auf den Plasmatriglyceridspiegel erzielen. BRAUNSTEINER et al. (1968 c und d) berichteten über fünf Patienten mit primärer endogener Hypertriglyceridämie und manifestem Diabetes mellitus, die mit Insulin behandelt wurden: Unter der Insulinmedikation kam es bei diesen Patienten zu einem starken Anstieg des Plasmatriglyceridspiegels, bei einem Patienten traten sogar schwere Komplikationen (ausgeprägte eruptive Xanthome, Polyneuropathie, Vertigo und Stenocardien) auf. Auch die Störung des Kohlenhydratstoffwechsels konnte durch diese Medikation nicht verbessert werden, sie verschlechterte sich sogar bei einem Patienten, möglicherweise als Folge des Anstieges der Lipoproteide sehr niederer Dichte. Nach Absetzen der Insulinmedikation nahm die Plasmatriglyceridkonzentration wieder ab. Es ist demnach anzunehmen, daß das Syndrom einer primären endogenen Hypertriglyceridämie mit Diabetes mellitus unter Umständen sogar eine Kontraindikation gegen die Insulintherapie darstellen kann.

VII. Diabetische Stoffwechsellage bei familiärer Hypercholesterinämie

Obwohl WADDELL et al. (1958) bei 18 von 20 Patienten mit Hypercholesterinämie eine abnorme orale Glukosetoleranz beobachteten, wird heute allgemein angenommen, daß bei Patienten mit familiärer Hypercholesterinämie (hereditäre Xanthomatose, essentielle familiäre Hypercholesterinämie, familiäre Hyper-β-Lipoproteinämie, Typ II nach FREDRICKSON et al. [1967]) – im Gegensatz zu Erkrankungen mit Erhöhung der Konzentration der endogenen Plasmatriglyceride – eine pathologische Glukosetoleranz nicht häufiger auftritt als bei der Durchschnittsbevölkerung (WILKINSON et al., 1948; HARRIS-JONES und WARD, 1961; FREDRICKSON und LEES, 1966; FREDRICKSON et al., 1967).

VIII. Schlußfolgerungen

Im Hinblick auf Zusammenhänge zwischen Störungen des Kohlenhydrat- und Fettstoffwechsels sind im wesentlichen eine erhöhte Konzentration der freien Fettsäuren und der Triglyceride im Plasma von Interesse. Einerseits kommt es beim Diabetes mellitus sekundär zu einer Vermehrung der Plasmatriglyceride, andererseits findet man bei Patienten mit primärer Vermehrung der endogenen Plasmatriglyceride eine Störung des Kohlenhydratstoffwechsels.

Beim Diabetes mellitus mit Azidose kann im Plasma eine Vermehrung exogener Triglyceride in Form von Chylomikronen beobachtet werden. Als Ursache dafür wird ein Mangel an Lipoproteidlipase im Fettgewebe angesehen. Diese Hyperchylomikronämie bei dekompensiertem Diabetes mellitus kann durch Verabreichung von Insulin leicht korrigiert werden.

Eine Vermehrung der Plasmatriglyceride wird aber auch bei Patienten mit relativ gut eingestelltem Diabetes mellitus beobachtet. Dabei handelt es sich um eine Vermehrung endogener Plasmatriglyceride in Form von Lipoproteiden sehr niederer Dichte. Beim Zustandekommen dieser Hypertriglyceridämie spielt sicher die erhöhte Konzentration der freien Fettsäuren im Plasma eine wesentliche Rolle.

Andererseits wird bei den verschiedenen Formen von primärer Vermehrung endogener Plasmatriglyceride fast regelmäßig eine Störung des Kohlenhydratstoffwechsels nachgewiesen. Dieser Defekt kann von einer leicht pathologischen Glukosetoleranz bis zur ausgeprägten Glukosurie reichen, wobei nur äußerst selten eine Ketose beobachtet wird. Die primäre Ursache für diese sekundäre Störung des Kohlenhydratstoffwechsels liegt nicht in einer ungenügenden Insulinsekretion. Es scheinen die endogenen Plasmatriglyceride die Insulinwirkung auf die Blutzuckerkonzentration zu hemmen. Die Verabreichung von Insulin bewirkt in diesen Fällen keine Besserung der Hypertriglyceridämie, in einzelnen Fällen kann sogar ein Anstieg des Plasmatriglyceridspiegels beobachtet werden.

Literatur

ABRAMS, M. E., R. J. JARRETT, H. KEEN, D. R. BOYNS and J. N. CROSSLEY: Oral glucose tolerance and related factors in a normal population sample. II. Interrelationship of glycerides, cholesterol, and other factors with the glucose and insulin response. Brit. med. J. *1*, 599 (1969)

ADLERSBERG, D. and L. EISLER: Circulating lipids in diabetes mellitus. J. Amer. med. Ass. *170*, 1261 (1959)

– and C.-I. WANG: Syndrome of idiopathic hyperlipemia, mild diabetes mellitus, and severe vascular damage. Diabetes 4, 210 (1955)

AHRENS, E. H. JR., J. HIRSCH, W. INSULL JR., T. T. TSALTAS, R. BLOMSTRAND and M. L. PETERSON: The influence of dietary fats on serum lipid levels in man. Lancet I, 943 (1957a)

– – – – – – Dietary control of serum lipids in relation to atherosclerosis. J. Amer. med. Ass. *164*, 1905 (1957b)

– – K. OETTE, J. W. FARQUHAR and Y. STEIN: Carbohydrate-induced and fat-induced lipemia. Trans. Ass. Amer. Phycns. *74*, 134 (1961)

ALBRINK, M. J. and P. C. DAVIDSON: Impaired glucose tolerance in patients with hypertriglyceridemia. J. Lab. clin. Med. *67*, 573 (1966)

- and E. B. MAN: Effect of carbohydrate ingestion on postprandial lipemia. Amer. J. Dig. Dis. *2*, 649 (1957)
- - Serum triglycerides in health and diabetes. Diabetes *7*, 194 (1958)
- - Serum triglycerides in coronary artery disease. Arch. Int. Med. *103*, 4 (1959)
- and J. W. MEIGS: Interrelationship between skinfold thickness, serum lipids and blood sugar in normal men. Amer. J. clin. Nutr. *15*, 255 (1964)
- J. R. FITZGERALD and E. B. MAN: Reduction of alimentary lipemia by glucose. Metabolism *7*, 162 (1958)
- P. H. LAVIETES and E. B. MAN: Vascular disease and serum lipids in diabetes mellitus. Observations over thirty years (1931–1961). Ann. Int. Med. *58*, 305 (1963)
ALTERMAN, S. L. and A. A. LOPEZ-GOMEZ: Phenformin effect on body weight, lipids, and glucose regulation. Ann. N.Y. Acad. Sci. *148*, 884 (1968)
ANDERSON, J. T., F. GRANDE, Y. MATSUMOTO and A. KEYS: Glucose, sucrose and lactose in the diet and blood lipids in man. J. Nutrition *79*, 349 (1963)
ANTAR, M. A. and M. A. OHLSON: Effect of simple and complex carbohydrates upon total lipids, nonphospholipids, and different fractions of phospholipids of serum in young men and women. J. Nutrition *85*, 329 (1965)
ANTONIS, A. and I. BERSOHN: The influence of diet on serum triglycerides in South African white and Bantu prisoners. Lancet I, 3 (1961)
ARMSTRONG, D. T., R. STEELE, N. ALTSZULER, A. DUNN, J. S. BISHOP and R. C. DE BODO: Regulation of plasma free fatty acid turnover. Amer. J. Physiol. *201*, 9 (1961)
BAGDADE, J. D., D. PORTE JR. and E. L. BIERMAN: Diabetic lipemia: A form of acquired fat-induced lipemia. New Eng. J. Med. *276*, 427 (1967)
- - - Acute insulin withdrawal and the regulation of plasma triglyceride removal in diabetic subjects. Diabetes *17*, 127 (1968a)
- - - Hypertriglyceridemia. A metabolic consequence of chronic renal failure. New. Engl. J. Med. *279*, 181 (1968b)
BAILEY, C. C. and O. T. BAILEY: The production of diabetes mellitus in rabbits with alloxan. J. Amer. Med. Ass. *122*, 1165 (1943)
BEVERIDGE, J. M. R., S. N. JAGANNATHAN and W. F. CONNELL: The effect of the type and amount of dietary fat on the level of plasma triglycerides in human subjects in the postabsorptive state. Canad. J. Biochem. *42*, 999 (1964)
BEZMAN, A., J. M. FELTS and R. J. HAVEL: Relation between incorporation of triglyceride fatty acids and heparin-released lipoprotein lipase from adipose tissue slices. J. Lipid Res. *3*, 427 (1962)
BIERMAN, E. L. and J. T. HAMLIN, III: The hyperlipemic effect of a low-fat, high-carbohydrate diet in diabetic subjects. Diabetes *10*, 432 (1961)
- - The effect of insulin and glucagon on the removal of C-14-labeled particulate triglyceride in man. Metabolism *12*, 666 (1963)
- V. P. DOLE and T. N. ROBERTS: An abnormality of nonesterified fatty acid metabolism in diabetes mellitus. Diabetes *6*, 475 (1957a)
- I. L. SCHWARZ and V. P. DOLE: Action of insulin on release of fatty acids from tissue stores. Amer. J. Physiol. *191*, 359 (1957b)
- J. A. P. AMARAL and B. H. BELKNAP: Hyperlipemia and diabetes mellitus. Diabetes *15*, 675 (1966)
BLIX, G.: Studies on diabetic lipemia. II. General remarks on the diabetics studied. Acta med. Scand. *64*, 175 (1926)
BOLINGER, R. E., S. R. SHANE and C. H. KIRKPATRICK: Secondary rise in plasma free fatty acids following glucose load. J. clin. Endocr. *22*, 873 (1962)
BOLZANO, K., S. SAILER, F. SANDHOFER und H. BRAUNSTEINER: Über das Verhalten der endogenen Lipoproteidlipase-Aktivität im Plasma während einer intravenösen Fettinfusion bei Normalpersonen und Patienten mit Hypertriglyceridämie. Klin. Wschr. *45*, 1104 (1967)
- - - - Über das Verhalten der endogenen und Post-Heparin-Lipoproteidlipase-Aktivität

im Plasma nach intravenöser Glucosebelastung bei Normalpersonen und Patienten mit „primärer kohlenhydratinduzierter Hypertriglyceridämie". In Vorbereitung
BORGSTRÖM, B. and T. OLIVECRONA: The metabolism of palmitic acid-1-C^{14} in functionally hepatectomized rats. J. Lipid Res. 2, 263 (1961)
BOWMAN, R. H.: The effect of long-chain fatty acids on glucose utilization in the isolated perfused rat heart. Biochem. J. 84, 14 P (1962)
BRADLEY, R. F., R. ECCLES and A. E. FREELENDER: Hyperlipemia as an early manifestation of diabetes mellitus (abstract). Program for the 21st Annual Meeting of the American Diabetes Ass., June 25, 1961
BRADY, R. O. and S. GURIN: Biosynthesis of labeled fatty acids and cholesterol in experimental diabetes. J. biol. Chem. 187, 589 (1950)
BRAGDON, J. H. and R. S. GORDON JR.: Tissue distribution of C-14 after the intravenous injection of labeled chylomicrons and unesterified fatty acids in the rat. J. clin. Invest. 37, 574 (1958)
– R. J. HAVEL and R. S. GORDON JR.: Effects of carbohydrate feeding on serum lipids and lipoproteins in the rat. Amer. J. Physiol. 189, 63 (1957)
BRAUNSTEINER, H., R. DI PAULI, S. SAILER und F. SANDHOFER: Hyperlipämie und latenter Diabetes mellitus. Klin. Wschr. 43, 715 (1965)
– S. SAILER und F. SANDHOFER: Plasmalipide bei Patienten mit Diabetes mellitus. Klin. Wschr. 44, 116 (1966)
– M. HERBST, S. SAILER und F. SANDHOFER: Familienuntersuchungen bei essentieller „kohlenhydratinduzierter" Hyperlipämie. Dtsch. med. Wschr. 92, 646 (1967)
– H. BERGER, S. SAILER und F. SANDHOFER: Untersuchungen bei einem Fall von fettinduzierter (exogener) Hypertriglyceridämie. Schweiz. med. Wschr. 98, 458 (1968a)
– P. V. DITTRICH, S. SAILER und F. SANDHOFER: Nicht veröffentlicht (1968b)
– M. HERBST, S. SAILER und F. SANDHOFER: Diabetes mellitus bei primärer Hypertriglyceridämie mit Kontraindikation zur Insulinbehandlung. Wien. klin. Wschr. 80, 415 (1968c)
– S. SAILER und F. SANDHOFER: Besonderheiten des Diabetes mellitus bei primärer Hypertriglyceridämie. 3. Symposium über „Klinische Ernährungslehre", München, 19. April (1968d)
BROWN, D. F.: Triglyceride metabolism in the alloxan-diabetic rat. Diabetes 16, 90 (1967)
– and T. OLIVECRONA: The effect of glucose availability and utilization on chylomicron metabolism in the rat. Acta physiol. Scand. 66, 9 (1966)
BRUNNER, W.: Beitrag zur pankreatogenen Lipämie. Klin. Wschr. 14, 1853 (1935)
BUCKLE, R. M.: Mobilization of free fatty acids from adipose tissue from normal and diabetic subjects. Diabetes 12, 133 (1963)
BUTTURINI, U., A. GNUDI, C. COSCELLI, G. VALENTI and V. PALMARI: Glucose tolerance test in normal and obese subjects with low plasma free fatty acid levels experimentally induced by nicotinic acid. Diabetologia 2, 143 (1966)
CAGAN, R. N., A. E. SOBEL, R. A. NICHOLS and L. LOEWE: Serum lipids in normal and alloxan diabetic rats. Metabolism 3, 168 (1954)
– R. NICHOLS and L. LOEWE: Serum lipids in diabetic and nondiabetic rats. Effect of varying lipid diets. Diabetes 5, 112 (1956)
CARLSON, L. A.: Studies on the incorporation of injected palmitic acid-1-C^{14} into liver and plasma lipids in man. Acta Soc. Med. Upsala 65, 85 (1960)
– and L.-G. EKELUND: Splanchnic production and uptake of endogenous triglycerides in the fasting state in men. J. clin. Invest. 42, 714 (1963)
– S.-O. LILJEDAHL and C. WIRSÉN: Blood and tissue changes in the dog during and after excessive free fatty acid mobilization. Acta med. Scand. 178, 81 (1965)
CHERKES, A. and R. S. GORDON JR.: The liberation of lipoprotein lipase by heparin from adipose tissue incubated in vitro. J. Lipid Res. 1, 97 (1959)
CHERNICK, S. S. and R. O. SCOW: Early effects of "total" pancreatectomy on fat metabolism in the rat. Amer. J. Physiol. 196, 125 (1959)

– – Synthesis in vitro of glyceride-glycerol by the liver of normal and pancreatectomized rats. J. biol. Chem. *239*, 2416 (1964)

CHRISTENSEN, S., E. DOLLERUP and S. E. JENSEN: Idiopathic hyperlipaemia, latent diabetes mellitus, and severe neuropathy. Acta med. Scand. *161*, 57 (1958)

CHRISTOPHE, J. and J. MAYER: Influence of diet on utilization of glucose and incorporation of acetate-1-C^{14} into liver fatty acids and cholesterol in rats. Amer. J. Physiol. *197*, 55 (1959)

CREUTZFELDT, W., A. APPELS, R. KATTERMAN, H. FRERICHS, H. PROSCHEK, K. HUBRICH und H.-D. SÖLING: Zur Wirkung von Buformin mit und ohne Kombination von Sulfonylharnstoffen auf Gewicht und verschiedene Stoffwechselgrößen bei Diabetikern. 2. Int. Biguanid-Symposium, 5./6. Mai 1967, Düsseldorf

CSORBA, T. R., I. MATSUDA and N. KALANT: Effects of insulin and diabetes on flux rates of plasma glucose and free fatty acids. Metabolism *15*, 262 (1966)

DAVIDSON, M. H. and R. KAYE: A study of blood glucose and ketone bodies and plasma FFA, cholesterol, phospholipids and total lipids in juvenile diabetes. J. Pediat. *66*, 313 (1965)

DAVIDSON, P. C. and M. J. ALBRINK: Insulin resistance in hyperglyceridemia. Metabolism *14*, 1059 (1965a)

– – The relation of insulin responsiveness to plasma triglyceride levels. Clin. Res. *13*, 71 (1965b)

DENBOROUGH, M. A. and B. PATERSON: Clearing factor, fibrinolysis and blood lipids in diabetes mellitus. Clin. Sci. *23*, 485 (1962)

DINE, M. S., R. L. JACKSON and B. J. BORNONG: Serum cholesterol in juvenile diabetes. Serial determinations in cases of recent onset. Diabetes *2*, 206 (1953)

DOLE, V. P.: A relation between non-esterified fatty acids in plasma and the metabolism of glucose. J. clin. Invest. *35*, 150 (1956)

– Diabetes. p. 158. P. B. Hoeber, Inc., New York, 1960

EAGLE, G. R. and D. S. ROBINSON: The ability of actinomycin D to increase clearing-factor lipase activity of rat adipose tissue. Biochem. J. *93*, 10 C (1964)

ELWOOD, J. C. and J. T. VAN BRUGGEN: Lipid metabolism in the diabetic rat. III. Acetate metabolism and acetoacetate synthesis in vitro. J. biol. Chem. *235*, 568 (1960)

FARQUHAR, J. W., G. M. REAVEN, R. C. GROSS and R. WAGNER: Rate of plasma triglyceride synthesis in carbohydrate-induced lipemia (abstract). J. clin. Invest. *42*, 930 (1963)

– R. C. GROSS, R. W. WAGNER and G. M. REAVEN: Validation of an incompletely coupled two-compartment nonrecycling catenary model for turnover of liver and plasma triglyceride in man. J. Lipid Res. *6*, 119 (1965)

– A. FRANK, R. C. GROSS and G. M. REAVEN: Glucose, insulin, and triglyceride responses to high and low carbohydrate diets in man. J. clin. Invest. *45*, 1648 (1966)

FASOLI, A., E. B. MAGID, M. D. GLASSMAN and P. P. FOÀ: Serum lipoproteins in experimental diabetes. I. Serum lipoprotein pattern of normal and depancreatized dogs. Proc. Soc. exp. Biol. Med. *85*, 609 (1954)

FELBER, J.-P. and A. VANNOTTI: Effects of fat infusion on glucose tolerance and insulin plasma levels. Med. Exp. *10*, 153 (1964)

– A. J. MOODY et A. VANNOTTI: Acides gras et diabète. Helv. Med. Acta *32*, 323 (1965)

FILLIOS, L. C., C. NAITO, S. B. ANDRUS, O. W. PORTMAN and R. S. MARTIN: Variations in cardiovascular sudanophilia with changes in the dietary level of protein. Amer. J. Physiol. *194*, 275 (1958)

FINE, M. B. and R. H. WILLIAMS: Effect of fasting, epinephrine and glucose and insulin on uptake of nonesterified fatty acids. Amer. J. Physiol. *199*, 403 (1960)

FISCHER, B.: Über Lipämie und Cholesterämie, sowie über Veränderungen des Pancreas und der Leber bei Diabetes mellitus. Virchow's Arch. *172*, 30, 218 (1903)

FREDRICKSON, D. S. and R. S. LEES: Familial hyperlipoproteinemia. In: The Metabolic Basis of Inherited Disease. Second edition. J. B. STANBURY, J. B. WYNGAARDEN and D. S. FREDRICKSON, Hrsg., Mc-Graw-Hill, New York 1966

- D. L. McCollester and K. Ono: The role of unesterified fatty acid transport in chylomicron metabolism. J. clin. Invest. 37, 1333 (1958)
- K. Ono and L. L. Davis: Lipolytic activity of post-heparin plasma in hyperglyceridemia. J. Lipid Res. 4, 24 (1963)
- R. I. Levy and R. S. Lees: Fat transport in lipoproteins – an integrated approach to mechanisms and disorders. New Engl. J. Med. 276, 32, 94, 148, 215, 273 (1967)

Friedberg, S. J., R. F. Klein, D. L. Trout, M. D. Bogdonoff and E. H. Estes, jr.: The incorporation of plasma free fatty acids into plasma triglycerides in man. J. clin. Invest. 40, 1846 (1961)

Garland, P. B., E. A. Newsholme and P. J. Randle: Effect of fatty acids, ketone bodies, diabetes and starvation on pyruvate metabolism in rat heart and diaphragm muscle. Nature 195, 381 (1962)

Gershberg, H., M. Hulse, Z. C. Javier, A. Hecht and S. Mari: Blood lipids of maturity-onset diabetes treated with phenformin and tolbutamide. Diabetes 14, 456 (1965)
- Z. Javier, M. Hulse and A. Hecht: Influence of hypoglycemic agents on blood lipids and body weight in ketoacidosis-resistant diabetics. Ann. N.Y. Acad. Sci. 148, 914 (1967)

Gibbs, G. E. and I. L. Chaikoff: Lipid metabolism in experimental pancreatic diabetes. I. Blood and liver lipids of dogs fasted during total insulin deprivation. Endocrinology 29, 877 (1941a)
- – Lipid metabolism in experimental pancreatic diabetes. II. Blood and liver lipids of dogs fed during total insulin deprivation. Endocrinology 29, 885 (1941b)

Gidez, L. I., P. S. Roheim and H. A. Eder: Effect of plasma free fatty acid concentrations on triglyceride synthesis by the perfused liver. Fed. Proc. 21, 289 (1962)

Gillman, J., C. Gilbert and J. C. Allan: The relationship of hyperglycaemia to hyperlipaemia and ketonaemia in depancreatized baboons (Papio ursinus). J. Endocrinol. 17, 349 (1958)

Goetz, F. C., J. W. Maney and B. Z. Greenberg: The regulation of insulin secretion: Effects of the infusion of glucose, ribose, and other sugars into the portal veins of dog. J. Lab. clin. Med. 69, 537 (1967)

Goldner, M. G. and G. Gomori: Alloxan diabetes in dog. Endocrinology 33, 297 (1943)

Gordon, R. S., jr. and A. Cherkes: Unesterified fatty acid in human plasma. J. clin. Invest. 35, 206 (1956)

Goto, Y., Y. Maruhama, J. Kikuchi, K. Fukuda, I. Takaku and T. Katuse: Control of diabetes and serum lipids with special reference to development of diabetic retinopathy. J. Jap. Diabet. Soc. 10, 80 (1967)

Grant, W. C. and M. J. Fahrenbach: Effect of dietary sucrose and glucose on plasma cholesterol in chicks and rabbits. Proc. Soc. exp. Biol. Med. 100, 250 (1959)

Gries, F. A., S. Potthoff and K. Jahnke: Effects of insulin on the metabolism of triglycerides. Fifth Congr. Intern. Diab. Fed., Toronto, 1964. Exc. med. 74, 12 (1964)

Grodsky, G. M., A. A. Batts, L. L. Bennet, C. Ucella, N. B. McWilliams and D. F. Smith: Effects of carbohydrates on secretion of insulin from isolated rat pancreas. Amer. J. Physiol. 205, 638 (1963)

Guggenheim, K., J. Ilan and E. Peretz: Effect of dietary carbohydrates and aureomycin on serum and liver cholesterol in rats. J. Nutrition 72, 93 (1960)

Haft, D. E. and L. L. Miller: Alloxan diabetes and demonstrated direct action of insulin on metabolism of isolated perfused rat liver. Amer. J. Physiol. 192, 33 (1958)

Hamwi, G. J., O. Garcia, F. A. Kruger, G. Gwinup and D. G. Cornwell: Hyperlipidemia in uncontrolled diabetes. Metabolism 11, 850 (1962)

Harlan, W. R. jr., P. S. Winesett and A. J. Wasserman: Tissue lipoprotein lipase in normal individuals and in individuals with exogenous hypertriglyceridemia and the relationship of this enzyme to assimilation of fat. J. clin. Invest. 46, 239 (1967)

Harris, L. V. D., M. J. Albrink, W. F. van Eck, E. B. Man and J. P. Peters: Serum lipids in diabetic acidosis. Metabolism 2, 120 (1952)

Harris-Jones, J. N. and D. J. Ward: Hypercholesterolaemia and diabetes mellitus. J. clin. Pathol. *14*, 279 (1961)

Hatch, F. T., L. L. Abell and F. E. Kendall: Effects of restriction of dietary fat and cholesterol upon serum lipids and lipoproteins in patients with hypertension. Amer. J. Med. *19*, 48 (1955)

Havel, R. J.: Early effects of fasting and of carbohydrate ingestion on lipids and lipoproteins of serum in man. J. clin. Invest. *36*, 855 (1957)

- Conversion of plasma free fatty acids into triglycerides of plasma lipoprotein fractions in man. Metabolism *10*, 1031 (1961)
- and A. Goldfien: The role of the liver and extrahepatic tissues in the transport and metabolism of fatty acids and triglycerides in the dog. J. Lipid. Res. *2*, 389 (1961)
- and R. S. Gordon jr.: Idiopathic hyperlipemia: Metabolic studies in an affected family. J. clin. Invest. *39*, 1777 (1960)
- J. M. Felts and C. M. van Duyne: Formation and fate of endogenous triglyceride in blood plasma of rabbits. J. Lipid Res. *3*, 297 (1962)

Haymond, T. A. and K. Berry, jr.: Persistent hyperlipemia and hepatosplenomegaly in a patient with controlled diabetes mellitus. Ann. Int. Med. *41*, 609 (1954)

Heimberg, M., D. R. van Harken and T. O. Brown: Hepatic lipid metabolism in experimental diabetes. II. Incorporation of (I-^{14}C) palmitate into lipids of the liver and of the d < 1.020 perfusate lipoproteins. Biochim. biophys. Acta *137*, 435 (1967)

Hennes, A. R., M. Z. Moore and Y. F. Masters: Studies of cholesterol metabolism with C^{14}-acetate in diabetic patients and in patients with hypercholesterolemia. Metabolism *11*, 925 (1962)

Hirsch, E. F., B. P. Phibbs and L. Carbonaro: Parallel relation of hyperglycemia and hyperlipemia (esterified fatty acids) in diabetes. Arch. Int. Med. *91*, 106 (1953)

Hodges, R. E. and W. A. Krehl: The role of carbohydrates in lipid metabolism. Amer. J. clin. Nutr. *17*, 334 (1965)

Hollenberg, C. H.: Effect of nutrition on activity and release of lipase from rat adipose tissue. Amer. J. Physiol. *197*, 667 (1959)

Hotta, S. and I. L. Chaikoff: Cholesterol synthesis from acetate in the diabetic liver. J. biol. Chem. *198*, 895 (1952)

Houssay, B. A., C. T. Rietti, E. Ashkar, E. J. del Castillo, M. E. Galli, A. Roldán and E. J. Urgoiti: Fatty metabolism and ketogenesis after liver denervation or bilateral thoracolumbar sympathectomy in pancreatectomized dogs. Diabetes *16*, 259 (1967)

Hug, G. and W. K. Schubert: Serum insulin in type I glycogenosis. Effect of galactose or fructose administration. Diabetes *16*, 791 (1967)

Hunt, H.: In: E. P. Joslin, H. F. Root, P. White, A. Marble and C. C. Bailey: The treatment of diabetes mellitus. Lea and Febiger, Philadelphia 1948

Jahnke, K.: Pathophysiologische und klinische Aspekte des Fettstoffwechsels. Symposium 25. April–5. Mai 1965. G. Schettler und R. Sanwald (Hrsg.) Georg Thieme Verlag, Stuttgart 1966

Jones, D. P. and R A. Arky: Effects of insulin on triglyceride and free fatty acid metabolism in man. Metabolism *14*, 1287 (1965)

- G. R. Plotkin and R. A. Arky: Lipoprotein lipase activity in patients with diabetes mellitus, with and without hyperlipemia. Diabetes *15*, 565 (1966)

Kahan, M., I. Hirshleifer and E. E. Mandel: Serum lipids in diabetes mellitus: A comparison of the effects of tolbutamide, phenformin hydrochloride and NPH insulin. Diabetes *15*, 536 (1966)

Kalant, N., J. I. Teitelbaum, A. A. Cooperberg and W. A. Harland: Dietary atherogenesis in alloxan diabetes. J. Lab. clin. Med. *63*, 147 (1964)

Kalkhoff, R. K., K. R. Hornbrook, H. B. Burch and D. M. Kipnis: Studies of the metabolic effects of acute insulin deficiency. II. Changes in hepatic glycolytic and Krebs-cycle intermediates and pyridine nucleotides. Diabetes *15*, 451 (1966)

KALLIO, I. V. I. and H. A. SAARIMAA: Changes in blood lipids, postprandial lipemia and intravenous tolbutamide test response after insulin shock treatment. Amer. J. Med. Sci. 254, 619 (1967)
KANE, J. P., C. LONGCOPE, F. C. PAVLATOS and G. M. GRODSKY: Studies of carbohydrate metabolism in idiopathic hypertriglyceridemia. Metabolism 14, 471 (1965)
KAUFMANN, N. A., R. POZNANSKI, S. H. BLONDHEIM and Y. STEIN: Changes in serum lipid levels of hyperlipemic patients following the feeding of starch, sucrose and glucose. Amer. J. clin. Nutr. 18, 261 (1966)
KEIDING, N. R., G. V. MANN, H. F. ROOT, E. Y. LAWRY and A. MARBLE: Serum lipoproteins and cholesterol levels in normal subjects and in young patients with diabetes in relation to vascular complications. Diabetes 1, 434 (1952)
KENDALL, F. E., W MEYER, L. LEWIS and J. VICTOR: Alloxan diabetes in rabbits. Production of hypercholesterolemia, hyperlipemia and adrenal cortical lesions. Proc. Soc. exp. Biol. Med. 60, 190 (1945)
KESSLER, J. I.: Effect of insulin on release of plasma lipolytic activity and clearing of emulsified fat intravenously administered to pancreatectomized and alloxanized dogs. J. Lab. clin. Med. 60, 747 (1962)
– Effect of diabetes and insulin on the activity of myocardial and adipose tissue lipoprotein lipase of rats. J. clin. Invest. 42, 362 (1963)
KEYS, A., J. T. ANDERSON and F. GRANDE: Diet-type (fats constant) and blood lipids in man. J. Nutrition 70, 257 (1960)
KLEMPERER: Über diabetische Lipämie. Dtsch. med. Wschr. 36, 2373 (1910)
KNITTLE, J. L. and E. H. AHRENS JR.: Carbohydrate metabolism in two forms of hyperglyceridemia. J. clin. Invest. 43, 485 (1964)
KOLB, F. O., O. F. DE LALLA and J. W. GOFMAN: The hyperlipemias in disorders of carbohydrate metabolism: Serial lipoprotein studies in diabetic acidosis with xanthomatosis and in glycogen storage disease. Metabolism 4, 310 (1955)
KORNBERG, A. and W. E. PRICER: Enzymatic esterification of α-glycerophosphate by long chain fatty acids. J. biol. Chem. 204, 345 (1953)
KRITCHEVSKY, D., R. R. KOLMAN, R. M. GUTTMACHER and M FORBES: Influence of dietary carbohydrate and protein on serum and liver cholesterol in germ-free chickens. Arch. Biochem. 85, 444 (1959)
– P. SALLATA and S. A. TEPPER: Experimental atherosclerosis in rabbits fed cholesterol-free diets. Part 2. Influence of various carbohydrates. J. Atheroscler. Res. 8, 697 (1968)
KRUT, L. H. and R. F. BARSKY: Effect of enhanced glucose utilization on postprandial lipaemia in ischaemic heart-disease. Lancet II, 1136 (1964)
KUO, P. T.: Dietary sugar in the production of hyperglyceridemia in patients with hyperlipemia and atherosclerosis. Trans. Ass. Amer. Phycns. 78, 97 (1965)
– and D. R. BASSETT: Dietary sugar in the production of hyperglyceridemia. Ann. int. Med. 62, 1199 (1965)
– and J. C. CARSON: Dietary fats and the diurnal serum triglyceride levels in man. J. clin. Invest. 38, 1384 (1959)
– D. R. BASSETT, A. M. DIGEORGE and G. G. CARPENTER: Lipolytic activity of post-heparin plasma in hyperlipemia and hypolipemia. Circulation Res. 16, 221 (1965)
LAURELL, S.: Plasma free fatty acids in diabetic acidosis and starvation. Scand. J. clin. Lab. Invest. 8, 81 (1956)
– Recycling of intravenously injected palmitic acid-1-C^{14} as esterified fatty acid in the plasma of rats and turnover rate of plasma triglycerides. Acta physiol. Scand. 47, 218 (1959)
LAWRENCE, R. D.: Lipodystrophy and hepatomegaly with diabetes, lipaemia, and other metabolic disturbances: A case throwing new light on action of insulin. Lancet I, 724, 773 (1946)
LEES, R. S.: The plasma lipid response to two types of dietary carbohydrate. Clin. Res. 13, 549 (1965)

- and D. S. Fredrickson: Carbohydrate induction of hyperlipemia in normal man. Clin. Res. *13*, 327 (1965)
Lever, W. F., P. A. J. Smith and N. A. Hurley: Idiopathic hyperlipemic and primary hypercholesteremic xanthomatosis. I. Clinical data and analysis of the plasma lipids. J. Invest. Dermat. *22*, 33 (1954)
Lewin, A. I.: Zur Kenntnis des Fettlipoidstoffwechsels bei depankreatisierten Hunden. Z. ges. exp. Med. *96*, 548 (1935)
Lloyd, A. V.: Ph. D. Thesis, University of Edinburgh (1963). Zit. nach: Pantelakis, S. N., A. H. Cameron, S. Davidson, P. M. Dunn, A. S. Fosbrooke, J. K. Lloyd, J. M. Malins a. O. H. Wolff: The diabetic pregnancy. A study of serum lipids in maternal and umbilical cord blood and of the uterine and placental vasculature. Arch. Dis. Childh. *39*, 334 (1964)
Lowy, A. D. jr., J. H. Barach and Z. Hrubec: A study of serum lipoprotein and cholesterol determinations in 901 diabetics. Diabetes *6*, 342 (1957)
Lynch, H. T., A. R. Kaplan, M. J. Henn and A. J. Krush: Familial coexistence of diabetes mellitus, hyperlipemia, short stature, and hypogonadism. Amer. J. med. Sci. *252*, 323 (1966)
MacDonald, I.: The lipid response of young women to dietary carbohydrates. Amer. J. clin. Nutr. *16*, 458 (1965a)
- The effects of various dietary carbohydrates on the serum lipids during a five-day regimen. Clin. Sci. *29*, 193 (1965b)
- Dietary fructose and serum lipid levels in man. Proc. Nutr. Soc. *25*, ii (1966a)
- Influence of fructose and glucose on serum lipid levels in men and pre- and postmenopausal women. Amer. J. clin. Nutr. *18*, 369 (1966b)
- The lipid response of postmenopausal women to dietary carbohydrates. Amer. J. clin. Nutr. *18*, 86 (1966c)
- Ingested glucose and fructose in serum lipids in healthy men and after myocardial infarction. Amer. J. clin. Nutr. *21*, 1366 (1968)
- and D. M. Braithwaite: The influence of dietary carbohydrates on the lipid patterns in serum and in adipose tissue. Clin. Sci. *27*, 23 (1964)
- and J. B. Roberts: The incorporation of various C^{14} dietary carbohydrates into serum and liver lipids. Metabolism *14*, 991 (1965)
Major, R. H.: The treatment of diabetes mellitus with insulin. J. Amer. Med. Ass. *80*, 1597 (1923)
Man, E. B. and J. P. Peters: Lipoids of serum in diabetic acidosis. J. clin. Invest. *13*, 237 (1934)
Marchand: Über einen Fall von Lipämie bei Coma diabeticum. Münch. med. Wschr. *62*, 19 (1915)
Maruhama, Y.: Diet and blood lipids in normal and diabetic rats. Metabolism *14*, 78 (1965)
- Y. Goto and S. Yamagata: Diabetic treatment and the diurnal plasma triglyceride. Metabolism *16*, 985 (1967)
McElroy, W. T. jr., W. L. Siefert and J. J. Spitzer: Relationship of hepatic uptake of free fatty acids to plasma concentration. Proc. Soc. exp. Biol. Med. *104*, 20 (1960)
Meng, H. C. and J. L. Goldfarb: Heparin-induced lipemia clearing factor in rats. Role of the pancreas in its production. Diabetes *8*, 211 (1959)
Miettinen, T. A., R. Pelkonen, M.-R. Vesenne and E. A. Nikkilä: Effects of plasma triglyceride, FFA, and glycerol levels on plasma insulin and its response to glucose. Diabetologia *2*, 232 (1966)
Mirsky, S.: Influence of hypoglycemic therapy on blood lipids and body weight in diabetes mellitus. Ann. N. Y. Acad. Sci. *148*, 937 (1967)
Morris, J. H., D. A. West and R. E. Bolinger: Effect of oral sulonylurea on plasma triglycerides in diabetics. Diabetes *13*, 87 (1964)
Mortimer, J. G.: Cord blood lipids of normal infants and infants of diabetic mothers. Arch. Dis. Childh. *39*, 342 (1964)

Munkner, C.: Some metabolic aspects of free fatty acids in diabetes. Diabetologia 2, 230 (1966a)
– Some investigations of the endogenous lipoprotein lipase activity in diabetics and non-diabetics. Diabetologia 2, 231 (1966b)
Muntz, J. A. and M. Vanko: The metabolism of intraportally injected fructose in rat liver in vivo. J. biol. Chem. 237, 3582 (1962)
Nestel, P. J.: Relationship between plasma triglycerides and removal of chylomicrons. J. clin. Invest. 43, 943 (1964)
– Triglyceride turnover in coronary heart disease and the effect of dietary carbohydrate. Clin. Sci. 31, 31 (1966)
– Relationship between FFA flux and TGFA influx in plasma before and during the infusion of insulin. Metabolism 16, 1123 (1967)
– and D. Steinberg: Fate of palmitate and linoleate perfused through the isolated rat liver at high concentration. J. Lipid Res. 4, 461 (1963)
– K. F. Carroll and M. S. Silverstein: Influence of free-fatty-acid metabolism on glucose tolerance. Lancet 2, 115 (1964)
New, M. I., T. N. Roberts, E. L. Bierman and G. G. Reader: The significance of blood lipid alterations in diabetes mellitus. Diabetes 12, 208 (1963)
Nikkilä, E. A. and K. Ojala: Induction of hyperglyceridemia by fructose in the rat. Life Sci. 4, 937 (1965); Acute effects of fructose and glucose on the concentration and removal rate of plasma triglyceride. Life Sci. 5, 89 (1966)
– R. Pelkonen and A. Miettinen: Relationship between glucose metabolism and serum triglyceride and cholesterol levels. Diabetologia 2, 232 (1966)
O'Connor, T. P. and J. D. Schnatz: Lipoprotein lipase activity and hypertriglyceridemia in alloxan diabetic rabbits. Metabolism 17, 838 (1968)
Pantelakis, S. N., A. H. Cameron, S. Davidson, P. M. Dunn, A. S. Fosbrooke, J. K. Lloyd, J. M. Malins and O. H. Wolff: The diabetic pregnancy. A study of serum lipids in maternal and umbilical cord blood and of the uterine and placental vasculature. Arch. Dis. Childh. 39, 334 (1964)
Pav, J. and J. Wenkeova: Significance of adipose tissue lipoprotein lipase. Nature 185, 926 (1960)
Pelkonen, R., T. A. Miettinen, M.-R. Taskinen and E. A. Nikkilä: Effect of acute elevation of plasma glycerol, triglyceride and FFA levels on glucose utilization and plasma insulin. Diabetes 17, 76 (1968)
Petren, K., G. Blix, M. Odin und E. Persson: Weitere Beobachtungen über Diabetes gravis und dessen Behandlung. Wien. med. Wschr. 43, 1901, 2000 (1923)
Portman, O. W., E. Y. Lawry and D. Bruno: Effect of dietary carbohydrate on experimentally induced hypercholesteremia and hyperbetalipoproteinemia in rats. Proc. Soc. exp. Biol. Med. 91, 321 (1956)
Randle, P. J., P. B. Garland, C. N. Hales and E. A. Newsholme: The glucose fatty-acid cycle. Its role in insulin sensitivity and the metabolic disturbances of diabetes mellitus. Lancet I, 785 (1963)
– R. M. Denton and P. J. England: Enzyme mechanisms controlling substrate supply in cardiac muscle. Proc. 6th Congress of the Internat. Diabetes Federation, Stockholm 1967
Reaven, G., A. Calciano, R. Cody, C. Lucas and R. Miller: Carbohydrate intolerance and hyperlipemia in patients with myocardial infarction without known diabetes mellitus. J. clin. Invest. 23, 1013 (1963)
– J. W. Farquhar, L. B. Salans, R. C. Gross and R. M. Wagner: Carbohydrate-induced lipemia. Clin. Res. 12, 277 (1964)
– A. Frank, R. Gross, L. Salans and J. Farquhar: Glucose and insulin metabolism in carbohydrate-induced lipemia. Clin. Res. 13, 332 (1965)
– R. L. Lerner, M. P. Stern, J. W. Farquhar and R. Nakanishi: Role of insulin in endogenous hypertriglyceridemia. J. clin. Invest. 46, 1756 (1967)

ROBINSON, D. S. and J. E. FRENCH: Heparin, the clearing factor lipase, and fat transport. Pharmacol. Rev. *12*, 241 (1960)

ROSE, H., M. VAUGHAN and D. STEINBERG: Utilization of fatty acids by rat liver slices as a function of medium concentration. Amer. J. Physiol. *206*, 345 (1964)

RUDAS, B.: Das Verhalten der Serumlipide in verschiedenen Diabetesstadien der Ratte. Wien. klin. Wschr. *79*, 377 (1967)

SAILER, S., F. SANDHOFER und H. BRAUNSTEINER: Steuerung der endogenen Lipoproteid-Lipase-Aktivität im Plasma bei Normalpersonen und Patienten mit essentieller Hyperlipämie. Dtsch. med. Wschr. *90*, 865 (1965)

– – – Overweight and triglyceride level in normal persons and patients with diabetes mellitus. Metabolism *15*, 135 (1966a)

– – – Umsatzraten für freie Fettsäuren und Triglyceride im Plasma bei essentieller Hyperlipämie. Klin. Wschr. *44*, 1032 (1966b)

– – K. BOLZANO und H. BRAUNSTEINER: Über den Einfluß der Glucose auf den Umsatz der freien Fettsäuren des Plasmas, die Einbaurate der freien Fettsäuren in Plasmatriglyceride und die Wirkung von Noradrenalin auf diese Stoffwechselgrößen beim Menschen. Klin. Wschr. *45*, 918 (1967a)

– – und H. BRAUNSTEINER: Beziehungen zwischen Blutzuckerspiegel, Umsatzrate der freien Fettsäuren und Fettsäureeinbau in Plasmatriglyceride bei Diabetikern. Klin. Wschr. *45*, 86 (1967b)

– K. BOLZANO, F. SANDHOFER, P. SPATH und H. BRAUNSTEINER: Triglyceridspiegel und Insulinkonzentration im Plasma nach oraler Glukosegabe bei Patienten mit primärer kohlenhydratinduzierter Hypertriglyceridämie. Schweiz. med. Wschr. *98*, 1512 (1968a)

– F. SANDHOFER, K. BOLZANO and H. BRAUNSTEINER: Action of norepinephrine and propranolol on the turnover of free fatty acids and the esterification rate of free fatty acids to plasma triglycerides in man. Third International Symposium on Drugs Affecting Lipid Metabolism, Milan (1968b)

SALAMAN, M. R.: Zit. nach: ROBINSON, D. S.: Clearing Factor Lipase and Fat Transport, in: Advances in Lipid Research, *1*, 145, PAOLETTI, R. and D. KRITCHEVSKY (Hrsg.), Academic Press, New York 1963

SALANS, L. B. and G. M. REAVEN: Effect of insulin pretreatment on glucose and lipid metabolism of liver slices from normal rats. Proc. Soc. exp. Biol. Med. *122*, 1208 (1966)

SALT, H. B., O. H. WOLFF, A. NESTADT and J. K. LLOYD: Control of lipaemia in children with diabetes mellitus. The role of insulin and the effects of a diet rich in unsaturated fatty acids. Lancet I, 71 (1960)

SANBAR, S. S., A. J. ZWEIFLER and F. J. CONWAY: Carbohydrate metabolism in essential hyperlipidemia. Circulation *30*, suppl. III, 27 (1964)

SANDHOFER, F., S. SAILER und H. BRAUNSTEINER: Untersuchungen über die Lipoproteinlipase. III. Mitteilung. Die Post-Heparin-Lipoproteidlipase beim Menschen unter normalen und pathologischen Bedingungen. Klin. Wschr. *39*, 968 (1961)

– – – Untersuchungen über endogene Lipoproteidlipaseaktivität. Klin. Wschr. *40*, 855 (1962)

– – M. HERBST und H. BRAUNSTEINER: Untersuchungen über die Post-Heparin-Lipoproteidlipase-Aktivität bei sechs Fällen von essentieller Hyperlipämie. Dtsch. med. Wschr. *90*, 755 (1965)

– K. BOLZANO, S. SAILER und H. BRAUNSTEINER: Die Verwendung von Plasmaglucose-Kohlenstoff zur Bildung von Plasmatriglycerid-Glycerol bei Patienten mit primärer „kohlenhydratinduzierter" Hypertriglyceridämie. Klin. Wschr. *46*, 1034 (1968)

– S. SAILER, K. BOLZANO and H. BRAUNSTEINER: Incorporation of plasma glucose carbon into plasma triglycerides in normal subjects and in patients with "carbohydrate-induced hypertriglyceridaemia". Third Annual Meeting of the European Society for Clinical Investigation, Scheveningen, 1969a

– K. BOLZANO, S. SAILER und H. BRAUNSTEINER: Quantitative Untersuchungen über den Einbau von Plasmaglucose-Kohlenstoff in Plasmatriglyceride und die Veresterungsrate von freien Fettsäuren des Plasmas zu Plasmatriglyceriden während oraler Zufuhr von Glucose bei primärer kohlenhydratinduzierter Hypertriglyceridämie. Klin. Wschr. 47, 1086 (1969b)

SANWALD, R. und P. WAHL: Über das Verhalten der Lipoproteide bei Diabetikern unter der Behandlung mit Biguaniden. Schweiz. med. Wschr. 94, 1459 (1964)

SCHAEFER, L. E.: Hyperlipidemia. Ann. N. Y. Acad. Sci. 148, 925 (1968)

SCHALCH, D. S. and D. M. KIPNIS: Abnormalities in carbohydrate tolerance associated with elevated plasma nonesterified fatty acids. J. clin. Invest. 44, 2010 (1965)

SCHLIERF, G. and L. W. KINSELL: Effect of insulin in hypertriglyceridemia. Proc. Soc. exp. Biol. Med. 120, 272 (1965)

SCHNATZ, J. D. and T. P. O'CONNOR: Studies on lipemia of diabetic acidosis. Diabetes 16, 534 (1967)

– and R. H. WILLIAMS: Adipose tissue lipolytic activity during insulin lack. Clin. Res. 10, 118 (1962)

– – The effect of acute insulin deficiency in the rat on adipose tissue lipolytic activity and plasma lipids. Diabetes 12, 174 (1963)

SCHWARTZ, M. J., S. MIRSKY and L. E. SCHAEFER: Phenformin, serum lipids, and diabetes mellitus. Lancet I, 959 (1965)

– – – The effect of phenformin hydrochloride on serum cholesterol and triglyceride levels of the stable adult diabetic. Metabolism 15, 808 (1966)

SHAH, S., V. POMEROY, G. MICHAELS, M. COELHO and L. W. KINSELL: Glyceride and fatty acid response to fat loading in normal and abnormal subjects. Metabolism 12, 887 (1963)

SHIPP, J. C.: Interrelation between carbohydrate and fatty acid metabolism of isolated perfused rat heart. Metabolism 13, 852 (1964)

– and J. F. MUNROE: Effects of sulfonylurea compounds on hyperlipemia and hypercholesteremia in patients with minimal impairment of glucose tolerance. Diabetes (suppl.) 11, 69 (1962)

– L. H. OPIE and D. CHALLONER: Fatty acid and glucose metabolism in the perfused heart. Nature 189, 1018 (1961)

– F. C. WOOD JR. and A. MARBLE: Hyperlipemia following sulfonylurea therapy in young diabetics. J. Amer. Med. Ass. 188, 468 (1964)

SHOEMAKER, W. C., P. J. CARRUTHERS, D. H. ELWYN and J. ASHMORE: Effect of insulin on fatty acid transport and regional metabolism. Amer. J. Physiol. 203, 919 (1962)

SIGSTAD, H.: A family with mild diabetes mellitus, hyperlipemia and atherosclerosis. Acta med. Scand. 177, 465 (1965)

SMITH, L. H. JR., R. H. ETTINGER and D. SELIGSON: A comparison of the metabolism of fructose and glucose in hepatic disease and diabetes mellitus. J. clin. Invest. 32, 273 (1953)

SÖLING, H. D., R. KOSCHEL, W. DRÄGERT, P. KNEER und W. CREUTZFELDT: Die Wirkung von Insulin auf den Stoffwechsel der isolierten perfundierten Leber normaler und alloxandiabetischer Ratten. I. Der Stoffwechsel isolierter perfundierter Lebern von normalen und alloxandiabetischen Ratten unter verschiedenen experimentellen Bedingungen. Diabetologia 2, 20 (1966a)

– P. KNEER, W. DRÄGERT und W. CREUTZFELDT: Die Wirkung von Insulin auf den Stoffwechsel der isolierten perfundierten Leber normaler und alloxandiabetischer Ratten. II. Stoffwechselveränderungen unter dem Einfluß intraportaler Insulininfusionen. Diabetologia 2, 32 (1966b)

SPITZER, J. J. and W. T. McELROY JR.: Some hormonal effects on uptake of free fatty acids by the liver. Amer. J. Physiol. 199, 876 (1960)

– – Some hormonal influences on the hepatic uptake of free fatty acids in diabetic dogs. Diabetes 11, 222 (1962)

STEIN, Y. and B. SHAPIRO: The synthesis of neutral glycerides by fractions of rat liver homogenates. Biochim. biophys. Acta 24, 197 (1957)

– – Assimilation and dissimilation of fatty acids by the rat liver. Amer. J. Physiol. 196, 1238 (1959)

Sterky, G., Y. Larsson and B. Persson: Blood lipids in diabetic and non-diabetic schoolchildren. Acta Paediat. (Stockholm) *52*, 11 (1963)
- B. E. H. Persson and Y. A. A. Larsson: Dietary fats, the diurnal blood lipids and ketones in juvenile diabetes. Diabetologia *2*, 14 (1966)

Swan, D. C., P. Davidson and M. J. Albrink: Effect of simple and complex carbohydrates on plasma non-esterified fatty acids, plasma-sugar and plasma-insulin during oral carbohydrate tolerance tests. Lancet I, 60 (1966)

Thannhauser, S. J.: Serum lipids and their value in diagnosis. New Engl. J. Med. *237*, 515, 546 (1947)
- Lipidoses, diaseases of the intracellular metabolism. Oxford Medical Publications, 2nd ed., Oxford 1950

Thorell, J., B. Persson and G. Sterky: Effect of fat infusion on plasma glucose, FFA, glycerol and insulin levels during intravenous and oral glucose tolerance tests. Diabetologia *2*, 232 (1966)

Tuller, E. F., G. V. Mann, F. Schertenleib, C. B. Roehrig and H. F. Root: Effects of diabetic acidosis and coma upon the serum lipoproteins and cholesterol. Diabetes *3*, 279 (1954)

Tzur, R., E. Tal and B. Shapiro: α-Glycerophosphate as regulatory factor in fatty acid esterification. Biochim. biophys. Acta *84*, 18 (1964)

Waddell, W. R. and R. P. Geyer: Effect of insulin on clearance of emulsified fat from the blood in depancreatized dogs. Proc. Soc. exp. Biol. Med. *96*, 251 (1957)
- - N. Hurley and F. J. Stare: Abnormal carbohydrate metabolism in patients with hypercholesterolemia and hyperlipemia. Metabolism *7*, 707 (1958)

Wahl, P.: Veränderungen der Konzentration von Glucose, freien Fettsäuren und Triglyceriden nach intravenöser Injektion von Buformin bei Diabetikern. 2. Int. Biguanid Symposium, Düsseldorf 1967

Weiss, S. B., E. P. Kennedy and J. Y. Kiyasu: The enzymatic synthesis of triglycerides. J. biol. Chem. *235*, 40 (1960)

Wieland, O. und I. Neufeld: Zur Cholesterin- und Fettsäuresynthese in der diabetischen Rattenleber. Hoppe-Seyler's Z. Physiol. Chem. *324*, 101 (1961)

Wijnhausen, O. J.: Über Xanthomatose in einem Falle von recidivierender Pankreatitis. Berl. klin. Wschr. *58*, 1268 (1921)

Wilkinson, C. F. jr., E. A. Hand and M. T. Fliegelman: Essential familial hypercholesterolemia. Ann. Int. Med. *29*, 671 (1948)

Wise, F. and J. Garb: Xanthoma diabeticorum with unusual form of eruption. Arch. Dermat. Syph. *45*, 723 (1942)

Wolff, O. H. and H. B. Salt: Serum-lipids and blood-sugar levels in childhood diabetes. Lancet I, 707 (1958)

Wong, R. K. L. and J. T. van Bruggen: Lipid metabolism in the diabetic rat. I. Acetate metabolism and lipid synthesis in vivo. J. biol. Chem. *235*, 26 (1960a)
- - Lipid metabolism in the diabetic rat. II. Cholesterol turnover studies. J. biol. Chem. *235*, 30 (1960b)

Zakim, D., R. S. Pardini, R. H. Herman and H. E. Sauberlich: Mechanism for the differential effects of high carbohydrate diets on lipogenesis in rat liver. Biochim. biophys. Acta *144*, 242 (1967a)
- - - - The relation of hepatic α-glycerophosphate concentration to lipogenesis in rat liver. Biochim. biophys. Acta *137*, 179 (1967b)

Zemplényi, T. e D. Grafnetter: Vliv hladovení a heparinu na lipolytickou aktivitù tkaní. Čas. Lék. čes. *98*, 97 (1959)

Diabetes und Lebererkrankungen

Von W. Creutzfeldt, K. Sickinger und H. Frerichs, Göttingen

I. Einleitung
II. Auswirkungen einer experimentellen Ausschaltung oder Schädigung der Leber auf den Kohlenhydratstoffwechsel
III. Virushepatitis und Diabetes
IV. Cholelithiasis und Diabetes
V. Fettleber und Diabetes
   A. Häufigkeit der Fettleber und Korrelation zum Diabetestyp
      1. Häufigkeit
      2. Diabetestyp
   B. Pathogenese, Prognose und Therapie der Fettleber bei Diabetes
      1. Pathogenese
      2. Prognose
      3. Therapie
   C. Schlußfolgerungen
VI. Leberzirrhose und Diabetes
   A. Häufigkeit einer Leberzirrhose bei Diabetes
   B. Häufigkeit eines Diabetes bei Leberzirrhose
   C. Zeitliche Zusammenhänge zwischen Leberzirrhose und Diabetes. Diabetestyp
   D. Belastungen mit Glukose, Tolbutamid und Insulin sowie Plasmainsulinspiegel bei Leberzirrhose
      1. Glukosetoleranz
      2. Tolbutamidtest
      3. Insulinbelastung
      4. Plasmainsulinspiegel
   E. Zur Frage des hepatogenen Diabetes (Naunyn's „Leberdiabetes")
VII. Spontanhypoglykämien bei Lebererkrankungen
VIII. Zur Frage diabetesspezifischer Leberveränderungen beim genuinen Diabetes des Menschen
   A. Leberzellverfettung
   B. Glykogengehalt
      1. Leberglykogengehalt
      2. Glykogenkerne
   C. Veränderungen des Enzymmusters der Leber
IX. Zusammenfassung

I. Einleitung

Diabetes mellitus und Leberkrankheiten sind beide häufig. Grundsätzlich ist daher zu erwarten, daß beide Erkrankungen beim gleichen Patienten gleichzeitig vorkommen können. Nur wenn ihre Kombination über die statistische Erwartung häufig ist, stellt sich das Problem, was die Ursache der überzufälligen Koinzidenz ist. Wir müssen dann fragen, welche Krankheit zuerst vorhanden war, weil theoretisch sowohl eine Leberkrankheit durch den Diabetes, als auch ein Diabetes durch eine Leberkrankheit verursacht sein könnte. Läßt sich ein solcher Zusammenhang nachweisen, wäre zu untersuchen, ob ein Diabetes spezifische Lebererkrankungen verursacht oder Leberkrankheiten zu bestimmten Diabetesformen führen. Eine dritte Erklärungsmöglichkeit wäre das Vorliegen einer übergeordneten Störung, die sowohl für den Diabetes als auch die Lebererkrankung verantwortlich ist. Aus der Literatur ergeben sich keine Anhaltspunkte für eine Diabetes-spezifische Lebererkrankung, etwa in Analogie zur diabetischen Nephropathie. Aus diesem Grunde ist das Problem in den Monographien über den Diabetes mellitus und denjenigen über Lebererkrankungen in der Regel nur am Rande abgehandelt.

Im folgenden soll zunächst die Auswirkung einer experimentellen Ausschaltung oder Schädigung der Leber auf den Kohlenhydratstoffwechsel besprochen werden. Sodann soll untersucht werden, ob die wichtigsten Lebererkrankungen beim Diabetes gehäuft vorkommen und wie eine eventuelle Syntropie beider Krankheiten zu erklären ist. Dabei ist besonders zu untersuchen, ob und wie der Kohlenhydratstoffwechsel durch Leberkrankheiten beeinflußt wird. In besonderen Abschnitten sollen die Frage der hepatischen Hypoglykämie und die Berechtigung des Begriffes eines hepatischen Diabetes abgehandelt werden. Hinsichtlich der älteren Literatur sei auf frühere Übersichten verwiesen (CREUTZFELDT, 1959, 1961a und 1961b).

II. Auswirkung einer experimentellen Ausschaltung oder Schädigung der Leber auf den Kohlenhydratstoffwechsel

Die Leber nimmt eine zentrale Rolle im Kohlenhydratstoffwechsel ein. Hinsichtlich der enzymatischen und hormonalen Regulationen sei auf eine ältere Übersicht (CREUTZFELDT, 1961a) sowie auf die entsprechenden Kapitel dieses Handbuches verwiesen.

MANN und MAGATH zeigten bereits 1922 und 1923, daß es beim gesunden und diabetischen Hund wenige Stunden nach Leberexstirpation zu einer tödlichen Hypoglykämie kommt. Die Erklärung hierfür ist die Tatsache, daß neben dem Nierenparenchym nur die Hepatozyten über Glukose-6-Phosphatase verfügen, also aus Glukose-6-Phosphat freie Glukose machen können. Die Kapazität der

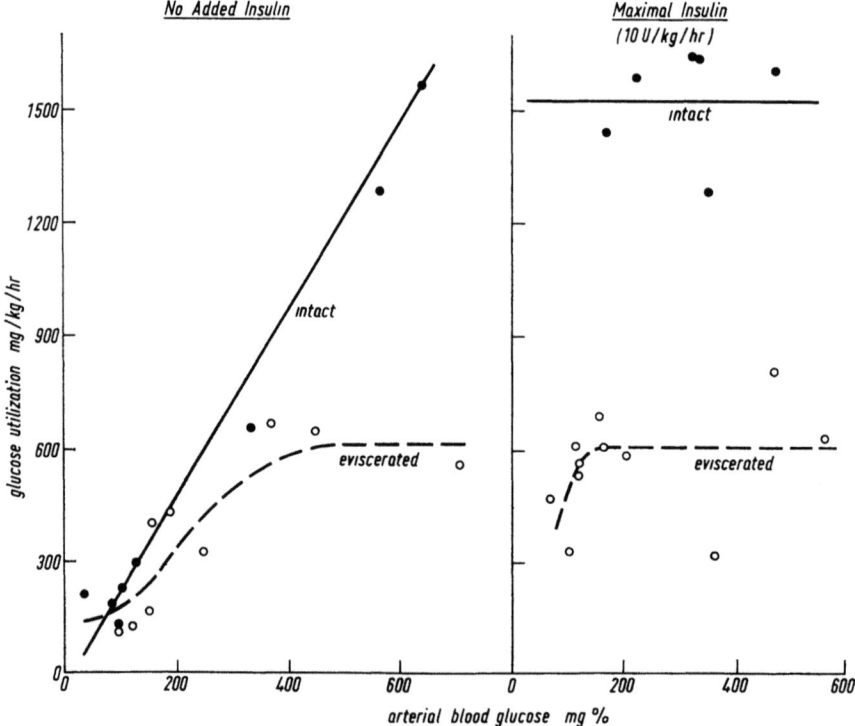

Abb. 1: Glukoseutilisation im Hinterlauf von normalen und eviscerierten Hunden mit und ohne Insulinzusatz (LANG, GOLDSTEIN und LEVINE, 1954)

Niere ist in dieser Hinsicht nicht ausreichend. Der leberlose Hund (MANN und MAGATH, 1922) und die eviszerierte Ratte (CREUTZFELDT und DEUTICKE, 1962) überleben nur längere Zeit, wenn die Blutglukose durch permanente Glukoseinfusionen auf normalen Werten gehalten wird.

Nach experimenteller Leberschädigung ist die Glukosetoleranz herabgesetzt (ALTHAUSEN und THOENES, 1932; SOSKIN und MIRSKY, 1935; SOSKIN, ALLWEISS und MIRSKY, 1935). Dieser Befund kann erklärt werden durch eine Störung des von SOSKIN et al. (1938) beschriebenen sogenannten homöostatischen Mechanismus der Blutzuckerregulation. Diese Autoregulation der Leber, die auch durch Istopentechnik bewiesen wurde (SEARLE und CHAIKOFF, 1952), funktioniert unabhängig von der Anwesenheit des Pankreas, also der endogenen Insulinsekretion (SOSKIN und LEVINE, 1952). Es kann sich aber auch lediglich um eine Folge der herabgesetzten Kapazität der Leber zur Glukoseassimilation handeln. Denn nach BOUCKAERT und DE DUVE (1947) assimiliert die Leber 60–70 % der dem Organismus angebotenen Glukose.

Untersuchungen von LANG, GOLDSTEIN und LEVINE (1954) ergaben, daß die Leber für einen optimalen Insulineffekt an den peripheren Geweben notwendig ist. Die Glukoseutilisation in den Hinterläufen von Hunden war beim eviszerierten Tier auch unter maximaler Insulingabe gegenüber normalen Hunden signifikant reduziert (Abb. 1). Über die Natur dieses von LANG et al. postulierten Leberfaktors lassen sich bisher keine Angaben machen. Die Insulintoleranz ist nach CCl_4-Schädigung der Leber beim Kaninchen signifikant erhöht (CREUTZFELDT, 1959). Nicht nur der relative, sondern auch der absolute Blutzuckerabfall ist geringer als bei gesunden Kaninchen (Abb. 2). Bei Umleitung des insulinhaltigen

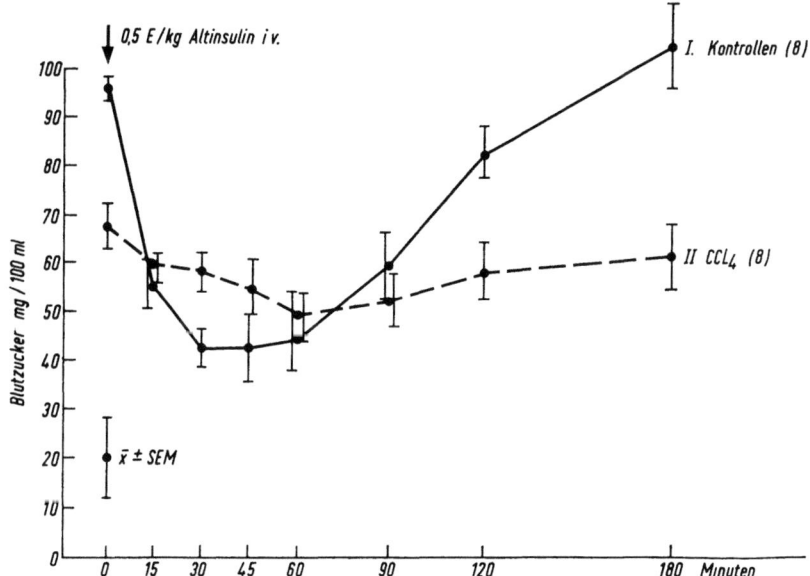

Abb. 2: Blutzuckerverhalten nach i. v.-Injektion von Insulin (0,5 E/kg) bei Kaninchen vor (I) und 24 Stunden nach (II) CCl_4-Vergiftung (0,5 ml/kg oral) (CREUTZFELDT, 1959)

Pfortaderblutes um die Leber beim Hund (portocavale Anastomose, portocavale Transposition mit und ohne Aorta-Cava-Fistel, doppelte portocavale Transposition) ändert sich der Nüchtern-Blutglukose-Spiegel nicht. Die intravenöse Glukosetoleranz (KG-Wert nach CONARD) nimmt lediglich nach portocavaler Anastomose ab, während der initiale Blutglukoseanstieg nach intravenöser Glukosegabe stets erhöht ist, wenn das insulinhaltige Pfortaderblut um die Leber herumgeleitet wird (LORENZ und CREUTZFELDT, 1966).

Zusammenfassend ergibt sich, daß im Tierversuch eine Ausschaltung der Leber zu Hypoglykämien, eine Schädigung jedoch zu einer herabgesetzten Glukosetoleranz und einer verminderten Insulinansprechbarkeit führt, während eine Umleitung des insulinhaltigen Pfortaderblutes die Blutzuckerregulation nicht wesentlich verändert.

III. Virushepatitis und Diabetes

Seit 1943 sind eine Reihe von Arbeiten erschienen, die nachweisen, daß Diabetiker häufiger an einer Virushepatitis erkranken als Nichtdiabetiker (LÖFFLER, 1943; DROLLER, 1945; WELLER, 1949; MELLINGHOFF und DUENSING, 1950; KNICK, 1950; HAHN und SCHERER, 1951; WILLE, 1952; GÜNTHER, 1956). Die Häufigkeitsangaben schwanken zwischen 3,5 und 14 %. Diese hohen Zahlen beruhen jedoch auf zeitlich und geographisch begrenzten Epidemien. Denn im gleichen Zeitraum wurden von anderen Autoren wesentlich niedrigere Morbiditätsziffern angegeben. So fanden BRULL und BARAC (1953) in Lüttich (Belgien) unter 2500 Diabetikern nur 0,7 % Fälle von Hepatitis und KÖNIGSTEIN und AISHMAIR (1955) in Wien unter 5000 Diabetikern nur 0,85 %. Da die Hepatitis in den meisten Ländern nicht meldepflichtig ist oder nur ungenügend gemeldet wird, liegen nur wenige Vergleichszahlen über die gleichzeitige Hepatitismorbidität der Durchschnittsbevölkerung vor. Besonderes Interesse verdient daher die Mitteilung von SEIGE und THIERBACH (1959) aus Leipzig, weil aus dieser Stadt genaue Morbiditätszahlen der Durchschnittsbevölkerung vorliegen (Tab. 1). Bei einem im ganzen niedrigen Hepatitisbefall erkrankten Diabetiker in 3 verschiedenen Jahren 2- bis 4fach häufiger an Hepatitis als Nichtdiabetiker. An einer höheren Morbidität der Diabetiker an Hepatitis besteht daher kein Zweifel. Als Ursache wurde von einigen Autoren eine besondere Disposition der Diabetiker im Sinne einer verminderten Infekt-

Tab. 1: Hepatitis bei Diabetikern und Nichtdiabetikern in Leipzig
(nach Seige und Thierbach, 1959)

Jahr	Zahl der Diabetiker	% Hepatitis	% Hepatitis bei Nichtdiabetikern
1953	2546	0,67	0,2 = 1/3
1954	2932	0,68	0,17 = 1/4
1955	3239	0,89	0,19 = 1/4
1956	3349	0,48	0,28 = 1/2

resistenz – etwa in Analogie zur Tuberkulose – diskutiert (LÖFFLER, 1943; HAHN und SCHERER, 1951). Beweise hierfür fehlen allerdings. Wahrscheinlicher ist, daß Diabetiker durch häufige ärztliche Eingriffe dem Hepatitisvirus stärker exponiert sind als die Durchschnittsbevölkerung. Auffällig ist außerdem, daß in den letzten 12 Jahren nicht mehr über eine Hepatitishäufung bei Diabetikern berichtet wurde. Das kann darauf zurückzuführen sein, daß durch sorgfältigere Sterilisation oder Verwendung von Einmalkanülen und -lanzetten die Inokulationshepatitis seltener geworden ist.

Unentschieden ist die Frage, ob die Hepatitis beim Diabetiker anders als beim Nichtdiabetiker verläuft und der Übergang in eine chronische Hepatitis oder Leberzirrhose häufiger ist. Einige Autoren (DROLLER, 1945; WELLER, 1949; KNICK, 1950; HAHN und SCHERER, 1951; WILLE, 1952) behaupten einen schwereren Hepatitisverlauf bei Diabetikern. Von insgesamt 170 Kombinationsfällen dieser Autoren starben 14 (= 8,2 %) im Coma hepaticum. Andere Autoren (LÖFFLER, 1943; MELLINGHOFF und DUENSING, 1950; FRAENKEL, 1952; DOMBROWSKI und MARTINI, 1957) sahen bei Diabetikern einen normalen Hepatitisverlauf und beobachteten unter 165 Kombinationsfällen nur 2 (= 1,2 %) Fälle von tödlichem Coma hepaticum.

Es gibt bisher keine Untersuchung, in der überzeugend gezeigt wurde, daß eine Hepatitis bei Diabetikern häufiger in eine Leberzirrhose übergeht als bei Nichtdiabetikern, weil entsprechende Kontrollen fehlen. Je einen Übergang einer Hepatitis in eine Leberzirrhose beobachteten MELLINGHOFF und DUENSING (1950) unter 72, KNICK (1950) unter 25 und DOMBROWSKI und MARTINI (1957) unter 30 Diabetikern. SEIGE und THIERBACH (1959) fanden bei der Nachuntersuchung von 188 Diabetikern mit überstandener Virushepatitis sogar in 8,5 % einen Übergang in eine Leberzirrhose. Diese Zahl liegt weit über der Häufigkeit der posthepatitischen Leberzirrhose bei Stoffwechselgesunden und sollte daher an anderen Stellen nachgeprüft werden, weil sie für die unten zu diskutierende Frage der häufigen Koinzidenz von Diabetes und Leberzirrhose von Bedeutung ist.

Manches spricht dafür, daß der häufig protrahierte Verlauf der Hepatitis bei Diabetikern nicht auf den Diabetes zurückzuführen ist, sondern auf die Tatsache, daß die Hepatitis bei Diabetikern meistens (oder doch häufiger als bei Nichtdiabetikern) eine Serumhepatitis ist. Denn es kann heute als gesichert gelten, daß die Serumhepatitis in der Regel protrahierter als die epidemische Hepatitis verläuft (KRUGMAN et al., 1967). Außerdem ist es wahrscheinlich, daß chronisch-progressive Hepatitiden nach Serumhepatitis häufiger sind als nach epidemischer Hepatitis (SIEDE, 1958).

Die Stoffwechsellage eines Diabetikers wird durch eine Hepatitis nicht in charakteristischer Weise beeinflußt. Unveränderter, ansteigender und abnehmender Insulinbedarf wird beschrieben, wobei eine vorübergehende Stoffwechselverschlechterung am häufigsten beobachtet wird (LÖFFLER, 1943; WELLER, 1949; MELLINGHOFF und DUENSING, 1950; MEYTHALER und SCHICK, 1951; HAHN und SCHERER, 1951; WILLE, 1952; DOMBROWSKI und MARTINI, 1957). Die Stoffwechselverschlechterung läßt sich mit dem Effekt anderer Infektionskrankheiten vergleichen, die übrigen Schwankungen spiegeln wahrscheinlich nur die vom Krankheitsverlauf und damit vom Appetit der Patienten abhängige wechselnde Kalorienaufnahme wieder. Der orale Glukosetoleranztest ist während der akuten Phase einer Hepatitis bei Stoffwechselgesunden häufig pathologisch (besonders der 120-Minuten-

Wert) und normalisiert sich nach Abklingen des Ikterus wieder (RANKIN et al., 1953; KÖHLER, 1957).

Zusammenfassend ergibt sich, daß Diabetiker etwas häufiger an Virushepatitis erkranken als Nichtdiabetiker, weil sie der Infektion durch ärztliche Maßnahmen stärker ausgesetzt sind. Der akute Verlauf der Hepatitis ist nicht schwerer als bei Nichtdiabetikern. Ob die Hepatitis beim Diabetiker häufiger in einer Leberzirrhose übergeht, bedarf noch weiterer Untersuchungen. Der häufig protrahierte Verlauf kann damit erklärt werden, daß es sich in der Mehrzahl um Serumhepatitisfälle handelt. Die Stoffwechsellage wird meist vorübergehend verschlechtert oder zeigt uncharakteristische, von der Nahrungsaufnahme abhängige Schwankungen.

IV. Cholelithiasis und Diabetes

Die Angaben über die Häufigkeit von Gallensteinen bei Diabetikern sind nicht einheitlich. FELDMAN und FELDMAN (1954) fanden bei 137 Diabetikersektionen in 24,8 % Gallensteine und bei 1319 Nichtdiabetikern in 22,7 %. Auch SCHNEEWEISS (1956) fand keine erhöhte Cholelithiasiserkrankung bei Diabetikern. LIEBER (1952) beobachtete jedoch bei Autopsien an 1259 Diabetikern in 30,2 % eine Cholelithiasis gegenüber 11,6 % bei 28 799 Autopsien an Nichtdiabetikern über 20 Jahre. Diese Zahlen stimmen mit denen von WARREN und LE COMPTE (1966) überein. Mit dieser erhöhten Koinzidenz ist jedoch nicht erwiesen, daß ein Diabetes mellitus selbst zu einer Cholelithiasis prädisponiert. Die Genese der Cholelithiasis ist bis heute nicht befriedigend geklärt. Genetische (konstitutionelle) Faktoren scheinen eine erhebliche Rolle zu spielen. So ist Fettsucht unter Gallensteinträgern gehäuft nachzuweisen (HORN, 1956; FRIEDMAN et al., 1966; KNICK et al., 1967). Da Adipositas aber auch bei Diabetikern (insbesondere bei Altersdiabetes) gehäuft vorkommt und als wesentlicher aetiologischer Faktor in der Diabetesmanifestation angesehen wird, läßt sich eine Syntropie von Diabetes und Cholelithiasis zwanglos durch die beide Krankheiten mitverursachende Übergewichtigkeit erklären. In diesem Sinne spricht auch die Tatsache, daß vorwiegend die rein diätetisch oder mit Sulfonylharnstoffen einstellbaren Diabetiker (also die zur Fettsucht neigenden Altersdiabetiker) gleichzeitig an einer Cholelithiasis leiden und sogar bei 41 % dieser Fälle Cholelithiasis und Diabetes gleichzeitig diagnostiziert wurden (GOLDSTEIN und SCHEIN, 1963). Diese Beobachtung läßt sich nicht mit der Annahme vereinbaren, daß der Diabetes als solcher die Entstehung von Gallensteinen begünstigt. Die adäquate Prophylaxe dürfte in einer Gewichtsreduktion des übergewichtigen Diabetikers bestehen.

Zusammenfassend ergibt sich, daß eine gehäufte Koinzidenz zwischen Cholelithiasis und Diabetes nicht Folge des Diabetes ist, sondern als typische Komplikation des Altersdiabetikers mit der Adipositas dieses Diabetestyps korreliert werden kann.

V. Fettleber und Diabetes

Leberzellverfettungen beim Diabetes sind den Pathologen seit langem bekannt. Die Meinungen über ihre Häufigkeit, die Korrelation zu bestimmten Diabetesformen, zum Insulinbedarf und zur Stoffwechseldekompensation gehen jedoch weit auseinander. Ungeklärt ist auch die Frage, ob die diabetische Fettleber häufig in eine Leberzirrhose übergeht oder – mit anderen Worten – ob eine diabetische Hepatopathie ein ernst zu nehmendes Problem ist. Trotz dieser offenen Frage wird in zahlreichen neueren Zirrhosestatistiken der Diabetes kommentarlos als anerkannter aetiologischer Faktor aufgeführt.

Tierexperimentelle Befunde lassen sich schlecht auf den Menschen übertragen. Die Fettleber des pankreaslosen Hundes ist teils durch den Insulinmangel, teils durch den Ausfall des exokrinen Pankreas bedingt und läßt sich durch Substitution mit Insulin und Fütterung von Rohpankreas oder Cholin verhüten (ALLAN et al., 1924, BEST et al., 1933). Bei Primaten (Paviane) genügt nach Pankreatektomie eine ausreichende Insulineinstellung oder Hypophysektomie zur Verhütung der Fettleber (GILLMAN und GILBERT, 1958). Auch beim insulinbehandelten alloxandiabetischen Tier tritt keine Fettleber auf (HEIMBERG et al., 1967; VAN HARKEN et al., 1967). Der mit Insulin und Pankreasenzympräparaten substituierte totalpankreatektomierte Mensch bekommt in der Regel keine Fettleber (CREUTZFELDT et al., 1961). Wir sahen das kürzlich durch Leberbiopsie bei zwei unserer vor 10 Jahren totalpankreatektomierten Patienten bestätigt.

Der genuine Diabetes des Menschen, insbesondere der Altersdiabetes läßt sich jedoch nur begrenzt im Tierexperiment nachahmen. Hier sind wir allein auf klinische und histologische Untersuchungen angewiesen. JOSLIN (1959) betonte stets die Seltenheit von Leberfunktionsstörungen bei gut eingestellten und unkomplizierten Diabetikern selbst bei jahrzehntelanger Krankheitsdauer. Lebervergrößerungen und pathologische Bromthaleinretention fanden sich vorwiegend bei dekompensierten oder unbehandelten Diabetikern und sind noch nicht beweisend für Leberzellverfettungen (POPPER und SCHAFFNER, 1957, WARREN und LE COMPTE, 1966). Bei Sektionsstatistiken über die Häufigkeit der Fettleber beim Diabetes, bei denen meist keine größeren Differenzen zu Nichtdiabetikern gefunden wurden, lassen sich terminale Einflüsse anderer Krankheiten oder Komplikationen nicht ausschließen (REINBERG und LIPSON, 1950; WARREN und LE COMPTE, 1966; JAQUES, 1953; FELDMAN und FELDMAN, 1954; McDONALD und MALLORY, 1958).

In den letzten 10 Jahren (also seit Einführung der Punktionstechnik nach MENGHINI, 1957) ist die perkutane Leberbiopsie jedoch zu einer klinischen Routinemethode geworden, so daß wesentlich bessere Aussagen über die Häufigkeit der Fettleber beim Diabetes sowie Korrelationen zum jeweiligen Diabetestyp möglich sind. Den folgenden Ausführungen sollen daher lediglich klinische und bioptische Studien an einem größeren Krankengut zugrunde gelegt werden.

A. Häufigkeit der Fettleber und Korrelation zum Diabetestyp

1. Häufigkeit

Die Statistiken über die Häufigkeit von Fettleber bei Diabetes und Diabetes bei Fettleber auf Grund bioptischer Untersuchungen schwanken erheblich. Das hat zwei Gründe. Einmal wird offensichtlich die Fettleber unterschiedlich definiert. Im folgenden sollen nur solche Angaben berücksichtigt werden, bei denen zur Diagnose einer Fettleber eine ausgedehnte grobtropfige Leberzellverfettung gefordert wurde, wobei eine bestimmte Lokalisation (peripher, intermediär oder zentral) von untergeordneter Bedeutung ist. In den meisten Fällen lag eine sogenannte zonale Verfettung vor, selten eine diffuse (THALER, 1962, 1966). Mesenchymale Reaktionen im Sinne der „Fettleberhepatitis" THALER's bzw. das Stadium II der Fettleber nach KALK (1959) sind bei Diabetikern wesentlich seltener als bei Alkoholikern (THALER, 1962; TAKAC et al., 1965; HALLER et al., 1966).

Der andere Grund, warum die Fettleber unterschiedlich häufig im Zusammenhang mit Diabetes gefunden wird, liegt in dem unterschiedlichen Krankengut und der unterschiedlichen Definition des Diabetes. Uns ist außerdem keine Arbeit bekannt, in der ohne Auswahl jeder Diabetiker biopsiert wurde, was allein eine exakte Auskunft über die Häufigkeit der Fettleber geben würde. In der Regel wird die Biopsie bei denjenigen Diabetikern durchgeführt, bei denen sich klinische Hinweise auf eine Hepatopathie (Hepatomegalie, pathologische Bromthaleinretention) ergeben. Die Häufigkeit von Diabetikern unter einem großen Biopsie-Krankengut richtet sich naturgemäß nach der Zahl der Diabetiker, die von einer bestimmten Klinik betreut wird, und der Definition des Diabetes, d. h. ob lediglich Fälle mit manifestem Diabetes (erhöhter Nüchternblutzucker, permanente Glukosurie) oder auch Fälle mit latentem Diabetes (pathologische Glukosetoleranz) als Diabetiker klassifiziert werden.

Tabelle 2 gibt eine Zusammenstellung über die Häufigkeit, mit der ein Diabetes mellitus unter bioptisch nachgewiesenen Fettlebern gefunden wurde. Die Häufigkeitsangaben schwanken zwischen 4 und 46 %. Sie liegen also in jedem Fall über der Diabeteshäufigkeit in der Durchschnittsbevölkerung. Aus den in der Tabelle 2 zusammengestellten Arbeiten geht nicht immer hervor, ob als Diabetesfälle nur manifeste Diabetiker verstanden werden. Dennoch kann nicht ohne weiteres unterstellt werden, daß die besonders hohen Zahlen lediglich durch Einschluß der latenten Diabetesfälle zustande kommen, weil THALER nur manifeste Diabetiker berücksichtigte und bei 37 % seiner 501 Fettleberpatienten ein Diabetes vorlag.

Es müssen daher noch andere Faktoren für die unterschiedlichen Ergebnisse verantwortlich gemacht werden, wenn man nicht unterstellt, daß im Krankengut

Tab. 2: Häufigkeit eines Diabetes mellitus bei Patienten mit Fettleber (Leberbiopsien)

Autoren		Anzahl der Patienten mit Fettleber	Davon Diabetes mellitus	
			n	%
Leevy	(1962)	270	17	6,2
Böttner und Reinicke	(1963)	142	6	4,2
Kinzlmeier und Ranft	(1963)	107	18	17
Dittrich und Seifert	(1964)	290	33	11,4
Szarvas et al.	(1964)	100	31	31
Baier et al.	(1964)	163*	63*	39
Gros und Mühler	(1965)	154	39	25
Kalk	(1965)	150	69	46
Thaler	(1966)	501	185	37
zusammen		1877	461	25

* inklusive latenter Diabetesfälle

einiger Autoren ungewöhnlich viele oder wenige Diabetiker vorhanden waren. Einer dieser Faktoren scheint das Einteilungsprinzip, also die berücksichtigten ätiologischen Faktoren selbst zu sein. Neben dem allgemein als Ursache anerkannten Alkoholismus erscheinen unter anderem Hepatitis, Cholelithiasis, Zustand nach Cholezystektomie. Besonders auffallend ist der wechselnde Prozentsatz, mit dem eine Adipositas als Ursache einer Fettleber verzeichnet wird. Er scheint besonders dann hoch zu sein, wenn der Anteil an Diabetikern gering ist. So fanden KINZLMEIER und RANFT (1963) nur 17 % Diabetiker, aber 49 % Fettsüchtige unter ihren 107 Fettleberpatienten und DITTRICH und SEIFERT (1964) unter ihren 290 Patienten mit Fettleber 11,4 % Diabetiker und ebenfalls 49 % Fettsüchtige. Es ist seit langem bekannt, daß Fettsucht und Diabetes eng korreliert sind. Die Fettsucht prädisponiert zum Diabetes. JOSLIN (1959) fand unter 4600 Diabetikern in 80 % eine Fettsucht. Vor allem das Gros der Altersdiabetiker ist fettsüchtig. BERKOWITCH (1964) fand in 60 % bei Fettsüchtigen eine verminderte Glukosetoleranz, LIEBERMEISTER et al. (1968) in 54 %. Die Glukosetoleranz und/oder der Tolbutamidtest waren auch unter 100 fettsüchtigen Patienten mit Fettleber von BAIER et al. (1964) in 61 % pathologisch (bei 16 % bestand zusätzlich ein Alkoholismus).

Es erscheint uns nicht berechtigt, bei diesen Patienten den Diabetes anstelle der Fettsucht als Ursache der Fettleber anzuschuldigen. Vielmehr sollte man die Fettsucht als die übergeordnete Störung ansehen, die sowohl für den latenten oder manifesten Diabetes als auch für die Fettleber verantwortlich sein kann. Denn durch Gewichtsreduktion verschwindet beim Fettsüchtigen sowohl die pathologische Glukosetoleranz und Hyperinsulinämie (NEWBURGH und CONN, 1939; KARAM et al., 1963, 1965; GRASSI et al., 1968) als auch die Fettleber (DARNAUD et al., 1953; WESTWATER und FAINER, 1958; BAIER et al., 1964).

An der Häufigkeit der Fettleber bei Fettsüchtigen (selbst bei Ausklammerung aller Fälle, bei denen gleichzeitig ein Alkoholismus vorliegt, was bei Fettsüchtigen bekanntlich häufig der Fall ist) kann seit den sorgfältigen Untersuchungen von ZELMAN (1952), WESTWATER und FAINER (1958), BAIER et al. (1964) und KNICK et al. (1965) kein Zweifel mehr sein. Sie beträgt etwa 50 % und hat ihre Analogie in der Fettleber der Mastgänse. Nach DIBLE (1951) ist das Leberfett der Menge des Körperfettes vielfach direkt proportional. Mit diesen Überlegungen wird die Annahme, daß die Fettleber bei übergewichtigen Diabetikern allein Folge des Diabetes ist, unwahrscheinlich. Es muß sogar diskutiert werden, ob die pathologische Glukosetoleranz bei einigen Fettleberpatienten durch die Fettleber selbst verursacht wird (NEWBURGH und CONN, 1939). Das läßt sich nur an normalgewichtigen Patienten mit Fettleber nachprüfen. Denn bei Fettsüchtigen führt die zur Beseitigung der Fettleber notwendige Gewichtsreduktion als solche schon zur Normalisierung der pathologischen Glukosetoleranz (NEWBURGH und CONN, 1939; KARAM und GRODSKY, 1965; GRASSI et al., 1968). Zur Prüfung dieser Frage sind normalgewichtige Alkoholiker am besten geeignet. LEEVY et al. (1952) konnten tatsächlich zeigen, daß sich bei 10 Alkoholikern nach längerer Alkoholkarenz nicht nur die Leberzellverfettung zurückgebildet hatte, sondern in 8 Fällen auch die Glukosetoleranz normal wurde.

Ähnlich verwirrend und zunächst schwer zu deuten sind die Statistiken über die Häufigkeit der Fettleber bei Diabetikern. In Tabelle 3 sind Arbeiten zusammengestellt, in denen die Häufigkeit einer Fettleber auf Grund von Leberbiopsien angegeben wird. Die Zahlen schwanken zwischen 21 und 78 % mit einem Mittel von

50 %. Über die Häufigkeit der Fettleber bei der Durchschnittsbevölkerung liegen keine exakten Zahlen vor. Sektionsstatistiken geben wegen der terminalen Veränderungen unsichere Werte. REINBERG und LIPSON (1950) fanden bei Diabetikern in 19,4 % und bei Nichtdiabetikern in 15,1 % eine Fettleber. JAQUES (1953) fand Leberzellverfettungen Grad 2–4 bei 23,6 % der Nichtdiabetiker und 29,7 % der Diabetiker. Auch Biopsiestatistiken können nicht die wahre Inzidenz der Fettleber einer Durchschnittsbevölkerung aufzeigen, weil Leberbiopsien in den meisten Fällen nur bei Verdacht auf eine Lebererkrankung und nicht routinemäßig durchgeführt werden. BAIER et al. (1964) fanden in ihrem Biopsiematerial eine von Jahr zu Jahr ansteigende Häufigkeit der Fettleber (8 % im Jahre 1954 und 21,5 % im Jahre 1962). THALER (1966) fand in guter Übereinstimmung hiermit in Leberbiopsien von 2490 Patienten in 20,1 % zonal oder diffus-großtropfig verfettete Lebern. Wie wenig repräsentativ für eine Durchschnittsbevölkerung diese Zahlen jedoch sind, ergibt sich aus der Tatsache, daß 67,2 % der 250 von BAIER et al. (1964) ausgewerteten Patienten mit Fettlebern adipös waren. Der Anteil von Adipösen am übrigen Krankengut (nach Ausschluß von konsumierenden Erkrankungen) betrug bei den Männern 25 % und bei den Frauen 32 %, also weniger als die Hälfte.

Tab. 3: Häufigkeit der Fettleber bei Diabetes mellitus (Leberbiopsien)

Autoren		Zahl der Diabetiker	Fettleber n	%
Zimmermann et al.	(1950)	28	12	42
Leevy et al.	(1950)	30	7	21
Kalk	(1959)	102	49	48
Creutzfeldt	(1959b)	40	24	60
Tiszai et al.	(1960)	68	34	50
Dominici	(1962)	122	55	46,7
Dobrzanski	(1963)	40	12	30
Kautzsch	(1963)	60	17	28
Zschoch und Mohnicke	(1963)	51	20	40
Baier et al.	(1965)	173*	135	78
Takác et al.	(1965)	165	43	26
Thaler	(1966)	396	185	46,7
Thoms	(1966)	52	29	55
Haller et al.	(1966)	161	79	49
Robbers et al.	(1968)	171	120	70
Beringer et al.	(1968)	100	58	58
zusammen		1759	879	50

* inklusive latenter Diabetesfälle

2. Diabetestyp

Die auf den ersten Blick naheliegende Schlußfolgerung, daß die Fettleber eine typische Komplikation „des Diabetes" ist, hält einer strengen Kritik nicht stand, weil möglicherweise nur bei bestimmten Diabetesformen bzw. Stadien eine Fettleber auftritt. Daher ist eine sorgfältige Analyse des bioptisch untersuchten Patientengutes notwendig, die im folgenden versucht werden soll. Dabei ist vor allem darauf zu achten, ob die Fettleber beim jugendlichen und Alters-Diabetiker in unterschiedlicher Häufigkeit auftritt und ob Beziehungen zur Stoffwechsellage und Therapieform nachweisbar sind. Leider ist eine Analyse nach diesen Gesichtspunkten nur bei einem Teil der in Tabelle 3 aufgeführten Arbeiten möglich. Die Ergebnisse sind hier jedoch eindeutig und dürften daher Allgemeingültigkeit haben.

Der dem tierexperimentellen Diabetes am nächsten kommende juvenile Insulinmangeldiabetes mit Ketoseneigung wurde im unbehandelten Zustand bisher nicht bioptisch auf die Häufigkeit einer Fettleber untersucht. Bei 102 Patienten, die im Coma diabeticum oder in einer schweren Azidose (also nach ungenügender Insulinbehandlung) verstorben sind, fanden REINBERG und LIPSON (1950) autoptisch in 51 % eine Fettleber, während bei 474 Diabetikern ohne Azidose nur in 12,7 % eine Fettleber bestand. In Analogie zum Tierversuch ist diese Leberzellverfettung als Folge der im Insulinmangel gesteigerten peripheren Lipolyse und möglicherweise des gleichzeitig verminderten Fettabtransportes aus der Leber anzusehen. Dieser Defekt wird jedoch durch Insulin behoben, so daß es nicht verwundert, daß bioptisch bei den insulinbehandelten jugendlichen Diabetikern eine Fettleber selten gefunden wird. Die meisten Autoren stimmen darin überein, daß Fettlebern bei Diabetikern unter 40 Jahren (die in der Regel mit Insulin behandelt werden) selten sind (ZIMMERMANN et al., 1950a; BEARN et al., 1951, 1952; CREUTZFELDT, 1959b; DOBRZANSKI, 1963; KAUTZSCH, 1963; BAIER et al., 1964; GROS und MÜHLER, 1965; TAKAC et al., 1965; HALLER et al., 1966). TAKAC et al. zum Beispiel fanden bei jugendlichen Diabetikern nur in 4,5 % eine Fettleber, während der Prozentsatz bei Diabetikern über 60 Jahre mit 44,4 % 10fach höher lag (Tabelle 4). Nach KRARUP und IVERSEN (1940) lag bei jugendlichen Diabetikern mit Fettleber meist eine Stoffwechseldekompensation vor, deren Ausgleich durch Insulin zu einem Rückgang der Leberzellverfettung führte. Bei älteren Diabetikern ließ sich keine Korrelation zwischen Fettleberhäufigkeit und Stoffwechselkontrolle nachweisen (TAKAC et al., 1965; HALLER et al., 1966), wenn man die erste Phase der Diabetesmanifestation, in der noch keine diätetischen Maßnahmen eingeleitet sind und daher gehäuft Fettlebern vorkommen (KUUSISTO und OTTO, 1960; GROS und MÜHLER, 1965; THOMS, 1966), außer Betracht läßt. Auch zwischen Diabetesdauer und Fettleberhäufigkeit besteht keine positive Beziehung (ZSCHOCK und MOHNIKE, 1963; TAKAC et al., 1965).

Tab. 4: Fettleber (zonale und diffuse Leberzellverfettung bei behandelten Diabetikern in Abhängigkeit vom Lebensalter; nach Takac et. al., 1965)

Alter (in Jahren)	Zahl der Fälle	% Fettleber
21 – 40	45	4,5
41 – 50	27	18,1
51 – 60	56	19,6
> 61	27	44,4

Dagegen läßt sich eine eindeutig positive Korrelation zum Alter (insbesondere Manifestationsalter des Diabetes), zur Fettleibigkeit und zur angewandten Therapieform, die ja den Diabetestyp widerspiegelt, nachweisen. Je älter ein Diabetiker ist (Tab. 4), je ausgeprägter sein Übergewicht ist (BAIER et al., 1964; KNICK et al., 1965; GROS und MÜHLER, 1965; TAKAC et al., 1965; HANEFELD et al., 1967; BERINGER et al., 1968) und je leichter sein Diabetes ist, das heißt je eher sein Kohlenhydratstoffwechsel mit Diät oder Diät und oralen Antidiabetika kompensierbar ist (GROS und MÜHLER, 1965; THOMS, 1966; HANEFELD et al., 1967), desto größer wird die Wahrscheinlichkeit einer Fettleber. Ein übergewichtiger Altersdiabetiker ohne Neigung zur Ketose, der sich mit Diät allein oder Diät und oralen Antidiabetika kompensieren läßt, ist identisch mit dem sogenannten „Gegenregulationsdiabetes" der deutschen, dem „diabète gras" der französischen und dem „maturity-onset type" der anglo-amerikanischen Literatur. Entsprechend fanden HANEFELD et al. (1967) bei 161 bioptisch untersuchten Diabetikern eine Fettleberhäufigkeit von 25 % beim Insulinmangeldiabetes und von 63 % beim Gegenregulationsdiabetes. Diese Einteilung wird auch dem Befund von BEARN et al. (1951 und 1952) sowie ZIMMERMANN et al. (1950b) gerecht, daß Diabetiker mit Fettleber eine auffällige Insulinunempfindlichkeit zeigen. Denn die relative Insulinunempfindlichkeit ist ein Charakteristikum des Gegenregulationsdiabetes, während der Insulinmangeldiabetes insulinempfindlich ist. Die Insulinunempfindlichkeit ist also keine Folge der Fettleber an sich.

B. Pathogenese, Prognose und Therapie der Fettleber bei Diabetes

1. Pathogenese

Eine Fettleber kann theoretisch auf vier verschiedenen Wegen entstehen (LEEVY, 1962): Vermehrter Fettantransport zur Leber, gesteigerte Fettsynthese oder verminderte Fettoxydation in der Leber und verminderter Fettabtransport aus der Leber. Im Zustand des akuten Insulinmangels steht der gesteigerte Fettantransport infolge gesteigerter Lipolyse sowie möglicherweise ein verminderter Fettabtransport infolge gestörter Lipoproteinsynthese (SAVAGE et al., 1960; HEIMBERG et al., 1967; VAN HARKEN et al., 1967) pathogenetisch im Vordergrund. Im Gegensatz zur diabetischen Ratte, dem meist studierten Laboratoriumstier, nimmt beim diabetischen (pankreaslosen) Hund (SHAMOIAN et al., 1964) und Pavian (SAVAGE et al., 1960) die Lipogenese in der Leber nicht ab, so daß die Bedingungen für eine Fettleberentstehung hier besonders günstig sind. Über die Verhältnisse beim Menschen ist in dieser Hinsicht nichts bekannt. Obwohl die Bedeutung der Phospholipide für den Triglyzeridumsatz in der Leber und auch die Bedeutung des Cholins für die Phospholipidbildung gesichert sind (ARTOM, 1960), gibt es bisher keine Beweise dafür, daß die Phospholipidbildung bei Diabetikern mit Fettleber herabgesetzt ist. Die Bedeutungslosigkeit des Cholins für die Fettleberentstehung beim Menschen hängt wahrscheinlich damit zusammen, daß die menschliche Leber praktisch keine Cholinoxydase enthält (SIDRANSKY und FARBER, 1960).

Aus den ausführlich dargestellten bioptischen Befunden ergibt sich, daß die vom akuten Insulinmangel im Tierversuch bekannte Form der Fettleber in der Klinik keine Rolle spielt. Der jugendliche Insulinmangeldiabetiker wird mit Insulin behandelt und hat daher nur ausnahmsweise eine Leberzellverfettung. Die diabetische

Fettleber des Menschen wird vielmehr fast ausschließlich beim Altersdiabetiker und hier in Korrelation mit Fettsucht angetroffen. In diesem Zustand besteht jedoch kein Insulinmangel. Bei Fettsüchtigen mit leichtem oder latentem Diabetes (pathologische Glukosetoleranz), die besonders häufig an einer Fettleber leiden, werden sogar erhöhte Plasmainsulinspiegel (IRI) gefunden (KARAM et al., 1963; PERLEY und KIPNIS, 1966; KREISBERG et al., 1967; GRASSI et al., 1968). Das spricht gegen die Vorstellung, daß ein Insulinmangel für die Fettleber des Altersdiabetikers verantwortlich ist. Es ist naheliegend, die Leberzellverfettung bei diesem Diabetestyp mit einer allgemein gesteigerten Tendenz zur Lipogenese (im Fettgewebe und in der Leber) wie bei Fettsüchtigen zu erklären. Im Falle des Fettsüchtigen mit normaler und gestörter Glukosetoleranz und beim normalgewichtigen Diabetiker liegt zusätzlich eine gesteigerte Lipolyse vor, wie sich an den gleichzeitig erhöhten UFS- und Glyzerinwerten zeigt (KATTERMANN und KÖBBERLING, 1969). Somit kann sowohl der erhöhte Fettantransport, wie er in Form erhöhter Fettsäure- und Triglyzeridwerte von BRAUNSTEINER et al. (1966) beim latenten und manifesten Diabetiker und von KATTERMANN und KÖBBERLING (1969) bei Fettsüchtigen mit normaler oder pathologischer Glukosetoleranz nachgewiesen wurde, als auch die vermehrte Fettsynthese in der Leber selbst eine Rolle spielen. Welcher Mechanismus quantitativ von größerer Bedeutung ist, muß noch entschieden werden. Neuere Untersuchungen sprechen eher für das erhöhte Fettangebot aus dem Fettgewebe als wichtigerem Faktor, weil BERG et al. (1967) bei chemischen Analysen von Fettlebern fanden, daß das Fettsäuremuster dem des Fettgewebes ähnlicher wird, und FALLON und KEMP (1968) in Leberhomogenaten von Ratten nach 6tägiger kohlenhydratreicher Diät zwar eine erhöhte Triglyzeridsynthese, aber wegen eines gleichzeitig erhöhten Abtransportes keine Zunahme des Leberfettes fanden.

2. Prognose

Eine wesentliche klinische Bedeutung kommt der Fettleber des Diabetikers nur dann zu, wenn diese zu Beschwerden führt oder ein Übergang in eine Leberzirrhose möglich ist. Die Ansichten zu diesen beiden Fragen sind nicht einheitlich. Hinsichtlich der alkoholischen Fettleber werden beide Fragen ziemlich einheitlich positiv beantwortet. Die Beschwerden bestehen in Druck im Oberbauch, Völlegefühl und dyspeptischen Beschwerden. Ein Übergang in eine Leberzirrhose wurde vielfach beobachtet. Dabei war jedoch seit langem ein Rätsel, warum sich nur aus einem kleinen Teil der alkoholischen Fettlebern eine Zirrhose entwickelte. THALER (1962, 1966) vertritt daher die These, daß nicht die Fettleber als solche zur Leberzirrhose führt, sondern daß unter bestimmten konstitutionellen Voraussetzungen, die möglicherweise enzymatisch verankert sind, Alkohol neben einer Leberzellverfettung zu degenerativen Leberzellveränderungen führt, die einen Zelluntergang mit reaktiver entzündlicher Reaktion („Fettleberhepatitis") zur Folge haben. Formalpathologisch ist die alkoholische Leberzirrhose daher eine postnekrotische und keine „Fettzirrhose" im Sinne der tierexperimentellen Cholin- oder Methioninmangelzirrhose (CHAIKOFF und CONNOR, 1940; GLYNN et al., 1948). Die bei pankreaslosen insulinbehandelten Hunden nach 2½ bis 5 Jahren beobachteten Fettzirrhosen (CHAIKOFF et al., 1938) entsprechen in ihrem histologischen Bild und auch pathogenetisch dem Bild der Cholinmangelzirrhose der Ratte und sind eine Besonderheit dieser Spezies. Bis heute konnte die Existenz einer ernährungsbedingten Mangel-zirrhose beim Menschen nicht nachgewiesen werden (RUBIN und LIEBER, 1968). Nicht einmal der Kwashiorkor scheint zur Zirrhose zu führen (COOK und HUTT, 1967).

Im Gegensatz zum Alkoholismus wurde bis heute nur vereinzelt zweifelsfrei gezeigt, daß eine diabetische Fettleber ohne zusätzliche Noxe in einer Leberzirrhose übergegangen ist. LEEVY (1962) beschreibt einen derartigen Fall, ohne jedoch detaillierte Angaben zu machen. Die „Fettleberhepatitis" wird bei rein diabetischen Fettlebern wesentlich seltener als bei Alkoholikern gefunden (THALER, 1962, 1966; HANEFELD et al., 1967). Im Gegensatz zu KALK (1959) konnten andere Autoren bei ihren zahlreichen Biopsien an Diabetikern niemals eine Fettzirrhose beobachten, wenn andere zirrhogene Noxen (vor allem Alkoholismus) ausgeschlossen waren (THALER, 1962, 1966; ZSCHOCH und MOHNIKE, 1963; TAKAC et al., 1965; HALLER et al., 1966). Dem entspricht die klinische Beobachtung, daß die laborchemischen Begleiterscheinungen der Fettleberhepatitis (Transaminasenanstiege und Vermehrung der beta- und gamma-Globuline) bei der rein diabetischen – im Gegensatz zur alkoholischen – Fettleber selten sind. ROBBERS et al. (1968) stellten vergleichende Untersuchungen an 171 Diabetikern mit Fettleber und 100 alkoholischen Fettlebern an. Dabei zeigte sich, daß die für die alkoholische Fettleber typischen (in über 50 %/o der Fälle vorhandenen) dyspeptischen Beschwerden, Bilirubin- und Transaminasenerhöhungen und Leberzellsiderosen bei den Diabetikerinnen mit Fettleber nahezu fehlten und bei den männlichen Patienten, bei denen sie in etwa 20 %/o vorhanden waren, mit einem gleichzeitigen Alkoholismus erklärt werden konnten. Sie normalisierten sich nach Diabeteseinstellung und Alkoholentzug. Die Autoren schließen aus ihren Untersuchungen, daß es sich bei der rein diabetischen Fettleber um ein „stilles" Organ handelt ohne Tendenz zu einer progredienten Lebererkrankung.

3. Therapie

Eine erfolgreiche medikamentöse Therapie der diabetischen Fettleber ist nicht bekannt. Alle bisher empfohlenen Medikamente haben enttäuscht (THALER, 1966). Das gilt auch für die Therapie mit lipotropen Substanzen, wie Cholin und Methionin (GABUZDA, 1956; BAIER et al., 1964; KALK, 1965; THALER, 1966). Auf die Fragwürdigkeit einer verminderten Phospholipidbildung als Ursache der menschlichen Fettleber wurde oben bereits eingegangen. Abgesehen von der Fettleber des noch nicht mit Insulin behandelten Insulinmangeldiabetikers ist auch von einer Insulintherapie kein Effekt zu erwarten, da ein Insulinmangel nicht für die Fettleber des Altersdiabetikers verantwortlich ist. Entsprechend konnte auch keine Abhängigkeit der Fettleberhäufigkeit von der Stoffwechselkontrolle nachgewiesen werden (TAKAC et al., 1965; HANEFELD et al., 1967). Theoretisch war daher auch von einer Behandlung der diabetischen Fettleber mit Sulfonylharnstoffen nichts zu erwarten, weil diese ihre Hauptwirkung durch eine Stimulierung der Insulinsekretion entfalten sollen. Dennoch wurde zur Behandlung der Fettleber des Altersdiabetikers und der Fettleber des Fettsüchtigen mit und ohne pathologischer Glukosetoleranz eine Behandlung mit Tolbutamid empfohlen und über einen Rückgang der Leberzellverfettung berichtet (BAIER et al., 1964; KALK, 1965; WILDHIRT, 1967; SCHMITT, 1968). Bei diesen Berichten handelt es sich um nicht kontrollierte Studien, bei denen entweder gleichzeitig eine Diättherapie mit Gewichtsreduktion durchgeführt wurde (BAIER et al., 1964; KALK, 1965) oder völlig unübersichtliche Verhältnisse infolge gleichzeitig bestehenden Alkoholismus vorlagen (SCHMITT, 1968).

Gegen diese Befunde sprach die Beobachtung, daß Fettlebern bei Altersdiabetikern unter Dauertherapie mit Tolbutamid genau so häufig waren wie bei Diabetikern, die mit Insulin oder allein mit Diät behandelt wurden (CREUTZFELDT, 1959b; weitere unveröffentlichte Beobachtungen; BERINGER et al., 1968). Auch KINZLMEIER und RANFT (1963), LANGSCH und TAKAC (1965) sowie BERINGER et al. (1967) konnten einen günstigen Effekt des Tolbutamid auf die Fettleber des Diabetikers nicht nachweisen. Besonders eindeutig kommt dieser fehlende therapeutische Effekt in einer Doppelblindstudie mit quantitativer Analyse des Leberfettgehaltes von BERINGER et al. (1967) an Altersdiabetikerinnen mit Fettleber zum Ausdruck. Einen eindeutigen therapeutischen Effekt bei der diabetischen Fettleber hat jedoch eine zu Gewichtsabnahme führende strenge kohlenhydratarme und eiweißreiche Reduktionsdiät (DARNAUD et al., 1953; KALK, 1959; THALER, 1966; BERINGER et al., 1968, eigene unveröffentlichte Untersuchungen). Die von einigen Autoren dem Tolbutamid zugeschriebenen Therapieerfolge sind in Wirklichkeit Erfolge der gleichzeitig durchgeführten Diät, die zu einer Gewichtsreduktion führt, wie sich aus der genauen Analyse der mitgeteilten Befunde ergibt. Die eigentliche Behandlung der Fettleber des Altersdiabetikers besteht also in einer Behandlung der Fettsucht, womit am besten bewiesen ist, daß diese Leberzellverfettung eine Mastfettleber ist.

Möglicherweise ist eine medikamentöse Behandlung des Diabetes mit Biguaniden gerade bei übergewichtigen Fettleberpatienten besonders günstig, da eine kombinierte Diät- und Biguanidtherapie bei diesen Patienten am ehesten zu einer Gewichtsreduktion führt (APPELS et al., 1966). Der Biguanideffekt wäre dann aber nicht als direkter Effekt auf die Leber zu verstehen. In diesem Sinne lassen sich die günstigen Behandlungsergebnisse mit Buformin von MÖLLER (1967) an Fettleberpatienten deuten. Sie traten nur bei denjenigen Patienten ein, die die gleichzeitig verschriebene kohlenhydratarme Diät eingehalten hatten.

C. Schlußfolgerungen

Leberzellverfettungen und Fettlebern werden bei Diabetikern häufiger als bei Nichtdiabetikern gefunden. Sie treten jedoch beim jugendlichen Insulinmangeldiabetes unter Insulintherapie nicht häufiger als beim Gesunden auf, sondern sind ein charakteristischer Befund beim Altersdiabetiker und eng der Fettsucht dieser Patientengruppe korreliert. Beziehungen zur Art der Diabetestherapie (Insulin, Sulfonylharnstoffe, alleinige Diäteinstellung) und zur Güte der Stoffwechselkontrolle bestehen nicht. Die typische Fettleber des Altersdiabetikers ist ein „stilles" Organ und geht nicht in eine Leberzirrhose über. Die überzufällige Koinzidenz von Diabetes mellitus und Leberzirrhose (vgl. Abschnitt VI) kann daher nicht mit der Häufigkeit der Fettleber des Altersdiabetes erklärt werden. Die Pathogenese ist nicht völlig geklärt. Offensichtlich ist eine gesteigerte Lipogenese infolge exogener Kohlenhydratmast, aber auch ein gesteigerter Antransport von Fettsäuren und Triglyzeriden aus dem Fettgewebe an der Entstehung der Fettleber beteiligt. Die einzige erfolgversprechende therapeutische Maßnahme besteht wie bei der Mastfettleber des Adipösen in einer diätetischen Gewichtsreduktion.

VI. Leberzirrhose und Diabetes

In den letzten 10 Jahren hat sich die Ansicht durchgesetzt, daß eine erhöhte Koinzidenz von Diabetes mellitus und Leberzirrhose besteht. Unterschiedliche Meinungen bestehen jedoch über die Ursache dieser Koinzidenz. Sie kann darauf beruhen, daß eine diabetische Hepatopathie (etwa die Fettleber) zur Zirrhose führt. In diesem Falle wäre die Leberzirrhose eine echte diabetische Komplikation. Sie kann auch an der erhöhten Inzidenz von Virushepatitiserkrankungen bei Diabetikern liegen (vgl. Abschnitt III). Die ätiologische Verknüpfung kann aber auch umgekehrt sein, das heißt nicht ein Diabetes führt zu einer Leberzirrhose, sondern eine Zirrhose zu einer Diabetesmanifestation. In diesem Falle muß sich nachweisen lassen, daß die Zirrhose häufiger vor einem Diabetes besteht als umgekehrt und daß beim Leberzirrhotiker Stoffwechselveränderungen bestehen, die eine Diabetesmanifestation begünstigen.

A. Häufigkeit einer Leberzirrhose bei Diabetes mellitus

In einer 1955 veröffentlichten Literaturübersicht kamen ROBBERS und RÜMELIN zu dem Schluß, daß ein gehäuftes gemeinsames Vorkommen von Diabetes mellitus und Leberzirrhose nicht bewiesen sei. Die Autoren vertraten diese Ansicht, weil die bis zu diesem Zeitpunkt vorliegenden Statistiken keine Vergleichszahlen von Nicht-

Tab. 5: Häufigkeit einer Leberzirrhose bei Diabetes mellitus

Autoren	Zahl der Diabetiker	% Leberzirrhose bei Diabetikern	% Leberzirrhose bei Nichtdiabetikern	
I. *Sektionsstatistiken*				
Schleusner (1938)	355	12,7		
Reinberg und Lipson (1950)	576	5,7	5,9	(=)
Jaques (1953)	177	16,4	8,4	
Regli (1954)	403	7,0	2,3	
Poche und Schumacher (1956)	219	21,4	6,9	
McDonald und Mallory (1958)	480	13,8	13,4	(=)
Bloodworth (1961)	276	10,5	4,8	
II. *Klinische Statistiken*				
Kaito (1949)	261	4,9		
Frankel et al. (1950)	3343	1,0		
Löhr und Reinwein (1952)	1570	1,0		
Marble (Joslin) (1959)	18439	0,78		
Creutzfeldt (1959b)	685	3,7	1,2	
Müting et al. (1966)*	1520	9,2	1,8	

* inklusive latenter Diabetesfälle

diabetikern vorlegten, so daß die Ergebnisse allein geographisch bedingt sein konnten. Dieser Einwand trifft jedoch nicht für alle Statistiken zu. In Tabelle 5 sind die uns bekannten größeren Statistiken über die Häufigkeit der Leberzirrhose bei Diabetikern zusammengestellt. Soweit entsprechende Angaben von den Autoren gemacht wurden, ist auch die Zirrhosehäufigkeit bei Nichtdiabetikern aufgeführt. Die Tabelle ist nach autoptischen und klinischen Statistiken aufgeteilt. Naturgemäß werden vom Kliniker weniger Leberzirrhosen gefunden als vom Pathologen.

Die unterschiedlichen Häufigkeiten sind bemerkenswert, so daß Durchschnittszahlen sinnlos erscheinen. In den Sektionsstatistiken werden zwischen 2,3 und 13,4 %/o Leberzirrhosen bei Nichtdiabetikern gefunden. Hierfür dürften nicht nur geographische Unterschiede, sondern vor allem auch Unterschiede im Krankengut und in der Auswahl der zur Autopsie kommenden Patienten von Bedeutung sein. Wenn im Bostoner Sektionsmaterial 13,4 %/o Leberzirrhosen gefunden werden (McDonald und Mallory, 1958), so spricht das vor allem für das besondere Interesse des Boston City Hospital und des Mallory Institute of Pathology an Leberzirrhosen und dürfte nicht der Zirrhosehäufigkeit in Boston gerecht werden.

Für die großen Unterschiede in der Häufigkeit von Leberzirrhosen bei Diabetikern (zwischen 5,7 und 21,4 %/o) vermuten wir einen weiteren Grund. Die Definition eines Diabetes dürfte in früheren Jahren (oder an einigen Orten) anders als in späteren Jahren (oder an anderen Orten) erfolgt sein. Fälle mit geringfügiger Glukosurie oder Hyperglykämie wurden also früher (oder an anderen Orten) nicht berücksichtigt. Diese Vermutung ergibt sich vor allem aus der Statistik von Bloodworth (1961), der eine starke Zunahme der Leberzirrhosen bei Diabetikern in den Jahren 1955–1960 gegenüber den Jahren 1937–1942 feststellte. Im gleichen Zeitraum hatte sich die Zahl der Diabetiker von 105 unter 5000 Sektionen (2,1 %/o) auf 276 unter 5000 Sektionen (5,5 %/o) erhöht. Diese Zunahme an Diabetikern kann nur damit erklärt werden, daß in den letzten Jahren auch den leichten Diabetesfällen klinisch mehr Beachtung geschenkt wird als früher. Bei der Vernachlässigung der leichten Diabetesfälle bleibt aber ein erheblicher Teil der Kombinationsfälle von Diabetes und Leberzirrhose unberücksichtigt, weil der Diabetes bei dieser Kombination in der Mehrzahl leicht ist (s. unten). Das läßt sich besonders eindrucksvoll an dem Krankengut von Müting et al. (1966) nachweisen, die als Kliniker mit 9,2 %/o die höchste Zirrhosefrequenz bei Diabetes fanden. Diese Autoren haben als Diabetiker alle Fälle gezählt, die Nüchternblutglukosewerte über 130 mg/100 ml und einen Anstieg der Blutglukose nach Gabe von 100 g Glukose über 170 mg %/o aufwiesen. Am Anfang ihrer Studie wurden aber noch keine sorgfältigen Blutglukosestudien und regelmäßige Glukosetoleranztests bei allen Leberzirrhotikern durchgeführt. Entsprechend fanden sich bei gleicher Diabetes- und Leberzirrhose-Häufigkeit im Gesamtkrankengut 1958 nur 6 Kombinationsfälle, während im Jahre 1965, als gezielt nach Diabetes bei Leberzirrhosen gefahndet wurde, 47 Kombinationsfälle gefunden wurden. Gleichzeitig hatte sich der Anteil der Zirrhosefälle im Krankengut lediglich verdoppelt und die Zahl der Diabetiker nicht ganz verdreifacht. Es hängt also von der Aufmerksamkeit des Untersuchers einerseits und der Definition des Diabetes andererseits ab, wie häufig Leberzirrhose und Diabetes zusammen gefunden werden. Es ist daher wahrscheinlich, daß in den Statistiken, die keine Häufung von Leberzirrhosen bei ihren Diabetikern fanden, nur manifest diabetische Patienten mit Dauerglukosurie und Dauerhyperglykämie als Diabetiker bezeichnet wurden.

Wie stark die Auswahl des Krankengutes die Ergebnisse bestimmen kann, ergibt sich aus der nicht in die Tabelle 5 aufgenommene Angabe von KALK (1959), der unter 121 bioptisch untersuchten Diabetikern in 32 % eine Leberzirrhose fand. Dieses ungewöhnliche Resultat ist nur so zu verstehen, daß von den Diabetikern nur diejenigen biopsiert wurden, bei denen eine Lebervergrößerung vorlag. Sie sagt jedoch nichts über die Zirrhosehäufigkeit bei Diabetes mellitus aus.

B. Häufigkeit eines Diabetes mellitus bei Leberzirrhose

Einheitlicher und überzeugender hinsichtlich einer Syntropie zwischen Diabetes und Leberzirrhose sind die Ergebnisse, wenn man nach der Häufigkeit eines Diabetes unter Patienten mit Leberzirrhose fragt. In Tabelle 6 sind wiederum getrennt nach Sektionsmaterial und klinischen Untersuchungen die einschlägigen Statistiken

Tab. 6: Häufigkeit eines Diabetes mellitus bei Leberzirrhosen (ohne Broncediabetes)

Autoren	Zahl der Leberzirrhosen	% Diabetes bei Leberzirrhosen	% Diabetes bei lebergesunden Patienten	
I. *Sektionsstatistiken*				
Constam (1943)	160	10,0		
Herbut und Tamaki (1946)	115	10,4		
Reinberg und Lipson (1950)	777	4,4	3,7	(=)
Regli (1954)	302	9,6	3,3	
Bell (1955)*	♂ 547	10,2	2,3	
	♀ 253	6,3	5,0	(=)
Poche und Schumacher (1956)	363	12,9	4,2	
Barr und Sommers (1957)	100	17,0		
McDonald und Mallory (1958)	1382	4,9	4,8	(=)
Hed (1958a)	108	16,6		
Bloodworth (1961)	241	12,0	5,5	
II. *Klinische Statistiken*				
Hartmann und Kottke (1958)	94	9,6		
Falck und Brüschke (1958)	100	11,0		
Gigglberger (1959)	200	7,5	3,0	
Creutzfeldt (1961)	392	11,2	3,3	
Hällen und Krook (1963)	360	13,0	5,8	
Müting et al. (1966)**	405	34,6	8,9	
Platzer und Luchner (1966)	232	10,0		
Seifert und Dittrich (1967)	381	13,9		
Robbers et al. (1968)	171	10,0		

* Berücksichtigt wurden nur die Autopsien der 40- bis 90-Jährigen. Die Originalzahlen von BELL wurden korrigiert durch Herausnahme von 11 Fällen von Broncediabetes.
** inklusive latenter Diabetesfälle.

der letzten 25 Jahre zusammengestellt. Klinische und Autopsie-Statistiken stimmen weitgehend überein, weil die Kliniker bei ihren Berechnungen nur von gesicherten Leberzirrhosen ausgingen. Mit Ausnahme der Arbeiten von REINBERG und LIPSON (1950) und McDONALD und MALLORY (1958), die bei ihren Zirrhotikern 4,4 bzw. 4,9 % Diabetiker fanden (bei McDONALD und MALLORY entspricht die Zahl nahezu genau der Häufigkeit eines Diabetes bei Patienten ohne Leberzirrhose [4,7 %] im gleichen Sektionsmaterial), liegt die Häufigkeit eines Diabetes in allen klinischen und autoptischen Zirrhosestatistiken zwischen 9,6 und 17 %, also wesentlich höher als bei einer gleichaltrigen Durchschnittsbevölkerung. Bemerkenswert ist, daß BELL (1955) eine Häufung von Diabetes bei Leberzirrhosen nur bei Männern und nicht bei Frauen im großen Sektionsgut von Minneapolis fand. Der ungewöhnlich hohe Wert von 34,6 % in der Untersuchung von MÜTING et al. (1966) erklärt sich daraus, daß diese Autoren auch latente Diabetesfälle (pathologischer Glukosetoleranztest) in ihre Statistik aufgenommen haben. Entsprechend fanden sie auch bei Lebergesunden einen wesentlich höheren Prozentsatz an Diabetikern als die übrigen Autoren. Praktisch identische Ergebnisse wurden kürzlich von MEGYESI et al. (1967) mitgeteilt. Diese Autoren bewerteten einen Blutglukosewert über 190 mg/100 ml 90 oder 120 Minuten nach Gabe von 100 g Glukose oral bereits als Diabetes und fanden daher über 50 % Diabetiker unter ihren 28 untersuchten Zirrhosen. Im Krankengut von HED (1958 a) würde sich die Diabetesfrequenz auf 23 % (statt 17 %) erhöhen, wenn die Fälle mit pathologisch erhöhter Nüchternblutglukose in die Berechnung eingeschlossen würden.

Wegen der teilweise widersprüchlichen Literaturangaben haben wir selbst an drei völlig verschiedenen Kollektiven von Leberzirrhotikern Erhebungen über die Diabeteshäufigkeit angestellt. Das Krankengut stammte einmal aus dem Einzugsgebiet einer in einem Weinbaugebiet liegenden süddeutschen Universitätsstadt (Freiburg i. Br.), einmal aus dem Einzugsgebiet einer niedersächsischen Universitätsstadt (Göttingen) und einmal aus der Gefäßchirurgischen Abteilung der Göttinger Universität, die zur Durchführung von portocavalen Shuntoperationen aus ganz Norddeutschland Patienten überwiesen bekommt. Als Diabetiker wurden nur Patienten mit Dauerglukosurie und Dauerhyperglykämie (> 130 mg % nüchtern) gewertet. Eine pathologische Glukosetoleranz genügte nicht zur Diagnose eines Diabetes.

Tabelle 7 zeigt die Ergebnisse unserer Untersuchungen. Mit überraschender Übereinstimmung liegt die Diabetesfrequenz in diesem nach gleichen Gesichtspunk-

Tab. 7: Häufigkeit eines Diabetes mellitus bei Leberzirrhose (Creutzfeldt, Frerichs und Kraft, 1967)

		Zirrhosen n	Diabetes mellitus n	%
Freiburg (Med. Klinik)	(1951–1961)	392	47	12
Göttingen (Med. Klinik)	(1955–1965)	243	28	11,5
Göttingen (Chir. Klinik)	(1955–1965)	216	30	14
zusammen		851	105	12,3

ten ausgewerteten Krankengut zwischen 11,5 und 14 % bei einem Durchschnitt von 12,3 %. Da die Diabetesfrequenz bei unseren lebergesunden Patienten 3,3 % beträgt, kann an einer überzufällig häufigen Syntropie zwischen Diabetes und Leberzirrhose in Deutschland kein Zweifel bestehen. Warum von den Autoren der Tabelle 6 lediglich REINBERG und LIPSON (1950) sowie MCDONALD und MALLORY (1958) zu anderen Ergebnissen gekommen sind, muß offen bleiben.

Angaben über den *Typ der Leberzirrhose*, die mit einem Diabetes einhergeht, sind in der Literatur spärlich. Die Diagnose der Ätiologie einer Leberzirrhose aus dem morphologischen Befund ist allerdings häufig unmöglich, und auch eine ätiologische Klassifizierung aus der Anamnese (Alkoholkonsum, Hepatitis, Gallenwegserkrankungen) kann zu erheblichen Irrtümern führen (vgl. CREUTZFELDT und BECK, 1966). Wir selbst konnten bei unseren 105 eigenen Patienten mit Diabetes und Leberzirrhose keine besondere Häufung bestimmter Zirrhoseformen feststellen (Hämochromatosen wurden selbstverständlich nicht berücksichtigt).

MCDONALD und MALLORY (1958) fanden nach morphologischen Kriterien mehr postnekrotische Zirrhosen bei Diabetikern als bei Nichtdiabetikern (2,5 % gegenüber 1,3 %) und weniger Fettzirrhosen („nutritional") unter den Diabetikern als unter Nichtdiabetikern (4,2 % gegenüber 7,3 %). HED (1958a) vermutet umgekehrt, daß alkoholische Zirrhosen unter den Kombinationsfällen häufiger sind, und erklärt damit die Tatsache, daß in seinem Krankengut unter Männern mit Leberzirrhose ein Diabetes häufiger ist als bei Frauen mit Leberzirrhose. BLOODWORTH (1961) sah unter seinen Kombinationsfällen zwar alle Typen von Leberzirrhose, stellte im Gegensatz zu MCDONALD und MALLORY (1958) aber ein Überwiegen der ernährungsbedingten (nutritional) Zirrhosen fest. ROBBERS et al. (1968) konnten bei 17 Kombinationsfällen die Zirrhose 10mal durch Alkoholismus, 4mal durch eine chronische Hepatitis und 1mal durch eine chronische Cholangitis erklären. Nur in 2 Fällen war die Ätiologie der Zirrhose nicht zu eruieren. HÄLLEN und KROOK (1963) fanden die höchste Diabetesrate bei biliären (18 %) und alkoholischen (16 %) Leberzirrhosen. Bei den 36 Kombinationsfällen von FRANKEL et al. (1950) bestand in 31 Fällen ein Alkoholismus. Wenn REINBERG und LIPSON (1950) bei ihren Zirrhotikern ohne Diabetes in 78 % einen Alkoholismus fanden und bei den Zirrhotikern mit Diabetes nur in 24 %, so erklärt sich das mit der Tatsache, daß bei den Zirrhosen mit Diabetes in 64 % und bei den Zirrhosen ohne Diabetes nur in 11 % gar keine Alkoholanamnese erhoben wurde.

Hinsichtlich der *Geschlechtsverteilung* finden sich unterschiedliche Angaben. In keiner Arbeit werden bei den Kombinationsfällen von Leberzirrhose und Diabetes mehr Frauen als Männer gefunden. BLOODWORTH (1961) hatte unter 62 Fällen nur 53 % Männer. In den meisten Statistiken wurden aber mehr als ²/₃ Männer gefunden, entsprechend der Geschlechtsverteilung bei Leberzirrhosen (vgl. CREUTZFELDT und BECK, 1966). Unter unseren 105 eigenen Kombinationsfällen von Leberzirrhose und Diabetes waren 74 % Männer im Gegensatz zur Geschlechtsverteilung unserer Diabetesfälle, bei denen die Frauen leicht überwiegen. MÜTING et al. (1966) fanden bei 103 Kombinationsfällen, bei denen die Zirrhose dem Diabetes vorausgegangen war, sogar 83 % Männer. Hierzu paßt sehr gut, daß BELL (1955) eine Häufung von Diabetes bei Leberzirrhosen überhaupt nur bei Männern feststellte.

Zusammenfassend ergibt sich, daß bei Diabetikern häufiger Leberzirrhosen gefunden werden als bei Nichtdiabetikern. Noch eindrucksvoller ist der hohe Prozentsatz eines Diabetes unter Patienten mit Leberzirrhose. Gegenteilige Statistiken lassen sich damit erklären, daß nur mittelschwere und schwere Diabetesfälle gezählt wurden. Umgekehrt wird die Koinzidenz von Cirrhose und Diabetes ungewöhnlich hoch, wenn auch latente Diabetesfälle in die Statistik aufgenommen werden. Eine bestimmte Zirrhoseform liegt in den Kombinationsfällen nicht vor. Möglicherweise ist Alkoholismus jedoch häufiger. Die Geschlechtsverteilung entspricht derjenigen der Zirrhotiker und nicht derjenigen der Diabetiker, es überwiegen also die Männer.

C. Zeitliche Zusammenhänge zwischen Leberzirrhose und Diabetes. Diabetestyp.

Für die Frage nach der Ursache der erhöhten Koinzidenz zwischen Diabetes und Leberzirrhose ist es von großer Bedeutung, ob sich nachweisen läßt, daß die Leberzirrhose bei den Kombinationsfällen erst im Verlaufe eines langjährigen Diabetes entsteht. Nur wenn dieser Nachweis zu erbringen ist, kann von einer Zirrhose als Diabetesfolge gesprochen werden. Im umgekehrten Fall, wenn sich nachweisen läßt, daß eine Leberzirrhose häufig einer Diabetesmanifestation vorausgeht, muß die Frage nach der Ursache der Diabetesmanifestation durch eine Zirrhose gestellt werden. Bei einer Diabetesentstehung durch eine Zirrhose könnte sich ein besonderer Diabetestyp entwickeln, der sich vom Typ des Diabetes bei Fällen unterscheidet, bei denen der Diabetes der Zirrhose vorausging. Deshalb erfordert die Analyse des Diabetestyps besondere Aufmerksamkeit.

BLOODWORTH (1961) hat auf die Problematik hingewiesen, die sich ergibt, wenn man den Beginn von zwei Krankheiten ermitteln will, bei denen die Frühdiagnose wegen ihrer uncharakteristischen Symptomatik schwierig ist. Er zweifelt daher grundsätzlich die Signifikanz solcher Statistiken an. In der Tat können sowohl eine Leberzirrhose (CREUTZFELDT und BECK, 1966) als auch ein Altersdiabetes (ANDERSON, 1966) viele Jahre bestehen, bevor sie erkannt werden. Ein juveniler Insulinmangeldiabetes mit Ketoseneigung macht jedoch so eindrucksvolle Symptome, daß er schwerlich jahrelang übersehen werden kann. Zumindest der juvenile Diabetes muß sich also durch Erhebungen über die zeitlichen Zusammenhänge von Diabetes und Leberzirrhose als Ursache der Koinzidenz ausschließen lassen.

Eine Reihe von Autoren hat versucht, an ihren Kombinationsfällen von Leberzirrhose und Diabetes festzustellen, welche Erkrankung zuerst bestanden hat. Diese Versuche sind in Tabelle 8 zusammengestellt. Die Kombinationsfälle sind aufgeteilt in diejenigen, bei denen vor der Diagnose des Diabetes die Diagnose der Leberzirrhose gestellt wurde beziehungsweise das Auftreten eindeutiger, auf eine Lebererkrankung hinweisender Symptome zu bemerken war, ferner in solche, bei denen die Lebererkrankung erst nach der Diabetesdiagnose festgestellt wurde; und schließlich in diejenigen Fälle, bei denen Leberzirrhose und Diabetes gleichzeitig erkannt wurden. Mit Ausnahme der Fälle von REGLI (1954), GIGGLBERGER (1959), STREDA und MARKOWA (1965) sowie v. OLDERSHAUSEN et al. (1965) wurde in weniger als der Hälfte der Fälle die Leberzirrhose nach der Diabetesmanifestation erkannt. Dabei ist erwähnenswert, daß etwa die Hälfte der Kombinationsfälle von STREDA und MARKOWA (1965) eine infektiöse Hepatitis in der Vorgeschichte aufzuweisen hatten und bei 10 Fällen überhaupt nur eine chronische Hepatitis sowie bei 2 weiteren Fällen eine biliäre Zirrhose bestand. Für die Mehrzahl dieser Kombinationsfälle kommt damit der Diabetes gar nicht als Ursache der Lebererkrankung in Frage. Gleicherweise erwähnenswert ist, daß v. OLDERSHAUSEN et al. (1965) als Zeitpunkt der Leberzirrhosediagnose deren bioptische Sicherung fordern, was jedoch eine beträchtliche zeitliche Verschiebung mit sich bringt. Bei Zusammenfassung aller 504 Kombinationsfälle der Tabelle 8 bestand nur in 39,7 % der Diabetes vor der Leberzirrhose.

Tab. 8: Zeitliche Beziehungen zwischen Diagnose der Lebererkrankung und des Diabetes bei Kombinationsfällen von Zirrhose und Diabetes

Autoren	n	Zirrhose vor Diabetes		Gleichzeitige Diagnose		Zirrhose nach Diabetes	
		n	(%)	n	(%)	n	(%)
Frankel et al. (1950)	36	21	(58)	–	(0)	15	(42)
Regli (1954)	29	4	(14)	7	(24)	18	(62)
Falck und Brüschke (1958)	11	1		7		3	
Gigglberger (1959)	15	–	(0)	5	(33)	10	(67)
Kalk (1959)	39	16	(41)	5	(13)	18	(46)
Creutzfeldt (1961b)	47	25	(53)	9	(19)	13	(28)
v. Oldershausen (1965)	54	14	(26)	9	(17)	31	(57)
Streda und Markowa (1965)	52	6	(12)	10	(19)	36	(69)
Müting et al. (1966)	140	103	(74)	10	(7)	27	(19)
Platzer und Luchner (1966)	23	17	(74)	–	(0)	6	(26)
Creutzfeldt (II. u. III. Serie 1967)	58	20	(34)	15	(26)	23	(40)
zusammen	504	227	(45)	77	(15,3)	200	(39,7)

In nahezu der Hälfte der Kombinationsfälle (45 %) war die Lebererkrankung vor dem Diabetes festgestellt worden. Bei durchschnittlich 15,3 % der insgesamt 504 Kombinationsfälle wurden Leberzirrhose und Diabetes gleichzeitig erkannt. Es ist unseres Erachtens berechtigt, diese Gruppe denjenigen Fällen zuzurechnen, bei denen die Zirrhose vor dem Diabetes bestand, weil eine Leberzirrhose in der Regel mehrere Jahre zu ihrer Entstehung benötigt. Bei Ausschaltung der Fälle von MÜTING et al. (1966), die auch latente Diabetiker berücksichtigten, sind es immerhin noch 52,7 %, bei denen die Leberzirrhose entweder eindeutig vor dem Diabetes oder gleichzeitig mit ihm festgestellt wurde, während nur in 47,3 % der Diabetes vor der Leberzirrhose diagnostiziert wurde.

In Abbildung 3 sind unsere eigenen 105 Kombinationsfälle von Leberzirrhose und Diabetes in Form eines Diagramms aufgetragen, das die zeitlichen Zusammenhänge zwischen eindeutigen, auf eine Lebererkrankung weisenden Symptomen beziehungsweise der bioptischen Diagnose einer Leberzirrhose und der Erkennung eines Diabetes demonstrieren soll. Nur bei 34 % der 105 Fälle wurde die Leberzirrhose nach dem Diabetes erkannt. In 43 % der Fälle bestand die Lebererkrankung vor der Diabeteserkrankung und in 23 % wurden Leberzirrhose und Diabetes gleichzeitig erkannt. Wir schließen aus diesem einheitlich untersuchten Kran-

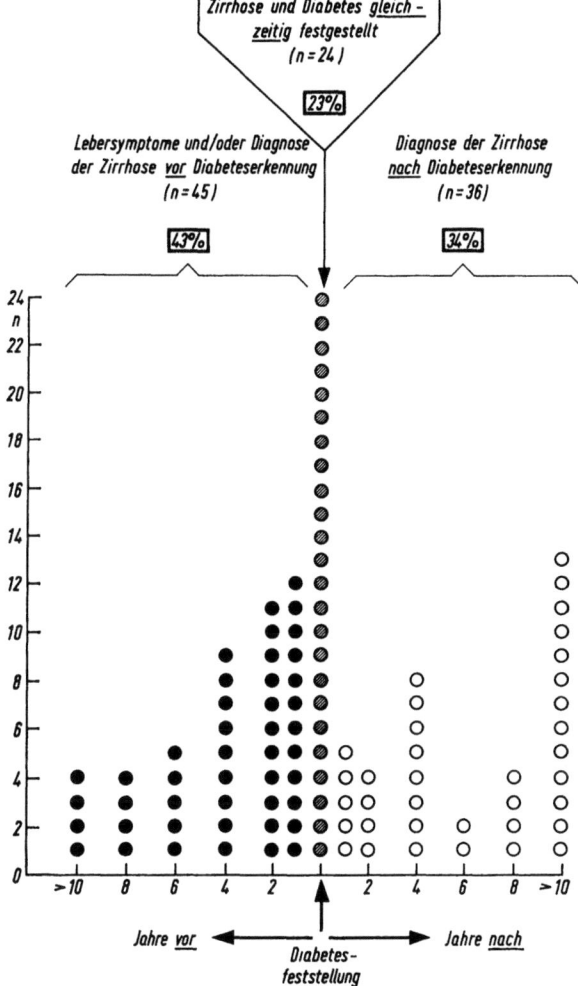

Abb. 3: Zeitliche Beziehungen zwischen Diagnose der Lebererkrankung und des Diabetes bei 105 Kombinationsfällen von Leberzirrhose und Diabetes (CREUTZFELDT et al., 1967)

kengut und den Literaturangaben (Tab. 8), daß nur in etwas mehr als einem Drittel der Kombinationsfälle die Zirrhose der Diabetesmanifestation folgt. Damit wird es jedoch hochgradig unwahrscheinlich, daß die Leberzirrhose Folge des Diabetes ist. Die Gruppe der Kombinationsfälle mit Zirrhosemanifestation nach Diabetesdiagnose wird ausreichend erklärt durch die hohe Hepatitisrate bei Diabetikern (vgl. Abschnitt 2) beziehungsweise durch Alkoholismus (31 von 36 Fällen bei FRANKEL et al., 1950; 10 von 17 Fällen bei ROBBERS et al., 1968) und bedarf keiner besonderen Erklärung durch den Diabetes selbst.

Von großer Bedeutung ist nun die Frage, welcher *Diabetestyp* bei den Kombinationsfällen von Leberzirrhose und Diabetes vorwiegend angetroffen wird. Wenn der Diabetestyp bei denjenigen Kombinationsfällen, bei denen der Diabetes mit Sicherheit vor der Leberzirrhose bestanden hat, ein anderer ist als bei den Fällen, bei denen die Zirrhose mit Sicherheit (Zirrhosediagnose vor Diabeteserkennung) oder wahrscheinlich (Zirrhose- und Diabetesdiagnose gleichzeitig) dem Diabetes vorausgegangen ist, so spricht das eindeutig für eine unterschiedliche Ursache der Syntropie von Diabetes und Leberzirrhose in diesen beiden Gruppen. Einige der in Tabelle 8 aufgeführten Autoren haben ihre Kombinationsfälle im Hinblick auf den Diabetestyp analysiert. Die Ergebnisse waren unterschiedlich. Zunächst spiegeln die Zahlen über den Prozentsatz der mit Insulin behandelten Diabetiker unsere oben gemachte Feststellung wider, daß in einigen Statistiken über die Koinzidenz von Diabetes und Leberzirrhose mehr leichte (mit Diät allein einstellbare) Fälle berücksichtigt wurden als in anderen. So wurden 56 % der Fälle bei FRANKEL et al. (1950) mit Insulin behandelt. Bei STREDA und MARKOWA (1965) waren es sogar 70 %. Dagegen erhielten nur 28 % der Fälle von v. OLDERSHAUSEN et al. (1965), 36 % der Fälle von MÜTING et al. (1966) und 26 % der Fälle von PLATZER und LUCHNER (1966) Insulin.

Bei der Aufgliederung der Fälle hinsichtlich der Therapieform nach Fällen, bei denen die Zirrhose erste Krankheit, und solchen, bei denen der Diabetes erste Krankheit war, fanden wir (CREUTZFELDT, 1959, 1961 b) die Mehrzahl der mit Diät allein oder Sulfonylharnstoffen behandelten Kombinationsfälle in der Gruppe, die zuerst eine Zirrhose hatten. Dieser Befund wurde von einigen Autoren bestätigt. Von den 16 mit Diät allein behandelten Kombinationsfällen von PLATZER und LUCHNER (1966) hatten 13 zuerst eine Zirrhose, von den 6 insulinbedürftigen Diabetikern hatten 5 zuerst den Diabetes. Bei MÜTING et al. (1966) wurden von den Kombinationsfällen, bei denen der Diabetes die erste Krankheit war, 21 mit Insulin, 3 mit Sulfonylharnstoffen und 3 mit Diät behandelt. Bei MÜTINGs Fällen, die zuerst die Zirrhose hatten, wurden nur 30 mit Insulin, dagegen 71 mit Diät allein und 12 mit Sulfonylharnstoffen kompensiert. Lediglich v. OLDERSHAUSEN et al. (1965) fanden keinen signifikanten Unterschied in der Therapieform, was möglicherweise aber daran liegt, daß viele leichte Diabetesfälle in einer Gruppe liegen,

Tab. 9: Stoffwechselkontrolle bei 104 Kombinationsfällen von Leberzirrhose und Diabetes, aufgeteilt nach Fällen, bei denen die Leberzirrhose die erste Krankheit war, und Fällen, bei denen der Diabetes die erste Krankheit war (Creutzfeldt, Frerichs u. Kraft, 1967)

Therapie	1. Krankheit Leberzirrhose		1. Krankheit Diabetes	
Diät	28 = 40 %	} 69 %	6 = 17 %	} 31 %
Sulfonylharnstoffe	20 = 29 %		5 = 14 %	
Insulin (− 60 E)	17 = 25 %	} 31 %	17 = 49 %	} 69 %
Insulin (> 60 E)	4 = 6 %		7 = 20 %	
zusammen	69 = 100 %		35 = 100 %	

bei denen der Diabetes kurz vor der Zirrhosediagnose festgestellt wurde, dennoch aber als erste Krankheit gewertet wurde, weil diese Autoren für den Zeitpunkt der Diagnose einer Leberzirrhose die bioptische Sicherung fordern. In Tabelle 9 ist die Stoffwechselkontrolle unserer eigenen bis 1965 (CREUTZFELDT et al., 1967) gesammelten 104 Kombinationsfälle in den beiden zur Diskussion stehenden Gruppen aufgeführt. 40 % aller Kombinationsfälle benötigten Insulin. Wenn der Diabetes die erste Krankheit war, waren es jedoch 69 %, während nur 31 % Insulin benötigten, wenn die Leberzirrhose die erste Krankheit war. In dieser Gruppe sind alle Fälle aufgeführt, bei denen die Leberzirrhose lange vor dem Diabetes bestand oder gleichzeitig mit ihm diagnostiziert wurde. In Übereinstimmung mit MÜTING et al. (1966) fanden wir in dieser Gruppe keine Azetonurie bei unseren Patienten. Wir schließen aus diesen Ergebnissen, daß der Diabetes leichter bei denjenigen Fällen ist, bei denen die Leberzirrhose die erste Krankheit ist. Es besteht also ein eindeutiger Unterschied im Typ des Diabetes, je nachdem, ob bei den Kombinationsfällen die Leberzirrhose oder der Diabetes die erste Krankheit war.

Zusammenfassend ergibt sich, daß bei den Kombinationsfällen von Leberzirrhose und Diabetes in weniger als der Hälfte der Fälle (in einigen Statistiken nur in einem Drittel) der Diabetes mit Sicherheit die erste Krankheit war. Dieser geringe Anteil genügt nicht, um dem Diabetes selbst eine ursächliche Rolle bei der Zirrhoseentstehung zuzusprechen. Wenn überhaupt eine höhere Zirrhosehäufigkeit aus dieser Gruppe beim Diabetes zu errechnen ist, so läßt sie sich durch den höheren Hepatitisbefall bei Diabetikern erklären. In über der Hälfte der Kombinationsfälle (in manchen Statistiken in zwei Drittel) war die Zirrhose mit Sicherheit (Zirrhosenachweis lange vor Diabeteserkennung) oder wahrscheinlich (Zirrhose- und Diabeteserkennung gleichzeitig) die erste Krankheit. Die Existenz dieser Gruppe ist in erster Linie verantwortlich für die Häufigkeit der Koinzidenz von Leberzirrhose und Diabetes und macht es wahrscheinlich, daß eine Leberzirrhose einen diabetogenen Faktor darstellt. Untermauert wird diese Ansicht durch den Nachweis, daß bei den Patienten mit Leberzirrhose als erster Krankheit ein anderer Diabetestyp vorliegt (zwei Drittel sind mit Diät oder Sulfonylharnstoffen allein einstellbar) als bei den Patienten, bei denen der Diabetes erste Krankheit war (zwei Drittel dieser Gruppe benötigen Insulin).

D. Belastungen mit Glukose, Tolbutamid und Insulin sowie Plasmainsulinspiegel bei Leberzirrhose

1. Glukosetoleranz

Bei der Erörterung der Häufigkeit der Kombination von Diabetes und Leberzirrhose waren wir bereits auf die Schwierigkeit gestoßen, die sich daraus ergibt, daß der Diabetes offensichtlich von verschiedenen Autoren unterschiedlich definiert wurde. Diese Schwierigkeit beruht darauf, daß die Glukosetoleranz bei Patienten mit Leberzirrhose häufig pathologisch ist. Dabei handelt es sich nicht um einen für die Leberzirrhose spezifischen Befund.

BOUDOUIN (1909) hat wohl als erster darauf aufmerksam gemacht, daß bei Lebererkrankungen nach Glukosebelastung der Blutzucker pathologisch ansteigt und verzögert zur Norm abfällt. Dieser Befund wurde in späteren Jahren mehrfach und überzeugend durch orale und intravenöse Glukosetoleranztests bei Patienten mit akuter und chronischer Hepatitis, Fettleber und Leberzirrhose bestätigt (MOYER und WOMACK, 1948; SOSKIN, 1944; RANKIN et al., 1953; CONARD, 1955; KÖHLER et al.; 1957; HED, 1958 b; MAGNENAT et al., 1967; MEGYESI et al., 1967). Auch im Tierversuch läßt sich durch experimentelle Leberschädigung (ALTHAUSEN und THOENES, 1932; SOSKIN und MIRSKY, 1935) oder durch Erzeugung einer Cholinmangelfettleber beim Hund (WALDSTEIN et al., 1957) eine Abnahme der Glukosetoleranz erreichen.

Am ausgeprägtesten und häufigsten wird eine pathologische Glukosetoleranz bei der Leberzirrhose gefunden (MOYER und WOMACK, 1948; RANKIN et al., 1953; HED, 1958b; MAGNENAT et al., 1967; MEGYESI et al., 1967). Legt man die strengen Kriterien von FAJANS und CONN (1965) an den Ausfall des oralen Glukosetoleranztests an, dann sind über 50 % der Patienten mit Leberzirrhose Diabetiker oder haben zumindest eine gestörte Glukosetoleranz (MAGNENAT et al., 1967; MEGYESI et al., 1967). Wir können das auf Grund unserer eigenen Untersuchungen an Patienten mit Leberzirrhose ohne die klinischen Zeichen des Diabetes (keine Glukosurie und kein erhöhter Nüchternblutzucker) bestätigen (CREUTZFELDT et al., 1962, 1967). Tabelle 10 zeigt den Ausfall verschiedener gebräuchlicher Diabetestests bei Leberzirrhotikern. Am häufigsten fällt der orale Glukosetoleranztest pathologisch aus, etwas seltener der i.v.-Test (K_G-Wert) und noch seltener der i.v-Tolbutamidtest. Bei Anerkennung aller Patienten mit pathologischer Glukosetoleranz als Diabetiker würde die enge Beziehung zwischen Diabetes und Lebererkrankungen (insbesondere Zirrhosen) noch eindrucksvoller werden, als es durch die Zahlen in den vorherigen Abschnitten demonstriert werden konnte. Die fließenden Übergänge

Tab. 10: Ergebnis verschiedener Diabetestests bei Patienten mit Leberzirrhose (Creutzfeldt, Frerichs und Kraft, 1967, ergänzt)

	Zahl der Leberzirrhotiker n	Alter (Jahre)	Patholog. Testergebnis n
I. Standard GTT (100 g Glukose oral) normal: Blutglukose < 180 mg/100 ml max. < 120 mg/100 ml nach 120 Min.	25	51	23
II. Conard-Test (0,33 g/kg Glukose i. v.) normal: $K_G > 1,1$	33	47	19
III. Tolbutamid-Test (1,0 g Tolbutamid i. v.) normal: Blutglukoseabfall > 20 % nach 20 oder 30 Minuten	45	49	14

zwischen manifestem und latentem Diabetes kamen jedoch bereits in den Tabellen 6 und 8 zum Ausdruck, weil die Zahlen von MÜTING et al. (1966), die auch latente Diabetiker berücksichtigt hatten, weit über den Ergebnissen anderer Autoren lagen. Die Situation ist letztlich ähnlich wie beim Fettsuchtproblem. Auch bei Fettsüchtigen ist die Glukosetoleranz in über 50 %/0 der Fälle pathologisch (s. S. 815), was als Beweis für die enge Beziehung zwischen Fettsucht und Diabetes angesehen wird.

2. Tolbutamidtest

Aus Tabelle 10 ist ersichtlich, daß der Tolbutamidtest deutlich seltener pathologisch ausfällt als die Glukosebelastungstests. Bei diesem Ergebnis ist zu berücksichtigen, daß wir in Abweichung zu UNGER und MADISON (1958) einen Tolbutamidtest noch als normal ansehen, wenn der Blutzuckerabfall nach 20 oder 30 Minuten mindestens 20 %/0 beträgt. Denn bei Leberzirrhotikern sinkt der Blutzucker im Gegensatz zum Gesunden infolge der beim Zirrhotiker bestehenden Insulinresistenz (s. unten) nach 20 Minuten häufig noch nicht ausreichend ab, sondern erreicht seinen tiefsten Wert erst nach 30 Minuten (CREUTZFELDT et al., 1967). Ob es auf Grund dieser Tatsache berechtigt ist, den Tolbutamidtest zur Charakterisierung einer hepatogenen Glukosetoleranzstörung (im Gegensatz zu einer insulären) heranzuziehen, wie es von FAJANS et al. (1961), KAPLAN (1961), CREUTZFELDT (1961a), CREUTZFELDT et al. (1962), MEHNERT et al. (1962), BONERA et al. (1964) und BERKOWITZ et al. (1966) empfohlen wurde, sei dahingestellt. v. OLDERSHAUSEN et al. (1965) sowie AVENARIUS (1968) sprechen sich gegen diese Möglichkeit aus, wobei sie allerdings die Auswertung nach UNGER und MADISON (1958) zugrunde legen. Die Frage ist für das hier zur Diskussion stehende Problem der Ursache der gestörten Glukosetoleranz des Leberzirrhotikers irrelevant, weil unsere Kenntnisse über die extrapankreatischen Wirkungen des Tolbutamid beim Menschen nicht ausreichen, um aus dem Ausfall des Tolbutamidtests Erkenntnisse über das Wesen der hepatogenen Glukosetoleranzstörung zu gewinnen.

3. Insulinbelastung

Die entscheidende Frage ist jedoch, ob es sich um eine pankreatische oder extrapankreatische Störung handelt. Der Nachweis, daß auch bei nichthämochromatotischen Leberzirrhosen das exokrine Pankreas häufig geschädigt ist (KIRSHBAUM UND SHURE, 1943; HERFORT, 1947; SEIFERT, 1951; BARR und SOMMER, 1957; CREUTZFELDT und WIDMANN, 1956; CREUTZFELDT, 1961 b), genügt zur Erklärung nicht, weil damit keine Inselbeteiligung bewiesen ist. Außerdem sind hepatogene Glukosetoleranzstörungen nicht auf Leberzirrhosen beschränkt, sondern auch bei Fettlebern und Hepatitis nachzuweisen, bei denen keine Pankreasschädigung vorliegt.

Ein weiterer Hinweis auf eine extrapankreatische Ursache ergibt sich aus der Beobachtung, daß bei Leberkranken die blutzuckersenkende Wirkung von exogenem Insulin herabgesetzt ist, im Vergleich zum Gesunden also eine relative Insulinresistenz vorliegt (BOLLER und ÜBERRACK, 1932; BRÜHL, 1939; ZIMMERMANN et al., 1950b; WAIFE et al., 1951; DANOWSKI et al., 1957; HED, 1958b; CREUTZFELDT, 1959; CREUTZFELDT et al., 1962). Abbildung 4 zeigt die deutlich verringerte Insulinwirkung bei Leberzirrhosen mit und ohne manifesten Diabetes, jeweils im Vergleich zu Lebergesunden. Bei Zirrhosen ohne manifesten Diabetes ist vor allem der initiale Insulineffekt abgeschwächt. Außerdem ist der Wiederanstieg des Blutzuckers verzögert (für die Gesamtgruppe nicht signifikant, für die Mehrzahl der Fälle aber auffällig). Dieser verzögerte Wiederanstieg läßt sich theoretisch auf zwei Wegen erklären. Einmal kann er Zeichen einer gestörten Gegenregulation infolge einer mangelhaften Glukoseabgabe seitens der Leber sein. MYERS (1950) fand mit Hilfe des Lebervenenkatheterismus bei Leberzirrhosen eine signifikant geringere Glukoseproduktion als bei Gesunden. Hierfür kann sowohl eine herabgesetzte Glukoneogenese als auch eine herabgesetzte Glykogenolyse verantwortlich sein. Eine gestörte Fähigkeit der erkrankten Leber zur Glykogenolyse kann auf Grund des vielfach beschriebenen mangelhaften Blutzuckeranstiegs nach Epinephrin (BRILL und FITZ-HIGH, 1928; LOEB et al., 1931; KINSELL et al., 1949; DANOWSKI et al., 1957) und Glukagon (KIBLER et al., 1952; van ITALLY und BENTLEY, 1955; CARSON und KOCH, 1955; DANOWSKI et al., 1957; LINKE, 1959) als gesichert gelten. Als Ursache hierfür kommt nach BONDY (1959) weniger ein herabgesetzter Glykogengehalt der einzelnen Leberzelle als die Verminderung der Gesamtzellzahl infolge der Bindegewebsvermehrung bei der Leberzirrhose in Frage.

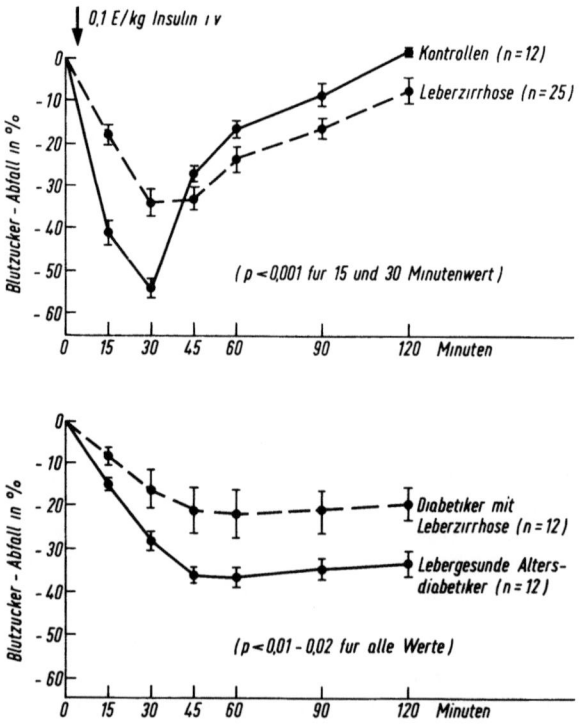

Abb. 4: Insulintoleranztest bei Nichtdiabetikern und Leberzirrhosen sowie Diabetikern mit und ohne Leberzirrhose (CREUTZFELDT, 1961b)

Eine andere Erklärung für den häufig zu beobachtenden verzögerten Wiederanstieg des Blutzuckers könnte sich aus einem verzögerten Insulinabbau oder einer verminderten Insulinfixierung in der geschädigten Leber ergeben. Denn MORTIMORE et al. (1959) sowie SAMOLS und RYDER (1961) haben nachgewiesen, daß die Leber 40 % des Plasmainsulins bei einer einzigen Passage aus dem Kreislauf entfernt, und TOMIZAWA und HALSEY (1959) konnten aus der Leber ein insulinabbauendes Enzym insolieren. In Übereinstimmung mit diesen experimentellen Ergebnissen fanden WALDHÄUSL und WEWALKA (1966), daß die Plasmainsulinspiegel nach einer intravenösen Insulininjektion bei Leberzirrhotikern stärker ansteigen und verzögert abfallen. Der verzögerte Wiederanstieg des Blutzuckers wäre dann nur Zeichen einer anhaltenden Insulinwirkung. Der mangelhafte initiale Blutzuckerabfall nach Insulingabe läßt sich damit aber nicht erklären und ist im Hinblick auf die Befunde von WALDHÄUSL und WEWALKA (1966) besonders paradox. Die relative Insulinunempfindlichkeit ist nicht charakteristisch für die Leberzirrhose, sondern läßt sich auch bei der Fettleber nachweisen. ZIMMERMANN et al. (1950b) sowie BEARN et al. (1951, 1952) fanden bei Diabetikern mit zunehmendem Fettgehalt im Leberpunktat eine Abnahme der Insulinempfindlichkeit.

4. Plasmainsulinspiegel

Mit dem Nachweis einer verminderten Insulinempfindlichkeit ist eine enge Parallele zur Fettsucht, also einer anderen zum Diabetes prädisponierenden Krankheit, gezogen. Seitdem es möglich ist, Insulinbestimmungen im Blut durchzuführen, konnte in zahlreichen Untersuchungen gezeigt werden, daß Fettsüchtige mit normaler und pathologischer Glukosetoleranz vor Manifestation eines Diabetes nach Glukosebelastung ungewöhnlich hohe Insulinwerte erreichen (YALOW und BERSON, 1960, KARAM et al., 1963; PERLEY und KIPNIS, 1966; MELANI et al., 1967; KREISBERG et al., 1967; BAGDADE et al., 1967; GRASSI et al., 1968; BOSHELL et al., 1968). Da der Blutzucker trotz dieser hohen Insulinwerte pathologisch ansteigt und verzögert abfällt, muß eine endogene Insulinresistenz beziehungsweise ein endogener Insulinantagonismus vorliegen, wodurch die Insulinwirkung in der Peripherie abgeschwächt ist. Als Ursache werden die bei der Fettsucht erhöhten Spiegel der freien Fettsäuren (UFS) diskutiert (GRASSI et al., 1968), die nach RANDLE et al. (1963) die Insulinwirkung an der Muskulatur hemmen. Ein Diabetes wird beim Fettsüchtigen erst manifest, wenn die B-Zellen zu einer gesteigerten Insulinsekretion nicht mehr fähig sind (ARKY und ABRAMSON, 1968).

Entsprechende Untersuchungen über die Insulinsekretion bei Patienten mit Leberzirrhose haben zu ähnlichen Ergebnissen wie bei der Fettsucht geführt. Übereinstimmend fanden MEGYESI, SAMOLS und MARKS (1967), FELBER, MAGNENAT und VANOTTI (1967), CREUTZFELDT, FRERICHS und KRAFT (1967) sowie SAMAAN und STONE (1967), daß die herabgesetzte orale Glukosetoleranz des Leberzirrhotikers nicht mit einer verminderten, sondern mit einer normalen oder sogar verstärkten Insulinsekretion einhergeht. Abbildung 5 zeigt unsere eigenen Ergebnisse über den Blutglukose- und Plasmainsulin (IRI)-Anstieg bei Gesunden und Leberzirrhotikern. Die Insulinwerte steigen bei Leberzirrhosen wesentlich stärker an und bleiben auch länger erhöht. Die höheren Werte lassen sich nicht allein durch den bei den Zirrhotikern durchschnittlich stärkeren Blutglukoseanstieg erklären. MEGYESI et al. (1967) zeigten nämlich, daß der gleiche erhöhte Insulinanstieg auch bei

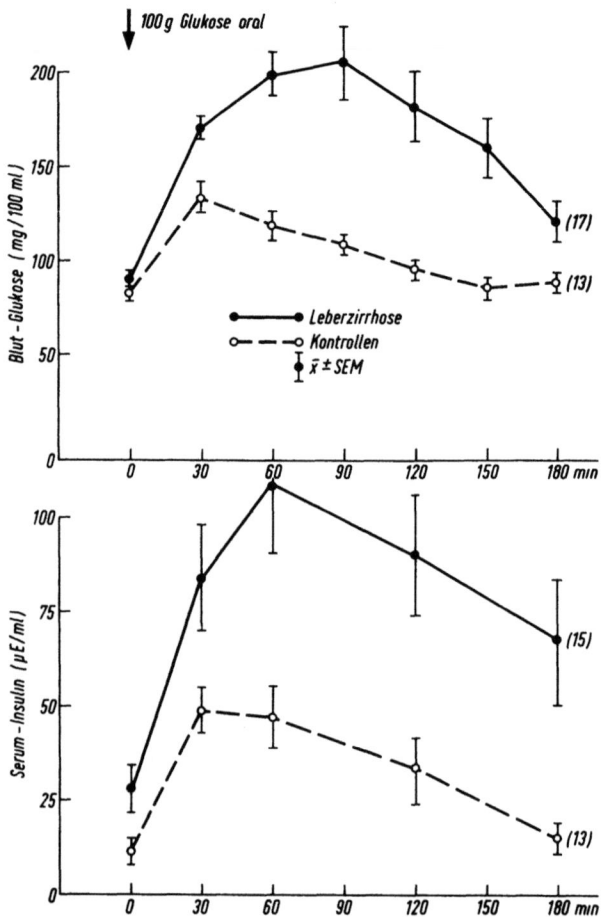

Abb. 5: Anstieg der Blutglukose (oben) und des immunologisch reagierenden Insulins (IRI) (unten) bei Gesunden und Leberzirrhotikern nach Gabe von 100 g Glukose oral (CREUTZ-FELDT et al., 1967, ergänzt)

Zirrhotikern mit normaler Glukosetoleranz auftritt und erst bei zunehmender Verschlechterung der Glukosetoleranz geringer wird, weil schließlich eine Dekompensation der B-Zellen einsetzt. Entsprechend ergab die Berechnung des insulinogenen Index nach SELTZER und SMITH (1959) als Indikator der Insulinreserve aus den Werten der Abbildung 5 bei Zirrhotikern zumindest 30 Minuten nach Glukosegabe einen signifikant größeren Wert als bei Gesunden. Auch beim intravenösen Glukosetoleranztest fanden MEGYESI et al. (1967) und wir selbst bei Zirrhotikern eine gesteigerte Insulinsekretion. Das gleiche ließ sich in unseren Untersuchungen beim intravenösen Tolbutamidtest nachweisen. Abbildung 6 demonstriert, daß trotz geringerer Blutglukosesenkung das Plasmainsulin nach Tolbutamidinjektion bei Leberzirrhotikern stärker ansteigt. Die Insulinproduktion und -sekretion ist also

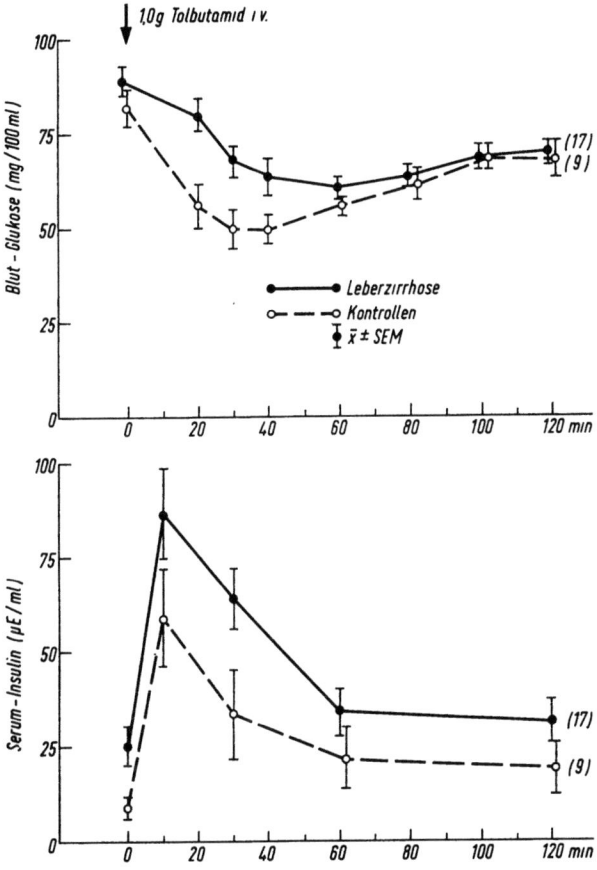

Abb. 6: Abfall der Blutglukose (oben) und Anstieg des immunologisch reagierenden Insulins (IRI) (unten) bei Gesunden und Leberzirrhotikern nach i. v.-Injektion von 1,0 g Tolbutamid (CREUTZFELDT et al., 1967, ergänzt)

trotz pathologischer Glukosetoleranz intakt. Ein gesundes B-Zellorgan kann einen erhöhten Insulinbedarf wahrscheinlich dauernd kompensieren. Bei einer Diabetesanlage kommt es jedoch zu einem Erliegen der Insulinsekretion und mit der abnehmenden Insulinsekretion zu einer progressiven Verschlechterung der Glukosetoleranz im Sinne eines schließlich manifesten Diabetes.

Was ist nun die Ursache der erhöhten Insulinwerte beim Zirrhotiker? Die einfachste Erklärung wäre, daß eine gesteigerte Insulinsekretion nur durch einen gestörten Insulinabbau vorgetäuscht wird (s. oben S. 835). Dieser kann Folge spontaner portocavaler Kurzschlüsse und/oder Folge einer Reduktion der Zahl der Leberzellen sein. Damit lägen etwas andere Verhältnisse als bei der Fettsucht vor, für die eine absolut vermehrte Insulinsekretion nach Glukose (PERLEY und KIPNIS, 1966; MELANI et al., 1967; BAGDADE et al., 1967), Tolbutamid (PERLEY und KIPNIS, 1966) und

Glukagon (BENEDETTI et al., 1967, MELANI et al., 1967) gesichert ist. Mit dieser Annahme ist aber noch nicht erklärt, daß gleichzeitig eine pathologische Hyperglykämie und keine Hypoglykämie besteht, was sich nur mit einer endogenen Insulinresistenz erklären läßt, die in guter Übereinstimmung mit der soeben besprochenen Unempfindlichkeit des Leberzirrhotikers gegenüber exogenem Insulin steht.

Theoretisch kann die Insulinwirkung an der Leber selbst, am Fettgewebe oder an der Muskulatur gehemmt sein. Im Hinblick auf die Leber wäre es möglich, daß die endogene Insulinresistenz Folge der mangelhaften Glukoseassimilation der geschädigten Leber beziehungsweise der quantitativen Reduktion intakter Leberzellen durch die Lebererkrankung ist, weil eine Insulinabhängigkeit der Glukoseaufnahme und Glukoseutilisation in der Leber als gesichert gelten kann (vgl. SÖLING: Die Insulinwirkung auf das Lebergewebe, Band I, S. 511). Durch erhöhte Plasmainsulinspiegel ist ein Ausfall von Leberparenchym natürlich nicht zu ersetzen, so daß eine vermehrte Insulinsekretion wirkungslos bleibt. Die erhöhten Insulinspiegel werden jedoch durch die erhöhten Blutglukosespiegel aufrecht erhalten, so daß eine permanente Mehrbelastung des B-Zellsystems und bei einer endogenen Minderwertigkeit desselben die Möglichkeit einer Dekompensation, also die Entwicklung eines progressiven Diabetes, gegeben ist. Für diese Deutung würden die Befunde von FORSHAM und THORN (1949) sowie SMITH et al. (1953) sprechen. Diese Autoren sahen bei Leberkranken nach Glukosegabe einen stärkeren Abfall des anorganischen Serumphosphats als bei lebergesunden Diabetikern und Gesunden. Das würde bestätigen, daß die Glukoseassimilation beim Leberkranken überwiegend in der Muskulatur stattfindet, weil anorganisches Phosphat zwar zur Glykolyse in der Muskulatur, nicht aber zum Glykogenaufbau in der Leber verbraucht wird. Gegen eine Erklärung der hepatischen Glukosetoleranzstörung durch verminderte Glukoseaufnahme in der Leber führen MEGYESI et al. (1967) an, daß in einer großen Zahl von Fällen auch die Nüchternblutzucker erhöht sind.

FELBER et al. (1967) verlegen die Ursache der Insulinresistenz und der hepatischen Glukosetoleranzstörung in die Muskulatur. In Analogie zur Fettsucht machen sie hierfür die bei Leberzirrhosen im Nüchternzustand erhöhten unveresterten Fettsäuren (UFS) verantwortlich. Eine UFS-Erhöhung wurde bei Leberzirrhosen verschiedentlich beschrieben (STORMONT et al., 1961; KOPETZ et al., 1965; FELBER et al., 1967). Nach Glukosegabe kommt es bei Leberzirrhotikern zu einem raschen Abfall der erhöhten UFS-Werte (FELBER et al., 1967). Wir konnten diese Beobachtung bestätigen. Abbildung 7 zeigt den Abfall der UFS und des Glyzerin nach oraler Gabe von 100 g Glukose. Beide Substanzen fallen bei Leberzirrhotikern noch eindrucksvoller ab als bei Gesunden. KOPETZ et al. (1965) sahen bei Leberzirrhosen einen gegenüber Gesunden gesteigerten Abfall von UFS und Glyzerin auch nach i.v.-Gabe von Glukose oder Tolbutamid. Damit ist zunächst bewiesen, daß die antilipolytische Insulinwirkung am Fettgewebe bei Leberzirrhose nicht gestört ist, weil der gleichzeitige Glyzerinabfall eindeutig für einen Insulineffekt im Sinne der Lipolysehemmung am Fettgewebe spricht. Die gestörte Glukosetoleranz kann daher nicht ins Fettgewebe lokalisiert werden. Problematisch ist wegen des raschen Abfalls der UFS nach Glukosegabe aber auch die von FELBER et al. (1967) in Analogie zur Fettsucht gegebene Erklärung des pathologischen Glukoseanstiegs mit einer Hemmung der Glukoseaufnahme in der Muskulatur durch die erhöhten UFS nach der Vorstellung von RANDLE et al. (1963). Denn trotz bereits normalisierter UFS-Werte sind Glukose und Insulin im Plasma noch erhöht. Dieser rasche Abfall der UFS-Werte spricht auch gegen die theoretische Möglichkeit, daß die erhöhten Insulinwerte bei der Leberzirrhose Folge einer Insulinsekretionsstimulierung durch die UFS selbst sind, wie sie von GREENOUGH et al. (1967) durch Fettsäureinfusionen beim Hund nachgewiesen wurde.

Eine Störung der Glukoseutilisation in der Muskulatur beim Leberzirrhotiker könnte weiterhin erklärt werden durch Abnahme des von LANG et al. (1954) postulierten Leberfaktors, der die Insulinwirkung auf die periphere Glukoseutilisation verstärkt (s. oben S. 809). Über die Natur dieses Leberfaktors sind allerdings bis heute keine Einzelheiten bekannt.

Eine andere Interpretation ergibt sich aus der von SAMAAN und STONE (1967) mitgeteilten Beobachtung, daß Leberzirrhotiker gegenüber Gesunden signifikant erhöhte Plasmaspiegel von Wachstumshormon (STH) haben. Außerdem fehlte bei

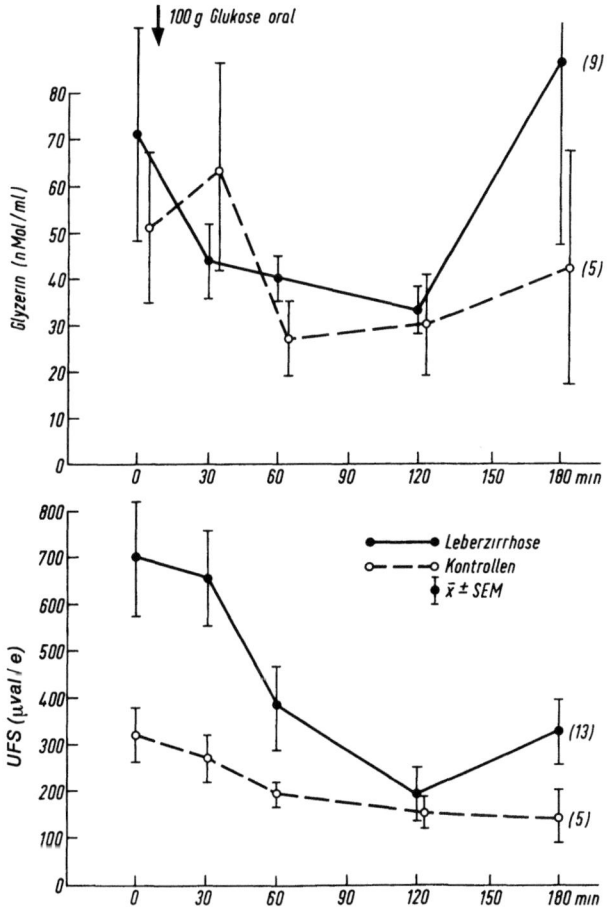

Abb. 7: Abfall des Plasma-Glyzerins (oben) und der freien Fettsäuren (UFS) (unten) bei Gesunden und Patienten mit Leberzirrhose nach Gabe von 100 g Glukose oral

Patienten mit Leberzirrhose nach Glukosegabe der für Gesunde charakteristische Abfall des STH auf immunologisch nicht mehr meßbare Werte, es kam im Gegenteil häufig zu einem paradoxen Anstieg. Theoretisch kann der erhöhte STH-Spiegel (wie bei der Akromegalie) für den peripheren Insulinantogonismus der Leberzirrhotiker verantwortlich sein.

Schließlich muß die Möglichkeit diskutiert werden, daß das bei Leberzirrhosen immunologisch im Plasma gemessene Insulin biologisch nicht voll aktiv ist. Beweise für diese theoretische Möglichkeit gibt es nicht. Die apodiktische Aussage, daß alles immunologisch meßbare Insulin auch biologisch voll aktiv ist (BERSON und YALOW, 1965), kann seit der Entdeckung des Proinsulin, das trotz immunologischer Reaktion nur geringe biologische Aktivität hat, durch STEINER (1967) nicht mehr aufrecht erhalten werden. Einige Befunde könnten als Hinweis darauf gewertet werden, daß bei Patienten mit Leberzirrhose das Insulin im Plasma in einer biologisch weniger aktiven Form vorliegt. Bereits SAMAAN et al. (1962) stellten fest, daß die sogenannte „atypical ILA" (nicht durch Antiinsulin-Serum hemmbare insulinähnliche Aktivität) bei Patienten mit Leberzirrhose auffällig niedrig ist und im Gegensatz zur „typical ILA" auch nach Glukosegabe nicht ansteigt. Sie erklären diesen Befund mit der Annahme, daß die in der Leber stattfindende Umwandlung von typischer in atypische ILA bei Leberzirrhosen gestört ist. MUCCI et al. (1967) fanden bei Leberzirrhotikern ungewöhnlich niedrige ILA-Werte und nur einen geringen Anstieg der ILA nach Glukose oder Tolbutamid. WALDHÄUSL und WEWALKA (1966) injizierten Insulin bei Leberzirrhotikern und Gesunden und bestimmten anschließend das immunologisch reagierende Insulin (IRI) sowie die insulinähnliche Aktivität am Fettgewebe (ILA). Während die IRI bei Leberzirrhotikern signifikant höher als bei Gesunden anstieg, waren die ILA-Werte bei den Leberkranken jedoch nicht höher als bei Gesunden. Diese Beobachtungen lassen es denkbar erscheinen, daß bei Zirrhosekranken Insulin fester im Plasma gebunden wird und damit an biologischer Aktivität verliert. Über die Art dieser abnormen Plasmabindung ist nichts bekannt.

Zusammenfassend ergibt sich, daß bei Patienten mit Leberzirrhose ohne manifesten Diabetes die üblichen Diabetestests in einem sehr hohen Prozentsatz pathologisch ausfallen. In absteigender Häufigkeit gilt das für den oralen Glukosetoleranztest, den K_G-Wert und den i.v. Tolbutamidtest. Bei intravenöser Insulinbelastung findet sich als Zeichen einer Insulinresistenz eine gegenüber Gesunden signifikant geringere initiale Blutzuckersenkung und häufig zusätzlich ein verzögerter Wiederanstieg des Blutzuckers. Dieser Resistenz gegenüber exogenem Insulin entspricht eine endogene Insulinresistenz, die sich durch abnorm hohe Plasmainsulinanstiege nach oraler und intravenöser Glukosegabe sowie nach i.v. Injektion von Tolbutamid zeigt. Ob die erhöhten Plasmainsulinspiegel lediglich Folge eines geringeren Insulinabbaus in der Leber sind, ist nicht entschieden. Als Ursache der endogenen Insulinresistenz kommt die zahlenmäßige Reduktion glukoseutilisierender Leberzellen oder eine verminderte Glukoseutilisation in der Muskulatur infolge erhöhter UFS-Werte, infolge Reduktion eines die Insulinwirkung potenzierenden Leberfaktors oder infolge des bei Leberzirrhotikern erhöht gefundenen STH-Spiegels in Frage. Schließlich besteht auch die Möglichkeit, daß bei der Leberzirrhose eine abnorme Plasmabindung des Insulins vorliegt, wodurch seine biologische Aktivität vermindert wird.

E. Zur Frage des hepatogenen Diabetes (Naunyn's „Leberdiabetes")

In den vorausgehenden Abschnitten wurde gezeigt, daß sich die erhöhte Koinzidenz von Diabetes mellitus mit verschiedenen Lebererkrankungen (Hepatitis, Cholelithiasis, Fettleber und Leberzirrhose) mit anderen Ursachen als dem Diabetes selbst erklären läßt, daß es also keine spezifische diabetische Hepatopathie gibt. Speziell für die Leberzirrhose als der wichtigsten Folgeerkrankung zahlreicher die Leber treffender Noxen wurde nachgewiesen, daß in der Mehrzahl der Fälle von Leberzirrhose und Diabetes nicht der Diabetes, sondern die Lebererkrankung als erste Krankheit anzusehen war. Die erhöhte Koinzidenz fand also ihre Erklärung in der Tatsache, daß sich auf dem Boden einer schweren Lebererkrankung ein Diabetes entwickelte. Pathogenetisch liegt dieser Diabetesentstehung eine verminderte Insulinempfindlichkeit (relative Insulinresistenz) zugrunde, die entweder auf einer Reduktion glukoseutilisierender Leberzellen oder einer verminderten Insulinansprechbarkeit der Muskulatur beruht. Auch eine abnorme Plasmabindung des Insulins mit konsekutiver Abnahme seiner biologischen Aktivität wurde diskutiert. Diese verminderte Insulinwirkung führt zu einer Abnahme der Glukosetoleranz. Ein Anstieg der Blutglukose stellt den physiologischen Stimulus für die Insulinsekretion dar. Das B-Zellsystem des Leberkranken ist damit einer dauernd erhöhten Belastung ausgesetzt. Bei einer endogenen Minderwertigkeit der B-Zellen, wie sie wahrscheinlich dem genuinen Diabetes des Menschen zugrunde liegt, kann die erhöhte Insulinproduktion nicht lange aufrecht erhalten werden. Infolgedessen kommt es zu einer progressiven Verschlechterung der Glukosetoleranz und schließlich zum manifesten Diabetes mit Dauerhyperglykämie und Glukosurie. Nur ein Teil der Patienten erlebt dieses Stadium, weil ihr Schicksal von der im Vordergrund stehenden Leberkrankheit bestimmt wird. Die Verhältnisse liegen in vieler Hinsicht ähnlich wie bei der Fettsucht, was anhand zahlreicher Parallelen aufgezeigt wurde. Die absolute Häufigkeit der Koinzidenz von Diabetes und Leberzirrhose hängt davon ab, wie man einen Diabetes mellitus definiert. Bezeichnet man jede pathologische Glukosetoleranz bereits als Diabetes („latent", „chemical"), so liegt bei über der Hälfte der Patienten mit Leberzirrhose ein Diabetes vor. Von hepatologischer Seite wurde diese Tatsache nur insofern berücksichtigt, als eine pathologische Glukosetoleranz als Symptom der Leberzirrhose registriert wird (SHERLOCK, 1963), das in der Tat selten von klinischer Bedeutung ist, weil nur in 10–15 % der Fälle von Leberzirrhose Dauerhyperglykämien und Glukosurien auftreten, die behandlungsbedürftig sind. Die Tatsache, daß selbst der manifeste hepatogene Diabetes in der Regel leicht ist und daß bei den Kranken im Vordergrund des klinischen Bildes und der klinischen Problematik die Leberkrankheit steht, hat dazu geführt, daß den Phänomenen von diabetologischer Seite keine große Bedeutung beigemessen wurde. Die heute mögliche Analyse der pathogenetischen Zusammenhänge, insbesondere der Nachweis einer Insulinresistenz und einer abnormen Insulinsekretion, stellt den hepatogenen Diabetes jedoch an die Seite der Fettsucht, also einer anderen zum Diabetes prädisponierenden, freilich wesentlich häufigeren und daher praktisch bedeutungsvolleren Krankheit.

Damit findet sich die 70 Jahre alte Ansicht von NAUNYN bestätigt, in dessen Monographien über den Diabetes mellitus (1898, 1906) sich ein umfangreiches Kapitel über „Glykosurie und Diabetes durch Insulte und Krankheiten der Leber" findet. NAUNYN beobachtete in einem Viertel seiner Patienten mit Diabetes Erkrankungen der Leber, meist Leberzirrhosen. Er nahm an, daß die Leber Ursache des Diabetes sei, weil sie eine anerkannte Rolle im Zuckerstoffwechsel spiele und das Pankreas bei seinen Patienten bei der Sektion gesund war. Interessant im Hinblick auf die oben herausgearbeiteten Gesichtspunkte ist, daß NAUNYN seinen „Leberdiabetes" vorwiegend bei Männern fand (unter 109 Fällen waren nur 10 Frauen), daß der Diabetes dieser Fälle überwiegend leicht war, daß nur sehr selten Azidosen auftraten und daß der „Leberdiabetes" vorwiegend bei gutsituierten Alkoholikern auftrat und bei zunehmender Kachexie oder bei Ausheilung der Leberkrankheit wieder verschwinden konnte.

Die klinischen Beobachtungen von NAUNYN über den Leberdiabetes haben somit noch heute Gültigkeit. Die Häufigkeit einer pathologischen Glukosetoleranz bei Leberzirrhosen, die vom Hepatologen als unbedeutendes Symptom der Lebererkrankung gewertet wird, ist für die Theorie des Diabetes bedeutungsvoll, weil sie ein weiteres Beispiel einer Diabetesmanifestation durch einen endogenen Insulinantagonismus darstellt.

Von praktischem Interesse ist in diesem Zusammenhang die Beobachtung, daß Patienten mit einer Leberzirrhose unter einer Glukokortikoidtherapie häufiger einen Steroiddiabetes entwickeln als Patienten ohne Lebererkrankung. Wir selbst beobachteten einen manifesten Steroiddiabetes unter 96 Patienten mit Leberzirrhose in 12,5 % (CREUTZFELDT, 1961 b). DE GROOTE et al. (1967) behandelten 100 Patienten mit chronischer Hepatitis oder Leberzirrhose, von denen 11 % bereits einen manifesten Diabetes hatten mit Glukokortikoiden. Bei den 89 nichtdiabetischen Leberkranken trat in 17 % ein Steroiddiabetes auf. In beiden Beobachtungsserien blieb der Diabetes nach Absetzen der Steroide nur in wenigen Fällen bestehen. Die Komplikation ist also gutartig und beweist lediglich die Labilität des Kohlenhydratstoffwechsels, d. h. die Überlastung des B-Zellsystems beim Leberkranken.

VII. Spontanhypoglykämien bei Lebererkrankungen

In einigen Diabeteslehrbüchern wird dem Phänomen der Spontanhypoglykämie bei Lebererkrankungen mehr Raum zugestanden als dem entgegengesetzten Phänomen, der hepatogenen Glukosetoleranzstörung, also dem Leberdiabetes, der soeben ausführlich besprochen wurde. Das mag daran liegen, daß seit den Untersuchungen von MANN und MAGATH (1922, 1923) eindeutig bewiesen ist, daß nach Leberexstirpation beim gesunden und diabetischen Hund ein steiler Blutzuckerabfall einsetzt (s. S. 808). Eine der Leberexstirpation vergleichbare Reduktion des Leberparenchyms tritt jedoch bei Lebererkrankungen extrem selten (meist nur terminal) auf. Entsprechend gibt es nur kasuistische Mitteilungen über Hypoglykämien bei Lebererkrankungen.

Serienuntersuchungen bei Patienten mit Virushepatitis (TEICHMAN und HOFMANN, 1957) und Leberzirrhose (ZIMMERMANN et al., 1953) ergaben keine signifikante Erniedrigung des Blutzuckers. Lediglich bei der fulminanten Hepatitis (akute Lebernekrose) wurden terminale Hypoglykämien beschrieben (MOORE et al., 1934; LUCKE und MALLORY, 1946; MARKS, CLIFFORD und ROSE, 1965; SAMSON et al., 1967). TOMLINSON (1955) beschrieb eine tödliche Hypoglykämie bei einer fulminanten Hepatitis, die histologisch lediglich eine Verfettung der Leberzellen zeigte.

Auch beim Kwashiorkor wurden Hypoglykämien beobachtet (WATERLOW, 1948). Nach toxischer Lebernekrose kann es im Endstadium zu Hypoglykämien kommen (MCINTOSCH, 1927; CROSS und BLACKFORD, 1930), was von der Phosphor- und Pilzvergiftung (Ammanita phalloides) ja auch im Tierversuch bekannt ist. Einzelfälle von Hypoglykämien wurden auch bei Cholangitis beobachtet (CONN et al., 1938; MCFADZEAN und YOUNG, 1965). SAMSON et al. (1967) vermuten, daß neben der verminderten Glukoseproduktion durch den Leberzellausfall auch die Störung des Insulinabbaues in der Leber für die Hypoglykämie verantwortlich ist, weil ihr Patient erhöhte Plasmainsulinspiegel aufwies. Lediglich beim Leberkarzinom kommt es häufiger zu Hypoglykämien (NADLER und WOLFFER, 1929; CRAWFORD, 1931; THOMPSON und HILFREY, 1952; MCFADZEAN und TSE, 1956; LANDAU et al., 1962; BECKER et al., 1963). Hierbei ist jedoch einzuwenden, daß diese Hypoglykämien bei Lebertumoren weniger Folge eines Ausfalls von Lebergewebe als direkte Folge der Tumoren sein können, weil inzwischen zahlreiche Fälle von Tumorhypoglykämie bei extrapankreatischen Tumoren beschrieben wurden (UNGER, 1966), bei denen ein gesteigerter Glukoseverbrauch durch den Tumor (MCFADZEAN und TSE, 1956; AUGUST und HIATT, 1958; PERKOFF und SIMONS, 1963; NISSAN et al., 1968) oder eine Hemmung der Glukoneogenese in der Leber infolge einer von den Tumoren gebildeten unbekannten Substanz (BUTTERFIELD et al., 1960; LANDAU et al., 1962; SILVERSTEIN et al., 1966; JACOB et al., 1967) vermutet beziehungsweise nachgewiesen wurde.

Auch bei der sogenannten *Alkoholhypoglykämie* liegt eine Form der hepatischen Hypoglykämie vor. In der Regel tritt diese bei Alkoholikern 6–36 Stunden nach Alkoholexzessen auf, wenn eine ungenügende Nahrungszufuhr stattgefunden hat. Dabei handelt es sich um eine Hemmung der Glukoneogenese in der Leber, wahrscheinlich infolge Verschiebung des $NADH_2/NAD$-Quotienten durch die Alkoholoxydation in der Leberzelle zu Azetaldehyd und Azetat (FIELD et al., 1963; FREINKEL et al., 1963, 1965; LOCHNER et al., 1967; MADISON et al., 1967; KREISBERG, 1967). Im Zusammenhang mit unserer Fragestellung ist von besonderem Interesse, daß die Alkoholhypoglykämie ein rein biochemisches Problem darstellt und nicht an eine morphologische Leberschädigung gebunden ist. Sie läßt sich nicht nur bei Alkoholikern, sondern auch bei Gesunden auslösen. HED und NYGREN (1968) konnten sogar nachweisen, daß Alkoholhypoglykämien experimentell bei Lebergesunden regelmäßig und bei Alkoholikern nur dann auszulösen waren, wenn keine schwere alkoholische Leberschädigung vorlag. Die Mehrzahl der Alkoholiker mit fehlendem oder nur geringem Ansprechen auf die hypoglykämische Wirkung des Alkohols hatte eine diabetische Glukosetoleranzkurve infolge alkoholischer Leberzirrhose. Somit ist die Gefahr einer Alkoholhypoglykämie beim Leberzirrhotiker geringer als bei Patienten mit noch normaler Leber.

Immer wieder wird in der Literatur auf das Phänomen der „Besserung" oder „Heilung" eines bestehenden Diabetes durch eine hinzukommende Lebererkrankung hingewiesen. Dieses als MANN-MAGATH-Phänomen beim Menschen bezeichnete und scheinbar im Widerspruch zum oben entwickelten Konzept eines hepatogenen Diabetes stehende Ereignis ist in Wirklichkeit extrem selten. Im Verlaufe einer Hepatitis kommt es mit Ausnahme der akuten Lebernekrose nicht zur Toleranzverbesserung bei einem bestehenden Diabetes (s. S. 811). Diabetes-„Heilungen" oder -„Besserungen" durch eine Leberzirrhose wurden erstmalig von QUINCKE (1876) sowie CLAUDE BERNARD (1877) beschrieben. Seitdem sind wenig mehr als

20 einschlägige Beobachtungen in der Literatur mitgeteilt. Sie wurden größtenteils von F. M. MEYTHALER (1957) zusammengestellt. Die eindrucksvollsten Krankengeschichten finden sich bei BORDLEY (1930), STRIECK (1936), LÖHR (1953), CAROLI et al. (1953) und DALLA VOLTA (1954). Auffällig ist, daß es sich in allen Fällen um Endstadien von Zirrhosen handelte, bei denen eine allgemeine Kachexie mit stark reduzierter Nahrungsaufnahme vorlag. Man muß daher bedenken, daß scheinbare Besserungen eines Diabetes auch bei der Karzinomkachexie von Diabetikern zu beobachten sind. Das Phänomen bedarf daher keiner besonderen Erklärung und widerlegt nicht das Konzept des hepatogenen Diabetes. Die von CAROLI et al. (1953) beschriebene Inselhyperplasie in einem derartigen Fall sollte Anlaß zu weiteren morphologischen Untersuchungen sein, weil sie in guter Übereinstimmung zur gesteigerten Insulinsekretion bei der Leberzirrhose steht.

Zusammenfassend ergibt sich, daß Hypoglykämien bei Leberkranken sehr selten sind und in der Regel nur im Endstadium von schweren, mit hochgradigem Parenchymverlust einhergehenden Lebererkrankungen beobachtet werden. In diesen seltenen Fällen liegt eine Situation wie bei der experimentellen Leberexstirpation vor. Die Tatsache, daß bei Lebertumoren häufiger Hypoglykämien als bei anderen Lebererkrankungen beobachtet wurden, findet ihre Erklärung nicht in dem durch die Tumoren verursachten Ausfall von Lebergewebe, sondern in einer durch den Tumor selbst verursachten Hypoglykämie, wie sie neuerdings mehrfach bei extrapankreatischen Tumoren beobachtet wurde. Die Alkoholhypoglykämie ist ein biochemisches Problem und nicht an eine alkoholbedingte Leberschädigung gebunden. Sie tritt sogar bei Leberzirrhosen infolge der diabetischen Stoffwechsellage seltener auf oder läßt sich überhaupt nicht auslösen. Diabetesbesserungen durch eine hinzukommende Lebererkrankung, insbesondere eine Leberzirrhose, sind extrem selten. Sie wurden nur im kachektischen Endstadium von Leberzirrhosen beobachtet und sind der scheinbaren Toleranzverbesserung bei Tumorkachexie vergleichbar.

VIII. Zur Frage diabetesspezifischer Leberveränderungen beim genuinen Diabetes des Menschen

A. Leberzellverfettung

In Übereinstimmung mit der oben (S. 821) vertretenen und näher begründeten Ansicht, daß die Häufung von Fettlebern beim Altersdiabetes nicht Folge der diabetischen Stoffwechselstörung, sondern der für den Altersdiabetes typischen Fettsucht ist, lassen sich keine besonderen Charakteristika der sogenannten diabetischen Fettleber hinsichtlich des Verfettungstyps oder sonstiger zytoplasmatischer Veränderungen nachweisen (TAKAC et al., 1965; THALER, 1966). Das gilt auch für den elektronenoptischen Befund, der lediglich Verdrängungen der zytoplasmatischen Strukturen erkennen läßt (TAKAC et al., 1965). Hierin besteht ein eindeutiger Unterschied zur toxischen Verfettung, etwa nach Alkohol oder der Cholinmangelfettleber der Ratte, bei der es zu Mitochondrienschwellungen und Riesenmitochondrien kommt, die mit den Mallory-bodies identisch sein sollen (SCHAFFNER et al., 1963; HARTROFT und PORTA, 1964; KISSLING et al., 1964). Eisenablagerungen werden in Fettlebern bei Diabetikern im Gegensatz zur Alkoholfettleber selten gefunden (KALK, 1965; ROBBERS et al., 1968). Das gleiche gilt für die zellulären Reaktionen im Sinne der Fettleberhepatitis (THALER, 1966). Das histologische Bild der Fettleber beim Altersdiabetes ist also uncharakteristisch und entspricht dem Bild der Mastfettleber (TAKAC et al., 1965).

B. Glykogengehalt der Leber. Glykogenkerne

1. Leberglykogengehalt

Entgegen älteren Ansichten wissen wir heute, daß die Diabetikerleber reichlich Glykogen enthalten kann. Das wurde mit chemischen und histochemischen Methoden an Leichenlebern (POPPER und WOZASEK, 1931; VALLANCE-OWEN, 1952) und bioptisch (HILDES et al., 1949; BONDY et al., 1949; BERINGER, 1949, 1950; BOGOCH et al., 1955; DOBRZANSKI, 1963) nachgewiesen. Der Leberglykogengehalt steht in keiner Beziehung zum Nüchternblutzucker, Diabetestyp und Ausmaß der Ketose (HILDES et al., 1949; BONDY et al., 1949; BERINGER, 1949, 1950). Korrelationen zwischen Fett- und Glykogengehalt bestehen nicht (HILDES et al., 1949; BERINGER, 1950; BOGOCH et al., 1955). Besonders glykogenreiche Lebern sind bei unstabilen („brittle") Diabetikern (besonders Kindern) beschrieben worden, bei denen schließlich eine Hepatomegalie und Hypoglykämieneigung besteht (EVANS et al., 1955; MIDDLETON und HOCKADAY, 1965; MANDERSON et al., 1968). Hierbei handelt es sich offensichtlich um einen Zustand, der Beziehungen zum sogenannten MAURIAC-Syndrom hat (MAURIAC, 1930; WERNER, 1941; WINDORFER, 1951, 1953; WENDEROTH, 1952; HALLER, 1953). Dieses bei Kindern oder jugendlichen Diabetikern in seltenen Fällen auftretende Syndrom ist gekennzeichnet durch enorme Lebervergrößerung, Minderwuchs und Hypoglykämieneigung. Die verschiedentlich geäußerte Vermutung, daß es sich hierbei um eine der Glykogenose verwandte Störung handelt (WINDORFER, 1953; WAGNER, 1965), konnte durch genaue Analyse der Glykogenstruktur und der für die Glykogenosen verantwortlichen Enzyme in einschlägigen Fällen jedoch nicht bestätigt werden (MANDERSON et al., 1968). Mit großer Wahrscheinlichkeit handelt es sich lediglich um die Folge einer chronischen Überinsulinisierung, insbesondere mit Altinsulin (MIDDLETON und HOCKADAY, 1965; MANDERSON et al., 1968).

Eine besondere Form abnormer Glykogenspeicherung mit Hepatomegalie wurde in seltenen Fällen nach intensiver Insulintherapie einer diabetischen Azidose beschrieben (BRIAN et al., 1937; STETSON und OHLER, 1937; FRIEDMAN, 1940; BRONSTEIN et al., 1959). In dem Fall von BRONSTEIN et al. (1959) war sogar ein akuter Aszites aufgetreten, der sich zusammen mit der Hepatomegalie nach 10 Tagen wieder zurückbildete.

2. Glykogenkerne

Eine umfangreiche Literatur existiert zu der Frage, wie weit die sogenannten Glykogenkerne, die im formolfixierten Präparat als Lochkerne imponieren, eine für den Diabetes spezifische Erscheinung sind. Seit der Erstbeschreibung von Glykogenkernen durch EHRLICH (1883) sind zahlreiche Arbeiten zu diesem Thema erschienen (z. B. CHIPPS und DUFF, 1942; ZIMMERMANN et al., 1950a; LORENZ, 1954). KAUTZSCH (1963) warnt davor, bei jedem Lochkern eine Glykogenablagerung anzunehmen. Offensichtlich besteht eine reziproke Beziehung zwischen zytoplasmatischem und Kern-Glykogen insofern als sich bei reichlich Glykogen im Zytoplasma kein Kernglykogen (und umgekehrt) findet (WARREN und LE COMPTE, 1966; BOGOCH et al., 1955). LORENZ (1954) lehnt eine solche Beziehung ab. Im einzelnen ist der Entstehungsmechanismus des Kernglykogens jedoch ungeklärt.

Elektronenoptische Studien an Glykogenkernen von drei Diabetikern ergaben, daß in allen Fällen zusätzlich zum abgelagerten Kernglykogen ein dichter glykogengefüllter kleiner Körper im Zellkern nachgewiesen werden kann (CARAMIA et al., 1968). Die Ultrastruktur des Kernglykogens unterscheidet sich von der des Glykogens im Zytoplasma der Leberzellen und ähnelt der Struktur des Skelettmuskelglykogens, so daß eine Synthese im Zellkern selbst angenommen wird (REVEL et al., 1960).

Es besteht weitgehend Einigkeit darüber, daß bei völlig Gesunden kein Kernglykogen vorkommt (LORENZ, 1954; SHERLOCK, 1963). POPPER (1968) betont allerdings, daß Blasenkerne bei gesunden Jugendlichen häufig sind. Unter 140 Fällen mit Glykogenkernen fanden CHIPPS und DUFF (1942) 23 % Diabetiker. Die zweithäufigste, mit Glykogenkernen einhergehende Krankheit waren eitrige Entzündungen. LORENZ (1954) fand in einem großen Biopsiematerial bei Diabetikern in 84 %, bei Tuberkulose in 63 %, bei Leberzirrhosen in 47 % und bei aktiver Hepatitis in 32 % Blasenkerne.

Von einer Spezifität der Glykogenkerne für den Diabetes kann daher nicht die Rede sein, obwohl der Befund bei Diabetikern häufig ist (63 % der Diabetiker von KAUTZSCH, 1963, und 75 % der Diabetiker mit Fettleber von ROBBERS et al., 1968, hatten Glykogenkerne). Sehr unterschiedlich sind die Angaben über Beziehungen zwischen Auftreten von Glykogenkernen und Stoffwechsellage beziehungsweise Typ des Diabetes. Während ZIMMERMANN et al. (1950 a) sowie POPPER und SCHAFFNER (1961) eine Zunahme der Zahl der Glykogenkerne mit Anstieg des Blutzuckers beschrieben, lehnen andere Autoren eine Beziehung zwischen Häufigkeit und Blutzuckerhöhe ab (CHIPPS und DUFF, 1942; BOGOCH et al., 1955). KAUTZSCH (1963) fand Glykogenkerne bei allen Formen des Diabetes und in allen Altersklassen, BAIER et al. (1965) sahen sie nur bei Altersdiabetikern und nicht bei Jugendlichen. KALK (1959, 1965) schließlich, der Glykogenkerne bei jugendlichen und Alters-Diabetikern fand, die Kombination von Fettleber und Glykogenkernen aber nur beim Altersdiabetiker, hält das gemeinsame Vorkommen von Fettleber und Lochkernen für so charakteristisch, daß es die Diagnose einer diabetischen Fettleber (auch bei noch normaler oder nur gering pathologischer Glukosetoleranz) gestatte. Angesichts der widersprechenden Befunde der oben zitierten Autoren und der Häufigkeit von Glykogenkernen bei nichtdiabetischen Erkrankungen überrascht diese Aussage. Nach unseren Erfahrungen ist die Kombination mit Glykogenkernen eher für die Fettleber des Adipösen charakteristisch.

C. Veränderungen des Enzymmusters der Leber

Trotz zahlreicher biochemischer Untersuchungen über das Verhalten der Leberenzyme beim experimentellen Diabetes mit und ohne Insulintherapie (vgl. dieses Handbuch, Band I, S. 513) sind Untersuchungen über Veränderungen des Leberenzymmusters beim menschlichen Diabetes bisher spärlich. Die bisher gefundenen Ergebnisse stimmen mit den tierexperimentellen Daten weitgehend überein, soweit vergleichbare Stoffwechsel- und Testbedingungen vorlagen. Übereinstimmend wurde ein Aktivitätsanstieg der Glukose-6-Phosphatase beim unbehandelten Diabetes festgestellt (PATRICK und TULLOCH, 1957; EGELI und ALP, 1958; WALLENFELS et al., 1959). Auch bei Bestimmung zahlreicher anderer Enzyme im Bereich der Glykolyse, des Pentosephosphatzyklus und des Trikarbonsäurezyklus wurden Aktivitätsänderungen verschiedener Enzyme festgestellt (WALLENFELS et al., 1959; PATRICK und TULLOCH, 1959; SCHMIDT und SCHMIDT, 1963). Die gefundenen Aktivitätsanstiege können als Ausdruck eines auf Glukoneogenese und Glukoseausstoß gerichteten Substratflusses betrachtet werden (SCHMIDT und SCHMIDT, 1963). Unter Behandlung mit Insulin oder Sulfonylharnstoffen näherten sich die Enzymaktivitäten wieder der Norm (PATRICK und TULLOCH, 1957; WALLENFELS et al., 1959; SCHMIDT und SCHMIDT, 1963). Über die Aktivität der Hexokinase als dem Schlüsselenzym der Glukoseaufnahme durch die Leber liegen widersprüchliche Ergebnisse vor (WALLENFELS et al., 1959; SCHMIDT und SCHMIDT, 1963; FERRIS, 1964), was methodische Gründe haben dürfte, zumal mit den benutzten Enzymtests nicht nur die spezifische Glukokinase, sondern eine unspezifische Hexokinase gemessen wurde.

In neueren Untersuchungen fanden WILLMS et al. (1970) bei unbehandelten Altersdiabetikern eine erhöhte und bei unbehandelten jugendlichen Diabetikern eine verminderte Aktivität sowohl der spezifischen Glukokinase als auch der unspezifischen Hexokinase. Die Fruktose-1,6-Diphosphatase und die Glukose-6-Phosphatase waren beim unbehandelten Alters- und jugendlichen Diabetes erhöht, und zwar die Glukose-6-Phosphatase bei jugendlichen Diabetikern stärker als bei Altersdiabetikern.

Zusammenfassend ergibt sich, daß hinsichtlich der morphologischen Beschaffenheit der Leberzellverfettung bei der Fettleber des Diabetikers keine Spezifität besteht, sie ist jedoch von der alkoholbedingten Verfettung zu unterscheiden. Der Glykogengehalt der Diabetikerleber ist uncharakteristisch. Bei überinsulinisierten labilen Diabetikern kann es besonders im Kindesalter zu abnorm starken Glykogeneinlagerungen in der Leber kommen. Die sogenannten Glykogenkerne finden sich häufig bei Diabetikern. Sie sind jedoch bei anderen Erkrankungen ebenfalls anzutreffen, so daß sie nicht als spezifisch für den Diabetes anzusehen sind. Sichere Korrelationen zum Diabetestyp und zur Stoffwechsellage bestehen nicht. Die bisher vorliegenden spärlichen Untersuchungen über das Enzymmuster der Diabetikerleber haben Veränderungen zahlreicher Enzyme ergeben, die einer gesteigerten Glukoneogenese entsprechen. Die spezifische Glukokinase scheint beim unbehandelten jugendlichen, nicht jedoch beim Alters-Diabetiker vermindert zu sein. Die Glukose-6-Phosphatase-Aktivität ist beim unbehandelten jugendlichen Diabetiker stärker als beim Altersdiabetiker erhöht.

IX. Zusammenfassung

Die überzufällig häufige Koinzidenz von verschiedenen Lebererkrankungen mit Diabetes mellitus ist nicht Folge des Diabetes. Die Virushepatitis ist häufiger, weil Diabetiker parenteralen Infektionen mit dem Hepatitisvirus stärker ausgesetzt sind als Nichtdiabetiker. Protrahierte Hepatitisverläufe sind typisch für die Serumhepatitis und nicht durch den Diabetes bedingt. Die Cholelithiasis ist lediglich bei übergewichtigen Altersdiabetikern häufiger als bei Nichtdiabetikern und läßt sich daher mit der Fettsucht korrelieren.

Die Fettleber ist beim insulinbehandelten jugendlichen Diabetiker selten, dagegen beim Altersdiabetiker häufig und der Übergewichtigkeit dieses Diabetestyps korreliert. Fettlebern bei Altersdiabetikern sind genau so häufig wie bei Fettsüchtigen. Die sogenannte diabetische Fettleber ist also eine Mastfettleber. Sie geht nicht in eine Leberzirrhose über. Ihre Behandlung ist rein diätetisch und besteht in einer Gewichtsreduktion des Altersdiabetikers. Dabei kommt es auch zu einer Besserung der Kohlenhydrattoleranz. Bei Fettsüchtigen mit latentem Diabetes normalisiert sich mit der Gewichtsreduktion der Leberbefund und die Glukosetoleranz.

Leberzirrhosen werden bei Diabetikern häufiger als bei Nichtdiabetikern gefunden, weil über 50% der Leberzirrhotiker eine pathologische Glukosetoleranz und über 10% einen manifesten Diabetes haben. In nahezu zwei Drittel der Kombinationsfälle von Zirrhose und Diabetes war die Leberzirrhose die erste Krankheit. Bei diesen Fällen ist der Diabetes in der Regel leicht und läßt sich meist mit Diät und Sulfonylharnstoffen kontrollieren. Bei den Kombinationsfällen von Zirrhose und Diabetes, bei denen der Diabetes die erste Krankheit war, liegt meistens eine Insulinbedürftigkeit vor. Für diese Gruppe allein läßt sich kaum eine erhöhte Koinzidenz von Zirrhose und Diabetes nachweisen. Sollte sie vorhanden sein, ließe sie sich mit dem höheren Befall der Diabetiker mit Serumhepatitis erklären. Die Häufigkeit der Kombination von Leberzirrhose und Diabetes beruht also darauf, daß eine Leberzirrhose zu einer Störung der Glukosetoleranz führt (sogenannter hepatogener Diabetes oder „Leberdiabetes" nach NAUNYN). Hierfür ist eine Resistenz gegenüber exogenem und endogenem Insulin verantwortlich, die sich in erhöhten Plasmainsulinwerten zeigt und entweder auf der Reduktion des Leberparenchyms oder auf einer verminderten Insulinansprechbarkeit der Muskulatur beruht. Eine abnorme Plasmabindung des Insulins mit verminderter biologischer Aktivität wird diskutiert.

Hypoglykämien infolge Lebererkrankungen sind extrem selten. Sie treten nur im Terminalstadium schwerer Lebererkrankungen auf und sind dem Zustand nach totaler Leberexstirpation vergleichbar. Diabetes-spezifische Leberveränderungen, also eine diabetische Hepatopathie, gibt es nicht. Der Leberglykogengehalt der Diabetikerleber ist häufig nicht erniedrigt, bei Überinsulinisierung sogar erhöht. Glykogenkerne kommen bei Diabetikern häufig vor, sind aber nicht diabetes-spezifisch. Die Aktivität zahlreicher Enzyme ist beim jugendlichen und Alters-Diabetiker im unbehandelten Zustand ähnlich wie beim experimentellen Diabetes verändert und normalisiert sich unter der Therapie.

Literatur

ALLAN, F. N., D. J. BOWIE, J. J. R. MACLEAD and W. L. ROBINSON: Behavior of depancreatized dogs kept alive with insulin. Brit. J. exp. Path. 5, 75 (1924)
ALTHAUSEN, T. L. and E. THOENES: Influences on carbohydrate metabolism of experimentally induced hepatic changes. Arch. intern. Med. 50, 58 (1932)
ANDERSON, T. W.: The duration of unrecognized diabetes mellitus. Diabetes 15, 160 (1966)
APPELS, A., R. KATTERMANN, H. PROSCHEK, K. HUBRICH, H. FRERICHS, H. D. SÖLING und W. CREUTZFELDT: Untersuchungen über die Wirkung von Diät, Tolbutamid und Buformin sowie deren Kombination auf Körpergewicht und verschiedene Stoffwechselgrößen bei

Diabetikern. I. Körpergewicht, Kohlenhydratstoffwechsel und immunologisch reagierendes Insulin. Diabetologia 4, 210 (1968)

ARKY, R. A. and E. A. ABRAMSON: Insulin response to glucose in the presence of oral hypoglycemics. Ann. N.Y. Acad. Sci. 148, 768 (1968)

ARTOM, C.: Mechanism of action of choline. Amer. J. clin. Nutr. 8, 303 (1960)

AUGUST, J. T. and H. H. HIATT: Severe hypoglycemia secondary to a nonpancreatic fibrosarcoma with insulin activity. New Engl. J. Med. 258, 17 (1958)

AVENARIUS, H. J.: Intravenöse Tolbutamid-Belastung bei Leberkrankheiten. Dtsch. med. Wschr. 93, 1059 (1968)

BAGDADE, J. D., E. L. BIERMAN and D. PORTE: The significance of basal insulin levels in the evaluation of the insulin response to glucose in diabetic and nondiabetic subjects. J. clin. Invest. 46, 1549 (1967)

– D. PORTE and E. L. BIERMAN: The interaction of diabetes and obesity on the regulation of basal lipolysis in man (abstract) J. clin. Invest. 47, No. 6, Abstract p. 3a–3b (1968)

BAIER, H., B. KNICK, A. V. D. EMDEN und J. RUCKES: Fettleber, Fettsucht und latenter Diabetes. Med. Welt 1813 (1964)

– F. ROTHER, H. BAUER und B. KNICK: Leberbioptische Befunde bei verschiedenen Formen von Diabetes mellitus. Münch. med. Wschr. 107, 89 (1965)

BARR, R. W. and SH. C. SOMMERS: Endocrine abnormalities accompanying hepatic cirrhosis and hepatoma. J. clin. Endocrin. Metab. 17, 1017 (1957)

BAUDOUIN, A.: Étude sur quelques glycémics: la glycémic expérimentale. Thèse pour le doctorat en médecine. G. Jaques, Paris 1908

BEARN, A. G., B. H. BILLING and SH. SHERLOCK: Hepatic glucose output and hepatic insulin sensitivity in diabetes mellitus. Lancet II, 698 (1951)

– – – The response of the liver to insulin in normal subjects and diabetes mellitus: hepatic vein catheterisation studies. Clin. Sci. 11, 151 (1952)

BECKER, D. J., M. S. STERNBERG and M. H. KALSER: Hepatoma associated with hypoglycemia, polycythemia and hypercalcemia. J. Amer. med. Ass. 186, 1018 (1963)

BELL, E. T.: The relation of portal cirrhosis to hemochromatosis and to diabetes mellitus. Diabetes, N.Y. 4, 435 (1955)

BENEDETTI, A., R. G. SIMPSON, G. M. GRODSKY and P. H. FORSHAM: Exaggerated insulin response to glucagon in simple obesity. Diabetes, N.Y. 16, 666 (1967)

BERG, G., U. TROLL, H. HAHN und K. ELSTER: Biochemische Analysen der Leberfette bei Fettleber. Klin. Wschr. 45, 1084 (1967)

BERINGER, A.: Über das Verhalten des Leberglykogens und der Ketonkörper beim Diabetes mellitus. Schweiz. med. Wschr. 79, 298 (1949)

– Über das Glykogen und seinen Einfluß auf den Stoffwechsel der Leber beim Gesunden und Diabetiker. Dtsch. med. Wschr. 75, 1715 (1950)

– I. HRABAL, K. IRSIGLER und H. THALER: Der Einfluß von Tolbutamid auf die diabetische Fettleber. Dtsch. med. Wschr. 92, 2388 (1967)

G. GEYER, H. MÖSSLACHER, K. H. TRAGL und W. WALDHÄUSL: Zur Ursache und Behandlung des Altersdiabetes. Wien. klin. Wschr. 80, 219 (1968)

BERKOWITCH, D.: Metabolic changes associated with obesity before and after weight reduction. J. Amer. med. Ass. 187, 399 (1964)

BERKOWITZ, D., B. BLINKOFF and S. GLASSMAN: Carbohydrate metabolism in jaundice (abstract) Gastroenterology 50, 830 (1966)

BERNARD, CL.: Lesson sur le diabète. Paris 1877

BERSON, S. A. and R. S. YALOW: Some current controversies in diabetes research. Diabetes N.Y. 14, 549 (1965)

BEST, C. H., C. C. FERGUSON and J. M. HERSHEY: Cholin and liver fat in diabetic dogs. J. Physiol. Lond. 79, 94 (1933)

BLOODWORTH, J. M. B.: Diabetes mellitus and cirrhosis of the liver. Arch. intern. Med. 108, 695 (1961)

BÖTTNER, H. und H. W. REINICKE: Leberzirrhose und Fettleberbefunde in unserem Krankengut. Med. Klin. *58*, 2143 (1963)

BOGOCH, A., W. G. B. CASSELMAN, A. KAPLAN and H. L. BOCKUS: Studies of hepatic function in diabetes mellitus, portal cirrhosis and other liver diseases. Amer. J. Med. *18*, 354 (1955)

BOLLER, R. und K. ÜBERRACK: Die Insulintoleranz bei Fällen von Ikterus. Klin. Wschr. *11*, 671 (1932)

BONDY, P. K., W. H. SHELDON and L. D. EVANS: Changes in liver glycogen studied by needle aspiration technic in patients with diabetic ketosis, with method for estimation of glycogen from histologic preparations. J. clin. Invest. *28*, 1216 (1949)

– Some metabolic abnormalities in liver disease. Amer. J. Med. *24*, 428 (1958)

BONERA, E., G. PERMAN and T. GINLIETTI: Comportamento del test alla tolbutamide endovena in soggetti cirrotici disglicemici. Archivio Ricambio *23*, 133 (1964)

BORDLEY, J.: Disappearance of diabetes mellitus during the development of cirrhosis of the liver. Bull. Johns Hopkins Hosp. *47*, 113 (1930)

BOSHELL, B. R., R. F. RODDAM and G. L. MCADAMS: Effects of phenformin on insulin reserve and release. Ann. N.Y. Acad. Sci. *148*, 756 (1968)

BOUCKAERT, J. P. and C. DE DUVE: The action of insulin. Physiol. Rev. *27*, 39 (1947)

BRAUNSTEINER, H., S. SAILER and F. SANDHOFER: Plasmalipide bei Patienten mit Diabetes mellitus. Klin. Wschr. *44*, 116 (1966)

BRIAN, E. W., A. J. SCHECTER and E. L. PERSONS: Unusual glycogen storage in case of diabetes mellitus. Arch. intern. Med. *59*, 685 (1937)

BRILL, S. and T. FITZ-HUGH: Epinephrine glycogenolysis as a test for liver function. Arch. Path. *5*, 1148 (1928)

BRONSTEIN, H. D., P A. KANTROWITZ and F. SCHAFFNER: Marked enlargement of the liver and transient ascites associated with the treatment of diabetic acidosis. New. Engl. J. Med. *261*, 1314 (1959)

BRÜHL, W.: Ein Beitrag zur Frage des Insulinwirkungsmechanismus. Untersuchungen an Gesunden und Leberkranken über die Wirkung des Insulins auf Blutzucker und Magensekretion. Zbl. klin. Med. *135*, 1 (1939)

BRULL, L. et G. BARAG: Influence de l'hépatite infectieuse sur le diabète. Schweiz. Z. Path. Bakt. *16*, 473 (1953)

BUTTERFIELD, W. J. H., C. H. KINDER and R. F. MAHLER: Hypoglycemia associated with sarcoma. Lancet *I*, 703 (1960)

CARAMIA, F., F. G. GHERGO, C. BRANCIARI and G. MENGHINI: New aspects of hepatic nuclear glycogenosis in diabetes. J. clin. Path. *21*, 19 (1968)

CAROLI, J., J. ETÉVÉ et J. BERTRAND: Le diabète guéri par la cirrhose de Laennec. p. 607. Sem. Hôp., Paris 1953

CARSON, M. J. a. R. KOCH: Clinical studies with glucagon in children. J. Pediat. *47*, 161 (1955)

CHAIKOFF, I. L., C. L. CONNOR and G. R. BISKIND: Fatty infiltration and cirrhosis of the liver in depancreatized dogs maintained with insulin. Amer. J. Path. *14*, 101 (1938)

– – Production of cirrhosis of the liver of the normal dog by high fat diets. Proc. Soc. exptl. Biol. and Med. *43*, 638 (1940)

CHIPPS, H. D. and G. L. DUFF: Glycogen infiltration of the liver cell nuclei. Amer. J. Path. *18*, 645 (1942)

CONARD, V.: Mesure de l'assimilation du glucose. Les éditions "ACTA MEDICA BELGICA", Bruxelles 1955

CONN, J. W., L. H. NEWBURGH, M. W. JOHNSTON and J. M. SHELDON: Study of the deranged carbohydrate metabolism in chronic infectious hepatitis. Arch. intern. Med. *62*, 765 (1938)

CONSTAM, CH.: Über Laennec'sche Lebercirrhose. Helv. med. Acta *10*, 507 (1943)

COOK, G. C. and M. S. R. HUTT: The liver after Kwashiorkor. Brit. med. J *III*, 454 (1967)

CRAWFORD, W. H.: Hypoglycemia with coma in a case of primary carcinoma of the liver. Amer. J. med. Sci. *181*, 496 (1931)

CREUTZFELDT, W.: Klinische Beziehungen zwischen Diabetes mellitus und Leber. Acta hepato. splenol. 6, 156 (1959)
— Morphologische Befunde an der Leber von Diabetikern nach langfristiger Sulfonylharnstoffbehandlung und an verschiedenen Organen nach Synthalin- und DBI-Vergiftung beim Tier. In: „Diabetes mellitus". Proc. 3. Kongr. internat. Diab. Fed. 1958. p. 267–274. Georg Thieme Verlag, Stuttgart 1959b
— Wechselseitige Beziehungen zwischen Leber und Diabetes mellitus. Ärztl. Forsch. 15, 252 (1961a)
— Beziehungen zwischen Leber und Zuckerkrankheit. 4. Congrès de la fédération internationale du diabète, Genève, 1, 50–62 (1961b)
— und K. BECK: Erhebungen über Ätiologie, Pathogenese, Therapieerfolge und Überlebenszeit an einem unausgewählten Krankengut von 560 Patienten mit Leberzirrhose. Dtsch. med. Wschr. 91, 682 (1966)
— und U. DEUTICKE: Beeinflussung der Insulinempfindlichkeit der eviscerierten Ratte durch Nebennierenexstirpation, Nebennierenhormone und Glukagon. Acta endocrin. 39, 262 (1962)
— H. FRERICHS und W. KRAFT: The intravenous tolbutamide test in liver disease. Acta Diab. Lat. 4, Suppl. I, 205 (1967)
— E. KERN, F. KÜMMERLE und J. SCHUMACHER: Die radikale Entfernung der Bauchspeicheldrüse beim Menschen – Indikationen, Ergebnisse, Folgeerscheinungen. Ergebn. inn. Med. 16, 79 (1961)
— und R. WIDMANN: Untersuchungen über die Funktion des exokrinen Pankreas bei Leber- und Gallenwegserkrankungen mit Hilfe des Mecholyl-Äthertests. Klin. Wschr. 34, 968 (1956)
— K. WILLE und H. KAUP: Intravenöse Belastung mit Glucose, Insulin und Tolbutamid bei Gesunden, Diabetikern, Leberzirrhotikern und Insulomträgern. Dtsch. med. Wschr. 87, 2189 (1962)
CROSS, J. B. and L. M. BLACKFORD: Fatal hepatogenic hypoglycaemia following neoarsphenamine. J. amer. med. Ass. 94, 1739 (1930)
DALLA VOLTA, S: Cirrosi epatica atrofica e diabete mellito. Arch. Pat. Clin. med. 31, 255 (1954)
DANKOWSKI, T. S., D. H. MINTZ, J. FINSTER, G. SABEH and C. R. MORGAN: Obesity without diabetes: Glucose loads and insulin levels. Ann. N. Y. Acad. Sci. 148, 796 (1968)
— H. K. GILLESPIE, E. B. FERGUS and A. J. PUNTERRI: Significance of blood sugar and serum electrolyte changes in cirrhosis following glucose, insulin, glucagon, or epinephrine. Yale J. Biol. Med. 29, 361 (1957)
DARNAUD, CH., P. FERRAT, Y. DENARD, G. MOREAU et P. VÉREZ: L'état fonctionnel et histologique du foie au cours du diabète par encombrement adipeux. Arch. Mal. Appar. digest. 42, 1360 (1953)
DIBLE, H. J.: Degeneration, necrosis and fibrosis in liver. Brit. med. J. 1, 833 (1951)
DITTRICH, H. und E. SEIFERT: Klinische und diagnostische Probleme der Fettleber. Gastroenterologia, Basel 3, 123 (1964)
DOBRZAŃSKI, T.: Klinisch-bioptische Untersuchungen der diabetischen Leber. Acta hepato. splenol. 10, 27 (1963)
DOMBROWSKI, H. und G. A. MARTINI: Klinische Verlaufsformen der akuten Virushepatitis. Acta hepato. splenol. 5, 28 (1957)
DOMINICI, G.: Stéatose diabétique. 2. Weltkongr. f. Gastroenterologie, München 1962. Vol. III, p. 260–261. S. Karger, Basel 1963
DROLLER, H.: An outbreak of hepatitis in a diabetic clinic. Brit. med. J. 1, 623 (1945)
EGELI, E. S. und H. ALP: Die Glukose-6-Phosphatase-Aktivität bei normalen Menschen und Diabetikern. Z. klin. Med. 155, 191 (1958)
EHRLICH, P.: Über das Vorkommen von Glykogen im diabetischen und normalen Organismus. Z. klin. Med. 6, 33 (1883)

Evans, R. W., T. R. Littler and H. S. Pemperton: Glycogen storage in the liver in diabetes mellitus. J. clin. Path. *8*, 110 (1955)

Fajans, S. S. and J. W. Conn: Prediabetes, subclinical diabetes and latent clinical diabetes: interpretation, diagnosis and treatment. In: On the Nature and treatment of diabetes. p. 641–656. B. S. Leibel and G. A. Wrenshall, Eds. Exc. Med. Found., Amsterdam 1965

- J. M. Schneider, D. E. Schteingart and J. W. Conn: The diagnostic value of sodium tolbutamide in hypoglycemic states. J. clin. Endocrin. *21*, 371 (1961)

Falck, I. und G. Brüschke: Klinische Studien zur Leberzirrhose. VIII. Beziehungen der Leberzirrhose zum Kohlenhydratstoffwechsel. Z. ges. inn. Med. *13*, 539 (1958)

Fallow, H. J. and E. L. Kemp: Effects of diet on hepatic triglyceride synthesis. J. clin. Invest *47*, 712 (1968)

Felber, J.-P., P. Magnenat et A. Vannotti: Tolérance au glucose diminuée et réponse insulinique élevée dans la cirrhose. Schweiz. med. Wschr. *97*, 1537 (1967)

Feldman, M. and M. Feldman jr.: The incidence of cholelithiasis, cholesterosis and liver disease in diabetes mellitus. Diabetes, N. Y. *3*, 305 (1954)

Ferris, S. A.: Hepatic glucokinase activity in human diabetics and nondiabetics. Metabolism *13*, 1478 (1964)

Field, J. B., H. E. Williams and G. E. Mortimore: Studies on the mechanism of ethanol-induced hypoglycemia. J. clin. Invest. *42*, 497 (1963)

Forsham, P. H. and G. W. Thorn: Changes in inorganic serum phosphorus during the intravenous glucose tolerance test as an adjunct to the diagnosis of early diabetes mellitus. Proc. amer. Diabetes Ass. *9*, 100 (1949)

Fraenkel, K. A.: Diabetes bei komplizierendem Ikterus. Dtsch. med. J. *3*, 327 (1952)

Frankel, J. J., C. E. Asbury and L. A. Baker: Hepatic insufficiency and cirrhosis in diabetes mellitus. Arch. intern. Med. *86*, 376 (1950)

Freinkel, N., D. L. Singer, R. A. Arky, S. J. Bleicher, J. B. Anderson and C. K. Silbert: Alcohol hypoglycemia. I. Carbohydrate metabolism of patients with clinical alcohol hypoglycemia and the experimental reproduction of the syndrome with pure ethanol. J. clin. Invest. *42*, 1112 (1963)

- R. A. Arky, D. L. Singer, A. K. Cohen, S. J. Bleicher, J. B. Anderson, C. K. Silbert and A. E. Foster: Alcohol hypoglycemia. IV. Current concepts of its pathogenesis. Diabetes N. Y. *14*, 350 (1965)

Friedman, G. D., W. B. Kannel and T. R. Dauber: The epidemiology of gall bladder disease. Observations in the Framingham study. J. chron. Dis. *19*, 273 (1966)

Friedman, N. B.: Insulin hypoglycemia and glycogenic hepatomegaly in diabetes mellitus. Arch. Path. *29*, 415 (1940)

Gabuzda, G. J.: Clinical and nutritional aspects of lipotropic agents. With special reference to their role in the pathogenesis and treatment of fatty cirrhosis of the liver. J. Amer. med. Ass. *160*, 969 (1956)

Gigglberger, H.: Zur Ätiologie der Laennec'schen Zirrhose. Münch. med. Wschr. *101*, 858 (1959)

Gillman, J. and C. Gilbert: Fatty liver of endocrine origin. With special reference to fatty liver of malnourished african infants. Brit. med. J. I, 57 (1958)

Glynn, L. E., H. P. Himsworth and O. Lindan: The experimental production and development of diffuse hepatic fibrosis ("portal cirrhosis"). Brit. J. exp. Path. *29*, 1 (1948)

Goldstein, M. E. and C. J. Schein: The significance of biliary tract disease in the diabetic – its unique features. Amer. J. Gastroent. *39*, 630 (1963)

Grassi, L., J. P. Felber, N. Zaragoza et P. Vannotti: Obésité et diabète. Schweiz. med. Wschr. *98*, 157 (1968)

Greenough, W. B., St. R. Crespin and D. Steinberg: Hypoglycemia and hyperinsulinism in response to raised free-fatty-acid levels. Lancet *II*, 1334 (1967)

de Groote, J., J. Fevery et J. Vandenbrouke: Métabolisme glucidique et traitement des maladies hépatiques par stéroides. Etude clinique. Acta gastro-ent. belg. *30*, 293 (1967)

GROS, H. und E. MÜHLER: Ätiologie und klinische Befunde der Fettleber. Med. Klin. 60, 125 (1965)
GÜNTHER, O.: Hepatitis und Diabetes. Z. ges. inn. Med. 11, 656 (1956)
HÄLLÉN, J. and H. KROOK: Follow-up studies on an unselected ten-year material of 360 patients with liver cirrhosis in one community. Acta med. Scand. 173, 479 (1963)
HAHN, H. und E. SCHERER: Hepatitis bei Diabetes mellitus. Dtsch. Z. Verdau.- u. Stoffwechselkr. 11, 22 (1951)
HALLER, H.: Glycogenosis secundaria bei jugendlichem Diabetes mellitus. Z. ges. inn. Med. 8, 1035 (1953)
— M. HANEFELD, H. J. NAUMANN, D. KUNZE und J. WEHNER: Statistische Untersuchungen zur Pathogenese der diabetischen Fettleber. Z. ges. inn. Med. 22, 41 (1966)
HANEFELD, M., H. J. NAUMANN und H. HALLER: Statistische Untersuchungen über den Einfluß des Diabetestyps und der Therapieform auf die Ausprägung und Frequenz der Leberverfettung bei Diabetes mellitus. Dtsch. Z. Verdau.- u. Stoffwechselkr. 27, 13 (1967)
VAN HARKEN, D. R., T. O. BROWN and M. HEIMBERG: Hepatic lipid metabolism in experimental diabetes. III. Synthesis and utilization of triglycerides. Lipids 2, 231 (1967)
HARTMANN, F. und S. KOTTKE: Beobachtungen zur Differentialdiagnose von Hepatitis, Cholecystitis und Leberzirrhose. Münch. med. Wschr. 100, 705 (1958)
HARTROFT, W. S. und E. A. PORTA: Ultrastructural hepatic changes in acute alcohol treated rats (abstract) Gastroenterology 46, 304 (1964)
HED, R.: Clinical studies in chronic alcoholism. I. Incidence of diabetes mellitus in portal cirrhosis. Acta med. Scand. 162, 189 (1958a)
— Clinical studies on chronic alcoholism. II. Carbohydrate metabolism in chronic alcoholism with particular reference to glucose and insulin tolerances. Acta med. Scand. 162, 195 (1958b)
— and A. NYGREN: Alcohol-induced hypoglycemia in chronic alcoholics with liver disease. Acta med. Scand. 183, 507 (1968)
HEIMBERG, M., D. R. VAN HARKEN and T. O. BROWN: Hepatic lipid metabolism in experimental diabetes. II. Incorporation of (1-^{14}C)-palmitate into lipids of the liver and of the d < 1.020 perfusate lipoproteins. Biochim. biophys. Acta 137, 435 (1967)
HERBUT, P. A. and H. T. TAMAKI: Cirrhosis of the liver and diabetes as related to hemochromatosis. Amer. J. clin. Path. 16, 640 (1946)
HERFORT, K.: La sécrétion pancréatique au cours de certaines affections hépato biliaires. Gastroenterologia 72, 51 (1947)
HILDES, J. A., SH. SHERLOCK and V. WALSHE: Liver and muscle glycogen in normal subjects, in diabetes mellitus and in acute hepatitis. Clin. Sci. 7, 289 (1949)
HORN, G.: Observations on the aetiology of cholelithiasis. Brit. med. J. II, 732 (1956)
ITALLIE, TH. B. VAN and W. B. A. BENTLEY: Glucagon induced hyperglycemia as an index of liver function. J. clin. Invest. 34, 1730 (1955)
JACOB, A., W. A. MEYER, R. FLURY, W. H. ZIEGLER, A. LABHART and E. R. FROESCH: The pathogenesis of tumour hypoglycemia: Blocks of hepatic glucose release and of adipose tissue lipolysis. Diabetologia 3, 506 (1967)
JAQUES, W. E.: The incidence of portal cirrhosis and fatty metamorphosis in patients dying with diabetes mellitus. New Engl. J. Med. 249, 442 (1953)
JOSLIN, E. P., H. F. ROOT, P. WHITE and A. MARBLE: The treatment of diabetes mellitus. 10th edition. Lea and Febiger, Philadelphia 1959
KAITO, I.: Studies on the coincidence of diabetes mellitus with gall bladder, duct and liver diseases in Japan. Tohoku J. exp. Med. 51, 261 (1949)
KALK, H.: Über die Beziehungen zwischen Fettleber und Diabetes. Dtsch. med. Wschr. 84, 1898 (1959)
— Über die Fettleber des Menschen mit besonderer Berücksichtigung des Diabetes. Schweiz. med. Wschr. 89, 1117 (1959)
— Über die Fettleber. Münch. med. Wschr. 107, 1141 (1965)

KAPLAN, N. M.: Tolbutamide test in carbohydrate metabolism evaluation. Arch. intern. Med. 107, 212 (1961)
KARAM, J. H., G. M. GRODSKY and P. H. FORSHAM: Excessive insulin response to glucose in obese subjects as measured by immunochemical assay. Diabetes, N. Y. 12, 197 (1963)
— — F. C. PAVALOS and P. H. FORSHAM: Critical factors in excessive serum insulin response to glucose. Lancet I 286 (1965)
KATTERMANN, R. und J. KÖBBERLING: Serum-Lipide bei Verwandten 1. Grades von Diabetikern in Abhängigkeit von Übergewicht und Glukosetoleranz. Dtsch. med. Wschr. 94, 1273 (1969)
KAUTZSCH, E.: Leberbefunde bei Diabetes mellitus. Med. Mschr. 17, 229 (1963)
KIBLER, R. F., W. J. TAYLOR and J. D. MYERS: The effects in man of the hyperglycemic glycogenolytic factor of the pancreas. Amer. J. Med. 13, 647 (1952)
KINSELL, L. W., G. D. MICHAELS, H. A. WEISS and H. L. BARTON: Studies in hepatic glycogen storage: I. Adrenalin induced hyperglycemia as an index of liver function. Amer. J. med. Sci. 217, 554 (1949)
KINZLMEIER, H. und H. RANFT: Ätiologische Faktoren und klinische Befunde bei Leberverfettung. Z. Gastroenterologie 3, 227 (1963)
KIRSHBAUM, J. D. and N. SHURE: Alcoholic cirrhosis of the liver: A clinical and pathological study of 356 fatal cases selected from 12267 cases. J. lab. clin. Med. 28, 721 (1943)
KISSLING, K. H., C. LINDGREN, B. STRANDBORG and U. TOBÉ: Electron microscopic study of liver mitochondria from human alcoholics. Acta med. Scand. 176, 595 (1964)
KNICK, B.: Hämatogene Hepatitis und Diabetes mellitus. Dtsch. Z. Verdau.- u. Stoffwechselkr. 10, 96 (1950)
— G.-J. KREMER, H. GRAMS, M. NAGEL, G. MAPPES und F. K. KOSSLING: Frühdiabetische Stoffwechselanomalien und bioptisch objektivierter Leberverfettungsgrad bei Cholelithiasis. Verh. dtsch. Ges. inn. Med. 73, 255 (1967)
— H.-J. LANGE und K. HECKMANN: Korrelationen zwischen latent-diabetischer Stoffwechsellage, Adipositas und Steatosis. Dtsch. med. Wschr. 90, 1286 (1965)
KÖHLER, R.: Die Glukosebelastung als Leberfunktionsprobe. Z. ges. inn. Med. 12, 458 (1957)
KÖNIGSTEIN, R. P. und H. AISHMAIR: Virushepatitis bei Diabetikern und Nichtdiabetikern. Wien. klin. Wschr. 67, 913 (1955)
KOPETZ, K., P. BOTTERMANN, K. P. EYMER und K. SCHWARTZ: Untersuchungen über den Fettstoffwechsel bei Leberzirrhosen nach Glucose- und Tolbutamidbelastung. Verh. dtsch. Ges. inn. Med. 71, 762 (1965)
KRARUP, N. B. and P. IVERSEN: Enlargement of liver in diabetes mellitus. Acta med. Scand. 105, 433 (1940)
KREISBERG, R. A.: Effect of alcohol on glucose production and lactate, pyruvate and ketone body metabolism by isolated perfused rat liver. Diabetes, N. Y. 16, 784 (1967)
— B. R. BOSHELL, J. DIPLACIDO and R. F. RODDAM: Insulin secretion in obesity. New Engl. J. Med. 276, 314 (1967)
KRUGMAN, S., J. P. GILES and J. HAMMOND: Infectious hepatitis. Evidence for two distinctive clinical, epidemiological and immunological types of infection. J. Amer. med. Ass. 200, 365 (1967)
KUUSISTO, A. N. und H. OTTO: Störungen der Leberfunktion bei dekompensiertem Diabetes. Schweiz. med. Wschr. 90, 654 (1960)
LANDAU, B. R., N. WILL, J. W. CRAIG, J. R. LEONHARD and T. MORIWAKI: The mechanisms of hepatoma-induced hypoglycemia. Cancer 15, 1188 (1962)
LANG, ST., M. S. GOLDSTEIN and R. LEVINE: Influence of the liver on uptake of glucose by extrahepatic tissues. Amer. J. Physiol. 177, 447 (1954)
LANGSCH, H. G. und A. TAKAC: Langzeitige Therapie mit Sulfonylharnstoffderivaten bei Diabetikern in ihrer Auswirkung auf die Leber. Endokrinologie 48, 152 (1965)
LEEVY, C. M.: Fatty liver: a study of 270 patients with biopsy proven fatty liver and a review of the literature. Medicine 41, 249 (1962)

- J. C. Fineberg, Th. J. White and A. M. Grassi: Hyperglycemia and glycosuria in the chronic alcoholic with hepatic insufficiency. Amer. J. med. Sci. *223*, 88 (1952)
- Ch. M. Ryan and J. C. Fineberg: Diabetes mellitus and liver dysfunction. Amer. J. Med. *8*, 290 (1950)

Lieber, M. M.: The incidence of gallstones and their correlation with other diseases. Ann. Surg. *135*, 394 (1952)

Liebermeister, H., H. Daweke, F. A. Gries, W. H. Schilling, D. Grüneklee, G. Probst und K. Jahnke: Einfluß der Gewichtsreduktion auf Metabolite des Kohlenhydrat- und Fettstoffwechsels und auf das Verhalten des Seruminsulins bei Adipositas. Diabetologia *4*, 123 (1968)

Linke, A.: Über die Glukosenprobe bei Leberkrankheiten und bei Diabetes mellitus. Klin. Wschr. *37*, 876 (1959)

Lochner, A., J. Wulff and L. L. Madison: Ethanol induced hypoglycemia. I. The acute effects of ethanol on hepatic glucose output and peripheral glucose utilization in fasted dogs. Metabolism *16*, 1 (1967)

Loeb, R. F., E. B. Reeves and H. P. Glasier: Responses to injection of epinephrine in hepatic disease. J. clin. Invest. *10*, 19 (1931)

Löffler, W.: Über die Häufung von Icterus simplex bei Diabetes. Schweiz. med. Wschr. *24*, 195 (1943)

Löhr, K.: Über Naunyn's „heilbaren Leberdiabetes". Ärztl. Wschr. *8*, 34 (1953)
- und H. Rheinwein: Konkordantes Auftreten von Leberzirrhose und Diabetes mellitus (Hämochromatose) bei eineiigen Zwillingen. Dtsch. Arch. klin. Med. *200*, 53 (1952)

Lorenz D. und W. Creutzfeldt: Leberzellverfettung, Glukosetoleranz und Tolbutamidtest nach Ableitung des Pankreasvenenblutes und des Pfortaderblutes von der Leber. Z. ges. exp. Med. *140*, 35 (1966)

Lorenz, S.: Über das Kernglykogen der Leber (Untersuchungen an Leberpunktaten). Zbl. Path. *92*, 437 (1954)

Lucke, B. and T. Mallory: The fulminant form of epidemic hepatitis. Amer. J. Path. *22*, 867 (1946)

MacDonald, Th. A. and G. K. Mallory: The natural history of postnecrotic cirrhosis. Amer. J. Med. *24*, 334 (1958)

Madison, L. L., A. Lochner and J. Wulff: Ethanol-induced hypoglycemia. II. Mechanism of suppression of hepatic gluconeogenesis. Diabetes, N. Y. *16*, 252 (1967)

Magnenat, P., G. A. Borel et J.-P. Felber: Le Diabète du Cirrhotique. Rev. méd.-chir. Mal. Foie *42*, 105 (1967)

Manderson, W. G., M. T. McKiddie and D. J. Manners: Liver glycogen accumulation in unstable diabetes. Diabetes, N. Y. *17*, 13 (1968)

Mann, F. C. and Th. B. Magath: Studies on the physiology of the liver. II. The effect of the removal of the liver on the blood sugar level. Arch. intern. Med. *30*, 73 (1922)
- - Studies on the physiology of the liver. III. The effect of administration of glucose in the condition following total exstirpation of the liver. Arch. intern. Med. *30*, 171 (1922)
- - Studies on the physiology of the liver. IV. The effect of total removal of the liver after pancreatectomy on the blood sugar level. Arch. intern. Med. *31*, 797 (1923)

Marble, A.: In: E. P. Joslin et al. "The treatment of diabetes mellitus" p. 470. 10th edition. Lea and Febiger, Philadelphia 1959

Marks, V. and F. C. Rose: Hypoglycemia p. 166–172. Blackwell, Oxford 1965

Mauriac, P.: Gros ventre, hépatomégalie, troubles de la croissance chez les enfants diabétiques traités depuis plusieurs années par l'insuline. Gazette Sci. méd. Bordeaux *51*, 402 (1930)

McFadzean, A. J. S. and T. T. Yeung: Hypoglycemia in primary carcinoma of the liver. Arch. intern. Med. *98*, 720 (1956)
- - Hypoglycemia in suppurative pancholangitis due to clonorchis sinensis. Trans. roy. Soc. trop. Med. Hyg. *59*, 179 (1965)

McIntosch, E.: Acute phosphorus poisoning. Amer. J. Dis. Child *34*, 595 (1927)

Megyesi, C., E. Samols and V. Marks: Glucose tolerance and diabetes in chronic liver disease. Lancet *II*, 1051 (1967)

Melani, F., J. Lawecki, K. M. Bartelt und E. F. Pfeiffer: Immunologisch meßbares Insulin (IMI) bei Stoffwechselgesunden, Fettsüchtigen und adipösen Diabetikern nach intravenöser Gabe von Glukose, Tolbutamid und Glucagon. Diabetologia *3*, 422 (1967)

Mehnert, K., H. Mathies, M. Heinsius und W. Seitz: Untersuchungen über den diagnostischen Wert der intravenösen Belastung mit Tolbutamid. Klin. Wschr. *40*, 1218 (1962)

Mellinghoff, K. und F. Duensing: Virushepatitis bei Diabetes mellitus. Dtsch. Arch. klin. Med. *196*, 569 (1950)

Meythaler, F. und R. Schick: Über die Hepatitis contagiosa und ihre Folgeerscheinungen. Ergebn. inn. Med. *2*, 339 (1951)

Meythaler, F. M.: „Heilung" des Diabetes mellitus bei Zirrhose der Leber. Ärztl. Forsch. *11*, 429 (1957)

Middleton, G. D. and T. D. R. Hockady: Glycogen-laden hepatomegaly in diabetes. Diabetologia *1*, 116 (1965)

Möller, E.: Behandlung der diabetischen Fettleber mit Buformin. Med. Klin. *62*, 1873 (1967)

Moore, H., W. R. O'Farrell and M. F. Heandon: Spontaneous hypoglycemia associated with hepatitis. Brit. med. J. *I*, 225 (1934)

Mortimore, G. E., F. Tietze and D. Stetten jr.: Metabolism of insulin – J[131]-studies in isolated, perfused rat liver and hind-limb preparations. Diabetes, N. Y. *8*, 307 (1959)

Moyer, J. and G. Womack: Glucose tolerance. II. Evaluation of glucose tolerance in liver disease and comparison of the relative value of three types of tolerance tests. Amer. J. Med. Sci. *216*, 446 (1948)

Mucci, A., R. Zandomeneghi and P. Mezzelani: L'attivita similinsulinica del siero in corse di cirrosi epatica. Acta. Diab. Latina *4*, 397 (1967)

Müting, D., N. Lackas, H. Reikowski und S. Richmond: Leberzirrhose und Diabetes mellitus. Dtsch. med. Wschr. *91*, 1433 (1966)

Myers, J. D.: Net splanchnic glucose production in normal man and in various disease states. J. clin. Invest. *29*, 1421 (1950)

Nadler, W. H. and J. A. Wolfer: Hepatogenic hypoglycemia associated with primary liver cell carcinoma. Arch. intern. Med. *44*, 700 (1929)

Naunyn, B.: Der Diabetes mellitus. In: Nothnagels Handbuch – Spez. Path. Ther., Bd. VII, 1. Aufl., Wien 1898, 2. Aufl., Wien 1906

Newburgh, L. H. and J. W. Conn: A new interpretation of hyperglycemia in obese middle-aged persons. J. Amer. med. Ass. *112*, 7 (1939)

Nissan, S., A. Bar-Maor and E. Shafrir: Hypoglycemia associated with extrapancreativ tumors. New Engl. J. Med. *278*, 177 (1968)

v. Oldershausen, H. F., K. H. Kolb und D. Maibauer: Zur Frage des hepatogenen Diabetes. Gastroenterologia, *104*, 154 (1965)

Patrick, S. J. and J. A. Tulloch: Glucose-6-phosphatase activity in human diabetes. Lancet *II*, 811 (1957)

– – Liver glutamic aspartic transaminase activity in diabetes. Lancet *II*, 757 (1959)

Perkoff, G. T. and E. L. Simons: Hypoglycemia in a patient with a fibrous tumor. Studies of the mechanism of the hypoglycemia. Arch. intern. Med. *112*, 589 (1963)

Perley, M. and D. M. Kipnis: Plasma Insulin responses to glucose and tolbutamide of normal weight and obese diabetic and nondiabetic subjects. Diabetes, N. Y. *15*, 867 (1966)

Platzer, S. und L. Luchner: Der Diabetes mellitus aus der Sicht des Hepatologen. Wien. klin. Wschr. *78*, 921 (1966)

Poche, R. und K. Th. Schumacher: Über Zusammenhänge zwischen Diabetes mellitus und Leberzirrhose. Dtsch. Z. Verdau.- u. Stoffwechselkr. *16*, 68 (1956)

Popper, H.: Comments. In: Wilson's disease. Vol. IV, No. 2, p. 103. Published by the National Foundation – March of Dimes, April 1968

- und F. SCHAFFNER: Die Leber: Struktur und Funktion. Georg Thieme Verlag, Stuttgart 1961
- und O. WOZASEK: Zur Kenntnis des Glykogengehaltes der Leichenleber. II. Untersuchungen bei Diabetes mellitus. Z. ges. exp. Med. 77, 414 (1931)

QUINCKE, H.: Symptomatische Glycosurie. Berl. klin. Wschr. 13, 529 (1876)

RANDLE, P. J., P. B. GARLAND, C. N. HALES and E. A. NEWSHOLME: Glucose fatty acid cycle: its role in insulin sensitivity and the metabolic disturbances of diabetes mellitus. Lancet I, 785 (1963)

RANKIN, T. J., R. L. JENSON and M. DELP: Oral glucose tolerance as test of liver function. Gastroenterology 25, 548 (1953)

REGLI, A.: Kombinationsformen von Laennec'scher Leberzirrhose mit Diabetes mellitus, ihre Beziehungen zur Hämochromatose. Helv. med. Acta 21, 535 (1954)

REINBERG, M. H. and M. LIPSON: The association of Laennec's cirrhosis with diabetes mellitus. Ann. intern. Med. 33, 1195 (1950)

REVEL, J. P., L. NAPOLITANO and D. W. FAWCETT: J. biophys. biochem. Cytol 8, 575 (1960). Zitiert nach CARAMIA, F. et al.

ROBBERS, H. und K. RÜMELIN: Fettleber-Zirrhose. Acta hepato-splenol. 3, 102 (1955)
- P. STROHFELDT und CH. KRÜGER: Differentialdiagnose der diabetischen und alkoholischen Fettleber. Untersuchungen an 171 Diabetikern und 100 Patienten mit Alkoholabusus. Dtsch. med. Wschr. 93, 112 (1968)

RUBIN, E. and C. S. LIEBER: Malnutrition and liver disease. An over emphasized relationship. Amer. J. Med. 45, 1 (1968)

SAMAAN, N., D. STILLMAN and R. FRASER: Abnormalities of serum insulin-like activity in liver disease. Lancet II, 1287 (1962)
- and D. STONE: Growth hormone and serum insulin in response to a glucose load in chronic hepatic cirrhosis (abstract). J. lab. clin. Med. 70, 986 (1967)

SAILER, S., F. SANDHOFER und H. BRAUNSTEINER: Beziehungen zwischen Blutzuckerspiegel, Umsatzrate der freien Fettsäuren und Fettsäureeinbau in Plasmatriglyceride bei Diabetikern. Klin. Wschr. 45, 86 (1967)

SAMOLS, E. and J. A. RYDER: Studies on tissue uptake of insulin in man using a differential immunoassay for endogenous and exogenous insulin. J. clin. Invest. 40, 2092 (1961)

SAMSON, R. T., C TREY, A. H. TIMME and S. J. SAUNDERS: Fulminating hepatitis with recurrent hypoglycemia and hemorrhage. Gastroenterology 53, 291 (1967)

SAVAGE, N., J. GILLMAN and C. GILBERT: Influence of insulin on the incorporation of 2-^{14}C-sodium pyruvate into glyceride glycerol in diabetic and normal babons. Nature 185, 168 (1960)

SCHAFFNER, F., A. LOEBEL, H. A. WEINER and T. BARKA: Hepatocellular cytoplasmic changes in acute alcoholic hepatitis. J. Amer. med. Ass. 183, 343 (1963)

SCHLEUSNER, V.: Über die Zusammenhänge zwischen Diabetes mellitus und Erkrankungen der Leber und der Gallenwege. Dissertation, Hamburg 1938

SCHMIDT, E. und F. W. SCHMIDT: Enzym-Muster in der menschlichen Leber bei Diabetes. X. Ferment-Aktivitätsbestimmungen in der menschl. Leber. Klin. Wschr. 41, 637 (1963)

SCHMITT, W.: Verhalten der Leberfunktionsproben und Fermente bei verschiedenen Stadien der Leberverfettung unter Tolbutamid-Langzeitbehandlung. Med. Welt 19, 1060 (1968)

SCHNEEWEISS, J.: Diabetes mellitus und Cholecystopathie. Dtsch. med. Wschr. 81, 1356 (1956)

SEARLE, G. L. and I. L. CHAIKOFF: Inhibitory action of hyperglycemia on delivery of glucose to the blood stream by liver of the normal dog. Amer. J. Physiol. 170, 456 (1952)

SEIFERT, E. und H. DITTRICH: Zur Entwicklungsdauer chronischer, posthepatitischer Lebererkrankungen. Acta hepato. splenol. 14, 341 (1967)

SEIFERT, G.: Über Pankreasveränderungen bei Leberzirrhosen und chronischer Blutstauung Dtsch. Z. Verdau.- u. Stoffwechselkr. 11, 230 (1951)

SEIGE, K. und V. THIERBACH: Posthepatitische Schäden bei Diabetes mellitus. Verh. dtsch. Ges. inn. Med. 65, 705 (1959)

SELTZER, H. S. and W. L. SMITH: Plasma insulin activity after glucose. Diabetes, N.Y. *8*, 417 (1959)

SHAMOIAN, C. A., E. J. MASORO, A. DERROW and A. CANZANELLI: Fatty acid synthesis by surviving hepatic tissue of "acute" and "chronic" diabetic dogs. Endocrinology *74*, 21 (1964)

SHERLOCK, SH.: Diseases of the liver and biliary system. 3rd Ed. Blackwell Scientific Publications, Oxford 1963

SIDERANSKY, H. and E. FARBER: Liver choline oxidase activity in man and several species of animals. Arch. Biochem. *87*, 129 (1960)

SIEDE, W.: Virushepatitis und Folgezustände. 2. Auflage. Joh. Ambr. Barth, Leipzig 1958

SILVERSTEIN, M. N., K. G. WAKIM, R. C. BAHN und R. H. DECKER: Role of tryptophan metabolites in the hypoglycemia associated with neoplasia. Cancer, *19*, 127 (1966)

SMITH, L. H., R. H. ETTINGER and D. SELIGSON: A comparison of the metabolism of fructose and glucose in hepatic disease and diabetes mellitus. J. clin. Invest. *32*, 273 (1953)

SÖLING, H.-D.: Die Insulinwirkung auf das Lebergewebe. In: Handbuch des Diabetes mellitus. p. 511, Vol. I. E. F. PFEIFFER Ed. I, J. F. Lehmanns Verlag, München 1968

SOSKIN, S.: Role of the endocrines in the regulation of the blood sugar. J. clin. Endocrin. *4*, 75 (1944)

– M. D. ALLWEISS and I. A. MIRSKY: Interpretation of abnormal dextrose tolerance curves occuring in toxemia in terms of liver function. Arch. intern. Med. *56*, 927 (1935)

– H. E. ESSEX, J. F. HERRICK and F. C. MANN: The mechanism of regulation of the bloodsugar by the liver. Amer. J. Physiol. *124*, 558 (1938)

– and R. LEVINE: Carbohydrate metabolism. 2nd edition. Univ. of Chicago Press, 1952

– and I. A. MIRSKY: Influence of progressive toxemic liver damage upon the glucose tolerance curve. Amer. J. Physiol. *112*, 649 (1935)

STEINER, D. F., D. CUNNINGHAM, L. SPIGELMANN and B. ATEN: Insulin biosynthesis: evidence for a precursor. Science *157*, 697 (1967)

STETSON, R. P. and W. R. OHLER: Hepatomegaly and jaundice in juvenile diabetic. New Engl. J. Med. *217*, 627 (1937)

STORMONT, J. M., J. F. MACKIE and C. S. DAVIDSON: Increased concentration of free fatty acids in liver disease. Proc. Soc. exp. Biol. Med. *106*, 642 (1961)

STREDA, M. und E. MARKOVÁ: K cukrové úplavici u chronických onemocuéni jater. Čas. Lék. čec. *104*, 212 (1965)

STRIECK, F.: Diabetes und Leberzirrhose. Dtsch. Arch. klin. Med. *178*, 167 (1936)

SZARVAS, F., M. HÓDI, A. TISZAI und K. KOVACS: Über die Fettleber. Eine klinisch-pathologische Analyse von 100 Fällen. Med. Klin. *59*, 648 (1964)

TAKÁC, A., H.-G. LANGSCH und L. COSSEL: Leberverfettung bei Diabetes mellitus. Münch. med. Wschr. *107*, 1148 (1965)

TEICHMANN, W. und L. HOFMANN: Über Beziehungen zwischen Blutzuckergehalt und Magensekretion bei Hepatitis epidemica. Z. ges. inn. Med. *12*, 193 (1957)

THALER, H.: Die Fettleber, ihre Ursachen und Begleitkrankheiten. Dtsch. med. Wschr. *87*, 1049 (1962)

– Die Fettleber und ihre Probleme. Internist *7*, 21 (1966)

THOMPSON, C. M. and D. J. HILFERY: Primary carcinoma of the liver (cholangioma) with hypoglycemic convulsions. Gastroenterology *20*, 158 (1952)

THOMS, C.: Die bioptisch nachgewiesene Fettleber bei Diabetes mellitus. Dtsch. med. J. *17*, 70 (1966)

TISZAI, J., J. KOVÁCS und K. KOVÁCS: Leberveränderungen beim Diabetes mellitus. Z. ges. inn. Med. *15*, 1010 (1960)

TOMIZAWA, H. H. and Y. L. HALSEY: Isolation of an insulin-degrading enzyme from beef liver. J. biol. Chem. *234*, 307 (1959)

TOMLINSON, B. E.: Fatal hypoglycemia in early non-icteric infective hepatitis. Lancet *II*, 1300 (1955)

UNGER, R. H.: The riddle of tumor hypoglycemia. Amer. J. Med. *40*, 325 (1966)
- and L. MADISON: A new diagnostic procedure for mild diabetes mellitus. Diabetes, N.Y. *7*, 455 (1958)
VALLANCE-OWEN, J.: Liver glycogen in diabetes mellitus. J. clin. Path. *5*, 42 (1952)
WAGNER, R.: Mauriac-Syndrom und Glykogenspeicherkrankheit. Med. Welt 1088 (1965)
WAIFE, S. O., L. O. BRENNER and C. M. THOMPSON: The insulin tolerance test in cirrhosis of the liver. Gastroenterology *17*, 236 (1951)
WALDHÄUSL, W. und F. WEWALKA: Untersuchungen zur Insulinbelastung bei Gesunden und Leberkranken. Wien. klin. Wschr. *78*, 734 (1966)
WALDSTEIN, SH. S., R. H. ETTINGER and B. GIGES: Abnormal glucose tolerance in experimental choline-deficient fatty liver. Metabolism *6*, 134 (1957)
WALLENFELS, K., W. CREUTZFELDT und H. D. SUMM: Die Enzyme des Kohlenhydratstoffwechsels in Leberpunktaten von Normalpersonen und Diabetikern. In: „Diabetes mellitus". Verhdlg 3. Kongr. Internat. Diab. Fed. p. 330. Georg Thieme Verlag, Stuttgart 1959
WARREN, SH., PH. M. LECOMPTE and M. A. LEGG: The pathology of diabetes mellitus. 3rd edition. Lea and Febiger, Philadelphia 1966
WATERLOW, J. C.. Fatty liver disease in infants in the British West Indies. Special Report Series, Medical Research Council, London, No. 263. Her Majesty's Stationery Office, London 1948
WELLER, E.: Über Hepatitis bei Diabetes. Dtsch. med. Wschr. *74*, 1223 (1949)
WENDEROTH, H.: Zum sogenannten Syndrom Mauriac. Dtsch. med. Wschr. *77*, 719 (1952)
WERNER, M.: Diabetes mellitus und Thesaurismosis glycogenica. Dtsch. Arch. klin. Med. *187*, 173 (1941)
WESTWATER, J. O. and D. FAINER: Liver impairment in the obese. Gastroenterology *34*, 686 (1958)
WILDHIRT, E.: Aktuelle Probleme der Fettleber in Theorie und Praxis. Regensb. Jb. ärztl. Fortbild. (Schattauer) *15*, 132 (1967)
WILLE, TH.: Diabetes und Hepatitis in ihrer wechselseitigen Beziehung. Ärztl. Wschr. 1001 (1952)
WILLMS, B., P. BEN-AMI and H.-D. SÖLING: Hepatic enzyme activities of glycolysis and gluconeogenesis in diabetes of man and laboratory animals. Horm. Metab. Res. *2*, 135 (1970)
WINDORFER, A.: Das „Syndrom Mauriac" beim diabetischen Kind. Dtsch. med. Wschr. *76*, 1883 (1951)
- Das Syndrom Mauriac. Ergebn. inn. Med. *4*, 392 (1953)
YALOW, R. and S. A. BERSON: Plasma insulin concentrations in nondiabetic and early diabetic subjects. Diabetes, N.Y. *9*, 254 (1960)
ZELMAN, J.: The liver in obesity. Arch. intern. Med. *90*, 141 (1952)
ZIMMERMANN, H. J., F. G. MCMURRAY, H. RAPPAPORT and L. K. ALPERT: Studies of the liver in diabetes mellitus. I. Structural and functional abnormalities. J. lab. clin. Med. *36*, 912 (1950a)
- - - - Studies of the liver in diabetes mellitus. II. The significance of fatty metamorphosis and its correlation with insulin sensitivity. J. lab. clin. Med. *36*, 922 (1950b)
- D. J. THOMAS and E. H. SCHERR: Fasting blood sugar in hepatic disease with reference to infrequency of hypoglycemia. Arch. intern. Med. *91*, 577 (1953)
ZSCHOCK, H. und G. MOHNICKE: Klinische Untersuchungen und bioptische Leberbefunde bei Diabetes mellitus. Z. ges. inn. Med. *18*, 165 (1963)

Pankreatitis und Diabetes

Von E. Koch †, Frankfurt a. M.

I. Einleitung
II. Klassifizierung der Pankreatitiden
III. Vorkommen, Manifestation, Verlauf
IV. Verhältnis zum genetischen Diabetes mellitus
    A. Verlauf
    B. Heredität
    C. Insulinverhalten
    D. Pathogenese
V. Mukoviszidose
VI. Häufigkeit

I. Einleitung

Es ist ganz offensichtlich, daß ein manifester oder latenter Diabetes bei den verschiedenen Formen der Pankreatitis häufiger als zufällig beobachtet wird (BARTELHEIMER, 1960 und 1964; CREUTZFELD, 1963/64 b; DREILING und RICHMANN, 1961; GÜLZOW, 1963; HERFORT, 1963; MARKS und BANK, 1963; OWENS und HOWARD, 1958; PAVEL und BONAPARTE, 1965, SARLES, 1963 a, b; H. SARLES und J. C. SARLES, 1963/64 a, b; SCHUSTER und IBER, 1965). Früher hat man die Ursache der Häufung in einer Schädigung des Inselapparates durch den pankreatischen Prozeß gesucht und die diabetische Stoffwechsellage gleichgesetzt mit jener etwa nach totaler Pankreatektomie oder Hämochromatose. In den letzten Jahren sind jedoch Hinweise darauf gewonnen worden, daß ein Dauerdiabetes bei Pankreatitis nur dann in Erscheinung tritt, wenn zufällig eine Erbanlage zum Diabetes vorhanden ist (BARTELHEIMER, 1960; GÜNTHER, 1961). Nach neueren Ergebnissen von KELLER sowie MARKS und BANK (1963, 1965, 1968) scheinen die Zusammenhänge noch komplizierter zu sein.

II. Klassifizierung der Pankreatitiden

Zunächst einiges zur Klassifizierung der Pankreatitisformen: Teilt man nach dem Krankheitsverlauf ein, so kann man akute, akut rezidivierende und chronische Pankreatitiden voneinander abtrennen. Geht man nach den Symptomen, so kann zwischen schmerzlosen und schmerzhaften Formen oder besser zwischen kalzifizierenden und nicht kalzifizierenden Formen unterschieden werden.

Ätiologisch betrachtet kann man zwischen *Pankreatitiden nach Alkoholabusus*, zwischen *Pankreatitiden* in Verbindung mit *Gallenwegserkrankungen*, zwischen Pankreatitiden aus *genetischen Gründen* (cystische Pankreasfibrose oder Mukoviszidosis, Hyperlipämie, Lysinurie) unterscheiden, und schließlich eine Gruppe von *Pankreatitiden ohne erkennbare äußere Ursache* hinzufügen (MARKS und BANK, 1963).

III. Vorkommen, Manifestation, Verlauf

In Ländern mit hohem Alkoholkonsum ist nach MARKS und BANK (1963, 1965), OWENS und HOWARD (1958) sowie H. SARLES und J. C. SARLES (1964 a, b) die erstgenannte Pankreatitisform häufiger als alle anderen Pankreatitisformen zusammengenommen. Sie unterscheidet sich in der Symptomatologie von jener nach Gallenwegserkrankungen (MARKS und BANK, 1963; MARKS, 1968; H. SARLES, 1964 b und J. C. SARLES, 1964). Das Manifestationsalter der alkoholischen Form liegt zwischen dem 4. bis 6. Lebensjahrzehnt, die Latenzzeit zwischen Alkoholabusus und ersten Schmerzen bei etwa 12 Jahren, diejenige bis zum röntgenologischen Nachweis ohne Verkalkungen bei etwa 20 Jahren. Befallen sind überwiegend Männer. Das Manifestationsalter der „biliären" Pankreatitis liegt gewöhnlich jenseits des 5. oder 6. Lebensjahrzehnts, und das weibliche Geschlecht überwiegt bei weitem. Nur bei den alkoholischen Formen sind Verkalkungen beschrieben worden, die nach den eingehenden Untersuchungen von SARLES (1963 und 1964) in der Wand der Ausführungsgänge zu finden sind und nicht selten zu Pankreassteinbildung Anlaß geben.

In den Ländern mit hohem Alkoholkonsum beträgt nach MARKS und BANK (1963), OWENS und HOWARD (1958) sowie H. SARLES und J. C. SARLES (1964 a, b) das Verhältnis alkoholischer zu nicht alkoholischen Pankreatitisformen etwa 2:1. In Deutschland oder in der Tschechoslowakei scheint nach CREUTZFELDT (1963, 1964 b, c) sowie HERFORT (1963) das Verhältnis eher bei 1:10 zu liegen. So hat der Pathologe BECKER aus dem Institut DOERR bisher nur 4 Verstorbene mit verkalkender Pankreatitis gesehen. CREUTZFELDT hat aus Freiburg unter 40 Kranken mit chronischer Pankreatitis 7 mit Verkalkungen und wir, in unserem hessischen Einzugsgebiet, haben bisher 12 Fälle mit verkalkender Pankreatitis (darunter 10 mit eindeutigem Alkoholabusus seit vielen Jahren) gefunden (KOCH, 1963/64, 1968). Schon seit langem ist es bekannt, daß ein gewisser Anteil unter den Pankreatitiskranken – die Schätzungen liegen nach BARTELHEIMER sowie GÜLZOW oder auch LASCHEVKER (1966) zwischen 10–30 % – während ihres *ersten Pankreatitisschubes* eine Zuckerausscheidung und Blutzuckererhöhung aufweisen. Weder hinsichtlich des Verlaufs noch der Prognose unterscheiden sich diese passageren Kohlenhydratstoffwechselstörungen von jenen, die nach Belastung anderer Art (z. B. Herzinfarkt, Schwangerschaft, Glukokortikoidgaben) bei (genetisch) disponierten Personen auftreten können. Kommt es allerdings zum Coma diabeticum – LASCHEVKER (1966) fand 2 unter 326 Kranken mit akuter Pankreatitis – so scheint die Prognose infaust zu sein: GÜLZOW (1967) sah alle seine 7 Kranken sterben. Weitergehende Untersuchungen hierzu fehlen, so daß zur Zeit nicht dazu Stellung genommen werden kann, ob die Annahme einer passageren Inselzellschädigung im Laufe des Pankreatitisschubes allein zur Erklärung der beobachteten Stoffwechselstörung ausreicht oder ob eine genetische Disposition darüber entscheidet, bei welchen der Pankreatitiskranken die passagere KH-Stoffwechselstörung auftritt.

Wie MARKS (1963 a, b, 1965, 1968) auf Grund umfangreicher Beobachtungen annimmt, wird mit weiteren Pankreatitisattacken die Zahl der Kranken mit passagerer KH-Stoffwechselstörung immer größer, die Rückbildung der KH-Stoffwechselstörung wird immer zögernder, bis schließlich ein manifester Diabetes entstehen kann.

MARKS und BANK (1963 a, b) fanden unter 159 Kranken mit alkoholisch bedingter, noch nicht kalzifizierender Pankreatitis 21 mit manifestem Diabetes und 16 mit abnormer Glukosetoleranz. Etwa ¹/₄ der Kranken hatten also eine diabetische Stoffwechsellage. Unter den verkalkenden (alkoholisch bedingten) Formen war der Anteil des Diabetes viel höher: Unter 100 Fällen waren sogar 45 mit manifestem Diabetes und 36 mit abnormer Glukosetoleranz. ⅘ der Kranken hatten also eine diabetische Stoffwechsellage. Dementsprechend fand auch SARLES unter 73 Kranken mit verkalkender Pankreatopathie 21 mit einem Diabetes mellitus und 32 mit abnormer Glukosetoleranz, also wiederum bei ³/₄ seiner Fälle eine diabetische Stoffwechsellage. Unsere Arbeitsgruppe (KOCH, 1963/64, 1968) fand unter 12 Kranken mit verkalkender Pankreatopathie nach Alkoholabusus 5 mit manifestem Diabetes mellitus und 4 mit abnormer Glukosetoleranz. Bei nicht alkoholisch bedingten Pankreatitiden scheint die Diabetesfrequenz wesentlich niedriger zu liegen: MARKS (1963) fand unter 51 Fällen mit „biliärer" Genese nur einen mit manifestem Diabetes und 3 mit abnormer Glukosetoleranz, also nur bei ¹/₁₂ der Kranken eine diabetische Stoffwechsellage.

IV. Verhältnis zum genetischen Diabetes mellitus

A. Verlauf

Im Verlaufe des Diabetes bei Pankreatitiskranken enthüllen sich einige Unterschiede gegenüber jenem bei erblichem Diabetes. MARKS (1963), OWENS und HOWARD (1958) sowie PAVEL und BONAPARTE (1965) betonen die nur geringe Neigung zur Acidose und das nur sehr seltene Vorkommen von Retinopathie. Die meisten diabetischen Pankreatitiskranken konnten mit Diät und Sulfonylharnstoff im Stoffwechselgleichgewicht gehalten werden. Nur etwa ¹/₅ der Kranken von MARKS benötigte Insulin. Gar nicht selten fand er Insulin-Hypoglykämien, die er im Zusammenhang mit Rückfällen in alkoholische Exzesse beobachtete und die in dieser Verbindung äußerst gefährlich waren (3 Todesfälle). Man könnte daran denken, daß die Resorption der Nahrungsmittel bei Pankreatitiskranken sehr unterschiedlich sei und auf diese Weise eine schlechte Einstellung bewirkt werden kann. Auch ist daran zu denken, daß Kranke, die zu Alkoholabusus neigen, es mit der Einhaltung der Diät nicht genau nehmen. Aus genannten Gründen ist MARKS bei Pankreasdiabetikern eher als bei anderen Diabetikern geneigt, eine Restglukosurie in Kauf zu nehmen. Der Insulinbedarf bei den Diabetikern nach Pankreatitis ist meistens niedrig. Manchmal kann er aber auch extrem hoch liegen, bis zu 200 Einheiten/die, wie MARKS es öfters beobachtet hat.

B. Heredität

Als Beitrag zur *Pathogenese* des Diabetes bei Pankreatitiskranken könnten die Untersuchungen von IRELAND, PATNAIK und DUNCAN betrachtet werden: Bei allen 10 Pankreatitiskranken mit gleichzeitigem Diabetes fanden sie bioptisch eine nicht unbeträchtliche *Verdickung* der *glomerulären Kapillarmembranen,* wie sie auch bei Diabetikern ohne Pankreatitis zu beobachten ist. Der Befund ist aber vieldeutig: Die Verdickung könnte sowohl als Folge des Diabetes entstanden sein oder aber als

Hinweis auf eine genetische Grundlage des „Pankreasdiabetes" angesehen werden. *Familienuntersuchungen* geben da klareren Aufschluß:

MARKS sah in vier Familien je zwei Mitglieder mit kalzifizierender Pankreatitis: Bei je zwei Brüderpaaren, bei Mutter und Sohn und bei zwei Halbbrüdern (alles Alkoholiker). SARLES (1964) sah eine alkoholisch bedingte Pankreatitis mit diabetischer Stoffwechsellage bei einem Probanden und seinem Neffen, LEGER und Mitarbeiter (1962) 2 Brüder, GEEVARGHESE, PILLAY und PITCHUMONIE (1963) Vater und Sohn mit der gleichen Kombination, wir (1964) eine verkalkende Pankreatitis mit Diabetes bei einem Alkoholiker und eine verkalkende Pankreatitis mit diabetischer Stoffwechsellage bei dessen kaum Alkohol trinkender Tochter. Ausgehend von 5 Probanden mit verkalkender Pankreatitis mit Alkoholabusus (zwei mit manifestem Diabetes, drei mit abnormer Glukosetoleranz) untersuchten wir insgesamt einen Vater, sieben Geschwister und vier Kinder, sechs Geschwister, eine Base und vier Kinder auf das Vorliegen von Pankreatitisverkalkung sowie Glukosetoleranz hin. Dazu bestimmten wir die *Schweißelektrolytkonzentration:*

Der Gedanke, im Zusammenhang mit der Frage der Heredität derartige Untersuchungen anzustellen, kam auf durch die Beobachtung, daß bei einer eindeutig hereditären Erkrankung, der Muskoviszidosis, neben der dort deutlichen und regelmäßigen Schweißelektrolyterhöhung gelegentlich Pankreasverkalkungen (und Diabetes) beschrieben wurden. SARLES fand dann auch bei einem Drittel seiner Kranken mit Pankreasverkalkungen erhöhte Chloridkonzentrationen im Schweiß gegenüber Gleichaltrigen und zu gleicher Zeit untersuchten Kontrollpersonen. MARKS schilderte einen Kranken mit verkalkender Pankreatopathie, der in der Wüste als Telegraphenarbeiter tätig war. Er schied Kochsalz in so hoher Konzentration mit dem Schweiß aus, daß sein nach getaner Arbeit ausgezogenes Hemd derart inkrustiert war, daß es wie eine Geistererscheinung starr und aufrecht stand. Darüber hinaus fand MARKS (1968) bei neun unter 43 untersuchten Kranken mit kalzifizierender Pankreatopathie stark erhöhte Na-Schweißkonzentrationen; unter zahlreichen Kontrollen keinmal.

Wir fanden bei einem Vater, einer Tochter, einer Base sowie 2 Söhnen und einer Tochter Anzeichen für abnorme Glukosetoleranzen oder sogar Diabetes mellitus, bei anderen Verwandten erhöhte Schweißelektrolytkonzentrationen ohne weitere Hinweise auf eine diabetische Stoffwechsellage.

Eine weitere Familienuntersuchung ergab folgende Konstellation:

52jähriger Proband mit verkalkender Pankreatitis und manifestem leichten Diabetes, sowie stark erhöhten Schweißelektrolytkonzentrationen; seine 48jährige Schwester mit ebenfalls erhöhten Schweißelektrolyten; sein 26jähriger Sohn mit leicht abnormer Glukosetoleranz; seine 20jährige Tochter wiederum mit Pankreasverkalkung sowie abnormer Glukosetoleranz.

C. Insulinverhalten

Die Bestimmungen der *Insulin-like-activity* sowie radioimmunologische Insulinbestimmungen verschaffen weiteren Aufschluß. KELLER und MARKS (1965) aus Kapstadt haben als bisher Einzige umfangreiche Untersuchungen darüber angestellt mit folgendem Ergebnis: Gegenüber 53 Kontrollen war die Insulin-like-activity bei vier Kranken mit verkalkender Pankreatitis um das Doppelte erhöht, bei acht Kranken im oberen Normbereich. Die immunologischen Insulinbestimmungen bei 38 Kranken erbrachten um das Doppelte bis Dreifache erhöhte Werte bei 18 und Werte im oberen Normbereich bei 19. Unter den nicht kalzifizierenden (alkoholischen) Pankreatitiden war die Insulin-like-activity bei 24 normal und bei 14 erhöht, die immunologisch bestimmten Insulinspiegel bei allen 20 Untersuchten im Normbereich.

Untersuchungen unserer Arbeitsgruppe (PFEIFFER et al.) betrafen bisher zwei Fälle mit verkalkender Pankreatopathie nach Alkoholabusus. Bei beiden Kranken bestand ein leichter Diabetes mellitus, die nüchtern bestimmten ILA- sowie immunologischen Insulinwerte lagen an der oberen Normgrenze, nach Sulfonylharnstoff stiegen die Insulinspiegel steil an, während sich auffallenderweise nach Glukosegaben keine Reaktion zeigte. Auch KELLER und MARKS hatten nur gelegentlich einen Anstieg nach Glukose gesehen.

D. Pathogenese

Fassen wir die Ergebnisse der Pathogenese des Diabetes bei Pankreatitis zusammen, so spricht alles gegen die Annahme eines Insulinmangels: Zur Diabeteseinstellung sind gelegentlich sogar sehr hohe Insulindosen notwendig, und die Insulinspiegel im Blut, mit verschiedenen Methoden gemessen, liegen in einer Höhe, wie wir sie auch bei Altersdiabetes zu sehen gewohnt sind. Mit anderen Worten, die Ursache des Pankreasdiabetes kann nicht etwa in der Zerstörung von Inselzellen gesucht werden.

Vielmehr kann die *genetische Einflußnahme* auf das durch Alkoholabusus ausgelöste Leiden nicht übersehen werden. Dafür sprechen die familiäre Häufung der verkalkenden Pankreatitis und unsere Beobachtung abnormer Glukosetoleranz bei nahen Verwandten von Kranken mit verkalkender Pankreatopathie. GÜNTHER hat unter seinen Kranken mit Pankreatitis und gleichzeitigem Diabetes sogar ein Drittel mit diabetischen Verwandten gefunden, womit der Prozentsatz der Heredofamiliarität genauso groß war, wie in seinem Gesamtkrankengut an Diabetikern. Jedoch ist es keinesfalls so, daß die Pankreatitis – das gilt zum mindesten für die verkalkenden Formen – lediglich die Rolle eines manifest auslösenden Faktors bei zufällig zu Diabetes Disponierten spielt: Da nicht weniger als Dreiviertel aller Kranken mit verkalkender Pankreatitis eine diabetische Stoffwechsellage aufweist, liegt die Annahme näher, daß die exogene Noxe Alkoholabusus nur dann zur verkalkenden Pankreatitis zu führen vermag, wenn eine genetische Disposition auch zu Diabetes besteht.

V. Mukoviszidose

Ein weiteres Leiden, die *Mukoviszidosis* oder zystische Fibrose (früher zystische Pankreasfibrose) kann im Zusammenhang mit der verkalkenden Pankreatitis gesehen werden. Bei beiden Leiden ist nicht etwa primär das Pankreasparenchym befallen; vielmehr kommt es bei beiden zu einer Ausscheidung abnorm saurer Mukopolysaccharide in den Ausführungsgängen des Pankreas, damit zu einer Verstopfung der Ausführungsgänge und gelegentlich auch bei der Mukoviszidosis zu einer Verkalkung (DI SANT'AGNESE). Der genetische Charakter der Mukoviszidosis tritt stärker in Erscheinung als bei verkalkender Pankreatitis.

Die Erbmerkmalsträger für Mukoviszidosis erkranken bereits in früher Kindheit. Geschwisterbefall ist sehr häufig, und das Verhältnis gesunder zu kranken Geschwistern entspricht den Regeln eines rezessiven Erbganges. Der mögliche Zusammenhang zwischen Mukoviszidosis und verkalkender Pankreatitis wird durch die Beobachtung von DUBACH betont, nach der beide Leiden in ein und derselben Familie vorkamen (eine erwachsene Probandin mit verkalkender Pankreatitis, zwei ihrer Neffen mit Mukoviszidosis). Zusätzliche Mineralstoffwechselstörungen in Form von Erhöhung der Natrium- und Chloridkonzentrationen im Körperschweiß kommen bei der Mukoviszidosis regelmäßig, bei der verkalkenden Pankreatopathie immerhin zu $^1/_3$ der Fälle vor (SARLES 1964 fand unter 32 Fällen 12 mit erhöhten Werten, MARKS unter 43 Kranken 9, wir unter 8 drei mit erhöhten Werten). Dagegen ist die Neigung zu Diabetes mellitus bei der Mukoviszidosis nicht entfernt so ausgeprägt (BAUMANN, 1958), wie bei der verkalkenden Pankreatopathie: Nur 0,5–1 % der Kinder haben einen manifesten Diabetes und weitere 2–3 % eine abnorme Glukosetoleranz (DI SANT'AGNESE, 1961; ROSAN, SHWACHMAN und KULCZYCKI, 1962). Auch der bei der Mukoviszidosis beobachtete Diabetes dürfte kaum auf Insulinmangel zu beziehen sein: Die Langerhansschen Inseln bleiben selbst dann intakt, wenn die zystische Fibrose das Pankreasparenchym so gut wie völlig zerstört hat (SCHULTZE-JENA, 1953). Vielmehr liegt auch bei diesem Leiden eine genetische Betrachtung des Diabetes näher.

So beobachtete DI SANT'AGNESE ein Kind mit schwerer Mukoviszidosis und manifestem Diabetes, dessen Mutter ebenfalls Diabetes aufwies, und unser einziges schwerkrankes Mukoviszidosiskind mit stark abnormer Glukosetoleranz hatte eine Mutter mit ebenfalls abnormer Glukosetoleranz.

CHARLES und KELLAY (1961) fanden sogar, ausgehend von 25 schwerkranken Mukoviszidosiskindern, nicht weniger als 11 mit zuckerkranken Verwandten (unter 25 als Kontrollen dienenden Zöliakiekindern nur 1).

Eine weitere Beziehung zwischen Mukoviszidosis und Diabetes mellitus scheint sich dahingehend zu ergeben, daß bei juvenilem Diabetes (kaum beim Altersdiabetes) Schweißelektrolyterhöhung, Pankreasfermentschwäche, Lungenfunktionsstörung in ähnlich leichter Ausprägung und Häufigkeit gefunden wurden (KOCH, LEHMANN, RICK, GUMBEL, 1961), wie sie bei heterozygoten Mukoviszidosismerkmalsträgern (z. B. die Eltern von schwerkranken Mukoviszidosiskindern) auch zu beobachten sind (KOCH et al., 1961 a, b). Daß es sich nicht um Diabetesfolgen handeln kann, geht daraus hervor, daß manche nicht-zuckerkranke Verwandte dieser juvenilen Diabetiker die gleichen Symptome aufweisen. Die genannten Ergebnisse sind inzwischen von verschiedener Seite bestätigt worden (KLOTZ et al., 1962; H. SARLES und J. C. SARLES, 1963/64 a, b; NARDELLI und GIORGINO, 1968). Eine Deutung ist schwierig. Es kann aber daran gedacht werden, daß die juvenilen Diabetiker mit den genannten Symptomen als Merkmalsträger sowohl für ein zu Diabetes führendes als auch für ein Mukoviszidosis-Gen zu beetrachten sind.

Erwähnt seien schließlich die seltenen Formen von familiärer verkalkender Pankreatitis, wie sie COMFORT und STEINBERG (1952) und GÜNTHER (1961), bei Lysinurie HARDY (1962) zusammen mit erhöhten Schweißelektrolyten beobachtet haben. Fraglos handelt es sich dabei um genetische Leiden, deren Erbgang als autosomal dominant gut zu charakterisieren ist. Diese Leiden scheinen, unbeschadet ihrer Pathogenese und Symptomatologie, keine Beziehung zu den bisher beschriebenen Krankheitsformen zu haben. Diabetes mellitus, sei er latent oder manifest, ist gelegentlich in diesen Familien beobachtet worden. Jedoch fehlen weitere Untersuchungen, so daß die Aufzählung genügen soll.

VI. Häufigkeit

Zum Schluß seien noch Vermutungen darüber angestellt, wie groß die Anzahl der *Pankreatitis-Diabetiker* unter den Diabetikern sein könne. GÜNTHER (1961) hat unter 10 000 Zuckerkranken 55 wahrscheinliche und 60 mögliche Diabetiker gefunden, bei denen eine Pankreatitis dem Ausbruch des Diabetes voranging. Darüber hinaus fand er 495 Patienten, bei denen Anzeichen für eine Pankreaserkrankung zwar erst nach Diabetesbeginn zu finden waren, von denen er aber vermutet, daß ihre Pankreaserkrankung zum Teil dennoch vor Diabetesbeginn bestanden haben könnte. Demnach wären unter den Diabetikern nur wenige, etwa 1–5 %, mit Pankreasdiabetes. Führt man sich vor Augen, daß DOERR (1964) mit 6–8 % chronischen Pankreatitiden im unausgewählten Sektionsgut rechnet, so wird man die Häufigkeit des Pankreasdiabetes in Deutschland höher einsetzen müssen. Denkt man schließlich daran, daß in Ländern mit hohem Alkoholkonsum die Pankreatitis um mindestens ein Dezimal häufiger ist als in Deutschland und daß besonders die alkoholischen Formen zu Diabetes neigen, so darf man vermuten, daß in diesen Ländern der Pankreasdiabetes ein gut Teil aller Diabetesformen ausmacht.

Literatur

BARTELHEIMER, H.: Die heutige Diagnostik des excretorischen Pancreas. Fortschritte der Gastroenterologie. Urban & Schwarzenberg Verlag, München–Berlin 1960
– Klinik der akuten und chronischen Pancreatitis. 70. Verhdlg. Dtsch. Ges. Inn. Med. 1964
BAUMANN, Th.: Mucoviscidosis. Helv. paediat. Acta *13*, Suppl. VIII (1958)
BECKER, W.: Diskussion S. 200. Pancreas-Symposium, Erlangen 1963. Schattauer Verlag, Stuttgart 1964
CHARLES, R. N. und M. L. KELLAY: Occurrence of diabetes mellitus in families of patients with cystic fibrosis of the pancreas. J. chron. Dis. *14*, 381 (1961)
COMFORT, M. W. und A. STEINBERG: Hereditary pancreatitis. Gastroenterology *21*, 54 (1952)
CREUTZFELD, W.: Koinzidenz von Pancreatitis und Hyperparathyreodismus. Dtsch. med. Wschr. *88*, 1565 (1963)
– Klinik der chron. Pancreatitis. Pancreas-Symposium Erlangen 1963. Schattauer-Verlag, Stuttgart 1964
– Diskussion, S. 204. Pancreas-Symposium Erlangen 1963. Schattauer-Verlag, Stuttgart 1964
DOERR, W.: Pathogenese der akuten und chronischen Pancreatitis. Verhdlg. Dtsch. Ges. Inn. Med. *70*, 718 (1964)
DREILING, D. A., P. A. MAZURE, N. COHEN, H. MOSKOWITZ, R. T. TODARO and A. PAULINO-NETTO: Amer. J. Dig. Dis. n. s. *7*, 112 (1962)
– and A. RICHMANN: Evaluation of pancreatic blood enzyme tests employed in diagnosis of pancreatic diseases. Amer. Med. Ass. Archives of Internal Medicine 197 (1961)
DUBACH, U. C.: Die cystische Pancreasfibrose des Erwachsenen. Pancreas-Symposium, Erlangen 1963. Schattauer-Verlag, Stuttgart 1964
GEEVARGHESE, P. J., V. K. PILLAY and C. S. PITCHUMONIE: The aetiopathogenesis of chronic relapsing pancreatitis. II. Weltkongreß für Gastroenterologie, München 1962, *IV*, 153 (1963)

Gross, J. B. and M. W. Comfort: Hereditary pancreatitis. Proc. Clin. *32*, 354 (1957)
- A. J. Ulrich and F. T. Maher: Further observation on the hereditary form of pancreatitis. Ciba found. Churchill, London 1962

Gülzow, M.: Klinische Manifestation der akuten Pancreatitis. Balneologica et Balneotherapia Vol. *21*, Prag 1963
- und H. Bibergeil: Coma diabeticum durch Pancreasnekrose. Med. Klin. *62*, 496–99 (1967)

Günther, O.: Zur Ätiologie des Diabetes mellitus. Akademie-Verlag, Berlin 1961

Hardy, M.: Pancréatites calcificantes familiales. J. de Chirurgie *84*, 527 (1962)

Herfort, K.: Ätiologie und klinische Manifestation der chronischen Pancreatitis. Balneologica et Balneotherapia Vol. 21, Prag 1963

Ireland, J. T., B. K. Patnaik and L. J. P. Duncan: Glomerular ultrastructure in secondary diabetics and normal subjects. Diabetes *16*, 628–35 (1967)

Keller, P., W. P. U. Jackson, S. Bank, I. N. Marks and I. O'Reilly: Plasma-insulin levels in pancreatic diabetes. Lancet *II*, 1211–13 (1965)

Klotz, H. P., H. Israel, M. Chimines and M. Delvis: Journées annuelles de Diabétologie de l'Hotel-Dieu. Flammarion, Paris 1962

Koch, E.: Mucoviscidosis und verkalkende Pancreatopathie. Pancreas-Symposium, Erlangen 1963. Schattauer-Verlag, Stuttgart 1964
- H. Bohn und F. Koch: Mucoviscidosis. Symposium Gießen 1962. Schattauer-Verlag, Stuttgart 1964
- B. V. v. Kügelgen, W. Rick, W. Gumbel, N. Polknitt, F. Koch und W. Lehmann: Genetische Beziehungen zwischen der schweren Mucoviscidosis im Kindesalter und der leichteren Verlaufsform bei Erwachsenen. Klin. Wschr. *39*, 843 (1961)
- W. Lehmann, W. Rick und W. Gumbel: Mucoviscidosis Symptome beim Diabetes mellitus Dtsch. med. Wschr. *86*, 1433 (1961)
- und F.-X. Sailer: Mehrjährige Beobachtungen an zwei Totalpancreatektomierten. Dtsch. Med. Wschr. *88*, 2499 (1963)

Laschevker, V. M.: Hyperglycemic coma in acute pancreatitis. Probl. Endokrinol. Hormonterap. *12*, 23 (1966)

Leger, L., J. Perrotin, Ph. Detric, M. Lebel, J. Meyer and G. Lenaigre: Pancréatites chroniques familiales. Presse méd. *70*, 1257 (1962)

Marks, I. N. and M. B. Bank: The aetiology, clinical features and diagnosis of pancreatites in the south western cape. S. A. Tydskrift vir Geneeskunde 19. Okt. 1039 (1963)
- The natural history of calcific pancreatitis in the Western Cape. Transact. Coll. Phys., Surg. and Gyn. South Africa *12*, 1 (March 1968)

Müting, D., N. Lackas und H. Reikowski: Beziehungen zwischen Leberzirrhose und Diabetes mellitus, Untersuchungen an 140 Kombinationsfällen. XII. Symposium Dtsch. Ges. für Endocr. und II. Tagung. Dtsch. Diab. Ges., Wiesbaden 21. April 1966

Nardelli, G. e R. Giorgino: Osservazione Sull'Incidenza delle Complicanze Vascolari nei Diabetici con Mucoviscidosi. Acta Diab. Latina *5*, 87 (1968)

Owens, J. and J. P. Howard: Pancreatic calcification a late sequel in the natural history of chronic alcoholism and alcoholic pancreatites. Ann. of Surg. *147*, 326 (1958)

Pavel, I. et H. Bonaparte: Les relations entre le pancréas exocrinien et le diabète sucré. ATTI des XVI Congresso Nazionale della Soc. Ital. di Gastroenterologia, 514–528, Bologna, 1–3 ottobre 1965

Rosan, R. C., H. Shwachman and L. L. Kulczyci: Diabetes mellitus and cystic fibrosis of the pancreas. Ann. J. Dis. Childr. *104*, 625 (1962)

Sant'Agnese, P. A. di: Die cystische Fibrose des Pancreas, Mucoviscidosis. Dtsch. Med. Woch. *86*, 1376 (1961)

Sarles, H.: Etiologie et anatomie pathologique des pancréatites chroniques. Balneologica et Balneotherapia, Vol 21, Prag 1963
- Diskussion S. 206. Pancreas-Symposium, Erlangen 1963. Schattauer-Verlag, Stuttgart 1964
- und J. C. Sarles: Chronische alkoholische Pancreatitis. 70. Verhdlg. Dtsch. Ges. Inn. Med.

- — Ätiologie und Pathogenese der akuten und der chronischen Pancreatitis. S. 191. Europäisches Pancreas-Symposium, Erlangen 1963. Schattauer-Verlag, Stuttgart 1964
SCHULTZE-JENA, B. S.: Virchows Archiv path. Anatomie *323*, 653 (1953)
SCHUSTER, M. M. and F. L. IBER: Psychosis with pancreatitis. A frequent occurence infrequently recognized. Arch. Internal Med. *116*, 228 (1965)
UHRLY, P. et B. SWYGNEDAUW: Mucoviscidose et diabète sucré de l'adulte. Clinique Paris *56*, 563, 461 (1961)

Endocrine Disorders and Diabetes

By P. A. BASTENIE, Brüssel

I. Introduction
II. The Thyroid and Diabetes
  A. Thyrotoxicosos
  B. Hypothyroidism
III. Adrenal Medulla and Diabetes
IV. The Anterior Pituitary and Diabetes
  A. Acromegaly
  B. Pituitary insufficiency

V. The Cortico-Adrenal and Diabetes
  A. Steroid therapy
  B. Cushing's Syndrome
  C. Diabetes in bearded women (Achard-Thiers-Syndrome)
  D. Cortico-adrenal function in obesity
  E. Cortico-adrenal insufficiency
VI. Gonadal Disorders
VII. Conclusions

I. Introduction

Excellent reviews (LONG, 1951; WARREN and LE COMPTE, 1952; HOET, DE MEYER and RICCI, 1957; RANDLE, 1958; FRASER, 1960; LAZARUS and VOLK, 1962; LEVINE, 1964) have described the relationships between endocrine abnormalities and disturbances in carbohydrate metabolism, putting major emphasis on their physiopathological basis. As experimental and biochemical work in this field is discussed in chapters Vol. I pp. 583, 591, 615, 763, and 797, the present survey will be limited to the clinical characteristics of the diabetic syndromes related to endocrine diseases or to hormonal therapy.

II. The Thyroid and Diabetes

A. Thyrotoxicosis

1. Frequency

Diabetes is stated to be more common amongst patients with hyperthyroidism than it is in the population at large (FOSTER and LOWRIE, 1938; REGAN and WILDER, 1940; BALFOUR and SPRAGUE, 1949; LAZARUS and VOLK, 1962; ABT, 1962).
Most classical textbooks quote the figures reported by REGAN and WILDER in 1940. These authors recorded the occurrence of diabetes in 3,2 % of a series of 5353 patients with thyrotoxicosis. They found diabetes in 1,7 % of the patients with toxic nodular goitre. This surprisingly high incidence has not been confirmed in recent reviews.
It should be born in mind that before the era of antithyroid drugs and radio-iodine, thyrotoxicosis was a severe disease often of long duration: thus toxic nodular goitre may have more freely displayed its diabetogenic effect.

Association of the two diseases is further indicated by the very high incidence of diabetes in the families of thyrotoxic patients (PERLMAN, 1961; CASSANO et al., 1967).

Recently amongst 2819 diabetes observed at the Brussels University Medical Clinic (including 1040 men and 1779 women) PIRART (1965) found 26 cases (20 females) in whom diabetes and hyperthyroidism coexisted (table 1). This almost 1 % occurrence of thyrotoxicosis in diabetics is similar to that observed by JOSLIN (1959). A simultaneous study in a general clinic indicated a definitely lower incidence, suggesting that the manner in which patients are collected by the University Thyroid Clinic had, to a marked extend, biassed the statistics. Even so, the figures obtained in the general clinic suggest a correlation between hyperthyroidism and diabetes, since the two diseases are found together at least twice more frequently than would be expected if no such surrelation was present.

Table 1: Frequency of Diabetes, Thyrotoxicosis and of Coincident Diabetes and Thyrotoxicosis

Clinic	Patients	Number	Diagnosis	Number	Frequency $^0/_{00}$
General	general consultants	2 000	Diabetes	6	3
id.	id.	2 000	Thyrotoxicosis	1	0,5
id.	diabetics	1 587	Thyrotoxicosis	10	6
University	diabetics	2 819	Thyrotoxicosis	26	9

2. Relationship between thyrotoxicosis and diabetes

As indicated in table 2, in 8 cases diabetes became manifest 2 or more than 2 years after thyrotoxicosis was diagnosed; in 10 other cases both conditions appeared at about the same time while in the 8 last cases, the diabetes had preceded the thyrotoxicosis by more than two years. The data of this table suggest that in the first group of cases heredity of diabetes (which is 31 % in the general diabetic population in Brussels) may be of less importance. In three of the cases the diabetic condition partly improved after control of the thyrotoxicosis. However in 7 of the cases, no relation was found between changes in severity of the thyrotoxicosis and insulin requirements.

As stated by MCGAVAC (1951) usually no influence of the diabetes on the course of thyrotoxicosis is apparent. However, when severe hyperthyroidism and diabetic ketoacidosis coexist, a mutual aggravating influence is observed as shown in following case report.

Case report 1. A 28 years old female patient had been treated with antihyroid drugs for GRAVES' disease in 1962. In July 1964, she developed recurrent thyrotoxicosis. Four weeks later diabetes appeared. On admission tachycardia, extreme muscular weakness and slight hyperpyrexia heralded a thyrotoxic storm. On the second hospital day the patient developed severe keto-acidosis. Intra-venous iodine, i.-m. reserpine, thermolytic drugs, insulin and intra-venous fluids brought the condition under control in 48 hours.

Table 2: Characteristics of 26 Cases of Coexistent Thyrotoxicosis and Diabetes

	Sex F	Heredity of diab.	Obesity	Par.	Age (years) at onset		Severity of thyrotoxicosis	Nodul. goitre	Exopht
I. Thyrotoxicosis preceeds diabetes (8 cases)	7/8	1/8	6/8	1.1 (0–2)	50 (28–66)	56.8 (42–69)	3/8	3/8	4/8
II. Simultaneous onset (10 cases)	7/10	3/10	6/10	1.3 (0–4)		56.7 (33–74)	3/10	1/10	0/10
III. Diabetes preceeds thyrotoxic. (8 cases)	6/8	4/8	5/8	1.5 (0–2)	57.7 (40–72)	48.4 (21–69)	5/8	1/8	0/8
Total (26 cases)	20	8	17	1.3		54.2	11	5	4
%	76	30	65				42	20	15

Par: number of pregnancies : m̄ & range; *Severity:* number of cases of severe degree
Nodul. goitre: number of cases with nodular goitre
Exopht.: number of cases with marked exophtalmus

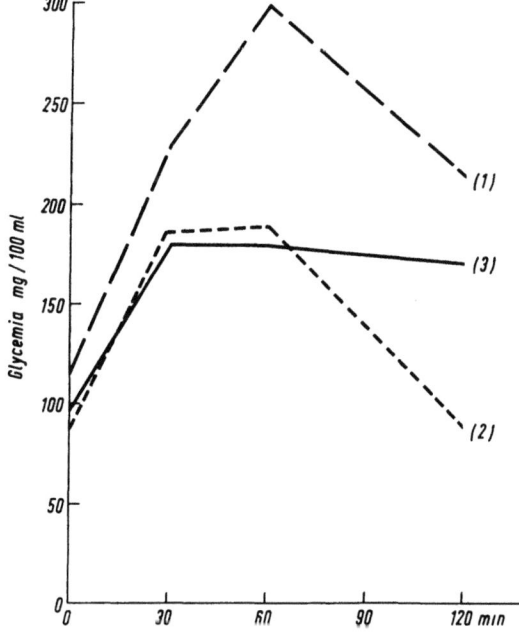

Fig. 1: Improvement of diabetes in a hypothyroid patient during seven years thyroid treatment. Oral G.T.T. (50 g per os) (1) at age of 66, before thyroid treatment; weight 70 kg; (2) at age of 68, under dessicated thyroid, 50 mg/d; weight 63; (3) at age of 73, in euthyroid condition under dessicated thyroid 50 mg/d; weight 60 kg

Troen, Taymor and Goldberg (1951), Lakin et al (1961) reported on cases of this rare coexistence. Early recognition and energetic treatment of hyperthyroidism may be help ful in permitting prompt response of the keto-acidosis to insulin and intravenous fluids. The diagnosis may be difficult when previously to the diabetic crisis, no signs of symptoms of hyperthyroidism were apparent. Suspicion should be raised by 1. otherwise unexplained fever (however hyperpyrexia is not "a sine qua non" for the diagnosis); 2. marked and persistant tachycardia, not responding to conventional treatment; 3. extreme muscular weakness during the days preceding the ketotic crisis and leading to actual muscular palsy including dropping of the lower jaw (Bastenie, Cauchie and Sternon, 1966). Improvement of the diabetic condition by treatment of the thyrotoxicosis has also been reported outside diabetic acidosis (Joslin, 1959; Boulet et al., 1958; Eller et al., 1960; Derot, 1962; Zahnd, 1964). However this is far from a constant rule and in many cases, the insulin requirements remain unchanged during aggravation of after cure of the thyrotoxicosis (Fraser, 1960; Pirart, 1965). The report by Rudy, Blumgart and Berlin (1935) of a non thyrotoxic patient with unstable diabetes cured by total removal of a normal thyroid gland stands as a solitary record.

3. Clinical investigations

Clinical insulin resistance, indicated by high insulin requirements, may be present but is not the rule (Levine, 1953). The amount of insulin present in the plasma has been reported as being normal or slightly above normal (Yalow and Berson, 1960; Hales and Hyams, 1964; Vannotti, 1964). Oral glucose tolerance tests may yield curves similar to those seen in early diabetes mellitus (Hales and Hyams, 1964).

The i. v. tolbutamide test yields normal results (Kaplan, 1962; Guinet, 1963). However the i. v. glucose tolerance test used by Zahnd (1964) and by Daweke et al. (1965) may show reduced overall glucose assimilation.

According to the classical concepts, the diabetogenic activity of thyroid hormones are supposedly due to the glycogenolytic effects of these hormones, to their synergetic action with adrenalin and to the ensuing glycogen depletion of the liver (Means, 1937; McGavack, 1951; Joslin, 1959).

However clinical investigations by Rich, Bierman and Schwartz (1959), Zahnd and Jeanrenaud (1961); Harlan et al. (1963); Zahnd (1964); Hales and Hyams (1964) have stressed the effects of thyroid hormones on the metabolism of adipose tissue and shown high levels of free fatty acids in the plasma of patients with thyrotoxicosis. In the light of the theory of the glucose-fatty acid cycle, proposed by Randle et al. (1963), the mechanism of impaired glucose utilization in this condition has been ascribed to an increased availability for oxidation of the non-esterified fatty acids. Recently work by Woeber, Arky and Braverman (1966) seems to settle this controversy. These authors were able to improve the glucose tolerance of patients with thyrotoxicosis by treating them with guanethidine. In seven out of nine subjects, the therapy induced improved insulin/glucose ratios, and a marked drop of the free fatty acids (FFA) during glucose administration but no significant change of the latter in the fasting state. The authors concluded that the abnormal glucose tolerance eventually observed in thyrotoxic patients was not due to increased levels of FFA but to inhibition of insulin release, associated with increased sympathetic tone or responsiveness. Recent experimental observations of MALAISSE (1968) support this view.

B. Hypothyroidism

1. Frequency

Whereas hypoglycemia is sometimes observed during hypothyroidism (CONN and SELTZER, 1955), the coexistence of diabetes and myxedema has repeatedly been reported as extremely rare (LAZARUS and VOLK, 1962; SENDRAIL, 1962) or even fortituous (MEANS, DE GROOT and STANBURY, 1963). However several cases have been published (JOSLIN, 1959; GOEMARE et al., 1959; CHABOT, 1959). In the survey published by BARON (1955) there were four diabetics among 91 hypothyroid patients, in that of BLOOMER and KYLE (1959), 11 amongst 80 hypothyroid subjects.

Table 3: Incidence of Diabetes, Hypothyroidism and Coexisting Diabetes and Hypothyroidism

Clinic	Type of patients	Number	Diagnosis	Number	Frequency $^0/_{00}$
General	Gen. Consultants	2 000	Diabetes	6	3
id.	id.	13 000	Hypothyr.	1	0.07
id.	Diabetics	1 587	Hypothyr.	5	3
University	id.	2 819	Hypothyr.	11	4

Moreover in our own experience, there is a definite relationship between the two diseases. As shown in table 3 in a Brussels General Clinic, while there was 1 hypothyroid patient for every 13 000 consultants, 5 hypothyroid patients were detected amongst 1587 diabetics. At the university medical clinics where there is a great interest for the study of thyroid insufficiency, 11 cases of marked hypothyroidism have been found among 2819 diabetics.

On the other hand, of 80 well documented records of hypothyroidism, admitted during the last 20 years to 2 university departments of medicine, 16 concerned diabetic subjects: 11 with frank diabetes, often of long standing, 5 with latent diabetes.

2. Relationship between hypothyroidism and diabetes

Although some patients had myxedema before the onset of their diabetes, in most cases myxedema appears late in the course of diabetes. The significance of the relationship between the two conditions is far from clear. A diabetogenic effect of the hypothyroid state seems unlikely. On the other hand, primary myxedema in most cases results from a latent process of chronic thyroiditis, slowly progressing towards destruction of the thyroid gland (BASTENIE, 1944; SMART and OWEN, 1963; BASTENIE et al., 1965; BASTENIE et al., 1967).

The finding by LANDING et al. (1963) of a high incidence of thyroid antibodies in the serum of diabetics might link diabetes with some of the etiological factors of this process.

Our own studies also indicate a high incidence of diabetes in women with asymptomatic thyroiditis (BASTENIE et al., 1967). Furthermore, a significant association of diabetes, thyroid disease and clinical or latent auto-immune thyroiditis is observed in subjects affected with Turner's Syndrome and their close relatives (FORBES and ENGEL, 1963) and in the mothers of children with Down's Syndrome (BASTENIE, VANHAELST and HAYEZ, 1969). It seems highly probable that diabetes, auto-immune thyroiditis and its ultimate term hypothyroidism are related to common inborn defects.

3. Characteristics of the diabetes in myxedema

In some of our cases the diabetes was latent, with normal F. B. G. but diabetic G. T. T. curve. In seven cases of hypothyroidism with overt diabetes, the evolution of the diabetes and the insulin requirements have been followed for several years before, during and occasionally after cessation of treatment of the thyroid insufficiency. In these cases no changes in carbohydrate metabolism have been induced by the thyroid treatment.

However in two cases findings were more in agreement with the classical observations of MEANS (1937), JOHN (1946), BALFOUR and SPRAGUE (1949), BERTRAM (1953), BANSI (1955), McGAVACK (1951), DEROT (1962). All these authors report "thyrodiabetes" i. e. diabetes aggravated or induced by the administration of thyroid hormone to myxedematous patients, and receeding almost to normal glucose tolerance when thyroid medication is stopped.

Case report 2. A demonstrative case of thyrodiabetes is illustrated in figure 2. A girl, aged 18, with severe congenital mental retardation, hypometabolism and monstrous obesity (107 kg for 1.47 m) of the adiposo-genital type, had been treated since 3 years with 200 mg dessicated thyroid per day. On admission, severe diabetes was discovered. Hyperglycemia and ketonuria regressed after withdrawal of thyroid medication and administration of insulin but reappeared shortly after the same thyroid therapy was started as a short experimental trial. Insulin was again necessary. The voracious appetite of the patient prevented dietary treatment. Outside the overt diabetic episodes this patient had an abnormal glucose tolerance curve, probably due to her obesity.

Experimental administration of very large amounts of dessicated thyroid (1.625 mg per day!) during 9 weeks to normal volunteers induced no changes in glucose tolerance or insulin effect. From these observations DANOWSKI et al. (1964) concluded that large doses of thyroid would induce manifest diabetes only in "those subjects with prediabetes, on the verge of developing diabetes mellitus".

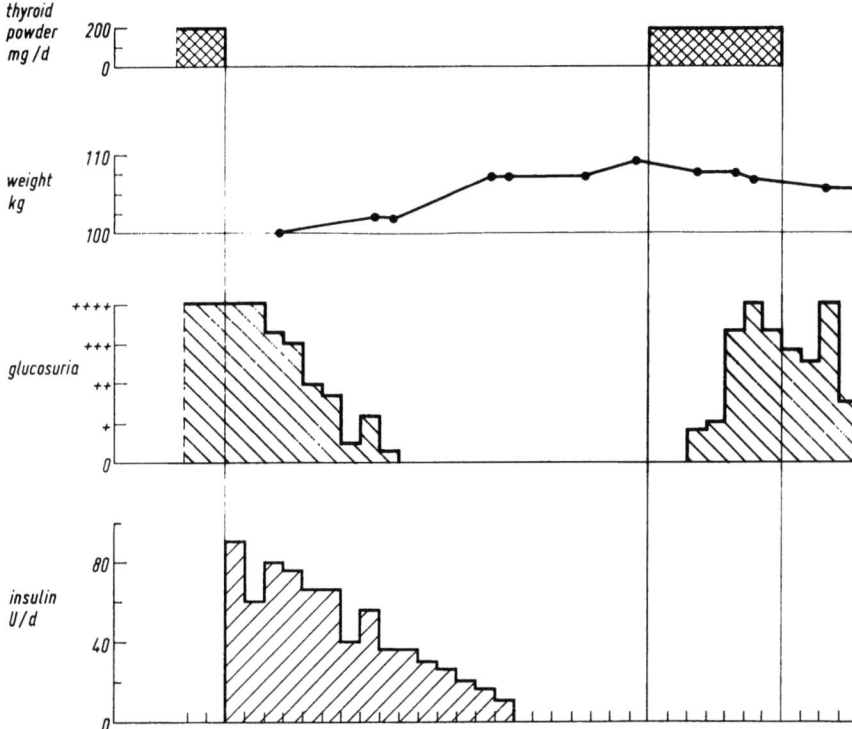

Fig. 2: "Thyro diabetes" in 18 years old girl with diencephalic obesity and hypometabolism. Insulin requiring diabetes, present after two years of thyroid medication, regresses when thyroid is withdrawn and reappears with clinical insulin resistance, after a 7 days therapeutic trial

III. Adrenal Medulla and Diabetes

Although carbohydrate alterations are not indispensable features (ARANOW, 1950) glycosuria is a common symptom of the paroxysmal hypertensive crisis of pheochromocytoma. Disturbances in carbohydrate metabolism are mentionned in 22 % of these rare tumors (HERMANN and MORNEZ, 1959) and frank diabetes is said to be present in 10 % (JAILER and LONGSON, 1959), specially marked in cases with persistant hypertension (DOMART et al., 1963).

Usually, but not always, the diabetes disappears after successful removal of the tumor (JOSLIN, 1959). WARREN and LE COMPTE (1952) report on 3 cases of diabetics in whom a chromaffin tumor was "unexpectedly discovered at autopsy". The clinical diagnosis should thus be suspected in young diabetics with unexplained hypertension. In a personal case (STAQUET et al., 1965) a moderate diabetes was observed, which completely disappeared after removal of a 30 g medullary adrenal tumor (Table 4).

Table 4: Carbohydrate Metabolism in a Case of Pheochromocytoma
(St. Pierre Hosp. n° 38801 *)

	Fasting blood glucose mg/100 ml	Glucose assimilation coefficient ** $K.10^2$	Glucose tolerance test – 50 g glucose per os; mg/100 ml 0 30' 60' 90' 120'
Before surgery Urin. cathechol. NA : 260–750 A : 30–105	125 122 129	0.8	130 232 278 194 281
After removal of pheochromocytome Urin. cathechol. NA : 15–35 A : 14–15	92 87	1.2	95 171 202 144 71

NA : Noradrenalin. γ/24 h; A : Adrenalin. γ/24 h
* Case published by Staquet et al. (1965)
* see Conard, Rasio and Franckson, p. 947

A possible explanation of this reversible diabetes, which is more frequent in young subjects, has been sought in the action of epinephrine on the "pituitary adrenal axis" (Recant, Forsham and Thorn, 1948). Thus the diabetes would be essentially of the adreno-cortical type. Although the direct inhibitory effect of epinephrine upon insulin secretion has been emphasized as a possible diabetogenic mechanism in pheochromocytoma (Porte et al., 1966), other studies suggest that concomitantly elevated plasma cortisol levels play an important part in the diabetic complication (Spergel, Bleicher and Ertel, 1968).

IV. The Anterior Pituitary and Diabetes

A. Acromegaly

1. Significance and frequency

There is little doubt that the diabetic process frequently observed in association with acromegaly represents the clinical counterpart of experimental pituitary diabetes.

The association of diabetes with acromegaly first described by Pierre Marie in 1886 is frequently observed: Coggeshall and Root (1940) report glycosuria in 36 % and frank diabetes in 17 % of a series of 153 acromegalics.

In the serum of acromegalic patients high levels of growth hormone (which are not suppressible by hyperglycemia) have been detected (Roth et al., 1963; Greenwood et al., 1965; Boden et al., 1968 b). In a number of cases, increased production of corticotropic and thyrotropic hormones has also been suspected. Hyperplasia of the cortico-adrenals is a common finding at autopsy (Goldberg and LISSER, 1942; SAINTON, SIMMONNET and BROUHA, 1952). Clinical signs of hypercorticism are frequently observed (DECOURT et al., 1953) and coexistent CUSHING'S syndrome has been reported in acromegalic patients (DAUGHADAY, PERRY and MC BRYDE, 1950; MC CORMICK et al., 1951). In a majority of subjects with acromegaly, the secretion rate of cortisol is elevated (ROGINSKY, SHAVER and CHRISTY, 1966).

Hypertrophy of the thyroid is observed in 20 % of the cases (HAMWI et al., 1960). In active acromegaly radioactive iodine uptake is higher but PBI [127] is lower than in normal subjects (HAMWI et al., 1960), and the increased basal metabolic rate, often observed in these patients seems only exceptionnally related to hyperthyroidism.

Thus several endocrine diabetogenic factors may be present in acromegalic patients. There is however little doubt that the excessive growth hormone secretion is of paramount importance.

2. Characteristics of the diabetes

Some authors are of the opinion that the severity of the diabetes depends on the activity of the growth hormone producing pituitary tumor and incriminate increased pituitary activity as the cause of eventual insulin resistance (JORES, 1955; MINETTI, 1961; DEROT, 1962).

Other workers claim that when they coexist, diabetes and acromegaly are two distinct disorders (DUNCAN, 1959). According to HAMWI, SKILLMAN and TUFTS (1960), the severity of the diabetic symptoms correlates well with the severity of the acromegalic symptoms. However, in their experience, "once diabetes is clearly established, it persists and control of acromegalic activity does little to alleviate intolerance to glucose". Thus the diabetes in acromegaly is alternatively considered as

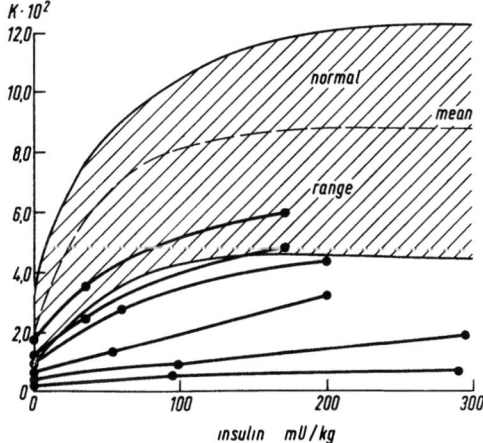

Fig. 3: Reduced insulin sensitivity in acromegalic patients, (combined i. v. glucose-insulin tolerance tests). The shaded area delineates normal glucose-insulin response curves (For methods see CONARD et al., p. 947

idiohypophyseal or as metahypophyseal diabetes (see Vol. I pp. 763, 797). In this repect, no demonstrative pathological documents have been published (see reviews by WARREN and LECOMPTE, 1952; LAZARUS and VOLK, 1962). In a recently observed case (St. P. Hospital 18.180) of acromegaly of 35 years duration and diabetes persistant since 24 years, high levels of biologically active insuline were noted. The post-mortem examination (Dr. GEPTS) showed a normal insular apparatus. In other cases marked hyperplasia of the islets has been described (RUTISHAUSER and GUIRGUIS, 1945; SAINTON et al., 1952; Clinico-path. confer. 1956), eventually in cases with multiple endocrine adenomata (UNDERDAHL et al., 1953).

Although the diabetes is usually mild, keto-acidosis may be observed, coexisting with marked insulin resistance. This insulin resistance, which is also observed in non-diabetic acromegalics (fig. 3) may disappear after surgical removal of the pituitary adenoma (fig. 4). In some cases it may lead to high insulin requirements: 200 U per day in the case report n°3; 600 U per day in a case described by DAUGHADAY (Clinicopathol. Confer. 1956). However such clinical insulin resistance is infrequent and most patients are controlled with less than 100 U per day.

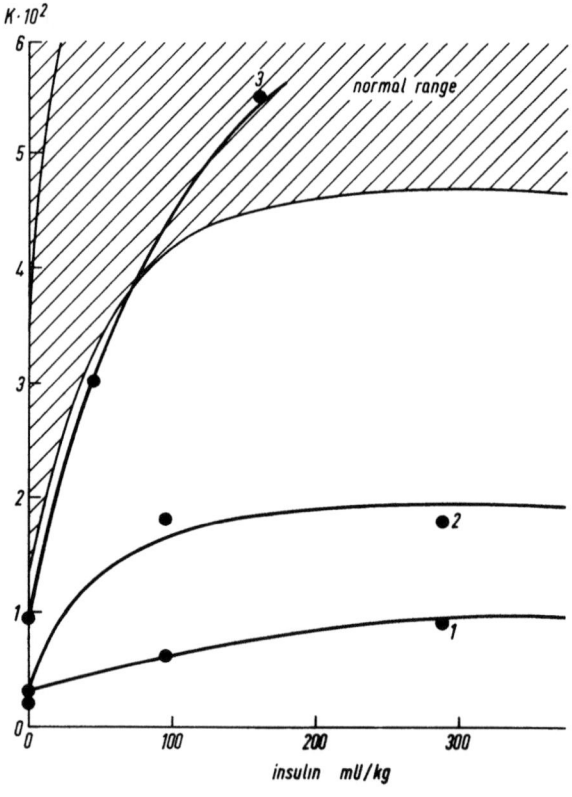

Fig. 4: Insulin sensitivity in an acromegalic patient (see Case Report 2). I. v. glucose-insulin tolerance tests before, one month and three months after removal of pituitary adenoma

3. Clinical investigations

In non-diabetic subjects with active acromegaly an increased amount of plasma insulin activity (rat diaphragm method) has been found (RANDLE, 1954; WILLEBRANDS and GROEN, 1958), which rises enormously after glucose load (CERASI and LUFT, 1964). This was confirmed by BECK et al. (1965). More recently, LUFT, CERASI and HAMBERGER (1967) have described a high plasma insulin (I. R. I.) respone to glucose infusion in 20 patients with active acromegaly and with normal intravenous glucose tolerance. In the opinion of these authors the hyperresponsiveness of the β cells to glucose is due – at least partly – to a direct effect of growth hormone on the pancreas. It is probable that these patients have correspondingly large concentrations of insulin antagonists or inactivators (WRIGHT, 1957). The normal results of i. v. glucose tolerance tests (BASTENIE, 1964; CERASI and LUFT, 1964; see table 5) would indicate that in non-diabetic acromegalics, insulin secretion and insulin antagonists production are balanced, permitting sufficient insulin activity in the tissues for normal glucose utilisation.

Table 5: Intravenous glucose tolerance tests (K) * in non diabetic and diabetic acromegalies

Cases	Diabetes	Sex	Age	F. B. G.	K.
1. Lo	–	F	36	91	1.8
2. Dol	–	F	48		1.1
3. Des	–	F	45	97	1.2
4 V. de L	–	F	39	82	1.3
5. Dev	–	M	39	69	2.3
6. V. de K	–	M	62	61	1.6
7. Kug	–	F	39	60	2.5
8. Lau	+	F	67	134	0.4
9. Bou **	+	M	48	200	0.2
	–			100	0.9
Normal subjects	–	M+F	30–60	55–90	1.5–2

* Methods: cfr CONARD et al., p. 947
** Before and after surgical treatment (see Case Report 3 and Fig. 7)

Contrariwise, in acromegalics with diabetes, the glucose assimilation coefficient is depressed. A similar condition can transiently be induced by the administration of human growth hormone (H. G. H.) to normal subjects (FRANCKSON et al., 1961). In figure 5 it can be seen that H. G. H. (10 mg/d) injected into normals markedly inhibit the effect of insulin on glucose utilisation.

In patients with diabetes, H. G. H. aggravates the diabetes (KINSELL, BALCH and MICHAELS, 1953; RABEN, 1959; LUFT, IKKOS and GERNZELL, 1958; FANKHAUSER et al., 1959). Clearly insulin is essential for the anabolic effect of growth hormone (HENNEMAN and HENNEMAN, 1960; FINKEL, 1962). These observations are in good keeping with recent studies of BUTTERFIELD and coworkers (1963). These authors have shown that after injection of insulin into the brachial artery, acro-

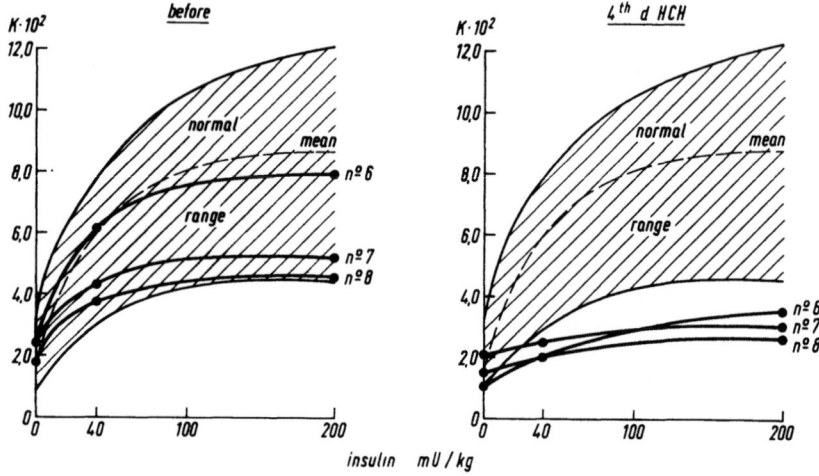

Fig. 5: Insulin sensitivity in normal subjects: combined i. v. glucose-insulin tolerance tests before and after human growth hormone administration (FRANCKSON et al., 1961)

megalic as well as diabetic subjects display a reduced clearance of insulin from the blood stream and a correlated smaller than normal increase in glucose uptake.

Destruction of the G. H. secreting tumor without destruction of the anterior pituitary may be followed by disappearance of the diabetes. In a case published by BASTENIE (1946) X-ray therapy to the pituitary adenoma was followed by pituitary apoplexy with transient cavernous sinus compression and later by complete disappearance of the diabetes (fig. 6).

Similar cases have been reported by ALMY and SHORR (1947), VERMUND (1948), RIGOLOSI, SCHWARTZ and GLICK (1968). Surgical removal of the pituitary adenoma achieved a similar result in another case:

Case report 3. (St. P. Hosp. 47.645) – A 44 years old male, acromegalic since several years, had been treated in 1956 for a diabetic episode. In 1957 his fasting blood glucose had reverted to normal and intravenous glucose and insulin tests showed normal insulin activity. At the end of that year, notwithstanding pituitary radiotherapy, the patient developed diabetic acidosis and insulin treatment was again needed. In August 1958, in spite of increasing amounts of insulin, the diabetes was difficult to control: glucose assimilation and insulin activity were markedly reduced. Removal of the pituitary adenoma was performed in October 1958. As indicated in figure 7, insulin requirements gradually decreased; glucose assimilation coefficient and insulin activity reverted to almost normal values and three months later the diabetes had disappeared. Three years later the patient in perfect condition volunteered for a short treatment with H. G. H. Contrariwise to what is observed in diabetic subjects, carbohydrate tolerance was little influenced by the daily injection of 10 mg/d and only with 20 mg/d a mild diabetic condition is induced (table 6). Thus, in spite of long standing ketotic and insulin

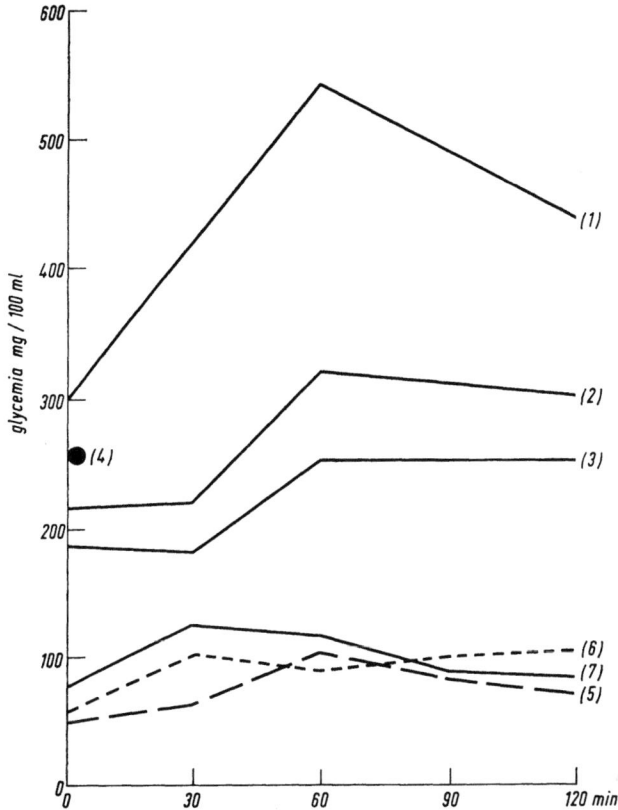

Fig. 6: Oral glucose tolerance tests in an acromegalic patient. (1) before treatment (1941). (2) and (3) during dietary treatment (april-october 1943). (4) during X ray therapy (november 1943). (5) seven weeks after pituitary apoplexy (april 1944). (6) one year later (may 1944). (7) 5 years later (may 1949)

resistant diabetes, no apparent damage had been inflicted to the β cells of this patient.

Disappearance of diabetes in acromegalic patients has also been reported after surgical removal (HAMBERGER et al., 1959) and after radioactive destruction of the anterior pituitary gland (MOLINATTI et al., 1962). Finally the interesting report of MCCULLAGH (1956) should be mentionned, indicating reversal of the diabetes in 5 acromegalics following long protracted therapy with oestrogens.

In relation with these observations, it is of interest to recall the suggestion made by LUFT et al. (1967) that diabetes only develops in prediabetic acromegalics who are unable to compensate the diabetogenic effect of excessive amounts of growth hormone by an adequate insulin secretion.

Another metabolic anomaly observed in acromegalic subjects deserves further study. BECK et al. (1965) have found that in these patients there is a slightly

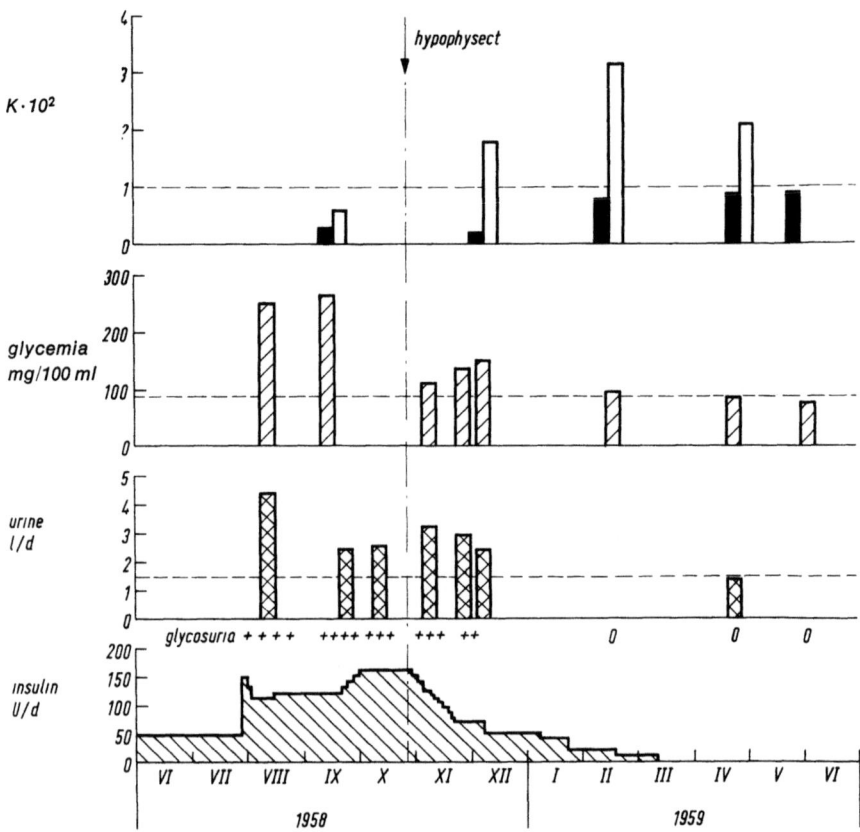

Fig. 7: Insulin resistant diabetes, in a 48 years old acromegalic (case report 2) submitted to partial hypophysectomy.
Glucose assimilation coefficient: black columns
Glucose-insulin assimilation coefficient: white columns

elevated plasma free fatty acids (F. F. A.) concentration. However during glucose tolerance tests this level remains higher than in control subjects (IKKOS et al., 1962). Thus the concept that the insulin-antagonistic effect of human growth hormone is secondary to its lipolytic activity cannot be excluded.

B. Pituitary insufficiency

1. Increased glucose tolerance and marked tendency towards spontaneous hypoglycemia are characteristic features of panhypopituitarism (SHEEHAN and SUMMERS, 1949; BASTENIE, GEPTS and TAGNON, 1950; PERKINS and RYNEARSON, 1952; CONN and SELTZER, 1955). Several fatal hypoglycemic reactions have been recorded after i. v. insulin tests performed after FRASER, ALBRIGHT and SMITH, 1941 (SHEEHAN and SUMMERS, 1949; HORSTMAN, 1951)

Table 6: Temporary diabetes induced by H.G.H. in a man aged 44, who had been succesfully treated for acromegaly and acidotic diabetes by surgical removal of pituitary adenoma. Glucose assimilation is slowly depressed; no acidosis is observed; insulin like activity (rat fat had glucose uptake) is enormously increased

H.G.H.	Day of treatment	Fasting blood glucose (mg/100 ml)	K. 10^2	Insulin like activity (μU/ml)
0	0	76	0.8	280
10	1 (5th hour)	84	0.7	400
10	3	89	0.7	320
20	6	98	0.5	1530
0	11	109	0.6	
	42	67	0.8	

* Method: CONARD et al., p. 947

Exceptionally, hypoglycemia may be the initial symptom of pituitary insufficiency (MARKS and ROSE, 1965). The coexistence of diabetes and hypopituitarism is exceptional. Thirty cases have been collected by FREY in 1959.

In diabetic patients spontaneous destruction of the pituitary by compression, tumor or necrosis, by X-ray treatment of by hypophysectomy may alleviate or suppress the diabetic symptoms and eventually lead to regression of vascular complications (POULSEN, 1953; KINSELL, LAWRENCE and WEYLAND, 1955; LUFT, OLIVECRONA and SJÖGREN, 1955). Recent results of this therapy are evaluated by FRASER (1960). HARVEY and DE KLERK (1955), McCULLAGH (1956), BASTENIE (1956) have reviewed the reported cases of spontaneous "Houssay phenomenon in man". In these patients death not unfrequently supervenes in hypoglycemic crisis (ALEXANDER, 1953; McCULLAGH, 1956).

2. As already mentionned, administration of H. G. H. to normal subjects may result in a rise in blood glucose and glycosuria (BECK et al., 1957; 1960; BERGENSTAL and LIPSETT, 1960; HENNEMAN and HENNEMAN, 1960; FRANCKSON et al., 1961). In patients with hypopituitarism these changes are more readily induced than in subjects with normal pituitary function (IKKOS and LUFT, 1960). However, in hypopituitary dwarfs, small doses may have no striking effects (SHEPARD et al., 1960; LOEB and ARNOULD, 1965). Glucose assimilation is hardly affected (fig. 8); however the liver glucose output is significantly increased (Table 7).

Contrariwise, in diabetic patients, whether with intact or destroyed pituitary function, H. G. H. administration induces prompt and severe aggravation of the diabetes and keto-acidosis (LUFT et al., 1958; FANKHAUSER, GOETZ and KENNEDY, 1959; HERNBERG, 1960).

Table 7: Effect of H.G.H. administration (5 mg/d) on blood glucose level, glucose assimilation and hepatic glucose output, in 4 dwarfs, maintained on prednisone 2.5 mg and thyroid dessicated 50 mg/d

Name	Age	Sex	Before therapy			After 1 week			After 1 month		
			c	K*	F	c	K*	F	c	K*	F
De P.. idiopathic	15	F	75	1.2	0.90	85	1.4	1.19	73	1.1	080
Pot... hypopituit.	13.5	M	70	1.7	1.19	73	2.1	1.53	85	2.4	2.04
Vand... hypopituit.	11.3	M	80	1.6	1.28	92	1.9	1.75	77	1.8	1.39
Schel... hypopituit.	15.5	M	70	1.9	1.33	91	1.7	1.55	86	1.8	1.55
Mean			74	1.6	1,18 (t)	85	1.8	1.50 (t)	80	1.8	1.45 (t)

c: mean blood glucose concentration (mg/100 ml)
K*: Tractional turnover rate of glucose (C^{14})
F: Hepatic glucose output: (t) test by pairing indicates that F after 1 week or after 1 month is significantly different from F before therapy: $P < 0.01$. For methods, see CONARD et al., p. 947

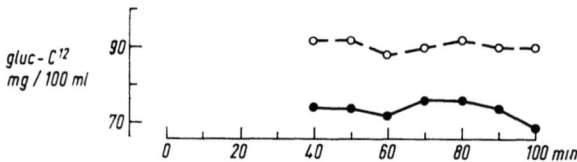

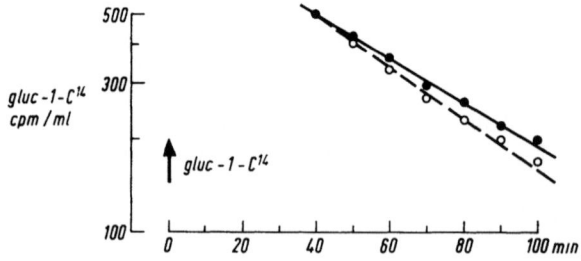

Fig. 8: Effect of protracted H.G.H. administration in 1 idiopathic and 3 hypopituitary dwarfs on blood glucose and glucose assimilation. Mean values of blood glucose and radioactive glucose disappearance rate from blood. Straight line: test before; dotted line: test performed after H.G.H. treatment (Loeb & Arnould. Unpublished observations)

V. The Cortico-Adrenal and Diabetes

A. Steroid therapy

1.

1. The commonest form of "steroid diabetes" is that induced by the administration of glucosteroids or A. C. T. H. for therapeutic purposes. Since the initial observations of BROWNE (1943) and CONN et al. (1948) and the introduction of these hormones into the every day therapy, steroid diabetes is well known as a iatrogenic complication (BISHOP, 1952; BOLARD, 1956).

The incidence is difficult to assess, partly because drugs and doses used are variable, but mostly because of the wide criteria used by the different authors for the diagnosis of diabetes. Some data from published reports are given in table 8. In large groups of patients with miscellaneous diseases, the incidence is small although glycosuria with normal fasting blood glucose is quite common (WILLIAMS, 1962). Patients with severe liver disease (CREUTZFELDT and KÜHN, 1959; SCHUBERT and SCHULTE, 1963) or with leukosis (personal observations) seem to pay a large tribute. As shown in table 9, the incidence of diabetes in steroid treatment is further related to the dosage. With usual doses the heredity of diabetes is apparently a major factor in the induction of abnormal glucose tolerance (BOOKMAN et al., 1953; CONN and FAJANS 1956; WILLIAMS, 1962). However with large doses

Table 8: Incidence of iatrogenic steroid diabetes

Authors	n. of patients	Diagnosis	Drug dosis p. d.	Incidence %
Hench et al (1954)	510	R. A.	Cort. ac : 100	7.6
Boland (1956)	141	R. A.	Predn. : 10	1.4
Danowski (1957)	300	R. C. Nephr. Misc. Dis.	Cort. ac. : – ACTH : 100	1.3
Kühnen (1959)	40	Cirrhosis	Cort. ac. 75–100	20
Heeckner & Polidova (1959)	25	Leukosis	Predn. 100–300	44
Fallet & Meyer (1960)	45	Miscell dis.	Cort. & Predn.	4
Several authors (Fallet & Meyer)	583	R. A.		1.3
Schubert & Schultze (1963)	214	Misc. dis.		14
Cauchie et al. (1965)	40	Leucosis Med. Aplasia L. E. D.	Predn. 75–200	67

R. A.: Rheumatoid arthritis. *R. C.:* Rheumatoid carditis
Nephr.: Nephrosis in children *Misc. dis.* miscellaneous diseases
L. E. D.: Diffuse lupus erythematosus

and in cases of severe preexisting disease this hereditary factor is apparently without influence (fig. 9).

2. Characteristics of steroid diabetes

The diabetes is usually mild, rarely requires insulin and as a rule shows reduced insulin activity. It disappears rapidly after steroid treatment is witheld. If such

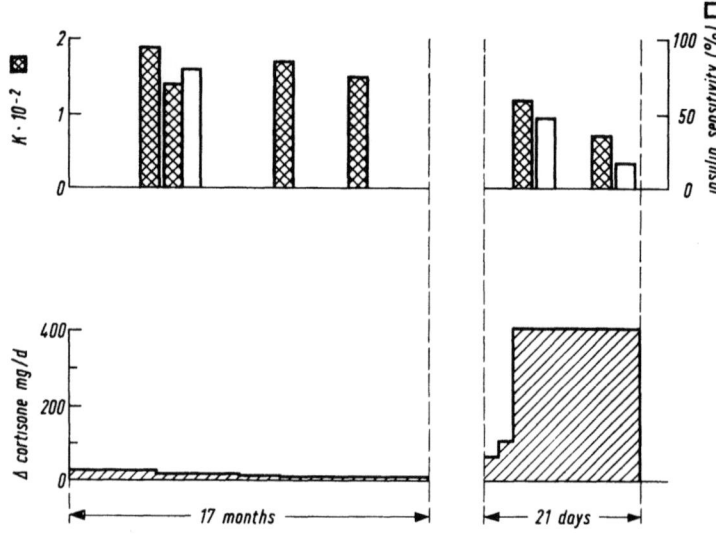

Fig. 9: Iatrogenic steroid diabetes in a 20 years old female patient with L.E.D. and without family history of diabetes. Protracted treatment with small doses has little effect on the initially normal blood glucose assimilation coefficient (hatched columns). With high doses there is a rapid fall in the glucose assimilation coefficient and in the insulin sensitivity (white columns) expressed in % of initial value.

Table 9: Incidence of steroid Diabetes in relation to dosage of prednisone (total amount-daily dose) (after data from Schubert & Schulte, 1963)

	Dosage mg	Number of cases studied	Nb. with diabetes	Incidence %
Total doses	< 600	136	6	4.4
	600–1000	28	4	14.3
	> 1000	40	8	20
Dose p. day	< 20	117	4	3.4
	20– 50	62	6	9.8
	50–100	18	5	(27.8)
	> 100	9	4	(44.5)

N.B.: This incidence may be partially biassed by the fact that diseases requiring very large doses may per se induce carbohydrate intolerance (hepatitis, leukosis)

treatment is maintained the diabetes is usually well controlled with insulin, rarely with oral hypoglycaemic drugs (CREUTZFELDT and SCHLAGINTWEIT, 1957; WILLIAMS, 1962). It is generally admitted that occasional development of permanent diabetes (WEBSTER, 1950; BISHOP and GLYN, 1952; VAN CREVELT, 1957; SCHUBERT and SCHULTE, 1963) represents the unmasking of a latent tendency to diabetes.

3. Clinical investigations

Glycosuria in steroid diabetes has often been ascribed to a decrease in the renal tubular reabsorption of glucose (FAJANS and MORTIMER, 1958). Although LAMBERT et al. (1951) in acute experiments have shown that the T. G. M. is not directly altered by the gluco-steroid hormones, it is conceivable that glycogen accumulates in the tubules under protracted treatment and that increased glucose filtration may occasionally overwhelm the normal tubular reabsorption capacity. Some slight glycosuria may thus be explained in the absence of marked hyperglycemia. It should however be pointed out that in most cases of glycosuria developing under steroid treatment, abnormal glucose tolerance curves are obtained, even when the fasting blood glucose is normal.

There is good reason to admit that the relative rariness of clinical or even chemical diabetes, induced by steroid treatment is due to the usually successful adaptative insulin secretion. Indeed even in young normal adults, definite changes in carbohydrate metabolism are observed during acute steroid treatment. As shown in Table 10, the reduction of the index of the hypoglycemic action of insulin is of the same magnitude as that observed during severe pyrexia. Similar observations are reported by DANOWSKI (1957). This lowered insulin activity is further demonstrated in subjects submitted to i. v. glucose insulin tolerance tests before and after a 24 to 48 hours treatment with high doses of gluco-steroids (fig. 10).

Hyperglycemia and reduced glucose tolerance are transient and may disappear even when steroid treatment is continued (BASTENIE, CONARD and FRANCKSON, 1954). This is presumably the result of increased β cell activity and insulin secretion. Although no direct measurements of plasma insulin during steroid treatment are available, such data are present for Cushing's syndrome; Furthermore pathological examination in cortisone-treated subjects have shown the same histological signs of increased β cell stimulation (See BASTENIE, 1956) as in experimen-

Table 10: Effect of ACTH and cortisone upon insulin activity (i: index of hypoglycemic action) in normal subjects, compared to the action of severe pyrexia (after Franckson, 1958)

Number of subjects treatment	11		11		8
	before	after	before	after	during
	ACTH*		cortisone**		pyrexia
Mean value of (i)	8.3	3.4	11.3	6.5	3.1
range	4.3–11.8	2.0–6.9	7.4–20	4.8–9.3	1.9–4.6

* ACTH-zinc: 200 u. i. m. 24 hours before test
** Cortisone acetate: 100 mg/d during 10 days or hydrocortisone 240 mg i. m. 8 h before test

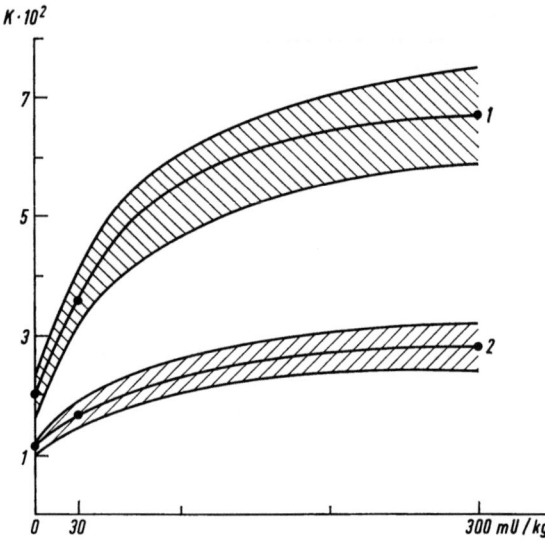

Fig. 10: Acute effect of large doses of cortisone on the insulin activity in 10 normal male subjects: combined i. v. insulin-glucose tolerance tests performed after Franckson (see p. 947) 1 before, 2 after administration of 100 mg prednisone

tal animals submitted to glucosteroid administration (FRANCKSON et al., 1953, HAUSBERGER and RAMSAY, 1953, 1959).

Contrariwise, in diabetic subjects, specially in patients of the juvenile insulin-dependant type, iatrogenic hypercorticism usually leads to severe aggravation of the diabetes and to keto-acidosis (KINSELL et al., 1950; SCHUBERT and SCHULTE, 1963). In the presence of low insulin reserve, steroids are ketogenic: their so-called antiketogenic effect, observed in other conditions (KINSELL, 1950; ENGEL and ENGEL, 1953) is probably due to secondary insulin secretion (BASTENIE, 1956; THORN, RENOLD and CAHILL, 1959).

The paradoxical improvement of the diabetes, sometimes observed during or after steroid treatment in obese diabetics (BASTENIE et al., 1953; RAUSCH-STROOMAN et al., 1958; SCHUBERT and SCHULTE, 1963; PERLSTEIN, 1964) might perhaps be explained by increased insulin production and by temporary inhibition of the cortico-adrenals: similar observations have been made in CUSHING's syndrome and in adrenogenital syndrome (BASTENIE et al., 1953; ITELSON et al., 1961) treated with small doses of prednisone. Paradoxical improvement of the diabetic condition after cortisone treatment has also been reported in insulin resistance due to circulation of anti-insulin antibodies (OAKLEY, JONES and CUNLIFFE, 1967).

B. Cushing's Syndrome

1. Definition

In CUSHING's syndrome a benign or malignant cortico-adrenal tumor or non-tumorous adrenal hyperplasia is present (PLOTZ, KNOWLTON and RAGAN, 1952;

SOFFER, JANNACONE and GABRILOVE, 1961). The latter condition, which is observed in most of the cases, is the result of continuous stimulation by the anterior pituitary A. C. T. H. or by A. C. T. H.-like material. The concentration of A. C. T. H. in the plasma of patients with Cushing's syndrome is higher than normal (CLAYTON, 1958; WILLIAMS et al., 1961; NELSON, SPRUNT and MIMS, 1966; BESSER and LANDON, 1968; BERSON and YALOW, 1968) and does not show the diurnal variations which characterise the normal secretion (RETIENE et al., 1964; NELSON et al., 1966; BESSER and LANDON, 1968). In these patients the plasma level of 17 hydroxycorticosteroids is generally high without normal nycthemeral changes (RETIENE et al., 1963; LENTLE and THOMAS, 1964) and the cortisol secretion rate is markedly elevated above normal values (SCHTEINGART, GREGERMAN and CONN, 1963; COPINSCHI et al., 1967). Furthermore the already high urinary output of 17 hydroxysteroids and 17 ketogenic steroids is abnormally increased during Metopyrone administration (LIDDLE et al., 1959; SUMMERS et al., 1964), and hardly inhibited by Dexamethazone (LIDDLE, 1960; MIGEON et al., 1963; SUMMERS et al., 1964; LENTLE and THOMAS, 1964; PAVLATOS, SMILO and FORSHAM, 1965). For these reasons, "CUSHING's syndrome could be defined as a group of clinical and metabolic abnormalities resulting from a chronic excess of cortisol" (LIDDLE, 1960).

There is thus good evidence for considering the diabetic condition which so frequently appears in this syndrome as "steroid diabetes".

2. The frequency of diabetes in Cushing's syndrome

It varies according to the criteria used by the different authors for the diagnosis of the syndrome and for that of diabetes. Obesity, hypertension and diabetes are frequently encountered together and in some patients presenting with striae and hirsutism the differential diagnosis from early Cushing's syndrome may be difficult (SUMMERS et al., 1964). For the consideration of steroid diabetes "Cushing-like syndrome" should be excluded and only patients with definite clinical and biological signs should be considered (LIDDLE, 1960). On the other hand carbohydrate metabolism should at least be evaluated by oral glucose tolerance test, as the fasting blood glucose level alone may be misleading (HENNEMAN and BUNKER, 1957).

In their classical paper on the natural history of Cushing's syndrome PLOTZ et al. (1952) mention distinctly diabetic curves in 94 % of the cases. However in less than a fourth of the patients was glucosuria present and only five patients of their own 33 cases had frank diabetes. In the series of 50 cases studied by SOFFER et al. (1961), 42 patients had laboratory evidence of disturbed carbohydrate metabolism: in 15 cases, the fasting glucose ranged from 135 to 200 mg/100 ml, but in 27 other patients as well, a diabetic glucose tolerance test was obtained. In our own series of 17 cases, 9 subjects had elevated fasting blood glucose levels, 4 patients showed frank diabetes and in all the 12 patients investigated, the oral glucose tolerance test was impaired.

3. The characteristics of the diabetes

They are those of "steroid diabetes". In none of the cases has diabetic acidosis been reported. Although most patients do not need insulin, insulin requirements may exceptionnally be elevated.* Sometimes the diabetes responds to oral hypoglycaemic drugs (MOHNIKE and STÖTTER, 1956). After the cure of the hypercorticism, the glucose tolerance reverts to normal. Glucose insulin sensitivity curves performed in 7 cases before and after total bilateral adrenalectomy are illustrated in fig. 11: basal glucose uptake increases in 6 out of the 7 cases studied and in all the cases the depressed insulin activity reverts to normal standards. It should however be pointed out that this reversion is not immediate: one month after the total adrenalectomy, when the patient is in good condition and his substitutive treatment at normal maintenance doses, there is still little improvement in the insulin activity. Further investigations should ascertain if this observation implies the existence in Cushing's syndrome of an insulin inhibitor, which would persist for an appreciable time after hypercorticism has disappeared.

SKILLERN (quoted after WILLIAMS, 1962) found two cases of diabetic retinopathy in a series of 34 patients with Cushing's syndrome; SPRAGUE, only one in a series of 135 cases! The rarity of this diabetic complication in Cushing's syndrome is often quoted as evidence against its steroid al genesis. However the short dura-

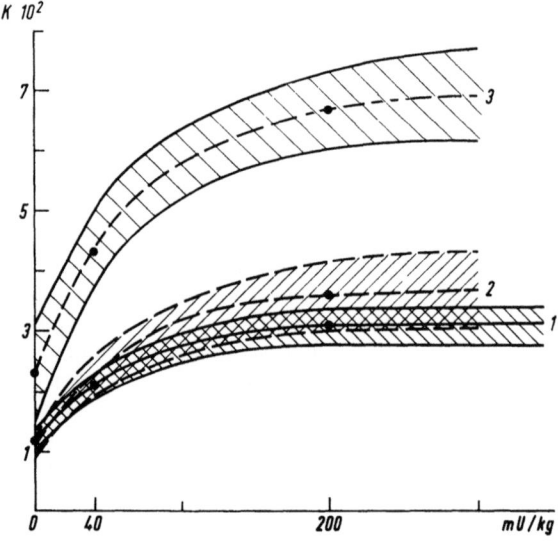

Fig. 11: Improvement of glucose assimilation and insulin activity in 7 patients with Cushing's syndrome after total bilateral adrenalectomy. Combined i. v. insulin-glucose tolerance tests with increasing amounts of insulin, 1: before operation (7 cases), 2: one month after operation (4 cases), 3: three months after operation (7 cases). Since the second postoperative week, the patients were on uniform treatment with: DOCA 5 mg per week i. m.; and cortisone acetate 25 mg/d per os

---

* Hypoglycemia has been reported in exceptional cases of adrenocortical carcinoma (WILLIAMS et al., 1961) even in association with CUSHING's syndrome (EYMONT et al., 1965). No increased plasma ILA has been detected and the suggestion has been made that the hypoglycemia might be produced by the elaboration of steroids with marked anabolic activity (EYMONT et al., 1965).

tion of this fatal disease may be another explanation for the rare occurrence of diabetic angiopathy during its course.

4. Clinical investigations

Besides lowered glucose tolerance and reduced insulin activity tested by oral or i. v. glucose tests, intermediary carbohydrate metabolism has been studied in patients with Cushing's disease by HENNEMAN and BUNKER (1957). Only three out of their sixteen cases had fasting hyperglycemia; all but one had impaired utilisation of oral glucose, similar to that observed in mild diabetes. These authors further describe excessive accumulation of lactate and pyruvate in venous blood, increasing after glucose administration. As the same observation was made in patients with steroid induced diabetes it is postulated by the authors that these changes in intermediary carbohydrate metabolism reflect a direct inhibitory effect by gluco-corticosteroid on the oxydation of pyruvate to CO_2 and acetyl-CoA without any effect on the tricarboxylic acid cycle itself.

Attention should be drawn to the possible hypokalemic alcalosis, most often associated with an adrenal cortical carcinoma or a non-endocrine A. C. T. H. producing malignant tumor (PRUNTY et al., 1963), but eventually present in common forms of Cushing's syndrome (TEABEAUT, ENGEL and TAYLOR, 1950). Correction of the hypokalemia may improve the diabetic condition (KINSELL, BALCH and MICHAELS, 1953 a).

Recently the insulin-like activity in blood has been studied by SCHWARZ et al. (1962) in 11 well documented cases of Cushing's syndrome. Whereas normal subjects react to an oral glucose load with a three to five fold increase of their plasma insulin-like activity (tested on the fat pad), patients with Cushing's disease have high fasting levels which increase after glucose load to enormous levels, comparable to those observed in β cell adenomas. When diabetes is present the high fasting levels and their exaggerated increase after a first glucose load are still observed but there is no response to repeated doses. Although the presently available data are based on a method which is open to criticism, they are in keeping with experimental work and support the concept that high cortisol secretion induces increased insulin production (HAUSBERGER and RAMSAY, 1959). This is in keeping with recent experimental work (MALAISSE, 1968).

C. Diabetes in bearded women
(Achard-Thiers Syndrome)

1. More than forty years ago ACHARD and THIERS (1921) reported the first observation of coexisting hirsutism and diabetes in a 71 years old female patient and related this syndrome to the hyperplasia of the adrenals detected at autopsy. Since then, from time to time attention has been drawn to this curious association of hirsutism, mild diabetes and tumor or hyperplasia of the cortico-adrenals. SHEPARDSON and SHAPIRO (1939) collected 17 cases from the literature and added a personal observation. BISSELL and WILLIAMS (1945) described impaired glucose tolerance in 19 out of 29 cases of hirsutism, of which 5 presented with insulin resistant diabetes. A recent review (LISIECKA-ADAMSKA and GROTT, 1961) stresses the frequency of the syndrome.

In contradistinction with the well delineated Cushing's and Conn's syndromes, the significance of Achard-Thiers syndrome remains a matter of debate (BASTENIE, 1956). As a nosological entity it has either been ignored or considered under various and ambiguous denominations (ALBEAUX-FERNET, 1954) Recently, MA-LAISSE et al. (1965) have studied 20 cases observed at the Brussels University Clinic. The mean age of the patient was 65, ranging from 46 to 83 years. In none of the cases had diabetes been present before the age of forty. This maturity-onset diabetes was characterized by the absence of keto-acidosis and by low insulin

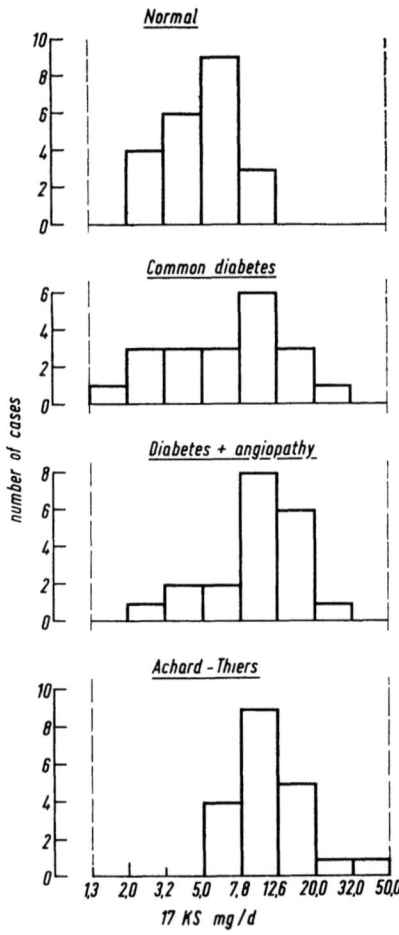

Fig. 12: Distribution curve of urinary 17 K.S. in 20 patients with Achard-Thiers syndrome, compared to data obtained in groupes of 20 normal subjects, 20 women with common diabetes, and 20 women with diabetes and angiopathy, all groups being strictly matched for age

requirements. The fasting blood glucose was 175 mg ± 10 mg/100 ml. Cholesterol values were often elevated and the values of total lipids were high.

In one case, previously described by BASTENIE (1956), removal of a markedly adenomatous adrenal was followed by complete disappearance of the diabetes during several months. Marked angiopathy in large vessels was present in most of the cases; diabetic retinopathy was found in 11 of 18 patients.

Investigations of carbohydrate metabolism showed reduced glucose assimilation and in 14 of 16 cases studied reduced insulin activity.

Only four cases gave a history of amenorrhea with hirsutism and other signs of virilisation appearing early in life; in the other cases hirsutism appeared after the menopause. Obesity was noted in 18 of the 20 patients and 15 of them had or had had markedly elevated blood pressure. In none of the cases were there striae, muscular atrophy or radiological signs of osteoporosis.

The excretion of 17 K. S. had a mean value of 11.9 ± 1.45 mg/24 h: in 17 out of the 20 cases this level was above the upper limit of normality for the age of the patients (fig. 12). The excretion of 17 hydroxysteroids in 5 out of 7 patients studied was also abnormally high. Chromatography of the urinary 17 ketosteroids effected in 5 patients, showed increased values of fractions VI and VII (fig. 13) corresponding to 11 oxy-17-ketosteroids. In 4 recently studied cases, the cortisol production rate was respectively: 21.9, 22.3, 25.4 and 26.5 mg/24 hours i. e. significantly above normal values obtained in 10 normal women (COPINSCHI et al., 1966 a 1966 b).

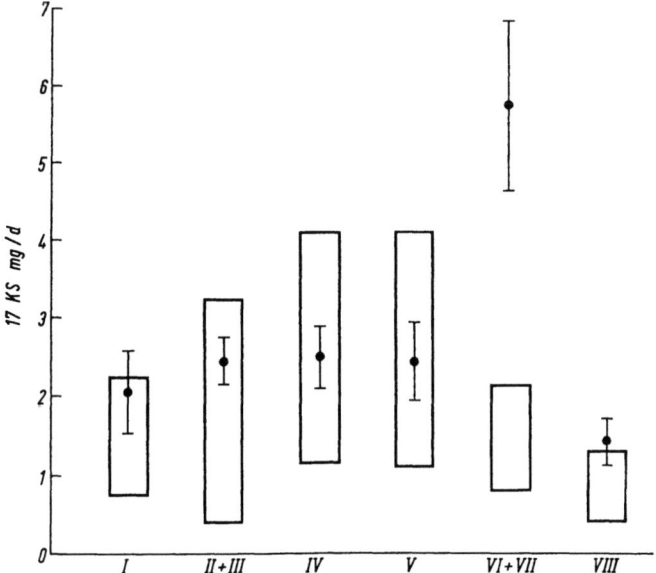

Fig. 13: Chromatography of urinary 17 K.S. after DINGEMANSE et al. (1946) in 5 cases of Achard-Thiers syndrome (MALAISSE et al., 1965). Fractions VI + VII contain metabolites of 11 oxysteroids of cortico-adrenal origin. For comparison see fig. 15.
Mean and range of values observed; columns indicate normal range.

2. The demonstration of hypercorticism in these diabetic bearded women does not permit to separate them from non-hirsute diabetic patients. Hypertension and obesity are found in a great number of common diabetics. Unusual frequency of diabetes has been found in persons shown at autopsy to have cortical adenomas (Russi, Blumenthal and Gray, 1945). As shown in figure 12 there is marked over-lapping between the values of urinary 17 K. S. in the patients with Achard-Thiers syndrome and the values observed in women with common diabetes carefully matched for age. Moreover, if the patients with diabetes and hirsutism are compared with non-hirsute diabetic women of the same age, presenting with angiopathy, no difference cas be detected in the 17 K. S. excretion.

Although the syndrome of diabetes in bearded women is characterized by the importance of clinical and biological signs of hypercorticism, its real significance remains doubtful, specially in view of our limited knowledge about the role fo the adrenal cortex in obesity and in maturity onset diabetes. The syndrome should carefully be differentiated from Cushing's syndrome and although its presence should raise suspicion of an adrenal tumor, in most cases treatment should at present time be restricted to conservative measures.

D. Cortico-adrenal function in obesity

1. Although only a small percentage of obese persons become diabetic, it is common knowledge that obesity is present or has been present in 50 to 85 % of the subjects who develop diabetes (Joslin, 1959; Bertram, 1953; Darnaud et al., 1954; Vague, 1957; Guinet, 1955; Williams, 1962).

The relationship between this metabolic disorder and diabetes is certainly a complex and intriguing one (Renold, 1961; Gordon, 1962). During recent years much work has been devoted to the study of cortico-adrenal function in obesity. Almost simultaneously Karl and Raith (1961), Mlynaryk et al. (1962) described increased cortisol production in obese persons. Migeon, Green and Eckert (1963) in large groups of normal and obese subjects find a direct relationship between the 24 hours urinary excretion of 17 OH CS and the cortisol production rate. In obese subjects the 17 OH CS excretion is significantly higher than that of normal subjects. Cortisol production is respectively in obese males 31 mg, in obese females 30 mg per 24 hours. These data suggest "the possibility that in obesity the pituitary-adrenal axis is functionning at a level somewhat higher than normal". Data from Liddle (1960), Slater et al. (1962), Migeon et al. (1963) and from Schteingart, Gregerman and Conn (1963) on pituitary-adrenal suppression tests do not rule out this possibility, as (except in Cushing's syndrome) a normal suppression test is expected in adrenal hyperplasia. Observations by Dunkelman et al. (1964) further suggest the existence in obese patients of an abnormality in cortisol catabolism.

At the Brussels clinic a highly specific method (Copinschi, Cornil and Franckson, 1963–64; Copinschi et al., 1966) has been developed for the measurement of the cortisol production rate with simultaneous estimation of the metabolites of cortisol and its precursors excreted in the urine. Investigations in obese subjects (Copinschi et al., 1966) indicate that in non-diabetic obese subjects the cortisol secretion rate is significantly higher than in normal subjects of comparable age (Table 11): the urinary excretion of 17 ketogenic steroids is also increased, with an identical ratio of 11 deoxy to 11 oxysteroids, suggesting that the yield of cortisol synthesis is the same in obese and in normal subjects.

Table 11: Cortisol secretion rate and fractionated 17 K.S excretion in obese and normal female subjects *
(m = mean – S. D. = Standard deviation)

Subjects		Cortisol secretion (mg/d)	17 – K. G. S. Excretion			Ratio 11-deoxy 11-oxy	Ratio Cortisol secretion 11 oxy-Excret.
			11-deoxy (mg/d)	11-oxy (mg/d)	Total (mg/d)		
Normal (10)							
Age: m = 30 y	m..	18.4	0.85	6.22	7.07	0.15	3.01
S.D = 11	SD..	4.7	0.38	1.86	1.91	00.8	0.40
Obese (22)							
Age: m = 33 y	m..	28.0	1.14	9.11	10.45	0.13	3.04
S.D = 10	SD..	10.6	0.58	3.05	3.32	0.06	0.61
	P..	< 0.0005	> 0.35	< 0.0005	< 0.0005	> .05	> 0.40

The cortisol secretion rate is similarly increased in obese non-diabetic women (27,5 ± 9.6 mg/d) and in obese diabetic women (28.3 ± 10.6 mg/d) in contrast with values observed in normal women (18.4 ± 4.7 mg/d). When related to the body surface, the mean values are similar in all three groups, being respectively 13.4 ± 4.5; 13,9 ± 5.6 and 12,1 ± 3,8 mg/d.

It is of interest to add that in non-diabetic obese subjects, a significant negative correlation was found between the rate of cortisol secretion and the K value, calculated from the intra-venous glucose tolerance test (COPINSCHI et al., 1968).

Studies in obese subjects submitted to weight reduction show a definite lowering in 17 OH cortico-steroid and 17 ketogenic corticosteroid excretion (MIGEON et al., 1963; JACOBSEN et al., 1964) although a persistant abnormality of cortisol catabolism may be observed (DUNKELMAN et al., 1964).

2. At the other side of the picture, obese subjects are found to have lowered glucose assimilation (BASTENIE et al., 1963), high fasting serum insulin activity (VALLANCE-OWEN, HURLOCK and PLEASE, 1955; KARAM, GRODSKY and FORSHAM, 1963) and increased free fatty acids levels (DOLE, 1956; CORVILAIN et al., 1961). Quite naturally the question has been raised whether cortico-adrenal hyperactivity might not play a role in the diabetes so frequently associated with obesity (CRUZ-COKE, 1950; BASTENIE, 1956; BERTRAM, 1953; VAGUE, 1957).

In the common maturity-onset type of diabetes (often described as "diabète gras" or "Gegenregulations-Diabetes"), the carbohydrate disorders are insulin-independant and may be accompanied by insulin resistance (BASTENIE et al., 1963) and high levels of plasma insulin (HALES and RANDLE, 1963). They may regress after weight reduction. Furthermore at surgery or autopsy adrenal cortical adenomas have been discovered very frequently in that type of diabetes (WALTERS and SPRAGUE, 1949; DALY, 1956; CAVALERO, 1955; DE MEUTER, PARMENTIER and BELLENS, 1957).

It is true that until recently this circumstantial evidence of cortico-adrenal hyperfunction in some cases of diabetes with obesity was supported by meager direct proof. Quite to the contrary, the findings of many authors seem to disprove any association of hypercorticism and common diabetes (DENARD, 1957; JAKOBSON, 1958; THORN, RENOLD and CAHILL, 1959; FORSHAM and MORTIMER, 1959), except in diabetic acidosis (MCARTHUR, SPRAGUE and MASON, 1950) or in other stress conditions (TAGNON, 1953) where hyperfunction of the adrenal cortex is quite evidently a secondary phenomenon.

However these negative findings might perhaps be explained by the insensitivity of the technics used and by the inappropriate choice of the patients studied. There is no doubt that juvenile or emaciated diabetics may have a decreased adrenal function. In patients with renal failure steroid excretion may be reduced (ENGLERT et al., 1958; WALLACE, CHRISTY and JAILER, 1955).

The response of the adrenal cortex to A. C. T. H. stimulations has been explored in small series of cases by the increase in the urinary output of 17 K. S. (DENARD, 1957) or of 17 OH steroids (JACOBSON, 1958). In the studies reported by THORN et al. (1959) the increase in plasma 17 hydroxy corticosteroids may have been insignificant because of the small number of cases tested.

On the other hand, aluminium column chromatography of urinary 17 ketosteroids, following the procedure described by DINGEMANSE, HUIS IN 'T VELD and DELAAT (1946) isolates the fractions containing 11 ketoetiocholanolone, 11 hydroxyandrosterone and 11 hydroxy etiocholanolone, which are metabolities of C 11 oxygenated adrenal steroids. With this time consuming but specific method, it was possible to detect increased excretion of cortico-steroid catabolites in 8 diabetics with obesity and hypertension and in 2 obese women with latent diabetes (BASTENIE, 1956; see fig. 15, 223).

Metopyrone tests studied in diabetics by JERSILD and JOHNSON (1961), showed low response in 16 young diabetics, but marked response in 6 cases of diabetes of late onset. The recent study on adrenal function in obesity by MIGEON et al.

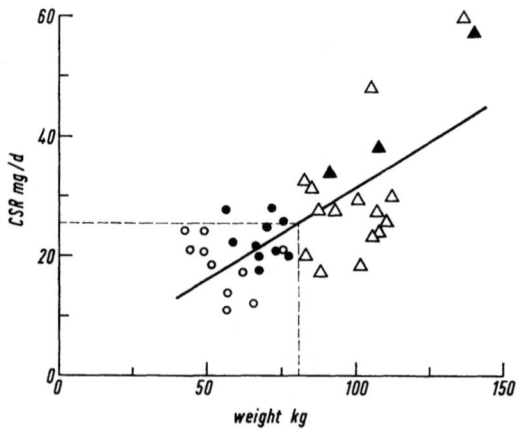

Fig. 14: Cortisol secretion rate (mg/24 h) in 18 young obese patients (▲ male, △ female), compared with data observed in 20 normal subjects (● male, ○ female)

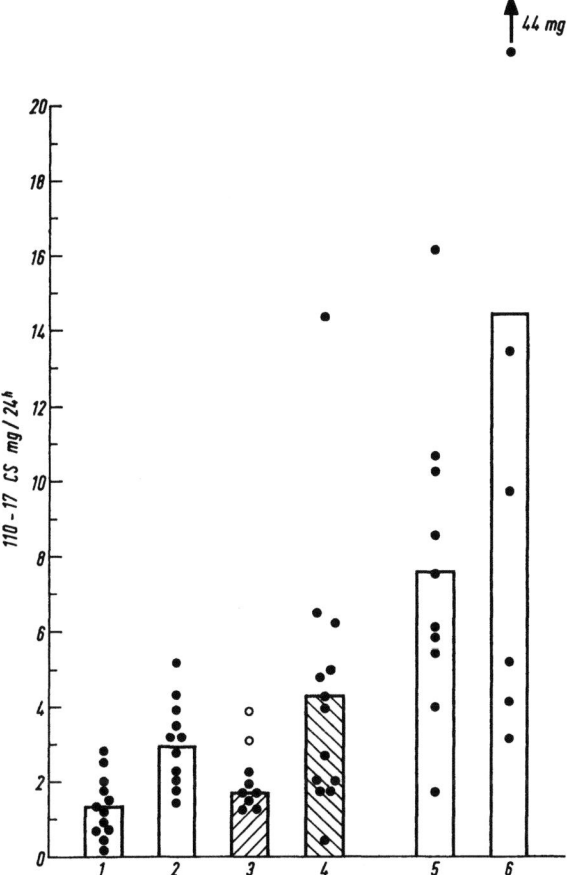

Fig. 15: Values of 11 oxy-17 K.S. obtained by chromatography of 17 K.S. after Dingemanse et al. (1946) in 6 groups of subjects:
1. normal women.
2. women with obesity and hypertension
3. women with obesity and diabetes.
4. women with diabetes and vascular complications
5. normal subjects after administration of A.C.T.H.-zinc (40 u/d, during 2 days).
6. patients with Cushing's syndrome

(1963) included 25 obese patients with diabetes among their 160 obese subjects. The values of the urinary 17 OH K.S., corrected for body surface appeared to be distributed in a fashion similar to that of the non-diabetic obese subjects.

Among obese subjects, those with gross body dimensions and heavy muscle and bone development have been found to excrete the largest amounts of 17 ketogenic steroids (measured per kg of lean body weight). This finding of JACOBSON et al. (1964) is interesting in view of clinical observations suggesting a relationship between masculine body build and development of diabetes in obese women (VAGUE, 1956, 1957).

Although proof of the interference of disturbed or increased gluco-steroid secretion with the mechanism of certain types of diabetes is waiting further investigations, a relationship between this endocrine disorder and the vascular complications of diabetes has been suggested by some authors (GORDON, 1951; BECKER, 1952; BASTENIE, PIRART and FRANCKSON, 1958; LENTLE and THOMAS, 1964).

E. Cortico-adrenal insufficiency

1. A few patients with Addison's disease have been maintained in life by DOCA with unchanged blood glucose levels for several years (LAMBERT, 1946; DE GENNES, 1949). However a sudden hypoglycemic crisis may intervene and marked hypoglycemia has been observed by MARANON (1949) in 58 % of his 168 cases of untreated cortico-adrenal insufficiency. Low oral glucose tolerance curves have been recorded, probably as a result of reduced absorption from the gut. Addisonian patients display increased sensitivity to insulin (FRASER, ALBRIGHT and SMITH, 1941) and are surprisingly sensitive to the diabetogenic action of cortisone. In these patients cortisone in small doses abolishes the insulin sensitivity, restores normal glycemia, and reduces the tendency to hypoglycemia even after protracted fasting. HOET (1951) has observed diabetic tolerance curves 24 hours after the administration of 100 mg cortisone acetate to patients with Addison's disease.

2. The coexistence of Addison's disease and diabetes is rarely observed. In their review, WEBSTER and JURT (1957), collected only 61 cases from the literature. More recently SOLOMON et al. (1965) reviewed 113 cases. In most of the cases the diabetes precedes by several years the onset of the adrenal insufficiency (BAIRD and MUNRO, 1954; SOLOMON et al., 1965). The latter condition leads to marked improvement of the glucose tolerance and to drastic reduction of the insulin requirements (BICKEL, 1945; CRAMPTON, SCUDDER and DAVIS, 1949; BAIRD and MUNRO, 1954; STANTON, JONES and MARBLE, 1954). On the other hand, cortisone treatment must be carefully supervised as the administration of a single dose of 25 mg of cortisone acetate may induce sudden diabetic acidosis (BAIRD and MUNRO, 1954).

3. Much rarer still is the occurrence of diabetes in preexisting Addison's disease (THORN, RENOLD and CAHILL, 1959; GILBERT-DREYFUS et al., 1961). The ensuing diabetes is very brittle (CRAMPTON et al., 1949) and the patient is liable to develop severe hypoglycemic attacks. An illustrative case has been reported by BELLENS et al. (1958).

Case report 4 (St. Peter Hospital 47 555). Since several years, P. De K., a 24 years old butcher had noticed progressive pigmentation. There weeks before admission he complained of weakness, nauseating and occasional vomiting. At that time no sugar was found in the urine. On admission at the hospital (June 1957) the patient had typical Addison's disease with characteristic electrolyte disturbances and low urinary steroid excretion. On the second hospital day the patient went into severe Addisonian crisis with fasting blood glucose dropping to 17 mg/100 ml. During the next 24 hours he was given 100 mg cortisone acetate i. m.

and 25 mg cortisone hemisuccinate i. v. together with fluids and glucose. On the third hospital day the cortico-adrenal troubles were corrected; by the fourth day, when cortisone treatment had been progressively reduced to 25 mg.d a diabetic condition was diagnosed, characterized by elevated blood glucose, ketosis (total CO_2: 17.5 mEq/1) polyuria, glycosuria and ketonuria. Insulin treatment (30 to 60 u. p. day) was required.

Since its onset seven years ago, this diabetes persisted even when on a later occasion cortisone treatment was temporarely withheld. The patient's hypocorticism is fairly well under control with DOCA injections and small amounts of oral cortisone acetate (20 to 25 mg/day). The control of the diabetes is difficult. With adequate diet and 40 u. of insulin, no ketonuria has developed at any time; blood cholesterol and total lipids are normal and the highest F. B. G. values are 250 mg/ 100 ml. However during the first three years the patient developed four severe hypoglycemic crises. Since 1961 dividing meals and insulin doses has prevented hypoglycemic coma although the patient still complains of occasional malaises.

A similar case of sudden onset of diabetes during treatment of an Addisonian crisis has been observed earlier at this clinic (BASTENIE, 1956).

The observations suggest that in severe corticoadrenal insufficiency of long duration the β cells are probably hypoplastic (WILSON et al., 1950) and, in view of Seltzer's experiments (1961), liable to exhaustion atrophy by marked hyperglycemia. They further stress the difficulty of the treatment of the diabetic condition and the danger of hypoglycemic attacks.

4. *Adrenalectomy.* After bilateral adrenalectomy in a young woman with coexisting diabetes and malignant hypertension, GREEN et al. (1950) observed a reduction of the insulin requirements and a marked regression of retinal changes. During the following years, some 20 patients have been submitted to this operation, in an attempt to stop the progress of severe diabetic angiopathy (WORTHAM and HEADSTREAM, 1953; MALINS, 1956; BASTENIE, 1956). Although in a few cases good results have been claimed, it is difficult to evaluate this therapy.

In view of better and more easily achieved results reported by the use of hypophysectomy, these attempts seem presently to be abandoned. Improvement of drugs for chemical adrenalectomy (annotation, 1962) may perhaps lead to renewed trials.

VI. Gonadal Disorders

The menopause may be followed by onset of (or aggravation of preexisting) diabetes. Whereas normal pregnant women show an increased glucose uptake (CONARD, 1955; SILVERSTONE, SALOMONS and RUBRICIUS, 1961) transient diabetes is not unfrequently observed in the later part of pregnancy (HOET and LUKENS, 1954). Moreover some women show definite aggravation of their diabetic condition in relation with the menstrual cycle. The significance of these well known clinical observations is not yet clarified.

Administration of large doses of estrogens has been claimed to reduce both the signs of menopause and the intensity of diabetes (GESSLER, HALSTEAD, STETSON, 1939; GILTOW and KURSCHNER, 1943; MORTON and McGAVACK, 1946). McCULLAGH's (1956) observations on estrogen treatment of acromegalic diabetes have already been mentionned. The meaning of these observations is obscured by the fact that indirect actions on other diabetogenic hormones may be at work, as well as direct effects of the gonadal hormones. The recent observation of high incidence of diabetes in patients with gonadal dysgenesis and in their close relatives (FORBES and ENGEL, 1963) probably points to a hereditary abnormality, responsable for both TURNER's syndrome and diabetic predisposition.

VII. Conclusions

Besides imparting practical knowledge on diagnosis and treatment of several endocrine syndromes, the study of diabetes in endocrine disorders may provide valuable information on some aspects of the disturbed carbohydrate metabolism that are observed in common diabetes.

PFEIFFER (1965) has well stressed the distinction between permanent diabetes and the "prediabetic and reversible phase of hormonal or secondary diabetes in man". However, the usually reversible nature of endocrine induced carbohydrate disturbances does not preclude the possibility that the latter eventually represent a true diabetic condition. Improvement of the diabetes after spontaneous or therapeutic destruction of pituitary or adrenal cortex clearly shows that these endocrines play an important (if perhaps only permissive) role in the diabetic carbohydrate metabolism.

Moreover growth hormone has been detected in high amounts in certain diabetic patients (GEMZELL, 1960; EHRLICH and RANDLE, 1961; DRASH et al., 1968) and in prediabetic subjects (BODEN et al., 1968 a). Other diabetic patients display biological signs of abnormal glucosteroid production (BASTENIE et al., 1958; MIGEON et al., 1963; LENTLE and THOMAS, 1964). Recent work of DE MOOR and HEYNS (1967) suggests that the estimation of the cortisol binding capacity of plasma transcortin may open new perspectives on the relationships between diabetogenic hormones and the developement of persisting diabetes.

Further study of the diabetogenic action of these endocrine factors may well shed light on the still obscure mechanisms of human diabetes and specially on the extrapancreatic factors, postulated by several authors for its initiation (SELTZER, 1961; VALLANCE-OWEN, 1962–1969; YOUNG et al., 1969) or its clinical appearance in generally predisposed subjects (KIPNIS, 1969; GEPTS, 1969).

The author wishes to express his appreciation for the efforts of the staff of this clinic on whose work this review is based. He is specially grateful to Dr. W. MALAISSE, Dr. G. COPINSCHI and Dr. E. BALASSE who reviewed the manuscript and is indebted to Miss S. PROCUREUR for the skilful illustrations.

Literature

ABT, A.: Hyperthyroidism and diabetes. Metabolism *11*, 202 (1962)
ACHARD, E. C. and J. THIERS: Le virilisme pilaire et son association à l'insuffisance glycolytique (diabète des femmes à barbe). Bull. Acad. Med. Paris *86*, 51 (1921)
ALBEAUX-FERNET, M., J. ROBERT et M. CAROIT: L'hirsutisme. Masson & Cie, Paris 1954
ALEXANDER, R. I.: Fatal hypoglycemia in a diabetic patient with pituitary necrosis. Brit. Med. J. *I*, 1416 (1953)

ALMY, T. P. and E. SHORR: Disappearance of diabetes mellitus associated with acromegaly following acute mastoïditis and basilar meningitis. J. clin. Endocr. 7, 455 (1947)
ANNOTATION: Chemical adrenalectomy. Lancet I, 629 (1962)
ARANOW, H. JR.: The differential diagnosis of pheochromacytoma. Med. Clin. North America 34, 957 (1950)
BAIRD, I. M. and D. S. MUNRO: Addison's disease with diabetes mellitus: a case treated with cortisone. Lancet I, 962 (1954)
BALFOUR, W. M. and R. G. SPRAGUE: Symposium on diabetes mellitus: association of diabetes mellitus and disorders of anterior pituitary, thyroid and adrenal cortex. Amer. J. Med. 7, 596 (1949)
BANSI, H. W.: Krankheiten der Schilddrüse. Handbuch d. inn. Medizin. 4. Aufl. VII, 1, Springer-Verlag, Berlin–Göttingen–Heidelberg 1955
BARON, D. N.: Hypothyroidism and diabetes mellitus. Lancet II, 796 (1955)
BASTENIE, P. A.: Contribution à l'étiologie du myxoedème acquis de l'adulte. Bull. Acad. R. Méd. Belg. 4e série 6, 179 (1944)
– Guérison d'un diabète acromégalique par accident vasculaire dans l'adénome hypophysaire. Acta Clin. Belg. 1, 63 (1946)
– W. GEPTS et R. TAGNON: Myxoedème hypophysaire. Rapport sur 14 cas dont 7 autopsiés. Sem. hôp. Paris 26, 3157 (1950)
– Cortisone treatment in adrenogenital syndrome. Lancet I, 915 (1953)
– P. SPEHL, V. CONARD, M. VERBIEST et J. R. M. FRANCKSON: Antidiabetic effect of cortisone in certain cases of steroid diabetes. Acta med. Scand. 145, 341 (1953)
– V. CONARD et J. R. M. FRANCKSON: Effect of cortisone on carbohydrate metabolism measured by the "glucose assimilation coefficient". Diabetes 3, 205 (1954)
– Corticosurrénale et diabète humain. 1 vol. Masson & Cie, Paris 1956
– J. PIRART et J. R. M. FRANCKSON: Angiopathie diabétique. Rôle possible des corticosurrénales. 3d Kongreß Internat. Diab. Fed. Dusseldorff, Juli 1958
– V. CONARD, J. R. M. FRANCKSON, R. BELLENS et W. MALAISSE: Exploration des états prédiabétiques. Bull. Acad. Roy. Méd. Belg. 7e série 3, 185 (1963)
– Le diabète de l'acromégalie. Lille Méd. 9, 528 (1964)
– A. M. ERMANS, M. BONNYNS, P. NEVE, W. MALAISSE et F. LAGAE: Thyroïdite chronique et myxoedème spontané de l'adulte. Bull. Acad. Méd. Belg. 5, 137 (1965)
– P. NEVE, M. BONNYNS and L. VANHAELST: Clinical and pathological significance of asymptomatic atrophic thyroiditis. Lancet I, 915 (1967)
– CH. CHAUCHIE et J. STERNON: Crise thyrotoxique spontanée: étude clinique de 9 cas. Presse Médicale (Paris), Sept. 74, 1849 (1966)
– L. VANHAELST et F. HAYEZ: Autoimmunité et pathologie thyroïdienne dans les familles de sujets mongoliens. Bull. Acad. Roy. Med. Belg. 7 sér. 8, 865 (1968)
BECK, J. C., E. E. MCGARRY, I. DRYENFURTH and E. H. VENNING: Metabolic effects of human and monkey growth hormone in man. Science 125, 884 (1957)
– D. S. SCHALCH, M. L. PARKER, D. M. KIPNIS and W. H. DAUGHADAY: Correlative studies of growth hormone and insulin plasma concentrations with metabolic abnormalities in acromegaly. J. Lab. clin. Med. 66, 366 (1965)
BECKER, B.: Diabetic retinopathy. Ann. Int. Med. 37, 273 (1952)
BELLENS, R., J. CORVILAIN, V. CONARD et P. A. BASTENIE: Maladie d'Addison et diabète. Acta Clin. Belg. 13, 80 (1958)
BERGENSTAL, D. M. and M. B. LIPSETT: Metabolic effects of human growth hormone and growth hormone of other species in man. J. clin. Endocrin. 20, 1427 (1960)
BERSON, S. A. and R. S. YALOW: Radioimmunoassay of ACTH in plasma. J. clin. Invest. 47, 2725 (1968)
BERTRAM, F.: Die Zuckerkrankheit. 4. Aufl. Georg Thieme Verlag, Stuttgart 1953
BESSER, G. M. and J. LANDON: Plasma levels of immunorreactive corticotrophin in patients with Cushing's syndrome. Brit. Med. J. 4, 552 (1968)

Bickel, G.: Diabète pancréatique, sévère, devenu agylcosurique à l'occasion du développement d'une maladie d'Addison. Helv. Med. Acta *11*, 281 (1945)

Bishop, P.-MF. and J. H. Glyn: Diabetes caused by ACTH treatment of rheumatoid arthritis. Proc. Royal Soc. Med. *45*, 168 (1952)

Bissell, G. W. and R. H. Williams: Hirsutism in females – a clinical study of its aetiology, cause and treatment. Ann. Int. Med. *22*, 773 (1945)

Bloomer, H. A. and Kyle: Myxoedema (80 cases). Arch. Int. Med. *104*, 234 (1959)

Boden, G., J. S. Soeldner, R. E. Gleason and A. Marble: Elevated serum human growth hormone and decreased serum insulin in prediabetic males after intra-venous tolbutamide and glucose. J. clin. Invest. *47*, 727 (1968a)

– – J. Steinke and G. W. Thorn: Serum human growth hormone (HGH) response to i.v. glucose: diagnosis of acromegaly in females and males. Metabolism *17*, 1 (1968b)

Boland, E. W.: Prednisone and prednisolone therapy in rheumatoid arthritis. J. A. M. A. *160*, 613 (1956)

Bookman, J. J., S. R. Drachman, L. E. Schaefer and D. Adlersberg: Steroid diabetes in man. The development of diabetes during treatment with cortisone and corticotropin. Diabetes *2*, 100 (1953)

Boulet, P., J. Mirouze et P. Barjon: Etude des dysfornetionnements thyroïdiens dans le diabète sucré. Ann. Endocrin. *19*, 1022 (1958)

– – – M. Navarro et M. Danan: Hypopituitarisme et diabète sucré. Sem. Hôp. (Paris) *36*, 667 (1960)

Browne, J. S. L.: The effect of corticotrophin on the excretion of cortin-like substances and 17 ketosteroids on carbohydrate tolerance and nitrogen balance. Conference on the metabolic aspects of convalescence. Josiah Mary Jr Foundation Reports New York, June 11 to 12, 1943

Butterfield, W. J. H., C. J. Garratt and H. J. Wichelow: Peripheral hormone action: studies on the clearance and effect of 131 Iodoinsulin in the peripheral tissues of normal, acromegalic and diabetic subjetcs. Clin. Sci *24*, 331 (1963)

Cassano, C,. D. Andreani, G. Menzinger, A. Pinchera et al.: Thyréopathie et diabète. Journées de Diabétologie. p. 229. Paris 1967

Cauchie, Ch., J. R. M. Franckson, P. Barbier and P. A. Bastenie: Iatrogenic steroid diabetes. Unpublished

Cavallero, C.: Tumori della gliandole surrenali. Boll. di Oncol. *29*, 85 (1955)

Cerasi, E. and R. Luft: Insulin response to glucose loading in acromegaly. Lancet *II*, 769 (1964)

Chabot, J.: A propos de 3 cas d'association d'une hypothyroïdie et d'un diabète Gaz. méd. de France *2*, 669 (1959)

Clayton, B. E.: Some observations on adrenocorticotrophin in blood. Proc. R. Soc. Med. *51*, 558 (1958)

Clinico Pathol. Conference: Acromegaly, diabetes, hypermetabolism, proteinuria and heart failure. Amer. J. Med. *20*, 133 (1956)

Coggeshall, C. and H. F. Root: Acromegaly and diabetes mellitus. Endocrinol. *21*, 1 (1940)

Conard, V.: Mesure de l'assimilation du glucose. Ed. "Acta Med. Belg.", Bruxelles 1955

Conn, J. W., L. H. Louis and C. E. Wheeler: Production of temporary diabetes mellitus in man with pituitary ACTH; relation to uric acid and metabolism. J. Lab. Clin. Med. *83*, 651 (1948)

– and H. S. Seltzer: Spontaneous hypoglycemia. Amer. J. Med. *19*, 460 (1955)

– and S. S. Fajans: Influence of adrenal cortical steroids on carbohydrate metabolism in man. Metabolism *5*, 114 (1956)

Copinschi, G., A. Cornil et J. R. M. Franckson: L'oxydation bismuthique des corticosteroides urinaires. Application clinique: étude de la réactivité surrénale. Clin. Chim. Acta *8*, 749 (1963)

– – – Mesure du taux de sécrétion de cortisol chez l'homme par une méthode de dilution isotopique utilisant de dosage de stéroïdes 17 cétogènes. C. R. Acad. Sc. *258*, 6241 (1964)
– – R. Leclerc et J. R. M. Franckson: Cortisol secretion rate and urinary corticoid excretion in normal and obese subjects. Acta Endocrin. (Kbh) *51*, 186 (1966a)
– – – R. Bellens et J. R. M. Franckson: Dilution isotopique du 4-¹⁴C-cortisol et excrétion urinaire des stéroïdes 17-cétogènes. Path.-Biol. *14*, 29 (1966b)
– – J. R. M. Franckson, R. Leclerc et P. A. Bastenie: Intérêt de la méthode de dilution isotopique pour l'évaluation de la sécrétion corticosurrénale dans divers états pathologiques. Médecine et Hygiène *25*, 540 (1967)
– – J. R. M. Franckson, R. Leclercq et P. A. Bastenie: Intérêt de la méthode de dilution starvation upon cortisol secretion in obesity, in Physiopathology of adipose tissue. p. 192. Excerpta Medica, Amsterdam 1968
Corvilain, J., H. Loeb, A. Champenois and M. Abramow: Effect of fasting levels of plasma non esterified fatty acids in normal children, normal adults and obese adults. Lancet *I*, 534 (1961)
Crampton, J. H., S. T. Scudder and C. D. Davis: Carbohydrate metabolism in the evolution of diabetes mellitus and Addison's disease – as illustrated by a case. J. clin. Endocrin. *9*, 245 (1949)
Creutzfeldt, W. und Schlag-Intweit: Kasuitischer Beitrag zur Wirkung der Sulfonylharnstoffe bei einigen Sonderformen der Zucker-Krankheit. Dtsch. Med. Woch. *82*, 1539 (1957)
– und H. A. Kuhn: Die Therapie der Leber-Zirrhose mit Glukocorticoiden. Dtsch. med. Woch. *84*, 455 (1959)
Cruz-Coke, E. L.: Considérations pathogéniques et thérapeutiques sur le diabète d'origine pancréatique et sur le diabète d'origine hypophysosurrénale. 2e Congrès Internat. Thérapeutique (Bruxelles, 10–11 juin 1949). Ed. Arscia, Bruxelles 1950
Daly, J. J.: Adrenal adenomal en edderly diabetics. Lancet *II*, 710 (1956)
Danowski, T. S.: Diabetes mellitus. Williams & Wilkins, Baltimore 1957
– C. P. Rodman, M. E. Sarver and C. Moses: Carbohydrate metabolism during large dosage thyroid (Proloid) therapy. Metabolism *13*, 739 (1964)
Darnaud, C., P. Ferret, Y. Denard et G. Moreau: Diabète gras et encombrement adipeux. Sem. Hôp. Paris *30*, 1162 (1954)
Daughaday, W. H., W. E. Perry and C. M. McBryde: Hyperadrenalcorticism in a case of acromegaly with insulin-resistant diabetes. J. clin. Endocr. *10*, 410 (1950)
Dawecke, H., K. Oberdisse, D. Reinwein, H. Berthger und W. Schilling: Insulinähnliche Aktivität und Glucose Toleranz bei Hyperthyreose und Myxödem. Diabetologia *1*, 78 (1965)
Decourt, J., M. F. Jayle, I. P. Michard et J. Louchart: Les modifications de fonctions corticosurrénales au cours de l'acromégalie. A propos de 7 observations. Ann. d'Endocrin. *14*, 413 (1953)
De Gennes, L., D. Mahoudeau et H. Bricaire: La maladie d'Addison peut-elle guérir? Bull. & Mém. Soc. Méd. hôp. Paris *65*, 1410 (1949)
De Meutter, R., R. Parmentier et R. Bellens: Hypercorticisme latent et adénome surrénalien dans un diabète latent avec dégénérescence vasculaire. Presse méd. *65*, 1029 (1957)
De Moor, P. et Y. Denard: Recherche de l'hypercorticisme dans le diabète commun. La Diabète *5*, 3 (1957)
– and W. Heyns: Cortisol binding – capacity of plasma transcortin in diabetic subjects. J. clin. Endocr. *27*, 706 (1967)
Derot, M.: Diabète et maladie de la nutrition. Flamarion et Cie, Paris 1962
Dingemanse, E., L. Huis in't Veld and B. de Laat: Clinical method for the chromatographic-colorimetric determination of urinary 17-ketosteroids. J. clin. Endocrin. *6*, 535 (1946)
Dole, V. P.: A relation between non esterified fatty acids in plasma and the metabolism of of glucose. J. clin. Invest. *35*, 150 (1956)

DOMART, A., J. HAZARD, B. HILLEMAND et J. EMILE: Pheochromocytome avec hypertension artérielle permanente, hyperleucocytose et accélération de la vitesse globulaire. Bull. & Mém. Soc. Méd. hôp. Paris *114*, 1049 (1963)

DRASH, A., J. B. FIELD, L. Y. GARCES, F. M. KENNY, D. MINTZ and A. M. VARQUEZ: Endogenous insulin and growth hormone response in children with newly diagnosed diabetes mellitus. Pediat. Res. *2*, 94 (1968)

DUNCAN, CZ.: Diseases of Metabolism. Saunders Cy, Philadelphia 1959

DUNKELMAN, S. S., B. FAIRBURST, J. PLAGER and C. WATERHOUSE: Cortisol metabolism in obesity. J. Clin. Endocr. *24*, 832 (1964)

EHRLICH, R. M. and P. J. RANDLE: Serum growth hormone concentrations in diabetes mellitus. Lancet *II*, 233 (1961)

ELLER, M., S. SILVER, S. R. JOHALENZ and R. L. SEGAL: The treatment of toxic nodular goiter with radioactive iodine; 10 years'expericence with 436 cases. Ann. Int. Med. *52*, 976 (1960)

ENGEL, M. G. and F. L. ENGEL: Fasting ketosis in the adrenalectomized and cortisone treated rat. Endocrinol. *55*, 593 (1954)

ENGLERT, E. JR., H. BROWN, D. G. WILLARDSON, S. WALLACH and E. I. SIMONS: Metabolism of free and conjugated 170 HCS in uremias. J. clin. Endocrin. *18*, 36 (1958)

EYMONT, M. J., G. GWINUP, F. A. KRUGER, D. E. MAYNARD and G. J. HAMWY: Cushing's syndrome with hypoglycemia caused by adrenocortical carcinoma. J. clin. Endocrin. *25*, 46 (1965)

FANKHAUSER, S., F. C. GOETZ and B. J. KENNEDY: Effects of human and bovine growth hormone in two hypophysectomized diabetic patients. J. Lab. clin. Med. *54*, 812 (1959)

FINKEL, M. J.: Human growth hormone. Amer. J. Med. *32*, 588 (1962)

FORBES, A. P. and E. ENGEL: The high incidence of diabetic mellitus in 41 patients with gonadal dysgenesis and their close relatives. Metabolism *12*, 428 (1963)

FORSHAM, P. H. and C. E. MORTIMER: Diabetes mellitus and hypoglycaemia. In: Thompson & King. Biochemical disorders in human disease. Churchill und Co., London 1959

FOSTER, D. P. and W. L. LOWIE: Diabetes mellitus with hyperthyroidism. Endocrinol. *23*, 681 (1938)

FRANCKSON, J. R. M.: Mesure de l'activité de l'insuline chez l'homme. Ed. Acta Méd. Belg., Bruxelles 1958

– W. GEPTS, P. A. BASTENIE, V. CONARD, N. CORDIER et L. KOVACS: Observations sur le diabète stéroïde expérimental du rat. Acta endocrin. *14*, 153 (1953)

– H. A. OOMS, R. BELLENS, P. A. BASTENIE, J. CORVILAIN, H. LOEB et V. CONARD: Effets de l'hormone de croissance humaine sur certains aspects du métabolisme glucidique. C. R. 4e Congrès F. I. Diabète Genève, 10–14 juillet 1961

FRASER, R., F. ALBRICHT and P. H. SMITH: The value of the glucose tolerance test, the insulin tolerance test and the glucose insulin tolerance test in the diagnosis of endocrinologic disorders of glucose metabolism. J. clin. Endocrin. *1*, 297 (1941)

– Endocrine disorders and insulin action. Brit. Med. Bull. *16*, 242 (1960)

FREY, H. M.: Spontaneous pituitary destruction in diabetes mellitus. J. clin. Endocr. *19*, 1642 (1959)

FREYCHET, P., G. ROSSELIN, R. ASSAN et G. TCHOBROUTSKY: Hormones thyroïdiennes et métabolisme des glucides. Presse Médicale *75*, 2261 (1967)

GEMZELL, C. A.: Discussion on "Human growth hormone". Ciba Found. Coll. Endocrinol. Churchill & Cº, London 1960

GESSLER, C. J., J. A. HALSTEAD and R. P. STETSON: Effect of estrogenic substance on the blood sugar of female diabetics after the menopause. J. clin. Invest. *18*, 715 (1939)

GILBERT-DREYFUS et M. ZARA: Hypercorticisme de l'adulte. Sem. hôp. Paris *27*, 1375 (1951)

– – H. CHIMENES et F. THERVET: Maladie d'Addison et diabète sucré. J. annuelles de Diabétologie *2*, 25 (1961)

GITLOW, S. and D. M. KURSCHNER: Estrogen, diabetes and the menopause. Arch. Int. Med. *72*, 250 (1943)

Goemaere, F., R. Claeys et J. Peremans: L'association diabète-hypothyroïdie. Presse méd. 67, 895 (1959)

Goldberg, M. B. and H. Lisser: Acromegaly; a consideration of its course and treatment; report of four cases with autotopsies. J. clin. Endocrin. 2, 477 (1942)

Gordon, E. S.: The adrenal cortex in diabetes mellitus. Symposium on pituitary adrenal function. p. 193. Korn Shaper C°, Baltimore 1951

Gordon, E. S.: Relationship between obesity and diabetes mellitus. Metabolism 11, 819 (1962)

Graef, J.: Hypoadrenal function and adrenalectomy in human diabetes. Diabetes 5, 235 (1956)

Green, D. M., J. N. Nelson, G. A. Dodds and R. Smalley: Bilateral adrenalectomy in malignant hypertension and diabetes. J. A. M. A. 144, 439 (1950)

Greenwood, F. C., H. J. Stewart, A. P. M. Forrest and F. G. Wood: Plasma growth hormone levels in untreated acromegaly and after radioactive implants into the pituitary. Lancet II, 555 (1965)

Guinet, P., J. Tourmaire, R. Levrat et B. Graber: L'épreuve au Tolbutamide intra-veineux. Le Diabète 11, 69 (1963)

Hales, C. N. and D. E. Hyams: Plasma concentration of glucose, NEFA and insulin during oral glucose tolerance test in thyrotoxicosis. Lancet II, 69 (1964)

Hales, G. N. and P. J. Randle: Effect of low carbohydrate diet and diabetes mellitus on plasma concentrations of glucose, non esterified fatty acids and insulin during oral glucose tolerance test. Lancet I, 790 (1963)

Hamberger, C. A., C. Hammer, E. Norlen and B. Sjogren: Hypophysectomy in acromegaly. J. clin. Endocrin. 19, 1500 (1959)

Hamwi, G. J., T. G. Stielman and K. C. Tufts: Acromegaly. Amer. J. Med. 29, 690 (1960)

Harlan, W. R., J. Laszlo, M. D. Bogdonoff and E. H. Estes jr.: Alterations in free fatty acid metabolism in endocrine disorders. Part I: Effect of thyroid hormone. J. clin. Endocrin. & Met. 23, 33 (1963)

Harvey, J. C. and J. de Klerk: Houssay phenomenon in man. Amer. J. Med. 19, 327 (1955)

Hausberger, F. X. and A. J. Ramsay: Steroid diabetes in guinea pigs. Endocrinol. 53, 423 (1953)

Hausberger, F X. and A. J. Ramsay: Islet hypertrophy in obese mice bearing ACTH secreting tumors. Endocrin. 65, 165 (1959)

Hench, P. S. and L. E. Ward: Rheumatoid arthritis and other rheumatic or articular diseases. New York 1954. Quoted by Schubert & Schulte (1963)

Hennemann, D. H. and J. P. Bunker: The pattern of intermediary carbohydrate metabolism in Cushing's syndrome. Amer. J Med. 23, 34 (1957)

– and D. H. Hennemann: Human growth hormone. Diabetes 9, 272 (1960)

Herman, H. et R. Mornex: Les phéochromocytomes. Endocrin. de langue française (Ve Réunion d'). p. 334. Masson et Cie, Paris 1959

Hernberg, C. A.: The effect of human growth hormone on severe juvenile diabetes after hypophysectomy. Acta endocrin. 33, 559 (1960)

Hoet, J. P.: L'exaltation de l'action diabétogène de la cortisone dans la maladie d'Addison. Ann. d'Endocrin. 12, 847 (1951)

– and F. D. W. Lukens: Carbohydrate metabolism during pregnancy. Diabetes 3, 1 (1954)

– de Meyer, R. et P. D. Ricci: Régulations hormonales du prancréas endocrine. IV Réunion Endocrin. de langue française, p. 399. Doin-Masson, Paris 1957

Horstmann, P.: Fatal insulin hypoglycemia in a patient with panhypopituitarism. Acta endocrin. 8, 362 (1951)

Ikkos, D. and R. Luft: "Idiohypophysial" diabetes mellitus in two hypophysectomized women. Lancet II, 897 (1960)

– – Gemzell, C. A. and S Almquist: Effect of human growth hormone on glucose tolerance and some intermediary metabolites in man. Acta endocrin. 39, 547 (1962)

ITELSON, I., N. M. KAORI, and ECKERLING, B.: Normal delivery in a case of adrenogenital syndrome associated with steroid diabetes. Acta endocrin. *38*, 473 (1961)
JAILER, J. W. and D. LONGSON: Adrenal diseases. in: Thompson & King: Biochem. Disorders in human disease. Churchill, London 1959
JACOBSON, CZ., C. C. SELTZER, P. K. BONDY and J. MAYER: Importance of body characteristics in the excretion of 17 K. S. and 17 ketogenic steroids in obesity. New Engl. J. Med. *271,* 651 (1964)
– Clinical studies on adeno-cortical function in diabetes mellitus. Acta endocrin. *29*, Suppl. 41 (1958
JERSILD, M. and S. G. JOHSON: Pituitary function test (Metopirone test) in diabetics. 4e Congrès F. I. D., Genève, 10–14 juillet 1961, Ed. Méd. et Hygiène, Genf 1961
JOHN, H. J.: Diabetes. 1 vol., p. 204–209, Crosby Cy, St. Louis 1946
JORES, A.: In: Handbuch d. inn. Med. Springer-Verlag, Berlin–Göttingen–Heidelberg 1955
JOSLIN, E. P.: The treatment of diabetes mellitus. 1 vol. Lea Febige, Philadelphia 1959
KAPLAN, N. M.: Tolbutamide tolerance test in carbohydrate metabolism evaluation. Arch. Int. Med. *110,* 212 (1962)
KARAM, J. H. G. GRODSKY and P. H. FORSHAM: Excessive insulin response to glucose in obese subjects as measured by immunochemical assays. Diabetes *12*, 197 (1963)
KARL, J. H. und L. RAITH: Cortisol Sekretion und Cortisol Abbauprodukte im Urin bei Fettleibigen im Vergleich zu Normal-Personen. Klin. Wschr. *39*, 702 (1961)
KINSELL, L. W., S. MARGEN, G. D. MICHAELS, R. REISS, R. FRANTZ and J. CARBONE: The effects of ACTH of cortisone and of other steroid compounds upon fat metabolism in diabetic and non diabetic human subjects. J. clin. Endocrin. *10*, 815 (1950)
– H. E. BALCH and G. D. MICHAELS: Modification of "steroid diabetes" by potassium. Metabolism 2, 421 (1953)
– L. LAUWRENCE and R. D. WEYLAND: Hypophysectomy in severe juvenile diabetes. J. clin. Endocrin. *15,* 859 (1955)
KIPNIS, D. M.: Insulin antagonism and diabetes mellitus. Diabetes Proc. 6 Cong. I.D.F. 1967 p. 248 Excerpta Med. Found., Amsterdam 1969
LAKIN, M., R. P. BRADLEY and G. O. BELL: Acute hyperthyroidism in severe diabetic ketoacidosis. Amer. J. med. Sc. *241,* 443 (1961)
LAMBERG, B. A.: Glucose Metabolism in thyroid Disease. Acta med. Scand. *178*, 351 (1965)
LAMBERT, P. P.: Cinq et sept années de recul dans le traitement de l'insuffisance surrénale de deux patients par l'acétate de desoxycorticostérone. Acta Clin. Belg. *1*, 383 (1946)
– R. TAGNON, J. CORVILAIN, C. DE HENZELEN DE BRAUCOURT and M. BRUNEEL: Hormone corticotrope hypophysaire et seuil d'excrétion du glucose. Acta Clin. Belg. *6*, 107 (1951)
LANDING, B. H., M. D. PETITT, R. L. WIENS, H. KNOWLES and G. M. GUEST: Antithyroid antibody and chronic thyroiditis in diabetes mellitus. J. clin. Endocrin. *23*, 119 (1963)
LAZARUS, S. S. and B. W. VOLK: The pancreas in human and experimental diabetes. 1 vol. Grune & Stratton, New York–London 1962
LENTLE, B. C. and J. P. THOMAS: Adrenal function and the complications of diabetes mellitus. Lancet *II*, 545 (1964)
LEVINE, R.: Clinical conference on metabolic problems. Diabetes, hyperthyroidism and insulin resistance. Metabolism 2, 375 (1953)
– Analysis of the action of the hormonal antagonists of insulin. Diabetes *13*, 362 (1964)
LIDDLE, C. W., H. L. ESTEP, J. W. KENDALL JR., W. C. WILLIAMS JR. and A. W. TOWNES: Clinical applications of a new test of pituitary reserve. J. Clin. Endocrin. *19*, 875 (1959)
– Tests of pituitary-adrenal suppressibility in the diagnosis of Cushing's syndrom. J. Clin. Endocrin. *20*, 1539 (1960)
LISIECKA-ADAMSKA, H. et E. GROTT: Diabète des femmes à barbe. Syndrome d'Achard Thiers. Le Diabète *9*, 197 (1961)
LOEB, H. and Y. ARNOULD: Effect of treatment with human growth hormone in 5 hypopituitary dwarfs. Unpublished

Long, C. N. H.: The endocrine regulation of carbohydrate metabolism and its application to the problem of diabetes mellitus. Proc. Roy. Coll. Phys. & Surgeons, sept. 1951
Luft, R. H. Olivecrona and B. Sjogren: Hypophysectomy in man: experience in severe diabetes mellitus. J. clin. Endocrin. *15*, 391 (1955)
– D. Ikkos, C. A. Gemzell and H. Olivecrona: Effect of human growth hormone in hypophysectomized diabetic subjects. Lancet *I*, 721 (1958)
– E. Cerasi and C. A. Hamberger: Studies on the pathogenesis of diabetes in acromegaly. Acta endocrin. *56*, 593 (1967)
Malaisse, W., J.-P. Lauvaux and P. A. Bastenie: Diabetes in bearded women (Achard Thiers syndrome) – a clinical and biological study in 20 cases. Diabetologia *1*, 155 (1965)
Malaisse, W.: Etude de la sécrétion insulinique in vitro. Ed. Arscia, Bruxelles 1968
Malins, J. M.: Adrenalectomy for vascular disease of diabetes. Lancet *I*, 530 (1956)
Maranon, G. et J. F. Noguera: La enfermedad de Addison (estudio de 400 casos). Espasa-Calpe, Madrid 1949
Martin, H. E. and M. L. Wilson: Adrenalectomy in human diabetes. Diabetes *3*, 375 (1954)
McArthur, J. W., R. Sprague and H. L. Mason: The urinary excretion of corticosteroids in diabetic acidosis. J. clin. Endocrin. *10*, 306 (1950)
McCullagh, E. P.: Diabetogenic action of the pituitary. Diabetes *5*, 223 (1956)
McGavack: The thyroid. Mosby C°, St. Louis 1951
McGormick, R. V., C. E. Reed, R. H. Murray and B. S. Ray: Coexisting acromegaly and Cushing's syndrome. Discussion of hormone production by the pituitary acidophilic cell. Amer. J. Med. *10*, 662 (1951)
Marks, V. and F. C. Rose: Hypoglycemia. p. 173. Blackwell Scient Public, Oxford 1965
Means, J., L. J. de Groot and J. B. Stanbury,: Thyroid and its diseases. 3d Edition. Lippincott, Philadelphia 1963
Migeon, C. J., O. C. Green and J. P. Eckert: Study of adrenocortical function in obesity. Metabolism *12*, 718 (1963)
Minetti, L.: L'ipophys e il surrene nella regulatione del metabolismo glucido. Ed. Minerva Med., Milano 1961
Mlynaryk, P., R. R. Gillies, B. Murphy and C. J. Pattee: Cortisol production rates in obesity. J. clin. Endocrin. *22*, 587 (1962)
Mohnike, G. und G. Stotter: Klin. Ergebnisse mit D 860. Dtsch. med. Woch. *81*, 826 (1956)
Molinatti, G. M., F. Camanni, F. Massara, M. Olivetti, A. Pizzini and G. Giuliani: Implantation of yttrium 90 in the sella turcica in sixteen cases of acromegaly. J. clin. Endocrin. *22*, 599 (1962)
Morton, J. H. and T. M. McGavack: The influence of ovarian activity and administered estrogens upon diabetes mellitus. Ann. Int. Med. *35*, 154 (1946)
Nelson, D. H., J. G. Sprunt and R. B. Mims: Plasma ACTH determination in 58 patients before and after adrenalectomy for Cushing's syndrome. J. clin. Endocr. *26*, 722 (1966)
Oakley, W. G., V. E. Jones and A. C. Cunliefe: Insulin Resistance. Brit. Med. J. *2*, 134 (1967)
Pavlatos, F. C., R. P. Smilo and P. H. Forsham: A rapid screening test for Cushing's syndrome. J.A.M.A. *193*, 720 (1965)
Pearson, O. H.: Hypophysectomy. American Lecture Series. C. C. Thomas, Springfield 1957
Perkins, R. F. and E. H. Rynearson: Practical aspects of insufficiency of the anterior pituitary gland in the adult. (Endocrine review). J. clin. Endocrin. *12*, 574 (1952)
Perlman, L. V.: Familial incidence of diabetes in hyperthyroidism Ann. Int. Med. *55*, 796 (1961)
Perlstein, I. B.: The management of obese diabetics with hypertension. 5 th Crongress Intern. Diab. Fed. Excerpta Medica, Toronto 1964
Pfeiffer, E. F.: Recognized diabetogenic hormones and diabetes in man. In: On the nature and treatment of Diabetes pp. 368–386. Editors: B. S. Leiber and G. A. Wrenshall. Excerpta Medica, Amsterdam 1965

Pirart, J.: Action diabétogène de la thyroïde. Annales d'Endocrinologie 62, 27 (1965)
Plotz, C. M., A. I. Knowlton and C. Ragan: The natural history of Cushing's syndrome. Amer. J. Med. 13, 597 (1952)
Porte, D. Jr., A. L. Graber, T. Kuzuya and R. H. Williams: The effect of epinephrine on immuno reactive insulin in man. J. clin. Invest. 45, 228 (1966)
Poulsen, J. E.: The Houssay phenomenon in man. Recovery from retinopathy in a case of diabetes with Simmonds disease. Diabetes 2, 7 (1953)
Prunty, F. T. G., R. V. Brooks, J. Dupre, T. Gimilette, S. M. Hutchinson, R. R. McSwiney and I. H. Mills: Adrenocrotical hyperfunction and potassium metabolism in patients with "non endocrine" tumors and Cushing's syndrome. J. clin. Endocrin. 23, 737 (1963)
Raben, M. S.. On human growth hormone. In: Recent progress in hormone research. Ed. Pincus. Acad. Press New York 15, 71 (1959)
Randle, P. J.: Endocrine factors in the syndrome of diabetes mellitus. In: Modern trems in endocrinology. Ed. Gardner-Hill. Butterworth & Co., London 1958
– P. B. Garland, C. N. Hales and E. A. Newsholme: The glucose fatty-acid cycle. Lancet I, 785 (1963)
Rauschs-Strooman, J. G., H. Sauer and H. E. Schreiner: Zur Klinik des Steroid-Diabetes. In: Oberdisse and Jahnke: Diabetes mellitus. III. Kongres Int. Diabetes Fed. p. 713–715. Düsseldorf 1958
Recant, L., P. H. Forsham and G. W. Thorn: Observations on the pituitary-adrenal response following epinephrine infusion in man. J. clin. Endocrin. 8, 589 (1948)
Regan, J. F. a. R. M. Wilder: Hyperthyroidism and diabetes. Arch. Int. Med. 65, 1116 (1940)
Renold, A. E.: Pathophysiology of diabetes mellitus. 4e Congrès Diabète 1 vol., p. 39–49, Genève 1961
Retiene, K., A. Espinoza, Y. Abdel Rahman, K. H. Marx and E. F. Pfeiffer: Untersuchungen über den Transport und die Tagesrhytmik von endogenem ACTH im Blut bei Stoffwechselgesunden und Cushing-Kranken. 10. Sympos. Dtsch. Gesellschaft f. Endokrin. 231, 1964
Rich, C., E. L. Biermann and I. L. Schartz: Plasma non-esterified fatty acids in hyperthyroid states. J. clin. Invest. 38, 275 (1959)
Rigolosi, R. S., E. Schartz and S. M. Glick: Occurrence of growth hormone deficiency in acromagely as a result of pituitary apoplexy. New Engl. J. Med. 279, 362 (1968)
Roginsky, M. S., J. C. Shaver and N. P. Christy: A study of adrenal cortical function in acromegaly. J. clin. Endocrin. 26, 1101 (1966)
Roth, J., S. M. Glick, R. S. Yalow and S. A. Berson: Secretion of human growth hormone physiologic and experimental modifications. Metabolism 12, 577 (1963)
Rudy, A., H. L. Blumgart and D. D. Berlin: Carbohydrate metabolism in human hypothyroidism induced by total thyroidectomy, cause of diabetes mellitus treated by total ablation of thyroid gland. Amer. J. med. Sc. 190, 51 (1935)
Russi, S., H. T. Blumenthal and S. H. Gray: Clinical frequency of diabetes in persons shown at autopsy to have cortical adenomas. Arch. Int. Med. 76, 284 (1945)
Rutishauser, E. and L. Guirguis: Acromégalie et goître Langershansien: syndrome hypophyso-insulaire. Rev. méd. Suisse Romande 65, 585 (1945)
Sainton, P., H. Simonnet and L. Brouha: Endocrinologie clinique, thérapeutique et expérimentale. 3e éd. Masson et Cie, Paris 1952
Schteingart, D. E., R. J. Gregerman and J. W. Conn: A comparison of the characteristics of increased adenocortical functions in obesity and Cushing's syndrome. Metabolism 12, 484 (1963)
Schubert, G. E. and H. D. Schulte: Beitrag zur Klinik des Steroiddiabetes. Dtsch. med. Wschr. 88, 1174 (1963)
Schwarz, K., K. F. Weinges, K. P. Eumer und K. Kopetz: Das Verhalten der Insulin-ähnlichen Aktivität im Blut bei Patienten mit einem Cushing-Syndrom während einer Glucose-Doppelbelastung. Verhandl. Dtsch. Gesellschaft f. in. Med. 68, 289 (1962)

Seltzer, A.: Exhaustion of insulogenic reserve in maturity onset diabetics during prolonged and continuous hyperglycemic stress. 4th Congrès Féd. Int. Diab. Genève, 10–14 juillet. Ed. Médecine et Hygiène, Génève 1961
Sendrail, M.: Diabète et syndrome thyroïdien. Journées ann. Diabétologie Hotel-Dieu 3, 113 (1962)
Sheehan, H. L. and V. K. Summers: The syndrome of hypopituitarism. Quart. J. Med. 18, 319 (1949)
Shepard, T. H., S. Waxman, N. Bernstein and P. Ferrier: Human growth hormone. II Further study of its effect on growth hormone in dwarfism. J. Pediatr. 57, 363 (1960)
Shepardson, H. C. and L. Shapiro: The diabetes of bearded women. Endocrin. 24, 237 (1939)
Silverstone, F. A., E. Solomons and J. Rubricius: The rapid i. v. glucose tolerance test in pregnancy. J. clin. Invest. 40, 2180 (1961)
Simpson, S. L.: Addison's disease and diabetes mellitus in three patients. J. clin. Endcocrin. 9, 403 (1949)
Slater, J. D. H., M. Hartog, R. Fraser and B. Rantzne: Dexamethasone suppression test in diagnosis of Cushing's syndrome. Brith. Med. J. p. 1584 (1962)
Smart, G. A. and S G. Owen: Thyroiditis and hypothyroidism. in: Crispell, K. R. Current conepts in hypothyroidism. Pergamon Press, London 1963
Soffer, L. J., A. Jannacone and J. Gabrilove: Cushing's syndrome. A study of fifty cases. Amer. J. Med. 30, 129 (1961)
Solomon, N., C. C. J. Carpenter, I. L. Bennett and A. M. Harvey: Schmidt's syndrome (thyroid and adrenal insufficiency) and coexistent diabetes mellitus. Diabetes 14, 300 (1965)
Spergel, G., S. J. Bleicher and N. H. Ertel: Carbohydrate and fat metabolism in patients with pheochromocytome. New Engl. J. Med. 278, 803 (1968)
Stanton, E. R., H. H. Jones Jr. and A. Marble: Coexisting diabetes mellitus and Addison's disease. Arch. Int. Med. 93, 911 (1954)
Staquet, M., M. Bonnyns, O. Thys and J. C. Demanet: Le diagnostic de phéochromocytome. A propos d'un cas, revue de la littérature. Acta Clin. Belg. 20, 340 (1965)
Summers, V. K., H. L. Sheehan, L. J. Hifkin and J. C. Davis: Differential diagnosis of Cushing's syndrome and obesity associated with striae. Lancet II, 1079 (1964)
Tagnon, R.: L'activité cortiso-surrénale au cours du diabète et de ses complications. Acta Clin. Belg. 8, 103 (1953)
Teabeaut, R., F. L. Engel and H. Taylor: Hypokaliemic, hypochloremic alcalosis in Cushing's syndrome Observations on the effects of treatment with potassium chloride and testosterone. J. clin. Endocrin. 10, 399 (1950)
Thorn, G., A. E. Renold and G. T. Cahill: The adrenal and diabetes. Diabetes 8, 337 (1959)
Troen, P., R. C. Taymor and B. I. Goldberg: Thyroid crisis associated with diabetic coma. New Engl. J. Med. 244, 394 (1951)
Underdhal, L. O., B. Lewis, L. B. Woolner and B. M. Black: Multiple endocrine adenomas: report of 8 cases in which the parathyroid, pituitary and pancreatic islets were involied. J. clin. Endocrin. 13, 20 (1953)
Utiger, R. D., M. L. Parker and W. H. Daughaday: Studies on human growth hormone. I: Radio-immuno assay. J. clin. Invest. 41, 254 (1962)
Vague, J.: The degree of masculine differentiation of obesities: a factor determining predisposition to diabetes. Amer. J. clin. Nutr. 4, 20 (1956)
– De la surcharge adipeuse au diabète commun de l'adulte. Presse Méd. 65, 637 (1957)
Vallance-Owen, J., B. Hurlock and N. W. Please: Plasma insulin activity in diabetes mellitus. Lancet II, 583 (1955)
– Synalbumin insulin antagonism. Diabetes. Proc. 6th Cong. I.D.F. 1967 p. 243. Excerpta Med. Found., Amsterdam 1969
– Diabetes mellitus causation. Proc. Roy. Soc. Med. 55, 207 (1962)

VAN CREVELD, S.: Steroid diabetes. Ann. Paed. Fenn. *3*, 521 (1957)
VANNOTTI, A.: Taux de l'insuline dans l'hyperthyroïdie. Communication personelle, 1964
VERMUND, H.: Cure of diabetes mellitus and hypothyroidism in acromegalia. A survey and a case record. Acta med. Scand. *131*, 515 (1948)
WALLACE, E. Z. N. P. CHRISTY and J. W. JAILER: Clinical application of simplified Silber-Porter method for determining plasma 17 OH cortico-steroids. J. clin. Endocrin. *15*, 1073 (1955)
WALTERS, W. and R. G. SPRAGUE: Hyperfunctionning tumors of the adrenal cortex. J.A.M.A. *10*, 693 (1949)
WARREN, S. and P. LECOMPTE: The pathology of diabetes mellitus. Lea & Febiger, Philadelphia 1952
WEBSTER, J. J.: Adrenal cortex in liver disease. Ann. Int. Med. *33*, 854 (1950)
WEBSTER, B. H. and J. B. JURT: The concomitance of diabetes mellitus and Addison's disease. Diabetes 6, 436 (1957)
WILLEBRANDS, A. F. and J. GROEN: The determination of insulin in blood. Advances in Internal Medecine in Dock & Sanppen, Chicago vol. 6, 331 (1954)
WILLIAMS, R. A., A. P. KELLIE, E. D. WADE, E. D. WILLIAMS and T. M. CHALMERS: Hypoglycemia and abnormal steroid metabolism in adrenal tumors. Quart. J. Med. *30*, 269 (1961)
WILLIAMS, R. H.: Textbook of endocrinoloy. 3 ed. Saunder C°, Philadelphia–London 1962
WILSON, D. L., T. F FRAWLEY, P. H. FORSHAM and G. W. THORN: The functional relationship between the pancreatic islets and the adrenal cortex in man. Proc. Amer. Diab. Assoc. *10*, 25 (1950)
WOEBER, K. A., R. ARKY and L. E. BRAVERMAN: Reversal by Guanethidine of abnormal oral glucose tolerance in thyrotoxicosis. Lancet *I*, 895 (1966)
WORTHAM, J. T. and J. W. HEADSTREAM: The effects of bilateral total adrenalectomy in diabetes with advanced vascular disease. In: 3d Annual Report on Stress. Ed. Selye & Horava, Montréal 1953
WRIGHT, P. H.: Plasma insulin estimation by rat diaphragm method. Lancet *II*, 621 (1957)
YALOW, R. S. and S. A. BERSON: Immunoassay of endogenous plasma insulin in man. J. clin. Invest. *39*, 1157 (1960)
YOUNG, D. A. B., B. BENSON, J.-P. ASSAL and L. BALANT: A serum inhibitor of insulin action on muscle as a physiological control mechanism. Diabetes. Proc. 6th Cong. I.D.F. 1967 p. 248, Excerpta Med. Found., Amsterdam 1969
ZAHND, G. R.: Aspects métaboliques du diabète au cours des hyperthyroïdies. Probl. Actuels d'Endocrin. 8, La Thyroïde. l'Expansion, Paris 1964
ZAHND, G. R. et B. JEANRENAUD: L'influence de la fonction thyroïdienne sur la réponse métabolique à l'insuline et à l'adrénaline. 4e Congrès Féd. Diab. Genève p. 614. Médecine et Hygiène éd., Genf 1961

Methoden der Harn- und Blutzuckerbestimmung

Von F. H. Schmidt, Mannheim

I. Harnzucker
  A. Allgemeine Vorbemerkungen
  B. Qualitative Glukose-Nachweisverfahren
    1. Metallreduktionsverfahren (summarisch)
    2. Papierstreifenmethode auf enzymatischer Basis (GOD/POD)
  C. Quantitative Glukose-Nachweisverfahren
    1. Quantitativer „Benedict"
    2. Polarisation
    3. Enzymatische Verfahren
II. Blutzucker
  A. Allgemeine Vorbemerkungen
  B. Metallreduktometrische Verfahren
    1. Nach Hagedorn-Jensen
    2. Nach Somogyi-Nelson
    3. $K_3[Fe(CN)_6]$-Methode nach Hoffmann
  C. Farbstoffbildung durch Kondensation mit Aromaten
    1. Anthron-Verfahren nach Roe
    2. mit Anilin
    3. mit o-Toluidin (nach Hultmann-Dubowski)
  D. Enzymatische Verfahren
    1. GOD/POD
    2. Hexokinase/G-6-PDH
    3. Normalbereich der Glukosekonzentration im Blut im Nüchternzustand beim Menschen und bei Tierspecies
    4. Schnellbestimmung der Blutglukose mittels HK ohne Enteiweißung und ohne Zentrifugation

I. Harnzucker

A. Allgemeine Vorbemerkungen

Die Pathophysiologie der Glukoseausscheidung beim Diabetes mellitus setzt eine Störung der Glukoseverwertung im Organismus voraus. Eine Erhöhung der extrazellulären Glukosekonzentration ist in der Regel Folge einer gestörten Hormonbildung bzw. -wirkung; Anstieg des Blutzuckers als Parameter der extrazellulären Glukosekonzentration auf über 180 mg% führt zu nachweisbarer Glukoseausscheidung. Diese wird in der Praxis vor der eigentlichen Hyperglykämie getestet, da Urin leichter als Blut zur Verfügung steht. Historisch geschah dies bereits im 18. Jahrhundert mit einfachen Sinneswahrnehmungen. Aber auch die chemisch bedingten Nachweisreaktionen liegen um die Mitte des 19. Jahrhunderts, lange bevor 1913 durch Bang die erste Blutzuckerbestimmung beschrieben wurde. Auch heute noch wird bei Verdacht auf Diabetes mellitus bzw. bei allen möglichen Routineuntersuchungen zunächst der Harn des Patienten auf Zucker untersucht. Nicht zuletzt auch aus diesem Grunde habe ich Verfahren zum Nachweis und zur Bestimmung von Glukose im Harn im ersten Teil abgehandelt und gehe erst im zweiten Teil auf die Blutzuckerbestimmungen ein.

Nachdem wir heute über die physiologische Glukoseausscheidung dank der umfangreichen Untersuchungen, vor allem von Renschler (1964), eine feste Vorstellung besitzen, können die einzelnen Verfahren, vor allem im Hinblick auf ihre Brauchbarkeit, unter diesem neuen Aspekt besprochen und gewertet werden.

Die physiologische Glukoseausscheidung beträgt nach Froesch und Renold (1956), Schmidt (1967), Renschler (1964), Fine (1965) sowie Schubert (1964) 2–15 mg%. Diese Feststellung hat statistischen Wert und daher praktische Bedeutung für die richtige Einstellung der Empfindlichkeit von qualitativen Methoden zum Glukosenachweis im Urin. Die obere Toleranzgrenze entspricht bei einer variierten Diurese von 0,5–2 ml/min einer Ausscheidung von 27 mg% (RENSCHLER, 1964). Es muß demnach gefordert werden, daß der Umschlag einer Nachweismethode von negativ nach positiv bei 30 mg% Glukose im Harn eintritt. Diese Feststellung bedeutet, daß etwa 1/23 000 der glomerulär filtrierten Glukosemenge normalerweise im Urin ausgeschieden wird. Bei Werten *unter 30 mg%* sprechen wir daher von einer *Normoglukosurie;* bei Werten *über 30 mg%* von einer *Hyperglukosurie.* Die Bezeichnung „Glukosurie" ist daher nicht ganz korrekt und kann nur im „patholog. Sinne" verstanden werden.

B. Qualitative Glukose-Nachweisverfahren

1. Metallreduktionsverfahren

Die reduzierende Eigenschaft der Glukose gegenüber bestimmten Metallsalzen beruht auf der Konfiguration als Aldehydalkohol. Das älteste Verfahren wurde von TROMMER (1841) mitgeteilt, wobei Cu^{++} in alkalischer Lösung in der Hitze zu Cu^+ reduziert wird, das dann als Kupfer-I-Oxyd ausfällt.

Beim positiven Ausfall scheidet sich zunächst gelbliches Kupfer-I-Oxyd ab, das durch Kochen in die rote Modifikation übergeht. Als Nachweisgrenze gilt eine Glukosekonzentration von 0,2 %. Eine Verbesserung stellte die Modifikation von FEHLING (1848) dar. Hierbei wird durch Zusatz von Natrium-Kalium-bitartrat überschüssiges Cu^{++} komplex in Lösung gehalten. Diese, wie auch die Modifikationen nach PAVY (1900) und MORITZ (1890), durch Ammoniak-Zugabe Kupfer als Tetramin-Komplex in Lösung zu halten, führte in der Folge zu verbesserten qualitativen Testverfahren. Eine Weiterentwicklung stellt auch die in den USA gebräuchliche Methode von BENEDICT (1911) dar. Die Nachweisgrenze wird hierdurch auf unter 0,1 % Glukose gesenkt.

Die Verwendung von Wismuthydroxyd zum Zuckernachweis, wurde zuerst von BOETTGER 1857 beschrieben. Die heute verwendete gebrauchsfertige Lösung geht auf NYLANDER 1884 zurück. Das Prinzip der Reaktion besteht darin, daß Wismut-III-hydroxyd durch Seignettesalz komplex in Lösung gehalten und in alkalischer Lösung durch Glukose in der Hitze zu metallischem Wismut reduziert wird.

Die Anwendung der Reduktionsproben auf Urin bringt erhebliche Fehlerquellen mit sich, da die reduzierende Eigenschaft keineswegs nur für den Harnbestandteil Glukose spezifisch ist. Normale Harnbestandteile wie Harnsäure, Kreatinin, Kreatin, Ascorbinsäure und SH-Gruppenhaltige Aminosäuren bzw. Peptide besitzen ebenfalls reduzierende Eigenschaften. Es hat daher nicht an Versuchen gefehlt, durch eine Vortrennung der Harnbestandteile die störenden Stoffe zu entfernen.

Die genannten Metallreduktionsverfahren sind unspezifisch und haben heute allenfalls noch Bedeutung bei der Abgrenzung von einer Galaktosurie. Sie sind durch die spezifischen Papierstreifentests abgelöst worden.

2. Papierstreifenmethoden auf enzymatischer Basis

1956 haben KESTON sowie TELLER die Enzyme Glukoseoxydase (GOD), Peroxydase (POD) und ein geeignetes Chromogen (o-Tolidin) für den Glukosenachweis vorgeschlagen, das dann von COMER (1956) zu einem spezifischen Test ausgebaut wurde.

Dabei wird mittels GOD Glukose zu Glukonsäure umgesetzt. In einer Hilfs- oder Indikatorreaktion setzt sich das stöchiometrisch entstandene Wasserstoffperoxyd mit einem Chromogen um und entwickelt eine Farbe. Der Reaktionsablauf ist nachstehend dargestellt.

$$\text{Glukose} + O_2 + H_2O \xrightarrow{\text{GOD}} \text{Glukonsäure} + H_2O_2$$

$$H_2O_2 + \text{o-Tolidin} \xrightarrow{\text{POD}} \text{„Chinonimin"} (\text{gefärbt}) + 2\,H_2O$$

Die praktische Anwendung der Reaktion ist durch kommerzielle Herstellung von Teststreifen, die mit den Enzymen GOD und POD sowie einem geeigneten Substrat imprägniert sind, möglich geworden. Durch kurzzeitiges Eintauchen in den zu untersuchenden Urin werden sie getränkt und nach Herausnehmen ca. 1 min dem Luftsauerstoff ausgesetzt. Die Anwesenheit von Glukose wird durch eine deutliche Verfärbung der Papierstreifen angezeigt. Ob dieser Glukosenachweis alle Anforderungen hinsichtlich der Spezifität der Reaktion erfüllt, wird unter II besprochen bzw. siehe SCHMIDT (1963) und KUTTER (1961).

Als Nachweisgrenze gibt RICHTER (1961) 0,01–0,1 % Glukose an. FINE (1965) nennt 0,01–0,05 % Glukose im Urin. Wir selbst beobachteten bei GLUKOTEST®

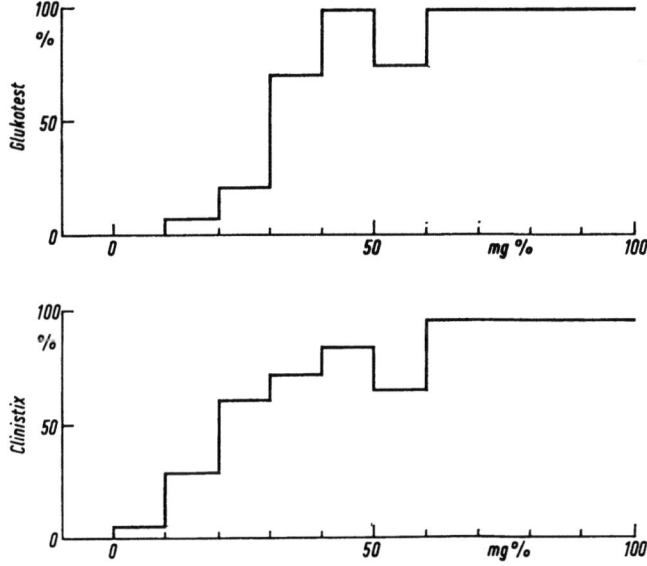

Abb. 1: Glukosekonzentration im Urin und der Nachweis durch Papierstreifen (RENSCHLER, 1964)

0,03 % im Urin und 0,02 % in wäßriger Glukoselösung. Für CLINISTIX® gilt 0,01 % in wäßriger Glukoselösung und 0,02–0,05 % im Urin. Diese Teststreifen sind standardisiert und im Hinblick auf Reproduzierbarkeit und Empfindlichkeit als günstig anzusehen (Abb. 1). Fehlermöglichkeiten sind trotz der empfindlichen Enzymreaktion gering, dürfen aber für den einzelnen Fall nicht übersehen werden. Eine Unterdrückung der Farbreaktion ist z. B. durch hohe Konzentrationen an Ascorbinsäure und Harnsäure möglich (Abb. 2).

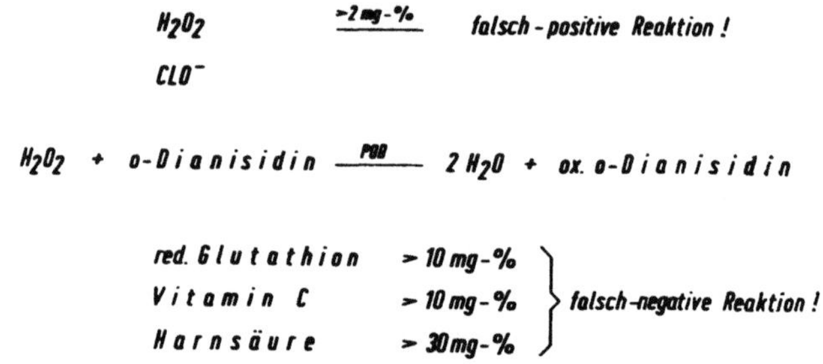

$$H_2O_2 \atop CLO^- \quad \xrightarrow{>2mg-\%} \quad falsch\text{-}positive\ Reaktion\,!$$

$$H_2O_2 + o\text{-}Dianisidin \xrightarrow{POD} 2H_2O + ox.\ o\text{-}Dianisidin$$

$$\left. \begin{array}{ll} red.\ Glutathion & >10\,mg\text{-}\% \\ Vitamin\ C & >10\,mg\text{-}\% \\ Harnsäure & >30\,mg\text{-}\% \end{array} \right\} falsch\text{-}negative\ Reaktion\,!$$

Abb. 2

Aus diesem Grund muß ggf. ein negativer Test bei Fortbestehen des Verdachts unter Vermeidung ascorbinsäurehaltiger Nahrung wiederholt werden. Durch Zufügen von Wasserstoffperoxyd oder Peroxydbildnern (cave: Reinigung der Gefäße mit Peroxydbildnern!) zum Urin kann der Farbstoff unspezifisch oxydiert werden, so daß eine falsch-positive Reaktion gefunden wird. RENSCHLER (1963) sah einen positiven Ausfall bei Anwesenheit geringer Spuren von Lloyd's Reagens (Aluminiumsilikat). Die Konservierung mit Desinfektionsmitteln wie Toluol oder Thymol in Isopropanol gelöst, sollte ebenfalls unterbleiben, da bei allen Lösungsmitteln Peroxyde falsch-positive Reaktionen vortäuschen können (STORK).

Unter Beachtung der genannten Störkautelen ist der Nachweis einer pathologisch erhöhten Glukoseausscheidung mit Hilfe der im Handel erhältlichen Teststreifen zuverlässig und spezifisch. Ihre Verwendung als Schnelltest ist auch wirtschaftlich vertretbar.

C. Quantitative Glukose-Nachweisverfahren

1. Quantitativer „Benedict"

BENEDICT (1911) hat die Fehlingsche Lösung modifiziert, in der Weise, daß Alkalihydroxyd durch Alkalicarbonat ersetzt ist und die Lösung außerdem Rhodanid und Ferrocyanid enthält. Dadurch fällt das durch Glukose zu Cu^+ reduzierte Cu^{++} nicht als Oxyd, sondern als Rhodanid aus. Es stört infolge seiner Farblosigkeit die Titration nicht.

Ausführung:
Je 200 g Natriumcarbonat (krist.) und Natriumzitrat und 125 g Kalium-Rhodanid werden in etwa 500 ml Wasser gelöst und langsam unter Umrühren eine Lösung von 18,0 g Kupfer-

sulfat in etwa 100 ml Wasser zugesetzt. Zu dieser Lösung gibt man nach dem Filtrieren 5 ml einer 5 %igen Kalium-Ferrocyanid-Lösung und füllt mit Wasser auf 1 Liter auf.
25 ml dieser Lösung werden durch 0,05 g Glukose reduziert. Man erhitzt diese Menge durch Zusatz von 5 g Na-Carbonat zum Sieden und läßt Harn tropfenweise aus einer geeichten Pipette bis zur Entfärbung zufließen. Durch einfache Proportionalrechnung läßt sich der Glukosegehalt im Urin bestimmen.

2. Polarisation

Die spezifische Drehung von Glukose für das gelbe Natriumlicht α_d^{20} beträgt + 52,5.

Durch Einsetzen des Drehwinkels α in die Gleichung

$$c = \frac{100 \times \alpha}{52,5 \times L}$$

läßt sich in reinen Glukoselösungen die Konzentration ab einer Empfindlichkeit von 0,25 % bestimmen. Die Ärztepolarimeter enthalten ein Polarisationsrohr geeigneter Länge, so daß Glukose in g % direkt abgelesen werden kann. Die zu untersuchenden Harne müssen vollständig klar und nicht zu stark gefärbt sein, was sich am besten durch Schütteln des Harns mit festem Bleiacetat und nachfolgendem Filtrieren durch Papierfilter erreichen läßt. Außerdem müssen die Proben eiweißfrei sein, was durch vorheriges Aufkochen unter Zusatz von Essigsäure und Filtrieren zu bewirken ist. Kohle sollte zur Klärung und Entfernung des Harns nicht verwendet werden, da geringe Mengen Glukose adsorbiert werden können. Im Gegensatz zu reinen wäßrigen Lösungen ist die Polarisation bei biologischem Material, insbesonders Harn auf Grund der Vielzahl von möglichen Störverbindungen ein mit einer relativ großen Fehlerbreite behaftetes Verfahren.

Die nachstehende Tabelle führt eine Reihe von bedeutsamen Störsubstanzen auf, die die Rechtsdrehung beeinflussen bzw. aufheben können.

Tab. 1

d-Arabinose	[αD]–105°
d-Fruktose	[αD]–132°
L-Cystin	[αD]–214°
L-Phenyl-alanin	[αD]– 35°
Chlortetracyclin	[αD]–228°
Tetracyclin	[αD]–278°
Dihydrostreptomycin	[αD]– 82°
β-Hydroxy-Buttersäure	[αD]– 24°

Penicillin-G mit einer spezifischen Drehung von α = + 305 kann besonders zu Störungen führen, da bei der üblichen Therapie mit 3 × 200.000 E zwischen 15 und 60 mg % im Harn ausgeschieden werden. Die dadurch hervorgerufene Rechtsdrehung entspricht einer Glukosekonzentration von 0,1–0,35 %. Es werden also positive Werte vorgetäuscht, wobei es besonders bei hochdosierter Penicillin- bzw. Ampicillin-Therapie zu klinisch-bedeutsamen Irrtümern kommen kann.

Oral-Penicillin, wie Penicillin-V-Kalium, halbsynthetisches Penicillin, Propicillin, Oxacillin und Cloxacillin sind ebenso wie Ampicillin in der Lage, die Ebene des polarisierten Lichtes nach rechts zu drehen und damit Glukose vorzutäuschen. Besonders bei Glukosekonzentrationen unter 0,5 % kann somit die polarimetrisch gefundene Glukosekonzentration beträchtlich vom Sollwert abweichen (RENSCHLER, 1964; SCHMIDT, 1962; SCHNOOR et al., 1964) (siehe Abb. 3).

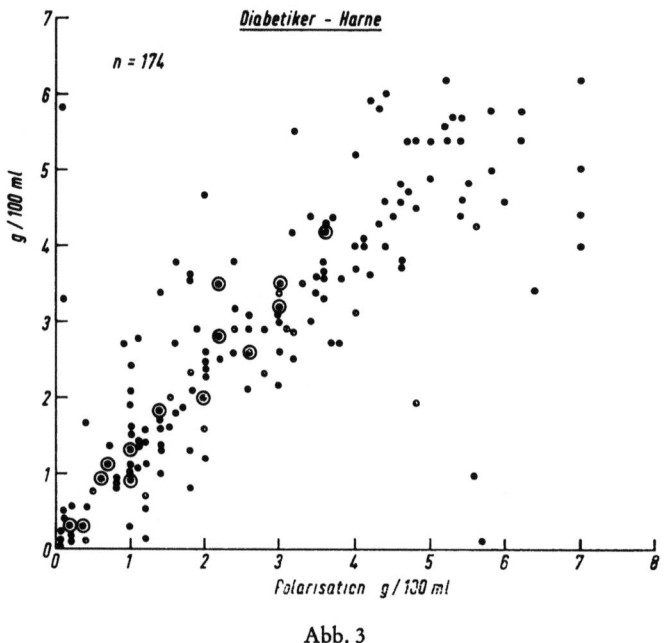

Abb. 3

3. Enzymatische Verfahren

a) Die Gärungsmethode nach LOHNSTEIN

Sie bedient sich unter Verwendung von Präzisions-Gärungssaccharometern der Hefevergärung von Traubenzucker und mißt die entwickelte Kohlensäure. Bei diesem Verfahren, das heute nur noch historische Bedeutung hat, ist es bedeutsam, daß nur frischer Harn ohne Konservierungsmittel verwendet und daß mit Weinsäure angesäuert wird. Das Verfahren ist ungenau, da neben Glukose andere vergärbare Zucker im Harn vorkommen können und in die Bestimmung eingehen. Außerdem enthält die Hefe selbst gärfähige Substanzen, die durch Kontrollbestimmungen eliminiert werden müssen. Die benötigte Reaktionszeit von mehreren Stunden ist ein weiterer Nachteil.

Eine echte Weiterentwicklung brachte 1948 die manometrische Methode von KEILIN und HARTREE. Unter Verwendung von Glukoseoxydase wird der O_2-Verbrauch – der umgesetzten Glukose proportional – gemessen.

Dieses Verfahren hat sich wegen der apparativen Aufwendigkeit in der Praxis nicht durchgesetzt.

Quantitative Bestimmung nach FROESCH *und* RENOLD *(1956) mittels Glukoseoxydase*

Die Autoren verwenden die glukoseoxydierende Wirkung der Glukoseoxydase für eine Glukosebestimmung im Harn durch Differenzmessung des Reduktionsverhaltens. Die Gesamtreduktion des Harns, vermindert um Reduktion *nach* Einwirkung von Glukoseoxydase, ergibt Reduktion durch Glukose. Mit diesem Verfahren sind erstmals exakte Angaben über die physiologische Glukoseausscheidung gemacht worden.

Je 1 ml Urin wird in zwei Reagenzgläser pipettiert, wozu je 1 Tropfen Alkohol hinzugesetzt wird. Zum Glas A wird 1 ml Acetat-Puffer (pH 5,6; 0,15 M) und zum Glas B 1 ml Enzymlösung (20 mg GOD/ml Acetat-Puffer) hinzugegeben. Die beiden Reagensgläser werden dann für 20 min. bei höheren Glukosekonzentrationen für 60 min. bei Raumtemperatur inkubiert, wobei gelegentliches Schütteln zur besseren O_2-Sättigung vorteilhaft ist. Die Messung der reduzierenden Substanzen in Glas A und B wird nach der Blutzuckermethode von SOMOGYI-NELSON (1930/1944) (S. 924) vorgenommen. Anhand einer Eichkurve mit Glukosestandardwerten kann aus der Differenz die Glukosekonzentration ermittelt werden. Verfasser hat sich für die Bestimmung der Reduktion eine Modifikation der Kaliumferricyanid-Methode nach HOFFMAN (1937) (S. 924) mit kolorimetrischer Auswertung bewährt. Letzteres Verfahren benötigt nur ein Reagens und relativ kurze Reaktions- bzw. Meßzeit.

b) GOD/POD-Farbreaktion

Die Anwendung der für die Blutzuckerbestimmung (s. dort) heute weit verbreiteten GOD/POD-Reaktion auf die Glukosebestimmung im Harn ist nicht ohne weiteres durchführbar. Vor allem macht die Anwesenheit störender „Harn-Chromogene" das dort beschriebene Verfahren unbrauchbar. Hauptsächliche Störsubstanzen sind Ascorbinsäure und Harnsäure, z. B. soll eine Konzentration von 0,05 g% Ascorbinsäure eine Verringerung der Glukosekonzentration von 0,5 auf 0,1 % bewirken (COMER, 1956). Nach eigenen Untersuchungen ist diese Ascorbinsäure-Konzentration, die allerdings nur nach therapeutischen Dosen im Harn gefunden wird, in der Lage, eine 0,25 %ige Glukoselösung auf den scheinbaren Wert von 0 zu reduzieren. Die Ergebnisse von BLOXAM und von KUTTER (1961) gehen in gleiche Richtung, aber auch Gentisinsäure und andere reduzierend wirkende Arzneimittel können gleiche Effekte hervorrufen. Der Störeinfluß ist in Abbildung 5 aufgezeigt.

Versuche zur Eliminierung von Substanzen, welche die POD-Chromogenreaktion hemmen, haben zwar Verbesserung, nicht aber ein reproduzierbares und allgemein anwendbares Verfahren entstehen lassen. TELLER (1956) entfernt Störsubstanzen durch Verwendung von Aktivkohle, die allerdings bei MARKS (1959 nur zu unvollständigen recoveries führte. Günstige Resultate werden dagegen von SALOMON und JOHNSON (1959) sowie LOGAN und HAIGHT (1965) mitgeteilt, die durch Austauschchromatographie die störenden Säuren entfernen und im „vorgereinigten" Harn die GOD/POD-Reaktion anwenden.

c) Hexokinase/G-6-PDH

Die Bestimmung der Harnglukose mit dem Hexokinase/G-6-PDH-Verfahren ist die *Methode der Wahl*. Testzusammensetzung und Durchführung des optischen Testes ist im Kapitel Blutzuckerbestimmung beschrieben (s. S. 936).

Die Empfindlichkeit dieses Verfahrens hängt davon ab, ob man Normal- oder Kleinküvetten, ein Filter der Wellenlänge 366 oder 340 nm benutzt und ob man schließlich größere Schichtdicken verwendet.

In Normalküvetten kann man 5 µg Glukose im Testansatz, das entspricht einer unteren Nachweisgrenze von 2,5 mg/100 ml Urin bestimmen. Unter Verwendung von 20 mm-Küvetten mit Filter Hg 340 läßt sich die Empfindlichkeit leicht auf ca. 1 µg/Testansatz steigern, das entspricht einer unteren Nachweisgrenze von 0,5 mg/100 ml Urin. RENSCHLER (1964) gibt sogar eine untere Nachweisgrenze von 0,1 mg mit einer Streubreite von 3 % an. Da die Reaktion aufgrund des ATP- bzw. NADP-Gehaltes in der Arbeitslösung limitiert ist, darf die Glukosekonzentration/Testansatz 100 µg nicht überschreiten. Dies kann man einmal dadurch erreichen, daß man das Verhältnis Glukose:Puffer variiert und sehr kleine Probenmengen mittels Mikropipette* pipettiert oder aber, daß man mittels GLUKO-TEST® die Glukosekonzentration schätzt und nach entsprechender Verdünnung mit H_2O die Bestimmung durchführt.

Geschätzte Glukose mittels GLUKOTEST®:	0,1 %	0,1–0,25 %	0,25 %
Verdünnung:	–	1 : 10	1 : 100

Die Abbildungen 3 u. 4 demonstrieren Vergleiche über die Zuverlässigkeit von Polarisation und GLUKOTEST®.

Als Referenzverfahren dient in beiden Fällen das Hexokinase/G-6-PDH-Verfahren. Besonders die Polarisation ergibt demnach häufig zu niedrige Werte. Die Abweichung von der Regressionsgeraden ist teilweise beträchtlich. Besser liegen die Verhältnisse bei Verwendung von GLUKOTEST® als Verdünnungsverfahren (Abb. 4). In eigenen Vergleichsverfahren hat sich uns auch mit hinreichender Genauigkeit der quantitative „BENEDICT" bewährt.

In Abbildung 5 (Tab.) ist die Empfindlichkeit verschiedener quali- und quantitativer Verfahren im Vergleich zur Hexokinase-Methode gegenübergestellt (RENSCHLER).

Durch zusätzliche Verwendung von Phosphoglukoseisomerase läßt sich im gekoppelten Test gleichzeitig Fruktose bestimmen (SCHMIDT, 1961). Disaccharide, wie z. B. Lactose, lassen sich unter Verwendung des Enzyms β-Galactosidase hydrolysieren und die zusätzlich freigewordene Glukose durch die Hexokinase/G-6-PDH-Reaktion erfassen (HEINZ und STUHLFAUTH, 1962). Unter Verwendung einer sauren Hydrolyse, die mit Vorteil unter Druck erfolgt, läßt sich die Inulin-Konzentration des Harns und des Blutes nach der Methodik von RENSCHLER (1963) innerhalb kurzer Meßzeiten und mit hoher Spezifität bestimmen. Letzteres gilt auch für Glykogen im Gewebe.

---

* Sehr geeignet sind Marburg-Pipetten der Fa. Netheler & Hinz, 2 Hamburg (Eppendorf-Gerätebau) oder 5 bzw. 10/µl HK-Pipetten (Fa. Buddeberg, Mannheim).

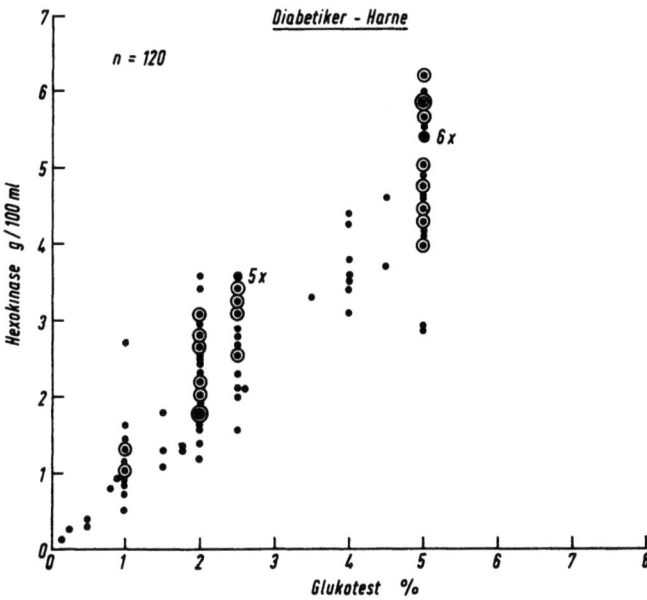

Abb. 4

Glukose-Lösungen		Ge-schmack	Reduktionsproben					Glukatest		Clinistix		Polari-metrie	H.K.-Z.F.	
	mg%		Haines quant.	Haines qual.	Nylan-der	Trom-mer	Feh-ling	a	b	a	b	%	mg% =	%
B	0,0	∅	∅	∅	∅	∅	∅	∅	∅	∅	∅	-	0,0	
E	0,0	∅	∅	∅	∅	∅	∅	∅	∅	∅	∅	-	0,0	
R	4,6	∅	∅	∅	∅	∅	∅	0-1/10	∅	(+)	∅	0,1	4,6	100,0
J	9,1	-	∅	(+)	∅	∅	∅	∅	∅	(+)	∅	0,1	8,8	96,4
N	18,2	∅	∅	+	∅	∅	∅	1/10	1/10	+	+	0,0	17,9	98,5
Q	27,3	-	∅	-	∅	∅	∅	1/10	-	+	-	-	27,3	100,0
F	36,4	-	∅	+	∅	+	∅	1/10	1/10	+	+	0,2	37,7	103,5
C	45,5	∅	∅	∅	?	(+)	(+)	1/10	1/10	+	+	0,1	44,2	97,2
K	54,5	-	∅	(+)	?	+	(+)	1/10	1/10	+	+	0,2	55,6	102,0
O	72,7	-	∅	+	(+)	(+)	+	1/10-1/4	1/4	+	+	0,2	76,0	104,5
G	90,9	∅	∅	(+)	(+)	(+)	(+)	1/10-1/4	1/10	+	+	0,2	92,9	102,5
D	136,0	-	∅	+	++	+	+	1/4-1/2	1/10-1/4	++	+	0,3	139,0	102,0
L	182,0	∅	0,1	+	+	+	+	1/2	1/4	++	+	0,4	180,0	99,0
P	227,0	-	0,5	(+)	+	+	++	1/2	1/2	++	+	0,1	221,0	97,3
H	273,0	-	+	+	+	+	+	1/2-2	2	++	+	0,4	251,0	91,9
A	900,0	(+)	1,0	+	+++	+	+++	2	2	++	+	1,0	982,0	108,2

Zeichenerklärung:

∅ = negativ   - = nicht ausgeführt   ? = fragl. Reaktion
(+) = schwach positiv   + = positiv   ++ = stark positiv

H.K.-Z.F = enzymatisch-optischer Test mit Hexokinase u Glukose-6-Phosphat-Dehydrogenase; Wiedergewinnung in Prozent der vorgelegten Konzentration

Abb. 5

II. Blutzucker

A. Allgemeine Vorbemerkungen

Bei der Besprechung von Methoden für die Bestimmung der Konzentration von Glukose im Blut ist es naturgemäß unmöglich, auf die kaum noch überschaubare Zahl von Verfahren und Modifikationen einzugehen. Schon die Vielzahl zeigt, daß über einen langen Zeitraum, nämlich bis Mitte der 50er Jahre, keine Methode existierte, die mit relativ einfachen Mitteln eine Glukosekonzentration im Blut spezifisch wiederzugeben vermochte. Um aber einen weitgehend vollständigen Abriß über methodische Fragen zu gewährleisten, werden einige bewährte reduktometrische bzw. kolorimetrische Verfahren erfaßt. Es handelt sich dabei allerdings nur um solche Verfahren, die sich als Mikromethoden im klinisch-chemischen Laboratorium wie in der Forschung bewährt haben.

Es wird unterteilt in die bekannteren unspezifischen Verfahren – Bestimmung des Glukosegehaltes durch Titration oder kolorimetrisch nach Reduktion bzw. Kondensation und spezifisch-enzymatische Verfahren. Das spezifische Verfahren (Hexokinase/G-6-PDH) benötigt ein empfindliches Photometer oder Spektralphotometer, da im nahen UV-Bereich gemessen werden muß. Die Brauchbarkeit der unspezifischen Verfahren ist weitgehend von der Art der Enteiweißung abhängig. Die hauptsächlichsten Störsubstanzen im Blut, so wie sie physiologisch vorkommen, sind Glutathion, Ascorbinsäure, Harnsäure, Kreatinin, Glukuronsäure und reduzierende Monosaccharide. Bei saurer Enteiweißung mit z. B. Perchlorsäure, Trichloressigsäure oder Phosphorwolframsäure gelangt ein großer bzw. der überwiegende Teil der genannten Störsubstanzen in das Filtrat und wird infolge seiner reduzierenden Eigenschaften als Glukose mitbestimmt.

In Tabelle 2 (SCHMIDT, 1963) sind die Verhältnisse für verschiedene Enteiweißungsmittel dargelegt.

Es haben sich vor allem Neutralsalz-Enteiweißungen vom Typ Zinksulfat/ Natronlauge bzw. Zinksulfat/Barytlauge (SOMOGYI, 1945) oder aber Kadmiumsalze anstelle von Zinksalzen für die Entfernung der wichtigsten Interferenzsubstanzen bewährt. Diese Bemerkung gilt auch mit Einschränkung für das Glukoseoxydase/Peroxydase-Verfahren (S. 929). Nach WELCH und DANIELSON (1962) ist für eine komplette, störunanfällige Enteiweißung unbedingt die Reihenfolge $ZnSO_4$, Einpipettieren von Blut und Fällen mit $Ba(OH)_2$ einzuhalten.

Ein besonders breiter Raum wird jeweils der Spezifität des beschriebenen Verfahrens gewidmet. Bei einigen Methoden ist darauf anhand von Vergleichsuntersuchungen mit der zuverlässigen Hexokinase-Methode eingegangen worden. Am Schluß des Kapitels sind die Normalbereiche für die Nüchternblutzuckerwerte des Menschen (Kapillarblut) und einiger Tierspezies (Venenblut) anhand von umfassenden Untersuchungen statistisch bearbeitet und graphisch dargestellt worden.

B. Metallreduktometrische Verfahren

1. Nach Hagedorn-Jensen (1923)

Das Prinzip des Verfahrens besteht darin, daß Glukose vermittels ihrer reduzierenden Eigenschaft in alkalischer Lösung Kaliumferricyanid reduziert. Der über-

Tab. 2: Das Verhalten der wichtigsten reduzierenden Substanzen im Blut bei verschiedenen Enteiweißungsverfahren

Substanz	Vorkommen im Blut (mg/100 ml)	Zinkhydroxyd (Hagedorn-Jensen; Somogyi)	Cadmiumhydroxyd (Fujita-Iwatake)	Wolframsäure (Folin-Wu)	Trichloressigsäure	Perchlorsäure	unhämolys. Blut (Folin)
Glutathior reduziert (vor allem in Erythrocyten)	20–30	0	0	+	+	+	0
Kreatinin + Kreatin	2–4	+	±	+	+	+	+
Ergothionein	1,5–2	0	0	0	+	+	0
Glucosamin (gebunden an Glykopolysaccharide)	50–80	0	0	0	± (Hydrolyse)	± (Hydrolyse)	0
Glucuronsäure	4–9	+	+	±	±	±	
Ascorbinsäure	0,2–0,7	0	0	0	+	+	
Harnsäure	2–8	0	0	+	+	+	+

+ = Die Substanz geht quantitativ ins Filtrat. 0 = Die Substanz wird quantitativ gefällt. ± = Die Substanz geht teilweise ins Filtrat. Bei Verwendung von Pikrinsäure (Crezelius-Seifert) gelangen Kreatinin, Glutathion u. a. reduzierende Substanzen ins Filtrat und werden miterfaßt (Schmidt 1963)

schüssige, nicht reduzierte Anteil dieses Salzes wird jodometrisch mit Natriumthiosulfat *zurücktitriert*. Anhand von Tabellen ist der jeweilige Blutzuckerwert auf Grund des Thiosulfat-Verbrauchs abzulesen. Das Verfahren ist seit 1923 vor allem in Europa verwendet worden. Abgesehen von einer gewissen Umständlichkeit – nach der Originalmethode sind 17 Operationen durchzuführen – ist die laufende Kontrolle eines Teils der benötigten 9 Reagentien notwendig, was das Verfahren zusätzlich kompliziert. Die Durchführung der Bestimmung kann als bekannt vorausgesetzt (HALLMANN, 1960; HINSBERG und LANG, 1957) und soll an dieser Stelle nicht näher beschrieben werden.

Außer den einleitend genannten Störmöglichkeiten ist eine der Fehlerquellen in Nebenreaktionen zu suchen, die beim Erhitzen von Glukose oder auch anderen Sacchariden in alkalischer Lösung ablaufen. Zu nennen sind vor allem Glycerinaldehyd und Methylglyoxal, die in unterschiedlichem Ausmaß entstehen, wodurch die Zuckermenge nicht direkt proportional der Reduktion des komplexen Ferricyanids ist. Die mittels HAGEDORN-JENSEN bestimmten Werte liegen in der Regel 5–30 mg% (sogenannte Restreduktion) über Werten, die mit glukosespezifischen enzymatischen Verfahren gemessen werden (SCHMIDT, 1962, 1963; dort weitere Literatur).

2. Nach Somogyi-Nelson (1930, 1944)

Das Verfahren von SOMOGYI in der Modifikation von NELSON beruht darauf, daß der Anteil an zu Kupfer-I reduziertem Kupfer-II einen stöchiometrischen Betrag einer Heteropolysäure, nämlich Phosphor- oder Arsenwolframsäure reduziert, wodurch das „sogenannte Wolframblau" entsteht, das im langwelligen Bereich des Spektrums *kolorimetriert* werden kann. Daß bei diesem Verfahren praktisch weitgehend nur Glukose bestimmt wird, hängt lediglich damit zusammen, daß im Filtrat die störenden „Saccharogene" weitgehend entfernt wurden, d. h. die sogenannte Somogyi-Enteiweißung (Zinksulfat/Barytlauge) ist wie auch aus Tabelle 3 zu ersehen, das bisher erreichte Optimum einer Blutzuckerenteiweißung zur Bestimmung von Glukose im Überstand. Die Methode ist relativ aufwendig und zum Teil störanfällig, da der gebildete blaue Farbstoff eine gewisse Instabilität aufweist. Auch die später verwendeten Modifikationen (FRANK und KIRBERGER, 1950) haben in dieser Hinsicht keine wesentliche Besserung gebracht. Das Verfahren, insbesonders die Modifikation nach FRANK-KIRBERGER, ist in Laboratoriumsbüchern beschrieben und kann dort nachgesehen werden. Eine ausführliche Darstellung kann daher unterbleiben.

3. $K_3[Fe(CN)_6-]$-Methode nach Hoffmann (1937)

Der Grad der Entfärbung, die eine gelbgefärbte $K_3[Fe(Cn)_6]$-Lösung durch einen Blutextrakt in schwach alkalischer Lösung erfährt, kann kolorimetrisch ausgewertet werden. Ein solches Verfahren ist erstmals von HOFFMANN (1937) beschrieben worden.

Die methodischen Unsicherheiten des Originalverfahrens beruhen vor allem auf der Enteiweißung durch Phosphorwolframsäure, wodurch der Anteil an sogenannter „Restreduktion" besonders deutlich wird. Die umständliche halblogarithmische Auswertung ist ein weiterer Nachteil des Verfahrens. Die vom Autor angegebenen Normalwerte von 90–110 mg% liegen daher auch aufgrund heutiger Erkenntnisse zu hoch.

a) Autoanalysator

Eine gewisse Verbesserung brachte die Anwendung dieses Verfahrens auf Automaten. Vermittels eines Pumpsystems wird aus einem Kollektor mit NaF ungerinnbar gemachtes Blut entnommen (Autoanalysator). Außerdem wird das Reagens sowie physiol. Kochsalzlösung und Luft angesaugt. Nach Durchmischung der Kochsalzlösung mit der Probe wird Glukose, daneben aber auch andere dialysierbare Stoffe ausdialysiert, das Dialysat mit dem Reagens vermischt und in einem Heizbad bei 95° zur Reaktion gebracht. Nach Abkühlung gelangt die Probe in ein Photometer, wird bei 420 nm gemessen und mittels eines recorders geschrieben. Das Verfahren erfordert die genaue Einhaltung der dem Apparat mitgegebenen Arbeitsvorschrift sowie die wiederholte Aufstellung von Eichkurven mittels Glukose-Verdünnungsreihen.

Es wird jeweils nur ein Aliquot der Glukose ausdialysiert und jede Glukosemessung muß an einer Meßreihe ausgewertet werden. Die Werte liegen im allgemeinen etwas höher als Vergleichsuntersuchungen mit enzymatischen Verfahren und sind nicht als spezifisch anzusehen.

Die Bestimmung von Blutzucker mit dieser Apparatur ist aus ökonomischen und kommerziellen Gründen nur dann lohnend, wenn pro Tag mindestens 100–200 Bestimmungen anfallen.

b) Modifikation als kolorimetrischer Schnelltest

Unter Verwendung der Somogyi-Enteiweißung läßt sich das von HOFFMAN inaugurierte Kaliumferricyanid-Verfahren für eine kolorimetrische Messung in folgender Weise modifizieren:

Herstellung der Gebrauchslösung:
9 g NaCl
0,25 g Kaliumferricyanid   } in 1000 ml H_2O lösen
20 g Natriumcarbonat sicc.

Bestimmung:
0,1 ml Blut wird in 0,5 ml $ZnSO_4$ (2%ig) eingetragen, Pipette durch mehrmaliges Aufziehen gespült und 0,5 ml $Ba(OH)_2$ (1,8%ig) zugegeben. Nach kurzzeitigem Zentrifugieren werden vom wasserklaren Überstand 0,2 ml für die Bestimmung verwendet.
0,2 ml Überstand + 3 ml Gebrauchslösung in ein Reagensglas füllen und 5 min. im kochenden Wasserbad erhitzen und abkühlen. Ein Blindwert ist in gleicher Weise zu behandeln (0,2 ml H_2O + 3 ml Gebrauchslösung). *Blindwert* wird *gegen Hauptwert* bei Hg 405 im lichtelektrischen Kolorimeter gemessen und aus der Eichkurve mg% Glukose abgelesen. Eine Eichkurve ist für jede Reagentienherstellung neu zu erstellen (Abb. 6). Linearität besteht bis 300 mg% Glukose. Bei höheren Glukosekonzentrationen ist der Überstand 1 : 1 mit H_2O zu verdünnen.

Bei 125 Vergleichsuntersuchungen mit der Hexokinase-Methodik konnte gute Übereinstimmung nachgewiesen werden. Die „Regressionsgerade" $Y = A \cdot X + B$ weist mit den Werten für $A = 1,064$ und $B = 3,699$ (Mittelwert IIK 76,92, Streuung 12,92; Mittelwert Reduktion 78,15, Streuung 15,22) eine gute Korrelation aus, die es gestattet, das Verfahren als Schnellmethode zu empfehlen. Die Somogyi-Enteiweißung ist unbedingt einzuhalten, da z. B. bei saurer Enteiweißung zu hohe Werte gefunden werden.

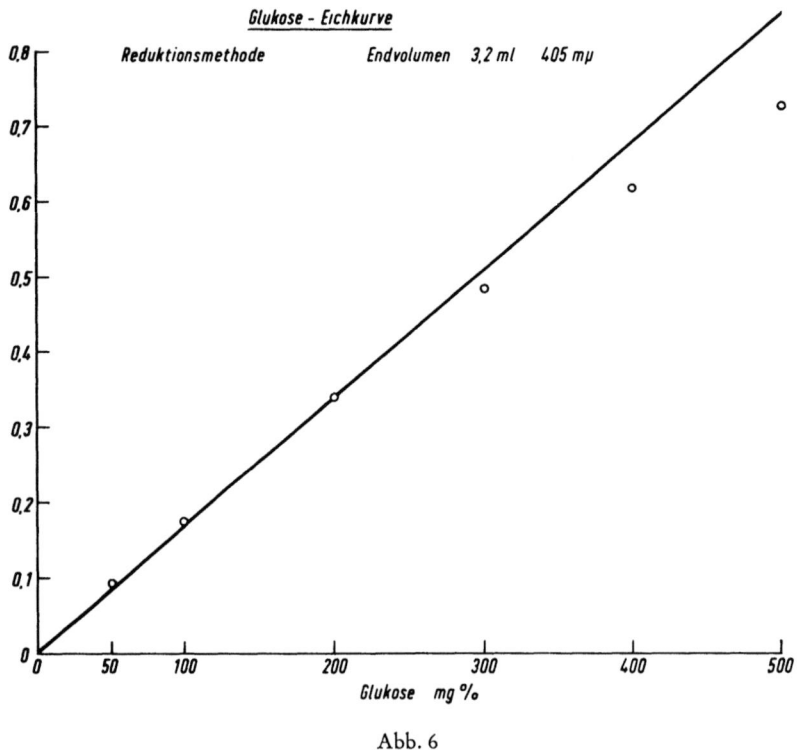

Abb. 6

C. Farbstoffbildung durch Kondensation mit Aromaten

1. Anthronverfahren nach Roe (1955)

Kondensationsreaktionen mit Aromaten gehen auf die Reaktion von MOLISCH (1886) zurück. Dabei entsteht aus Hydroxymethylfurfurol, das durch Erhitzen mit konz. Säuren als Aldosen entsteht, und α-Naphtol eine Farbe. Die Intensität der Farbe ist der Zuckermenge proportional. In gleicher Weise wurde in der Folgezeit das von TOLLENS (1841) empfohlene Orcin sowie Resorcin, Indol, Carbazol und Diphenylamin als Kondensationspartner für diese Reaktion vorgeschlagen. Größere Bedeutung erlangte die Reaktion erst, als ROE 1955 ein Verfahren mit Anthron entwickelte.

Reagenzien:

1. Arbeitslösung
 0,05 % Anthron } in 66%iger H_2SO_4
 1   % Thioharnstoff

2. Standard-Glukoselösung
 10 mg Glukose in 100 ml mit Benzoesäure gesättigtem Wasser lösen.

3. Enteiweißunglösung
   ZnSO$_4$ x 7H$_2$O (2%ig)
   Ba(OH)$_2$ (1,8%ig)

Durchführung der Reaktion:
Blut wird nach SOMOGYI in der Weise enteiweißt, daß eine Verdünnung von 1 : 10 entsteht (z. B. 0,2 ml Blut und 1,8 ml Enteiweißungsgemisch). 1 ml des Filtrats oder Zentrifugats wird mit 10 ml Anthron-Reagens im Reagensglas vermischt. In gleicher Weise wird mit 1 ml des Glukosestandards verfahren. Die Gemische werden sodann 15 min. lang im kochenden Wasserbad erhitzt. Nach Abkühlen (20–30 min. nach dem Erhitzen) wird die entstandene Blaufärbung in einem Photometer bei einer Wellenlänge von 620 nm kolorimetriert.
Berechnung:

$$\frac{\text{Extinktion}_{\text{Probe}}}{\text{Extinktion}_{\text{Stand.}}} \times 0{,}1 \times \text{Blut-Verdünnung} \times 100 = \text{Glukose}/100 \text{ ml}$$

Die Farbintensität folgt dem Lambert–Beerschen Gesetz und ist zwischen 25 und 400 µg Glukose linear. Das Reagens stellt in Lösung ein Gleichgewicht zwischen den tautomeren Formen 9-Ketoanthrazen und der Enol-Modifikation dar. Die zur Kondensation befähigte Form ist die Enol-Modifikation.

2. Mit Anilin

Die von LORENTZ (1963) beschriebene Blutzucker-Schnellbestimmung mit Anilin-Eisessig ist anwendbar, wenn ein geeignetes Photometer zur Verfügung steht. Beim Kochen mit Anilin-Eisessig liefert Glukose einen gelb-grünen Farbstoff, dessen maximale Absorption im UV-Bereich liegt. Es kann aber auch bei 366 bzw. 405 mµ gemessen werden, wobei allerdings geringere Empfindlichkeit in Kauf genommen wird (Abb. 7). Nach Angaben des Autors verläuft die Extinktionskurve bis 500 mg% Glukose linear.

Für die Bestimmung wird ein 1 + 10 aus Trichloressigsäure hergestellter Blutextrakt (0,3 ml) mit 3,0 ml Anilin-Eisessig 10 min. lang erhitzt. Nach Abkühlen wird der entstandene Farbstoff gegen den Leerwert bei einer geeigneten Wellenlänge photometriert. Es empfiehlt sich, die Bestimmung anhand eines jeweils mitgeführten Glukosestandards vorzunehmen.

Dieser wie auch der im folgenden beschriebenen Reaktion mit o-Toluidin nach HULTMANN liegt der nachstehende Reaktionsschemismus zugrunde:

$$\text{CH}_2\text{OH}-\text{CHOH}-\text{CHOH}-\text{CHOH}-\text{CHOH}-\text{CHO} \xrightarrow[\text{(H}_2\text{SO}_4)]{\text{HCl}}$$

HOCH$_2$-[furan]-C(=O)H

HOCH$_2$-[furan]-C(=O)H + H$_2$N—R → HOCH$_2$-[furan]-C(H)=N—R (gefärbt)

3. Mit o-Toluidin (nach Hultmann-Dubowski) (1959, 1962)

1959 wurde von HULTMANN o-Toluidin für die Kondensationsreaktion mit Hydroxymethylfurfurol verwendet und die hierbei entstehende Blau-Grün-Färbung für die photometrische Messung eingesetzt. Das Maximum der Absorption liegt wie bei Verwendung von Anilin im UV-Bereich. Das Kondensationsprodukt mit o-Toluidin hat jedoch ein zweites Maximum; diese Wellenlänge wird für die Bestimmung verwendet (Abb. 7). HULTMANN gibt folgenden Arbeitsgang zur Blutzuckerbestimmung an (modifiziert nach AHLERT, HOFER, HOFFMANN und BESTVATER, 1964):

Man versetzt 1 ml 3%ige Trichloressigsäure mit 0,1 ml Blut, zentrifugiert und bringt 0,2 ml des Überstandes in 3 ml einer 6%igen Lösung von o-Toluidin in Eisessig. Dieses Gemisch wird für 8 min. in ein Bad mit kochendem Wasser gestellt und anschließend in Leitungswasser gekühlt. Man ermittelt die Extinktion gegen eine Reagentien-Leerprobe bei 635 nm. Eine Glukose-Standardlösung läuft mit jeder Serie mit.

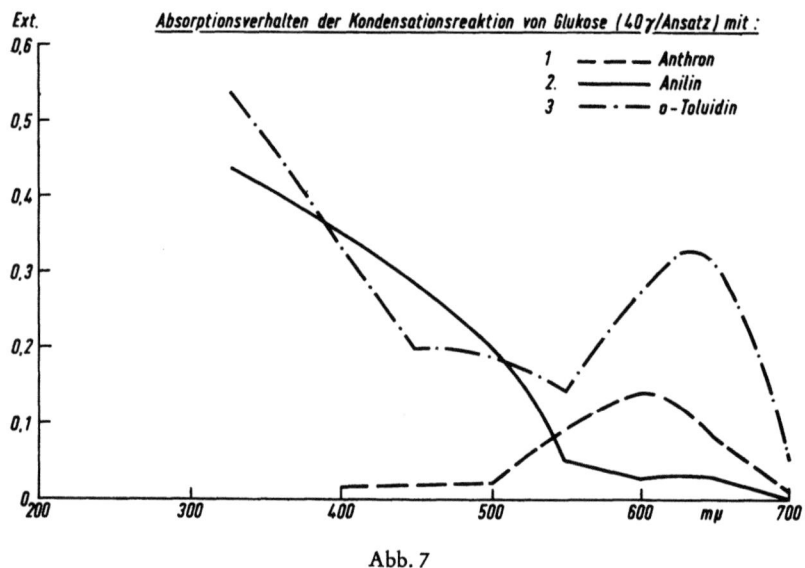

Abb. 7

Die genannten Autoren haben in Doppelbestimmungen bei Anwendung einer Vertrauensgrenze von 95% eine Streuung von ± 6,4 mg% gefunden. Bei vergleichenden Blutzuckerbestimmungen mit der GOD/POD-Reaktion wurde mit einem Regressionskoeffizienten von r = + 0,9796 eine gute Übereinstimmung erzielt.

Da bei eigenen Vergleichsuntersuchungen (Kaninchenblut) mit der Hexokinase-Methode die Regressionsgerade deutlich vom Soll abweicht, kann sich der Verfasser dieser Meinung nicht anschließen (A = 0,890; B = 14,879). Mittelwert HK = 76,92; Streuung = 12,92 / Mittelwert HULTMANN = 83,30; Streuung 13,12). Es wurde auch gefunden, daß insbesondere niedrige Glukosekonzentrationen eine nur mäßige Übereinstimmung erkennen lassen. Zwar besitzen die genannten Reaktionen eine relative Spezifität gegenüber Glukose, da im Blut nennenswerte Mengen anderer Saccharide nicht vorkommen. Es haftet ihnen aber der Nachteil an, daß sie in konzentrierten Säuren aufbewahrt werden müssen und daß die Reaktion ebenso die Gegenwart von konzentrierten Säuren benötigt.

Wenn die H_2O-Anteile nur unwesentlich heraufgesetzt werden, ergeben sich unbrauchbare Resultate. Außerdem neigen die Amine dazu, braune Oxydationsprodukte in der Luft zu bilden, so daß Aufbewahrung unter Luft- und Lichtabschluß notwendig ist.

Das Verfahren ist auch auf den Autoanalysator adaptiert worden.

D. Enzymatische Verfahren

1. GOD/POD

a) Spezifität

Die Untersuchungen von MÜLLER (1928) und später COULTHARD et al. (1945) führten zur Anreicherung eines Enzyms aus Penicillium notatum, das Glukose in Gegenwart von Sauerstoff zu Gluconsäure umsetzt. Erste Versuche zur Bestimmung von Glukose mit einer solchen Enzympräparation führten KEILIN und HARTREE 1948 durch. Allerdings behinderte die manometrische Technik eine allgemeinere Verbreitung dieses Verfahrens. Diese war auch noch nicht gegeben, als FROESCH und RENOLD (1956) mit einem gereinigten Enzym Glukose oxydierten und so in Differenzbestimmungen (Verfahren nach SOMOGYI-NELSON) die Glukose einer spezifischen Analytik zugängig machten. Erst die Untersuchungen von TELLER (1956) sowie KESTON (1956) und etwas später von HUGGETT und NIXON (1957) haben Anregungen für brauchbare, in der Routine allgemein verwendbare Testzusammensetzungen geschaffen.

Die Reaktion setzt sich zusammen aus einer Hauptreaktion – Umsetzung der Glukose mit Glukoseoxydase (GOD) – und einer Nebenreaktion, in welcher das stöchiometrisch entstandene H_2O_2 mittels Peroxydase (POD) mit einem geeigneten Akzeptor (Chromogen) umgesetzt wird. Als Sauerstoff-Akzeptoren haben sich bewährt: o-Tolidin (HUGGETT und NIXON, 1957), o-Dianisidin (MIDDLETON, 1961) oder auch o-Kresol (FINE, 1965).

Während der erste Teil der Reaktion weitgehend spezifisch ist, sind bei der Peroxydase-Reaktion Störeinflüsse möglich, wie sie auf S. 922 gezeigt werden. Insbesondere ist auf Abwesenheit von Oxydationsmittel und reduzierenden Substanzen zu achten.

Die relativen Umsatzgrößen verschiedener Zucker und -Derivate mit der GOD/POD-Methode bezogen auf β-D-Glukopyranose sind nachstehend aufgeführt:

β-D-Glukopyranose	100 %	D-Fruktose	0,02 %
α-D-Glukopyranose	0,16 %	6-Methyl-glukose	1,85 %
Mannose	0,94 %	4,6-Benzyliden-	
Galaktose	0,14 %	glukose	1,90 %
2-Desoxy-D-glukose	11,90 %	Glukose-6-Phosphat	0,00 %

Aus den angeführten Zahlen ergibt sich, daß das Enzym praktisch β-D-Glukose-spezifisch ist – die einzige Ausnahme 2-Desoxy-D-Glukose – kommt im Tierreich nicht vor.

Die Störanfälligkeit bei der Anwendung von Blut durch oxydierende bzw. reduzierende Substanzen ist weitgehend davon abhängig, ob Inhaltsstoffe von Erythrozyten freigesetzt werden bzw. welche Enteiweißungsmethoden (s. dort) Verwendung finden und ob Medikamente mit reduzierenden oder oxydierenden Eigenschaften, die Reaktion beeinflussen.

Bei Verwendung der Perchlorsäure als Enteiweißungsmittel ist die Störanfälligkeit am größten. In Gegenwart von geformten Blutbestandteilen entstehen peroxydhaltige Stoffe, die bis 20 % falsch-positive Werte vortäuschen können. Untersucht wurde dieser Störeinfluß in Blutproben von Mensch, Kaninchen, Hund, Ratte und Maus. Diese falsch-positiven Extinktionserhöhungen werden aber in der Regel dadurch wieder ausgeglichen, daß red. Glutathion in physiologischen Konzentrationen von ca. 20 mg% eine Erniedrigung der Extinktion bewirkt. Alle Störeinflüsse werden völlig ausgeschaltet, wenn mit $ZnSO_4/Ba(OH)_2$ enteiweißt wird (Abb. 8). Die Blindextinktion – ohne GOD – ist hierbei null. Auch die Enteiweißung mit Uranylacetat ist anwendbar, da die physiologischen Gluathion-Konzentrationen in der Regel nicht über 20 mg% hinausgehen. Die nachstehend aufgeführten Enteiweißungsverfahren sind in der genannten Reihenfolge für die GOD/POD-Blutzuckerbestimmung zu empfehlen: 1. $ZnSO_4/Ba(OH)_2$; 2. $ZnSO_4$/NaOH; 3. Uranylacetat; 4. $HClO_4$.

Zwar wurde vom Verfasser bei einer großen Zahl von Vergleichsuntersuchungen bei menschlichen Blutproben zwischen saurer und neutraler Enteiweißung weitgehend Übereinstimmung gefunden (SCHMIDT, 1962, 1963), doch sind gelegentlich Abweichungen von ± 10 % möglich. Für Tierblutproben, insbesondere Rattenblut,

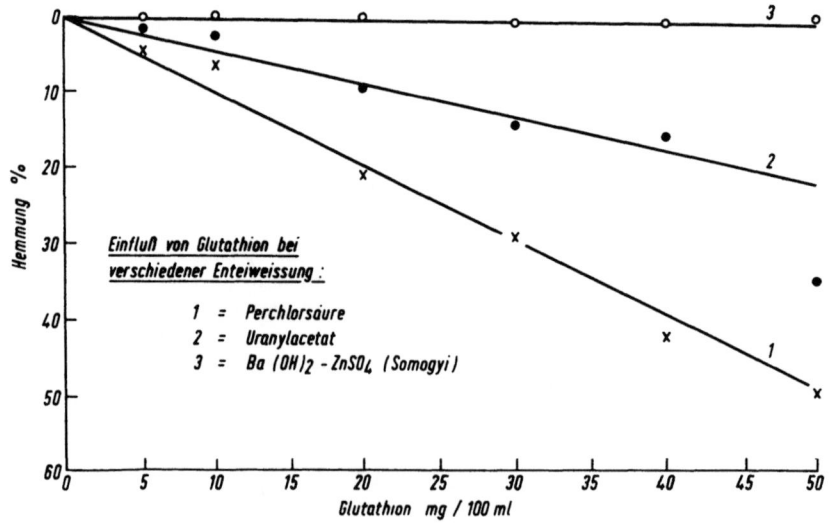

Abb. 8

ist in jedem Fall von der Enteiweißung mit $HClO_4$ abzuraten. Bei der SOMOGYI-Enteiweißung ist auf den End-pH zu achten. Er sollte 7,5–8 betragen. Die Flasche mit $Ba(OH)_2$ ist verschlossen zu halten. Die jeweils benötigte Tagesmenge soll aus dem Vorratsgefäß entnommen werden. Die so enteiweißten Blutproben können über Nacht in verschlossenen Gefäßen (Reagensgläser) aufbewahrt und die eigentliche Bestimmung am folgenden Tag durchgeführt werden.

b) Empfindlichkeit

Bei Verwendung von o-Dianisidin als Chromogen liegt das Absorptionsmaximum bei 436 mµ. Es verschiebt sich in einen langwelligeren Bereich bei Verwendung von o-Tolidin als Substrat. Mit im Handel befindlichen Testpackungen* lassen sich Glukosekonzentrationen von 5 mg % gut nachweisen. Eine Verschiebung des Absorptionsmaximum und eine damit parallel gehende Erhöhung der Empfindlichkeit tritt nach Zugabe von H_2SO_4 ein. In Gegenwart von mindestens 8 % H_2SO_4 (Endkonzentration) verschiebt sich das Maximum nach 546 mµ (Abb. 9).

Eine weitere Abbildung (10) zeigt die Zunahme der Empfindlichkeit gegenüber der Originalmethode. In einer Endkonzentration von 11,6 % Schwefelsäure ist für die Farbentwicklung die größte Stabilität und Haltbarkeit gegeben.

Tabelle 3 demonstriert die unveränderte Farbintensität der Reaktion über 24 Std. Dieser Umstand hat den Vorteil, daß nicht unmittelbar an die Inkubationszeit die Extinktionen abzulesen sind.

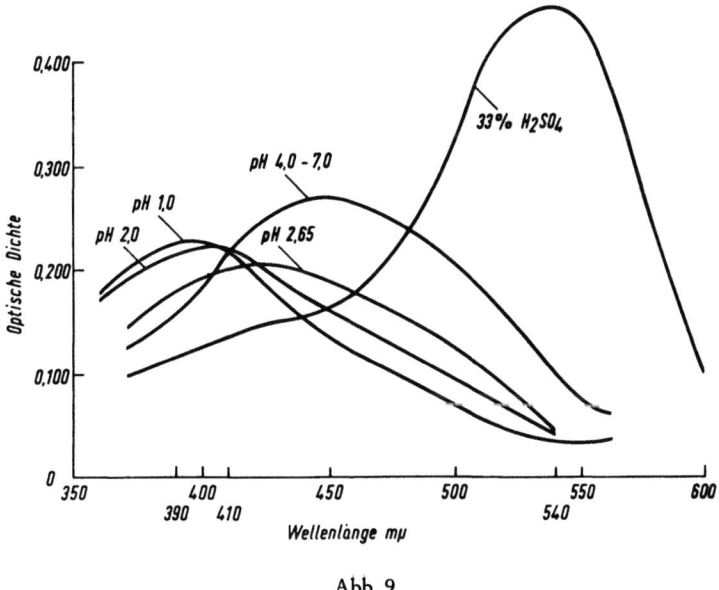

Abb. 9

---

* Z. B. TCM–I (ca. 25 Bestimmungen), TCM–II (ca. 100 Bestimmungen), TCM–III (ca. 500 Bestimmungen). C. F. Boehringer & Soehne GmbH, Mannheim.

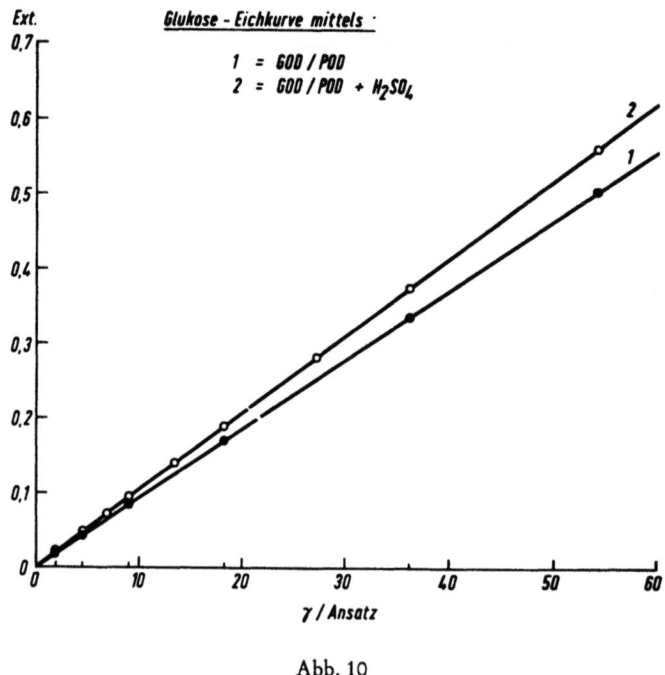

Abb. 10

Eine Vergleichsuntersuchung zwischen der von uns verwendeten GOD/POD-Methode mit dem HK-Verfahren zeigt eine praktisch 100%ige Übereinstimmung (Regressionsgerade: A = 1,000; B = 0,087).

Mittelwert für Hexokinase = 77,06, Streuung = 12,96; Mittelwert für GOD/POD = 77,12; Streuung = 13,33).

Arbeitsvorschrift:
In ein 10 ml-Zentrifugenglas pipettieren: 0,5 ml $ZnSO_4$ (2%ig), 0,1 ml Blut, Pipette durch mehrmaliges Aufziehen und Ausblasen spülen, 0,5 ml $Ba(OH)_2$ (1.8%ig) zugeben, zentrifugieren und vom wasserklaren Überstand 0,2 ml in den Test einsetzen.
Anstelle der Somogyi-Enteiweißung kann Uranylacetat (0,16%ig) in 0,9%iger NaCl verwendet werden; dann sind in ein 10 ml-Zentrifugenglas 1 ml Uranylacetat vorzulegen und wie beschrieben mit 0,1 ml Blut zu versetzen.
Bei Natriumfluorid-Blut kann Uranylacetat nicht angewendet werden. U. U. kann man hierbei auch 3,3 M $HClO_4$ für die Enteiweißung verwenden.

Lösungen:
1. 0,10 M Phosphatpuffer, pH = 7,00; 40 µg POD/ml; 250 µg GOD/ml
2. 6,6 mg o-Dianisidinhydrochlorid/ml
3. 91 µg Glucose/ml.
4. Nur den Tagesbedarf an Glukose-Reagens herstellen:
    100 Teile Lösung 1 mit 1 Teil Lösung 2 unter kräftigem Rühren mischen. Vor Gebrauch Lösung auf 20° C bringen. (Bei Raumtemperatur in dunkler Flasche einen Tag haltbar.)

Tab. 3:

Blutzuckerwerte (Kaninchen) mittels GOD/POD und Abstoppen mit 50%iger H_2SO_4
Messung der Rotfärbung mit Hg 546 in angegebenen Zeitintervallen bei jeweils gleicher Probe

Nr.	Nüchternwerte	nach 3 Stunden	nach 8 Stunden	nach 24 Stunden
	E Glukose-Standard 0,184	0,184	0,184	0,176
1	0,158–0,162 = 87 mg%	0,160–0,160 = 87 mg%	0,156–0,152 = 84 mg%	0,151–0,151 = 85 mg%
2	0,165–0,170 = 91 mg%	0,166–0,164 = 90 mg%	0,162–0,162 = 88 mg%	0,156–0,153 = 88 mg%
3	0,160–0,164 = 88 mg%	0,155–0,155 = 84 mg%	0,154–0,160 = 86 mg%	0,143–0,151 = 84 mg%
4	0,170–0,170 = 92 mg%	0,170–0,164 = 90 mg%	0,160–0,160 = 87 mg%	0,162–0,158 = 91 mg%
5	0,180–0,190 = 101 mg%	0,180–0,190 = 101 mg%	0,175–0,185 = 98 mg%	0,171–0,171 = 98 mg%
6	0,180–0,181 = 98 mg%	0,179–0,184 = 99 mg%	0,175–0,180 = 97 mg%	0,172–0,174 = 99 mg%
7	0,153–0,157 = 84 mg%	0,157–0,157 = 84 mg%	0,154–0,156 = 84 mg%	0,149–0,151 = 85 mg%
8	0,190–0,195 = 104 mg%	0,191–0,194 = 104 mg%	0,184–0,190 = 102 mg%	0,182–0,185 = 105 mg%
9	0,171–0,169 = 92 mg%	0,166–0,174 = 92 mg%	0,166–0,170 = 91 mg%	0,168–0,162 = 93 mg%
10	0,185–0,181 = 99 mg%	0,184–0,184 = 100 mg%	0,180–0,185 = 100 mg%	0,178–0,176 = 100 mg%
11	0,144–0,154 = 81 mg%	0,145–0,160 = 84 mg%	0,144–0,154 = 81 mg%	0,150–0,142 = 83 mg%
12	0,151–0,161 = 84 mg%	0,158–0,164 = 88 mg%	0,158–0,160 = 87 mg%	0,146–0,152 = 85 mg%
13	0,126–0,136 = 71 mg%	0,142–0,130 = 74 mg%	0,140–0,142 = 77 mg%	0,138–0,138 = 78 mg%
14	0,162–0,164 = 88 mg%	0,165–0,169 = 90 mg%	0,165–0,162 = 89 mg%	0,162–0,160 = 91 mg%
15	0,170–0,174 = 94 mg%	0,176–0,176 = 96 mg%	0,175–0,177 = 96 mg%	0,170–0,173 = 98 mg%

Durchführung der Bestimmung:

in Reagensgläser in dieser Reihenfolge pipettieren			
	Leerwert	Standard	Probe
bidest. Wasser	0,20 ml	–	–
Lösung 3	–	0,20 ml	–
Überstand nach Enteiweißung	–	–	0,20 ml
Lösung 4	5,00 ml	5,00 ml	5,00 ml

Mischen, 35 min. bei Raumtemperatur stehen lassen. Direktes Sonnenlicht vermeiden. Extinktion der Probe (E_{probe}) und Extinktion des Standards ($E_{standard}$) gegen Leerwert messen. Mit Vorteil wird aus einer automatischen Pipette 1 ml 50%ige H_2SO_4 zur Probe, zum Standard und zum Leerwert zupipettiert und bei Hg 546 gemessen.
Die Zahl der Bestimmungen läßt sich nahezu verdoppeln, wenn jeweils nur 0,1 ml Probe bzw. Standard bzw. Leerwert mit 3,00 ml Reagenslösung (Lösung 4) + 1 ml H_2SO_4 (Endvolumen 4,1) zur Reaktion gebracht und bei Hg 546 gemessen wird.

Bei Werten über 350 mg% die Bestimmung mit 0,1 ml enteiweißtem Überstand wiederholen (Ergebnis x 2).

Berechnung:

$$\frac{E_{Probe}}{E_{Standard}} \times 100 = mg\%\ Glukose$$

In Form von Testpackungen* zu 20, 100 und 500 Bestimmungen ist die Methodik einfach in der Handhabung und Durchführung.

c) Papierstreifenmethode

Schon bald nach der Entdeckung des GOD/POD-Prinzips waren Teststreifen, die mit den genannten Enzymen und einem Chromogen vorzugsweise o-Toluidin sowie einem Puffer getränkt waren, für Blutglukosebestimmungen im Blut versucht worden (KOHN, 1957; KRAFFT, HOLLDACK und FUCHS, 1960).

Für diagnostische Zwecke hat sich das Verfahren, bei denen die Farbunterschiede an einer vom jeweiligen Autor beschriebenen Vergleichsskala mehr oder weniger subjektiv eingeschätzt werden müssen, nicht durchgesetzt.

Für die informatorische Blutzuckerkontrolle, bei der Diabetes-Führung, für die Schnell- und Unfalldiagnostik am Krankenbett und mit Einschränkung auch für Reihenuntersuchungen werden jedoch 2 Teststreifenmethoden, die in den letzten

---

* Hersteller Boehringer GmbH, Mannheim.
** Hersteller Ames.

Jahren speziell für Blut entwickelt wurden, als ausreichend zuverlässig angesehen (KNICK, 1968; WÜST, 1967).

aa) Dextrostix®-Methode

1 Tropfen Kapillar- oder auch Venenblut werden möglichst gleichmäßig auf das untere Ende des Streifens verteilt und die Stoppuhr gedrückt. Nach genau 60 Sekunden muß der aufgetragene Blutstropfen restlos mit Wasser abgespült werden. Danach kann die Glukosekonzentration anhand einer beigegebenen Farbskala abgelesen werden. Die Farbtönung reicht von hellem graublau bis zu tiefem blau-violett.

Die Ablesung innerhalb definierter Bereiche hat zwangsläufig eine größere Streuung der Ergebnisse zur Folge. Die besten Ergebnisse werden im hypoglykämischen und normoglykämischen Bereich zwischen 45 und 130 mg% erhalten, über 130% werden die Streubereiche erheblich größer. Hohe Glukosewerte werden mit der Streifenmethode nach WÜST eher etwas zu niedrig erfaßt. Dies ist aber nicht allgemein so befunden worden.

Zu hohe Werte werden über 130 mg% Glukose mit dieser Methode gefunden. Eine Differenzierung bei Blutzuckerwerten über 200 mg% ist ohnehin nicht mehr möglich.

bb) Haemo-Glukotest®-Streifen

Der Haemo-Glukotest-Streifen besteht aus einer Kunststoffolie, auf die an einem Ende ein Glukoseoxydase-Peroxydasegemisch und ein Indikatorgemisch aufgetragen sind. Der Arbeitsvorschrift entsprechend wird auf den Testbezirk 1 Tropfen Blut aufgetragen, der nach 1 min. mit einem Zellstofftupfer abgewischt wurde. Nach weiteren 2 min. wird die Farbe des Testbezirks mit einer in der Packung mitgelieferten Skala verglichen. Diese Farbskala enthält 4 Farbtöne, die von sandfarben bis blau-grün reichen und die Blutzuckerwerte zwischen 60 und 240 mg% in Abständen von jeweils 60 mg% repräsentieren. Es läßt sich noch je ein Bereich unter 60 und über 240 mg% abgrenzen.

Der Teststreifen wurde von OTTO und Mitarb. (1968) an 928 Diabetikern auf seine Brauchbarkeit geprüft, wobei das Kollektiv mit dem Hexokinase-Test vergleichend untersucht wurde. Auch ein Vergleich mit der Autoanalysator-Technik, wie er von HOFFMANN und Mitarb. (1968) in 249 Versuchen durchgeführt wurde, ergab einen Korrelationskoeffizienten r von 0,919. WIELINGER und Mitarb. (1968) konnten an 358 Diabetikern die Brauchbarkeit als Schnelldiagnostikum bestätigen.

Als Schnelltest eignen sich die Teststreifen insbesondere für Notfallsituationen, zur Differentialdiagnose, vor allem komatöser Zustände. Außerdem ergeben sich gewisse Indikationen im Nacht- und Bereitschaftsdienst der Klinik. Eine feinere Abstufung, wie sie z. B. bei Glukosebelastung oder beim Tolbutamid-Test zur Erkennung des latenten Diabetes diagnostisch notwendig ist, läßt sich mit diesen Streifenmethoden nicht erhalten.

2. HEXOKINASE-G-6-PDH-Verfahren

Die Reindarstellung der Enzyme Hexokinase* und Glukose-6-Phosphat-dehydrogenase** aus Hefe sowie die Isolierung genügend reiner NADP sowie ATP

$$\text{Glukose} + \text{ATP} \xrightarrow[\text{Mg}^{00}\ \text{K}^0]{\text{Hk}} \text{G-6-P} + \text{ADP}$$

$$\text{G-6-P} + \text{NADP} + \text{H}_2\text{O} \xrightarrow{\text{G-6-PDH}} \text{6-P-Glukonat} + \text{NADPH} + \text{H}^0$$

gestattet den Nachweis von Glukose mittels eines optischen Tests (SCHMIDT, 1961; BARTHELMAI und CZOK, 1962; BÖRNIG et al., 1958). Die Reaktion vollzieht sich nach folgender Gleichung:

NADPH ist Indikatorsubstanz und wird im optischen Test nach Warburg gemessen.

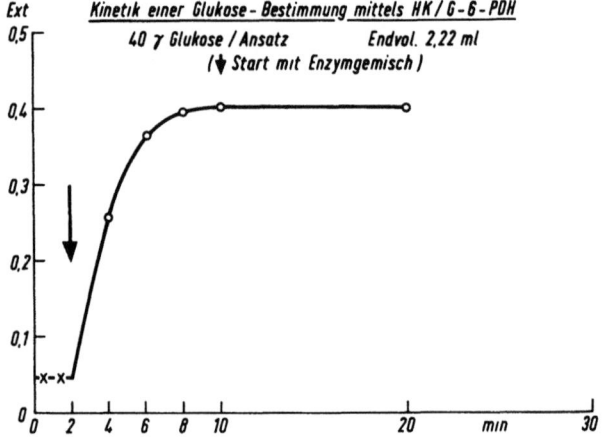

Abbildung 11 zeigt die Kinetik einer Glukosebestimmung mit diesem Test.

a) Spezifität

Außer Glukose wird auch Fruktose und Mannose phosphoryliert. Die entstehenden Hexose-6-Phosphate gehen aber in die Reaktion nicht ein, da Glukose-6-Phosphatdehydrogenase spezifisch für Glukose-6-phosphat ist. In Gegenwart von Phosphoglukoseisomerase (PGI) ist es möglich, neben Glukose Fruktose im gleichen Testansatz zu bestimmen (SCHMIDT, 1961). Die Reaktion ist absolut spezifisch für Glukose. Optimale Meßbedingungen sind zwischen pH 7,5 und 8 gegeben. Bei der hohen methodischen Zuverlässigkeit des Verfahrens erübrigen sich Doppelbestim-

---

* Nr. HK – Fa. Boehringer GmbH, Mannheim, auch als fertige Testpackung (TC–X) lieferbar.

** Nr. G-6-PDH – Fa. Boehringer GmbH, Mannheim, auch als fertige Testpackung (TC–X) lieferbar.

mungen. Das gebildete NADPH ist über einige Stunden hinweg konstant, so daß die Ablesung der Endextinktion auch nach Ablauf der Reaktion vorgenommen werden kann (Reihenuntersuchungen).

Die 1957 von PFLEIDERER und GREIN (1957) vorgeschlagene Reaktion

$$\text{Glukose} + \text{ATP} \xrightleftharpoons[\text{Mg}^{00}\ \text{K}^0]{\text{HK}} \text{G—(—P} + \text{ADP}$$

$$\text{ADP} + \text{Phosphoenolpyruvat} \xrightleftharpoons[\text{K}^0\ \text{Mg}^{00}]{\text{PK}} \text{Pyruvat} + \text{ATP}$$

$$\text{Pyruvat} + \text{NADPH} + \text{H} \xrightleftharpoons{\text{LDH}} \text{Lactat} + \text{NAD}$$

mißt den NADH-Verbrauch im optischen Test. Das Verfahren ist umständlicher und etwas störanfälliger. Es hat sich nicht durchgesetzt, da ab 1959 genügend reine G-6-PDH zur Verfügung stand.

b) Empfindlichkeit

Mit großer Genauigkeit lassen sich noch 2 mg% Glukose bestimmen, wenn man davon ausgeht, daß Δ E mindestens 0,03 sein soll. Verwendet man die Wellenlänge 340 nm und arbeitet mit einer Schichtdicke von 20 mm, läßt sich die Empfindlichkeit noch vervierfachen d. h. unter 1 mg% Glukose entsprechend 1 µg/Test reduzieren. Das Verfahren eignet sich vorzüglich auch für den Nachweis von Glukose in Liquor, Harn, Schweiß (s. dort) und anderen Körperflüssigkeiten sowie in Organhomogenaten. Darüber hinaus wird es in der Lebensmittelanalytik verwendet.

Der besondere Vorteil liegt in der sicheren Erfassung auch sehr kleiner Glukosekonzentrationen, wie sie z. B. bei Glukoseutilisationsversuchen oder bei Stoffwechselversuchen an kleinen Laboratoriumstieren gemessen werden müssen (Mikromethode). Das Verfahren arbeitet mit einem nur sehr geringen Meßfehler und Variationskoeffizienten, der eigentlich nur durch den Fehler bei der Probenahme bzw. bei der Pipettierung von Blut entsteht.

Der Gesamtanalysenfehler ist nicht größer als 1,82% bei Berücksichtigung von Meßwerten, die das gleiche Individuum ausgeführt hat. Der interindividuelle Fehler ist mit V = 5% größer, da sich hierbei individuelle Unterschiede besonders bei der Probenahme (Blutpipettierung) auswirken können.

Reagenzien und Methodik:
Die TRA-Pufferlösung enthält ATP, NADP und MgSO$_4$.
1. TRA-Puffer
 a. 3 x 10^{-1} M (pH 7,8). 55,7 g abwiegen, mit wenig Wasser lösen und mit n NaOH* auf pH 7,7 bringen.
 b. 4 x 10^{-3} M MgSO$_4$ x 7H$_2$O abwiegen (= 1 g), mit 100 ml Wasser auflösen.
 Lösung a. und b. vereinigen und mit Wasser auf 1 Liter auffüllen.

---

* An Stelle von NaOH kann Tris verwendet werden (s. S. 941).

2. *Gebrauchslösung (I)*
Von dieser Pufferlösung werden 200 ml entnommen und mit a) NADP und b) ATP versetzt.
a) NADP (Na_2) 0.67×10^{-3} M
= 100 mg der Pufferlösung zusetzen.
b) ATP ($Na_2H_2 \times 3 H_2O$) 0.83×10^{-3} M
= 100 mg der Pufferlösung zusetzen.
Die fertige Gebrauchslösung (I) ist für ca. 100 Bestimmungen ausreichend. Sie muß im Kühlschrank aufbewahrt und nach 4 Wochen verbraucht werden.

3. *Enzymlösung (II)*
Je 1 ml (2 mg) HK mit einer Mindestaktivität von 140 M/mg (Suspension in Ammoniumsulfat) und 1 ml (1 mg) G-6-PDH (140 M/mg) (Suspension in Ammonsulfat) werden vereinigt in der Weise, das die HK in G-6-PDH überführt wird.
Nach gutem Mischen ist das Enzymgemisch bei Kühltemperaturen haltbar.

4. *Durchführung des Tests*
2,0 ml Gebrauchslösung I werden in 1 cm-Küvetten pipettiert, mit 0,2 ml Perchlorsäure-Überstand* (Probe) versetzt, Extinktion (E_1) abgelesen und die Enzymreaktion mit 0,02 ml Enzymgemisch (II) gestartet. Die Eigenextinktion des Enzymgemisches ist zu vernachlässigen bzw. kann mit 0,002 korrigiert werden. Man wartet Stillstand der Extinktionszunahme ab, was in Gegenwart von ca. 20 µg Glukose im Testansatz nach ca. 5 min. der Fall ist (E_2). Filter Hg 366 nm (Photometer Eppendorf, Zeiss oder ein Spektralphotometer, 10 mm-Küvetten).

5. *Berechnung* (für 2,22 ml Testvolumen, Hg 366 mµ, 1 cm Schichtdicke
$\triangle$ E (E_2-E_1) x 121,08 = µg Glukose in der Küvette
$\triangle$ *E x 656,86 = mg% Glukose*
Um die Kosten pro Test weiter zu senken, empfiehlt es sich, Halbmikro-Küvetten zu verwenden. Die Testzusammensetzung geschieht dann jeweils mit dem halben Volumen (1 ml Gebrauchslösung, 0,1 ml Überstand, 0,01 ml Hk/G-6-PDH).

3. Normalbereich der Glukosekonzentration im Nüchternblut von Mensch und Tier

a) Mensch (Kapillarblut)

Anhand von 199 Nüchternblutzuckerbestimmungen (Alter: 17–45 J.) beiderlei Geschlechts, 12 Std. lang nüchtern) ergibt sich ein Normalbereich von 70–100 mg% mit einem Durchschnittswert von 82,814 mg% ($\sigma = 6,557$; $\chi^2_0 = 1,592$ / Abb. 10). Die Werte sind normal verteilt, da mit Hilfe des Anpassungstests nach PEARSON (1933) eine Wahrscheinlichkeit für die Normalverteilung $\alpha = < 0,665$ besteht (Abb. 12). Ältere Angaben über die Normalwerte beim nüchternen, stoffwechselgesunden Menschen, wie sie mittels der GOD/POD-Technik gefunden wurden, sind in Tabelle 4 angegeben.

Insbesonders die von einer Reihe von Autoren angegebenen „normalen" Glukosekonzentrationen im unteren Bereich von 40–60 mg% erscheinen nach der nunmehr mitgeteilten statistischen Überarbeitung nicht mehr haltbar. Die Normalbereiche von Säuglingen und Kindern bzw. älteren Menschen sollten noch ermittelt werden.

---

* Enteiweißung s. S. 932.

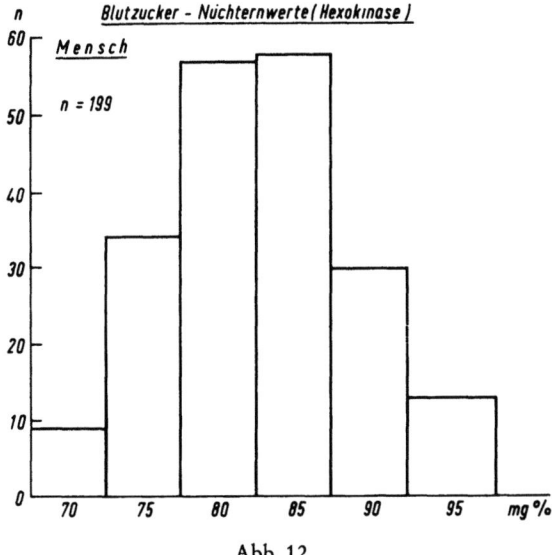

Abb. 12

Tab. 4

Zahl der Fälle	Nüchternblutzucker durchschnittliche Normalwerte mg-%	Extremwerte mg-%	Zitat
36	69	43–95	Middleton (1961)
41	73	49–97	Schön und Bucke (1958)
36	87	69–105	Saifer u. Gerstenfeld (1958)
28	72	57–92	Südhoff (1960)
67	72	50–94	Belser (1963)
50	74	60–95	Schmidt (1962)
1759	78,6	44–113*	Belser (1963)
40	73	51–95	Wüst (1967)

* Bei 90 % der Patienten 58–98 mg-%.

b) Tierspezies (SCHMIDT et al., *1969*)

aa) *Hund* (Venenblut, Vena femoralis)

Für Hunde (16 Std. Nahrungskarenz, mischrassig, beiderlei Geschlechts, Alter 1–8 J.) ergeben sich folgende Werte:
Stichprobe (N) = 295
Mittelwert (MW) = 68 mg %
$\sigma = 7,870$
$\chi^2_0 = 6,366$
Wahrscheinlichkeit für Normalverteilung (α) = 0,392

bb) *Kaninchen* (Venenblut, Ohrrandvene)

Für Kaninchen (16 Std. Nahrungskarenz, Wasser ab libitum, mischrassig, Gewicht: 2–2,5 kg) ergeben sich folgende Werte:
Stichprobe (N) = 1431
Mittelwert (MW) = 80,384 mg%
$\sigma = 10,677$
$\chi^2_0 = 7,317$
Wahrscheinlichkeit für Normalverteilung (α) = 0,199
(siehe Abb. 13).

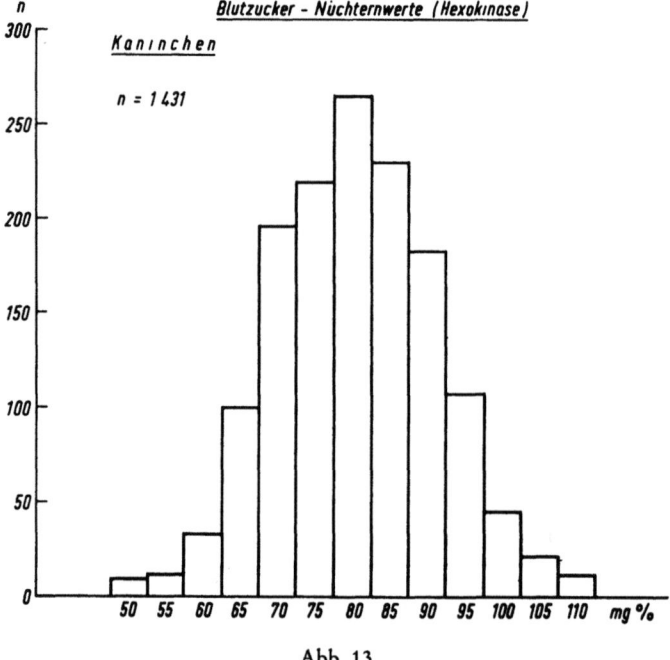

Abb. 13

cc) *Meerschweinchen* (Venenblut, Ohrvene)

Für Meerschweinchen (16 Std. Nahrungskarenz, Gewicht: 200–400 g) ergeben sich folgende Werte:
Stichprobe (N) = 227
Mittelwert (MW) = 88,282 mg%
$\sigma = 12,772$
$\chi^2_0 = 10,512$
Wahrscheinlichkeit für Normalverteilung (α) = 0,405.

dd) *Ratten* (Venenblut, Zungenvene)
Für Ratten (16 Std. Nahrungskarenz, Albino-Ratten, Stamm: Sprague-Dawley, Gewicht 120–300 g) ergeben sich folgende Werte:
Stichprobe (N) = 778
Mittelwert (MW) = 68,168 mg%
$\sigma = 10,452$
$\chi^2_0 = 14,821$
Wahrscheinlichkeit für Normalverteilung (α) = 0,0226
Bei jüngeren Tieren (Gewicht: < 120 g) verschiebt sich der Mittelwert nach 60 mg%.

4. Schnellbestimmung der Blutglukose mittels HK ohne Enteiweißung und ohne Zentrifugation in 10 bzw. 5 µl Blut

Die jetzt verwendeten enzymatischen Bestimmungsverfahren sind nur nach Enteiweißung einer Blutprobe im Blutextrakt, was nach vorangegangener Präzipitation mittels eines Enteiweißungsmittels und Zentrifugation geschehen kann, durchführbar.

Die Ausführung weist also zeitraubende und technisch aufwendige Schritte auf. Durch die Verwendung von Hämolysaten als Analysengut können jedoch Enteiweißung und Zentrifugation bei der Probenvorbereitung entfallen und daran anschließend die Hexokinase-G-6-PDH-Reaktion angeschlossen werden. Hierzu genügen Blutvolumina von 5 bzw. 10 µl, die man mittels einer Kapillarpipette entnimmt und mit Wasser bzw. Reagensgemisch hämolysiert.

Verwendung der Methode:
In der klinischen Chemie, vorzugsweise bei der Diagnostik und Therapie eines Diabetes mellitus des Kleinkindes bzw. Säuglings; auch bei schlecht blutenden alten Patienten; in der experimentellen Medizin (Blutentnahmen bei kleinen Laboratoriumstieren). Besonders in Notfallsituationen, um BZ-Wert schnell zu ermitteln.

Prinzip:
Bei dem Prinzip der Reaktion handelt es sich um das bekannte Hexokinase-G-6-PDH-Verfahren, bei dem mittels Hexokinase Glukose phosphoryliert und durch Glukose-6-Phosphat-Dehydrogenase NADPH gebildet wird. Dieses ist Meßgröße und kann aufgrund seiner Absorption bei 366 oder 340 nm leicht bestimmt werden.

Material und Methodik:
Pipetten: 10 µl Konstriktionspipetten bzw. Kapillarpipetten bzw. Hb-Pipetten*.
Die Messung erfolgt in 1 cm-Glasküvetten bei Raumtemperatur. Photometer: die im Handel befindlichen, mit einem UV-Teil ausgestatteten Geräte (Eppendorf, Zeiss, Riele, Lange mit UV-Zusatz, Beckman usw.).

---

* Mit einem hohen Zuverlässigkeitsgrad sind die folgenden Pipetten geeignet. HK-Pipette der Fa. Buddeberg, Mannheim; außerdem eignen sich DisPo-Kapillarpipetten.

Reagenzien: *

a) TRA-TRis-HCl-Puffer (O. 3M TRA-HCl; 0,165 M Tris; 4mM $MgSO_4 \times 7H_2O$: 55,7 g TRA-HCl
werden mit wenig H_2O gelöst, 20 g Tris hinzugegeben und mit H_2O auf 1000 ml aufgefüllt. (pH 7.6–7,8); 1 g $MgSO_4 \times 7H_2O$ dem Puffergemisch (1000 ml) zufügen.

b) NADP (Na_2) 0.67×10^{-3} M
100 mg abwiegen.

c) ATP ($Na_2H_2 \times 3H_2O$) 0.83×10^{-3} M
100 mg abwiegen.

d) 0.01 % Digitonin (Endkonz.) zur Beschleunigung der Hämolyse (fakultativ).

Gebrauchslösung:
Zur Herstellung einer fertigen Arbeitslösung werden 200 ml Lösung a) mit b) und c) versetzt. Es können je nach Bedarf auch kleinere oder größere Ansätze entsprechend dem mitgeteilten Mischungsverhältnis hergestellt werden.

Enzymlösung:
Hexokinase mit einer Aktivität von ca. 140 U/mg wird mit 3,2 M $(NH_4)_2SO_4$-Lösung in der Weise verdünnt, daß die Endkonzentration 2 mg Protein pro ml enthält.
G-6-PDH mit einer Aktivität von ca. 140 U/mg wird mit 3,2 M $(NH_4)_2SO_4$-Lösung in der Weise verdünnt, daß die Endkonzentration 1 mg Protein pro ml enthält.
Für den Test werden die verdünnten Enzymsuspensionen 1:1 gemischt (Herstellung richtet sich nach Bedarf).

Haltbarkeit der Lösungen:
Die Gebrauchslösung ist bei + 4° C aufbewahrt 1 Monat lang haltbar; die Pufferlösung (TRA-Tris) ist unbegrenzt haltbar. Die Enzymsuspension ist bei + 4° C aufbewahrt 1 Jahr lang stabil.

Probenahme
Blut aus Ohrläppchen oder Fingerbeere mit 10 µl Kapillarpipetten entnehmen und in exakt 0,5 Aqua dest. einblasen; 1–2 mal Pipetten durchspülen. Die Hämolyse ist in ca. 1 Minute komplett. Hat man Digitonin in der Gebrauchslösung, pipettiert man zweckmäßig 10 µl Blut direkt in 2,5 ml Reagens.

Stabilität der Probe
Wird die Hämolyse nur mit Wasser vorgenommen, so sind die Proben 5 Stunden lang haltbar (Fine, 1965). Durch Hinzugabe von NaF, Monojodacetat oder eines anderen Glykolysehemmers kann eine Probe bis zu 24 Stunden ohne nennenswerten Glukoseabfall konserviert werden.
Digitonin-Hämolysate sind spätestens nach 4 Stunden zu bestimmen, da nach dieser Zeit ein nennenswerter Glukoseabbau durch Erythrozytenenzyme stattfindet.
Bei Bestimmung von Glukose im Blut der Maus ist der Testansatz in dieser Form nicht durchführbar.

Präzision: Die Methode ist mit hoher Präzision ausgestattet (VK = 2 %).

Bestimmungsansatz:
Meßstrahlung: 340 oder 366 nm; Schichtdicke: 1 cm; bei einem Glukosegehalt über 800 mg % muß verdünnt werden; Raumtemperatur; Messung gegen Luft.

---

* Reagenzien und Enzyme der Fa. Boehringer GmbH, Mannheim.

Einmischen und nach 5 Min. ablesen. Eine nach dieser Zeit in einzelnen Proben noch zu beobachtende Extinktionsänderung bleibt unberücksichtigt.

Berechnung:
Die Reaktion verläuft unter den angegebenen Bedingungen stöchiometrisch. Da nur 10 μl Vollblut in der Bestimmung eingesetzt werden, kann das spezifische Gewicht bei der Berechnung vernachlässigt werden. Es gilt somit für die Berechnung folgende Beziehung:

$$C = \triangle E \cdot \frac{MG \times V}{E \times d \times v} \cdot F \cdot (mg)/100\ ml$$

E (Extinktionskoeffizient) von NADPH bei 366 = 3,3 cm 2 (μ Mol)
  von NADPH bei 340 = 6,22 cm 2 (μ Mol)
$\triangle$ E 366 × 1374 = mg Glucose/100 ml
$\triangle$ E 340 × 729 = mg Glucose/100 ml
V = 2,52
v = Verdünnung

Tab. 5

Nacheinander in die Küvette pipettieren:	
Gebrauchslösung (enthaltend: TRA, TRIS, MgSO$_4$, NADP, ATP)	2.0 ml
Gebrauchslösung (mit Digitonin)	2.5 ml
Probe (in Form von Hämolysat)	0.5 ml
oder Blut (nur wenn Digitonin in Gebrauchslösung)	10 μl
mischen und Extinktion E$_1$ ablesen:	
KH/G-6-P-DH/Suspension	10 μl
einmischen und Extinktion E$_2$ nach 5 Min. ablesen.	

Literatur

AHLERT, G., E. HOFER, W. HOFFMANN und G. BESTVATER: Die Bestimmung des Blutzuckers mit o-Toluidin-Eisessig im Vergleich zur enzymatischen Methode. Dtsch. Gesundheitswesen 19, 2256 (1964)
BANG, I.: Zur Methodik der Zuckerbestimmung. II. Biochem. Z. 49, 1 (1913)
BARTHELMAI, W. und R. CZOK: Enzymatische Bestimmungen der Glucose im Blut, Liquor und Harn. Klin. Wschr. 40, 585 (1962)
BELSER, F.: Valeurs normales des glycémies à jeun par le dosage enzymatique de glucose. Méd. et Hyg. 21, 512 (1963)
BENEDICT, ST. R.: J. Amer. Med. Ass. 57, 1193 (1911)
BERLIPS, W.: Untersuchungen zur enzymatischen Glukosebestimmung. Inaug. Diss., Düsseldorf 1960
BOETTGER, W.: Über ein neues Reagens auf Traubenzucker und Rohrzucker. J. prakt. Chem. 70, 432 (1857)

BÖRNIG, H., K. STADE, H. FRUNDER und G. RICHTER: Der Stoffwechsel geschädigter Gewebe. IV. Blutzucker-, Leberglykogen- und Leberglukosekonzentration bei mit Tetrachlorkohlenstoff vergifteten Mäusen nach Glukosebelastung. H.-S. Z. physiol. Chem. *310*, 232 (1958)

BURKARD, F. und A. H. FREE: Standard Methods of clinical chemistry I (1958)

COMER, H.: Semiquantitative Specific test paper for glucose in urine. Analyt. Chem. *28*, 1748 (1956)

COULTHARD, G. E.: Notatin Anti-bacterial glucose-aerodehydrogenase from Penicillium notatum Westling and Penicillium resticulosum sp. nov. Biochem. J. *39*, 24 (1945)

DUBOWSKI, K. M.: An o-Toluidine method for body-fluid glucose determination. Clin. Chem. *8*, 215 (1962)

FEHLING, H.: Quantitative Bestimmung des Zuckers im Harn. Arch. physiol. Heilk. *7*, 64 (1848)

FINE, J.: Glucose content of normal urine. Brit. med. J. 1209 (1965)

FRANK, H. und E. KIRBERGER: Eine kolorimetrische Methode zur Bestimmung der „wahren Glukose" und Galaktose in 0,05 ml Blut. Biochem. Z. *320*, 359 (1950)

FROESCH, E. R. und A. E. RENOLD: Specific determination of glucose in blood and urine using glucose oxidase. Diabetes (N.Y.) *5*, 1 (1956)

HAGEDORN, H. C. und B. M. JENSEN: Zur Mikrobestimmung des Blutzuckers mittels Ferrizyanid. Biochem. Z. *135*, 46 (1923)

HALLMANN, L.: Klinische Chemie und Mikroskopie. Georg Thieme Verlag, Stuttgart 1960

HEINZ, F. und K. STUHLFAUTH: Enzymatische Bestimmung von Disacchariden. Klin. Wschr. *40*, 754 (1962)

HINSBERG, K. und K. LANG: Medizinische Chemie. Verlag Urban & Schwarzenberg, München–Berlin 1957

HOFFMANN, W. S.: rapid photometric method for the determination of glucose in blood. J. biol. Chem. *120*, 51 (1937)

HOFFMANN, H. H., H. LIEBERMEISTER und H. DAWEKE: Vergleich zweier Teststreifen zur semiquantitativen Blutzuckerbestimmung. Klin. Wschr. *46*, 1064 (1968)

HUGGETT, A. ST. G. und D. A. NIXON: Use of Glucose oxidase, peroxidase and o-Dianisidine in determination of blood and urinary glucose. The Lancet *II*, 368 (1957)

HULTMANN, E.: Rapid Specific method for the determination of aldosaccharides in body fluids. Nature, *193*, 108 (1959)

KEILIN, D. und E. F. HARTREE: The Use of glucose oxidase (Notatin) for the determination of glucose in biological material and for the study of glucose-producing systems by manometric mathods. Biochem. J. *42*, 230 (1948)

KESTON, A. S.: Specific colorimetric encymatic analytical reagents for glucose. Abstr. of papers 129th Meeting ACS, p. 310 (April 1956)

KNICK, B.: Moderne Methoden der Diabetesdiagnostik. Dtsch. Ärztebl. *2*, 75 (1968)

KOHN, J.: A rapid method of estimating blood glucose ranges. Lancet *II*, 119 (1957)

KRAFT, K., A. HOLLDACK und C. FUCHS: Die Schnelldiagnostik des coma diabeticum. Ärztl. Wschr. *9*, 161 (1960)

KUTTER, D.: Hemmung der enzymatischen Blutzuckerbestimmung durch Ascorbinsäure und Gentisinsäure. Ärztl. Lab. *7*, 175 (1961)

LOGAN, J. E. und D. E. HAIGHT: Enzymatic determination of glucose in urine by automation following rapid removal of inhibitors by Ion-Exchange Resin. Clin. Chem. *11*, 367 (1965)

LORENTZ, K.: Blutzucker-Schnellbestimmung mit Anilin-Eisessig. Z. Klin. Chem. *1*, 127 (1963)

MARKS, V.: An improved glucose-oxidase method for determination blood, C. S. F. and urine glucose levels. Clin. Chim. Acta *4*, 395 (1959)

MIDDLETON, J. E.: Experience with a glucose-oxidase-method for estimating glucose in blood and C.S.R. Brit. Med. J. (March) *28*, 824 (1961)

MOLISCH, H.: Ber. Dtsch. Chem. Ges. *19*, 746 (1886)

MORITZ, F.: Über die Kupferoxyd-reduzierenden Substanzen des Harns unter physiol. und

pathologischen Verhältnissen, mit spezieller Berücksichtigung des Nachweises und der Bestimmung geringer Mengen von Traubenzucker sowie der Frage seines Vorhandenseins im normalen Harn. Dtsch. Arch. klin. Med. 46, 217 (1890)
MÜLLER, D.: Biochem. Z. 199, 136 (1928)
NYLANDER, E.: Über alkalische Wismutlösung als Reagens auf Traubenzucker im Harn. H.-S. Z. physiol.-Chem. 8, 175 (1884)
O'GORMAN, P., P. D. GRIFFITHS und H. R. BLOXAM: Ascorbic Acid Inhibition of the glucoseoxidase Test for glycosurie Brit. Med. J. 5173, 603 (1960)
OTTO, H., VICTORIA HALLE und GISELA THUM: Prüfung eines neuen Blutzuckerteststreifens. Dtsch med. Wschr. 93, 1583 (1968)
PAVY, F. W. und R. L. SIAU: On the Nature of the Sugar Present in Normal Blood, Urine and Muscle. J. Physiol. (London) 27, 282 (1900–1901)
PFLEIDERER, G. und L. GREIN: Eine enzymatische Bestimmung der D(+)-Glucose im Blut. Biochem. Z. 328, 490 (1957)
RENSCHLER, H.: Der Einfluß der Nierenfunktion auf die Glukoseausscheidung Gesunder. Habil.-Schrift zur Erlangung der Venia legendi, Heidelberg 1964
– Die Anwendung enzymatischer Methoden zur Bestimmung von Insulin. Klin. Wschr. 41, 615 (1963)
RICHTER, R. H. H.: Über Probleme und neue Untersuchungsmethoden im med.-chem. Laboratorium. Röntgen- und Lab. Praxis 14, 103 u. 134 (1961)
ROE, J. H.: The Determination of Sugar in Blood and Spinal Fluid with Anthrone Reagent. J. biol. Chem. 212, 335 (1955)
SAIFER, A. und S. GERSTENFELD: The Photometric Microdetermination of Blood Glucose Oxidase. J. Lab. clin. Med. 51, 448 (1958)
SALOMON, L. und J. JOHNSON: Enzymatic Microdetermination of Glucose in Blood and Urine. Anal. Chem. 31, 453 (1959)
SCHÖN, H. und B. BUCKE: Eine fermentative Methode zur kolorimetrischen Bestimmung der Glukose im Kapillarblut. Ärztl. Lab. 4, 49 (1958)
SOMOGYI, M.: A Method for Preparation of Blood Filtrates for the Determination of Sugar. J. biol. Chem. 86, 655 (1930)
NELSON, N. A.: A photometric adaptation of the somogyi method for the determination of blood sugar. J. biol. Chem. 153, 375 (1944)
SOMOGYI, M.: Determination of Blood Sugars. J. Biol. Chem. 160, 69 (1945)
SCHMIDT, F. H.: Methoden der Blut- und Harnzuckerbestimmung unter besonderer Berücksichtigung enzymatischer Verfahren. Fortschr. d. Diabetesforsch., 1. Symp. d. Dtsch. Diabetes-Komitees am 26./27. 10. 1962 in Düsseldorf
– Enzymatische Methoden zur Bestimmung von Blut- und Harnzucker unter Berücksichtigung von Vergleichsuntersuchungen mit klassischen Methoden. Der Internist 4, 554 (1963)
– Die enzymatische Bestimmung von Glucose und Fructose nebeneinander. Klin. Wschr. 39, 1244 (1961)
– H. STORK, M. SCHWARZ, CHR. TEUBER und CHR. M. WEINGES: Neue Methoden in der Diabetologie. Vortrag Wien, Donau-Symposium, Wien 26.–28. 6. 1969
SCHNOOR, O., A. DELBRÜCK und W. BARTHELMAI: Vergleichende Untersuchungen zur enzymatischen und reduktiometrischen Glukosebestimmung. Med. Klin. 59, 1230 (1964)
SCHUBERT, G. E., H. P. SCHUSTER und P. BAUM: Physiologische Glukosurie bei verschiedenen Diuresezuständen. Klin. Wschr. 42, 619 (1964)
STORK, H. Unveröffentlichte Ergebnisse
– und F. H. SCHMIDT: Mitteilungen über eine enzymatische Schnellmethode zur Bestimmung des Blutzuckers. Klin. Wschr. 46, 789 (1968)
SÜDHOFF, H.: Die enzymatische Blutzuckerbestimmung. Die Therapie des Monats 5, 203 (1960)
TELLER, T. D.: Direct, quantitative, colorimetric determination of serum or plasma glucose. Abstr. papers 130th Meeting, p. 69 C (Sept. 1956)

TROMMER, C. A.: Unterscheidung von Gummi, Dextrin, Traubenzucker und Rohrzucker. Justus-Liebigs Ann. Chem. *39*, 360 (1841)

WELCH, N. und W. Danielson: The effect of different methods of precipitation of protein on the enzymatic determination of blood glucose. Amer. J. Clin. Pathol. *38*, 251 (1962)

WEICKER, H., H. SCHOENTAL und H. RENSCHLER: Über die physiologische Glukoseausscheidung im Urin Stoffwechselgesunder. Klin. Wschr. *41*, 201 (1963)

WIELINGER, H., H. G. REY und G. BAUER: Hämo-Glukotest, ein neuer Teststreifen, zur semiquantitativen Blutzuckerbestimmung in Vollblut. Med. Welt *44*, 2452 (1968)

WOLF, H.: Blutzucker bei Neugeborenen. Klin. Wschr. *38*, 87 (1960)

WÜST, H.: Blutzuckerbestimmung in Klinik und Praxis. Therapiewoche *26*, 879 (1967)

Physiological Interpretations of Glucose Tolerance Tests

By V. CONARD, E. RASIO and J. R. M. FRANCKSON, Brussels

I. Introduction
II. The Rapid Intravenous Glucose Tolerance Test
  A. Technique
  B. Description of the Curve
  C. Mathematical Analysis of the Middle Phase
  D. Physiopathological Variations of K
  E. Conclusions
III. Repetitive Intravenous Glucose Tolerance Tests
  A. Combined Glucose and Insulin Test
  B. Combined Glucose and Sulfonylureas Tolerance Tests
  C. Combined Oral and Intravenous Glucose Tolerance Tests
IV. Physiological Interpretations of the Intravenous Glucose Tolerance Test
  A. Glucose Distribution
  B. Insulin Secretion
V. Oral Glucose Tolerance Test

I. Introduction

The glucose tolerance tests are considered the major tools for the diagnosis of diabetes and of carbohydrate disturbances. The purpose of these tests is to evaluate the capacity of β-cells in their response to hyperglycemia.

The oral and intravenous glucose tolerance tests have been extensively compared. There are advantages and disadvantages to both. The oral route for a glucose load is physiological, however it involves too many phenomena unrelated to glucose uptake by tissues. The intravenous administration of glucose is not physiological but a quantitative estimate of the net rate of glucose utilization can be determined. Recent experiments have shown that these tests explore in different ways the secretory response of the pancreas. In this chapter, a physiological interpretation of the intravenous and oral glucose tolerance tests is presented.

II. The Rapid Intravenous Glucose Tolerance Test

A. Technique

Slow infusions of diluted glucose solutes (CRAWFORD, 1938) have been replaced by single shot administrations of concentrated solutions (TURNBRIDGE and ALLIBONE, 1940; LOZNER et al., 1941). The most widely utilized test is the one described in 1953 (CONARD et al.) and 1955 (CONARD). The experimental procedure is as follows: the patient, in a complete state of rest, is fasted for 15 hours and, if diabetic, deprived of insulin for 24 hours. An indwelling needle is inserted into a superficial vein of the forearm and 5.000 units of heparin are injected to prevent clotting. After the first blood sampling for the estimation of fasting glycemia, 0.66 ml/Kg body weight of a 50 per cent solution of glucose in water are injected in one minute; whatever the weight of the patient, the injected volume of the glucose solution never exceeds 50 ml. The advantage of this procedure is the minimal loss of glucose in the urine due to the moderate level and short duration of hyperglycemia: in normal subjects the total glycosuria is less than one gram; even in mild diabetics, the glycosuria is usually of a small enough magnitude not to interfere with the result of the test. The side effects of hypertonic glucose injections are generally limited to flushing; venous spasms are infrequent; only two venous thrombosis have been recorded in more than 5,000 tests over a period of 10 years. Blood is sampled every 10 minutes for one hour and is collected in fluorined and heparinized tubes. When a high rate of glucose disappearance is expected (childhood, pregnancy, muscular exercise, combined injections of glucose and insulin or hypoglycemic drugs), it is advisable to reduce the sampling intervals to 5 or 3 minutes in order to have sufficient determinations of the blood sugar level during its rapid decline.

B. Description of the Curve (figure 1)

The curve of blood sugar concentrations observed following a rapid intravenous injection may be divided into 3 parts. The first stage is characterized by a sharp rise of a 1 minute duration, immediately followed by a rapid decrease (figure 1). This stage corresponds mainly to the distribution of the glucose load in the blood and its subsequent diffusion towards the interstitial fluids. The second stage usually begins between the 10th and the 15th minute; the decline of the blood sugar is slower and the glycemia is brought back to the fasting level at the 50th or 60th minute. This middle phase is related to cellular glucose uptake. A third or late stage is characterized by a transient hypoglycemia, or by irregular fluctuations around the normoglycemic level. The last stage is the result of contra-regulatory mechanisms which tend to restore the normal homeostatic condition.

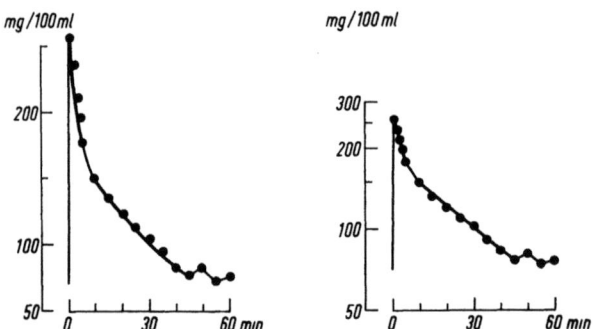

Fig. 1: Evolution of the blood sugar level after intravenous injection of 0.33 g/Kg of glucose: on the left, in Cartesian coordinates; on the right, in semi-logarithmic coordinates (concentrations in logarithmic scale as ordinates, time as abscissae)

C. Mathematical Analysis of the Middle Phase

The three phases of the glycemic curve are related to different aspects of glucose metabolism: the diffusion in extracellular water, the subsequent penetration into cells and the final hepatic output. The representation of the overall curve by a single equation should therefore be rejected (GREVILLE, 1943; AMATUZIO et al., 1953; HLAD and ELRICK, 1959).

The mathematical analysis of the data obtained in the middle phase of the curve shows that the decrease of the blood sugar concentration is ruled by a simple exponential equation:

$$C = Ae^{-Kt} \qquad (1)$$

where C represents the glucose concentration, t the time, e the basis of Napierian logarithms and A and K are constants. In semilogarithmic coordinates (logarithms of concentrations as ordinates, time as abscissae), equation (1) yields a straight line (figure 2):

$$\lg C = \lg A - Kt$$

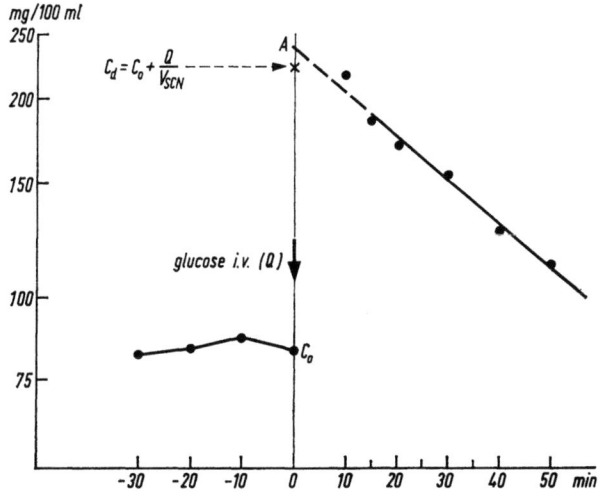

Fig. 2: Value of constant A, intersection of the semi-logarithmic straight line with the concentration-axis. C_0 represents the fasting level, Q the glucose load, V_{scn} the thiocyanate space

From this representation the values of the constants A and K are easily derived. A is the intersection of the straight line with the concentration-axis (i.e. when t equals 0) and K is its slope. The values of these constants, when graphically determined, correspond to those obtained by the calculation of the linear regression of the logarithms of concentrations in respect to time.

Constant A is a concentration measuring the size of the glucose pool at the theoretical onset of the exponential phenomenon. The value of K may be isolated from equation (2)

$$K = \frac{\lg A - \lg C}{t} \qquad (3)$$

As K is the slope of a straight line, it may be calculated from any two points, the coordinates of which are respectively C_1, t_1 and C_2, t_2. K is defined by the difference of ordinates on the difference of abscissae:

$$K = \frac{\lg C_1 - \lg C_2}{t_2 - t_1} \tag{4}$$

When decimal logarithms are used instead of napierian logarithms, equation (4) becomes

$$K = \frac{\lg_{10} C_1 - \lg_{10} C_2}{t_2 - t_1} \times \lg_n 10. \tag{5}$$

When decimal logarithms are used instead of Napierian logarithms, equation (4) tes, the values of K are given in the percentage of the glucose pool which is cleared every minute.

For a practical determination of K, the experimental values are plotted on a semi-logarithmic paper: the concentrations of glucose are in a logarithmic scale in ordinates against the respective times of sampling in abscissae: the representative straight line is directly drawn. For ease in calculating K, C_2 is chosen as the intersection of the straight line with the ordinate $C = 100$, and C_1 as the concentration reached on the straight line 23 minutes before. As $\lg_n 10$ equals 2.30, formula 5 can be simplified to:

$$K = \frac{\lg_{10} C_1 - \lg_{10} 100}{23} \times \lg_n 10$$

$$K = \frac{\lg_{10} C_1 - 2}{10} \tag{6}$$

For example, if 144 mg/100 ml is the concentration observed on the straight line 23 minutes before the blood sugar level has reached the value 100 mg/100 ml, $K = \frac{2.158 - 2.000}{10} = 1.58\,\%$ per minute. The units are frequently omitted.

D. Physiopathological Variations of K

1. Ageing

There are variations in the distribution of K among normal individuals even when the population is selected according to the same criteria: normal weight, high carbohydrate intake prior to the test, absence of metabolic and endocrine disorders.

In a group of 75 subjects ageing from 11 to 60 years (table 1, group 4), the mean values of K and the standard deviation are 1.74 ± 0.34 (CONARD, 1955). Other groups selected by age yield different results (table I, groups 1, 2, 3 and 5); K value decreases with age: in the infant the value is elevated ($K = 3.50$); it diminishes during childhood and then reaches at puberty the values observed in adults (LOEB, 1963). In subjects older than 60 years, the K value further declines ($K = 0.99$).

Table 1: Mean K values and standard deviations in 5 groups of normal subjects

Number	Group	K × 10²	s × 10²
18	infants from 6 to 15 months	3.50	0.67
89	children from 15 months to 15 years	2.77	0.55
10	young adults from 23 to 27 years	2.40	0.85
75	adults from 11 to 60 years (mean: 37 years)	1.74	0.34
24	adults from 63 to 88 years (mean: 72 years)	0.99	0.21

The relationships between K value and age have been investigated by a statistical study performed on 175 normal adults (BASTENIE et al., 1963). As shown in figure 3, the frequency distribution for individual K values is asymmetrical; it can be normalized, however, if the logarithms of the K values are used instead of the values themselves. The mean value of this log-frequency curve corresponds to a K of 1.58 and the 95 per cent confidence limits, to 0.80 and 3.11. When the logarithms of the individual values of K are plotted against the corresponding values of age (figure 4), the regression line has a slope of $b_1 = -0.0046$ which is statistically different from 0 ($t_{b_1} = P < 0.001$). Thus, within the age limits of 15 and 85 years, there is a progressive impairment of glucose utilization with increasing age.

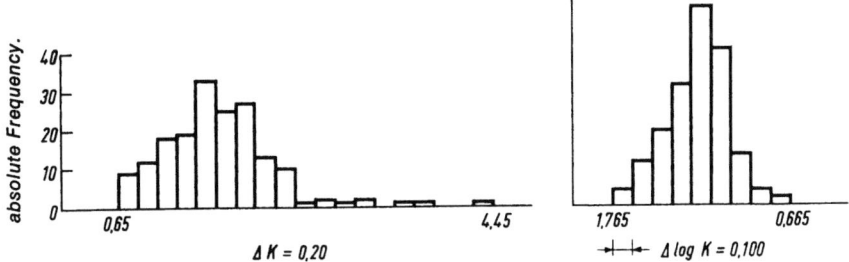

Fig. 3: Distribution of K values in a group of 175 normal adults. On the left, in Cartesian coordinates; on the right, in semi-logarithmic scale

2. Obesity

The results obtained in 91 obese patients whose age distribution was similar to that of the previous normal group (40.6 ± 15.4 years) have been plotted on a semi-logarithmic graph (logarithms of K as ordinates, age as abscissae) (figure 5). The mean point of the regression line corresponds to a K value of 1.36 as against 1.58 for the normal group; this difference is highly significant (t = 3.12, P < 0.001). The slope of the obeses regression line equals – 0.0052 and is statistically significant from

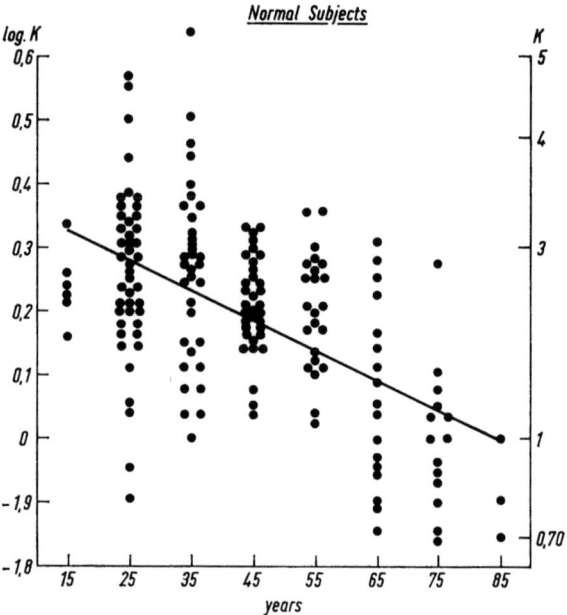

Fig. 4: Regression of K values (plotted in logarithmic scale) against age in the normal group

0 (t_{b_1} = 4.06, P<0.001). The comparison of the log K-age regressions of normal and obese patients has been studied using the analysis of covariance according to SNEDECOR (1961). This calculation shows that the two regression lines may be considered parallel; the obese values are significantly lower at any age. These results show that ageing decreases glucose utilization to the same extent in both groups and that the glucose utilization is subnormal in obese subjects, whatever their age.

3. Liver diseases and malnutrition

The intravenous glucose tolerance test has been performed on 21 patients with hepatic failure. In all cases the rate of glucose utilization was depressed (K = 0.91 ± 0.07). Similar results were found in chronic malnutrition (K = 1.01 ± 0.03).

4. Diet and Starvation

WATRIN (1960) has investigated two groups of Bantus living in the Congo Republic. The first group, fed on the natives' diet (low in proteins and rich in carbohydrates) had a mean K value of 2.21 ± 0.37. The second group, fed on the European diet, had an average K value of 1.70 ± 0.30 (WATRIN, 1964).

In 16 obese patients submitted to a 8–15 day period of total starvation, a systematic fall of the glucose utilization rate was observed. The K value of 1.85 ± 0.17

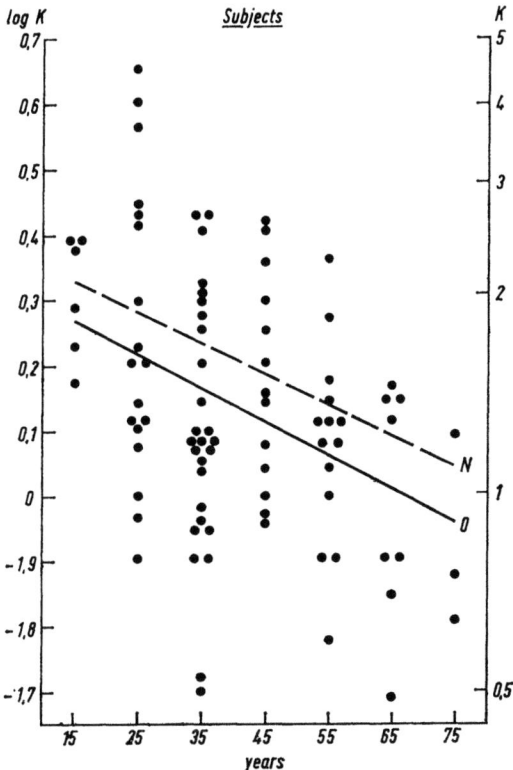

Fig. 5: Regression of K values against age in obese patients

before starvation fell to 1.00 ± 0.09 at the end of starvation (FRANCKSON et al., 1969).

When the 6 hour normal fasting in infants was prolonged to 18 hours, the K value dropped from 3.50 ± 0.67 to 2.70 ± 0.48 (LOEB and CONARD, 1960).

5. Muscular exercise

Glucose utilization rate has been measured before, during and after muscular exercise in a group of young normal adults (table 1, group 3). This exercise of 30 minutes duration was performed on a bicycle ergometer; the mean oxygen consumption was 1,600 cm3/min. The mean K value of 2.4 at rest increased to 5.8 during the period of exercise. One hour after the completion of the test the K value was still high: 5.3 (FRANCKSON and CONARD, 1958; CONARD and FRANCKSON, 1960). This phenomenon is not related to a change in the level or the state of plasma insulin (RASIO et al., 1966). Insulin-treated diabetics reacted as normal subjects 8 times out of 10; the mean K value increased from 0.6 to 3.2 during the exercise (FRANCKSON and CONARD, 1958).

6. Pregnancy

One hundred and seventeen normal pregnant women (mean age 25.7 years, extreme values 17 and 42) were tested at the 3rd, 6th and 8th month of pregnancy. At the end of the 3rd month the K value was maximal: K = 3.02; at the 6th month, it declined to a mean value of 2.60 and was back to the normal values at the end of pregnancy: K = 2.02. All these variations are statistically significant (PICARD et al., 1963). The confidence limits of log K values during pregnancy are shown in figure 6.

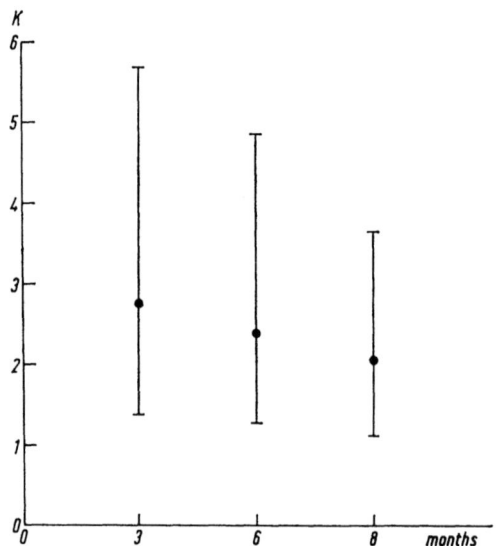

Fig. 6: 95 per cent confidence limits of K value during pregnancy

7. Hormonal influences (see chapter by P. A. Bastenie, p. 871)

8. Diabetes

The performance of a glucose tolerance test in patients with a very high fasting blood sugar has little meaning: in spite of the important urinary loss of glucose, the K value approaches zero. In mild diabetics (fasting blood sugar averaging 152.0 ± 3.6 mg/100 ml), the glycosuria during the test is moderate (2.25 ± 0.5 g) and does not interfere greatly with the overall rate of glucose uptake. In a group of 90 undiscriminated insulin-depending and non depending diabetic patients, the K value averaged 0.54 ± 0.20 with extreme values of 0.03 and 0.97 (CONARD, 1955).

E. Conclusions

The measurement of K allows a quantitative estimate of the rate of glucose utilization. There is no need for qualitative criteria such as the "height of the glycemic peak" or the "time of return" of glycemia to a determined level. The K value expresses the ratio between the speed of glucose utilization and its blood concentration: it is a biological constant like the urea clearance and the basal metabolic rate. It estimates the level of tissue avidity for glucose: K value is increased in childhood, in pregnancy, and during muscular exercise; it is reduced in ageing, in diabetes, in fasting and in hepatic diseases and chronic malnutrition. In addition to the widespread use for testing various metabolic conditions, the K value can also be applied to quantify the action of several hormones or metabolic active drugs.

III. Repetitive Intravenous Glucose Tolerance Tests

The works of HAMMAN and HIRSCHMAN (1919), STAUB (1921), TRAUGOTT (1922) and FOSTER (1923) have shown that the repeated oral administration of a glucose load curtailed the height and duration of the subsequent hyperglycemia ("Bahnung-Effekt"). Therefore, the repetitive oral glucose tolerance tests cannot be used to estimate hormonal influences upon glucose utilization. Such a purpose may be achieved by the use of successive intravenous tests. The demonstration of a "Bahnung-Effekt" after repetitive intravenous loads was claimed by several authors (HIMSWORTH, 1934; SOSKIN and LEVINE, 1946; BASTENIE and KOWALEWSKI, 1951) on the basis of a progressive decline of the blood sugar levels reached at the beginning of the successive tests. This interpretation, however, relies on a final equilibrium depending largely on

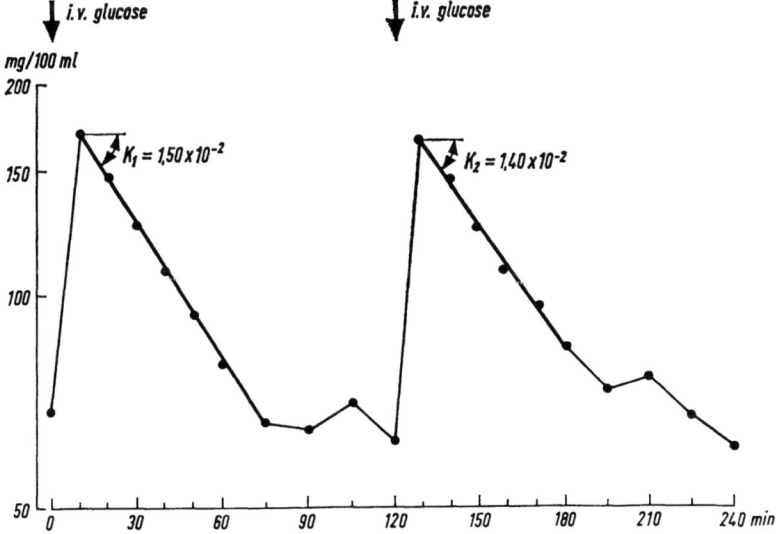

Fig. 7: K values of two successive intravenous glucose tests

the hepatic response to hyperglycemia, and does not take into account the net rate of glucose utilization. Estimation of K during repetitive intravenous tests yielded similar values whatever the time interval between the tests: in 36 normal adults, a mean value of 1.73 was obtained for the first test and 1.74 for the second (CONARD, 1955) (figure 7). Similar results have been obtained in the child (LOEB, 1963), in the anesthetized dog (BELLENS, 1961) and in the anesthetized rat (CHRISTOPHE, 1954).

As the K value is constant in any individual tested for several hours, the acute action of a drug may be investigated by comparing the disappearance of a glucose load before (K_1) and after (K_2) the drug administration. The measurement of the $K_2 - K_1$ difference has been applied to the study of the action of insulin and of sulfonylureas derivatives.

A. Combined Glucose and Insulin Test

HIMSWORTH (1939) is associated with the clinical investigation of insulin action. He was the first to estimate the hormonal effect by comparing the evolution of glycemia during two oral tolerance tests, the first as a control and the second with the simultaneous intravenous injection of insulin. The lack of reproducibility of the responses after two subsequent oral glucose administrations, has led several authors to inject glucose and insulin by the venous route; the results have been highly variable according to the timing between both injections, and none of these procedures has proved to be a valuable index of insulin sensitivity (see chapter by CZYZYK p. 977).

In a different experimental protocol (CONARD, 1955; FRANCKSON, 1958) the intravenous injection of glucose and insulin is carried on simultaneously. This procedure is justified by the fact that insulin exerts its hypoglycemic action within 3 to 5 minutes following its intravenous injection. Thereafter, the glucose utilization rate induced by a given amount of hormone remains unchanged until the glycogenolytic response to hypoglycemia occurs (FRANCKSON, 1958).

When glucose and insulin are injected together, the glycaemia decay is expressed as a single exponential equation between the 5th and the 40th minute; the slope of this curve (K_i) is increased as compared to the slope of glucose injected alone (CONARD, 1955). Up to 200 mU/Kg, the value of the slope is related to the amount of injected insulin. This observation has been taken as a basis for a new method defining insulin sensitivity. The technique is as follows: a first intravenous glucose test is performed to determine the basal K value (K_0). One hour later, a second value of K is obtained by injecting the same glucose load with a small dose of insulin (30 mU/Kg); the time between samplings is reduced to 5 minutes. Forty minutes later, a third glucose load, administered with a supramaximal dose of hormone (300 mU/Kg), provides a third slope; blood samples are taken every 3 minutes. To avoid hypoglycemia, large supplies of glucose are given by venous and oral routes at the end of the last test. The relationships between the rates of glucose utilization and the amounts of insulin injected has been established by mathematical analysis (figures 8a and b). It has the shape of a build up curve and is expressed by the exponential formula

$$K_i = K_{lim} - de^{-sh} \tag{7}$$

where K_i represents the slope value obtained with the administered dose h of insulin; K_{lim} the limit towards which K_i tends when h is increasing infinitely; d the ordinate for h = 0 (d = $K_{lim} - K_o$); s the tangent at the origin or the slope of the semi-logarithmic straight line representative of equation (7):

$$\lg_n (K_{lim} - K_i) = \lg_n d - sh \tag{8}$$

From the data obtained by these 3 successive tests, it is possible to define a dose-response relation *in vivo*. The more important constants characterising this relation are K_{lim} and s. Slope s expresses the ratio between the increases in metabolic effect

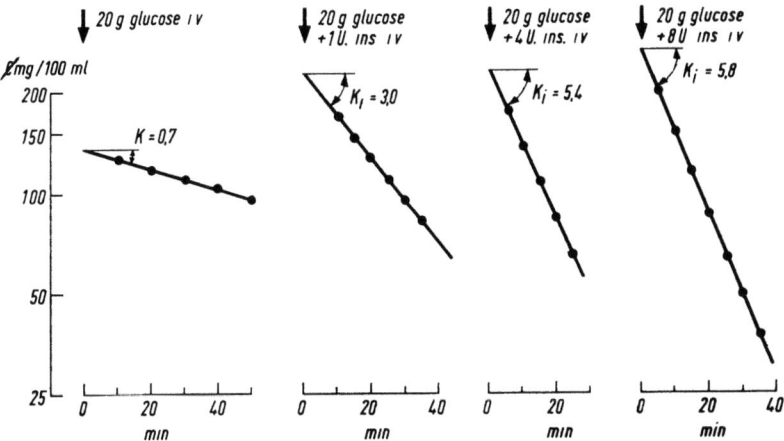

Fig. 8a: Combined glucose and insulin intravenous tests. Increase in K value according to the administered dose of insulin

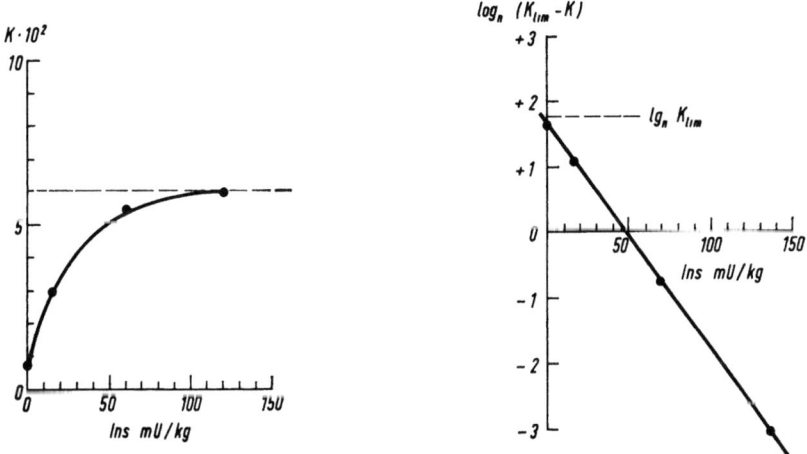

Fig. 8b: Dose-response relation drawn from combined glucose-insulin intravenous test (fig. 8a). On the left, in Cartesian coordinates; on the right, in semi-logarithmic coordinates

and in administered hormone, i.e. the sensitivity to insulin of the organism. K_{lim} represents the limit of the metabolic effect which can be induced by a supramaximal load of insulin, i.e. the saturation of glucose transport across the cell membrane (FRANCKSON, 1958). This new method of measuring insulin sensitivity has been applied to study the influence of cortisol (BASTENIE et al., 1963), of human growth hormone (FRANCKSON et al., 1961 a), of starvation (FRANCKSON et al., 1969) and of obesity (FRANCKSON et al,. 1966). Results observed in normal subjects and diabetic patients, whether insulin dependent or not, are reported in figure 9: the sensitivity to insulin of the two groups is highly different; the mean value and the standard deviation of K_{lim} being 7.80 ± 0.45 for the normal, and 3.50 ± 0.48 for the diabetics. The reduction in insulin sensitivity of diabetic patients is largely ascribed to the presence of circulating insulin antibodies.

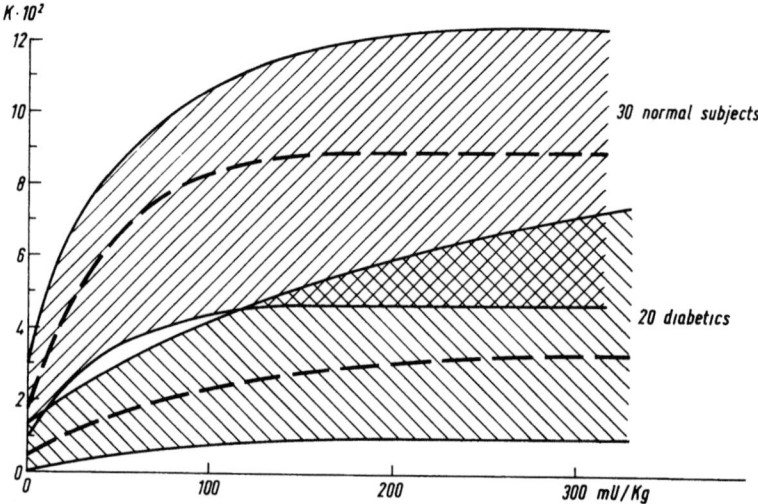

Fig. 9: Dose-response relations drawn from combined glucose-insulin intravenous tests in 30 normal individuals and 20 diabetic patients. Figures given are the mean values (dotted lines) and the extreme values

B. Combined Glucose and Sulfonylureas Tolerance Tests

BELLENS (1961) has demonstrated that the rapid intravenous administration of sulfonylureas induces a prolonged hypoglycemia. This effect is due to an early and transient release of insulin stored in the pancreas, and to a lack of increase of the hepatic glucose output in response to hypoglycemia. The insulin releasing effect may be easily estimated by the use of intravenous glucose tests. A first test defines the basal glucose utilization rate (K_1). At the end of this test, the sulfonylurea is rapidly injected into the vein. Fifteen minutes later, a second glucose load is administered to establish the utilization rate induced by the released insulin (K_2). The characteristics of the metabolic response to sulfonylureas are the following: 1. from 0 to 15 mg/Kg body weight, the increase in glucose utilization ($K_2 - K_1$) is proportional to the injected amount of the drug; beyond 15 mg/Kg it becomes constant. 2. the effect is observed during a short interval of time; two hours after the drug injection, the rate of glucose utilization is back to its basal value. 3. the drug induces a refractory state lasting 24 hours. 4. the sensitivity to exogenous insulin is not impaired by sulfonylureas.

These data strongly suggest that the sulfonylureas are acting on the β-cells as the histamin-releasing drugs on the mastocytes: they provoke a rapid release of the hormone followed by a refractory state of the gland. This test has been used in clinical investigation to assess the effect of insulin release in a variety of pathological conditions (BASTENIE et al., 1960; BELLENS, 1961; BASTENIE et al., 1963) (figure 10).

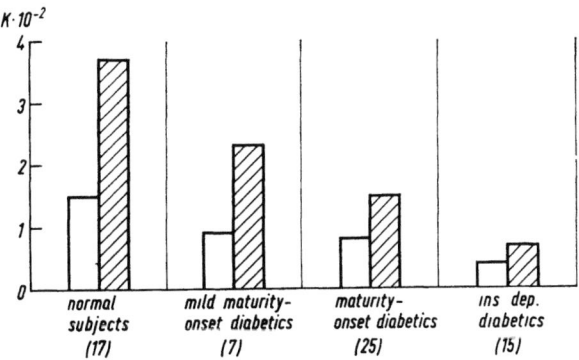

Fig. 10: Influence of acute tolbutamide administration (10 mg/kg) on the K values in several groups (normal, mild diabetic, insulin dependent and non dependent diabetic). Clear columns represent mean K_1 value; shaded columns mean K_2 value

C. Combined Oral and Intravenous Glucose Tolerance Tests

The measurement of the $K_2 - K_1$ difference can also be used to determine the effect of the pancreatic stimulation following the intestinal absorption of a glucose load. The procedure includes 3 successive glucose tolerance tests: the first and the third are intravenous tests performed at a 2 hour interval; at the end of the first intravenous test, a load of 50 g of glucose is given orally and the evolution of the blood sugar level is checked during one hour. The evolution of the blood sugar concentrations and the comparison of the K values recorded before and after oral glucose administration are illustrated in figure 11. The definition of the normal responce has been established in a group of 47 adults aged 16–75 years. The average values are: $K_1 = 1.6$, $K_2 = 3.1$ and $K_2 - K_1 = 1.5$. There is no correlation between the value of K_1 and that of $K_2 - K_1$. The influence of ageing on the $K_2 - K_1$ value is of minor importance. The administration of glucose by a duodenal tube instead of the oral route does not change the mean value of the $K_2 - K_1$ difference, but markedly reduces the scattering of individual figures (FRANCKSON et al., 1960).

From these experiments it is concluded that the route of administration of the glucose load plays an important part in its subsequent utilization. While repetitive intravenous loads of glucose are followed by a similar rate of blood sugar decay

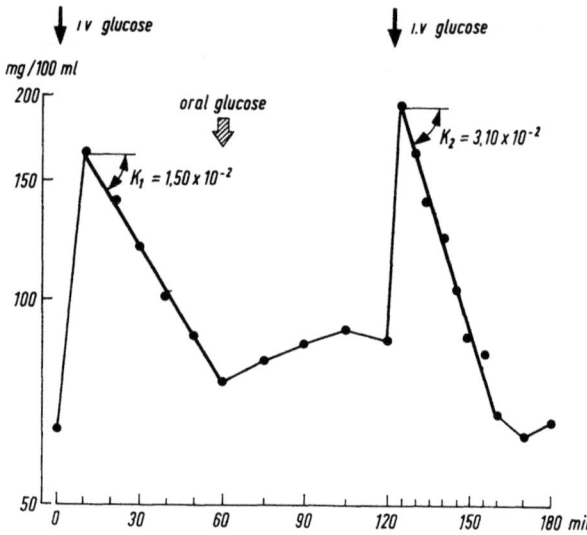

Fig. 11: Evolution of the blood sugar level during a combined oral and intravenous test

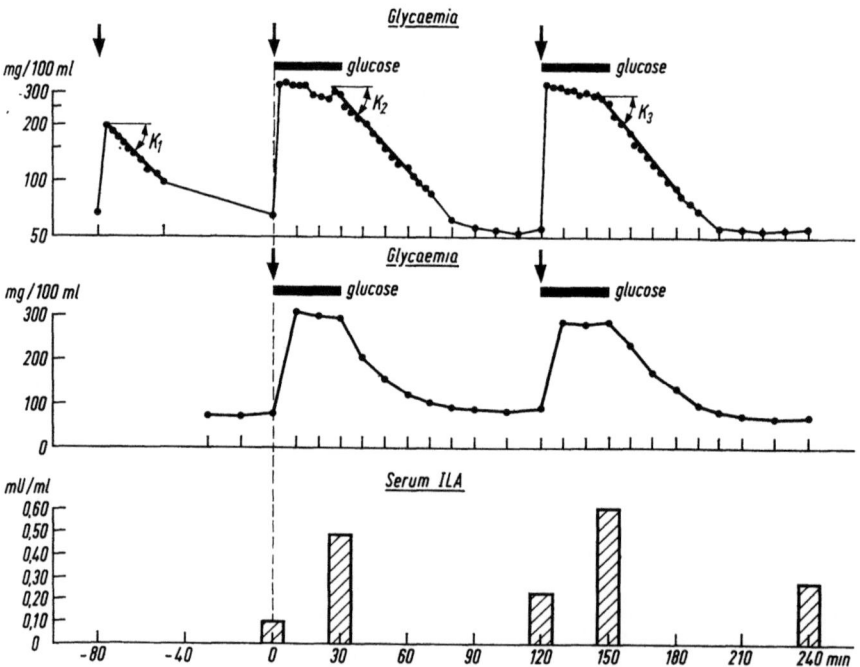

Fig. 12: Influence of protracted glucose infusion on the K value and the serum ILA activity in the normal dog.

(K values constant), the intestinal absorption of glucose can modify the steady state utilization of an intravenous load (K values increased). This effect may be partially related to the prolonged insulin secretion observed in the course of an oral glucose tolerance test; indeed, it can be noticed after the arrest of a one hour perfusion of 100 g of glucose: the glycemia drops to normal levels with a mean K value of 3.3 as compared to 2.7 for a rapid intravenous test performed before the perfusion (BELLENS et al., 1963) (figure 12).

IV. Physiological Interpretations of the Intravenous Glucose Tolerance Test

A. Glucose Movements

The various movements of glucose across the principal constituents of the organism are shown in figure 13. After rapid mixing within the plasmatic space, exogenous glucose disappears by diffusion into the interstitial fluids and by penetration into the tissues. It may also escape in the urine. Moreover, glucose is returned to the vascular compartment by backward diffusion from the interstitial fluids, by renal tubular reabsorption and by hepatic glycogenolysis. As many pathways of glucose account for the observed curve of glycemia, the problem is to isolate the rate of glucose uptake by tissues.

Due to a very rapid equilibration of glucose between plasma and red cells, the latter should not be considered an autonomous space.

The time during which the blood sugar level exceeds the renal threshold is of very short duration; the induced glycosuria is negligible in the normal subject and of

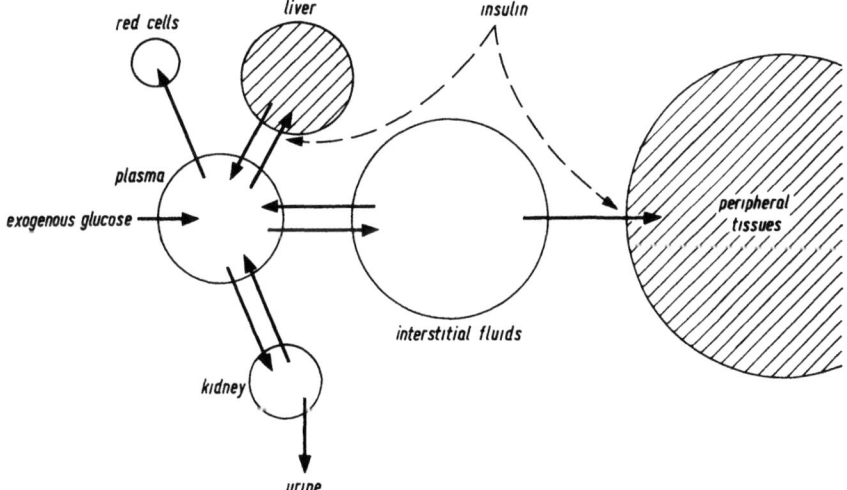

Fig. 13: Schematic model of glucose distribution after rapid intravenous administration

minor importance in the mild diabetic. Therefore, the kidney can be disregarded as a source of glucose disappearance.

In 1937, SOSKIN et al. demonstrated that the infusion of large amounts of glucose completely inhibited the endogenous hepatic release of glucose in the normal dog. Using direct hepatic catheterization, the intravenous injection of 0.33g/Kg glucose produced within 5 minutes a sharp reduction of the glucose hepatic release lasting the greater part of the hyperglycemia (FRANCKSON et al., 1962). This effect was observed in men and in dogs (figures 14 and 15): as long as the liver glucose balance

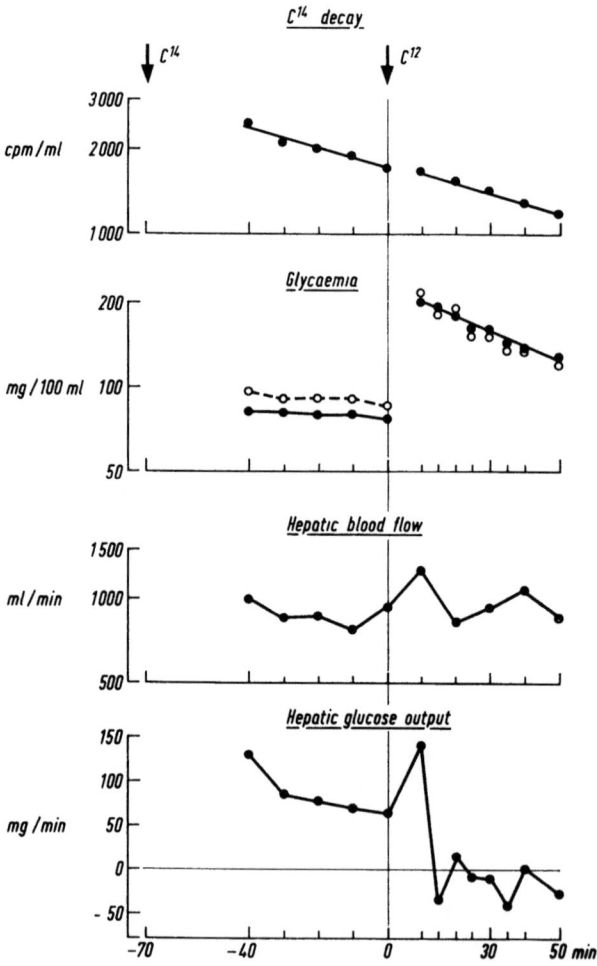

Fig. 14: Influence of a C^{12}-glucose load on the decrease of C^{14}-glucose and on the liver glucose output estimated by hepatic catheterization in a normal premedicated man. The C^{14}-glucose tracer was injected at time – 70 minutes. Black circles represent arterial glycemias and clear circles, hepatic glycemias (second graph from the top)

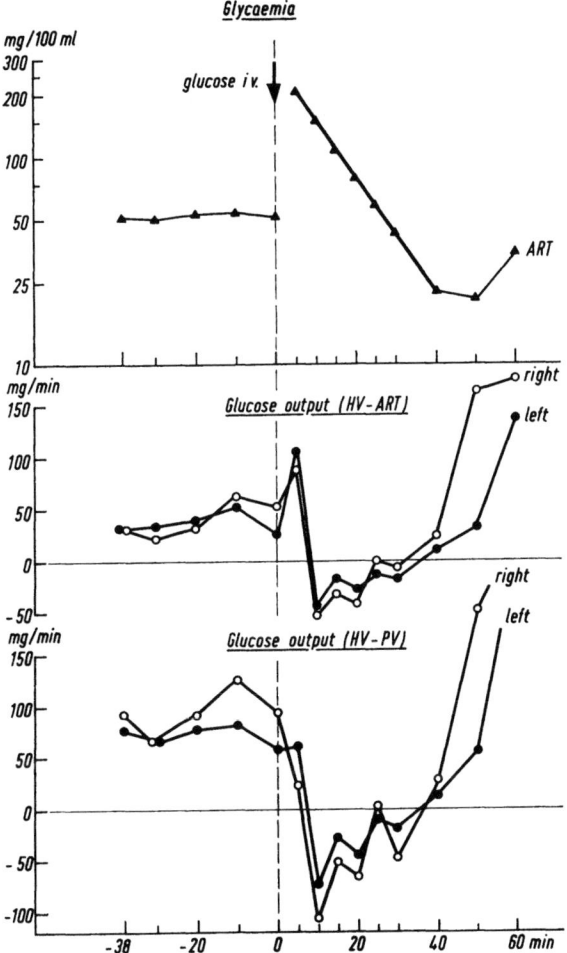

Fig. 15: Influence of a C^{12}-glucose load on the arterial blood sugar and on the hepatic output of glucose measured by multiple hepatic catheterization in a normal anesthetized dog. Data obtained from the hepatico-arterial differences are given in the middle part of the graph; data obtained from the hepatico-portal differences, in the lower part

is positive or zero the decrease of the systemic blood sugar is ruled by a simple exponential (FRANCKSON et al., 1962; FRANCKSON and CONARD, 1964). As the release of glucose by liver is suppressed during the hyperglycemic phase, the liver should be merely considered as a glucose consuming tissue.

Due to the above considerations about red cells, kidney and liver, the complex mamillary compartments can be simplified into a linear system composed of plasma, interstitial fluids and glucose consuming tissues.

The isolation of glucose uptake by tissues from glucose diffusion between liquid compartments is accomplished by the "peeling" of the blood sugar curve. If the rate of diffusion of glucose between liquid compartments is far greater than the subsequent uptake by tissues, the stage of glucose disappearance beyond the 15th minute would be the only expression of intracellular penetration. Extrapolation of the corresponding part of the curve to the origin of time (figure 2) would yield a theoretical concentration from which the size of the liquid compartments can be derived by use of the general equation:

$$V = \frac{Q}{A - C_o}.$$

where Q is the injected quantity of glucose, A the extrapolation and C_o the blood glucose concentration before injection.

In basal conditions, the "glucose volume" corresponds to the volume of extracellular fluids. The similarity of the glucose and thiocyanate spaces has been demonstrated in normal men and dogs, in diabetic patients, and in subjects with various hydric disturbances (CONARD et al., 1953; CONARD, 1955; FRANCKSON et al., 1959; CONARD et al., 1965).

Consequently, when the blood sugar curve is studied between the 15th and the 50th minute, the diffusion is already achieved; the disappearance rate determined by the K value is therefore expressing the sole transport rate of glucose across the cell membranes. The model drawn on figure 12 can be once more simplified as a two-compartment closed system: the first representing the extracellular glucose pool and the second the mass of glucose consuming tissues (figure 16).

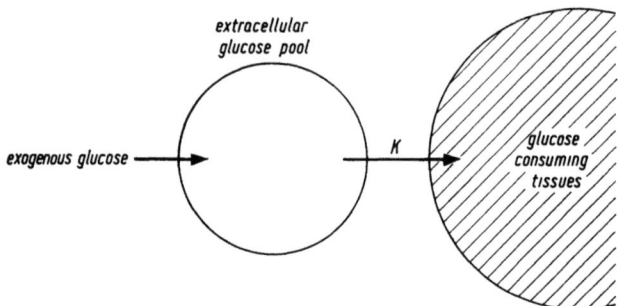

Fig. 16: Simplified model representing the distribution of glucose after intravenous administration of a C^{12}-glucose load (vide. figure 13)

The validity of this method for the measurement of the glucose volume depends on the speed of mixing within the extracellular pool being far greater than the speed of cellular uptake. This procedure cannot be applied when the difference between the rates of diffusion and cellular uptake is diminished. As shown in figure 17, with increasing utilization rates, there is an apparent reduction in the size of the glucose volume when compared to the thiocyanate space. This is also the case when the cellular uptake is increased by the intravenous administration of insulin, the previous ingestion of glucose, or by muscular exercise (FRANCKSON et al., 1959). In these instances, as the equilibrium inside the extracellular space is not reached, the apparent volume of distribution of glucose is small and tends toward the size of the blood volume. On the contrary, following the injection of a tracer dose of glucose C^{14}, the method yields a volume of distribution higher than the extracellular space.

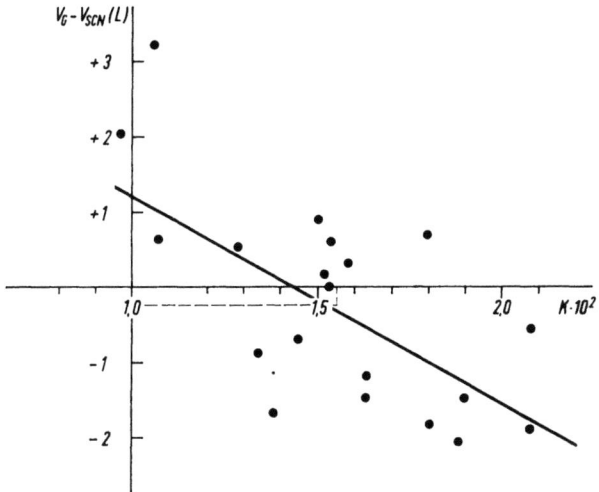

Fig. 17: Relation between the difference of the glucose (V_g) and the thiocyanate (V_{scn}) volumes and the corresponding K value in 20 normal subjects

After the intravenous injection of C^{12} glucose, the osmotic influence of the load increases the cardiac and splanchnic blood outputs by a third of their initial value and accounts for a rapid diffusion (FRANCKSON et al., 1961 b). There is no such osmotic effect on diffusion with a tracer dose of glucose C^{14}. Consequently the diffusion requires 30 minutes, during which time a significant amount of the tracer is sequestrated in the hepatic pool (CONARD et al., 1965). Therefore, when the injected amount of radioactivity is divided by the extrapolated value of the slow phenomenon, a volume higher than the extracellular space is always measured (figure 18).

B. Insulin Secretion

The rapid intravascular injection of glucose induces an almost immediate rise of serum immuno-reactive insulin concentration which subsequently declines to baseline value. The pattern of endogenous insulin thus resembles that of glycemia; it would compare to a single shot injection of exogenous insulin followed by an infusion at a rate lower than the catabolic rate of the hormone. The initial peak of serum insulin is observed within 1 to 3 minutes in peripheral blood; the peak is noticeable even after a glucose load of 0.05 g/Kg: it increases with the dose of glucose injected to a maximal value obtained with 0.5 g/Kg. Following the initial peak, the decline of serum insulin levels is progressively slower as the load of glucose increases.

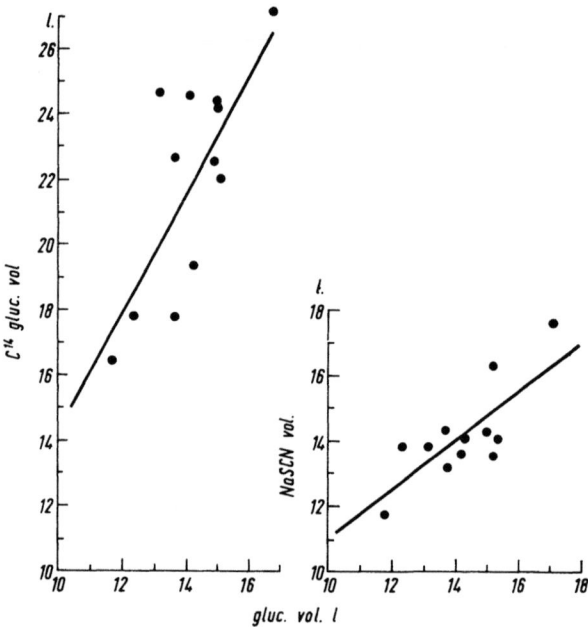

Fig. 18: Relationship between the simultaneous estimation of the the volumes of distribution of a C^{12}-glucose load (in abscissae), of a C^{14}-glucose tracer and of thiocyanate in 12 normal subjects

Changes in the pattern of serum insulin should be interpreted cautiously as to their etiopathogeny: the curve of endogenous insulin is indeed the overall expression of its secretion by the pancreas, its diffusion in extracellular fluid and its removal by tissues: the relative importance of these steps is not known. It has been demonstrated that insulin removal by liver is high: when measured in pancreatic or portal serum the peak of insulin occurs within seconds after glucose injection and the subsequent levels achieved are many times higher than in peripheral serum. During intravenous glucose tolerance tests, the liver is constantly supplied with the highest insulin levels of all the glucose consuming tissues.

There is an obvious relationship between the concentration of circulating insulin and the rate of glucose utilization: total withdrawal of endogenous insulin results in an impaired carbohydrate metabolism whereas the administration of large amounts of exogenous insulin enhances the clearance of glucose by tissues. However, in the course of a standard intravenous glucose tolerance test, the question arises as to whether the small and physiological amounts of insulin released in response to glucose can increase its rate of utilization by tissues. That such may not be the case is indicated by the following examples:

1. The K value is constant as opposed to the rapidly changing levels of serum insulin.

2. In normal subjects, there is no correlation between the K value and the peak, or the surface of serum insulin above the baseline level (KAHN et al., 1967).

3. A similar K value is observed in dogs before and immediately after total pancreatectomy (KOSAKA et al., 1966).

Evidence along these lines was also presented by SOSKIN who found a normal tolerance to oral glucose in pancreatectomized dogs perfused with constant and small amounts of exogenous insulin (SOSKIN et al., 1934).

These experiments would indicate that basal, rather than newly secreted insulin levels, are the major determinants of a normal rate of glucose utilization. However, other observations are at variance with the previous experiments:

1. The value of K depends on the dose of glucose injected: it is minimal (1.1) with a tracer amount of glucose-C^{14} and increases progressively with 0.05, 0.1, 0.2, 0.33 and 0.5 g/Kg of glucose-C^{12}. Serum insulin levels also increase with glucose loads (RASIO et al., 1965; KAHN et al., 1967). The relationship between circulating insulin and K value in the dog is shown in figure 19.

2. When the pancreatic circulation is cut off in the dog there is a very rapid diminution of peripheral glucose uptake (WRENSHALL et al., 1965).

3. The intravascular administration of anti-insulin serum to some experimental animals induces a rapid hyperglycemia (ARMIN et al., 1960).

The discrepancies between the two groups of experiments are only factitious and result from the dynamics of insulin in body fluids not having been taken into account. It is indeed erroneously believed that a concentration of serum insulin is active directly upon tissues: such an interpretation does not consider the transcapillary pas-

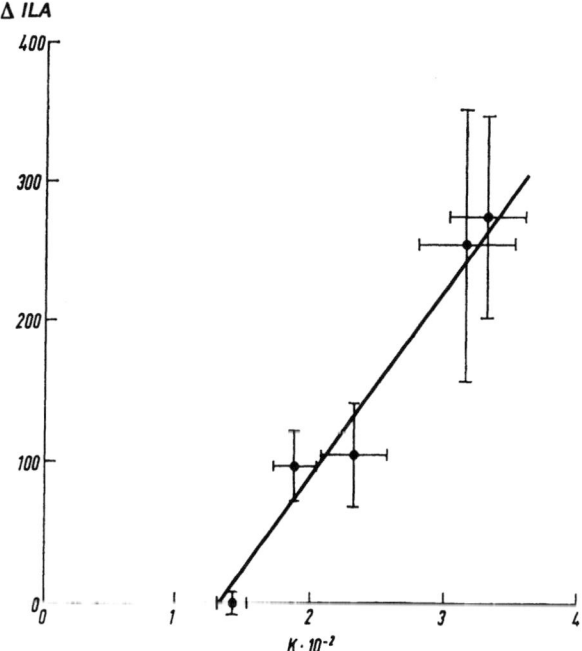

Fig. 19: Relationship between the mean increase in serum ILA and the mean values of K obtained in 5 groups of normal dogs following injection of different glucose loads

sage of the hormone. The relevance of this phenomenon to glucose uptake is suggested by the work of BUTTERFIELD: this author has shown that in diabetics insulin clearance in the human forearm preparation is reduced to about one half in relation to the insulin concentration but that there is no change in the glucose uptake response to the insulin cleared (BUTTERFIELD et al., 1963).

In a preliminary study with perfused adipose tissue, Scow has reported that the minimal insulin concentration capable of increasing glucose oxydation is 100 µU/ml; in addition, exposure to insulin has to be maintained for at least 30 minutes (Scow 1968). With isolated fat cells or adipose tissue incubated in vitro, a lower concentration of insulin and a shorter exposure time are required to increase the basal glucose oxydation.

The passage of insulin from blood into interstitial fluids may be a rate limiting step of hormonal action upon tissues. As the transport of solutes across capillaries is ruled by the laws of diffusion, the molecular weight of insulin, its concentration gradient across vascular membranes, and the permeability of capillary beds may determine the availability of insulin to tissues. Simultaneous measurements of insulin levels in serum and lymph in the dog have provided the following results:

1. In basal conditions, the concentration of insulin is similar in serum and lymph (RASIO et al., 1969).

2. During the hour following total pancreatectomy, residual amounts of insulin are found in lymph even when insulin is no longer detected in serum (RASIO et al., 1967).

3. During the intravenous glucose tolerance test, the equilibration of insulin between serum and lymph is slower than that of glucose. Within 10–15 minutes a plateau level of insulin, at twice the fasting value, is observed in hepatic and mesenteric lymph. In the hind limb, a very small increase, if any, his noticed in the insulin lymph levels (RASIO et al., 1968) (figure 20).

It is concluded that the diffusion of insulin is delayed as compared to that of glucose; whereas following its intravenous injection, glucose distributes itself evenly in all interstitial fluids, endogenous insulin can easily reach only those tissues with a high capillary permeability (liver, intestine). In the hind limb, within the transient and moderate increments of serum insulin, the newly secreted insulin is not available

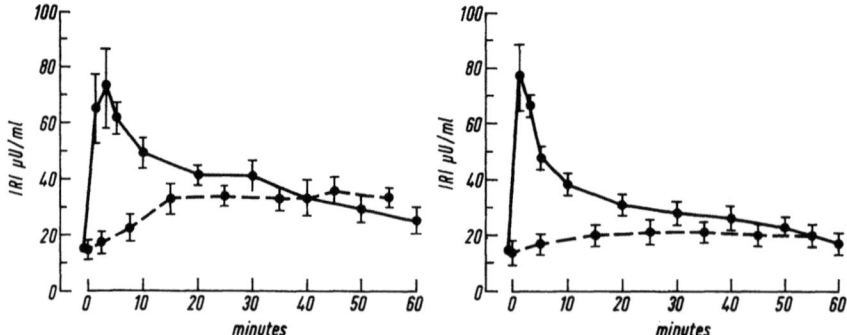

Fig. 20: Evolution of immuno-reactive insulin in arterial serum and lymph (dotted line), during intravenous glucose tolerance test (0.5 g/Kg) in the dog. On the left, thoracic duct lymph (n = 9); on the right, paw lymph (n = 7). Mean values with S.E.M.

to muscle and fat: this finding is ascribed to a low permeability of the continuous type of capillaries in these tissues. During the intravenous tolerance test, glucose uptake in liver is therefore influenced by the pancreatic stimulation, whereas in muscle and fat it occurs mostly under basal insulin concentrations.

When K values obtained with C^{12} or C^{14} glucose loads before and after acute pancreatectomy (30' and 180') are plotted against the mean plateau level of thoracic duct lymph, there is a significant correlation ($P < 0.001$) (figure 21). These data indicate that, among other possible factors, interstitial insulin in liver and gut rather than serum insulin determines the rate of glucose utilization.

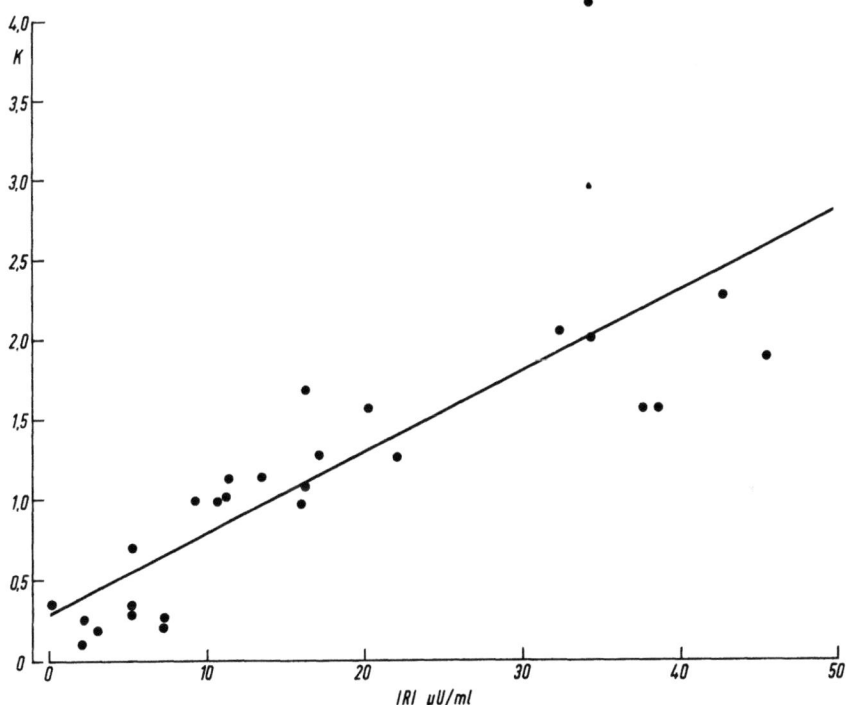

Fig. 21: Relationship between K value and mean plateau level of immuno-reactive insulin in thoracic duct lymph. K value was estimated with various loads of glucose in 27 dogs, normal and partially or totally pancreatectomized

V. Oral Glucose Tolerance Test

The oral glucose tolerance test has been in use for about 50 years; numerous literature exists describing the optimal conditions for defining normality and carbohydrate intolerance. The investigated subject must be free of digestive, endocrine, or inflammatory disease. The diet, age and physical activity play an important role (PETERS and VAN SLYKE, 1946; JOSLIN et al., 1959). The site of sampling (capillary versus venous blood) can provide different results (FOSTER, 1923; HALEWHITE and PAINE, 1926; HIMSWORTH, 1933).

The evaluation of the response to oral loading is purely descriptive and is based on the estimation of the peak of blood sugar and, or of the rate of its decline. These parameters vary according to the administered dose. In Europe, the usual dose is 50 g regardless of the weight of the subject, while in the United States it is 100 g or 1.75 g/Kg theoretical body weight. When large amounts of glucose are administered to normal subjects, the blood sugar must have returned at the end of two hours to 120 mg/100 ml, or less (JOSLIN et al., 1959). With the load of 50 g, it is generally

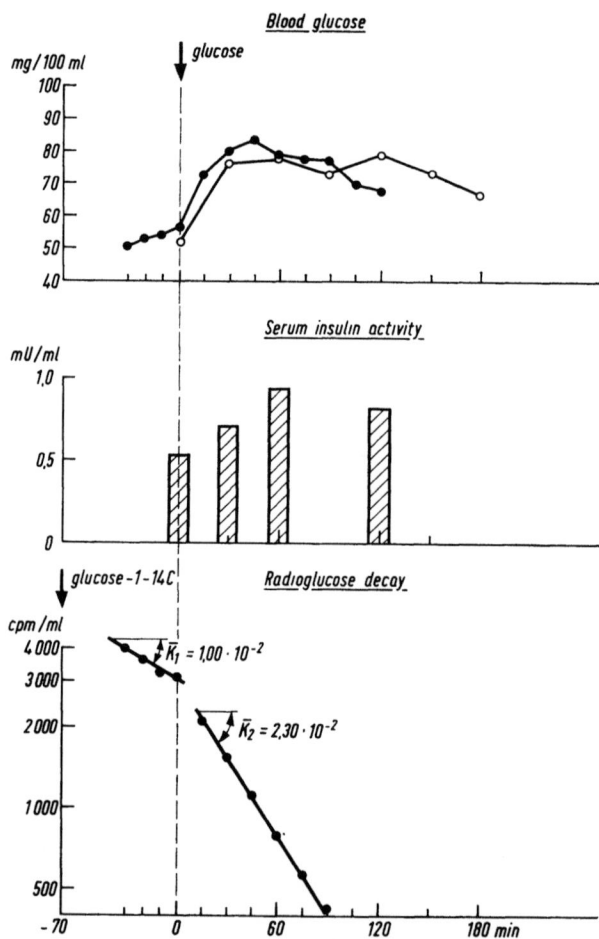

Fig. 22: Glucose tolerance test in the unanesthetized dog. Top: mean blood sugar curves recorded in 2 types of experiments (black circles when measuring radioglucose and white circles when estimating serum insulin-like activity). Middle: mean values of the serum insulin-like activity. Bottom: mean value of the glucose-C^{14}-decay

accepted that no hyperglycemia must subsist after two hours and that the peak of hyperglycemia should not exceed 50 per cent of the fasting value.

Several procedures have been proposed to increase the sensitivity of the oral glucose tolerance test. On the basis of the findings of STAUB (1921) and TRAUGOTT (1922), EXTON and ROSE (1934) have administered two loads of 50 g at a 30 minute interval. This procedure has been criticized (GOTO, 1955) and at present is rarely used. Following the original work of FAJANS and CONN (1954) pretreatment with corticosteriods has been advised for the detection of subtle anomalies of carbohydrate tolerance. These methods are described in full detail elsewhere in this book.

BERNIER and PAUPE (1963) have applied to the oral test the mathematical analysis of the intravenous test. Such an application may be erroneous as the nature and the sequence of the physiological processes underlying both tests are different. The differences between intravenous and oral tests are summarized as follows:

1. The successive intravenous glucose tests are characterized by the stability of the K value; the oral administration of glucose disrupts this equilibrium by increasing the cellular avidity for glucose.

2. During an oral tolerance test in the trained unanesthetized dog a discrepancy is noticed between the systemic blood sugar level and the insulinic response measured either directly by the fat pad assay (MARTIN et al., 1958) or indirectly by the change in C^{14} glucose disappearance rate (ARNOULD et al., 1963) (figure 22). While the mean

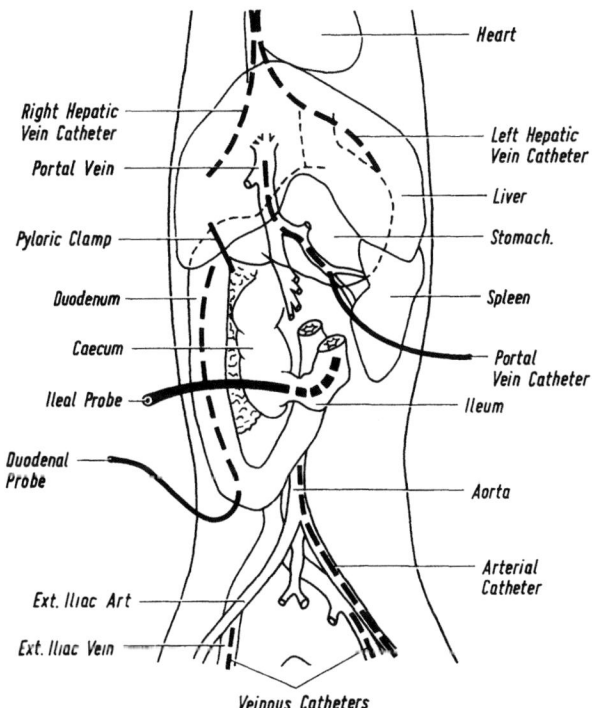

Fig. 23: Schematic representation of the animal preparation used to analyze the different stages of glucose metabolism after duodenal infusion of glucose

blood sugar is at a plateau level of 80 mg/100 ml, the serum insulin-like activity increases by 63 per cent and the rate of C^{14} glucose utilization by 100 per cent. The data of METZ (1958, 1960) and BELLENS et al. (1963) show that such an insulinic response can only be obtained if the blood sugar is raised to about 300 mg/100 ml. These findings have been confirmed in men by Mc INTRYE et al. (1964).

3. In the anesthetized dog, the different metabolic stages following the intestinal absorption of glucose have been investigated (ARNOULD et al., 1965). The animal preparation is shown in figure 23. The glucose load was perfused during one hour in the duodenum at a rate of 5 g/Kg. The absorption rate varied from 0.5 to 1.6 g/Kg/hr; the transfer to the portal blood represented 107–57 per cent of the absorbed amount, 20 to 70 per cent of which was stored in the liver. The hepatic glucose output was arrested during the period of absorption. The portal serum insulin-like activity showed 2 successive increases: the first and major one at the end of the glucose infusion (0.76 mU/ml), the second one, after normalization of glycemia, when the liver resumed its glucose secretion (mean increase = 0.35 mU/ml). The glucose utilization measured by the C^{14} disappearance rate was significantly increased during the absorption period (figures 24 and 25).

It is concluded that the oral administration of glucose sets off a series of metabolic events which are independent of the systemic blood sugar level. The insulinic response is related less to the glycemia than to other factors associated with the intestinal absorption of glucose; among these factors an enteric glucagon-like hormone

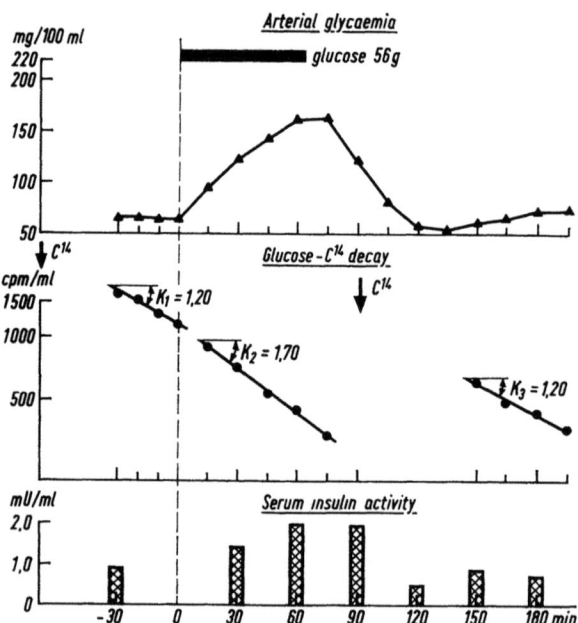

Fig. 24: Evolution of the arterial blood sugar concentration, of the glucose-C^{14} disappearance rate and of the portal serum insulin-like activity during duodenal infusion of glucose. The arrows indicate the injections of the 2 tracer doses

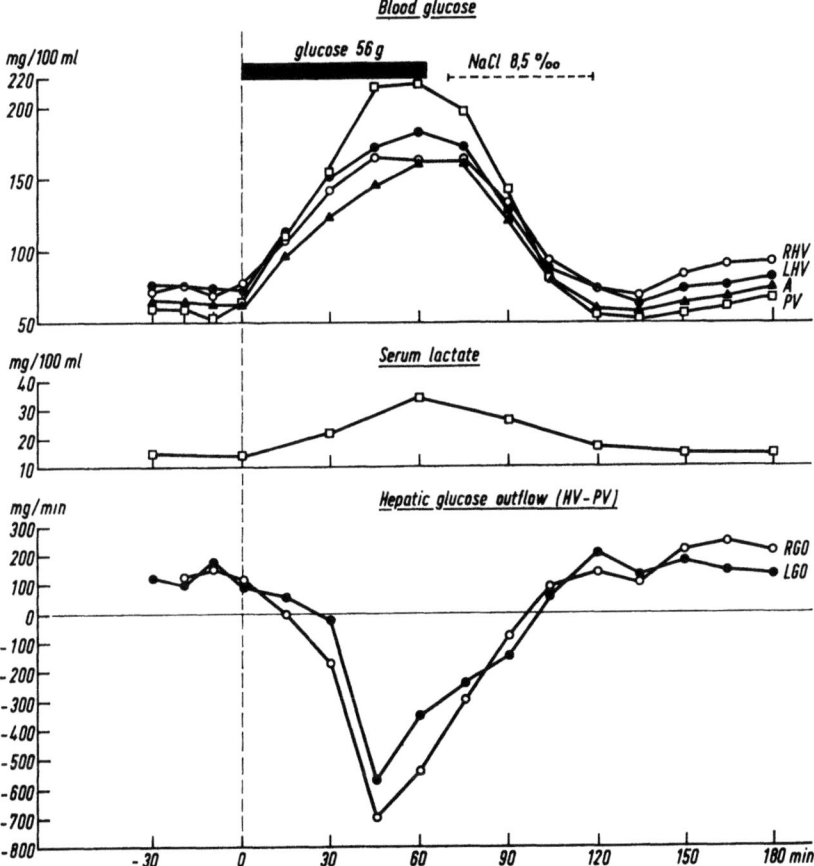

Fig. 25: Evolution of the sugar concentrations in various blood vessels, of the lactate in the portal serum and of the glucose hepatic outflow during duodenal infusion of glucose. RHV: right hepatic vein; LHV: left hepatic vein; A: artery; PV: portal vein; RGO: right glucose outflow; LGO: left glucose outflow

has been identified as a physiological stimulus of β-cell secretion (UNGER et al., 1968). Moreover, the liver, because of its blood supply by the portal vein, is preferentially located for glucose uptake. These particular conditions do not apply to the intravenous glucose tolerance test where the insulinic response and the glucose utilization are directly determined by the systemic blood sugar concentration. The oral and intravenous tests therefore provide complementary information as glucose tolerance is investigated respectively during a marked and sustained pancreatic stimulation or following a moderate and transient insulinic response.

This work was supported in part by The National Institutes of Health (grant no TW 00289-03) and by the Fonds de la Recherche Scientifique Medicale.

Literature

AMATUZIO, D. S., F. L. STUTZMAN, M. J. VANDERBILT and S. NESBITT: Interpretation of the Rapid I. V. Glucose Tolerance Test in Normal and Mild Diabetes mellitus. J. clin. Invest. 32, 428 (1953)

ARMIN, J., R. T. GRANT and P. H. WRIGHT: Acute Insulin Deficiency Provoked by Single Injections of Anti-insulin Serum. J. Physiol. 153, 131 (1960)

ARNOULD, Y., R. BELLENS, J. R. M. FRANCKSON and V. CONARD: Insulin Response and Glucose-C^{14} Disappearance Rate During the Glucose Tolerance Test in the Unanesthetized Dog. Metabolism 12, 1122 (1963)

– – V. CONARD, J. R. M. FRANCKSON and P. MAINGUET: Influence of the Intestinal Absorption of Glucose on the Major Components of the Glycoregulation in Anesthetized Dogs. Metabolism 14, 166 (1965)

BASTENIE, P. A. et K. KOVALEWSKI: Etude du double et du triple triangle d'hyperglycémie provoquée chez des diabétiques, des patients atteints de troubles hépatiques et des sujets traités à la cortisone. Acta Gastro-Enterol. (Belg) 14, 201 (1951)

– R. BELLENS, H. A. OOMS, J. R. M. FRANCKSON et V. CONARD: Mesure de la réserve d'insuline par l'épreuve intraveineuse aiguë au tolbutamide (D. 860). Bull. Soc. méd. Hôp. (Paris) 76, 1078 (1960)

– V. CONARD, J. R. M. FRANCKSON, R. BELLENS et W. MALAISSE: Exploration des états prédiabétiques. Bull. Acad. Méd. (Belg) 3, 185 (1963)

BELLENS, R.: Contribution à l'étude des mécanismes d'action des drogues hypoglycémiantes. Acta endocrinologica Suppl. 61 Vol. 38 (1961)

– W. MALAISSE, V. CONARD et J. R. M. FRANCKSON: Influences de perfusions glucosées successives sur le pouvoir insulinique du serum et l'assimilation glucidique du chien normal. Arch. Int. Pharmacodyn. 143, 277 (1963)

BERNIER, J. J. et J. PAUPE: Glucides, physiologie et biochimie normales et pathologiques. Ed. Masson et Cie., Paris 1963

BUTTERFIELD, W. J. H., C. J. GARRATT and M. J. WHICHELOW: Peripheral Hormone Action: Studies on the Clearance and Effect of (^{131}I) iodo-insulin in the Peripheral Tissues of Normal, Acromegalic and Diabetic subjects. Clin. Sci. 24, 331 (1963)

CHRISTOPHE, J.: Détermination d'un coefficient d'assimilation glucidique chez le rat normal. Etude de l'influence de la dose de glucose sur l'assimilation. C. R. Soc. Biol. 148, 1886 (1954)

CONARD, V., J. R. M. FRANCKSON, P. A. BASTENIE, J. KESTENS et L. KOVAKS: Etude critique du triangle d'hyperglycémie intraveineux chez l'homme normal et détermination d'un coefficient d'assimilation glucidique. Arch. Int. Pharmacodyn. 93, 277 (1953)

– Mesure de l'assimilation du glucose. Bases théoriques et applications cliniques. Acta Medica Belgica, Bruxelles 1955

– et J. R. M. FRANCKSON: Variations de la consommation du glucose au cours de l'effort musculaire. Arch. Int. Physiol. et Bioch. 68, 374 (1960)

– – H. A. OOMS, W. MALAISSE et E. RASIO: Comparaison des espaces de diffusion mesurés par le glucose ordinaire et par le radioglucose (I-C^{14}). In: Radioaktive Isotope in Klinik und Forschung, p. 325. Verlag Urban und Schwarzenberg, München 1965

CRAWFORD, T.: A Standard Intravenous Glucose Tolerance Test. Arch. Dis. Childh. 13, 69 (1938)

EXTON, W. G. and A. R. ROSE: The One Hour, Two Doses Dextrose Tolerance Test. Amer. J. Clin. Pathol. 4, 381 (1934)

FAJANS, S. S. and J. W. CONN: An Approach of the Prediction of Diabetes mellitus by the Modification of the Glucose Tolerance Test with Cortisone. Diabetes 3, 296 (1954)

FOSTER, G. L.: Studies on Carbohydrate Metabolism. I. Some Comparisons of Blood Sugar Concentration in Venous Blood and in Finger Blood. J. biol. Chem. 55, 291 (1923)

FRANCKSON, J. R. M.: Mesure de l'activité de l'insuline chez l'homme. Acta Medica Belgica, Bruxelles 1958

- et V. Conard: Influence de l'effort musculaire sur l'assimilation glucidique chez l'homme normal et diabétique. Ann. Endocrinologie *19*, 1190 (1958)
- - and P. A. Bastenie: Measurement of the Free Glucose Diffusion Space in Man by the Rapid Intravenous Glucose Tolerance Test. Acta Endocr. *32*, 463 (1959)
- P. A. Bastenie et V. Conard: Analyse des facteurs intervenant dans les modifications de l'assimilation glucidique après ingestion de glucose. Rev. franç. Et. Clin. Biol. *5*, 702 (1960)
- H. A. Ooms, R. Bellens, P. A. Bastenie, J. Corvilain, H. Loeb et V. Conard: Effets de l'hormone de croissance humaine sur certains aspects du métabolism glucidique. Bd. 1, S. 79. Verh. 4. Kongr. Int. Diabet. Verein., Genf 1961a
- V. Conard, H. Cleempoel et H. A. Ooms: Modifications hydrodynamiques secondaires à l'injection intraveineuse rapide de glucose chez le chien normal. Mal. Card. *2*, 531 (1961b)
- V. Conard et H. A. Ooms: Modification des glycémies systémique, splanchnique et du débit glucose du foie sous l'influence du glucose et de l'insuline. Arch. Int. Pharmacodyn. *136*, 26 (1962)
- et V. Conard: Influence du glucose et de l'insuline sur le débit glucose hépatique. In: Extraits des Journées Annuelles de Diabétologie de l'Hôtel Dieu, p. 227, Ed. Med. Flammarion, Paris 1964
- W. Malaisse, Y. Arnould, E. Rasio, H. A. Ooms, E. Balasse, V. Conard and P. A. Bastenie: Glucose Kinetics in Human Obesity. Diabetologia *2*, 96 (1966)
- E. Balasse, Y. Arnould and H. A. Ooms: Influence of Starvation on the Carbohydrate Metabolism in Obesity. In: Physiopathology of Adipose Tissue, p. 159, Ed. J. Vague, Excerpta Medica Foundation, Amsterdam 1969

Goto, Y.: Significance of the Two Dose Glucose Tolerance Test. Criticism of Staub Effect. Metabolism *4*, 323 (1955)

Greville, G. D.: The Intravenous Glucose Tolerance Equation. Biochem. J. *37*, 17 (1943)

Halewithe, R. and W. W. Paine: The Dextrose Tolerance Curve in Health. Quart. J. Med. *19*, 393 (1926)

Hamman, L. and I. L. Hirschman: Studies on Blood Sugar: IV. Effects Upon the Blood Sugar of the Repeated Ingestion of Glucose. Bull. John Hopkins Hosp. *30*, 306 (1919)

Hlad, C. J. and H. Elrick: Kinetics of Glucose Utilization; New Method of Data Analysis. J. clin. Endocr. Met. *19*, 1258 (1959)

Himsworth, H. P.: The Physiological Activation of Insulin. Clin. Sci. *1*, 1 (1933)
- Dietetic Factors Influencing the Glucose Tolerance and the Activity of Insulin. J. Physiol. (Lond) *81*, 29 (1934)
- The Mechanism of Diabetes mellitus. Lancet II, pp. 1, 65, 118 and 175 (1939)

Joslin, E. P., H. F. Root, P. White and A. Marble: The Treatment of Diabetes mellitus. p. 631. Ed. Henry Kimpton, London 1959

Kahn, C. B., R. E. Gleason, E. A. Rasio and J. S. Soeldner: Glucose Disappearance Rate, Serum Immuno-reactive Insulin and Dose Interrelationships During Rapid Intravenous Glucose Tolerance Tests in Man. J. clin. Invest. *46*, 1075 (1967)

Kosaka, K., Y. Mizuno, Y. Ogata and N. Kuzuya: Studies of Glucose Metabolism Immediately Following Total Pancreatectomy. Diabetes *15*, 179 (1966)

Loeb, H.: Contribution à l'étude du métabolisme énergétique de l'enfant. Editions Arscia, Bruxelles 1963
- et V. Conard: Etude de la tolérance glucidique chez l'enfant. Présentation des résultats observés entre six et quinze mois. Rev. franç. Et. Clin. Biol. *5*, 609 (1960)

Lozner, E. L., A. W. Winkler, F. H. Taylor and J. P. Peters: The Intravenous Glucose Tolerance Test. J. clin. Invest. *20*, 507 (1941)

McIntyre, N., C. D. Holdsworth and D. S. Turner: New Interpretation of Oral Glucose Tolerance. Lancet II, 20 (1964)

Martin, D. B., Y. Dagenais and A. E. Renold: An Assay for Insulin-like Activity Using Rat Adipose Tissue. Lancet II, 76 (1958)

METZ, R.: The Effect of the Blood Glucose on Insulin Secretion. J. Lab. clin. Med. *52*, 929 (1958)
- The Effect of Blood Glucose Concentration on Insulin Output. Diabetes *9*, 89 (1960)
PETERS, J. P. and D. D. VAN SLYKE: Quantitative Clinical Chemistry. vol. 1, Ed. The Williams and Wilkins Company, Baltimore 1946
PICARD, C., P. PREUMONT et E. ROTSCHILD: Analyse des résultats de l'épreuve d'hyperglycémie intraveineuse pendant la grossesse. Bull. Féd. Gyn. et Obst. *15*, 249 (1963)
RASIO, E., W. MALAISSE, Y. ARNOULD, J. R. M. FRANCKSON et V. CONARD: Relation entre l'activité insulinique du sérum et la vitesse d'utilisation du glucose induite par diverses surcharges glucosées chez le chien normal. Arch. Int. Pharmacodyn. *157*, 238 (1965)
- - J. R. M. FRANCKSON and V. CONARD: Serum Insulin During Acute Muscular Exercise in Normal Man. Arch. Int. Pharmacodyn. *160*, 485 (1966)
- G. J. HILL, J. S. SOELDNER and M. G. HERRERA: The Effect of Pancreatectomy on Glucose Tolerance and Extracellular Fluid Insulin in the Dog. Diabetes *16*, 551 (1967)
- E. MACK, R. H. EGDAHL and M. G. HERRERA: Passage of Insulin and Inulin Across Vascular Membranes in the Dog. Diabetes *17*, 668 (1968)
- and V. CONARD: The Distribution of Insulin in Body Fluids. Excerpta Medica Foundation, p. 193. ICS 172, Stockholm 1969
SCOW, R. O.: Paper read at the Conference on Extrapancreatic Influences on the Activity and Metabolism of Insulin. September 23-25, Cagliari, Italy 1968
SNEDECOR, G. W.: Statistical Methods Applied to Experiments in Agriculture and Biology. 5th Ed., Iowa State University Press, Iowa 1961
SOSKIN, S., M. D. ALLWEISS and D. J. COHN: Influence of the Pancreas and the Liver Upon the Dextrose Tolerance Curve. Amer. J. Physiol. *109*, 155 (1934)
- H. E. ESSEX, J. F. HERRICK and F. C. MANN: Direct Proof of the Homeostatic Regulation of Blood Sugar by the Liver. Amer. J. Physiol. *119*, 407 (1937)
- and R. LEVINE: Carbohydrate Metabolism. University of Chicago Press, Chicago 1946
STAUB, H.: Untersuchungen über den Zuckerstoffwechsel des Menschen. I. Mitteilung: Über das Verhalten des Blutzucker nach peroraler Zufuhr kleiner Glukosemengen. Z. f. Klin. Med. *91*, 44 (1921)
TRAUGOTT, K.: Über das Verhalten des Blutzuckerspiegels bei wiederholter und verschiedener Art enteraler Zuckerzufuhr und dessen Bedeutung für die Leberfunktion. Klin. Wchr. *1*, 892 (1922)
TURNBRIDGE, R. E. and E. C. ALLIBONE: The Intravenous Dextrose Tolerance Test. Quart. J. Med. N S *9*, 11 (1940)
UNGER, R. H., A. OHNEDA, I. VALVERDE, A. M. EISENTRAUT and J. EXTON: Characterization of the Response of Circulating Glucagon-like Immunoreactivity to Intraduodenal and Intravenous Administration of Glucose. J. clin. Invest. *47*, 48 (1968)
WATRIN, J. L.: Contribution à l'étude du métabolisme des hydrates de carbone chez l'Africain de race noire. Ann. Soc. belge Med. trop. *40*, 845 (1960)
- Etude de l'influence du régime alimentaire sur le métabolisme des hydrates de carbone chez l'Africain. Ann. Soc. belge Med. trop. *45*, 73 (1964)
WRENSHALL, G. A., M. VRANIC, J. S. COWAN and A. M. RAPPAPORT: Effects of Sudden Deprivation and Restoration of Insulin Secretion on Glucose Metabolism in Dogs. Diabetes *14*, 689 (1965)

Belastungsteste mit Hormonen und Sulfonylharnstoffen

Von A. Czyżyk, Warschau

I. Einleitung
II. Hormon-Belastungsteste
  A. Insulin-Belastungstest
  B. Belastungsteste mit Insulin und Glukose
  C. Glukagon-Belastungstest
  D. Adrenalin-Belastungstest
  E. Kortikoid-Glukose-Belastungsteste
  F. Prednison-Belastungstest/Prednison-Glukosurie Test
III. Belastungsteste mit Sulfonylharnstoffen
  A. Der intravenöse Tolbutamid-Belastungstest
  B. Der intravenöse Chlorpropamid-Belastungstest
  C. Der perorale Tolbutamid-Belastungstest
  D. Der Steroid-Tolbutamid-Belastungstest

I. Einleitung

Während sich in früherer Zeit die Untersuchung von Störungen im Kohlenhydratstoffwechsel mit Hormon-Belastungsproben auf die Anwendung von Insulin und Adrenalin beschränkte, hat in den letzten Jahren die Anzahl der Belastungsteste durch Verabreichung von Hormonen einen deutlichen Anstieg erfahren. Ein besonderes Interesse erwecken dabei die Teste, die auf der Provokation von Kohlenhydratstoffwechselstörungen durch Nebennierenrindenhormone und ihre Derivate beruhen und die die Anwendung bei einer frühzeitigen Erkennung der Glukoseintoleranz finden könnten. Zu diesem Zwecke wurden auch Belastungsteste eingeführt, denen eine Stimulation der Langerhansschen Inseln durch Sulfonylharnstoffderivate zur erhöhten Insulinabgabe zugrunde liegt. Diesen Proben wird im Vergleich mit dem peroralen Standard-Glukose-Belastungstest eine größere Empfindlichkeit bzw. Spezifität zugeschrieben. Allerdings ist die Beurteilung der Brauchbarkeit dieser Teste zur Frühdiagnose des Diabetes mellitus nicht einheitlich. Es ist daher wohl am richtigsten, diese Belastungsteste noch immer als im Untersuchungsstadium befindlich anzusehen, obwohl schon viele Beobachtungen ihrer Anwendung vorliegen. Eine endgültige Beurteilung ihrer Verwendbarkeit wird erst möglich sein, wenn eine signifikante Beziehung zwischen den gefundenen positiven Ergebnissen und der Manifestation der Störungen im Kohlenhydratstoffwechsel an hinreichend großen Bevölkerungsgruppen, in einer hinlänglich langen Zeit verzeichnet sein wird. Im Hinblick auf die große Bedeutung, die einer Frühdiagnose latenter Störungen im Kohlenhydratstoffwechsel zum Zwecke der Diabetes-Prophylaxe zukommt, verdient jeder diesbezügliche Versuch Beachtung, erfordert aber gleichzeitig eingehende Beurteilung.

II. Hormon-Belastungsteste

A. Insulin-Belastungstest

Zweck dieses Testes ist die Prüfung der Insulinsensibilität beim Diabetes mellitus, sowie bei anderen mit Kohlenhydratstoffwechselstörung verlaufenden Krankheitszuständen. Meist wird das Insulin intravenös injiziert, aber auch bei subkutaner Injektion ist außer einer gewissen Verzögerung des maximalen Blutzuckerabfalls kein wesentlicher Unterschied im Verlauf der Blutzuckerkurve festzustellen (MOHNIKE et al., 1960). Der Proband wird vorher für einige Tage auf eine hinreichend Kohlenhydrate enthaltende Diät (etwa 300 g) gesetzt und erhält innerhalb 12 Stunden vor der Ausführung des Testes keinerlei Nahrung. Nach Bestimmung des Nüchternblutzuckers werden 0,1 Einheit pro kg Idealgewicht des Körpers glukagonfreies Insulin intravenös injiziert, worauf nach 20, 30, 45, 60, 90 und 120 Minuten der Blutzucker bestimmt wird. In besonderen Fällen wird die Blutzuckerbestimmung noch 150 und 180 Min. nach der Insulininjektion ausgeführt. Normalerweise fällt das Blutzuckerniveau rasch ab und erreicht seine maximale Senkung von der Größenordnung etwa 50 % des Ausgangswertes in der 30. Minute nach der Insulininjektion. Hierauf steigt der Blutzuckerspiegel an und erlangt seinen Ausgangswert zwischen der 90. und 120. Min. Eine öftere Bestimmung der Glykämie läßt im Verlauf der Kurve nach der intravenösen Insulininjektion 3 Perioden unterscheiden. Die erste Periode dauert gewöhnlich 5 Minuten; in dieser Zeit bleibt das Blutzuckerniveau unverändert oder steigt sogar geringfügig an (spontaner Blutzuckerrhythmus). Die zweite Periode dauert normalerweise 20–35 Minuten; hier erfolgt eine rasche Blutzuckersenkung (Glukoseassimilation). In der dritten Periode tritt ein Anstieg des Blutzuckers ein (Periode der gesteigerten Glukoseabgabe durch die Leber). Die erste Periode besitzt keine diagnostische Bedeutung und kann außer Acht gelassen werden.

Eine Abnahme der Insulinempfindlichkeit wird bei Akromegalie, bisweilen auch beim Cushingsyndrom, bei Schilddrüseninsuffizienz und bei Fettsucht beobachtet. Bei Leberzirrhose ist die Blutzuckersenkung nach der Injektion der Insulin-Testdosis geringer als normal; auch erreicht der Blutzuckerspiegel seinen Ausgangswert mit einer Verzögerung (Abb. 1). Eine Hypersensibilität gegen Insulin ist charakteristisch

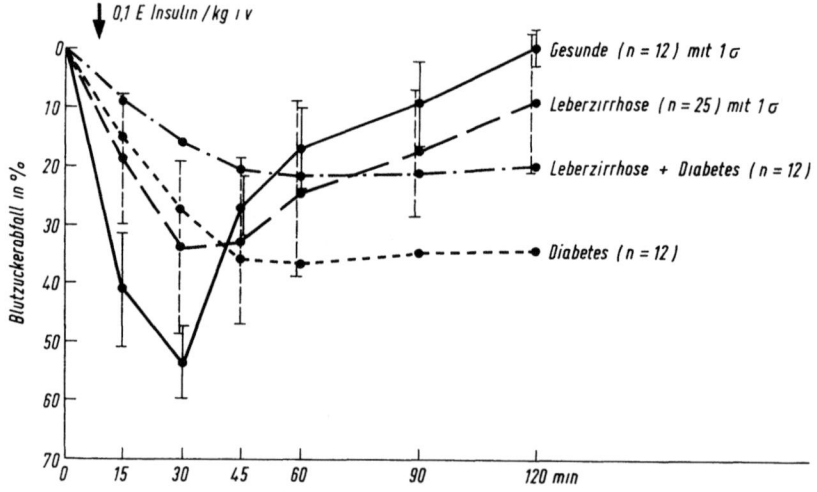

Abb. 1: Relativer Blutzuckerabfall (in Prozent des Ausgangswertes) nach intravenöser Verabreichung von 0,1 Einheiten Insulin pro kg Körpergewicht bei Gesunden, Diabetikern und Leberzirrhotikern (nach CREUTZFELDT, WILLE und KAUP, 1962)

für Zustände der Insuffizienz der Nebennierenrinde und der Adenohypophyse. In diesen Fällen tritt nach Verabreichung von ½ bzw. ⅓ der Standarddosis von Insulin oft eine tiefe und langdauernde Hypoglykämie ein. Beim Diabetes mellitus hängt der Verlauf der Blutzuckerkurve nach Insulininjektion vor allem von der Empfindlichkeit gegen dieses Hormon ab. Je nach dem Testresultat unterscheidet man einen insulinsensitiven und einen insulinresistenten Diabetes mellitus. Die auf den Insulinbelastungstest gestützte Einteilung hat allerdings heute keine so große Bedeutung mehr, wie sie ihr früher zugeschrieben wurde, da hierbei die Möglichkeit gegenseitiger Überlagerung ziemlich groß ist. Bei erhaltener Insulinempfindlichkeit ist die Blutzuckersenkung beim Diabetes mellitus nach intravenöser Injektion der Testdosis von Insulin bedeutend langsamer als normal, die maximale Senkung erfolgt zwischen der 60. und 120. Minute, wobei sich das Blutzuckerniveau bis zum Ende des Testes innerhalb dieser Grenzen hält oder nur unmerklich ansteigt. Der Grad der Blutzuckersenkung hängt hier sowohl vom Ausgangswert des Blutzuckers als auch von der Zeit ab. Die Zeit der maximalen Blutzuckersenkung ist vom Ausgangswert der Glykämie abhängig (Abb. 2). Beim Diabetes mellitus ist auch die optimale Blutzuckersenkung (d. h. annähernd zum Normbereich) von gewisser Bedeutung. Die funktionelle Ab-

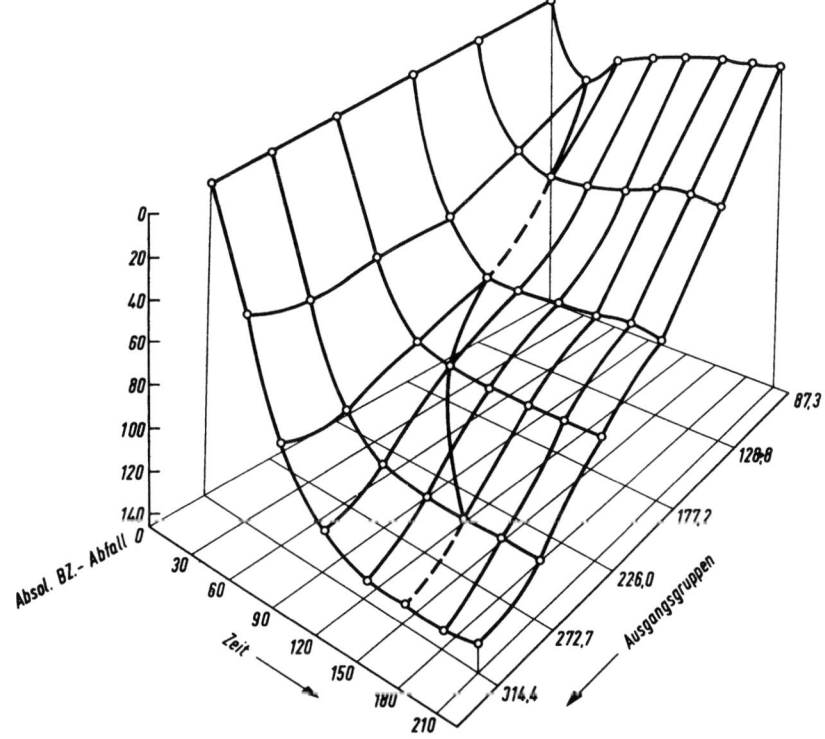

Abb. 2: Beeinflussung des absoluten Blutzuckerabfalls vom Blutzuckerausgangswert bei Diabetikern nach intravenöser Belastung mit 8 Einheiten Insulin (nach MOHNIKE, JUTZI und KÖHLER, 1960)

hängigkeit zwischen dem Ausgangswert des Blutzuckers und der Größe der Insulindosis, die zur Erzielung der optimalen Blutzuckersenkung unerläßlich ist, wird durch einen linearen Ausdruck gegeben und läßt sich durch die WEBER-FECHNER-WILDERsche Gleichung darstellen:

$$\underset{\text{Wirkung}}{\gamma} = K \cdot \underset{\text{Reizstärke}}{\log B} \quad \text{oder} \quad C = \frac{1}{x-b} \cdot Y$$

worin C eine Konstante für die optimale Wirkung, x den Ausgangswert des Blutzuckers und Y den Logarithmus der Insulindosis bedeutet (MOHNIKE et al., 1960).

Den Verlauf der Blutzuckerkurve in der zweiten Periode nach der Insulininjektion kann man durch den von FRANCKSON angegebenen Index der Insulinaktivität ausdrücken (FRANCKSON, 1957). Nach der intravenösen Injektion von 0.1 E. Insulin pro kg Körpergewicht bestimmt man den Blutzucker zunächst je 5 Minuten innerhalb von 30 Minuten, hierauf je 10 Minuten bis zu 60 Minuten. Die Blutzuckersenkung zwischen der 5. Min. und dem Zeitpunkt der Erlangung des Minimalwertes läßt sich durch eine Exponentialfunktion in der Form

$$C = at + b e^{-it} \quad \text{oder} \quad \lg (C-at) = -it \cdot \lg b$$

darstellen, worin C die Blutzuckerkonzentration zur Zeit t bezeichnet; b erhält man, indem man die halblogarithmische Gerade mit der Koordinatenachse zum Schnitt bringt; i ist der Richtungskoeffizient dieser Geraden. Den Faktor a bestimmt man

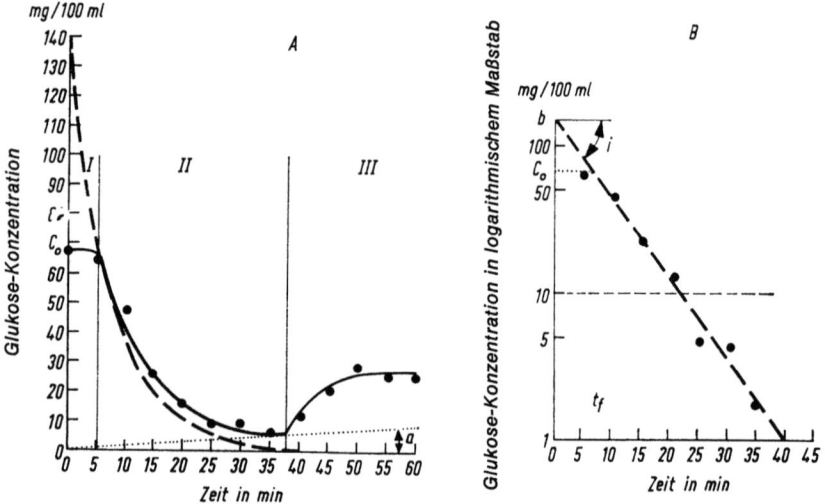

Abb. 3: Die Berechnung des Index der Insulinaktivität nach FRANCKSON (1957). A: Verlauf der Blutzuckerkurve nach intravenöser Insulinbelastung. Die gefundenen Blutzuckerwerte sind durch die ausgezogene Kurve dargestellt, den exponentiellen Verlauf der zweiten Periode gibt die gestrichelte Linie wieder, während dem Anstieg der Glykämie die punktierte Linie mit dem Richtungskoeffizienten a entspricht. B: Halblogarithmische Darstellung des Glykämieverlaufes während der zweiten Testperiode. C_0 = Ausgangswert der Glykämie, b = Extrapolation für die Zeit, t = 0, i = Richtungskoeffizient der Geraden.

graphisch mit Hilfe einer sukzessiven Approximation, indem man verschiedene Werte des Produktes at sucht, so daß die Differenz C–at es gestattet, in dem halblogarithmischen System mit den Logarithmen der Konzentrationsdifferenzen (C–at) als Ordinaten und t als Abszissen eine halblogarithmische Gerade zu zeichnen. i bedeutet die Geschwindigkeit der Glukoseassimilation, a gibt den Grad des Blutzuckeranstiegs an, der durch die Abgabe der Glukose ins Blut entsteht. Die obige Gleichung veranschaulicht somit, wie sich der Blutzuckeranstieg infolge des Überganges der Glukose ins Blut (at) dem Prozeß der Blutzuckersenkung infolge der Glukoseassimilation ($b \cdot e^{-it}$) überlagert (Abb. 3).

Praktisch wird der Index der Insulinaktivität folgendermaßen bestimmt: die entsprechenden Werte des Blutzuckers werden in logarithmischer Skala als Ordinaten, die entsprechenden Zeiten auf der Abszissenachse abgetragen. Liegen die so erhaltenen Punkte auf einer Geraden, dann ist a = O und C = $b \cdot e^{-it}$. Liegen sie aber nicht auf einer Geraden, dann bestimmt man zuerst den Faktor a. Durch die ersten 2 Punkte, die der 5. und 10. Minute entsprechen, legt man eine Gerade, mißt den Abstand zwischen dieser Geraden und dem Blutzuckerwert in einem späteren Zeitpunkt und dividiert ihn durch die entsprechende Zeit t, wodurch man einen Wert a_1 erhält. Substrahiert man nun von jedem Blutzuckerwert die Größe $a_1 \cdot t$ dann erhält man eine korrigierte Kurve. Verläuft dieser oberhalb der, durch die 2 Blutzuckerwerte, die der 5. und 10. Minute entsprechen, gelegten Geraden, dann bedeutet dies, daß a_1 zu klein ist. Man muß daher einen Wert $a_2 > a_1$ annehmen und umgekehrt. Liegen aber die korrigierten Werte (C–at) schon auf einer Geraden, dann ist a der richtige Wert. Den Richtungskoeffizienten dieser Geraden berechnet man aus der Gleichung

$$i = \frac{\log_{10} C_1 - \log_{10} C_2}{t_2 - t_1} \cdot \log_n 10 \quad mg/100 \, ml/Min.$$

Nimmt man für $t_2 - t_1 = 23$ Min. und $C_2 = 10$ mg% an, dann vereinfacht sich die obige Gleichung und hat die Gestalt

$$i = \frac{\log_{10} C_1 - 1}{10} \quad mg/100 \, ml/Min.$$

Unter diesen Umständen braucht man bloß auf der Geraden jenen Punkt zu finden, der einer Blutzuckerkonzentration zu einem Zeitpunkt entspricht, der um 23 Minuten früher liegt, als der zur Blutzuckerkonzentration 10 mg% gehörige und schließlich den entsprechenden Wert mit Hilfe der Logarithmentafel aufzufinden. Bei gesunden Personen, die auf Insulin normal reagieren, erhielt man den Wert $3,5 \cdot 10^{-2} - 12,7 \cdot 10^{-2}$ mg Glukose / 100 ml / Min. (FRANCKSON, 1957).

B. Belastungsteste mit Insulin und Glukose

Die Empfindlichkeit gegen Insulin kann man auch durch die gleichzeitige Verabreichung von Insulin und Glukose feststellen. Der Belastungstest mit Insulin und Glukose wird in einigen Modifikationen ausgeführt.

1. Der Insulin-Glukose-Toleranztest nach HIMSWORTH beruht auf der Verabreichung von 30 g Glukose pro m² Körperoberfläche und auf der intravenösen

Injektion von 5 IE pro m² Körperoberfläche. Der Blutzuckerwert wird nüchtern und je 10 Minuten 1 Stunde hindurch nach der Verabreichung von Glukose und Insulin gemessen. Bei normaler Empfindlichkeit gegen Insulin erfährt das Blutzuckerniveau relativ zum Ausgangswert während dieser Zeit keine Änderung. Ist die Empfindlichkeit auf Insulin geschwächt, dann steigt die Blutzuckerkurve an, ist sie hingegen gesteigert, dann sinkt die Blutzuckerkurve unter den Ausgangswert (HIMSWORTH, 1936).

Die Empfindlichkeit auf Insulin kann man in diesem Test auch zahlenmäßig ausdrücken. Zu diesem Zwecke führt man zunächst die perorale Glukosebelastung mit 30 g pro m² Körperoberfläche aus und bestimmt planimetrisch die durch die so erhaltene Blutzuckerkurve begrenzte Fläche G. Am darauf folgenden Tage führt man die Belastung mit Glukose per os und mit Insulin intravenös in der oben angegebenen Dosis aus. Die jetzt erhaltene Kurve umfaßt eine Fläche, die der Summe der Glukose- und Insulinwirkung entspricht (G + I). Die der alleinigen Insulinwirkung entsprechende Fläche berechnet man aus der Differenz: I = G − (G + I) (Abb. 4). Den Insulin-Empfindlichkeitsindex errechnet man aus dem Verhältnis der Flächen I/G, wobei er bei gesunden Personen ungefähr 1,0 beträgt. Bei erhöhter Insulinempfindlichkeit ist er größer, während bei einer geschwächten Empfindlichkeit gegen dieses Hormon niedrigere Werte (um 0,5) beobachtet werden (HIMSWORTH, 1949).

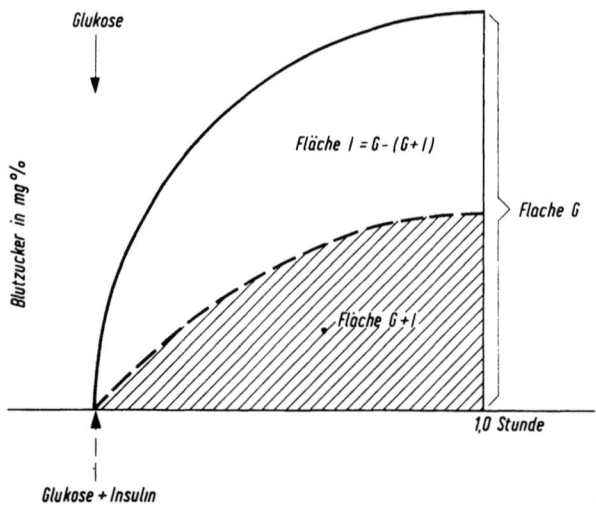

Abb. 4: Die Berechnung des Index der Insulinempfindlichkeit nach HIMSWORTH

2. Der Insulin-Glukose-Belastungstest nach ENGEL-SCOTT beruht auf der intravenösen Injektion von 0,1 IE pro kg Körpergewicht und einer peroralen Glukosegabe von 0,8 g pro kg Körpergewicht 30 Minuten später (ENGEL und SCOTT, 1950). Bei gesunden Personen tritt nach 30 Minuten nach dem Blutzuckerabfall ein Anstieg ein, sowohl infolge des gegenwirkenden Regulationsmechanismus, als auch infolge der peroralen Glukoseverabreichung. Die Glykämie übersteigt den Aus-

gangswert, wobei sie den Höchstwert in der 60. Minute nach Einnahme der Glukose, also in der 90. Minute nach der Insulininjektion erreicht. In Fällen einer gesteigerten Insulinempfindlichkeit bleiben die Blutzuckerkurven die ganze Zeit hindurch unter dem Ausgangswert (Abb. 5). Beim Diabetes mellitus verläuft nach einer anfänglichen geringen Senkung die Blutzuckerkurve höher als bei einem Gesunden. Bei abgeschwächter Insulinempfindlichkeit beobachtet man keine anfängliche Senkung des Blutzuckerspiegels, und die Kurve verläuft, wie nach ausschließlich peroraler Glukosebelastung. Der Test nach ENGEL und SCOTT ist besonders vorteilhaft in Fällen von Insuffizienz der Hypophyse und Nebennierenrinde, wo er die Gefahr einer Hypoglykämie verringert.

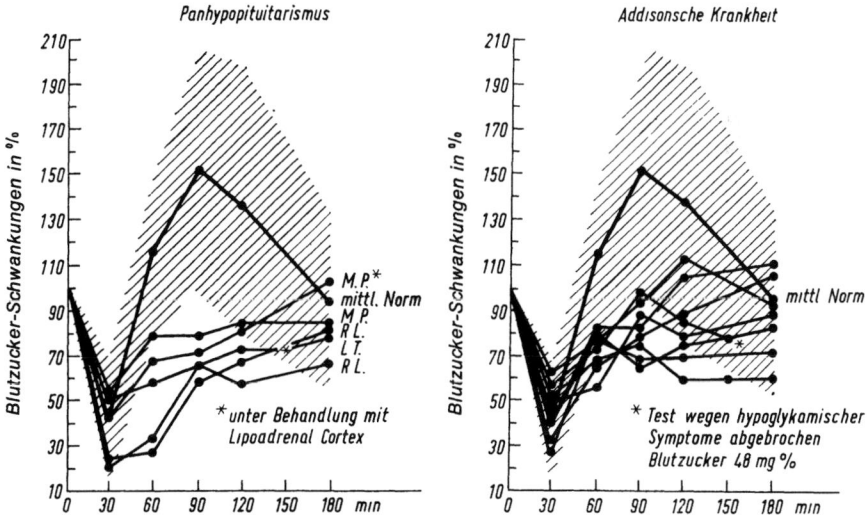

Abb. 5: Verlauf der Belastungsteste mit Insulin und Glukose nach ENGEL und SCOTT bei Panhypopituitarismus und bei Insuffizienz der Nebennierenrinde (nach ENGEL und SCOTT, 1950)

3. Der auf intravenöser Glukose- und Insulinbelastung beruhende von FRANCKSON u. Mitarb. angegebene Test (FRANCKSON et al., 1960). In Abständen von je 1 Stunde wird 3 Mal intravenös 0,66 ml 50% Glukoselösung pro kg Körpergewicht injiziert, wobei gleichzeitig mit der zweiten und dritten intravenösen Glukoseinjektion auch noch 0,04 E und 0,2 E Insulin pro kg Körpergewicht intravenös verabreicht wird. Den Blutzuckerspiegel bestimmt man nach je 10 Minuten bei der ersten Belastung, nach je 5 Minuten bei der zweiten und nach je 3 Minuten bei der dritten Belastung. Zunächst berechnet man den Assimilationskoeffizienten der Glukose für die erste Belastung (K_1). Hierauf die Assimilationskoeffizienten der Glukose bei den Belastungen mit Glukose und Insulin (K_i) und schließlich den Assimilationskoeffizienten für Glukose (K_{lim}), der der maximalen Insulindosis entspricht. Den Insulinempfindlichkeitskoeffizienten S, der die Änderung der

Geschwindigkeit der Glukoseassimilation pro Insulineinheit ausdrückt, berechnet man aus der Gleichung

$$K_i = K_{lim} - d \cdot e^{-Sh}$$

wo h die Insulindosis in mE/kg, und d die Differenz $K_{lim}-K_1$ bezeichnet. In einer Gruppe von 42 gesunden Personen betrug der Wert von K_{lim} 4,0–12,4 · 10^{-2} mg/100 ml/Min. Eine ausführliche Besprechung dieses Testes ist auf Seite 956 angegeben.

C. Glukagon-Belastungstest

Eine intramuskuläre bzw. intravenöse Glukagoninjektion ruft infolge ihrer Einwirkung auf die Phosphorylase der Leber und die dadurch bedingte Glykogenolyse eine Hyperglykämie hervor (SUTHERLAND und DE DUVE, 1948; SUTHERLAND und CORI, 1949). Der Grad dieser Hyperglykämie hängt einerseits von der Glykogenreserve in der Leber, andererseits aber von dem Vorhandensein normaler Enzymsysteme ab, die am Verlauf der Glykogenolyse beteiligt sind (VAN ITALIE und BENTLEY, 1955). Dem Probanden verordnet man einige Tage vor Ausführung des Testes hindurch eine hinreichend kohlenhydratreiche Diät, da eine kohlenhydratarme Diät falsch positive Resultate ergeben kann. Zunächst wird der Nüchternblutzucker bestimmt; hierauf wird intravenös, innerhalb von 3–10 Minuten (bzw. intramuskulär) 1 mg Glukagon injiziert. Anschließend bestimmt man den Blutzucker nach 20, 30, 45, 60, 90 und 120 Min. von der Injektion dieses Hormons an gerechnet. Bei gesunden Personen erfolgt der maximale Anstieg der Glykämie in der 30. Minute nach der Glukagoninjektion und beträgt 30–90 mg%, worauf gewöhnlich von der 60. Minute an der Abfall einsetzt und zwischen der 90.–120. Minute den Ausgangswert erreicht. In der 3. Stunde nach der Glukagoninjektion kann das Blutzuckerniveau geringfügig unter den Anfangsblutzuckerspiegel abfallen. Bei Leberzirrhose bzw. bei anderen ausgedehnten Leberschäden steigt der Blutzuckerspiegel nach der Glukagoninjektion überhaupt nicht oder nur sehr wenig an (DANOWSKI et al., 1956). Auch in manchen Glykogen-Speicherkrankheiten fällt der Test pathologisch aus (PINCUS und RUTMAN, 1953; HUBBLE, 1954; HUG, 1962). In letzter Zeit wird dem Glukagon-Belastungstest bei der Insulomdiagnose eine gewisse Bedeutung beigemessen, welcher die Insulinsekretion stimulierende Wirkung dieses Hormon zugrunde liegt (SAMOLS et al., 1965). Bei diesen Kranken ist zwar der Anstieg der Glykämie nach Injektion der Testdosis der gleiche wie bei gesunden Personen; von der 30. Minute ab erfolgt aber ein heftiger Abfall des Blutzuckerniveaus, der zwischen der 90.–180. Min. zu einer ausgesprochenen Hypoglykämie (unter 45 mg%) führt (Abb. 6) (MARRACK et al., 1961). Eine durch Glukose- bzw. Adrenalininjektion hervorgerufene Hyperglykämie gibt in diesen Fällen keine derart heftige sekundäre Hypoglykämie. In der reaktiven Hypoglykämie ist der Blutzuckerkurvenverlauf nach der Verabreichung des Glukagons normal. Bei Diabetes mellitus ist die durch Glukagon hervorgerufene Hyperglykämie von längerer Dauer als bei Gesunden. Der maximale Anstieg des Blutzuckers tritt gewöhnlich 30 Min. nach der Injektion des Hormons ein, wobei er bei niedrigem Ausgangsblutzuckerwert sich rascher manifestiert und höhere Werte erreicht. Bei einer abfallenden Ausgangsrichtung des Blutzuckerspiegels ist der Anstieg der Glykämie nach Injektion dieses Hormons stärker. Hat hingegen die Glykämie eine steigende Tendenz, dann kann der Verabreichung des Glukagons

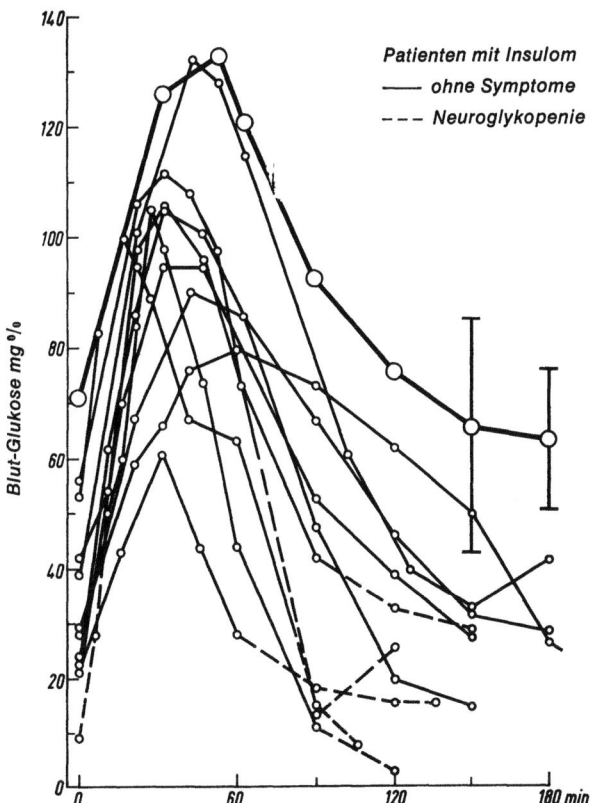

Abb. 6: Verlauf der Blutzuckerkurven nach intramuskulärer Injektion von 1 mg Glukagon bei Insulompatienten. Die stark ausgezogene Kurve stellt den Glykämieverlauf bei gesunden Personen dar, die gestrichelte gibt das Auftreten von Symptomen der Hypoglykämie wieder (nach MARRACK, CLIFFORD und MARKS, 1961).

eingangs sogar eine unbedeutende Senkung parallelgehen, worauf ein mäßiger Anstieg folgt (MOHNIKE et al., 1960). Die ursprünglichen Beobachtungen, denen zufolge beim labilen Diabetes nach der Injektion des Glukagons ein schwächerer und kürzer dauernder Anstieg des Blutzuckerspiegels erfolgt als beim stabilen Diabetes (KIRTLEY et al., 1953), haben sich nicht bestätigt (PINCUS und RUTMAN, 1953; ALIVISATOS und McCULAGH, 1955; HUBBLE, 1955; MOHNIKE et al., 1960).

D. Adrenalin-Belastungstest

Adrenalin verursacht einen Anstieg des Blutzuckers und des Laktats im Blut durch seine Einwirkung auf die Phosphorylase der Leber und der Muskeln (CORI und CORI, 1928) sowie durch die Hemmung des Glukoseverbrauches (SOMOGYI, 1950; GROEN et al., 1958). In ähnlicher Weise wie der Glukagon-Belastungstest gestattet auch diese Probe, auf die Glykogenreserve der Leber und auf den Verlauf der Glykogenolyse zu schließen (LOEB et al., 1931). Nach der Bestimmung des Nüchternblutzuckers injiziert man 0,5–1,0 mg Adrenalin-Hydrochlorid und bestimmt weiterhin den Blutzuckerspiegel in der 15., 30., 45., 60., 90., 120. Minute nach der Injektion. Normalerweise erreicht das Blutzuckerniveau seinen Höchstwert nach 30–60 Minuten nach der Adrenalininjektion, wobei dieser Anstieg 40–90 mg% beträgt. Hierauf senkt sich der Blutzuckerspiegel und erreicht seinen Ausgangswert in 2 Stunden vom Testbeginn an gerechnet. Bei Leberkrankheiten, bei denen wenig Glykogen gespeichert ist, hat die Blutzuckerkurve nach Adrenalineinspritzung einen flachen Verlauf. Dieser Test wird zusammen mit dem Glukagon-Belastungstest in der Diagnose von Glykogen-Speicherstörungen verwendet (Tab. 1).

Tab. 1: Glukagon- und Adrenalin-Belastungstest bei Glykogenspeicherkrankheiten.

Typus	Organe, in denen Glykogen gespeichert wird	Enzymmangel	Glukagon Belast.-Test	Adrenalin Belast.-Test
I.	Leber, Nieren (VON GIERKE)	Glukose-6-Phosphatase	pathol.	pathol.
II.	Alle Gewebe (Cardiomegalia, glycogenica, POMPE)	α-Glykosidase?	normal	normal
III.	Leber, Muskeln, Herz (Limit dextrinosis, FORBES)	Amylo-1:6-Glukosidase	pathol. (nach Mahlzeit normal)	pathol.
IV.	Leber, RES (Leberzirrhose, ANDERSEN)	Amylo-1:4→ 1:6-Glukosidase		subnormal
V.	Muskeln (MCARDLE)	Muskel-Phosphorylase	normal	normal
VI.	Leber (HERS)	Leber-Phosphorylase	pathol. oder subnormal	normal

In hohem Maße hängt allerdings der Verlauf der Kurve von dem Ausgangswert der Glykämie ab. Dieser Test sollte bei Personen mit Hyperfunktion der Schilddrüse, mit arterieller Hypertonie und mit Erkrankungen des Kreislaufsystems nicht ausgeführt werden.

E. Kortikoid-Glukose-Belastungsteste

Im Jahre 1948 wurde festgestellt, daß bisweilen bei einem gesunden Menschen durch Verabreichung von ACTH eine vorübergehende, für den Diabetes mellitus charakteristische Kohlenhydratstoffwechselstörung hervorgerufen werden kann (CONN et al., 1948). Eine ähnliche Erscheinung beobachtet man nach Verabreichung von Kortison, Hydrokortison, Prednison, Dexamethason. Die diabetogene Wirkung der Glukokortikoide hängt von der Dosis des verabreichten Präparates ab, ist aber bei konstanter Dosis nicht allgemein und von der Funktionstüchtigkeit des Inselapparates des Pankreas abhängig. Bei aufrechterhaltener Fähigkeit der Insulinproduktion ruft die Verabreichung der Testdosis des Glukokortikoids keinerlei manifeste Kohlenhydratstoffwechselstörung hervor; bei geschwächter Funktion der Beta-Zellen kann jedoch dieselbe Dosis eine Glukoseintoleranz zur Folge haben. Im Jahre 1952 wendete BERGER ACTH zur Sensibilisierung des Glukosebelastungstestes an (BERGER, 1952), während 2 Jahre später FAJANS und CONN über eigene Beobachtungen von Kortison- und Glukose-Belastung berichteten (FAJANS und CONN, 1954). Später verwendete man zur Provokation von Kohlenhydratstoffwechselstörung auch andere Kortikoide. Die entsprechende Wahl des Nebennierenrindenhormon-Präparates ist von wesentlicher Bedeutung, weil die diabetogene Wirkung nicht einheitlich ist. Nimmt man als Kriterium den Grad des Blutzuckeranstiegs an, der nach Verabreichung des entsprechenden Glukokortikoids im Verlaufe der peroralen Glukosebelastung eingetreten ist, dann kann man zeigen, daß das Verhältnis der entsprechenden Dosis von Prednison zu Hydrokortison 1 : 4 beträgt, während es im Falle von Kortison 1 : 5 überschreitet (WEST, 1957). Gegenwärtig wird der Kortikoid-Glukose-Belastungstest in verschiedenen Modifikationen ausgeführt. Im folgenden werden 3 derartige Methoden der Durchführung des Testes besprochen, die am häufigsten angewendet werden und bezüglich deren die Bewertungskriterien an einem hinreichend großen Beobachtungsmaterial gewonnen worden sind.

1. Kortison-Glukose-Belastungstest nach Originalvorschrift von FAJANS und CONN (1954). Die Versuchsperson erhielt an den Vortagen eine hinlänglich Kohlenhydrate enthaltende Diät (ca. 300 g), hierauf zweimal je 50 mg Kortisonazetat (= ca. 44 mg Kortison) $8^{1}/_{2}$ und 2 Stunden vor der peroralen Glukosebelastung. Fettsüchtige Personen mit einem 80 kg übersteigenden Körpergewicht erhielten zweimal je 62,5 mg Kortisonazetat. 2 Stunden nach der Einnahme der zweiten Kortisongabe wird Glukose peroral in einer Menge von 1,75 g pro kg Idealgewicht des Körpers (durchschnittlich ca. 100 g) eingegeben und der Blutzucker vor und nach je 30 Minuten im Verlauf von 3 Stunden nach Einnahme der Glukose bestimmt. Bei der Bestimmung der „wahren" Glukose im Venenblut gilt als Kriterium eines positiven Resultates eine Glykämie von 160 mg $^{0}/_{0}$ (und mehr) nach 1 Stunde und 140 mg $^{0}/_{0}$ (und mehr) nach 2 Stunden.

2. Der von WEST vorgeschlagene Prednison-Glukose-Belastungstest (WEST, 1957). Anstatt Kortison wird dem Probanden zweimal je 10 mg Prednison $8^{1}/_{2}$ und 2 Stunden vor der peroralen Glukosebelastung verabreicht. Bei einem Körpergewicht über 80 kg wird die Prednisongabe um 25 % erhöht. Bei einer Dosis von 1,75 g Glukose pro kg Idealgewicht des Körpers sind für die Bestimmung der „wahren" Glukose im Venenblut die Kriterien dieses Testes die gleichen, wie die des vorangehenden Testes.

3. Der vereinfachte Kortison-Glukose-Belastungstest nach KLIMT et al. (1961). Die Autoren verabreichen die Gesamtdosis des Kortisons (50 mg pro m² der Körperoberfläche, durchschnittlich bis 100 mg) einmalig $1^{1}/_{2}$ Stunden vor der peroralen Verabreichung von 30 g Glukose pro m² Körperoberfläche (durchschnittlich ca. 50 bis 60 g). Sie gehen dabei von der Annahme aus, daß die maximale Momentanwirkung des Kortisons auf die Kohlenhydratintoleranz innerhalb von $2^{1}/_{2}$ Stunden nach Einnahme dieses Hormons eintritt. Die Blutzuckerbestimmung wird vor, sowie dreimal in Abständen von je 1 Stunde nach Verabreichung der Glukose durchgeführt. Für die Unterscheidung zwischen dem Normalzustand und der Koh-

lenhydratstoffwechselstörung ist von grundsätzlichem Wert auch bei diesem Belastungstest der Blutzuckerwert nach 1 und nach 2 Stunden von der peroralen Glukoseverabreichung an gerechnet. Wurden als Grenzwerte die niedrigsten bei Diabetikern während der Durchführung dieses Testes erhaltenen Werte (200 mg% in 1 und 140 mg% in 2 Stunden; Bestimmung der „wahren" Glukose im Kapillarblut) festgesetzt, dann konnte man bei 91% von 116 nicht ausgewählten gesunden Personen Störungen des Kohlenhydratstoffwechsels ausschließen. Die oberen Normalgrenzen, die man durch Addition des Mittelwertes und der doppelten mittleren Abweichung erhält, waren indessen bedeutend höher und betrugen entsprechend 250 mg% und 200 mg% (KLIMT et al., 1961). KASPERSKA erhielt bei der Durchführung desselben Testes bei 97 gesunden Versuchspersonen ohne familiäre Belastung und ohne übergewichtige Neugeborene in der Anamnese niedrigere Mittelwerte des Glukosespiegels im Kapillarblut, wobei die oberen Grenzen der Normalwerte (Mittelwert + 2 SD) nach 1 Stunde 210 mg% und nach 2 Stunden 140 mg% betrugen (KASPERSKA, 1964). Dies entspricht den von JACKSON angegebenen Grenzwerten: 185–205 mg% für 1 Stunde und 135–155 mg% für 2 Stunden (JACKSON, 1961). Da es sich bei dem Kortison-Glukose-Belastungstest nicht um die endgültige Diagnose eines manifesten Diabetes mellitus, sondern um die Feststellung einer latenten Kohlenhydratstoffwechselstörung handelt, scheint es angezeigt zu sein, zur Auswertung dieses Testes die erwähnten unteren Grenzwerte heranzuziehen; 180 mg% nach 1 Stunde und 130 mg% nach 2 Stunden bei der Verabreichung von 50 g Glukose peroral und bei der Bestimmung der „wahren" Glukose im Kapillarblut. Dank der Einfachheit ihrer Ausführung (einmalige Kortisongabe, 4 malige Bestimmung des Blutzuckers) kann dieser Test bei der Untersuchung einer größeren Bevölkerungsgruppe zur Anwendung gelangen.

DUNCAN schlug den mit Kortison sensibilisierten intravenösen Glukose-Belastungstest vor, der auf der peroralen Verabreichung von 200 mg Kortisonazetat und der intravenösen Injektion von 25 g Glukose nach 2 Stunden beruht (DUNCAN, 1956). Der Grad der Glukoseassimilation, als „increment index" bezeichnet, wird mit dem entsprechenden Ergebnis nach alleiniger Glukoseinjektion verglichen. Bei Personen mit latentem Diabetes mellitus und auch bei 9 von 19 auf Prädiabetes verdächtigen Probanden stellte man eine Senkung des Index im Mittel um etwa 35% fest, während bei stoffwechselgesunden Versuchspersonen keine Beeinflussung der Glukoseassimilation durch die Kortisongabe beobachtet wurde. Der Betrag dieser Belastung läßt sich nur auf einen Wert zurückführen, ihre Ausführung erfordert jedoch 2 intravenöse Glukosebelastungen, was bisweilen Schwierigkeiten nach sich zieht.

Die Unterschiede in der Ausführung der Kortikoid-Glukosebelastungsteste durch die einzelnen Autoren betreffen die Art, Dosis und Zeit der Verabreichung des entsprechenden Kortikoids, die Dosis und Art der Glukoseverabreichung, die Entnahme des Venen- bzw. des Kapillarblutes, sowie die Methode der Blutzuckerbestimmung. Das Gleiche bezieht sich auf die Kriterien, welche man bei der Auswertung des Testergebnisses festlegt (FAJANS und CONN, 1961). Solange die Methodik der Ausführung dieses Testes nicht standardisiert ist, bleibt es unerläßlich für jede Arbeitsgruppe die eigenen Normalwerte an einer hinlänglich großen Gruppe von gesunden Versuchspersonen festzustellen.

Zweck des Kortison-Glukose-Belastungstestes ist nicht die Erkennung des leichten Diabetes mellitus. In dieser Beziehung ist der perorale Standard-Glukose-Belastungstest weiterhin am meisten maßgebend und zuverlässig. Die Brauchbarkeit dieses Testes wird aber im Hinblick auf die Möglichkeit einer frühzeitigen Feststellung von Kohlenhydratstoffwechselstörungen erörtert bei Personen, die zum Diabetes mellitus genetisch prädisponiert sind, noch bevor der Standard-Glukose-Belastungstest pathologisch geworden ist. Für eine solche Brauchbarkeit des besprochenen Testes sprechen die Beobachtungen von FAJANS und CONN, deren Untersuchungen die bisher größte Anzahl von Versuchspersonen umfassen und eine hinreichend lange Zeit hindurch kontrolliert worden sind (FAJANS und CONN, 1954, 1961). In einer Gruppe von 393 Personen mit einer nahen hereditären Belastung mit Diabetes mellitus, bei denen der Standard-Glukose-Belastungstest ein normales Resultat ergab, stellten diese Autoren in 26 % der Fälle ein positives Ergebnis des Kortison-Glukose-Belastungstestes fest, während in einer Kontrollgruppe von 105 Personen ohne hereditäre Belastung nur 4 % zu verzeichnen war (Abb. 7). Während einer 1–7jährigen Beobachtungsperiode

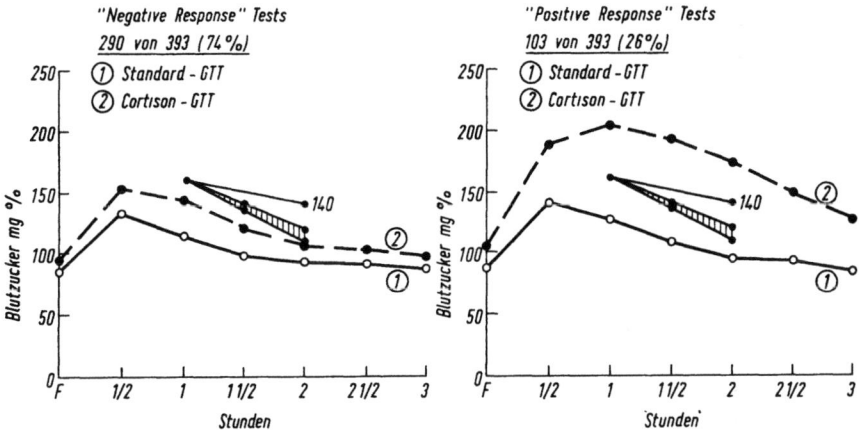

Abb. 7: Verlauf des Standard-Glukose- und des Kortison-Glukose-Belastungstestes bei 393 stoffwechselgesunden Verwandten von bekannten Diabetikern (nach CONN und FAJANS, 1961)

von 128 hereditär belasteten Personen trat in einer 57 Personen umfassenden Gruppe mit anfänglich positivem Ergebnis bei 26 % der Fälle ein manifester Diabetes mellitus auf und bei weiteren 3 % ein „probable" Diabetes mellitus. In der Gruppe von 71 Personen mit negativem Anfangsergebnis kam es dagegen zur Manifestation der Zuckerkrankheit nur bei 2 Personen, also in kaum 3 %. In der Personengruppe mit leichtem, mit Fettsucht gepaartem Diabetes mellitus erzielte man nach Gewichtsabnahme eine Krankheitsremission, wobei der perorale Standard-Glukose-Belastungstest sich normalisierte, während der Kortison-Glukose-Belastungstest in allen Fällen weiterhin ein positives Resultat ergab (FAJANS und CONN, 1961; CONN und FAJANS, 1961). Die Beobachtungen von FAJANS und CONN sind nur zum Teil von anderen Autoren bestätigt worden. Positive Ergebnisse des Kortison-Glukose-Belastungstestes werden häufiger bei Verwandten von Diabetikern als bei Personen ohne Heredofamiliarität des Diabetes mellitus beobachtet; sie sind auch in beiden Untersuchungsgruppen häufiger anzutreffen, als positive Resultate des peroralen Glukose-Belastungstestes (SANDERS, 1961; OBERDISSE et al., 1962; POTE und POUCHER, 1962; KASPERSKA, 1964). Es ist aber auffallend, daß die Mehrzahl der Autoren unter den gesunden Probanden ohne familiäre Belastung einen höheren Prozentsatz positiver Ergebnisse fand, als dies von FAJANS und CONN angegeben wird (WEST, 1960; SANDERS, 1961; POTE und POUCHER, 1962; KAEDING, 1963; KASPERSKA, 1964). Es wurde auch festgestellt, daß die Häufigkeit der positiven Resultate dieses Testes vom Alter der untersuchten Personen abhängt, und zwar sowohl der erblich belasteten, als auch der ohne hereditäre Belastung mit Diabetes mellitus (WEST, 1957; JACKSON, 1961; SANDERS, 1961). Kinder weisen eine größere Widerstandskraft gegen die diabetogene Wirkung von Glukokortikoiden auf; Probanden unter 15 Jahren mußte eine 4fach höhere Dosis von Kortison verabreicht werden, als dies FAJANS u. CONN vorschreiben (280 mg pro m² Körperoberfläche), um einen signifikanten Unterschied zwischen den Ergebnissen bei erblich mit Diabetes mellitus belasteten Kindern und solchen ohne diese Belastung zu erzielen (WAJCHENBERG et al., 1961). Im Alter von über 40 Jahren steigt die Häufigkeit der positiven Resultate bedeutend an. Auch verlaufen die nach der Belastung mit Kortison und Glukose erhaltenen mittleren Blutzuckerkurven, verglichen mit den nach ausschließlicher Verabreichung von Glukose erhaltenen, bei älteren Personen bedeutend höher als bei jungen (JACKSON, 1961; SANDERS, 1961). Diese Tatsachen stehen in Übereinstimmung mit den Ergebnissen der peroralen Standard-Glukose-Belastungsteste und sind ein Beweis für das öftere Vorkommen der Beeinträchtigung der Kohlenhydrattoleranz im Alter. JACKSON empfiehlt abweichende Kriterien für die Auswertung des Blutzuckerkurvenverlaufes beim Kortison-Glukose-Belastungstest jenseits des 45. Lebensjahres (JACKSON, 1961). Die Frage ist aber strittig, ob eine leichte Kohlenhydratintoleranz im Alter als eine physiologische Erscheinung angesehen und in diesem Falle das Testergebnis nach besonderen Kriterien beurteilt werden sollte, oder aber ob sie als reale Beeinträchtigung des Kohlenhydratstoffwechsels zu betrachten und nach den einheitlich als Norm festgesetzten Kriterien auszuwerten ist. Bei gesunden Schwangeren im Spätstadium ohne erbliche Belastung und ohne übergewichtige Neugeborene in der Anamnese ergibt der Kortison-Glukose-Belastungstest bedeutend häufiger positive Resultate, als dies bei der peroralen Standard-Glukose-Belastungsprobe der Fall ist. Der Unterschied zwischen den mittleren Blutzuckerkurven nach Verabreichung von Glukose bzw. von Kortison und Glukose ist auch während der Schwangerschaft größer als bei nichtschwangeren Frauen. Bei auf Prädiabetes verdächtigen Schwangeren hingegen unterscheiden sich die Blutzuckerkurven nach Verabreichung von Kortison und Glukose nicht merklich von den analogen Kurven anderer Schwangerer (JACKSON, 1961; OBERDISSE et al., 1962). Dagegen scheint die Fettleibigkeit das häufigere Auftreten positiver Resultate des Kortison-Glukose-Belastungstestes nicht zu begünstigen (GERMAN, 1958).

Der Kortison-Glukose-Belastungstest gibt positive Resultate häufiger bei mit Diabetes mellitus erblich belasteten Personen als bei solchen ohne diese Belastung. Auch bei normalem Ergebnis der Teste verlaufen die mittleren Blutzuckerkurven bei hereditär belasteten Personen signifikant höher als bei Probanden ohne Heredofamiliarität (Abb. 8). Indessen beobachtet man aber bei Personen, deren beide Eltern Diabetiker sind, also bei Personen, die man neuzeitlicher Anschauung nach als im prädiabetischen Stadium befindlich bezeichnen könnte, nur in einem gewis-

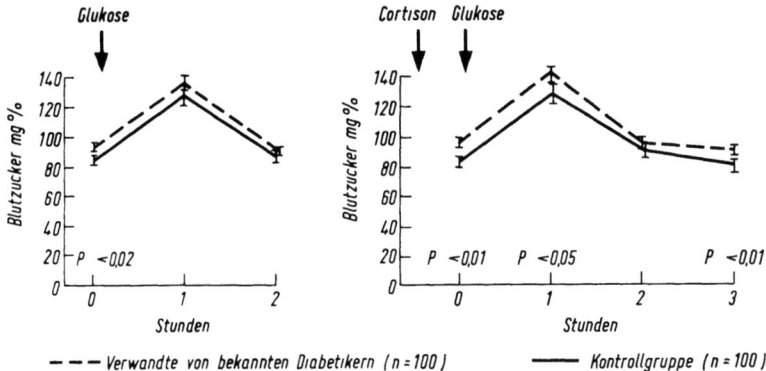

Abb. 8: Blutzuckerkurvenverlauf bei normalem Ergebnis der Glukose- und Kortison-Glukose-Belastungsteste bei stoffwechselgesunden Verwandten von bekannten Diabetikern (nach KASPERSKA, 1965)

sen Prozentsatz positive Ergebnisse dieser Teste (WEST, 1960; FAJANS und CONN, 1961; CZYZYK und KASPERSKA, 1964). Daß bei diesen Personen im Vergleich zu den übrigen erblich belasteten Probanden eine größere Häufigkeit positiver Ergebnisse des Kortison-Glukose-Belastungstestes vorkommt (FAJANS und CONN, 1961), ist nicht bestätigt worden (WEST, 1960, KASPERSKA, 1964). Auch bei Frauen mit Totgeburten und übergewichtigen Neugeborenen, die auf Prädiabetes hochsuspekt sind, ergab der Kortison-Glukose-Belastungstest nicht immer ein positives Resultat (JACKSON, 1961).

Die Frage, welchen Einfluß die Verabreichung der Testdosis von Kortison bei leichtem Diabetes mellitus auf den Verlauf des Glukose-Belastungstestes hat, ist nicht einheitlich beantwortet. Die Verabreichung der Testdosis von Kortison (allerdings 200 mg) hat beim latenten und leichten Diabetes mellitus eine deutliche Verschlechterung der Assimilation von intravenös injizierter Glukose zur Folge (DUNCAN, 1956). FAJANS und CONN fanden in 85 % der Fälle von leichtem Diabetes mellitus einen Anstieg im Verlauf der Blutzuckerkurven nach vorangehender Verabreichung von Kortison (FAJANS und CONN, 1954). In einer Gruppe von 20 Personen mit einem „probable" Diabetes mellitus war das Resultat des Kortison-Glukose-Belastungstestes in 18 Fällen positiv (FAJANS und CONN, 1961; CONN und FAJANS, 1961). Untersuchungen anderer Autoren ergaben hingegen, daß sich die Blutzuckerkurven nach Verabreichung von Glukose durch gleichzeitige Einnahme der Testdosis von Kortison weniger häufig verschlechtern, während die mittleren Blutzuckerkurven nach peroraler Standard-Glukose-Belastung sowie nach Belastung mit Kortison und Glukose sich untereinander nicht wesentlich unterscheiden (WEST, 1960; OBERDISSE et al., 1962). Es scheint auch, daß die Testdosis von Kortison im Falle eines manifesten Diabetes mellitus nicht imstande ist, den sonst pathologischen Verlauf der Blutzuckerkurve während der Glukose-Belastung merklich zu erhöhen, wenn auch in vereinzelten Fällen eine derartige Erscheinung auftreten kann (JACKSON, 1961).

Bei der Bewertung der Brauchbarkeit des Kortikoid-Glukose-Belastungstestes zur frühzeitigen Erkennung des Diabetes mellitus tauchen 2 Fragen auf:

1. Gestattet dieser Test eine genetisch bedingte diabetische Anlage noch vor dem Auftreten der Kohlenhydratstoffwechselstörung aufzudecken, also die Erkennung eines Prädiabetes im modernen Sinne dieses Begriffes. Diese Frage kann bestimmt nur negativ beantwortet werden. Dies folgt eindeutig einerseits aus der Beobachtung von Personen, deren beide Eltern Diabetiker waren und von Frauen mit Totgeburten und übergewichtigen Neugeborenen, sowie andererseits aus dem Einfluß exogener Faktoren auf das Ergebnis des Testes (Alter, Schwangerschaft).

2. Gestattet dieser Test einen latenten (biochemischen, präklinischen) Diabetes mellitus zu erkennen, bevor noch der Standard-Glukose-Belastungstest ein positives Resultat gibt? Auf diese Frage scheint, wenn auch mit Reserve, eine bejahende Antwort möglich zu sein. In mehreren Fällen wurde ein positives Ergebnis dieses Testes bei normalem Verlauf des Standard-Glukose-Belastungstestes festgestellt bei Personen, die später an einem manifesten Diabetes erkrankten.

Der Kortikoid-Glukose-Belastungstest ist indessen immer noch im Prüfungsstadium. Das endgültige Urteil über seine Brauchbarkeit und Zuverlässigkeit wird man erst fällen können, wenn die Methode der Untersuchung und Beobachtung in verschiedenen Arbeitskreisen an hinlänglich großen Personengruppen und in einer hinreichend großen Zeitdauer auf eine einheitliche Basis gebracht sein wird.

F. Prednison-Belastungstest (Prednison Glykosurie-Test)

Dieser Test beruht auf der Provokation des Anstiegs des Blutzuckerspiegels und des Auftretens von Glykosurie durch die perorale Verabreichung einer entsprechenden Prednisondosis, wobei die Feststellung des Harnzuckers das prinzipielle Kriterium des positiven Testresultates ist (THORN et al., 1957; JOPLIN et al., 1961). In dem von JOPLIN vorgeschlagenen Test ist die Prednisondosis so bemessen, daß sie bei gesunden Personen nur minimale metabolische Veränderungen, deutliche hingegen bei leichtem Diabetes mellitus hervorruft. Der Test wird weder bei Personen mit manifestem Diabetes mellitus, noch in Fällen einer renalen Glykosurie ausgeführt. Der Urin wird während der Nacht gesammelt, also unter den Bedingungen des Grundumsatzes. Der Test wird folgendermaßen ausgeführt: der Proband wird vorher einige Tage hindurch auf eine Diät mit etwa 300 g Kohlenhydraten gesetzt. Am Tage der Belastung erhält er per os 3 Mal je 20 mg Prednison um 12.00, 16.00 und 20.00 Uhr. Die letzte Mahlzeit bekommt er um 18.00 Uhr, der Harn hingegen wird von 22.00 bis 6.00 Uhr morgens gesammelt. Im Urin bestimmt man die wahre Glukose nach der Methode von KING und WOOTTON in mg pro Stunde. Der Test wird als positiv bezeichnet, wenn die Glykosurie 60 mg pro Stunde überschreitet. Die ursprünglich empfohlene zusätzliche Bestimmung des Blutzuckers um Mitternacht und um 1 Uhr morgens hat sich als wenig empfindlich erwiesen und kann unterlassen werden. In einer Gruppe von 99 auf Prädiabetes verdächtigen Personen, bei denen die Blutzuckerkurve nach peroraler Standard-Glukose-Belastung normal war, stellten JOPLIN et al. bei 43 Personen ein positives Resultat des besprochenen Testes fest (JOPLIN et al., 1961). CZYZYK und KASPERSKA modifizierten den obigen Test in der Weise, daß sie die nächtliche Glykosurie enzymatisch mit TES-TAPE-Streifen untersuchten (CZYZYK und KASPERSKA, 1964). Das Resultat wird als negativ, schwach positiv (+ = ca. 0,1 %), positiv (+ + = ca. 0,25 %) und stark positiv (+ + + = 0,5 % und mehr) bezeichnet. In einer Gruppe von 185 Personen ohne bekannte Kohlenhydratstoffwechselstörung, von denen die

Hälfte mit Diabetikern nahe verwandt war, war das Ergebnis öfter positiv bei erblich belasteten Personen (52,2 %) als bei Personen ohne eine solche Belastung (36,5 %). Nach Ausschluß der schwach positiven Resultate betrugen die entsprechenden Prozente 36 % und 26 %. Beachtenswert ist die Tatsache, daß in einer Gruppe von 11 Personen, deren beide Eltern Diabetiker waren, in 6 Fällen nach Verabreichung von Prednison Harnzucker auftrat, während nur bei 1 Person der Kortison-Glukose-Belastungstest pathologisch ausfiel, der perorale Standard-Glukose-Belastungstest aber in 2 Fällen ein „verdächtiges", in den übrigen ein normales Resultat ergab (KASPERSKA, 1964). Diese Beobachtungen könnten als Beweis für die Brauchbarkeit des PGT zur Frühdiagnose des latenten Diabetes mellitus dienen, mit dem gleichzeitigen Hinweis, daß dieser Test eine Erkennung des Prädiabetes im heutigen Sinne dieses Begriffes nicht gestattet. Ein Vorteil dieses Testes ist die Einfachheit seiner Ausführung. Einen gewissen Vorbehalt kann der verhältnismäßig hohe Prozentsatz positiver Ergebnisse bei gesunden Personen ohne diabetische Erbbelastung, sowie die relativ hohe Prednisondosis hervorrufen. Zur Beurteilung der Brauchbarkeit dieses Testes für die Frühdiagnose des Diabetes mellitus sind weitere Beobachtungen unerläßlich.

III. Belastungsteste mit Sulfonylharnstoffen

Die Belastungsteste mit Sulfonylharnstoffen beruhen auf der Anregung der Beta-Zellen der Langerhansschen Inseln zu erhöhter Insulinabgabe in den Kreislauf. Dieses Phänomen äußert sich sowohl im Anstieg der mit allen üblichen Methoden feststellbaren Insulinaktivität im Plasma, in der Abnahme des Insulingehaltes des Pankreas, als auch im charakteristischen morphologischen Bilde der Beta-Zellen. Unterschiede der Produktion und Sekretion von endogenem Insulin nach der Sulfonylharnstoffgabe finden ihren Ausdruck im unterschiedlichen Verhalten des Blutzuckerspiegels (PFEIFFER et al., 1959; VALLANCE-OWEN et al., 1959; YALOW et al., 1960; PFEIFFER et al., 1961; YALOW und BERSON, 1961; PFEIFFER, 1963; POLOSA et al., 1964). Ziemlich rasch nach der Einführung von Sulfonylharnstoffderivaten in die Behandlung des Diabetes mellitus konnte man feststellen, daß der Blutzuckerspiegel nach einmaliger Verabreichung eines dieser Präparate bei Gesunden viel schneller als bei geeigneten Diabetikern absank (MIRSKY et al., 1956; MOHNIKE et al., 1957). Dieses spezifische Verhalten der Glykämie nach der Sulfonylharnstoffderivatgabe ermöglicht somit eine zuverlässige Beurteilung der normalen, abgeschwächten, bzw. gesteigerten sekretorischen Funktion des Inselapparates des Pankreas. Die Teste mit Anwendung von Sulfonylharnstoffderivaten können als intravenöse oder perorale Belastungen durchgeführt werden. In letzter Zeit werden auch gekoppelte Belastungsproben mit Sulfonylharnstoffen und Steroiden empfohlen.

A. Der intravenöse Tolbutamid-Belastungstest

Der intravenöse Tolbutamid-Belastungstest ist heute die meistangewandte Probe dieser Art. Dem Untersuchten verordnet man das Einhalten einer Diät mit etwa 300 g Kohlenhydraten einige Tage hindurch, da eine kohlenhydratarme Kost in dieser Vorperiode zu falsch positiven Ergebnissen führen kann (KAPLAN, 1961).

Am Untersuchungstage wird nach der Bestimmung des Nüchternblutzuckers 1,0 g Tolbutamid-Natriumsalz als 5 % Lösung in destilliertem Wasser intravenös innerhalb von 2–3 Minuten injiziert. Bei Anwendung höher konzentrierter Lösungen treten manchmal während der Injektion Schmerzen entlang der Armvenen auf. Kindern injiziert man Tolbutamid in einer Dosis von 20 mg pro kg Körpergewicht. Die Blutzuckerbestimmungen erfolgen dann 20, 30, 40, 60, 90 und 120 Minuten nach dem Injektionsbeginn. In einzelnen Fällen empfiehlt man weitere Blutzuckerbestimmungen 3 und 4 Stunden nach der Verabreichung des Tolbutamids. Da für die Beurteilung der Leistungsfähigkeit des Inselapparates des Pankreas die Blutzuckerwerte der 20. und der 30. Minute besonderen diagnostischen Wert haben, beschränkt man sich manchmal auf die Blutzuckerbestimmung nur zu diesen Zeiten, was den Test sehr vereinfacht. Bei der Auswertung der Ergebnisse werden allgemein die von UNGER und MADISON empfohlenen Kriterien verwendet: bei stoffwechselgesunden Probanden fällt der Blutzuckerspiegel in der 20. Minute nach der Tolbutamidinjektion bis auf 80 % und niedriger des Ausgangswertes, in der 30. Minute unter 77 % des Ausgangswertes (UNGER und MADISON, 1958). Danach folgt ein Blutzuckeranstieg, um zwischen der 90. und 120. Minute wieder das Ausgangsniveau zu erreichen.

Bei der Beurteilung des Blutzuckerkurvenverlaufes nach der Tolbutamidinjektion werden sowohl die Geschwindigkeit als auch der Grad der Blutzuckersenkung bewertet. Der Verlauf der Glykämie bei diesem Teste kann physiologischerweise gewisse Abweichungen von den oben erwähnten Normalwerten aufweisen. Bei niedrigen Ausgangswerten des Blutzuckers ist der Abfall der Glykämie oft geringer als normal, was falsch positive Ergebnisse geben kann. Bei den gleichen Personen ergab der neuerliche Tolbutamid-Belastungstest bei höherem Ausgangsblutzuckerspiegel ein normales Ergebnis (MEHNERT et al., 1961). Daher sollte man bei einem Ausgangswert des Blutzuckers im Kapillarblut nach HAGEDORN und JENSEN unter 80 mg % und bei der Bestimmung der „wahren" Glukose unter 70 mg % auf die Auswertung des Testes verzichten. Es bestehen auch altersgebundene Verschiebungen des Blutzuckerkurvenverlaufes. Bei Kindern tritt der maximale hypoglykämische Effekt früher auf und ist in der Regel in der 20. Minute nach der Tolbutamidinjektion feststellbar (DI GEORGE und PIEN, CHIOWANICH, 1961). Mit zunehmendem Alter dagegen tritt die tiefste Blutzuckersenkung etwas später ein (KAPLAN, 1961; JAHNKE, 1963; CZYZYK und KASPERSKA, 1967).

Bei insulinbedürftigen Diabetikern wird der Blutzuckerspiegel durch die Tolbutamidinjektion kaum oder gar nicht beeinflußt; bei Zuckerkranken mit leichtem Diabetes mellitus erfolgt der Abfall des Blutzuckers viel langsamer als normal und hält in den meisten Fällen bis zum Ende des Versuches an. Die Größe des Blutzuckerabfalles ist bei diesen Patienten von dem Ausgangsniveau der Glykämie abhängig, wobei sich eine positive Korrelation zwischen dem Grad der absoluten Blutzuckersenkung und der Höhe der Ausgangswerte feststellen ließ (LÜDTKE und JUTZI, 1963). Unter der Annahme der oben erwähnten Kriterien fanden UNGER u. MADISON in einer Gruppe von 79 Patienten mit leichtem Diabetes mellitus in der 20. Minute nach der Tolbutamidinjektion bei 95 % der Patienten einen Blutzuckerabfall nicht unter 84 % des Ausgangswertes und in der 30. Minute bei 82 % der Patienten einen Blutzuckerabfall nicht unter 77 % des Ausgangswertes. In der Gruppe von 100 stoffwechselgesunden Probanden erreichte der Blutzuckerspiegel in der 20. Minute bei 96 Personen Werte unterhalb von 80 % des Ausgangswertes und in der 30. Minute bei 99 Werte unterhalb 77 % des Ausgangswertes (UNGER und MADISON, 1958). Die mittleren Blutzuckerkurven verlaufen aber in der 20. und 30. Minute nach der Tolbutamidinjektion bei stoffwechselgesunden Personen deutlich niedriger als bei Diabetikern. Personen, bei denen man in der 20. Minute nach der Tolbutamidinjektion eine Blutzuckersenkung bis zu 80–84 % des Ausgangswertes feststellt, bezeichnet man als „Grenzfälle". Man spricht dann auch von einem „fraglich pathologischen" (MEHNERT et al., 1961), „vermutlich abnormalen" (FAJANS und CONN, 1961), oder „nicht klassifizierbaren" (POTE und POUCHER, 1961) Verlauf der Blutzuckerkurve.

Da die Beurteilung des intravenösen Tolbutamid-Belastungstestes gemäß den Kriterien von UNGER und MADISON einen recht ansehnlichen Prozentsatz pathologischer Resultate bei Personen ergab, bei denen auf Grund anderer Untersuchungsmethoden keine Störungen der Kohlenhydrattoleranz festgestellt wurden und man diese Ergebnisse daher als falsch positiv bezeichnen mußte, wurden andere Kriterien zur Beurteilung dieses Testes vorgeschlagen, die sowohl die Geschwindigkeit und den Grad der Blutzuckersenkung als auch die Geschwindigkeit der Restitution der Glykämie zu ihrem Ausgangswert berücksichtigen. HABICHT und CONSTAM sehen das Ergebnis der intravenösen Tolbutamid-Belastungsprobe als pathologisch an, falls die in Prozenten des Ausgangswertes der Glykämie ausgedrückte Differenz der Glykämiewerte in der 60. und in der 30. Minute (D 60–30 %) 0 % und weniger beträgt, die entsprechende Differenz der Glykämiewerte in der 60. und 40. Minute (D 60–40 %) aber 3,5 % und weniger ausmacht. Betragen die Differenzen der Glykämiewerte in der 60. und 30. Minute, sowie in der 60. und 40. Minute entsprechend 0–3,5 % bzw. 3,6–5,5 %, dann werden die Testresultate als unklassifizierbar bezeichnet (HABICHT und CONSTAM, 1961, 1967). BELSER und BERGER schreiben den einzelnen Blutzuckerwerten nach Injektion der Tolbutamid-Testdosis sog. „Minuspunkte" zu, die auf den Grad der Abweichung vom Normalwert hinweisen. Verlängert man die Zeit der Glykämiebestimmung bis zu 120 Minuten nach der Tolbutamidinjektion, dann beträgt die maximale Summe der „Minuspunkte" 10. Blutzuckerkurven, die 0–1 Minuspunkte aufweisen, sind normal, solche mit 2–5 Minuspunkten sind zweifelhaft; Kurven hingegen, die 6–10 Minuspunkte enthalten, sind unbedingt als pathologisch anzusehen (BELSER und BERGER, 1964; BELSER, 1967). LANGE und KNICK stützten die Interpretation der intravenösen Tolbutamidbelastungsprobe auf das Diagramm der Blutzuckerkurve in semilogarithmischer Skala und auf eine vereinfachte Auswertung der durch diese Kurve begrenzten Fläche (Summierung der Entfernungen). Der auf diese Weise erhaltene Wert T_3 liegt bei gesunden Personen unterhalb –1,5 cm, während er im Falle von Diabetes mellitus mehr als –1,5 cm beträgt, (LANGE u. KNICK, 1965, KNICK u. LANGE, 1967). MARIGO (1964 und 1967) beurteilt den Verlauf des intravenösen Tolbutamid-Belastungstestes auf Grund der nachstehenden Formel:

$$\text{Koeffizient des Blutzuckerabfalls „d"} = \frac{3r + 2s + t}{3}$$

worin r den prozentuellen Glykämieabfall in der 20. Testminute, s den analogen Wert für die 30. und t den gleichen Wert für die 40. Minute bedeutet. Der normale bei 72 erwachsenen, unter 40 Jahre alten Personen bestimmte Wert des Koeffizienten d betrug 61 mit einer Standardabweichung von ± 13,8, bei 36 Diabetikern hingegen 18,5 mit einer Standardabweichung von ± 7,5.

Czyżyk und Kasperska führten bei 258 gesunden Personen verschiedener Altersgruppen intravenöse Tolbutamid-Belastungsproben durch und verglichen manche der oben erwähnten Kriterien der Testbeurteilung. Dabei stellten sie einen besonders niedrigen Prozentsatz pathologischer oder falsch positiver Ergebnisse fest, wenn der Test auf Grund eines Blutzuckerwertes bestimmt wurde, der den Blutzuckerabfall unter 77 % des Ausgangswertes in Abhängigkeit vom Alter ausdrückte: in der Gruppe unter 20 Jahren in der 20. Testminute, in der Altersgruppe von 21–60 Jahren in der 30. Minute, in der Gruppe über 60 Jahren in der 40. Testminute (Czyżyk und Kasperska, 1967). Diese Methode der Beurteilung des Tolbutamidtestes stellt in ihrem Wesen eine Modifikation der ursprünglichen Kriterien von Unger und Madison dar, mit Berücksichtigung der Altersabhängigkeit. Es scheint, daß diese Art der Beurteilung des Tolbutamidtestes in der ärztlichen Praxis Anwendung finden könnte, wenn es sich darum handelt, eine rasche Diagnose und einleitende Entscheidung über das Bestehen einer Kohlehydrat-Stoffwechselstörung zu fällen (Creutzfeldt, 1967) (Abb. 9).

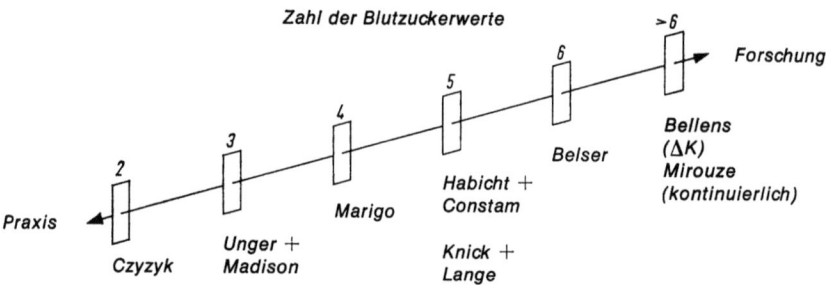

Abb. 9: Die Bewertung des intravenösen Tolbutamid-Belastungstestes nach verschiedenen Kriterien (nach Creutzfeldt, 1967)

Für die Bewertung der peripheren Wirkung des durch die intravenöse Tolbutamidinjektion freigesetzten Insulins verwendet man auch die Bestimmung des Glukoseassimilationskoeffizienten. Die berechnete Glukosemenge wird zweimal innerhalb von 75 Minuten intravenös injiziert, wobei man 60 Minuten nach der ersten und 15 Minuten vor der zweiten Glukosegabe 1,0 g Tolbutamidnatriumsalz injiziert. Die Differenz der errechneten Koeffizienten ist signifikant größer bei stoffwechselgesunden Probanden, als bei Diabetikern (Bastenie et al., 1960; Bellens, 1967). Die Methode der Ausführung dieses Testes ist an anderer Stelle besprochen worden (S. 994).

Die Bewertung des Tolbutamidtestes kann durch die Bestimmung außer des Blutzuckers auch noch anderer insulinabhängiger Plasmabestandteile, wie der freien Fettsäuren (Zahnd, 1963; Duval, 1965), des anorganischen Serum-Phosphates, des Serum-Kaliums und des Plasma-Aminostickstoffes ergänzt werden (Mohnike et al., 1957; Czyzyk, 1961). Die Bestimmung des Insulins des Plasmas nach der Tolbutamidinjektion findet vorläufig nur auf dem Forschungsgebiet Anwendung (Melani, 1967).

Es wird betont, daß der intravenöse Tolbutamidbelastungstest eine einfache, reproduzierbare, vor allem aber zur Feststellung einer Insuffizienz des Inselapparates des Pankreas spezifische Untersuchungsmethode darstellt, die für diesen Zustand charakteristische Störungen des Kohlenhydratstoffwechsels von anderen Formen der Glukoseintoleranz zu unterscheiden gestattet (KAPLAN, 1961). Der intravenöse Tolbutamidbelastungstest ergab seltener positive Resultate bei alten Patienten sowie bei Fettsucht, als dies beim peroralen Glukose-Belastungstest der Fall ist (KAPLAN, 1961; CANESSA et al., 1961). Allerdings muß betont werden, daß die mittleren Blutzuckerkurven in diesen Zuständen zwar unterhalb der als Norm angenommenen Grenzen liegen, dennoch aber höher verlaufen, als die analogen Kurven von Kontrollpersonen. Wird als Testkriterium die Blutzuckersenkung bis zu 75 % und tiefer des Ausgangswertes angenommen, dann fand JAHNKE ein positives Testergebnis nur bei 9 % von Personen im Alter über 40 Jahre; berücksichtigt man aber die Zeit, während welcher diese Senkung vor sich geht und beachtet man genau die Kriterien von UNGER u. MADISON, dann ist die Anzahl der positiven Resultate bedeutend höher und betrug in der Gruppe der 40–60jährigen Probanden 37 %, in der Gruppe jenseits des 60. Lebensjahres 47 % aller untersuchten Personen, eine Zahl, die der Prozentzahl der positiven Resultate des Glukosebelastungstestes somit nahekommt (JAHNKE, 1963). Es entsteht wieder das Problem der Bewertung des Tolbutamid-Belastungstestes im Alter, ähnlich, wie dies auch in bezug auf den Glukose- oder Kortison und Glukose-Belastungstest der Fall ist (CZYŻYK und KASPERSKA, 1967). Der Tolbutamidbelastungstest erfährt eine Modifikation bei einer normalen Schwangerschaft von der 20. Woche an, während man im letzten Trimester beinahe regelmäßig Blutzuckerkurven von diabetischem Typus erhält (KAPLAN, 1961; CHESLEY et al., 1961; OBERDISSE et al., 1962). Diese pathologische Reaktion auf die Tolbutamidinjektion normalisiert sich aber schon einige Stunden nach dem Partus (CHESLEY et al., 1961). Sowohl bei Gesunden als auch bei Diabetikern stellt man eine Schwächung der blutzuckersenkenden Wirkung des Tolbutamids bei gleichzeitiger Verabreichung von Chloropromazin fest (HÜDEPOHL und LEDERBOGEN, 1963; LÜDTKE, 1963). In pathologischen Zuständen wird dem intravenösen Tolbutamid-Belastungstest bei der Differentialdiagnose zwischen hepatogenen und pankreatogenen Störungen des Kohlenhydratstoffwechsels große Bedeutung zugeschrieben (CREUTZFELDT et al., 1962 u. 1967). Bei Leberschaden beobachtet man recht oft eine verringerte Glukosetoleranz sowie eine geschwächte Empfindlichkeit auf Insulin, während der Tolbutamid-Belastungstest meist ein normales Ergebnis im Sinne der Blutzuckersenkung unter die als Norm festgesetzten Werte liefert. Der später nachfolgende Anstieg der Glykämie und ihre Rückkehr zum Ausgangswert ist hingegen verzögert im Vergleich zum Testverlauf bei Gesunden, was durch die beeinträchtigte Speicherung des Glykogens in der Leber bedingt ist. Da auch die mittlere Blutzuckersenkung bei Leberschäden etwas geringer ist als bei gesunden Personen, verläuft die Blutzuckerkurve nach intravenöser Tolbutamid-Belastung hier etwas abweichend von der bei Gesunden (KAPLAN, 1961; CREUTZFELDT et al., 1962 u. 1967).

Bei Schilddrüsenhyperfunktion und auch bei metabolischen Störungen nach längerem Gebrauch von Steroidhormonen ergibt der intravenöse Tolbutamid-Belastungstest seltener pathologische Resultate als die perorale Standard-Glukose-Belastungsprobe (KAPLAN, 1961). In einer kleinen Gruppe von 7 Personen mit Azotämie und pathologischer Glukose- und Insulinintoleranz fiel der Tolbutamid-Belastungstest normal aus, wodurch die Möglichkeit gegeben ist, diesen Test zur Differenzierung zwischen Pseudodiabetes uraemicus und dem echten Diabetes mellitus zu verwenden (WESTERWELT und SCHREINER, 1962). Ferner wurde in 18 Fällen von Pankreaskarzinom bei 13 Patienten ein pathologischer Tolbutamid-Belastungstest festgestellt, während der Standard-Glukose-Belastungstest in 11 Fällen pathologisch war (BERKOWITZ et al., 1962). Dieser Test kann somit zur Frühdiagnose der Insuffizienz des Inselapparates in Fällen von Neoplasmen des Pankreas Anwendung finden. Besonders wertvoll ist der Belastungstest mit Tolbutamid für die Untersuchung der Sekretionsfunktion der Langerhansschen Inseln, wenn die Glukose-Belastungsteste infolge von Störungen in der Darmpassage – nach Magensekretion u. ä. – pathologisch ausfallen. Mit Rücksicht auf seine spezifische Wirkung wird der intravenöse Tolbutamid-Belastungstest als grundlegende und diagnostisch entscheidende Probe bei der Diagnose eines hormonal aktiven Insuloms verwendet (GITTLER et al., 1958; PFEIFFER et al., 1959; FAJANS et al., 1961; MARRACK et al., 1961; CREUTZFELDT et al., 1962). Nach Verabreichung der Testdosis des Tolbutamids kommt es innerhalb von 30 Minuten zu einer starken Senkung des Blutzuckers, gewöhnlich bis zu 20–30 mg%, wobei sich dieser niedrige Blutzuckerwert bis zum Ende des Tests aufrechterhält (vgl. Abb. 10). Der Abnahme der Glykämie geht eine starke Zunahme des Insulinspiegels des Plasmas parallel (DITSCHUNEIT et al., 1961; YALOW und BERSON, 1961). Nach operativer Entfernung des Adenoms normalisiert sich der Verlauf der Blutzuckerkurve. Da im Falle eines hormonal aktiven Adenoms der Abfall des Blutzuckers nach Verabreichung des Tolbutamids manchmal von Bewußtlosigkeit und Konvulsionen begleitet sein kann, sollte dieser Test nur im Krankenhaus durchgeführt werden. In Fällen eines funktionellen Hyperinsulinismus hingegen ist der Verlauf der Glykämie nach Injektion von Tolbutamid annähernd der gleiche, wie bei gesunden Per-

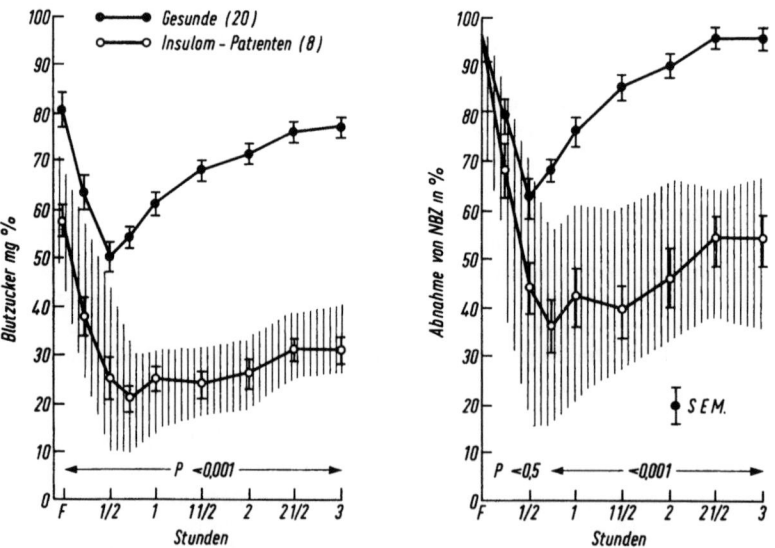

Abb. 10: Verlauf der Blutzuckerkurven nach intravenöser Injektion von 1,0 g Tolbutamidnatriumsalz bei Insulompatienten (nach FAJANS, SCHNEIDER, SCHTEINGART und CONN, 1961)

sonen, und grundverschieden vom Testverlauf bei Insulom (FAJANS et al., 1961). In Zuständen einer gesteigerten Insulinempfindlichkeit, bei Insuffizienz der Nebennierenrinde und bei Hypofunktion der Hypophyse kann die Senkung des Blutzuckerspiegels nach Verabreichung des Tolbutamids größer sein als die bei gesunden Personen, und die Rückkehr der Glykämie zu ihrem Ausgangswert ist verzögert. Trotzdem ist aber in diesen Zuständen die Glykämiesenkung nicht von so langer Dauer wie im Falle eines Insuloms, so daß angefangen von $1^1/_2$ Stunden nach Beginn bis zum Ende des Testes der Unterschied im Blutzuckerwert zwischen beiden Gruppen der untersuchten Personen statistisch signifikant war (FAJANS et al., 1961).

Von wesentlicher Bedeutung ist das Problem der Empfindlichkeit des intravenösen Tolbutamidtestes im Sinne der frühzeitigen Erkennung der Insuffizienz des Inselapparates des Pankreas bei Personen mit genetisch bedingter Prädisposition zum Diabetes mellitus. Bei der Untersuchung von Personen, deren beide Eltern Diabetiker waren, ergab der intravenöse Tolbutamid-Belastungstest positive Resultate nicht häufiger als die klassische perorale Glukose-Belastungsprobe (CZYŻYK und KASPERSKA, 1964; KASPERSKA, 1964). Der besprochene Test erlaubt somit nicht, einen prädiabetischen Zustand im neuzeitlichen Sinne dieses Begriffes zu erkennen. Es scheint auch, daß es mit Hilfe des intravenösen Tolbutamid-Belastungstestes kaum möglich ist, Zustände eines latenten Diabetes mellitus früher als mit Hilfe des Standard-Glukose-Belastungstestes zu diagnostizieren. In einer Gruppe von 60 Personen mit erblicher Diabetesbelastung und positivem Ergebnis des Standard-Glukose-Belastungstestes fanden CONN und FAJANS bei Anwendung des intravenösen Tolbutamid-Belastungstestes in 35 % dieser Fälle normale Resultate nach den Kriterien von UNGER und MADISON (CONN und FAJANS, 1961). OBERDISSE et al. fanden in einer Gruppe von 106 Frauen mit positiven Ergebnissen der Glukose- und Kortison- und Glukose-Belastungsteste nur in der Hälfte der Fälle eine diabetische Blutzuckerkurve nach der intravenösen Tolbutamidinjektion (OBERDISSE et al., 1962). Auch POTE u. POUCHER fanden in einer Gruppe von 176 Personen, daß bei Personen mit erblicher Diabetesbelastung zwischen den Resultaten des peroralen Glukose-Belastungstestes und des intravenösen Tolbutamid-Belastungstestes keinerlei Beziehung besteht. Es ist auffallend, daß positive Ergebnisse des intravenösen Tolbutamid-Belastungstestes häufiger bei Männern als bei Frauen beobachtet wurden, während bei peroraler Verabreichung von Glukose der umgekehrte Fall auftritt (POTE und POUCHER, 1962). KASPERSKA beobachtete in einer Gruppe von 100 ungewählten Personen ohne hereditäre Belastung mit Diabetes mellitus häufiger positive und fragliche positive Resultate des intravenösen Tolbutamid-Belastungstestes als in einer Gruppe von 100 Personen mit naher erblicher Belastung, obwohl in dieser letzteren der manifeste und latente Diabetes mellitus doppelt so oft auftrat als in der ersten Gruppe. Die mittlere Blutzuckerkurve zeigte nach der Tolbutamidinjektion bei hereditär belasteten Probanden beim normalen Testverlauf keinen Unterschied gegenüber der analogen Kurve bei Personen ohne erbliche Belastung, während die Belastungen mit Glukose und besonders mit Kortison und Glukose signifikante Unterschiede aufwiesen (Abb. 8) (KASPERSKA, 1964). Die Feststellung falsch positiver bzw. falsch negativer Ergebnisse des intravenösen Tolbutamid-Belastungstestes bei der Diagnose eines latenten Diabetes mellitus resultiert aus dem Vergleich dieser Ergebnisse mit den entsprechenden Ergebnissen der Glukose-Belastungen.

Bisher liegen keinerlei Beobachtungen über den Vergleich der gegenwärtigen Resultate der bezüglichen Teste mit denjenigen nach einigen Jahren. Daher ist bei den Untersuchungen zur Früherkennung des Diabetes mellitus der perorale Standard-Glukose-Belastungstest dem intravenösen Tolbutamid-Belastungstest vorzuziehen. Der letztere ist jedoch als ergänzende differentialdiagnostische Probe von Bedeutung.

B. Der intravenöse Chlorpropamid-Belastungstest

Eine intravenöse Injektion von Chlorpropamid hat bei den auf Sulfonylharnstoffderivate gut ansprechenden Diabetikern in einer Dosis von 0.125–1,0 g während eines 3stündigen Testes die gleiche Blutzuckersenkung zur Folge, wie die analoge Dosis von Tolbutamid. Auch die Plasmakonzentration dieser beiden Substanzen ist während der Dauer des Testes dieselbe (Craig et al., 1960). Mit Rücksicht auf das langsamere Verschwinden des Chlorpropamids aus dem Blut, empfiehlt es sich, bei der Ausführung des Belastungstestes zur Injektion 0,5 g des Natriumsalzes in 5,2 ml destillierten Wassers zu verwenden. Bei dieser Dosis betrug die mittlere Blutzuckersenkung bei gesunden Personen 20 Minuten nach der Injektion 23–25 % des Ausgangswertes des Blutzuckerspiegels, nach 30 Minuten 30–32 %, nach 60 Minuten 15–17 % (Linquette et al., 1964). Die Blutzuckersenkung nach 30 Minuten ist somit etwas geringer als die mittlere Blutzuckersenkung nach Injektion von 1,0 g Tolbutamid. Bei Personen mit leichtem Diabetes mellitus erfolgte die Blutzuckersenkung langsamer und überstieg nicht 10 % des Ausgangswertes in der 30. Minute, während sie in der 60. Minute 12–13 % des Anfangswertes ausmachte. Verlängert man die Blutzuckerbestimmung bis zu 4 Stunden nach der Injektion von Chlorpropamid, dann beobachtet man charakteristische Unterschiede in dem Verhalten des Blutzuckerspiegels zwischen den Gesunden, den Personen mit einem leichten manifesten und einem latenten Diabetes mellitus.

C. Der perorale Tolbutamid-Belastungstest

Der perorale Tolbutamid-Belastungstest kann als perorale Belastung mit dem Natriumsalz des Tolbutamids oder als sog. Tablettenschnelltest durchgeführt werden.

1. Die perorale Belastung mit dem Natriumsalz des Tolbutamids beruht auf der Verabreichung per os von 2,0 g dieser Substanz und von 2,0 g Natriumbicarbonat zwecks Neutralisierung des Magensaftes, um die lösliche Form des Tolbutamids als Natriumsalz aufrecht zu erhalten (Boshell et al., 1961; Vecchio et al., 1964). Der effektive Tolbutamidblutspiegel manifestiert sich schon nach Ablauf von 10 Minuten, nach 20 Minuten ist dieses Niveau höher als bei intravenöser Verabreichung. Die Blutzuckerkurve verläuft so wie bei intravenöser Verabreichung, mit dem Unterschied, daß die entsprechenden diskriminierenden Werte um 10 Minuten verschoben sind. Zur Bewertung des Testergebnisses nimmt man daher die Blutzuckersenkung in der 30. und 40. Minute nach Einnahme des Präparates an. Bei Gesunden sank der Blutzucker in den Untersuchungen von Vecchio et al. bis zu 57,0 % und 44,1 %, in leichten Fällen von Diabetes mellitus bis zu 86,2 % und 79,4 %, in zweifelhaften Fällen bis zu 72,3 % und 60,3 % des Anfangs-

wertes (VECCHIO et al., 1964). Das Ergebnis ist als positiv anzusehen, wenn der Blutzuckerabfall in der 30. Minute den Wert 78 % und weniger, in der 40. Minute 72 % und weniger des Ausgangsblutzuckers erreicht, wobei der Blutzuckersenkung in der 30. Minute eine größere diagnostische Bedeutung zukommt. Die Reproduzierbarkeit des Testes nach 6 Monaten war gut, trotzdem zeigte es sich, daß in der Probandengruppe, wo eine Diskrepanz zwischen dem normalen Ergebnis des Glukose-Belastungstestes und dem positiven Resultat des Tolbutamidbelastungstestes bestanden hatte, der letztere sich späterhin normalisierte.

2. Der Tablettenschnelltest wurde als eines der Kriterien eingeführt, die über die Qualifizierung der Patienten zur peroralen Behandlung mit Sulfonylharnstoffderivaten entscheiden sollen (PFEIFFER et al., 1957; CAMERINI-DAVALOS et al., 1957). Dieser Test beruht auf der Verabreichung von 3,0 g Tolbutamid (6 Tabl.) per os und der anschließenden Verfolgung des Blutzuckerkurvenverlaufes innerhalb von 4 Stunden. Im allgemeinen sprachen jene Patienten, bei denen die Glykämie in dieser Zeit einen Abfall um 30 % und mehr erfahren hatte, bei längerer Beobachtung auf die Therapie mit den Sulfonylharnstoffderivaten erfolgreich an. Da der Grad der Glykämiesenkung nach Tolbutamidverabreichung von dem Ausgangswert des Blutzuckers abhängt, betrachten manche Autoren das Ergebnis dieses Testes als positiv, falls der Blutzuckerspiegel nach Verabreichung der Testdosis des Tolbutamids während der Probe bis zum Normalwert abfällt. Wenn auch ein gewisser Vorbehalt bezüglich der Zuverlässigkeit des Erfolges der peroralen Therapie im Falle eines positiven Resultates dieser Probe berechtigt ist, so erlaubt doch ihr negatives Resultat jedenfalls mit großer Wahrscheinlichkeit, einen „Primärversager" auszuschließen. In den Untersuchungen von MEHNERT und MARBLE gingen 93,2 % der „Primärversager" dem negativen Resultat der besprocheneen Probe parallel (MEHNERT und MARBLE, 1958).

D. Der Steroid-Tolbutamid-Belastungstest

Die grundlegende Annahme dieses Testes ist die möglichst frühzeitige Erkennung der Insuffizienz des Inselapparates des Pankreas. Der Proband erhält 2 Mal 8½ und 2 Stunden vor der intravenösen Injektion des Tolbutamids je 3,0 mg Dexamethason. Den Blutzucker bestimmt man nüchtern sowie in der 30., 45., 60. und 90. Minute nach der Tolbutamidinjektion. Das Testresultat ist als positiv zu erachten, wenn zwei der drei aufgezählten Kriterien erfüllt sind: Der Nüchternblutzucker übersteigt 113 mg % („wahre" Glukose), die Glykämie in der 30. Minute nach der Tolbutamidinjektion beträgt mehr als 84 % des Ausgangswertes und der Glykämieanstieg in der 90. Minute von dem niedrigsten beobachteten Wert an gerechnet, ist kleiner als 4,0 mg %.

Bei Anwendung dieser Methode fanden LONG JR. et al. eine deutlich höhere Prozentzahl positiver Ergebnisse bei jungen, erblich diabetisch belasteten Personen, bei Menschen im Alter über 60 Jahren, bei Fettsüchtigen, bei Personen mit peripheren Durchblutungsstörungen. Es ist beachtenswert, daß 6 Personen mit normalem Ergebnis des peroralen Glukose-Belastungstestes und positivem Resultat des Steroid-Tolbutamid-Belastungstestes während einer 5jährigen Beobachtung Symptome eines latenten Diabetes mellitus aufwiesen, während in der Gruppe von Probanden mit normalem Ergebnis dieses Testes niemand an Diabetes in der gleichen Periode erkrankte (LONG JR. et al., 1964). Die entscheidende Beurteilung der

Brauchbarkeit des Steroid-Tolbutamid-Belastungstestes wird aber erst möglich sein, sobald die diesbezüglichen Untersuchungen an einem hinreichend großen Krankenmaterial durchgeführt sein werden.

Literatur

ALIVISATOS, J. G. and E. P. MCCULLAGH: Studies on glucagon in patients with insulin sensitivity. J. Amer. med. Ass. *159*, 1098 (1955)
BASTENIE, P. A., R. BELLENS, H. A. OOMS, J. R. M. FRANCKSON and V. CONARD: Mésure de la réserve d'insuline par l'épreuve intraveineuse aiguë au tolbutamide. Bull. Mém. Soc. Méd. Hôp. Paris *76*, 1078 (1960)
BELLENS, R.: Tolbutamide effects as determined by glucose assimilation. Acta Diabetol. Latina *4*, Suppl. 1, 75 (1967)
BELSER, F. G. und W. BERGER: Der diagnostische Wert des intravenösen Tolbutamidtestes. Schweiz. Med. Wschr. *94*, 1818 (1964)
– Evaluation of the intravenous tolbutamide test based on a negative score. Acta Diabetol. Latina *4*, Suppl. 1, 37 (1967)
BERGER, H.: Method of increasing sensitivity of glucose tolerance test. J. Amer. med. Ass. *148*, 364 (1952)
BERKOWITZ, D., L. GREENBERG and S. GLASSMAN: The intravenous tolbutamide test as a diagnostic aid in carcinoma of the pancreas. Amer. J. Med. Sci. *243*, 228 (1962)
BOSHELL, B. R., A. S. WILENSKI, J. WAYLAND and J. H. CARR JR.: An new oral diagnostic test for diabetes mellitus. Metabolism *12*, 108 (1963)
CAMERINI-DAVALOS, R., H. F. ROOT and A. MARBLE: Clinical experience with carbutamide (BZ 55). A progress report, Diabetes *6*, 74 (1957)
CANESSA, I., R. LOPEZ, S. VALENTINE, M. GARCIA DE LOS ROIS, J. VALLEJOS and E. FERRER: Investigation on the prediabetic status in obese subjects by comparing the glucose tolerance test and the glycemic curve after the administration of intravenous tolbutamide. 4 Congrès de la F.I.D., Bd. II, S. 221. Ed. Médecine et Hygiène, Genève 1961
CHESLEY, L. C., P. KAUFMAN and C. PAUERSTEIN: Progressive resistance to intravenous tolbutamide in pregnancy. Metabolism, *10*, 454 (1961)
CONN, J. W., L. H. LOUIS and C. E. WHEELER: Production of temporary diabetes mellitus in man with pituitary adrenocorticotropic hormone. J. Lab. clin. Med. *33*, 651 (1948)
– and S. S. FAJANS: The prediabetic state. Amer. J. Med. *31*, 839 (1961)
CORI, C. F. and G. T. CORI: Mechanism of epinephrine action. 1. Influence of epinephrine on carbohydrate metabolism of fasting rats, with note on new formation of carbohydrates. J. biol. Chem. *79*, 309 (1928)
CRAIG, J. W., M. MILLER and F. D. MILLS: Comparison of acute hypoglycemic potencies of tolbutamide and chlorpropamide. J. Amer. med. Ass. *172*, 779 (1960)
CREUTZFELDT, W., K. WILLE and H. KAUP: Intravenöse Belastungen mit Glukose, Insulin und Tolbutamid bei Gesunden, Diabetikern, Leberzirrhotikern und Insulinomträgern. Dtsch. Med. Wschr. *87*, 2189 (1962)
– H. FRERICHS and W. KRAFT: The intravenous tolbutamide test in liver diseases. Acta Diabetol. Latina *4*, Suppl. 1, 209 (1967)
– Conclusions in: CREUTZFELDT W. and A. CZYŻYK: I. V. Tolbutamide test. Acta Diabetol. Latina *4*, Suppl. 1, 249 (1967)
CZYŻYK A.: Über das Verhalten des Aminostickstoffs und der freien Aminosäuren im Plasma beim Diabetes mellitus. Z. ges. inn. Med. *16*, 196 (1961)
– e T. KASPERSKA: Metodi di diagnosi precoce del prediabete. Clin. Terap. *30*, 441 (1964)
– – Age-induced changes in the course of intravenous tolbutamide test. Acta Diabetol. Latina *4*, Suppl. 1, 135 (1967)
DANOWSKI, T. S., H. K. GILLESPIE, E. B. FERHUS and A. J. PUNTERERI: Significance of blood

sugar and serum electrolyte changes in liver cirrhosis following glucose, insulin, glucagon and epinephrine. Yale J. Biol. a. Med. *29*, 361 (1956)

DITSCHUNEIT, H., E. F. PFEIFFER und K. SCHÖFFLING: Seruminsulinbestimmungen bei Inselzelladenomen. Verhdl. Dtsch. Gesell. Inn. Med. *67*, 359 (1961)

DUNCAN, L. J. P.: Cortisone induced impairment of glucose tolerance in the detection of diabetics diathesis. Quart. J. Exp. Physiol. *41*, 453 (1956)

DUVAL, J. M.: Étude du taux des acides gras libres du plasma au cours de trois épreuves dynamiques du métabolisme des hydrates de carbone dans divers types cliniques de diabète sucré. Le Diabéte *13*, 197 (1965)

ENGEL, F. L. and J. L. SCOTT: Insulin-glucose tolerance test. Modified procedure for detection of hypoglycemia unresponsiveness in pituitary and adrenal insufficiency. J. clin. Invest. *29*, 151 (1950)

FAJANS, S. S. and J. W. CONN: The approach to the prediction of diabetes mellitus by modification of the glucose-tolerance test with cortisone. Diabetes *3*, 296 (1954)

- - Comments on the cortisone-glucose tolerance test. Diabetes *10*, 63 (1961)
- - Prediabetic conditions and early detection of diabetes. 4. Congrès de la F.I.D., Bd. II, S. 167. Ed. Médecine et Hygiène, Genève 1961
- J. M. SCHNEIDER, D. E. SCHTEINGART and J. W. CONN: The diagnostic value of sodium tolbutamide in hypoglycemic states. J. clin. Endocr. Metab. *21*, 371 (1961)

FRANCKSON, J. R. M.: Détermination d'un indice d'action insulinique chez le sujet normal. Arch. Int. Pharmakodyn. *109*, 473 (1957)

- P. A. BASTENIE, R. BELLENS and V. CONARD: Analyse de facteurs intervenant dans les modifications de l'assimilation glucidique après ingestion de glucose. Rev. Franc. Ét. Clin. Biol. *5*, 702 (1960)

DI GEORGE, A. M., PIEN CHIOWANICH: The intravenous tolbutamide response test in infants and children. Diabetes *11*, Suppl., 135 (1962)

GERMAN, J. L.: The glucose-tolerance test after cortisone administration in obese and nonobese men. Diabetes *7*, 261 (1958)

GITTLER, R. D., G. ZUCKER, R. EISENGER and N. STOLLER: Amelioration of diabetes mellitus by an insulinoma. New England J. Med. *258*, 932 (1958)

GROEN, J., H. v. D. GELD, R. BOLINGER and A. F. WILLIEBRANDS: The anti-insulin effect of epinephrine. Diabetes *7*, 272 (1958)

HABICHT, J. P. and G. R. CONSTAM: The intravenous tolbutamide response test in the diagnosis of diabetes mellitus. 4. Congr. F.I.D. Bd. II, S. 215. Ed. Méd. Hyg. Genève 1961

- - Significance of 30, 40 and 60 minutes blood glucose level in the evaluation of intravenous tolbutamide test. Acta Diabetol. Latina *4*, Suppl. 1, 19 (1967)

HIMSWORTH, H. P.: Diabetes mellitus. Differentiation into insulin-sensitive and insulin-insensitive type. Lancet I, 127 (1936)

- The syndrome of diabetes mellitus and its causes. Lancet I, 465 (1949)

HUBBLE, D.: Glucagon and glycogen storage disease of the liver. Lancet I, 235 (1954)

- The action of glucagon on the blood sugar in normal and diabetic persons. Diabetes *4*, 197 (1955)

HÜDEPOHL, M. und K. LEDERBOGEN: Hemmung der hypoglykämischen Wirkung des Rastinon beim Menschen durch Megaphen und ihre Aufhebung durch Pendiomid. Klin. Wschr. *41*, 245 (1963)

HUG, G.: Glucagon tolerance test in glycogen storage disease, J. Pediat. *60*, 545 (1962)

VAN ITALIE, T. B. and W. B. A. BENTLEY: Glucagon induced hyperglycemia as index of function. J. clin. Invest. *34*, 1730 (1955)

JACKSON, W. P. U.: The cortisone-glucose tolerance test with special reference to the prediction of diabetes (diagnosis of prediabetes). Diabetes *10*, 33 (1961)

JAHNKE, K.: Die Glukose-, Cortison-Glukose- und Rastinonbelastungsproben bei älteren Personen. In: OBERDISSE, K. und K. JAHNKE: Fortschritte der Diabetesforschung, Stuttgart, Georg Thieme Verlag, 1963, S. 167

JOPLIN, G. F., G. E. LOVATT and R. FRASER: The detection of prediabetes by a prednisone glycosuria test (PGT). 4 Congrès de la F.I.D. Bd. II, S. 224. Ed. Médecine et Hygiène, Genève 1961
KAEDING, A.: Frühdiagnose der Zuckerkrankheit. VEB Georg Thieme Verlag, Leipzig 1963
KAPLAN, N. M.: Tolbutamide tolerance test in carbohydrate metabolism evaluation. Amer. med. Ass. Arch. Int. Med. *107*, 212 (1961)
KASPERSKA, T.: Vergleich der Belastungsteste zur Früherkennung der Koflenhydratstoffwechselstörung. Praxis *54*, 926 (1965)
KIRTLEY, W. R., S. O. WAIFE, O. M. HELMER and F. B. PECK: Effect of purified glucagon (hyperglycemic-glycogenolytic factor, HGF) on carbohydrate and corticoid metabolism in normal and diabetic subjects. Diabetes *2*, 345 (1953)
KLIMT, C. R., F. W. WOLFF, C. SILVERMAN and J. CONANT: Calibration of a simplified cortisone glucose tolerance test. Diabetes *10*, 351 (1961)
KNICK, B. and H. J. LANGE: Graphical evaluation of the intravenous tolbutamide test by T_3-procedure. Acta Diabetol. Latina *4*, Suppl. 1, 45 (1967)
LANGE, H. J. und B. KNICK: Vermehrte Informationsnutzung beim Auswerten des intravenösen Tolbutamid-Test. Klin. Wschr. *43*, 215 (1965)
LINQUETTE, M., P. FOSSATI, J. P. GASNAULT et A. RACADOT: Le test au chlorpropamide intraveineux: Reponses précoces et tardives, Le Diabète *12*, 69 (1964)
LOEB, R. F., E. B. REEVES and H. P. GLASIER: Responses to the injection of epinephrine in hepatic disease. J. clin. Invest. *10*, 19 (1931)
LONG, CH. JR., CH. KILO and L. RECANT: Experience with steroid-tolbutamide test for the detection of impaired pancreatic reserve. Diabetes *13*, 127 (1964)
LÜDTKE, E.: Über die Beeinflussung der Rastinonbelastung bei Diabetikern durch Chlorpromazin. Klin. Wschr. *41*, 1163 (1963)
– und E. JUTZI: Intravenöse Belastungen mit N-(4-Methylbenzol-sulfonyl)-N'-butylharnstoff bei Diabetikern. Zt. ges. inn. Med. *18*, 823 (1963)
MARIGO, S.: Applicazione diagnostica dei farmaci ipoglicemizzanti orali nel diabete mellitus. Clin. Ter. *30*, 467 (1964)
– Evaluation of the intravenous tolbutamide test by means of coefficient "d". Acta Diabetol. Latina *4*, Suppl. 1, 63 (1967)
MARRACK, D., R. F CLIFFORD and V. MARKS: Glucagon and tolbutamide tests in the recognition of insulinomas. Proc. Roy. Soc. Med. *54*, 749 (1961)
MEHNERT, H. und A. MARBLE: Der Wert eines Tabletten-Schnelltestes für die Indikationsstellung der Behandlung mit N-(4-Methylbenzol-sulfonyl)N-N'-butylharnstoff. Arzneim.-Forsch., *8*, 435 (1958)
MEHNERT, H., H. MATHIES, M. HEINSIUS und W. SEITZ: Untersuchungen über den diagnostischen Wert der intravenösen Belastung mit Tolbutamid. Klin. Wschr. *40*, 1218 (1962)
MELANI, F.: Serum Insulin concentration following intravenous administration of tolbutamide. Acta Diabetol. Latina *4*, Suppl. 1, 106 (1967)
MIROUZE, J. and R. BERNANRD: The significance of continouous blood glucose recording evaluation of intravenous tolbutamide test. Acta Diabetol. Latina *4*, Suppl. 1, 89 (1967)
MIRSKY, I. A., D. DIENGOTT and H. DOGLER: The relation of various variables to the hypoglycemic action of 1-butyl-3-p-tolylsulfonylurea in patients with diabetes mellitus. Metabolism *5*, 875 (1956)
MOHNIKE, G., A. CZYŻYK und H. ULRICH: Akute Belastungen zur Frage der Stoffwechselwirkung von N-(4-Methyl-benzol-sulfonyl)-N'-butylharnstoff (D 860) bei Gesunden und Diabetikern. Dtsch. Med. Wschr. *82*, 1542 (1957)
– E. JUTZI und W. KÖHLER: Die Bedeutung von Ausgangswert und Ausgangsrichtung des Blutzuckers für den Verlauf von Insulin und Glukagonbelastungen bei Diabetikern. Dtsch. Ges. Wes. *15*, 2300 (1960)
OBERDISSE, K., H. BLANK und K. HÜTER: Die Erfassung prädiabetischer Zustände. Klin. Wschr. *40*, 446 (1962)

PFEIFFER, E. F., K. SCHÖFFLING, H. STEIGERWALD, H. DITSCHUNEIT und F. HEUBEL: Die Bedeutung der einmaligen Tablettenbelastung für die Indikationsstellung der oralen Diabetestherapie. Dtsch. Med. Wschr. *82*, 1544 (1957)
- M. PFEIFFER, H. DITSCHUNEIT und CHANG SU AHN: Clinical and experimental studies of insulin secretion following tolbutamide and metahexamide administration. Ann. N. Y. Acad. Sci. *82*, 479 (1959)
- H. DITSCHUNEIT und R. ZIEGLER: Über die Bestimmung von Insulin im Blute am epididymalen Fettanhang der Ratte mit Hilfe markierter Glukose. IV. Die Dynamik der Insulinsekretion des Stoffwechselgesunden und des Altersdiabetikers nach wiederholter Belastung mit Glukose, Sulfonylharnstoffen und menschlichem Wachstumshormon. Ein Beitrag zur Pathogenese des menschlichen Altersdiabetes. Klin. Wschr. *39*, 415 (1961)
- Dynamik der Insulinsekretion. In: OBERDISSE, K. und K. JAHNKE: Fortschritte der Diabetesforschung. Georg Thieme Verlag, Stuttgart 1963, S. 18
PINCUS, I. J. and J. Z. RUTMAN: Glucagon, the hyperglycemic agent in pancreatic extracts. Amer. med. Ass. Arch. Int. Med. *92*, 666 (1953)
POLOSA, P., L. MOTTA e E. TURRISI: Comportamento dell'attivita similinsulinica dopo carico endovena di tolbutamide nel soggetto metabolicamente sano e nel diabetico. Acta Diab. Latina *1*, 32 (1964)
POTE, W. W. H. and R. L. POUCHER: Comparative results of three tests for diabetes in normal persons. Diabetes *11*, Suppl., S. 132 (1962)
SAMOLS, E., G. MARRI and V. MARKS: Promotion of insulin secretion by glucagon. Lancet II, 415 (1965)
SANDERS, M. J.: Effect of prednisolone on glucose tolerance in respect to age and family history of diabetes mellitus. Diabetes *10*, 41 (1961)
SOMOGYI, M. J.: Studies of arteriovenous differences in blood sugar. V. Effect of epinephrine on the rate of glucose assimilation. J. biol. Chem. *186*, 513 (1950)
SUTHERLAND, E. W. and C. DE DUVE: Origin and distribution of the hyperglycemic-glycogenolytic factor of the pancreas. J. biol. Chem. *175*, 663 (1948)
- C. F. CORI, R. HAYNES and N. S. OLSEN: Purification of the hyperglycemic-glycogenolytic factor from insulin and from gastric mucosa, J. biol. Chem. *180*, 825 (1949)
THORN, G. E., A. E. RENOLD and A. I. WINEGRAD: Some effects of adrenal cortical steroids on intermediary metabolism. Brit. Med. J. *2*, 1009 (1957)
UNGER, R. H. and L. L. MADISON: A new diagnostic procedure for mild diabetes mellitus: Evaluation of an intravenous tolbutamide response test. Diabetes *7*, 455 (1958)
VALLANCE-OWEN, J., G. F. JOPLIN and R. FRASER: Tolbutamide control of diabetes mellitus. Clinical responsiveness and insulin reserve. Lancet II, 584 (1959)
VECCHIO, T. J., D. L. SMITH, H. L. OSTER and R. BRILL: Oral sodium tolbutamide in diagnosis of diabetes mellitus. Diabetes *13*, 30 (1964)
WAJCHENBERG, B. L., A. A. PUPO, M. M. MACHADO, E. MATTAR, J. SCHNAIDER, V. G. PEREIRA, A. GELMAN and A. B. ULHOA CINTRA: Glucose tolerance and cortisone-glucose tolerance in children relatives of known diabetic patients. 4. Congrès de la F.I.D. Ed. Médecine et Hygiène, Bd. II, S. 229. Genève 1961
WEST, K. M.: Comparison of the hyperglycemic effects of glucocorticoids in human beings: the effect of heredity on responses to glucocorticoids. Diabetes *6*, 168 (1957)
- Response to cortisone in prediabetes. Glucose- and steroid-glucose tolerance in subjects whose parents are both diabetic. Diabetes *9*, 379 (1960)
WESTERVELT, F. B. JR. and G. E. SCHREINER: The carbohydrate intolerance of uremic patients. Ann. Int. Med. *57*, 266 (1962)
ZAHND, G.: Régulation du métabolisme des hydrates de carbone et acides gras non estérifiés. Journées Annuelles de Diabétologie de l'Hôtel-Dieu *4*, 129 (1963)
YALOW, R. S., H. BLACK, M. VILLAZON and S. A. BERSON: Comparison of plasma insulin levels following administration of tolbutamide and glucose. Diabetes *9*, 356 (1960)
- and S. A. BERSON: Immunoassay of plasma insulin in man. Diabetes *10*, 339 (1961)

The Therapy of Diabetes mellitus
Die Therapie des Diabetes mellitus

Die Schulung und Unterweisung des Diabetikers in der Praxis

Von P. Petrides, Duisburg

I. Einleitung
II. Technik der Schulung
III. Unterweisung des schulenden Arztes
IV. Die Diätschulung
V. Die Ausrüstung und Unterweisung insulinspritzender Diabetiker
VI. Ratschläge bei akuten Krankheiten und Komplikationen, Fußpflege, Merkblatt für insulinspritzende Kraftfahrer

VII. Die Stoffwechsel-Selbstkontrolle des Diabetikers
VIII. Sonderaufgaben der Diabetiker-Schulung
    A. Berufsfragen
    B. Ehe- und Schwangeren-Beratung
    C. Die Betreuung des diabetischen Kindes
IX. Die Aufgaben der Diabetes-Laien-Gesellschaften

I. Einleitung

Die Schulung des Diabetikers ist eine unerläßliche Säule unseres Therapieplans. Sie vermittelt das für die Beherrschung der Krankheit notwendige Wissen auf Gebieten, die ihm bisher völlig fremd waren und unterrichtet ihn in zahlreichen technischen Verrichtungen (Selbstkontrolle, Injektionstechnik, Diätberechnung u. a.). Entscheidend ist jedoch ihr psychologischer Effekt: der Kranke bekommt dadurch das Gefühl, sein Schicksal mitbestimmen zu können. Dieses Selbstbewußtsein des Patienten müssen wir Ärzte immer wieder stärken, um ihm einen Ausgleich gegen die Resignation über die Unausweichlichkeit der Krankheit zu geben.

II. Technik der Schulung

Die Tatsache, daß der neu entdeckte Diabetiker für sein ganzes weiteres Leben auf ärztliche Hilfe und Rat angewiesen ist, schafft zunächst Spannungen und Widerstände und – vor allem auch beim jugendlichen Diabetiker – oft eine ganz erhebliche Opposition gegen seinen Therapeuten. Sie muß überwunden werden. Der Arzt muß Ratgeber und auch Freund sein und darf nicht als Schulmeister empfunden werden. Er muß sich besonders am Anfang genügend Zeit nehmen, um dem Kranken und nach Möglichkeit auch dessen engsten Angehörigen alle Probleme aufzuzeigen, die auf ihn zukommen. Die Einzelheiten der jetzt notwendigen Lebensführung müssen eingehend besprochen und es muß mit Nachdruck betont werden, daß möglichst viel Wissen um die Krankheit die besten Aussichten für die Berufsausübung und ein normales Leben mit sich bringt.

Für die zeitraubende Instruktion des Diabetikers sind die Gegebenheiten in der ärztlichen Allgemeinpraxis nicht günstig. Die Diabetesbehandlung und -beratung verlangt viel Zeit und Spezialkenntnisse sowie exakte Laboratoriumsuntersuchungen. Die Frage, ob die Schulung im Einzel- oder Gruppenunterricht erteilt werden soll, läßt sich nicht generell beantworten: Bei differenzierten Persönlichkeiten ist die individuelle Unterweisung meist mehr erwünscht, während wir sonst dem Gruppenunterricht den Vorzug geben: Das Miterleben des gemeinsamen Schicksals, die Geborgenheit aufgrund der Möglichkeit, sich bei Leidensgenossen Rat zu holen und die Beobachtung oft staunenswerter Berufsleistungen bei anderen können sich sehr positiv auswirken. Allerdings müssen sich Patient, Angehörige und Arzt immer wieder bewußt werden, daß jedes Einzelschicksal neu zu bewältigende und individuell zu lösende Probleme aufgibt.

An verschiedenen Stellen des In- und Auslandes haben sich besondere Formen der Diabetiker-Betreuung und -schulung bewährt. Hier ist zunächst die *Hausbetreuung* zu nennen, wie sie ROMEICK erst in Heidelberg, dann in Duisburg durchgeführt hat (1959). Sie zeitigte besonders schöne Erfolge, deckte doch das Gespräch im häuslichen Milieu eine Menge von Problemen und Unsicherheiten des Diabetikers gegenüber seinem Schicksal auf, die sonst nie zur Sprache gekommen wären. Es ist selbstverständlich, daß eine solche Hausbetreuung in enger Zusammenarbeit mit den Hausärzten geschehen muß.

ROMEICK hat dann auf Veranlassung von LÜBKEN in Heilbronn vor 2 Jahren die sog. „Modellstudie Heilbronn" begonnen, einen Gruppenunterricht für etwa 15 Diabetiker im Krankenhaus durch eine Diabetiker-Beraterin, in dem alle für den Kranken wesentliche Fragen eingehend besprochen werden. Dieser Unterricht geschieht auf Wunsch der niedergelassenen Ärzte auch in deren eigenen Praxisräumen. Das wird von den Ärzten besonders begrüßt. Es hat den Vorteil, daß die Hausärzte auf die individuellen Probleme des einzelnen Diabetikers eingehen können (ROMEICK, 1969). KUROW machte in Berlin innerhalb von 2 Jahren ebenfalls günstige Erfahrungen mit dieser Form der Diabetiker-Schulung: Es wurden dort 4500 Patienten in 70 verschiedenen Arztpraxen geschult.

III. Unterweisung des schulenden Arztes

Viele Ärzte verstehen es nicht, ihr medizinisches Wissen in eine vereinfachte, anschauliche und dem Patienten verständliche Sprache zu übersetzen. Es wird oft lediglich auf irgendwelche gedruckten Ratgeber verwiesen, die meist das Auffassungsvermögen der einfacheren Patienten überfordern, oder es werden Formblätter mit ganz allgemeinen Ratschlägen („Verboten – Erlaubt") ausgehändigt, und man glaubt dann allen Ernstes, damit seine Aufklärungspflicht gegenüber dem Kranken erfüllt zu haben. Eine zielstrebige und erfolgreiche Schulung setzt allerdings beim Schulungspersonal einschließlich der Ärzte ausreichende Kenntnis in den wesentlichen Fragen der Pathophysiologie des Diabetes, in den Grundlagen der Diabetesdiät sowie in der Interpretation der Untersuchungsergebnisse von Harn- und Blutzuckeruntersuchungen voraus. Fragebogenaktionen, die ETZWILER, MEHNERT und LEPPER, PANZRAM u. a. durchführten, ergaben eine z. T. völlig unzureichende Information der Kranken und Anpreisungen völlig nutzloser sog. Heilmittel, z. B. in Apotheken und Reformhäusern.

Es ist deshalb zu begrüßen, daß heute auf den Fortbildungskongressen der Ärztekammern und auf zahlreichen Fachkongressen dem Diabetesproblem ein immer weiterer Spielraum gewährt wird. Auch auf den zahlreichen Fortbildungsveranstaltungen, die heute in allen Städten von den Laienorganisationen, insbesondere vom Deutschen Diabetiker-Bund, durchgeführt werden, in den Ferienlagern für diabetische Kinder und in den Krankenhäusern bietet sich die Möglichkeit zu ausgiebiger Aussprache und Übung in didaktischen Fragen. Der Arzt sollte immer wieder gezwungen sein, in regelmäßigen Unterweisungsstunden die Nöte und Probleme der Patienten kennen zu lernen, ihre Fragen zu beantworten und sie in den zahlreichen Alltagsfragen zu beraten.

IV. Die Diätschulung

Entsprechend der zentralen Bedeutung der Diät im Rahmen jeder Diabetestherapie sollte diesem Schulungssektor besondere Aufmerksamkeit gewidmet werden. Zunächst muß eine möglichst einfache Aufklärung über Art und Aufgabe der einzelnen Grundnährstoffe Eiweiß, Kohlenhydrate und Fett erfolgen, worauf die Charakteristika der modernen Diabetesdiät mit ihrem relativem Reichtum an Kohlenhydraten und Eiweiß und ihrer Begrenzung der Fettmenge anschaulich geschildert werden. Von größter Wichtigkeit ist bekanntlich der Hinweis auf die *Austauschbarkeit* der Kohlenhydrate untereinander, was z. B. mit Hilfe der Kohlenhydrat-Austauschtabellen der Deutschen Diabetes-Gesellschaft möglich ist. Fast alle großen pharmazeutischen Firmen stellen heute sehr anschauliche, von Diabetesexperten geschriebene Schriften zur Verfügung. Man sollte diese den Kranken aushändigen, da sich erfahrungsgemäß nur wenige Diabetiker Bücher selbst kaufen. Besonders instruktiv ist das Heft „Ratschläge für Diabetiker", Farbwerke Hoechst AG, oder die von MEHNERT (1969) zusammengestellte Schrift „Leistungsfähiger und länger leben – trotz Diabetes", die die Firma Boehringer Mannheim herausgibt. Sie dient als Ergänzung zu der von derselben Firma herausgestellten *Tonbildschau*, die in den wöchentlichen Schulungsunterricht eingebaut werden sollte und vom Arzt oder der Diätassistentin durch weitere Schulungshinweise ergänzt werden kann. Sehr nützlich sind ferner *Lebensmittelmodelle* und DIA-Serien, die z. B. die Firma Novo Pharmaceutika Mainz herausgibt und die dem Arzt die Möglichkeit gibt zu überprüfen, ob die Diätberatung vom Patienten verstanden worden ist. Er kann aus den Modellen anhand seines individuellen Diätplanes seine eigenen Mahlzeiten zusammenstellen.

Als optimales Schulungsmittel müssen schließlich *Kochkurse* angesehen werden, die von der Deutschen Gesellschaft für Ernährung, vom Fortbildungsinstitut für Ernährungsberatung und Diätetik in Düsseldorf und von vielen örtlichen Stellen des Deutschen Diabetiker-Bundes durchgeführt werden.

V. Die Ausrüstung und Unterweisung insulinspritzender Diabetiker

In den Grundzügen sollte dem Diabetiker das Wichtigste über den Wirkungsmechanismus des Insulins, die Verschiedenartigkeit der Wirkung einzelner Insuline und über deren Wirkungsdauer erklärt werden. Man muß sich als Arzt ferner immer wieder vergegenwärtigen, welche besonderen Anforderungen man an einen Laien stellt, sich mit den Details der Spritztechnik etc. vertraut zu machen. Alle erwähnten Ratgeber und Aufklärungsschriften für den Diabetiker enthalten eingehende Instruktionen über die richtige Spritztechnik, über die Aufbewahrung der Spritze und ferner Hinweise auf die Selbsterkennung eines hypoglykämischen Zustands durch den Kranken. Erfahrungsgemäß ist es aber unerläßlich, daß der Arzt, die Diabetes-Fürsorgerin oder die Krankenschwester in praktischen Übungen, z. B. mit physiologischer Kochsalzlösung, die Spritztechnik immer wieder übt. Ist der Kranke dazu aufgrund von Sehstörungen, Tremor oder mangelnder Intelligenz nicht imstande, dann sollte man ein Familienmitglied in der Spritztechnik unterweisen oder die Hilfe von Gemeindeschwestern oder Fürsorgerinnen in Anspruch nehmen. Kranke sollten – vor allem bei Ausflügen und längeren Reisen – eine 2. Insulinspritze mit sich führen. Es wird fraglos eine große Erleichterung für den Diabetiker bedeuten, wenn Insulinspritzen und -kanülen als Einmalartikel noch preiswerter hergestellt werden, so daß sie nach einmaligem Gebrauch weggeworfen werden können.

Der Kranke und seine Angehörigen müssen darüber unterrichtet werden, daß es durch eine zu hohe Insulindosis, Auslassen einer oder mehrerer kohlenhydrathaltiger Mahlzeiten und durch starke körperliche Anstrengungen zu einem starken oder sogar bedrohlichen Absinken des Blutzuckers kommen kann. Allgemeine Schwäche, Heißhunger, Schweißausbruch, Sehstörungen sind dann die ersten Anzeichen, die ohne Behandlung dieses Zustandes in Erregungszustände, Bewußtseinstrübungen, Krämpfe und Bewußtlosigkeit übergehen können. Unterzuckerungszustände durch Depot-Insuline treten naturgemäß langsamer ein und führen u. a. zu Energielosigkeit, Depressionen und Absonderlichkeiten psychischer Art.

Die *Ausweiskarte*, die jeder insulinspritzende Diabetiker stets bei sich tragen sollte, muß neben der genauen Anschrift und der seines behandelnden Arztes Art und Menge des Insulins sowie Zeitpunkt der Applikation enthalten und folgenden Vermerk: „Ich bin zuckerkrank. Im Falle von Bewußtseinstrübung oder Ohnmacht stecken Sie mir je 1 Stück Würfelzucker in jede Backentasche, zwischen Zähne und Wangen, legen Sie mich an einen schattigen, nicht kühlen Ort und verständigen Sie meinen Arzt. Den Zucker finden Sie in meiner .... Tasche" (n. CONSTAM). Zur Behebung schwererer hypoglykämischer Zustände sollte der Diabetiker stets mehrere Ampullen Glukagon bei sich haben (Glukagon-Spritzampullen zu 1 mg der Firma Novo). Dieses kann ihm von seinen Angehörigen wie Insulin subkutan injiziert werden und behebt dann meist in 10–20 Minuten, manchmal bereits früher, den hypoglykämischen Zustand.

Weitere Einzelheiten zur Therapie des hypoglykämischen Schocks s. S. 1120 dieses Handbuchs.

VI. Ratschläge bei akuten Krankheiten und Komplikationen. Fußpflege. Merkblatt für insulinspritzende Kraftfahrer

Komplikationen des Diabetes und akute Erkrankungen können bekanntlich die Kohlenhydrat-Toleranz schnell verschlechtern. Diabetiker müssen deshalb darauf hingewiesen werden, daß jeder Allgemeininfekt, aber auch geringfügige lokale Entzündungen wie Panaritien, Furunkel u. a. zu Azidose und Vermehrung des Insulinbedarfs führen können. Auch bei Inappetenz dürfen Kohlenhydratzufuhr und Insulinapplikation auf keinen Fall unterbrochen werden.

Ältere Diabetiker und Zuckerkranke mit diabetischem Spätsyndrom sind von den Gefahren einer diabetischen Gangrän bedroht, sie sollten eine gewissenhafte Fußpflege betreiben (Tab. 1).

Tab. 1: Fußpflege (nach RIVA, 1968)

- Die Füße täglich mit lauwarmem Wasser unter Vermeidung reizender Seifen waschen und sorgfältig und gründlich, besonders zwischen den Zehen trocknen. Nach dem Fußbad die Füße bei trockner, spröder Haut mit einer milden Salbe (Lanolin, Coldcream) einreiben, bei Neigung zu Fußschweiß Fissanpuder anwenden.
- Barfußgehen auch im Schlaf- und Badezimmer vermeiden, denn auch kleinste Verletzungen können Ausgangspunkt einer schweren Infektion werden und zum Verlust des Beines führen.
- Einschnürende Socken und Strumpfhalter und zu enge Schuhe vermeiden. An neue Schuhe soll man die Füße allmählich gewöhnen.
- Die Zehennägel nur nach einem warmen Fußbad und unter Vermeidung auch der kleinsten Verletzung schneiden. Für die Reinigung der Stellen unter den Zehennägeln spitze und scharfe Gegenstände (wie z. B. spitze Nagelfeilen) vermeiden. Man verwende einen kleinen um einen Zahnstocher oder ein Streichholz gewickelten Wattebausch.
- Da das Gefühl für Wärme und Kälte oft erheblich gestört ist, sind Bettsocken einer Bettflasche oder einem Heizkissen vorzuziehen. Bettflaschen und Heizkissen sind so ins Bett zu legen, daß sie mit Füßen und Unterschenkeln nicht direkt in Berührung kommen. Kälteschäden der Füße durch geeignetes Schuhwerk und warme Socken vermeiden.
- Verletzungen an den Füßen sind dem Arzt zu zeigen. Hühneraugen und sonstige Hautverdickungen mit größter Sorgfalt behandeln.

Besondere Ratschläge müssen dem insulinspritzenden Kraftfahrer erteilt werden (PETRIDES, 1971). Das von BERTRAM und PANNHORST ausgearbeitete Merkblatt enthält die wesentlichsten Gesichtspunkte (Tab. 2).

Tab. 2: Merkblatt für insulinspritzende Kraftfahrer (nach F. BERTRAM und R. PANNHORST)

Von der Disziplin jedes einzelnen Diabetikers im Straßenverkehr hängt es ab, ob der Gesamtheit der Zuckerkranken weiterhin die Erlaubnis zur Führung eines Kraftfahrzeuges erhalten bleibt. Kein Unfall darf Unachtsamkeit und Unterlassung gegenüber den Diabetes-Pflichten zur Ursache haben!
Dieses Merkblatt richtet an den Lenker eines Fahrzeuges die Frage:

Bin auch *ich* verkehrssicher?

Richtlinien für den Insulin-Diabetiker am Steuer:
- Im Kraftfahrzeug stets eine ausreichende Menge von kohlenhydrathaltigen, schnell aufnehmbaren Nahrungsmitteln griffbereit halten (Traubenzuckertabletten, abgepackter Würfelzucker). Auch der Beifahrer soll über den Ort der Aufbewahrung Bescheid wissen.
- Bei geringstem Verdacht auf Insulinreaktion (Insulin-Schock, Hypoglykämie) keine Fahrt antreten!

- Bei auch nur geringfügigen Anzeichen einer solchen Reaktion während der Fahrt *sofort anhalten*, Kohlenhydrate zu sich nehmen und die sichere Überwindung des Zustandes abwarten.
- Vor einer Fahrt niemals mehr Insulin als sonst spritzen! Die übliche Insulin-Injektion auch nicht zu einer anderen Zeit als gewohnt vornehmen (zeitliche Verschiebung der Insulinwirkung!).
- Vor Antritt einer Fahrt niemals weniger Kohlenhydrate essen als sonst, u. U. sogar gegenüber der Regel um 1–2 Broteinheiten mehr.
- Bei längeren Fahrten jede Stunde eine Kleinigkeit (Apfel, Scheibe Knäckebrot) und alle 2 Stunden eine bestimmte Menge zu sich nehmen (Gesamtmenge beachten!).
- Zum Essen anhalten, aussteigen und sich entspannen. Es ist dem Diabetiker nicht zuträglich, wenn er bei Tempo 100 gefüttert wird!
- *Nacht*-Fahrten oder überhaupt lange Fahrten sind zu unterlassen, da sie den gewohnten Tagesablauf des Diabetikers erheblich stören.
- Plötzlicher Klimawechsel bedeutet für den Diabetiker eine erhöhte Bereitschaft für Stoffwechselentgleisungen; der Aufenthalt in anderen Klimazonen bedingt schon beim Gesunden eine weitgehende Umstellung der Lebensrhythmen.
- Eine Begrenzung der Fahrgeschwindigkeit aus eigenem Entschluß ist für den insulinspritzenden Diabetiker eine wichtige Sicherung gegen unvorhergesehene Stoffwechselreaktionen. Der Diabetiker soll überhaupt darauf verzichten, sein Fahrzeug mit Höchstgeschwindigkeit auszufahren.
- Eine Selbstverständlichkeit für den kraftwagenführenden Diabetiker ist die laufende Überprüfung seiner *Sehleistung!*
- Kein Kraftfahrer ist gegen unverschuldete Unfälle gefeit. Der stets mitgeführte *Diabetiker-Ausweis* klärt Ärzte und Hilfspersonal sofort über die besondere Stoffwechselsituation auf, wenn eine Wundversorgung oder eine Operation notwendig wird.

VII. Die Stoffwechsel-Selbstkontrolle des Diabetikers

Es ist richtig, wenn FREHNER die große psychologische Wirkung unterstreicht, die das Miterleben des Therapieerfolges beim Kranken haben kann, wenn eine antidiabetische Therapie erfolgreich eingeleitet wurde. Die Erziehung zur Stoffwechsel-Selbstkontrolle ist ein weiteres wichtiges Moment, das die oft als drückend empfundene Abhängigkeit des Diabetikers von seinem Arzt unterbricht und ihm das Gefühl eigener Verantwortlichkeit für sein Schicksal verleiht. Mit Hilfe der Selbstkontrolle ist es dem Patienten schließlich möglich, seine Stoffwechsellage auch dann zu überprüfen, wenn ihm kein Arzt zur Verfügung steht (Änderung der Lebensweise, Urlaub, plötzlich auftretende Belastungen oder Störungen im Allgemeinbefinden). Mit Teststreifen (s. a. KUTTER, 1967), die in den Harn eingetaucht werden, kann der Kranke je nach Ausfall der Farbtönung auch den Harnzuckergehalt abschätzen (Glukotest, Boehringer Mannheim; Clinitest, Merck Darmstadt).

Bei allein auf Diät bzw. auf Diät und Tabletten eingestellten Diabetikern sollte der Harn harnzuckerfrei sein. Diabetiker, die insulinpflichtig sind und bei denen die Zuckerausscheidung 2 % übersteigt, sollten eine quantitative Harnzuckerbestimmung mit einem Polarimeter oder mit der Glykurator-Methode durchführen. Entscheidend wird der Wert der Selbstkontrolle des Harns dadurch gesteigert, daß man die Untersuchungen nicht in einer Einzelportion, sondern im Sammelharn vornimmt (Sammeln in Plastikgefäß mit Meßmarkierung), bei insulinspritzenden Diabetikern ist ferner die getrennte Harnzucker-Untersuchung im Tag- und Nachtharn gelegentlich ratsam.

Jugendlichen Kranken empfehlen wir ferner die gelegentliche Untersuchung des Harns auf Azeton, vor allem bei Verschlechterung des Allgemeinbefindens, bei zunehmendem Durst, bei Infekten oder dergl. Hierzu stehen die Acetest-Tabletten oder die Ketostix-Teststäbchen der Fa. Ames zur Verfügung, die sich bei Anwesenheit von Azeton im Harn hell- bis dunkelviolett färben.

Für einen vorläufig noch relativ kleinen Patientenkreis kommt die Blutzucker-Selbstkontrolle in Frage (Dextrostix, Ames, Hämoglukotest, Boehringer Mannheim). Diese enzymatischen Schnelltests dienen zur grobquantitativen Schätzung der wahren Glukose im Blut und können also in Extremsituationen (Differentialdiagnose Coma-Schock) durch die Angehörigen oder bei prämonitorischen Zeichen auch vom Kranken selbst angewandt werden: im Bereich von 70–300 mg% erlauben sie dann eine orientierende Blutzuckerbestimmung.

Weitere Einzelheiten zur Labordiagnose s. S. 913 dieses Handbuchs.

VIII. Sonderaufgaben der Diabetiker-Schulung

A. Berufsfragen

Der Sozialmedizinische Ausschuß der Deutschen Diabetes-Gesellschaft hat kürzlich Richtlinien erarbeitet, die als Berufskatalog für Diabetiker gelten können. Sie sind nach 4 Gruppen eingeteilt.

Gruppe 1: Berufe, die von Diabetikern aus Gründen der allgemeinen Sicherheit keinesfalls ergriffen werden dürfen:
Lokomotivführer
Flugzeugführer
Berufskraftfahrer
Schrankenwärter

Gruppe 2: Berufe, von denen man dem Diabetiker um seiner eigenen Sicherheit willen abraten wird:
Dachdecker
Schornsteinfeger
Maurer
Telegraphenarbeiter
Feuerwehrmann
Hochofenarbeiter
Bergführer
Hochseilartist
also Arbeiten, die Schwindelfreiheit erfordern bzw. Arbeiten mit Absturzgefahr

Gruppe 3: Berufe, die für Diabetiker deshalb nicht erwünscht sind, da die Patienten nur mit Schwierigkeiten Diätfehler vermeiden können: also auch Berufe, die mit der Lebensmittelherstellung und -zubereitung verbunden sind:
Gastwirt
Koch
Konditor und Bäcker

Gruppe 4: Berufe, bei denen sich die unregelmäßige Lebensweise oder die Unmöglichkeit, konsequent kleine Zwischenmahlzeiten einzunehmen, nachteilig bemerkbar machen:
Vertreter u. ä.
Schichtarbeiter, letzteres besonders für jugendliche Diabetiker nicht geeignet.

Ferner sollten noch folgende Arbeiten aus der beruflichen Tätigkeit von Diabetikern ausgeklammert werden:
Arbeiten unter ständiger oder überwiegender Einwirkung von Kälte, Hitze, starken Temperaturschwankungen, Feuchtigkeit, Nässe und Witterungseinflüssen (erhöhtes Infektionsrisiko),
Arbeiten mit besonderer Belastung der Haut und Schleimhäute,
Arbeiten, die besonders die Augen belasten und Farbtüchtigkeit erfordern.

Wir haben ferner in Zusammenarbeit mit dem Deutschen Diabetikerbund die Schrift „Der Diabetiker im Beruf" herausgegeben. Sie behandelt eine Reihe von Fragen, die für den berufstätigen Diabetiker wichtig sind.

B. Ehe- und Schwangeren-Beratung

Die Eheberatung nimmt einen wichtigen Platz in unseren sozialmedizinischen Maßnahmen für den Diabetiker ein. Mit dem gesunden Partner müssen in aller Offenheit die Schwierigkeiten besprochen werden, die ihn in der Lebensgemeinschaft mit einem Diabetiker erwarten und welche persönliche Opfer er dafür u. U. auf sich nehmen muß. Bei graviden Diabetikerinnen ist der nachdrückliche Hinweis erforderlich, daß eine peinlich genaue Stoffwechseleinstellung während der gesamten Gravidität entscheidend für die Geburt eines gesunden Kindes und für einen normalen Geburtsverlauf ist. Bezüglich der Kinderzahl raten wir wie BARTELHEIMER und SAUER (1963) zu einer Beschränkung auf 1 oder 2 Kinder. Die Bewältigung des eigenen Schicksals mit den zahlreichen sozialen, wirtschaftlichen und familiären Problemen läßt eine Belastung der Diabetikerin durch eine größere Kinderzahl unzweckmäßig erscheinen. In diesem Zusammenhang ist Diabetikerinnen zur Einnahme von Kontraceptiva zu raten, wenn eine normale Leberfunktion vorliegt. Man sollte allerdings dann auch auf die Möglichkeit einer Kohlenhydrattoleranzverschlechterung hierdurch aufmerksam machen. Die Frage der Sterilisierung mittels Tubenligatur stellt sich, wenn bereits 1–2 Kinder geboren wurden und/oder wenn sichere Zeichen diabetischer Gefäßkomplikationen vorliegen oder mißbildete Kinder geboren wurden.

C. Die Betreuung des diabetischen Kindes

Von großer Bedeutung ist die Beratung, Schulung und Aufklärung der Eltern und Erzieher diabetischer Kinder. Sie müssen auf die Eigenarten des kindlichen und jugendlichen Diabetes hingewiesen werden und somit vor allem auf die Notwendigkeit einer optimalen Insulinsubstitution sowie einer kontrollierten, mit den Insulingaben abgestimmten Ernährung. Die Unterweisung in der Bekämpfung von Hypoglykämien und in speziellen Erziehungsfragen ist unerläßlich (GRASER, 1968; SACHSSE, 1968), da das diabetische Kind keine Sonderstellung einnehmen soll. SACHSSE hat ein sehr nützliches Merkblatt für die Erziehung diabetischer Kinder herausgegeben (1968). Die Ferienlager für diabetische Jugendliche haben eine besondere Aufgabe: in der Gemeinschaft lernen die Kinder ihr Schicksal mit anderen Augen sehen und eignen sich eine Reihe wichtiger Kenntnisse auf den verschiedensten für sie wichtigen Gebieten der Stoffwechselführung an. Sie müssen sich in einer Gemeinschaft Gleicher bewähren, gewinnen Selbstvertrauen und werden dadurch zur Lebenstüchtigkeit erzogen (STRUWE, 1968). Weitere Einzelheiten s. S. 555.

IX. Die Aufgaben der Diabetes-Laien-Gesellschaften

Wir konnten schon mehrmals auf die Tätigkeit des Deutschen Diabetikerbundes, der Laien-Vereinigung deutscher Diabetiker, hinweisen. Neben der Veranstaltung von Fortbildungsveranstaltungen für Diabetiker, Organisation und Durchführung von Ferienlagern für diabetische Kinder, Durchführung von Kochkursen und Schulungsabenden, Herausgabe einer eigenen Zeitschrift und von Schriften befaßt er sich mit der Arbeit an einer Vielzahl sozialmedizinischer Diabetesfragen. Gemeinsam mit dem Sozialmedizinischen Ausschuß der Deutschen Diabetes-Gesellschaft bemüht er sich um eine Hilfe für Diabetiker in Berufsfragen, insbesondere bei den häufigen Schwierigkeiten, die bei der Übernahme von Diabetikern ins Beamtenverhältnis auftreten, in Fragen der Lebensversicherung für Diabetiker, bei Gutachten über den finanziellen Mehraufwand einer Diabeteskost, Führerscheinfragen u. a. m.

Literatur

BARTELHEIMER, H. und H. SAUER: Pathogenetische und therapeutische Probleme der Schwangerschaft diabetischer Frauen. Internist *4*, 139–148 (1963)
BERTRAM, F. und H. OTTO: ABC für Zuckerkranke. 13. Aufl. Georg Thieme Verlag, Stuttgart 1965
CONSTAM, G. R.: Ist eine Schulung der Diabetiker notwendig? Praxis (Schweiz) *54*, 714–716 (1965)
– Leitfaden für Zuckerkranke, 8. Aufl. Schwabe & Co. Verlag, Basel/Stuttgart 1971
DAWEKE, H. und M. SCHELLER: Diabetes mellitus, eine allgemein verständliche Einführung in die Grundfragen der Zuckerkrankheit. Diapositiv-Serie, herausgegeben von der Novo-Industrie GmbH Pharmaceutika, Mainz 1969
Der Diabetiker im Beruf: Schriftenreihe des Deutschen Diabetikerbundes, 2. Aufl., Frankfurt am Main 1969
ETZWILER, D. D.: Who's teaching the diabetic? Diabetes *16*, 111–117 (1967)
FREHNER, H. U.: Diabetesfibel. 2. Aufl. Georg Thieme Verlag, Stuttgart 1969

GATES, E. W.: Therapy: Teaching of the patient. In: Diabetes mellitus: diagnosis and treatment. Vol. I, 103–107 (1964), American Diabetes Association
GRASER, F.: Schulung und Fortbildung der Eltern des diabetischen Kindes. In: Die Betreuung des diabetischen Kindes. Beihefte Arch, Kinderheilkde., 58. Heft, S. 58–61. Ferdinand Enke Verlag, Stuttgart 1968
JOSLIN, E. P.: Diabetic Manual, 10th Edition. Lea & Febiger, Philadelphia 1959
KAEDING, A.: Ambulante Betreuung und Fürsorge bei Zuckerkranken. VEB Verlag Volk und Gesundheit, Berlin 1966
Kohlenhydrat-Austausch-Tabelle für Diabetiker. Herausgegeben vom Ausschuß „Ernährung" der Deutschen Diabetes-Gesellschaft. 5. Aufl. Georg Thieme Verlag, Stuttgart 1969
KUROW, G.: Persönliche Mitteilung 1969
KUTTER, D.: Schnelltests für den praktischen Arzt und das klinische Laboratorium. 2., erw. Aufl. Urban & Schwarzenberg, München–Berlin–Wien 1967
LAWRENCE, R. D.: The diabetic life. 17th Edition, J. & A. Churchill, London 1965
MEHNERT, H.: Von welchen Berufen soll Diabetikern abgeraten werden: Antwort auf Leseranfrage. Dtsch. med. Wschr. *91*, 1702 (1966)
– Zur Diätetik bei Diabetes mellitus. NOVO Industrie GmbH Pharmaceutika, Mainz
– Leistungsfähiger und länger leben – trotz Diabetes. Programmierte Beratung für Diabetiker. Boehringer, Mannheim GmbH, Mannheim 1969
– und P. LEPPER: Nutzen und Gefahren bei der Beratung von Diabetikern in Apotheken und Reformhäusern. Dtsch. med. Wschr. *89*, 962–968 (1964)
– und H. FÖRSTER: Die Überwachung des ambulant behandelten Diabetikers. Naturwissenschaft & Medizin N + M, *4*, 55–60 (1967)
MELLINGHOFF, K.: Wegweiser für Zuckerkranke. 7. Aufl. Urban & Schwarzenberg. München–Berlin 1962
PANNHORST, R.: Der Insulin-Diabetiker und seine Fahrtauglichkeit im Kraftverkehr. Dtsch. med. J. *14*, 772 (1963)
PETRIDES, P.: Entwicklung und Probleme der Diabetikerfürsorge in Deutschland. 3. Kongreß der International Diabetes Federation, S. 630–635. Georg Thieme Verlag, Stuttgart 1959
– Aufgaben, sozialmedizinische Gesichtspunkte und Probleme der Diabetikerbetreuung. 4. Kongreß der International Diabetes Federation, S. 21–28 und 134–135. Editions médecine et hygiène, Genf 1961
– Irrwege und Fehler in der Behandlung des Diabetes. Der Diabetiker *12*, 295–300 (1962)
– Aufgaben und Ziele der Diabetiker-Betreuung. Dtsch. med. J. *14*, 767–772 (1963)
– Diabetes und Führerschein. Wien. med. Wschr. 1971 (im Druck)
RIVA, G.: Diabetes mellitus. In: W. HADORN: Lehrbuch der Therapie, 3. Aufl., S. 523–550, Verlag Hans Huber, Bern und Stuttgart 1968
ROMEICK, M.: Hausbetreuung der Diabetiker. 3. Kongreß der International Diabetes Federation. S. 639–642. Georg Thieme Verlag, Stuttgart 1959
– „Modellstudie Heilbronn" – ein Weg zur Diabetiker-Betreuung. Der Diabetiker *19*, 102 (1969)
– Pers. Mitteilung, Mai 1969
SACHSSE, R.: Diabetes und Schule. In: Die Betreuung des diabetischen Kindes. Beihefte Arch. Kinderheilkde., 58. Heft, S. 74–78. Ferdinand Enke Verlag, Stuttgart 1968
– Hinweise für die Erzieher diabetischer Kinder ebenda, S. 106–107
SCHAETZ, A.: Glukagon, unentbehrlicher Begleiter des insulinspritzenden Diabetikers. Münch. med. Wschr. *109*, 2134–2136 (1967)
SCHÖFFLING, K.: Schulung und Fortbildung des diabetischen Jugendlichen und seiner Eltern. In: Die Betreuung des diabetischen Kindes. Beihefte Arch. Kinderheilkde., 58. Heft, S. 62 bis 67. Ferdinand Enke Verlag, Stuttgart 1968
STRUWE, F. E.: Die Bedeutung der Ferienlager in der Betreuung des diabetischen Kindes. In: Die Betreuung des diabetischen Kindes. Beihefte Arch. Kinderheilkde., 58. Heft, S. 78–87. Ferdinand Enke Verlag, Stuttgart 1968

Diätbehandlung des Diabetes mellitus

Von K. Jahnke, Wuppertal

I. Einleitung
II. Entwicklungslinien der Diabetes-Diät
III. Allgemeine Diätetik
   A. Kalorien- und Nährstoffzufuhr
      1. Kalorienzufuhr
      2. Nährstoffzufuhr
   B. Lebensmittelgruppen
      1. Kohlenhydrathaltige Lebensmittel
      2. Fette
      3. Eiweißträger
      4. Alkohol
      5. Süßungsmittel
      6. Diätetische Lebensmittel
IV. Spezielle Diätetik
   A. Diät bei unkompliziertem Diabetes
      1. Die diätetische Ersteinstellung
      2. Die Reduktionsdiät für adipöse Diabetiker
      3. Die Dauerdiät für normgewichtige Diabetiker
   B. Diät bei besonderen Diabetesformen
      1. Diät bei potentiellem und bei latentem Diabetes
      2. Diät bei insulinbedürftigem und bei labilem Diabetes
      3. Diät bei Diabetes im Kindesalter
      4. Diät bei Diabetes im hohen Lebensalter
   C. Diätberatung
      1. Ausgangssituation der Diätberatung
      2. Ziele und Voraussetzungen der Diätberatung
      3. Möglichkeiten der Diätberatung
      4. Ergebnisse systematischer Diätberatung

I. Einleitung

Aufgabe der diätetischen Behandlung des Diabetes ist es, eine optimale Einstellung und dauerhafte Stabilisierung des Stoffwechsels zu ermöglichen, chronischen Gefäßkomplikationen des Diabetes vorzubeugen und Wohlbefinden wie Leistungsfähigkeit des Diabetikers zu erhalten.

Die Hoffnungen, nach Einführung des Insulins, später der oral wirksamen Antidiabetica, auf diätetische Maßnahmen ganz oder weitgehend verzichten zu können, haben sich nicht erfüllt. Heute werden zwar nur noch etwa ein Drittel aller Diabetiker ausschließlich mit Diät behandelt, die optimale Stoffwechselführung setzt aber auch unter der Insulinbehandlung eine zweckmäßige, kontrollierte Diät voraus. Anhaltende Diätfehler gehören auch heute noch zu den wichtigen Teilursachen schwerer Stoffwechselentgleisungen, die zur Klinikaufnahme Anlaß geben.

Die Entlastung des diabetischen Stoffwechsels durch restriktive diätetische Maßnahmen gehört zu den klassischen Prinzipien der Diabetesbehandlung. Sie ist bei der Einstellung des entgleisten Diabetes unentbehrlich und hat besondere Bedeutung bei der Dauerbehandlung übergewichtiger Diabetiker, die etwa 70 % aller Kranken ausmachen. Die stoffwechselstabilisierende Wirkung der kontrollierten Dauerdiät wurde sehr eindrucksvoll gerade bei insulinbedürftigem, labilem, kindlichem Diabetes von Larsson demonstriert.

Neben dem unmittelbaren Effekt auf den diabetischen Stoffwechsel ist die Frage, ob und welche Bedeutung der Diätbehandlung für die Verhütung chronischer Gefäßkomplikationen bei Diabetes zukommt, in den vergangenen Jahren vielfach untersucht und diskutiert worden. Sicherlich kann die Diät solche Komplikationen nicht verhindern. Es besteht aber kaum ein Zweifel daran, daß eine anhaltend gute Stoffwechseleinstellung, die eine konsequente diätetische Führung voraussetzt, die Entwicklung chronischer Gefäßveränderungen verlangsamen und die Manifestation vasculärer Komplikationen hinausschieben kann (CONSTAM und REICH, 1960; FIELD, CAULFIELD und PLESS, 1965; SCHENK und MELLINGHOFF, 1960; SKOUBY, 1956).

Entsprechend der Chronizität des Leidens ist die Diabetesdiät eine kontrollierte Dauerdiät. Dies setzt voraus, daß sie nicht nur den Bedingungen des diabetischen Stoffwechsels angepaßt wird, sondern auch den individuellen Bedürfnissen des Erhaltungs- und Arbeitsstoffwechsels. Die Diabetesdiät muß als Dauerdiät daher eine vollwertige Kostform sein, die alle essentiellen Nähr- und Wirkstoffe zumindest in den ernährungsphysiologisch wünschenswerten Mengen enthält.

Was unter einer zweckmäßigen Diabetesdiät verstanden werden soll, war oftmals Gegenstand widerstreitender Meinungen und wird auch heute noch nicht einheitlich beurteilt. Wie jede andere wissenschaftlich begründete therapeutische Methode ist auch die Diättherapie dem Wandel wissenschaftlicher Erkenntnisse und Erfahrungen unterworfen. Hinzu kommt, daß sich die diätetischen Grundvorstellungen in der Vorinsulinära entwickelt haben und bis heute in verschiedenen Richtungen fortwirken.

Die Entwicklung der Diättherapie des Diabetes lehrt, daß extreme Kostformen Gefahren in sich bergen. Auch starre und einseitige Nährstoff-Formeln haben wenig Bestand gehabt. Sie begünstigen zudem einen unerwünschten Diätschematismus, der der individuellen Stoffwechselführung meist nicht zuträglich ist.

Eine zweckmäßige Diabetes-Diät muß sich an ernährungsphysiologischen und pathophysiologischen Grundlagen orientieren (allgemeine Diätetik) und die individuellen Besonderheiten des Einzelfalles berücksichtigen (spezielle Diätetik). Um die Diabetesdiät aber effektiv zu machen, muß sie auch praktikabel sein und die Kooperation des Diabetikers ermöglichen. Dies setzt diätetische Aufklärung und Schulung der Diabetiker voraus (Diätberatung).

II. Entwicklungslinien der Diabetes-Diät

Für das Verständnis der Diättherapie bei Diabetes sind die verschiedenen Entwicklungslinien sehr aufschlußreich. Sie sollen hier kurz skizziert werden (FALTA, 1944; GRAFE, 1958; JOSLIN, 1959):

1. Kalorienarme Kostform

(Hunger- Fastenkuren, Reduktionsdiäten)

Sie gehen auf BOUCHARDAT zurück, der während der Belagerung von Paris 1870/71 feststellte, daß viele Diabetiker infolge Unterernährung harnzuckerfrei wurden („Mangez le moins possible"). Unterernährung als diätetisches Prinzip bei Diabetes fand vor allem in den USA unter dem Einfluß von ALLEN (sogenannte Allen-Periode 1914–1922) weite Verbreitung. Dabei wurden zwei Erkenntnisse gewonnen: Hungerperioden führen zu einer schnellen Entzuckerung und selbst bei schwerem Diabetes nicht zur Ketoazidose. Mit extremer und anhaltender Kost-reduktion stellen sich aber Schäden der chronischen Unterernährung ein (Leistungsschwäche, Abwehrschwäche gegen Infekte, etc.). Die Insulinbehandlung hat die Unterernährung überflüssig gemacht. Geblieben ist die Reduktionsdiät für übergewichtige Diabetiker.

2. Kohlenhydratarme Kostformen

Einschränkung der Kohlenhydratzufuhr als diätetisches Prinzip bei Diabetes geht auf NAUNYN (sogenannte Naunyn-Ära 1898–1914) zurück. Maßgebend war die Vorstellung, die Inselzellfunktion durch eine Kost, die arm an Zuckerbildnern (aus Kohlenhydraten und Eiweiß) ist, zu entlasten. Um die kalorischen Bedürfnisse zu befriedigen, mußte auf eine zum Teil beträchtliche Erhöhung der Fettzufuhr ausgewichen werden. Am konsequentesten wurde diese Richtung der kohlenhydrat- und eiweißarmen, fettreichen Diabetesdiät durch das Verfahren von PETREN repräsentiert. Dabei ergaben sich drei Erkenntnisse: Auch solche Diäten ermöglichten selbst bei schwerem Diabetes Harnzucker- und Azetonfreiheit. Ferner erwiesen sich fettreiche Kostformen bei hochgradigem Eiweißentzug nicht als ketogen. Gewisse Beobachtungen, wie das Auftreten von Xanthomatosen, zeigten jedoch, daß ungünstige Einflüsse auf den Fettstoffwechsel möglich sind. Diese entbehrungsreichen Kostformen sind ebenfalls durch die Insulinbehandlung überflüssig geworden. Erhalten haben sich noch kohlenhydratarme Schalttage (z. B. Gemüsetage) zur Einstellung eines Diabetes und die allgemeine Forderung, daß in einer Diabetesdiät die Kohlenhydratzufuhr der Beschränkung und Kontrolle bedarf. In jüngster Zeit fanden ausgesprochen kohlenhydratarme, fettreiche Kostformen für spezielle diätetische Zwecke wieder Interesse (siehe Abschnitt B).

3. Kohlenhydratreiche Kostformen

Eine gegensätzliche diätetische Richtung ging von der Vorstellung aus, daß nicht die absolute Harnzuckerfreiheit, sondern die höchstmögliche Glukose-Assimilation das entscheidende Ziel der diätetischen Diabetes-Behandlung sein müsse (ROSENFELD, 1910). Zudem wurde darauf hingewiesen, daß bei höherer Kohlenhydratzufuhr die Glukose-Toleranz ansteigen kann (FALTA.) Entsprechend dieser Vorstellungen wurden viele kohlenhydratreiche Kostformen entwickelt, von denen aber erst die Haferkur von VON NOORDEN größere Resonanz als antiketogene Kost fand. Diese Eigenschaft ist nicht haferspezifisch, sondern kommt auch anderen Amylaceen, wie auch Obst zu. FALTA entwickelte daraus eine Mehlfrüchtekur mit verschiedenen Varianten. Nach Einführung des Insulins verloren auch diese Kostformen an Bedeutung. Ausgesprochen kohlenhydratreiche Kostformen, die zwar eine erhebliche Glukosurie bewirken können, aber antiketogen sind, wurden auf Grund der Erfahrungen im 2. Weltkrieg erneut, vor allem von BERTRAM, propagiert. Die Empfehlungen der zum Teil sehr hohen Kohlenhydratmengen fanden jedoch keine nachhaltige Resonanz (GRAFE). Geblieben ist die Einsicht, daß streng kohlenhydratarme Kostformen nicht erforderlich sind und relativ kohlenhydratreiche Diäten, eventuell unter Insulinabdeckung, gut toleriert werden.

4. Fettarme Kostformen

Fett hat lange Zeit in der Diabetesdiät lediglich die Bedeutung eines energiereichen Nährstoffes gehabt, der bei strikten Reduktionsdiäten eingeschränkt oder zum kalorischen Ausgleich kohlenhydrat- und eiweißarmer Diäten erhöht wurde. Nach dem 2. Weltkrieg wurde dem Fett als potentiellem atherogenem Nährstoff besondere Aufmerksamkeit geschenkt (JAHNKE und BREITBACH, 1959; KEYS, 1957; SCHETTLER, 1961) und zur Vorbeugung chronischer Gefäßschäden empfohlen, die Diabetesdiät streng fettarm zu halten (BERTRAM und OTTO, 1963; ROSENKRANZ, 1967; SEIGE, 1964). Diese Vorstellung hat auch heute noch weite Verbreitung.

III. Allgemeine Diätetik

Unter Diät versteht man eine Kostform, die sich von der frei gewählten Ernährung durch definierte und kontrollierte diätetische Maßnahmen unterscheidet. Sie werden im wesentlichen bestimmt durch (A) die Kalorien- und Nährstoffzufuhr und (B) die Auswahl und Verarbeitung geeigneter Lebensmittel.

A. Kalorien- und Nährstoffzufuhr

Wohlbefinden und Leistungsfähigkeit sind von einer adäquaten Kalorien- und Nährstoffzufuhr abhängig. Sie richtet sich im wesentlichen nach Alter, Geschlecht, Größe, Gewicht und Arbeitsleistung sowie nach besonderen Lebensbedingungen (z. B. Wachstum, Gravidität, Rekonvaleszenz usw.). Hinsichtlich der ernährungsphysiologisch wünschenswerten Höhe der Kalorienzufuhr und der Aufnahme essentieller Nährstoffe, insbesondere Eiweiß, Vitamine und Mineralstoffe, unterscheidet sich der komplikationsfreie Diabetiker grundsätzlich nicht vom Stoffwechselgesunden.

Die Tabelle 1 gibt eine Übersicht über die *wünschenswerte Höhe der Nährstoffzufuhr* in verschiedenen Altersklassen. Sie sollte nicht unterschritten werden, die Nährstoffaufnahme soll sich vielmehr oberhalb dieser Grenzen bewegen. Ausgehend von diesen Richtlinien sind weitere Erläuterungen erforderlich.

1. Kalorienzufuhr

Es gilt die allgemeine Regel, daß Überernährung die Kohlenhydrattoleranz verschlechtert und den Insulinbedarf steigert, wohingegen Unterernährung sie verbessert und den Insulinbedarf senkt. Unterernährung eines normgewichtigen Diabetikers ist jedoch unerwünscht und durch die Insulinbehandlung auch unnötig geworden. Hieraus ergibt sich, daß der normgewichtige oder konstitutionell magere Diabetiker eine gewichtsadäquate *Erhaltungsdiät* benötigt, der übergewichtige Diabetiker eine kalorienbeschränkte *Reduktionsdiät,* der Diabetiker mit abnormem Untergewicht sowie diabetische Kinder und jugendliche Diabetiker dagegen eine relativ kalorienreiche *Aufbaudiät* (SEIGE, 1964).

Der individuelle Kalorienbedarf ergibt sich aus Grundumsatz + Arbeitsumsatz + spezifisch-dynamische Wirkung der Ernährung + physiologische Ausnutzungsverluste im Darm. Man kann den durchschnittlichen Kalorienbedarf von

Tab. 1: Empfehlungen für die tägliche Nährstoff- und Kalorienzufuhr für Personen mit leichter körperlicher Betätigung im gemäßigten Klima. Nach: Recommended Dietary Allowances Food and Nutrition Board 1964 (Recommended Dietary Allowances 1964)

Personengruppe	Alter Jahre	Ideal-gewicht kg	Eiweiß g	Calcium mg	Eisen mg	Vitamin A IE	Vitamin B_1 µg	Vitamin B_2 µg	Niacin mg	Vitamin C mg	Calorien kcal
Männer	18–35	70	70	800	10	5000	1200	1700	19	70	2900
	35–55						1000	1600	17		2600
	55–75						900	1300	15		2200
Frauen	18–35	58	58	800	15	5000	800	1300	14	70	2100
	35–55				15			1200	13		1900
	55–75				10			1200	13		1600
Schwangere (4.–9. Monat)	18–35	–	78	1300	20	6000	1000	1600	17	100	2300
	>35							1500	16		2100
Stillende	18–35	–	98	1300	20	8000	1200	1900	21	100	3100
	>35							1800	20		2900
Säuglinge											
0.– 3. Monat		3,4	12		3	1500	300	600		30	408
4.– 6. Monat	<1	5,7	17	700	6	1500	400	600	6	30	570
7.– 9. Monat		7,4	20		7	2000	400	700		35	666
10.–12. Monat		8,9	22		9	2000	500	700		35	757
Kinder	1–3	13	32	800	8	2000	500	800	9	40	1300
	3–6	18	40		10	2500	600	1000	11	50	1600
	6–9	24	52		12	3500	800	1300	14	60	2100
Knaben	9–12	33	60	1100	15	4500	1000	1400	16	70	2400
	12–15	45	75	1400		5000	1200	1800	20	80	3000
	15–18	61	85	1400		5000	1400	2000	22	80	3400
Mädchen	9–12	33	55	1100	15	4500	900	1300	15	80	2200
	12–15	47	62	1300		5000	1000	1500	17	80	2500
	15–18	53	58	1300		5000	900	1300	15	70	2300

Personen verschiedenen Alters, Geschlechtes und Arbeitsleistung einschlägigen Tabellen entnehmen (DOCUMENTA GEIGY, 1968; GLATZEL, 1953; RECOMMENDED DIETARY ALLOWANCES, 1964; SOUCI und BOSCH, 1967).

Für die praktische Tätigkeit am Krankenbett oder bei der Diätberatung empfiehlt es sich, den individuellen Kalorienbedarf (Soll-Kalorienzufuhr) abzuschätzen. Bei der approximativen Bestimmung der Soll-Kalorienzufuhr geht man am besten folgendermaßen vor:

a) Bestimmung des Sollgewichtes

Für die Festlegung des Kalorienbedarfes ist nicht das Ist-Gewicht, sondern das Soll-Gewicht entscheidend. Es kann am einfachsten nach der Formel von BROCA bestimmt werden: Sollgewicht (kg) = Körpergröße (cm) − 100. Bei Frauen und grazil gebauten Männern zieht man von dem so erhaltenen Wert 10 % ab. Diese Formel ist nicht sehr genau, für praktische Zwecke aber hinreichend. Besser ist es, sich nach dem *Idealgewicht* zu richten, worunter dasjenige Gewicht zu verstehen ist, das die größte statistische Lebenserwartung verspricht (siehe Tabelle 2). Man muß noch bedenken, daß es eine konstitutionelle Magerkeit gibt. Sie durch eine kalorienreiche Kost zu beseitigen, ist nicht sinnvoll. In diesen Fällen legt man das Istgewicht der Kalorienberechnung zugrunde.

b) Bestimmung des Soll-Grundumsatzes

Da sich der energetische Umsatz im wesentlichen aus Grundumsatz + Arbeitsumsatz ergibt, wird der Abschätzung des Soll-Kalorienbedarfes der auf das Soll-(Ideal-)Gewicht bezogene Soll-Grundumsatz zu Grunde gelegt. Man kann ihn aus Grundumsatzvoraussage-Tabellen (HARRIS-BENEDICT) entnehmen (GRAFE, 1958). Für praktische Zwecke genügt es, den Soll-Grundumsatz nach folgender Formel abzuschätzen: Soll-Grundumsatz (kcal) = Soll-(Ideal-)Gewicht (kg) × 24. Der erhaltene Wert gilt für Erwachsene im 30. Lebensjahr. Für Erwachsene unter 30 Jahren werden 4 % zugezogen, für jede Lebensdekade oberhalb des 30. Lebensjahres 4 % abgezogen.

c) Bestimmung des Arbeitsumsatzes

Der Arbeitsumsatz läßt sich nur sehr bedingt abschätzen, weil die muskulären Tätigkeiten über den Tag, einschließlich aller Leerbewegungen, und der Einfluß des Trainings individuell kaum zu übersehen sind. Dennoch haben sich gewisse Richtwerte für die Berechnung des Kalorienbedarfes praktisch bewährt. Sie werden nach unseren Erfahrungen am besten in Anteilen des Grundumsatzes (GU) ausgedrückt. So können für bettlägerige Patienten $^2/_{10}$ GU, für leichte Arbeit (z. B. Bürotätigkeit) $^1/_3$ GU, für mittelschwere Arbeit (Tätigkeiten mit regelmäßiger oder häufiger, jedoch beschränkter Kraftanstrengung) $^2/_3$ GU, für schwere Arbeit (häufige, erhebliche Kraftanstrengung) $^3/_3$ GU und mehr in Ansatz gebracht werden (JAHNKE, 1965).

Tab. 2: Idealgewichte Erwachsener nach dem 25. Lebensjahr ohne Kleidung und Schuhe. Berechnet nach Angaben in dem Home Economics Research Report Nr. 10 ARS, ASDA; zit. In: Recommended Dietary Allowances (Recommended Dietary Allowances, 1964)

| Größe | Idealgewicht | | | Größe | Idealgewicht | | |
| | Minimum | Mittelwert | Maximum | | Minimum | Mittelwert | Maximum |
cm	kg	kg	kg	cm	kg	kg	kg
				Männer			
155	50,4	54,2	58,2	176	64,5	70,9	77,4
156	51,1	55,0	59,2	177	65,2	71,6	78,1
157	51,7	55,8	60,1	178	65,9	72,4	78,8
158	52,4	56,6	61,1	179	66,5	73,1	79,6
159	53,1	57,5	62,0	180	67,2	73,8	80,3
160	53,7	58,3	63,0	181	67,9	74,5	81,0
161	54,4	59,1	63,9	182	68,6	75,2	81,8
162	55,1	59,9	64,8	183	69,3	75,9	82,6
163	55,7	60,7	65,8	184	70,0	76,6	83,3
164	56,4	61,6	66,7	185	70,6	77,3	84,0
165	57,0	62,4	67,6	186	71,3	78,0	84,8
166	57,7	63,2	68,6	187	72,0	78,8	85,5
167	58,4	64,0	69,5	188	72,7	79,5	86,2
168	59,0	64,8	70,5	189	73,3	80,2	87,0
169	59,7	65,6	71,4	190	74,0	80,9	87,7
170	60,4	66,4	72,3	191	74,7	81,6	88,4
171	61,0	67,2	73,3	192	75,4	82,3	89,2
172	61,7	68,0	74,2	193	76,1	83,0	89,9
173	62,4	68,8	75,1	194	76,8	83,7	90,6
174	63,1	69,5	75,9	195	77,4	84,4	91,3
175	63,8	70,2	76,6				
				Frauen			
145	41,7	45,6	49,6	166	53,0	57,6	61,9
146	42,2	46,1	50,1	167	53,6	58,2	62,5
147	42,7	46,7	50,6	168	54,3	58,8	63,2
148	43,2	47,2	51,2	169	54,9	59,4	63,9
149	43,8	47,7	51,7	170	55,5	60,0	64,5
150	44,3	48,2	52,2	171	56,1	60,7	65,2
151	44,8	48,8	52,7	172	56,8	61,3	65,8
152	45,3	49,3	53,3	173	57,4	62,0	66,5
153	45,8	49,8	53,8	174	58,0	62,7	67,3
154	46,4	50,3	54,3	175	58,6	63,4	68,1
155	46,9	50,9	54,9	176	59,3	64,1	68,9
156	47,4	51,4	55,4	177	59,9	64,8	69,7
157	47,9	51,9	55,9	178	60,5	65,5	70,5
158	48,4	52,5	56,5	179	61,1	66,2	71,3
159	49,0	53,1	57,2	180	61,8	67,0	72,1
160	49,5	53,8	57,9	181	62,4	67,7	72,9
161	50,0	54,4	58,5	182	63,0	68,1	73,7
162	50,5	55,0	59,2	183	63,6	69,1	74,5
163	51,1	55,7	59,9	184	64,3	69,8	75,3
164	51,7	56,3	60,5	185	64,9	70,5	76,1
165	52,4	56,9	61,2				

d) Bestimmung der gesamten Kalorienzufuhr (Soll-Kalorien)

Bei der Bestimmung der gesamten Kalorienzufuhr ist noch zu berücksichtigen, daß die Ernährung an sich zu einer Umsatzsteigerung führt und die physiologischen Ausnutzungsverluste im Darm in Betracht zu ziehen sind. Hierfür können etwa 15 % der aus Soll-Grundumsatz und Arbeitsumsatz errechneten Kalorienzahl in Ansatz gebracht werden. Der (geschätzte) Gesamtkalorienbedarf (Soll-Kalorien) ergibt sich somit aus Soll-Grundumsatz + Arbeitsumsatz + 15 % aus der Summe von Soll-Grundumsatz + Arbeitsumsatz. Diese wie auch andere Berechnungsarten sind grob und mit Fehlern behaftet. Eine Korrektur der Kalorienzufuhr ist daher an Hand von Gewichtskontrollen erforderlich.

2. Nährstoffzufuhr

a) Kohlenhydrate (KH)

Die Kohlenhydrate dienen als Energiequelle (1 g KH = 4,1 kcal). Sie werden mit der Nahrung in Form von Monosacchariden (Glukose, Fruktose, Galaktose), Disacchariden (Saccharose, Maltose, Laktose) und Polysacchariden (Stärke, Glykogen) aufgenommen und gelten in dieser Form als sogenannte „belastende" KH. Außerdem werden auch andere KH wie Pentosen, Pentosane, Pectine, Lignine und Cellulose aufgenommen, die als „nicht belastende" KH gelten, da sie nicht verdaut bzw. resorbiert oder nicht in den insulinabhängigen Stoffwechsel eingeschleust werden. Die Nährstoffanalysen der Lebensmittel beziehen sich auf den Gehalt an verdaulichen KH bezogen auf eßbaren Anteil oder käufliche Rohware (SOUCI und BOSCH, 1967). Sie werden der Berechnung der KH-Zufuhr zugrunde gelegt. Bei ihrer Festlegung sind folgende Gesichtspunkte zu berücksichtigen:

Die *minimale KH-Zufuhr* wird von der antiketogenen Wirkung der KH bestimmt. Bei Stoffwechselgesunden bewirkt eine Kost, die weniger als 10 % der gesamten Kalorienaufnahme in KH enthält, Azetonurie, bei Diabetikern ist diese Grenze höher. Die KH-Zufuhr soll bei Diabetikern daher 1,5–2,9 g/kg (etwa 100–150 g/Tag oder 20 % der gesamten Kalorienaufnahme) nicht unterschreiten (GRAFE, 1958). Allerdings schützt eine KH-Zufuhr von 150 g/Tag und mehr nicht vor Azetonausscheidung.

Die *maximale KH-Zufuhr* wird von der individuellen KH-Toleranz bestimmt. Sie hängt von adaptiven Stoffwechselmechanismen (z. B. Arbeitsleistung), wie auch Höhe und Wirksamkeit der Substitution mit Fremdinsulin ab. Der nicht insulinierte Diabetiker soll harnzuckerfrei eingestellt werden, bei insulinierten Diabetikern kann die Harnzuckerausscheidung bis zu 5 % der zugeführten KH-Menge (bei diabetischen Kindern und Jugendlichen bis 10 %) betragen. Von gewissen Ausnahmen abgesehen, werden kaum mehr als 300 g KH/Tag toleriert.

Die *optimale KH-Zufuhr* ergibt sich aus der erwünschten KH-Bilanz (= zugeführte Nahrungs-KH minus im Harn ausgeschiedene KH in g/Tag). Die KH-Bilanz soll mit oder ohne Insulinsubstitution unter Berücksichtigung der KH-Toleranz einen hinreichenden Anteil am gesamten Kalorienbedarf decken und den durchschnittlichen und individuellen Ernährungsgewohnheiten weitgehend entgegen kommen. In der Regel werden normgewichtigen, erwachsenen Diabetikern 200–250 g KH/Tag verordnet, Schwerarbeitern, Kindern und Jugendlichen mehr. Die durchschnittliche amerikanische Diabetes-Diät enthält einen KH-Anteil von 40–45 % der gesamten Kalorienaufnahme (HAMWI, 1964). In Deutschland wurde ein Anteil von 45 % (= ca. 11 g KH je 100 kcal Gesamtkalorienzufuhr/Tag) empfohlen (JAHNKE, 1965). Diese Menge liegt nur wenig unter derjenigen, die die Durchschnittskost der Allgemeinbevölkerung heute charakterisiert.

b) Eiweiß

Nahrungsproteine sind als Stickstoff- und Aminosäurenquelle für den Aufbau körpereigener Proteine und anderer stickstoffhaltiger Verbindungen unentbehrlich. Von den etwa 22 physiologisch bedeutungsvollen Aminosäuren sind 8 als essentiell zu bezeichnen (Isoleucin, Leucin, Lysin, Methionin, Phenylalanin, Threonin, Tryptophan, Valin), weil ohne sie eine geordnete Proteinsynthese und die Sicherung des Stickstoffgleichgewichtes im Organismus nicht möglich ist. Das Fehlen einer einzigen Aminosäure limitiert bereits die Proteinsynthese.

Der Proteinbedarf für den Erhaltungs- und Aufbaustoffwechsel variiert mit Alter, Arbeitsleistung und besonderen Lebensumständen wie Wachstum, Gravidität, postoperativen Zuständen oder Rekonvaleszenz. Wahrscheinlich nimmt im Alter die Proteinverwertbarkeit (Efficiency of protein utilization) ab. Aus dem Proteinmindestbedarf (berechenbar aus den Gesamtstickstoffverlusten) und einem Sicherheitszuschlag ergeben sich die als ernährungsphysiologisch wünschenswerten Richtzahlen des Bedarfes. Sie betragen (siehe Tabelle I) für den gesunden Erwachsenen jeden Alters und Geschlechtes 1,0 g/kg/Tag und liegen für Kinder, Jugendliche und Schwangere höher. Etwa 50 % der Nahrungsproteine sollen wegen der höheren biologischen Wertigkeit tierischer Herkunft sein.

Der Eiweißbedarf des gut kompensierten, komplikationsfreien Diabetikers dürfte im wesentlichen dem des Stoffwechselgesunden entsprechen. Sicherlich besteht bei Diabetes eine höhere Empfindlichkeit für Stickstoffverluste, denn die anabolen Mechanismen sind insulinabhängig. Dementsprechend ist die Proteinutilisation bei dekompensiertem Diabetes und bei Insulinmangel herabgesetzt und kann durch Insulin wieder gesteigert werden (KRAHL, PENHOS und KRAEMER; MANCHESTER, 1965). Der Eiweißgehalt der Diabetikerkost sollte aus diesen Gründen eher zu hoch als zu niedrig bemessen werden (HÖLZER, 1964; WENDEROTH, 1953).

Nahrungsproteine, die über den Bedarf hinaus zugeführt werden, dienen als Energiequelle. Sie können bis etwa zur Hälfte im Organismus in Zucker umgewandelt werden. Hierzu kommen vor allem die „glukoplastischen" Aminosäuren (z. B. Glutaminsäure, Asparaginsäure, Alanin, Arginin, Prolin, Serin, Glycin, Valin) in Betracht. Nahrungsproteine haben darüberhinaus auch ketogene Eigenschaften, vor allem durch ihren Gehalt an „ketoplastischen" Aminosäuren (z. B. Leucin, Thyrosin, Phenylalanin, Histidin). Nahrungsproteine können aus diesen Gründen bei eingeschränkter KH- und Fettzufuhr den kalorischen Bedarf decken (1 g Eiweiß = 4,1 kcal), aber auch den diabetischen Stoffwechsel belasten und seine Labilität begünstigen. Aus diesem Grunde wird von manchen Diabetologen empfohlen (CONSTAM, 1963), auch die Eiweißzufuhr konstant zu halten und zu kontrollieren. Die meisten Diabetologen halten dies jedoch nicht für erforderlich.

Der Eiweißgehalt der Diabetesdiät sollte für erwachsene, komplikationsfreie Diabetiker auf 1,2–2,0 g/kg Sollgewicht eingestellt werden. Die durchschnittliche amerikanische Diabetesdiät enthält einen Eiweißanteil von 15–20 % der gesamten

Kalorienzufuhr (HAMWI, 1964). Auch im deutschen Schrifttum wurde ein ähnlicher Prozentsatz (20%) empfohlen, was rund 5 g Nahrungseiweiß je 100 kcal Gesamtkalorienzufuhr/Tag entspricht (JAHNKE, 1965).

c) Fett

Schon immer war das Fett in der Diabetesdiät Gegenstand lebhafter, bisweilen heftiger Diskussionen. Obwohl eine Fülle von Daten über die physiologische und pathophysiologische Bedeutung des Nahrungsfettes, besonders in den vergangenen Jahren, zusammengetragen wurde und viele neue Erkenntnisse brachte, ist eine abschließende Beurteilung auch heute nicht möglich. Im wesentlichen sind 3 Gesichtspunkte hier zu beachten, nämlich die ketogene, die energetische und die atherogene Wirkung der Nahrungsfette.

α) Die *ketogene Wirkung der Nahrungsfette* wurde früher besonders gefürchtet und das Nahrungsfett als Hauptquelle der Azetonproduktion angesehen. Diese Vorstellung bedarf der Korrektur, seitdem bekannt ist, daß die vom Fettgewebe freigesetzten Fettsäuren die entscheidende Rolle in der Regulation der Ketokörperbildung spielen (WIELAND, 1965) und die Mobilisation freier Fettsäuren aus dem Fettgewebe einem komplizierten, endokrin gesteuerten Regulationsmechanismus unterworfen ist (JAHNKE und GRIES, 1964; RENOLD und CAHILL, jr., 1965), in dem der Glukoseumsatz und die Insulinwirkung eine wichtige Rolle spielen. Tatsächlich haben Diabetiker die früher oft außerordentlich fettreichen Kostformen nicht nur gut vertragen, sondern dabei auch Besserung des diabetischen Stoffwechsels gezeigt (FALTA, 1944). Bei einem Mindestangebot an Kohlenhydraten (s. dort) und bei ausreichender Insulinsubstitution hat die ketogene Wirkung der Nahrungsfette keine praktische Bedeutung mehr.

β) Die *energetische Bedeutung der Nahrungsfette* (1 g = 9,3 kcal) muß heute als entscheidend angesehen werden. Wenn die KH- (und Eiweiß-)Zufuhr limitiert ist, so ist Fett zur Deckung des Kalorienbedarfs unentbehrlich. Das gilt ganz besonders bei relativ hohem Kalorienbedarf, etwa bei jugendlichen und körperlich arbeitenden Diabetikern. Eine schematische Festsetzung der Fettzufuhr in g/Tag wäre hier ganz unzweckmäßig; sie sollte vielmehr in Relation zum Gesamtkalorienbedarf festgesetzt werden, wobei sich der Fettanteil mit steigendem Kalorienbedarf (insbesondere bei körperlicher Arbeit) erhöhen kann. Umgekehrt ergibt sich von selbst, daß bei übergewichtigen Diabetikern, die einer Reduktionsdiät bedürfen, am ehesten die Zufuhr des energiereichen Nahrungsfettes beschränkt werden muß.

Auf Grund energetischer Überlegungen wurde die Höhe der Fettzufuhr früher sehr einfach aus der Differenz: Gesamtkalorienbedarf − (erlaubte Kohlenhydrat- + Eiweißkalorien) berechnet. Die lange vertretene Meinung, daß im wesentlichen nur die Kohlenhydratzufuhr beachtet und kontrolliert werden muß, ist nach wie vor in Diabetikerkreisen so verbreitet, daß die (meist nicht festgesetzte) Fettzufuhr sehr hoch ist und die durchschnittliche Fettaufnahme in der allgemeinen Bevölkerung weit überschreitet. Aus Ernährungserhebungen bei Diabetikern ergab sich z. B., daß die mittlere Fettaufnahme bei 123 g/Tag entsprechend 46 % der gesamten Kalorienaufnahme lag und bei einem Viertel der Diabetiker 50 % der Kalorienaufnahme überschritt (JUNG und JAHNKE, 1962). Damit stellt sich die Frage, inwieweit ein so hoher Fettkonsum, abgesehen von energetischen Überlegungen etwa bei der so häufigen Fettsucht, nicht doch schädlich sein könnte.

γ) Die *atherogene Wirkung der Nahrungsfette* steht mit dieser Frage im engen Zusammenhang. Es ist hinreichend bekannt, daß der Diabetes zur Entwicklung arteriosklerotischer Gefäßveränderungen in besonderer Weise disponiert und arteriosklerotische Komplikationen bei Diabetikern häufiger als bei Nichtdiabetikern sind (SCHETTLER und SANWALD, 1966).

Aus zahlreichen epidemiologischen, ernährungsphysiologischen und klinischen Untersuchungen kann man entnehmen, daß zwischen Quantität und Qualität der Fettaufnahme einerseits und Serumlipidkonzentrationen sowie Häufigkeit bzw. Entwicklung arteriosklerotischer Komplikationen andererseits Beziehungen bestehen (KEYS, 1957). Systematische Ernährungsversuche haben zudem gezeigt, daß Kostregime mit quantitativ beschränkter und qualitativ definierter (polyensäurereicher) Fettzufuhr die Häufigkeit von Herzinfarkten in großen Testkollektiven vermindern kann (SCHETTLER, 1961). Auf Grund solcher Beobachtungen wird eine Diät empfohlen, deren Gesamtfettgehalt 30–33 % der Kalorienaufnahme nicht überschreitet und in der das Verhältnis von hoch ungesättigten Fettsäuren zu gesättigten Fettsäuren mehr als 1,0 beträgt (BRONTE-STEWART, 1965).

Diese Feststellungen gründen sich jedoch im wesentlichen auf die nutritive Beeinflussung des Serumcholesterinspiegels und der Coronarkrankheit. Bei Diabetikern sind die Probleme jedoch komplizierter, da bei ihnen häufiger eine Vermehrung der Triglyzeride zu beobachten ist, denen ebenfalls eine atherogene Wirkung zugesprochen wird. Außerdem spielt beim Diabetes neben der Arteriosklerose, die diabetesunspezifisch ist, die spezifische diabetische Mikroangiopathie eine besondere Rolle. Es ist durchaus noch zweifelhaft, ob Menge und Art der Fettzufuhr für die Entwicklung der Mikroangiopathie überhaupt Bedeutung haben (ALBRINK, LAVIETES und MAN, 1963). Außerdem sind heute verschiedene Typen der Hyperlipämie mit unterschiedlicher Reaktion auf Nahrungsfett bekannt (AHRENS, HIRSCH, OETTE, FARQUHAR und STEIN, 1961; KINSELL, SCHLIERFF, KAHLKE und SCHETTLER, 1967). Bei der Besprechung der speziellen Diätetik wird dies noch näher erörtert werden müssen.

Faßt man die allgemeine diätetische Bedeutung des Nahrungsfettes in der Diabetesdiät zusammen, so muß nach dem derzeitigen Stand unserer Kenntnisse festgestellt werden, daß die Höhe der Fettzufuhr in erster Linie nach energetischen Gesichtspunkten und in zweiter Linie nach dem atherogenen Effekt der Nahrungsfette zu beurteilen ist. Bei unkompliziertem Diabetes ohne Hyperlipidämie kann als Richtwert für die Gesamtfettzufuhr ein Anteil von etwa 35 % des gesamten Kalorienbedarfes (etwa 4 g Fett je 100 kcal Gesamtkalorienzufuhr/Tag) angesehen werden (JAHNKE, 1965). Fette mit hohem Gehalt an Polyensäuren sollen bevorzugt werden.

d) Vitamine

Es ist selbstverständlich, daß die Diabetesdiät eine Vitaminzufuhr garantieren muß, die der ernährungsphysiologisch als wünschenswert zu bezeichnenden Höhe entspricht (s. Tab. 1). Dies ist auch der Fall, wenn die Diabetesdiät eine abwechslungsreiche Mischkost ist, die einen täglichen Konsum von Brot, Kartoffeln, Milch, Obst und Gemüse vorsieht, und wenn bei der Zubereitung der Kost die Regeln der Nährwerterhaltung beachtet werden. Unter diesen Bedingungen enthält die Diabetesdiät Vitaminmengen, die wesentlich über dem Mindestbedarf liegen (HÖLZER, 1964).

Die Frage, ob bei Diabetes ein erhöhter Vitaminbedarf besteht, ist früher häufiger diskutiert worden. Besondere Aufmerksamkeit fanden die Vitamine der B-Gruppe (vor allem Thiamin, Riboflavin, Niacin), die im Stoffwechsel der Kohlenhydrate eine Rolle spielen. So wurde berichtet, daß Thiamin die Kohlenhydrat-Toleranz zu bessern, die Insulinwirksamkeit zu steigern und den Insulinbedarf zu senken vermag. Auch Niacin soll den Blutzuckerspiegel senken können und manche Fälle von Insulinresistenz sollen Folge eines Vitamin-B-Defizits sein. Dementsprechend wurde eine Aufwertung der Diabetesdiät mit B-Vitaminen und zur Behandlung des Diabetes z. B. Hefe oder Weizenkeime empfohlen (HEEPE, 1961).

Die Therapie des Diabetes mit zusätzlichen Vitamingaben muß heute aber als irrelevant bezeichnet werden (HÖLZER, 1964; POULSEN, 1967; SKOUBY, 1956). Es ist auch nicht anzunehmen, daß bei unkompliziertem, gut kompensiertem Diabetes ein erhöhter Vitaminbedarf besteht, der über das Angebot einer zweckmäßig zusammengesetzten Diabetesdiät hinausgeht. Bei interkurrenten Erkrankungen oder Komplikationen des Diabetes kann der Vitaminbedarf allerdings erhöht sein. Vor allem kann die Vitaminversorgung bei niedriger Kalorienzufuhr, z. B. bei Reduktionsdiäten für übergewichtige Diabetiker, unzureichend werden, so daß eine zusätzliche, medikamentöse Vitaminverordnung in Betracht kommt.

e) Zusammenfassung

Die durchschnittliche Kost der Allgemeinbevölkerung hat sich im letzten Jahrhundert erheblich gewandelt (KÜHNAU, 1962). Der Konsum an Kohlenhydraten, besonders Getreideerzeugnissen, ist ständig zurückgegangen, der Fett- und Eiweißkonsum dagegen ständig gestiegen. Dieser Trend hat also eine Richtung, die den früheren Diätempfehlungen für Diabetiker entgegenkommt. Dennoch zeigt sich, daß in Ländern mit hohem Lebensstandard die Zahl der Diabetiker zunimmt. Ohne Zweifel hat die in der Bevölkerung weit verbreitete Überernährung hieran einen entscheidenden Anteil.

Mit diesen Wandlungen der allgemeinen Ernährungsgewohnheiten müssen die modernen Diätempfehlungen für Diabetiker konfrontiert werden. Die Höhe der erlaubten Kohlenhydratzufuhr kann heute nicht mehr als das wichtigste oder gar einzige Kriterium einer zweckmäßigen Diätführung bei Diabetikern angesehen werden. Ganz im Vordergrund steht vielmehr die Korrektur der Überernährung infolge zu reichlicher Kalorien- und Fettaufnahme. Die oben erörterten Empfehlungen für die Diabetesdiät können heute auch für den Stoffwechselgesunden als wünschenswert bezeichnet werden: Individuell angepaßte Kalorienaufnahme, ein Verhältnis von Eiweiß: Fett: KH von etwa 20:35:45 (in Prozent der gesamten Kalorienzufuhr) sowie eine hinreichende Vitamin- und Mineralstoff-Versorgung, die durch eine abwechslungsreiche Mischkost gewährleistet ist.

B. Lebensmittelgruppen

Der theoretisch festgestellte, individuelle Kalorien- und Nährstoffbedarf muß in die diätetische Praxis umgesetzt werden, deren Grundlage die Zusammenstellung der Kost aus einzelnen Lebensmitteln und ihre küchentechnische Verarbeitung ist. Es wurde schon darauf hingewiesen, daß die Diabetes-Diät eine abwechslungsreiche Mischkost sein soll, die individuellen Ernährungsgewohnheiten entgegenkommt.

Dabei muß allerdings der Nährstoffgehalt der Lebensmittel, der einschlägigen Tabellen (SOUCI, 1967; WIRTHS, 1965) entnommen werden kann, ebenso berücksichtigt werden wie ihre spezielle diätetische Eignung, die im folgenden näher erläutert werden soll (FALTA, 1944; GRAFE, 1958; MELLINGHOFF, 1964).

1. Kohlenhydrathaltige Lebensmittel

Kohlenhydratträger der Nahrung sind (a) Zucker, Honig; (b) Brot und Getreideerzeugnisse; (c) Kartoffeln; (d) Gemüse; (e) Obst; (f) Milch; (g) kohlenhydrathaltige Getränke. Die diätetische Bedeutung der zu diesen Gruppen gehörenden Lebensmittel richtet sich nach der Menge, Art und Resorptionsgeschwindigkeit der in ihnen enthaltenen, verdaulichen KH.

Um die Kostzusammenstellung zu erleichtern und Kostvariationen zu ermöglichen, sind sogenannte *Kohlenhydrat-Austauschtabellen* entwickelt worden. Sie geben diejenige Menge eines Lebensmittels an, die einem definierten KH-Austauschwert entspricht. Als Austausch-Einheit wird in Deutschland die sogenannte „Broteinheit" (BE) benutzt. Eine BE ist diejenige Menge eines Lebensmittels, die „auf den Stoffwechsel des Diabetikers die gleiche Wirkung ausübt wie 12 g d-Glukose" (Verordnung über diätetische Lebensmittel, 1963). Für Rechenmanipulationen wäre ein dekadischer Austauschwert, wie etwa der „Brotwert" (1 Brotwert = 10 g KH) geeigneter, der in der Schweiz benutzt wird (CONSTAM, 1963). Die deutsche BE hat sich bis heute lediglich aus historischen Gründen erhalten. Eine Kohlenhydrat-Austauschtabelle gibt die Tabelle 3.

Tab. 3: Kohlenhydrat-Austauschtabelle. Nach: Kohlenhydrat-Austauschtabelle, herausgegeben vom Ausschuß „Ernährung" der Deutschen Diabetes-Gesellschaft, Georg Thieme Verlag, Stuttgart, 5. Auflage 1969

Nahrungsmittel	1 BE entspricht Gramm	100 g enthalten g KH
I. GETREIDE-ERZEUGNISSE		
a) Brot		
Brötchen, Semmeln, ca. ½ Stück	21	58
Weißbrot	24	50
Butterkeks	17	70
Grau- oder Mischbrot (Roggen)	25	51
Grahambrot (Weizenschrotbrot)	25	48
Kommißbrot (Roggenbrot)	25	53
Knäckebrot	16	77
Roggenvollkornbrot	26	46
Weizenmischbrot	25	50
Zwieback, ungesüßt, eifrei	17	71
b) Mehle		
Grünkernmehl	16	75
Hafermehl	18	66
Kartoffelstärkemehl, Kartoffelsago	14	83
Maismehl	16	74

Nahrungsmittel	1 BE entspricht Gramm	100 g enthalten g KH
Maisstärkemehl (z. B. Mondamin)	14	87
Reisstärkemehl	14	85
Roggenmehl Type 1150	16	75
Weizenmehl Type 812, 1200	17	70
c) Nährmittel und Teigwaren (Trockengewicht)		
Cornflakes (Mais)	14	83
Graupen (Gersten-, Weizen-)	16	74
Grieß, Weizen-	16	75
Haferflocken, grob und fein	18	66
Nudeln aller Art	17	72
Reis, poliert	15	79
Sago	15	82

II. Milch und Milchprodukte

Buttermilch, 0/5 % Fettgehalt	300	4
Kondensmilch, ungesüßt, mind. 7,5 % Fettgehalt	120	10
Magermilch	240	5
Trockenmilch, Vollmilchpulver	32	38
Trinkmilch, 3 % Fettgehalt	240	5

III. Kartoffeln

Kartoffeln, geschält	60	19

IV. Gemüse

1. Gruppe (bis 4 g KH/100 g Gemüse), ohne Anrechnung erlaubt

Blumenkohl	Kohlrabi	Sauerkraut
Butterpilze	Kopfsalat	Spargel
Champignons	Mangold	Spinat
Chicorée	Oliven, mariniert	Tomaten
Chinakohl	Pfifferlinge	Weißkohl
Endiviensalat	Radieschen	Wirsing
Feldsalat	Rhabarber	
Gurken	Rettich	

2. Gruppe (5–6 g KH/100 g Gemüse), ohne Anrechnung bis zu 200 g am Tag erlaubt

Aubergine, Eierfrüchte	Morchel (Speise-)	Schnittbohnen, junge
Grünkohl	Paprikaschoten	grüne Bohnen
Kürbis	Rotkohl	Wassermelone
Lauch, Porree	Steinpilze	

Artischocken	100	12
Erbsen, Konserve, grün	110	11
Erbsen, frisch, grün	90	13
Fenchel	130	9
Gelbe Rüben, große Mohrrüben	170	7
Karotten	170	7

Nahrungsmittel	1 BE entspricht Gramm	100 g enthalten g KH
Meerrettich	80	15
Rosenkohl	170	7
Rote Beete	150	8
Schwarzwurzeln	75	16
Sellerieknolle	170	7
Speiserüben, Steckrüben	170	7
Tomatenmark	130	9
Zwiebeln, frisch	120	10
Hülsenfrüchte		
Bohnen, weiß	21	58
Erbsen, gelbe, geschälte, reif	20	61
Linsen	21	56
Sojabohnen	45	27
V. Obst		
Äpfel	100	12
Apfelsinen, ohne Schale	130	9
Apfelsinen, mit Schale	170	7
Aprikosen, ohne Stein	100	12
Aprikosen, mit Stein	110	11
Bananen, ohne Schale	60	21
Bananen, mit Schale	90	14
Birnen	90	13
Brombeeren	130	9
Erdbeeren	150	8
Grapefruit, Pampelmuse, ohne Schale	120	10
Grapefruit, mit Schale	170	7
Heidelbeeren, Blaubeeren	90	14
Himbeeren	150	8
Johannisbeeren, rot	150	8
Johannisbeeren, schwarz	120	10
Kirschen, sauer, ohne Stein	90	13
Kirschen, sauer, mit Stein	100	12
Kirschen, süß, ohne Stein	90	14
Kirschen, süß, mit Stein	90	13
Mandarinen, ohne Schale	110	11
Mandarinen, mit Schale und Kernen	170	7
Mirabellen, ohne Stein	110	11
Mirabellen, mit Stein	120	10
Pfirsiche, ohne Stein	110	11
Pfirsiche, mit Stein	120	10
Pflaumen, ohne Stein	100	12
Pflaumen, mit Stein	110	11
Preiselbeeren	120	10
Quitten	75	16
Reineclauden, ohne Stein	70	17

Nahrungsmittel	1 BE entspricht Gramm	100 g enthalten g KH
Reineclauden, mit Stein	75	16
Stachelbeeren, reif, grün	130	9
Zwetschgen, ohne Stein	75	16
Zwetschgen, mit Stein	90	14
Nüsse, Hartschalenobst ohne Schale		
Erdnüsse	60	19
Haselnüsse	90	13
Kokosnüsse, Kern, frisch	120	10
Mandeln, süß	75	16
Paranüsse	170	7
Walnüsse	85	14
VI. Obstsäfte (unvergoren, ohne Zuckerzusatz)		
Apfelsaft	110	11
Grapefruitsaft	120	10
Himbeersaft	120	10
Johannisbeersaft, rot	100	12
Johannisbeersaft, schwarz	90	13
Orangensaft	120	10
VII. Getränke	1 BE	100 g
Wein, weiß, naturrein, ausgegoren		0,2
Wein, rot, naturrein, ausgegoren		0,2
Diät-Pils		0,8

Verbotene Getränke:

Bier, Schankbier, hell und dunkel
Lagerbier
Exportbier, Starkbier
Malzbier
Pilsener
Weißbier
Limonaden, colahaltige Getränke
Sekt
Liköre
Südweine, Dessertweine, süße Obstweine

Auch bei quantitativ gleichem KH-Gehalt ist aus den schon genannten Gründen die Wirkung der einzelnen Lebensmittel auf den diabetischen Stoffwechsel nicht gleich. Es gilt daher die *Regel*, daß Lebensmittel nur innerhalb der jeweiligen Gruppen, zu denen sie gehören, ausgetauscht werden sollen.

a) Zucker, Honig, Süßwaren

Wenn von Zucker ohne nähere Kennzeichnung gesprochen wird, ist stets der Haushaltszucker (Rohrzucker, Saccharose) gemeint. Zucker ist ein konzentriertes Nahrungs-KH. Dazu gehört auch Honig (100 g Bienenhonig = 80,8 g KH). Zucker wird schnell resorbiert und erzeugt einen steilen hohen Blutzuckeranstieg. Der Genuß von Zucker und Zuckerwaren (Bonbons, Schokolade, Pralinen, süßes Gebäck) sowie aller Speisen und Getränke, die reinen Zucker enthalten, begünstigt unerwünscht starke Schwankungen des Blutzuckers und ist Diabetikern daher zu untersagen. Er kommt allenfalls in kleinen Mengen bei hypoglykämischen Zuständen in Betracht.

b) Brot und Getreideerzeugnisse

Sie stellen eine der Hauptquellen der KH-Zufuhr in der Diabetes-Diät dar.

Brot besteht je nach Sorte zu etwa der Hälfte aus KH, die relativ langsam resorbiert werden, was für den diabetischen Stoffwechsel besonders günstig ist. Brot ist zugleich ein wichtiger Vitamin-B-, Mineralstoff- und Ballaststoff-Lieferant. Vollkornbrot ist dem Weißbrot daher vorzuziehen. Das Sortiment an Brot ist groß, Formen und Größen sehr unterschiedlich, so daß das Gewicht einer Scheibe Brot durch Wägung bestimmt werden muß. Am besten bleibt der Diabetiker bei 2 oder 3 Sorten. Er lernt dann die täglich erlaubten Brotmengen nach Augenmaß abzuschätzen. Toastbrot muß vor dem Rösten gewogen werden. Die tägliche Brotmenge in einer durchschnittlichen Diabetes-Diät beträgt etwa 4–5 Scheiben/Tag (zu etwa je 30–40 g entsprechend 120–150 g Brot, etwa 60–100 g Brot/KH, etwa 5–8 BE).

Mehle enthalten besonders reichlich KH (100 g = ca. 75 g KH), die zudem relativ schnell resorbiert werden. Mehlspeisen soll der Diabetiker daher meiden und zum Binden von Soßen, Suppen und Gemüsen andere Lebensmittel (z. B. Eigelb, Gelatine) benutzen (CONSTAM, 1963; EHRENHAFT, 1967).

Grütze, Graupen, Gries, Reis sind ebenfalls KH-reich, aber diätetisch günstiger als Mehle zu beurteilen. Ganz besonders gilt das für *Haferflocken*, die zu etwa ²/₃ aus KH bestehen, also unter den Cerealien den niedrigsten KH-Gehalt aufweisen. Haferflocken sind gekocht voluminös, daher sättigend, außerdem kaliumreich und besonders Vitamin-B_1-reich. Da sich Haferflocken auch gut zu schmackhaften Zwischenmahlzeiten eignen (z. B. Porridge, Müsli, Breie) sind sie bei Diabetikern nicht nur beliebt, sondern auch empfehlenswert. Eine tägliche Menge von 30 g (Trockengewicht, entsprechend 20 g KH) wird z. B. von JOSLIN empfohlen. Sie kann im Austausch mit etwa 40 g Brot in der Diät untergebracht werden.

Teigwaren (Makkaroni, Nudeln, Spätzle, Spaghetti usw.) sind mit Eiern hergestellt und ebenfalls KH-reich (100 g Ware = ca. 72 g KH). Sie können unter Anrechnung ihres KH-Gehaltes in beschränkten Mengen in der Diabetes-Diät verwandt werden.

c) Kartoffeln

Sie stellen neben Brot in weiten Teilen Deutschlands die wichtigste Kohlenhydratquelle dar. Ihre Menge wird wegen des KH-Gehaltes (100 g genießbarer Anteile = ca. 20 g KH) bei Diabetikern gewöhnlich auf 2–3 BE pro Hauptmahlzeit (etwa 120–180 g) beschränkt, so daß zum Sättigen weitere Lebensmittel, insbesondere Gemüse, unbedingt erforderlich sind. Der besondere Wert der Kartoffel liegt in ihrem Vitamin-C-Gehalt und ihrem Kaliumreichtum. Sie ist außerdem ein besonders billiges und küchentechnisch vielseitig verwendbares Lebensmittel. Bei der Beurteilung besonderer Kartoffelzubereitungen, die heute mehr und mehr Anklang finden (z. B. Chips, Croquetten usw.), muß beachtet werden, daß der KH-Gehalt pro 100 g Zubereitung sehr unterschiedlich ist und der Fettanteil sehr hoch sein kann (bis 37 %/o in Kartoffelchips).

d) Gemüse

Sie müssen vor allem wegen ihres Vitamin-, Mineral- und Ballaststoffgehaltes als wesentlicher Bestandteil der Diabetes-Diät angesehen werden. Sie soll täglich eine, besser zwei Gemüseportionen, davon eine nach Möglichkeit als Rohkost (Salat), vorsehen. Der kalorische Wert ist gering und wird am ehesten durch die Zutaten (Kochfett, Salatöl, Sahne) bestimmt, was bei fettarmen Kostformen beachtet werden muß.

Abgesehen davon, daß Gemüse (und Obst, s. u.) zu den relativ kohlenhydratarmen Nahrungsmitteln gehören, belasten die in ihnen enthaltenen Kohlenhydrate den diabetischen Stoffwechsel nur wenig. Das hängt damit zusammen, daß die belastenden KH aus den unverdaulichen Gerüstsubstanzen nur langsam und nicht vollständig resorbiert werden und daneben auch andere kohlenhydratähnliche Stoffe in ihnen enthalten sind. Der KH-Gehalt der Gemüse kann jedoch nicht unbeachtet bleiben, da er in den einzelnen Sorten sehr verschieden ist. Man teilt daher die Gemüse in 3 Gruppen ein (s. Kohlenhydrataustauschtabelle): Gemüse der Gruppe 1 (KH-Gehalt unter 5 %/o) sind ohne Anrechnung erlaubt, wobei eine durchschnittliche Gemüseportion mit etwa 300 g (geputzt, roh) anzusetzen ist. Gemüse der Gruppe 2 (KH-Gehalt 5–10 %/o) können bis zu 200 g/Tag, die der Gruppe 3 (KH-Gehalt über 10 %/o) bis zu 100 g/Tag ohne Anrechnung auf die erlaubten Kohlenhydrate genossen werden. Es empfiehlt sich, zu einer Mahlzeit (z. B. Mittagessen) Gemüse der Gruppe 1 in ausreichenden Mengen zu geben und für die 2. geringere Portion solche der Gruppe 2 vorzusehen. Trocken- und Gefriergemüse sowie Dosengemüse sind in gleicher Weise zu beurteilen. Gemüseportionen, die über die genannten Mengen hinausgehen, sollen auf die erlaubte KH-Menge angerechnet werden.

e) Obst

Der besondere diätetische Wert des Obstes liegt einmal in seinem Reichtum an Vitaminen und Mineralstoffen, dann aber auch in der günstigen Verwertbarkeit der Obst-KH, die bei Genuß von ganzem Obst nicht zu schnell aufgeschlossen und resorbiert werden und besonders auch durch den hohen Anteil an Fruchtzucker (s. dort) den diabetischen Stoffwechsel wenig belasten. Leider liegen noch immer keine ausreichenden und repräsentativen Analysen des Fruchtzuckergehaltes von Obst vor, so daß er bei der Anrechnung auf die erlaubte KH-Menge nicht genügend berücksichtigt werden kann.

Der KH-Gehalt variiert von Obstsorte zu Obstsorte, aber auch nach Reifegrad beträchtlich. Man unterscheidet 2 Gruppen (s. Kohlenhydrataustauschtabelle), die relative KH-arme Gruppe 1 (bis 8 %/o KH) und die KH-reichere Gruppe 2 (8 bis

16 % KH). Diätetisch besonders geeignet sind vor allem Pampelmusen und Äpfel nach Jahreszeit sowie Apfelsinen. Wegen ihres hohen KH-Gehaltes sollte man vom Genuß von Mirabellen, Zwetschgen, Reineclauden, Weintrauben und Bananen abraten, ebenso von Trockenobst, wie Feigen, Datteln und Rosinen. Auch Dörrobst ist wenig geeignet, selbst wenn sich deren KH-Gehalt durch vielstündiges Wässern erheblich reduzieren läßt. Auch überreifes Obst soll vermieden werden. Zu Kompotten sollen möglichst unausgereifte Früchte verarbeitet werden. Zucker soll durch Zuckeraustauschstoffe dabei ersetzt werden.

Obst eignet sich besonders gut für Zwischenmahlzeiten, außerdem als Ersatz für Desserts nach Hauptmahlzeiten. Die durchschnittliche Diabetesdiät sollte etwa 3–4 BE als Obst vorsehen.

f) Milch

Der KH-Gehalt der Milch beträgt etwa 5 % und besteht aus Laktose. Wegen ihres besonderen Nährwertes sollte Milch in der Diabetes-Diät nicht fehlen. Ohne Milch ist der tägliche Kalziumbedarf kaum zu decken, was für alte Personen bedeutsam ist. Außerdem ist Milch ein wichtiger Vitamin-A- und Riboflavin-Lieferant. Die tägliche Milchmenge sollte mindestens 1 BE (= 250 g Trinkmilch) betragen. Bei Reduktionsdiäten sind fettarme Milchprodukte angebracht (Buttermilch, entrahmte Milch, Magerquark).

g) Kohlenhydrathaltige Getränke

Getränke, die mit Zuckerzusatz hergestellt sind, wie Limonaden, Coca-Cola etc., sind Diabetikern nicht zuträglich und daher zu untersagen. Auch Obstsäfte sind mit besonderer Kritik zu betrachten. Sogenannte Obstdicksäfte und Obstsirupe kommen für Diabetiker wegen ihres hohen Gehaltes an leicht resorbierbaren KH nicht in Betracht, sondern nur Obstsäfte und Süßmoste, die keinen Zuckerzusatz haben. Markenfabrikate sind zu bevorzugen, da sie Angaben über den Zusatz von Zucker oder Wasser enthalten. Im Haushalt frisch gepreßte Obstsäfte sollen ohne Zuckerzusatz in angemessenen Mengen verwertet werden. Die küchentechnische Verwendung von Obstsäften und Süßmosten ist vielseitig und einfach. Als Getränk sollen sie wegen der raschen Resorbierbarkeit der in ihnen enthaltenen KH nur in kleinen Mengen genossen werden. Besser ist es, sie zu Mischgetränken, besonders mit Milch, aber auch als Geschmackskorrigentien für Desserts (z. B. Gelatinespeisen) und für Fruchtsoßen zu verarbeiten, wobei ihr KH-Gehalt auf die verordnete Menge angerechnet werden soll.

2. Fette

Die Höhe der Kalorienaufnahme hängt in erheblichem Maße vom Anteil des „*sichtbaren*" und des „*unsichtbaren*" Nahrungsfettes ab, die zusammen den Gesamtfettgehalt der Kost ergeben.

Zum sichtbaren Fett gehören die *Streichfette* (Butter, Margarine, Schmalz) und die *Kochfette* (zum Kochen, Braten, Backen, aber auch zum Anmachen von Salaten etc.; neben den schon genannten Fetten auch Öle, Kokosfett, Talg). Zu den unsichtbaren Fetten gehören die *Nahrungsmittelfette* (in Fleisch, Aufschnitt, besonders Wurst, Fischen, Hartschalenobst wie Nüsse, Mandeln, in Sojaflocken, Milchprodukten, z. B. Käse, Eiern). Die Menge des sichtbaren Fettes kann abgewogen, die des unsichtbaren Fettes muß aus Nährwerttabellen entnommen werden. Man kann auch Fettaustauschtabellen benutzen (s. Tab. 4), in denen eine Fetteinheit diejenige Nahrungsmittelmenge bezeichnet, in der 10 g Fett enthalten sind. Für die praktische Diätführung gilt die allgemeine Regel, daß auf die festgesetzte Gesamtfettmenge $^1/_4$ (bis $^1/_3$) auf Streichfett, $^1/_4$ (bis $^1/_3$) auf Kochfett und der Rest ($^1/_2$–$^1/_3$) auf Nahrungsmittelfett angerechnet wird.

Tab. 4: Fett-Austauschtabelle, berechnet nach Werten aus: S. W. Souci und H. Bosch: Lebensmittel-Tabellen für die Nährwertberechnung. Wissenschaftliche Verlagsgesellschaft, Stuttgart 1967

Lebensmittel	1 FW* entspricht Gramm	100 g** enthalten g Fett
1. Speisefette und Öle		
Butter, deutsche Markenbutter	12	83,5
Kokosfett	10	99,0
Maisöl, Maiskeimöl	10	100,0
Margarine, vitaminiert	13	80,1
Olivenöl	10	99,6
Schweineschmalz	10	99,7
Speiseöl	10	99,8
2. Milch, Milchprodukte		
Milch, Buttermilch	2000	0,5
Kuhmilch, Vollmilch	278	3,6
Kuhmilch, Trinkmilch, 3,5 % Fett	286	3,5
Joghurt aus Vollmilch	278	3,6
Sahne, Rahm, mind. 10 % Fett	95	10,5
Schlagsahne (Schlagrahm) mind. 28 % Fett	33	30,0
3. Käse		
Speisequark, mager	1670	0,6
Speisequark, 20 % F. i. Tr.	204	4,9
Speisequark, 40 % F. i. Tr.	83	12,1
Limburger Käse, 20 % F. i. Tr.	116	8,6
Edamer Käse, 30 % F. i. Tr.	62	16,2
Camembertkäse, 45 % F. i. Tr.	43	23,0
Schmelzkäse, 45 % F. i. Tr.	42	23,6
Briekäse, 50 % F. i. Tr. (Rahmbrie)	36	27,9
Chesterkäse, 50 % F. i. Tr.	30	33,0
4. Fleisch		
Kalb-, Keule (Schlegel)	833	1,2
Filet	714	1,4
Haxe	625	1,6
Schnitzel	556	1,8
Kotelett	294	3,4
Leber	233	4,3
Zunge	161	6,2
Brust	159	6,3
Rind-, Leber	323	3,1

Lebensmittel	1 FW* entspricht Gramm	100 g** enthalten g Fett
Filet	227	4,4
Kamm (Hals)	161	6,2
Lende, Rostbeef	52	19,2
Hochrippe, Rostbraten	43	23,5
Schwein-, Schnitzel	123	8,1
Filet	101	9,9
Eisbein (Haxe)	60	16,4
Kotelett	33	30,6
Bug, Blatt	29	35,0
Hammel-, Lende	76	13,2
Keule (Schlegel)	56	18,0
Brust	27	37,0
5. *Wild*		
Hase	333	3,0
Reh-, Keule	833	1,2
Rücken	286	3,5
Kaninchen	130	7,6
6. *Geflügel*		
Huhn-, Brust	1100	0,9
Keule	323	3,1
Brathuhn	179	5,6
Ente i. D.	58	17,2
Gans i. D.	32	31,0
Puter i. D.	70	14,7
7. *Fisch*		
Schellfisch		0,1
Dorsch		0,3
Scholle	1250	0,8
Seezunge	714	1,4
Forelle	476	2,1
Rotbarsch	333	3,0
Heilbutt	192	5,2
Karpfen	141	7,1
Bückling	70	14,3
Hering	53	18,8
Aal, Flußaal	39	25,6
8. *Aufschnitt*		
Mettwurst	19	51,5
Salami, deutsche	20	49,7
Cervelatwurst	23	43,2
Mortadella	30	32,8
Leberkäse, Fleischkäse	44	22,6
Leberwurst	24	41,2
Schweineschinken, gekocht	49	20,6
Schweineschinken, roh, geräuchert	30	33,3
Dosenschinken	93	10,7
Corned beef, deutsch	167	6,0

Lebensmittel	1 FW* entspricht Gramm	100 g** enthalten g Fett
9. *Würstchen*		
Münchener Weißwurst	46	21,7
Frankfurter Würstchen	48	20,8
Wiener Würstchen	48	20,8

* 1 FW = 1 Fettwert = Menge des eßbaren Anteils des Lebensmittels, das 10 g Fett enthält
** Eßbarer Anteil des Lebensmittels

Neben der Quantität hat auch die Qualität der Fette Bedeutung, nämlich der Gehalt an *Polyensäuren*. Bei Verordnung einer polyensäurereichen Diät sind als Streichfette Pflanzenmargarine (am besten Markenfabrikate mit bekanntem Polyensäuregehalt) und als Kochfette auch polyensäurereiche Öle (z. B. Maiskeimöl, Sonnenblumenöl; wiederum am besten Markenfabrikate mit deklariertem Polyensäuregehalt) zu verwenden. Butter, Schmalz, Talg, Kokosfett sind zu meiden, ebenso fetthaltige Milchprodukte, insbesondere fettreicher Käse. Eier sollten auf 3 Stück pro Woche beschränkt werden. Fett in Fleisch enthält vorzugsweise gesättigte Fettsäuren, so daß hiervon nur sehr magere Stücke verwandt werden dürfen. Zu bevorzugen sind wegen des höheren Gehalts an Polyensäuren Fisch und Geflügel.

3. Eiweißträger

Pflanzliche Eiweißträger sind Getreideerzeugnisse, Kartoffeln, Hülsenfrüchte, Soja und einige Nüsse; tierische Eiweißträger sind Fleisch (auch Fleischwaren wie Aufschnitt und Wurst), Wild, Geflügel, Fisch, Eier, Milchprodukte. Da etwa die Hälfte des Eiweißkonsums aus tierischem Eiweiß gedeckt werden soll, muß die Diabetesdiät genügend Fleisch, Fisch und Milchprodukte vorsehen.

10 g Eiweiß sind annähernd in 50 g Fleisch (roh) von Schlachttieren und Geflügel oder in 60 g Fischfleisch (roh), in 300 g Trinkmilch, Joghurt oder Buttermilch, in 40 g Käse, in 60 g Magerquark, in 1½ Eiern (Klasse A) enthalten. Eine quantitativ genaue Verordnung und Berechnung der Eiweißzufuhr erübrigt sich für Diabetiker, kann jedoch bei Begleitkrankheiten notwendig sein.

Man muß beachten, daß tierisches Eiweiß mehr oder weniger große Mengen an Fett mit sich führt. Als Faustregel, kann gelten, daß auf 1 g Eiweiß aus Fleisch etwa 0,4 g Fett kommt. Bei Reduktionsdiäten, fettarmen oder polyensäurereichen Diätfprmen, müssen daher fettarme Stücke (z. B. Schnitzel oder Keule vom Kalb, Kamm oder Filet vom Rind), fettarmer Aufschnitt (magerer Schinken, Rauchfleisch, magerer Braten, magerer Quark usw.), Geflügel (Huhn), aber auch Wild und bestimmte Fische (Seelachs, Dorsch, Scholle, Heilbutt) bevorzugt werden.

4. Alkohol

Während früher im wesentlichen der Kohlenhydratgehalt bestimmter Alkoholika diätetisches Interesse fand, muß heute die Bedeutung des Alkohols bei Diabetes

Allgemeine Diätetik

in erster Linie in seinem relativ hohen energetischen Wert (1 g Alkohol = 7 kcal) wie auch in seiner hepatotoxischen Wirkung und seiner Eigenschaft gesehen werden, bestimmte Formen der Hyperlipämie ungünstig zu beeinflussen. Alkoholgenuß in jeder Form ist bei Diabetikern daher stets kritisch anzusehen und eine ausdrückliche Empfehlung sicherlich falsch. Das gilt auch für die kohlenhydratfreien oder kohlenhydratarmen, konzentrierten Alkoholika (Branntweine, Kognak, Whisky, Gin, Rum, Arrak, Destillate aus Zwetschgen, Kirschen, Wacholder usw.), auch wenn sie in kleinen Mengen das Blutzuckerprofil nicht beeinflussen. Selbstverständlich sind süße Alkoholika (Liköre, gesüßte Aperitifs, Süßweine) Diabetikern zu widerraten.

Bier, das in manchen Teilen Deutschlands als Volksgetränk gilt, steigert bereits bei Stoffwechselgesunden, erst recht aber bei Diabetikern den Blutzucker deutlich. Deutsches Normalbier enthält 3,7 % Kohlenhydrate, wovon allerdings nur 2,15 % als „belastend" anzusehen sind. Der Kaloriengehalt beträgt pro 100 g 48 kcal (Altbier: 41 kcal). Wenn auf Bier nicht verzichtet werden kann, so ist „Diät-Pils" vorzuziehen, das nur 0,75 % belastende KH bei etwas höherem Alkoholgehalt enthält. Die Blutzuckersteigerung durch Diätpils ist deutlich geringer als durch Normalbier. Eine 0,33 l/Flasche „Diät-Pils" (135 kcal) ist mit 1/5 BE gleichzusetzen.

Weine sind in ihrer Zusammensetzung sehr unterschiedlich, der Restzuckergehalt bei den üblichen Sorten deutscher Weiß- und Rotweine ist für den diabetischen Stoffwechsel allerdings praktisch unerheblich, der Alkoholgehalt dagegen eher zu beachten. Weine mit einem Restzuckergehalt von 4 g/l („durchgegorene Weine") und einem Alkoholgehalt von weniger als 12 % entsprechen den deutschen Konsumweinen. Der Genuß von 2–3 Gläsern dieser Sorten braucht auf die täglich verordnete KH-Menge nicht angerechnet zu werden. Süßweine soll der Diabetiker dagegen strikt meiden.

Schaumweine (Sekt) haben einen höheren KH-Gehalt als Weine, da beim Herstellungsverfahren mit der Dosage KH zugesetzt werden. Der KH-Gehalt liegt bei etwa 6 %. Schaumweine sollte der Diabetiker daher meiden, es sei denn, daß es sich um Fabrikate handelt, bei deren Herstellung Zuckeraustauschstoffe (Sorbit, Fruktose) verwandt wurden.

5. Süßungsmittel

Süßungsmittel, die die Süßkraft des Saccharose ersetzen können, sind in der diätetischen Technik bei Diabetes von besonderer Bedeutung. Man unterscheidet Süßstoffe und Zuckeraustauschstoffe (BERCHTOLD und BUCHENAU, 1965).

a) Süßstoffe

Das sind alle synthetisch hergestellten Substanzen, die als Süßungsmittel verwendet werden und eine höhere Süßkraft als Saccharose haben. In Deutschland werden folgende Süßstoffe verwandt:

Ortho-benzoesäuresulfinid-natrium (Saccharin[R], Sachillen[R], Sukrinetten[R], Süßstoff „Hoechst"[R], Süßstoff „Bayer"[R]), dessen Süßkraft bezogen auf Zucker 400 bis 500 beträgt, ferner Natriumcyclohexylsulfamat (Süßetten, Assugrin, Ilgonetten), dessen Süßkraft 35 beträgt und schließlich Kombinationspräparate (Natreen

"Diätsüße") mit der Süßkraft 90. Diese Süßstoffe sind wasserlöslich, koch- und backfest und besitzen im Gegensatz zu den Zuckeraustauschstoffen keinen Nährwert, so daß sie sich besonders für Reduktionsdiäten gut eignen.

b) Zuckeraustauschstoffe

Sie leiten sich von natürlich vorkommenden Zuckern ab, enthalten einen energetischen Nährwert und müssen daher auf die Kalorienzufuhr angerechnet werden. Im wesentlichen handelt es sich um folgende Substanzen:

Fruktose (Laevulose, 4,1 kcal/g) wird in gewissen Grenzen insulinunabhängig im Organismus utilisiert, erhöht somit die Gesamt-Kohlenhydrattoleranz, wirkt antiketogen und stickstoffsparend, wird etwas langsamer als Glukose resorbiert und hat sich in der klinischen Prüfung bewährt. Fruktose wird zum größten Teil in der Leber umgesetzt und kann dort in Glukose überführt werden. Diese Tatsache begrenzt ihre Verwendung bei Diabetes, nämlich auf eine Dosis, die von der Leber ohne Glukosebildung umgesetzt werden kann. Diese Dosis liegt bei etwa 60–90 g Fruktose/Tag (CRAIG, MILLER, DRUCKER und WOODWARD, 1959; MEHNERT, MAHRHOFER und FÖRSTER, 1964; MEHNERT, STUHLFAUTH, MEHNERT, LAUSCH und SEITZ, 1959). Da mit der Möglichkeit zu rechnen ist, daß die Fruktose-Toleranz bei langdauernder Verabreichung höherer Dosen abnimmt, so wird meistens empfohlen, dem Diabetiker nicht mehr als 30–60 g/Tag anzubieten und diese Dosis auf mehrere Einzeldosen, etwa von 10 g, über den Tag zu verteilen (HÖLZER, 1964).

Sorbit (Sionon, 3,9 kcal/g) wurde von TANNHAUSER in die Diabetes-Diät eingeführt und hat bis heute eine erhebliche Bedeutung, vor allem als Süßungsmittel in diabetischen Lebensmittelerzeugnissen. Sorbit wird in der Leber mittels Sorbitdehydrogenase in Fruktose überführt und ist daher metabolisch wie diese zu beurteilen. Sorbit wird langsamer als Fruktose resorbiert (MEHNERT, STUHLFAUTH, MEHNERT, LAUSCH und SEITZ, 1959). Aus diesem Grunde können gastrointestinale Nebenwirkungen wie Meteorismus und Diarrhoen auftreten. Die Verträglichkeit ist allerdings individuell sehr verschieden. Eine Dosis von 40 g, über den Tag verteilt, sollte in der Regel nicht überschritten werden. Sie führt weder zu einer Vermehrung der Harnzuckerausscheidung noch zu einer Erhöhung des Insulinbedarfes.

Xylit, ein fünfwertiger Zuckeralkohol, kann ebenfalls zu gastrointestinalen Nebenwirkungen, besonders Diarrhoen, in höheren Dosen führen und wurde früher in Dosen von 30–50 g/Tag zu diätetischen Zwecken empfohlen (GRAFE, 1958). Seine Wirkung im diabetischen Stoffwechsel wird nicht einheitlich beurteilt (HÖHLER, 1966).

6. Diätetische Lebensmittel

Der oft vertretenen Meinung, daß diätetische Spezialprodukte für Diabetiker entbehrlich sind, kann man nur bedingt zustimmen. Selbstverständlich läßt sich eine zweckmäßige und vollwertige Diabetes-Diät aus dem üblichen Lebensmittelangebot zusammenstellen, und sicherlich sind eine ganze Reihe von diätetischen Spezialprodukten für Diabetiker unnötig, wie etwa Spezialbrote oder Produkte zur Vitaminanreicherung der Kost oder sogar mit gewissen Bedenken zu betrachten, wie etwa fettreiche Schokoladen. Es gibt jedoch auch Erzeugnisse, die zur

Komplettierung der Diät sehr erwünscht sind, wie etwa Diabetiker-Marmeladen und Diabetiker-Konfitüren und andere, die eine gezielte Diät-Therapie erleichtern, wie etwa polyensäurereiche Öle oder Aufstrichfette mit deklariertem Polyensäuregehalt. Wesentlich und für die diätetische Führung sehr wertvoll ist es außerdem, daß der Nährstoffgehalt auf den Packungen genau deklariert ist, was die Berechnung der Kost erleichtert (GRÜNE, 1967).

IV. Spezielle Diätetik

Die spezielle Diättherapie des Diabetes wird von Art und Schwere der diabetischen Stoffwechselstörung, aber auch von diätbedürftigen Komplikationen und Begleitkrankheiten bestimmt. Sie setzt daher neben der Kontrolle des diabetischen Stoffwechsels auch eine gründliche Allgemeinuntersuchung voraus.

A. Diät bei unkompliziertem Diabetes

1. Die diätetische Ersteinstellung

Bei einem frisch entdeckten Diabetes gilt die Regel, daß immer erst die rein diätetische Einstellung des Stoffwechsels versucht werden soll. Dieser Versuch ist vor allem beim spätmanifesten, relativ stabilen Typ des Diabetes im mittleren und vorgerückten Alter indiziert. Er ist kontraindiziert oder erfordert besonders sorgfältige und häufige Stoffwechselkontrollen in der Klinik bei jugendlichen Diabetikern, da deren Diabetes ganz unerwartet und akut entgleisen kann, bei schwerer Stoffwechseldekompensation mit erheblicher Hyperglykämie (Nüchternblutzucker über 250 mg %), bei positivem Azetonnachweis im Harn, bei schlechtem Ernährungszustand und bei zusätzlichen Komplikationen oder Begleitkrankheiten.

Das *Prinzip* der diätetischen Ersteinstellung besteht in der schnellen Senkung des erhöhten Blutzuckerspiegels mit Beseitigung der Glukosurie und nachfolgendem Aufbau einer vollwertigen Kost, die die individuellen Nährstoffbedürfnisse deckt. Zu diesem Zweck bieten sich im wesentlichen 3 Verfahren an:

Nach dem klassischen Vorgehen (SEIGE, 1964) wird zunächst die Kohlenhydratzufuhr erheblich beschränkt, bis Harnzuckerfreiheit erreicht ist. Derartige streng kohlenhydratarme Kostformen werden als *Schondiäten* bezeichnet. Anschließend werden *Diätzulagen* gegeben, wobei die Steigerung der Kohlenhydratzufuhr nur langsam und schrittweise, z. B. je Tag um etwa 20 g KH, erfolgen soll, um die Kohlenhydrat-Toleranz (erreicht bei erneutem Auftreten der Glukosurie) zu prüfen. Ist sie schon bei suboptimaler Kohlenhydratzufuhr erreicht, wird der weitere Aufbau der Diät durch zusätzliche Behandlung mit oralen Antidiabetica oder Insulin-Injektionen abgedeckt. Ist Insulin erforderlich, geht man bei der weiteren Einstellung alternierend vor: man ändert nicht gleichzeitig, sondern nacheinander die Diät und die Insulindosis, um die jeweiligen Effekte auf den Stoffwechsel überschaubar zu halten.

Dieses etwas zeitraubende Vorgehen kann bei unkompliziertem Diabetes abgekürzt werden. Man geht sofort auf eine definierte *Basisdiät* (s. u.) über. Erzielt man unter dieser Diät innerhalb einiger Tage Harnzuckerfreiheit, kann man die

Diät durch Zulagen wiederum schrittweise erweitern oder auch sofort auf die zuvor approximativ berechnete *Dauerdiät* übergehen. Läßt sich unter mehrtägiger Basisdiät keine Aglukosurie erreichen, ist die Indikation zur zusätzlichen Behandlung mit oralen Antidiabetica oder Insulin-Injektionen gegeben.

Ein drittes Vorgehen richtet sich nach den vorausgehenden, individuellen Ernährungsgewohnheiten: Durch Erhebung einer genauen *Ernährungsanamnese* (JAHNKE und GABBE, 1960) wird die individuelle Vorernährung bestimmt. Offensichtliche Ernährungsfehler, etwa der Genuß großer Mengen oder konzentrierter Kohlenhydrate oder ein unerwünscht hoher Fettkonsum, werden durch Verordnung korrigiert. Unter der so korrigierten Individualkost erfolgen Stoffwechselkontrollen, die zu weiteren Kostkorrekturen Anlaß geben können. Dieses Vorgehen empfiehlt sich jedoch nur für sehr milde Diabetesfälle und entbindet nicht von der Verpflichtung, schließlich auch auf diese Weise zu einer definierten Dauerdiät zu kommen.

Zur praktischen Durchführung der diätetischen Einstellung des Diabetes mögen folgende Hinweise dienen:

a) Basisdiät

(JAHNKE, 1965)

Unter Basisdiät (JAHNKE, 1965) versteht man eine subkalorische Kost von definiertem Nährstoffgehalt und bestimmter Lebensmittel-Zusammensetzung. Sie kann zwei Funktionen erfüllen:

Die Basisdiät kann einerseits als Stoffwechsel-Testdiät benutzt werden, die eine Überprüfung der aktuellen Situation des diabetischen Stoffwechsels unter annähernd vergleichbaren Ernährungsbedingungen ermöglicht. Dies hat auch praktische Bedeutung bei der diätetischen Stoffwechseleinstellung. Bleibt z. B. die Kohlenhydrat-Bilanz unter einer 5- bis 7tägigen Behandlung mit der Basisdiät unzureichend (weniger als 90 %) der KH-Zufuhr), so kann mit einem Insulindefizit gerechnet werden, das die Möglichkeit einer weiteren rein diätetischen Behandlung des Diabetes sehr zweifelhaft erscheinen läßt.

Auf der anderen Seite kann die Basisdiät die Grundlage für den Aufbau und die Abwandlung zur individuellen Dauerdiät bilden. Das ist durch Diätzulagen und Austausch von Lebensmitteln entsprechend den individuellen Bedürfnissen und Ansprüchen möglich. Die Verordnung einer definierten Basisdiät kann auch helfen, die Zeit zu überbrücken, die für eine genauere diätetische Belehrung und Einweisung erforderlich ist.

Aus den Funktionen der Basisdiät ergibt sich, daß die Höhe der Nährstoff-Zufuhr unter derjenigen liegen muß, die für die meisten erwachsenen Diabetiker in Betracht kommt. Sie muß außerdem von den Patienten genau eingehalten werden. In der Klinik läßt sich das recht gut realisieren. Bei ambulanter Diäteinstellung bedient man sich am besten eines Diät-Vordruckes, der den Patienten mit dem Hinweis ausgehändigt wird, die aufgeführte Diät ohne Abänderung solange strikt einzuhalten, bis der Stoffwechsel überprüft und die Abwandlung auf die Dauerdiät nach ärztlicher Verordnung erfolgt. Die in unserer Klinik übliche Basisdiät zeigt die Tab. 5.

Spezielle Diätetik

Tab. 5: Diabetes-Basisdiät: (ca. 180 g KH, 80 g E, 80 g F = 1800 Kalorien)

1. Frühstück:
- 75 g Graubrot (Mischbrot) oder Vollkornbrot, Schwarzbrot
- 10 g Butter
- 30 g Fleischaufschnitt, mager
- Kaffee (Bohnen-, Malzkaffee) je ein Teelöffel kondensierte Milch (7,5 % Fettgehalt) pro Tasse

2. Frühstück:
- 25 g Graubrot (Mischbrot) oder Vollkornbrot, Schwarzbrot
- 5 g Butter
- 100 g Äpfel
- 125 g Trinkmilch (eine kleine Tasse)

Mittagessen:
- 125 g Fleisch, mager (vom Rind, Kalb, Hähnchen) oder Fischfilet, mit
- 5 g Fett (Butter, Margarine oder Öl) ohne Mehl und Paniermehl zubereitet
- 150 g Kartoffeln
- 200 g Blumenkohl mit
- 5 g Butter, ohne Mehl zubereitet
- 170 g Apfelsine

Vesper:
- 50 g Graubrot (Mischbrot) oder Vollkornbrot, Schwarzbrot
- 5 g Butter
- 30 g Schmelzkäse (30 % Fett in Trockensubstanz)
- Tee mit Zitrone

Abendessen:
- 75 g Graubrot (Mischbrot) oder Vollkornbrot, Schwarzbrot
- 15 g Butter
- 40 g Fleischaufschnitt, mager
- 200 g Tomaten als Salat mit
- 5 g Öl angerichtet (etwa ein Teelöffel)

Spätmahlzeit:
- 75 g Apfelsine (Fruchtfleisch)
- 125 g Trinkmilch (eine kleine Tasse)

Anmerkungen:
Abwiegen von Brot, Kartoffeln, Obst und Fett erforderlich.
Erlaubte Getränke: ungesüßter Kaffee, Tee, Mineralwässer, 2 Glas Weißwein oder 1 Glas Cognac am Tag.
Als Brotbelag, Fleischaufschnitt, mager: Schinken, roh oder gekocht, mager, ohne Fettrand, Rauchfleisch, kalter Braten (vom Schwein, Rind, Kalb, mager), Tartar (Schabefleisch) ohne Eigelb zubereitet.
Statt Blumenkohl und Tomaten auch: Weißkohl, Rotkohl, Grünkohl, Sauerkraut, Spinat, Pilze, Spargel, Kohlrabi, Kopfsalat, Endiviensalat, Chicorée, Gurken erlaubt.
Gewürze: Salz, alle deutschen und ausländischen Gewürze und Küchenkräuter stehen zur freien Verfügung.
Süßungsmittel: Süßstoff (Saccharin, Assugrin, Sukrinetten).

b) Diätzulagen

Beim Aufbau einer Diabetesdiät kann man die Einstellungsdiät durch sogenannte „Zulagen" erweitern oder nach individuellen Wünschen einen Austausch von Lebensmitteln in nährwertgleichen Mengen vornehmen. Bei den sogenannten Zulagen handelt es sich um definierte Mengen bestimmter Lebensmittel, die gewöhnlich in Nährstoffeinheiten (z. B. Broteinheit, Brotwert etc.) angegeben werden. Zur Erleichterung der Berechnung von Zulagen und des Austausches von Lebensmitteln bedient man sich am besten der hierzu entwickelten Austauschtabellen für Lebensmittel (s. o.).

2. Die Reduktionsdiät für adipöse Diabetiker

Besteht neben dem Diabetes gleichzeitig eine Adipositas, so geht man bei der diätetischen Ersteinstellung anders vor: Man beginnt sofort mit einer kalorienbeschränkten Reduktionsdiät. Dabei sind folgende Gesichtspunkte maßgebend:

Mit Hilfe einer effektiven Reduktionsdiät gelingt es in der Regel, die Hyperglykämie und Glukosurie adipöser Diabetiker ohne zusätzliche medikamentöse Behandlung wesentlich zu bessern. Eine Insulin-Behandlung kann dann oft vermieden werden. Da die Mehrzahl der Diabetiker im mittleren Lebensalter zugleich fettleibig ist, gehört die Reduktionsdiät zu den am häufigsten indizierten Diätformen bei Diabetes. Sie unterscheidet sich im Prinzip nicht von der Reduktionsdiät, die auch bei Nichtdiabetikern angewandt wird.

Obwohl diese Feststellungen unbestritten sind und auch immer wieder hervorgehoben werden, sind die diättherapeutischen Ergebnisse bei Adipositas meist unbefriedigend. Zahlreiche diätetische Modifikationen mit verschiedenen medikamentösen Zusatzbehandlungen sind daher empfohlen worden, ohne die Ergebnisse wesentlich zu bessern (FEINSTEIN, 1960). Die schematische Verordnung einer Reduktionsdiät führt nur selten zum erwünschten Erfolg. Es ist daher notwendig, auf diese Problematik etwas näher einzugehen.

Alle diätetischen Behandlungsmethoden beruhen auf dem unzweifelhaft richtigen Prinzip, daß der Adipöse an Gewicht verliert, wenn die Kalorienzufuhr hinreichend eingeschränkt wird. Die unbefriedigenden therapeutischen Ergebnisse gehen also nicht zu Lasten dieses Prinzipes. Die Schwierigkeiten liegen vielmehr ausschließlich darin, den Adipösen zu einer konsequenten und genügend langen Einhaltung einer solchen Diät zu bringen. Dabei spielt der Arzt selbst eine entscheidende Rolle, denn eine intensive Diätberatung und konsequente diättherapeutische Führung, am besten unter Mithilfe erfahrener Diätassistentinnen, kann die Ergebnisse bereits wesentlich verbessern. So stieg z. B. in unserer Stoffwechsel-Ambulanz die Erfolgsquote, gemessen am Trulson-Index von 3 % bei einmaliger Beratung auf etwa 50 % bei fortlaufender und langfristiger Überwachung und Führung (ENGLHARDT und JAHNKE, 1964).

Unter der Voraussetzung einer guten Kooperation zwischen Arzt und Patient hängt der Erfolg der Reduktionsdiät im wesentlichen vom Ausmaß und von der Dauer der Kalorienbeschränkung ab. Beide Faktoren stehen zueinander in gesetzmäßiger Beziehung: Je niedriger die Kalorienzufuhr, desto schneller die Gewichtsabnahme. Mit sehr strengen Fastenkuren (Kalorienzufuhr unter 400 kcal/Tag) kann man dementsprechend eine relativ schnelle Gewichtsreduktion erzielen. Solche strengen Kuren haben jedoch oft erhebliche Nebenwirkungen und sollten nur unter ärztlicher Überwachung klinisch durchgeführt werden. In der Regel werden Reduktionsdiäten ambulant verordnet, die eine tägliche Zufuhr von 1000 bis 1800 kcal/Tag vorsehen. Bei ambulanter Behandlung mit weniger strengen Reduktionsdiäten wird somit die Dauer der Kalorienrestriktion zum entscheidenden Faktor der Diät-Therapie. Diejenige Diätform wird daher am zweckmäßigsten sein, die in ihrer geschmacklichen Zusammensetzung, wie auch in der Einfachheit und Zuverlässigkeit ihrer Zubereitung eine genügend lange Durchführung möglich macht. Dementsprechend hat sich gezeigt, daß *schematische Kostverordnungen,* die den subjektiven Voraussetzungen nicht angepaßt sind, immer nur vorübergehend eingehalten werden und für eine langfristige Behandlung wenig geeignet sind. Sie können allerdings zur Einleitung der Therapie von Nutzen sein. Wir verwenden dazu eine 1000 kcal-Mischkost, wie sie in der Tab. 6 zusammengestellt ist.

Tab. 6: Beispiel einer 1000 Kalorien-Mischkost (Reduktionsdiät)

Nahrungsmittel	Menge g	Eiweiß g	Fett g	Kh g	Kalorien
Butter	25	0,3	20,3	0,3	189
Fleisch (Rindfleisch mager)	120	18,0	13,2	—	208
Aufschnitt, Braten, gekochter oder roher Schinken (ohne Fettränder), Lachsschinken, Rauchfleisch, Tartar oder Käse 30 % Fett in Trockensubstanz	45 30	9,8	7,2	—	113
Magerquark	50	8,5	0,5	1,0	44
Graubrot (Mischbrot)	100	7,0	1,0	52,0	252
Gemüse (Blumenkohl)	300	6,0	—	6,0	51
Kartoffeln	50	1,0	—	9,5	43
Äpfel	100	0,3	—	11,0	48
Apfelsine ohne Schale	150	1,1	—	10,5	59
		52,0	42,2	90,3	1007

1. *Frühstück:* 50 g Graubrot + 5 g Butter + 50 g Magerquark + 1 bis 2 Teelöffel kalorienarme Marmelade
Kaffee oder Tee ohne Zucker und Milch
2. *Frühstück:* 100 g Äpfel
Mittagessen: 120 g Rindfleisch mager, 50 g Kartoffeln, 300 g Gemüse (Blumenkohl). Zur Zubereitung insgesamt 15 g Butter
Nachmittag: 150 g Apfelsine ohne Schale
Abendessen: 50 g Graubrot + 5 g Butter + 45 g Aufschnitt *oder* 30 g Käse 30 % Fett in Trockensubstanz
Kaffee oder Tee ohne Zucker und Milch
Zum Süßen Saccharin, Sukrinetten, Assugrin oder Diätsüße verwenden!
Kalorienarme Marmelade erhalten Sie im Reformhaus.
Für die Berechnung der Nährstoffe und des Kaloriengehaltes der Nahrungsmittel wurde die 16. Auflage der Kleinen Nährwerttabelle der Deutschen Gesellschaft für Ernährung benutzt.

Besonders einfach zu handhaben und vor allem zuverlässig sind handelsübliche *Formulardiäten*. Dabei handelt es sich um gebrauchsfertige Nährstoffkonzentrate von konstanter Zusammensetzung. Mit solchen Präparaten wurden bei sachgemäßer ärztlicher Führung ausgezeichnete Resultate erzielt (FEINSTEIN, DOLE und SCHWARTZ, 1958). Die Dauer der Durchführbarkeit ist aber, wohl wegen der ungewohnten Ernährungsform, begrenzt (JAHNKE, ENGLHARDT, JUNG und PILGER, 1963).

Ausgezeichnet hat sich uns auch die Behandlung mit freigewählter, auf ca. 1000 kcal begrenzter *Mischkostdiät* bewährt (JAHNKE, ENGLHARDT, JUNG und PILGER, 1963), die sich die Patienten entsprechend subjektiver Ernährungs- und Geschmacksgewohnheiten selbständig nach Nährwert-Tabellen zusammenstellen. Dies setzt allerdings eine eingehende Belehrung und Unterweisung im Gebrauch solcher Tabellen und eine fortlaufende Überwachung, ggf. wiederholte Korrekturen anhand der von den Patienten angefertigten Ernährungsprotokolle voraus.

Gegenüber der Kalorienrestriktion hat die *Nährstoffzusammensetzung* der Reduktionsdiät im Hinblick auf den gewichtssenkenden Effekt nur eine untergeordnete Bedeutung. Sie ist allerdings insofern zu beachten, als gerade bei langfristigen Reduktionsdiäten die Zufuhr der essentiellen Nährstoffe in wünschenswerter Höhe gewährleistet sein muß, um die Leistungsfähigkeit während der Kur zu erhalten. Die tägliche Eiweiß-Zufuhr soll auch hier mindestens 1,0 g/kg betragen. Empfehlenswert ist die gleichzeitige Verordnung von Multivitamin-Präparaten.

Jede nennenswerte Kostbeschränkung kann zu unerwünschten *Nebenwirkungen* führen, die zwar gewöhnlich harmlos sind, aber oft die weitere Diätbehandlung in Frage stellen. In Betracht kommen vor allem Hungergefühl (etwa 35 %/o der Fälle), subjektives Schwindel- und Schwächegefühl (etwa 20 %/o der Fälle) und vermehrte Reizbarkeit (etwa 5 %/o der Fälle). Diese Nebenerscheinungen werden mit der Dauer der Diätbehandlung meist geringer, worauf man die Patienten hinweisen muß. Bei Diabetikern jenseits des 70. Lebensjahres verzichten wir allerdings in der Regel auf eingreifende Reduktionsdiäten.

Eine zusätzliche *medikamentöse Behandlung* der Fettsucht erübrigt sich in den meisten Fällen. Die Verordnung von anorexigenen Substanzen kann gelegentlich von Nutzen sein (NEUBERT, 1965). In gewissem Umfange unterstützen *Biguanide* die Diät-Therapie der Fettsucht, besonders auch bei latentem oder mildem Diabetes (LIEBERMEISTER, SCHILLING, DAWEKE und JAHNKE, 1967). Schilddrüsenpräparate sollen dagegen zur Behandlung der Fettsucht bei Diabetes nicht angewandt werden. Sofern der Diabetes auf orale Antidiabetica oder gar Insulin eingestellt war, müssen unter der Reduktionsdiät genügend häufige Kontrollen des Blutzuckerspiegels erfolgen, um hypoglykämischen Reaktionen vorzubeugen. Ist unter der Reduktionsdiät die bestmögliche Gewichtsabnahme oder gar das Sollgewicht erreicht, geht man auf eine Erhaltungsdiät über. Mit erneuten, unter Umständen beträchtlichen Gewichtsanstiegen ist jedoch immer wieder zu rechnen. Katamnestische Untersuchungen zeigten uns, daß selbst bei ursprünglich erfolgreichen, kooperativen und diätetisch geschulten Adipösen eine Quote von 60 %/o Spätversagern innerhalb von 2 1/2 Jahren auftritt (Voss, 1967). In solchen Fällen sollen von Zeit zu Zeit erneute Reduktionsperioden eingeschaltet werden.

Spezielle Diätetik 1049

3. Die Dauerdiät für normgewichtige Diabetiker

Normgewichtige Diabetiker benötigen nach Einstellung ihres Diabetes eine Dauerdiät, die den allgemeinen Grundlagen der Diabetesdiät entspricht und die individuellen Nährstoffbedürfnisse zur Erhaltung des Ernährungszustandes und der Leistungsfähigkeit deckt. Man kann dementsprechend eine solche Kost auch als *Erhaltungsdiät* (SEIGE, 1964) bezeichnen.

a) Qualitative Diabetesdiät

Die allgemeinen Regeln einer solchen Diät ergeben sich aus vorausgehenden Erörterungen und sollen hier noch einmal zusammengefaßt und ergänzt werden:

Die Diabetesdiät soll *im ganzen knapp* sein. Gewichtszunahmen sollen vermieden, eher ein Körpergewicht angestrebt werden, das etwas unter dem Sollgewicht liegt.

Der Diabetiker soll sog. „*reine Kohlenhydrate*", d. h. schnell resorbierbare Zucker strikt meiden (z. B. Süßwaren, Konfitüren, Honig, Kuchen, zuckerhaltige Getränke, Süßweine usw.).

Fettreiche Nahrungsmittel sind in der Diabetesdiät nicht angebracht (z. B. Rahm, Schlagsahne, Mayonnaise, fettes Fleisch, Wurst, Hering, Aal, Nüsse, Schokolade).

Die Diabetesdiät soll *abwechslungsreich* sein und den täglichen Genuß von Brot, Milch, Gemüse und Obst vorsehen.

Die Nahrungsaufnahme soll nach Zeit und Menge *regelmäßig* sein. Ernährungsexzesse und wechselnde Essenszeiten (Schichtdienst) sollen vermieden werden.

Die *Verteilung der Nahrungsmittel* soll auf mindestens 5 (bei abendlichen Insulininjektionen auf 6) Einzelmahlzeiten erfolgen.

Eine *zweckmäßige Abstimmung* zwischen Zeit und Höhe der Kohlenhydratzufuhr, der Wirkung von Insulininjektionen und der körperlichen Belastung muß angestrebt werden.

Die Diabetesdiät soll sich soweit als möglich *individuellen Ernährungsgewohnheiten* anpassen.

Nach diesen Regeln ergibt sich das folgende *Grundgerüst einer Diabetesdiät* (modifiziert nach FREHNER, 1966).

Tab. 7: Grundgerüst einer Diabetesdiät

morgens, ca. 7.30 Uhr	Brot Streichfett (Butter, Margarine) Belag (Quark, Käse, Fleisch, Ei)
vormittags, ca. 10.00 Uhr	Obst Milch (Brot)
mittags, ca. 13.00 Uhr	Kartoffeln (Nährmittel) Fleisch (Fisch, Ei) Gemüse Obst

nachmittags, ca. 15.30 Uhr	Brot Streichfett (Butter, Margarine) Milch
abends, ca. 18.30 Uhr	Brot Streichfett (Butter, Margarine) Belag (Fleisch, Käse) Gemüse (Salat)
Vor dem Schlafen, ca. 21.00 Uhr	Obst
Getränke über Tag	nach Belieben: Kaffee, Tee (ohne Zucker, evtl. mit Süßstoff) Mineralwasser, klare Bouillon,

Dieses Grundgerüst läßt sich nach individuellen Ernährungsgewohnheiten abwandeln, umstellen oder erweitern. Auf diese Weise kommt man zu einer einfachen, im wesentlichen qualitativen Diät. Unter gleichzeitiger Beachtung der allgemeinen Regeln einer Diabetesdiät genügt sie unter Umständen, den Stoffwechsel bei mildem, unkompliziertem Diabetes Normgewichtiger befriedigend zu stabilisieren. Auf keinen Fall ersetzt eine solche qualitative Diät genauere Diätpläne, wie sie stets bei Diabetikern erforderlich sind, die mit oralen Antidiabetica oder gar Insulin behandelt werden oder an zusätzlichen Komplikationen leiden.

b) Quantitative Diabetesdiät

Zur korrekten Stoffwechselführung ist eine detaillierte Diätverordnung erforderlich, die die tägliche Aufnahme diätetisch wesentlicher Nährstoffe und ihre Verteilung auf die einzelnen Mahlzeiten quantitativ festlegt. Von dieser Verordnung soll der Diabetiker nicht ohne Grund abweichen, doch ist ihm freigestellt, nährstoffgleiche Mengen verschiedener Lebensmittel innerhalb gleicher Lebensmittelgruppen gegeneinander auszutauschen.

Voraussetzung quantitativer Diätverordnungen ist die approximative Bestimmung des individuellen Nährstoffbedarfes, wie sie bereits erörtert wurde. Ein praktisches Berechnungsbeispiel zeigt die Tab. 8.

Tab. 8: Beispiel einer approximativen Bestimmung des Kalorien- und Nährstoffbedarfes

Diabetiker, Büroangestellter Leichte körperliche Arbeit Alter: 35 Jahre; Größe: 170 cm mittleres Idealgewicht: 66 kg	
Soll-Grundumsatz (= 66 x 24)	1580 kcal
Arbeitsumsatz (= 1/3 GU)	530 kcal
spez.-dyn. Wirkung und enterale Ausnutzungsverluste (= 15 % von GU + AU)	320 kcal
Soll-Kalorienbedarf	2430 kcal

davon für:
Eiweiß (= 20 %)	486 kcal =	118 g
Fett (= 35 %)	850 kcal =	91 g
Streichfett		40 g
Kochfett		20 g
Kohlenhydrate (= 45 %)	1094 kcal =	266 g
entsprechend Broteinheiten		22 BE

Eine weitere Voraussetzung ist die Schulung der Diabetiker im Gebrauch von Lebensmittel-Austausch-Tabellen. Für die Verordnung selbst werden prinzipiell 2 Verfahren benutzt.

α) *Das Diätrezept:* Die aus Berechnungen des individuellen Nährstoffbedarfes ermittelte Kohlenhydratmenge (in g KH/Tag) wird in Broteinheiten (BE) umgewandelt und die BE-Anteile für die einzelnen Mahlzeiten festgelegt. Aus der ermittelten Fettmenge (in g F/Tag) werden die Ansätze für Streich- und für Kochfett bestimmt. Die Verteilung der Nährstoffe wird in ein Diätrezept eingetragen, wie das die Tab. 9 zeigt.

Tab. 9: Beispiel eines Diätrezeptes

Diät-Rezept
für

Die tägliche Kost soll enthalten

22 BE (Broteinheiten), verteilt auf

1. Frühstück	5 BE
2. Frühstück	3 BE
Mittagessen	5 BE
Vesper	3 BE
Abendessen	4 BE
Spätmahlzeit	2 BE

90 g Fett, davon als
Streichfett	40 g
Kochfett	20 g

Auf eine quantitative Eiweißverordnung wird dabei verzichtet. Das Diät-Rezept stellt also eine begrenzte und summarische, quantitative Diätverordnung dar, die allerdings nur von wenigen, im Umgang mit Lebensmittelaustauschtabellen sehr erfahrenen Diabetikern sinnvoll verwandt werden kann. Das summarische Diätrezept sollte daher nur in Ausnahmefällen Verwendung finden oder mit einem Diätplan kombiniert werden.

β) *Der Diätplan:* Dem Diätplan liegt die quantitative Verordnung diätetisch wichtiger Lebensmittel und ihre Verteilung auf die einzelnen Mahlzeiten entsprechend den individuellen Nährstoffbedürfnissen zugrunde. Bei der Aufstellung eines solchen Diätplanes kann man von dem Grundgerüst der Diabetesdiät (s. o.) ausgehen und individuell erwünschte Modifikationen berücksichtigen. Der wesentliche Sinn eines solchen Diätplanes ist es, die erforderlichen Lebensmittelmengen aus den diätetisch verschiedenartigen Lebensmittelgruppen festzulegen. Der Diabetiker kann dann innerhalb dieser Gruppen einen nährwertgleichen Austausch vornehmen. Um ihm diese Möglichkeit zu erleichtern, sollte nicht nur die Angabe in absoluten Gewichtsmengen, sondern auch in Nährstoff-Einheiten erfolgen. Sie werden, entweder wie in Deutschland oder Österreich, unabhängig von der Art der Lebensmittel in Broteinheiten (BE) oder wie etwa in der Schweiz (Constam, 1963) nach Lebensmittelgruppen differenziert in Brotwerten (BW), Obstwerten (OW), Gemüsewerten (GW), Milchwerten (MW), ferner in Fettwerten (FW) und Eiweißwerten (EW) angegeben. Ein Beispiel für einen Diätplan zeigt die Tab. 10.

Tab. 10: Beispiel eines Diätplanes

Nährstoff-Zusammensetzung
Kohlenhydrate 266 g KH = 22 BE

Gesamt-Eiweiß	*118* g	Gesamt-Fett	90 g
Tier.-Eiweiß	*83* g	Streich-Fett	*45* g
Pflanzl.-Eiweiß	*35* g	Koch-Fett	*25* g

Gesamt-Kalorien 2440 kcal

Tagesplan

Mahlzeiten	BE	Zusammensetzung
I. 1. Frühstück um *8.00 Uhr*	5	1 Brötchen (2 BE), 75 g Mischbrot, 15 g Butter, 50 g Magerquark, 20 g Diabetikermarmelade
II. 2. Frühstück um *10.30 Uhr*	3	25 g Brot, 5 g Butter, 300 ccm Buttermilch, 170 g Apfelsine
III. Mittagessen um *13.00 Uhr*	1	gekochtes Rindfleisch mit Meerrettichtunke
	1	180 g Kartoffeln, 150 g Sellerie-Salat mit 50 g Ioghurt angerichtet
	1	Grapefruit von 170 g
IV. Nachmittags um *15.30 Uhr*	1	250 ccm Milch, 3,5 % F, 50 g Brot, 10 g Butter,
	2	30 g Edamer-Käse 30 % F. i. T.
V. Abendessen um *18.30 Uhr*	4	100 g Brot, 15 g Butter, 20 g Rauchfleisch, 50 g Kräuterquark, 50 g kalten Braten, 30 g Käse 30 % F. i. T., 150 g Tomaten-Salat mit 5 g Öl angerichtet
VI. Spätmahlzeit um *21.00 Uhr*	2	1 Apfel von 100 g, 1 Birne von 100 g

* Rezept siehe: H. Buchenau: „Was Diabetiker gerne essen", Verlag Kirchheim & Co., Mainz, 5. Auflage, 1967, S. 44

Spezielle Diätetik 1053

B. Diät bei speziellen Diabetesformen

1. Diät bei potentiellem und bei latentem Diabetes

Die diätetische Prophylaxe des Diabetes geht von der Voraussetzung aus, daß ungünstige Ernährungsbedingungen die Entwicklung eines Diabetes begünstigen können. Eine zweckmäßige Ernährung soll aus diesem Grunde vor allem bei Personen angestrebt werden, die bereits eine verminderte Glukose-Toleranz (latenten Diabetes) aufweisen, oder bei denen sonst ein erhöhtes Erkrankungsrisiko (potentieller Diabetes) angenommen werden muß (JAHNKE, DAWEKE, SCHILLING, BÜENAUVER und OBERDISSE, 1967). Dabei sind folgende Gesichtspunkte von Bedeutung:

a) Zuckerverbrauch

Nach älteren, tierexperimentellen Untersuchungen, z. B. von DOHAN und LUKENS (DOHAN und LUKENS, 1948) kann eine Glukose-Überfütterung eine diabetische Stoffwechselstörung provozieren. Es wurde daher schon früher vermutet, daß auch bei Menschen eine kohlenhydratreiche Kost diabetogen wirken könne. In einigen epidemiologischen Studien, über die YUDKIN (YUDKIN, 1967) berichtete, wurde versucht, diese Frage näher aufzuklären. So zeigt sich, daß in wohlhabenden Ländern, in denen die Diabetes-Morbidität in den letzten 50 Jahren zugenommen hat, auch der *Zuckerverbrauch* stark angestiegen ist. Ein ähnlicher Zusammenhang zwischen Zuckerkonsum und steigender Diabetes-Morbidität ergab sich aus Untersuchungen an zwei Populationen, nämlich den Yemeni-Einwanderern in Israel, über die COHEN u. Mitarb. berichtete sowie an südafrikanischen Zulus, wie CAMPBELL nachwies. YUDKIN selbst fand zudem eine signifikante Korrelation zwischen Diabetes-Mortalität und Zuckerverbrauch über einen Zeitraum von 20 Jahren für 22 Länder. Eine Korrelation zum Fettverbrauch konnte nicht festgestellt werden.

Solche epidemiologischen Beobachtungen, in die zahlreiche, im einzelnen nicht überschaubare Faktoren eingehen, müßten natürlich mit Zurückhaltung beurteilt werden. Abgesehen von vereinzelten kasuistischen Beobachtungen, auf die GRAFE (GRAFE, 1958) hingewiesen hat, gibt es bislang keine repräsentativen Erhebungen über die Beziehungen zwischen individuellem Zuckerverbrauch und nachfolgender Diabetes-Manifestation. Immerhin sollte man Personen mit potentiellem oder latentem Diabetes empfehlen, den Konsum sog. „reiner Kohlenhydrate" (s. o.) weitgehend einzuschränken.

b) Adipositas

Die engen Beziehungen zwischen Überernährung, Adipositas und Diabetes-Manifestation sind seit langem bekannt. Der neuentdeckte Diabetes ist überaus häufig mit Übergewicht, in etwa 50 % mit Adipositas verbunden (JOSLIN, ROOT, WHITE und MARBLE, 1959). Bemerkenswert ist auch die Häufung von Übergewicht und Fettsucht bei Personen mit typischen Hinweisen auf einen potentiellen Diabetes, nämlich mit hohem genetischen Erkrankungsrisiko und bei Müttern, die überschwere Kinder geboren haben (JAHNKE, DAWEKE, SCHILLING, RÜENAUVER, OBERDISSE, 1967). Andererseits zeigen Adipöse sehr häufig, bis etwa zu 60 %, Störungen des Kohlenhydratstoffwechsels (JAHNKE, 1967).

Aus diesen Beobachtungen ergibt sich von selbst, daß die kalorisch knappe Kost die wichtigste diätetische Prophylaxe des Diabetes ist. Die Kalorienzufuhr soll so bemessen sein, daß das Idealgewicht erreicht und nicht überschritten wird.

Bei adipösen Personen mit potentiellem oder latentem Diabetes soll auf jeden Fall eine Reduktionsdiät (s. o.) bis zur Normalisierung des Körpergewichtes durchgeführt werden. Auf diese Weise kann man z. B. erreichen, daß ein latenter Diabetes wieder in einen potentiellen zurückgeführt wird. Man muß jedoch betonen, daß eine begrenzte Beseitigung der Fettleibigkeit, auch wenn die Gewichtsabnahme schon relativ groß zu sein scheint, dazu häufig noch nicht genügt. Bei einer langfristigen Studie sahen wir trotz erheblicher Gewichtsreduktionen (im Durchschnitt 18,7 kg innerhalb von 8 Monaten) bei noch vorhandenem Übergewicht nur in der Hälfte der Fälle eine Normalisierung der zuvor verminderten Glukose-Toleranz.

c) Störungen des Fettstoffwechsels

Zu den Störungen des Fettstoffwechsels, die auf einen potentiellen oder latenten Diabetes hindeuten können und der speziellen diätetischen Behandlung bedürfen, gehören die primären Hyperlipämien im Erwachsenenalter und die Fettleber.

Die primäre *Hyperlipämie* ist sehr häufig mit Störungen des Kohlenhydrat-Stoffwechsels verbunden. In unserer eigenen Beobachtungsserie von 110 Fällen zeigten 28 % einen abnormen Ausfall des oralen oder des intravenösen Glukose-Toleranztestes, 18 % einen latenten Diabetes und 20 % einen manifesten, zumeist relativ milden Diabetes, wie zuerst von ADLERSBERG und WANG (ADLERSBERG, 1955) beschrieben. Die Hyperlipämie geht dem Diabetes oft lange Zeit voraus und kann als diabetogener Faktor angesehen werden (JAHNKE, DAWEKE, SCHILLING, RÜENAUVER und OBERDISSE, 1967).

Bei der diätetischen Behandlung der primären Hyperlipämie ist zu beachten, daß es verschiedene Typen mit unterschiedlicher Diätempfindlichkeit gibt. So konnten AHRENS, HIRSCH, OETTE, FARQUHAR und STEIN (1961) einen fett-induzierten und einen kohlenhydrat-induzierten Typ differenzieren. Neben Formen, die auf alle Nahrungsfette empfindlich reagieren, fanden sich auch solche, die nur gegen gesättigte Fettsäuren intolerant sind (KINSELL, SCHLIERFF, KAHLKE und SCHETTLER, 1967). Es gibt auch Mischformen, meist mit Adipositas verbunden, die auf Kalorienentzug mit Fett- und Kohlenhydratrestriktion am besten ansprechen und daher als kalorien-induziert bezeichnet werden. Schließlich gibt es diätunempfindliche Fälle. Die sinnvolle diätetische Behandlung der primären Hyperlipämie setzt also eine Typendifferenzierung voraus, die mit alternierenden kohlenhydratreichen (KH-Anteil: 70–85 % der Gesamtkalorien), fettreichen (F-Anteil: 60–70 % der Gesamtkalorien) und kalorienarmen (etwa 1000 kcal/Tag) Testdiäten möglich ist. Solche Testdiäten werden als Mischkostformen (CANZLER, 1968; CANZLER und GLATZEL, 1964) oder besser als Formuladiäten (AHRENS, HIRSCH, OETTE, FARQUHAR und STEIN, 1961) über genügend lange Testperioden (1–4 Wochen) verabreicht. Derartige diätetische Typen-Differenzierungen sind nur in Kliniken mit genügender Sicherheit durchführbar.

Die Kombination von primärer Hyperlipämie und Störungen der Glukose-Toleranz bzw. Diabetes findet sich vor allem bei der kohlenhydrat-induzierten Form, wobei der Effekt verschiedener Kohlenhydrate offensichtlich nicht gleich ist

(KAUFMANN, POZNANSKI, BLONDHEIM und STEIN, 1967; KUO und BASSERT, 1965; MCDONALD, 1967): Zuckerreiche Kost führt zu höheren Triglyceridspiegeln als stärkereiche Kost. Nicht selten ist nach unseren Erfahrungen die genannte Kombination mit dem kalorien-induzierten Typ verbunden, wobei eine Reduktionskost erforderlich ist. Daß bei einer fett-induzierten Form, die an sich selten ist, zugleich eine Glukose-Toleranzstörung vorkommt, scheint die Ausnahme zu sein (CANZLER, 1968).

Auf die Bedeutung der *Fettleber* als Hinweis auf einen potentiellen oder latenten Diabetes hat zuerst KALK (1969) hingewiesen. KNICK (1965; KNICK, HECKMANN und LANGE, 1965) hat die Zusammenhänge ausführlich untersucht und beschrieben. In einem relativ hohen Prozentsatz (etwa 60 %) ist eine diabetische Stoffwechselstörung als wesentlicher ätiologischer Faktor der Leberverfettung anzusehen, wenn gleichzeitig eine Fettleibigkeit besteht.

Eine derartige Fettleber hat nicht nur als Hinweis auf einen potentiellen oder latenten Diabetes Interesse, sondern ist auch von besonderer diätetischer Bedeutung. Gewöhnlich wird nämlich empfohlen, die Fettleber mit einer eiweißreichen (bis 150 g/Tag) und streng fettarmen (20–30 g/Tag), dementsprechend kohlenhydratreichen Kost zu behandeln. KNICK hält eine solche Behandlung bei diabetischer Fettleber nicht für zweckmäßig und ist der Auffassung, daß sie ebenfalls als kohlenhydrat-induziert betrachtet werden muß. Er empfiehlt daher eine Restriktion der Kohlenhydrat-Zufuhr. Bei Übergewicht gibt er 1000 bis 1500 kcal/Tag mit Anteilen für Eiweiß von etwa 37 %, für Fett von etwa 42 % und für Kohlenhydrate von etwa 20 %. Dabei sollen Fette mit hohem Gehalt an Polyensäuren bevorzugt gegeben werden. Mit einer solchen Diät hat er gute Resultate erzielt.

2. Diät bei insulinbedürftigem und bei labilem Diabetes

Weder unter Insulinbehandlung noch bei labilem Diabetes ist eine spezielle Diät erforderlich. Von besonderer Bedeutung ist hier vielmehr die diätetische Führung, die einiger Hinweise bedarf:

a) Bei *insulinbedürftigem Diabetes* ist eine zweckmäßige zeitliche Abstimmung zwischen Insulin-Injektionen und Kohlenhydrat-Zufuhr unbedingt erforderlich, um eine optimale Ausnutzung der aufgenommenen Kohlenhydrate zu gewährleisten und hypoglykämischen Reaktionen vorzubeugen. Die richtige Verteilung der Kohlenhydrate nach Art und Menge bestimmt somit die diätetische Einstellung des insulinierten Diabetikers.

Der größere Anteil der besonders belastenden Kohlenhydrate (z. B. Brot, Nährmittel, Kartoffeln, Milch) soll dementsprechend auf Mahlzeiten verteilt werden, die die optimale Insulinwirkung ausnutzen. Weniger belastende Kohlenhydrate (Obst, Gemüse) sollen besonders zu den nicht durch Insulin abgesicherten Mahlzeiten gegeben werden. Neben dem Wirkungsablauf der verschiedenen Insulin-Präparate ist auch die unterschiedliche Magenverweildauer verschiedener Speisen zu beachten. Sie ist bei flüssiger Kost am kürzesten (1–2 Stunden), länger bei reiner Fleisch- und Kohlenhydratkost (2–3 Stunden), am längsten bei fettreicher Kost (3–5 Stunden) (GLATZEL, 1967).

Wenn abendliche Insulin-Injektionen erforderlich sind, soll auf jeden Fall eine Spätmahlzeit vor dem Schlafengehen (etwa 1–2 BE um 21^{00} Uhr) im Diätplan vorgesehen werden, um nächtlichen Hypoglykämien vorzubeugen, die oft unbemerkt verlaufen. Aus dem gleichen Grunde soll der Abstand zwischen Insulin-Injektionen und Abendessen genügend groß (ca. 1 Stunde) sein.

b) Zu den verschiedenen Ursachen eines *labilen Diabetes* gehören auch Diätfehler, z. B. eine unzweckmäßige diätetische Einstellung, eine unzureichende diätetische Schulung, eine ungenügend kontrollierte, „freie" Kost, unregelmäßige Nahrungsaufnahmen, zu wenige und zu große Einzelmahlzeiten mit stoßweisem Kohlenhydrat-Angebot, falsche Abstimmung zwischen Nahrungsaufnahme, Insulin-Injektionen und muskulärer Arbeitsleistung. Durch gezielte Ernährungsanamnesen muß man versuchen, solche Diätfehler aufzudecken. In diesen Fällen gelingt es dann, durch eine Regulierung der Diät den labilen Stoffwechsel zu bessern. In manchen Fällen erweist sich auch eine Änderung in der Zusammensetzung der Nährstoffe als günstig. So kann man versuchen, einen Teil der Nahrungs-Kohlenhydrate bevorzugt durch fruktosehaltige Lebensmittel und Speisen zu decken oder die Kohlenhydrat-Zufuhr überhaupt zugunsten einer mehr eiweiß- und fetthaltigen Kost zu reduzieren. Besonders vorteilhaft ist jedoch die Verteilung der Kohlenhydrate auf häufige kleine Mahlzeiten. In jedem Fall aber müssen die allgemeinen Regeln der kontrollierten Diabetes-Diät besonders strikt beachtet werden.

3. Diät bei Diabetes im Kindesalter

Die Diätbehandlung des Diabetes im Kindesalter stellt aus verschiedenen Gründen ein besonderes Problem dar. Wie beim Erwachsenen soll sie zur Korrektur und Stabilisierung des diabetischen Stoffwechsels beitragen, zugleich jedoch den Anforderungen eines wachsenden Organismus gerecht werden und die seelische Entwicklung des Kindes in besonderer Weise berücksichtigen. Wie diese verschiedenen Anforderungen am besten realisiert werden können, hat zu einem erheblichen Widerstreit der Meinungen geführt. Dabei spielen vor allem zwei Diätformen, die „strenge Diät" und die „freie Kost" eine kontroverse Rolle.

Die *„strenge Diät"*, die ihre Wurzeln in der Vorinsulinära hat, ist eine Kost, bei der die Nährstoffzufuhr quantitativ festgelegt wird. Die täglich erlaubte, im ganzen beschränkte Kohlenhydratmenge soll genau beachtet und streng eingehalten werden. Mit einer strengen Diät kann der diabetische Stoffwechsel natürlich gut stabilisiert werden (LARRSSON, 1959). Sie erfordert aber regelmäßige Berechnungen und Wägungen der Lebensmittel, außerdem Beschränkungen in der Ernährungs- und Lebensweise, die im Kindesalter auf besondere Schwierigkeiten stoßen. Eine fixe Nährstoffzusammensetzung, vor allem restriktiver Art, kann für einen wachsenden Organismus auch Nachteile mit sich bringen und zu körperlichen und seelischen Entwicklungsstörungen führen. Oft genug werden diabetische Kinder bei strenger Diät zu knapp gehalten und sind untergewichtig. Sie fühlen sich nicht wohl, sind weniger leistungsfähig, begehren gegen die strenge Diät auf oder halten sie gar nicht ein. Als Dauerkost ist eine „strenge Diät" für diabetische Kinder daher von zweifelhaftem Wert. Sie kommt im wesentlichen nur in der Einstellungsperiode in Betracht. Hier ist sie allerdings unentbehrlich, außerdem auch von didaktischem Nutzen.

Die *„freie Kost"* wurde nach Einführung der Insulin-Therapie von STOLTE (STOLTE, 1931; STOLTE und WOLFF, 1939) inauguriert und kann als Reaktion auf die Nachteile der strengen Diät angesehen werden. Sie stellt eine Ernährung nach freier Wahl ohne nennenswerte diätetische Beschränkungen dar. Die freie Kost ist kohlenhydratreich und erfordert dementsprechend eine ausreichende Abdeckung mit Insulin. Für die „freie Kost" wurde vorgebracht, daß sie am besten Gedeih- und Wachstumsstörungen verhindert, vor allem aber keine seelischen Konflikte und Verhaltensstörungen provoziert, da sie den Wünschen der Kinder weitgehend entgegenkommt. Gegen die freie Kost sind in der Folge jedoch schwerwiegende Bedenken erhoben worden (DIEMER, 1967; GRAFE, 1958; CONSTAM und REICH, 1960; ROSENKRANZ, 1967). So ist dabei das Blutzucker-Tagesprofil höher, die Blutzuckerschwankungen ausgeprägter, die Glukosurie größer und Stoffwechselverwilderungen häufiger. Besonders schwerwiegend fällt aber ins Gewicht, daß die durch freie Kost bedingte, unbefriedigende Stoffwechselführung sehr wahrscheinlich die Entwicklung diabetischer Gefäßveränderungen begünstigt, was aus einer ganzen Reihe einschlägiger Untersuchungen (CONSTAM und REICH, 1960; FIELD, CAULFIELD und PLESS, 1965) entnommen werden muß. Im übrigen hat sich gezeigt, daß sich diabetische Kinder gut und schnell an eine vernünftige Diät gewöhnen können (HEIK, 1964). Von Ausnahmen abgesehen (LESTRADET und SCHAETZ, 1966) sind daher heute die meisten auch pädiatrischen Diabetologen der Auffassung, daß die freie Kost nicht ohne Gefahren und daher auch nicht vertretbar ist (DIEMER, 1967; ROBERTSON, 1959).

Die Erfahrung hat also gezeigt, daß weder eine fixe, strenge Diät noch die freie Kost den Voraussetzungen des diabetischen Kindes entsprechen. Diese Erkenntnis führte zu Kostempfehlungen, die man als *„adaptierte Diät"* (modifizierte, strenge Diät; beschränkte, geregelte Diät; elastische Diät; geregelte Kost) bezeichnen kann. Sie geht davon aus, daß der Diabetes auch im Kindesalter einer kontrollierten Diätbehandlung bedarf, die sich allerdings den Nährstoffbedürfnissen des Kindes, gegeben durch Wachstum und Bewegungsdrang, anpassen muß. Die Nahrungsaufnahme des diabetischen Kindes orientiert sich dabei an dem Nährstoffbedarf gleichaltriger, stoffwechselgesunder Kinder, was mit Hilfe von Insulin-Injektionen sicherzustellen ist.

Entscheidend für die Festlegung eines Diätplanes für diabetische Kinder ist somit die altersgemäße *Kalorienzufuhr*. Sie kann nach einer von WHITE (WHITE, 1959) angegebenen Formel abgeschätzt werden. Danach beträgt der Gesamtkalorienbedarf pro Tag = 1000 + (Anzahl der Lebensjahre × 100). Es bestehen jedoch in den Altersklassen zwischen 12 und 18 Jahren nicht unbeträchtliche Geschlechtsunterschiede, wie die Tab. 1 zeigt, die die Richtlinien für die Nahrungszufuhr des Food and Nutrition Board enthält. Man muß jedoch beachten, daß solche Werte immer nur Richtwerte sein können. Der tatsächliche Bedarf kann im Einzelfall davon erheblich abweichen, was mit individuellen Unterschieden des kindlichen Bewegungsdranges zusammenhängt. Maßgebend für die Kalorienzufuhr ist daher Appetit und Körpergewicht. Die Diät muß sättigen. Hunger, der allerdings auch Zeichen einer Überinsulinierung sein kann, muß auf jeden Fall vermieden werden. Abnorm untergewichtige Kinder müssen vorsichtig und langsam unter genauen Stoffwechselkontrollen aufgefüttert werden, fettleibige Kinder dagegen kalorisch knapp gehalten werden.

Was den Anteil der einzelnen *Nährstoffe* betrifft, so gehen die Meinungen auseinander, wie aus einer Zusammenstellung in der Tab. 11 hervorgeht.

Tab. 11: Empfehlungen für die Nährstoffverteilung in der Diät bei kindlichem Diabetes (n. Lit.-Angaben)

Autor	KH	E	F
	(Anteil in % der Gesamtkalorienzufuhr)		
Lestradet (1966)*	60	16	24
Heik (1964)	60	15	25
Birkbeck (1967)	55	15	30
Rosenkranz (1967)	50	25	25
Hungerland (1968)	40–50	15	35–45
White (1959)	40	20	40

* bei freier Speisenwahl

Für die Entwicklung des Kindes ist eine ausreichende Zufuhr von *Eiweiß* von besonderer Wichtigkeit. Der absolute Eiweißbedarf ist in den Altersklassen verschieden (siehe Tab. 1). Mindestens 10 % der Kalorienzufuhr, bei diabetischen Kindern eher mehr, sollen durch Eiweiß gedeckt werden (RECOMMENDED DIETARY ALLOWANCES, 1964). Die Kostempfehlungen für diabetische Kinder (Tab. 11) sehen 15 (bis 25) % vor.

Sehr unterschiedlich sind demgegenüber die Empfehlungen für den Anteil der *Kohlenhydrate:* Eine sehr hohe Zufuhr (HEIK, 1964; LESTRADET und SCHAETZ, 1966), die der freien Kost entspricht und bis zu 500 g/Tag betragen kann, ist nach den Regeln einer kontrollierten Diabetesdiät nicht erwünscht; eine sehr niedrige Zufuhr (WHITE, 1959), die der strengen Diät entspricht, dem Kinde kaum angemessen.

Unterschiedlich wird auch der empfehlenswerte Anteil des *Fettes* beurteilt. Ob eine erhebliche Beschränkung (HEIK, 1964; ROSENKRANZ, 1967) in der Diät für diabetische Kinder sinnvoll und notwendig ist, muß bezweifelt werden. Die Argumente für und gegen eine erhebliche Fettbeschränkung in der Diabetesdiät für Erwachsene wurden schon eingehend erörtert. Auch bei der Beurteilung des Fettanteils in der Diät für diabetische Kinder spielen die gleichen Argumente eine gewisse Rolle (ROSENKRANZ, 1967). Beziehungen zwischen Höhe des Fettkonsums und Entwicklung der diabetischen Mikroangiopathie, die den Langzeitdiabetes des Jugendlichen charakterisiert, sind bislang aber nicht nachgewiesen worden. Auch Hyperlipidämien, die bei Diabetikern im Erwachsenenalter häufig angetroffen werden, sind bei befriedigend eingestelltem Diabetes im Kindesalter selten, werden ganz vermißt (ROSENKRANZ und WEIPPL, 1964) oder erst nach jahrelanger Krankheitsdauer als Folge einer diabetischen Nephropathie festgestellt. Gerade bei körperlich aktiven, normgewichtigen Kindern und Jugendlichen mit relativ hohen energetischen Umsätzen besteht für eine übertriebene Fettbeschränkung sicherlich kein überzeugender Grund.

Wenn man die unterschiedlichen Meinungen über die Nährstoffverteilung gegeneinander abwägt, so stimmen wir im wesentlichen mit den Vorschlägen von HUNGERLAND (1968) überein. Sie kommen den allgemeinen Ernährungsgewohnheiten und den küchentechnischen Voraussetzungen am nähesten. Übrigens stimmen sie auch weitgehend mit den Vorschlägen überein, die für die Diabetesdiät im Erwachsenenalter gegeben wurden.

Bei der *diätetischen Führung* im Kindesalter ist die sinnvolle Abstimmung zwischen Kohlenhydratzufuhr, Insulininjektionen und körperlicher Aktivität ganz besonders wichtig. Der kindliche Diabetes neigt in besonderer Weise zur Stoffwechsellabilität, was noch durch die Eigentümlichkeiten des kindlichen Tagesablaufes gefördert wird. Hier sind vor allen Dingen die diabetischen Schüler mit wechselnden Schulzeiten, ganz besonders die Fahrschüler zu nennen. Kann unter solchen Bedingungen erst relativ spät das Mittagessen eingenommen werden, so sollte eine Zwischenmahlzeit eingelegt werden. Neben dem zweiten Frühstück (etwa um 10.00 Uhr) kommt dann noch eine weitere Vormittagsmahlzeit (zwischen 12.00 bis 12.30 Uhr) in Betracht. Es werden dann etwa 2 BE (etwa 20–30 g KH) in Brot und Obst gegeben und zur Hälfte von der Kohlenhydratmenge der späteren Mittagsmahlzeit abgezogen (ROSENKRANZ, 1967). Wichtig ist es außerdem, Phasen gesteigerter körperlicher Aktivität (Sport, Bergwanderungen u. a.) rechtzeitig und genügend mit Kohlenhydraten abzudecken, um Hypoglykämien vorzubeugen. Man gibt an solchen Tagen daher zusätzliche, kleine Kohlenhydratmengen, etwa 1–2 BE.

Inwieweit auch „Süßspeisen" in der Diät für diabetische Kinder Platz haben, wird unterschiedlich beurteilt. Selbstverständlich sind zuckerhaltige Süßspeisen verboten, in Betracht kommen allenfalls Süßspeisen, die mit Süßstoffen oder Zuckeraustauschstoffen hergestellt wurden. Von manchen werden auch solche Süßspeisen aus erzieherischen Gründen ganz abgelehnt, um nicht das Verlangen nach Süßigkeiten zu stimulieren. Andere tolerieren solche Süßspeisen, wenn sie nicht regelmäßig gegeben und vor allem ältere Kinder über ihre Zubereitung aufgeklärt werden. Im übrigen gelten natürlich auch im Kindesalter die allgemeinen Grundlagen und Regeln der Diabetes-Diät, die schon besprochen worden sind.

4. Diät bei Diabetes im hohen Lebensalter

Eingreifende Diätverordnungen bei Diabetes im hohen Lebensalter sind meistens unnötig und auch nicht empfehlenswert. Alte Menschen sind in besonderer Weise an ihre herkömmlichen Ernährungsgewohnheiten fixiert, Änderungen sind deswegen bei ihnen nur in begrenztem Maße möglich. Sie stoßen außerdem häufig auch auf technische Schwierigkeiten und sollten daher nur in unbedingt erforderlichem und realisierbarem Maße angestrebt werden. Dabei muß auch beachtet werden, daß schon unter spontanen Ernährungsbedingungen im Alter die Gefahr einer unerwünschten Fehlernährung besteht (OBERDISSE und JAHNKE, 1962). Infolge der herabgesetzten kalorischen Bedürfnisse ist die Aufnahme wichtiger Nährstoffe wie Eiweiß, Calcium und bestimmter Vitamine oft ungenügend. Strenge restriktive Diätverordnungen, vor allem von Brot, Milch, Obst und Gemüse können diese Gefahren noch erhöhen.

Die diätetischen Verordnungen bei Diabetes im hohen Lebensalter sollen in erster Linie die Sicherstellung der Zufuhr essentieller Nährstoffe anstreben, im übrigen sich auf die Einhaltung der allgemeinen Regeln einer Diabetesdiät beschränken. Fettleibige alte Menschen sollen vorzugsweise den Konsum von sog. „reinen Kohlenhydraten" und von sehr fettreichen Lebensmitteln beschränken. Strenge Reduktionsdiäten sind dabei nicht empfehlenswert.

Zahlreiche betagte Diabetiker leben in Altersheimen und sind auf eine Gemeinschaftsverpflegung angewiesen, die häufig weder den Nährstoffbedürfnissen alter Menschen noch den allgemeinen Grundsätzen einer Diabetesdiät gerecht wird. In diesen Fällen muß sich der Arzt ggf. mit der verantwortlichen Küchenleitung über die diätetischen Erfordernisse verständigen. Wünschenswert wären spezielle Altenheime für betagte Diabetiker, die für eine zweckmäßige Ernährung in besonderer Weise Sorge tragen.

C. Diätberatung

In den vergangenen Jahrzehnten sind viele Anstrengungen gemacht worden, die theoretischen Grundlagen der Diabetesdiät immer wieder neu zu überdenken und die Diätbehandlung dem Wandel pathophysiologischer Erkenntnisse und klinischer Beobachtungen anzupassen. Dazu gehört auch die Erfahrung, daß neben die Diätverordnung eine sachkundige Diätberatung treten muß.

Über die Effektivität der Diätberatung und damit aller Bemühungen um eine zweckmäßige Diätbehandlung des Diabetes ist aber erstaunlich wenig bekannt. Es wird häufig vorausgesetzt, daß der Diabetiker die ärztlichen Diätverordnungen ohne weiteres verstehen und beachten kann oder aber aus Mangel an Kooperation nicht einhält. Diese Auffassung wird jedoch den Erkenntnissen der modernen Andragogik kaum gerecht. Die Effektivität der Diätbehandlung hängt von sehr verschiedenen Faktoren ab: Von einer sinnvollen und klaren Diätverordnung; von der Einsicht in die Notwendigkeit der Diätbehandlung; von ausreichenden technischen Kenntnissen; von finanziellen und organisatorischen Möglichkeiten. Alle diese Faktoren muß die Diätberatung berücksichtigen.

1. Ausgangssituation der Diätberatung

Mit der Effektivität der Diätberatung haben sich in Deutschland zwei Arbeitsgruppen, nämlich in Düsseldorf (BUCHENAU, 1963) und in München (MEHNERT, 1961) systematisch beschäftigt. Mit Hilfe von Interviews und Ernährungsanamnesen wurden die Ausgangssituation wie auch die Möglichkeiten der Diätberatung untersucht. Die Ergebnisse sind von grundlegender Bedeutung und müssen daher genauer erörtert werden:

Man muß damit rechnen, daß die *diätetische Führung* nur bei einem Bruchteil der Diabetiker gut ist. So hielten im Düsseldorfer Testkollektiv nur 27 % der Diabetiker die ärztlichen Diätverordnungen „befriedigend" ein. Im Münchener Kollektiv ergaben sich folgende Bewertungen: 12,4 % zeigten eine „gute" Einhaltung der Diätverordnungen; 78,8 % hielten eine mehr oder weniger lockere Diät ein; 10 % mieden lediglich schnell resorbierbare Kohlenhydrate; 4,8 % legten sich keinerlei diätetische Beschränkungen auf.

Diätanweisungen erhielten die Diabetiker nach eigenen Angaben im Düsseldorfer Testkollektiv zumeist in Kliniken und Sanatorien (81 %), seltener von Hausärzten (23 %) oder gar nicht (10 %). Immerhin hatten 90 % eine, oft allerdings sehr kursorische und unvollständige schriftliche Diätanweisung erhalten. Im Münchener Kollektiv hatten nur 44 % einen detaillierten, schriftlichen Diätplan bekommen, 37,2 % keinerlei schriftliche Anweisungen. Die Intensität der Diätberatung war häufig sehr knapp: Bei 40 % der Düsseldorfer Fälle beschränkte sie sich auf eine einmalige Information.

Interviews mit Testfragen zeigten dementsprechend sehr mangelhafte diätetische Kenntnisse. So besaßen zwar 64 % der Befragten Kohlenhydrat-Austauschtabellen, aber nur 31 % kannten die Bedeutung der Broteinheit, nur 17 % glaubten mit der Austauschtabelle umgehen zu können und nur 10 % konnten Austauschmengen für 1 Broteinheit auswendig benennen.

Auch die *Warenkenntnisse* waren mangelhaft. Im Düsseldorfer Testkollektiv hatten kaum 50 % hinreichende Kenntnisse über Lebensmittel mit hohem Gehalt an schnell resorbierbaren Kohlenhydraten. Über den Fettgehalt der Lebensmittel bestanden bei 48 % falsche, z. T. sogar kuriose Vorstellungen. Dementsprechend wurden von etwa 50 % der Diabetiker mit gewisser Regelmäßigkeit Schokolade und Gebäck konsumiert, wobei zwar der Zuckeranteil beachtet (Diabetikerprodukte), aber der Fettanteil nicht bekannt war.

Man muß ferner davon ausgehen, daß die *Küchenkenntnisse* vieler Diabetiker kaum ausreichen, um ärztliche Diätverordnungen in die Praxis umzusetzen. Die Düsseldorfer Erhebungen zeigten, daß knapp die Hälfte der Diabetikerinnen oder derer, die im Haushalt für die Ernährung der Diabetiker verantwortlich sind, Kochen gelernt haben. Dementsprechend besteht eine Scheu, von gewohnten Zubereitungsarten und Gerichten abzuweichen. Dreiviertel der Befragten bereiteten daher die Diabetesdiät zusammen mit der Familienkost zu, so daß diätetische Anforderungen mit den familiären Eßgewohnheiten kollidierten. Dabei mögen auch finanzielle Umstände und eine ungenügende Küchenausstattung in vielen Familien mitspielen.

Tatsächlich verursacht die Diabetesdiät *Mehrkosten*, wenn sie allen Anforderungen der heute üblichen Diätverordnungen (relativ KH- und F-arm, E-reich) gerecht wird. Berechnungen solcher Modelldiäten ergaben einen finanziellen Mehraufwand von etwa 200 % pro Kopf und Tag, bezogen auf die mittlere Verbrauchergruppe (JAHNKE und BUCHENAU, 1966).

2. Ziele und Voraussetzungen der Diätberatung

Ziel der Diätberatung wird es immer sein müssen, die Einsicht in die Notwendigkeit einer kontrollierten Diät zu wecken und den Diabetiker soweit in die Lage zu versetzen, daß er ärztliche Diät-Verordnungen versteht und auch selbständig in die Praxis umsetzen kann. Die wichtigste Voraussetzung der Diätberatung ist daher der ärztlich verordnete Diätplan, der genügend ausführlich und klar abgefaßt sein muß.

Eine einmalige, mündliche Diätberatung ist selten effektiv. Hier sei an pädagogische Erfahrungen (BUCHENAU, 1963) erinnert, wonach von einem gebotenen Lehrstoff durch Hören etwa 20 %, durch Sehen etwa 30 %, durch Hören und Sehen etwa 50 %, durch Selbst-Sagen etwa 70 % und durch Selbst-Tun etwa 90 % Dauerbesitz bleibt. Diätberatungen sollten also alle Möglichkeiten der modernen andragogischen Methodik berücksichtigen.

Wesentliche Themen einer fortlaufenden Diätberatung sind:
a) Begründung der Notwendigkeit der Diätbehandlung; b) Grundlagen der Diabetesdiät; c) diätetisches Rechnen, Gebrauch von Austauschtabellen; d) diätetische Warenkunde; e) preisgünstige und diätetische Menüplanung.

Es ist klar, daß der einzelne Arzt aus zeitlichen und sachlichen Gründen weder in der Klinik und erst recht nicht in der Praxis imstande ist, eine solche fortlaufende und intensive Diätberatung allein zu betreiben. Es sollten daher erfahrene Diätassistentinnen und Ernährungsberaterinnen mitwirken. Das wird in zunehmendem Maße auch von großen Kliniken inzwischen realisiert, die zu diesem Zweck solche Spezialkräfte mit Erfolg auf den Krankenstationen beschäftigen.

3. Möglichkeiten der Diätberatung

Die fortlaufende Diätberatung stützt sich auf folgende prinzipielle Methoden und Hilfsmittel:

a) Das ärztliche Gespräch

Es steht am Anfang jeder Diätberatung und wird auch von den Diabetikern selbst gefordert. Es ist unerläßlich, um mit genügender Autorität und Überzeugungskraft die Einsicht in die Notwendigkeit der Diätbehandlung zu wecken und die Grund- und Zweifelsfragen der diätetischen Führung zu erläutern und zu klären. Das ärztliche Gespräch sollte im allgemeinen an die schriftliche Diätverordnung anknüpfen. Überzeugungskraft gewinnt es durch Sachkunde. Bei der ambulanten Führung des Diabetikers wird sich immer wieder eine erneute Gelegenheit zu einem solchen Gespräch bieten.

b) Die technische Individualberatung

Sie wird in Kliniken und Sanatorien nach ärztlicher Anweisung mit Nutzen von einer Diätassistentin vorgenommen und bezweckt die Klärung individueller Schwierigkeiten der Diätführung und die Adaptation individueller Voraussetzungen an die diätetischen Erfordernisse (Ernährungsgewohnheiten, spezielle berufliche, organisatorische, küchentechnische und finanzielle Bedingungen). Die zweckmäßige technische Individualberatung setzt eine enge Kooperation zwischen behandelndem Arzt, Diätassistentin und Patienten voraus. Man muß dabei betonen, daß eine solche technische Beratung das ärztliche Gespräch keineswegs ersetzen kann.

c) Der Gruppenunterricht

Er dient der zeitsparenden Unterweisung in die theoretischen Grundlagen der Diabetes-Diät (s. o.). Der Gruppenunterricht kommt daher vor allem in Kliniken und Sanatorien in Betracht. Er wurde jedoch auch bereits mit Erfolg von niedergelassenen Ärzten betrieben, die sich zu diesem Zweck zu einer Beratungsgemeinschaft verbanden und gemeinsam eine Ernährungsberaterin beschäftigten. Der Unterricht bezieht sich auf medizinische Themen, die von einem Arzt abgehandelt werden, und auf küchentechnische Probleme, bei der am besten eine Diätassistentin mitwirkt.

d) Die Gruppenübung

Von besonderem Nutzen haben sich praktisch-diätetische Übungen erwiesen, die sich auf die diätetische Küchentechnik beziehen (Wägung, Kostzusammensetzung, Rezeptberechnungen, Menüplanungen). Dies kann theoretisch mit Lebensmittel-Emblemen (sog. Flanellmethode) oder mit Modell-Lebensmitteln aus

Kunststoff erfolgen. Besonders effektiv und von den Diabetikern selbst sehr begrüßt sind praktische Übungen am Küchenherd. Sie setzen jedoch eine Lehrküche, besondere Organisation und finanzielle Mittel voraus. Bei der Planung und Durchführung solcher praktischen Gruppenübungen kann der Deutsche Diabetikerbund e. V. behilflich sein.

e) Schulungsveranstaltung

Zu den Aufgaben des Deutschen Diabetiker-Bundes gehört auch die Organisation von Schulungsveranstaltungen, die regional in Verbindung mit erfahrenen Diabetologen und Ernährungsberaterinnen der Deutschen Gesellschaft für Ernährung durchgeführt werden. Sie dienen der allgemeinen Schulung des Diabetikers, wobei auch aktuelle Diätfragen behandelt werden. So wichtig, wertvoll und unterstützungswürdig diese Veranstaltungen auch sind, stellen sie doch keinen ausreichenden Ersatz für die Individual- und Gruppenberatung dar.

4. Ergebnisse systematischer Diätberatungen

Wie die vorstehenden Erörterungen zeigen, erfordert die Diät-Behandlung ohne Zweifel einen wesentlich größeren Aufwand als die medikamentöse Diabetes-Therapie. Dieser Aufwand ist nur gerechtfertigt, wenn er erfolgreich ist und die Prognose des Diabetikers wesentlich bessert.

In konsekutiven Erhebungen konnte MEHNERT (1961) nachweisen, daß sich tatsächlich die Diätbehandlung mit Hilfe einer intensiven und systematisch betriebenen Diätberatung verbessern läßt. Die Effekte auf die Stoffwechselführung bei Diabetes sind allerdings nicht immer einfach zu überschauen, da die aktuelle Stoffwechselsituation von verschiedenen anderen Faktoren wesentlich mitbestimmt wird. Ein zuverlässigeres Urteil ermöglicht die Diätbehandlung der Fettsucht, da hier ein einziger Parameter, nämlich Größe und Konstanz der erzielten Gewichtsreduktion, über Erfolg und Mißerfolg in einfacher Weise und eindeutig entscheidet. Hier zeigt sich nun sehr eindrucksvoll, daß die Effektivität der Diätbehandlung unmittelbar an eine fortlaufende, systematische und intensive Diätberatung gebunden ist (JAHNKE, ENGLHARDT, JUNG und PILGER, 1963; VOSS, 1967).

Inwieweit die Diätbehandlung als essentieller Teil der Diabetes-Therapie die langfristige Prognose des Diabetikers entscheidend mitbestimmt, läßt sich kaum anders als durch speziell geplante und — wie die Erhebungen zur Ausgangssituation der Diätberatung nachdrücklich zeigen — prospektive Beobachtungsreihen entscheiden. Genügend repräsentative und langfristige Beobachtungen dieser Art liegen bislang kaum vor. Solche Einwände haben vorerst allerdings nur theoretische Bedeutung. Aufgrund zahlreicher, wenn auch zumeist retrospektiver Untersuchungen, muß man für die praktische Diabetes-Therapie daran festhalten, daß eine konsequente, effektive Diät-Behandlung wesentliche Vorbedingung zur Korrektur und Stabilisierung des diabetischen Stoffwechsels ist und die Güte der Stoffwechselführung ihrerseits die langfristige Prognose des Diabetikers entscheidend beeinflußt. Der Aufwand, der mit einer intensiv und systematisch betriebenen Diätberatung verbunden ist, muß daher in Kauf genommen werden, da hiervon die Effektivität der Diätbehandlung abhängt.

Literatur

ADLERSBERG, D. and C. WANG: Syndrome of idiopathic hyperlipemia, mild diabetes mellitus and severe vascular damage. Diabetes 4, 210 (1955)
AHRENS, E. H., J. HIRSCH, K. OETTE, J. W. FARQUHAR and Y. STEIN: Carbohydrate-induced and fat-induced lipemia. Trans. Ass. Amer. Physic. 74, 134 (1961)
ALBRINK, M. J., P. H. LAVIETES and E. B. MAN: Vascular disease and Serum lipids in diabetes mellitus. Ann. Intern. Med. 58, 305 (1963)
BERCHTOLD, H. und H. BUCHENAU: Süßungsmittel – Süßstoffe und Zuckeraustauschstoffe. Der Diabetiker 15, 103 (1965)
BERTRAM, F. und O. OTTO: Die Zuckerkrankheit. 5. Aufl. Georg Thieme Verlag, Stuttgart 1963
BIRBECK, J. A.: Therapy in juvenile diabetes. 6 th Congr. Intern. Diab. Fed., Stockholm. Exc. Med., Intern. Congr. Series, 140, Abstr. No. 90 (1967)
BRONTE-STEWART, B.: Diet and ischemic heart disease. Proc. 4 th Intern. Congr. Dietetics, p. 99. Stockholm 1965
BUCHENAU, H.: Diätberatung – Erfahrungen, Wünsche und Ziele. Der Diabetiker 13, 28 (1963)
Bundesgesetzblatt: Verordnung über diätetische Lebensmittel, I, 415, 1963
CANZLER, H.: Erfahrungen mit Anwendung von Testdiäten bei der Differenzierung der essentiellen Hyperlipidämien. 3. Symp. Dtsch. Ges. Ernährung, München 1968
– und H. GLATZEL: Auswirkungen langfristig fettreicher Ernährung auf Triglyzeride, freie Fettsäuren und Phosphatide des Blutplasmas. Klin. Wschr. 42, 62 (1964)
CONSTAM, G. R.: Leitfaden für Zuckerkranke. 5. Aufl. B. Schwabe & Co, Basel 1963
– und TH. REICH: Ist die „freie" oder „normale" Kost in der Behandlung Zuckerkranker harmlos? Schweiz. Med. Wschr. 90, 14 (1960)
CRAIG, J. W., M. MILLER, W. R. DRUCKER and H. WOODWARD: Influence of dietary fructose on glucose tolerance in man. Diabetes 8, 432 (1959)
DANOWSKI, T. S.: Diabetes mellitus – diagnosis and treatment. Amer. Diab. Ass., Inc., New York 1964
DIEMER, K.: Die Betreuung diabetischer Kinder. Bericht über die Arbeitstagung des Ausschusses Pädiatrie der Dtsch. Diab. Ges. Der Diabetiker 17, 251 (1967)
Documenta Geigy: Wissenschaftliche Tabellen. 6. Aufl. J. R. Geigy A. G., Basel 1960
DOHAN, F. L. and F. D. W. LUKEMS: Experimental diabetes by the administration of glucose. Endocrinology 42, 244 (1948)
EHRENHAFT, TH.: Kochbuch für Zuckerkranke. 3. Aufl. B. Schwabe & Co, Basel–Stuttgart 1967
ENGLHARDT, A. und K. JAHNKE: Moderne Behandlung der Fettsucht. Dtsch. Med. J. 15, 292 (1964)
FALTA, W.: Die Zuckerkrankheit. 3. Aufl. Urban & Schwarzenberg, Berlin–Wien 1944
FEINSTEIN, A. R.: The treatment of obesity. J. Chron. Dis. 11, 349 (1960)
– V. P. DOLE and J. L. SCHWARTZ: The use of a formula diet for weight reduction of obese out-patients. Ann. Int. Med. 48, 330 (1958)
FIELD, R. A., J. B. CAULFIELD and I. B. PLESS: Juvenile diabetes. Clin. Pediatr. 4, 160 (1965)
FREDERICKSON, D. S. and R. S. LEES: Familial hyperlipoproteinemia. In: STANBURY et al, p. 429
FREHNER, A. U.: Diabetesfibel. Georg Thieme Verlag, Stuttgart 1966
GLATZEL, H.: Krankenernährung. Springer-Verlag, Berlin–Göttingen–Heidelberg 1953
– Richtlinien für die Deckung des Nährstoffbedarfs. Umschau Verlag, Frankfurt/M. 1967
GRAFE, E.: Ernährungs- und Stoffwechselkrankheiten und ihre Behandlung. 2. Aufl. Springer Verlag, Berlin–Göttingen–Heidelberg 1958
Grüne Liste: Verzeichnis diätetischer und diätgeeigneter Lebensmittel. Verband der Diätetischen Lebensmittelindustrie e.V. Frankfurt/M. Editio Cantor, Aulendorf/Württ. 1970

HAMWI, G. J.: Changing dietary concepts. In: T. S. DANOWSKI: Diabetes mellitus – diagnosis and treatment. p. 73. Amer. Diab. Inc., New York 1964
HEEPE, F.: Die Vitamine in der Diät- und Küchenpraxis. Steinkopf-Verlag, Darmstadt 1961
HEIK, H.: Der Diabetes mellitus im Kindesalter. In: MOHNIKE, 1967, p. 23
HÖHLER, H.: Über die Anwendung des Xylit bei Diabetes mellitus. Dissertation, Düsseldorf 1966
HÖLZER, K. H.: Diätische Behandlung des Diabetes mellitus. Internist 5, 128 (1964)
HUNGERLAND, H.: Grundlagen und Kritik der diätetischen Empfehlungen beim Diabetes mellitus des Kindes. 3. Symp. Dtsch. Ges. Ernährung, München 1968
JAHNKE, K.: Diätbehandlung bei unkompliziertem Diabetes mellitus. Dtsch. Ärztebl. 62, 100 (1965)
– Kohlenhydratstoffwechsel bei essentieller Hyperlipämie im Erwachsenenalter. In: SCHETTLER und SANWALD, p. 11
– Hormonal-metabolic aspects of obesity in humans. VI th Congr. Intern. Diab. Fed., Stockholm 1967
– und H. BUCHENAU: Der finanzielle Mehraufwand einer Diabetes-Dauerdiät. Der Diabetiker 16, 328 (1966)
– H. DAWEKE, W. SCHILLING, R RÜENAUVER und K. OBERDISSE: Der potentielle Diabetes (sog. Prädiabetes). 12. Symp. Dtsch. Ges. Endokrinologie. p. 57. Springer-Verlag, Berlin–Heidelberg–New York 1967
– und R. GABBE: Bedeutung und Methodik von Ernährungs-Anamnesen. Nutr. et Dieta 2, 115 (1960)
– und F. A. GRIES: Endokrine Regulation des Fettstoffwechsels. 1. Welt-Fettkongreß, Hamburg 1964. In: Fette in der Medizin, 5. Folge, p. 41. Pallas Verlag, Lochham 1964
– A. ENGLHARDT, G. F. JUNG und H. PILGER: Die Behandlung der Fettsucht mit Mischkost und Formuladiät. Dtsch. Med. Wschr. 88, 2130 (1963)
JOSLIN, E. P., H. F. ROOT, P. WHITE and A. MARBLE: The treatment of diabetes mellitus. 10 th Ed. Lea & Febiger, Philadelphia 1959
JUNG, G. F. und K. JAHNKE: Probleme der diätetischen Behandlung adipöser und hyperlipidämischer Diabetiker. Verhdlg. VII. Kongr. Intern. Ges. Inn. Med. p. 665. 1962
KALK, H.: Schweiz. Med. Wschr. 89, 1117 (1959)
KEYS, A.: Diet and epidemiology of coronary heart disease. J. Amer. Med. Ass. 164, 1917 (1957)
KAUFMANN, N. A., R. POZNANSKI, S. H. BLONDHEIM and Y. STEIN: Comparison of effects of fructose, sucrose, glucose and starch on serum lipids in patients with hypertriglyceridemia and normal subjects. Amer. J. clin. Nutr. 20, 131 (1967)
KINSELL, L. W., G. SCHLIERFF, W. KAHLKE and G. SCHETTLER. In: Lipids and Lipidoses, G. SCHETTLER (Ed.) Springer Verlag Berlin, Heidelberg, New York, 1967, p. 446–451
– H. WALKER, G. D. MICHAELS and F. E. OLSON: Dietary fats and the diabetic patient. New Engl. J. Med. 261, 431 (1959)
KNICK, B.: Klinik und Therapie der Fettleber. 16. Ärztl. Fortb. Kurs., Bad Kissingen. Aktuelle Kongr. Ber. 1. Medicus Verlag, Berlin 1965
– und H. U. GREBE: Diätetische Kohlenhydratrestriktion in der Behandlung der Fettsucht und der Fettleber. Med. u. Ernährung 6, 211 (1965)
– K. HECKMANN und H.-J. LANGE: Latent-diabetische Situation bei Fettleberkranken. Gastroenterologia (Suppl.) 104, 196 (1965)
KRAHL, M. W., J. C. PENHOS and A. KRAEMER: Effects of insulin on the protein metabolism of liver. In: LEIBEL, B. S. and G. A. WRENSHALL: On the nature and treatment of diabetes. Excerpta Medica Foundation, Amsterdam 1965
KÜHNAU, J.: Strukturwandel der Ernährung in der hochzivilisierten Gesellschaft. Verhdlg. Dtsch. Ges. Inn Med. 67, 769 (1962)
KUO, P. T. and D. R. BASSET: Dietary sugar in the production of hyperglyceridemia. Ann. Intern. Med. 62, 1199 (1965)

LARRSSON, Y.: Problems of therapeutic controll in the course of juvenile diabetes. In: Oberdisse und Jahnke, 1959, p. 504
LEIBEL, B. S. and G. A. WRENSHALL: On the nature and treatment of diabetes. Excerpta Medica Found., Amsterdam 1965
LESTRADET, H. und A. SCHAETZ: Der Diabetes mellitus. J. A. Barth, München 1966
LIEBERMEISTER, H., W. SCHILLING, H. DAWEKE und K. JAHNKE: Zur Frage der Biguanidwirkung bei Fettsucht. 12. Symp. Dtsch. Ges. Endokrinologie. p. 215. Springer-Verlag, Berlin–Heidelberg–New York 1967
MACDONALD, J.: Dietary carbohydrates in normolipemia. Amer. J. clin. Nutr. 20, 185 (1967)
MANCHESTER, K. L.: Insulin and protein metabolism in muscle. In: LEIBEL, B. S. and G. A. WRENSHALL: On the nature and treatment of diabetes. Excerpta Medica Foundation, Amsterdam 1965
MEHNERT, H.: Zur diätetischen Behandlung des Diabetes mellitus. Dtsch. Med. Wschr. 86, 1469 (1961)
– E. MAHRHOFER und H. FÖRSTER: Indikationen und Kontraindikationen für die Verabreichung von Fruktose an Diabetiker. Münch. Med. Wschr. 106, 194 (1964)
– K. STUHLFAUTH, B. MEHNERT, R. LAUSCH und W. SEITZ: Vergleichende Untersuchungen zur Resorption von Glukose, Fruktose und Sorbit beim Menschen. Klin. Wschr. 37, 1138 (1959)
MELLINGHOFF, K.: Ernährung bei Zuckerkrankheit. In: SCHLAYER und PRÜFER, 1964, p. 342
MOHNIKE, G.: Diabetes mellitus. Schriftenreihe Ärztl. Fortb. Bd. XXXIII. Volk und Gesundheit, Berlin 1967
NEUBERT, D.: Zur medikamentösen Fettsuchtsbehandlung. Z. ärztl. Fortb. 54, 134 (1965)
OBERDISSE, K. und K. JAHNKE: Diabetes mellitus. Georg Thieme Verlag, Stuttgart 1959
– – Die Ernährung im Alter. Internist 3, 156 (1962)
POULSEN, J. E.: Diabetes mellitus. Acta Endocrinol. (Copenhagen), (Suppl. 118) 55, 24 (1967)
Recommended Dietary Allowances: Report of the Food and Nutrition Board-National Academy of Sciences-National Research Councel. 6 th Ed. Publication 1146, Washington, D. C. 1964
RENOLD, A. E. and G. F. CAHILL JR.: Adipose tissue. Handbook of Physiology, Sect. 5. Amer. Physiol. Soc., Washington D. C. 1965
ROBERTSON, J.: The principles of treatment of diabetes in childhood. In: OBERDISSE, K. und K. JAHNKE: Diabetes mellitus p. 499. Georg Thieme Verlag, Stuttgart 1959
ROSENKRANZ, A.: Diabetes mellitus im Kindesalter. Georg Thieme Verlag, Stuttgart 1967
– und G. WEIPPL: ß-Lipoprotein im Kindesalter. Wien. Klin. Wschr. 76, 24 (1964)
SCHENK, E. G. und C. H. MELLINGHOFF: Volksernährung und Diabetes mellitus. Beitr. Ernährungswiss., Bd. 2. Steinkopf-Verlag, Darmstadt 1960
SCHETTLER, G.: Arteriosklerose. Georg Thieme Verlag, Stuttgart 1961
– und R. SANWALD: Pathophysiologische und klinische Aspekte des Fettstoffwechsels. Georg Thieme Verlag, Stuttgart 1966
SCHLAYER, C. R. und J. PRÜFER: Lehrbuch der Krankenernährung. 6. Aufl. Urban & Schwarzenberg, München–Berlin 1964
SEIGE, K.: Diabetes mellitus. Edition Leipzig, Leipzig 1964
SKOUBY, A. P.: Vascular lesions in diabetes with a special reference to the influence of treatment. E. Munksgaard, Kopenhagen 1956
SOUCI, S. W. und H. BOSCH: Lebensmittel-Tabellen für die Nährwertberechnung. Wiss. Verlagsges., Stuttgart 1967
STANBURY, J. B., J. B. WYNGAARDEN and D. S. FREDRICKSON: The metabolic basis of inherited diseases. McCraw Hill, New York 1966
STOLTE, K.: Freie Diät beim Diabetes mellitus. Med. Klinik 27, 831 (1931)
– und J. WOLFF: Die Behandlung der kindlichen Zuckerkrankheit mit freigewählter Kost. Ergebn. Inn. Med. Kinderhk. 56, 154 (1939)

Voss, H. J.: Spätergebnisse der Diät-Therapie bei Fettsucht. Dissertation, Düsseldorf 1967
White, P.: Diabetic children and their late lives. In: Joslin, E. P., H. F. Root, P. White and A. Marble: The treatment of diabetes mellitus. p. 655. Lea & Febiger, Philadelphia 1959
Welsch, A.: Krankenernährung. Georg Thieme Verlag, Stuttgart 1965
Wenderoth, H.: Zur Indikation eiweißreicher Diät bei Diabetes mellitus. Dtsch. Med. Wschr. 78, 375 (1953)
Wieland, O.: Diabetic acidosis. In: Leibel, B. S. and G. A. Wrenshall: On the nature and treatment of diabetes. p. 533. Excerpta Medica Foundation, Amsterdam 1965
Wirths, W.: Kleine Nährwerttabelle der Deutschen Gesellschaft für Ernährung. 14. Aufl. Umschau-Verlag, Frankfurt/M. 1965
Yudkin, J.: Evolutionary and historical changes in dietary carbohydrates. Amer. J. clin. Nutr. 20, 108 (1967)

Die Verwendung von Fructose, Sorbit und Xylit

Von H. Mehnert, München

I. Vorbemerkungen
II. Physiologische und biochemische Grundlagen
  A. Zur Bedeutung der Resorptionsgeschwindigkeit
  B. Der Stoffwechsel von Fructose, Sorbit und Xylit
III. Diätetische und therapeutische Verwendung von Fructose, Sorbit und Xylit
  A. Überlegungen zur Dosierung
  B. Kontraindikationen
  C. Indikationen
IV. Zusammenfassung

I. Vorbemerkungen

Die im diabetischen Zustand herabgesetzte Utilisierung der Glucose rechtfertigt experimentelle und klinische Arbeiten, die sich mit dem Schicksal anderer, unter bestimmten Bedingungen insulinunabhängig verwerteter Kohlenhydrate beschäftigen. Wichtigster Vertreter solcher „Zuckeraustauschstoffe" oder „Diabetiker-Zucker" ist die Fructose, über deren Verwendung ein umfangreiches Schrifttum vorliegt (Lit. bei Leuthardt und Stuhlfauth, 1960; Herman und Zakim, 1968.) Aber auch die Polyole Sorbit und Xylit gehören hierher, da sie auf Grund ihres Stoffwechsels im Säugetierorganismus unter den insulinunabhängig verwertbaren Kohlenhydraten abzuhandeln sind und da sie in der handelsüblichen Form und wegen ihres Geschmacks eher den Zuckern als den Alkoholen zuzurechnen sind.

Schon Külz (1874) berichtete, daß der Einbau von Fructose in die Diabetesdiät bei seinen Patienten zu einer Verminderung der Glucosurie führte. Joslin (1923) teilte mit, daß 41 von 51 Diabetikern zusätzliche Fruchtzuckergaben gut vertrugen. Während in den folgenden Jahren in Amerika vorwiegend experimentelle Grundlagenforschung zum Stoffwechsel der Fructose betrieben wurde, wid-

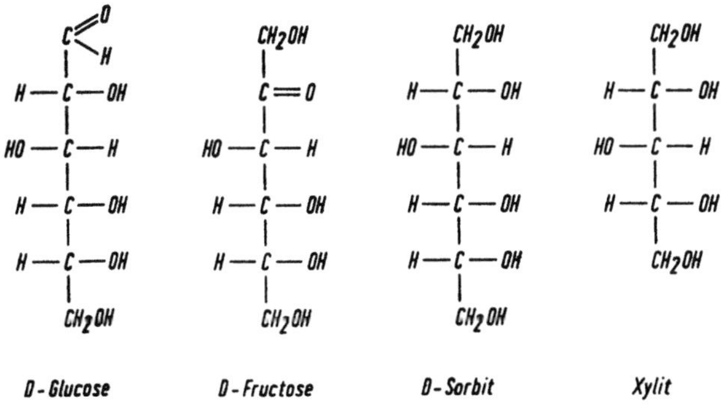

Abb. 1: Strukturformeln von Glucose, Fructose, Sorbit und Xylit

meten sich deutschsprachige und französische Kliniker mehr der praktischen Anwendung der Fructoseverabreichung bei den verschiedenen Diabetesformen. Über die Verwendung von Sorbit als Kohlenhydratersatz bei Diabetikern berichteten zuerst THANNHAUSER und MEYER (1929). Die Beobachtungen über die gute Verwertung des fünfwertigen Zuckeralkohols Xylit im diabetischen Organismus sind neueren Datums (MELLINGHOFF, 1961; BÄSSLER et al., 1962, MEHNERT et al., 1964; LANG, 1968). Fructose, Sorbit und Xylit werden im folgenden als markanteste Beispiele der Diabetiker-Zucker besprochen (Abb. 1).

II. Physiologische und biochemische Grundlagen

A. Zur Bedeutung der Resorptionsgeschwindigkeit

An der Fähigkeit des menschlichen Organismus zur praktisch vollständigen intestinalen Resorption adäquater Mengen von Fructose, Sorbit oder Xylit bestehen keine Zweifel (MEHNERT et al., 1959, STEINKE et al., 1961, BÄSSLER et al., 1962). Darüber hinaus ist aber auch die Geschwindigkeit der Resorption ein wichtiges Merkmal für die Beurteilung von Diabetiker-Zuckern. Glucose in reiner Form ist nicht nur wegen ihrer Abhängigkeit vom Insulin ein für Diabetiker ungeeigneter Zucker. Vielmehr stellt die rasche Resorption reiner Glucose einen weiteren Nachteil dar, da auf diese Weise der absolut oder relativ an Insulin verarmte Organismus des Diabetikers zu schnell mit Traubenzucker überflutet wird. Eine langsame Resorption ist für alle Nährstoffe, auch für die Diabetiker-Zucker, wünschenswert, selbst wenn diese die Reserven des Diabetikers an endogenem oder exogenem Insulin nicht unmittelbar beanspruchen; denn es hängt neben der Stoffwechselsituation auch vom Ausmaß des Zuckerangebotes pro Zeiteinheit ab, inwieweit Fructose, Sorbit und Xylit in den Prozeß der Glucoseneubildung einbezogen werden. Eine langsame intestinale Resorption ist also auch bei den Zuckeraustauschstoffen von Vorteil.

Unter diesen Aspekten scheinen Sorbit und Xylit ideale Substanzen zu sein. Sowohl im Tierexperiment (Abb. 2) als auch beim Menschen (Abb. 3) werden die Zuckeralkohole weitaus am langsamsten von allen geprüften Kohlenhydraten resorbiert. Am schnellsten werden Glucose und Galaktose resorbiert. Fructose nimmt eine Mittelstellung ein. Die Ergebnisse der Disaccharid-Resorption beim Menschen sind nur mit Einschränkung verwertbar; denn in dem geprüften oberen Dünndarmabschnitt werden Maltose und Saccharose relativ langsam, Lactose (bei starker Lactase-Aktivität im Schleimhautepithel) hingegen rasch resorbiert. Die tierexperimentellen Untersuchungen (Abb. 2), die am Gesamtdarm durchgeführt werden konnten, ließen jedoch erkennen, daß Lactose – wie zu erwarten – langsamer als Maltose und Saccharose resorbiert wird. Über die Methodik dieser Untersuchungen wurde an anderer Stelle berichtet (MEHNERT et al., 1963).

In der Erfahrung von Klinik und Praxis erweist sich die langsame „passive" Resorption von Sorbit und Xylit jedoch mitunter als Nachteil, da bei Verabreichung höherer Dosen mit osmotisch bedingten Diarrhoen gerechnet werden muß (MEHNERT et al., 1960; STEINKE et al., 1961; CZOK und LANG, 1963). Nach eigenen Beobachtungen besteht diese Möglichkeit bei empfindlichen Patienten schon bei Dosen von mehr als 30 g pro die. Solche Nebeneffekte sind nach Zufuhr von

Physiologische und biochemische Grundlagen

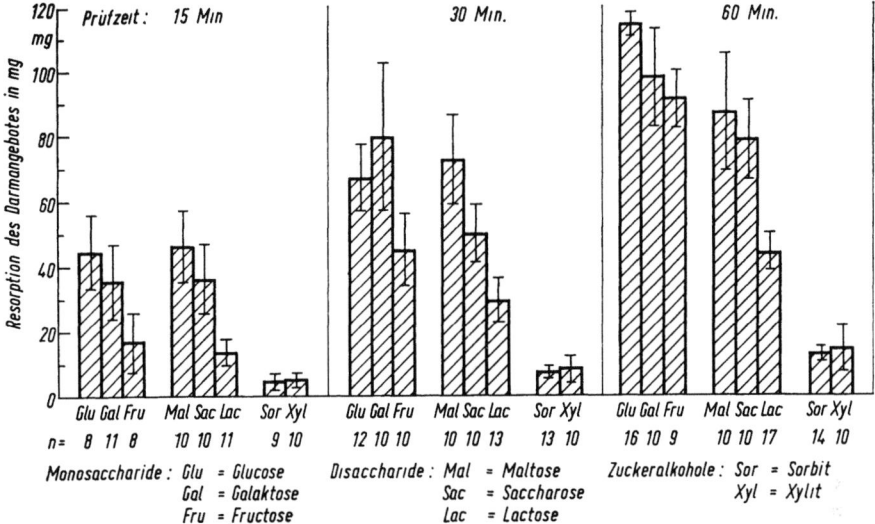

Abb. 2: Die absolute Resorption verschiedener Zucker und Zuckeralkohole aus dem Dünndarm der Ratte nach Verabreichung von 1,3 ml einer 10%igen Lösung (= 130 mg Prüfsubstanz) mit der Schlundsonde

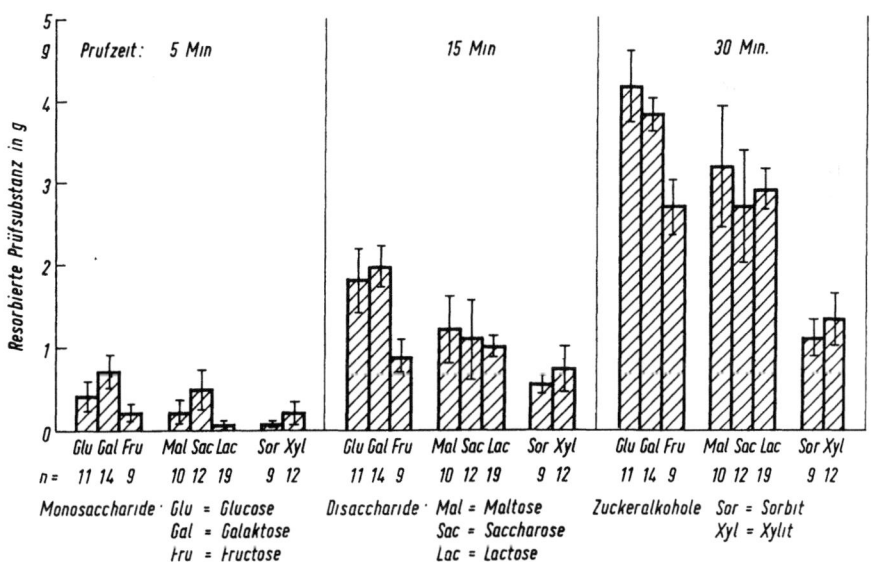

Abb. 3: Die Resorption verschiedener Zucker und Zuckeralkohole aus einem mit einer Doppelballonsonde abgeschlossenen Dünndarmsegment des Menschen. Angebot jeweils 5 g Prüfsubstanz (Anfangskonzentration 5 %)

Fructose nicht zu erwarten. Der Mechanismus der Fructoseresorption ist Gegenstand zahlreicher Studien gewesen, ohne daß eine vollständige Klärung herbeigeführt werden konnte. Es steht fest, daß Fructose beim Passieren der Darmschleimhaut des Säugetieres in Glucose und Milchsäure umgewandelt werden kann. Das Ausmaß dieser Umwandlungsrate ist aber von Species zu Species sehr verschieden; so werden im Darmepithel des Meerschweinchens 70 %, bei der Ratte nur 10 % in Glucose und Lactat umgewandelt (KIYASU und CHAIKOFF, 1957; SALOMON und JOHNSON, 1959). BURGET, MOORE et al. (1932) konnten an der Darmschleimhaut von Hund und Kaninchen überhaupt keine Umwandlung von Fructose in Glucose beobachten. Auch beim Menschen liegt eine nur sehr geringe Umwandlungsrate vor (LEUTHARDT und STUHLFAUTH, 1960), wie insbesondere die Untersuchungen von MOORHOUSE und KARK (1957) erwiesen haben.

B. Der Stoffwechsel von Fructose, Sorbit und Xylit

Den Diabetiker-„Zuckern" Fructose, Sorbit und Xylit ist gemeinsam, daß sie nach der Resorption durch bestimmte im Organismus des Menschen vorhandene Enzyme in den Stoffwechsel eingeschleust und vorwiegend in der Leber und auch in der Niere verwertet werden. Soweit es für das weitere Verständnis erforderlich ist, werden diese Stoffwechselwege im folgenden kurz besprochen.

Es ist möglich, den Stoffwechsel von *Fructose* und *Sorbit* (Abb. 4) gemeinsam zu besprechen, da sich diese beiden Austauschzucker nur in einem Reaktionsschritt unterscheiden: Sorbit wird in einer NAD-abhängigen Reaktion durch die in der Leber reichlich vorhandene Sorbitdehydrogenase zu Fructose dehydriert; von hier aus ist der Abbauweg des Sorbits mit dem der Fructose identisch. Auf die wichtigen Arbeiten über den Fructosestoffwechsel von LEUTHARDT und seiner Schule sowie von LAMPRECHT und Mitarbeitern sei an dieser Stelle ausdrücklich hingewiesen (LEUTHARDT und TESTA, 1950; LEUTHARDT, TESTA und WOLF, 1953; LEUTHARDT und WOLF, 1954; LAMPRECHT, DIAMANTSTEIN et al., 1959; LAMPRECHT und HEINZ, 1958; SILLERO und SOLS, 1969; KRÖNERT, HERZOG und WOLF, 1969). Drei Enzyme haben für den Fructoseabbau in der Leber des Menschen besondere Bedeutung: die Fructokinase, die die Fructose in Stellung 1 phosphoryliert, die 1-Phosphofructaldolase, die in einem weiteren Schritt das entstandene Fructose-1-phosphat in Phosphodihydroxyaceton und Glycerinaldehyd spaltet und die Glycerinaldehyd-Dehydrogenase, die den Glycerinaldehyd zur Glycerinsäure dehydriert. Somit wird ein Stoffwechselweg beschritten, in dem mindestens drei Metaboliten entstehen, die beim Glucoseabbau nicht vorzukommen pflegen: Fructose-1-phosphat, Glycerinaldehyd und Glycerinsäure. Dadurch, daß Fructose erst an einer Stelle in die glykolytische Reaktionskette eintritt, von der ab Insulin für die weiteren Abbaureaktionen offenbar nur noch eine nebensächliche Rolle spielt, ist die weitgehende Insulinunabhängigkeit des Fructosestoffwechsels zu erklären. Für den Glycerinaldehyd bestehen drei Möglichkeiten zum weiteren Abbau: 1. Direkte Phosphorylierung zu Phosphoglycerinaldehyd; 2. Reduktion zu Glycerin; 3. Oxydation zu Glycerinsäure. Da in der Leber des Menschen die Gyceratkinase fehlt (SILLERO und SOLS, 1969; HEINZ, i. Druck), ist im Gegensatz zum Stoffwechsel der Ratte eine Phosphorylierung zu Glycerophosphat nicht möglich. Die Leber ist das wichtigste Organ für den Umsatz der Fructose mit besonders hoher Affinität der spezifischen Enzyme zu diesem Substrat, während in Muskulatur, Fettgewebe und

Physiologische und biochemische Grundlagen 1073

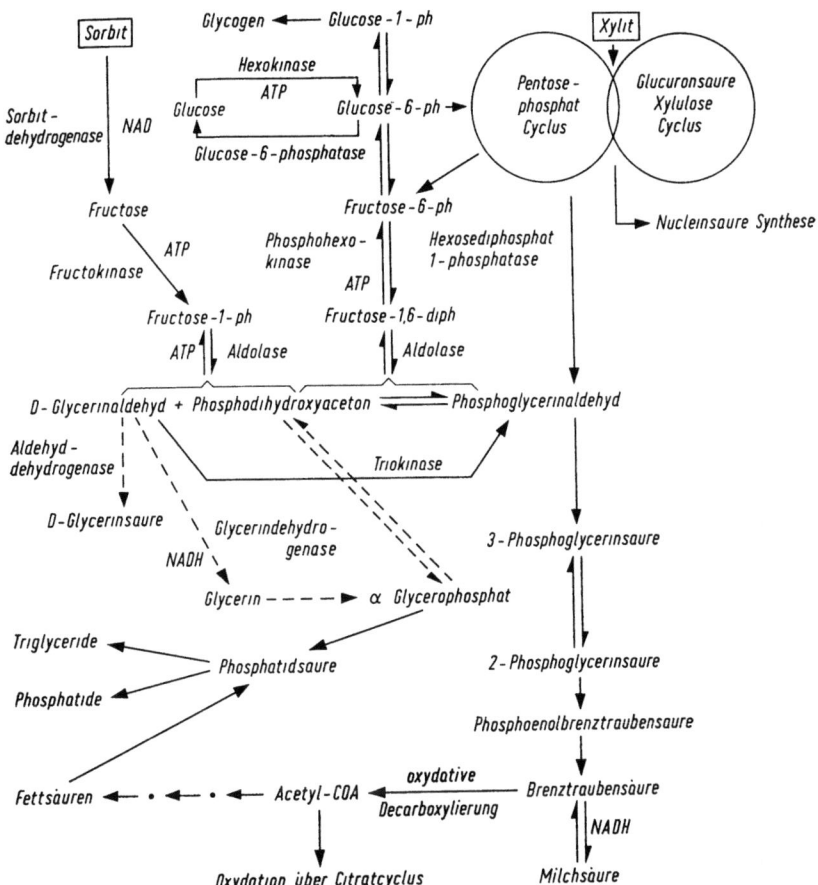

Abb. 4: Stoffwechselreaktionen von Fructose, Sorbit und Xylit

Gehirn die Anwesenheit von Glucose mit ihrer größeren Hexokinase-Affinität den Fructoseabbau hemmt (HERS, 1955; RENOLD und THORN, 1955; SLEIN et al., 1950; FROESCH, 1963). Die diabetische Leber erfährt eine Änderung ihres „Stoffwechselmusters", die sich unter anderem darin äußert, daß weniger Fructose in Glykogen übergeführt wird als in normalem Lebergewebe; dafür wird bei gesteigerter Fructose-1, 6-diphosphatase- und Glucose-6-phosphatase-Aktivität (ASHMORE et al., 1956) wesentlich mehr Fructose in Glucose umgewandelt (RENOLD et al., 1954). Wenn auch feststeht, daß Fructose in der normalen und in der diabetischen Leber etwa gleich schnell aufgenommen wird und daß die diabetische Leber Fructose phosphorylieren kann, so spielt dennoch der Schweregrad des Insulinmangels mit der damit verbundenen Änderung der gluconeogenetischen Aktivität die entscheidende Rolle für das weitere Schicksal der Abbauprodukte des Fruchtzuckers. An der besseren Verwertung der Fructose im Vergleich zur

Glucose durch die diabetische Leber gibt es auf Grund zahlreicher Untersuchungen keinen Zweifel. Das gilt für die höhere Rate der Glykogenbildung, die allerdings nur im Tierexperiment und nicht beim Menschen gesichert werden konnte (BEHRINGER und THALER, 1964).* Dies gilt ferner und vor allem auch für die Formierung von verschiedenen Metaboliten (z. B. Lactat, Pyruvat), die insulinunabhängig verwertet werden können. Außerdem werden unerwünschte Sekundärreaktionen der diabetischen Glucoseverwertungsstörung (wie z. B. die gesteigerte Ketogenese) günstig beeinflußt (MINKOWSKI, 1893; WEINTRAUD und LAVES, 1894 a, b; EMBDEN und ISAAK, 1917; CHERNIK und CHAIKOFF, 1951; HELMREICH et al., 1953; WYSHAK und CHAIKOFF, 1953; LEUTHARDT und STUHLFAUTH, 1960; MICHON et al., 1960; u. a.). Man muß sich aber darüber im klaren sein, daß der Nutzeffekt der Fructoseapplikation um so größer ist, je weniger Fructose in die Glucoseneubildung einbezogen wird, d. h. je leichter der Diabetes ist (FELBER et al., 1959).

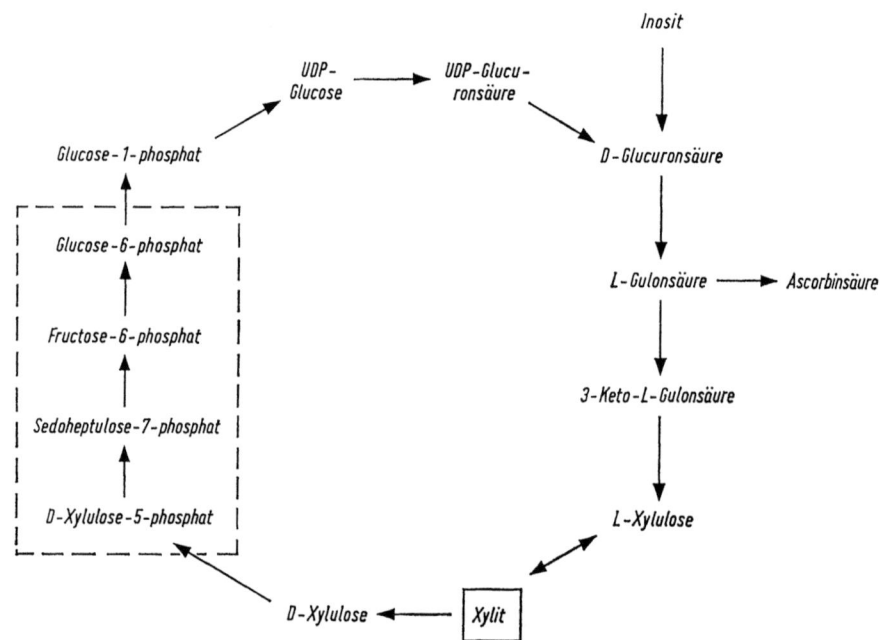

Abb. 5: Glucuronsäure-Xylulose-Cyclus

Der fünfwertige Zuckeralkohol *Xylit* (Abb. 4 und 5) konnte als natürlich vorkommendes Intermediärprodukt des Kohlenhydratstoffwechsels, und zwar als Glied des Glucuronsäure-Xylulose-Cyclus identifiziert werden (HOLLMANN, 1961; TOUSTER und SHAW, 1962; LANG, 1968). Drei Enzyme ermöglichen den Eintritt

---

* In einer Publikation jüngsten Datums (ZAKIM, 1969) wird mitgeteilt, daß $^{14}C_6$-Fructose zu größerem Anteil in der Leber des Menschen als $^{14}C_6$-Glucose im Glykogen wiedergefunden wird

des Xylit in den Stoffwechsel (LANG, 1963). Der Zuckeralkohol kann durch eine in den Mitochondrien lokalisierte NADP-abhängige Dehydrogenase zu L-Xylulose dehydriert werden. Ferner besteht eine Möglichkeit der Dehydrierung mittels einer in den Mitochondrien und im Cytoplasma lokalisierten NAD-abhängigen Xylitdehydrogenase. Schließlich kann Xylit durch die im Cytoplasma vorkommende Sorbitdehydrogenase zu D-Xylulose dehydriert werden. Der Abbau des Xylit erfolgt offenbar fast ausschließlich in der Leber, obwohl bei einem Verteilungsraum von ca. 30 Litern (LANG, 1963; MEHNERT et al., 1964) erwiesen ist, daß Xylit rasch in die Zellen anderer Gewebe eintritt. Bindeglied zwischen dem Pentosephosphat-Cyclus und dem Glucuronsäure-Xylulose-Cyclus ist D-Xylulose-5-phosphat (Abb. 5). Von hier an durchlaufen beide Cyclen eine gemeinsame Wegstrecke (gestrichelt umrandeter Bereich in Abb. 5). Es ist einleuchtend, daß je nach Stoffwechselsituation der Xylitabbau zu verschiedenen Resultaten führen kann. Für diabetische und nichtdiabetische Menschen oder Ratten konnten eine rasche Steigerung der $^{14}CO_2$-Abatmung nach Verabreichung von ^{14}C-markiertem Xylit, eine Erhöhung des Gehaltes der Leber an Glykogen und ein starker antiketogener Effekt festgestellt werden (HAYDON, 1961; BÄSSLER et al., 1962; LANG, 1963). Andererseits ist mit Sicherheit zu erwarten, daß bei schwerem Diabetes mit hochgradigem Insulinmangel, Ketoacidose und gesteigerter Aktivität der Glucose-6-phosphatase die Abbauprodukte des Xylit zum großen Teil in den Prozeß der Glucoseneubildung einbezogen werden, wie es oben bereits für den Fructosestoffwechsel beschrieben wurde. Von diesen Einschränkungen abgesehen, ist auch der Stoffwechsel des Xylit als insulinunabhängig anzusehen.

Eine Stimulierung der *Insulinsekretion* unter der Einwirkung von Fructose konnte nur in vitro, nicht jedoch nach intravenöser Zufuhr am Menschen (0,5 g pro kg Körpergewicht innerhalb einer Stunde) beobachtet werden. Bei gleicher Dosierung wurde unter Xylit-Infusionen nach 60 Minuten ein geringfügiger, aber signifikanter Anstieg der Seruminsulinwerte bei stoffwechselgesunden, jungen Personen beobachtet (GESER et al., 1967). Erst nach Infusion von 1,0 g pro kg Körpergewicht innerhalb von 15 Minuten – eine therapeutisch irrelevante Dosis – lassen sich jedoch stärkere Erhöhungen des Insulinspiegels (bis 100 µE/ml IMI) bei gleichzeitiger, geringfügiger Senkung des Blutglucosespiegels provozieren (MEHNERT, 1968). Japanische Autoren (HIRATA, FUJISAWA et al., 1966) konnten beim Hund mit wesentlich niedrigeren Xylitdosen eine stärkere Stimulierung der Insulinsekretion hervorrufen. Dieser Effekt ist also offensichtlich in quantitativer Hinsicht speziesabhängig.

Bei verschiedenen Stress-Situationen (z. B. körperliche Belastung, Hunger usw.) wird ein unspezifischer *Harnsäureanstieg* beobachtet. Auch unter der Infusion von Fructose, Sorbit und Xylit kommt es passager zur Erhöhung der Harnsäure-Konzentration im Serum, die jedoch bei klinisch üblicher Dosierung die obere Normgrenze nicht oder kaum überschreitet (FÖRSTER und MEHNERT, 1967); FÖRSTER, unveröffentlicht; PERHEENTUPA und RAIVIO, 1967).

In der neueren Literatur (RAIVIO, KEKOMÄKI und MÄENPÄÄ, 1969) finden sich Hinweise für einen passageren *Abfall energiereicher Phosphate* im Blut und der Leberzelle nach Fructoseinfusionen; ein Vorgang, der als ein erhöhter Energieturnover ohne pathogenetische Bedeutung angesehen werden sollte.

Bei vergleichenden Untersuchungen über die *lipogenetische Wirkung* verschiedener Kohlenhydrate und Zuckeralkohole in der Leber dürfen streng genommen nicht isokalorische Mengen miteinander verglichen werden, sondern diejenigen Mengen, die pro Zeiteinheit in der Leber umgesetzt werden. Zu diesem Problem sind in jüngster Zeit viele zum Teil einander widersprechende Publikationen erschienen (Literaturübersicht bei ZAKIM).

Die Arbeitsgruppe ZAKIM (1967/1968/1969) hat hierzu nachgewiesen, daß die Fettsäuresynthese direkt dem Ausmaß der Glykolyse in der Leber entspricht und eine erhöhte Fettsäuresynthese nach Fructose aus dem vermehrten Anfall von Acetyl-CoA gespeist wird. Die Lipogenese ist also in diesem Zusammenhang kein stoffspezifisches, sondern ein kinetisches Problem, das heißt, daß bei einer in diesem Sinne adäquaten Dosierung eine unerwünscht hohe Lipogenese vermieden werden kann und soll. Ein Anstieg von α-Glycerophosphat ist nach ZAKIM (1968) an einer vermehrten Fettsynthese nicht ursächlich – also im Sinne eines Substratdruckes – beteiligt. Des weiteren wird eine Begünstigung der Fettsäuresynthese infolge der vermehrt anfallenden Reduktionsäquivalente beim Abbau der Zuckeralkohole Sorbit und Xylit diskutiert. Bis zu einer endgültigen Klärung dieses Problems bedarf es jedoch noch weiterer Untersuchungen.

III. Diätetische und therapeutische Verwendung von Fructose, Sorbit und Xylit

A. Überlegungen zur Dosierung

Es leuchtet ein, daß durch die Beschränkung der Verwertung der Diabetiker-Zucker auf praktisch ein Organ, nämlich auf die Leber, auch die tägliche Menge, die an Diabetiker verabreicht werden kann, zu limitieren ist. Bei einem Anteil der Leber am Gesamtstoffwechsel von 20–25 % und einem Kalorienbedarf von 2400 Kalorien pro die entfallen nach STUHLFAUTH (LEUTHARDT und STUHLFAUTH, 1960) 480 bis 600 Kalorien pro die oder 20 bis 25 Kalorien pro Stunde auf den Leberstoffwechsel. Dies würde in den Tagesstunden z. B. 60 bis 90 g Fructose für den Lebereigenbedarf als verwertbare Menge ergeben. Wichtig ist natürlich die Überlegung, daß es sich bei diesen Mengen eines Diabetiker-Zuckers um zusätzlich zu der übrigen Kost verwertbare Kohlenhydrate handelt. Daß bei Verabreichung von Fructose als alleinigem Kohlenhydrat an Diabetiker wesentlich größere Mengen gegeben werden können, konnten MOORHOUSE und KARK (1957) zeigen, die Zuckerkranken mit der Duodenalsonde bis zu 440 g Fruchtzucker pro die ohne Toleranzverschlechterungen geben konnten, wobei in geeigneten Fällen sogar ein völliges Absetzen von der Fremdinsulinzufuhr möglich war. Man darf annehmen, daß Mitteilungen über Verschlechterungen der diabetischen Stoffwechsellage nach Fructoseverabreichung (FALTA, 1908; v. NOORDEN, 1917) häufig darauf beruhen, daß zu große Fructose-Tagesmengen oder zu große Einzelportionen verabreicht wurden. Dieser Fehler kommt bei den Polyolen Sorbit und Xylit zumeist deswegen nicht in Betracht, weil das Auftreten von Durchfällen einer Überschreitung der kritischen, durch die Leber verwertbaren Dosis vorausgehen würde. Bei der intravenösen Verabreichung von Fructose, Sorbit und Xylit sind der Verwertung durch die Leber im Prinzip die gleichen Grenzen gesetzt. Mit gewissen Verlusten durch die Ausscheidung im Harn muß allerdings – besonders bei den Polyolen –

zusätzlich gerechnet werden. Eine eigentliche Nierenschwelle scheint für den Xylit nicht zu existieren; denn die weitgehende Unabhängigkeit der Ausscheidung im Harn von der Xylitkonzentration im Blut ist auffällig (LANG, 1963; MEHNERT, SUMMA et al., 1964).

Alle diese Feststellungen besagen noch nichts darüber, ob bzw. wann die Applikation von Diabetiker-Zuckern überhaupt wünschenswert ist.

B. Kontraindikationen

Die Indikationen für die Verwendung von Diabetiker-Zuckern werden erst verständlich, wenn man sich klargemacht hat, für welche große Patientengruppen von vornherein eine absolute oder relative Kontraindikation besteht.

Zahlenmäßig fallen hierbei zweifellos die fettsüchtigen Altersdiabetiker am meisten ins Gewicht, bei denen die zusätzliche Applikation von Fructose, Sorbit und Xylit aus kalorischen Gründen unerwünscht ist. Es hieße, die Prinzipien der Diabetesdiät verkennen, wenn man solchen Patienten zur Befriedigung ihres Süßungsbedürfnisses 60–90 g Fructose pro die oder entsprechende Mengen Sorbit bzw. Xylit erlauben würde. Bei den meisten Fällen von Altersdiabetes ist nicht die unbeeinflußte Stoffwechsellage als vielmehr die unerwünschte zusätzliche Kalorienzufuhr das entscheidende Problem bei der Verabreichung von Diabetiker-Zuckern. Trotz guter Tolerierung ist also von unkontrollierten Fructose-, Sorbit- oder Xylitgaben dann Abstand zu nehmen, wenn eine Reduzierung des Körpergewichts angestrebt werden soll.

Andererseits ist die Toleranz von Fructose, Sorbit und Xylit bei den eher untergewichtigen, jüngeren Diabetikern vom instabilen, zur Ketose neigenden Typ erheblich eingeschränkt, weil bei diesen Patienten stets eine verstärkte Neigung zur Glucoseneubildung vorhanden ist. Keinesfalls kann man solchen Zuckerkranken die oben errechneten Mengen von z. B. 60–90 g Fructose pro die zusätzlich verabreichen, ohne eine deutliche Verschlechterung der Stoffwechsellage zu riskieren. Bei akutem Insulinmangel wird dies ganz besonders deutlich (FELBER et al., 1959).

C. Indikationen

Folgende Vorteile bei der Verabreichung von Diabetiker-Zuckern ergeben sich aus den bisherigen Ausführungen: Angebot wohlschmeckender Süßungsmittel; Anhebung der Kohlenhydrattoleranz bei richtiger Dosierung; Stabilisierung der Stoffwechsellage instabiler Diabetiker durch kleine Fructose-, Sorbit- oder Xylitgaben; antiketogene Wirkung.

1. Angebot von Süßungsmitteln

Ob man dem Diabetiker süß schmeckende Speisen und Getränke überhaupt verbieten und ihm somit den Geschmack für Süßes und die Freude daran abgewöhnen sollte, war umstritten. Auf Grund der Ergebnisse eigener katamnestischer Befragungen von 500 Diabetikern zeigte sich, daß lediglich 84 Patienten auf jegliche Süßungsmittel verzichteten. Da man allgemein bestrebt ist, die Diabetesdiät innerhalb der gesetzten Grenzen schmackhaft zu gestalten, um damit die Wahrscheinlichkeit, daß die Diät überhaupt eingehalten wird, zu erhöhen, ist die Berücksichtigung von Süßungsmitteln (Süßstoffe oder Zuckeraustauschstoffe) im Kostplan vertretbar. Am Beispiel der Diabetiker-Marmeladen, die wesentlich zur Überwindung der Schwierigkeiten hinsichtlich des Brotaufstriches beitragen können, läßt sich der Nutzen der Verwendung von Zuckeraustauschstoffen besonders überzeugend demonstrieren.

2. Anhebung der Kohlenhydrattoleranz

Patienten mit einem Altersdiabetes, aber auch gut eingestellte insulinbedürftige Zuckerkranke haben eine hohe Toleranzgrenze für Fructose, wie die Untersuchungen zahlreicher Autoren gezeigt haben (STRAUSS und HILLER, 1951, 1952; PLANCHEREL und MOESCHLIN, 1954; STUHLFAUTH, 1956; STUHLFAUTH et al., 1956; MEHNERT et al., 1960). Selbst bei dem bisher noch ausstehenden Langzeitversuch zeigte sich, daß die Fructosetoleranz solcher Diabetiker nicht nachläßt. 89 Diabetiker erhielten über einen Zeitraum von 18 Monaten 3 x 10 g Fructose pro die zusätzlich zu ihrer Diät. Die Ergebnisse dieser Probanden wurden mit den Resultaten von 89 diabetischen Kontrollpersonen verglichen, die im Hinblick auf Lebensalter, Behandlungsart und Güte der Stoffwechselführung etwa die gleichen Vorbedingungen aufwiesen. Besonders wurde darauf geachtet, daß das sogenannte Diabetesmanifestationsalter beider Gruppen gleich war (51 Jahre). Bei der Auswertung der Ergebnisse ließ sich feststellen, daß die zusätzliche Verabreichung dieser kleinen Mengen Fructose, die etwa dem Süßungsbedürfnis der Zuckerkranken entsprechen, die Stoffwechsellage überhaupt nicht beeinflußt (SCHARTOW, 1965).

Bei klinischen Studien mit Sorbit und Xylit wurden praktisch die gleichen Erfahrungen gewonnen, was nach den oben aufgezeigten Gemeinsamkeiten des Stoffwechsels aller dieser Zuckeraustauschstoffe nicht verwundert. Neuere Untersuchungen mit Sorbit wurden von MEHNERT et al. (1960) bei Altersdiabetikern und von STEINKE et al. (1961) bei kindlichen und jugendlichen Zuckerkranken durchgeführt. Übereinstimmend wurde die gute Verwertung der zusätzlichen Sorbitgaben ohne Beeinflussung der Blut- und Harnzuckerwerte hervorgehoben. Die gastrointestinale Verträglichkeit wurde unterschiedlich beurteilt. MEHNERT et al. (1960) gaben entweder 80 g Sorbit oder 40 g Sorbit mit 40 g Fructose als Gemisch pro die und sahen auch bei der niedrigeren Sorbitdosis in beinahe der Hälfte aller Fälle unterschiedliche gastrointestinale Beschwerden, die sie bei alleiniger Verabreichung von 80 g Fructose pro die vermißten. STEINKE und Mitarbeiter (1961) hingegen steigerten die tägliche Sorbitdosis von 5 g allmählich auf 40 g und sahen bei diesem Vorgehen keine unerwünschten Nebenerscheinungen. Für den Xylit ergeben sich bei etwa gleicher Resorptionsgeschwindigkeit (Abb. 2 und 3) dieselben Probleme wie für den Sorbit. Auch für diesen Zuckeraustauschstoff wurde eine Adaptation bei oraler Applikation beobachtet und damit eine allmähliche Dosissteigerung ermöglicht (LANG, 1968; DUBACH, 1969). Bei Verabreichung von Xylit an Diabetiker wurden weder bei oraler (MELLINGHOFF, 1961) noch bei intravenöser (MEHNERT, SUMMA et al., 1964) Applikation Hinweise auf eine Verschlechterung der Blut- und Harnzuckerwerte gefunden; es konnte vielmehr auch hier bei sonst gleichbleibender Diät und unveränderter Medikation die Kohlenhydrattoleranz angehoben werden.

Gemäß den obigen Ausführungen wird man sich aber nur bei untergewichtigen Diabetikern dazu entschließen können, kleine Mengen der Zuckeraustauschstoffe zusätzlich zur Kost zu erlauben. Die Tatsache, daß die Diabetiker-Zucker nicht mit der Definition der „Broteinheit" erfaßt werden*, führt häufig zu dem Trugschluß, diese Ersatzzucker müßten niemals berechnet werden. Eine Berechnung nach kalorischen Gesichtspunkten ist aber zumindest bei normal- oder übergewichtigen Diabetikern, d. h. bei der überwiegenden Mehrzahl aller Patienten unbedingt erforderlich. Bei solchen Diabetikern kann man dann allerdings durch reichlichen Einbau der insulinunabhängig verwerteten Zucker in die Kost anstelle anderer als „BE" zu berechnender Kohlenhydrate eine Anhebung der Kohlenhydrattoleranz und u. U. einen Wegfall der zusätzlichen Medikation erreichen, wie es im Extremfall besonders eindeutig von MOORHOUSE und KARK (1957) gezeigt werden konnte (s. o.).

3. Stabilisierung des Stoffwechsels

Trotz der stärkeren gluconeogenetischen Aktivität des Enzymmusters der Leber beim juvenilen Diabetes ergeben sich gerade bei diesen Patienten Indikationen zur Verabreichung von Fructose, Sorbit oder Xylit. Bei vernünftiger Dosierung (bis höchstens 40 g pro die) und Verteilung auf mehrere Einzelportionen läßt sich auch bei kindlichen und jugendlichen Diabetikern eine Stoffwechselverschlechterung vermeiden, wie die überzeugenden Untersuchungen von STEINKE et al. (1961) mit Sorbit gezeigt haben. Die hierbei angestrebte Stoffwechselstabilisierung und Verhinderung von Hypoglykämien im Bedarfsfall ist auf Grund der ständigen Bereitstellung von „Glucose-Präcursoren" durch die langsam resorbierten, in der Leber abgebauten Zuckeraustauschstoffe theoretisch wohlbegründet. Gerade bei den Erhebungen von STEINKE hat sich aber in dieser Hinsicht kein überzeugender Erfolg zeigen lassen: die befragten Kinder und Jugendlichen gaben nur in einem geringen Prozentsatz eine Abschwächung der Häufigkeit und des Ausmaßes hypoglykämischer Reaktionen an. Dies mag zum Teil damit zu begründen sein, daß den Teilnehmern des Joslinschen Kinderlagers, wo die Untersuchungen stattfanden, die Diabetiker-Zucker nicht außerhalb der Mahlzeiten, sondern zusammen mit der übrigen Nahrung gegeben wurde. Eigene günstigere Erfahrungen gründen sich darauf, daß kleine orale Tagesgaben von drei- bis viermal je 10 g Fructose zwischen den Mahlzeiten bei jugendlichen, besonders schwer einstellbaren Diabetikern von Vorteil sind. Einmal kann man bei Normo- und mäßiger Hyperglykämie diese kleinen Mengen verabreichen, ohne daß es infolge der insulinunabhängigen Verwertung der Fructose zu einem Anstieg der Blutglucose kommt. Fällt jedoch die Fructosegabe gerade in die Phase der drohenden Hypoglykämie (zwischen den Mahlzeiten!), dann ist die nun einsetzende verstärkte Glucoseneubildung aus den Fructosemetaboliten sogar therapeutisch erwünscht (MEHNERT, MAHRHOFER et al., 1964). Es ist zuzugeben, daß der stabilisierende Effekt der insulinunabhängig verwertbaren Kohlenhydrate im Einzelfall oft schwer zu objektivieren ist. Auf Grund der überzeugenden theoretischen Unterlagen bestehen aber nach sorgfältiger Ermittlung der individuellen Toleranzgrenze kaum Zweifel an dem Nutzen einer solchen Kohlenhydratsubstitution in geeigneten Fällen.

---

* Definitionsgemäß wird unter einer Broteinheit (1 BE) diejenige Menge eines Lebensmittels verstanden, die auf den Stoffwechsel des Diabetikers die gleiche Wirkung ausübt wie 12 Gramm d-Glucose.

4. Diabetische Acidose

Die Verwertung der Fructose in der Leber und damit ihr antiketogener Effekt fallen ab, je schwerer der Grad der diabetischen Acidose und die Tendenz zur Glucoseneubildung sind. Die gleiche Feststellung hat für Sorbit und Xylit zu gelten. Immerhin fanden DAUGHADAY und WEICHSELBAUM (1953) bei Patienten mit schwerer diabetischer Acidose, daß erhebliche Mengen der i. v. zugeführten Fructose (bis zu 1,9 g/kg/h) ohne weiteres verwertet wurden. Diese Beobachtung deckt sich mit den Ergebnissen anderer Autoren, die die Überlegenheit der Fructose gegenüber der Glucose bei der diabetischen Acidose konstatierten (MILLER et al., 1951, 1952, 1953; DARRACH et al., 1953; HILLER, 1955; TAGNON und CORBILAIN, 1959; MICHON et al., 1960; u. a.). Die Ansichten darüber, welche Zucker beim diabetischen Coma infundiert werden sollen, gehen ebenso auseinander, wie die Meinungen über den richtigen Zeitpunkt der Kohlenhydratzufuhr. Trotz der weitgehenden Einbeziehung der Fructose in die Glucoseneubildung in den Anfangsstadien des Coma bestehen aber doch Gründe, der Fructose gegenüber der Glucose stets den Vorzug zu geben. Einerseits wird ein gewisser, wenn auch geringer Fructoseanteil sofort durch die Leber verwertet, und zum anderen vermag die Fructose bei Nachlassen der Gluconeogenese ihren antiketogenen Effekt allmählich besser zu entfalten. Daß diese Vorzüge sich nicht mit der Wirkung der sofort einsetzenden Insulintherapie messen können, ist selbstverständlich.

Die Verabreichung von Glucose statt Fructose beim Coma diabeticum wäre auch vom Standpunkt des Wasser- und Elektrolythaushaltes wegen der dadurch länger bestehenden Hyperglucosämie (DAUGHADAY, 1960; MICHON et al., 1960) unerwünscht. Fructose stellt insofern das bessere Vehikel für die Zufuhr von Wasser dar (MOLL und DAUGHERTY, 1957), als sie die Hyperglucosämie und die Polyurie nicht unterhält und damit den intracellulären Wasserhaushalt nicht stört

5. Zweiterkrankungen

Die Verwendung von Fructose, Sorbit oder Xylit interessiert noch im Zusammenhang mit einigen Komplikationen bzw. Zweiterkrankungen bei Diabetes mellitus.

Für die parenterale Kohlenhydratzufuhr bei nichtacidotischen Diabetikern (z. B. im Zusammenhang mit chirurgischen Eingriffen [SCHAEFER, 1960]) bietet sich die Fructose um so eher an, als das Argument einer extremen Tendenz zur Glucoseneubildung hier in Wegfall kommt. Ob die Patienten zusätzlich Insulin benötigen, spielt für den Entschluß, Fructose zu infundieren, keine Rolle; denn im Falle einer drohenden Hypoglykämie, vor der man auch bei unzureichender Glucoseapplikation nicht sicher ist, werden die Metaboliten des Fructosestoffwechsels zur Glucoseneubildung herangezogen. Diese je nach Stoffwechsellage verschiedene Verwendung durch den diabetischen Organismus, die fehlende Beeinflussung des Blutglucosespiegels und damit die günstigere Vehikelfunktion für Wasser sprechen unseres Erachtens dafür, der Fructose oder einer anderen insulinunabhängig verwerteten Substanz bei der parenteralen Kohlenhydratzufuhr den Vorzug vor der Glucose zu geben (MEHNERT, MAHRHOFER et al., 1964). Ob derjenige, der seit Jahren mit der kombinierten Glucose-Insulin-Behandlung Erfahrungen gesammelt und gute Ergebnisse aufzuweisen hat, nun Fructose verwenden soll, bleibe dahingestellt. Letztlich entscheidet auch hier der Therapieerfolg. Vergleichende Untersuchungen bei Kollektiven von Diabetikern, die Glucose oder Fructose parenteral erhielten, sind für die Beurteilung des besseren Behandlungserfolges zwar das einzig mögliche Vorgehen, aber auch nur von beschränktem Wert; denn der vor allem interessierende Vergleich am selben Patienten ist infolge der Änderung der Stoffwechselsituation nicht möglich.

Die Empfehlungen einer intravenösen Fructosebehandlung bei bestimmten Erkrankungen der Leber (Lit. bei LEUTHARDT und STUHLFAUTH, 1960) lassen sich wegen der erwähnten Vorteile des Fruchtzuckers für den diabetischen Stoffwechsel erst recht auf jene Zuckerkranken übertragen, die zusätzlich leberkrank sind. Auch Sorbit (STUHLFAUTH et al., 1960) und Xylit (MEHNERT, SUMMA et al., 1964) werden von der geschädigten Leber noch gut utilisiert. Endlich sei auf die kürzlich beschriebene erhaltene Fructosetoleranz bei nichtdiabetischen Urämikern hingewiesen, deren Glucoseverwertung stark beeinträchtigt war (LUKE et al., 1964). Dieser Befund und die oben aufgeführten Gründe lassen es gerechtfertigt erscheinen, solchen Patienten und urämischen Diabetikern Fructose i. v. als Kalorienquelle anzubieten. Auf Grund der oben diskutierten metabolischen Vorteile der Zuckeraustauschstoffe empfiehlt es sich natürlich auch, bei Peritonealdialysen urämischer Diabetiker Spüllösungen, die diese Substanzen enthalten, den herkömmlichen Glucoselösungen vorzuziehen.

Bei Patienten mit akuter Pankreatitis sollten bei intravenöser Kohlenhydratzufuhr stets Zuckeraustauschstoffe und nicht Glucose Verwendung finden, um jeden weiteren Faktor, der die Glucosetoleranz verschlechtern kann, auszuschalten.

Berichte über eine günstige Beeinflussung der diabetischen Retinopathie durch Fructosegaben (OTTO, 1960) konnten nicht bestätigt werden (SCHARTOW, 1965). Im Vergleich zu Kontrollpersonen ließen sich bei 1½jähriger Verabreichung von Fructose (3 × 10 g pro die) an 72 Diabetiker weder ein die Manifestation der Retinopathie noch ein das Ausmaß einer bereits bestehenden Retinopathie abschwächender Effect der Fructose nachweisen.

IV. Zusammenfassung

Möglichkeiten und Grenzen der diätetischen und therapeutischen Verwendung von Fructose, Sorbit und Xylit bei Diabetes mellitus werden einerseits von physiologischen und biochemischen Erkenntnissen und andererseits von den Erfordernissen der Klinik und der Praxis bestimmt. Im Vergleich zur Glucose sind die langsamere Resorption und vor allem die insulinunabhängige Verwertung dieser Diabetiker-Zucker von Vorteil. In geeigneten Fällen lassen sich eine Anhebung der Kohlenhydrattoleranz, eine Stabilisierung der Stoffwechsellage und eine antiketogene Wirkung erzielen. Das Problem der Glucoseneubildung aus diesen Zuckeraustauschstoffen stellt sich vor allem bei Überschreitung der optimalen Tagesdosis und bei zunehmender Schwere des Diabetes, gemessen am absoluten Insulinmangel und der daraus resultierenden Ketoacidose. Bei Patienten mit einem Diabetes leichten Grades wird bei Verabreichung von Fructose, Sorbit oder Xylit kaum jemals eine Verschlechterung der Stoffwechsellage als vielmehr eine unerwünschte kalorische Bereicherung der Diät dieser oft fettsüchtigen Diabetiker bewirkt. Die Verwendung von Diabetiker-Zuckern sollte deswegen stets mit dem Arzt abgesprochen werden. Bei der intravenösen Kohlenhydratzufuhr an Diabetiker sollte den insulinunabhängig verwerteten Zuckern und Zuckeralkoholen der Vorzug vor der Glucose gegeben werden.

Literatur

ASHMORE, J., A. B. HASTINGS, F. B. NESBETT and A. E. RENOLD: Studies on carbohydrate metabolism in rat liver slices. VI. Hormonal factors influencing glucose-6-phosphatose. J. biol. Chem., Baltimore *218*, 77 (1956)

BÄSSLER, K. H., W. PRELLWITZ, V. UNBEHAUN und K. LANG: Xylitstoffwechsel beim Menschen. Zur Frage der Eignung von Xylit als Zucker-Ersatz beim Diabetiker. Klin. Wschr. *40*, 791 (1962)

BEHRINGER, A. und H. THALER: Über quantitative Untersuchungen des Glykogengehaltes der Leber bei gesunden und kranken Menschen. II. Mitteilung. Der Einfluß des Fruchtzuckers und des Traubenzuckers auf die Glykogenspeicherung. Wien. klin. Wschr. 76, 627 (1964)

BURGET, G. E., PH. MOORE and R. LLOYD: The relative absorption rates of dextrose and levulose. Amer. J. Physiol. *101*, 565 (1932)

CHERNICK, S. S. and I. L. CHAIKOFF: Two blocks in carbohydrate utilization in the liver of diabetic rat. J. biol. Chem., Baltimore *188*, 389 (1951)

CZOK, G. and K. LANG: Beeinflussung der Darmmotorik durch Xylit. Klin. Wschr. *41*, 241 (1963)

DARRACH, J. H., R. A. WOMERSLEY and W. H. MERONEY: Fructose in the treatment of diabetic ketosis. J. clin. Invest. 32, 1214 (1953)

DAUGHADAY, W. H.: „Diabetic Acidosis", in R. H. WILLIAMS: Diabetes. S. 516. P. B. Hoeber. New York 1960

– and T. E. WEICHSELBAUM: Utilisation of intravenous fructose in diabetic acidosis and in a pancreatectomised human. Metabolism, Baltimore 2, 459 (1953)

DUBACH, U. C.: Orale Verträglichkeit von Xylit bei stoffwechselgesunden Probanden. Schweiz. med. Wschr. 99, 190 (1969)

EMBDEN, G. und S. ISAAK: Über die Bildung von Milchsäure und Acetessigsäure in der diabetischen Leber. Zschr. physiol. Chem. 99, 297 (1917)

FALTA, W.: Die Therapie des Diabetes mellitus. Erg. inn. Med. 2 (1908)

FELBER, J. P., A. RENOLD and G. R. ZAHND: The comparative metabolism of glucose, fructose, galactose and sorbitol in normal subjects and in disease states. Mod. Probl. Paediatr. *4*, 467 (1959)

FÖRSTER, H. und H. MEHNERT: Anstieg der Serumharnsäure nach Verabreichung von Fructose. Klin. Wschr. *45*, 436 (1967)

FROESCH, E. R.: Fructose metabolism of adipose tissue of normal and acutely diabetic rats. Proceedings. An international symposium on the clinical and metabolic aspects of laevulose. Royal Society of Medicine (4./5. April) London 1963

GESER, K. A., H. FÖRSTER, H. PRÖLS und H. MEHNERT: Zur Frage einer Wirkung von Xylit auf die Insulinsekretion des Menschen. Klin. Wschr. *45*, 851 (1967)

HAYDON, R. K.: The antiketogenic effects of polyhydric alcohols in rat-liver slices. Biochim. biophys. Acta *46* (Amst.), 598 (1961)

HEINZ, F.: i. Druck.

HELMREICH, E., ST. GOLDSCHMIDT, W. LAMPRECHT und F. RITZL: Der Einfluß von Kohlenhydraten, insbesondere von Fructose, auf den Umfang und den zeitlichen Ablauf der Bildung von aktivierter Essigsäure und Brenztraubensäure in der Rattenleber. II. Vergleichende Untersuchungen über die Dissimilation der Fructose und der Glucose. Zschr. physiol. Chem. *292*, 184 (1953)

HERMAN, R. H. and D. ZAKIM: Fructose metabolism. I. The fructose metabolic pathway. Amer. J. clin. Nutr. *21*, 245 (1968)

HERS, H. G.: The conversion of fructose-1-c^{14} and sorbitol-1-c^{14} to liver and muscle glycogen in the rat. J. biol. Chem., Baltimore *214*, 373 (1955)

HILLER, J.: Die Laevuloseverwertung des acidotischen Diabetes mellitus. Zschr. klin. Med. *153*, 388 (1955)

HOLLDORF, A., C. HOLLDORF, S. SCHNEIDER und H. HOLZER: Aldehyddehydrogenase aus Leber, ein Enzym des Fructosestoffwechsels. Zschr. Naturforsch. *14b*, 229 (1959)

HOLLMANN, S.: Nicht-glykolytische Stoffwechselwege der Glucose, S. 95. Georg Thieme Verlag, Stuttgart 1961

JOSLIN, E. P.: Diabetic metabolism with high and low diets. Publ. No. 323 of Carnegie Institution, Washington 1923

KIYASU, J. Y. and I. L. CHAIKOFF: On the manner of transfer of absorbed fructose. J. biol. Chem., Baltimore *224*, 935 (1957)

KRÖNERT, E., H. HERZOG und F. WOLF: Die unterschiedliche Verwertung C^{14}-markierter Glukose und Fructose bei Lebergesunden und Leberkranken. Medizin und Ernährung *10*, 31 (1969)

KÜLZ, E.: Beitr. Path. Therap. Diabetes mell. *1*, 130 (1874)

LAMPRECHT, W., T. DIAMANTSTEIN, F. HEINZ und P. BALDE: Phosphorylierung von D-Glycerinsäure zu 2-Phospho-D-Glycerinsäure mit Glyceratkinase in Leber. Zschr. physiol. Chem. *316*, 97 (1959)

– und F. HEINZ: Isolierung von Glycerinaldehyddehydrogenase aus Rattenleber. Zur Biochemie des Fructosestoffwechsels. Zschr. Naturforsch. *13b*, 464 (1958)

LANG, K.: Xylit als Nahrungskohlenhydrat. Med. u. Ernähr. *4*, 45 (1963)

– Xylit, Stoffwechsel und klinische Verwendung. Medizin und Ernährung *9*, 265 (1968)

LEUTHARDT, F. und K. STUHLFAUTH: Biochemische, physiologische und klinische Probleme des Fructosestoffwechsels. Medizinische Grundlagenforschung. Hrsg. K. FR. BAUER. S. 417. Georg Thieme Verlag Stuttgart 1960

– und E. TESTA: Über die Phosphorylierung der Ketosen. Helvet. physiol. pharmacol. acta *8*, 67 (1950)

– – Die Phosphorylierung der Fructose in der Leber. Helvet. chim. acta *34*, 931 (1951)

– – und H. P. WOLF: Über den Stoffwechsel des Fructose-1-phosphats in der Leber. Helvet. physiol. pharmacol acta *10*, 57 (1952)

– – – Der enzymatische Abbau des Fructose-1-phosphats in der Leber. Helvet. chim. acta *36*, 227 (1953)

– und H. P. WOLF: Über die Glycerindehydrase der Leber. II. Helvet. chim. acta *37*, 1732 (1954)

LUKE, R. G., A. J. DINWOODIE, A. L. LINTON and A. C. KENNEDY: Fructose and glucose tolerance in uremia. J. Lab. clin. Med. *64*, 731 (1964)

MEHNERT, H., H. FÖRSTER, B. MEHNERT, B. v. KUTZSCHENBACH, I. THÖRING, K. ARBOGAST: Vergleichende Untersuchungen zur Resorption von Glucose, Galactose und Lactose am Menschen und an der Ratte. I. Mitteilung. Untersuchungsgut und Methodik, Voruntersuchungen, Kritik. Klin. Wschr. *41*, 540 (1963)

– E. MAHRHOFER und H. FÖRSTER: Indikationen und Kontraindikationen für die Verabreichung von Fructose an Diabetiker. Münchn. med. Wschr. *106*, 193 (1964)

– K. STUHLFAUTH, B. MEHNERT, R. LAUSCH und W. SEITZ: Vergleichende Untersuchungen zur Resorption von Glucose, Fructose und Sorbit beim Menschen. Klin. Wschr. *37*, 1138 (1959)

– – – L. WIENER und A. HOEFLMAYR: Über die Möglichkeiten der Verabreichung hoher peroraler Gaben von Fructose, Sorbit oder Fructose/Sorbit-Gemisch an Diabetiker. Münchn. med. Wschr. *102*, 276 (1960)

– J. D. SUMMA, H. FÖRSTER: Untersuchungen zum Xylitstoffwechsel bei gesunden, leberkranken und diabetischen Personen. Klin. Wschr. *42*, 382 (1964)

MELLINGHOFF, C. H.: Über die Verwendbarkeit des Xylit als Ersatzzucker bei Diabetikern. Klin. Wschr. *39*, 447 (1961)
- Die Therapie des Coma diabeticum. Dtsch. Med. J. *14*, 750 (1963)

MICHON, P., A. LARCAN, P. VERT: Die diabetische Acidose. Münchn. Med. Wschr. *102*, 271 1960)

MILLER, M., W. R. DRUCKER, J. E. OWENS, J. W. CRAIG, H. WOODWARD: Metabolism of intravenous fructose and glucose in normal and diabetic subjects. J. clin. Invest. *31*, 115 (1952)
- and A. I. MENDELOFF: Central Society for clinical research in Chicago. Fructose metabolism. Lancet *II* (261), 1207 (1951)
- J. L. MURPHY, J. W. CRAIG and H. WOODWARD: Studies in experimental diabetic acidosis: comparisons of the effect of fructose and glucose in the initial hours of treatment. J. clin. Endocr., Springfield *13*, 866 (1953)

MINKOWSKI, O.: Untersuchungen über den Diabetes mellitus nach Exstirpation des Pankreas. Arch. exper. Path. Pharmak., Leipzig *31*, 85/189 (1893)

MOLL, H. C. und G. W. DAUGHERTY: Stoffwechsel des Wassers und der Elektrolyte. In: N. ZÖLLNER: Thannhausers Lehrbuch des Stoffwechsels und der Stoffwechselkrankheiten, 2. Auflage. S. 921, Georg Thieme Verlag, Stuttgart 1957

MOORHOUSE, J. and R. N. KARK: Fructose and diabetes. Amer. J. Med. *23*, 46 (1957)

NOORDEN, C. VON: Die Zuckerkrankheit und ihre Behandlung. Berlin 1917

OTTO, J.: Behandlung der Retinopathia diabetica mit Fructose. Klin. Mbl. Augenhk. *137*, 176 (1960)

PERHEENTUPA, J. and K. RAIVIO: Fructose-induced hyperuricaemia. Lancet *II*, 528 (1967)

PLANCHEREL, P. und S. MOESCHLIN: Über die Verträglichkeit der Fructose bei Diabetes mellitus. Schweiz. med. Wschr. *84*, 28 (1954)

RAIVIO, K. O., P. KEKOMÄKI and P. H. MÄENPÄÄ: Depletion of liver adenine nucleotides induced by D-fructose. Dose-dependance and specificity of the fructose effect. Biochem. Pharmacology *18*, 2615 (1969)

RENOLD, A. E., A. B. HASTINGS and F. B NESBETT: Utilization of glucose and fructose by liver from normal and diabetic animals. J. biol. Chem., Baltimore *209*, 687 (1954)
- and G. W. THORN: Clinical usefulness of fructose. Amer. J. Med. *19*, 163 (1955)

SALOMON, L. and J. E. JOHNSON: Transfer of fructose and glucose across surviving guinea pig intestine. Arch. biochem. Biophys. *82*, 179 (1959)

SCHAEFER, H. F.: Probleme der prä- und postoperativen Stoffwechselführung bei Diabetikern. Med. Welt *32*, 1632 (1960)

SCHARTOW, D.: Langzeitergebnisse nach Fructoseverabreichung an Diabetiker. Med. Inaugural-Dissertation, München 1965

SILLERO, M. A. G., A. SILLERO and A. SOLS: Enzymes involved in fructose metabolism in liver and the glyceraldehyde metabolic crossroads. Europ. J. Biochem. *10*, 345 (1969)

SLEIN, M. W., G. T. CORI and C. F. CORI: A comparative study of hexokinase from yeast and animal tissues. J. biol. Chem., Baltimore *186*, 763 (1950)

STEINKE, J., F. C. WOOD JR., L. DOMENGE, A. MARBLE and A. E. RENOLD: Evaluation of sorbitol in the diet of diabetic children at camp. Diabetes *10*, 218 (1961)

STRAUSS, E. und J. HILLER: Über den Einfluß der Fruktose auf den Blutglucosespiegel des Diabetikers. Verh. Dtsch. Ges. inn. Med. 228 (1951)
- - Die Laevuloseverwertung des Diabetes mellitus und ihre biochemischen Grundlagen. Ärztl. Forschg. (Wörishofen) *4*, 326 (1952)

STUHLFAUTH, K.: Die Verwendung der Fructose beim Diabetes mellitus (Zuckerharnruhr). Ernährungs-Umschau *3*, 40 (1956)
- A. ENGLHARDT-GOELKEL, H. MEHNERT, H. ROTTENHÖFER: Moderne Diabetestherapie und ihre Grundlagen. Med. Klin. *51*, 1672 (1956)
- H. MEHNERT und CH. PETTE: Das Verhalten des Glucose-, Fructose- und Sorbitstoff-

wechsels bei leberkranken und lebergesunden Patienten vor, während und nach intravenöser Infusion von Sorbit. Med. Welt. Nr. 25, 1367 (1960)

TAGNON, R., J. CORVILAIN: Considerations sur le métabolisme du fructose et sur ses indications thérapeutique. Acta Clin. Belg. T. XIII, 311 (1959)

THANNHAUSER, S. J. und K. H. MEYER: Sorbit als Kohlenhydratersatz für den Diabeteskranken. Münchn. med. Wschr. 76, 356 (1929)

TOUSTER, O. and D. R. D. SHAW: Biochemistry of the acylic polyols. Physiol. Rev. 42, 181 (1962)

WEINTRAUD, W. und E. LAVES: Respiratorischer Stoffwechsel im Diabetes mellitus. Zschr. physiol. Chem. 19, 603 (1894)

– – Über den respiratorischen Stoffwechsel eines diabetischen Hundes nach Pankreasexstirpation. Zschr. physiol. Chem. 19, 629 (1894)

WYSHAK, G. H. and I. L. CHAIKOFF: Metabolic effects in the liver of fasted rats as shown by utilization of C^{14}-labeled glucose and fructose. J. biol. Chem., Baltimore 200, 851 (1953)

ZAKIM, D., R. S. PARDINI, R. H. HERMAN and H. E. SAUBERLICH: Mechanism for the differential effects of high carbohydrate diets on lipogenesis in rat liver. Biochim. biophys. Acta 144, 242 (1967)

– and R. H. HERMAN: The effect of intravenous fructose and glucose on the hepatic α-glycerophosphate concentration in the rat. Biochim. biophys. Acta 165, 374 (1968)

– – and W. C. GORDON: The conversion of glucose and fructose to fatty acids in the human liver. Biochemical Medicine 2, 427 (1969)

Die Insulintherapie: Die Insulinpräparate

Von E. Dörzbach, Frankfurt a. M., und R. Müller, Wiesbaden

I. Historischer Überblick
II. Präparation
  A. Material
  B. Physikalisch-chemische Eigenschaften
  C. Prüfung auf Reinheit
  D. Biologische Bestimmung der Einheiten
  E. Die pharmazeutische Zubereitung
    1. Alt-Insulin
    2. Verzögerungsinsuline
  F. Aufbewahrung von Insulinpräparaten
III. Die klinische Wirkung der Insulin-Zubereitungen
  A. Alt-Insulin
  B. Verzögerungsinsuline
IV. Summarische Aufstellung der Insulinpräparate

I. Historischer Überblick

(Best, 1960; Wrenshall, Hetenyi, Feasby, 1962; Papaspyros, 1964; Drugemöller und Norpoth, 1953; Schumacher und Schumacher, 1956; Schumacher, 1963; Wolff, 1955)

1889 erkannten Minkowski und v. Mehring in Straßburg die Bedeutung des Pankreas für die Entstehung des Diabetes mellitus. Schon bald darauf konnte Hédon (1892) zeigen, daß die Bauchspeicheldrüse den Kohlenhydratstoffwechsel durch innere Sekretion reguliert. Er vermutete richtig, daß als endokriner Teil der Drüse die seit 1869 bekannten Langerhansschen Inseln anzusehen sind.

Erst mehr als 30 Jahre später gelang es 1921 Banting und Best im Macleodschen Laboratorium in Toronto (Kanada), das wirksame Hormon, eine Eiweißverbindung, einwandfrei zu isolieren. In diesen 30 Jahren hat es nicht an Versuchen gefehlt, den Wirkstoff aufzufinden.

Entscheidende Bedeutung kam zunächst der Erkenntnis zu, daß das Inkret der Langerhansschen Inseln durch eiweißspaltende Fermente, die im exkretorischen Teil des Pankreas gebildet werden, zerstört wird. Aus diesem Grunde waren auch Extrakte, die schon Minkowski aus Bauchspeicheldrüsen von Hunden herstellte, wirkungslos.

1908 kam Zuelzer in Deutschland der Lösung des Problems am nächsten. Aus dem verhältnismäßig fermentarmen Kälberpankreas konnte er Extrakte bereiten, die die Zuckerausscheidung im Harn pankreasloser Hunde aufhoben. Die Anwendung am Menschen in der Minkowskischen Klinik durch Forschbach (1909) verursachte jedoch so schwere Nebenwirkungen, daß man sich gezwungen sah, die Untersuchungen einzustellen. Wir wissen heute, daß diese Nebenerscheinungen im wesentlichen auf eine Überdosierung des Insulins zurückgeführt werden müssen, da man zu jener Zeit mit dem hypoglykämischen Symptomenkomplex noch nicht vertraut war. Zuelzer selbst sah rückblickend (1923) seinen Fehler darin, daß er sich zu früh den klinischen Versuchen zugewandt und die chemische Seite der Blutzuckerkontrolle – die damals allerdings noch sehr kompliziert war – vernachlässigt hatte.

Auch der Franzose GLEY (1905) und der Amerikaner SCOTT (1911/12) waren der Entdeckung des wirksamen antidiabetischen Prinzips sehr nahe. GLEY erreichte mit einem Extrakt aus atrophischen Bauchspeicheldrüsen eine blutzuckersenkende Wirkung. Wegen anderer Forschungsarbeiten wurde jedoch das Problem von ihm nicht weiter verfolgt. Er hinterlegte seine Beobachtung in einem verschlossenen Brief bei der Société de Biologie in Paris und ließ ihn 1922, als die ersten Mitteilungen aus Toronto kamen, öffnen. SCOTT erzielte mit einer wäßrigen Lösung aus eingedampftem, mit Alkohol vorbehandelten Pankreas günstige Ergebnisse. Er zweifelte jedoch daran, daß sein Extrakt das Hormon enthielte.

BANTING und BEST klärten definitiv ab, daß die tryptischen Fermente des Pankreas die Wirkung des Inselhormons zerstören. Sie gingen zunächst so vor, daß sie auf operativem Wege durch Unterbindung der Ausführungsvorgänge das zymogene Gewebe des Pankreas zur Atrophie brachten. Aus dem übriggebliebenen Inselgewebe gelang es ihnen, Extrakte zu gewinnen, die bei pankreaslosen Hunden nach i. v. Injektion einen Blutzuckerabfall und einen Rückgang der Glykosurie und Ketonurie bewirkten. Die Anregung zu diesem Verfahren erhielt BANTING durch die Arbeit von BARRON (1920), der anhand von Pankreasgangsteinen entsprechend den Untersuchungen von SCHULZE (1900) und SSOBOLEW (1902) zeigen konnte, daß zymogenes Gewebe atrophierte, die Inseln aber intakt blieben, wobei auffälligerweise kein Diabetes auftrat. In der Folge stellten BANTING und BEST aus Bauchspeicheldrüsen von Kälberembryonen, in denen, wie IBRAHIM schon 1909 entdeckt hatte, noch keine Fermentproduktion erfolgte, einen wirksamen Extrakt her. Der große Wurf glückte anschließend (BANTING et al., 1922), als es mit angesäuertem Alkohol gelang, die Fermentwirkung in den Drüsen von Schlachttieren auszuschalten und das Insulin, da es in saurem 80 %igem Aethanol löslich ist, zu extrahieren. Bei der Reinigung dieser Extrakte steuerten MACLEOD und COLLIP ihre reichen Erfahrungen bei. BANTING und BEST nannten das Hormon zunächst Isletin, auf Vorschlag von MACLEOD dann jedoch Insulin®, eine Bezeichnung, die DE MEYER schon 1909 für den zu dieser Zeit noch hypothetischen Wirkstoff geprägt hatte.

In großzügigster Weise stellten BANTING und BEST ihre Entdeckung und ihr Verfahren den Zuckerkranken der ganzen Welt zur Verfügung. Unter der Leitung von MACLEOD wurde das Insulinkomitee der Universität Toronto gegründet, das den patentamtlichen Schutz der Bezeichnung „Insulin"® nur an diejenigen Herstellerfirmen vergab, die sich bereit erklärten, die Qualität ihres Produktes laufend von diesem Komitee überwachen zu lassen. Auch in anderen Ländern wurden Insulinkomitees gebildet. In einem persönlichen Schreiben vom 6. 4. 1923 hat MACLEOD MINKOWSKI in Breslau ersucht, ein Insulinkomitee in Deutschland zu gründen (UMBER, 1932) das auch heute noch besteht, nachdem es nach dem Krieg 1947 erneut ins Leben gerufen wurde.

Um die industrielle Herstellung des Insulins haben sich in Europa u. a. die Farbwerke Hoechst, die schon seit 1910 mit VAHLEN und ZUELZER, 1912 mit BLUM über Pankreasextrakte zusammenarbeiteten, von 1920 ab in verstärktem Maße bemüht[*]. Am 19. Juli 1923 nahmen sie Verbindung zu MACLEOD auf und konnten auf Grund ihrer Vorarbeiten im gleichen Jahr ein Insulinpräparat zur Verfügung stellen.

---

[*] Klinische Erprobung bei v. NOORDEN.

Die Herstellungs- und Reinigungsverfahren wurden von Jahr zu Jahr verbessert. Das Insulin, das bisher nur in amorpher Form vorlag, konnten ABEL und GEILING in Baltimore (1925) erstmals kristallin darstellen. Die Methode war jedoch sehr verlustreich und vor allem unsicher, bis SCOTT (1934) und SCOTT und FISHER (1936) in Toronto aufklärten, daß Insulin nur in Gegenwart von Zink-, Nickel-, Kobalt-, Kupfer- oder Kadmiumsalzen kristallisiert.

Durch die Kristallisation rückte die Aufklärung der Konstitution des Insulinmoleküls in den Bereich der Möglichkeit. Sie gelang SANGER und Mitarb. (1953, 1954, 1956, 1959, 1960) in England. Die Krönung schließlich erhielten die Arbeiten durch die Synthese des Insulins im Jahre 1963, die von ZAHN und KLOSTERMEYER in diesem Buch beschrieben ist (Bd. I S. 119).

Wenn auch der Synthese vorerst nur theoretisches Interesse zukommt, so besteht nunmehr die Möglichkeit, durch Variationen im Molekül und durch entsprechende radioaktive Markierung genaueren Einblick in den Wirkungsmechanismus des Insulins gewinnen zu können.

II. Präparation

A. Material

(LINDNER, 1956; SCHLICHTKRULL, 1961)

Insulin wird aus den Bauchspeicheldrüsen von Schlachttieren, insbesondere von Rindern, Schweinen und Kälbern gewonnen. Um eine Aktivierung der proteolytischen Fermente zu verhindern, müssen die Drüsen sofort nach der Schlachtung auf eine Temperatur von unter -20 bis $-25°$ C eingefroren werden. Die eingefrorenen Drüsen werden in Kühlwagen vom Schlachthof zum Betrieb transportiert, dort gemahlen und mit saurem Alkohol extrahiert. Der abgetrennte Extrakt wird schwach alkalisch gemacht, die dabei ausfallenden Eiweißstoffe abgeschleudert und nach Ansäuern im Vakuum eingeengt. Nach dem Entfernen der Fettstoffe wird das Rohinsulin ausgesalzen und nun nach verschiedenen Methoden weitergereinigt, wobei die wichtigste diejenige der Fällung in der isoelektrischen Zone um pH 5 ist. Die Kristallisation erfolgt schließlich in Gegenwart von Zinksalzen und wird meist mehrfach wiederholt.

So einfach die Methode der Insulinherstellung erscheint, so schwierig und mühevoll ist es, ein reines Produkt zu erhalten, das frei von fremden adsorbierten Eiweißstoffen ist.

B. Physikalisch-chemische Eigenschaften

Insulin ist ein weißes bis schwach gelblich-weißes kristallines Pulver. Das Molekulargewicht beträgt ca. 6000. Das Insulinmolekül setzt sich aus 2 Aminosäurenketten mit 21 bzw. 30 Aminosäuren zusammen, die untereinander durch sogenannte Disulfidbrücken verbunden sind. In der Strukturformel unterscheiden sich die Insuline je nach Herkunft vom Rind, Schaf oder Schwein durch geringgradige Abweichung in der Folge ihrer Aminosäuren, sowohl in der A- als auch in der B-Kette (Vergleiche Kapitel Chemie des Insulins.) Alle Insuline, gleich welcher Herkunft, sind in Wasser bei pH 2-3 klar löslich und im Ultramikroskop

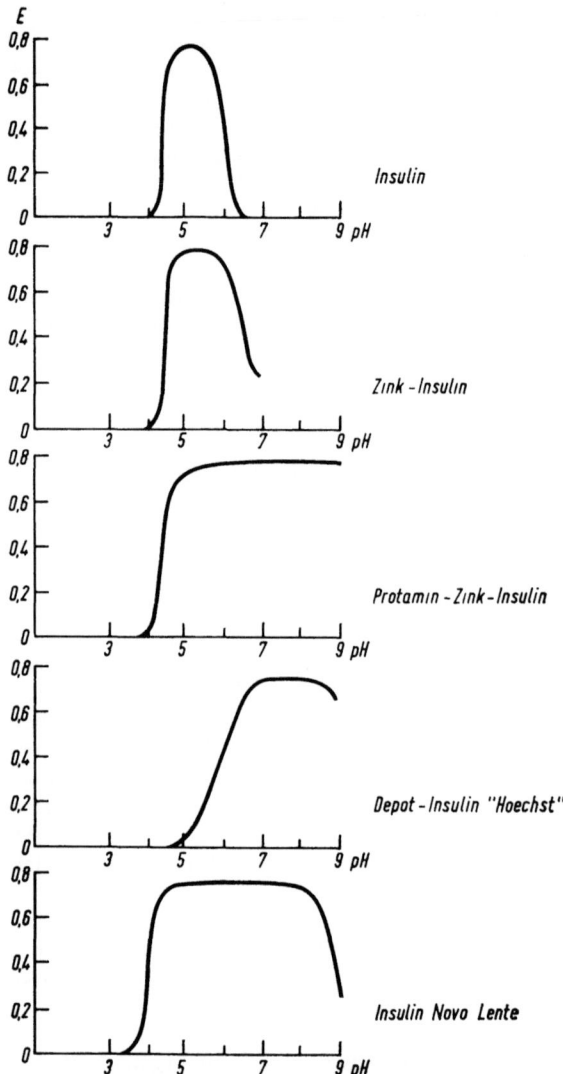

Abb. 1: Fällungsbereich des Insulins (40 IE/ml) gemessen am Trübungsgrad (HAJDÚ, persönliche Mitteilung):

1. 0,01 M prim. Natriumphosphat
2. 0,01 M prim Natriumphosphat nach Zusatz von 2,2 γ Zink (als Chlorid/1000 IE
  (= 0,088 γ/40 IE)
3. Protamin-Zink-Insulin (Handelsware)
4. Depot-Insulin „Hoechst" (Handelsware)
5. Insulin Novo Lente

optisch leer. Zwischen pH 4 und 7 ist Insulin relativ unlöslich, mit einem Fällungsmaximum im isoelektrischen Punkt bei pH 5,3. Bei weiterer Steigerung des pH-Wertes geht es wieder in Lösung, wobei ultramikroskopisch zahlreiche Submikronen zu erkennen sind. Dieses Verhalten zeigt Insulin mit dem in den Pharmakopoen angegebenen Zinkgehalt. Ein höherer Zinkgehalt verschiebt die Schwerlöslichkeit in Richtung zur alkalischen Seite (Abb. 1). Besonders hervorzuheben ist die Löslichkeit des Insulins in saurem bis zu 80 %igem Aethanol.

C. Prüfung auf Reinheit

Die Arzneibücher enthalten Vorschriften zur Bestimmung des Zinkgehaltes und der Sulfatasche. Der Zinkgehalt soll nach Angabe des DAB (VI. Ausgabe, III. Nachtrag zum Kommentar 1959) mindestens 0,3 % und höchstens 1 %, nach USP XVI nicht weniger als 0,1 mg und nicht mehr als 0,4 mg auf 1000 IE betragen. Auch eine Stickstoffbestimmung wird vielfach verlangt; sie ist unter anderem wichtig, weil organische Verunreinigungen, wie anhaftende Eiweißstoffe, die pharmakologische Auswertung verfälschen können. Einen wesentlichen Aufschluß über den Reinheitsgrad eines Produktes gibt die papierchromatographische Untersuchung, deren zusätzliche Anwendung heute für den Insulinhersteller unerläßlich ist (RÜCKERT und SCHÖNE, 1960; FENTON, 1961; TAYLOR et al., 1961).

D. Biologische Bestimmung der Einheiten

Die biologische Aktivität auch des Kristall-Insulins ist nicht konstant, sondern schwankt, wenn auch gering, etwa zwischen 24 und 27 IE/mg. Jede Fabrikationscharge muß daher biologisch getestet werden. Das Ergebnis wird der Bewertung des Insulingehaltes bei der Herstellung der Zubereitung zugrunde gelegt. Nach der Sterilitätskontrolle erfolgt eine zusätzliche Beurteilung durch die „Insulinprüfstelle des Deutschen Insulinkomitees beim Pharmakologischen Institut der Universität München" (Leiter: Prof. Dr. Dr. Dr. h. c. A. W. FORST). Nachdem auch die klinische Prüfung auf Wirksamkeit und gute Verträglichkeit vorliegt, wird die Zubereitung für den Vertrieb freigegeben. Dieses Vorgehen üben alle Hersteller von Insulin in der Bundesrepublik Deutschland aus.

Die biologische Bestimmung der Insulin-Einheiten beruht auf der Messung der Blutzuckersenkung im Tierversuch, die in linearer Beziehung zum Logarithmus der Dosis steht. Sie kann entweder direkt durch laufende mikrochemische Blutzuckerbestimmungen an Kaninchen oder an der hypoglykämischen Schockreaktion an Mäusen erfolgen (SMITH, 1962). Hersteller und Insulin-Prüfstelle in Deutschland arbeiten nach der Kaninchenmethode, die auf eine vom Völkerbund herausgegebene Vorschrift zurückgeht und mit derjenigen der Pharmakopoen übereinstimmt. Sie beruht darauf, daß das Insulin am Kaninchen im sogenannten Kreuztest im Vergleich mit dem internationalen Standard ausgewertet wird. Die Pharmakopoen der einzelnen Länder geben die erforderlichen Anweisungen. Für die Auswertung einer Charge sind zur Eliminierung der biologischen Streuung 100 und mehr Tiere notwendig. Der 4. internationale Standard für Insulin, der für die derzeitige Bewertung der Aktivität maßgebend ist und an dessen Ausarbeitung die bedeutendsten Institute und größten Produktionsstätten der Welt teilgenommen haben, wurde im Jahre 1959 vom National Institute for Medical Research in

London ausgegeben (BANGHAM und MUSSETT, 1959). Danach hat der 4. internationale Standard einen Insulingehalt von 24 IE/mg, d. h. die internationale Einheit des Insulins wird als diejenige Insulinmenge definiert, die in 1/24 mg, also in 0,04167 mg des 4. internationalen Standards enthalten ist.

E. Die pharmazeutischen Zubereitungen

1. Alt-Insulin

Die älteste und auch heute noch vielfach verwendete Zubereitung des Insulins ist das sogenannte Alt-Insulin, auch normales oder reguläres Insulin genannt. Im englisch-amerikanischen Schrifttum heißt es soluble, ordinary, unmodified und regular Insulin. Die Handelsbezeichnung dagegen ist Insulin, meistens mit dem Zusatz des Herstellers, wie z. B.: Insulin „Boots" ®, Insulin „Brunnengräber" ®, Insulin „Hoechst" ®, Insulin „Horm" ®, Insulin „Leo" ®, Insulin „Lilly"-Iletin ®, Insulin „Novo" ®, Insulin „Organon" ®, Insulin „Squibb" ®, Insulin „Wellcome" ®.

Die saure Lösung ist auf ein pH von 2,8–3,5 eingestellt. Für die Isotonie werden entweder 0,8 % Natriumchlorid, 1,45–1,75 % Glyzerin oder 5,4 % Glukose zugesetzt. Als Konservierungsmittel kommen 0,1–0,25 % Phenol oder Kresol, 0,5 % Azetonchloroform oder 0,1 % Methyl- oder Propylparahydroxybenzoat zur Anwendung. Der Insulingehalt wird in internationalen Einheiten angegeben. Meistens enthält 1 ml Lösung 40 IE, seltener 80 oder 100 IE. Die Insulinlösung entfaltet nur nach parenteraler Gabe, also subcutaner, intramuskulärer und intravenöser Injektion, einen blutzuckersenkenden Effekt. Das sauer gelöste, positiv geladene Insulinmolekül wird nach der Injektion in das neutrale bis schwach alkalische Milieu des Gewebes zunächst bei pH 5 ausgeflockt und geht dann mit dem Gewebeeiweiß als negativ geladener Komplex wieder in Lösung. Dieser Vorgang verzögert sich etwas bei Präparaten, die mit Phosphat oder Azetat gepuffert sind.

Durch Ausnutzung der speziellen Löslichkeitsverhältnisse von Schweine-Insulin und Anwendung besonderer Reinigungsprozesse wurde von der Firma Novo ein neutrales Alt-Insulin hergestellt, das im Unterhautzellgewebe nicht den Fällungs- und Lösungsvorgang durchzumachen braucht und schnell resorbiert wird. Es trägt die Bezeichnung Insulin Novo Actrapid ®.

Nach subkutaner Injektion von 1 IE Alt-Insulin wird der Blutzucker an 2–2,5 kg schweren, normalen, 24 Stunden hungernden Kaninchen nach 1 Stunde auf ca. 50, nach 2 Stunden auf das Wirkungsmaximum von 40 mg % gesenkt. Der Blutzucker steigt danach wieder an und erreicht nach 4–5 Stunden den Normalwert. Die Wirkung ist somit ziemlich flüchtig, selbst bei einer Dosis, die den Blutzucker bis nahe an die Schockgrenze senkt. Obwohl der zeitliche Ablauf der Insulinwirkung am Menschen nicht mit dem am Kaninchen übereinstimmt, kann daraus geschlossen werden, daß ein Diabetiker zur Regulierung seiner Hyperglykämie Alt-Insulin im allgemeinen mehrmals innerhalb 24 Stunden injizieren muß.

2. Verzögerungsinsuline

Um den Diabetiker von wiederholten täglichen Insulin-Injektionen zu befreien, liefen Bemühungen in verschiedenen Richtungen. Einmal wurde versucht, orale Zubereitungen zu entwickeln, indem man das Insulinmolekül vor dem Angriff der Verdauungsfermente durch Fermenthemmsubstanzen wie Chinin, Fluorid, Extrakt aus Askariden zu schützen, und durch Resorptionsvermittler zur Aufnahme zu bringen hoffte (BRATUSCH-MARRAIN, 1930; BRUGSCH und HORSTERS, 1930; CUTTING and ROBSON, 1941; DRIVER and MURLIN, 1941; FORNET, 1926, 1929, 1930; HANZLIK and CUTTING, 1941; KESTERMANN, 1930; KÜHN, 1930; KWILECKI und SILBERSTEIN, 1930; LANGE und LOEWE, 1929; LASCH und SCHÖNBRUNNER, 1938; OTTOW, 1929; STEINITZ und THAU, 1931; STEPHAN, 1929, 1930; UMBER und ROSENBERG, 1930; WAHNCAU und BERTRAM, 1931). Alle diese Bestrebungen können als gescheitert angesehen werden. Auch eine rektale (MURLIN, SUTTER et al., 1923/24), nasale (WASSERMEYER und SCHÄFER, 1929 und 1930) und besonders die perkutane (HERMANN und KASSOWITZ, 1935; HERMANN, 1935; MAIER-WEINERTSGRÜN, 1936; PRIBRAM, 1935; RENNIE, 1923; TELFER, 1923) Applikation von Insulin-Zubereitungen wurde geprüft. Es fand sich jedoch eine so ungleichmäßige Wirkung, daß eine exakte Therapie nicht möglich war.

Erfolgreich erwiesen sich jedoch Versuche, den Wirkungsablauf der Insulin-Injektion protrahiert zu gestalten, so daß nur 1–2 Injektionen pro die notwendig sind. Damit entstand das große Forschungsgebiet der *Insuline mit verzögerter Wirkung*, auch kurz als *Verzögerungs-, Depot-* oder *Retard-Insulin* bezeichnet.

Für die Entwicklung eines derartigen Präparates ist die Untersuchung des Depoteffektes an Laboratoriumstieren unerläßlich. Neben pankreaslosen Hunden haben sich normale Kaninchen für diesen Zweck als sehr brauchbar erwiesen. Allerdings sind die gewonnenen Ergebnisse nicht direkt auf den Menschen zu übertragen. Die protrahierte Wirkung am Tier ist erfahrungsgemäß weniger ausgeprägt als beim Menschen. Der Tierversuch gestattet lediglich eine relative Aussage beim Wirkungsvergleich zweier Präparate.

Die Prüfung als Verzögerungsinsulin wird im Kreuztest am Kaninchen gegenüber einem Depot-Insulin von bekanntem Wirkungsablauf in gleicher Weise durchgeführt wie eine Alt-Insulin-Auswertung. Allerdings muß das Verzögerungs-Insulin unverdünnt injiziert werden, da Verdünnungen den Depoteffekt verändern. Ergibt die Vorprüfung einer Zubereitung am Tier ein günstiges Resultat, so wird eine Testung am stoffwechselgesunden Menschen oder am Diabetiker vorgenommen. Für die Prüfung am Stoffwechselgesunden hat sich insbesondere die Methode von GERRITZEN bewährt, die weiter unten beschrieben ist.

Die Depot-Insulin-Forschung wird im folgenden chronologisch abgehandelt, da sich auf diese Weise ein guter Einblick in die Entwicklung der gegenwärtig im Handel befindlichen Präparate ergibt.

Schon bald nach der Einführung des kurzwirkenden Alt-Insulins setzten Versuche ein, die Resorption des Insulins zu verzögern.

So wurde ohne eindeutigen Erfolg mit Gummi arabicum (BURGESS et al., 1923), Lecithin (KROGH, 1923), Insulin-Oel Suspensionen (HEDVALL, 1925), Eiweißkörpern (DE JONGH und LAQUEUR, 1925; BERTRAM, 1925), Cholesterin (LANGE und SCHOEN, 1926; KLEIN und GROSSE, 1936), Alaun (ROSENTHAL and KAMLET, 1937) und Tannin (GRAY, 1936; JENKINSON and MILNE, 1938) experimentiert. Die Lösungen waren meist nur wenig haltbar, die Injektionen zu schmerzhaft, oder die Abgabe des Insulins an den Organismus erfolgte zu ungleichmäßig. Versuche, die vasokonstriktorischen Eigenschaften des Adrenalins und des Hypophysenhinterlappenhormons Vasopressin auszunutzen, verliefen ebenfalls negativ, da nach primärer Resorptionsverzögerung durch die reaktive Hyperämie eine verstärkte Resorption einsetzte, woraus ein unregelmäßiger klinischer Effekt resultierte (CLAUSEN, 1936; WHITE, 1936).

Erst nachdem HAGEDORN, JENSEN, KRARUP und WODSTRUP (1936) das von KOSSEL dargestellte Protamin aufgriffen, bahnte sich eine befriedigende Lösung der klinischen Forderung nach einer gleichmäßigen, protrahiert wirkenden Darreichungsform des Insulins an. Dieser basische Eiweißkörper geht mit Insulin bei neutraler Reaktion eine schwer lösliche Verbindung ein, wodurch eine langsame Resorption aus dem Gewebe möglich wird (Abb. 1).

Da die *neutrale Protamin-Insulin-Suspension* nur begrenzt haltbar ist, mußte die zur Fällung benötigte Phosphatpufferlösung vor Gebrauch dem sauer gelösten Protamin-Insulin zugesetzt werden.

Die weitere Entwicklung des Protamin-Insulins ist mit den Studien von SCOTT und FISHER (1935) über den Einfluß der Zinksalze eng verknüpft. Sie fanden, daß durch Zinksalze nicht allein die Wirkung des Protamin-Insulins wesentlich verzögert, sondern auch die Haltbarkeit der neutralen Suspension erreicht wird. Damit war der erste Weg für die breite Anwendung des Protamin-Zink-Insulins frei.

Das Protamin-Zink-Insulin, das von einer großen Zahl von Insulinfirmen auf der ganzen Welt hergestellt wird, ist eine Suspension, die etwa 1,25 mg Protamin und 0,2 mg Zink pro 100 Einheiten Insulin enthält. Das erforderliche Protein wird aus Fisch-, insbesondere Forellen-Sperma gewonnen.

Auf der Suche, das Protamin durch eine synthetische Substanz zu ersetzen, die stets in gleichbleibender Beschaffenheit und Reinheit zu erhalten ist, fand DÖRZBACH 1937 (DÖRZBACH, 1956) in den Hoechster Laboratorien, daß das von JENTSCH synthetisierte Bis-(4-aminochinaldin-6)-N,N'-harnstoff-hydrochlorid (Surfen ®) mit Insulin beim pH des Gewebesaftes einen schwer löslichen Komplex bildet (Abb. 1); Surfen-Insulin wurde zuerst als Suspension von neutraler Reaktion mit einem Phosphatpuffer angewandt.

Im gleichen Jahr gelang es ebenfalls in Hoechst LINDNER (1956), nach einem besonderen Verfahren einen Insulin-Komplex aus dem Pankreas zu isolieren, der genuin die Eigenschaft einer protrahierten Insulinwirkung aufwies (Nativ-Insulin).

Bis zum Jahre 1938 wurden alle Depot-Insuline in Form von Suspensionen verwendet. Um die Nachteile, die eine Injektion von suspendiertem Insulin mit sich bringt auszuschließen, konnte DÖRZBACH zeigen, daß Surfen-Insulin auch in gelöster Form, also bei pH 3, einen gleichmäßigen protrahierten Effekt aufweist, wenn kein Puffer zugesetzt wird. Nach der Injektion erfolgt eine schnelle Ausflockung im Gewebe. Die hierdurch bedingte verlangsamte Resorption bewirkt den Verzögerungseffekt. Dieses Präparat ist unter der Bezeichnung Depot-Insulin „Hoechst" ® klar im Handel. Es enthält 0,4 mg Surfen und 0,015 mg Zink/100 IE Insulin. Eine Mischung von 2 Teilen Depot-Insulin „Hoechst" klar mit einem Teil Alt-Insulin wurde von BERTRAM (1953) in späteren Jahren entwickelt und trägt die Handelsbezeichnung Komb-Insulin „Hoechst" ®.

REINER, SEARLE und LANG (1939) stellten in den Wellcome Research Laboratories mit Rinderglobin ein Depot-Insulin in ungepufferter saurer Lösung her, welches als Globin-Insulin von verschiedenen Firmen vertrieben wird. Es enthält 4 mg Globin/100 IE Insulin und 0,3 mg Zink.

1944 gelang es HALLAS-MØLLER (HALLAS-MØLLER, 1945), durch Phenylisocyanat einen Teil der titrierbaren Aminogruppen im Insulinmolekül reversibel zu blockieren. Dieses klar gelöste Insulin muß im Gewebe erst wieder zum wirksamen Insulin aufgespalten werden, woraus der Depoteffekt resultiert. Es ist unter der Bezeichnung Iso-Insulin und heute hauptsächlich in Mischung mit Alt-Insulin als Di-Insulin (HEY, 1945) im Handel.

In den Hagedornschen Laboratorien konnte 1946 von KRAYENBÜHL und ROSENBERG ein kristallisiertes Protamin-Zink-Insulin mit einem geringeren Protamin-Gehalt (0,3–0,6 mg/100 IE Insulin bei 0,016–0,04 mg Zink) hergestellt werden. Die Zubereitung entsteht, wenn Alt-Insulin und Protamin im isophanen Verhältnis zwischen pH 6,3 und 8 gemischt werden. Es handelt sich um eine neutrale gepufferte Suspension von stäbchenförmigen Protamin-Insulin-Kristallen (NPH = neutrales Protamin-Insulin HAGEDORN), wobei die hinzugefügte Zahl, z. B. NPH 50 auf einen Gehalt von 0,5 mg/100 IE Protamin hinweist. Je nach Herstellungsland und Firma ist es mit einem Beinamen belegt wie NPH-Insulin „Lilly" (USA), NPH-Insulin „Wellcome" (England), NPH-Insulin „Boots" (England), NPH-Insulin „Retard" (Dänemark), NPH-Insulin „Organon" (Holland). Die Herstellung erfolgt nach Vorschrift der USP XV und wird dort als Isophan-Insulin bezeichnet.

Eine klare, saure, schwach gepufferte isotonische Lösung von Kristallinsulin, Protamin und Zn-Salz hat die Firma Hormon-Chemie 1950 mit der Bezeichnung Depot-Insulin „Horm"® zur Verfügung gestellt. Es hat einen Protamingehalt von 0,6 mg und einen Zinkgehalt von 0,15 mg auf 100 IE Insulin. Im neutralen Gewebsbereich fällt ein Protamin-Zink-Insulin-Komplex aus, der protrahiert resorbiert wird (MITTENZWEI, 1956).

HALLAS-MØLLER, PETERSEN und SCHLICHTKRULL (1951) fanden bei ihren Studien über das Zusammenspiel von Zink und Insulin, daß der Insulin-Zink-Komplex beim pH des Blutes schwer löslich ist, wenn anstelle des üblichen Phosphatpuffers ein für das Zink indifferentes Anion, wie Azetat, verwendet wird. Bei einem Zinkgehalt von 0,2 mg/100 IE Insulin werden Retardierungseffekte erzielt, die von der physikalischen Zustandsform der Insulin-Suspension abhängig sind. Sie sind für die amorphe Insulin-Suspension von Insulin Novo Semilente kleiner als für kristallines Insulin Novo Ultralente. Eine Kombination von 3 Teilen der amorphen mit 7 Teilen der Kristall-Suspension liegt im Insulin Novo Lente® vor (Abb. 1).

Weitere Arbeiten auf dem Gebiete des Surfen-Insulins ergaben, daß mittels Surfen-Insulin-Kristallen mit variierbarem Surfen-Gehalt eine unterschiedliche Löslichkeit zu erzielen ist. Hierdurch wurde die Herstellung von Insulin-Suspensionen, deren protrahierter Effekt in mehreren Phasen abläuft, möglich. DÖRZBACH und LINDNER (1954) entwickelten aus 2 Surfen-Insulin-Kristallisaten, kristallisiertem und amorphem Insulin eine Suspension in 0,9%iger neutraler Kochsalzlösung, die unter der Bezeichnung Long-Insulin „Hoechst"® im Handel ist.

1958 gelang SCHLICHTKRULL (1961) nach einem besonderen Verfahren die Herstellung von Insulin-Kristallen aus Rinder-Insulin, die einen Zinkgehalt von nur 0,033 mg/100 IE Insulin enthalten und beim Mischen mit dem neutralen Alt-Insulin aus Schweine-Pankreas, dem Insulin-Novo-Actrapid, wegen fehlender freier Zinkionen die rasch einsetzende Alt-Insulin-Wirkung nicht verändern. Eine Kombination von 10 IE Insulin Novo-Actrapid mit 30 IE pro ml dieses Kristall-Insulins ist unter der Bezeichnung Insulin Novo Rapitard® im Handel.

1962 entwickelten die Farbwerke Hoechst AG ein Verfahren zur Herstellung von hochgereinigtem Human-Globin. Durch geringe Zusätze (2 mg auf 100 IE Insulin) gelingt es, mit diesem chemisch genau definierten menschlichen Protein einen Verzögerungseffekt zu erzielen. Ein derartiges Präparat liegt als klare Lösung mit einem pH von 3 vor und trägt die Handelsbezeichnung HG-Insulin „Hoechst"® (Humanglobin-Insulin „Hoechst").

Die Fortschritte der immunologischen Forschung in den letzten Jahren führten auch zu neuen Erkenntnissen hinsichtlich des immunologischen Geschehens nach Zufuhr von exogenem Insulin. Dabei zeigte sich, daß zwischen den Insulinarten verschiedener Tierspezies immunologische Unterschiede bestehen, die klinisch von Bedeutung sein können. Eine Reihe von Insulinproduzenten hat diesen Erkenntnissen Rechnung getragen und ist zur Herstellung von Monospezies-Präparaten, die nur Rinder- oder Schweineinsulin enthalten (z. B. Hoechst, Horm, Novo u. a.), übergegangen. Im Gegensatz zu den bisher üblichen Mischinsulin-Präparaten, die aus verschiedenen Anteilen von Rinder- und Schweineinsulin bereitet wurden, bieten Monospezies-Insuline Ausweichmöglichkeiten für die seltenen Fälle von echter, spezifisch bedingter Insulin-Allergie bzw. Insulin-Resistenz.

F. Aufbewahrung von Insulinpräparaten

Damit die Wirksamkeit einer Insulinzubereitung in voller Stärke erhalten bleibt, ist bei der Aufbewahrung besondere Sorgfalt notwendig. Die Lagerung sollte bei einer Temperatur von + 3 bis + 10° C erfolgen. Die Aufbewahrung geschieht am besten im Kühlschrank, jedoch nicht im Gefrierfach.

Insulinpräparate dürfen nicht längere Zeit dem Sonnenlicht ausgesetzt werden. Verfärbte und vom normalen Aussehen abweichende Lösungen sind immer zu verwerfen. Die Wirksamkeit von Insulinzubereitungen ist einer zeitlichen Begrenzung unterworfen. Zur Sicherheit sind alle Präparate daher mit einem Verfallsdatum versehen, das unbedingt beachtet werden muß. Die Laufzeit der meisten handelsüblichen Präparate beträgt 1½–3 Jahre.

Insuline, die nicht in Originalpackungen angeboten werden, sind in jedem Falle zurückzuweisen.

III. Die klinische Wirkung der Insulin-Zubereitungen

Wie aus den vorangegangenen Ausführungen zu entnehmen ist, stehen für die Insulinbehandlung des Diabetikers eine größere Anzahl von verschiedenen Spezialzubereitungen zur Verfügung. Sie gestatten für die unterschiedliche Insulinbedürftigkeit bei den verschiedenartigen diabetischen Krankheitszuständen eine angemessene Differentialtherapie. Im allgemeinen genügen jedoch für die Differentialtherapie wenige Präparate, die man allerdings genau kennen sollte.

Angaben über den Wirkungsablauf der verschiedenen handelsüblichen Insuline bei Diabetikern schwanken häufig, da eine Reihe von unterschiedlichen Faktoren eine einheitliche Beurteilung erschwert. Neben dem Grad der Stoffwechselstörung ist die Insulinansprechbarkeit von individuellen Gegebenheiten abhängig. Von wesentlicher Bedeutung ist die verabfolgte Dosis. Kleine Dosen bedingen eine kürzere Wirkungsdauer als höhere. Weiterhin kann der Wirkungsablauf der einzelnen Insulinzubereitungen erheblich vom Applikationsort beeinflußt werden. So wurden signifikante Unterschiede der Resorptionsgeschwindigkeit des Insulins zwischen Arm-Injektionen und Injektionen in den Oberschenkel nachgewiesen. Ein Wechsel zwischen oberer und unterer Extremität kann daher zu Unterschieden in der Insulinauswertung im Organismus führen. Zwischen s. c.- und i. m.-Injektion bestehen offenbar weder bei Anwendung am Arm noch am Oberschenkel Unterschiede in der Resorptionsgeschwindigkeit (JOINER, 1959; NORA, SMITH and CAMERON, 1964). Somit sind gegen eine wechselnde Injektion in subkutanes Gewebe und Muskulatur keine Einwände zu erheben, wenn das Fettgewebe – z. B. bei Lipodystrophie – geschont werden soll.

Von großer Bedeutung für die Beurteilung der klinischen Insulinwirksamkeit ist die verabfolgte Diät, wobei einmal die Art der Kohlenhydratverteilung über den Tag zu berücksichtigen ist, während andererseits der Fettanteil der Nahrung eine Rolle spielen kann. Fettreiche Nahrung vermag deutlich die Insulinempfindlichkeit zu vermindern, was bei der Behandlung des labilen Diabetes therapeutisch von Nutzen sein kann (PORGES und ADLERSBERG, 1929; CONSTAM, 1962; LÜBKEN, 1960). Die unterschiedlichen Ernährungsgewohnheiten bei verschiedenen Rassen und Völkern bedingen häufig eine uneinheitliche Beurteilung der Insulinwirksamkeit.

Exogen zugeführtes Insulin induziert als Antigen die Bildung verschiedener Typen gegen Insulin gerichteter Antikörper. Während zelluläre Antikörper nur in vereinzelten Fällen bei Insulin-Allergien vom verzögerten Typ nachweisbar waren, ließen sich humorale Antikörper in verschiedenen Klassen der Immunglobuline lokalisieren. Frühantikörper vom IgM-Typ zeigten sich nur in der Initialphase der Insulinbehandlung, während IgA-Antikörper lediglich bei Insulin-Allergien vom Soforttyp auftraten. Demgegenüber persistieren insulinbindende Antikörper vom IgG-Typ während der gesamten Dauer einer Insulinbehandlung. Innerhalb der IgG-Fraktion ließen sich zwei Antikörperbindungsstellen mit stark unterschiedlicher Affinität zum Insulinantigen aufdecken, die für die aktuelle Insulinwirksamkeit von großer Bedeutung sind (KERP, KASEMIR und KIELING, 1968) (S. 1141).

Insbesondere weist die Komponente AK_1 einen starken insulin-neutralisierenden Effekt auf. Das an die Komponente AK_2 gebundene Insulin bleibt stoffwechselwirksam und erfährt darüber hinaus eine Protektion vor dem natürlichen Abbau. Es ist daher verständlich, daß die unterschiedlichen Antikörpertiter, die die Menge des aktiven Hormons und die Schnelligkeit seines Abbaus beeinflussen, über das Ausmaß der Insulin-Wirksamkeit beim einzelnen Kranken entscheiden.

Der Antikörperbildung gegen exogenes Insulin kann in klinischer Hinsicht somit eine positive Bedeutung zukommen, da durch sie ein gewisser Depoteffekt des Insulins zustande kommt. Mangel an Antikörpern kann wiederum Ursache der Instabilität bei der Stoffwechselführung mit Insulin sein. Erst bei Vorhandensein von bestimmten Antikörpertitern kommt es zu einer Stabilisierung der Stoffwechsellage. Hohe Titer der Komponente AK_1 dagegen rufen eine Blockierung der Insulin-Wirksamkeit hervor. Das klinische Bild einer Insulin-Resistenz ist die Folge.

Eine brauchbare Methode, die Insulin-Wirkung einer Zubereitung am Menschen zu bestimmen, liegt in einem von GERRITZEN angegebenen Test vor. Bei gesunden Versuchspersonen wird nach Injektion von 20 E des betreffenden Präparates unter regelmäßiger Kohlenhydratzufuhr (2 Kekse bzw. 50 g Kartoffelbrei und 30 ccm Mineralwasser pro Stunde) der Blutzucker alle 60 Min. über 24 Stunden in Doppelbestimmungen kontrolliert (GERRITZEN, 1952, 1953, 1954). Durch dieses Vorgehen können offenbar störende gegenregulatorische Faktoren ausgeschaltet werden, so daß eine vergleichende Beurteilung verschiedener Insulin-Zubereitungen möglich wird.

Bei den nach dieser Methode gewonnenen Werten ist allerdings zu berücksichtigen, daß sie auf Grund der oben geschilderten Fakten nicht ohne weiteres auf den Diabetiker übertragen werden können, da bei diesen meist höhere Insulin-Dosen unter anderen Ernährungsbedingungen verabfolgt werden. Daneben ist die oben erwähnte individuell verschiedene Insulin-Ansprechbarkeit von großer Bedeutung.

Der Wirkungsablauf einer Insulin-Zubereitung sollte durch Angaben über den Wirkungseintritt, die Maximalwirkung und die Wirkungsdauer charakterisiert werden. Nur bei Kenntnis dieser Daten ist eine sinnvolle Anpassung des Insulin-Typs an die individuellen Erfordernisse einer gestörten Stoffwechselfunktion und damit eine echte Differentialtherapie möglich. Durch die Auswahl des geeigneten Insulin-Präparates kann somit eine Nachahmung der physiologischen Insulin-Inkretion erzielt werden. Neben der Steuerung mittels der verschiedenen Insulin-Zubereitungen ist ein weiteres Regulativ durch Variation der Injektionszeit des Insulins und durch Veränderung der Kohlenhydratverteilung über den Tag gegeben. Der erfahrene Diabetologe besitzt daher neben der Auswahl der Insulin-Zubereitungen weitere Möglichkeiten, den Stoffwechsel ins Gleichgewicht zu bringen. Leider wird von der erwähnten zweiten Möglichkeit seltener Gebrauch gemacht. Häufig sind derartige Maßnahmen jedoch auch nicht durchführbar, da bei vielen Diabetikern durch den Arbeits- und Tages-Rhythmus die Zeit und Menge der Nahrungsaufnahme bestimmt ist.

Insulin kommt, wie beschrieben, in zwei verschiedenen Formen zur Anwendung:
1. als Alt-Insulin und
2. als Verzögerungs-Insulin.
Beim Verzögerungs-Insulin unterscheidet man klinisch zwei Gruppen:
a) die kurzwirkenden Depot-Insuline, auch Intermediär-Insuline genannt und
b) die langwirkenden Depot-Insuline.

A. Alt-Insulin

Alt-Insulin-Zubereitungen verschiedener Herstellerfirmen haben einen nahezu identischen Wirkungsablauf. Allerdings können sie in ihrem Zinkgehalt variieren (siehe oben), wodurch die Wirkungsdauer geringfügig verändert wird. Zweckmäßigerweise sollte man sich Insulin-Präparate gut renommierter Herstellerfirmen bedienen, da sie einen gleichmäßigen Reinheitsgrad und Zinkgehalt gewährleisten.

Die Wirkung des Alt-Insulins ist kräftig und kurz anhaltend. Unter Umständen kann hierdurch eine kontrainsulinäre Wirkung im endokrinen System ausgelöst werden (STÖTTER, 1963). Durch wiederholte kleine Dosen sind unangenehme Blutzuckerschwankungen zu verhindern.

Alt-Insulin wird vor allem für die akute Kompensation im Koma und zur Behandlung starker Stoffwechselbelastungen (z. B. bei Operationen, Entbindungen usw.) verwendet. Da unter diesen Umständen die Insulindosis meist kurzfristig den aktuellen Bedürfnissen angepaßt werden muß, ist ein kurz wirkendes Präparat das Mittel der Wahl.

Häufig erfolgt die Anwendung von Alt-Insulin auch bei Erst- und Neueinstellungen, wobei mindestens 3 Tagesinjektionen, häufig eine 4. Nachtinjektion, erforderlich sind. Je nach Höhe von Blut- und Urinzucker wird die Dosis und das Injektionsintervall variiert. Bei der einzelnen Alt-Insulin-Injektion sollte man in diesem Falle nicht über 28 E hinausgehen. Die Applikation hat im allgemeinen etwa $1/2$ Stunde vor einer Mahlzeit stattzufinden. Wird Alt-Insulin nicht vor einer Mahlzeit verabfolgt, ist immer auf eine nachfolgende Kohlenhydratzufuhr zu achten, um die sich anbahnende Hypoglykämie auszugleichen.

In südlichen Ländern wird Alt-Insulin in einem hohen Prozentsatz auch zur Dauertherapie herangezogen. Dies ist u. a. auf die besonderen Eßgewohnheiten dieser Bevölkerungsgruppen zurückzuführen. Durch 2 Alt-Insulin-Injektionen werden ohne besondere Diätrestriktionen die beiden Hauptmahlzeiten mittags und abends abgedeckt. Damit läßt sich eine relativ unproblematische Einstellung erreichen.

Alt-Insulin hat bei subkutaner und intramuskulärer Applikation eine Wirkungsdauer von ca. 6–8 Stunden. Der hypoglykämische Effekt setzt nach 15–30 Min. ein. Nach 1–2 Std. ist der maximale Blutzuckerabfall erreicht. Die maximale Wirkung wird $1/2$–1 Std. aufrechterhalten. Nach 6 bis spätestens 8 Stunden ist die Wirkung abgeklungen.

Alt-Insulin eignet sich als einzige Zubereitung zur sicheren intravenösen Anwendung (FRIEDMAN, 1962). Bei dieser Applikationsform ist der Initialeffekt nach 15 Min. zu erwarten. Die Maximalwirkung tritt nach 30 Min. auf, die Wirkungsdauer geht nicht über 2 Std. hinaus. Die i. v. Anwendung ist vornehmlich zur intensiven Insulinierung komatöser Patienten geeignet. Als Einzeldosis ist hier 20–50 E die Regel, sie kann bei Bedarf erhöht werden.

Das seit kurzer Zeit zur Verfügung stehende Insulin-Novo-Actrapid fällt, wie vorab erwähnt, nach Injektion im Gewebe nicht aus und wird daher relativ schnell resorbiert. Sein Wirkungsmaximum wird aus diesem Grunde etwas zügiger erreicht, die Wirkungsdauer ist im Vergleich zu regulärem Alt-Insulin kürzer. Die Zubereitung kann gut i. v. verabfolgt werden. Wegen des pH-Wertes von 7,2 eignet sich Actrapid besonders zur Mischung mit neutralen Infusionslösungen.

Alt-Insulin wird von verschiedenen Herstellern als Monospezies-Zubereitung, welche ausschließlich Rinder- oder Schweine-Insulin enthält, angeboten. Die Schweine-Insulin-Präparate werden im allgemeinen mit dem Zusatz S gekennzeichnet (z. B. Insulin S „Hoechst"). Da dem Schweine-Insulin offenbar eine geringere Affinität gegenüber Antikörper im IgG-Bereich zukommt, sollte ihm dort der Vorzug gegeben werden, wo eine schnelle und intensive Insulinierung notwendig wird wie z. B. im Coma diabeticum sowie bei präkomatösen Zuständen oder ausgeprägten Azidosen.

Da beim Übergang von Rinder- oder Misch-Insulin auf Schweine-Insulin auf Grund der immunologischen Verschiedenheiten gelegentlich weniger Insulin-Einheiten zum Stoffwechselausgleich benötigt werden, ist zur Vermeidung unerwünschter hypoglykämischer Reaktionen die Dosierung sorgfältig zu überprüfen.

B. Verzögerungsinsuline

Die Einführung von Verzögerungspräparaten hat die Insulintherapie wesentlich vereinfacht, so daß heute eine Dauereinstellung mit mehr als 2 Injektionen pro Tag kaum mehr erforderlich ist.

Die Verzögerungsinsuline differieren sowohl in der Wirkungsdauer, in der Schnelligkeit des Wirkungseinsatzes als auch in der Zeit des Wirkungsmaximums. Die Unterschiede sind besonders zwischen den kurz- und langwirkenden Typen recht erheblich, so daß man in der Praxis bei guter Einstellung nicht ohne Not Depot-Insuline auswechseln sollte – um Schäden zu vermeiden auch nur dann, wenn der Wirkungstyp des aushilfsweise verwendeten Insulins bekannt ist.

Grundsätzlich ist zur Verwendung von Präparaten längerer Wirkungsdauer zu sagen, daß das Insulin um so protrahierter wirken darf, je stabiler der Diabetes ist, aber weniger protrahiert wirken soll, wenn eine labile Form der Zuckerkrankheit vorliegt.

Die protrahierte Wirkung der meisten in Gebrauch befindlichen Depot-Insuline beruht, wie schon oben ausgeführt, in der Beobachtung, daß das Insulinmolekül mit geeigneten Substanzen salzartige oder komplexe schwerlösliche Bindungen eingehen kann. Diese schwerlöslichen Verbindungen können als amorphe Suspensionen gespritzt werden wie z. B. das Protamin-Zink-Insulin. Die Wirkungsdauer ist durch die Anwendung der Insulinverbindungen in kristallisierter Form zu verlängern. Durch Verwendung von Kristallen verschiedener Zusammensetzung und Größe besteht eine weitere Variationsmöglichkeit.

Bestimmte Depot-Effekte können zusätzlich durch sog. Kombinations- und Misch-Insuline erzielt werden. Kombinations-Insuline sind Präparate, in denen die Komponenten unverändert bestehen bleiben und eine eindeutige Additionswirkung entfalten (BERTRAM, 1957).

Misch-Insuline unterscheiden sich von den Kombinations-Insulinen dadurch, daß die Mischung nicht mehr beide Komponenten nebeneinander aufweist, sondern daß ein neuer Insulintyp entsteht, dessen Wirkungsablauf sich zwischen Alt- und dem gewählten Depot-Insulin bewegt (BERTRAM, 1957).

Von großer Wichtigkeit für den praktischen Gebrauch von Verzögerungsinsulinen ist der Umstand, ob das Präparat als trübe Suspension oder als klare Lösung vorliegt. Suspensions-Insulinen haftet der Nachteil an, daß sie vor Gebrauch sorgfältig aufgeschüttelt werden müssen, um eine genaue und gleichmäßige Dosierung zu gewährleisten. Nachdem sie in die Injektionsspritze aufgezogen sind, hat sofort die Injektion zu erfolgen. Bei längerem Zuwarten sedimentiert die Aufschwemmung und kann bei späterer Injektion zu Schwierigkeiten durch Verstopfen der Kanüle führen.

Einfacher und sicherer in der Dosierung sind die klar gelösten Depot-Insuline, die als schwach saure un- oder wenig gepufferte Lösungen ihrer Komponenten vorliegen. Nach der Injektion fällt der Insulinkomplex im neutralen pH des Gewebes aus und wird protrahiert resorbiert.

Alle sauren klaren Depot-Präparate sind mit ungepuffertem Alt-Insulin in jedem Verhältnis ohne Schwierigkeiten mischbar. Es entstehen Misch-Insuline, deren Effekt wie schon oben angeführt zwischen Alt-Insulin und der verwandten Depot-Insulin-Zubereitung liegt.

Die kurz wirkenden Verzögerungsinsuline, die sog. Intermediärinsuline, eignen sich besonders für die zweimalige Injektionsbehandlung pro Tag. Von einem Intermediärinsulin sollten im allgemeinen nicht mehr als 40–48 IE in einer Injektion verabfolgt werden. Bei zweimaliger Injektion ist somit eine Gesamtinsulinmenge bis etwa 80 IE pro Tag möglich (STÖTTER, 1963). In der Praxis wird gewöhnlich so verfahren, daß der Tagesinsulinbedarf zu etwa $^2/_3$–$^3/_4$ mit der morgendlichen Injektion und der Rest zum Abend gegeben wird. Durch dieses Vorgehen sind insbesondere bei mitteleuropäischen Eßgewohnheiten nahezu ideale Einstellungsergebnisse zu erzielen.

Reicht die Insulinmenge bis 80 IE nicht aus, so ist es zweckmäßig, den weiteren Insulinbedarf als Alt-Insulin (z. B. bis je 20 IE pro Injektion) hinzuzufügen, so daß auf diese Weise eine Gesamtinsulinmenge von 120 IE pro Tag möglich wird.

Bei der überwiegenden Zahl der Patienten mit geringem und mittlerem Insulinbedarf reicht häufig zur Regulierung ihres Insulindefizits die einmalige tägliche Gabe eines Intermediärinsulins aus. Die Anwendung eines derartigen Insulintyps gewährt zudem der noch verbliebenen Eigenregulation einen gewissen Spielraum, insbesondere in den Nachtstunden. Nach Übergang von Alt-Insulin auf ein Intermediärinsulin-Präparat kann im allgemeinen die vorher benötigte Alt-Insulin-Dosis auf Grund des ökonomischen Insulin-Angebotes um $^1/_4$ bis $^1/_3$ reduziert werden.

Als Standardintermediärinsulin hat sich in Deutschland seit über 25 Jahren das Depot-Insulin „Hoechst" klar bewährt, welches neben dem Vorzug einer klaren Lösung eine relativ kräftig einsetzende stabile Insulin-Wirkung in der Klinik aufweist (STÖTTER, 1963; MOHNIKE und LIPPMANN, 1964). Dieser Insulintyp zeigt besonders bei Patienten mit vormittäglicher Hyperglykämie gute Ergebnisse. Die Maximalwirkung ist lang und kräftig genug, um auch das Mittagessen ausreichend abzudecken. Insbesondere bei mitteleuropäischen Eßgewohnheiten mit 5 über den Tag verteilten Mahlzeiten, die ja bei richtiger Kohlenhydratverteilung der idealen Diabetesdiät am nächsten kommt, zeigt dieser Insulintyp deutliche Vorteile.

Ein fixes Mischinsulin aus 1 Teil Alt-Insulin und 2 Teilen Depot-Insulin „Hoechst" klar liegt im Komb-Insulin vor. Diese Zubereitung eignet sich speziell für eine elastische Stoffwechselführung und ist in erster Linie für Diabetiker mit wenig ausgeglichener Stoffwechsellage indiziert. Besonders stoffwechsellabile jugendliche Diabetiker können mit Komb-Insulin in ein gutes Stoffwechselgleichgewicht gebracht werden, da morgendliche Hyperglykämien sicher abgefangen werden (SAUER, 1964). Die relativ kurze, aber kräftige Wirkung erfordert eine zweimalige tägliche Anwendung. Je nach den Verhältnissen der Stoffwechselstörung zeigt häufig die morgendliche Anwendung von Depot-Insulin „Hoechst" klar und die abendliche Applikation von Komb-Insulin vorteilhafte Ergebnisse.

Bei anderen Patienten wiederum empfiehlt sich je nach Lage der Dinge die morgendliche Injektion von Komb-Insulin und eine abendliche Gabe von Depot-Insulin „Hoechst" klar oder Alt-Insulin, wobei die abendliche Dosis wie auch bei der vorab erwähnten differentialtherapeutischen Maßnahme etwa $^1/_3$ der Gesamtinsulintagesdosis ausmachen sollte.

Das Insulin Novo Rapitard, eine Mischung von 1 Teil Alt-Insulin (Actrapid) und 3 Teilen Rinderinsulinkristallen in Suspension, ähnelt in seinem Wirkungsablauf dem Depot-Insulin „Hoechst" klar. Als Kombinationsinsulin besitzt es jedoch ein biphasisches Wirkungsmaximum (STRATMANN, 1962; BRUNI, 1964), welches bei höherer Dosierung bei differentialtherapeutischen Überlegungen Berücksichtigung finden muß. Bei niedriger Dosierung wiederum ist der Alt-Insulin Anteil so gering, daß hierdurch der Initialeffekt nur unwesentlich verstärkt wird (STÖTTER, 1963).

Ein kurzwirkendes Intermediärinsulin liegt im Di-Insulin Novo vor, das aus 1 Teil kristallisiertem Alt-Insulin und 1 Teil Iso-Insulin besteht. Es hat eine Wirkungsdauer von etwa 10 Stunden. Das Wirkungsmaximum wird nach 2 Stunden erreicht und hält bis zur 3. Stunde an. Durch Zumischung von Alt-Insulin kann der Initialeffekt verstärkt werden. Von Di-Insulin Novo sind im allgemeinen 2 Injektionen täglich notwendig (SAUER, 1964).

Als weiteres kurz wirkendes Intermediärinsulin steht das Insulin Novo Semilente, eine Suspension von amorphem Schweineinsulin in neutralem pH, zur Verfügung. Das Präparat weist einen flachen Wirkungseinsatz auf. Eine zweimalige tägliche Gabe ist im allgemeinen erforderlich. Semilente wird hauptsächlich als Zumischung zum Insulin Novo Lente verwandt.

Im Insulin Novo Lente liegt eine fixe Kombination von 3 Teilen Insulin Semilente und 7 Teilen Insulin Ultralente (Rinderinsulinkristalle) vor. Der Initialeffekt dieses Präparates setzt nur langsam ein (JOSLIN et al., 1959). Die Wirkungsdauer beträgt bei einem Insulinbedarf bis 40 Einheiten etwa 18–22 Stunden (STÖTTER, 1963), bei höherer Dosierung kann die Wirkung über 24 Stunden hinausgehen (LACHNIT und FERSTL, 1953), wodurch eine Einstufung unter die Intermediärinsuline nicht ganz gerechtfertigt erscheint. Die Maximalwirkung der Zubereitung liegt zwischen der 4.–8. Stunde nach der Injektion, bei höheren Dosen kann sie bis 12 Stunden post inj. anhalten. Der hypoglykämische Effekt des Präparates ist relativ flach, jedoch sehr gleichmäßig. Eine zweimalige tägliche Anwendung ist nicht zu empfehlen.

Der Vorteil dieser Zubereitung liegt in der Abwesenheit von körperfremden Depotstoffen (FRIEDMAN, 1962), sein Nachteil besteht allerdings in der flachen Wirkung mit schwachem Initialeffekt (BERTRAM, 1963). Insulin Novo Lente ist vorwiegend für den stabilen insulinbedürftigen Diabetiker mit geringem oder mittlerem Insulinbedarf geeignet (LAWRENCE und OAKLEY, 1953).

Die schwache Initialwirkung kann, wie schon erwähnt, durch Zumischung von Insulin Semilente geringfügig korrigiert werden. Eine Zumischung von sauren Alt-Insulin Präparaten ist zu vermeiden, da hierdurch der Depoteffekt verändert und der Kombinationseffekt nur schwer überschaubar wird.

Amerikanischen oder südeuropäischen Eßgewohnheiten, die sich im wesentlichen auf 3 Mahlzeiten aufbauen, wird vorzugsweise ein Insulin-Typ mit weicherem Wirkungseinsatz und einer etwas längeren Wirkung, wie z. B. das NPH-, Lenteoder Globin-Insulin gerecht (MARIGO und MELANI, 1962). Dabei ist von großem Vorteil, wenn die Verteilung der Kohlenhydrate über den Tag so vorgenommen wird, daß etwa $^1/_5$ zum Frühstück, $^2/_5$ zum Lunch und $^2/_5$ zum Dinner gegeben werden (LIPPMANN, 1964). Der NPH-Typ ist aus diesem Grunde vor allem in Amerika das am meisten verwendete Intermediärinsulin (BLÖMER und MASKE, 1953/55).

Während bei niedriger Dosierung dem NPH-Insulin eine Wirkungsdauer bis 18 Stunden zukommt, kann sich diese bei erhöhten Dosen über 24 Stunden verlängern (LÜBKEN, 1960; FRIEDMAN, 1962). Das Wirkungsmaximum des NPH-Insulins wird nach 4 Stunden post inj. erreicht und hält bis zur 7., bei höheren Dosen bis zur 10. Stunde an. Die langsame Initialwirkung des NPH-Insulins kann durch Zumischung von Alt-Insulin korrigiert werden. Wie klinische Studien zeigten, kommt anscheinend ein echter additiver Effekt zustande, der einer getrennten Injektion von Alt- und NPH-Insulin an verschiedenen Körperstellen entspricht. Allerdings ist die Mischung sofort nach der Zubereitung zu injizieren. Das Verhältnis NPH- zu Alt-Insulin kann 6:1 bis 1:1 gewählt werden (FRIEDMAN, 1962).

NPH-Insulin sollte nur subkutan gegeben werden. Es eignet sich nicht für eine i. m. oder i. v. Injektion (FRIEDMAN, 1962). Bei zweimaliger Gabe ist gewisse Vorsicht geboten, da bei höherer Abenddosis schwere Schocks, besonders in der 2. Nachthälfte, beschrieben wurden (LIPPMANN, 1964).

Dem Wirkungstyp des NPH-Insulins kommt das klar gelöste Depot-Insulin „Horm" nahe (BLÖMER und MASKE, 1953/55). Im subkutanen Gewebe fällt es amorph aus und bietet eine etwas größere Resorptionsfläche als in Suspension gespritzte kristallinische Protaminate. Die hierdurch bedingte Resorptionsverkürzung ist durch eine Erhöhung des Zinkgehaltes nahezu ausgeglichen.

Klinisch ist der Wirkungseinsatz dieses Insulins im Vergleich zu NPH-Insulin etwas kräftiger, die Wirkungsdauer des NPH-Insulins wird nicht ganz erreicht.

Einen ähnlichen Wirkcharakter hat das vor einigen Jahren entwickelte HG-Insulin (DI MARCO, 1962). Nach der Injektion bildet sich im Gewebe ein Globin-Insulin-Komplex, aus dem das Insulin langsam und gleichmäßig freigesetzt wird. Die Maximalwirkung wird nach 2–3 Stunden erreicht und hält etwa bis zur 7. Stunde nach der Injektion an. Die Gesamtwirkungsdauer beträgt 12–16 Stunden (MÜLLER, 1963; MARIGO und MELANI, 1962; CUGUDDA, GRAGNOLI und GIOVANNELLI, 1963; SCHNEEWEISS, 1962; PRELLWITZ und KNICK, 1964).

Der Wirkungstyp des Humanglobin-Insulins ist von den bisher gebräuchlichen, aus Rinderglobin hergestellten Globin-Insulinen nur geringfügig verschieden. Globin-Insuline zeigen gleich den vorab beschriebenen Zubereitungen bei höherer Dosierung einen verlängerten Effekt (DUNCAN and BARNES, 1941; LEVITT and SCHAUS, 1942). Allerdings wird auch der Wirkungseinsatz intensiver, was als Charakteristikum dieser Zubereitungsform beachtet werden sollte und mittels entsprechender Kohlenhydratsteuerung auszugleichen ist (FRIEDMAN, 1962; MARKS, 1940; PUGH, 1950).

Den heutigen Vorstellungen der Immunologie folgend, sind verschiedene Firmen dazu übergegangen, wo es vom Prinzip her möglich ist, auch ihre Intermediärpräparate als Monospezies-Insuline anzubieten, so daß für die einzelnen Produkte sowohl Zubereitungen aus reinem Rinder- als auch Schweine-Insulin zur Verfügung stehen. Die Schweine-Insulin-Präparate sind im allgemeinen mit dem Zusatz S gekennzeichnet (z. B. Depot-Insulin S „Hoechst" klar, Komb-Insulin S, HG-Insulin S „Hoechst").

Den *lang wirkenden Verzögerungsinsulinen*, die sämtlich als Suspension vorliegen, kommt eine geringere Bedeutung zu. Sie eignen sich nur für eine einmalige morgendliche Injektion, besonders bei älteren disziplinierten Zuckerkranken. Der starre, relativ flache Insulineffekt erfordert gewisse Voraussetzungen. Erfolge sind nur bei Patienten zu erwarten, die gewillt sind, ihre Kohlenhydrate in bestimmten Portionen so zu verteilen, wie es dem Wirkungscharakter dieser besonderen Depotform angepaßt ist (GASSMANN, 1954; BERTRAM, 1953/54). Das Ergebnis kann dann allerdings ausgezeichnet sein (LÜBKEN, 1960; BERTRAM, 1955). Bei hohem Insulinbedarf ist ein Einstellungsversuch mit größerem Risiko belastet. Eine Einstellung mit einem Intermediärinsulin mittels 2 Injektionen am Tag ist im allgemeinen physiologischer und im Effekt meist günstiger. Bei Kindern, auch bei einem relativ niedrigen Insulinbedarf, ist immer die zweimalige Injektion eines kurzwirkenden Depot-Insulines vorzuziehen (LÜBKEN, 1960; SEELEMANN, 1955; STEIGERWALDT, 1963).

Das bekannteste langwirkende Verzögerungsinsulin ist das Protamin-Zink-Insulin. Protamin-Zink-Insuline haben bei einer Dosierung bis zu 40 E eine Wirkung von etwa 22–24 Stunden; bei höherer Dosierung kann die Wirkungsdauer 30 Stunden und mehr betragen. Bei s. c. Injektion erfolgt die Resorption langsam, das Wirkungsmaximum wird erst in der 4.–5. Stunde erreicht und hält bis zur 8. Stunde an (LÜBKEN, 1960). Bei hohen Dosierungen verlängert es sich u.U. bis über die 16. Stunde hinaus. Die Zubereitung ist besonders bei Patienten indiziert, bei denen nächtliche Hyperglykämien in Erscheinung treten, welche mit NPH-Insulin, Lente- und Globin-Insulin nicht ausreichend eingestellt werden können (FRIEDMAN, 1962). Infolge des langsamen Anflutens des Insulineffektes ist mit Protamin-Zink-Insulin keine ausreichende Regulierung postprandialer Hyperglykämien und Glykosurien ohne Zumischung von Alt-Insulin möglich. Versucht man, den Tageseffekt durch Erhöhung der Insulindosis zu verstärken, setzt man sich der Gefahr nächtlicher Hypoglykämien aus (FRIEDMAN, 1962).

Mischungen von Protamin-Zink-Insulin und Alt-Insulin sollten im Verhältnis 1:2 und 1:3 zugunsten des Alt-Insulins erfolgen (FRIEDMAN, 1962). Dabei ist zu berücksichtigen, daß Protamin-Zink-Insulin einen Überschuß an Protamin besitzt, wodurch Alt-Insulin in Protamin-Zink-Insulin überführt wird. Ist ein zusätzlicher Alt-Insulin-Effekt erwünscht, kann dieser nur durch die getrennte Injektion beider Zubereitungen erzielt werden. Protamin-Zink-Insulin sollte niemals i. m. oder i. v., sondern nur s. c. verabfolgt werden.

Long Insulin „Hoechst" (BERTRAM, 1953) besitzt ebenfalls eine Wirkungsdauer von 24 Stunden (BELLWINKEL, 1954), die sich – ähnlich dem Protamin-Zink-Insulin – bei höherer Dosis verlängern läßt. Durch die besondere Zusammensetzung besitzt dieses Insulin einen kräftigeren Initial-Effekt als Protamin-Zink-Insulin, so daß das Wirkungsmaximum schon nach 3 Stunden erreicht wird und bis zu 8 Stunden anhält (MARIGO und BENAZZO, 1958). Durch Long-Insulin sind somit postprandiale Hyperglykämien und Glykosurien, insbesondere nach dem Mittagessen, zu beherrschen. Hieraus ist zu entnehmen, daß dieses langwirkende Verzögerungsinsulin in erster Linie den mitteleuropäischen Eßgewohnheiten angepaßt ist (PFEIFFER und SCHÖFFLING, 1954).

Im Insulin Ultralente liegt die Zubereitung mit der längsten Wirkungsdauer vor, welche über 26 Stunden hinaus geht und bei höherer Dosis 30–40 Stunden erreicht (FRIEDMAN, 1962; JOSLIN et al., 1959; STENGEL und LASSMANN, 1954). 6 Stunden post inj. nähert sich der Insulineffekt seinem Maximum, das bis zu 10 Stunden, bei höherer Dosierung bis nahezu 20 Stunden anhält. Durch den etwas ungewöhnlichen Wirkungstyp findet diese Zubereitung nur gelegentlich Anwendung (BERTRAM, 1963). Hauptsächlich wird Insulin Ultralente mit Insulin Lente gemischt, um die Wirkungsdauer dieser Insulinzubereitung zu verlängern (FRIEDMAN, 1962).

IV. Summarische Aufstellung der Insulinpräparate

Einen synoptischen Überblick über die Wirkungsprofile der rezensierten Insulinzubereitungen vermittelt die Abbildung 2. Die einzelnen Wirkungsprofile wurden in Zusammenarbeit mit STÖTTER (STÖTTER, 1961, 1963) nach Befragung einer größeren Zahl von Diabetologen anhand der Mittelwerte konstruiert. Bei der Betrachtung ist zu berücksichtigen, daß die stark schematisierten Wirkungsabläufe nur analoge Schlüsse zulassen. Einmal finden die durch unterschiedliche Kohlenhydrataufnahme auftretenden Schwankungen der Blutzuckertageskurve keine Berücksichtigung, zum anderen geben sie keinen echten Aufschluß über die tatsächliche Wirkungsintensität, die bei kürzer wirkenden Präparaten im allgemeinen ausgeprägter ist als bei langwirkenden Verzögerungsinsulinen. Die Darstellung erlaubt jedoch einen guten Überblick über die Leistungsfähigkeit der einzelnen Insulin-Präparate. Die angeführten Insulinzubereitungen werden abschließend noch einmal kurz charakterisiert.

1. Actrapid
Klare, neutrale Lösung von Schweine-Insulin mit raschem Wirkungseinsatz und einer Wirkungsdauer von etwa 4–6 Std.
2. Alt-Insulin (Regular Insulin oder Normal-Insulin)
Klare, saure Insulin-Lösung mit schnellem Wirkungseinsatz und einer Wirkungsdauer von etwa 6–8 Std.
3. Di-Insulin 50
Mischinsulin in klarer, saurer Lösung, bestehend aus 1 Teil Alt-Insulin und 1 Teil Iso-Insulin mit zügigem Wirkungseinsatz und einer Wirkungsdauer von 8–12 Std.
4. Komb-Insulin
Mischinsulin in klarer, saurer Lösung, bestehend aus 1 Teil Alt-Insulin und 2 Teilen Depot-Insulin „Hoechst" mit kräftigem Wirkungseinsatz und einer Wirkungsdauer von etwa 9–14 Std.
5. Semilente
Neutrale, trübe Suspension von amorphem Schweine-Insulin mit weichem Wirkungseinsatz und einer Wirkungsdauer von etwa 9–14 Std.
6. Rapitard
Kombinations-Insulin in neutraler, trüber Suspension, bestehend aus 1 Teil Actrapid und 3 Teilen Rinder-Insulin-Kristallen mit biphasischem Wirkungsablauf und einer Wirkungsdauer von etwa 10–14 Std.
7. Depot-Insulin „Hoechst"
Klare, saure Insulin-Surfen-Lösung mit kräftigem Wirkungseinsatz und stabiler Maximalwirkung.
Standardintermediärinsulin mit einer Wirkungsdauer von etwa 10–16 Std.
8. Depot-Insulin „Horm"
Klare, saure Insulin-Protamin-Lösung mit weichem Wirkungseinsatz und einer Wirkungsdauer von etwa 12–16 Std.
9. HG-Insulin (Humanglobin-Insulin)
Klare, saure Insulin-Humanglobin-Lösung mit weichem Wirkungseinsatz und einer Wirkungsdauer von etwa 12–16 Std.

10. NPH-Insulin
Neutrale, trübe Suspension von Insulin-Protaminat-Kristallen (0,50 mg Protamin auf 100 I. E.) mit weichem Wirkungseinsatz und einer Wirkungsdauer von etwa 14–18 Std.
11. Lente Insulin
Mischinsulin in neutraler, trüber Suspension, bestehend aus 3 Teilen Semilente und 7 Teilen Ultralente (Rinder-Insulin-Kristalle) mit flachem Wirkungseinsatz und einer Wirkungsdauer von etwa 18–22 Std.
12. Long-Insulin
Mischpräparat in neutraler, trüber Suspension, bestehend aus amorphem Insulin und kristallisierten Insulin-Surfen-Salzen mit relativ kräftigem Wirkungseinsatz und einer Wirkungsdauer von etwa 18–26 Std.
13. PZ-Insulin (Protamin-Zink-Insulin)
Neutrale, trübe Suspension von amorphem Insulin-Protaminat (1,25 mg Protamin auf 100 I. E.) mit flachem Wirkungseinsatz, Wirkungsdauer etwa 22–26 Std.
14. Ultralente
Neutrale, trübe Suspension von Rinder-Insulin-Kristallen mit flachem Wirkungseinsatz und einer Wirkungsdauer von etwa 22–28 Std.

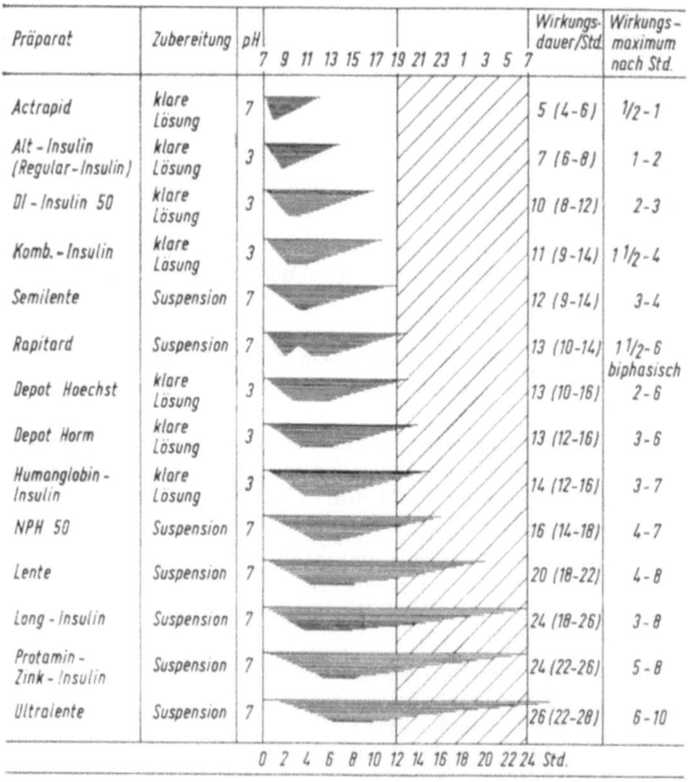
Präparat
Zubereitung
pH
7 9 11 13 15 17 19 21 23 1 3 5 7
Wirkungsdauer/Std.
Wirkungsmaximum nach Std.
Actrapid | klare Lösung | 7 | 5 (4-6) | 1/2-1
Alt-Insulin (Regular-Insulin) | klare Lösung | 3 | 7 (6-8) | 1-2
DI-Insulin 50 | klare Lösung | 3 | 10 (8-12) | 2-3
Komb.-Insulin | klare Lösung | 3 | 11 (9-14) | 1 1/2-4
Semilente | Suspension | 7 | 12 (9-14) | 3-4
Rapitard | Suspension | 7 | 13 (10-14) | 1 1/2-6 biphasisch
Depot Hoechst | klare Lösung | 3 | 13 (10-16) | 2-6
Depot Horm | klare Lösung | 3 | 13 (12-16) | 3-6
Humanglobin-Insulin | klare Lösung | 3 | 14 (12-16) | 3-7
NPH 50 | Suspension | 7 | 16 (14-18) | 4-7
Lente | Suspension | 7 | 20 (18-22) | 4-8
Long-Insulin | Suspension | 7 | 24 (18-26) | 3-8
Protamin-Zink-Insulin | Suspension | 7 | 24 (22-26) | 5-8
Ultralente | Suspension | 7 | 26 (22-28) | 6-10
0 2 4 6 8 10 12 14 16 18 20 22 24 Std.

Abb. 2: Wirkungsprofile der gebräuchlichsten Insulinpräparate

Literatur

ABEL, J. J. and E. M. GEILING: Researches on insulin. I. Is insulin an unstable sulphur compound? J. Pharmacol. exp. Ther. 25, 423 (1925)
BANGHAM, D. R. and M. V. MUSSET: The fourth international standard for insulin. Bull. Wld. Hlth. Org. 20, 1209 (1959)
BANTING, F. G. and C. H. BEST: The internal secretion and pancreas. J. Lab. clin. Med. 7, 251 (1922)
– and C. H. BEST: Pancreatic extracts. J. Lab. clin. Med. 7, 464 (1922)
– C. H. BEST, J. J. R. MACLEOD: The internal secretion of pancreas. Amer. J. Physiol. 59, 479 (1922)
– et al.: Pancreatic extracts in the treatment of diabetes mellitus. Canad. med. Ass. J. 12, 141, 1922
– et al.: Trans. roy. Soc. Can., sect. 5, 16, 27 (1922). Zitiert in: C. H. BEST: Forty years of interest in insulin. Brit. med. Bull. 16, 179 (1960)
BARRON, O. M.: The relation of the islets of Langerhans to diabetes with special reference to cases of pancreatic lithiasis. Surg. Gynec. Obstet. 31, 437 (1920)
BELLWINKEL, H. W.: Erfahrungen mit einem neuen Verzögerungsinsulin. Dtsch. med. Wschr. 79, 1896 (1954)
BERTRAM, F.: Über Aktivierung des Insulins durch Eiweißkörper. Zweite Mitteilung. Klin. Wschr. 4, 2285 (1925)
– Die Zuckerkrankheit. 4., vollkommen umgestaltete Aufl. G. Thieme Verl., Stuttgart 1953
– Klinische Beobachtungen über neue verzögernd wirkende Insulinpräparate. Verh. dtsch. Ges. inn. Med. 59, 242 (1953)
– Insulinbehandlung. Therapiewoche 4, 56 (1953/54)
– E. FELDKIRCHNER und R. MEINECKE: Neue Möglichkeiten einer optimalen Insulintherapie. Dtsch. med. Wschr. 79, 28 (1954)
– Erfahrungen mit Long-Insulin „Hoechst". Dtsch. med. Wschr. 80, 220 (1955)
– Stoffwechsel der Kohlenhydrate. Klinischer Teil. In: ZÖLLNER, N. [Hrsg.]: Thannhausers Lehrbuch des Stoffwechsels und der Stoffwechselkrankheiten. S. 287. Georg Thieme Verlag, Stuttgart 1957
– Die Zuckerkrankheit. Fortgeführt von H. OTTO. 5., neubearb. und erw. Aufl. Georg Thieme Verlag, Stuttgart 1963
BEST, C. H.: Epochs in the history of diabetes. In: WILLIAMS, R. H. [Hrsg.]: Diabetes. S. 1. P. B. Hoeber, New York 1960
BLÖMER, H. und H. MASKE: Vergleich zweier moderner Intermediär-Insuline. Z. klin. Med. 152, 73 (1953/55)
BRATUSCH-MARRAIN, A.: Cholosulin und perorale Diabetesbehandlung. Münch. med. Wschr. 77, 715 (1930)
BRUGSCH, TH. und H. HORSTERS: Über die Einwirkung von peroral zugeführtem Insulin auf den Blutzucker. Münch. med. Wschr. 77, 8 (1930)
BRUNI, B.: Un nuovo tipo di insulina ad azione bifasica (Rapitard con Actrapid). Minerva med. 55, 3660 (1964)
BURGESS, N.: Early experiences with insulin in the treatment of diabetes mellitus. Lancet II, 777 (1923)
CLAUSEN, J.: Treatment of diabetes mellitus with insulin adrenalin. Acta med. Scand. Suppl. 78, 694 (1936)
CONSTAM, G. R.: Erfahrungen bei der Behandlung labiler Zuckerkranker. Dtsch. med. Wschr. 87, 2184 (1962)
CUGUDDA, E., G. GRAGNOLI, G. GIOVANNELLI: Osservazione cliniche su una nuova insulina ad azione prolungata. Ther. Umsch. 20, 21 (1963)
CUTTING, W. C. and G. B. ROBSON: Clinical trials with insulin-quinine mixtures by mouth in diabetics. Endocrinology 28, 375 (1941)

Dörzbach, E. und F. Lindner: Über ein neues Depot-Insulin mit abgestufter Wirksamkeit (Long-Insulin Hoechst). Dtsch. med. Wschr. *79*, 440 (1954)
- Depot-Insuline. In: Stich, W. und H. Maske [Hrsg.]: Insulin und Insulintherapie. S. 66. Verlag Urban & Schwarzenberg, München–Berlin 1956

Driver, R. L. and J. R. Murlin: Factors in the absorption of insulin from the alimentary tract. Amer. J. Physiol. *132*, 281 (1941)

Drugemöller, P. und L. Norpoth: Wege und Irrwege der deutschen Insulinforschung. Dtsch. med. Wschr. *78*, 919 (1953)

Duncan, G. G. and Ch. F. Barnes: The action of globin insulin compared with that of crystalline, unmodified, and protamine zinc insulin. Amer. J. med. Sci. *202*, 453 (1941)

Fenton, E. L.: The assay of insulin solutions by paper chromatography. Biochem. J. *81*, 570 (1961)

Fornet, W.: Über klinische Prüfung peroraler Insulinpräparate. Dtsch. med. Wschr. *52*, 1946 (1926)
- Über perorale Insulinwirkung und perorale Insulintherapie. Münch. med. Wschr. *76*, 1926 (1929)
- Sur l'efficacité de l'insuline buccale. Presse méd. *38*, 406 (1930)

Forschbach, J.: Versuche zur Behandlung des Diabetes mellitus mit dem Zuelzerschen Pankreashormon. Dtsch. med. Wschr. *35*, 2053, 1909

Friedman, G. J. Available insulins and insulin hypoglycemia. N.Y. J. Med. *62*, 527, 1962
- Clinical use of insulin. In: Ellenberg, M. and H. Rifkin [Hrsg.]: Clinical diabetes mellitus. McGraw-Hill Book Company, New York–Toronto–London 1962

Gassmann, W.: Klinische Erfahrungen mit Long-Insulin-Hoechst. Dtsch. med. J. *5*, 241 (1954)

Gerritzen, F.: Persönl. Mitteilg.
- The duration of the action of different insulins. Brit. med. J. *1952*, I, 249
- Classification of various insulins. Brit. med. J. *1953*, II, 1030
- Über die Wirkungsdauer eines Zink-Insulin-Protaminats. Münch. med. Wschr. *96*, 493 (1954)

Gley, E.: Action des extraits de pancréas sclérosé sur des chiens diabétiques. (Par extirpation du pancréas). C. R. Soc. Biol. (Paris) *87*, 1322 (1922)

Gray, P. A.: The treatment of diabetes mellitus with insoluble insulin compounds. Endocrinology *20*, 461 (1936)

Habs, H.: Diskussionsbeitrag zu Bertram, F.: Klinische Beobachtungen über neue verzögernd wirkende Insulinpräparate. Verh. dtsch. Ges. inn. Med. *59*, 242 (1953)

Hagedorn, H. C., N. B. Jensen, N. B. Krarup and I. Wodstrup: Protamine insulinate. Acta med. Scand. Suppl. *78*, 678 (1936)

Hallas-Møller, K.: Chemical and biological insulin studies I and II. Dissertation, Kopenhagen 1945
- K. Petersen and J. Schlichtkrull: Crystalline and amorphous insulin-zinc compounds with prolonged action. Ugeskr. Laeg. *113*, 1761 (1951)

Hanzlik, P. J. and W. C. Cutting: Agents promoting gastrointestinal absorption of insulin. Endocrinology *28*, 368 (1941)

Hédon, E.: Greffe sous-cutanée du pancréas; ses résultats au point de vue de la théorie du diabète pancréatique. C. R. Soc. Biol. (Paris) *44*, 678 (1892)
- Transfusion carotidienne croisée entre chiens diabétiques et chiens normaux. C. R. Soc. Biol. (Paris) *67*, 792 (1909)

Hedvall, E.: Essais thérapeutiques avec l'insuline en émulsion huileuse. Acta med. Scand. *62*, 334 (1925)

Hermann, S. und H. Kassowitz: Experimentelle Grundlagen der percutanen Insulinwirkung. Klin. Wschr. *14*, 1531 (1935)
- - Aufnahme und Schicksal des auf die lebende Haut applizierten Insulins. I. Mitteilung. Naunyn-Schmiedebergs Arch. exp. Path. Pharmak. *179*, 524 (1935)

– Aufnahme und Schicksal des auf die lebende Haut applizierten Insulins. II. Mitteilung. Naunyn-Schmiedebergs Arch. exp. Path. Pharmak. *179*, 529 (1935)
HEY, A.: Clinical studies on insulin; isoinsulin novo and di-insulin novo. Ugeskr. Laeg. *107*, 901 (1945)
IBRAHIM, J.: Trypsinogen und Enterokinase beim menschlichen Neugeborenen und Embryo. Biochem. Z. 22, 24 (1909)
JENKINSON, C. N. and K. J. G. MILNE: Insulin-tannic acid-zinc suspension in treatment of diabetes mellitus. Brit. med. J. *1938*, I (380)
JOINER, C. L.: Rate of clearance of insulin labelled with ^{131}I from the subcutaneous tissues in normal and diabetic subjects. Lancet *I*, 964 (1959)
DE JONGH, S. E. und E. LAQUEUR: Einfluß des Trockengehalts (Reinheitsgrad) auf die Wirkung des Insulins. Biochem. Z. *163*, 371 (1925)
JOSLIN, E. P. et al.: The treatment of diabetes mellitus. 10., rev. Aufl. Kimpton, London 1959
KAZMEIER, F. (unter Mitarbeit von FRANKEN, F. H. et al.): Krise bei Erkrankungen des Stoffwechsels und der inneren Sekretion. Beiträge zur praktischen Medizin, Heft 42. Ferdinand Enke Verlag, Stuttgart 1962
KERP, L,. H. KASEMIR und F. KIELING: Insulinbindende Antikörper und Insulinbedarf bei Diabetikern. Klin. Wschr. *46*, 376 (1968)
KESTERMANN, E.: Unsere Erfahrungen mit dem peroralen Insulin Cholosulin (Pharmagans). Dtsch. med. Wschr. *56*, 356 (1930)
KLEIN, G. und A. GROSSE: Theoretische und praktische Ergebnisse mit parenteralen Depots. Z. ges. exp. Med. *98*, 623 (1936)
KRAYENBÜHL, CH., TH. ROSENBERG: Rep. Steno Hosp. (Kbh.) *I*, 60 (1946)
KROGH, A.: Die Wirkungen von Insulin im Organismus. Dtsch. med. Wschr. *49*, 1321 (1923)
KÜHN, R.: Cholosulin und Blutzuckertageskurve. Dtsch. med. Wschr. *56*, 1341 (1930)
KWILECKI, D. und K. SILBERSTEIN: Unsere Erfahrungen mit peroralem Insulin (Cholosulin). Med. Klin. 26, 513 (1930)
LACHNIT, V. und A. FERSTL: Zur Wirkung zusatzfreier Zinkinsuline. Wien. med. Wschr. *103*, 292 (1953)
LANGE, H. und R. SCHOEN: Beiträge zur Cholesterinwirkung. I. Mitteilung: Einfluß des Cholesterins auf die Insulinwirkung. Naunyn-Schmiedebergs Arch. exp. Path. Pharmak. *113*, 92 (1926)
LANGE, F. und S. LOEWE: Zur Frage der peroralen Insulinwirkung. Dtsch. med. Wschr. *55*, 2132 (1929)
LASCH, F. und E. SCHÖNBRUNNER: Über die Erhaltung der Insulinwirkung in Verdauungssäften durch Beigabe organischer Farbstoffe. Klin. Wschr. *17*, 114 (1938)
LAWRENCE, R. D. and W. OAKLEY: New long-acting insulin; preliminary trial of "lente" novo insulin. Brit. med. J. *1953*, I, 242
LEVITT, A. and J. P. SCHAUS: Clinical experience with globin-insulin. Med. Tms (N.Y.) *70*, 187 (1942)
LINDNER, F.: Chemie und Biochemie des Insulins. In: STICH, W. und H. MASKE [Hrsg.]: Insulin und Insulintherapie. S. 17. Verlag Urban & Schwarzenberg, München–Berlin 1956
LIPPMANN, H.: Über Eigenschaften und Anwendungsmöglichkeiten des NPH-Insulins. Dtsch. Gesundh.-Wes. *19*, 827 (1964)
LÜBKEN, W.: Diabetes mellitus. Hippokrates-Verlag, Stuttgart 1960
MAIER-WEINERTSGRÜN, D.: Versuche mit der Insulinsalbe Ilocutan. Klin. Wschr. *15*, 1245 (1936)
MARCO, G. DI: Sull'uso terapeutico di insuline ad effetto ritardato di durata „intermedia". Praxis *51*, 469 (1962)
MARIGO, S. und L. BENAZZO: Beobachtungen über ein neues Depot-Insulin. Dtsch. med. J. *9*, 473 (1958)
MARIGO, S. e F. MELANI: Prime esperienze cliniche con una nuova insulina di deposito: la insulina globina umana. Praxis *51*, 490 (1962)

MARKS, H. E.: New globin insulin. Importance of carbohydrate distribution in control of diabetes with modified insulins. Med. Clin. N. Amer. *24*, 649 (1940)

MERING, J. VON und O. MINKOWSKI: Diabetes mellitus nach Pankreasexstirpation. Naunyn-Schmiedebergs Arch. exp. Path. Pharmak. *26*, 371 (1889/90)

MEYER, J. DE: Action de la sécrétion interne du pancréas sur différentes organes et en particulier sur la sécrétion renale. Arch. fisiol. *7*, 96 (1909)

MITTENZWEI, H.: Protamin-Zink-Insuline. In: STICH, W. und H. MASKE [Hrsg.]: Insulin und Insulintherapie. S. 75. Verlag Urban & Schwarzenberg, München–Berlin 1956

MÖLLERSTRÖM, J.: Diurnal rhythm in severe diabetes mellitus; significance of harmoniously timed insulin treatment. Diabetes *3*, 188 (1954)

MOHNIKE, G. und H. LIPPMANN: Über Depot-Insulin-Hoechst „Klar". Med. Welt *1964*, 2750

MÜLLER, R.: HG-Insulin. Med. u. Ernähr. *4*, 19 (1963)

MURLIN, J. R., C. C. SUTTER et al.: Some favorable effects from the alimentary administration of insulin. Proc. Soc. exp. Biol. (N.Y.) *21*, 338 (1923/24)

NORA, J. J., D. W. SMITH and J. R. CAMERON: The route of insulin administration in the management of diabetes mellitus. J. Pediat. *64*, 547 (1964)

OTTOW, M.: Erfahrungen mit peroralem Insulin bei kindlichem Diabetes mellitus. Münch. med. Wschr. *76*, 1584 (1929)

PAPASPYROS. N. S.: The history of diabetes mellitus. Georg Thieme Verlag, Stuttgart 1964

PFEIFFER, E. F. und K. SCHÖFFLING: Klinische Prüfung eines neuartigen Verzögerungsinsulins mit 24-Stunden-Wirkung. Schweiz. med. Wschr. *84*, 395 (1954)

PORGES, O. und D. ADLERSBERG: Die Behandlung der Zuckerkrankheit mit fettarmer Kost. Verlag Urban & Schwarzenberg, Berlin–Wien 1929

PRELLWITZ, W. und B. KNICK: Klinische und experimentelle Untersuchungen mit Humanglobin-Insulin. Med. Klin. *59*, 1754 (1964)

PRIBRAM, H.: Klinische Beobachtungen über die percutane Wirkung von Insulin bei Diabetikern. Klin. Wschr. *14*, 1534 (1935)

PUGH, D. W.: Indications for globin-insulin. Brit. med. J. *1950*, II, 657

REINER, L., D. S. SEARLE and E. H. LANG: On the hypoglycemic activity of globin insulin. J. Pharmacol. exp. Ther. *67*, 330 (1939)

RENNIE, J. K.: Discussion on diabetes and insulin. Kongreßbericht. Brit. med. J. *1923*, II, 448

ROSENTHAL, L. and J. KAMLET: Studies on alum-precipitated insulin. Proc. Soc. exp. Biol. (N.Y.) *36*, 474 (1937)

RÜCKERT, A. und J. SCHÖNE: Über die Betriebskontrolle von Insulinlösungen mittels Papierchromatographie und spektralphotometrischer Auswertung. Pharmazie *15*, 442 (1960)

SANGER, F. and E. O. P. THOMPSON: The amino-acid sequence in the glycyl chain of insulin. 1. The identification of lower peptides from partial hydrolysates. 2. The investigation of peptides from enzymic hydrolysates. Biochem. J. *53*, 353, 366 (1953)

– L. F. SMITH and R. KITAI: The disulphide bridges of insulin. Biochem. J. *58* (Proc. Biochem. Soc.) VI (1954)

– The structure of insulin. In: GREEN, D. E. [Hrsg.]: Currents in biochemical research. Interscience Publishers, New York 1956

– Chemistry of insulin. Science *129*, 1340 (1959)

– Chemistry of insulin. Brit. med. Bull. *16*, 183 (1960)

SAUER, H.: Heutige Möglichkeiten der Insulintherapie. Internist *5*, 135 (1964)

SCOTT, D. A.: Chrystalline insulin. Biochem. J. *28*, 1592 (1934)

SCOTT, D. A. and A. M. FISHER: The effect of zinc salts on the action of insulin. J. Pharmacol. exp. Ther. *55*, 206 (1935)

– – Chrystalline insulin. Biochem. J. *29*, 1048 (1935)

SCOTT, E. L.: On the influence of intravenous injection of an extract of the pancreas on experimental pancreatic diabetes. Amer. J. Physiol. *29*, 306 (1911/12)

SCHLICHTKRULL, J.: Insulin-Kristalle. Er. Munksgaard, Kopenhagen 1961

Schneeweiss, J.: Erfahrungen mit einem neuen klargelösten Depot-Insulin (Depot-Insulin G 25 „Hoechst"). Med. Welt *1*, 1052 (1962)

Schulze, W.: Die Bedeutung der Langerhansschen Inseln im Pankreas. Arch. mikr. Anatomie *56*, 411 (1900)

Schumacher, H. und J. Schumacher: Einst und jetzt: 100 Jahre Diabetes mellitus. Münch. med. Wschr. *98*, 517 (1956)

Schumacher, J.: Geschichte des Diabetes mellitus bis zur Insulin-Ära. Dtsch. med. J. *14*, 707 (1963)

Seelemann, K.: Klinische Erfahrungen mit Insulin Lente (Novo) und Long-Insulin (Hoechst) bei kindlichem Diabetes mellitus. Medizinische *1*, 922 (1955)

Smith, K. L.: Insulin. In: Dorfman, R. I. [Hrsg.]: Methods in Hormone Research. Vol. II, S. 413. Academic Press, New York–London 1962

Ssobolew, L. W.: Zur normalen und pathologischen Morphologie der inneren Sekretion der Bauchspeicheldrüse. Arch. path. Anatomie *168*, 91 (1902)

Steigerwaldt, F.: Die Insulintherapie des Diabetes mellitus. Med. Klin. *58*, 62 (1963)

Steinitz, E. und E. Thau: Über Wirksamkeit und praktische Verwendbarkeit des Cholosulin-Stephan. Dtsch. med. Wschr. *57*, 365 (1931)

Stengel, F. und H. Lassmann: Diabetes im Altersheim und Insulinbehandlung; vorläufige Übersicht. Wien. klin. Wschr. *66*, 883 (1954)

Stephan, R.: Über perorale Insulinwirkung und perorale Insulintherapie. Münch. med. Wschr. *76*, 1579 (1929)

– Praktische Ergebnisse und Indikationen der Diabetesbehandlung mittels peroraler Insulinzufuhr. Med. Klin. *26*, 228 (1930)

Stötter, G.: Diabetes mellitus. Neuere Gesichtspunkte und moderne Therapie. Münch. med. Wschr. *103*, 755, 816 u. 848 (1961)

– Praktische Gesichtspunkte zur Insulinbehandlung. Dtsch. med. J. *14*, 741 (1963)

Stratmann, F. W.: Der klinische Wert von Insulin Novo Rapitard und Actrapid und dessen Objektivierung nach der M-Wert-Methode (Schlichtkrull). Med. Welt *1*, 194 (1962)

Taylor, K. W., R. E. Humbel, J. Steinke und A. E. Renold: The paper chromatography of insulins from ox pancreas, human pancreas and the isolated islet tissue of the N. American Toadfish (Opsanus tau). Biochim. biophys. Acta (Amst.) *81*, 391 (1961)

Telfer, S. V.: The administration of insulin by inunction. Brit. med. J. *1923*, I, 715

Tretenhahn, W.: Die modernen Depot-Insuline. Wien. Z. inn. Med. *40*, 426 (1959)

Umber, F. und M. Rosenberg: Ist das perorale Insulin-Stephan (Cholosulin) bei der Diabetesbehandlung praktisch verwertbar? Dtsch. med. Wschr. *56*, 169 (1930)

– Werden und Wirken des Deutschen Insulinkomitees. Dtsch. med. Wschr. *58*, 1157 (1932)

Wahncau, E. und F. Bertram: Experimentelle und klinische Untersuchungen zur Frage der peroralen Diabetesbehandlung. I. Mitteilung: Gallensäuren als Resorptionsvermittler des Insulins. Klin. Wschr. *10*, 486 (1931)

Wassermeyer, H. und A. Schäfer: Über die endonasale Applikation des Insulins. Klin. Wschr. *8*, 210 (1929)

– – Über die endonasale Applikation des Insulins. Med. Klin. *26*, 474 (1930)

White, P.: Recent progress in severe diabetes. Canad. med. Ass. J. *35*, 153 (1936)

Wolff, G.: Zucker, Zuckerkrankheit und Insulin. Dustri-Verlag, Remscheid-Lennep 1955

Wrenshall, G. A., G. Hetenyi and W. R. Feasby: The story of insulin. Bodley Head, London 1962

Zuelzer, G., M. Dohrn und H. Marxner: Neuere Untersuchungen über den experimentellen Diabetes. Dtsch. med. Wschr. *34*, 1380 (1908)

– Über Acomatol, das deutsche Insulin. Med. Klin. *19*, 1551 (1923)

Insulin Therapy: Principles of Maintenance Treatment with Insulin

By L. J. P. Duncan and B. F. Clarke, Edinburgh

I. Introduction
II. What the Diabetic must know
   A. Diet
   B. Measurement and injection of insulin
   C. Urine testing and assessment of control
III. Choice of Insulin Preparation
IV. Achievement of Fair Control
V. Achievement of Good Control
VI. Hypoglycaemia and Metabolic Decompensation
VII. Summary

I. Introduction

Treatment with insulin is necessary for (1) all patients who developed symptomatic and clinically overt diabetes in the first three decades of life, except the few who were then considerably obese or those experiencing a spontaneous remission and (2) those diagnosed at an older age and inadequately controlled by diet and oral hypoglycaemic drugs.

The immediate purpose of treatment is the relief of symptoms, achievement and maintenance of a reasonable body weight and avoidance of hypoglycaemic insulin-reactions and of metabolic decompensation. The degree of control to be aimed at depends on whether or not the physician concerned believes that the development and progression of the so-called microangiopathic complications and possibly of atherosclerotic vascular disease are delayed by good or the best possible and accelerated by poor diabetic control. This question cannot be answered at present. However, complications sufficiently severe to threaten well being or life are usually found in those who have been diabetic for 10 years or more, although there are many exceptions to this generalisation especially in older patients.

For these reasons we have adopted the following compromise. 1. To aim for strict control in a) patients aged less than 60 when diagnosed as diabetic and who are likely to live for a further 10 years or more and b) any diabetic who has complications not so far advanced as to cause, for example, blindness or renal failure. 2. To be satisfied with fair or less strict control in a) those diagnosed after the age of 60, unless complications are present, and b) younger patients who are unlikely to live for another 10 years because of other organic disease such as malignancy or serious cardiac disorder.

II. What the Diabetic must know

Although patients requiring only fair control need not be educated so thoroughly, those who ought to be strictly controlled should

1. Understand their diet.
2. Know how to keep the syringe, to measure and to inject the insulin.
3. Know how to test urine for glucose, which specimens to test and what the results mean.
4. Know when the insulin or insulins are having their effect and how to adjust their dosage according to the urine test results.
5. Know the symptoms of insulin-induced hypoglycaemia, why reactions occur, how to avoid and how to correct them.
6. Know how to adjust the diet or insulin to allow for anticipated or unexpected changes in physical activity or meals.
7. Know how to maintain diabetic control during periods of intercurrent illness.

It takes time, patience and understanding to teach diabetics these principles; however, the task is not impossible even in the case of those of limited intelligence, particularly if intensive and confident instruction is given during the first few weeks after diagnosis when the patient is most receptive. It is also a rewarding duty since properly instructed diabetics are more confident, can lead a virtually normal life and require to be seen far less frequently by the doctor. All diabetics should, however, seek medical advice whenever the diabetes becomes uncontrolled and be examined at about yearly intervals for complications and other pathology.

A. Diet

The daily carbohydrate allowance, including milk, is prescribed in terms of exchanges distributed between the main meals and buffer snacks in proportions suited to the patient eating habits (p. 1019). Diabetics can eat as much as they wish of protein and fat foods although the obese have to restrict their intake of the latter. Children, the elderly and the poor must eat enough protein.

B. Measurement and injection of insulin

Syringes are best kept in industrial spirit in one of the many suitable screw-capped containers available. Repeated boiling in water merely obliterates the syringe markings and should be done only once in about every two weeks. The syringe must be cleared of spirit before use, otherwise pain, stinging or a red lump may occur after injection; this can be done by moving the plunger quickly up and down the barrel several times or by cleansing it with cold water boiled the evening before.

The various preparations of insulin contain 40 or 80 units/ml. The former strength is used if 20 units or less is injected. Unfortunately the markings of different makes of syringe vary considerably; some have 10 marks to the ml. – others 20. Some make no reference to units – others do. The patient must, therefore, know how to measure the dose of insulin drawn into the syringe that he is to use. All cloudy insulin preparations have to be well shaken before being taken up into the syringe.

Insulin is given by deep subcutaneous injection usually into the outer aspect of the thigh, the upper arm or lower abdomen, the actual point of administration being changed each day. The skin should be cleansed with a suitable antiseptic before injection. The few patients who cannot be taught to inject themselves are the half-witted, the very young or elderly, the blind and the physically incapacitated. Usually a thick fold of skin is picked up and firmly pressed between thumb and forefinger and the needle resolutely plunged into the fold at an angle of about 45 degrees to the body surface. Alternatively the skin surface may be stretched and the needle inserted at right angles to it. The injection may be made entirely painless if the sharp tip of the needle is firmly pressed over several points of the skin until one is found which is insensitive to pain and the needle then pierced through it. Very nervous patients may find useful one of the several makes of spring-injector; recourse to these and other adjuncts should rarely be necessary.

When two insulins which ought not to be drawn up into and injected together from the same syringe have to be given – e. g. soluble and any other preparation, it is best to inject each at separate points. Alternatively the quicker-acting insulin can be injected first, the syringe disconnected, the needle withdrawn slightly, then pushed in deeper in a different direction and the other insulin injected through it from a second syringe.

C. Urine testing and assessment of control

Patients should be taught to test urine for glucose using the simple "Clinitest" or equivalent apparatus. Although not specific for glucose, "Clinitest" gives a reasonably satisfactory quantitative result ranging from 0 % to 2 % which is not obtainable with "Clinistix", "Testape" or similar tests. It is of course, quite useless for patients to test urines if they do not know what the results mean and indicate.

The results of urine tests for glucose done on specimens passed before meals indicate the degree of day-to-day control being achieved and provide the essential information from which patient and doctor can determine the correct dose of the insulin being given. The four tests required are those of specimens passed before breakfast (true-fasting), before lunch, before the main evening meal (before supper) and before taking a light snack four or more hours after the main evening meal or, if this is not taken, before going to bed (before-bed tests).

It is, however, imperative that the insulin-taking diabetic empties the bladder half-an-hour or so before passing the specimen of urine that is tested since these are deliberately timed to exclude the usually unavoidable post-prandial hyperglycaemia and thus to give a reasonable reflection of the blood glucose value at the time of the test. If a patient takes his breakfast and does not pass urine until just before lunch, this specimen will contain the glucose excreted during the temporary hyperglycaemia occurring after breakfast. Thus the blood glucose level may have fallen to normal values by lunchtime and yet the test may show considerable glycosuria and give a misleading indication of the blood glucose concentration. If, on the basis of such a test, the patient increased the dose of the morning short-acting insulin he would most likely become hypoglycaemic before lunch. Similarly, attempts to keep the overnight or post-prandial urine specimens glucose free are likely to cause repeated hypoglycaemic episodes. The necessity of emptying the bladder half-an-hour or so before passing the urine to be tested cannot be overemphasised.

Occasional post-prandial urine tests, measurement of 24 hour urinary glucose loss and blood glucose determinations (particularly for those with a low renal threshold for glucose), may add to the assessment of control. Patients who find their diabetes difficult to control may obtain rough checks of their blood glucose by "Dextrostix" and should be given "Acetest" tablets or "Ketostix" to test their urine for ketones when required.

III. Choice of Insulin Preparation

The insulin or insulins to be used depend on the degree of control to be achieved and the doctor's preference derived from experience. There are very many different insulin preparations (p. 1087) many of which are available and used in only certain continents or countries. The authors can only refer to those used in the U. K., having no experience in the use of others, but readers in other countries should be able to translate these into the comparable preparations available to them. In clinical terms, all preparations can be classified according to their times of action and their miscibility or otherwise with others, as follows: –

a) Rapid and short-acting preparations. Soluble or regular insulin in which the hormone is dissolved in an acid solution, cannot be drawn into and injected from the same syringe with any other preparation because this alters their individual time actions. Nuso (neutral soluble ox) may be so injected with N. P. H. and Actrapid, a pig insulin, can probably be injected with any of the I. Z. S. preparations. The two insulins should not be mixed and are injected immediately after withdrawal into the syringe. The effect of an average dose begins 10 to 20 minutes after injection, is greatest at 4–6 and lasts for 8 to 10 hours. Although reasonable control can occasionally be achieved by the injection of one of these short-acting insulins before breakfast and before the main evening meal, they are most often used together with an intermediate- or long-acting depot insulin.

b) Intermediate-acting preparations. These are NPH (Isophane) and IZS Amorphous (Semi-lente); the latter can be injected together with I. Z. S. Crystalline (for other miscible preparations see above). Their effect starts about four hours after injection, is maximum at about 6 to 10 and lasts about 8 to 14 hours. Moderate control may be achieved by their twice daily injection. However, good control generally requires the addition of a rapid short-acting insulin to the regime.

c) Delayed and long-acting preparations. PZI (protamine zinc insulin) containing excess protamine cannot be mixed with any other preparation; IZS Crystalline (Ultralente) may be injected together with Actrapid or IZS Amorphous (see above). Their effect begins about six hours after injection, is greatest at 10 to 18 and lasts for 24 to 32 hours. They are generally used in combination with other preparations.

d) Mixtures. IZS Lente is a 3 to 7 mixture of the Semilente and Ultralente. Rapitard is a 1 to 3 mixture of Actrapid and an intermediate-acting ox insulin which is not separately marketed.

The time action of any insulin depends on its rate of absorption from the injection site which varies from patient to patient and is influenced by the technique of injection and the amount given. Thus doses of more than 40 units have a later and more prolonged maximal effect and duration of action than those indicated above. Insulins cannot be injected together from the same syringe without alteration of individual times of action if they differ in pH, in the buffer used or if one contains an excess of protamine or zinc. Whether the insulin is derived from ox, pig or both animal sources depends not only on the preparation but on the manufacturer (p. 1087). Pig insulin is less antigenic in man so that occasionally smaller doses of pig insulin are required than of ox insulin.

Space does not permit consideration of all the many combinations of insulin preparations that may be used, some of which may be particularly suited to individual patients. Instead the regimens we commonly use for the achievement of fair or good control will be described.

IV. Achievement of Fair Control

Adequate control of these usually older diabetics can nearly always be obtained by one injection of insulin each day. Since good control is not required a long-acting insulin with or without a shorter acting preparation or, alternatively, a mixture such as I. Z. S. Lente gives satisfactory results.

1. Long-acting insulin

Either P. Z. I. or I. Z. S. Ultralente may be used, the dose required being that which keeps the true-fasting urines showing only occasional glycosuria. Elderly patients who cannot pass two urines before breakfast should adjust the dose to that which keeps the overnight urines (i. e. the first one passed on rising from bed) generally showing $1/4$ to $3/4\%$ although these will often show 0% or 2% depending on if and when the patient urinated during the night. Persistent aglycosuria in the overnight – in contrast to the true-fasting – tests must be avoided otherwise night-time hypoglycaemia will surely result. This regimen is satisfactory in as much that the morning urines are the most convenient to collect and test, (although they show the least glycosuria any serious loss of diabetic control is revealed by their showing too much sugar) and, because there is no short or intermediate acting insulin component, there is little danger of daytime hypoglycaemia and simple dietary measures suffice.

A considerable number of patients, despite having satisfactory true-fasting or overnight urine test results, continue to have symptoms because of gross daytime glycosuria. They may be controlled either by the additional injection before breakfast of soluble insulin in dosage sufficient to keep the before-lunch tests showing $1/4-3/4\%$ glycosuria or by the once daily injection of a mixture of a long and intermediate acting insulin such as I. Z. S. Lente. The latter preparation is also preferred to P. Z. I. or Ultralente for patients requiring more than 40 units or so of the long acting insulin.

2. I. Z. S. Lente

Injected before breakfast the dose required is that which will keep the urine passed either before the main evening meal (before-supper) or before breakfast (true-fasting) generally showing little or no sugar; whichever of these tests shows the least sugar is the one used to determine the dose needed. Patients who cannot empty the bladder half-an-hour or so before passing the specimen to be tested should take just enough I. Z. S. to keep the appropriate before supper or overnight test showing on average $1/2$–$3/4$% sugar. To avoid day-time hypoglycaemia it is essential that meals are not missed.

V. Achievement of Good Control

In our experience, good or the best possible control of the diabetes can seldom be achieved by the insulin mixtures, Rapitard or I. Z. S. Lente. Their use generally requires changes in the diet's distribution and also deprives the patient of the essential flexibility in control although the proportion of both components of I. Z. S. (Lente) can be altered by adding in more of either and that of Rapitard by giving more Actrapid. For this reason, much better control is usually obtained by one of the following two regimes.

1. Combination of a short-acting and a long-acting insulin. These may be P. Z. I. and either soluble or Nuso (injected separately) or I. Z. S. Ultralente and Actrapid (given together). In this regime the initial doses of soluble and P. Z. I. (or their equivalents) injected before breakfast are adjusted by the patient to those which keep the before-lunch and true-fasting urine tests respectively showing generally no or only occasional traces of glucose. When this has been achieved the urine specimens passed before the main evening meal (before supper) and before bed must be tested.

Persistent glycosuria in the before-bed tests indicates the need for a second injection of soluble insulin before the main evening meal. The dosage required is that which will keep the before bed tests showing, on average, $1/4$ to $1/2$ per cent glycosuria, this minimising the possibility of night-time hypoglycaemic reactions. To prevent such reactions the dosage of P. Z. I. should be reduced a little until the correct evening dose of soluble insulin has been ascertained.

The results of the before-supper tests indicate whether or not the blood glucose lowering action of the morning soluble has been sufficiently prolonged to cover lunch and the afternon period. If these tests show too much glucose despite the absence of glycosuria in the before-lunch tests, the mid-afternoon snack can be discontinued. If this is insufficient the dose of morning soluble can be increased in order to prolong its action but extra carbohydrate should be given at breakfast and mid-morning to prevent before-lunch reactions. A few patients, usually those taking a large dose of soluble insulin in the morning, may show considerable glycosuria before lunch and yet have afternoon hypoglycaemic reactions and absence of before-supper glycosuria. For them, carbohydrate can be shifted from breakfast to lunch and the mid-afternoon snack increased.

In this regime, the patient requires to test the urines passed before each of the four main meals on about two days a week. These are the true-fasting test to determine the dosage of P. Z. I., the before-lunch test to indicate the dose required of morning soluble its duration of action being checked by the before-supper tests, and the before-bed test to determine whether or not an additional evening injection of soluble insulin is required and, if so, to indicate its dosage (fig. 1). Expected or unanticipated extra exercise in the morning can, respectively, be covered by reducing the morning dose of soluble insulin or by eating extra carbohydrate. Similarly, exercise in the evening can be covered by alteration in the evening dose

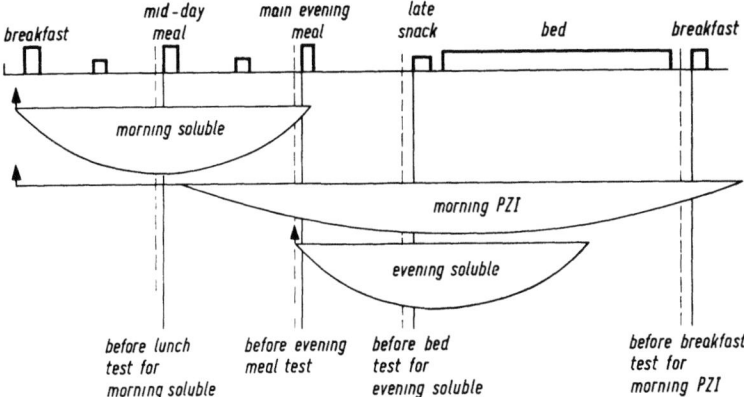

of soluble insulin or by extra carbohydrate. Conversely, overindulgence at breakfast-time or in the evening meal can be allowed for by increasing the appropriate dose of soluble insulin.

2. Combination of a rapid and an intermediate-acting insulin. The common regimes are soluble and N. P. H., Nuso and N. P. H. or Actrapid and I. Z. S. Semilente injected twice daily; N. P. H. and soluble should be injected separately. The correct doses of before-breakfast soluble and N. P. H. (or their equivalents) are those which keep the before-lunch and before-supper urine tests respectively generally glucose-free; the correct doses of soluble and N. P. H. injected before the main evening meal are those which keep the before-bed and true-fasting tests respectively showing relative aglycosuria. Thus the dosage of each insulin is again based on the result of the urine test which reflects its maximum effect on the blood glucose although, depending on the dose given, there may be some overlap in their time actions. Exercise or larger meals may be allowed for by altering the dose of the appropriate insulin.

Although the vast majority of diabetics can obtain the desired degree of control by using one of the above regimes it must be emphasised that some diabetics because of their occupation, changes in working schedule, eating habits or diabetic pattern require highly individualised regimes. In these the insulin is injected and urines tested at apparently unusual times. For example a miner engaged in strenuous physical activity in a dangerous occupation should not take a short and strong acting insulin before going to work since a reaction might occur underground and have serious consequences; he should take his insulin on getting home from work at which time he will usually eat his largest meal.

Most newly diagnosed insulin-dependent diabetics, except some secondary-failures to oral therapy who are familiar with diet and urine testing, are best be admitted to hospital for education in the principles of diabetic self-regulation. This usually takes 5–10 days and the patient is discharged before the desired degree of control has been achieved; hospital conditions are totally unrelated to those of the patient's everyday life to which treatment has to be adjusted. The patient should write down in a notebook all he needs to know about controlling his own diabetes.

A common early accompaniment of treatment is a change in the patient's visual accommodation with inability to see near objects. This is due to marked reduction of the hyperglycaemia and corrects itself within a month or two. A few, especially severe, diabetics show transient dependent oedema because of water retention induced by the metabolic, and possibly other, effects of insulin.

Sometimes the renal threshold for glucose is lowered in the first few weeks of treatment and allowance for this has to be made in the interpretation of urine tests and adjustment of insulin dosage; in due course the threshold returns to normal.

In some, especially younger, newly treated diabetics the insulin requirement falls appreciably shortly after initial treatment. Many such patients need very little or even no insulin during this "honeymoon" period of apparent remission which may last for several months or years after which the insulin requirement increases.

Fat atrophy (p. 744), local and general reactions to insulin (p. 1141), insulin resistance (p. 1154) and the SOMOGYI phenomenon of overinsulinisation (p. 563) are considered elsewhere.

VI. Hypoglycaemia and Metabolic Decompensation

Every insulin-taking diabetic must deliberately be given a hypoglycaemic reaction to recognise the symptoms, and must know why these occur, how to prevent them and how to correct them (p. 562). It is equally important that diabetics should know how to control their diabetes during periods of intercurrent illness, especially gastro-intestinal upsets causing vomiting and inability to retain carbohydrate taken by mouth. At these times the diabetic must test the appropriate urines daily and adjust the insulin dosage to their results – usually an increase is needed. Diabetic symptoms, gross glycosuria and/or ketonuria indicate the need for hospital admission since it is safer to prevent severe keto-acidosis than to correct it. It should be appreciated that patients who cannot retain carbohydrate taken by mouth but continue to inject sufficient insulin may develop severe keto-acidosis in the absence of symptoms or significant glycosuria.

VII. Summary

In our experience there are few patients who, by reason of stupidity or obtuseness, cannot be taught to control their own diabetes satisfactorily provided that time is taken to explain, and ensure that they understand, the principles of diabetic self-regulation. The patient must know when the various insulins he is taking are having their effect and realise that each has its own specific urine test upon which its dosage must be assessed and adjusted. Insulin taking diabetics must therefore test the requisite urines on about 2 days a week and should record the results in a notebook which can be shown to the doctor at appropriate intervals. Urine tests must be made more frequently should there be gross or persistent glycosuria and during times of intercurrent illness and patients should not hesitate to seek medical advice whenever their diabetic control is unsatisfactory.

Die Insulintherapie: Die Behandlung des Coma diabeticum

Von G. Mohnike †, E. Wappler und H. Bibergeil, Karlsburg

I. Einleitung: Coma-Häufigkeit, auslösende Ursachen
II. Diagnose, Differentialdiagnose
III. Therapie
   A. Insulinsubstitution
   B. Elektrolyt- und Flüssigkeitsersatz
   C. Zusätzliche therapeutische Maßnahmen
   D. Überwachung des Comapatienten
   E. Praxis der Comaführung
   F. Gefahren der Comatherapie, Behandlungsfehler
IV. Comamortalität und -letalität, Todesursachen
V. Prognose des Coma diabeticum

I. Einleitung: Coma-Häufigkeit, auslösende Ursachen

Neuere Untersuchungen des Patientenguts eines größeren Krankenhauses über einen Zeitraum von 11 Jahren (Semmler und Lemke, 1969) sowie eine großangelegte epidemiologische Studie in Schweden (Grönberg, Larsson und Jung, 1967) ergaben, daß ca. 4–5 % der Diabetiker im Präcoma oder Coma zur stationären Aufnahme kommen.

Unter den auslösenden Ursachen dominieren Infekte, vorherrschend (in 45 bis 77 %) Pneumonien und Pyelonephritiden, sowie grobe Diätverstöße bei chronischer Vernachlässigung der Stoffwechselkontrolle oder eigenmächtiges Unterlassen der Insulininjektionen (Assan et al., 1969; Bartelheimer, 1959; Berning, 1940; Danowski et al., 1957; Frissell und Hajak, 1926; Grönberg, Larsson und Jung, 1967; Hurwitz, 1968; Lotz, Schliack und Rahn, 1967; Nabarro, 1965). Etwa ein Drittel aller Diabetesfälle, nicht nur der im Kindesalter (Krainick und Struwe, 1960), werden mit einem Coma manifest (Grönberg, Larsson und Jung, 1967; Lotz, Schliack und Rahn, 1967; Semmler und Lemke, 1969), wobei im höheren Lebensalter die durch Hyperosmolarität geprägte Form nicht ganz selten ist (vgl. Abschn. III, B und Bruni, 1967). Für die Entwicklung des hyperosmolaren Coma scheinen Nierenschäden eine günstige Voraussetzung darzustellen (Labram und Jaques, 1968; Panzram und Pense, 1964); mehrfach wurde auch eine vorausgegangene langzeitige Medikation mit Kortikosteroiden, Thiaziden bzw. Saluretika beschrieben (Halmos, Nelson und Lowry, 1966; Kumar, 1968; Martin, 1968; Rossier, Reutter und Frick, 1961). Über das Auftreten eines Coma wurde ferner in Verbindung mit einem Herzinfarkt (Gillmann und Sachsse, 1959; Reksten, 1967; Sachsse, 1957), einer Pankreatitis (Bergoz und Hausser, 1964; Davidson, 1964; Gambill, Bagenstross und Priestley, 1960; Hayduk, Dürr und Schollmeyer, 1968; Hayduk, Kaufmann und Diem, 1968; Kogut und Landing, 1967), einer Pankreasnekrose (Gülzow und Bibergeil, 1967, mit Übersicht der bekannten Fälle; Pariènte et al., 1965) bzw. einem Pankreasadenom oder -karzinom (Christiansen, Dalgaard und Kjerulf, 1965; Jackson und Forman, 1966), schließlich auch bei einer sich plötzlich manifestierenden Insulinresistenz durch genuine Überproduktion humoraler Insulinantagonisten (BAIRD und BORNSTEIN, 1957; DOWNIE, 1957; FIELD, 1958; FIELD und STETTEN, 1956; FIELD, TIETZE und STETTEN, 1957; ROSSIER et al., 1960) berichtet.

II. Diagnose, Differentialdiagnose

Die Diagnose Coma diabeticum ist – neben dem Nachweis von Hyperglykämie und Ketonämie (wobei bei sog. Azetonsperre der Nieren die Azetonurie fehlen kann) – bei folgender klinischer Symptomatik zu stellen:
Vorausgehend Inappetenz, Durst und zunehmende Schlappheit; später Erbrechen, motorische Unruhe, häufig Leibschmerzen sowie Somnolenz bzw. völlige Bewußtlosigkeit. Objektiv findet man als Ausdruck der Exsikkose weiche Bulbi, schlaffe, trockene, in Falten abhebbare gerötete Haut, trockene, gefältelte Zunge; ferner herabgesetzten Muskeltonus, vertiefte große (Kußmaulsche) Atmung, Azetongeruch, Hypotonie und Tachykardie.
Im hyperosmolaren, hyperglykämischen Coma prägen neben der sehr starken Dehydratation die rasch zunehmende Schläfrigkeit und neurologische Herdsymptome das Bild. Neben dem hypoglykämischen Schock mit Bewußtlosigkeit, dem Syndrom der Laktazidose (vgl. STROHMEYER, DÖLLE und SAUER, 1965), welches bei Diabetikern mehrfach in Verbindung mit der Biguanidtherapie oder/und bei zu vermehrter Laktatbildung tendierender Ausgangssituation beschrieben wurde (vgl. S. 1251) und nach STOCKIGT und TAFT (1966) dem Endotoxinschock, bieten vor allem akute Baucherkrankungen differentialdiagnostische Schwierigkeiten (Übersicht bei FRANKE, STRIK und RUHL, 1967; MOHNIKE, 1954; SEIFERT, 1966).
Die sog. Pseudoperitonitis diabetica (BERNING, 1939; BÖGER und WENDT, 1933; DÜRR, 1964c) ist durch einen diffusen Schmerz, Auftreten des Erbrechens *vor* den Schmerzen und (vor Verlust des Bewußtseins) Bewegungsdrang gekennzeichnet (SEIFERT, 1966); die Beschwerden gehen mit Besserung der Stoffwechselsituation zurück, so daß sich ein Zuwarten empfiehlt, ehe der Chirurg eingreift. Die Beobachtung zusätzlicher Symptome (z. B. der vertieften großen Atmung) kann zur Klärung beitragen.
Die Differenzierung zwischen dem Coma diabeticum mit Pseudoperitonitis und einem evtl. auslösenden abdominalen Geschehen bereitet große Schwierigkeiten (HAYDUK, DÜRR und SCHOLLMEYER, 1968). Im Hämogramm findet man in beiden Fällen Leukozytose und Linksverschiebung; auf ein entzündliches Geschehen sollen toxische Granulationen hinweisen. DAVIDSON (1964) macht darauf aufmerksam, daß bei fehlender Exsikkose und raschem Blutzuckerabfall ohne Besserung des klinischen Zustands stets an eine Pankreatitis gedacht werden muß, vgl. auch IVÁNYI und TORNOCZKY (1970).

III. Therapie

An der Behandlung des akuten Stoffwechselzusammenbruchs haben sich, neben der Führung des Diabetes mellitus im Kindes- und Jugendalter, die Möglichkeiten und die Bedeutung der Insulinsubstitution am eindrucksvollsten erwiesen.

Nach den Erfolgen der ersten Behandler (DIAMOND, 1923; FEINBLATT, 1923; FERBER, 1925; FOSTER, 1923; HETÉNYI, 1926; RICHTER, 1926; SCHIASSI, 1925; SIMON, 1923; UMBER und ROSENBERG, 1925) stellt das Coma diabeticum eine indicatio vitalis seu absoluta der Insulinanwendung dar; hierin bestand schon damals Übereinstimmung. Nur LAURITZEN (1923) machte nachteilige Effekte des Insulins geltend.

Das hyperosmolare Coma ohne Ketoazidose hat darüber hinaus die Rolle der Elektrolyt- und Flüssigkeitsverschiebungen, die auch im klassischen diabetischen Coma vorhanden sind, besonders deutlich hervortreten lassen. In der Comabehandlung steht nunmehr die Infusionstherapie als unbedingt durchzuführende Maßnahme neben der Insulinbehandlung. Beide greifen derart ineinander, daß man heute von einer Insulin-Elektrolyt-Therapie des Coma diabeticum sprechen muß. Übersichten unter besonderer Berücksichtigung der Elektrolyt- und Flüssigkeitstherapie: BRUNS und TAKAČ (1965), DÜRR (1964b), TEUSCHER (1963), ZSCHORNACK und HALLER (1965); der Insulinbehandlung: LARCAN und VERT (1962), MELLINGHOFF (1963); ferner ARKY und HURWITZ (1966), DEROT und TCHOBROUTSKY (1964), FROESCH, BÜHLMANN und ROSSIER (1967), HIEDL, HASLBECK und MEHNERT (1968), HURWITZ (1968), MENZEL und BIBERGEIL (1969), NABARRO (1965), PFEIFFER (1960), PICKERT (1964), SACHSSE (1962), SCHNEIDER (1967).

A. Insulinsubstitution

Bei Durchsicht der Literatur bietet sich ein vielfältiges Bild der praktischen Comaführung dar. Vergleichsweise gelangen recht unterschiedliche Insulinmengen zur Anwendung, selbst wenn man davon absieht, daß diese auf verschiedene Zeiträume bezogen sind, z. B. auf die Behandlungszeit bis zur Wiedererlangung des Bewußtseins oder bis zur Normalisierung der blutchemischen Befunde. Unabhängig von der Bevorzugung eines Behandlungsmodus weisen Einzelbeobachtungen darauf hin, daß der Insulinbedarf, offenbar abhängig von der individuellen Situation, in großen Bereichen schwanken kann. LOTZ (1965) behandelte das Manifestationscoma eines 5 Jahre alten Kindes bei einem Aufnahmeblutzucker von 700 mg/100 ml mit insgesamt nur 8 E. EHRLICH und BAIN (1967) gelang die Beherrschung des Coma bei einem 18 Monate alten Kind bei einem Blutzuckerspiegel von 750 mg/100 ml mit 5 E, FEAGIN (1966) bei einer Ausgangsglykämie von 1146 mg/100 ml mit 36 E; in den beiden letzten Fällen handelte es sich um nichtketotische hyperosmolare Comata. Andererseits wurden sog. „heroische" Insulindosen angewendet, um eine Insulinresistenz zu durchbrechen bzw. einer solchen vorzubeugen (BARTELHEIMER, 1959; BOULIN et al., 1947b − 19100 E i.v., stündlich 1000 E; HAMPTON, HUNT und MULHOLLAND, 1956; NICOLAI, 1941 − 1400 E in 30 min; ROSE, KAPLAN und PICARD, 1953; SHEPPARD, 1949 − 56000 E; SHIPP et al., 1961; TYLER und BEIGELMAN, 1960 − 97740 E; TUCKMAN, 1957 − 50000 E; WIENER, 1938); SEFTEL, GOLDIN und RUBENSTEIN (1967) gaben bei einem 16jährigen im hyperosmolaren Coma 13700 E ohne Erfolg.

Den ersten Erfahrungen zufolge hat sich jedoch bis in die Gegenwart als Behandlungsprinzip bewährt, einschließlich der Initialdosis niedrige Einzeldosen (10–20 E) in relativ kurzen Zeitabständen von $^{1}/_{2}$–3 Std. zu verabfolgen (ARBORELIUS, 1951; BAKER, 1936; BERTRAM, 1953; CONSTAM, 1957; DEROT et al., 1960;

Faber und Holst, 1927; Foster, 1923; Ingolf, 1932; Katsch, 1946; Menzel, 1962; Menzel und Bibergeil, 1969; Peters, 1954; Schneider, 1967; Tolstoi, 1952, 1954; Weiss, 1927; Zschornack und Haller, 1965), oder lediglich mit relativ hohen Anfangsdosen zu beginnen (Bertram, 1932; Colwell, 1957; Dürr, 1964 b; Marble, 1937; Steigerwaldt, 1958). Wir selbst sahen gute Ergebnisse mit einer anfänglichen Gabe von 60–80 E, bei sehr reduzierten Kreislaufverhältnissen i. v. appliziert, und der Fortsetzung der Behandlung mit kleinen Dosen.

Insbesondere gilt dieses Prinzip in der Behandlung kindlicher Comafälle (Hövels, 1964; Hostomska, 1955; Kiss, 1956; Krainick und Tittmann, 1959; Nachtigall, 1964; Sauerbrei, 1953, 1962; Simon, 1923; vgl. auch Hüther, 1965, der nicht die Einzelinjektion, sondern die Insulininfusion befürwortet). Schröter, Hürter und Winkler (1969) geben ein Therapieschema mit körpergewichtsbezogener Insulindosierung in Abhängigkeit vom Ausgangsblutzucker an.

Bemerkenswert sind bei diesem Vorgehen die sehr niedrig liegenden Gesamtmengen an Insulin, die zur Comabeherrschung notwendig sind.

Eine Reihe erfahrener Kliniker wendet allerdings eine relativ hohe Startdosis (um 100 E) an, die in der Regel z. T. oder ganz i. v. gegeben wird. Ziel dieses Vorgehens ist die Durchbrechung der zu Beginn der Behandlung bestehenden Insulinresistenz und ein verhältnismäßig rasch einsetzender Blutzuckerabfall (z. B. Arky und Hurwitz, 1966; Azerad und Nataf, 1951; Bass, 1933; Hiedl, Haslbeck und Mehnert, 1968; Hurwitz, 1968; Nabarro, Spencer und Stowers, 1952; Sachsse, 1962; Teuscher, 1963). In der Joslinklinik sank nach Erhöhung der in den ersten 3 Std. eingesetzten Insulindosis von durchschnittlich 80 auf 250 E die Comaletalität von 18 % auf 3 % ab (Root, 1945; Root und Nichols, 1959).

Schließlich liegt eine große Anzahl von Mitteilungen über eine sehr massive Insulintherapie mit intravenösen Initialdosen von 100–300 E und auch Weiterbehandlung mit relativ hohen Dosen vor (Bardachzi, 1934; Bartelheimer, 1959; Boulin, 1956; Daughaday, 1960; Duncan, 1952; Grafe und Kühnau, 1955; Halhuber und Kirchmair, 1956; Pfeiffer, 1960; Pickert, 1964; Pollack, 1953; Rabinowitch, Fowler und Bensley, 1937; Schmidt und Stahler, 1959; Shuman, 1942; Tugan, Yalin und Enoktem, 1957). Root (1955) appliziert $^2/_3$ der Gesamtdosis innerhalb der ersten 3 Std., Boulin et al. (1947a) sahen einen guten Erfolg bei einmaliger Gabe von 800 E.

Einige dieser Comaverläufe lassen Bedenken über die Notwendigkeit oder den Nutzen einer so forcierten Behandlung aufkommen; vgl. hierzu Abschn. III, F.

Die niedrige biologische Halbwertszeit des Insulin von 15 min (Rossier et al., 1960) spricht gegen die Anwendung sehr hoher Dosen. Auch vergleichende Untersuchungen über die Effektivität hoher und niedriger Insulindosen ließen hinsichtlich der Blutzuckersenkung keinen Vorteil der großen Dosen erkennen (Derot und Tchobroutsky, 1962; Shaw et al., 1962; Smith und Martin, 1954).

In neuerer Zeit setzt sich, angeregt durch die guten Erfolge von Rossier et al. (1960), die Applikation des Insulin per infusionem durch, ein Vorgehen, das sich auch bei der Behandlung der Insulinresistenz bewährt hat (Bemm et al., 1968; Daweke, 1968; Müller, 1967).

Meistens besteht im Coma eine ausgeprägte Exsikkose, die auch die Resorption subkutan applizierten Insulins beschleunigt, so daß uns zur Gewährleistung einer ausreichend raschen Wirkung auf die Glykämie im allgemeinen keine Notwendigkeit für die i. v.-Gabe von Einzeldosen vorzuliegen scheint, die bei den verwendeten Insulinmengen nicht ungefährlich ist. Bei der Zuführung von Insulin durch Infusion ist zu berücksichtigen, daß ein gewisser, unterschiedlicher Prozentsatz des Insulin (abhängig von der Konzentration der Insulin-Infusionslösung, aber auch vom Schlauchmaterial) durch Adsorption an den Infusionsgefäßen und -schläuchen nicht zur Wirkung gelangt. Andererseits vermeidet diese Applikationsform die Gefahr des stoßartigen Insulinangebots (Anaphylaxie).

In der Regel wird in der Comatherapie Altinsulin verwendet; einige Autoren berichten auch über gute Erfolge mit einem Verzögerungspräparat, allein (FRIIS, 1945; RABINOWITCH, FOWLER und BENSLEY, 1937) oder in Kombination mit Altinsulin (AZERAD, 1947; AZERAD und NATAF, 1951; KIRTLEY, 1955), zur Erzielung eines gleichmäßigeren Blutzuckerabfalls. Wir befürworten die Anwendung von Depotinsulinen in der Behandlung comatöser Zustände nicht, da deren Wirkungsverlauf schwer überschaubar ist (Überschneidung in der Wirkung der Einzeldosen, veränderte Resorptionsverhältnisse unter der Exsikkose und bei Kreislaufschwäche).

B. Elektrolyt- und Flüssigkeitsersatz (Infusionstherapie)

Sowohl aus der allmählich zunehmenden Stoffwechselverschlechterung als auch der akuten Dekompensation (vgl. auslösende Ursachen) resultieren durch Polyurie und Ausbildung der Ketoazidose sowie durch Erbrechen erhebliche Flüssigkeits- und Ionenverluste mit konsekutiver Beeinträchtigung des Kreislaufs und der Nierenfunktion. Besonders die Azidose führt über die Bildung von Natrium- und Kaliumsalzen zwecks Eliminierung des Anionenüberschusses zu starken Verlusten auch der entsprechenden Kationen; der Verlust an Kalium wird in einer Comaperiode auf 200–400 (SAUER, 1967) bzw. 400–600 mval (BUTLER, 1950) geschätzt. Magnesium verhält sich gleichsinnig (WACKER und PARISI, 1968). Die Serumwerte (und auch das EKG) vermitteln dabei kein Bild der tatsächlichen extra- und intrazellulären Elektrolytverschiebungen.

Eine subtile Elektrolyttherapie stößt schon von dieser Uneinsehbarkeit der wahren Elektrolytverteilung her auf Schwierigkeiten, so daß der Einsatz mehrerer verschiedener Lösungen, wie sie noch BRUNS und TAKAČ (1965) bzw. ZSCHORNACK und HALLER (1965) empfohlen haben, weniger Bedeutung für den Therapieerfolg hat. Wesentlich ist das Vorhandensein *sofort* einsatzbereiter Lösungen (FROESCH, BÜHLMANN und ROSSIER, 1967).

Das Flüssigkeitsdefizit wird auf 3000–4000 ml (HURWITZ, 1968) bzw. bis zu 7000 ml (DÜRR, 1964 b) geschätzt.

In relativ vielen Fällen stehen die ungewöhnlich hohe Glykämie (im Mittel 1100 mg/100 ml, NABARRO, 1965) und Hyperosmolarität im Vordergrund; als höchste bestimmte Blutzuckerwerte wurden von JACKSON und FORMAN (1966) 3120 mg/100 ml und von LARCAN et al. (1963) 4800 mg/100 ml angegeben.

Die reine Form des hyperosmolaren, hyperglykämischen Coma ohne Ketoazidose und ohne Hypernatriämie, wie sie ROSSIER, REUTTER und FRICK (1961) beschrieben haben, ist sehr selten; von ZSCHORNACK und HALLER (1967) wird sie nicht als diabetischer Stoffwechselzusammenbruch angesehen. Jedoch ist eine ganze Reihe von Diabetesmanifestationen, vorwiegend im höheren Lebensalter, beschrieben worden, deren klinisches Bild durch Hyperosmolarität und -glykämie bei fehlender Azetonurie bestimmt war (BOULET et al., 1963; CHRISTIANSEN, DAL-

GAARD u. KJERULF, 1965; DANOWSKI und NABARRO, 1965; DÜRR, 1964 a; DUSART, COLPAERT und HIRSCH, 1968; HALMOS, NELSON und LOWRY, 1966; KUMAR, 1968; MARTIN, 1968; PANZRAM und PENSE, 1964; REKSTEN, 1967; ROSSIER, REUTTER und FRICK, 1961; SAMENT, 1961, bei einem jüngeren Patienten; EHRLICH und BAIN, 1967, bei einem Kleinkind).

Auch die bei bestehendem Diabetes mellitus beschriebenen hyperosmolaren Comata sind ohne Begleitumstände verlaufen, die ihrerseits allein die Hyperosmolarität erklären könnten, sondern nur über die Verschlechterung der bestehenden diabetischen Stoffwechselsituation (AZERAD und LUBETZKI, 1963; DEROT et al., 1964; DI BENEDETTO, CROCCO und SOSCIA, 1965; FEAGIN, 1966; KECSKÉS und NEMES, 1968; KOLODNY und SHERMAN, 1968; LABRAM und JACQUES, 1968; LARCAN et al., 1963; LEXOW, 1959; LUCAS et al., 1963; NICHOLSON, PATEL und SCOTT, 1964; RECHENBERG, 1962; REUTTER und ROSSIER, 1963; RÖSNER und NEUENDORF, 1964).

Andererseits besteht in vielen Fällen des Coma neben ausgeprägter Ketoazidose auch eine erhöhte Serumosmolarität (z. B. GATTI und TORELLI, 1965; NABARRO, 1965). KRAINICK und TITTMANN (1959) beschrieben außerdem im Kindesalter eine Comaform mit sehr starker Ketonämie und nur mäßiger Hyperglykämie.

Die Grenzen zwischen den Comaformen scheinen oft fließend zu sein, und auch das therapeutische Vorgehen unterscheidet sich nicht grundsätzlich.

Für die Therapie gilt: Bei kreislaufgesunden Patienten werden bis zu 6000 ml Flüssigkeit in 24 Std. infundiert, davon 1000 ml in den ersten 2 Std. Bei älteren Patienten und/oder schwer beeinträchtigtem Kreislauf sollen 4000 ml in 24 Std. nicht überschritten werden (Einschätzung der Dehydratation nach dem mittleren corpusculären Volumen − MCV bzw. der mittleren corpusculären Hämoglobinkonzentration − MCHC). Die Applikation erfolgt in der Regel intravenös, bei bestehender oder drohender Herzinsuffizienz (Lungenödem!) auch (teilweise) subkutan. Die im allgemeinen (wenn auch oft nur mäßig) ausgeprägte Hyperosmolarität erfordert leicht hypotone Lösungen (DÜRR, 1964 b; HIEDL, HASLBECK und MEHNERT, 1968; HURWITZ, 1968; ZSCHORNACK und HALLER, 1965); sehr verbreitet ist die Rossiersche Lösung (Zusammensetzung vgl. Abb. 1). Bei subkutaner Gabe müssen stets isotone Lösungen verwandt werden. Neben dem Flüssigkeitsersatz stehen die Normalisierung des pH sowie die Kaliumsubstitution im Vordergrund. Zur Unterstützung der Anioneneliminierung wird Natriumbikarbonat eingesetzt. Gegen die Anwendung von Laktat ist einzuwenden, daß im Coma die Laktatverwertung nicht gewährleistet ist und es zu vermehrter Laktatbildung kommen kann (HUCKABEE, 1961; SCHWARTZ und WATERS, 1962). Gegen die Anwendung von Tris (THAM) − Puffer spricht nach den Untersuchungen von BLEICH und SCHWARTZ (1966), daß dieses erst bei einem pH von 6 gleich effektiv wird wie Bikarbonat.

Abb. 1: 62jährige Patientin. Bei Aufnahme somnolent, tiefe Kußmaulsche Atmung, Azetongeruch, deutliche Exsikkose (MCV 100 µ^3); kein Erbrechen. Der Diabetes mellitus war nicht bekannt; Symptome ließen sich etwa 2 Jahre zurückverfolgen. Klinisch bestand eine doppelseitige Pneumonie (später röntgenologisch gesichert) sowie eine ausgeprägte Herz-Kreislaufinsuffizienz (Tachykardie, stark schwankender Blutdruck mit abfallender Tendenz).

Die Insulinbehandlung begann mit 20 E subkutan und wurde mit noch kleineren Dosen fortgesetzt; der erzielte allmähliche Blutzuckerabfall unter Vermeidung von Hypoglyk-

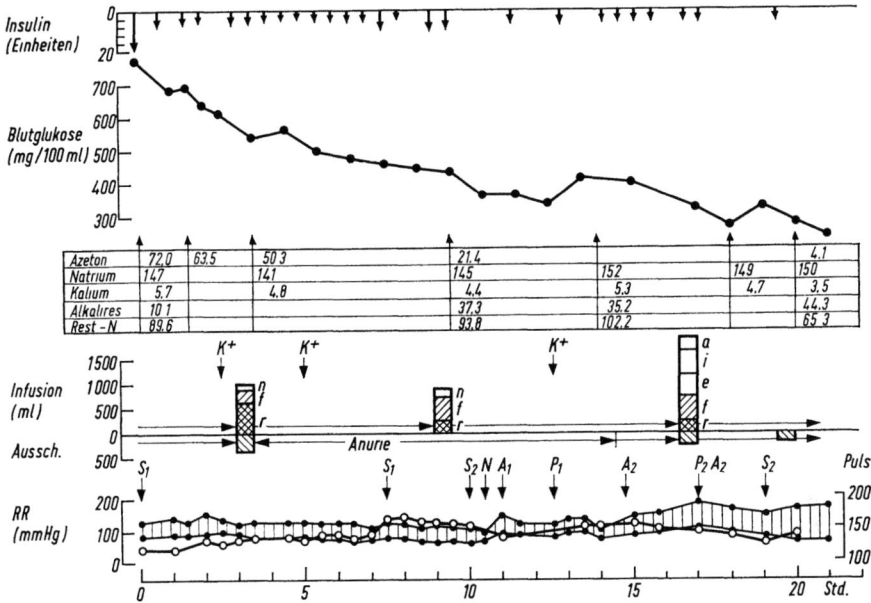

ämien ist paradigmatisch. Konkomitant normalisierten sich der Blutazetonspiegel und der Säure-Basenhaushalt.

Die Herz-Kreislauf-Situation und die bestehende Pneumonie ließen bei der Patientin eine sehr vorsichtige Flüssigkeitssubstitution notwendig erscheinen. Obwohl Zucker und Ketonkörper im Blut kontinuierlich abfielen und bei 600 mg/100 ml BZ mit der Kaliumsubstitution (als KCl) begonnen wurde, verschlechterte sich der Zustand. Nach etwa 6 Behandlungsstunden zeigten sich Symptome eines Lungenödems; die Infusion wurde langsamer eingestellt. In dieser Phase entwickelte sich sehr rasch eine bedrohliche Herz-Kreislaufsituation (Tachykardie, RR-Abfall), begleitet von einer Anurie (Rest-N-Anstieg). Zur Behebung des Kollaps wurden Humanalbumin und Plasmaexpander (Infucoll), sowie Prednisolon, Noradrenalin und Angiotensin eingesetzt. Mit Stabilisierung der Herz-Kreislaufverhältnisse kam, nach 12stündiger Anurie, auch die Nierenfunktion wieder in Gang.

Retrospektiv erscheinen die – wegen der Pneumonie und des Lungenödems beschränkte – Flüssigkeitszufuhr sowie die Kaliumsubstitution (40 mval K+ bis zum Zeitpunkt des Kollaps in der 9.–10. Behandlungsstunde) nicht ausreichend und haben offenbar den Volumenmangel und die Anurie mit verursacht. Das EKG deutete zum Zeitpunkt des Kollaps bei einem K+-Serumwert von 4,4 mval auf einen intrazellulären K+-Mangel hin.

Verwendete Lösungen: Rossiersche Lösung (r): NaCl 2,597, $NaHCO_3$ 4,662 g/1000 ml; entspr. Na^+ 106,7; Cl^- 57,2; HCO_3^- 55 mval/1000 ml; Natriumbikarbonat 1 molar (n); Kaliumchlorid 1 molar (K+); Vollelektrolyt-Infusions-Lösung 153 (e): Na^+ 140, K^+ 5, Mg^{++} 3, Cl^- 103, Azetat 50 mval/1000 ml; Fructose-Infusionslösung 10 % (f) (615 mosm/1000 ml); Infucoll M 40 (i): NaCl 9,0, Dexran 100,0 g/1000 ml; entspr. Na^+ 154, Cl^- 154 mval/1000 ml; Human – Albumin.

Weitere in der Abb. verwendete Abkürzungen: A_1, A_2 = Angiotensin 1 bzw. 2 Amp., N = Noradrenalin 0,8, P_1, P_2 = Prednisolut 50 bzw. 25 mg, S_1, S_2 = Strophantin ¼ bzw. ⅛ Amp. Azeton u. Rest-N in mg/100 ml, Na^+ u. K^+ in mval, Alkalireserve in Vol%.

Im weiteren Verlauf der Comabehandlung werden der individuellen Situation entsprechend 1molare Lösungen zugesetzt bzw. Vollelektrolyt-Lösungen verabfolgt, da auch Phosphat, Kalzium, Magnesium und Chlorid fehlen (BUTLER, 1950); WACKER und PARISI (1968) sprechen sich bei gezielter Substitution speziell für eine Mg^{++}-Zufuhr (neben K^+) aus.

Die intravenöse Kaliumzufuhr setzt eine Mindestleistung der Nieren von 50 ml Urin/Std. voraus; sie sollte, sobald der Patient fähig ist, oral Nahrung aufzunehmen, durch Gabe von Obstsäften ersetzt werden. Im Tropf werden 20–40 mval/Std. bzw. 200–350 mval/24 Std. (als 1molare KCl-Lösung) gegeben. Mit der Kaliumsubstitution soll begonnen werden, sobald der Blutzucker fallende Tendenz zeigt (DÜRR, 1964b; FROESCH, BÜHLMANN und ROSSIER, 1967; MENZEL und BIBERGEIL, 1969; ROSSIER et al., 1960) bzw. sobald es die Nierenfunktion zuläßt (ABRAMSON und ARKY, 1966; ARKY und HURWITZ, 1966).

Die Zufuhr von Glukose muß einsetzen, sobald die Glykämie Werte um 300 mg/100 ml erreicht (BRUNS und TAKAČ, 1965; MENZEL und BIBERGEIL, 1969); 200 mg/100 ml (FROESCH, BÜHLMANN und ROSSIER, 1967; HURWITZ, 1968; ROSSIER et al., 1960) halten wir für zu spät, um die „relative Comahypoglykämie" (BAUMANN, 1959) abzufangen. Der Infusion von Glukose schon von Beginn der Comabehandlung an stehen zahlreiche Autoren zurückhaltend oder ablehnend gegenüber, z. B. GREIF und MORO (1951), HÖVELS (1964), MELLINGHOFF (1963) und SAUERBREI (1953). Nach Wiedererlangen des Bewußtseins wird mit der vorsichtigen Zufuhr von Säften, leicht gesalzenem Haferschleim und gesüßtem Tee begonnen.

Hinsichtlich der Ketosebekämpfung sollen die Polyalkohole Sorbit und Xylit den einfachen Zuckern überlegen sein: Sie werden zu einem gewissen Teil ohne Mitwirkung von Insulin verstoffwechselt (BÄSSLER, 1965) und führen nicht wie Fruktose über eine Laktatvermehrung zur Verstärkung der Azidose, sondern entfalten über den Anstieg des Glyzerophosphat eine stärkere antiketogene Wirkung (BÄSSLER und STEIN, 1967). Gute therapeutische Erfahrungen wurden bei kindlichen Comafällen mitgeteilt (HÜTHER, 1965; TOUSSAINT, ROGGENKAMP und BÄSSLER, 1966).

FROESCH, BÜHLMANN und ROSSIER (1967) haben jedoch festgestellt, daß Fruktose und Glukose, gemeinsam gegeben, besser verstoffwechselt werden als einer der Zucker allein, und empfehlen dieses Vorgehen, sofern das aktuelle Blut-pH kontrolliert werden kann (vgl. auch BERGSTRÖM, HULTMAN und ROCH-NORLUND, 1968).

In der Behandlung der Hyperosmolarität steht die Behebung der Dehydratation im Vordergrund, die im wesentlichen Folge der starken Hyperglykämie ist (NICHOLSON, PATEL und SCOTT, 1964); vgl. auch DANOWSKI und NABARRO (1965), die keine Beziehung zwischen Osmolaritätsanstieg und Elektrolytverschiebungen finden konnten.

Die gleichzeitige Therapie mit Insulin und hypotoner (5 %iger oder 3,5 %iger) Glukoselösung allein oder in Kombination mit hypotoner NaCl-Lösung, bewirkt einen rascheren Glukoseabstrom und damit die Abgabe von freiem Wasser an den Intrazellularraum als bei Einsatz isotoner (physiologischer) Kochsalzlösungen (DANOWSKI und NABARRO, 1965; DI BENEDETTO, CROCCO und SOSCIA, 1965; FEAGIN, 1966; HALMOS, NELSON und LOWRY, 1966; KECSKÉS und NEMES, 1968; NICHOLSON, PATEL und SCOTT, 1964), die zudem einen unphysiologisch hohen Chloridanteil aufweisen.

C. Zusätzliche therapeutische Maßnahmen

Breitbandantibiotika geben wir (besonders bei alten Leuten) bereits bei Infektionsverdacht bzw. erhöhter Infektionsbereitschaft, wenn möglich natürlich mit gezielter Indikation.

Zur Herzstütze wird dem Dauertropf Strophanthin zugesetzt. Die Anwendung peripherer Kreislaufmittel, wie Angiotensin oder Noradrenalin, bzw. auch Prednisolon oder DOCA, kann bei sonst nicht beherrschbarer Hypotonie lebensrettend sein; in diesen Fällen muß zuvor das Plasmavolumen durch Infusion hochmolekularer Lösungen bzw. Plasma aufgefüllt werden. In der Anwendung entsprechender Infusionslösungen ist deren saurer Charakter zu beachten (Kotz und Wehner, 1968), desgleichen die Laktaterhöhung unter Noradrenalin (Danowski, 1965). Bei ausreichender Flüssigkeits- und Kaliumsubstitution lassen sich diese drastischen Maßnahmen jedoch in der Regel umgehen (vgl. Abb. 1).

Günstig ist schließlich die Zugabe von Vitamin B-Komplex und Vitamin C zum Tropf.

D. Überwachung des Comapatienten

Die Behandlung soll so schnell wie möglich – unter Umständen noch vom einweisenden Arzt – eingeleitet und mit dem Ziel einer allmählichen Besserung des Zustands durchgeführt werden. Der Patient ist vor Abkühlung zu schützen, und es sollte von Anfang an für eine offene Vene (notfalls durch Venae-Sectio) gesorgt werden. Bei Übernahme in klinische Behandlung sind unbedingt zu ermitteln:
Zeit und Dosis der letzten Insulininjektion, Nierenleistung, bereits getroffene therapeutische und diagnostische (auch semiquantitative, mit Teststreifen durchgeführte) Maßnahmen, Anamnese; möglichst sollte eine mit dem Patienten vertraute Person über die dem Coma vorausgegangene Phase befragt werden.

Befunde und Verordnungen sind mit genauer Zeitangabe in einem Protokoll zu fixieren (Arky und Hurwitz, 1966; Hurwitz, 1968; Menzel und Bibergeil, 1969), eine Selbstverständlichkeit, die häufig nachlässig vorgenommen oder unterlassen wird. Die synoptische Dokumentation aller Untersuchungsergebnisse und Maßnahmen bildet eine wesentliche Grundlage der Comaführung. Die Einschätzung und Berücksichtigung von Veränderungen auch kleinsten Ausmaßes im klinischen Zustandsbild setzen voraus, daß die Comaführung in der Überwachung *eines* erfahrenen Arztes bleibt.

Der comatöse Diabetiker ist, namentlich in höherem Lebensalter, in seinem Reaktions- und Regulationsvermögen stark beeinträchtigt. Die forcierte Normalisierung von Glykämie und Flüssigkeitshaushalt kann Anpassungsstörungen provozieren, deren Beherrschung nicht (mehr) gelingt (vgl. Absch. III, F).

Nach Wiedererlangen des Bewußtseins soll die Umstellung auf orale Flüssigkeits- und KH-Zufuhr noch unter Infusionsschutz begonnen werden

Wünschenswerte Voraussetzungen der Comabehandlung sind Bedingungen, wie sie in Reanimationszentren vorliegen (vgl. auch Baumann, 1959); Voraussetzungen und Möglichkeiten einer erfolgreichen Comabehandlung in allgemeinen Krankenhäusern hat Schneider (1967) beschrieben.

Zur Überwachung des Therapieerfolgs und des Comaverlaufs gehören neben der ständigen Kontrolle der Kreislaufsituation die wiederholte Bestimmung der

Glykämie in Abständen von 1–3 Std. und die Harnuntersuchung aller 3–6 Std. auf Menge, spez. Gewicht, Azeton und Zucker; das quantitative Sammeln des Urins stößt auf Schwierigkeiten, sofern nicht ein Dauerkatheter gelegt wird.

Wünschenswert ist auch die Bestimmung der Ketonkörper im Blut, da die Ketose die Normalisierung der Glykämie überdauern (MÜLLER, 1953) bzw. eine Ausscheidungssperre für Azeton bestehen kann.

Die Möglichkeiten, den genauen Elektrolytstatus zu erfassen, sind unzureichend; die im Serum bestimmbaren Werte für Na^+, K^+ und Cl^-, wobei die Beurteilung der Kaliämie durch das EKG unterstützt wird, geben kein Bild der intrazellulären Elektrolytkonzentrationen. Nur die Messung des aktuellen pH und pCO_2, sowie des Basenüberschusses (bei normaler Ventilation genügt auch die Alkalireserve) vermittelt ein Bild der tatsächlichen Säure-Basen-Verhältnisse.

Des weiteren sollen der Rest-Stickstoff sowie die Osmolarität in Serum und Urin bestimmt und eine Einschätzung des Dehydratationsgrades durch Messung des MCV bzw. der MCHC vorgenommen werden.

E. Praxis der Comaführung
(vgl. MENZEL und BIBERGEIL, 1969)

Bei klarer Diagnose wird sofort nach Abnahme der ersten Blutkontrollen Insulin subkutan oder i. m., nur bei sehr schlechten Kreislaufverhältnissen i. v., verabfolgt; die Anfangsdosis liegt bei 10–30 E, Fortführung der Insulinierung mit 4–20 E in Abständen von zunächst 30 min, mit sinkendem Blutzucker von 1–2 Std. Die Zeit bis zum Anlegen des i. v.-Tropfes wird unter Umständen mit einer intrasternalen oder subkutanen Infusion isotoner Elektrolytlösung überbrückt.

Die i. v.-Infusion wird mit einer hypotonen Lösung begonnen (Rossiersche Lösung) und durch Vollelektrolyt – bzw. 1 molare Elektrolytlösungen ergänzt. In den ersten 2 Std. werden in der Regel 1000 ml infundiert. Mit einsetzendem Blutzuckerabfall werden der Infusion Fruktose und Kalium (unabhängig vom Serumwert) zugesetzt, bei Annäherung an die Glykämielage von 300 mg/100 ml Glukose als Calarose 40 %ig in 30–60 ml. Die i. v.–Zufuhr von Kalium (20 mval/Std.) setzt eine funktionstüchtige Niere voraus. Sobald die Möglichkeit peroraler Nahrungsaufnahme besteht, wird sie auch genutzt, zunächst unter Infusionsschutz. Die Gesamtkalorienzufuhr liegt über dem Grundumsatz und erfolgt zunächst durch leicht gesalzenen Haferschleim, gesüßten Tee, Obst und Obstsäfte. Nach Überwindung der Ketose wird Fett als Butter 2 × 5 g/d zugegeben.

Die Neueinstellung des Stoffwechsels wird über 4 Injektionen Altinsulin erreicht.

F. Gefahren der Comatherapie, Behandlungsfehler

In der Regel lassen sich im Comaverlauf unter der Behandlung drei Perioden abgrenzen: Die initiale Phase weist trotz Insulinzufuhr eher einen Anstieg des Blutzuckers auf; erst nach etwa 3–4 Std. beginnt die Glykämie zu fallen. Mit der Annäherung an Werte um 300 mg/100 ml erfolgt der Blutzuckerabfall sehr rasch. Spätestens zu diesem Zeitpunkt wird die Hypokaliämie offensichtlich, da mit der Glukose auch Kalium in die Zelle zurückströmt. Sie wurde vereinzelt schon zu Beginn der Therapie beschrieben (ABRAMSON und ARKY, 1966; Martin, 1968).

Die anfängliche Insulinresistenz sollte nicht zur Verabfolgung hoher Insulindosen verleiten, die in der anschließenden Phase nur eine unnötig rasche Blutzuckersenkung bewirkt; einige Fälle wurden beschrieben, bei denen nach Gabe sehr hoher Insulindosen die Hypoglykämie über Tage bestehen blieb (HAMPTON, HUNT und MULHOLLAND, 1956; NICOLAI, 1941; SHIPP et al., 1961; Abb. 2).

Die Kaliumsubstitution muß rechtzeitig und ausreichend erfolgen, ehe sich die Hypokaliämie manifestiert, die bei jeder effektiven Comatherapie droht (BUTLER, 1950; SAUERBREI, 1953; SMITH und MARTIN, 1954; STENZEL et al., 1964). Sie erfordert eine ausreichende Nierenfunktion. In der Regel kommt mit Besserung der Hypovolämie die Nierenfunktion ohne zusätzliche Maßnahmen in Gang.

Das rasche Absinken des Blutzuckers kann zum (symptomlosen) Abgleiten in die tiefe Hypoglykämie führen (Abb. 2, BARTA und BARTA-BEDÖ, 1961; BUCKA, 1926; FERBER, 1925; GRAFE und KÜHNAU, 1955; MENZEL, 1962); diese Gefahr besteht bereits im Glykämiebereich um 300 mg/100 ml und erfordert die prophylaktische Zufuhr von Glukose.

Hypoglykämie und Hypokaliämie verschärfen die ohnehin schwierige Herz-Kreislaufsituation, und es kann ein Sekundärkollaps entstehen.

Auch der Ausgleich des Flüssigkeitsdefizits ist langsam und unter Vermeidung einer Flüssigkeitsüberladung vorzunehmen, andererseits muß der Flüssigkeitsersatz ausreichend sein. Die Kreislaufverhältnisse bessern sich in der Regel dann ohne periphere Kreislaufmittel. Deren Gabe setzt unbedingt die Auffüllung des Plasmavolumens durch Plasmaexpander bzw. hochmolekulare Lösungen voraus, an deren Anwendung man bei nicht beherrschbarer oder im Behandlungsverlauf erneut verschlechterter Kreislaufsituation (Sekundärkollaps) stets denken sollte (Abb. 1).

Neben der Provokation des Herz- Kreislaufversagens (vgl. die Fälle von SEFTEL und KEW, 1966, und SEFTEL, GOLDIN und RUBENSTEIN, 1967) liegt die Gefahr einer zu raschen Normalisierung der Stoffwechsel- und Flüssigkeitsverhältnisse in der Ausbildung eines Hirnödems.

Die Konzentration der Glukose liegt im Liquor unter der des Blutes und verändert sich gleichsinnig mit zeitlicher Latenz, so daß bei zu raschem Absinken des Blutzuckers vorübergehend ein umgekehrtes Konzentrationsgefälle entsteht und freies Wasser in die Hirnzellen nachströmt (vgl. FROESCH, BÜHLMANN und ROSSIER, 1967; TAUBIN und MATZ, 1968; YOUNG und BRADLEY, 1967). SCHEITLIN und HUNZIKER (1962) haben die Umkehr des Osmolaritätsgefälles zwischen Liquor und Blut als Desäquilibrierungssyndrom beschrieben.

Bei eingeschränkter Nierenfunktion kann auch Mannitol zum Hirnödem führen, da es sich dann auch in der Cerebrospinalflüssigkeit verteilt (LAPIDES et al., 1967).

IV. Comamortalität und -letalität, Todesursachen

Mit der Einführung des Insulin in die Diabetestherapie sank die Comamortalität von 64 % sehr bald auf 8,4 % (WARREN, LeCOMPTE und LEGG, 1966), sie bewegt sich jedoch in kleineren Kollektiven noch immer zwischen 1,5 % und 45 % (DAUGHADAY, 1960; NABARRO, 1965). Für den Raum der DDR werden gegenwärtig 2,5 % mit deutlichem Überwiegen der Frauen (3,1 gegen 1,8 %) angegeben (Statistisches Jahrbuch, 1968), für Schweden 2,4 % (GRÖNBERG, LARSSON und JUNG, 1967).

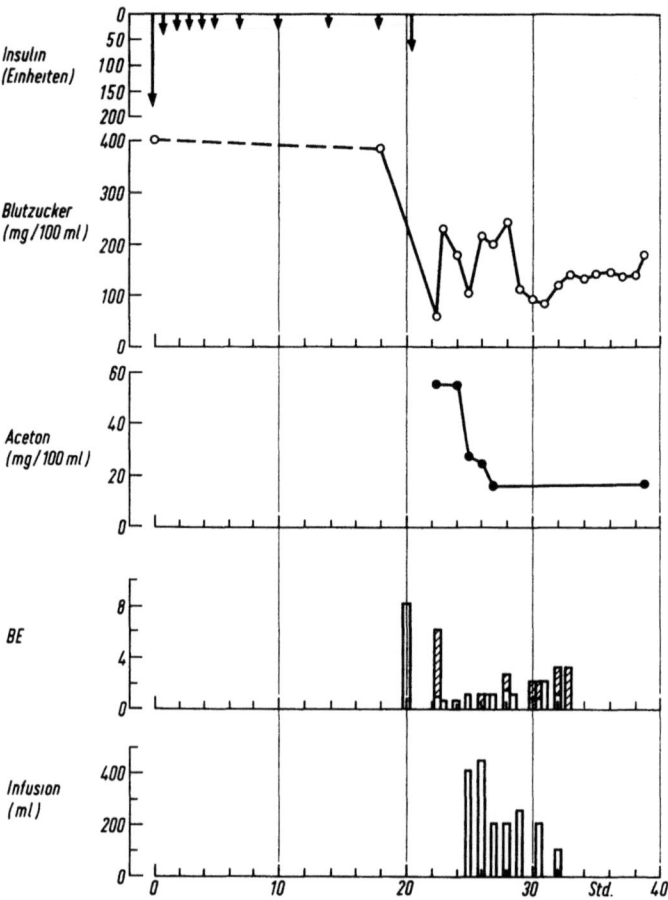

Abb. 2: Diabetikerin, 35 Jahre alt, Diabetesmanifestation im 28 Lj. Letzte Einstellung 34 + 16 E PZ-Insulin. Stoffwechselsituation wegen mangelnder Intelligenz der Pat. vorwiegend ungünstig.

Nach einer kurzen Periode von Appetitlosigkeit und Müdigkeit, Erbrechen und Schmerzen im Epigastrium. Einlieferung in das Heimatkrankenhaus. Die Pat. erhielt in den ersten 24 Std. insgesamt 680 E Altinsulin, z. T. i v., z. T. s.c. auf Dosen von meist 50 E verteilt. Nach vorübergehender Wiedererlangung des Bewußtseins kam die Pat. am 2. Tag völlig bewußtlos bei uns zur Aufnahme.

Aufnahmebefund: Extremitäten verkrampft, Verziehung des Gesichts mit Hängen des linken Mundwinkels, blasse, trockene, stark zyanotische Haut, intensiver Azetongeruch, Puls kaum tastbar, Blutdruck 105/85 mm Hg. – Verdachtsdiagnose „Hypoglykämie bei Coma diabeticum". Nach i.v. Glukosegabe Aufhellung des Bewußtseins, Lösung des Krampfzustands und Rötung der Haut, Einsetzen einer intensiven Kußmaulschen Atmung. Insulinzufuhr wurde erst nach weiteren 24 Std. notwendig, bis zu dem Zeitpunkt wurden KH i.v. und per os verabfolgt.

Während vor 1922 fast jedes Coma einen tödlichen Verlauf nahm, fanden PENSE und PANZRAM (1962 b) in der Auswertung des eigenen Krankenguts zusammen mit den Fällen von ESSELIER, JEANNERET und KOSZEWSKI (1952) sowie von SACHSSE und PETRIDES (1954) eine Letalität von 25%; insgesamt differieren die mitgeteilten Zahlen zwischen 3 und 50% (ASSAN et al., 1969; DANOWSKI et al., 1957; PENSE und PANZRAM, 1962a; PLAUCHU und DELAYE, 1964). Die Letalität ist bei Comaformen mit ausgeprägter Hyperosmolarität besonders hoch: 44–70% (DANOWSKI und NABARRO, 1965; DI BENEDETTO, CROCCO und SOSCIA, 1965; HALMOS, NELSON und LOWRY, 1966; JACKSON und FORMAN, 1966), desgleichen bei gleichzeitigem Bestehen einer akuten Pankreatitis (HUGHES, 1961) oder einer Pankreasnekrose (GÜLZOW und BIBERGEIL, 1967). Unter den Ursachen, die letztlich den letalen Ausgang des Coma bedingen, steht das Herz-Kreislaufversagen im Vordergrund (LOTZ, SCHLIACK und RAHN, 1967), in einem größeren Prozentsatz auch das Comageschehen selbst (ASSAN et al., 1969; PFEIFFER, 1960; SEMMLER und LEMKE, 1969).

V. Prognose des Coma diabeticum

Fortgeschrittenes Lebensalter, sehr beeinträchtigte Kreislaufverhältnisse und Begleitkrankheiten, namentlich infektiöser Art sind Faktoren, die jede Comabehandlung negativ belasten (BARNETT, WILCOX und MARBLE, 1962; LOTZ, SCHLIACK und RAHN, 1967; PLAUCHU und DELAYE, 1964; SEMMLER und LEMKE, 1969). Darüberhinaus ist die Prognose des hyperosmolaren Coma sowie des Coma in Verbindung mit einem Pankreasgeschehen (vgl. Letalität) besonders ungünstig.

Dennoch verläuft jedes Coma unter dem Einfluß von Faktoren, deren Beherrschung seinen Ausgang entscheidend bestimmen können. Dazu gehören: die Dauer des unbehandelten Zustands, d. h. die frühzeitige Erkennung und Behandlung, wie die Letalitätsunterschiede bei bereits im Präcoma gegenüber erst im Coma behandelter Patienten zeigen (DANOWSKI et al., 1957; PFEIFFER, 1960; PLAUCHU und DELAYE, 1964), sowie die Durchführung der Therapie unter Berücksichtigung ihrer Gefahren.

Literatur

ABRAMSON, E. and R. ARKY: Diabetic Acidosis With Initial Hypokalemia. Therapeutic Implications. J. Amer. med. Ass. *196*, 401 (1966)
ARBORELIUS, M.: Grundsatze für die Behandlung des diabetischen Comas und seiner Vorstadien. Svenska Läk.-Tidn. *48*, 573 (1951)
ARKY, R. A. and D. HURWITZ: Management of Emergencies. VII. The Therapy of Diabetic Ketoacidosis. New Engl. J. Med. *274*, 1135 (1966)
ASSAN, R., P. AUBERT, B. SOUCHAL, G. TCHOBROUTSKY et M. DÉROT: Analyse de 154 cas d'acidocétoses graves chez des diabétiques (1963–1967). Expérience d'un centre urbain de traitement d'urgence du coma diabétique. Presse méd. *77*, 423 (1969)
AZERAD, M. E.: Sur le traitement du coma diabétique par l'emploi d'une méthode combinant les injections d'insuline ordinaire et d'insuline-retard en un seul temps. Bull. Soc. méd. Hôp. Paris *63*, 758 (1947)
– et J. LUBETZKI: Les comas par hyperglycémie et hyperosmolarité sans acido-cétose chez le diabétique. Presse méd. *71*, 261 (1963)

- et J. Nataf: Considerations sur le traitement de l'acidose grave des diabétiques (coma acédocétosique. Statistique personelle et resultates). Sem. Hôp. Paris 27, 3463 (1951)
Bässler, K. H.: Biochemie und Stoffwechsel von Xylit. Dtsch. Lebensmittel-Rundsch. 61, 171 (1965)
- und G. Stein: Biochemische Grundlagen für Wirkungsunterschiede zwischen Sorbit und Fructose. Hoppe-Seyler's Z. physiol. Chem. 348, 533 (1967)
Baird, C. W. and J. Bornstein: Plasma-insulin and insulin resistance. Lancet I, 1111 (1957)
Baker, T. W.: A clinical survey of one hundred and eight consecutive cases of diabetic coma. Arch. intern. Med. 58, 373 (1936)
Bardachzi, F.: Intravenöse Dauertropfinfusion mit Zusatz von Insulin und Herzmitteln bei Koma diabeticum. Ther. d. Gegenw. 75, 426 (1934)
Barnett, D. M., D. S. Wilcox and A. Marble: Diabetic coma in persons over 60. Geriatrics 17, 327 (1962)
Barta, L. A. und M. Barta-Bedö: Hyperglykämische Insulinschockzustände während der Behandlung des diabetischen Komas. 4. Congr. Fed. int. Diabète Genève I, 576. Medicine et Hygiene, Genève 1961
Bartelheimer, H.: Symptomatologie und Therapie des diabetischen Coma. Dtsch. med. Wschr. 84, 897 (1959)
Bass, L.: Die Größe der Insulindosen bei Coma diabeticum. Prakt. Arzt 30, 30 (1933)
Baumann, R.: Coma diabeticum. Volk und Gesundheit, Berlin 1959
Bemm, H., H.-O. Kluge, D. Lohmann, W. Rotzsch und A. Schäfer: Zur Behandlung der chronischen Insulinresistenz. Münch. med. Wschr. 110, 2780 (1968)
Bergoz, R. and E. Hausser: Diabetic Coma Without Acidoketosis. Lancet I, 116 (1964)
Bergström, J., E. Hultman and A. E. Roch-Norlund: Lactic acid accumulation in connection with fructose infusion. Acta med. Scand. 184, 359 (1968)
Berning, H.: Die Bauchsymptomatologie des diabetischen Comas. Ergebn. inn. Med. Kinderheilk. 57, 582 (1939)
- Die Klinik des diabetischen Comas. Med. Welt 763 (1940)
Bertram, F.: Die Therapie des Coma diabeticum. Klin. Wschr. 11, 1998 (1932)
- Über die Insulinbehandlung des Coma diabeticum. Verh. dtsch. Ges. Verdau.- u. Stoffwechselkr. 16, 73 (1953)
Bleich, H. L. and W. B. Schwartz: Tris buffer (THAM). An appraisal of its physiologic effects and clinical usefulness. New Engl. J. Med. 274, 782 (1966)
Böger, A. und H. Wendt: Über den pseudoperitonitischen Symptomenkomplex im Coma diabeticum. Med. Klin. 29, 1203 (1933)
Boulet, P., P. Barjon, G. Vallat, S. Fabre et A. Jover: Hyperglycémie et coma sans céto-acidose des diabétiques. Diabète 11, 325 (1963)
Boulin, R.: Le traitement du diabète sucré. S. 191. G. Doin & Cie., Paris 1956
- P. Uhry, F. Nepveux et M. Guéniot: Sur la gúerison d'un cas de coma diabétique avec grande azotémie et blocage rénal des corps acétoniques par l'administration unique de 800 unités d'insuline en une heure. Bull. Soc. méd. Hôp. Paris 63, 534 (1947a)
- - Piette et Chauderlot: Sur un cas de coma diabétique avec insulino-résistance réduite par l'administration intraveineuse de 19.100 unités d'insuline. Bull. Soc. méd. Hôp. Paris 63, 598 (1947b)
Bruni, B.: Diagnosi, trattamento e prognosi del coma diabetico iperosmolare non chetoacidosico. Minerva med. 58, 3237 (1967)
Bruns, W. und A. Takáč: Zum Problem des Coma diabeticum und seiner Therapie. Dtsch. Gesundh.-Wes. 20, 108 (1965)
Bucka, E.: Die Notwendigkeit der Kohlenhydratzufuhr bei der Behandlung des diabetischen Coma mit Insulin. Klin. Wschr. 5, 254 (1926)
Butler, A. M.: Diabetic coma. New Engl. J. Med. 243, 648 (1950)
Christiansen, I., O. Z. Dalgaard and K. Kjerulf: Hyperglykaemisk coma. Nord. Med. 73, 504 (1965)

COLWELL, A. R.: Treatment of diabetic acidosis. Arch. intern. Med. *99*, 260 (1957)
LES COMAS (ed.) PAGET, M. et L. HARTMANN: L'expansion Scientifique Francaise, Paris 1966
CONSTAM, G. R.: Die Behandlung der diabetischen Acidose. In: Labhart, A.: Klinik der inneren Sekretion. S. 762. Springer-Verlag, Berlin–Göttingen–Heidelberg 1957
DANOWSKI, T. S.: Discussion zu NABARRO, J. D. N. In: The Nature and Treatment of Diabetes. Ed.: LEIBEL, B. S. and S. A. WRENSHALL, Excerpta Medica Found., Amsterdam–New York 1965
- L. GREENMAN, F. A. WEIGAND and F. M. MATEER: Acidosis and coma in juvenile diabetics. J. Dis. Child. *93*, 341 (1957)
- and J. D. N. NABARRO: Hyperosmolar and Other Types of Nonketoacidotic Coma in Diabetes. Diabetes *14*, 162 (1965)
DAUGHADAY, W. H.: Treatment of diabetic coma. In: WILLIAMS, R. H. (ed.): Diabetes. S. 532. Paul B. Hoeber, New York 1960
DAVIDSON, A. I. G.: Diabetic coma without ketoacidosis in a patient with acute pancreatitis. Brit. med. J. *1*, 356 (1964)
DAWEKE, H.: Schwierigkeiten bei der Insulinbehandlung, insbesondere beim labilen Diabetes, bei Insulinallergie und Insulinresistenz. Therapiewoche *18*, 20 (1968)
DÉROT, M., R. ASSAN, G. ROSSELIN et G. TCHOBROUTSKY: Comas par hyperosmolarité chez les diabétiques. Journées Ann. Diab. Hôtel-Dieu *5*, 49 (1964)
- M. GILBERT-DREYFUS, J. HAMBURGER et H. PEQUIGNOT: Orientation actuelle du traitement du coma diabétique. Presse méd. *68*, 2089 (1960)
- et G. TCHOBROUTSKY: Traitement de l'acidocetose grave et du coma diabétique. Rev. Prat. (Paris) *12*, 47 (1962)
- - Traitement du coma diabétique. Experience de l'Hotel-Dieu de Paris. Diabète *12*, 153 (1964)
DIAMOND, J. S.: Experiences with insulin in the treatment of severe cases of diabetic acidosis with impending coma. N. Y. med. J. *118*, 213 (1923)
DI BENEDETTO, R. J., J. A. CROCCO and J. L. SOSCIA: Hyperglycemic non-ketotic coma. Arch. int. Med. *116*, 74 (1965)
DOWNIE, E.: Diabetes mellitus and clinical research: a study of insulin resistance. Ann. intern. Med. *46*, 126 (1957)
DÜRR, F.: Beitrag zum hyperosmolaren, nichtacidotischen Coma bei Diabetes mellitus. Dtsch. med. Wschr. *89*, 76 (1964a)
- Pathophysiologie und Therapie des Coma diabeticum. Dtsch. med. Wschr. *89*, 2121 (1964b)
- II. Beitrag zur Pseudoperitonitis diabetica. Med. Welt 790 (1964c)
DUNCAN, G. G.: Diabetic coma – a therapeutic problem. Ann. intern. Med. *37*, 1188 (1952)
DUSART, D., J. COLPAERT et F. HIRSCH: Coma par hyperosmolarité chez le diabétique. Acta gastro.-ent. belg. *31*, 571 (1968)
EHRLICH, R. M. and H. W. BAIN: Hyperglycemia and Hyperosmolarity in an Eighteen-Month-Old Child. New Engl. J. Med. *276*, 683 (1967)
ESSELLIER, A. F., R. L. JEANNERET und B. J. KOSZEWSKI: Die Prognose des Coma diabeticum. Ergebn. inn. Med. Kinderheilk. N. F. *3*, 488 (1952)
FABER, K. und J. E. HOLST: Die Behandlung des Coma diabeticum ohne Zufuhr von Kohlenhydraten. Acta med. scand. *65*, 461 (1927)
FEAGIN, O. T.: Hyperosmolar Coma in Diabetes. Lancet *II*, 51 (1966)
FEINBLATT, H. M.: Experiences with insulin in the treatment of diabetic coma. Long Isl. med. J. *17*, 310 (1923)
FERBER, J.: Acidosis, Diabetic coma and insulin. Med. J. Rec. *122*, 652 (1925)
FIELD, J. B.: Circulating insulin antagonist associated with diabetic acidosis. 3. Kongr. Int. Diabetes Fed. Düsseldorf 1958. S. 609. Georg Thieme Verlag, Stuttgart 1959
- and D. STETTEN: Studies on humoral insulin antagonists in diabetic acidosis. Diabetes *5*, 391 (1956)

- F. Tietze and D. Stetten jr.: Further characterization of an insulin antagonist in the serum of patients in diabetic acidosis. J. clin. Invest. *36*, 1588 (1957)
Foster, N. B.: The treatment of diabetic coma with insulin. Amer. J. med. Sci. *166*, 699 (1923)
Franke, H., W. O. Strik und E. Ruhl: Internistische Erwägungen bei akuten Baucherkrankungen. Internist *8*, 54 (1967)
Friis, A. N. P.: Kliniske og eksperimentelle undersøgelser over coma diabeticum specielt med henblik paa insulinbehandling under acidose. Ugeskr. Laeg. *107*, 686 (1945)
Frissell, L. F. and J. Hajek: Diabetic coma and insulin. J. Amer. med. Ass. *86*, 1903 (1926)
Froesch, E. R., A. Bühlmann und P. H. Rossier: Das Coma diabeticum in heutiger Sicht. Verh. Dtsch. Ges. inn. Med. *72*, 199 (1967)
Gambill, E. E., A. H. Baggenstoss and J. T. Priestley: Chronic relapsing pancreatitis. Fate of fifty-six patients encountered in the years 1939 to 1943, inclusive. Gastroenterology *39*, 404 (1960)
Gatti, E. e D. Torelli: Contributo allo studio delle alterazioni dell'osmolarità plasmatica nel coma e nel precoma diabetico. Acta Diab. Latina *2*, 323 (1965)
Gillmann, H. und B. Sachsse: Untersuchungen über Herzinfarkt und Diabetes mellitus. Dtsch. med. Wschr. *84*, 2070 (1959)
Grafe, E. und J. Kühnau: Krankheiten des Kohlenhydratstoffwechsels. In: Handbuch Inn. Med. 7/II, S. 285. Springer-Verlag, Berlin–Göttingen– Heidelberg 1955
Greif, St. und E. Moro: Zur Frage der intravenösen Traubenzuckerzufuhr beim Coma diabeticum. Münch. med. Wschr. *93*, 2564 (1951)
Grönberg, A., T. Larsson and J. Jung: Diabetes in Sweden. A clinico-statistical, epidemiological and genetic study of hospital patients and death certificates. Acta med. Scand. Suppl. *477* (1967)
Gülzow, M. und H. Bibergeil: Coma diabeticum durch Pankreasnekrose. Med. Klin. *62*, 496 (1967)
Halhuber, M. J. und H. Kirchmair: Notfälle in der Inneren Medizin. VI. Coma diabeticum. Med. Klin. *51*, 256 (1956)
Halmos, P. B., J. K. Nelson and R. C. Lowry: Hyperosmolar Non-ketoacidotic Coma in Diabetes. Lancet *I*, 675 (1966)
Hampton, A. G., W. B. Hunt and H. B. Mulholland: Insulin resistance. J. Amer. med. Ass. *161*, 788 (1956)
Hayduk, K., F Dürr und P. Schollmeyer: Coma diabeticum und Pankreatitis. Dtsch. med. Wschr. *93*, 913 (1968)
- W. Kaufmann und R. Diem: Pankreatitis mit Coma diabeticum. Med. Welt *19*, 1936 (1968)
Hetényi, G.: Wesen und Behandlung des Coma diabeticum. Z. klin. Med. *103*, 601 (1926)
Hiedl, W., M. Haslbeck und H. Mehnert: Therapie des Coma diabeticum. Tägl. prax. *9*, 551 (1968)
Hövels, O.: Die Behandlung des diabetischen Comas bei Kindern. Tägl. Praxis *5*, 421 (1964)
Hostomska, L.: Le traitement des enfants diabetiques en Tchecoslovaquie (1936–1954). XV. Congr. des Pédiatres de Langue Francaise, Marseille 1955
Huckabee, W. M.: Abnormal resting blood lactate. I. II. Amer. J. Med. *30*, 833 u. 840 (1961)
Hüther, W.: Diagnostik und Therapie comatöser Zustände im Kindesalter. Münch. med. Wschr. *107*, 1025 (1965)
Hughes, P. D.: Diabetic acidosis with acute pancreatitis. Brit. J. Surg. *49*, 90 (1961)
Hurwitz, D.: Hypoglycemic and Hyperglycemic Coma. Surg. Clin. N. Amer. *48*, 361 (1968)
Ingolf, K.: Über permanente Insulinzufuhr und intravenöse Tropfinfusion in der Comabehandlung. Acta med. Scand. Suppl *50*, 217 (1932)
Iványi, J. und J. Tornoczky: Seltenere Formen der akuten Pankreatitis. Med. Klin. *65*, 115 (1970)
Jackson, W. P. U. and R. Forman: Hyperosmolar Nonketotic Diabetic Coma. Diabetes *15*,

KATSCH, G.: Insulinbehandlung des diabetischen Komas. Dtsch. Gesundh.-Wes. *1*, 651 (1946)
KECSKÉS, M. und T. NEMES: Hyperosmolares nichtazidotisches Coma diabeticum. Z. ges. inn. Med. *23*, 826 (1968)
KIRTLEY, W. R.: Clinical aspects of diabetic coma. J. Indiana Med. Ass. *48*, 1408 (1955)
KISS, P. G.: Das Coma und seine Behandlung bei Diabetes mellitus im Kindesalter. S. Karger, Basel–New York 1956
KOGUT, M. D. and B. H. LANDING: Coma and Hyperglycemia in the Absence of Ketonemia. Present in a 12-Year-Old Boy. Amer. J. Dis. Child. *114*, 676 (1967)
KOLODNY, H. D. and L. SHERMAN: Hyperglycemic Nonketotic Coma in Insulin-Dependent Diabetes Mellitus. J. Amer. med. Ass. *203*, 461 (1968)
KOTZ, G. und W. WEHNER: Die Infusionstherapie des Schocks und der Säuren-Basen-Haushalt. Zbl. Chir. *93*, 1 (1968)
KRAINICK, H. G. und F. E. STRUWE: Zur Situation des kindlichen Diabetes mellitus in Westdeutschland. Dtsch. med. Wschr. *85*, 1632 (1960)
– und M. TITTMANN: Das hyperketonämische Coma diabeticum und seine Behandlung im Kindesalter. Arch. Kinderheilk. *159*, 15 (1959)
KUMAR, R. S.: Hyperosmolar Non-Ketotic Coma. Lancet *I*, 48 (1968)
LABRAM, C. et G. JACQUES: Réflexions critiques sur le syndrome hyperglycémie avec hyperosmolarité et sans acidocétose. A propos de cinq observations personnelles. Presse méd. *76*, 2145 (1968)
LAPIDES, J., H. D. ALKEMA, L. P. MCDONALD, J. B. SLOAN, D. ZIERDT, K. HERWIG and A. F. PETRONE: Correlation of urinary output with serum and spinal fluid mannitol levels in normal and azotemic patients. Trans. Amer. Ass. gen.-urin. Surg. *59*, 141 (1967)
LARCAN, A., C. HURIET, P. VERT et G. THIBAUT: Comas metaboliques non acidocétosiques chez des diabétiques. A propos de deux observations. Diabète *11*, 99 (1963)
– et P. VERT: L'acidocétose diabétique. Ed. Med. Flammarion, Paris 1962
LAURITZEN, M.: Coma diabeticum. Behandlung mit Insulin-Adrenalin. Klin. Wschr. *2*, 1540 (1923)
LEXOW, P.: Diabetic coma without Ketosis. Acta med. Scand. *163*, 115 (1959)
LOTZ, U.: Über häufiger beobachtete Fehler bei der Insulineinstellung. Z ärztl. Fortbild. *59*, 693 (1965)
– V. SCHLIACK und A. RAHN: Analytische Studie über das Coma diabeticum. Ber. ges. inn. Med. *5*, 245 (1967)
LUCAS, C. P., N. GRANT, W. J. DAILY and G. M. REAVEN: Diabetic coma without ketoacidosis. Lancet *I*, 75 (1963)
MARBLE, A.: The treatment of diabetic coma. In: Joslin, E. P., Root, H. F., P. White and A. Marble: The treatment of diabetes mellitus. S. 373. H. Kimpton, London 1937
MARTIN, A.: Hyperosmolar mon-keto-acidotic diabetic coma. A report of three cases and review of the literature. Postgrad. med. J. *44*, 218 (1968)
MELLINGHOFF, C. H.: Die Therapie des Coma diabeticum. Dtsch. med. J. *14*, 750 (1963)
MENZEL, R.: Coma diabeticum – Klinik und Behandlung. Z. ärztl. Fortbild. *56*, 1221 (1962)
– und H. BIDERGEIL: Therapie des Coma diabeticum medicamentum. 291 (1969)
MOHNIKE, G.: Das akute Abdomen beim Diabetes mellitus. Medizinische *6*, 774 (1954)
MÜLLER, F.: Diabetisches Coma und Ketose. Z. ges. inn. Med. *8*, 560 (1953)
MÜLLER, L.: Zur Therapie der Insulinresistenz. Med. Klin. *62*, 1916 (1967)
NABARRO, J. D. N.: Diabetic Acidosis: Clinical Aspects. In: The Nature and Treatment of Diabetes. Ed.: Leibel, B. S. and S. A. Wrenshall. S. 545. Excerpta medica Found, Amsterdam–New York 1965
– A. G. SPENCER and J. M. STOWERS: Treatment of diabetic ketosis. Lancet *I*, 983 (1952)
NACHTIGALL, CH.: Beitrag zum Diabetes mellitus im Säuglingsalter. Mschr. Kinderhk. *112*, 313 (1964)
NICHOLSON, W. A. S., N. T. PATEL and W. J. SCOTT: Diabetic Coma Without Ketoacidosis. Lancet *I*, 982 (1964)

Nicolai, H.: Die erfolgreiche Behandlung eines Coma diabeticum mit 2800 E Insulin in 8 Stunden. Münch. med. Wschr. *88*, 985 (1941)
Panzram, G. und G. Pense: Coma diabeticum ohne Ketoazidose. Z. ges. inn. Med. *19*, 698 (1964)
Parićnte, R., J. Bignon, F. Liot, C. Labram, J. Chrétien et G. Brouet: Coma diabétique avec hyperosmolarité sans acidocétose associé à une pancréatite aigue nécrosante. A propos de 2 observations. Bull. Mém. Soc. méd. Hop. *116*, 897 (1965)
Pense, G. und G. Panzram: Häufigkeit, Ursachen und Letalität des Coma diabeticum. Dtsch. Gesundh.-Wes. *17*, 349 (1962a)
– – Die Prognose des Coma diabeticum. Dtsch. Gesundh.-Wes. *17*, 675 (1962b)
Peters, J. P.: Some remarks on diabetic acidosis. Yale J. Biol. Med. 27, 152 (1954)
Pfeiffer, E. F.: Entstehung, Erkennung und Behandlung des Coma diabeticum. Internist *1*, 319 (1960)
Pickert, H.: Richtlinien zur Behandlung des Coma diabeticum. Th. d. Geg. *103*, 1079 (1964)
Plauchu, M. et J. Delaye: Evolution et pronostic du coma diabétique àpropos de 100 cas. Diabète *12*, 157 (1964)
Pollack, H.: Treatment of diabetic coma. Diabetes 2, 177 (1953)
Rabinowitch, I. M., A. F. Fowler and E. Bensley: The use of protamine zinc insulin in diabetic coma. Canad. med. Ass. J. *37*, 105 (1937)
Rechenberg, H. K. von: Das hyperosmolare, nicht acidotische diabetische Coma. Schweiz. med. Wschr. *92*, 1415 (1962)
Reksten, K. R., jr.: Coma diabeticum uten ketoacidose. T. norske Laegeforen *87*, 700 (1967)
Reutter, F. und P. H. Rossier: Hyperosmolares, nicht-acidotisches Coma bei Diabetes mellitus. Mitteilung eines weiteren Falles. Schweiz. med. Wschr. *93*, 1007 (1963)
Richter, P. F.: Über die Dauerresultate der Insulinbehandlung bei Coma diabeticum. Arch. Verdau.-Kr. *37*, 119 (1926)
Rösner, K. und W. Neuendorf: Das hyperosmolare diabetische Coma ohne Ketoazidose. Z. ges. inn. Med. *19*, 271 (1964)
Root, H. F.: The use of insulin and the abuse of glucose in the treatment of diabetic coma. J. Amer. med. Ass. *127*, 557 (1945)
– Treatment of diabetic coma. J. chron. Dis. 2, 121 (1955)
– and N. Nichols: Diabetic acidosis and coma. In: E. P. Joslin, H. F. Root, P. White and A. Marble: The treatment of diabetes mellitus. 10. Ed. Lea and Febiger, Philadelphia 1959
Rose, W. R., R. Kaplan and H. N. Picard: Extreme insulin resistance in diabetic coma. Report of a fatal case of juvenile diabetes. Treated with 7.555 units of insulin in 45 hours. Diabetes 2, 462 (1953)
Rossier, P. H., E. R. Froesch, K. R. Völlm und A. Labhart: Fortschritte in der Kenntnis der diabetischen Acidose und ihre Konsequenzen für die Therapie. Schweiz. med. Wschr. *90*, 952 (1960)
– F. Reutter und P. Frick: Das hyperosmolare nicht acidotische Coma bei Diabetes mellitus. Dtsch. med. Wschr. *86*, 2145 (1961)
Sachsse, B.: Zur Frage des Herzinfarktes bei Diabetes mellitus. Ärztl. Wschr. *12*, 207 (1957)
– Krisen des Kohlenhydratstoffwechsels. In: F. Kazmeier: Krisen bei Erkrankungen des Stoffwechsels und der inneren Sekretion. S. 70. Ferdinand Enke Verlag, Stuttgart 1962
– und P. Petrides: Zur Prognose des acidotischen Diabetes und zur Frage der klinischen Bedeutung eines sog. Severitätsindex. Ärztl. Wschr. *9*, 515 (1954)
Sament, S.: Extreme Hyperglycemia without Ketosis. Lancet *II*, 1039 (1961)
Sauer, H.: Diagnostik des diabetischen Komas. Dtsch. med. Wschr. *92*, 894 (1967)
Sauerbrei, H.-U.: Comabehandlung des Diabetes im Kindesalter. Verh. dtsch. Ges. Verdau.- u. Stoffwechselkr. *16*, 76 (1953)
– Coma diabeticum bei einem 4 Monate alten Säugling. Arch. Kinderheilk. *166*, 284 (1962)
Scheitlin, W. und A. Hunziker: Die Beeinflussung des Liquorchemismus durch Hämodialyse beim urämischen Patienten. Schweiz. med. Wschr. *92*, 673 (1962)

SCHIASSI, F.: Il coma diabetico per interruzione della terapia insulinica e le osillazioni della glicemia dopo la guarigione del coma. Rif. med. *41*, 990 (1925)

SCHMIDT, K. D. und O. STAHLER: Zur Anfangsbehandlung des Coma diabeticum mit hohen Insulindosen. Medizinische *11*, 289 (1959)

SCHNEIDER, H.: Diagnose des Coma diabeticum und seine Therapie in einem Kreiskrankenhaus. Z. ärztl. Fortbild. *61*, 1300 (1967)

SCHRÖTER, W., P. HÜRTER und K. WINKLER: Die Behandlung des Coma diabeticum. Mschr. Kinderheilk. *117*, 580 (1969)

SCHWARTZ, W. B. and W. C. WATERS: Lactate versus bicarbonate. A reconsideration of the therapy of metabolic acidosis. Amer. J. Med. *32*, 831 (1962)

SEFTEL, H. C., A. R. GOLDIN and A. H. RUBENSTEIN: Hyperosmolar Non-ketotic Coma. Lancet *II*, 1042 (1967)

– and M. C. KEW: Early and Intensive Potassium Replacement in Diabetic Acidosis. Diabetes *15*, 694 (1966)

SEIFERT, B.: Beitrag zur Pseudoperitonitis diabetica. Zbl. Chir. *91*, 889 (1966)

SEMMLER, H. und LEMKE, E.: Ursachen und Letalität des Coma diabeticum. Z. ärztl. Fortbild. *63*, 218 (1969)

SHAW, C., G. E. HURWITZ, M. SCHMUKLER, ST. H. BRAGER and P. BESSMAN: A clinical and laboratory study of insulin dosage in diabetic acidosis: Comparison with small and large doses. Diabetes *11*, 23 (1962)

SHEPPARD, J. G. H.: A case of diabetic coma treated with 56.000 units of insulin. Brit. med. J. *1*, 576 (1949)

SHIPP, J. C., R. O. RUSSELL, J. STEINKE, M. L. MITCHELL and W. B. HADLEY: Insulin Resistance with High Levels of Circulating Insulin-like Activity Demonstrable in Vitro and in Vivo. Diabetes *10*, 1 (1961)

SHUMAN, H. W.: Diabetic coma with anuria relived by large amounts of insulin and fluid. Illinois med. J. *81*, 115 (1942)

SIMON, M.: Insulinwirkung bei Coma diabeticum eines 2¾jährigen Kindes. Dtsch. med. Wschr. *49*, 1144 (1923)

SMITH, K. and H. E. MARTIN: Response of diabetic coma to various insulin dosages. Diabetes *3*, 287 (1954)

Statistisches Jahrbuch 1968 der Deutschen Demokratischen Republik. 13. Jahrg. Hrsg.: Staatliche Zentralverwaltung für Statistik. Staatsverlag der Deutschen Demokratischen Republik, Berlin 1968

STEIGERWALDT, F.: Coma diabeticum. Dtsch. med. Wschr. *83*, 1947 (1958)

STENZEL, K. H., J. C. DOUGHERTY, L. SCHERR and G. D. LUBASH: Diabetic keto acidosis. Dissociation of plasma potassium levels and electrocardiographic abnormalities. J. Amer. med. Ass. *187*, 372 (1964)

STOCKIGT, J. R. and P. TAFT: The simulation of diabetic acidosis by severe gram-negative bacterial infection occurring in the diabetic. Med. J. Aust. *1*, 210 (1966)

STROHMEYER, G., W. DÖLLE und H. SAUER: Die Milchsäureacidose mit Excesslactat. Dtsch. med. Wschr. *90*, 2255 (1965)

TAUBIN, H. and R. MATZ: Cerebral Edema, Diabetes Insipidus, and Sudden Death during the Treatment of Diabetic Ketoacidosis. Diabetes *17*, 108 (1968)

TEUSCHER, A.: Die Therapie der diabetischen Azidose. Ther. Umsch. *20*, 261 (1963)

TOLSTOI, E.: Treatment of diabetic ketosis and coma. Med. Clin. N. Amer. *36*, 767 (1952)

– The treatment of diabetic acidosis and diabetic coma. J. Kans. med. Soc. *55*, 1 (1954)

TOUSSAINT, W., K. ROGGENKAMP und K. H. BÄSSLER: Xylit bei Ketonämie. Klin. Wschr. *44*, 663 (1966)

TUCKMAN, J.: Le traitement de l'acidose diabétique. Praxis *46*, 229 (1957)

TUGAN, B., M. YALIN et H. ENOKTEM: La pathogénie et la traitement du coma diabétique. Presse méd. *65*, 288 (1957)

TYLER, R. D. and P. M. BEIGELMAN: Insulin-resistant diabetic coma. Diabetes *9*, 97 (1960)

Umber, F. und M. Rosenberg: Moderne Behandlung von Coma diabeticum. Fortschr. Ther. *1*, 6 (1925)

Wacker, W. E. C. and A. F. Parisi: Magnesium Metabolism. New Engl. J. Med. *278*, 658, 712, 772 (1968)

Warren, S., P. M. LeCompte and M. A. Legg: The pathology of diabetes mellitus. 4. Ed. Lea & Febiger, Philadelphia 1966

Weiss, Th.: Coma diabeticum und Insulin. Dtsch. Arch. klin. Med. *156*, 226 (1927)

Wiener, H. J.: Diabetic coma requiring an unprecedented amount of insulin. Report of a case manifesting extreme insulin resistance. Amer. J. med. Sci. *196*, 211 (1938)

Young, E. und R. F. Bradley: Cerebral edema with irreversible coma in severe diabetic ketoacidosis. New Engl. J. Med. *276*, 665 (1967)

Zschornack, M. R. und H. Haller: Richtlinien zur Behandlung des Coma diabeticum unter besonderer Berücksichtigung der Störungen im Wasser- und Elektrolythaushalt. Med. Klin. *60*, 1469 u. 1508 (1965)

Insulinallergie und Insulinresistenz

Von K. Federlin, H. Ditschuneit und E. F. Pfeiffer, Ulm

I. Einleitung
II. Insulinallergie
  A. Manifestationsmöglichkeiten einer Insulinallergie
    1. Die Manifestationstypen der allergischen Hautreaktionen
    2. Klinisches Bild
    3. Ätiologie der allergischen Hautreaktionen
    4. Zur Antigenität des Insulins
    5. Einflüsse des Blutzuckers und des biologischen Insulineffektes auf die Immunreaktion
  B. Pathogenese der Insulinallergie
  C. Zur Behandlung der Insulinallergie
    1. Hauttest
    2. Absetzen des Insulins
    3. Desensibilisierung
III. Insulinresistenz
  A. Klinisches Bild
    1. Häufigkeit
    2. Diagnostik der Insulinresistenz
    3. Verfahren zur Antikörperbestimmung
    4. Insulinbindende Immunglobuline
    5. Die maximale Insulin-Bindungskapazität des Serums und ihre Beziehungen zum Insulinbedarf
  B. Therapie der Insulinresistenz
  C. Zusammenhänge zwischen Insulinallergie und Insulinresistenz
  D. Ausblick

I. Einleitung

Das vorliegende Kapitel behandelt die Insulinallergie und die durch Antikörper bedingte Insulinresistenz. Andere Faktoren, die zu einer Herabsetzung der biologischen Insulinwirkung führen und die im Schrifttum oft ebenfalls als „Insulinresistenz" bezeichnet werden, sind hier nicht berücksichtigt. Dazu gehören die zirkulierenden Insulininhibitoren wie Synalbumin, erhöhte freie Fettsäuren, bestimmte Plasmaproteinfraktionen und die hormonalen Antagonisten in Gestalt der Nebennierenrindensteroide, des Wachstumshormons, des ACTH, Plazentalaktogen, Glukagon, der Katecholamine und des Thyroxins. Sie werden in den Abschnitten S. 105, S. 123 und S. 871 dargestellt. Grundlage für das folgende Kapitel sind die Ausführungen von Pfeiffer, Ditschuneit und Federlin (1969) über die Immunologie des Insulins in Band I dieses Handbuches (S. 155).

II. Insulinallergie

Bereits im ersten Jahr nach der Entdeckung des Insulins beschrieben Joslin, Gray und Root (1922) vier Fälle von Urticaria unter den ersten 83 Patienten, die jemals mit Insulin behandelt worden waren. Allergische Reaktionen nach Insulingabe werden nahezu ein halbes Jahrhundert später noch immer beobachtet, und ebenso lange wird diskutiert, ob es sich um eine Überempfindlichkeit gegenüber dem Insulin selbst oder gegenüber Verunreinigungen handelt. Zwar konnte Jorpes (1949) zeigen, daß sich Allergien bei Anwendung vielfach umkristallisierter Insuline zahlenmäßig verringern lassen, jedoch gelang es andererseits bis zur Gegenwart trotz der inzwischen wesentlich verbesserten Insulinaufbereitung nicht, das Krankheitsbild der Insulinallergie zu verhindern. Ein weiterer Hinweis für die nach wie vor vorhandene Immunogenität des injizierten Insulins ist in der Entwicklung neutralisierender Antikörper bei nahezu allen insulinbehandelten Diabetikern zu sehen. Dennoch hat der Grundgedanke vom „reinen Hormon" ohne Immunogenität durch die Entdeckung des Proinsulins und verwandter Proteine durch Steiner (1967) neuen Auftrieb erhalten. Auf die neuen Gesichtspunkte, die sich aus diesen Untersuchungen für die Insulinimmunologie ergeben, wird am Ende dieses Abschnittes eingegangen. Die noch im Gange befindlichen Untersuchungen zu diesem Thema erlauben bisher kein endgültiges Urteil, sondern allenfalls einen Ausblick.

A. Manifestationsmöglichkeiten einer Insulinallergie

Naturgemäß manifestieren sich allergische Reaktionen nach Insulingabe hauptsächlich an der Haut. Hier werden lokale und generalisierte Formen beobachtet. Daneben wurde in Einzelfällen auch eine Beteiligung anderer Organe bzw. Gewebe beschrieben. So weist die ältere Literatur die Beschreibung gastrointestinaler Symptome auf (Bayer, 1942), eine nichtthrombozytopenische Purpura (Kern und Langner, 1939) sowie eine von Constam (1956) ausführlich beschriebene schwere thrombozytopenische Purpura. Bei diesem Fall wurde durch verschiedene serologische Teste eine Allergie gegen Protamin-Zink nachgewiesen, andererseits zeigte sich aber auch, daß die Antikörper in vitro mit Semilente-Insulin reagierten. – Als besondere Ausnahme ist das von Boulin, Laprésle, Gueniot und Laprésle (1955) beschriebene und dem Insulin zur Last gelegte Krankheitsbild einer Panarteriitis anzusehen.

Eine den Hautveränderungen parallel verlaufende Beteiligung verschiedener Organe (Auge, Mund-Rachen-Bronchialschleimhaut, Magen-Darmtrakt, Gelenke) kann beim anaphylaktischen Schock nach Insulininjektion zustande kommen.

1. Die Manifestationstypen der allergischen Hautreaktionen

Betrachtet man frühere Einteilungsversuche, so zeigt sich, daß diese lediglich auf Intensitäts- und Lokalisationsunterschieden aufgebaut waren (Paley und Tunbridge, 1952; Marble, 1959). Sie können jedoch den immunbiologischen Vorgängen, die sich nach der parenteralen Injektion von artfremdem Eiweiß entwickeln, nicht gerecht werden. Wie sich aus verschiedenen Untersuchungen zu diesem Thema ergeben hat, sind die beiden möglichen Reaktionsformen eines Organismus, nämlich zellengebundene und/oder antikörperbedingte Immunantwort, auch bei der Insulinallergie zu unterscheiden (Federlin, 1967, 1970). Zwar stehen der Einordnung allergischer Hautreaktionen nach Insulingabe im Einzelfall gelegentlich Schwierigkeiten gegenüber, die Form der Insulinallergie nach immunologischen Gesichtspunkten zu ordnen. Generell jedoch lassen sich die nach wiederholter subkutaner Insulininjektion zu beobachtenden immunologischen Phänomene folgendermaßen klassifizieren:

Verzögerte lokale Insulinallergie (Reaktion vom Spättyp, IV), lokale oder generalisierte Frühreaktion (Reaktion vom Soforttyp, I), Arthusphänomen (III). Die römischen Ziffern weisen zum besseren Verständnis auf die von Coombs und

GELL (1968) vorgeschlagene Klassifizierung der immunologischen Reaktionstypen hin.*

2. Klinisches Bild

a) Lokale verzögerte Reaktion

Bei der reinen Lokalreaktion vom verzögerten Typ, kommt es etwa nach 18 bis 24 Stunden zu einer derben dunkelroten Infiltration an der Injektionsstelle, die 36 bis 48 Stunden später ihr Intensitätsmaximum erreicht hat und bis zu 4 Tage persistiert (Abb. 1). Sie führt zu juckenden, brennenden und stechenden Hautempfindungen. Die Größe der Infiltrate schwankt zwischen 3 und 5 cm im Durchmesser, in Einzelfällen erreichen sie Handtellergröße und mehr. Detaillierte Beschreibungen solcher Fälle wurden von KERP, STEINHILBER, KIELING und CREUTZFELDT (1965), FREI, CRUCHAUD und VANOTTI, (1965), FEDERLIN, HEINEMANN, GIGLI und DITSCHUNEIT (1966) publiziert. Ein auf dem Höhepunkt der Reaktion durchgeführter intrakutaner Hauttest läßt die typische Spätreaktion in Gestalt einer knopfförmigen derben dunkelroten Infiltration 24 Stunden später erkennen (Abb. 2).

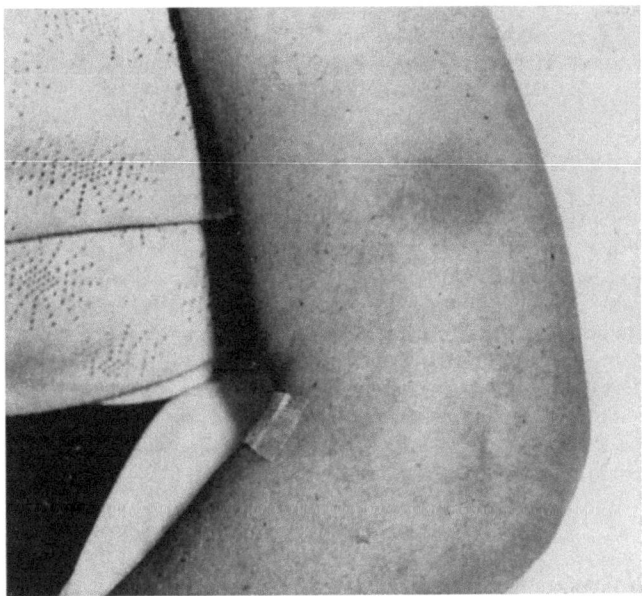

Abb. 1: Lokale verzögerte allergische Reaktion auf Insulin 24 Stunden nach der Injektion

* Die von den genannten Autoren gewählte Reihenfolge erscheint insofern nicht glücklich, als die Spätreaktion als phylogenetisch ältere Leistung des Organismus zuerst entwickelt worden ist und häufig auch bei einer Sensibilisierung der Produktion humoraler Antikörper vorausgeht (siehe auch GÜNTHER, 1969).

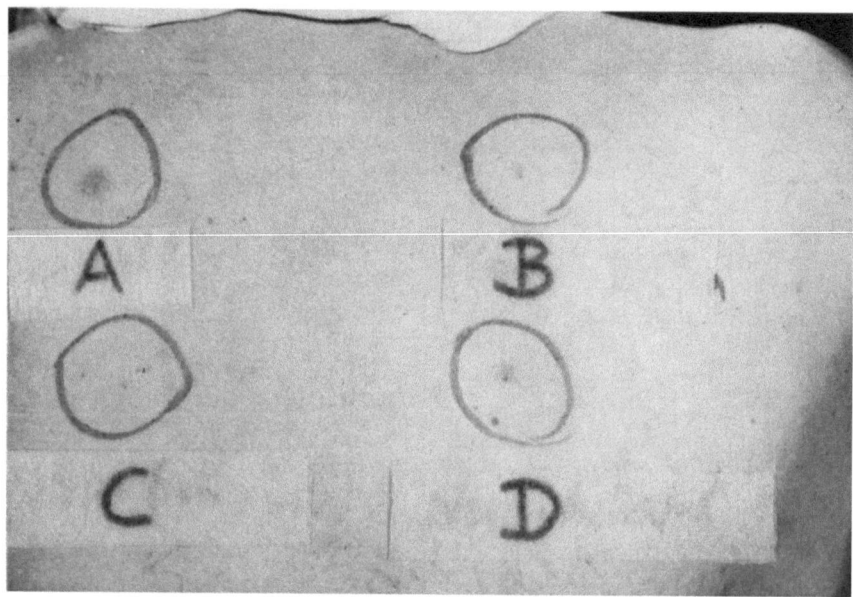

Abb. 2: Intrakutaner Hauttest: Spätreaktion nach 24 Stunden bei den Insulinen A und D, nur schwach bei B, fehlend bei C

Die lokale verzögerte Allergie tritt nie bei der ersten Insulininjektion, sondern mit einer Latenz von einigen Tagen (6 bis 10) auf. Lediglich wenn früher eine Insulintherapie bereits durchgeführt und zugunsten einer Tablettenbehandlung abgebrochen worden war, kann das Auftreten dieser Reaktionsform zeitlich vorverlegt werden. Die Reaktionen sind am Oberschenkel meistens stärker ausgeprägt als am Oberarm, werden dort allerdings als schmerzhafter empfunden. Während schwache bis mittelstarke Reaktionen nach wenigen Tagen wieder zurückgehen können, werden stärkere Reaktionsformen bis zu mehreren Wochen beobachtet. Der Kohlenhydrathaushalt wird nur durch große Infiltrate ungünstig beeinflußt. Hier konnte ein rascher Anstieg des Insulinbedarfes beobachtet werden (KERP et al., 1965; FEDERLIN et al., 1966). Einzelheiten über den Zusammenhang zwischen Allergie und Resistenz siehe Abschnitt II, C.

b) Frühreaktionen (synonym: Sofortreaktionen)

aa) Lokale Frühreaktionen

Bei dieser Reaktionsform treten die subjektiven und objektiven Erscheinungen bereits eine halbe bis 2 Stunden nach der Insulininjektion auf. Die Haut ist eher hell- als dunkelrot verfärbt, weniger derb infiltriert als bei der verzögerten Reaktion und gegen das umgebende Gewebe unscharf abgegrenzt (Abb. 3). Der Durchmesser beträgt im allgemeinen 5 bis 10 cm, soweit er sich exakt ausmessen läßt. Das Auftreten dieser Reaktionsform ist im Gegensatz zur verzögerten Allergie nicht an die erste Phase einer Insulinbehandlung gekoppelt, sondern kann

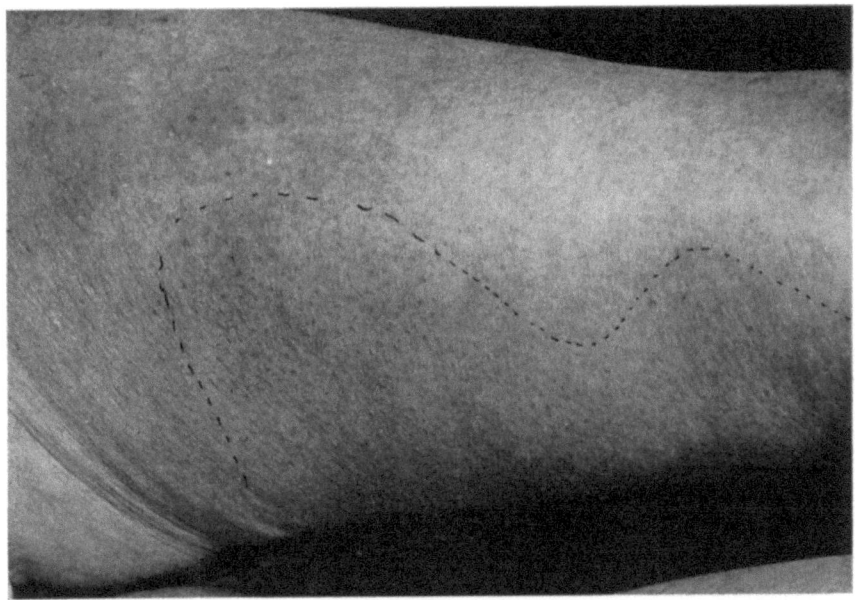

Abb. 3: Lokale Frühreaktion, ca. 30 min. nach der Insulininjektion. Juckende Rötung von Handflächengröße

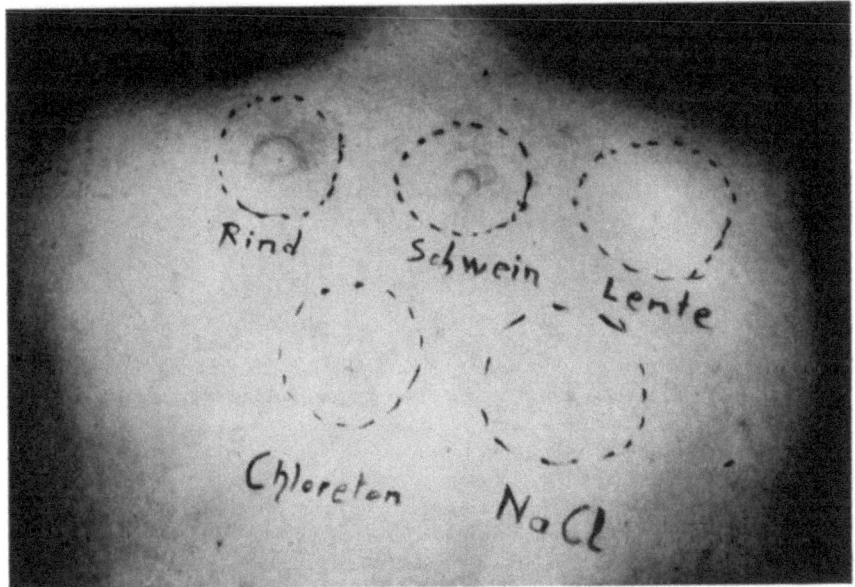

Abb. 4: Intrakutaner Hauttest: Frühreaktion nach 10 min. mit typischer Quaddelbildung und Pseudopodien bei Rinder- und Schweineinsulin. Keine Reaktion bei den Zusatzsubstanzen

auch wesentlich später, zum Teil erst nach Jahren beobachtet werden (Kreines, 1965; Shipp, Cunningham, Russel und Marble, 1965). Der intracutane Hauttest führt im allgemeinen innerhalb von 10 bis 15 Minuten bereits zu einer Quaddelbildung mit Pseudopodien und fleckigem unregelmäßig begrenztem Erythem (Abb. 4). Häufig bestehen Übergänge zur

bb) generasilierten Frühreaktion

hier findet man bei leichten Fällen ein über den ganzen Körper verteiltes fleckiges Erythem (Abb. 5). Bei schweren Fällen entwickelt sich eine generalisierte Urticaria mit Pruritus, evtl. auch mit Quincke-Ödem, Gelenkschwellungen und Fieber. Unter Umständen kann es zum anaphylaktischen Schock mit schwerer Bronchospastik, Blutdruckabfall und Herzstillstand kommen. Während Marble (1959) in der Joslin-Klinik in Boston keine tödlichen Zwischenfälle beobachtete, zählen Hansen (1957) sowie Miller (1962) mehrere Todesfälle auf.

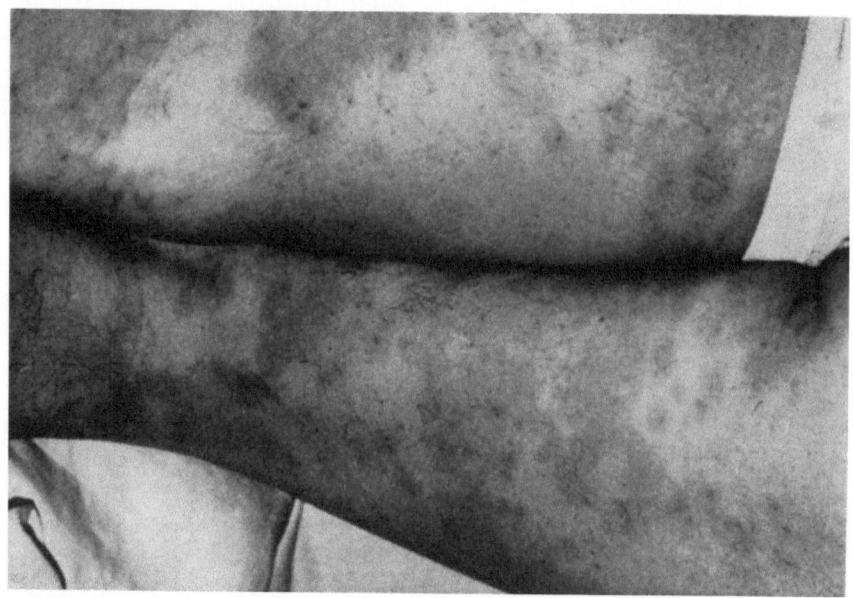

Abb. 5: Generalisierte Frühreaktion: 45 min. nach Insulininjektion ausgedehntes fleckiges Erythem am ganzen Körper, gleichzeitig Quincke- und Glottisoedem

cc) Arthusreaktionen

Die Beobachtung von Nekrosen an der Stelle der Insulininjektion ist selten. Vereinzelte Fälle wurden von Bartelheimer (1952) sowie von Schirren (1953) beschrieben. Ob es sich bei dem von Schirren beschriebenen Fall tatsächlich um eine Immunreaktion gegen Insulin handelt, wird von Devlin (1968) bezweifelt. Zweifelsfrei ist dagegen die Beobachtung einer Surfen-Allergie bei dem von Kulpe (1958) beschriebenen Fall, der mit einem Arthusphänomen einherging.

dd) „Verzögerte Sofortreaktion"

Dem in einer Diabetiker-Sprechstunde tätigen Arzt ist bekannt, daß es hin und wieder nicht möglich ist, aus Anamnese und Lokalbefund eine Zuordnung zu einer der genannten Immunreaktionen vorzunehmen. Dennoch scheinen diese Patienten insofern einem Typ anzugehören, als sich die lokalen Hauterscheinungen zwar nicht besonders früh, aber auch nicht so spät wie bei der echten verzögerten Allergie, nämlich etwa 3 bis 4 Stunden nach der Insulininjektion entwickeln. Dementsprechend ist auch ihre Rückbildung weniger flüchtig als bei der Sofortreaktion, jedoch nicht so langsam wie bei der Spätreaktion. Am nächsten Tage sind nur noch schwache Residuen zu erkennen. Diese Allergieform hat somit einerseits Charakteristika einer Sofortreaktion, andererseits die einer Spätreaktion. Am ehesten würde die von DEVLIN (1968) benutzte Bezeichnung der „verzögerten Sofortreaktion" zutreffen.

c) Häufigkeit allergischer Hautreaktionen

Zur Häufigkeit der verschiedenen Allergieformen nach Insulingabe sind genaue Zahlenangaben nur in der älteren Literatur zu finden. In einem Übersichtsartikel von MARBLE (1959) wird unter Berücksichtigung früherer Arbeiten für die lokalisierte Reaktion ohne Unterscheidung eines Spät- oder Soforttypes von einer Frequenz zwischen 10 und 55,8 % gesprochen (ALLAN und SCHERER, 1932; COLLENS, LERNER und FIALKA, 1934; PALEY und TUNBRIDGE, 1950). Die Erfahrungen an dem großen Krankengut der JOSLIN-Klinik werden von MARBLE mit 25 bis 33 % allergischer Hautreaktionen ausgedrückt, mildeste Reaktionen waren dabei nicht eingeschlossen. Frauen waren häufiger beteiligt als Männer (MARBLE, 1959; DAWEKE, 1968). Wie MARBLE ferner feststellt, ist die Zahl der allergischen Nebenwirkungen weitgehend abhängig von der Sorgfalt der Beobachtung durch Arzt und Patienten. Eigene Erfahrungen an der Diabetiker-Ambulanz der I. Medizinischen Universitätsklinik Frankfurt am Main stimmen damit überein. Während 1964 von insgesamt 63 auf Insulin neu eingestellten Patienten nur 3 allergische Reaktionen (lt. Kartei) angaben und 1965 von 77 ebenfalls nur 3, waren es bei der systematischen Befragung im Jahre 1966 von 70 Patienten 28. Hieran waren vor allem die in den ersten Tagen auftretenden Reaktionen vom verzögerten Typ beteiligt als auch die „verzögerte Sofortreaktion". Echte lokalisierte oder generalisierte Sofortreaktionen ließen sich nicht häufiger erfassen. Damit vergleichbar ist der Prozentsatz von 53, den ARKINS, ENGBRING und LENNON (1962) bei Hauttestungen fanden. – Generalisierte Reaktionen sind nach den Angaben von ANDREANI und CORTI (1955) mit 0,2 % bei 1522 untersuchten insulinbehandelten Diabetikern sehr niedrig eingestuft. Auch DEVLIN (1968) nimmt eine Frequenz von 0,1 % an. Nach eigenen Erfahrungen muß mit generalisierter Urticaria, Pruritus und Quincke-Ödem jedoch mindestens in 0,3–0,4 % aller insulinbehandelter Diabetiker gerechnet werden.

3. Ätiologie der allergischen Hautreaktionen

Allergische Reaktionen nach Insulininjektionen können prinzipiell auf a) den Pankreasextrakt Insulin, b) auf Verzögerungsstoffe wie Protamin, Globin, Isocyanat, c) Desinficientien und Stabilisatoren wie Chloroformabkömmlinge

(Chloreton), Phenol, Kresol, Methyl-p-Oxybenzoat, Niparginester usw., d) Desinfektionsmittel vom Spritzenbesteck, e) durch Unsauberkeit eingeführte Fremdstoffe, zurückgeführt werden. Es hat sich gezeigt, daß die unter b–e genannten Stoffgruppen nur eine geringe Rolle spielen. Beobachtungen in den USA ließen zwar erkennen, daß Protamin- und Globin-Insuline eher zu Hautreaktionen führen als schnell wirkende Alt-Insuline (MARBLE, 1959). Das gleiche wurde vereinzelt auch in europäischen Ländern gefunden (PALEY, 1949; MASON und VEREL, 1953; HERRMANN, SCHULZ und WEHRMANN, 1959). Sehr wahrscheinlich sind jedoch nicht die Proteine Ursache für die Allergie, sondern vielmehr auch der Depoteffekt solcher Insuline, da es allgemeiner klinischer Erfahrung entspricht, daß Alt-Insuline praktisch nie zu Allergien führen. Auf die seltene Surfen-Allergie wurde schon bei der Erwähnung des Arthusphänomens aufmerksam gemacht. Weitere Surfenallergien wurden von SCHIRREN und SAUER (1956) sowie von DAWEKE (1967) berichtet. – Somit konzentrierte sich das Interesse immer wieder auf das Insulin selbst bzw. auf die mehr oder weniger hypothetischen Verunreinigungen. Die Vorstellung, daß das reine Hormon nicht immunogen sei, war schon früher von einem so bekannten Immunologen wie HAUROWITZ (1950) vertreten worden. Im gleichen Sinne trat JORPES (1949) konsequent dafür ein, daß Insulin selbst nicht die Ursache allergischer Reaktionen sein könne. Bei 300 Diabetikern, die gegenüber den handelsüblichen Insulinarten Zeichen lokaler oder generalisierter Allergie gezeigt hatten, konnte er durch Gabe mehrfach umkristallisierter Präparate in allen Fällen eine komplikationslose Weiterführung der Therapie erreichen. DEVLIN (1968) führt die Beobachtung von JORPES allerdings auf die groben Insulinverunreinigungen während der Kriegs- und unmittelbaren Nachkriegszeit zurück. Den nunmehr 20 Jahre zurückliegenden Beobachtungen von JORPES steht auch die Tatsache gegenüber, daß allergische Reaktionen bis zur Gegenwart auftreten, obwohl der Reinheitsgrad der Insuline ständig verbessert wurde. Möglicherweise spielen andere als die bisher unter der mangelnden Reinheit verstandenen Faktoren eine Rolle.

4. Zur Antigenität des Insulins

Über die antigenen Determinanten des Insulins wurde ausführlich in Band I des Handbuches referiert. Während sich zur Zeit der damaligen Niederschrift die Überlegungen auf das Insulin als monomeres Molekül mit einem Molekulargewicht von 6000 richteten, haben sich seit der Entdeckung des Proinsulins mit einem Molekulargewicht von etwa 9000 durch STEINER (1967) neue Gesichtspunkte ergeben. Wie aus Fraktionierungsuntersuchungen von SCHLICHTKRULL et al. (1969) hervorgeht, enthält kristallisiertes Insulin, wie es zur Injektion benutzt wird, verschiedene Proteine. Bei einer Trennung über Sephadex wurde eine sog. a-Komponente dargestellt, die wahrscheinlich nur exokrines Pankreasmaterial enthält, eine b-Komponente, die das Proinsulin enthält, ferner Insulin als Dimer, eine Intermediärform und schließlich eine c-Komponente, die ein Arginin-Insulin, Monodesamidoinsulin und Insulin in reiner Form als Monocomponentinsulin enthielt. Erste Untersuchungen lassen erkennen, daß die immunogenen Eigenschaften eines Teils dieser Proteine stärker zu sein scheinen als die des reinen Insulins (siehe Abschnitt II, D.)

Inwieweit das Proinsulin und seine verwandten Proteine auch für die Auslösung allergischer Reaktionen verantwortlich gemacht werden kann, ist noch nicht bekannt. Die These von der bisher mangelnden Reinheit des Insulins hat jedoch eine Bestätigung erfahren.

a) Die parenterale Injektionsform

Betrachten wir die therapeutische Insulininjektion vom immunologischen Standpunkt, so handelt es sich um die subkutane Einverleibung körperfremder Proteine. Diese Art der Antigenzufuhr ist aus mehreren Gründen besonders geeignet, Antikörperbildung hervorzurufen. Der antigene Effekt einer Substanz ist größer, wenn sie in einer Depotform injiziert wird. Hinzu kommt bei Proteinantigenen ein Verzögerungseffekt durch den enzymatischen Abbau in den Makrophagen am Ort der Ablagerung. Der Abtransport über die Lymphe in den nächsten Lymphknoten stellt weiterhin eine für die Antikörperbildung günstige Bedingung dar. Falsche Injektionstechnik (zu flache Injektion), die zur Ablagerung des Antigens in die Cutis führt, verstärkt den Verzögerungseffekt und damit auch die Antigenität. Im übrigen können auch unspezifische Irritationen der Cutis durch den Volumeneffekt, den evtl. sauren pH und die Zusatzstoffe beim Insulin eine weitere Rolle spielen.

Insulinantikörper entstehen aber nicht nur bei der Therapie mit Depotinsulinarten, sondern auch nach s. c. Injektion von Altinsulin, wie die Beobachtung von MORCOS, ABD EL NABY, DITSCHUNEIT und PFEIFFER (1965) bei nichtdiabetischen Schizophrenen nach Insulinschocktherapie beweist.

b) Der Einfluß des pH

Insulin wird als saure oder neutrale Lösung injiziert. Saures Insulin fällt infolge des basischen Gewebs-pH später aus, wodurch ein zusätzlicher Depoteffekt entsteht. Theoretisch wäre denkbar, daß die Phagozytose des Insulins und damit auch die Antikörperbildung gegenüber dieser Insulinart gefördert wird.

Von BERSON und YALOW (1966) wurde darauf hingewiesen, daß durch Aufbewahrung in der Kälte Desamidoinsulin mit wahrscheinlich größerer Antigenität entsteht. Diese Insulinform soll sich auch durch die Technik der salzsauren Alkoholextraktion aus dem Pankreas bevorzugt entwickeln (HARFENIST, 1953). Demgegenüber kamen HAGEN und HAGEN (1950) bei ihren Untersuchungen der Hautverträglichkeit von Insulinen mit dem Intracutantest zu dem Schluß, daß der pH keine Rolle für die Hautallergie des Insulins spiele. Sie fanden, daß mehrfach umkristallisierte Insuline besser verträglich waren als weniger gereinigte Chargen. Zu einem genau entgegengesetzten Resultat – und zwar mit Insulinarten der gleichen Firma und mit der gleichen Technik – kam BERMONT (1967). Er fand eine schlechtere Verträglichkeit saurer Insuline im Vergleich zu neutralen Chargen und keinen Zusammenhang mit der Zahl der Umkristallisierungen. Auch aus der klinischen Erfahrung ist es nicht leicht, ein Urteil über den Einfluß eines sauren pH auf die Immunogenität von Insulin zu beurteilen. Bei katamnestischen Untersuchungen zeigt sich immer wieder, daß die Insulinarten häufig gewechselt wurden, damit meistens auch die Herstellerfirmen, so daß neben dem Einfluß des pH auch andere Faktoren wirksam geworden waren. Es ist daher notwendig, größere Kollektive mit einheitlicher Behandlungsart zu vergleichen.

c) Spezies-Unterschiede

Die nach der Aufdeckung der Insulinstruktur erkannten Unterschiede in der Aminosäuren-Sequenz verschiedener Spezies (SANGER, 1960) zeigten, daß eine engere Verwandtschaft zwischen dem Insulin von Schwein und Mensch besteht als zwischen dem menschlichen und dem therapeutisch vielfach verwendeten Rinderinsulin (Bd. I S. 161). Somit ist es naheliegend, beispielsweise bei der häufigen Verwendung von Mischinsulinen die Ursache für allergische Reaktionen eher in dem Rinder- als in dem Schweineinsulin zu sehen. Dies dürfte auch dem klinischen Eindruck vieler Diabetologen entsprechen. Dennoch existieren zu dieser Frage unseres Wissens keine ausreichend großen Zahlen. Lediglich in einzelnen Mitteilungen ist der Rückgang allergischer Lokalreaktionen bei Fortführung der Therapie mit Schweineinsulin beschrieben worden (DEVLIN und O'DONOVAN, 1966; FEDERLIN et al., 1966). SAUER (1965) sowie BEUREY, JEANDIDIER und BERMONT (1965) fanden ebenfalls eine geringere Häufung allergischer Hautreaktionen bei Verwendung von Schweineinsulin. Auf der anderen Seite konnten ENGBRING, ARKINS und LENNON (1962) sowie KREINES (1965) bei Fällen mit generalisierter Insulinallergie keine Besserung mit Schweineinsulin erreichen. Eigene Erfahrungen an 5 Patienten mit schwerer generalisierter Urticaria und Zeichen anaphylaktischen Schockes nach Insulingabe sprechen im gleichen Sinn. Obwohl durchweg mit Rinderinsulin behandelt, waren die Kreuzreaktionen der Antikörper mit Schweineinsulin so erheblich, daß mit dieser Insulinart keine weitere Behandlung vorgenommen werden konnte. BURKART, HARTMANN, FANKHAUSER und KOLLER (1963) berichteten von einem Fall mit Allergie gegen Schweineinsulin. Hier wurde Rinderinsulin reaktionslos vertragen. Zusammenfassend ist auch bei der Frage nach der Bedeutung der Speziesunterschiede für die Insulinallergie eine Antwort schwierig. Bei Vergleichen standen sich häufig saures Rinderinsulin und neutrales Schweineinsulin gegenüber, so daß der pH-Faktor hineinspielte. Weitere Unbekannte kommen insofern hinzu, als bisher die Immunogenität des Proinsulins und seiner verwandten Proteine im Schweine- und Rinderinsulin für den Menschen noch nicht feststellbar war.

5. Einflüsse des Blutzuckers und des biologischen Insulineffektes auf die Immunreaktion

Ein „unspezifischer", d. h. nicht immunologisch bedinger Effekt auf die Antigenität des Insulins könnte auch durch die Höhe des Blutzuckers bedingt sein. So fand ADAMKIWICZ (1963) eine Verstärkung anaphylaktischer Reaktionen sowie der Tuberkulinreaktion im Zustand der Hypoglykämie und eine Abschwächung bei Hyperglykämie. Im gleichen Sinne spricht die Beobachtung von THOMPSON (1967), daß Insulin im Tierexperiment die Tuberkulinreaktion (PPD) verstärkt. In wie weit Hyper- und Hypoglykämien auch auf die Antigenität des Insulins selbst wirksam sind, bleibt offen, es ist aber zumindest vorstellbar. Der bisher weitgehend unbeachtete Einfluß verschiedener Hormone auf die Immunreaktionen des Organismus hat inzwischen größere Aufmerksamkeit erregt.

B. Pathogenese der Insulinallergie

Während bis vor wenigen Jahren alle allergischen Reaktionen gegen Insulin als Folge humoraler Antikörper aufgefaßt wurden, ist heute eine genauere Zuordnung zu bestimmten Antikörpertypen und zu bestimmten Formen von Immunreaktionen möglich. So konnte die echte verzögerte Immunreaktion gegenüber Insulin von mehreren Arbeitsgruppen an besonders eindrucksvollen Beispielen unabhängig voneinander nahezu gleichzeitig beschrieben werden (KERP et al., 1965; FREI, CRUCHAUD und VANOTTI, 1965; FEDERLIN et al. 1966).

Es handelte sich jeweils um das Auftreten großer Infiltrate mit einem Intensitätsmaximum von 48 bis 72 Stunden, deutlich verzögert ausfallendem Hauttest und um den Nachweis einer Antigenbindung an zirkulierenden immunologisch kompetenten Zellen mit verschiedenen Techniken (Bindung von ^{131}Jod-Insulin, Immunocytoadhärenz, Immunfluorescenz) bei fehlendem Antikörpernachweis im Serum. Durch weitere Untersuchungen bei Diabetikern konnte auch bei weniger extrem ausgeprägten Hautreaktionen vom verzögerten Typ der Befund der Antigenbindung durch immunologisch kompetente Zellen mehrfach bestätigt werden (FEDERLIN, 1967). In allen Fällen handelte es sich um Allergien im Anfangsstadium der Insulintherapie. Auch tierexperimentelle Versuche haben gezeigt, daß sich vor Auftreten von humoralen Antikörpern eine typische Immunreaktion vom verzögerten Typ gegen Insulin auslösen läßt (FEDERLIN, KRIEGBAUM und FLAD, 1969). Neben der Antigenbindung durch zirkulierende Lymphozyten (HEINEMANN, 1970) verlief der migration inhibition test nach DAVID, AL-ASKARI, LAWRENCE und THOMAS (1964) positiv. Die häufige Beobachtung einer – wenn auch meist nur flüchtigen – verzögerten allergischen Hautreaktion im Beginn einer Insulintherapie legt die Annahme nahe, daß es sich dabei um eine Parallele zu einem seit langem bekannten Immunphänomen, der sog. JONES-MOTE-Reaktion handelt. Durch wiederholte Injektionen kleiner Proteinmengen entwickelte sich eine ebenfalls zellgebundene allergische Reaktion vom verzögerten Typ, die große Ähnlichkeit mit der Tuberkulinreaktion hat, lediglich etwas früher auftritt. Bei weiterer Antigengabe klingt das Stadium der verzögerten Allergie ab, und es entwickeln sich humorale Antikörper (JONES und MOTE, 1934). Demnach würde jeder insulinbehandelte Diabetiker ein solches Stadium durchschreiten, wobei die wechselnd großen Insulindosen und individuellen Faktoren ursächlich für schwache bzw. unterschwellige oder sehr ausgeprägte Reaktionen verantwortlich wären.

Für die lokale und generalisierte Form der Sofortallergie konnte seit der ersten Mitteilung von LOWELL (1942) in vielen Fällen die Reaginaktivität der verantwortlichen Antikörper durch den PRAUSNITZ-KÜSTNER-Versuch nachgewiesen werden (HANAUER und BATSON, 1961; LACHNIT und WIEDEMANN, 1961; ENGBRING, ARKINS und LENNON, 1962; YAGI et al., 1963; KREINES, 1965). Der Nachweis gelingt ferner durch den allergic-serum-transfer-test nach LAYTON, PANZANI, GREENE und CORSE (1965), wenn man das Risiko der Infektion beim PK-Test vermeiden will (FEDERLIN und GIGLI, 1966). YAGI et al. (1963) fanden bei ihren Fällen mit generalisierter Insulinallergie insulinbindende Antikörper vom Typ IgA und IgM. Nach der Entdeckung von ISHIZAKA, ISHIZAKA und HORNBROOK (1966), daß Reaginaktivität den Antikörpern der Klasse IgE zukommt, ist zu erwarten, daß die hautsensibilisierenden Insulinantikörper ebenfalls dieser Klasse zuzuordnen sind. Entsprechende Beweise fehlen jedoch noch.

Im Gegensatz dazu ist es bei einem Teil der lokalen Hautallergien, und zwar solchen, die am ehesten als „verzögert sofort" einsetzende Form zu bezeichnen sind (s. oben), schwierig, den biologischen Träger der Reaktion zu finden. Reaginaktivität besitzt nach den Untersuchungen von DEVLIN und O'DONOVAN (1965) das Serum in diesen Fällen nicht. Es bleibt offen, ob kleinste Mengen von Reaginen am Gewebe fixiert für die Reaktion verantwortlich sind.

Dem steht entgegen, daß die Reaktion aber erst nach Stunden einsetzt. Die genannten Autoren fanden jedoch insulinbindende Antikörper vom IgM-Typ. Die Existenz dieser Art von Immunglobulinen im Anfangsstadium der Insulinbehandlung würde der immunbiologischen Regel entsprechen, daß IgM-Antikörper den ersten Ausdruck der humoralen Antikörperbildung darstellen. In wie weit ihnen jedoch eine besondere Neigung zur Gewebsfixation zukommt und ob sie für die Hautreaktionen verantwortlich sind, ist noch offen.

C. Zur Behandlung der Insulinallergie

Bei der Behandlung der allergischen Reaktionen nach Insulininjektionen ist vor allem notwendig, Faktoren auszuschließen, die unspezifische Reize darstellen (Alkoholreste aus Spritze oder Kanüle, andere Desinfizientien, Unsauberkeit etc.). Ferner ist zu prüfen, ob die Injektionen subkutan erfolgten und nicht durch zu flache Haltung der Nadel Insulin in die Cutis injiziert wurde. Unabhängig davon sind die allergischen Reaktionen auf Insulin am Oberschenkel meistens ausgedehnter als am Oberarm, werden aber dort schmerzhafter empfunden.

Die zu Beginn einer Insulintherapie eintretenden lokalen verzögerten Reaktionen gehen bei leichtem bis mittlerem Schweregrade im allgemeinen nach wenigen Tagen wieder spontan zurück. Wie wir im vorausgehenden Abschnitt ausgeführt haben, sehen wir in diesen kurzfristigen Symptomen die Jones-Mote-Variante der echten „delayed hypersensitivity", d. h. ein Durchgangsstadium zur Bildung humoraler Antikörper. Die von DEVLIN und O'DONOVAN (1965) beoabachtete Korrelation zwischen IgM-Antikörpern und lokalen Hautsymptomen könnten dem nächsten Schritt auf dem Wege zur Antikörperbildung entsprechen. Als „Primary response" wäre ihr vorübergehender Charakter gut erklärbar. Nehmen die verzögerten Lokalreaktionen stärkeres Ausmaß an, so ist zunächst ein Hauttest zu empfehlen.

Auch die lokale Sofortreaktion kann sich spontan zurückbilden, wird aber häufig von einer generalisierten Reaktion gefolgt. Der intrakutane Hauttest ist hier daher noch wichtiger als bei der verzögerten Reaktionsform.

1. Hauttest

Für den Test sind verschiedene Dosen angegeben worden. Grundsätzlich kann bei einer verzögerten Lokalreaktion eine größere Menge wie beispielsweise von DAWEKE (1968) angegeben ohne Bedenken benutzt werden (0,1 ml einer 1 : 10 verdünnten Insulinlösung = 0,4 E intracutan). Bei einer lokalen oder generalisierten Sofortreaktion ist es besser, mit niedrigeren Dosen zu arbeiten (0,1 ml einer 1 : 50 oder 1 : 100 verdünnten Lösung = 0,04 E), um anaphylaktische Reaktionen bei hochempfindlichen Patienten zu vermeiden. Der Hauttest wird auf dem

Rücken vorgenommen und sofort, 15, 30 und 60 Minuten sowie nach 6, 12 und 24 Stunden abgelesen und protokolliert. Erfahrungsgemäß zeigt sich, daß bei der lokalen verzögerten und bei der lokalen Sofortallergie im Hauttest eine Speziesgebundenheit erkennbar ist, während bei der generalisierten Sofortallergie schon im Hauttest die auch klinisch ausgeprägten Kreuzreaktionen erkennbar werden, so daß ein Wechsel zwischen Rinder- und Schweineinsulin wenig sinnvoll ist. Hierfür steht in den anglo-amerikanischen Ländern des-alaniertes Insulin vom Schwein zur Verfügung, dessen Primärstruktur nach Entfernung der letzten Aminosäure dem menschlichen Insulin gleicht. KREINES (1965) konnte generalisierte Sofortallergien mit dieser Insulinart erfolgreich behandeln. Das gleiche gelang MENCZEL, LEVY und BENTWICH (1966) mit sulfatiertem Insulin. Für den Fall, daß eine Allergie gegen die verfügbaren handelsüblichen Insuline vorliegt, kann ein Versuch mit höher gereinigtem Insulin erfolgreich sein. Entsprechende Chargen werden auf besondere Anforderung von verschiedenen Firmen geliefert.

Im übrigen muß erwähnt werden, daß verstärkte Antikörperbildung und damit auch das häufigere Auftreten von Allergien iatrogen insofern gefördert wird, als heutzutage häufiger Diabetiker mit niedrigem Insulinbedarf versuchsweise nochmals auf Sulfonylharnstoffe eingestellt werden, vor allem seitdem die verstärkt wirksame Substanz Glybenclamid in die Therapie eingeführt wurde. Späterer Wiederbeginn einer Insulinbehandlung ist dann mit einem Boostereffekt auf die Antikörperbildung zu vergleichen.

2. Absetzen des Insulins

Läßt der Hauttest erkennen, daß keines der zur Verfügung stehenden Insuline toleriert wird, so muß versucht werden, den Diabetes mit Sulfonylharnstoffen ± Biguaniden zu behandeln. Glybenclamid hat hier eine besonders wichtige Indikation. In 3 von uns beobachteten Fällen von schwerster Sofortallergie ließ sich eine befriedigende Stoffwechselsituation erreichen, obwohl vorher bis zu 60 E Insulin injiziert worden waren. Bei adipösen Diabetikern wird dabei drastische Reduktion der Kalorienzahl (300–600) oder sogar komplettes Fasten (unter klinischer Aufsicht) wesentlich zum Gelingen beitragen.

3. Desensibilisierung

Existiert keine endogene Insulinreserve mehr oder steht ein operativer Eingriff zu erwarten, so muß eine Desensibilisierung versucht werden. Sie kann im Langzeitverfahren (tägliche Steigerung der Antigendosis) oder im Kurzzeitverfahren nach CORCORAN (1938) vorgenommen werden. Letzteres sieht eine Erhöhung in halbstündlichen Abständen vor. Man beginnt mit kleinsten Dosen (1/10 000 E intracutan). Diese Methode gilt nach GRONEMEYER (1967) als praktisch verlassen, wenngleich bisweilen als erfolgreich.

STROHFELDT (1969) berichtet von einer gelungenen Desensibilisierung bei einem Patienten mit schwerer Insulinurticaria und schwerster diabetischer Neuropathie. Interessanterweise verschwand auch das neurologische Krankheitsbild bis auf wenige Paraesthesien.

III. Insulinresistenz

Bereits wenig später als die erste Publikation über allergische Reaktionen nach Insulin im Jahre 1922 erfolgte die erste Mitteilung einer Insulinresistenz (FALTA, 1924). Schon 1925 waren es 23 Fälle von Resistenz unter 300 insulinbehandelten Diabetikern, über die von UMBER und ROSENBERG berichtet wurde. Die Gründe für das damals so häufige Auftreten einer Resistenz und eine Klassifizierung mußten offen bleiben. Höchstwahrscheinlich waren auch Fälle mit sog. „Gewebsresistenz" unter anderen, die durch Antikörperbildung einen hohen Insulinbedarf aufwiesen (ausführliche Lit. bei MEYTHALER und KOTLORZ, 1965 a).

Um zu einer Vorstellung zu gelangen, welche Insulinmengen ein Diabetiker brauche, kalkulierte als erster ROOT (1929) in Übertragung des Insulinbedarfes pankreatektomierter Hunde, daß für einen 150 Pfund schweren Mann 200 bis 300 E Insulin notwendig seien. Auf diese grobe Berechnung geht die jetzt noch gebräuchliche Definition der Insulinresistenz von MARTIN, MARTIN, LYSTER und STROUSE (1941) zurück, die einen Bedarf von 200 E/Tag über mindestens 48 Stunden als Kriterium vorsieht. Da der Insulinbedarf von nichtdiabetischen pankreatektomierten Patienten bei 26 bis 42 E liegt (WAUGH et al., 1946; CREUTZFELDT, KERN, KÜMMERLE und SCHUMACHER, 1961), wurde deutlich, daß im Grunde alle Patienten mit einem über 40 E hinausgehenden Insulinbedarf „insulinresistent" sind. Diese Gruppe ist jedoch recht groß. Nach FANKHAUSER (1969) ist bei einem großen Diabetikerkollektiv in 1/5 der Fälle damit zu rechnen, daß Antikörperbildung die Insulineinstellung wesentlich beeinflußt. Es erscheint jedoch nicht sinnvoll, sie sämtlich als insulinresistent zu bezeichnen. Andererseits ist die Zahl der Patienten, die mehr als 220 E/Tag benötigen, nach Erfahrung vieler Kliniken sehr klein. Zu therapeutischen Problemen kommt es jedoch auch bei Insulindosen über 100 E, so daß es gerechtfertigt erscheint, die damit erfaßte wesentlich größere Patientengruppe (DAWEKE, 1966) in die Bezeichnung der Insulinresistenz miteinzubeziehen (DITSCHUNEIT und FEDERLIN, 1966).

A. Klinisches Bild

Die Steigerung des Insulinbedarfs auf Werte über 100 E und mehr erfolgt im allgemeinen schrittweise über Wochen und Monate. Nur selten erfolgt ein abrupter Anstieg. Dabei wird anscheinend kein bestimmter Diabetes-Typ vorzugsweise betroffen, eine Resistenz kommt ebenso bei Kindern (GUTHRIE und WOMACK, 1967) wie bei Jugendlichen und Erwachsenen vor, beide Geschlechter sind gleichmäßig beteiligt. Während in der Mehrzahl der Fälle in dem Bereich zwischen 100 und 200 E ein gewisser „Stop" zu beobachten ist, kann der Insulinbedarf in einzelnen Fällen das 1000fache betragen bis zu dem von TUCKER et al. (1964) bisher höchsten beobachteten Wert von 177 500 E/24 Stunden. Trotz solch riesiger Insulin-Mengen liegen Blut- und Harnzuckerwerte meistens hoch, dagegen ist eine Ketose selten. Wenngleich man sich bemühen wird, durch die entsprechende Therapie (s. später) die Dosen zu reduzieren, ist in Einzelfällen doch eine monate- bis jahrelange Behandlung mit mehreren hundert Einheiten notwendig geworden. SMELO (1947) benötigte für einen Patienten innerhalb von 4 Jahren 1,2 Millionen E und erreichte damit einen Tagesdurchschnitt von 850 E. – Eine Vorhersage über das weitere Schicksal der Insulinresistenz ist nicht möglich. Trotz höchster Dosen von Insulin kann es zur Stoffwechseldekompensation kommen, andererseits kann sich der Insulinbedarf spontan erheblich verringern, so daß schwere Hypoglykämien eintreten (OBERDISSE, 1948; MORSE, 1961). Auch für die Wahrscheinlichkeit des Auftretens einer Resistenz im Verlaufe eines Diabetes gibt es keine Regel. So fanden SHIPP et al. (1965) unter 34 in der JOSLIN-Klinik von 1940 bis 1960 beobachteten Fällen von Insulinresistenz eine Schwankungsbreite von 1 Monat bis 12 Jahren. Bei 20 Patienten (66 %) entwickelte sich die Resistenz innerhalb des ersten Jahres und dauerte wiederum bei 20 % nur 6 Monate oder weniger. Bei 26 Fällen bestand sie weniger als 1 Jahr, bei 8 Fällen länger als 1 Jahr.

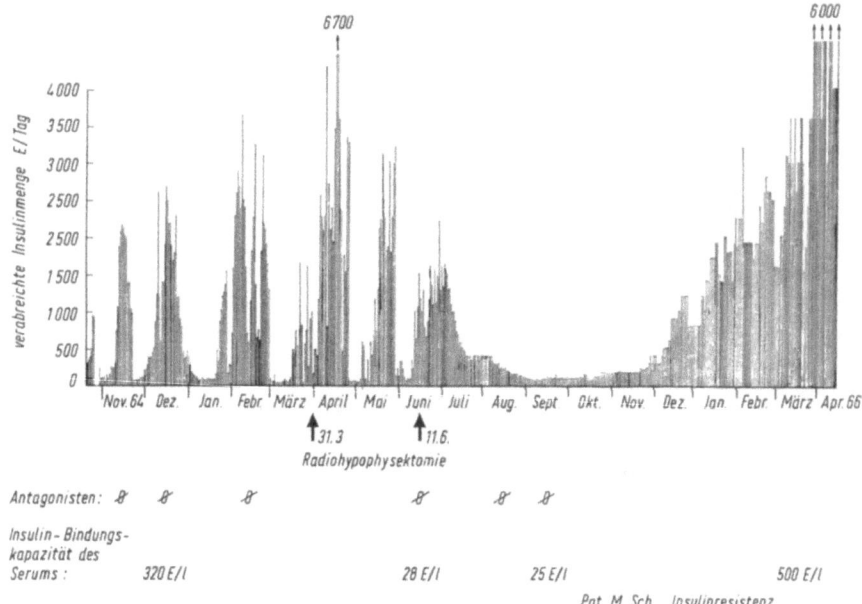

Abb. 6: Diagramm des Insulinbedarfes bei eig. Pat. mit schwerster Insulinresistenz

Welche therapeutischen Schwierigkeiten sich bei der Insulinresistenz entwickeln können, illustriert ein eigener von PFEIFFER (1966) veröffentlichter Fall (Abb. 6):
Bei einer 27j. med. techn. Assistentin aus dem eigenen Arbeitskreis kam es nach 20jähriger Diabetesdauer 1964 zu einer Insulinresistenz mit ständig steigendem Insulinbedarf bis zunächst auf 2500 E tgl. und einer maximalen Insulinbindungskapazität des Serums von 320 E/L. Nachdem alle anderen Behandlungsversuche, darunter hohe Steroiddosen und hochdosierte intravenöse Insulingabe, scheiterten, wurde 1965 eine Radiohypophysektomie durchgeführt, die mangels vollständiger Ausschaltung des Vorderlappens noch durch eine Yttriumeinlage ergänzt werden mußte. Daraufhin kam es zum Abfall des täglichen Insulinbedarfes auf 100 E/L mit einer Bindungskapazität von 25 E/L im Serum. Leider stieg ab April 1966 der Insulinbedarf erneut an und erreichte zunächst 6000 E, im Sommer 1966 sogar maximal 40 000 E täglich. Im September 1966 kam unsere Mitarbeiterin dennoch im nicht beeinflußbaren Coma diabeticum ad exitum

1. Häufigkeit

Genaue Angaben über die Häufigkeit der immunologischbedingten Insulinresistenz an einem größeren Kollektiv existieren wegen der Uneinheitlichkeit der Begriffsbestimmung bisher nicht. Im allgemeinen wird die echte Resistenz nach den Kriterien von MARTIN et al. (1941) bis 0,1 % der insulinbehandelten Diabetiker erwartet (SHIPP et al., 1965; DAWEKE, 1966; DEVLIN, 1968; KERP, 1968). Es existieren jedoch große national bedingte Unterschiede. So ist die Insulinresistenz in Dänemark ausgesprochen selten. DECKERT (zit. nach SCHLICHTKRULL, 1967) sah unter 3000 Diabetikern, keinen einzigen, der mehr als 200 E Insulin benötigte, während aus eigenen Untersuchungen an einem Kollektiv von 1089 Patienten hervorgeht, daß 40, d. h. 3,6 % einen Bedarf von mehr als 100 E hatten (Abb. 7; DITSCHUNEIT und FEDERLIN, 1966). Auch DAWEKE (1966) vertritt die Ansicht, daß die Insulinresistenz in den letzten Jahren häufiger geworden ist.

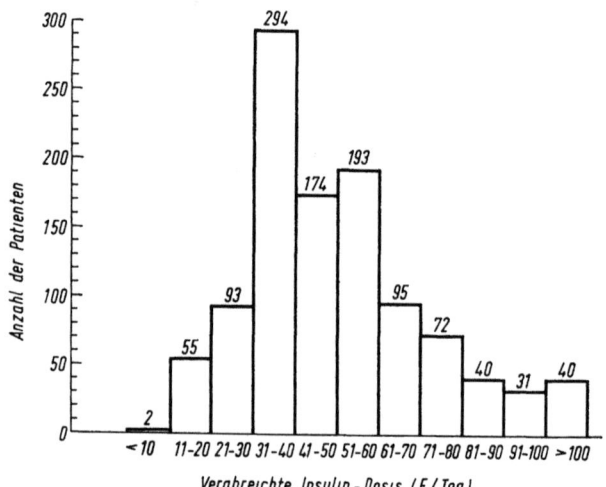

Abb. 7: Der Insulinbedarf von 1089 ambulant behandelten Diabetikern (Aus: DITSCHUNEIT und FEDERLIN, 1966)

2. Diagnostik der Insulinresistenz

Die immunologisch bedingte Insulinresistenz tritt nicht selten im Anschluß oder in Verbindung mit einer Insulinallergie auf (S. 1168). Aber auch unabhängig davon ist es empfehlenswert, durch einen intrakutanen Hauttest die Insulinverträglichkeit zu untersuchen. Sollte bei der Weiterbehandlung die Gabe hoher Dosen von Insulin intravenös notwendig werden, muß sonst mit anaphylaktischen Reaktionen gerechnet werden.

Als nächste Maßnahme wird die intravenöse Injektion von Alt-Insulin (0,1 E/kg) empfohlen (BOSHELL, BARRETT, WILENSKY und PATTON, 1964; PFEIFFER, 1966; DAWEKE, 1966; KERP, 1968). Durch diesen Toleranztest läßt sich die Diagnose einer Resistenz insofern sichern, als beim Normalen innerhalb von 30 Minuten der Blutzucker bis zu 40 % des Ausgangswertes absinkt. Bei der echten Resistenz hingegen fällt der Blutzucker auch mit 10fach erhöhter Insulindosis kaum oder gar nicht ab. Dennoch sollte der Test nur unter klinischer Überwachung durchgeführt werden. Man kann ihn mit den Insulinen verschiedener Spezies wiederholen. Seine Aussage gilt nur kurzfristig. BOSHELL et al. (1964) fanden keine Korrelation zur langfristigen Insulinbehandlung. Nach den Untersuchungen von BERSON und YALOW (1959 a) ist für die In-vitro-Affinität zwischen Insulinantikörpern und Insulin verschiedener Spezies etwa folgende Reihenfolge zu erwarten: Rind > Schaf > Schwein > Pferd > Fisch > Mensch > Desalanininsulin vom Schwein.

3. Verfahren zur Antikörperbestimmung

Die Existenz von insulinneutralisierenden Antikörpern läßt sich mit verschiedenen Techniken nachweisen. Beim Mäusekrampftest wird die schockauslösende Wirkung einer bestimmten Insulinmenge durch das Patientenserum neutralisiert (BANTING, FRANK und GAIRNS, 1938; MOLONEY und GOLDSMITH, 1957). Hungernden Mäusen werden 0,25–1,0 ml Patientenserum gleichzeitig mit einer bestimmten Insulinmenge (etwa 0,1 E), die gerade eben sichere hypoglykämische Zeichen (Nachschleppen der Hinterbeine oder Krämpfe) hervorrufen würde, injiziert. Der Blutzucker wird gleichzeitig regelmäßig gemessen. Durch Reduzierung der Serummenge oder verschiedene Verdünnungen läßt sich ein gewisser Anhalt für die Menge an Antikörpern gewinnen (KÜHNAU und v. STRITZKY, 1963). Weitere biologische Versuche sind mit anderen Tierarten wie Ratten und Meerschweinchen gemacht worden (Lit. Bd. I, S. 155). – Die antikörperbedingte Hemmung der biologischen Insulinwirkung kann auch in vitro durch die Glukoseaufnahme oder -oxydation vom isolierten Rattenzwerchfell oder -fettgewebe 1. mit nativem Serum des Patienten und 2. nach Zusatz von 1000/µE Insulin/ml Serum gemessen werden. Handelt es sich um Antikörper, dann liegen extrem niedrige Insulinaktivitäten vor, und der Hemmeffekt wird allein von der präparativ gewonnenen gamma-Globulinfraktion ausgeübt. Durch Zusatz verschiedener Insuline läßt sich das Wirkungsspektrum der Antikörper bestimmen. Mit zunehmender Verdünnung nimmt sein Hemmeffekt ab und kann die tatsächlich vorhandene Insulinkonzentration erkannt werden (PFEIFFER und DITSCHUNEIT, 1962).

LOWELL (1947) konnte mit dem Mäusekrampftest maximal eine insulinneutralisierende Kapazität von 600 E/L feststellen. – Eine weitere Technik zur Feststellung insulinneutralisierender Antikörper ist die Bindung an das Antigen in vivo. Man prüft den Abfall der Radioaktivität im peripheren Blut nach Injektion von 1 E ^{131}Jodinsulin (WILLIAMS et al., 1953; WELSH, HENLEY, WILLIAMS und COX, 1956; BERSON et al., 1956; PFEIFFER und DITSCHUNEIT, 1962). Wird die normale biologische Halbwertszeit des Insulins von 30 Minuten überschritten und sind nach 24 Stunden noch Aktivitäten im Bereich der Ausgangswerte zu messen, so ist die Existenz eines insulinhemmenden Antikörpers wahrscheinlich. Dieser Test läßt sich mit einer in vitro-Technik kombinieren. So muß in serologisch positiven Fällen (z. B. bei Anwendung der passiven cutanen Anaphylaxie nach OVARY, 1959) das radioaktive Hormon bei elektrophoretischer Trennung des Serums vorwiegend im Bereich der gamma-Globuline lokalisiert sein. Das gleiche läßt sich zeigen, wenn die mit der Ultrazentrifuge getrennten Fraktionen auf ihre Aktivität hin untersucht werden. Hiermit läßt sich dann auch ein bei einer anderen Globulinfraktion lokalisierter Hemmer ausschließen.

Erste direkte Bestimmungen von insulinneutralisierenden Antikörpern mit Methoden der klassischen Serologie wurden von LOWELL (1942, 1944) sowie von LERMAN (1944) durchgeführt. Sie haben jedoch ebenso wie die späteren Untersuchungen von ARQUILLA und STAVITSKY (1956) sowie von MOINAT (1958) und LOVELESS und CANN (1955) bei der Insulinresistenz nicht zum gewünschten Erfolg geführt, Insulinantikörper quantitativ zu bestimmen und zum klinisch notwendigen Insulinbedarf der Patienten zu korrelieren. Dies hängt mit den Eigenschaften der Insulinantikörper beim Menschen zusammen (Bd. I, S. 155 ff.), die sich im Gegensatz zu den Verhältnissen beim Versuchstier nicht mit Präzipitationsreaktionen, passiver Haemagglutination, passiver cutaner Anaphylaxie, Komplementbindung etc. nachweisen lassen. Erst mit der Benutzung von ^{131}Jod-markiertem Insulin (KALLEE, 1952) durch BERSON et al. (1956) zur Darstellung der Bindung von Insulin an Serumantikörper begann die Ära quantitativer Bestimmung. Die Autoren zeigten, daß die Bindung von Insulin an seinen Antikörper ein reversibler Prozeß ist und daß bei konstanter Antikörperkonzentration das Verhältnis von gebundenem zu freiem Insulin eine umgekehrte Funktion der Insulinkonzentration darstellt. In weiteren Untersuchungen von BERSON und YALOW (1959 a, b) wurden die quantitativen Aspekte der Reaktion zwischen Insulin und dem Antikörper genauer erforscht und die Speziesspezifität der im menschlichen Serum gefundenen Antikörper gegen Rinder- und Schweineinsulin dargestellt. Ein wesentliches Ergebnis war dabei die Sicherung der Heterogenität der Insulinantikörper, wie sie auch von anderen Antigenen seit langem bekannt ist. Sie drückt sich darin aus, daß das Verhältnis von gebundenem zu freiem ^{131}Jodinsulin (B/F) in Abhängigkeit von der an den Antikörper gebundenen unmarkierten Insulinmenge (B) einer exponentiellen Gesetzmäßigkeit unterliegt und damit graphisch eine konkav nach oben verlaufende Kurve beschreibt (Abb. 8). Die Annahme, daß sich ein Insulinmolekül nur mit einem Antikörpermolekül vereinigt, wurde dadurch gestützt, daß zwischen dem Verhältnis B/F und der Verdünnung des Antikörpers eine lineare und keine exponentielle Beziehung besteht (Dieser Befund schließt nicht aus, daß das Insulinmolekül mehrere antigene Motive aufweist). Mit Hilfe dieser Gesetzmäßigkeiten lassen sich für das Antigen Insulin und seinen entsprechenden Antikörper die maximalen in einem Serum vorhandenen Bindungskapazitäten für beide Antikörperbindungsstellen bestimmen, und es können ferner die beiden voneinander verschiedenen Assoziationskonstanten errechnet werden. Die Aufstellung derartiger Bindungskurven gestattet es ferner, Kreuzreaktionen eines Antikörpers mit Insulinen verschiedener Spezies quantitativ zu erfassen. BERSON und YALOW (1959 a) fanden, daß im Serum von insulinbehandelten Diabetikern ohne Resistenz Bindungskapazitäten von mehr als 10 E/L nicht überschritten wurden, während bei Resistenz 50 und sogar mehr als 500 E/L zu beobachten waren. Bei der Untersuchung der Bindungsenergie der Antikörper für die Insuline verschiedener Spezies zeigte sich, daß Rinder- und Schafinsulin stärker gebunden wurden als Schweine- und Pferdeinsulin (BERSON und YALOW, 1959 b). Menschliches Insulin zeigte eine schwächere Kreuzreaktion als die tierischen Insuline. Andererseits wurde deutlich, daß menschliches Insulin in genügend hoher Konzentration alle Bindungsstellen eines gegen Rinderinsulin gerichteten Antikörpers besetzen konnte. KERP et al. (1966) wandten gegen das elektrophoretische Verfahren ein, daß an der Auftrags-

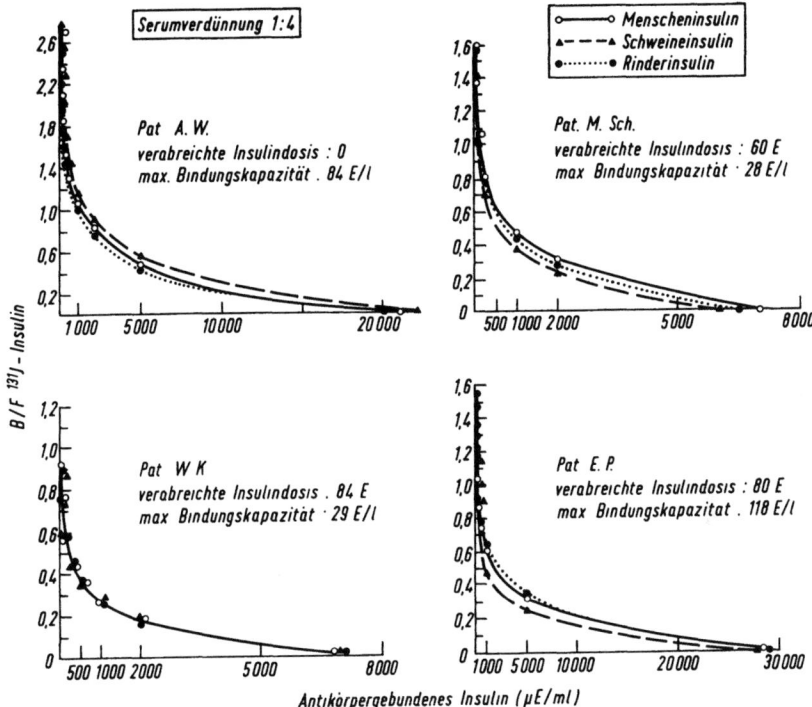

Abb. 8: Verhältnis von gebundenem zu freiem ^{131}J-Rinderinsulin (B/F) in Abhängigkeit von gebundenen Mengen speziesdifferenter und markierter Insuline (Aus: DITSCHUNEIT und FEDERLIN, 1966)

stelle nicht nur freies, sondern auch zellulosegebundenes Insulin verbleibt, so daß das mit dieser Methode bestimmte freie Insulin als zu hoher Wert in die Berechnung eingeht. Auch die Werte des antikörpergebundenen Insulins liegen nach Ansicht von KERP zu niedrig. Die Autoren benutzten aus diesem Grunde ein Zellulose-Adsorptionsverfahren zur Trennung des freien Insulins vom gebundenen Insulin. Von DITSCHUNEIT und FEDERLIN (1966) wurde, gestützt auf die Erfahrungen von MELANI et al. (1965), die Trennung des freien vom gebundenen Insulin mit Hilfe von Amberlite vorgenommen (Weitere Trennungsprobleme s. HALES, 1968). Andere Einwände gegen die von BERSON et al. (1956) inaugurierte Methode befassen sich mit der nichtspezifischen Adsorption von markierten Hormonen an Plasmaproteinfraktionen (DEVLIN, 1968), mit der Veränderung der immunologischen Eigenschaften des Insulins durch radioaktives Jod (BRUNFELDT, 1966; ARQUILLA, OOMS und FINN, 1966). Auf diese methodologischen Probleme kann hier jedoch nicht eingegangen werden.

4. Insulinbindende Immunglobuline

Untersuchungen über die Zugehörigkeit der Insulinantikörper zu den bekannten Immunglobulinklassen (IgG, IgA, IgM, IgD, IgE) wurden u. W. bisher nur bei den ersten der drei genannten Gruppen durchgeführt. Da die Primärreaktion der Antikörperbildung in der Entwicklung von IgM-Antikörpern besteht, war es naheliegend, auch in der ersten Phase der Insulinbehandlung nach einer Bindung des Antigens an diesen Antikörpertyp zu suchen. DEVLIN (1966) konnte sogar bereits am 2. Tag einer Insulinbehandlung die Existenz einer Insulin-IgM-Bindung nachweisen. Dies war vorzugsweise bei Patienten mit lokalen Hautallergien (s. dort) der Fall. KERP (1968) berichtete von der Insulinbindung an IgM-Globuline am 7. Tag einer Insulintherapie. Interessanterweise konnte DEVLIN eine Persistenz dieses Antikörpertypes im Serum bis zu 43 Tage beobachten. Über das Auftreten von insulinbindenden IgM-Antikörpern berichten ferner SAMOLS und JONES (1965). Ganz selten soll eine Insulinbindung an diesen Antikörpertyp auch noch nach jahrelanger Insulinbehandlung vorkommen. YAGI et al. (1963) berichteten ebenfalls von einer Bindung des Antigens an IgM-Antikörpern, sahen jedoch gleichzeitig die Entwicklung von insulinbindenden IgA-Antikörpern bei einem Patienten mit generalisierter Insulinallergie[*]. Entsprechend der Ablösung der IgM-Globuline durch den Typ der IgG-Globuline im Verlauf der Entwicklung von Antikörpern wurde der zuletzt genannte Typ bei der Mehrzahl der untersuchten Diabetiker im Serum als insulinbindende Antikörper gefunden (MORSE und HEREMANS, 1962; YAGI et al., 1963; CHAO, KARAM und GRODSKY, 1965; TORO-GOYCO, MARTINEZ-MALDONALD und MATOS, 1966; DEVLIN und O'DONOVAN, 1966).

5. Die maximale Insulinbindungskapazität des Serums und ihre Beziehungen zum Insulinbedarf

Aus den Untersuchungen von BERSON und YALOW (1959 a) sowie von ROSSELIN et al. (1965) und aus eigenen Studien bei insulinresistenten Diabetikern (DITSCHUNEIT und FEDERLIN, 1966) war hervorgegangen, daß eine Korrelation zwischen Insulinbedarf und Insulinbindungskapazität des Serums zwar nicht bei allen, aber bei vielen Patienten besteht. Während bei niedrigem Insulinbedarf die Bindungskapazität unter 10 bis 20 E/L liegt, finden sich bei Diabetikern mit hohem Insulinbedarf wesentlich größere Bindungskapazitäten, die in drei eigenen Fällen (Abb. 9) mehrere 1000 E/L Serum erreichten. Auch die errechneten Assoziationskonstanten für die mit starker Energie bindenden Antikörperstellen (K_a) und für die mit schwacher Energie bindenden Stellen (K_b) stimmen zwischen den Arbeitsgruppen recht gut überein. Im Gegensatz zu den Bindungskapazitäten lassen aber die Assoziationskonstanten der beiden Bindungsstellen der Antikörper keine Korrelation zum Insulinbedarf erkennen (Abb. 10), eine Beobachtung, die auch von KERP, KASEMIR und KIELING (1968) gemacht wurde. Ausschlaggebend für die Insulinsensitivität des Organismus scheint daher die Konzentration der zirkulierenden Antikörper zu sein. KERP et al. (1968) untersuchten weiterhin die Auswirkungen der beiden Typen von Bindungsstellen auf den Insulinbedarf und

---

[*] Auch CERASI et al. (1966) konnten eine Insulinbindung an IgA-Antikörper bei einem Diabetiker mit Insulinresistenz feststellen.

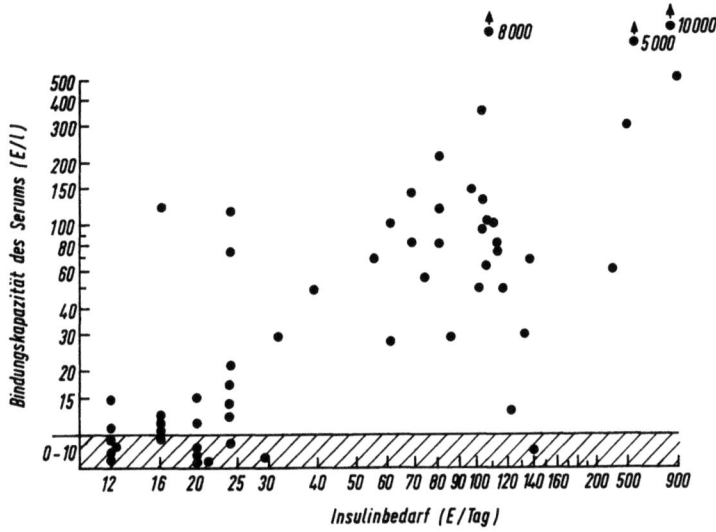

Abb. 9: Täglicher Insulinbedarf und maximale Bindungskapazität des Serums bei insulinbehandelten Diabetikern (Aus: DITSCHUNEIT u. FEDERLIN, 1966)

ihre Beteiligung an der Bindung von Insulin. Der tägliche Bedarf zeigte eine signifikante Abhängigkeit von der Konzentration der das Insulin fester bindenden Antikörperkomponente AK_1 (entspricht der von DITSCHUNEIT und FEDERLIN benutzten Bezeichnung K_a), bei seiner Zunahme steigt der Insulinbedarf an. Eine schwächere Abhängigkeit des Insulinbedarfes fand sich bei der Konzentration der weniger fest bindenden Antikörperkomponente AK_2 (entspricht K_b). Aus den Berechnungen der Konzentration der Antikörperbindungsstellen ergab sich, daß bei Patienten mit hohem Insulinbedarf sowohl hohe Konzentrationen für AK_1 als auch für AK_2 vorhanden waren. Patienten mit niedrigem Insulinbedarf hatten dagegen sehr niedrige Konzentrationen für AK_1 bei etwa unveränderten Konzentrationen der Bindungsstelle AK_2. Diese für AK_2 gefundene negative Korrelation zum Insulinbedarf besagt, daß das an Antikörperbindungsstellen dieses Types gebundene Insulin offenbar stoffwechselwirksam bleibt und daß darüber hinaus eine Konzentrationszunahme von AK_2 den Insulinbedarf vermindert. Mit diesen Befunden könnte eine Erklärung gegeben sein für die wiederholt beobachtete Tatsache, daß trotz hoher Bindungskapazität dem Organismus eine Insulinempfindlichkeit erhalten geblieben ist.

Untersuchungen der Bindungskapazität des Serums sowie der beiden Antikörperbindungsstellen sind von besonderem Interesse für die Frage nach der Sensitivität eines insulinresistenten Organismus gegenüber den Insulinen verschiedener Spezies, auf die als erste BERSON und YALOW (1959 b) hingewiesen hatten. BOSHELL et al. (1964) fanden eine Diskrepanz zwischen dem in vitro- und in vivo-Verhalten der Antikörper. Die Bindungskapazitäten waren für Schweineinsulin höher als für Rinderinsulin, dennoch reagierten die Patienten klinisch empfindlicher gegenüber Schweineinsulin. Weitere Untersuchungen zu dieser Frage wurden von DEVLIN und

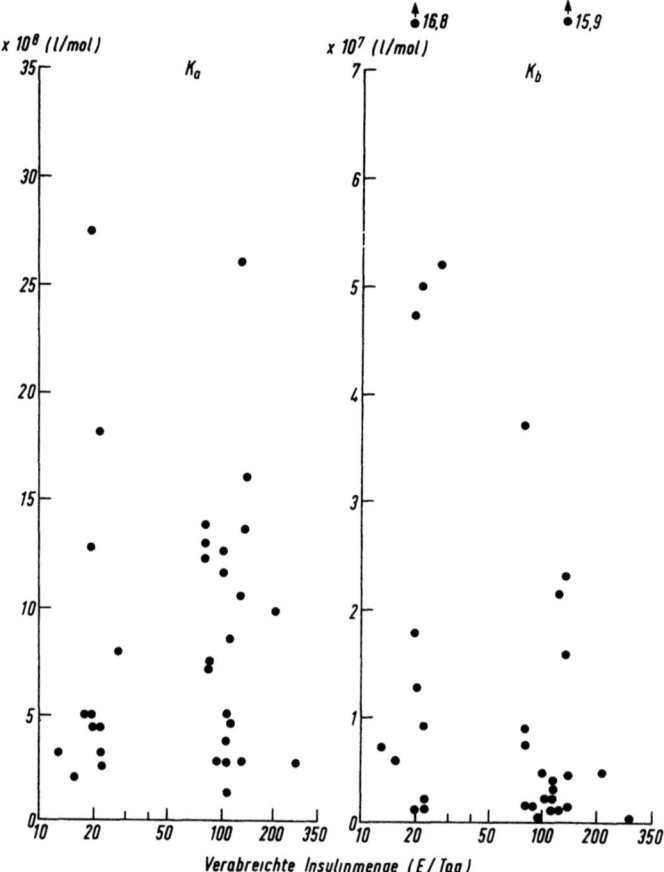

Abb. 10: Gleichgewichtskonstanten für hoch (K_a)- und niederenergetische (K_b) Bindungsstellen von Insulinantikörpern bei insulinbehandelten Diabetikern in Abhängigkeit von der täglich verabreichten Insulinmenge. (Aus: DITSCHUNEIT und FEDERLIN, 1966)

BRIEN (1965) durchgeführt. Die Autoren zeigten, daß erhebliche Unterschiede von Patient zu Patient hinsichtlich ihrer Reaktivität gegenüber Rinderinsulin bestehen. Von 15 mit Rinderinsulin behandelten Diabetikern zeigte die Bindungskapazität der Sera nur bei 7 Fällen eine stärkere Affinität für Rinder- als für Schweineinsulin. In 8 Fällen konnte ein besserer Effekt des Schweineinsulins im Vergleich zu Rinderinsulin vorausgesagt werden. In 4 Fällen war der in vivo-Bedarf für Schweineinsulin genauso groß wie für Rinderinsulin. Bei den 4 übrigen Patienten wurde eine enge Korrelation zwischen Insulinempfindlichkeit und relativer Insulinbindungskapazität gegenüber Rinder-, Schweine- und Desalanininsulin vom Schwein gefunden. − Eine Berechnung der Konzentration der Bindungsstellen von AK_1 und AK_2 bei 22 Seren von Patienten, die mit Mischinsulin (Rind + Schwein) behandelt wurden, durch KASEMIR, PAULUS, STEINHILBER und KERP (1968) ließ erkennen, daß beide für Rinderinsulin größer sind als für Schweineinsulin. Gleiches gilt für die Assoziationskonstante K_1. Dagegen war die Assoziationskonstante K_2 für Rinder- und Schweineinsulin nicht verschieden. Die absolute Beteiligung der schwächer bindenden Antikörperkomponente AK_2 an der Insulinbindung war dagegen für Schweineinsulin größer als für Rinderinsulin. Die wiederholt beobachtete stärkere therapeutische Wirksamkeit von Schweineinsulin könnte damit zusammenhängen, ebenso der durch Antikörper gelegentlich hervorgerufene Depoteffekt einer Insulininjektion. Zahlreiche Probleme bleiben allerdings noch ungeklärt. Welche großen Mengen von Antikörper der Organismus u. U. maskieren kann, wiesen kürzlich JAYARO et al. (1969) nach. Durch Spaltung der Insulin-Antikörperkomplexe im sauren Milieu stieg der Antikörpertiter um das 2- bis 3fache an. Diese Technik machte geradezu ein Eisberg-Phänomen für Antikörperkomplexe erkennbar. Es ist allerdings zu berücksichtigen, daß die Mehrzahl der Untersuchungen bei Patienten durchgeführt wurde, die viele Jahre lang mit Rinderinsulin behandelt wurden. Über die primäre Antigenität der beiden Insulinarten ist somit noch nichts ausgesagt. Berücksichtigt man die unterschiedliche Reinheit der Präparate, so könnte sich bei Untersuchungen an Kollektiven, die mit Rinder- bzw. Schweineinsulin von gleichem Reinheitsgrad behandelt wurden, u. U. andere Verhältnisse ergeben.

Ein immunologisches Problem von besonderem Interesse ist die Bindungsfähigkeit der durch ein speziesfremdes Insulin hervorgerufenen Antikörper für endogenes menschliches Insulin. Wie BERSON und YALOW (1959 a) schon feststellten, sind die Bindungsverhältnisse für menschliches Insulin etwa die gleichen wie für die artfremden Insuline. GRODSKY (1965) konnte zeigen, daß bei 2 insulinresistenten Diabetikern sämtliches im Blut meßbare Insulin an Antikörper gebunden war. Während exogenes Insulin in einer Höhe von 4 bis 5 mE/ml nach 17 Stunden 3 bis 16 Tage noch erhöht blieb und erst nach 20 Tagen wieder verschwand, wurden hohe Konzentrationen von endogenem Insulin (1–8 mE/ml) 2 bis 5 Wochen lang beobachtet und erhöhte Mengen sogar noch nach 54 Tagen gefunden. Der Blutzucker blieb in der gesamten Zeit normal als Hinweis darauf, daß das gebundene Insulin weitgehend, aber nicht vollständig neutralisiert war. Ein ähnlich gelagerter Fall wurde von der gleichen Arbeitsgruppe kürzlich beschrieben (KARAM, GRODSKY und FORSHAM, 1969). Die Autoren beobachteten im Tierexperiment bei insulinimmunisierten Kaninchen das gleiche Phänomen. Wurde kein Insulin mehr gespritzt, so sank der Antikörper nach und nach ab. Das endogene Insulin dagegen stimulierte verständlicherweise den Organismus nicht zur Antikörperbildung. Antikörper gegen homologes Insulin kann jedoch umgekehrt autologes Insulin binden. Derartige Kreuzreaktionen waren im Tierexperiment von RENOLD, SOELDNER und STEINKE (1964) bei Kühen und von der gleichen Arbeitsgruppe später auch bei Schafen beobachtet worden (RENOLD, STEINKE, SOELDNER, GONET und LECOMPTE, 1966; RENOLD, GONET und VECCHIO, 1969). Bei diesen Tieren war es sogar zu immunpathologischen Veränderungen am Pankreas gekommen. Die ursprünglich gegen exogenes und speziesfremdes Insulin gerichteten Antikörper (zellulärer und humoraler Natur) hatten in einer Autoaggression den insulinbildenden Drüsenapparat weitgehend zerstört (Insulitis). Inwieweit derartige Mechanismen auch beim Menschen nach Behandlung mit speziesfremdem Insulin stattfinden, entzieht sich unserer Kenntnis. Mit der Möglichkeit muß aufgrund der genannten tierexperimentellen Befunde zumindest gerechnet werden.

B. Therapie der Insulinresistenz

Die Schwierigkeiten einer ätiologisch orientierten Therapie bei der immunologisch bedingten Insulinresistenz sind darin zu sehen, daß sie nicht zu Beginn der Immunantwort, sondern auf dem Höhepunkt der Antikörperproduktion notwendig wird. Eine maximal antikörperproduzierende reife Plasmazelle kann jedoch nicht mehr abgeschaltet werden (NOSSAL, 1969). Hinzu kommt, daß die Halbwertszeit der Antikörper etwa 6 Wochen beträgt. Selbst beim Antigenentzug und Unterbrechung der Antikörperproduktion ist somit kein Soforteffekt zu erwarten. Eine gewisse „Eigenbremse" innerhalb der Antikörperproduktion ist lediglich insofern vorhanden, als von den IgG-Antikörpern – und um diese handelt es sich bei der Insulinresistenz – eine negative Rückkoppelung ausgeht (Abb. 11).

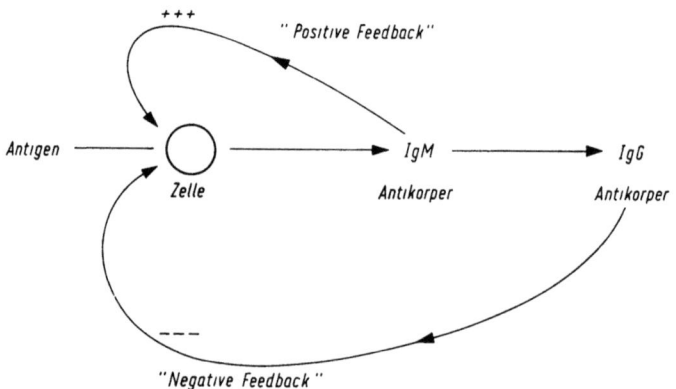

Abb. 11: Rückkoppelungsrolle der IgG- und IgM-Antikörper (Aus: NOSSAL, 1969)

Prinzipiell stehen folgende therapeutische Wege offen:
1. Behandlung mit oralen Antidiabetika (evtl. kombiniert mit Kalorienreduktion),
2. Insulinwechsel,
3. Immunosuppression.

ad 1) Ein Behandlungsversuch mit oralen Antidiabetika und strenger Diät (evtl. Reduktion auf 300 bis 600 Kalorien) kommt vor allem für die Patientengruppe in Betracht, die keine ausgesprochene Insulinresistenz (mehr als 200 E/48 Stunden) aufweisen, aber doch als „schwer einstellbare Diabetiker" bezeichnet werden. MEHNERT (1968) berichtete von einem Kollektiv von 808 stationär aufgenommenen Patienten, bei denen allein durch Diät und Gewichtsreduktion (Beschränkung der Kalorienzahl) eine drastische Senkung des Insulinbedarfes erreicht werden konnte. Andererseits befindet sich unter diesen Patienten noch eine große Gruppe, die eine endogene Insulinreserve besitzt. Hier können Sulfonamidabkömmlinge und Biguanidpräparate einzeln oder kombiniert zur Therapie benutzt werden. Dabei ist erstaunlich zu sehen, daß es u. U. möglich ist, sehr hohe exogene Insulindosen durch die eigene Insulinproduktion vollständig zu ersetzen. CREUTZFELDT und SCHLAGINTWEIT konnten bereits 1957 einen Insulinbedarf von

600 auf 60 E mit Hilfe eines Sulfonylharnstoffpräparates reduzieren. Auch in den folgenden Jahren wurde aus zahlreichen Einzelmitteilungen deutlich, daß kein Zweifel an der Wirksamkeit einer Sulfonylharnstofftherapie bei der Insulinresistenz herrschen kann (DUNCAN, LEE und YOUNG, 1957/58; FRIDLÄNDER, 1957; BARRETT und BOSHELL, 1962; SEGRE, 1962). Diesen positiven Erfahrungen stehen auch einige Berichte über den Fehlschlag einer Sulfonylharnstofftherapie gegenüber (EZRIN und MOLONEY, 1959; BARRETT und BOSHELL, 1962; DAWEKE und BACH, 1963; KERP et al., 1965; FEDERLIN et al., 1966). Es ist daher weder vorauszusehen, ob im Einzelfall die Sulfonylharnstofftherapie wirksam sein wird, noch wie lange die endogene Insulinreserve ausreicht. In stress-Situationen (Infektion, Operation etc.) muß meistens wieder exogenes Insulin gegeben werden. – Ein wesentlicher zusätzlicher Effekt ist durch Kalorienreduktion oder sogar kompletten Nahrungsentzug zu erreichen (TCHOBROUTSKY, 1966; DITSCHUNEIT, 1968), wozu ein besonders eindrucksvoller Fall von KARAM, GRODSKY und FORSHAM (1969) mitgeteilt wurde. Hier war ein Antikörpertiter von 1100 für Rinderinsulin vorhanden, und eine jahrelang erschwerte Einstellung des Diabetes regulierte sich sozusagen von selbst. Im übrigen kommt bei Absetzen des Insulin im Hungerzustand infolge der ausbleibenden Antigenzufuhr die eingangs genannte negative Rückkoppelung für die Immunglobuline vom Typ IgG besonders zur Wirkung. Es ist daher auch von dieser Seite her verständlich, daß das völlige Absetzen von Insulin einen sehr günstigen Effekt haben kann.

ad 2) Wie im Abschnitt über die Speziesspezifität der Insulinantikörper erwähnt wurde, besteht bei Patienten nach Behandlung mit einem Mischinsulin meistens eine stärkere Bindungsfähigkeit für Rinder- als für Schweineinsulin (BERSON und YALOW, 1963). Es ist daher erklärlich, daß bei der Umstellung auf Schweineinsulin in der Behandlung der Insulinresistenz eine Senkung des Insulinbedarfes zu erzielen war (KREUTZER, MOORS und VERHILLE, 1956; KISSEL und DERBY, 1960; GOLDMAN und KAYE, 1962; KÜHNAU und v. STRITZKY, 1963; BOSHELL et al., 1964; FANKHAUSER, 1964; GUTHRIE und WOMACK, 1967). Besonders eindrucksvoll waren die Erfolge bei Diabetikerkollektiven, die vorher nicht mit Mischinsulin (wie z. B. in Mitteleuropa), sondern mit reinem Rinderinsulin (Irland) behandelt wurden (DEVLIN, BRIEN und STEPHENSON, 1966). Die Autoren beobachteten erhebliche hypoglykämische Reaktionen, wenn bei der Umstellung auf Schweineinsulin die gleiche Insulindosis gespritzt wurde, obwohl die Blutzuckerwerte deutlich überhöht waren. – Besondere Erwartungen waren gegenüber desalaniertem Schweineinsulin gehegt worden, da seine Aminosäurensequenz dem menschlichen Insulin entspricht. BOSHELL et al. (1964) sowie AKRE, KIRTLEY und GALLOWAY (1964) berichteten über günstige Erfahrungen bei der Insulinresistenz. In den folgenden Jahren haben sich jedoch die an dieses Präparat geknüpften Erwartungen nicht erfüllt (GREENBERG, 1967).

Eine weitere chemische Abwandlung liegt im sulfatierten Insulin vor (MOLONEY, APRILE und WILSON, 1964). Die Autoren konnten bei 11 Patienten mit Insulinresistenz Stoffwechselgleichgewicht erreichen und mit diesem Insulin die Therapie fortführen. Auch LITTLE und ARNOTT (1966) berichten vom günstigen Effekt bei 2 Fällen mit Resistenz, konnten allerdings eine Überlegenheit dieser Insulinart gegenüber den handelsüblichen Präparaten für andere Diabetesformen mit nur mäßig erhöhten Insulinbedarf nicht erkennen. In Deutschland konnten SCHREIBER und ROTTENHÖFER (1968) bei einer Patientin mit Diabetes mellitus und einem

Granulosazelltumor einen vorübergehenden Erfolg erreichen. Bei diesem Fall war es abgesehen von der Insulinresistenz bei der Anwendung der handelsüblichen Insuline stets zu starken allergischen Hautreaktionen gekommen, die somit ebenfalls umgangen werden konnten. Die Patientin verstarb an den Folgen einer zentralen Thromboembolie bei Endokarditis. Als äußerst interessanter Nebenbefund ist zu erwähnen, daß der 28 Jahre vorhandene rezidivierende und metastasierende Granulosazelltumor mit endokriner Aktivität möglicherweise für das Ausbleiben von Gefäßveränderungen verantwortlich ist, die man bei einem 20 Jahre lang weitgehend unbehandelten Diabetes sonst zu erwarten hätte.

ad 3) Wie bei anderen immunologisch bedingten Erkrankungen wurden auch bei der Insulinresistenz Versuche unternommen, eine Immunsuppression vorzunehmen, wobei sich die Bemühungen, wie oben angeführt, darauf beschränken mußten, die Antikörperbildung zu unterdrücken oder wenigstens einzuschränken. Bisher wurden folgende Wege beschritten:

a) die Anwendung von alkylierenden Substanzen (z. B. Cyclophosphamid). Ihre Wirkung beruht vorwiegend auf einer Mitosehemmung durch Beeinflussung der DNS-Synthese. Mit dieser Substanz konnte DEVLIN (1965) im Tierexperiment die Antikörperproduktion gegen Insulin erfolgreich unterdrücken. Über Ergebnisse mit dieser Substanz beim Menschen liegt u. W. lediglich eine Mitteilung von KRÜGER (1966) vor. Der Autor beobachtete einen deutlichen Rückgang des Insulinbedarfes eines Diabetikers mit einem Bronchialkarzinom unter der cytostatischen Therapie mit Cyclophosphamid. Er vermutet eine Freisetzung von Insulin aus der Antikörperbindung, da der insulinsparende Effekt bereits am 1. Tag der Behandlung einsetzte.

b) Aus der Gruppe der Antimetaboliten, die mit der DNS- und RNS-Synthese interferieren, wurde 6-Mercaptopurin (Purinethol) und Azathioprin (Imurel) in einzelnen Fällen von Insulinresistenz angewandt. Ein sicherer Effekt auf die Antikörperproduktion und damit ein Rückgang des Insulinbedarfes konnte jedoch nicht beobachtet werden (MERRIMEE, 1965; KERP, 1968; PFEIFFER, 1968).

c) Versuche einer cytostatischen Behandlung mit Stickstoff-Lost hatten ebenfalls keinen durchschlagenden Erfolg (GELLER, LaDUE und GLASS, 1951; FRIEDLANDER und BRYANT, 1959).

d) Im Gegensatz zu diesen erfolglosen Versuchen, die Antikörperbildung gegen Insulin durch cytostatische Therapie zu unterdrücken, liegen zahlreiche Berichte über die erfolgreiche Behandlung der Insulinresistenz mit Nebennierenrindensteroiden vor. Obgleich der Wirkungsmechanismus dieser Substanzen auf immunologische Prozesse bisher nicht hinreichend geklärt ist, besteht kein Zweifel daran, daß sie ebenso wie bei anderen immunologisch bedingten Erkrankungen bei dieser Diabeteskomplikation sehr nützlich sind (COLWELL und WEIGER, 1956; BERSON und YALOW, 1958; EZRIN und MOLONEY, 1959; FIELD, 1962; DITSCHUNEIT et al., 1962; SHIPP et al., 1965; FIELD und WOODSON, 1959; KLEEBERG, DIENGOTT und GOTTFRIED, 1956; PROUT und KATIMS, 1960). Bei dem von KLEEBERG behandelten Fall wurde der Steroideffekt über ACTH vermittelt. Den Mitteilungen über einen erfolgreichen Einsatz von Steroiden stehen auch solche gegenüber, die negativ verliefen (KAYE, MCGARDY und ROSENFELD, 1955; KERP et al., 1965; LOVELESS und CANN, 1955; MAGYAR, 1961; FIELD, JOHNSON und HERRING, 1961; OAKLEY, FIELD, SOWTON, RIGBY und CUNLIFFE, 1959). Somit ist zwar eine günstige Beeinflussung des Krankheitsbildes durch Steroide nicht mit Sicherheit zu erwarten, jedoch berechtigt die große Zahl der Mitteilungen über einen positiven Effekt jedenfalls zu einem Therapieversuch. Der Erfolg einer solchen Therapie wird meistens sehr rasch deutlich. Der Insulinbedarf fällt häufig bereits am 3. Tag, spätestens am 5. bis 6. Tage ab. Der Antikörperspiegel im Serum sinkt aus früher erwähnten Gründen erst später ab, wie Untersuchungen mit der passiven cutanen Anaphylaxie, der passiven Haemagglutination oder der Bindung von ^{131}J-Insulin ergeben haben. Es wurde allerdings auch beobachtet, daß die Senkung des Insulinbedarfes eintrat, ohne von einer Verminderung des Antikörpergehaltes im Blute begleitet zu sein (FIELD und WOODSON, 1959; OAKLEY, JONES und CUNLIFFE, 1967). OAKLEY et al. fanden weiterhin, daß Therapieerfolge mit Steroiden vorwiegend bei solchen Patienten zu erzielen waren, bei denen die passive cutane Anaphylaxie einen positiven Antikörpernachweis erkennen ließ. Insgesamt konnten von 46 Patienten mit Insulinresistenz 19 erfolgreich behandelt werden.

Als Initialbehandlung wird die Dosis von 50 mg Prednison oder Prednisolon in einer Einzeldosis am Morgen vorgeschlagen (DITSCHUNEIT, 1968), die erst dann vermindert werden soll, wenn der Insulinbedarf abfällt. Kommt es zur Ketoacidose, so muß die Steroidbehandlung abgebrochen werden. Andererseits besteht jedoch auch die Gefahr der Hypoglykämie bei unerwartet raschem Effekt der Steroide (auf die Antikörperbildung?).

e) Schließlich ist zur Immunsuppression noch die von SHIPP et al. (1961) und später von DAWEKE und BACH (1963 a und b) inaugurierte hochdosierte intravenöse Behandlung mit Insulin, d. h. mit dem Antigen, zuzurechnen. Abgesehen von dem Soforteffekt einer großen Antigendosis infolge der Bindung von Antikörpern mit folgendem Anstieg der Konzentration von freiem Insulin wirkt diese Therapie durch eine Beeinflussung des Immunsystems im Sinne einer „high dose tolerance" (MITCHISON, 1964). Die Weiterführung der Insulintherapie in Form täglicher Injektionen stellt eine Parallele zur tierexperimentell erzeugten Immuntoleranz dar, die ebenfalls durch die regelmäßige fortgesetzte Antigenzufuhr aufrechterhalten werden kann (Lit. s. WEIGLE, 1968). Bei dieser intravenösen Therapieform sind anfangs hohe Insulindosen (bis zu mehreren hundert Einheiten als Einzelinjektion) notwendig. Sie darf jedoch erst dann durchgeführt werden, wenn durch einen intravenösen Belastungstest mit 1 E/kg Körpergewicht die Diagnose einer Resistenz gesichert ist (DAWEKE, 1968). Vorher sollte durch einen intracutanen Test geprüft werden, ob keine Reagine im Serum vorliegen, deren Anwesenheit nach intravenöser Insulinzufuhr einen anaphylaktischen Schock auslösen könnte. Allerdings ist auch beim negativen Hauttest eine derartige allergische Reaktion nicht ausgeschlossen, wie wir in einem eigenen Fall erlebten. Kleinste Mengen von Reaginen sind nämlich häufig auch im Serum von insulinresistenten Patienten vorhanden. Die Therapie mit hohen Insulindosen muß oft wochenlang fortgesetzt werden, und ein Erfolg ist nicht jedem Falle garantiert. Nichtsdestoweniger lassen sich unter strenger klinischer Überwachung mit dieser Methode gute Resultate erzielen und bei schwersten Fällen von Insulinresistenz zumindest ein monatelanger Aufschub erreichen (eigene Beobachtung).

f) Abgesehen von diesen in ihrem Wirkungsmechanismus übersehbaren Therapiemöglichkeiten sind noch einzelne Versuche zu nennen, die mit Substanzen ganz unterschiedlicher chemischer Zusammensetzung gemacht wurden. So setzte NADEL (1958) Reserpin zur Behandlung der Insulinresistenz ein, das eine cholinergische Wirkung auf den Inselapparat des Pankreas haben soll. – MEYTHALER und KOT-

LORZ (1965 b) benutzten alpha-methyl-DOPA zur Durchbrechung einer Insulinresistenz. Seine günstige Wirkung auf den Kohlenhydratstoffwechsel schreiben die Autoren der starken Dämpfung des Sympathico-adrenalen Systems zu. Weitere Versuche wurden mit BAL, Epsilon-Aminocapron-Säure vorgenommen (Lit. bei WOLFF, 1968). Eine nennenswerte Bedeutung kommt ihnen jedoch nicht zu.

g) Als Sonderfall einer Insulinresistenz im Hinblick auf Entstehung und Therapie sei der von TEMPLETON (1967) mitgeteilte Fall erwähnt.

Eine 46jährige Frau mit einem Diabetes von 6 Jahren Dauer entwickelte eine Insulinresistenz mit einem Insulinbedarf von 300 E/Tag, hervorgerufen durch eine reaktive Depression auf die Erkrankung ihres Kindes an Epilepsie. Durch 14tägig andauernde Psychotherapie in der Klinik gelang es, den schweren psychotischen Zustand zu durchbrechen. Parallel mit der Besserung des psychischen Krankheitsbildes kam es zum Rückgang des Insulinbedarfes auf 30 E/Tag am Tage der Entlassung.

C. Zusammenhänge zwischen Insulinallergie und Insulinresistenz

Ein gleichzeitiges Auftreten von Insulinallergie und Insulinresistenz ist seit den Anfängen der Insulinbehandlung wiederholt beschrieben worden (GLASSBERG, SOMOGYI und TAUSSIG, 1927; RUDY, 1931; GOLDNER und RICKETTS, 1942; SHERMAN, 1950; ENGBRING, ARKINS und LENNON, 1962). Dabei handelte es sich um das Nebeneinander von lokalisierter oder generalisierter Sofortallergie gegen Insulin und hohem Insulinbedarf, d. h. um die synchrone Entwicklung von hautsensibilisierenden und von neutralisierenden Antikörpern. Möglicherweise sind für die beiden verschiedenen Antikörpertypen verschiedene antigene Determinanten am Insulinmolekül verantwortlich.

Zusammenhänge anderer Art dürften vorliegen, wenn sich Insulinallergie und Insulinresistenz zeitlich ablösen. So beobachteten SHIPP et al. (1965) bei 34 Fällen von Insulinresistenz, daß in einem Drittel eine Insulinallergie (Sofortallergien) zeitlich unmittelbar oder in größerem Abstand vorausgegangen waren.

Enge zeitliche Beziehungen zwischen Allergie und Resistenz ließen die von KERP et al. (1965), FREI, CHRUCHAUD und VANOTTI (1965) sowie von FEDERLIN et al. (1966) beschriebenen Fälle erkennen. Hier handelte es sich zunächst jeweils um ein sehr ausgeprägtes Stadium einer Insulinallergie vom verzögerten Typ, bei denen die Autoren die Bindung von Insulin an sensibilisierte Lymphocyten demonstrieren konnten, mit mehr oder weniger rasch anschließendem Auftreten insulinbindender Antikörper, die einen Insulinbedarf entsprechend einer Resistenz bedingten. Beide Immunsysteme des Organismus, immunologisch kompetente Zellen und humorale Antikörper, wurden nacheinander stimuliert. Solche Beobachtungen sind auch für die allgemeine Immunbiologie von Interesse, da sie die bis heute noch nicht völlig geklärte Beziehung zwischen der verzögerten Immunreaktion und der Produktion humoraler Antikörper berühren. Gegen ein rein zufälliges Zusammentreffen von einer stark ausgeprägten verzögerten Immunreaktion gegen Insulin und folgender Resistenz sprechen tierexperimentelle Befunde (HEINEMANN, KRIEGBAUM und FEDERLIN, 1969). Insulinsensibilisierte Meerschweinchen mit ausgeprägter „delayed hypersensitivity" (getestet im migration inhibition test) wiesen später einen signifikant höheren Antikörpertiter im Serum auf als Tiere mit nur gering entwickelter Allergie vom verzögerten Typ. Vermeidung bzw. Unterbrechung einer schweren Insulinallergie dient somit sehr wahrscheinlich auch der Verhinderung einer Resistenz.

D. Ausblick

Bei einer Übersicht über Insulinallergie und Insulinresistenz als immunologische Folgen einer Insulintherapie darf zum Abschluß Proinsulin nicht unerwähnt bleiben. Erste Untersuchungen über seine immunologischen Eigenschaften deuten an, daß ihm bei der Antikörperbildung gegen das kristallisierte Insulin große Bedeutung zuzumessen ist. Das von STEINER (1967) entdeckte Proinsulin ist in kommerziellen Insulinpräparationen zu etwas weniger als 1 % enthalten (STEINER et al., 1968). Aus kristallisiertem Schweineinsulin konnten über Sephadex G 50 verschiedene Komponenten fraktioniert werden. Die a-Komponente enthält eine heterogene Mischung von Material, das sehr wahrscheinlich vom exocrinen Pankreas stammt. In der b-Komponente sind Proinsulin, das Intermediär (hier ist die C-Kette nur an einem Ende abgetrennt, wodurch die A-Kette freigesetzt wird und die C-Kette noch an der B-Kette angehängt bleibt) und das Dimer (zwei Moleküle Insulin) enthalten. Die c-Komponente schließlich enthält das eigentliche Insulin und verwandte Substanzen. – SCHLICHTKRULL et al. (1969) trennten „Insulin" mit der Polyacrylamidgelektrophorese auf und erhielten 6 klare Banden: Monodesamidoinsulin, Insulin und Dimer, Intermediär, Arginininsulinderivate, Proinsulin. Durch tryptischen Abbau von Rinderintermediär konnte auch das sog. Verbindungsstück von A- und B-Kette, nämlich das „connecting peptide" isoliert werden. SCHLICHTKRULL et al. immunisierten Kaninchen mit einigen der gewonnenen Fraktionen. Die Immunogenität der a-Komponente, d. h. die im kristallisierten Insulin vorhandenen kleinen Anteile aus exocrinem Pankreas, von Proinsulin, Intermediär und Dimer war größer als die des reinen Insulins (Monocomponentinsulin). RUBENSTEIN et al. (1969) beobachteten, daß gegen Insulin gerichtetes Antiserum deutlich schwächer mit Proinsulin reagierte als mit Insulin, mit Intermediär jedoch stärker als mit Proinsulin. Die Autoren berichten ferner, daß freies C-Peptid in der Lage war, ^{131}J-Proinsulin vom Rind aus seiner Bindung an einen Proinsulinantikörper zu verdrängen. Offensichtlich besitzt es starke Antigenität. – Im Gegensatz zur engen chemischen Verwandtschaft zwischen den Insulinen von Mensch, Schwein und Rind weisen die drei zugehörigen Proinsuline erhebliche Unterschiede auf. Rinder- und Schweineproinsulin unterscheiden sich am C-Peptid in 17 von 33 Aminosäurenpositionen in der Sequenz (STEINER et al., 1968). Sollte sich die Antikörperbildung gegen das zur Therapie benutzte Insulin weniger gegen das reine Insulin als vielmehr gegen Proinsulin (und verwandte Proteine) richten, so wären in Kenntnis der Unterschiede zwischen den Proinsulinen die Immunogenität speziesfremder Insuline einerseits und der therapeutische Effekt eines Insulinwechsels z. B. bei der Insulinresistenz andererseits gut verständlich. Weitere Untersuchungen über die immunologischen Eigenschaften der neu entdeckten Insulinvorstufen müssen jedoch abgewartet werden.

Aus ersten Untersuchungen über die Bindungsfähigkeit von Antikörpern im Serum insulinbehandelter Diabetiker von DITSCHUNEIT, HINZ und FAULHABER (1969) geht hervor, daß Proinsulin stärker gebunden wird als Insulin. Mit gereinigtem Insulin eröffnen sich somit für die Insulintherapie ganz neue Aspekte.

Literatur

ADAMKIEWICZ, V. W.: Glycemia and immune responses. Canad. Med. Ass. J. *88*, 806 (1963)
AKRE, P. R., W. R. KIRTLEY and I. A. GALLOWAY: Comparative hypoglycemic response of diabetic subjects to human insulin or structurally similar insulins from various animal sources including human. Diabetes *13*, 144 (1964)
ALLAN, F. N. and L. R. SCHERER: Insulin allergy. Endocrinology *16*, 417 (1932)
ANDREANI, G. and L. CORTI: Alergy to insulin: Statistical study of 1500 diabetics. J. Amer. Med. Ass. *157*, 184 (1955)
ARKINS, J. A., N. H. ENGBRING and E. J. LENNON: The incidence of skin reactivity to insulin in diabetic patients. J. Allergy *33*, 69 (1962)
ARQUILLA, E. R. and A. B. STAVITSKY: The production and identification of antibodies to insulin and their use in assaying insulin. J. clin. Invest. *35*, 458 (1956)
− H. OOMS and J. FINN: Review of current research: Genetic Differences of Combining Sites of Insulin Antibodies and Importance of C-Terminal Portion of the A-chain to Biological and Immunological Activity of Insulin. Diabetologia *2*, 1 (1966)
BANTING, F. G., W. R. FRANK and S. GAIRNS: Anti-insulin activity of serum of insulin-treated patients. Amer. J. Psychiat. *95*, 562 (1938)
BARRETT, J. C. and B. R. BOSHELL: Tolbutamide in the therapy of insulin resistance. Diabetes *11* (Suppl.) 35 (1962)
BARTELHEIMER, H.: Insulinbedingte Hautnekrosen bei einem Diabetiker. Schweiz. med. Wschr. *82*, 573 (1952)
BAYER (1942) zitiert nach MARBLE (1959)
BERMONT, A.: Sensibilité du derme aux préparations d'insuline. Thèse. 3 ième partie, Nancy 1967
BERSON, S. A., R. S. YALOW, A. BAUMAN, M. A. ROTHSCHILD and K. NEWERLY: Insulin-131-I metabolism in human subjects: Demonstration of insulin binding globulin in the circulation of insulin treated subjects. J. clin. Invest. *35*, 170 (1956)
− and R. S. YALOW: Insulin antagonists, insulin antibodies and insulin resistance. Amer. J. Med. *25*, 155 (1958)
− − Quantitative aspects of the reaction between insulin and insulin binding antibody. J. clin. Invest. *38*, 1996 (1950 a)
− − Species-specificity of human anti-beef, pork insulin serum. J. clin. Invest. *38*, 2017 (1959 b)
− − Antigens in insulin. Determinants of specificity of porcine insulin in men. Science *139*, 844 (1963)
− − Deamidation of insulin during storage in frozen state. Diabetes *15*, 875 (1966)
BEUREY, J., P. JEANDIDIER et A. BERMONT: A propos des accidents locaux de l'insulino-thérapie: la sensibilité du derme à l'insuline. Bull. Soc. fr. Derm. Syph. *72*, 217 (1965)
BOSHELL, B. R., J. C. BARRETT, A. S. WILENSKY and T. B. PATTON: Insulin resistance. Response to insulin from various animal sources including human. Diabetes *13*, 144 (1964)
BOULIN, R., CL. LAPRESLE, M. GUÉNIOT et J. LAPRESLE: Périartérite noueuse apparue chez undiabétique quelques mois après une période d'insulinoresistance sevère. Presse med. *63*, 1433 (1955)
BRUNFELDET, K. (1966) zitiert nach DEVLIN (1968)
BURKART, F., G. HARTMANN, S. FANKHAUSER und F. KOLLER: Insulinresistenz und Insulinallergie. Schweiz. med. Wschr. *93*, 1247 (1963)
CHAO, P. Y., J. H. KARAM and G. M. GRODSKY: Insulin I-131 binding in serum from normal and diabetic subjects by ultrazentrifugation and gel-filtration. Diabetes *14*, 27 (1965)
CERASI, E., O. HOGEMAN, R. LUFT, J. PORATH and A. ROOVETE: Insulin antibodies: Description of specific serum protein localization in a patient with insulin resistant diabetes. Diabetologia *2*, 45 (1966)
COLLENS, LENER AND FIALKA (1934) zitiert nach MARBLE (1959)

COLWELL, A. R. and R. W. WEIGER: Inhibition of insulin action by serum gamma globulin. J. lab. clin. Med. 47, 844 (1956)
CONSTAM (1956) zitiert nach MARBLE (1959)
COOMBS, R. R. A. and P. G. H. GELL: Classification of allergic reactions responsible for clinical hypersensitivity and disease. In: Clinical aspects of immunology. Eds. GELL P. G. H. and R. R. A. COOMBS. S. 575. Blackwell Scient. Publ. Oxford & Edinburgh 1968
CORCORAN, A. C.: Note on rapid desensitization in case of hypersensitiveness to insulin. Amer. J. Med. Sci. 196, 359 (1938)
CREUTZFELDT, W. und S. SCHLAGINTWEIT: Kasuistischer Beitrag zur Wirkung der Sulfonylharnstoffe bei einigen Sonderformen der Zuckerkrankheit. Dtsch. med. Wschr. 82, 1539 (1957)
– E. KERN, F. KÜMMERLE und J. SCHUMACHER: Die radikale Entfernung der Bauchspeicheldrüse beim Menschen. Indikationen, Ergebnisse, Folgeerscheinungen. Erg. Inn. Med. Kh. 16, 79 (1961)
DAVID, J. R., S. AL-ASKARI, H. S. LAWRENCE and L. THOMAS: Delayed hypersensitivity in vitro. I. The specificity of inhibition of cell migration by antigens. J. Immunol. 93, 264 (1964)
DAWEKE, H. und I. BACH: Zur Therapie und Genese der chronischen Insulinresistenz. 1. Symp. Dtsch. Diab. Komittee. In: Oberdisse, K. und K. Jahnke: Fortschritte der Diabetes-Forschung. S. 43. Georg Thieme Verlag, Stuttgart 1963 a
– – Neue Erkenntnisse in der Behandlung chronischer Insulinresistenz und experimentelle Untersuchungen zu ihrer Genese. Klin. Wschr. 41, 257 (1963b)
– Klinik der Insulinresistenz. Dtsch. med. Wschr. 91, 973 (1966)
– Insulinallergie und Insulinresistenz. Vortr. Fortbildungskurs f. Ärzte. Bad Oeynhausen 1967. (zit. nach DAWEKE, 1968)
– Die Therapie der immunologisch bedingten Insulinresistenz: Die Behandlung mit Insulinen (i. v.-Insulintherapie, Monospezies- und modifizierte Insuline). Rundtischgespräch: Therapieprobleme bei Insulinresistenz. 74. Kongr. Dtsch. Ges. Inn. Med., Wiesbaden 1968.
– Schwierigkeiten bei der Insulinbehandlung, insbesondere beim labilen Diabetes, bei Insulinallergie und Insulinresistenz. Therapiewoche 1, 20 (1968)
DECKERT, T.: Insulin antibodies. E. Munksgaard, Kopenhagen 1964
DEVLIN, J. G.: Insulin resistance: effect of cyclophosphamide. Lancet I, 326 (1965)
– and D. K. O'DONOVAN: Association of acute local reactions to insulin with an insulin binding IgM antibody. J. Clin. Path. 18, 356 (1965)
– and T. G. BRIEN: Relationship between Differential Antibody Binding Capacity and Clinical Requirements of Beef and Pork Insulin. Metabolism 14, 1034 (1965)
– Evidence for the existence of an IgM Immunglobulin to insulin. Ir. J. Med. Sci. Sixth series. No. 491, 507 (1966)
– and D. K. O'DONOVAN: Preferential Beef/Pork Insulin Binding Capacity. Radioimmunoelectrophoretic and Chromatographic Data in Patients with Dermal Reactions to Insulin. Diabetes 15, 790 (1966)
– T. G. BRIEN and N. STEPHENSON: Effect of alteration of species source of insulin antibody levels. Lancet II, 883 (1966)
– Hormone resistance and hypersensitivity. In: Clinical aspects of immunology. Eds. GELL P. G. H. and R. R. A. COOMBS. S. 672. Blackwell Scient. Publ. Oxford and Edinburgh 1968
DITSCHUNEIT, H., H. KAPP, J.-D. FAULHABER, E. F. PFEIFFER und K. SCHÖFFLING: Über Nachweis und klinische Bedeutung von Insulinantikörpern bei Insulinresistenz. 9. Symp. Dtsch. Ges. Endokrin. S. 186. Springer-Verlag, Berlin–Göttingen–Heidelberg 1962
– und K. FEDERLIN: Beitrag zur Pathogenese der Insulinresistenz. Dtsch. med. Wschr. 91, 853 (1966)
– Die Behandlung der immunologisch bedingten Insulinresistenz. Rundtischgespräch: Therapieprobleme bei Insulinresistenz. 74. Kongr. Dtsch. Ges. Inn. Med., Wiesbaden 1968
– M. HINZ und J. D. FAULHABER: Vergleichende quantitative Untersuchungen über Anti-

körper gegen Proinsulin und Insulin im Blut bei insulinbehandelten Diabetikern. 1. Tagung Ges. f. Immunologie, Freiburg 1969. Abstr. Heft European J. of Immunology, S. 12

DITURIE, B.: Insulin-resistant diabetes after total pancreatectomy. New Engl. J. Med. *251*, 13 (1954)

DOLGER, H.: Denaturated insulin: a simplified, rapid means of treatment of allergy to insulin complicating diabetic kretosis. New York State J. Med. *52*, 2023 (1952)

DUNCAN, G. G., C. T. LEE and J. K. YOUNG: Clinical experiences with the sulfonylurea compounds. Ann. N. Y. Acad. Sci. *71*, 233 (1957/58)

ENGBRING, N. H., J. A. ARKINS and E. J. LENNON: Insulin allergy and insulin resistance. J. Allergy *33*, 62 (1962)

EZRIN, C. and P. J. MOLONEY: Resistance to insulin due to neutralizing antibodies. J. clin. Endocrin. *19*, 1055 (1959)

FALTA, W.: Über einen insulinrefraktären Fall von Diabetes mellitus. Klin. Wschr. *3*, 1315 (1924)

FANKHAUER, S.: Zur Klinik und Therapie der Insulinresistenz. Praxis (Bern) *53*, 185 (1964)
– Neuere Aspekte der Insulintherapie. Schweiz. med. Wschr. *99*, 414 (1969)

FEDERLIN, K., G. HEINEMANN, I. GIGLI und H. DITSCHUNEIT: Antigenbindung durch zirkulierende Leukocyten bei der verzögerten lokalen Insulinallergie. Dtsch. med. Wschr. *91*, 814 (1966)
– Immunpathologische Aspekte der Antikörperbildung gegen Insulin. Habil.-Schrift, Ulm 1967
– Untersuchungen zur Insulinallergie. Bertram-Preis-Vorlesung. 3. Kongreß Dtsch. Diabetesgesellschaft, Göttingen 1968. Abstr. diabetol. (Novo) S. 5s (1968)
– und I. GIGLI: Immuncytologische Aspekte der Antikörperbildung gegen Insulin. Verh. Dtsch. Ges. Allergie u. Immun.forschg. X. Bd. II. S. 47. F. K. Schattauer-Verlag Stuttgart 1968
– D. KRIEGBAUM und H. D. FLAD: Experimentelle Untersuchungen zur Insulinallergie. Verh. Dtsch. Ges. Inn. Med. 1969 (im Druck)
– Immunopathology of insulin. A clinical and experimental study. Monographs on Endocrinology. Springer-Verlag, Heidelberg–New York 1970 (im Druck)

FREI, P. C., S. CRUCHAUD et A. VANOTTI: Allergie a l'insuline de type cellulaire. Rev. Franc. Etudes Clin. et Biol. *X*, 1083 (1965)

FIELD, J. B. and M. L. WOODSON: Studies on the circulating insulin inhibitor found in some diabetic patients exhibiting chronic insulin resistance. J. clin. Invest. *38*, 551 (1959)
– P. JOHNSON and B. HERRING: Insulin-resistant diabetes associated with increased endogenous plasma insulin followed by complete remission. J. clin. Invest. *40*, 1672 (1961)
– Studies on steroid treatment of chronic insulin resistance. Diabetes *11*, 165 (1962)

FRIEDLÄNDER, E. O.: Use of tolbutamide in insulin-resistant diabetes. New Engl. J. Med. *257*, 11 (1957)
– and M. D. BRYANT: Idiopathic insulin resistant diabetes mellitus; report of a case associated with insulin allergy. Amer. J. Med. *26*, 139 (1959)

GELLER, W., J. S. LADUE and G. B. J. GLASS: Insulin resistant diabetes precipitated by cortisone and reversed by nitrogen-mustard. Arch. Int. Med. *87*, 124 (1951)

GLASSBERG, B., M. SOMOGYI and A. E. TAUSSIG: Diabetes mellitus. Report of a case refractory to insulin. Arch. Int. Med. *40*, 676 (1927)

GOLDMAN, A. S. and R. KAYE: Insulin resistance in a diabetic child. Report of a case successfully treated with pork insulin. Diabetes *11*, 122 (1962)

GOLDNER, M. G. and H. T. RICKETTS: Insulin allergy: A report of eight cases with generalized symptoms. J. clin. Endocrin. *2*, 595 (1942)

GREENBERG, W. V.: Insulin resistance: mechanisms and management. J. Med. Ass. Georgia *56*, 108 (1967)

GRODSKY, G. M.: Production of autoantibodies to insulin in man and rabbits. Diabetes *14*, 396 (1965)

GRONEMEYER, W.: Arzneimittelallergie, einschließlich Serumkrankheit. In: Lehrbuch der klinischen Allergie. Herausgegeben von HANSEN, K. und M. WERNER. S. 441. Georg Thieme Verlag, Stuttgart 1967
GÜNTHER, O.: Einführung in die Immunbiologie. S. 73, 112. Hippokrates-Verl., Stuttg. 1969
GUTHRIE, R. A. and W. WOMACK: Insulin resistance in diabetes in juveniles. Pediatrics 40, 642 (1967)
HAGEN, H. und W. HAGEN: Experimentelle Untersuchungen über die Hautverträglichkeit von Insulinpräparaten. Ärztl. Forsch. 13, 578 (1950)
HALES, C. N.: Immunoassay of hormones and biologically active substances. In: Clinical aspects of immunology. Eds. GELL, P. G. H. and R. R. A. COOMBS. S. 269. Blackwell Scient. Publ. Oxford and Edinburgh 1968
HANAUER, L. and J. M. BATSON: Anaphylactic shock following insulin injection. Diabetes 10, 105 (1961)
HANSEN, K.: Arzneimittelallergie. In: K. HANSEN: Allergie. S. 395. Georg Thieme Verlag, Stuttgart 1957
HARFENIST, E. J.: The amino acid composition of insulins isolated from beef, pork and sheep glands. J. Amer. Chem. Soc. 75, 5528 (1953)
HAUROWITZ, F.: Chemistry and Biology of Protein. S. 284. Academic Press, New York 1950
HEINEMANN, G.: Über in vitro Reaktionen sensibilisierter Zellen am Beispiel der Insulinallergie. Inauguraldissertation, Ulm 1970
– D. KRIEGBAUM und K. FEDERLIN: Untersuchungen über zellständige und humorale Antikörper bei der Insulinallergie. I. Int. Donau Sympos. über Diabetes mellitus. Wien 1969 (z. Zt. im Druck)
HERRMANN, W. P., K. H. SCHULZ und R. WEHRMANN: Zur Pathogenese der Insulinallergie. Dermatol. Wschr. 139, 73 (1959)
HOIGNÉ und STORCK (1953) zitiert nach MARBLE (1959)
– GROSSMAN und STORCK (1955) zitiert nach MARBLE (1959)
ISHIZAKA, K., T. ISHIZAKA and M. M. HORNBROOK: Physiko-chemical properties of reaginic antibody. II. Correlation of reaginic activity with gamma E globulin antibody. J. Immunol. 97, 840 (1966)
JAYARO, K., J. H. KARAM, W. P. FAULK, G. M. GRODSYK and P. H. FORSHAM: Measurement of "masked" insulin antibodies in insulin resistance. Diabetes 18, (Suppl.) 338 (1969)
JONES, T. D. and J. R. MOTE: Phases of foreign protein sensitization in human beings. N. Engl. J. Med. 210, 120 (1934)
JORPES, J. E.: Recrystallized insulin for diabetic patients with insulin allergy. Arch. klin. Med. 83, 363 (1949)
– Recrystallized insulin for diabetics with insulin allergy. Acta med. Scand. Suppl. 239, 313 (1950)
JOSLIN, E., H. GRAY and R. ROOT: Insulin in hospital and home. J. metabolic. Res. 2, 651 (1922)
KALLEE, E.: Über ^{131}J-signiertes Insulin. Z. Naturforsch. 7 B, 661 (1952)
KARAM, J. H., G. M. GRODSKY and P. H. FORSHAM: Insulin-resistant diabetes with autoantibodies induced by etogenous insulin. Diabetes 18, 445 (1969)
KASEMIR, H., U. PAULUS, S. STEINHILBER und L. KERP: Antikörperbindung von Rinder- und Schweineinsulin. 3. Tagung Dtsch. Diabetes Ges. Göttingen 1968. Abst. diabetol. (Novo) S. 9 (1968)
KAYE, M., E. McGARDY and J. ROSENFELD: Acquired insulin resistance: A case report. Diabetes 4, 133 (1955)
KERN und LANGNER (1939) zitiert nach MARBLE (1959)
KERP, L., S. STEINHILBER, F. KIELING und W. CREUTZFELDT: Klinische und experimentelle Untersuchungen zur Insulinallergie und Insulinresistenz. Dtsch. med. Wschr. 90, 806 (1965)
– – und H. KASEMIR: Ein Verfahren zum Nachweis insulinbindender Antikörper durch Differentialadsorption. Klin. Wschr. 44, 560 (1966)

- K. Sihler, S. Raju, E. Berning and S. Steinhilber: Influence of prednisolon and ACTH on the formation of insulin-binding antibodies. Int. Arch. Allergy *31*, 195 (1967)
- H. Kasemir und F. Kieling: Insulinbindende Antikörper und Insulinbedarf bei Diabetikern. Klin. Wschr. *46*, 376 (1968)
- Einfache Methoden zum Nachweis insulinneutralisierender Antikörper. Rundtischgespräch · Therapieprobleme bei Insulinresistenz. 74. Kongr. Dtsch. Ges. Inn. Med. 1968

Kleeberg, J., D. Diengott and J. Gottfried: A case of insulin resistance treated with corticotropine. J. clin. Endocrin. *16*, 680 (1956)

Kissel, P. et G. Derby: Efficacité de l'insuline de porc chez trois diabétiques traites sans succès par l'insuline de boeuf. Bull. Mem. Soc. Med. *76*, 344 (1960)

Kreines, K.: The use of various insulins in insulin allergy. Arch. Int. Med. *116*, 167 (1965)

Kreutzer, H. H., J. J. Moors and R. Verhille: Specifieke resistentie tegen runder insuline. Med. tschr. geneesk. *100*, 3598 (1956)

Krüger, H. U.: Blutzuckersenkende Wirkung von Cyclophosphamid bei Diabetikern. Med. Klinik *61*, 1462 (1966)

Kühnau, J. und A. v. Stritzky: Mit Schweineinsulin erfolgreich behandelte Insulinresistenz bei Diabetes mellitus. Schweiz. med. Wschr. *93*, 914 (1963)

Kulpe, W.: Hautnekrosen bei der Insulinbehandlung durch Surfen-Überempfindlichkeit. Münch. med. Wschr. *100*, 998 (1958)

Lachnit, V. und G. Wiedemann: Immunbiologische Untersuchungen bei Insulinallergie. Z. Immun. Forsch. *122*, 216 (1961)

Layton, L. L., R. Panzani, F. C. Greene and J. W. Corse: Atopic hypersensitivity to a protein of the Green Coffee Bean and absence of allergic reactions to Chlorogenic Acid, Lowmolecular Weight components of green coffee or to roasted coffee. Int. Arch. Allergy *28*, 1 (1965)

Lerman, J.: Insulin resistance. The role of immunity in its production. Amer. J. Med. Sc. *207*, 354 (1944)

Little, J. A. and J. H. Arnott: Sulfated insulin in mild, moderate, severe and insulin-resistant diabetes mellitus. Diabetes *15*, 457 (1966)

Loveless, M. H. and J. R. Cann: Distribution of "blocking" antibody in human serum proteins fractionated by electrophoresis-convection. J. Immunol. *74*, 329 (1955)
- Immunologic studies of insulin in man. Effect of heat on allergenicity. Diabetes *7*, 278 (1958)

Lowell, F.: Evidence for the existance of two antibodies for crystalline insulin. Proc. Soc. Exp. Biol. Med. *49*, 50 (1942)

Lowell, F. C.: Immunologic studies in insulin resistance. II. The presence of a neutralizing factor in the blood exhibiting some characteristics of an antibody. J. clin. Invest. *23*, 233 (1944)
- Immunologic studies in insulin resistance. III. Measurement of an insulin antagonist in the serum of an insulin-resistant patient by the blood sugar curve method in mice. J. clin. Invest. *26*, 57 (1947)

Magyar, J.: Explorations et expériences thérapeutiques sur une diabétique insulino-résistante. 4 ieme Congr. Féd. Int. Diab. p. 653. Ed. Medécine et Hygiène, Genève 1961

Marble, A.: Allergy and Diabetes. In: E. P. Joslin, H. F. Root, P. White and A. Marble: The Treatment of Diabetes mellitus. S. 395. Lea & Febiger, Philadelphia 1959

Martin, W. P., H. E. Martin, R. W. Lyster and S. Strouse: Insulin resistance. Critical survey of the literature with the report of a case. J. clin. Endocr. *1*, 387 (1941)

Mason, S. and D. Verel: Insulin zinc suspensions. Brit. Med. J. *II*, 1215 (1953)

Morcos, R. H., S. Abd el Naby, H. Ditschuneit und E. F. Pfeiffer: Über die Ursache der Insulinresistenz bei der Insulinschocktherapie in der Psychiatrie. Med. Klinik *60*, 1073 (1965)

Mehnert, H.: Die Therapie der Insulinresistenz mit oralen Antidiabetica. Rundtischgespräch über Insulinresistenz. 74. Kongr. Dtsch. Ges. Inn. Med., Wiesbaden 1968

MELANI, F., H. DITSCHUNEIT, K. M. BARTELT, H. FRIEDRICH und E. F. PFEIFFER: Über die radioimmunologische Bestimmung von Insulin im Blut. Klin. Wschr. *43*, 1000 (1965)

MENCZEL, J., M. LEVEY and Z. BENTWICH: Insulin resistant diabetes treated with sulfated insulin. Israel J. Med. Sci. *2*, 764 (1966)

MERIMEE, T. J.: Insulin resistance. Study of effect of 6-mercaptopurine. Lancet *I*, 69 (1965)

MEYTHALER, F. und H. KOTLORZ: Die Durchbrechung der Insulinresistenz mit alpha-methyldopa. Insulinresistenz. IV. Ärztl. Forsch. *19*, 433 (1965 b)

– – Insulinresistenz I–IV. Ärztl. Forsch. *19*, 241 (1965 a)

MICHEL, H.: Behandlung des Diabetes mellitus bei Insulin-Resistenz und Insulinallergie. Dtsch. med. Wschr. *90*, 2211 (1965)

MILLER, R.: Tödliche anaphylaktische Reaktion nach Insulininjektion. Med. Welt, S. 2735 (1962)

MOINAT, P.: A quantitative estimation of antibodies to exogeneous insulin in diabetic subjects. Diabetes *7*, 462 (1958)

MITCHISON, N. A.: Induction of immunological paralysis in two zones of dosage. Proc. Roy. Soc. London. Series B. *161*, 275 (1964)

MOLONEY, P. J. and L. GOLDSMITH: On the antigenicity of insulin. Canad. J. Biochem. *35*, 79 (1957)

– M. A. APRILE and S. WILSON: Sulfated insulin for treatment of insulinresistant diabetics. J. New. Drugs *4*, 258 (1964)

MORSE, J. H.: Correlation of insulin requirement with the concentration of insulin-binding antibody in two cases of insulin resistance. J. clin. Endocrin. Metabol. *21*, 533 (1961)

– and J. F. HEREMANS: Correlation of insulin requirements with concentration of insulin-binding antibody and its papain-produced fragments. J. Lab. clin. Med. *59*, 892 (1962)

NADEL, M. B.: Reserpin in cholinergischer Behandlung und cholinergischer Insulintherapie von Diabetes mellitus. Wien. klin. Wschr. *70*, 193 (1958)

NOSSAL, G. J. V.: Die Regulation der Immunantwort. Klin. Wschr. *47*, 568 (1969)

OAKLEY, W., J. B. FIELD, J. V. SOWTON, B. RIGBY and A. C. CUNLIFFE: Action of prednisone in insulin-resistant diabetes. Brit. Med. J. *1*, 1601 (1959)

– V. E. JONES and A. C. CUNLIFFE: Insulin resistance. Brit. Med. J. I, 134 (1967)

OBERDISSE, K.: Insulinresistenz und Diabetes mellitus. Dtsch. Arch. klin. Med. *193*, 247 (1948)

O'DONOVAN, D. K. and M. MACCORMAC: Skin hypersensitivity to insulin. 4. Congr. Féd. Int. Diab. Ed. Médecine et Hygiène, Genève *1*, 591 (1962)

OVARY, Z.: Passive cutaneous anaphylaxis in the guinea pig: degree of reactions as a function of the quantity of antigen and antibody. Int. Arch. Allergy *14*, 18 (1959)

PALEY, R. G.: Mechanisms of cutaneous reactions to insulin. Lancet *II*, 1216 (1949)

– and R. E. TUNBRIDGE: Dermal reactions to insulin therapy. Diabetes *1*, 22 (1952)

PFEIFFER, E. F. und H. DITSCHUNEIT: Aktuelle Probleme der Diabetestherapie. Dtsch. med. Wschr. *87*, 2290 (1962)

– Die Insulinresistenz. (Aktuelle Diagnostik.) Dtsch. med. Wschr. *91*, 314 (1966)

– zit. nach DITSCHUNEIT (1968)

– Die Immunologie des Insulins. Verh. Dtsch. Ges. Inn. Med. *72*, 811 (1966)

– H. DITSCHUNEIT und K. FEDERLIN: Die Inselzellhormone: Die Immunologie des Insulins. In: Handbuch des Diabetes mellitus. Herausgeber: E. F. Pfeiffer. Band I. S. 155. J. F. Lehmanns Verlag, München 1969

PROUT, T. E. and R. B. KATIMS: Relationship between serum binding globulin and insulin requirement. Bull. Johns Hopk. Hosp. *106*, 119 (1960)

RENOLD, A. E., J. S. SOELDNER and J. STEINKE: Immunological studies with homologous and heterologous pancreatic insulin in the cow. Ciba Foundation Colloq. Endocr. *15*, 122 (1964)

– J. STEINKE, J. S. SOELDNER, A. E. GONET et P. LECOMPTE: Insulite expérimentale chez la génisse. In: Grabar, P. and P. Miescher (Eds.): Fourth International Symposium on Immunopathology. S. 349. Benno Schwabe, Basel 1966

Renold, A. F., A. E. Gonet and D. Vecchio: Immunopathology of the endocrine pancreas. In: Textbook of immunopathology. Eds.: Miescher, P. A. and H. J. Müller-Eberhard. S. 595. Grune and Stratton, New York and London 1969

Root, H. F.: Insulin resistance and bronce diabetes. N. Engl. J. Med. *201*, 201 (1929)

Rosselin, G., G. Tchobroutsky, R. Assan, L. Lellouch, J. Dolais et M. Derot: Etude quantitative d'anticorps humains anti-insulines animales par la méthode Radio-Immunologique de Berson et Yalow. Diabetologia *1*, 33 (1965)

Rubenstein, A. H., F. Melani, S. Pilkis and D. F. Steiner: Proinsulin. Secretion, metabolism immunological and biological properties. Postgrad. Med. J. *45*, 476 (1969) Suppl.

Rudy, A.: Urticaria and insulin resistance with referenceto the relation of the skin to carbohydrate. New Engl. J. Med. *204*, 791 (1931) metabolism

Samols, E. and V. Jones: Insulin resistance and the relationship of human antibodies to insulin when measured by three different methods. First Annual Meeting of the European Association for the Study of Diabetes. Diabetelogia *1*, 75 (1965) Abstr.

Sanger, F.: Chemistry of insulin. Brit. Med. Bull. *16*, 183 (1960)

Sauer, H.: Ambulante Diabeteseinstellung mit Insulin. Ärztl. Mitteilg. *62*, 836 (1965)

Schirren, G. C.: Ein ungewöhnlicher Fall von lokaler Insulinanaphylaxie. Hautarzt *4*, 531 (1953); und H. Sauer: Zur Frage der Insulinallergie. Ärztl. Forschg. *10*, 175 (1956)

Schlichtkrull, J.: Insuline: Allergien, Antikörper, Artspezifität und Antigencharakter. Medical Tribune *42*, 4 (1967)

– J. Brange, H. Ege, O. Hallund, L. G. Heding, K. Jørgensen, J. Markussen, P. Stahnke, F. Sundby und Aa. Vølund: Proinsulin und verwandte Proteine. 4. Kongr. Dtsch. Diabetes-Ges., Ulm 1969. Novo Dok. Band S. 5

Schreiber, F. und H. Rottenhöfer: Insulinresistenz und Granulosazelltumor. Verlaufsbeobachtung bei einer 63jährigen Frau. Verh. Dtsch. Ges. Inn. Med. *74*, 1225 (1968)

Sggre, E. J.: Diabetes mellitus with insulin resistance: report of a case succesfully treated with tolbutamide. Metabolism *11*, 562 (1962)

Sherman, W. B.: A case of coexisting insulin alergy and insulin resistance. J. Allergy *21*, 49 (1950)

Shipp, J. C., R. O. Russell, J. Steinke, M. L. Mitchell and W. B. Hadley: Insulin Resistance with High Levels o f Circulating Insulin-like Activity Demonstrable in Vitro and in Vivo. Diabetes *10*, 1 (1961)

– R. W. Cunningham, R. O. Russell and A. Marble: Insulin resistance: clinical features, natural course and effects of adrenal steroid treatment. Medicine *44*, 165 (1965)

Smelo, L. S.: Lack of response to insulin: Report of a patient treated with 5000 Units per 24 hours. Sputh. M. J. *40*, 333 (1947)

Steiner, D. F.: Evidence for a precursor in the biosynthesis of insulin. Trans. N. Y. Acad. Sci. Series II, *30*, 60 (1967)

– O. Hallund, A. Rubenstein, S. Cho and C. Bayliss: Isolation and properties of proinsulin intermediate forms and other minor components from crystalline bovine insulin. Diabetes *17*, 725 (1968)

Strohfeldt, P.: Insulinallergie und Insulinresistenz. In: H. Robbers: Praktische Diabetologie. S. 114. Werk-Verlag Dr. Banaschewski, München 1969

Tchobroutsky, G.: Insulino-résistance. Anticorps anti-insuline chez l'homme. Path. Biol. *14*, 619 (1966)

Templeton, B.: Psychotherapeutic Intervention in Insulin Resistance: A case report. Diabetes *16*, 536 (1967)

Thompson, G. E.: Potentiating effect of insulin on the tuberculin reaction (PPD) in the albino rat. Nature *275*, 748 (1967)

Toro-Goyco, E., M. Martinez-Maldonald and M. Matos: Insulin antibodies: partial characterization by gel-filtration. Proc. Soc. Exp. Biol. Med. *122*, 301 (1966)

Tucker, W. R., D. Klink, F. Goetz, E. Zalme and H. C. Knowles Jr.: Insulin resistance and acanthosis nigricans. Diabetes *13*, 395 (1964)

UMBER und ROSENBERG (1925) zitiert nach MEYTHALER und KOTLORZ (1965)
WAUGH, DIXON, CLAGETT, BOLLMAN, SPRAGUE and COMFORT (1946): zit. nach MARBLE (1959)
WEIGLE, W. O.: Immunologic unresponsivenes. In: Textbook of Immunopathology. Eds. MIESCHER, P. A. and H. J. MÜLLER-EBERHARD. Vol. I. S. 60. Grune and Stratton, New York and London 1968
WELSH, G. W., E. D. HENLEY, R. H. WILLIAMS and R. W. COX: Insulin-^{131}J-metabolism in man. Plasmabinding, distribution and degradation. Amer. J. Med. *21*, 324 (1956)
WILLIAMS, R. H., N. J. ELGEE, N. D. LEE, J.-R. HOGNESS and T. WONG: Insulin metabolism. Trans. Ass. amer. Physiol. *66*, 137 (1953)
WOLFF, G.: Insulinresistenz. Med. Welt S. 1139 (1968)
YAGI, Y., P. MAIER, D. PRESSMAN, C. E. ARBESMAN, R. E. REISMAN and A. R. LENZNER: Multiplicity of insulin binding antibodies in human sera. J. Immunol. *90*, 760 (1963)

Zur Geschichte der Entdeckung der oralen Antidiabetica

Von A. Loubatières, Montpellier

(Aus dem Französischen übersetzt von A. Weisswange und R. Ziegler, Ulm)

I. Die Geschichte der Entdeckung der blutzuckersenkenden Sulfonamide
A. Die wesentlichsten Ereignisse, die der Entdeckung blutzuckersenkender Sulfonamide vorausgingen
B. Die Geschichte der Entdeckung der blutzuckersenkenden Sulfonamide

1. 1942–1946
2. 1946–1955
3. 1955–heute
C. Übersicht über die blutzuckersenkenden Sulfonamide und Sulfonylharnstoffe

II. Die Geschichte der Entdeckung der Diguanide und Biguanide

I. Die Geschichte der Entdeckung der blutzuckersenkenden Sulfonamide

A. Die wesentlichsten Ereignisse, die der Entdeckung blutzuckersenkender Sulfonamide vorausgingen

Die Suche nach Stoffen, die die Hyperglykämie ebenso verhindern sollten wie auch die Glykosurie und alle anderen beim Diabetes mellitus auftretenden Stoffwechselstörungen, begann in dem Augenblick, in dem alle wichtigen Symptome dieser Krankheit bekanntgeworden waren (Lewis, 1949; Goldner, 1957; Goldner, 1958; Hunter, 1959; Larizza et Grignani, 1956; Levine et Berger, 1960).

Die Entdeckung des Insulins im Jahre 1922 durch Frédérick Banting, Charles Herbert Best, John James Richard MacLeod und J. B. Collip war von fundamentaler Bedeutung. Denn zum einen bestätigte sie die besondere Rolle des endokrinen Pankreas mit seiner für die Pathogenese des Diabetes so wichtigen Insulinsekretion, die zuerst durch die Forschungen von Oskar Minkowski und Emmanuel Hedon aufgezeigt worden war.

Zum andern ermöglichte sie den Diabetikern eine hormonale Substitutionstherapie und sicherte ihnen dadurch ein nahezu normales und beträchtlich verlängertes Leben.

Sehr bald wurde jedoch folgendes deutlich: die Insulintherapie heilte nicht im eigentlichen Sinne den Diabetes; die therapeutische Wirkung des Insulins hielt nicht länger als einige Stunden an; die korrekte Behandlung eines Diabetikers machte wiederholte Hormoninjektionen sowohl tags als auch nachts notwendig; die Therapie mußte sich über das ganze Leben erstrecken; endlich wurde das Insulin bei peroraler Zufuhr schnell inaktiviert.

E. Frank und seine Mitarbeiter unternahmen in den Jahren 1925–1930 Versuche, den Diabetes beim Menschen mit pharmakologischen Substanzen zu behandeln, die peroral wirksam sind, wobei sie besonders die Synthaline und ihre Derivate anwendeten (FRANK, 1927; FRANK, zitiert bei WOLFF, 1927; FRANK, NOTHMANN und WAGNER, 1926; FRANK, NOTHMANN und WAGNER, 1928; FRANK und WAGNER, 1932).*)

Aber diese Medikamente wurden von ihren Entdeckern sehr bald verworfen und fallengelassen, da sie eine unberechenbare Wirksamkeit zeigten, zu Unverträglichkeitserscheinungen führten und eindeutig toxisch waren. Erst später lebte das Interesse an diesen Verbindungen wieder auf, wie weiter unten dargelegt wird.

Nach den Mißerfolgen, die bei der Therapie mit den Synthalinen beobachtet wurden, hatte HAGEDORN 1932 die Intention, die Wirkung einer einzigen Insulininjektion zu verlängern (HAGEDORN, JENSEN, PETERSEN und WODSTRUP, 1936). Hierdurch wollte er die Unbequemlichkeit der wiederholten Insulininjektionen, die beim Diabetiker für ein ausreichendes Blutzuckergleichgewicht notwendig waren, verringern. Er band das Hormon an Zink, dann auch an gewisse Protamine und propagierte das Protamin-Zink-Insulin (PZI), das bei einmaliger Injektion länger als 24 Std. wirksam sein konnte.

Der Mechanismus dieses neuen Insulinpräparates fand unser besonderes Interesse, und in Zusammenarbeit mit Louis HEDON und G. HEYMANN führten wir Experimente über die Kurz- und Langzeiteffekte dieses Insulinkomplexes beim total depankreatierten Hund durch (LOUBATIÈRES und HEYMANN, 1938; HEDON, LOUBATIÈRES und HEYMANN, 1939). Bei diesen Untersuchungen fiel uns eine Nebenerscheinung besonders auf: Die tägliche subcutane Injektion von Protamin-Zink-Insulin während mehrerer aufeinanderfolgender Tage ging mit einem kumulativen Effekt einher. Es kam zu langanhaltender Hypoglykämie, schweren, wiederholten Konvulsionen sowie irreversiblen Comas mit neurologischen Erscheinungen und Folgen, die bei der Mehrzahl der Fälle zum Tode der Tiere führten. Wir waren damals (1938) von der Eigenart und Auffälligkeit dieser Zwischenfälle beeindruckt, da Injektionen von reinem Insulin zuvor nicht als Ursache derart schwerer Zwischenfälle beschrieben worden waren. In systematischen Experimenten wurden das Protamin, das Zink und dann auch das an Zink gebundene Protamin als Ursachen ausgeschlossen. So kamen wir schließlich dazu, die Intensität, den raschen Eintritt und die lange Dauer der hypoglykämischen Wirkung dem Komplex Protamin-Zink-Insulin zuzuschreiben. Im übrigen konnten wir genauso schwere und dramatische Zwischenfälle wie die durch Protamin-Zink-Insulin ausgelösten hervorrufen, indem wir unseren Tieren mehrere Tage lang wiederholt kleinere Insulinmengen gaben, die den Blutzuckerspiegel für längere Zeit auf einem sehr niedrigen Niveau hielten.

Wir konnten auch zeigen, daß die durch PZI provozierten Zwischenfälle durch sofortige Glukosezufuhr bei ihrem Auftreten behandelt werden konnten, und die Verhütung der Folgen war dann trotz der eindrucksvollen Stärke der Symptome gesichert. Hier hatte nämlich die Hypoglykämie nur kurze Zeit angedauert, und die Schädigung des Nervensystems war noch nicht irreversibel. Die Zufuhr von Glukose war jedoch völlig ohne jede Wirkung auf das Coma und die Konvulsionen, wenn sie zu spät erfolgte, d. h., wenn die Hypoglykämie länger als 10 Stunden angedauert hatte; in diesen Fällen waren die Schädigungen am Nervensystem zu tiefreichend und damit organisiert und irreversibel.

Diese Beobachtungen waren die Grundlage für die Erkennung und Deutung der Phänomene, die mir später vorgeführt wurden und sich als durch Sulfonamide her-

---

* Die Nachweise der Publikationen von FRANK finden sich in Teil II des Literaturverzeichnisses S. 1206.

vorgerufene hypoglykämische Anfälle erwiesen. Sie erlaubten mir, letztere von vorneherein zu verstehen, sie zu analysieren, zu deuten und letzten Endes damit zu entdecken. Eine Entdeckung ist niemals etwas Oberflächliches; es ist die tiefe Durchdringung von Phänomenen, die neue Perspektiven eröffnet und neue Horizonte erreichen läßt.

War also die längerdauernde Hypoglykämie wirklich für die Zwischenfälle bei der Anwendung von PZI verantwortlich zu machen, so konnte man logisch folgern, daß jedes Mittel, welches eine längerdauernde Hypoglykämie im Organismus hervorrufen konnte, ebenso auch fähig war, Konvulsionen, Comas und irreversible, tödliche Nervenschädigungen des gleichen Typus zu verursachen, wie jene, die wir beim Experimentieren mit PZI erzeugt hatten.

B. Die Geschichte der Entdeckung der blutzuckersenkenden Sulfonamide

1. 1942–1946

Die Jahre 1939–1942 waren die Epoche der Verbreitung der Sulfonamide, deren bakteriostatische Wirkung zur Behandlung zahlreicher Infektionskrankheiten herangezogen wurde.

Es war gleichzeitig die Epoche des 2. Weltkrieges, der deutschen Besetzung und der Verknappung.

In der Gegend von Montpellier, einem Gebiet mit Monokultur, und zwar vorwiegend Weinbau, hatte die Bevölkerung unter der Nahrungsmittelbeschränkung zu leiden. Zahlreiche Fälle von sogenannten „spontanen" Hypoglykämien, die aber im Grunde auf der quantitativen und qualitativen Unzulänglichkeit der Ernährung beruhten, wurde von den Ärzten festgestellt und beschrieben. Alles irgendwie Eßbare, selbst wenn es von Keimen verdorben und verfault war, diente als Speise, denn man mußte sich irgendwie ernähren.

Als Folge davon wurden zahlreiche Typhusfälle diagnostiziert, und nicht wenige Patienten wurden in der Klinik für Infektionskrankheiten der Medizinischen Fakultät Montpellier behandelt, die Professor Marcel Janbon leitete. Der Typhus wurde damals mit einer besonders einfachen Diät behandelt: geringe Mengen Milch und flüssige Breie, denn man wollte um jeden Preis eine feste Nahrung vermeiden, der man das Entstehen der intestinalen Blutungen anlastete.

Ferner war man der Auffassung, der Typhus prädisponiere wegen der Nebenniereninsuffizienz, die mit der Krankheit einhergehe, zur Hypoglykämie.

Es handelte sich also um Patienten, die durch Unterernährung, durch die bei Typhus indizierte Diät und die gleichzeitige Nebennierenaffektion zur Hypoglykämie prädisponiert waren, an denen die ersten therapeutischen Versuche mit einem Sulfonamid durchgeführt wurden; nämlich mit dem Paraaminobenzen-sulfamido-isopropyl-thiodiazol (V.K. 57) welches, von Vonkennel und Kimmig 1941 synthetisiert, von der Société Rhône-Poulenc unter der Referenznummer 2254 RP übernommen worden war.

Dieses Sulfonamid hatte „in vitro" eine gewisse antagonistische Wirkung auf das Wachstum der Typhusbazillen gezeigt.

M. Janbon, J. Chaptal, P. Lazerges, A. Vedel, J. H. Metropolitanski und J. D. Schaap behandelten im ganzen etwa dreißig Patienten mit 2254 RP in beträchtlichen Dosen von bis zu 12 gr pro 24 Stunden. Drei Patienten starben, ohne daß man zum Zeitpunkt ihres Todes die Ursache hätte feststellen können (erst später erkannte man sie als Folge der langen und tiefen Hypoglykämie). Bei anderen Patienten beobachtete man Konvulsionen und langdauernde Comas, deren Symptomatologie eine hypoglykämische Ursache vermuten ließ. Bei manchen Patienten stellte man hin und wieder ein Absinken des Blutzuckers fest. Bei anderen war der Blutzuckerspiegel nur wenig verändert, oder er war gar nicht gemessen worden. Eine zufällige oder auch absichtliche Glukosezufuhr konnte in einigen Fällen die Symptome verringern, sie unterdrücken und – wie es schien – ihnen vorbeugen.

Tief beeindruckt von diesen Erscheinungen kam M. Janbon zu uns und berichtete über seine Beobachtungen. Er fragte uns nach einer Möglichkeit der Interpretation und ob wir nicht eine Versuchsreihe am Tier durchführen könnten, um die Ursachen und vielleicht auch den Mechanismus der schweren Zwischenfälle festzustellen, die er mit seinen Mitarbeitern beim Menschen beobachtet hatte, wenn er einen Therapieversuch mit 2254 RP unternahm.

Ich war damals (1942) Versuchsleiter im Laboratorium der Physiologie an der Medizinischen Fakultät von Montpellier, das unter der Leitung von Professor Louis Hedon stand.

Louis Hedon ist der Sohn von Emmanuel Hedon, der sich mit seinen Arbeiten über die Rolle des Pankreas und des Insulins beim Diabetes mellitus einen Namen gemacht hat.

Sobald ich über das Produkt 2254 RP verfügen konnte, hielt ich es für vorrangig auszuschließen, daß die Anwesenheit großer Mengen dieses Sulfonamids im Blut in vitro die chemischen Reaktionen verändern könnte, derer man sich normalerweise bei der Blutzuckerbestimmung nach Hagedorn-Jensen bedient. Genau das konnte ich auch aufzeigen. Daraufhin unternahm ich die eigentlichen Tierversuche.

Am 13. Juni 1942 stellte ich fest, daß eine einmalige orale Gabe von 2254 RP in einer Dosis von 0,25 g pro Kg beim normalen, nüchternen, nicht narkotisierten Hunde zu einem progressiven, tiefen und anhaltenden Blutzuckerabfall führte, der einen Wert von 50 mg% erreichen konnte. Bei diesen Kurzversuchen zeigte sich eine Beziehung zwischen Blutzuckerspiegel und Sulfonamidkonzentration im Blute. Aber auch 24 Stunden nach Sulfonamidgabe war das initiale Blutzuckerniveau noch nicht wieder erreicht. Ich wiederholte die Experimente und versuchte andere Wege zur Applikation des Stoffes. Dabei stellte ich fest, daß die blutzuckersenkende Wirkung des 2254 RP unabhängig vom Applikationsweg (per os, subcutan, intravenös oder intramuskulär) eintrat. Abb. 1 zeigt Photographien der Seiten in unserem Versuchsheft, auf denen unser erstes Experiment protokolliert ist. Der Leser möge bitte die Mängel der Reproduktion verzeihen; denn es handelt sich um ein Dokument von vor 26 Jahren. Die Tinte war 1942 von schlechter Qualität und ist etwas verblaßt.

Diese Experimente wurden wiederholt und die blutzuckersenkende Wirkung des Stoffes endgültig gesichert, aber sein Wirkungsmechanismus blieb noch zu entdecken.

Im Laufe meiner Forschungen war ich davon beeindruckt, wie sehr die Form einiger Kurven der durch 2254 RP provozierten Hypoglykämien seltsamerweise gerade derjenigen glich, die ich früher beobachtet hatte, als ich die Einwirkung des Insulins auf Blutzuckergehalt und Kohlenhydratstoffwechsel untersuchte.

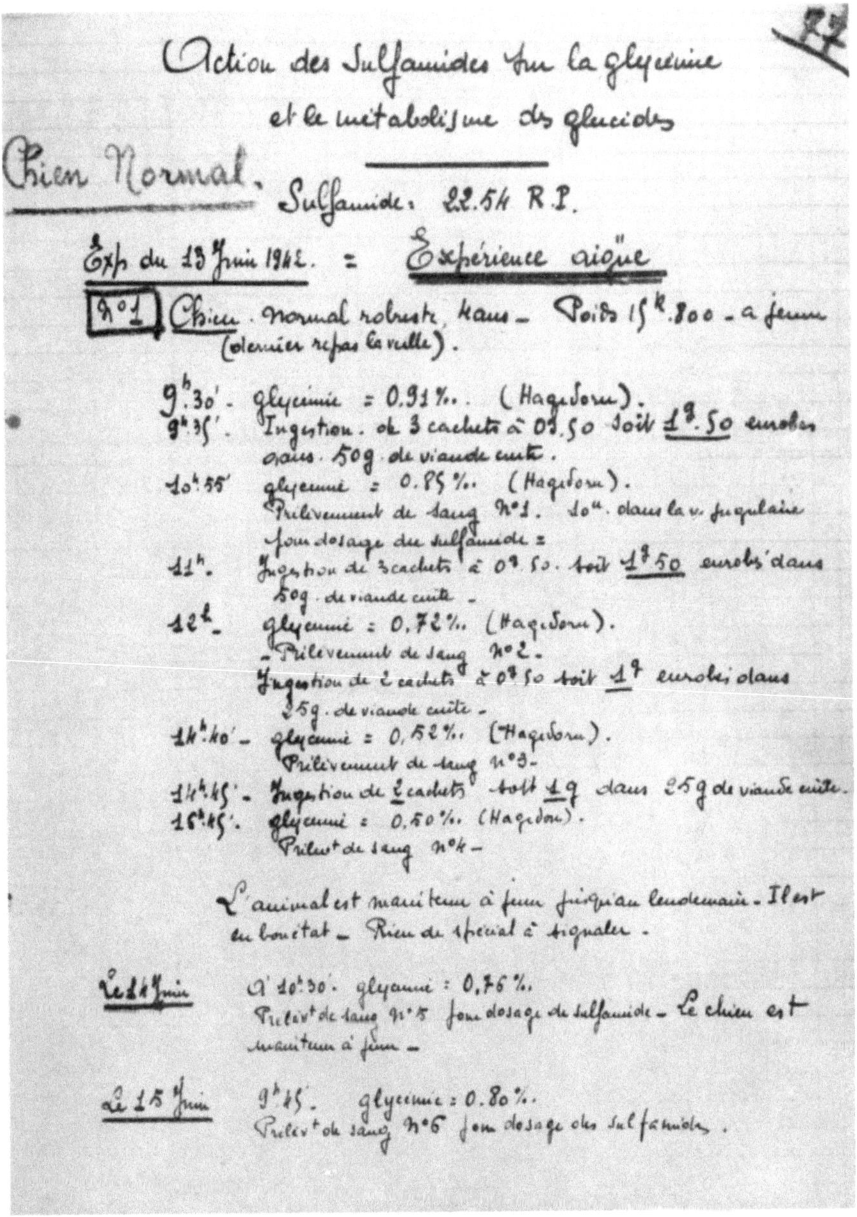
77

Action des Sulfamides sur la glycémie
et le métabolisme des glucides

Chien Normal. Sulfamide: 22.54 R.P.

Exp du 13 Juin 1942. = Expérience aigüe

N° 1 Chien. normal robuste, Kan- Poids 15k.800 - à jeun (dernier repas la veille).

9h30' - glycémie = 0.91‰. (Hagedorn).
9h35'. Ingestion. de 3 cachets à 0g.50 soit 1g.50 enrobés dans. 50g. de viande cuite.
10h55' glycémie = 0.85‰. (Hagedorn).
Prélèvement de sang N°1. 10cc. dans la v. jugulaire pour dosage du sulfamide =
11h. Ingestion de 3 cachets à 0g.50. soit 1g50 enrobés dans 50g. de viande cuite -
12h_ glycémie = 0,72‰. (Hagedorn).
- Prélèvement de sang N°2.
Ingestion de 2 cachets à 0g50 soit 1g enrobés dans 25g. de viande cuite -
14h40' - glycémie = 0,52‰. (Hagedorn).
Prélèvement de sang N°3-
14h45'. Ingestion de 2 cachets soit 1g dans 25g de viande cuite.
16h45'. glycémie = 0,50‰. (Hagedorn).
Prélvt de sang N°4-

L'animal est maintenu à jeun jusqu'au lendemain - Il est en bon état - Rien de spécial à signaler.

Le 14 Juin à 10h30. glycémie: 0,76‰.
Prélevt de sang N°5 pour dosage du sulfamide - Le chien est maintenu à jeun -

Le 15 Juin 9h45. glycémie: 0.80‰.
Prélevt de sang N°6 pour dosage des sulfamides.

Abb. 1a und b: Photokopie der Seiten 77 und 78 unseres Versuchsprotokolles. Sie zeigt den ersten experimentellen *Nachweis* der blutzuckersenkenden Wirkung des Sulfonamids 2254 RP beim *normalen* Hund

78 Résultats des dosages de sulfamides

Prélèvt n° 1	Sulfamidémie totale 50 mg ‰	Sulfamidémie libre 40 mg ‰	Conjuguée 10 mg ‰
» n° 2	100 mg ‰	90	10
» n° 3	150	140	10
» n° 4	150	140	20
» n° 5	64	56	8
» n° 6	10	traces	10

Courbe n° 1

So kam mir die Idee, das 2254 RP könne den Blutzuckerabfall dadurch hervorrufen, daß es die Insulinsekretion im Pankreas meiner Versuchstiere stimuliere. Um die Richtigkeit dieser zur damaligen Zeit äußerst gewagten Hypothese zu beweisen, beschloß ich, meine Versuchsreihe am total pankreatektomierten Tier fortzuführen. Am 30. Juni 1942 und später noch zu wiederholten Malen stellte ich fest, daß das 2254 RP ohne Wirkung auf den Blutzuckerspiegel des *total pankreatektomierten* Hundes blieb, welches auch immer die Applikationsart war (peroral, subkutan, intramuskulär oder intravenös). *Daraus schloß ich auf die Notwendigkeit der Anwesenheit von Pankreasgewebe, damit sich eine blutzuckersenkende Wirkung des 2254 RP einstellen konnte.* Abbildung 2 zeigt Photographien der Seiten in unserem Versuchsheft, auf denen unser erstes Experiment am total depankreatierten Hunde aufgezeichnet ist.

Ich stützte damit meine Hypothese und erweiterte sie, indem ich zeigte, *daß dieses Sulfonamid eine „pankreatotrope" Substanz ist, die dadurch auf das endokrine System der Langerhansschen Inseln wirkt, indem es sie stimuliert und in das venöse Blut der Drüse eine vermehrte Menge endogenen Insulins freisetzt.*

Ich brachte zum Ausdruck, daß das im Übermaß freigesetzte endogene Insulin für die Hypoglykämie verantwortlich zu machen war (LOUBATIÈRES, 1944 a, b; 1946 a, b, c).

Die experimentellen Befunde, die ich erhob, sowie meine Hypothese teilte ich M. JANBON und seinen Mitarbeitern mit. Am 3. Juli 1942 berichteten sie der Medizinischen und Biologischen Gesellschaft von Montpellier in zwei kurzen Mitteilungen über ihre klinischen Beobachtungen (JANBON, CHAPTAL, VEDEL und SCHAAP, 1942; JANBON, LAZERGES und METROPOLITANSKI, 1942). Darin wurde (S. 443) meine laufende Tierversuchsreihe kurz erwähnt, aber mein Name nicht denen der anderen Autoren beigefügt.

Am 3. Juli und in der Folge auch am 7. Juli wies ich durch vergleichende Experimente nach, daß das 2254 RP beim total depankreatierten Hunde in massiver Dosierung die blutzuckersenkende Wirkung einer Testdosis Insulin verstärkte. Aus diesem Grunde nahm ich diese Versuche 1956 wieder auf und erweiterte sie mit Hilfe meiner Mitarbeiter. Mithin gelang es mir, diese Tatsache endgültig festzulegen (LOUBATIÈRES, BOUYARD, FRUTEAU DE LACLOS, SASSINE und ALRIC, 1956).

Ohne Verzögerung setzte ich meine Versuche fort, und am 20. Juli 1942 gelang es mir, konvulsive Erscheinungen sowie ein schweres Coma zu erzeugen, indem ich dem Hunde mehrere Tage und Nächte lang wiederholt 2254 RP gab. Ich stellte fest, daß diese durch eine langdauernde Hypoglykämie verursachten Erscheinungen nach Glukosegaben schwanden, sofern sie in ihrem Anfangsstadium behandelt wurden. Sie blieben aber irreversibel und führten zum Tode, wenn die Glukosetherapie zu spät durchgeführt wurde und die Hypoglykämie schon viele Stunden gedauert hatte (LOUBATIÈRES, GOLDSTEIN, METROPOLITANSKI und SCHAAP, 1942).

So war es mir gelungen, durch Gaben von 2254 RP wiederum die gleichen Erscheinungen zu erzeugen, die ich damals beobachtet hatte, als ich 1938 die Wirkung von Protamin-Zink-Insulin beim Hunde analysierte (LOUBATIÈRES und HEYMANN, 1938; HEDON und LOUBATIÈRES, 1939; HEDON, LOUBATIÈRES und HEYMANN, 1939).

Meine Hypothesen nahmen also Gestalt an und festigten sich. Meine Forschungen hatten es mir ermöglicht, von 1942 an experimentell nachzuweisen und folglich zu entdecken, was die Ursache und der Mechanismus jener beiden verschiedenen klinischen Erscheinungen war, die man bei den mit 2254 RP behandelten Typhus-

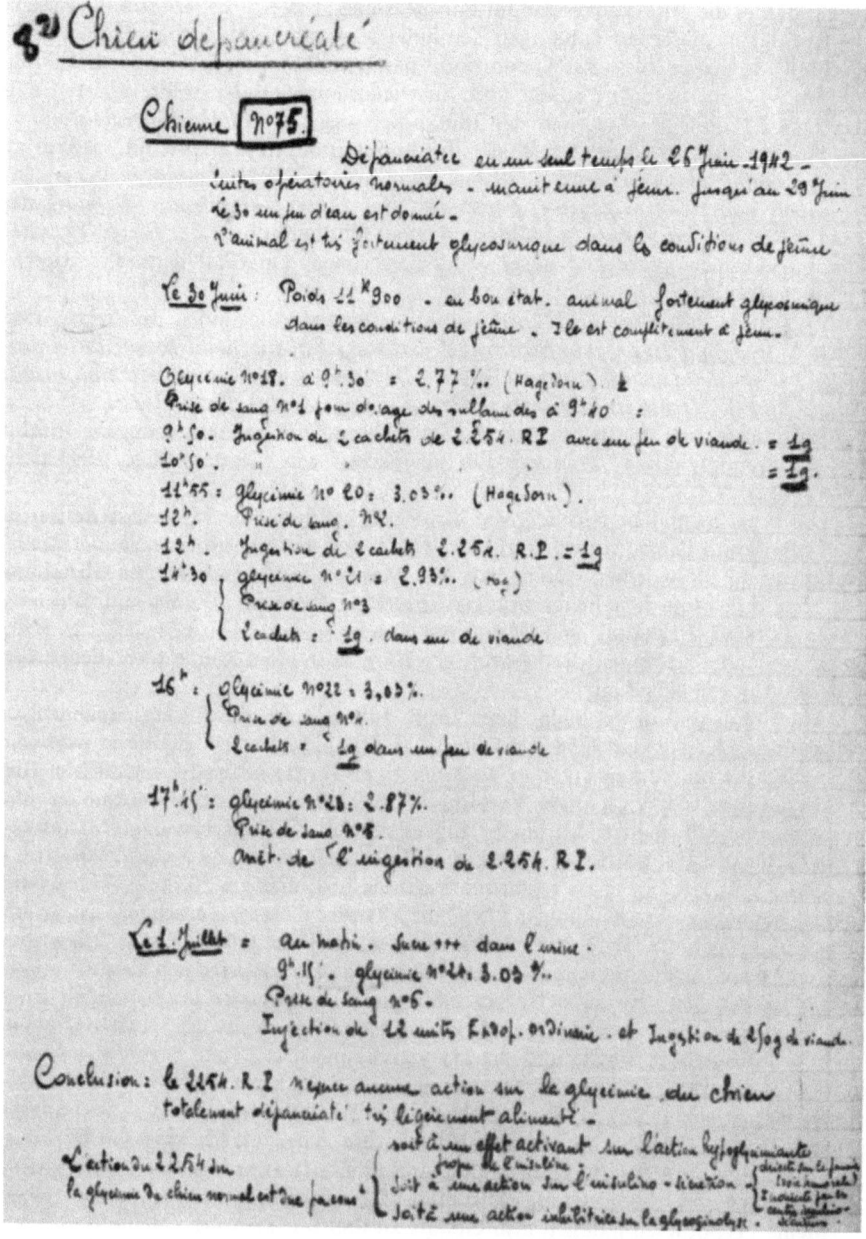

Abb. 2a und b: Photokopie der Seiten 82 und 83 unseres Versuchsprotokolles. Sie zeigt den ersten Nachweis des *Fehlens* der blutzuckersenkenden Wirkung des 2254 RP beim vollständig pankreatektomierten Hund

L'absence d'action sur la glycémie du chien dépancréaté
est justiciable au fait que les sulfamides soit moins
bien absorbés par la muqueuse intestinale du chien
dépancréaté.
  La muqueuse du chien dépancréaté est peut-être altérée
  Ou bien la teneur élevée du sang en glucose s'oppose à l'absorption
  des sulfamides.

Résultats des dosages de sulfamides.

Prélèvement	Sulfamidémie totale en mg	Sulfamide libre	Différence
1	0	0	—
2	traces très légères	traces très légères	—
3	20	15	5
4	40	35	5
5	75	70	5
6	75	70	5

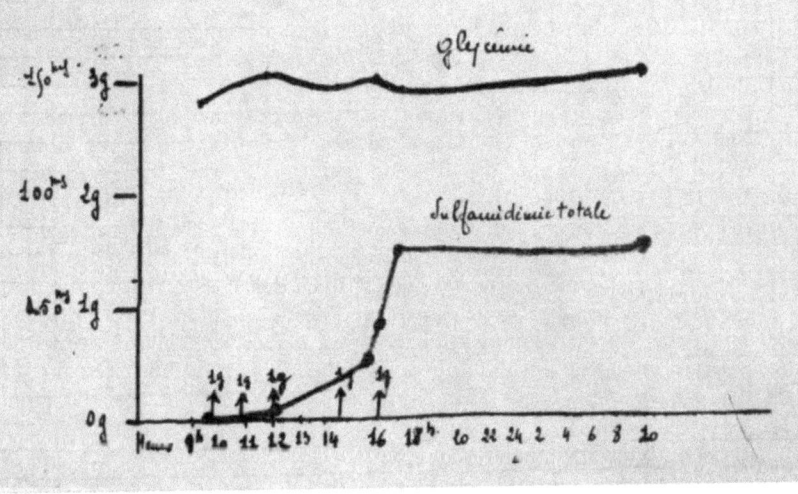

patienten festgestellt hatte: einmal die flüchtigen, spontan oder mit Glukose leicht zu behebenden Hypoglykämien, andererseits die schweren Zwischenfälle, Konvulsionen und Comata, die trotz Glukosegabe irreversibel waren, da die Hypoglykämie schon zu lange angedauert hatte.

In beiden Fällen handelte es sich um eine Hypoglykämie, die unter der Wirkung des Sulfonamids durch im Überschuß freigesetztes endogenes Insulin hervorgerufen wurden (LOUBATIÈRES, 1944 a; 1946 a, b, c).

Meine Experimente nahmen trotz zahlreicher, kriegsbedingter Schwierigkeiten und insbesondere trotz der Evakuierung des Physiologischen Laboratoriums, in dem ich arbeitete und das von deutschen Truppen besetzt wurde, ihren Fortgang. Sie wurden im obersten Stockwerk und auf der Terrasse des Chemischen Institutes der Universität Montpellier mit einer improvisierten Einrichtung, aber mit demselben Enthusiasmus und derselben Überzeugung fortgesetzt.

Unter jenen wenig komfortablen aber stimulierenden Bedingungen deckte ich eine Anzahl von Tatsachen auf, die sich in meinen Veröffentlichungen der Jahre 1944–1946 finden (LOUBATIÈRES, 1944 a, b; 1946 a, b, c, d).

Im Experiment am unvollständig depankreatierten Hund zeigte ich, daß ein Zehntel (manchmal sogar weniger) des ursprünglichen Pankreasgewebes im Organismus genügt, damit sich die blutzuckersenkende Wirkung der Sulfonamide manifestierte.

Da weder die Durchtrennung der Vagusnerven (die als insulinsekretorische Nerven angesehen werden) noch die Atropinisierung, die die cholinergische Übertragung blockiert, das 2254 RP hinderte, seine blutzuckersenkende Wirkung zu entfalten, schloß ich, daß die insulinsezernierenden Zellen durch einen *humoralen Mechanismus* gereizt werden, und vertrat die Ansicht, die aktive Substanz stimuliere auf dem Blutwege die insulinsezernierenden Zellen der Langerhansschen Inseln (LOUBATIÈRES, 1944 a, b; 1946 a, b).

Ich konnte dann auch beim Hunde zeigen, daß die langsame Injektion einer schwach konzentrierten Lösung von 2254 RP *in eine Pankreasarterie* zu einer deutlichen Erniedrigung des Blutzuckerniveaus führte.

Wenn man andererseits eine Natriumlösung dieses Sulfonamids retrograd *in den canalis Wirsungi des Pankreas* einbrachte, so hatte das eine tiefe hypoglykämische Welle zur Folge (dabei konnte das Blutzuckerniveau bis auf 30 mg% absinken) (LOUBATIÈRES, 1944 a, b; 1946 a, b).

Ferner konnte ich zeigen, daß unter dem Einfluß von 2254 RP endogenes Insulin in die ableitenden Pankreasvenen freigesetzt wird. Dazu stellte ich eine pankreatico-jugulare Gefäßanastomose her zwischen der V. pancreatico-duodenalis eines Spenderhundes, der die Droge erhielt, und der V. jugularis eines Empfängerhundes, der vorher durch Alloxinjektionen schwer diabetisch gemacht worden war. Das freigesetzte endogene Insulin führte so zu einem tiefen Absinken des Blutzuckers des diabetischen Tieres (LOUBATIÈRES, 1946b und zit. bei L. HEDON, 1947).

In diesem Stadium meiner Forschungsarbeit betrachtete ich demnach *„die Sulfonamidkonzentration im Kontakt mit den Zellen der Langerhansschen Inseln als ursächlichen Faktor für die Freisetzung von Insulin"* und *„das Para-amino-benzénesulfamido-isopropyl-thiodiazol als einen die Insulinsekretion anregenden Wirkstoff"* (A. LOUBATIÈRES, Arch. Internat. Physiol. 54, 175 [1946]).

Darüber hinaus gelang mir der Nachweis, daß die Freisetzung endogenen Insulins durch das Sulfonamid von Stoffwechseländerungen begleitet war, die den durch Insulin bewirkten Effekten glichen, nämlich insbesondere die Anhäufung von Glykogen in der Leber von Tieren, die vorher einem längeren Fasten unterworfen worden waren.

Ebenso konnte ich zeigen, daß 2254 RP den respiratorischen Quotienten beim *total* depankreatierten Hunde nicht erhöhte, wenn das Tier Glukose bekam und ohne Insulin gelassen wurde. Daraus wurde ersichtlich, daß das Sulfonamid nicht selber die Verbrennung des Zuckers förderte und daß es Insulin nötig hatte, um seine Wirkung zu entfalten. Anders verhielt es sich nämlich beim teilweise depankreatierten Hunde, denn hier erklärte sich der Anstieg des respiratorischen Quotienten durch die Freisetzung endogenen Insulins durch die Wirkung des Sulfonamids (LOUBATIÈRES, 1946 a).

Im Zusammenhang mit den oben erwähnten Experimenten, die von 1942 bis 1946 durchgeführt wurden, kam mir 1946 der Gedanke, zu untersuchen, ob das 2254 RP nicht eine trophische Wirkung auf die Langerhansschen Inseln des Pankreas ausübe. Beim Hasen, der 3 Wochen lang täglich 2254 RP bekommen hatte, konnte ich alsbald feststellen, daß das Pankreas „hyperplastische Langerhanssche Inseln aufwies. Die Zellen hatten an Volumen zugenommen, und auch die Kerne zeigten übernormale Ausmaße. Es handelte sich um Gebilde in voller Aktivität, die keinerlei Zeichen einer Degeneration aufwiesen". Ich fügte hinzu: „Also scheint es nicht so, als habe das 2254 RP eine besonders toxische Wirkung auf das endokrine Pankreasgewebe, ist es doch möglich, zumindest unter gewissen Umständen einen eher tropischen Einfluß dieses Stoffes zu erkennen" (A. LOUBATIÈRES, 1946 a).

Da die Organe der Versuchstiere und insbesondere die Leber keine degenerativen Zeichen aufwiesen, war mir die Feststellung erlaubt, daß das 2254 RP anders wirke als das Synthalin, der Vorläufer der Guaniddderivate, dessen Toxizität schon früher aufgezeigt worden war.

In den Jahren 1945–1946 konnte ich experimentelle Studien über den Diabetes nach Alloxanbehandlung anstellen, die in der Folgezeit bestätigt wurden. Ich hatte nämlich den Gedanken, den Alloxandiabetes eines Hasen durch tägliche Gaben von 2254 RP per os zu behandeln. Dabei bemerkte ich, daß unter der oralen Zufuhr von 2254 RP Hyperglykämie und Glukosurie beträchtlich absanken und es zu einer Stabilisierung der Gewichtskurve kam. Aber nach Absetzen der Therapie stellte sich der Diabetes nach und nach wieder ein. Infolgedessen deutete ich die günstige Wirkung des Sulfonamids auf die diabetischen Symptome als Stimulation der wenigen Langerhansschen Inseln, die vom Alloxan verschont geblieben waren (LOUBATIÈRES, 1946 a, c). Aber erstaunlicherweise wurden die alloxandiabetischen Tiere in manchen Fällen unter der Sulfonamidbehandlung „geheilt" in dem Sinne, daß die diabetischen Erscheinungen nach Absetzen der Therapie nicht wieder auftraten (LOUBATIÈRES et al., 1955 a, b; LOUBATIÈRES, 1955 a; LOUBATIÈRES, BOUYARD und FRUTEAU DE LACLOS, 1956 a). Von 1946 an habe ich daher den Sulfonamidderivaten der Thiodiazolreihe, zu denen das 2254 RP gehört, eine „anti-diabetische Wirkung" zugesprochen, denn sie konnten gegen den Diabetes ankämpfen.

Seit 1943/44 interessierte mich besonders, welche Zusammenhänge zwischen der chemischen Struktur der verschiedenen Sulfonamide von der Art des 2254 RP und der Intensität ihrer Wirkung auf den Blutzuckerspiegel bestehen; diese Fragen bildeten einen neuen Arbeitsabschnitt. Parallel zu meinen Experimenten am Hasen

(LOUBATIÈRES, 1944b) führten BOVET und DUBOST (1944) die ihren am Hunde durch. Unsere entsprechenden Ergebnisse waren nicht sehr verschieden. Ich schrieb 1946: „Unter den blutzuckersenkenden Sulfonamidkörpern, die bisher gefunden wurden, gehörten alle zu der Gruppe der Para-aminobenzen-sulfamido-thiodiazole. Von den Derivaten, die wir untersuchten, waren jene mit einem Tertiobutyl- und Isobutylrest am wirksamsten. Nach ihrer Wirksamkeit folgen dann die Derivate mit einer Butyl-, Amyl-, Iso-amyl-, und schließlich mit einer Propyl- und Isopropyl-Gruppe. Die Äthyl- und Methylderivate haben keine Wirkung. Ebenso haben die Hexyl-, Heptyl- und Aminothiodiazolabkömmlinge eine unbedeutende Wirkung" (A. LOUBATIÈRES, 1946b).

Es ist erstaunlich zu vermerken, daß die Arbeiten, die ich von 1942–1946 veröffentlichte, weder das Interesse der Physiologen noch der Pharmakologen, der Diabetologen oder der Ärzte wachrief. Als Ursache für diese Indifferenz mag gelten, daß es in jener Kriegs- und Nachkriegszeit dringendere und lebenswichtigere Probleme gab. Ebensogut konnte dieses Verhalten auf einem gewissen Skeptizismus beruhen, der so manchen Naturwissenschaftler bei der Lektüre der Arbeiten befiel, die den Wirkungsmechanismus von Substanzen beschrieben, die nach der Behauptung des Autors einen Tropismus für die endokrinen Pankreaszellen und eine Stimulierung dieser Zellen zur Freisetzung von endogenem Insulin besitzen sollten. In der Tat war es unseres Wissens das erste Mal, daß ein solches Geschehen auf dem Gebiet der Physiologie, Pharmakologie und Pharmakodynamik des Diabetes beschrieben und solide belegt worden ist.

Die Behauptung, das 2254 RP und seine verwandten Substanzen hätten eine trophische Wirkung auf die Zellen der Langerhansschen Inseln, wie es gewisse hypophysäre Trophine für andere endokrine Zellen haben (siehe auch S. 74 unserer Dissertation), mußte wahrscheinlich eine gewisse Reserviertheit gegenüber unserer fundamentalen Arbeit hervorrufen. Eine synthetische Substanz zur Behandlung einer Stoffwechselkrankheit vorzuschlagen, würde im Jahre 1946 ebensowenig vorbehaltlos angenommen!

So bauten sich gewisse Hindernisse auf unserem Wege auf. Dies ist normal und menschlich. Es ist nämlich verhältnismäßig viel einfacher, Dinge zu bewältigen, als Menschen zu überzeugen und zu gewinnen. Immerhin fand unsere Arbeit das Interesse mancher aufnahmebereiten Geister wie CHEN, ANDERSON und MAZE (1946) oder LA BARRE und REUZE (1947), die unsere Ergebnisse akzeptierten. B. A. HOUSSAY (1950) berichtete von 1950 an ausführlich über unsere Arbeiten und hob ihre ganze Tragweite in einer Übersicht hervor, die die Wirkung sulfurierter Verbindungen auf den Kohlenhydratstoffwechsel und den Diabetes behandelte.

Nur wenige Wochen, bevor wir unsere Dissertation zur Erlangung der Würde eines Doktors der Naturwissenschaften vorlegten, fragte uns ein Kollege voll Ironie, welches wohl der Nutzen der Substanzen sein könne, die uns derartig interessierten, daß wir darüber unsere Doktorarbeit verfaßten! Aus diesem Grunde gab ich dann im Text meiner Dissertation, die den Titel hat: „Physiologie und Pharmakodynamik einiger blutzuckersenkender Sulfonamidderivate. Beitrag zur Untersuchung synthetischer Substanzen mit endokrinem Tropismus" (CAUSSE, GRAILLE et CASTELNAU, 1946) die Antwort, die meiner Ansicht nach ganz klar die Bedeutung darlegt, die die blutzuckersenkenden Sulfonamide für *Diagnostik* und Therapie bei manchen Diabetesfällen haben.

Ich schrieb auf S. 86: „Man kann daran denken, einen 2254 RP-Test auszuarbeiten mit dem Ziel, bei den Diabetikern die funktionelle Insulinsekretionskapazität im Vergleich zu derjenigen gesunder Menschen zu erforschen. Andererseits ist es möglich, durch dasselbe Verfahren eine Diagnostik von diabetischen Zuständen zu betreiben, die auf einer *Trägheit* der insulinsezernierenden Prozesse beruhen."

Was ich damals vorschlug, ist heute ein in der Klinik geläufiger Test. Es ist der „Tolbutamid-Test"; er dient der Messung der insulinsezernierenden Kapazität des Pankreas beim gesunden Menschen und beim Diabetiker oder zur Feststellung eines eventuell vorhandenen β-Zell-Adenoms der Langerhansschen Inseln.

Auf S. 77 derselben Publikation sagte ich ferner (vgl. Abb. 3), daß „es logisch ist, daran zu denken, daß derartige blutzuckersenkende Stoffe möglicherweise in gewissem

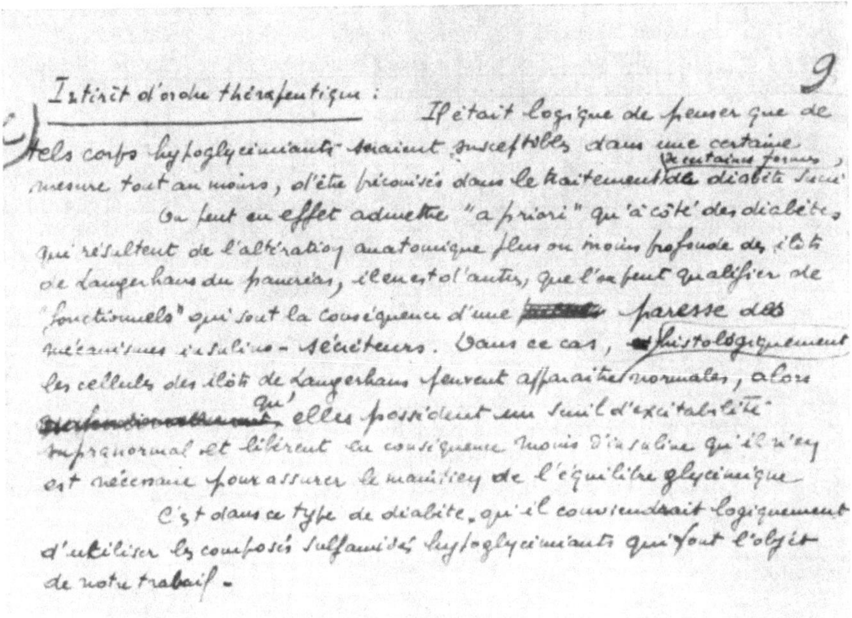
9

Intérêt d'ordre thérapeutique : Il était logique de penser que de tels corps hypoglycémiants étaient susceptibles dans une certaine mesure tout au moins, d'être préconisés dans le traitement de certaines formes de diabète sucré.

On peut en effet admettre "a priori" qu'à côté des diabètes qui résultent de l'altération anatomique plus ou moins profonde des îlots de Langerhans du pancréas, il en est d'autres, que l'on peut qualifier de "fonctionnels" qui sont la conséquence d'une paresse des mécanismes insulino-sécréteurs. Dans ce cas, histologiquement les cellules des îlots de Langerhans peuvent apparaître normales, alors qu'elles possèdent un seuil d'excitabilité supranormal et libèrent en conséquence moins d'insuline qu'il n'en est nécessaire pour assurer le maintien de l'équilibre glycémique.

C'est dans ce type de diabète qu'il conviendrait logiquement d'utiliser les composés sulfamidés hypoglycémiants qui font l'objet de notre travail.

Abb. 3: Photokopie einer Manuskriptseite der Dissertation von Professor A. LOUBATIÈRES (vgl. S. 1191 des Beitrages von A. LOUBATIÈRES)

Sinne für die *Behandlung* bestimmter Formen des Diabetes mellitus vorgesehen werden können". Ich fuhr fort: „Man kann in der Tat ‚a priori' annehmen, daß es neben den Diabetesformen, die auf einer mehr oder weniger tiefgreifenden anatomischen Veränderung der Langerhansschen Inseln im Pankreas beruhen, noch andere Formen gibt, die man als ‚funktionelle' qualifizieren könnte und die die Folge *einer Trägheit der insulinsezernierenden Mechanismen* darstellten. In diesem Falle können die Zellen der Langerhansschen Inseln histologisch normal erscheinen, sie hätten dann aber *eine zu hohe Reizschwelle* und würden folglich weniger Insulin ausschütten als zur Aufrechterhaltung des Blutzuckergleichgewichtes erforderlich ist. Bei dieser Diabetesform wäre es logischerweise günstig, jene Sulfonamidverbindungen anzuwenden, die Gegenstand unserer Arbeit sind."

Seither haben die Tatsachen, die heute über Pathogenese, Diagnose und Therapie dieser Krankheit zusammengetragen und anerkannt worden sind, dazu beigetragen, die Gültigkeit dieser Konzeptionen zu bestätigen.

2. 1946–1955

Das Wissen über den Diabetes entwickelte sich in den Jahren 1946–1955 weiter. Was uns betrifft, so haben wir die Evolution der Diabeteskonzeptionen in unserem Laboratorium geduldig verfolgt und unentwegt unseren Beitrag beigesteuert. Und immer, wenn es uns gerechtfertigt erschien, haben wir uns die neuen Erkenntnisse in dem Bestreben, den Wirkungsmechanismus der blutzuckersenkenden Sulfonamide besser zu erkennen und auszudeuten, zu eigen gemacht. Unsere Veröffentlichungen aus dem Jahre 1952 geben hiervon beispielsweise ein Zeugnis (LOUBATIÈRES, 1952 a; 1952 b).

Die Feststellung von DAVIS aus dem Jahre 1952, Synthalin A, dessen blutzuckersenkende Wirkung bekannt war, führe zur wässerigen Degeneration der Alpha-Zellen der Langerhansschen Inseln, inspirierte VON HOLT et al. (1954–1955) zur Untersuchung der Wirkung des 2254 RP (I.P.D.T.) auf eben diese Zellen (VON HOLT et al., 1954; VON HOLT et al., 1955; VON HOLT und FERNER, 1955). Die Autoren berichteten, daß jene Substanz zur Zerstörung der Alpha-Zellen führe, und erklärten die blutzuckersenkende Wirkung des Sulfonamids mit deren Zerstörung und der Unterdrückung der Sekretion von Glukagon des blutzuckersteigernden und glykogenolytischen Faktors. Diese Auffassung wird heute nicht mehr anerkannt. CREUTZFELDT und TECKLENBORG (1955a u. b) entdeckten den Irrtum von VON HOLT und vertraten sehr bald die Meinung, daß die Hypothese von LOUBATIÈRES, derzufolge die blutzuckersenkende Wirkung des 2254 RP auf der Stimulierung der Beta-Zellen beruhe, sehr ernsthaft in Betracht gezogen werden sollte.

3. 1955 – heute

Am 5. Juli 1955 (vor der Biologischen Gesellschaft von Paris, LOUBATIÈRES et al., 1955a), am 25. Juli 1955 (vor der Akademie der Naturwissenschaften, LOUBATIÈRES et al., 1955b) und am 25. September 1955 (auf der Diabetes-Tagung in Vals, LOUBATIÈRES, BOUYARD und FRUTEAU DE LACLOS, 1956a) haben wir, ganz die Theorie der Beta-Zellen-Stimulierung vertretend, die „Heilungen" beschrieben, die das 2254 RP beim Hund oder Hasen mit einem Alloxandiabetes hervorruft. Und anhand histologischer Schnitte haben wir bewiesen, daß sich diese „Heilungen" größtenteils durch Neubildung oder Regeneration von den Langerhansschen Inseln erklärten, die verhältnismäßig reich an Beta-Zellen waren.

Diese „betazytotrophische" und antidiabetische Wirkung der blutzuckersenkenden Sulfonamide, die wir beim Arbeiten mit dem 2254 RP zuerst entdeckt hatten, wurde seit 1955 Gegenstand ausgedehnterer Forschungen in unserem Laboratorium. Man findet sie in fünf wesentlichen Veröffentlichungen beschrieben (LOUBATIÈRES, 1960a, b und c; LOUBATIÈRES, 1964a und b). Wir haben dabei insbesondere gezeigt, daß eine dieser Substanzen, das Tolbutamid, beim intakten oder zu 80%/o pankreatektomierten Hund die hyperglykämisierende und diabetogene Wirkung des hypophysären Wachstumshormons (STH) hemmen oder deutlich vermindern kann. Da dieser Antagonismus nach Entfernung des noch verbliebenen Pankreasrestes verschwindet, kann man schließen, daß diese Drüse zu seiner Entstehung unerläßlich ist (LOUBATIÈRES, ALRIC und MARIANI, 1961). Wir haben ferner gezeigt, daß die Behandlung mit Chlorpropamid das Auftreten eines manifesten Diabetes bei einem Hunde, der durch Entfernung seines Pankreas zu $9/10$ zum potentiellen Diabetiker gemacht worden war, beträchtlich verzögern kann.

Kein Zweifel besteht daran, daß die Verzögerung der Diabetesmanifestation in diesen Fällen und unter diesen experimentellen Bedingungen aufgrund der betazytotrophen Wirkung eintritt, die das Sulfonamid auf die Langerhansschen Inseln ausübt, die sich noch im Pankreasrest befinden (LOUBATIÈRES, 1964). Wir haben ebenfalls quantitativ bewiesen, daß Tolbutamid, Chlorpropamid und Azepinamid sowie einige Thiodiazolderivate die Eigenschaft haben, bei Ratten innerhalb eines Monats eine beachtliche Zunahme von Volumen und Gewicht der Langerhansschen Inseln zu bewirken (LOUBATIÈRES et al., 1963).

Es ist wohl bekannt, daß dieser verzögernde oder vielleicht auch präventive Effekt, den manche blutzuckersenkende Sulfonamide auf die Entwicklung eines Prädiabetes oder potentiellen Diabetes zum manifesten Diabetes ausüben, beim Menschen zur Zeit Gegenstand ausgedehnter Versuche ist.

Bei dieser Gelegenheit sei uns gestattet, daran zu erinnern, daß wir nach einigen Versuchen am menschlichen Organismus 1958 in Düsseldorf auf dem Dritten Kongreß der Internationalen Diabetes-Vereinigung vorgeschlagen haben, die blutzuckersenkenden Sulfonamide „als prophylaktisches und hinauszögerndes Mittel bei Personen zu verwenden, die zu jener Affektion *prädisponiert* sind", d. h. schon lange, bevor die klinischen Hauptsymptome der Krankheit sich manifestieren (LOUBATIÈRES, 1958 a).

Einige Autoren haben sich darüber verwundert, daß in der Periode von 1942 bis 1946 noch keine klinischen Behandlungsversuche beim Diabetes mellitus des Menschen unternommen worden sind. Wir können darauf erwidern, daß solche Versuche, wenn auch in beschränktem Umfange, damals in Zusammenarbeit mit M. JANBON und seinen Mitarbeitern in der Klinik für Infektionskrankheiten angestellt wurden.

In einem Falle handelte es sich um eine 30jährige Frau mit einem gutartigen Diabetes, die an einer Furunkulose litt. Sie wurde der Sulfonamidtherapie mit einem 2254 RP-Derivat unterzogen (es handelte sich um das 2301 RP oder Paraaminobenzen-sulfamido-propyl-thiodiazol). Innerhalb von vier Tagen sank der Blutzuckerspiegel kontinuierlich von 220 auf 70 mg%/o.

In zwei anderen Fällen handelte es sich um zwei Mädchen von 14 und 18 Jahren, die noch nicht mit Insulin behandelt worden waren und einen Diabetes mit Acetonurie hatten. In diesen beiden Fällen erwiesen sich die Sulfonamide (das 2254 RP und 2301 RP) als wirkungslos.

So zeichnet sich hier schon zum ersten Mal das Schema der Indikation für die Sulfonamidtherapie ab.

Nur meine Auffassung vom Wirkungsmechanismus dieser Substanzen konnte das unterschiedliche Verhalten der Sulfonamide bei der Anwendung auf diese beiden Diabetesarten befriedigend erklären.

Im ersten Falle waren im Pankreas sicher insulinsezernierende Zellen vorhanden; sie konnten durch das Sulfonamid stimuliert werden. Im zweiten Fall beruhte die Wirkungslosigkeit des Sulfonamids auf der Schwere des Diabetes und der Zerstörung der insulinsezernierenden Zellen. So habe ich die Befunde damals aufgrund vergleichender Messungen des respiratorischen Quotienten, die ich an den Patienten vorgenommen hatte, erklärt.

Aber zum Zeitpunkt jener Versuche und noch in den folgenden Jahren war ich als einziger von der Bedeutung der stimulierenden Wirkung der Sulfonamide auf die Beta-Zellen und auf die Insulinsekretion überzeugt.

Es war wirklich schwer, Anerkennung für die Behauptung zu finden, daß manche Diabetesfälle eine Art Trägheit der Insulinsekretion darstellten und daß die Sulfonamide hier eine vorteilhafte Wirkung auf die Beta-Zellen ausüben könnten. Und weil es auch damals bei uns noch keine spezialisierte Diabetikerberatung gab, wo man die Kranken hätte gruppieren und eingehend untersuchen können, wurden die klinischen Versuche bis zum Jahre 1955 aufgegeben.

Am 25. September 1955 berichteten wir auf der Ersten Wissenschaftlichen Tagung der Gesellschaft der französischsprachigen Diabetologen in Vals über unsere experimentellen Forschungen, die wir 1954 über die blutzuckersenkenden Sulfonamide angestellt hatten (LOUBATIÈRES, BOUYARD und FRUTEAU DE LACLOS, 1956 a). Dabei gaben wir die jüngsten Ergebnisse unserer systematischen klinischen Versuche bekannt. In einer unserer Veröffentlichungen vom November 1955 haben wir sie kurz erwähnt (LOUBATIÈRES, 1955 b), und diesmal wurden unsere Beobachtungen in etwas weiteren Kreisen referiert, analysiert und gedeutet, wobei manche Einzelheiten anhand unserer experimentellen Studien erhellt wurden (LOUBATIÈRES, 1955 d; LOUBATIÈRES, BOUYARD und FRUTEAU DE LACLOS, 1956 b; LOUBATIÈRES, FRUTEAU DE LACLOS und BOUYARD, 1956).

Ich muß unterstreichen, daß jene Arbeiten über die Physiologie, Pharmakologie und Therapie beim diabetischen Menschen nur dank des Verständnisses eines meiner klinischen Lehrmeister an der Medizinischen Fakultät von Montpellier, des Professors Paul BOULET, der in Zusammenarbeit mit seinem Dozenten Jacques MIROUZE die Diabetologische Abteilung der Medizinischen Fakultät Montpellier leitete, möglich waren. Paul BOULET war einer der wenigen, die schon sehr früh die Bedeutung der uns interessierenden Probleme erkannte. Während vieler Monate war es für meine Mitarbeiter und mich selber eine begeisternde Aufgabe, die Fakten, die wir beim Tier gefunden hatten, auf den Menschen übertragen zu können. So sollte sich eine Therapie immer in enger Zusammenarbeit zwischen Grundlagenforschung und klinischer Erfahrung herauskristallisieren und festlegen.

Etwa zur gleichen Zeit, im September 1955, brachten deutsche Autoren Resultate zur Veröffentlichung, die sie mit einem anderen Sulfonamid, dem 1-Butyl-3-sulfonylharnstoff, Carbutamid oder B. Z. 55 erzielt hatten. Diese Ergebnisse erschienen am 7. Oktober 1955 in der „Deutschen Medizinischen Wochenschrift, *80*, p. 1449–1460" in Form dreier Artikel von H. FRANKE und F. FUCHS (1955); F. BERTRAM, E. BENDFELDT und H. OTTO (1955); J. D. ACHELIS und K. HARDEBECK (1955). Die Literaturangaben am Ende der Veröffentlichungen erwähnten auch eine unserer grundlegenden Veröffentlichungen, die 1946 erschienen war (Physiologische und pharmakodynamische Untersuchungen an gewissen blutzuckersenkenden Abkömmlingen. A. LOUBATIÈRES: Arch. Internat. Physiol. *54*, 174 [1946]). Das zeigt sehr wohl, daß diese Autoren Kenntnis von unseren experimentellen

Arbeiten hatten. Und da ich in jener Veröffentlichung die klinischen Beobachtungen von JANBON zitierte, ist es nicht einzusehen, wie man behaupten kann, unsere Arbeiten seien vor Oktober 1955 in Deutschland nicht bekannt gewesen.

In der Tat ist absolut sicher – und wir haben briefliche Zeugnisse darüber aus dem Jahr 1954 aufbewahrt –, daß unsere Forschungen zahlreichen deutschen Wissenschaftlern, die sich in Kliniken und Instituten für die Wirkungen des 2254 RP und seiner Abkömmlinge auf die Langerhansschen Inselzellen und den Diabetes interessierten, nicht unbekannt waren.

Es sei daran erinnert, daß jene Fragen ausführlich auf einem Colloquium diskutiert wurden, das am 21. und 23. Juni 1955 von der Ciba Foundation in London abgehalten wurde (VON HOLT et al., 1956). Man beachte besonders in dieser Veröffentlichung den Diskussionsbeitrag von CHRISTIAN DE DUVE zu einem Bericht von VON HOLT und seinen Mitarbeitern, in dem er immer wieder auf meine eigenen Forschungsergebnisse aus den Jahren 1942–1946 hinwies. KLAUS VON HOLT arbeitete damals im Physiologisch-Chemischen Institut der Hamburger Universität.

Wir haben ebenso sichere Hinweise dafür, daß man auch in anderen deutschen Universitätsinstituten an diesem Problem interessiert war. Nach den uns zur Verfügung gestellten Berichten hat die Geschichte der blutzuckersenkenden Sulfonamide in Deutschland im Februar 1954 begonnen.*

Die Firma C. F. Boehringer Söhne GmbH, Mannheim, hatte das Sulfonamid 1-Butyl-3-sulfonylharnstoff dem Chef der I. Medizinischen Klinik am Augusta-Viktoria-Krankenhaus in Berlin-Schöneberg, Professor HANS FUCHS zur klinischen Erprobung seiner anti-infektiösen Wirkung übergeben. Dieses Mittel wurde bei Pneumoniepatienten angewandt und führte zu psychomotorischer Erregung, Sprachstörungen und vorübergehender Apathie. Um die Ursache dieser Zustände zu erhellen, nahm der Assistenzarzt KARL JOACHIM FUCHS das Medikament selbst ein und verspürte daraufhin ein Hungergefühl, das nach Nahrungseinnahme verschwand. Das legte die Vermutung einer Hypoglykämie nahe. Um die Sulfonamid-Konzentration im Blut ohne Nebenwirkungen verfolgen zu können, gab FUCHS das Medikament einem Diabetiker. So stellte er fest, daß dieses Mittel blutzuckersenkend wirksam war, und er berichtete seinem Chef, Professor FRANKE, das Ergebnis seiner Beobachtungen. FRANKE und FUCHS vermehrten ihre Beobachtungen und stellten fest, daß das Carbutamid nicht bei allen Diabetikern wirksam war.

Im März 1955 erhielt der Ärztliche Leiter der 2. Abteilung des allgemeinen Krankenhauses in Hamburg-Barmbeck, Prof. FERDINAND BERTRAM, das Carbutamid zur Erprobung. Zuerst bestätigte er die Ergebnisse von FRANKE und FUCHS. Daneben fand er heraus, daß die Wirkung des Medikaments nur beim sogenannten „Gegenregulationsdiabetes", aber nicht beim Insulinmangeldiabetes eintrat.

Bei dieser „Gegenregulation" schien ihm das von den Alpha-Zellen sezernierte Glukagon einer der Hauptfaktoren zu sein. Wahrscheinlich ist dies der Grund, warum FERNER begann, Gewebsproben aus dem Pankreas von mit Carbutamid behandelten Tieren zu untersuchen (FERNER und RUNGE, 1956; ACHELIS und HARDEBECK, 1955; BERTRAM, BENDFELDT und OTTO, 1955). Letzterer schloß, die Wirkung des B. Z. 55 beruhe auf einer Zerstörung der Alpha-Zellen in den Langerhansschen Inseln mit Unterdrückung der Glukagonsekretion, wie es auch VON

---

* Wir danken Herrn Dr. HELLMUT OTTO für die freundliche Überlassung der hier erwähnten Mitteilungen.

Holt angenommen hatte. Wie bekannt ist, erwies sich diese Deutung als unrichtig, und sie wird nicht mehr anerkannt.

Bei der Analyse der pharmakologischen Studie von J. D. Achelis und K. Hardebeck und bei näherer Betrachtung ihrer graphischen Darstellungen zeigte sich, daß die Wirkung von B. Z. 55 im Tierexperiment nicht anders war als die von mir für das 2254 RP beschriebene. Diese Feststellung bestätigte, daß *das 2254 RP (V. K. 57) als pharmakologische Leitsubstanz der blutzuckersenkenden Sulfonamide angesehen werden sollte.*

Aus den Arbeiten von Franke und Fuchs in Berlin und von Bertram, Bendfeldt und Otto in Hamburg ging hervor, daß das B. Z. 55 hauptsächlich bei alten Diabetikern mit nur einem leichten Diabetes wirksam war und daß es bei Kranken, die an einem schweren Diabetes litten und beachtliche Insulinmengen benötigten, effektlos blieb.

Da sich diese Ergebnisse nicht grundsätzlich von denen unterschieden, die wir bei der Behandlung des Diabetes mit 2254 RP beobachtet hatten, wurde klar, daß *das 2254 RP auch in seiner klinischen Verwendung eine pharmakologische und medikamentöse Leitsubstanz darstellte.*

Gewiß war das B. Z. 55 wirksamer als das 2254 RP, aber das 2259 RP, ein 3-Butyl-Abkömmling des vorhergehenden, erreichte praktisch die Wirksamkeit des B. Z. 55. Andere Thiodiazolderivate, die später untersucht wurden, zeigten die gleiche Wirksamkeit wie das Carbutamid.

2254 RP und B. Z. 55 besaßen eine aktive NH_2-Gruppe in para-Stellung am Benzolring und waren dadurch auch bakteriostatisch wirksam, was zwar nicht gerade als nachteilige, aber doch zumindest als unnötige Nebenwirkung angesehen werden konnte.

Im Januar 1956 veröffentlichte eine deutsche Forschungsgruppe (Bänder et al., 1956) die klinischen und experimentellen Ergebnisse, die sie mit einem Sulfonamid gewonnen hatten, das kein NH_2 mehr in para-Stellung besaß (das NH_2 war durch das Radikal CH_3 ersetzt worden), sonst aber im übrigen Molekül eine dem BZ 55 identische Struktur aufwies). Diese Substanz, das D 860 oder 1-Butyl-3-paratolylsulfonylharnstoff (Tolbutamid) zeigte keine bakteriostatische Wirkung mehr, dafür aber alle blutzuckersenkenden und antidiabetischen Eigenschaften des 2254 RP und BZ 55. Es ist zuerst von Prof. G. Ehrhart beschrieben worden, der die Forschungslaboratorien der pharmazeutischen Firma Farbwerke Hoechst leitete (Ehrhardt, 1956).

In der bedeutenden Veröffentlichung von Bänder et al. (1956) kam deutlich die Ansicht zum Ausdruck, daß die blutzuckersenkenden Sulfonamide durch Stimulierung der Beta-Zellen der Langerhansschen Inseln wirkten. Diese Auffassung kam einer Bestätigung unserer früheren Arbeiten gleich und bedeutete für unser Forschungsgebiet eine gewisse Genugtuung.

In der Folgezeit sind in der ganzen Welt zahlreiche Symposien veranstaltet worden: zum Studium dieser Substanzen, von denen einige zweifelsohne wirksamer sind als die ursprünglichen Verbindungen; zur Analyse ihrer Wirkungsmechanismen auf den Blutzuckerspiegel und den allgemeinen Stoffwechsel; zum Vergleich der Wirkung des endogen von diesen Substanzen freigesetzten Insulins mit der des aus dem Pankreas von Tieren extrahierten Insulins; zum Studium ihrer Rückwirkungen auf den Stoffwechsel der Leber und anderer Gewebe; zum Versuch der Nutzung ihrer insulinsezernierenden Eigenschaft bei der Ergründung der funktionellen Aktivität des Pankreas; und schließlich im Bestreben, ihre beta-zytotrophe Wirkung auszunützen, um vielleicht einmal eine Vorbeugetherapie des Diabetes betreiben zu können.

Mehr als 2000 Veröffentlichungen sind darüber verfaßt worden, und ihre Zahl steigt täglich an.

Mehr als 1700 Substanzen mit ähnlichen Strukturen wie die der ursprünglichen sind synthetisiert worden. Nur wenige sind für die therapeutische Verwendung am Menschen beibehalten worden, da die klinische Erprobung sehr lange dauert und überaus schwierig ist; aber zahlreich sind jene, die Gegenstand einer minutiösen Forschung am Tier wurden und so unsere ersten grundlegenden Forschungen in einer allgemein befriedigenden Weise bestätigt haben.

C. Übersicht über die blutzuckersenkenden Sulfonamide und Sulfonylharnstoffe

Betrachten wir nunmehr diejenigen Substanzen, die beim Menschen in der Therapie am häufigsten Verwendung finden.

Tabelle 1 zeigt die Strukturen einiger Substanzen, die bevorzugt angewendet werden. Wir haben sie in 2 Gruppen von Sulfonamiden eingeteilt, je nachdem, ob sie sich chemisch an das Thiodiazol oder den Harnstoff anlehnen. Man wird feststellen, daß alle diese Sulfonamide – auch Sulfamide genannt – in Wirklichkeit Arylsulfonamide sind (das heißt Sulfonamide mit einem aromatischen Kern). Ihre strukturellen Unterschiede sind nur scheinbar. Die Darstellung nach McLamore und seinen Mitarbeitern (McLamore et al., 1959) bringt die Ähnlichkeiten deutlich zum Ausdruck (Tab. 2). In den verschiedenen Ländern ist es bald das eine Sulfamid, bald ein anderes, das wegen seiner Wirkung, seiner Verträglichkeit oder seiner Wirkungsdauer bevorzugt wird.

Tab. 1: I. Thiodiazol-Derivate (Arylsulfonylthiodiazole)

$NH_2-C_6H_4-SO_2-NH-$ Thiodiazol mit $-CH(CH_3)_2$ 2254 RP (I.P.T.D.)

$NH_2-C_6H_4-SO_2-NH-$ Thiodiazol mit $-C(CH_3)_3$ 2259 RP Glybuthiazol

$H-C_6H_4-SO_2-NH-$ Thiodiazol mit $-C(CH_3)_3$ 7891 RP

II. Sulfonylharnstoff-Derivate (Arylsulfonylharnstoffe)

$NH_2-\langle\ \rangle-SO_2-NH-\overset{O}{\underset{\|}{C}}-NH-CH_2-CH_2-CH_2-CH_3$ Carbutamid

$CH_3-\langle\ \rangle-SO_2-NH-\overset{O}{\underset{\|}{C}}-NH-CH_2-CH_2-CH_2-CH_3$ Tolbutamid

$Cl-\langle\ \rangle-SO_2-NH-\overset{O}{\underset{\|}{C}}-NH-CH_2-CH_2-CH_3$ Chlorpropamid

$CH_3-\langle\ \rangle-SO_2-NH-\overset{O}{\underset{\|}{C}}-NH-$(cyclohexyl)   Metahexamid
       NH_2

$CH_3-\langle\ \rangle-SO_2-NH-\overset{O}{\underset{\|}{C}}-NH-C$(cycloheptyl)   Cycloheptyltolbutamid

$CH_3-\langle\ \rangle-SO_2-NH-\overset{O}{\underset{\|}{C}}-NH-N$(cycloheptyl)   Tolazamid

$Cl-\langle\ \rangle-SO_2-NH-\overset{O}{\underset{\|}{C}}-NH-N$(cycloheptyl)   Azepinamid

$CH_3-CO-\langle\ \rangle-SO_2-NH-\overset{O}{\underset{\|}{C}}-NH-\langle\ \rangle$ Acetohexamid

Tab. 2: Nach W. M. McLamore, M. Fanelli, S. Y. P'an et G. D. Laubach (Annals of the N. Y. Academy of Sciences 74, 3, 443 [1959])

$H_2N-\langle\ \rangle-SO_2-NH-\underset{\underset{S}{\diagdown\diagup}}{\overset{N---N}{\overset{\|}{C}\ \ \ \ C}}-CH(CH_3)_2$ (2254 RP, I.P.T.D.)

$H_2N-\langle\ \rangle-SO_2-NH-\underset{\underset{O}{\|}}{C}\underset{CH_2-CH_2-CH_3}{\overset{HN-CH_2}{|}}$ (Carbutamid, B.Z. 55)

Aber alle diese Substanzen scheinen, wenn auch in verschiedenem Maße, die drei Haupteigenschaften zu haben, die wir als erste entdeckt und beschrieben haben:

Sie stimulieren die Beta-Zellen der Langerhansschen Inseln und setzen eine gesteigerte Menge endogenen Insulins in das Blut frei (betacytotrope und insulinsezernierende Wirkung).

Sie verstärken in hohen Dosen die blutzuckersenkende Wirkung einer Testdosis Insulin.

Sie stimulieren im Experiment die Bildung neuer Beta-Zellen (betacytotrophe Wirkung).

Welche Bedeutung diese Substanzen auch immer für die Diabetestherapie in Zukunft haben werden, man kann mit Sicherheit sagen, daß die blutzuckersenkenden Sulfonamide die klinische und die Grundlagenforschung unabhängig von ihrem therapeutischen Interesse auf allen Gebieten angeregt haben, die direkt oder indirekt mit dem Diabetes mellitus zu tun haben.

Ihre Entdeckung hat ohne den geringsten Zweifel, wie ELLIOT JOSLIN sagte, eine „neue Ära" eröffnet, die für die Diabetiker in der ganzen Welt in jeder Hinsicht von Nutzen war, ist und sein wird.

Im Jahre 1952, lange bevor man den blutzuckersenkenden Sulfonamiden eine gewisse Bedeutung zuerkannte, schrieb ich voll Zuversicht eine Darstellung mit dem Titel: „Pharmakologische Orientierung der modernen Diabetes-Forschung". (LOUBATIÈRES, 1952). Sie brachte mir einige Kritik ein, denn man verstand kaum, was pharmakologische Forschung mit der Diabetesbehandlung zu tun haben könnte, da man ja doch über das Insulin verfügte!

Demgegenüber schrieb ich abschließend: „Die Zukunft wird zeigen, ob die Wissenschaftler, die sie (diese Forschungen) vorantreiben, auf dem rechten Wege waren, als sie damit begannen und weiterarbeiteten".

Mit der Zeit denke ich für meinen Teil, daß ich es nicht zu bedauern habe, sie durchgeführt zu haben, und ich füge hinzu, daß die erzielten Resultate noch heute viele Forscher zum Weiterarbeiten anhalten.

II. Die Geschichte der Entdeckung der Diguanide und Biguanide

Der durch die blutzuckersenkenden Sulfonamide erbrachte Beweis, daß man den Diabetes mit einem oral wirksamen Medikament mit befriedigendem Erfolg behandeln kann, führte zur Wiederaufnahme früherer pharmakologischer Versuche und alter klinischer Beobachtungen, die mit Guanidinderivaten gemacht worden waren.

Die Geschichte der Anwendung von Guanidinderivaten in der Behandlung des Diabetes mellitus begann mit einer unerwarteten Wendung, die das Studium der Auswirkungen einer totalen Parathyreoidektomie nahm. UNDERHILL und BLATHERWICK (1914) sowie PATON und FINDLAY (1917) hatten nämlich bemerkt, daß die parathyreoprive Tetanie mit einem leichten Abfall des Blutzuckers und einem gleichzeitigen Guanidinanstieg im Blut einhergeht.

WATANABE (1918) hatte daraufhin die Idee, die Wirkung des Guanidins auf den Blutzuckerspiegel zu untersuchen. Er fand, daß diese Substanz blutzuckersenkend wirkt und zu Zwischenfällen neurotoxischer Art führt.

Als SPATH (1925) das Vorhandensein von Galegin (Iso-amyl-enyl-guanidin) im Samen von „galega officinalis" feststellte, brachte man die Struktur dieser Substanz mit der des Agmatin in Zusammenhang (1-Guanidino-4-aminobutan), das vorher von KÖSSEL (1910) im Heringssperma entdeckt worden war.

Mit diesen Substanzen wurden Untersuchungen angestellt, die ihre blutzuckersenkende Wirkung und gleichzeitig ihre extreme Toxizität herausstellten.

In der Folgezeit zeigten FRANK und seine Mitarbeiter in den Jahren 1925 bis 1930, daß die blutzuckersenkende Wirkung einer ganzen Anzahl von Guanidinabkömmlingen in erhöhtem Maße bei den Derivaten vorhanden ist, die eine Polymethylenkette zwischen den Guanidinmolekülen besitzen (FRANK, 1927a, b; FRANK et al., 1926a, 1928; FRANK und WAGNER, 1932).

So kam es zur Entdeckung des Dekamethylen-diguanids, dessen Mittelkette 10 Kohlenstoffatome enthält (es handelt sich um das Synthalin A) und des Duadekamethylen-diguanids, dessen Mittelkette 12 Kohlenstoffatome einschließt (das Synthalin B). Erinnern wir uns, daß die Synthaline D *Diguanide* sind (Tab. 3). Viele dieser Derivate erwiesen sich jedoch als toxisch. Unabhängig von ihrer blutzuckersenkenden Wirkung führten sie zu konvulsiven Erscheinungen. Die beiden Derivate des Synthalins (A und B) aber zeigten sich besser verträglich, wenn sie in schwachen Dosen verwendet wurden.

Tab. 3.

Diguanidine:

Synthalin A: $H_2N-CNH-NH-(CH_2)_{10}-NH-CNH-NH_2$
Synthalin B: $H_2N-CNH-NH-(CH_2)_{12}-NH-CNH-NH_2$

Biguanide:

Phenyläthylbiguanid (DBI, Phenformin, W. 32)

⟨benzene ring⟩ $CH_2-CH_2-NH-CNH-NH-CNH-NH_2$

Butylbiguanid (Syn. Silubin - W. 37, D. B. V.)
$H_3C-CH_2-CH_2-CH_2-NH-CNH-NH-CNH-NH_2$

Dimethylbiguanid (Syn. Glucophage, LA 6023)

H_3C
$\diagdown$
$N-CNH-NH-CNH-NH_2$
$\diagup$
H_3C

Das Synthalin wurde Gegenstand klinischer Erprobung. Man stellte seine Wirkungslosigkeit bei Diabetikern fest, die an einem schweren Diabetes litten. Bei leichten Diabetesformen zeigte es jedoch eine gewisse Wirksamkeit, aber es hatte den Nachteil, Intoleranzerscheinungen hervorzurufen (eigenartiger Geschmack im Munde, Appetitlosigkeit, Erbrechen, gastrointestinale Beschwerden). Einige Fälle von Ikterus und Hepatitis wurden im Laufe der Therapie mit Synthalin beobachtet. Als einige Zwischenfälle in Gestalt einer akuten gelben Leberatrophie beschrieben wurden, gab man dem Synthalin die Schuld. Man findet die Beschreibung dieser Ereignisse in einigen wenigen Übersichten, vornehmlich bei BERTRAM (1927) wie auch bei BODO und MARKS (1928). Wahrscheinlich liegt hierin der Hauptgrund dafür, daß man das Synthalin aus der Therapie zurückzog. Ein weiterer Grund war vermutlich die Feststellung, daß die Substanz die anaerobe Glykolyse anregt und so zu einer Akkumulation von Milchsäure in den Körperflüssigkeiten führt. Das Verschwinden von Glukose aus dem Blut, das das Synthalin bewirkte, wurde demnach als eine Umleitung des Glukosemetabolismus in Richtung auf die Milchsäureproduktion erklärt und nicht als ein tatsächlicher Verbrauch in den Geweben. In der Folge wurde das Synthalin als Zellgift angesehen und schließlich verlassen (STAUB, 1928; BODO und MARKS, 1928).

Als man bei den Guanidinen eine trypanosomicide Wirkung entdeckte, wurde die Erprobung dieser Substanzen wiederaufgenommen, aber nicht im Hinblick auf ihre Anwendung in der Diabetestherapie. Gleiches gilt für die Entdeckung der Antimalariawirkung der Guanidine und die Verwendung des Paludrins ([N-p-chlorophenyl]-N'-isopropyl-Diguanid) für die Behandlung des Paludismus.

Im Jahre 1929 synthetisierten SLOTTA und TSCHECHE eine ganze Anzahl von Abkömmlingen des Biguanidins (einer Kondensationsform der Diguanide, wobei die mittelständige Methylenkette fortgelassen wurde), und HESSE und TAUBMANN untersuchten in ihren Experimenten mehrere Biguanidderivate, unter ihnen das 1:1-Dimethyldiguanid, das sie als besonders interessant bezeichneten.

Das Interesse an den Biguaniden hinsichtlich ihrer Verwendung in der Diabetestherapie setzte 1957 wieder ein.

UNGAR, FREEDMANN und SHAPIRO (1957) veröffentlichten in diesem Jahre pharmakologische Untersuchungen am β-Phenyläthyldiguanid (D.B.I.) und POMERANZE, FUITY und MOURATOFF (1957) klinische Beobachtungen, die dieselbe Substanz betrafen. Andere D.B.I.-Derivate wurden oder werden noch untersucht.

1957–1958 hatte STERNE mehrere Arbeiten den Wirkungen des Dimethylbiguanid gewidmet und so die ursprünglichen Versuche von HESSE und TAUBMANN (1929) wiederaufgenommen und weiterentwickelt.

Diese beiden Substanzen, das D.B.I. und das Dimethyl-biguanid, wurden Gegenstand klinischer Erprobung und ausgedehnter experimenteller Forschungen. Aus ihnen ging hervor, daß die Substanzen vor allem beim leichteren Diabetes älterer Patienten wirksam sind. Sie wirken ebenfalls bei manchen jungen Diabetikern; aber, um welchen Typ des Diabetikers es sich auch immer handelt, es ist keine Voraussage möglich, ob diese Substanzen wirksam sein werden oder nicht. Hier liegt ein nicht zu unterschätzender Grund für die Unklarheit und Reserviertheit im Geiste des Therapeuten, der über den Indikationsbereich Klarheit haben muß.

Darüber hinaus scheinen die Unverträglichkeitserscheinungen relativ häufig zu sein, und es sieht nicht so aus, als ob ihre Ursachen hinreichend geklärt sind.

Der Wirkungsmechanismus dieser Substanzen war Gegenstand sehr ausgedehnter Untersuchungen, und zwar weniger auf physiologischem und pharmakologischem Gebiete als hinsichtlich ihrer Wirkung auf die verschiedenen enzymatischen Prozesse, die sich im Stoffwechsel abspielen.

Man ist heute der Ansicht, daß die Biguanide beim total depankreatierten Tier wirksam bleiben, wodurch ein anderer Wirkungsmechanismus als bei den blutzuckersenkenden Sulfonamiden nahegelegt wird.

In Entsprechung dazu sind diese Substanzen beim schwer alloxandiabetischen Tier wirksam, wenn alle Beta-Zellen der Langerhansschen Inseln zerstört sind.

Erinnern wir uns daran, daß die blutzuckersenkenden Sulfonamide unter diesen Versuchsbedingungen unwirksam sind.

WILLIAMS (WILLIAMS und Mitarb., 1959) nimmt an, daß das D.B.I. die enzymatischen Reaktionen bei der oxydativen Phosphorylierung hemmt, was zu einem gewissen Grade von Anoxämie führen müßte. Da die Anoxie selbst die oxydativen Phosphorylierungsprozesse hemmt, stellt sich eine steigende Gewebsanoxie ein, deren Folge einerseits die Steigerung der anaeroben Glykolyse ist sowie die wachsende Milchsäureproduktion und ein erhöhter Verbrauch von Glukose, die in Milchsäure und andere Metaboliten umgewandelt wird. Zum andern verringert das D.B.I. durch die von ihr bewirkte Anoxie die Glukoneogenese, senkt den Glykogengehalt der Leber und mindert die Glukosebildung.

Jene obenangeführten Mechanismen sind aber von UNGAR, PSYCHOYOS und HALL (1960) sowie MEHNERT (1961) mit Kritik beleuchtet worden.

Nach BUTTERFELD (1964) erhöht das D.B.I. die Glukoseaufnahme in den Geweben durch Steigerung der eigentlichen Insulineffekte. Diese Steigerung wäre vielleicht durch eine festere Bindung des Insulins im Gewebe unter dem Einfluß eines hypothetischen Metaboliten, der ein Nucleotid sein könnte, bedingt.

Laut MÜTING (1964) besitzt das n-Butylbiguanid eine Wirkung auf den Stickstoffmetabolismus von der gleichen Art, wie sie das Insulin aufweist.

Man muß jedoch erkennen, daß alle diese Hypothesen zwar interessant sind, aber noch lange nicht überzeugen können und zu ihrem Beweis noch weiterer schlüssigerer Forschungen bedürfen.

Heute versucht man, die chemische Struktur der Diaguanid-Derivate dahingehend zu verändern, daß man besser verträgliche Substanzen erhält, die noch aktiver als die zur Zeit verwendeten sind. Es ist übrigens sehr gut möglich, daß dieses Ziel erreicht wird.

Beim heutigen Stand unseres Wissens bleibt die Anwendung dieser Substanzgruppe weiterhin von den früheren Erfahrungen mit den Synthalinen und von der fast totalen Unkenntnis, in der wir uns hinsichtlich ihres Wirkungsmechanismus befinden, belastet.

Literatur

1. Literatur zur Geschichte der blutzuckersenkenden Sulfonamide

ACHELIS, J. D. und K. HARDEBECK: Über eine neue blutzuckersenkende Substanz. Dtsch. med. Wschr. *80*, 1452 (1955)

BÄNDER, A., W. CREUTZFELDT, TH. DORFMÜLLER, H. ERHARDT, R. MARX, H. MASKE, W. MEIER, G. MOHNIKE, E. F. PFEIFFER, ST. SCHLAGINTWEIT, K. SCHÖFFLING, J. SCHOLZ, I. SEIDLER, H. STEIGERWALD, W. STICH, G. STÖTTER und H. ULRICH: Über die orale Behandlung des Diabetes mellitus mit N-(4-methyl-benzoylsulfonyl)-N'-butyl-Harnstoff (D 860). Dtsch. med. Wschr. *81*, 823–846 und 887–906 (1956)

BERTRAM, F., E. BENDFELDT und H. OTTO: Über ein wirksames perorales Antidiabeticum (BZ 55). Dtsch. med. Wschr. *80*, 1455 (1955)

BOVET, D. et P. DUBOST: Activité hypoglycémiante des amino-benzène-sulfamido alkythiodiazols. C. R. Soc. Biol. *138*, 764 (1944)

CHEN, K. K., R. C. ANDERSON and N. MAZE: Hypoglycemic action of sulfanilamidocyclopropylthiazole in rabbits and its reversal by alloxan. Proc. Soc. exp. Biol. Med. *63*, 483 (1946)

CREUTZFELDT, W. und E. TECKLENBORG: Synthalinhypoglykämie. A-Zellen und Glucagon. Klin. Wschr. *33*, 43 (1955)
— — Experimentelle Untersuchungen zur Funktion der A-Zellen der Pankreas-Inseln und zur Glucagon-Wirkung. Arch. exp. Path. Pharmakol. *227*, 23 (1955)
— and H. D. SÖLING: Oral treatment of Diabetes. 192 pages. Springer-Verlag, Berlin–Göttingen–Heidelberg 1961
DAVIS, J. C.: Hydropic degeneration of the alpha-cells of the pancreatic islets produced by synthalin. Amer. J. Path. *64*, 575 (1952)
EHRHART, G.: Über neue peroral wirksame blutzuckersenkende Substanzen. Die Naturwissenschaften *4*, 93, 43 (1956)
FERNER, H. und W. RUNGE: Morphologische Untersuchungen über die Wirkung des N1-sulfanilyl-N2-n-butylcarbamid auf die Inselzellen von Kaninchen und Ratten. Arzneim. Forsch. *5*, 256–260 (1956)
FRANKE, H. und J. FUCHS: Ein neues antidiabetisches Prinzip. Dtsch. med. Wschr. *80*, 1449 (1955)
HAGEDORN, H. C., B. N. JENSEN, K. PETERSEN and I. WODSTRUP: Protamine insulinate. J. Amer. med. Ass. *106*, 177 (1936)
HEDON, L. et A. LOUBATIÈRES: Troubles nerveux irréversibles observés chez le chien dépancréaté traité par l'insuline-protamine-zinc. Renforcement des crises convulsives par les injections de glucose, malgré l'origine hypoglycémique de ces troubles. Communication XIIIe Réunion Assoc. Physiol. Marseille, 31 mai 2 juin 1939 Publié dans Annales de Physiol. et Physicochim. biol. *15*, 842 (Film ibid), 961 (1939)
— — et G. HEYMANN: Etude des effets de l'insuline-protamine-zinc chez le chien dépancréaté. Ann. Endocrinol. *1*, 97 (1939)
— — Les sulfamidés hypoglycémiants et leur intérêt pour le traitement du diabète. Premières recherches sur leur mécanisme d'action. Perspectives qu'elles ouvraient. IVe Réunion des Endocrinologistes de Langue Française. p. 299–304. Masson et Cie., Edit., Paris 1957
HOLT, C., VON, L. VON HOLT, B. KRONER und J. KÜHNAU: Chemische Ausschaltung der A-Zellen der Langerhansschen Inseln. Naturwissenschaften *41*, 166 (1954)
— — — — Chemische Ausschaltung der A-Zellen der Langerhansschen Inseln. Arch. exp. Path. Pharmakol. *224*, 66 (1955)
— und H. FERNER: Morphologie der A-Zellzerstörung und der Entinselung des Pankreas. Z. Zellforsch. *42*, 305 (1955)
— L. VON HOLT, B. KRONER und J. KÜHNAU: Metabolic effects of α-cell destruction. In: Ciba Foundation Colloquia on Endocrinology, 21–23 juin 1955. J. et A. Churchill, Ltd. Edit., London 1956
HOUSSAY, B. A.: Action of sulphur compounds on carbohydrate metabolism and on diabetes. Amer. J. med. Sci. *219*, 353 (1950)
JANBON, M., J. CHAPTAL et A. VEDEL: Accidents nerveux irréversibles par hypoglycémie due à un sulfamidé: le sulfa-isopropyl-thiodiazol (VK 57 ou 2254 RP). Comm. XLIIIe Congr. Méd. aliénistes et neurologistes de France et des pays de langue française, Montpellier 28–30 octobre, p. 295. C. R. Masson et Cie., Edit., Paris 1942
— — — et J. SCHAAP: Accidents hypoglycémiques graves par un sulfamidothiazol (le VK 57 ou 2254 RP). Soc. Sci. biol. et médic. Montpellier, séance du 3 juillet. In: Montpellier Médical *21–22*, 441 (1942)
— P. LAZERGES et J. H. METROPOLITANSKI: Étude du métabolisme du sulfa-isopropyl-thiodiazol (VK57 ou 2254 RP) chez le sujet sain et en cours de traitement. Comportement de la glycémie. ibid., séance du 3 juillet. In: Montpellier Médical *21–22*, 489 (1942)
— — — et J. D. SCHAAP: Action hypoglycémiante de certains composés sulfamidés. Rôle du radical propylthiodiazol. ibid., séance du 8 janvier 1943. In: Montpellier Médical *23–24*, 132 (1943)
LA BARRE, J. et J. REUSE: A propos de l'action hypoglycémiante de certains dérivés sulfamidés. Arch. néerl. Physiol. *28*, 475 (1947)

LOUBATIÈRES, A.: Analyse du mécanisme de l'action hypoglycémiante du p-amino-benzène-sulfamido-isopropylthiodiazol (2254 RP). C. R. Soc. Biol. *138*, 766 (1944a)
- Relations entre la structure moléculaire et l'activité hypoglycémiante des aminobenzène-sulfamido-alkylthiodiazols. C. R. Soc. Biol. *138*: 830 (1944b)
- Physiologie et pharmacodynamie de certains dérivés sulfamidés hypoglycémiants. Contribution à l'étude des substances synthétiques à tropisme endocrinien. Thèse Doct. ès-Sci. naturelles. Causse, Graille et Castelnau, Imprimeurs, Montpellier (1946a)
- Etude physiologique et pharmacodynamique de certains dérivés sulfamidés hypoglycémiants. Assoc. Physiologistes, réunion de Lyon. Archiv. internat. Physiol. *54*, 174 (1946b)
- Les dérivés sulfamidés hypoglycémiants. Etude physiologique et pharmacodynamique, 45e Congr. Assoc. Franç. Avancement Sciences, Nice, 9–14 septembre. C. R. in Presse Médicale *54*, 754 (1946c)
- Quelques caractères du diabète permanent provoqué chez le chien et le lapin par l'injection intraveineuse d'une seule doxe d'alloxane. Montpellier Médical *29–30*, 85 (1946d)
- Acquisitions dans le domaine de la pharmacologie du diabète sucré. Maroc Médical *323*, 31 (1952a)
- Orientation pharmacologique des recherches modernes sur le diabète sucré. Conférence Fac. Médecine, Paris; in Actualités Pharmacologiques, 5e série, p. 186–211. Masson et Cie., Edit., Paris 1952b
- L'utilisation de certaines substances sulfamidéses dans le traitement du diabète sucré expérimental. I. Recherches personnelles (1942–1946). II. Recherches personnelles (1946–1955). Confirmations expérimentales et récents développements. La Presse Médicale *63*, 1701 et 1728 (1955a)
- Action curative du p-aminobenzène-sulfamido-isopropyl-thiodiazol dans le diabète sucré humain. C. R. Acad. Sci. *241*, 1422 (séance du 14 novembre 1955b)
- Utilisation des substances sulfamidées dans le traitement du diabète sucré. Historique et antériorités. Comm. Soc. Franç. Thérapeutique et Pharmacodynamie, séance du 16 novembre. In: Thérapie *10*, 907 (1955c)
- Effets chez l'homme diabétique du p-aminobenzène-sulfamido-isopropyl-thiodiazol. Montpellier Médical *48*, 618 (1955d)
- Historique et développements récents dans le domaine des sulfamidés hypoglycémiants et anti-diabétiques. Méd. et Hyg. *13*, 495 (1955e)
- The use of certain sulfonamides in the treatment of experimental diabetes mellitus. Ann. N. Y. Acad. Sci. *67*, 185 (1956a)
- Action hypoglycémiante et antidiabétique du para-aminobenzène-sulfamido-tertiobutyl-thiodiazol. C. R. Acad. Sci. Paris *243*, 420 (1956b)
- The hypoglycemic Sulfonamides: History and Development of the Problem from 1942 to 1955. Ann. N. Y. Acad. Sci. *71*, 4 (1957a)
- The Mechanism of Action of the Hypoglycemic Sulfonamides: A concept based on investigations in animals and in human beings. Ann. N. Y. Acad. Sci. *71*, 192 (1957b)
- The mechanism of Action of the Hypoglycemic Sulfonamides: A concept based on investigations in animals and in human beings. Diabetes (The J. amer. Diab. Ass.) *6*, 408–417 (1957c)
- Sulfamidés hypoglycémiants et anti-diabétiques. Antibiotica et chemotherapia. Progr. *4*, 69–114 (S. Karger, Basel–New York 1957d)
- Développements des recherches expérimentales et cliniques sur le mécanisme d'action des dérivés sulfamidés hypoglycémiants. IVe Réunion d'Endocrinologie, p. 305–332. (Masson et Cie., Edit., Paris 1957e)
- Pharmacodynamie des arylsulfonamides hypoglycémiants. Analyse de leur mécanisme d'action chez l'animal ou chez l'homme à l'état normal ou diabétique. S. 279–286. In: IIIe Congr. Intern. Fed. Internationale du Diabète, Düsseldorf. (Georg Thieme Verlag, Stuttgart 1958a)
- Les arylsulfonamidés hypoglycémiants et anti-diabétiques. I. Etude expérimentale de leur

mécanisme d'action; II. Etude de leur mécanisme d'action chez l'homme normal ou diabétique. La Presse Médicale 66, 1175–1178 et 1229–1232 (1958b)
- I. Etude expérimentale des arylsulfonamidés hypoglycémiants. II. Mécanisme d'action des arylsulfonamidés hypoglycémiants chez l'homme normal ou diabétique. Acta Physiologica Latino-Americana 9, 79–122 (1959)
- Analyse de l'action béta-cytotrope des sulfamidés hypoglycémiants. Fondements de son utilisation pour la thérapeutique du diabète. Presse Médicale 68, 1421–1424 (1960a)
- Analyse de l'action antidiabétique des sulfamidés hypoglycémiants. Fondements de son utilisation pour déterminer la rémission durable ou la prévention du diabète. Presse Médicale 68, 1441–1444 (1960b)
- Experimental studies for the Tentative Use of Hypoglycaemic Sulphonamides as Prophylactic Agents against Diabetes. Proceedings of the Royal Society of Medicine 53, 595–599 (1960c)
- Mécanisme d'action des sulfamidés antidiabétiques. Méd. et Hyg. 18, 788–789 (1960d)
- Pharmacological action of the hypoglycaemic arylsulphonamides upon the histophysiology and the physiology of the beta cells of the islets of Langerhans of the pancreas. Rapport au Symposium: Pharmacological control of Release of Hormones including antidiabetic Drugs. First International Pharmacological Meeting, Stockholm 22–25 août 1961. Vol. 1, 47–89. Pergamon Press Ed., Oxford 1962
- Effects of prolonged administration of hypoglycaemic sulphonamide (chlorpropamide) upon the subtotally pancreatectomized dog. Rapport au Wenner-Gren Symposium sur: The Structure and Metabolism of the Pancreatic Islets. Uppsala–Stockholm, 29 août – 1er septembre 1963. p. 437–450 Pergamon Press Ed., Oxford (1964a)
- Bases expérimentales du traitement préventif du diabète sucré. J. Méd. Bordeaux, 51, 9, 1223–1242 (1964b)
- R. ALRIC, et M. M. MARIANI: Rôle du pancréas dans l'action inhibitrice exercée par les sulfamides hypoglycémiants sur les effets diabétogènes de l'hormone somatotrope hypophysaire. C. R. Soc. Biol. Paris 155, 349 (1961).
- P. BOUYARD, et CHR. FRUTEAU DE LACLOS: Actions du p-aminobenzène-sulfamido-thiodiazol sur la glycémie, la structure des îlots de Langerhans et le métabolisme de l'animal normal ou diabétique. C. R. Soc. Biol. 149, 1642 (Séance du 5 juillet 1955a)
- – – Analyse du mécanisme de l'action curatrice que le p-amino-benzène-sulfamido-isopropyl-thiodiazol exercé sur le diabète sucré expérimental provoqué par l'alloxane. C. R. Acad. Sci. 241, 515 (Séance du 25 juillet 1955b)
- – – Arguments physiologiques récents en faveur de l'origine intrapancréatique de l'action hypoglycémiante et antidiabétique du p-aminobenzène-sulfamido-isopropyl-thiodiazol. C. R. Soc. Biol. 149, 2187 (1955c)
- – – Action curatrice du p-aminobenzène-sulfamido-isorpopyl-thiodiazol sur le diabète sucré expérimental. Analyse du mécanisme d'action de cette substance. Comm. 1ère réunion scientifique, Assoc. Diabétologues de Langue Française. Vals-les-Bains, 25–27 septembre 1955; publiée in „Le Diabète" 4, 38 (1956a)
- – – Etude expérimentale chez le diabétique humain du p-amino-benzène-sulfamido-isopropyl-thiodiazol. Sem. Hôp. Paris (ann. Rech. Méd.) 32, RM 47 (1956)
- – – R. ALRIC et A. SASSINE: Renforcement et prolongation des effets de l'insuline par les sulfamidés hypoglycémiants et antidiabétiques. C. R. Soc. Biol. 90, 1601 (1956b)
- C. FRUTEAU DE LACLOS: Effets des arylsulfonamidés hypoglycémiants sur la structure histologique du pancréas. Bull. Assoc. Anatomistes. 106, 261–278 (1960)
- – – P. BOUYARD: Le p-aminobenzène-sulfamido-isopropyl-thiodiazol dans le traitement du diabète sucré. Observations cliniques et essai d'interprétation concernant le mécanisme d'action de cette substance. Semaine Hôp. Paris 32, 2358 (1956)
- – – M. H. HOUAREAU et R. ALRIC: Etude quantitative de la néogénèse des îlots de Langerhans du pancréas, provoquée par un sulfamide hypoglycémiant, le tolbutamide. C. R. Soc. Biol., Paris. 157, 1652 (1963)

- L. GOLDSTEIN, J. METROPOLITANSKI et J. SCHAAP: Etude expérimentale chez le chien des accidents nerveux irréversibles consécutifs à l'hypoglycémie prolongée provoquée par le sulfa-isopropyl-thiodiazol. Comm. XLIIIe Congr. Médecins aliénistes et neurologistes de France et des pays de Langue Française, Montpellier 28–30 octobre, p. 415. C. R. Masson et Cie. Ed., Paris 1942
- G. HEYMANN: Etude expérimentale des effets de l'insuline-protamine-zinc chez le chien dépancréaté. Arch. Soc. Sci. méd. biol., Montpellier 8, 293 (1938)
- J. TAYLOR, M. H HOUAREAU et R. ALRIC: Action néogénétique pour les îlots de Langerhans du benzène-sulfamido-tertiobutyl thiodiazol. C. R. Soc. Biol. 159, 156 (1965)

McLAMORE, W. M., G. M. FANELLI, S. Y. P'AN and G. D. LAUBACH: Hypoglycemic sulfonylureas: Effect os structure on activity. Ann. N. Y. Acad. Sci. 74, 443 (1959)

METROPOLITANSKI, J.: Comportement „in vivo" d'un dérivé sulfamido-thiodiazolé (2254 RP). Thèse Méd. Impr. Déhan, Montpellier (1942)

PFEIFFER, E. F.: Grundlagen und Perspektiven der oralen Diabetestherapie mit Sulfonylharnstoffen. Rapport 4e Congrès de la Fédération Internationale du Diabète; Vol. 1. p. 671–684. Edit. Médecine et Hygiène, Genève 1961

SCHNEIDER, J. A., E. D. SALGADO, D. JAEGER and CH. DELAHUNT: The Pharmacology of chlorpropamide. Ann. N. Y. Acad. Sci. 74, 427 (1959)

SCHAAP, J.: Essais thérapeutiques avec un sulfamidothiodiazol (2254 RP). Thèse Méd. Impr. Déhan, Montpellier 1942

VONKENNEL, J. und J. KIMMIG: Versuche und Untersuchungen mit neuen Sulfonamiden. Klin. Wschr. 20, 2 (1941)

II. Literatur zur Geschichte der Diguanide und Biguanide

BERTRAM, F.: Zum Wirkungsmechanismus des Synthalin. Münch. med. Wschr. 74, 571–574 (1927)

BODO, R. and H. P. MARKS: Relation of Synthalin to carbohydrate metabolism. J. Physiol. 65, 83–99 (1928)

BUTTERFIELD, W. J. H.: Métabolisme et action physiopathologique des biguanides. Journées Annuelles de Diabétologie de l'Hôtel-Dieu p. 139–154. Flammarion Ed., Paris 1964

FRANK, E.: Über eine synthetische Substanz (Synthalin) mit insulinartiger Wirkung. Naturwissenschaften 15, 213–215 (1927a)
- Cité dans P. WOLFF: Deutsche Pharmakologische Gesellschaft, Würzburg, 21–23 IX 1927. In: Dtsch. med. Wschr. 43, 1845 (1927b)
- M. NOTHMANN und A. WAGNER: Über synthetisch dargestellte Körper mit insulinartiger Wirkung auf den normalen und diabetischen Organismus. Klin. Wschr. 5, 2100 (1926a)
- – – Über die experimentelle und klinische Wirkung des Dodekamethylendiguanide. Klin. Wschr. 7, 1996 (1928b)
- A. WAGNER: Die Bedeutung des Synthalins im Rahmen der modernen Diabetestherapie. Würzb. Abhandl. Gesamtgeb. med. 27, 255–291 (1932)

HESSE, E. und G. TAUBMANN: Die Wirkung des Biguanids und seiner Derivate auf den Zuckerstoffwechsel. Arch. exp. Path. Pharmakol. 142, 290–308 (1929)

WILLIAMS, R. H., D. F. STEINER, W. D. ODELL, D. C. TANNER and E. D. HEULEY: Oral therapy for diabetes in diabetes mellitus. Third Congress of the International Diabetes Federation, Düsseldorf, 24 juillet 1958 p. 387 Georg Thieme Verlag, Stuttgart 1959

III. Übersichten

BEST, C. H.: Epochs in the History of Diabetes. In: R. H. Williams: Diabetes. P. B. Hoeber, New York 1960

GOLDNER, M. G.: Historical Review of oral Substitutes for Insulin. Diabetes. J. amer. Diab. Ass. *6*, 259–262 (1957)
— Oral Hypoglycemic Agents Past an Present. Archiv. ob internal. Med. J. Amer. med. Ass. *102*, 830–840 (1958)
HALLER, H. et ST. E. STRAUZENBERG: Perorale Diabetestherapie. Georg Thieme Verlag, Stuttgart 1959
HUNTER, R. B.: The Search for Insulin Substitutes. Manufacturing Chemist. (July 1959)
LARIZZA, P. et F. GRIGNANI: Sul meccanismo dell'azione ipoglicemizzante delle sulfaniluree. Minerva Medica *47*, 1299–1322 (1956)
LEVINE, R. and S. BERGER: Orally active hypoglycemic substances and the rationalle of their use. Clinical Pharmacology and Therapeutics *1*, 227–246 (1960)
LEWIS, J. J.: Diabetes and the Insulin. Administration problem. Physiological Reviews *29*, 75–90 (1949)
LOUBATIERES, A.: Siehe auch unter I: 1955a–e, 1956a und 1957a und d
— Historique et développements récents dans le domaine des sulfamidés hypoglycémiants et antidiabétiques. Méd. et Hyg. *13*, 495 (1955)
— La contribution française à la „découverte" des propriétés hypoglycémiantes et antidiabétiques de certains sulfamidés. La Gazette Médicale de France *64*, 6, 505–516 (1957)
— Historique du traitement du diabète par les sulfamidés hypoglycémiants et les dérivés guanidiques. Chemotherapia *2*, 239–261 (1961)
KÖSSEL, A.: Synthese des Agmatins. Z. Physiol. *68*, 170–172 (1910)
KRALL, L. P. and R. CAMERINI-DAVALOS: Early Clinical Evaluation of a New Oral Non-Sulfonylurea Hypoglycemic Agent. Proc. Soc. Exp. Biol. Med. *95*, 345–347 (1957)
MAROWITZ, P.: Unsere Erfahrungen mit Synthalin. Münch. med. Wschr. *74*, 571–574 (1927)
MEHNERT, H.: Blutzuckersenkende Biguanid Derivate in der Behandlung des Diabetes Mellitus. 4e Cong. Fed. Int. Diabète. Vol. 1, 700–710. Edition Medécine et Hygiene, Genève 1961
MÜTING, D.: The effect of a biguanide compound on protein metabolism and hepatic detoxication in diabetes mellitus. Dtsch. med. Wschr. *89*, 1583 (1964); German Med. Monthly *9*, 486–489 (1964)
PATON, N. and S. FINDLAY: The parathyroid. X: *203* (1916); Quart. J. exp. Physiol. (1917)
POMERANCE, J., H. FUJIY and G. T. MOURATOFF: Clinical report of a new hypoglycemic agent. Proc. Soc. exp. Biol. Med. *95*, 193–194 (1957)
STAUB, H.: Experimentelle Untersuchungen über Synthalinwirkung. Z. klin. Med. *107*; 607 bis 658 (1928)
SLOTTA, K. H. und R. TSCHESCHE: Die blutzuckersenkende Wirkung von Biguaniden. Ber. dtsch. chem. Ges. *62*, 1398–1405 (1929)
SPÄTH, E. und W. SPITZY: Die Synthese des Galegins. Berichte der deutschen chemischen Gesellschaft (Abteilung B) *II*, 2273–2279 (1925)
STERNE, J.: Du nouveau dans les antidiabétiques: le N-N Diméthyl-Diguanidine (N-N. D. G.). Maroc Médical *391*–36, 1295 (1957)
— Action hypoglycémiante de la N-N-diméthyl-guanyl-guanidine. Thérapie *XIII/4*, 650 bis 659 (1958)
UNDERHILL, F. P. and N. R. BLATHERWICK: Studies in carbohydrate metabolism. J. biol. Chem. *18*, 87 (1914)
UNGAR, G., L. FREEDMANN and S. L. SHAPIRO: Pharmacological studies of a new oral hypoglycemic drug. Proc. Soc. exp. Biol. med. *95*, 190–192 (1957)
— S. PHYCHOYOS and H. A. HALL: Metabolism *IX*, 36 (1960)
WATANABE, C. K.: Studies in the metabolic changes induced by administration of guanidine bases; influence of injected guanidine hydrochloride upon blood sugar content. J. biol. Chem. *33*, 253–265 (1918)

Die orale Diabetestherapie
Die Praxis der Behandlung mit Sulfonamiden

Von K. Schöffling, R. Petzoldt, Frankfurt a. M.,
und H. Ditschuneit, E. F. Pfeiffer, Ulm

I. Entwicklung der Diabetestherapie mit Sulfonamiden
II. Charakterisierung der blutzuckersenkenden Sulfonamide
III. Anwendungsbereich der blutzuckersenkenden Sulfonamide
IV. Kriterien für die Einstellung mit Sulfonamiden
V. Indikationen und Kontraindikationen für die Behandlung mit Sulfonamiden
VI. Praxis der Behandlung mit Sulfonamiden
    A. Einstellung
    B. Dauerbehandlung
VII. Sulfonamidbehandlung bei Sonderformen
VIII. Nebenwirkungen und Unverträglichkeiten
    A. Allgemeine Verträglichkeit
    B. Hypoglykämien
    C. Toxische und allergische Nebenwirkungen
    D. Nichttoxische Nebenwirkungen
    E. Inkompatibilität und Wirkungsbeeinträchtigung
IX. Zusammenfassung

I. Entwicklung der Diabetestherapie mit Sulfonamiden

Die Entwicklung der oralen Diabetestherapie (Einzelheiten siehe Loubatières, S. 1179) beginnt mit der Entdeckung, daß Guanidine eine blutzuckersenkende Wirkung haben (Watanabe, 1918). Gleichartige Effekte von Sulfonamiden wurden erstmals 1930 im Tierexperiment beobachtet (Ruiz, Silva und Libenson, 1930). Mit dem von Vonkennel und Kimmig (1941) synthetisierten und erprobten Sulfonamid p-Amino-phenylsulfonamidisopropylthiodiazol (IPDT) sahen Janbon et al. (1942) bei Typhuskranken, die mit den damaligen hohen Sulfonamiddosen behandelt wurden, inkonstante Blutzuckersenkungen und die neurologischen Symptome der Hypoglykämie.

Ausführlich wurde der Wirkungsmechanismus des IPDT durch Loubatières (1942, 1944 a, b, 1946 a, b) sowie durch la Barre und Reuse (1947) untersucht. Bei Hunden und Kaninchen konnte die blutzuckersenkende Wirkung bestätigt werden, die auch bei Tieren nach 5/6 – Pankreatektomie und bei alloxandiabetischen Tieren nachweisbar blieb. Aufgrund von Anastomoseuntersuchungen wurde von Loubatières (1944 a) erstmals eine Stimulation der B-Zellen durch IPDT als Wirkungsmechanismus dieser Sulfonamide diskutiert.

Zur therapeutischen Anwendung des IPDT beim Zuckerkranken kam es jedoch entgegen dem Vorschlag von Loubatières (1946 b) nicht. Auch aus der Beobachtung blutzuckersenkender Wirkungen anderer Sulfonamide durch Knopf (1950) und Kleinsorge, der seine Ergebnisse allerdings erst 1956 veröffentlichte, wurde keine therapeutische Konsequenz gezogen. Franke und Fuchs (1955) gebührt das große Verdienst, als Erste ein Sulfonamid, das Carbutamid (BZ 55), zur Therapie des Diabetes mellitus eingesetzt zu haben.

In der Folgezeit wurde eine große Zahl von Sulfonamiden auf ihre blutzuckersenkende Wirkung untersucht. Wenige wurden auch in die Therapie eingeführt. Der Wirkungsmechanismus dieser Stoffklassen – die Stimulation der B-Zellen – ist weitgehend geklärt und gesichert (siehe Pfeiffer, Schöffling und Ditschuneit, 1969).

II. Charakterisierung der blutzuckersenkenden Sulfonamide

Unter dem Begriff der blutzuckersenkenden Sulfonamide werden im folgenden nicht nur die Substanzen verstanden, die eine Sulfonylharnstoffgruppe in ihrer Konstitution aufweisen, sondern auch andere Stoffe dieser Klasse, die einen gleichartigen Effekt haben. Einzelheiten über die Pharmakologie der Sulfonamide (Absorption, Verteilung, Serumhalbwertszeit, Wirkungsstärke und Wirkungsdauer, Abbauweg, Toxizität, u. a.) finden sich bei Pfeiffer, Schöffling und Ditschuneit (1969). An dieser Stelle sollen die wichtigsten blutzuckersenkenden Sulfonamide kurz charakterisiert werden.

Die Zahl der Sulfonamide mit blutzuckersenkender Wirkung ist groß. Viele im Tierversuch kontrollierte Verbindungen sind nie zur Therapie der Zuckerkrankheit verwandt worden oder wurden inzwischen durch Präparate mit größerem Effekt oder geringeren Nebenwirkungen abgelöst.

Als Grundsubstanzen zur Bildung therapeutisch wirksamer und anwendbarer oraler Antidiabetika aus der Stoffklasse der Sulfonamide stehen die Thiodiazole und Sulfonylharnstoffe zur Verfügung, die in Tabelle 1 mit ihren Formeln charakterisiert sind.

Tab. 1: Grundformeln der antidiabetisch wirksamen Thiodiazole und Sulfonylharnstoffe

Thiodiazole   Sulfonylharnstoffe

Um eine blutzuckersenkende Wirkung der Thiodiazole und Sulfonylharnstoffe zu erhalten, muß R_1 ein Rest mit mehr als 2 C-Atomen sein, R_2 soll mehr als 1 C-Atom haben. Abgesehen von dieser Forderung können beide Reste innerhalb weiter Grenzen variieren (Creutzfeldt und Söling, 1960).

Als R_1 ist ein nicht substituierter oder einfach, zweifach oder dreifach substituierter Phenolrest wirksam, wenn die Substituenten Alkyl- bzw. Alkoxyreste mit 1–6 C-Atomen sind. Auch die Einführung von Halogenen in die Seitenkette mit oder ohne Alkyl- bzw. Alkoxyresten führt zu einer blutzuckersenkenden Wirkung; Halogene in R_1 erhöhen jedoch die Toxizität. Weniger wirksam und gebräuchlich sind Sulfonylharnstoffe mit aliphatischen, cycloaliphatischen und heterocyclischen Resten in der Stellung R_1.

Als R_2 führen unverzweigte und verzweigte aliphatische und cycloaliphatische Reste von 3 bis 6 C-Atomen zur besten blutzuckersenkenden Wirkung der Thiodiazol- und Sulfonylharnstoffderivate. Die Einführung von Halogenen in R_2 steigert die blutzuckersenkende Wirkung nur wenig, erhöht aber die Toxizität.

Tab. 2: Die wichtigsten Thiodiazol- und Sulfonylharnstoffderivate (Thiodiazole: 1 + 2; Sulfonylharnstoffe: 3–10; * zur Zeit therapeutisch angewandte Präparate)

Lfd. Nr.	Abkürzung	Substituenten und chemische Bezeichnung R_1 — R_2	Trivialname (generic name)	Warenzeichen und Herstellerfirma	Mittlere Tagesdosis in g
1	2254 RP	H_2N—⟨⟩— —CH(CH$_3$)$_2$ 2-(p-Aminobenzolsulfamido)-5-isopropyl-thiodiazol	IPDT	–	–
2	2259 RP	H_2N—⟨⟩— —C(CH$_3$)$_3$ Amino-4'-benzolsulfamido-2-tertio-butyl-5-thiodiazol	Glybuthiazol	Glipasol (Rhône–Poulenc, Frankreich)	–
3*	BZ 55	H_2N—⟨⟩— —CH$_2$—CH$_2$—CH$_2$—CH$_3$ N-Sulfanilyl-N'-n-butyl-carbamid	Carbutamid	Aleutin (Orion, Finnland) Bucarban (Ungarn) Butilsulfina (De Angeli, Italien) Glucidoral (Servier, Frankreich) Glucofren (Cophar, Schweiz) Inbuton (Vitrum, Norwegen) Invenol (Hoechst, Deutschland) Isoral (Valeas, Italien) Nadisan (Boehringer Mannheim, Deutschland) Nidosan (Cilag, Schweiz) Oranil (VEB Arzneimittelwerke, DDR) Talanton (NV Organon, Holland)	0.5–1.5

Tab. 2 (Forts.)

Lfd. Nr.	Abkürzung	Substituenten und chemische Bezeichnung R$_1$ R$_2$		Trivialname (generic name)	Warenzeichen und Herstellerfirma	Mittlere Tagesdosis in g
4*	D 860 112043	H$_3$C—⟨⟩—	—CH$_2$—CH$_2$—CH$_2$—CH$_3$ N-p-tolylsulfonyl-N'-n-butyl-carbamid	Tolbutamid	Areosal (Lundbaek, Dänemark) Artosin (Boehringer Mannheim, Deutschland) Butamid (UdSSR) Diabetamid (Rumänien) Diabetol (Polen) Divastan (CSSR) Dolipol (U.C.C., Frankreich) Nacinsoral (Valeas, Italien) Orabet (VEB Arzneimittelwerke, DDR) Orinase (Upjohn, USA) Rastinon (Hoechst, Deutschland)	0.5–2.0
5	K 386 D 970	H$_3$C—⟨⟩—	—⟨cyclohexyl⟩ N-p-tolylsulfonyl-N'-cyclohexyl-carbamid	Glycyclamid	Agliral (Erba, Spanien) Diaboral (Erba, Italien)	0.5–2.0
6*	U 17835	H$_3$C—⟨⟩—	—N⟨azepinyl⟩ N-p-tolylsulfonyl-N'-(hexahydro-1,4-azopinyl)-carbamid	Tolazamid	Norglycin (Upjohn, USA) Norglycin (Upjohn GmbH, Deutschland)	0.5–1.0

#	Code	Structure	Name	Trade name (Manufacturer)	Dose
7*	P 607 D 810	Cl—⌬—CH$_2$—CH$_2$—CH$_3$ N-(chlor-4'-benzolsulfonyl)-N'-propyl-carbamid	Chlor-propamid	Chloronase (Hoechst, Deutschland) Diabetoral (Boehringer Mannheim, Deutschland) Diabinese (Pfizer, Schweiz) Diabinese (Pfizer, USA)	0.125–1.0
8	33006	H$_3$C—C(=O)—⌬—⌬ N-(acetyl-4'-benzolsulfonyl)-N'-cyclohexylcarbamid	Acetohexamid	Dymelor (Lilly, USA)	0.5–1.5
9*	HB 419	Cl—⌬—C(=O)—NH—CH$_2$—CH$_2$—⌬—⌬ O—CH$_3$ N-4-[2-(5-chlor-2-methoxybenzamido)-äthyl]-phenyl-sulfonyl-N'-cyclohexyl-carbamid	Glibenclamid	Euglucon (Hoechst, Deutschland) Euglucon (Boehringer Mannheim, Deutschland)	0.005–0.01
10*	SH 717	[⌬—SO$_2$—NH—⟨N=⟩—O—CH$_2$—CH$_2$—O—CH$_3$]$^-$ Na$^+$ Benzolsulfonamido-2-(methoxy-2'-äthoxy)-5-pyrimidin	Glycodiazin	Redul (Bayer, Deutschland) Redul (Schering, Deutschland)	0.5–1.0

Aromatische oder heterocyclische Verbindungen als R_2 führen häufig zu wirksamen, aber auch zu stärker toxischen Substanzen.

Die heute wichtigsten und bekanntesten Thiodiazol- und Sulfonylharnstoffderivate sind in Tabelle 2 zusammengestellt. Therapeutisch finden besonders die mit * gekennzeichneten Präparate Verwendung.

Seit Jahren bekannt und fest in der oralen Diabetestherapie verankert sind die Sulfonamide Carbutamid und Tolbutamid sowie das Glycodiazin. Für diese und alle anderen Derivate ist der Wirkungsmechanismus geklärt (PFEIFFER, SCHÖFFLING und DITSCHUNEIT, 1969), während vom Glibenclamid, das 1966 entdeckt wurde (AUMÜLLER et al., 1966), noch nicht endgültig bewiesen ist, daß der Wirkungsmechanismus identisch ist. Es ist jedoch anzunehmen, daß er dem der herkömmlichen Sulfonamide zumindest ähnlich ist. Die bekannten histologischen Veränderungen an den Pankreasinseln sind nach Glibenclamid gleichfalls zu beobachten (BÄNDER et al., 1969; KERN, 1969; PFAFF, SCHÖNE und SCHRÖDER, 1969). Ebenso wirkt Glibenclamid über eine Stimulation der Insulinsekretion durch die Inselzellen, hat also auch eine betazytotrope Wirkung. Ungeklärt sind dagegen einige spezielle Wirkungseigenschaften des Glibenclamid. Im Gegensatz zu den herkömmlichen Sulfonamiden bewirkt Glibenclamid eine langsam einsetzende und länger andauernde Insulinerhöhung, führt auch bei einer zweiten Gabe wenige Stunden nach der ersten zu einem neuerlichen Insulinausstoß und erhöht die Glucoseansprechbarkeit des gesunden und kranken Pankreas, das nach einer morgendlichen Glibenclamidgabe auch bei erneuter Glucosezufuhr am Mittag mit einer Steigerung der Insulinsekretion reagiert. Diese Befunde, die in zahlreichen tierexperimentellen und klinisch-pharmakologischen Untersuchungen erhoben wurden (FUSSGÄNGER et al., 1969; HINZ et al., 1969; QUABBE und KLIEMS, 1969; RAPTIS et al., 1969), weisen auf zusätzliche und andere Wirkungsmechanismen hin.

Die von AUMÜLLER et al. (1966) mitgeteilte Beobachtung, daß Glibenclamid in wesentlich niedrigerer Dosis blutzuckersenkend wirkt als die herkömmlichen Sulfonamide (siehe auch Tabelle 2), wurde tierexperimentell und klinisch bestätigt. Verschiedene Langzeitstudien konnten außerdem zeigen, daß Glibenclamid den gleichen Indikationsbereich hat wie die bisher üblichen Sulfonamide, das stärkste heute zur Verfügung stehende orale Antidiabetikum ist (cave Hypoglykämien!) und wenig Nebenwirkungen hat (SCHÖFFLING, 1968; MEHNERT und KARG, 1969; RETIENE et al., 1969; SCHÖFFLING et al., 1969).

Die in Tabelle 2 gegebene Aufstellung von blutzuckersenkenden Thiodiazol- und Sulfonylharnstoffderivaten ist nicht vollständig und gibt nur die heute in der klinischen Therapie gebräuchlichen Präparate wieder.

III. Anwendungsbereich der blutzuckersenkenden Sulfonamide

Nur ein Teil der Diabetiker kann und soll mit oralen Antidiabetika behandelt werden. Der hormonbedürftige Insulinmangeldiabetiker ist generell für diese Therapieform ungeeignet. Zahlreiche Erwachsenendiabetiker können schließlich mit einer diätetischen Behandlung allein ausreichend kompensiert werden.

Feste Prozentbereiche lassen sich für die Gruppe der mit Sulfonamiden behandelten Patienten nicht angeben. In den ersten Jahren schwankten die Angaben stark; 20 bis 50 % aller Diabetiker wurden mit oralen Antidiabetika behandelt

(MOHNIKE, ULRICH und JUTZI, 1957 a, b; SCHÖFFLING et al., 1957 b; O'DONOVAN, 1959; CREUTZFELDT und SÖLING, 1960; SEIGE et al., 1960; SCHÖFFLING, 1962; und andere). Wohl immer kann aber auch heute noch die Zusammenstellung der Therapieverteilung von neun Diabetikerambulanzen aus dem Jahr 1960 (SEIGE et al., 1960) als repräsentativ zumindest für Deutschland gelten (Tab. 3).

Tab. 3: Therapieverteilung in 9 deutschen Diabetikerambulanzen (nach SEIGE et al., 1960)

Klinik	Patienten	Prozentuale Therapieverteilung		
		Diät %	Insulin und Diät %	Sulfonamide und Diät %
Berlin (Ost)	11636	47.2	32.2	20.6
Berlin (West)	15334	19.6	38.2	42.2
Dresden	4864	52.9	27.1	20.0
Düsseldorf	448	26.6	42.2	31.2
Erfurt	738	32.7	29.2	38.1
Frankfurt/M	3262	17.3	36.7	46.0
Hamburg	6000	23.8	35.5	40.7
Leipzig	10102	37.7	27.1	35.2
München	618	17.3	38.1	44.6
Summe	53002	32.8	33.2	34.0

Bei der damaligen Feststellung, daß ein Drittel aller Diabetiker mit oralen Antidiabetika behandelt werden kann, ist jedoch zu berücksichtigen, daß sie die Erfahrungen der ersten 5 Jahre wiedergibt und auf sehr unterschiedlichen Kriterien über die Daueranstellung beruht. Einerseits wurde mit Sicherheit anfänglich die Indikation zur Behandlung mit oralen Antidiabetika weiter gestellt als heute, zum anderen gingen und gehen die Ansichten über eine optimale Einstellung der Zuckerkrankheit – Sicherheitsglykosurie oder aber Normoglykämie und Harnzuckerfreiheit – bei den einzelnen Kliniken auseinander. Geht man von der Forderung nach Normoglykämie und Aglykosurie aus, so ist anzunehmen, daß heute etwa ein Viertel der Zuckerkranken mit oralen Antidiabetika behandelt werden kann (HALLER und STRAUZENBERG, 1966; STRAUZENBERG und HALLER, 1966; SCHÖFFLING, 1968).

Auch für die Zahl der allein mit Sulfonamiden behandelten Diabetiker kann von dieser Schätzung ausgegangen werden. Die Anzahl der nur mit Guanidinderivaten eingestellten Zuckerkranken ist so gering, daß sie bei den genannten Übersichten vernachlässigt werden kann.

IV. Kriterien für die Einstellung mit Sulfonamiden

Die Einstellung eines Diabetikers auf Sulfonamide ist möglich, wenn die in den Jahren 1955–1957 erarbeiteten Einstellungsbedingungen erfüllt sind. Einen zuverlässigen Test, der Auskunft über den Behandlungserfolg geben könnte, gibt es nicht. Die einmalige orale oder intravenöse Sulfonylharnstoffbelastung (BRAVER-

Man, Drey und Sherry, 1956; Camerini-Davalos, Marble und Root, 1956; Duncan und Dunlop, 1956; Heinemann, Weinstein und Levine, 1956; Hunt, Oakley und Laurence, 1956; Mirsky, Diengott und Dolger, 1956 a, b; Pfeffer et al., 1957; Pfeiffer et al., 1957; Sachsse, 1957; Haller und Strauzenberg, 1958; Mehnert und Marble, 1958; Meyer-Leddin, 1958) ergibt keine sichere Korrelation zwischen dem Blutzuckerabfall und dem späteren Therapieerfolg. Der Wert dieser Belastungen liegt lediglich darin, von vorneherein insulinbedürftige Diabetiker von der Behandlung mit Sulfonamiden auszuschließen (Mehnert und Marble, 1958). Der beste Test ist der Behandlungsversuch selbst, wobei auf die Dauer meist nur die Patienten erfolgreich mit Sulfonamiden behandelt werden können, die schon nach wenigen Tagen eine Normoglykämie und Aglykosurie erreichen.

Die Therapie mit Sulfonamiden kommt vorwiegend, wie schon Franke und Fuchs (1955) sowie Bertram, Bendtfeldt und Otto (1955) herausstellten, für den Erwachsenendiabetes in Frage. Dabei ist neben dem Lebensalter auch das Manifestationsalter von Bedeutung.

Das Lebensalter kann als alleiniges Kriterium nur bedingt berücksichtigt werden, da es als Summe von Manifestationsalter und Diabetesdauer anzusehen ist. Es ist jedoch auffällig, daß bei Diabetikern mit mehr als 60 Jahren die Einstellung in etwa 70% Erfolg hat und daß die Aussicht auf einen Behandlungserfolg mit Sulfonamiden schon bei Patienten oberhalb des 40. Lebensjahres günstig ist (Marble und Camerini-Davalos, 1957; Haller und Strauzenberg, 1966; und andere).

Deutlicher ist die Korrelation zwischen der Einstellbarkeit und dem Alter, in dem die Zuckerkrankheit manifest wird. Liegt die Manifestation jenseits des 40. Lebensjahres, so beträgt die Chance, den Patienten erfolgreich auf die orale Therapie einzustellen, etwa 60% (Mohnike et al., 1957a; Creutzfeldt und Söling, 1960; Haller und Strauzenberg, 1966; und andere).

Die Diabetesdauer wirkt sich nur gering auf den Erfolg einer Einstellung mit Sulfonamiden aus. Beurteilt man gemeinsam mit der Diabetesdauer auch die Dauer und Höhe der vorausgegangenen Insulinbehandlung, so hat sich die Ansicht Bertrams (1955) bestätigt, daß mit längerer Dauer des insulinbedürftigen Diabetes und bei steigender Insulinmenge die Erfolgsaussichten geringer werden. Feste Grenzen lassen sich nicht ziehen, es ist jedoch anzunehmen, daß bei einem Insulinbedarf bis 20 E täglich über etwa 2 Jahre die Umstellung möglich ist, während die Erfolgsquote bei mehr als 40 E Insulin täglich und/oder einer Behandlungsdauer von 5 Jahren und mehr gering ist (Mohnike et al., 1957a; Bertram et al., 1957; Schöffling et al., 1957b; Creutzfeldt und Söling, 1960; Schöffling, 1960, 1962; Haller und Strauzenberg, 1966; Strauzenberg und Haller, 1966; Mehnert und Karg, 1969; und andere).

Auch das Körpergewicht hat einen Einfluß auf die Einstellbarkeit mit Sulfonamiden. Übergewichtige Diabetiker sprechen besser auf diese Behandlung an als untergewichtige (Bertram, Bendtfeldt und Otto, 1957; Mohnike et al., 1957b; Creutzfeldt und Söling, 1960; Otto, 1961; Schöffling, 1962; Haller und Strauzenberg, 1966; und andere).

Geschlecht und erbliche Belastung haben, soweit bekannt, keinen Einfluß auf die Behandlung mit Sulfonamiden (Boller und Köck, 1957).

Als wichtigste Faktoren bestimmen also das Manifestationsalter, der Insulinbedarf in Verbindung mit der Behandlungsdauer und das Körpergewicht den Erfolg einer Behandlung mit oralen Antidiabetika. CREUTZFELDT und SÖLING (1960) formulieren daher: „Vereinfacht ausgedrückt sind die Behandlungsaussichten umso besser, je dicker ein Diabetiker ist, je später er erkrankt ist und je weniger Insulin er zur Stoffwechselkompensation benötigt."

V. Indikationen und Kontraindikationen für die Behandlung mit Sulfonamiden

Die Indikationen zur Sulfonamidbehandlung (Tab. 4) sind abhängig von den genannten Kriterien für die Einstellung und von dem Erfolg der begonnenen Behandlung mit oralen Antidiabetika. Das Ziel einer Normoglykämie und Aglykosurie sollte, wenn möglich, erreicht werden. Daneben sind häufige und regelmäßige Kontrolluntersuchungen von entscheidender Bedeutung, um neben der Beobachtung des Stoffwechsels evtl. auftretende Nebenwirkungen frühzeitig erfassen zu können.

In erster Linie ist die Therapie mit Sulfonamiden beim Erwachsenendiabetes angebracht, der u. a. durch eine „Insulinsekretionsstarre" (PFEIFFER, DITSCHUNEIT und ZIEGLER, 1961) charakterisiert ist. Die Starre kann bei dieser Form der Zuckerkrankheit überwunden werden. Nach Tolbutamidzufuhr kommt es beim Erwachsenendiabetiker mit Sekretionsstarre ebenso wie beim Gesunden zum Anstieg

Tab. 4: Indikationen und Kontraindikationen für die Behandlung mit Sulfonamiden (modifiziert nach HALLER und STRAUZENBERG, 1966; STRAUZENBERG und HALLER, 1966)

Voraussetzungen
1. Optimale Einstellbarkeit (möglichst Normoglykämie und Aglykosurie)
2. Häufige und regelmäßige Kontrollmöglichkeiten

Indikationen
1. Ersteinstellung vorher unbehandelter Diabetiker
2. Umstellung von einer Behandlung mit Diät
3. Umstellung von einer Behandlung mit geringen Mengen Insulin
4. Schwierigkeiten bei der Insulinapplikation (Sehstörung, Zerebralsklerose, usw.)
5. Insulinresistenz
6. Lipodystrophie
7. (Diabetes-Vorstadien)

Kontraindikationen
1. absolut
   a. jugendlicher Insulinmangeldiabetes
   b. Coma und Praecoma diabeticum
   c. erhebliche Stoffwechselentgleisung mit Acidoseneigung
   d. Möglichkeit einer alleinigen diätetischen Behandlung
   e. Schwangerschaft
2. relativ
   a. schwere interkurrente Belastungen (Infektionen, Operationen)
   b. Arzneimittelallergien
   c. (Diabetisches Spätsyndrom)

der Insulinaktivitäten im Blut, während der jugendliche Zuckerkranke aufgrund seines echten Insulinmangels nicht darauf reagieren kann (Abb. 1).

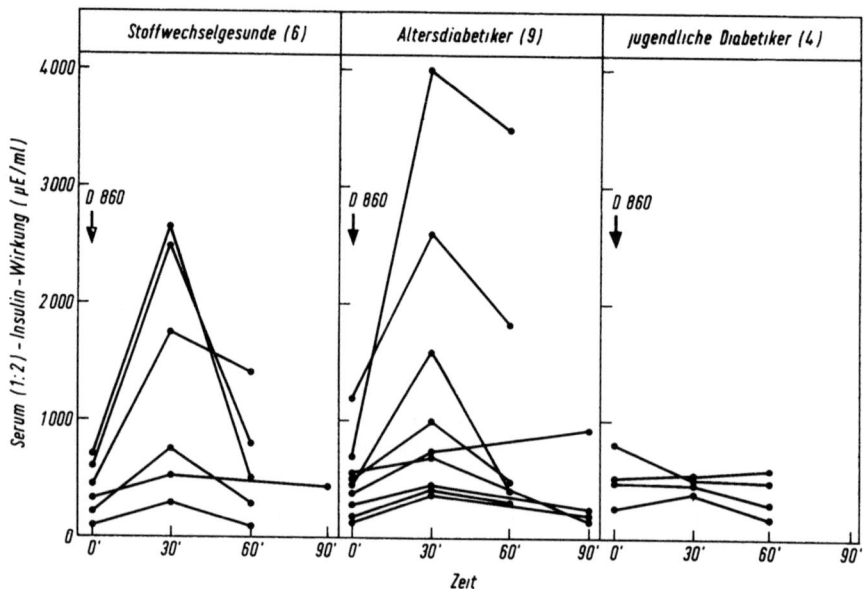

Abb. 1: Verhalten der Fettgewebsinsulinaktivitäten bei Stoffwechselgesunden, Altersdiabetikern und jugendlichen Diabetikern nach Belastung mit D 860 (25 mg/kg Körpergewicht intravenös) (PFEIFFER et al., 1961)

Vorwiegend kommt die Sulfonamidbehandlung also bei normal- und übergewichtigen Erwachsenendiabetikern mit einer Manifestation der Zuckerkrankheit nach dem 40. Lebensjahr, einem Insulinbedarf von weniger als 30 E täglich und einer erst kurzen Krankheitsdauer (weniger als 5 Jahre) in Frage (siehe Abschnitt IV).

Unter Umständen wird man bei alten alleinstehenden Patienten, die Schwierigkeiten mit der täglichen Insulininjektion haben, auch einmal eine nicht ganz optimale Einstellung mit Sulfonamiden in Kauf nehmen (CREUTZFELDT und SÖLING, 1960; HALLER und STRAUZENBERG, 1966).

Neben den Ersteinstellungen von Zuckerkranken handelt es sich oft auch um Patienten, deren Diabetes schon länger bekannt ist und behandelt wurde. Häufig genügt die alleinige diätetische Behandlung nicht mehr zur Stoffwechselkompensation, da sich die diabetische Störung verschlimmert hat oder die Diätvorschriften nicht eingehalten worden sind. Aber nicht nur bei diesen Patienten ist eine Umstellung auf orale Antidiabetika möglich und nötig. Auch Patienten mit einer Insulinresistenz und höherem Insulinbedarf oder mit schweren lipodystrophischen Störungen können gelegentlich erfolgreich mit oralen Antidiabetika allein oder mit Sulfonamiden und gleichzeitig verringerter Insulinmenge weiterbehandelt werden.

Nicht ganz selbstverständlich ist die Behandlung der Diabetesvorstadien mit Sulfonamiden. Die Erforschung geeigneter Therapiemaßnahmen für den latenten Diabetes ist noch nicht abgeschlossen. Auch zeigen die Vorstellungen über Ablauf, Symptomatik und Charakteristik dieser Entwicklungsphasen der Zuckerkrankheit noch keine klare Übereinstimmung.

Für eine prophylaktische Wirkung der Sulfonamide in der Behandlung der Diabetesvorstadien könnten Untersuchungen an Tieren mit Alloxan- und Spontandiabetes sprechen, bei denen Betazellneubildungen, langanhaltende Symptomfreiheit, Remissionen und Besserung der Glukosetoleranz beobachtet wurden (LOUBATIÈRES, 1946b; YOUNG, 1956; FAJANS und CONN, 1959; BRION und FONTAINE, 1959; LEVER und JEACOCK, 1960; WEBER et al., 1961).

Klinische Arbeiten von JACKSON und OAKLEY (1959), FAJANS und CONN (1960, 1962) sowie STOWERS und BREWSHER (1964) zeigten, daß eine Sulfonamiddauerbehandlung in den Vorstadien der Zuckerkrankheit die Manifestation des Diabetes mellitus verzögern kann. Die Glukoseassimilation wurde durch Tolbutamid deutlich gebessert. Der Effekt kann jedoch nicht eindeutig erklärt werden. Möglicherweise bringen die Sulfonamide ein „wirksameres" Insulin zur Ausschüttung, gestalten dadurch den Stoffwechsel ökonomischer und schonen die B-Zellen (PFEIFFER, 1967).

Ebenso gut wie die Sulfonylharnstoffbehandlung verbessert jedoch auch eine unterkalorische Ernährung mit der daraus resultierenden Gewichtsreduktion die Stoffwechselsituation und kann so wahrscheinlich den Übergang der diabetischen Erbanlage vom latenten in das manifeste Stadium verhindern oder verzögern (PFEIFFER, 1967). Ein abschließendes Urteil über die Behandlung der Diabetesvorstadien mit Sulfonamiden ist noch nicht möglich (Tab. 4).

Die Sulfonamidtherapie ist immer dann nicht indiziert, wenn die Kohlenhydratstoffwechsellage nicht zufriedenstellend einreguliert werden kann (Tab. 4). Jugendliche Patienten mit einem Insulinmangeldiabetes, ältere Zuckerkranke mit erheblicher Stoffwechselentgleisung und Acidoseneigung und Patienten im Präcoma und Coma diabeticum müssen mit Insulin behandelt werden.

Sulfonamide und Sulfonylharnstoffe sind ebenso nicht angebracht und auch nicht erforderlich bei Zuckerkranken, die mit Diät allein ausreichend behandelt werden können und unter dieser Therapie normoglykämisch und harnzuckerfrei sind.

Die Schwangerschaft ist auch heute noch eine absolute Kontraindikation für die Behandlung mit Sulfonamiden und Sulfonylharnstoffen. Es ist zwar bisher keine sichere Fruchtschädigung beim Menschen bekannt geworden (STERNE, 1963); im Tierversuch wurde allerdings eine teratogene Wirkung von Sulfonylharnstoffen (jedoch mit extremen Dosen) nachgewiesen (MEYER und ISAAK-MATHY, 1958; TISHNA-AMIDJAJA, 1958; TUCHMANN-DUPLESSIS und MERCIER-PAROT, 1958 a, b, c; STERNE, 1963).

Bei besonderen Belastungen, schweren interkurrenten Infekten oder Operationen besteht häufig eine relative Kontraindikation für die Sulfonamidtherapie; sie muß dann durch eine Insulinbehandlung ersetzt werden. Nach der Belastung ist es fast immer möglich, auf die Behandlung mit Sulfonamiden zurückzugehen.

Eine weitere relative Kontraindikation stellt die Allergiebereitschaft dar. Bei diesen Patienten sollte man die mögliche orale Therapie nur mit nebenwirkungsarmen Präparaten durchführen. Wird unter der Therapie das Auftreten von Arzneimittelallergien beobachtet, muß die Behandlung auf ein anderes Präparat umgestellt oder ganz abgesetzt werden (siehe Abschnitt VIII).

Ob die Sulfonamide bei den einzelnen Störungen des diabetischen Spätsyndroms kontraindiziert sind, läßt sich bei dem langsamen Verlauf dieser Komplikationen heute noch nicht mit Sicherheit entscheiden. Lediglich eine ausgeprägte Nephropathie als Folgekrankheit des Diabetes mellitus oder aus anderer Ursache ist wohl als Kontraindikation für eine Sulfonamid- oder Sulfonylharnstofftherapie anzusehen (CREUTZFELDT und SÖLING, 1960). Einmal kommt es beim Vorliegen einer Niereninsuffizienz zur verzögerten Ausscheidung und damit zur Kumulierung der Antidiabetika, die die Gefahr protrahierter Hypoglykämien mit sich bringen (BENDTFELDT und OTTO, 1956; HANUSCH und JORKE, 1957); zum anderen sind Einzelbeobachtungen von Verschlechterungen einer Nephropathie unter Sulfonylharnstofftherapie beschrieben worden (MOHNIKE et al., 1957; STRAUZENBERG und HALLER, 1959).

Akute und chronische Lebererkrankungen stellen keine Kontraindikationen dar (CREUTZFELDT und SÖLING, 1960). Von einigen Autoren wird sogar eine günstige Wirkung der Sulfonylharnstoffe auf die Leberfunktion beschrieben (KNICK und EMRICH, 1957; PFEFFER et al., 1958).

Auch die diabetische Neuritis ist keine Kontraindikation. Die Beobachtung eines schädigenden Einflusses der Sulfonylharnstoffe durch BOLLER und KÖCK (1957) blieb unbestätigt.

VI. Praxis der Behandlung mit Sulfonamiden

Die Behandlung mit Sulfonamiden muß von den Indikationen und Kontraindikationen dieser Therapieform ausgehen. Ziel der Behandlung sollte sein, der Idealeinstellung eines oral behandelten Diabetikers – Normoglykämie und Aglykosurie – möglichst nahe zu kommen. Dies Ziel wird bei diesen Patienten nur erreicht, wenn neben der richtigen Auswahl der Patienten auch eine laufende Stoffwechselkontrolle und Beratung sowie eine konsequente Diätführung möglich ist.

A. Einstellung

1. Auswahl des Präparates

In der Tabelle 2 werden sechs bewährte und heute gebräuchliche Sulfonamidpräparate besonders hervorgehoben, von denen Carbutamid, Tolbutamid, Chlorpropamid, Glycodiazin und Glibenclamid im folgenden berücksichtigt werden sollen. Tolazamid, das nicht ausführlicher erwähnt wird, kann in seiner Wirkungsintensität dem Chlorpropamid gleichgestellt werden, hat aber wesentlich weniger Nebenwirkungen.

Von den sechs gebräuchlichen Derivaten werden vier in der Tabelle 5 (nach HALLER und STRAUZENBERG, 1966), eingeteilt nach Häufigkeit der Anwendung und geordnet nach Wirkungsintensität, aufgeführt. Glibenclamid ist in seiner Wirkungsintensität dem Chlorpropamid noch überlegen (SCHÖFFLING, 1967/68), während über die Anwendungshäufigkeit noch keine vergleichbaren Angaben gemacht werden können.

Tab. 5: Einteilung der im deutschen Sprachgebrauch gebräuchlichen Antidiabetika nach:

Häufigkeit der Anwendung*	Wirkungsintensität*
Tolbutamid	Chlorpropamid
Carbutamid	Carbutamid
Glycodiazin	Glycodiazin
Chlorpropamid	Tolbutamid

* Reihenfolge: größte Häufigkeit bzw. stärkste Wirkungsintensität an 1. Stelle (abnehmende Reihenfolge) (HALLER und STRAUZENBERG, 1966)

Obwohl in beiden Aufstellungen die gleiche Reihenfolge der Präparate – in umgekehrter Richtung – auffällt, muß davor gewarnt werden, bei leichten diabetischen Störungen Tolbutamid und Glycodiazin, bei schwereren Carbutamid und bei erheblichen Stoffwechselentgleisungen Chlorpropamid einzusetzen. Denn die Möglichkeit unerwünschter oder gefährlicher Nebenwirkungen stieg bisher in gewisser Übereinstimmung mit der Zunahme der Wirkungsintensität. Diese Feststellung scheint jedoch für das Glibenclamid nicht zu gelten.

In der Praxis hat es sich bewährt, bei einer oralen Behandlung zunächst Tolbutamid oder Glycodiazin anzuwenden, da unter dieser Therapie die weit überwiegende Zahl aller oral behandelten Diabetiker auch bei zunächst deutlicher Stoffwechseldekompensation gut einzustellen ist. Nur wenn mit Tolbutamid und Glycodiazin keine befriedigende Stoffwechseleinstellung möglich ist, ging man bisher auf Carbutamid und nur in gesondert gelagerten Situationen zuletzt unter Umständen auf Chlorpropamid über (BEASER, 1960, 1964; LENHARDT, 1961; MUCCI et al., 1961; BOSHELL et al., 1962; HADDEN et al., 1962; PENSE, 1964; HALLER und STRAUZENBERG, 1966).

Glibenclamid kann – in entsprechender Dosierung – in jeder Stoffwechselsituation angewandt werden, sollte jedoch wegen seiner Wirkungsintensität insbesondere den Patienten gegeben werden, die mit Tolbutamid, Glycodiazin oder Carbutamid nicht gut einzustellen sind (MEHNERT und KARG, 1969; SCHÖFFLING et al., 1969). Möglicherweise wird Glibenclamid in Zukunft das wesentlich nebenwirkungsreichere Chlorpropamid überflüssig machen und verdrängen.

2. Anfangsdosierung

Im Gegensatz zum Insulin ergab sich für die Sulfonamide beim Tierversuch eine Dosiswirkungsbeziehung nur in einem sehr engen Bereich (ACHELIS und HARDEBECK, 1955; DULIN, MORLEY und NEZAMIS, 1956; MOHNIKE und HAGEMANN, 1956; BÄNDER, HÄUSSLER und SCHOLZ, 1957; HASSELBLATT und BLUDAU, 1957, 1958; ROOT, 1957; HASSELBLATT und BASTIAN, 1958). Dies gilt auch für den zuckerkranken Menschen und ist unabhängig vom Präparat. Von einer bestimmten Menge an, die nur wenig über der in Tabelle 2 genannten mittleren Tagesdosis liegt, läßt sich keine Wirkungssteigerung mehr erzielen (SEIGE, 1964). Die blutzuckersenkende Wirkung wird umso schwächer, je mehr sich der Blutzuckerspiegel dem Normbereich nähert (BERTRAM und OTTO, 1963).

Das Vorgehen bei der Anfangsdosierung richtet sich danach, ob der Patient vor Beginn der Therapie nicht behandelt wurde, rein diätetisch eingestellt war oder von einer Insulintherapie auf die orale Behandlung umgestellt werden soll.

Bei bisher unbehandelten oder rein diätetisch eingestellten Patienten gelten die Harnzuckerausscheidung und in zweiter Linie die Blutzuckerwerte vor Behandlungsbeginn als Kriterien für die Höhe der Anfangsdosis an Sulfonamiden. Weithin war es in Anlehnung an die ersten Arbeiten (FRANKE und FUCHS, 1955; BERTRAM, 1955) üblich, mit einer hohen Menge zu beginnen und eine absteigende Dosierung folgen zu lassen (Literatur bei HALLER und STRAUZENBERG, 1966). Damit wird zwar keine initiale Wirkungsverstärkung ausgelöst, jedoch schnell ein maximaler Spiegel im Blut erreicht (HALLER und STRAUZENBERG, 1966). Einige Autoren halten dagegen die aufsteigende Dosierung für günstiger, da bei absteigender Dosierung Hypoglykämien zu befürchten seien (McKENDRY, KUWAYTI und SAGLE, 1957; PENSE, 1958).

Beide Methoden führen sicher ebenso wie eine Anfangsdosierung in Höhe der nach dem klinischen Bild zu erwartenden Erhaltungsdosis zum Erfolg und erlauben eine ausreichende Bewegungsfreiheit bei der Wahl des therapeutischen Vorgehens. Allerdings wird diese Freiheit eingeengt durch die Wahl der Präparate. Tolbutamid und Glycodiazin können in absteigender ebenso wie in aufsteigender Dosierung verwandt werden, wobei Tolbutamid entsprechend der mittleren Tagesmenge (Tab. 2) etwas höher dosiert werden kann als die beiden anderen Derivate. Bei der Verwendung von Chlorpropamid muß dagegen von wesentlich niedrigeren Gaben ausgegangen werden und in der Regel die aufsteigende Dosierung angewandt werden, da beim Chlorpropamid neben Hypoglykämien auch gastrointestinale Störungen häufiger als bei den anderen Sulfonamiden zu erwarten sind. Die Hypoglykämiegefahr empfiehlt auch beim Glibenclamid die aufsteigende Dosierung bzw. den Beginn der Behandlung mit der vermuteten Erhaltungsdosis.

Bei der Umstellung von Insulin auf Sulfonamide kann entweder abrupt und ohne Übergang das Insulin abgesetzt und orale Antidiabetika gegeben werden, oder beide Medikamente werden zunächst gemeinsam verabreicht und das Insulin dann allmählich reduziert und abgebaut. Beide Verfahren haben sich bewährt, wenn die Auswahl der Patienten jeweils richtig getroffen wird.

Der abrupte Übergang von Insulin auf Sulfonamide und Sulfonylharnstoffe ist möglich, wenn die Kriterien für die Einstellung (siehe Kapitel IV) eine komplikationslose Umstellung erwarten lassen (JACKSON und OAKLEY, 1959; SPÜHLER, 1960; SADOW, 1963; KRÜGER, 1964; HALLER und STRAUZENBERG, 1966). Bei diesem Vorgehen entspricht die Höhe der Dosis derjenigen, die auch bei Umstellung vorher unbehandelter oder rein diätetisch eingestellter Zuckerkranker erforderlich ist.

Dagegen empfiehlt sich die überlappende Umstellung bei Diabetikern, deren Einstellungskriterien nicht den genannten Voraussetzungen entsprechen. Hierbei besteht jedoch eher die Gefahr einer Hypoglykämie. Daher sollte bei der Sulfonamidgabe die aufsteigende Dosierung bzw. die Gabe der erwarteten Erhaltungsdosis bevorzugt werden, während das Insulin vom ersten oder zweiten Tag der Kombinationsbehandlung an reduziert werden kann (CONSTAM, 1956; STEIGERWALD, 1957; SCHRICKER, 1958; JACONO et al., 1959; HALLER und STRAUZENBERG, 1966).

Für die Dosisverteilung über den Tag ist die Erkenntnis wichtig, daß die B-Zellen des Zuckerkranken für einige Derivate nach der stimulierten Insulinabgabe eine Refraktärphase von etwa 16 bis 24 Stunden haben. PFEIFFER, DITSCHUNEIT und ZIEGLER (1961) konnten zeigen, daß bei Tolbutamiddoppelbelastungen im Abstand von acht Stunden nur beim Stoffwechselgesunden die biologischen Insulinaktivitäten nach der zweiten Belastung wiederum ansteigen, während beim Erwachsenendiabetiker auf diesen zweiten Reiz keine Reaktion eintritt. Wird die Zeitspanne zwischen beiden Belastungen auf 20 bis 24 Stunden ausgedehnt, so ist auch der Erwachsenendiabetiker wieder in der Lage, auf die erneute Zufuhr mit einer Insulinausschüttung und einem entsprechenden Blutzuckerabfall zu reagieren. Dieses Phänomen wurde als verzögerte Insulinregenerationsfähigkeit und als Teil der inkompletten B-Zellen-Insuffizienz definiert (PFEIFFER, DITSCHUNEIT und SCHÖFFLING, 1961).

Aufgrund dieser Ergebnisse klinisch-experimenteller Untersuchungen, die von BELLENS (1961) bestätigt wurden, ist es empfehlenswert, bei der Behandlung mit Tolbutamid und Glycodiazin die gesamte benötigte Menge in einer Gabe morgens zu verabreichen (SCHÖFFLING et al., 1961; SCHÖFFLING, DITSCHUNEIT und PFEIFFER, 1961; SCHÖFFLING, 1962, 1968; LEUBNER, 1966; LOZANO-CASTAÑEDA, 1967). Das gilt auch für die Behandlung mit Chlorpropamid, das sehr langsam ausgeschieden wird. FULELHAN und PLIMPTON (1959) schlagen sogar eine intermittierende Gabe von Chlorpropamid an jedem zweiten Tag vor.

In der Praxis ist man trotz der genannten Erkenntnisse häufig jedoch gezwungen, die erforderliche Menge auf zwei Dosen pro Tag in zwölfstündigem Abstand zu verteilen. Häufig kann nur durch diese Maßnahme eine Annäherung an die Optimalforderung einer Normoglykämie und Aglukosurie erreicht werden. Eine zweimalige tägliche Gabe soll vorwiegend bei Tolbutamid und Glycodiazin mit einer kürzeren Refraktärphase erfolgreich sein, während die zweite Gabe von Carbutamid kaum einen Effekt zeigt (SEIGE, 1964).

Nach einer Doppelbelastung mit Glibenclamid im Abstand von vier Stunden wurde im Gegensatz zu den obengenannten Befunden mit Tolbutamid jedoch auch bei Zuckerkranken ein erneuter Anstieg der Insulinaktivitäten und ein Abfall des Blutzuckers beobachtet (RAPTIS et al., 1969). Glibenclamid kann also – auch nach allen bisherigen klinischen Erfahrungen – mit gutem Erfolg ebenfalls auf zwei Gaben täglich verteilt werden, wenn mehr als 10 mg am Tag zur Stoffwechselkompensation erforderlich sind (MEHNERT und KARG, 1969; SCHÖFFLING et al., 1969; und andere).

Um Unverträglichkeitserscheinungen von seiten des Gastrointestinaltraktes zu vermeiden, empfiehlt es sich, die Tabletten am Ende der Mahlzeiten – morgens und evtl. am späten Nachmittag – zu nehmen (SCHÖFFLING et al., 1957a; MARBLE und CAMERINI-DAVALOS, 1957; BAIRD, 1958; STÖTTER, 1961; HALLER und STRAUZENBERG, 1966; und andere).

3. Wirkungsbeginn und Ansprechbarkeit

Die blutzuckersenkende Wirkung kommt rasch zur Geltung. Von den meisten Autoren wird der erste bis fünfte Tag als Zeitpunkt des Wirkungseintrittes angegeben. Nach HALLER und STRAUZENBERG (1966) läßt sich sogar am ersten Tag der Tablettenbehandlung schon bei 37 % aller Patienten eine blutzuckersenkende Wirkung beobachten, die nach sieben Tagen bei 94 % eindeutig ist. Danach sind die Chancen für einen Wirkungseintritt nur noch gering.

Nach dem Wirkungsbeginn ist die volle therapeutische Wirkung jedoch oft noch nicht erreicht, da der Spiegel im Blut noch bis zur 2. bis 3. Woche ansteigen kann. Unter Tolbutamid erfolgt der endgültige Stoffwechselausgleich zuweilen verzögerter als unter Carbutamid, obwohl Tolbutamid einen stärkeren blutzuckersenkenden Soforteffekt hat (MIRSKY et al., 1956; BERTRAM et al., 1957; FAJANS et al., 1957; HÖRAUF, 1957; HALLER und STRAUZENBERG, 1966).

Zeigt sich mit den beschriebenen Methoden zur Umstellung auf Sulfonamide auch nach 7 Tagen keine Reaktion oder kommt es zu einer Stoffwechselverschlechterung, so muß angenommen werden, daß der Patient auf eine orale Therapie nicht mehr anspricht. Eine nur erschwerte Ansprechbarkeit ist dagegen unter Umständen anzunehmen, wenn mit dem Derivat eine deutliche blutzuckersenkende Wirkung zu beobachten ist, die jedoch nicht zu einer ausreichenden Stoffwechselkompensation führt.

Nach Lage der Einzelbeobachtung kann dann manchmal mit Erfolg versucht werden, die anfangs gegebene oder zu schnell reduzierte Dosis zu erhöhen (VON HOLT, VON HOLT und KRÖNER, 1956; MENON und MOSES, 1956; TOLOMALLI und PELLEGRINI, 1956; SIREK, SIREK und HANUS, 1956; KRAMER, 1964), ein wirkungsintensiveres Derivat einzusetzen (HALLER und STRAUZENBERG, 1966), vor Beginn der oralen Therapie bei bisher nur diätetisch eingestellten Diabetikern eine kurzfristige Insulinbehandlung vor- oder zwischenzuschalten (VALLANCE-OWEN, JOPLIN und FRASER, 1959; MARKANEN, OKA und PELTOLA, 1960; LENHARDT, 1961; BEASER, 1964; und andere) oder die Kohlenhydratmenge in der Diät drastisch zu reduzieren.

4. Diätetische Maßnahmen

Die Behandlung mit Sulfonamiden ist nur dann sinnvoll, wenn gleichzeitig eine Diabetesdiät eingehalten wird. Mit Sulfonamiden ist es trotz der dadurch bewirkten Freisetzung von körpereigenem Insulin nicht möglich, den physiologischen Rhythmus von Blutzuckererhöhung und Insulingabe nachzuahmen. Es wird lediglich eine Senkung des Blutzuckerniveaus im Tagesverlauf erzielt.

Strikte Diät ohne wesentliche Lockerung ist daher eine unerläßliche Voraussetzung für eine Umstellung auf die orale Therapie.

5. Stoffwechselkontrollen

Die Wirkung der oralen Therapie ist nur durch regelmäßige, bei Beginn der Behandlung häufigere Stoffwechselkontrollen zu beurteilen. Gegebenenfalls empfiehlt es sich sogar, die Umstellung auf Sulfonamide klinisch durchzuführen.

Zu den Stoffwechselkontrollen gehören die Untersuchung von Blutzucker, Harnzucker und Aceton und die regelmäßige Prüfung des Gewichtes. Als gute Einstellung werden ein Nüchternblutzucker von 100 bis 130 mg%, postprandiale Blutzuckerwerte nicht über 180 mg% (gelegentlich bis 200 mg%), eine Harnzuckerausscheidung bis 5 g/die (gelegentlich bis 10 g/die) und die Acetonfreiheit im Urin angesehen (BLÖCH und LENHARDT, 1957; MARBLE und CAMERINI-DAVALOS, 1958; KISSEL et al., 1961; DELBRÜCK und WETTE, 1962; PENZE und PANZRAM, 1963; ZECH, 1963; HALLER und STRAUZENBERG, 1966). Die gleichen Autoren geben auch die Befunde für eine mäßige und schlechte Stoffwechseleinstellung an. Die Idealforderungen einer Normoglykämie und Aglukosurie werden nur selten erreicht und können für das Gros aller Zuckerkranken nicht als Ausgangskriterien ihrer Stoffwechseleinstellung gewertet werden.

Der Blutzucker kann sowohl vom nüchternen Patienten wie auch postprandial oder in mehreren über den Tag verteilten Untersuchungen kontrolliert werden. Hat die Umstellung Erfolg, so sollte nach der Blutzuckersenkung bald die angestrebte Optimalforderung einer guten Einstellung erreicht werden. Die Harnzuckerausscheidung kann im 24-Stunden-Urin oder in mehreren aufeinander folgenden zeitlich begrenzten Portionen über Tag und Nacht bestimmt werden. Auch hier gilt die Optimalforderung der Aglukosurie als Behandlungsziel, während von einigen der genannten Autoren auch eine Harnzuckerausscheidung bis 5 g/die noch toleriert wird. Der Urin muß regelmäßig auch auf Aceton untersucht werden; eine bleibende Ketonurie zeigt an, daß der Therapieversuch nicht erfolgreich ist.

Neben den Stoffwechselkontrollen sollte schon bei der Einstellung auch nach der Verträglichkeit des einzelnen Präparates (siehe Abschnitt VIII) gefragt werden. Unter Umständen muß bei Klagen der Patienten auf ein verträglicheres Derivat umgestellt werden.

Wichtig ist die regelmäßige und häufige Stoffwechselkontrolle. Bei ambulanter Einstellung auf ein orales Präparat sollten die Kontrollen zunächst alle 2 bis 3 Tage und dann zunehmend in nur wenig größeren bis zu 7 Tagen dauernden Abständen durchgeführt werden, bis sich das Stoffwechselverhalten normalisiert hat und die Erhaltungsdosis erreicht ist. In der Klinik wird man die Kontrollen anfänglich mehrmals täglich durchführen und später ebenso wie bei der ambulanten Einstellung die Abstände zwischen den Untersuchungen von den Stoffwechselwerten abhängig machen.

Der größere Teil der Patienten kann ambulant auf eine orale Therapie eingestellt werden. Als Bedingungen sind folgende Forderungen zu stellen: die Kriterien für die Einstellbarkeit des Patienten müssen erfüllt sein; eine konsequente Diät sowie die gewissenhafte Einnahme der Tabletten ist notwendig; eingehende ambulante Stoffwechselkontrollen und intensive Beratungen der Patienten müssen möglich sein. Diese Forderungen treffen auf die bisher nicht oder allein diätetisch vorbehandelten Patienten zu. Unter den genannten Bedingungen ist die ambulante Einstellung dieser Patienten nach jahrelanger Erfahrung zahlreicher Autoren möglich und unter den Bedingungen des Alltagslebens sogar anzustreben (PFEIFFER, SCHÖFFLING und STEIGERWALD, 1956; FIORIO, 1957; SCHÖFFLING et al., 1957; CREUTZFELDT und SÖLING, 1960; HOFF, 1960; SCHÖFFLING, DITSCHUNEIT und PFEIFFER, 1961; SCHÖFFLING et al., 1961; HALLER und STRAUZENBERG, 1966; und andere). Bei Komplikationen während der ambulanten Einstellung muß jedoch die Klinikaufnahme erwogen werden.

Dagegen sollte bei Diabetikern, die Insulin spritzen, die Umstellung auf eine orale Behandlung mit Sulfonylharnstoffen in der Regel klinisch durchgeführt werden (CONSTAM, 1956; MOREAU et al., 1956; BROGLIE, 1957; DUNCAN und BAIRD, 1957; CREUTZFELDT und SÖLING, 1960; HALLER und STRAUZENBERG, 1966; und andere). Ambulant läßt sich das erforderliche Insulinminimum nicht sicher feststellen. Zu groß sind bei diesen Patienten insbesondere die Gefahren einer Stoffwechselentgleisung bis zum Coma diabeticum oder in seltenen Fällen bis zum hypoglykämischen Schock, die in der Klinik bei dauernder Kontrolle gut abgefangen werden können.

6. Abschluß der Einstellung

Die Einstellung oder Umstellung auf ein orales Antidiabeticum ist dann erfolgreich abgeschlossen, wenn die niedrigste Erhaltungsdosis ermittelt ist. Zugleich muß mit dieser Dosis eine Stoffwechselkompensation erreicht werden, die den Idealvorstellungen nahekommt. Diese stabile Stoffwechsellage muß in mehreren Stoffwechselkontrollen nachgewiesen worden sein. Erst danach kann von einer erfolgreichen Einstellung gesprochen und die Dauerbehandlung mit diesem Präparat mit Aussicht auf Erfolg weitergeführt werden.

B. Dauerbehandlung

1. Auswahl des Präparates

Im allgemeinen kann die Dauerbehandlung für lange Zeit mit den Präparaten durchgeführt werden, mit denen die Einstellung gelungen ist. Nur in einem Teil der Beobachtungen ist während der Dauerbehandlung eine Umstellung auf ein anderes Derivat erforderlich.

Für die Dauerbehandlung ohne und mit Wechsel des Präparates stehen die schon genannten Substanzen Tolbutamid, Carbutamid, Glycodiazin, Chlorpropamid, Tolazamid und Glibenclamid zur Verfügung. Es empfiehlt sich immer, das bei der Einstellung erfolgreiche Präparat weiterzugeben. Nur bei einem Therapieversagen bzw. bei Nebenwirkungen sollte auf wirkungsintensivere oder nebenwirkungsärmere Derivate (Tab. 5) übergegangen werden.

2. Dauerdosierung

Die Dosis der Dauerbehandlung nach erfolgter Einstellung sollte so niedrig wie möglich und so hoch wie nötig sein. Das bedeutet, daß die Erhaltungsdosis, die bei Abschluß der Einstellung erreicht wurde, auch weiter gegeben werden muß.

Die mittlere Tagesmenge der gebräuchlichen Sulfonamide ist in Tab. 2 angegeben. Häufig muß diese Dosis jedoch überschritten werden, um eine genügende Blutzuckersenkung zu erreichen. Im Gegensatz zu anfänglichen Angaben, nach denen wesentlich höhere Dauerdosierungen empfohlen wurden (CONSTAM et al., 1956; JACKSON et al., 1956; SCALABRINO und PASQUARIELLO, 1956; UNGER und DAVIDSON, 1956), ist es heute allgemein anerkannt, daß für die einzelnen gebräuchlichen Derivate die folgenden Höchstdosen nicht überschritten werden sollten, da in höheren Bereichen meist keine Wirkungsverstärkung, dagegen unter Umständen aber eine größere Zahl von Nebenwirkungen beobachtet werden: Carbutamid bis zu 1,5 g/die; Tolbutamid bis zu 2,0 g/die; Glycodiazin bis zu 2,0 g/die; Chlorpropamid bis 0,75 g/die; Glibenclamid bis zu 0,02 g/die (SCHÖFFLING et al., 1957a, b; LOEWENTHAL, ROSS und TULLY, 1959; CREUTZFELDT und SÖLING, 1960; MARBLE und CAMERINI-DAVALOS, 1961; SCHÖFFLING et al., 1961; SEIGE, 1961; PFEIFFER und DITSCHUNEIT, 1962; HALLER und STRAUZENBERG, 1966; MEHNERT und KARG, 1969; SCHÖFFLING et al., 1969; und andere).

Benötigt ein Diabetiker weniger, als der unteren Grenzdosis der einzelnen Präparate entspricht, so ist anzunehmen, daß der Stoffwechsel unter einem strengeren Kostregime auch diätetisch gut einzustellen wäre.

Ebenso wie bei der Ersteinstellung richtet sich auch bei der Dauerbehandlung die Verteilung der Medikation über den Tag danach, wie lange nach Gabe der einzelnen Substanzen die sog. Refraktärphase andauert. Tolbutamid, Glycodiazin und Glibenclamid mit mehr oder weniger kurzer Refraktärphase können trotz der Forderung nach einmaliger Gabe (PFEIFFER et al., 1961; BELLENS, 1961; PFEIFFER, DITSCHUNEIT und SCHÖFFLING, 1961; SCHÖFFLING et al., 1961; SCHÖFFLING, DITSCHUNEIT und PFEIFFER, 1961; SCHÖFFLING, 1962, 1968; LEUBNER, 1966; LOZANO-CASTAÑEDA, 1967) gegebenenfalls auch auf zwei Gaben pro Tag – morgens und am späten Nachmittag nach den Mahlzeiten – verteilt werden (HALLER und STRAUZENBERG, 1966; und andere), während die zweite Gabe von Carbutamid auch bei der Dauerbehandlung kaum einen erneuten blutzuckersenkenden Effekt zeigt (SEIGE, 1964) und Chlorpropamid wegen seiner starken blutzuckersenkenden Wirkung verbunden mit der hohen Zahl an Nebenwirkungen möglichst nur einmal täglich gegeben werden sollte.

Die im Anfang der oralen Diabetestherapie von verschiedenen Autoren vorgeschlagene Stoßbehandlung mit Sulfonylharnstoffen (BERTRAM, BENDTFELDT und OTTO, 1955, 1956; BROGLIE et al., 1956; HOHNLOSER et al., 1957; MÜTING, 1957; SCHMITT-HALIN, 1957; MURRAY und WANG, 1958; IVÁNYI, 1959) sollte unbekannte toxische Nebenwirkungen unmöglich machen, eine Erschöpfung des Inselorgans sowie Störungen im Zusammenspiel der endokrinen Drüsen verhindern und die Behandlung eines leichten, gut zu kompensierenden Diabetes mit intermittierenden Tablettenstößen über 10 bis 14 Tage ermöglichen. Heute ist diese Behandlungsform verlassen, da die minimale Toxizität der einzelnen Derivate bewiesen ist und bei der Therapie berücksichtigt werden kann und da schließlich niemals mit dieser Therapie eine dauerhafte Stoffwechselkompensation erreicht werden konnte (SCHÖFFLING et al., 1957 b; SCHRICKER, 1957; CREUTZFELDT und SÖLING, 1960; HALLER und STRAUZENBERG, 1966; und andere).

3. Wirkungsdauer und Wirkungsverlust

Das Wirkungsausmaß und die Wirkungsdauer der einzelnen Derivate stehen in einem bestimmten begrenzten Bereich in einer Relation zu ihrem Blutspiegel. Die Dauer der Blutzuckersenkung hängt von der Serumhalbwertszeit, der Geschwindigkeit der Inaktivierung und der Ausscheidung der Sulfonamide ab. Eine ausführliche Darstellung dieser pharmakologischen Daten mit dem dazugehörigen Schrifttum findet sich bei CREUTZFELDT und SÖLING (1960), HALLER und STRAUZENBERG (1966) sowie bei PFEIFFER, SCHÖFFLING und DITSCHUNEIT (1969).

Neben der Wirkungsdauer spielen aber auch Probleme des Wirkungsverlustes eine Rolle. Schon bald nach Beginn der Therapie wurde von zahlreichen Untersuchern festgestellt, daß bei einigen Patienten nach anfänglich guter Stoffwechsellage über mindestens 4 Wochen (HALLER und STRAUZENBERG, 1966) die Sulfonylharnstofftherapie früher oder später versagt. Diese zum ersten Male von HEINSEN (1957) als Spätversager und von PFEIFFER et al. (1957) als Sekundärversager bezeichneten Patienten müssen zur erneuten Stoffwechselkompensation auf eine andere Therapie umgestellt werden. Ein Versagen der Sulfonamide liegt vor, wenn die Nüchternblutzuckerwerte über 250 mg% liegen und die Glykosurie 30 g/die überschreitet (MEHNERT und REISNER, 1964; HALLER und STRAUZENBERG, 1966; SCHÖFFLING et al., 1969; und andere).

Die Zahl der Spät- oder Sekundärversager kann nach SCHÖFFLING, DITSCHUNEIT und PFEIFFER (1961) sowie SCHÖFFLING (1962) auf 6 bis 11 % jährlich geschätzt werden (Abb. 2).

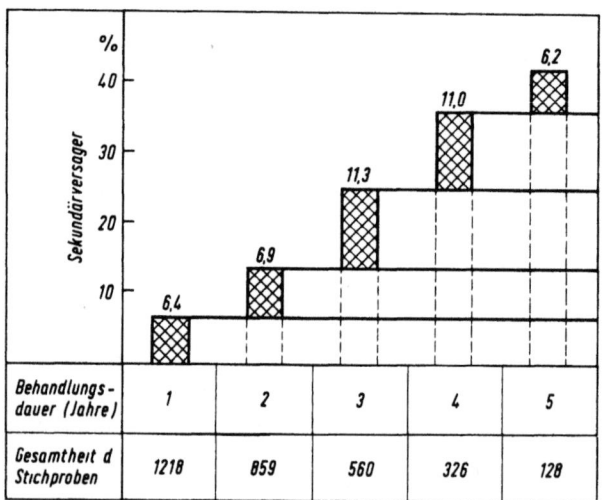

Abb. 2: Kumulative Verbreitung des Sekundärversagens bei 1218 Zuckerkranken der Diabetiker-Ambulanz Frankfurt a. M. während der ersten 5 Behandlungsjahre (SCHÖFFLING, 1962)

Ähnliche Aussagen über die Häufigkeit – allerdings mit gewissen Diskrepanzen – machen auch MEHNERT, CAMERINI-DAVALOS und MARBLE (1958), STRAUZENBERG, HALLER und MEYER (1958), CAMERINI-DAVALOS und MARBLE (1962), MEHNERT und REISNER (1964), BALODIMOS, CAMERINI-DAVALOS und MARBLE (1966) sowie HALLER und STRAUZENBERG (1966) und andere. Die zahlreichen anderen Angaben in der Literatur über eine wesentlich höhere Häufigkeit beruhen darauf, daß die Beobachtungen von stark voneinander abweichenden Einstellbarkeitskriterien und Auffassungen über eine noch ausreichende Stoffwechselkompensation ausgingen, die Behandlungsdauer nicht berücksichtigten und bei der statistischen Auswertung nur in Beziehung zum Gesamtkollektiv, nicht aber zum Behandlungsjahr gesetzt wurden.

Die Ursache des Versagens ist nicht immer festzustellen. Am häufigsten liegen dem Tablettenversagen Diätfehler zugrunde, so daß bei diesen Kranken streng genommen nicht von einem Versagen der Sulfonamidtherapie gesprochen werden kann, was schon HEINSEN (1958) mit dem Hinweis auf Stoffwechselentgleisungen bei insulinbedürftigen Diabetikern betonte. Auch erhebliche Belastungen wie Infekte, Traumen und Operationen können über den dann erhöhten Insulinbedarf zu einem Versagen der oralen Therapie führen.

Neben exogenen Ursachen werden zahlreiche weitere Gründe angeführt, die die jährliche Versagerquote beeinflussen. Ein häufiges Versagen findet man bei einer Diabetesmanifestation im 4. Lebensjahrzehnt, während mit steigendem Manifestationsalter die Versagerhäufigkeit abnimmt (STRAUZENBERG et al., 1958; CAMERINI-DAVALOS und MARBLE, 1962; HALLER und STRAUZENBERG, 1966). Auch bei längerer Insulinbehandlung vor der Umstellung auf Tabletten kommt es vermehrt zum Versagen der oralen Therapie (STRAUZENBERG et al., 1958; MARKANEN und PELTOLA, 1960; SCHÖFFLING et al., 1961; HALLER und STRAUZENBERG, 1966). Untergewichtige Patienten haben höhere Versagerquoten als übergewichtige Diabetiker (OTTO, 1961; HALLER und STRAUZENBERG, 1966). Schließlich muß als wichtigster Faktor überhaupt das Ansprechen auf die orale Therapie genannt werden; ist das Ansprechen darauf bei der Einstellung gut, dann ist auch eine geringere Versagerquote zu erwarten (STRAUZENBERG et al., 1958; CREUTZFELDT und SÖLING, 1960; STRAUZENBERG und HALLER, 1965; HALLER und STRAUZENBERG, 1966).

Keinen Einfluß auf die Häufigkeit des Spät- oder Sekundärversagens hat die Auswahl des Präparates. In vergleichbaren Kollektiven lag die Versagerquote für die gebräuchlichen Derivate bei einheitlicher Auswertung zwischen 5 und 6 % jährlich (SCHÖFFLING et al., 1961; STOWERS und BEWSHER, 1962; BERNHARD, 1964; HALLER und STRAUZENBERG, 1966; SCHÖFFLING et al., 1969).

Für viele Patienten, die unter der oralen Therapie nicht lange gut einzustellen sind, bleibt das Versagen der Behandlung jedoch ungeklärt. Eine Schädigung der B-Zellen unter der Sulfonylharnstofftherapie wurde anfänglich diskutiert (VON HOLT et al., 1956; MOSCA, 1958; DULIN, 1960; JANES und SMITH, 1961), ist jedoch heute mit Sicherheit ausgeschlossen (SCHÖFFLING, 1968). Ebenso ist eine schicksalhafte progressive Verminderung der B-Zellen des Diabetikers im Verlauf seines Leidens denkbar (MCLEAN und OLGILVIE, 1955). HALLER und STRAUZENBERG (1966) halten auch eine erworbene Resistenz gegen die chemische Wirkung der Sulfonylharnstoffe für möglich. Letztlich ist die Ursache des Versagens unter dieser Behandlung also noch ungeklärt, während die weitere Therapie bei diesen Patienten keine Probleme mehr bietet (SCHÖFFLING, 1968).

Zwei Maßnahmen sind möglich, wenn nach eingehender Prüfung eine mangelhafte Diät als Ursache des Versagens auszuschließen ist. Bei vielen Patienten ist der Versuch einer Umstellung auf andere orale Antidiabetika erfolgreich. Gibt man ein wirkungsintensiveres Derivat (Tab. 5, rechte Spalte), so ist häufig erneut eine gute Stoffwechsellage zu erreichen, die noch lange Zeit erhalten bleiben kann (HALLER und STRAUZENBERG, 1966; SCHÖFFLING et al., 1969; und andere). Eine weitere oft erfolgreiche Möglichkeit besteht darin, gemäß dem ersten Vorschlag von MEHNERT (1958) zu dem Präparat zusätzlich ein Guanidinderivat zu geben (BEASER, 1958; BERINGER, 1958; BEASER, 1964; SCHILLING, 1964; HALLER und STRAUZENBERG, 1966; CREUTZFELDT et al., 1967; KRALL, 1967; MEHNERT, 1967; OBERDISSE, DAWEKE und MICHAEL, 1967/8; SKRABALO, 1967; SCHÖFFLING, 1968; MEHNERT und KARG, 1969; SCHÖFFLING und PETZOLDT, 1969; SCHÖFFLING et al., 1969; und andere). Die Kombinationsbehandlung wird in einem eigenen Abschnitt dieses Handbuches von MOHNIKE et al., S. 1251, dargestellt.

Erst wenn die Umstellung auf eine andere orale Therapie ohne Erfolg bleibt, wird die Behandlung mit Insulin erforderlich. Auf die Dauer ist die Insulintherapie bei den meisten Patienten, die zu Sekundärversagern unter oraler Behandlung werden, nicht zu umgehen.

4. Diätetische Maßnahmen

Ebenso wie bei der Ersteinstellung ist auch bei der Dauerbehandlung eine konsequente Diabetesdiät Voraussetzung für eine gute Stoffwechselsituation. Hier gelten also die schon genannten Richtlinien ebenfalls ohne Einschränkung.

5. Stoffwechselkontrollen

Dasselbe gilt für die Stoffwechselkontrollen. Blutzucker, Harnzuckerausscheidung und Aceton im Urin müssen wie bei der Ersteinstellung in regelmäßigen Abständen kontrolliert und nach den beschriebenen Kriterien beurteilt werden. Daneben muß aber ganz besonders nach Nebenwirkungen und Unverträglichkeitserscheinungen unter der Dauertherapie gefragt werden. Die Abstände zwischen den einzelnen Kontrollen sollten nicht größer als 4 bis 6 Wochen, höchstens jedoch 8 Wochen sein. Bei Stoffwechselentgleisungen bzw. Nebenwirkungen und Unverträglichkeitserscheinungen müssen die Kontrollen in kürzeren Abständen erfolgen, um gegebenenfalls eine Umstellung der Therapie rechtzeitig veranlassen zu können.

6. Sulfonamidbehandlung in Kombination mit anderen Antidiabetika

Eine kombinierte Behandlung mit Sulfonamiden und Insulin ist nur sehr selten indiziert und sinnvoll. So sind die Versuche, bei jugendlichen insulinbedürftigen Diabetikern im Beginn ihrer Erkrankung eine stabilere Stoffwechseleinstellung zu erreichen oder sogar Insulin einzusparen, auf die Dauer wenig erfolgreich (CREUTZFELDT und SCHLAGINWEIT, 1957; FABRYKANT, 1957, 1958; FRIEDLANDER, 1957; MOHNIKE et al., 1957; STÖTTER, 1957, 1958; BALDUINI, 1958; FABRYKANT und ASHE, 1959; VOLK und LAZARUS, 1959; CREUTZFELDT und SÖLING, 1960; HALLER und STRAUZENBERG, 1966; und andere). Bei diesen Patienten ist eher eine Kombination von Insulin mit Biguaniden angezeigt.

Dagegen ist es bei Patienten mit einer Insulinresistenz manchmal möglich, durch Kombination von Insulin mit Antidiabetika die Insulinmenge deutlich zu reduzieren und so die Insulinresistenz zu durchbrechen (MILLER und CRAIG, 1956; CREUTZFELDT und SCHLAGINWEIT, 1957; DUNCAN et al., 1957; SARIC, RIVIÈRE und MALEVILLE, 1957; VOLK und LAZARUS, 1959; NABY und SAAD, 1961; HALLER und STRAUZFNBERG, 1966). Die Insulinresistenz kann also als alleinige wichtige Indikation für eine kombinierte Therapie mit Insulin und Sulfonamiden angesehen werden.

Noch wesentlich größer ist die Zahl der Diabetiker, die mit einer Kombination von Sulfonamiden und Biguaniden erfolgreich behandelt werden kann. Neben den erwähnten Sekundärversagern unter alleiniger Sulfonamidtherapie sind auch noch die übergewichtigen Diabetiker zu nennen, bei denen außer einer guten Stoffwechseleinstellung auch eine Gewichtsreduktion erzielt werden soll. Bei Gabe von Biguaniden soll eine Gewichtszunahme verhindert bzw. eine Gewichtsabnahme unterstützt werden, so daß die kombinierte Sulfonylharnstoff-Biguanid-Therapie bei übergewichtigen Diabetikern indiziert sein kann.

VII. Sulfonamidbehandlung bei Sonderformen

Ohne große praktische Bedeutung ist die Wirksamkeit von Sulfonamiden bei Sonderformen der Zuckerkrankheit oder bei anderen Störungen des Kohlenhydratstoffwechsels, da diese Krankheiten nicht nur selten beeobachtet, sondern zudem auch nur gelegentlich mit Sulfonamiden behandelt wurden. Ein Behandlungserfolg bei diesen Stoffwechselstörungen ist abhängig von der Art und Schwere der Krankheit.

Am häufigsten wurde von einer erfolgreichen Therapie bei Diabetes mellitus im Verlauf einer Akromegalie, eines Cushing-Syndroms oder einer Steroidtherapie berichtet. In Abhängigkeit von der mehr oder weniger starken Erschöpfung der Insulinproduktion dieser Kranken konnte oft ein Teil des vorher erforderlichen Insulins eingespart werden, oder es war möglich, auf die alleinige orale Therapie umzusetzen. Mißerfolge dieser Behandlung wurden jedoch ebenfalls häufiger beobachtet (Literatur bei CREUTZFELDT und SÖLING, 1960; HALLER und STRAUZENBERG, 1966).

Seltener gelingt eine Insulineinsparung oder Stoffwechselkompensation mit Sulfonamiden bei Patienten mit Pankreastumoren oder nach Pankreasresektionen. Entscheidend für die Wirksamkeit der oralen Therapie ist auch hier das Ausmaß des B-Zellen-Verlustes.

Wirkungslos ist die Behandlung des Bronzediabetes bei Hämochromatose und der renalen Glukosurie mit oralen Antidiabetika. Die bei diesen Störungen ebenso wie bei der von Gierkeschen Glykogenspeicherkrankheit extrem selten beobachtete Blutzuckersenkung unter Sulfonylharnstoffen berechtigt nicht zu therapeutischen Versuchen mit dieser Stoffgruppe.

VIII. Nebenwirkungen und Unverträglichkeiten

A. Allgemeine Verträglichkeit

Häufigkeit und Ausmaß von Unverträglichkeitserscheinungen und Nebenwirkungen nach Gabe von Sulfonamiden sind abhängig von der Art des einzelnen Präparates. Tolbutamid löste extrem selten Nebenwirkungen aus und konnte neben Glycodiazin als das verträglichste Derivat angesehen werden (SCHÖFFLING et al., 1957a; PENSE, 1958; O'DONOVAN, 1959; CONSTAM, 1961; BERNHARD, 1964; LEUBNER, 1964; MEILER, 1964; ROBBERS, BRUMBY und TRAUMANN, 1964; und andere). Glibenclamid dürfte auch in dieser Beziehung wahrscheinlich den beiden Präparaten überlegen sein, denn in den beiden ersten Anwendungsjahren kam es nur zu Nebenwirkungsquoten bis zu 1,46 % (BEYER et al., 1969; MEHNERT und KARG, 1969; MÜLLER et al., 1969; SCHÖFFLING et al., 1969). Bei Gabe von Carbutamid kann man dagegen mit einer doppelt so großen Häufigkeit von Nebenwirkungen rechnen. Chlorpropamid mußte am häufigsten wegen seiner Nebenwirkungen abgesetzt werden (Tab. 6).

Tolazamid, das auch im folgenden nicht ausführlicher erwähnt wird, kann in der Häufigkeit der Nebenwirkungen dem Tolbutamid annähernd gleichgesetzt werden.

Tab. 6: Häufigkeit unerwünschter Nebenwirkungen, die zum Absetzen des Präparates zwangen (aus HALLER und STRAUZENBERG, 1966)

Präparat	Beendigung der Behandlung erforderlich in %	Autoren
Tolbutamid	1.0–1.7	Pense, 1958; O'Donovan, 1959; Schöffling et al., 1959; Constam, 1961
Carbutamid	3.0–5.0	Pense, 1958; Stratmann, 1959; Constam, 1961
Chlorpropamid	5.0–8.0	Burrel et al., 1959; Palmas, 1959; Stewart et al., 1959

Die Häufigkeit von Nebenwirkungen ist außerdem von der Höhe der Dosis abhängig. Je mehr Wirksubstanz von den einzelnen Präparaten zur Stoffwechselkompensation gegeben werden muß, desto eher ist mit Nebenwirkungen zu rechnen (Literatur bei HALLER und STRAUZENBERG, 1966).

Unter den Nebenwirkungen sind gastrointestinale Beschwerden am häufigsten zu beobachten. Danach folgen Hautveränderungen, Störungen der Blutbildung und Nebenwirkungen auf die Leberfunktion. Selten wird über Inkompatibilitätserscheinungen geklagt.

B. Hypoglykämien

Die von vielen Autoren immer noch unter den Nebenwirkungen erwähnte Hypoglykämie nach Gabe von blutzuckersenkenden Sulfonamiden kann nicht als Nebenwirkung, sondern muß vielmehr als Ausdruck der Wirksamkeit eines Derivates angesehen werden. Diese Eigenschaft der Sulfonamide führte ja auch überhaupt erst zu ihrer Entdeckung, Erprobung und klinischen Anwendung.

Die in den ersten Jahren der oralen Therapie beobachteten schweren Hypoglykämien sind auf die damals noch geringen Erfahrungen mit dieser Therapieform zurückzuführen (BENDTFELDT und Otto, 1956; CAMERINI-DAVALOS et al., 1957; LOUKOPULOS, ATHIATAKIS und BOUSWAROS, 1957; MCKENDRY, 1957; und andere). Insgesamt sind heute hypoglykämische Reaktionen jedoch sehr selten. Dabei führen wirkungsintensivere Derivate (Glibenclamid) eher zu Hypoglykämien als nicht so wirksame Präparate.

C. Toxische und allergische Nebenwirkungen

Neben toxischen Nebenwirkungen werden auch allergische Erscheinungen nach Sulfonamidgabe beobachtet. Für die Klinik ist eine Trennung zwischen rein toxischen und rein allergischen Nebenwirkungen oft nur schwer möglich, so daß eine gemeinsame Besprechung erforderlich ist.

1. Nebenwirkungen auf die Haut

Hautveränderungen im Verlauf der Therapie wurden von zahlreichen Autoren beobachtet. Urticarielle Erscheinungen wurden dabei der allergischen, petechiale Effloreszenzen der toxischen Form der Nebenwirkungen zugeschrieben, ohne daß bei dem Formenreichtum von Effloreszenzen eine sichere Abgrenzung oder Zuordnung möglich wäre (DOMAGK und HEGLER, 1944). Als besondere Art von Arzneimittelexanthemen wurden gelegentlich auch photoallergische Hautveränderungen gesehen (BURCKHARDT, BURCKHARDT und SCHWARZ-SPECK, 1957; PENSE, 1958; SCHREUS und IPPEN, 1958; BICKEL und KOVALNIK, 1959; HITSELBERGER und FOSNAUGH, 1962; MÜLLER et al., 1969; und andere).

Die Häufigkeit dieser Nebenwirkungen an der Haut ist abhängig von der Art des verordneten Präparates. So werden nach Tolbutamid bei 0.4–0.6 %, nach Glycodiazin bei 1–2 %, nach Carbutamid und Chlorpropamid bei 4–6 % aller Patienten Hautveränderungen beobachtet. Sehr selten wurde auch eine sogenannte gekreuzte Allergie gegen Carbutamid und zugleich auch gegen Tolbutamid beschrieben (Literatur bei HALLER und STRAUZENBERG, 1966). Glibenclamid entspricht mit einer Häufigkeit von 0.47 % etwa dem Tolbutamid (MÜLLER et al., 1969).

Die genannten Nebenwirkungen an der Haut treten meist um den 8. bis 10. Behandlungstag und fast immer innerhalb des ersten Behandlungsmonats auf. Spätere Manifestationen wurden jedoch auch beschrieben; in Einzelfällen kam es sogar erst nach einer ein- bis zweijährigen Therapie zu einem Exanthem (PENSE, 1958; KRESBACH, 1959; HALLER und STRAUZENBERG, 1966).

Unter der zusätzlichen Gabe von Antihistaminika konnte die orale Therapie oft mit dem gleichen Präparat fortgesetzt werden. Es empfiehlt sich aber, bei Nebenwirkungen an der Haut, die oft das erste Zeichen schwerwiegenderer Nebenwirkungen auf die Blutbildung sein können, das Derivat zu wechseln. Denn nur sehr wenige Patienten weisen eine Gruppenallergie gegen alle Sulfonamide auf, die dann die orale Therapie ausschließt (BERTRAM et al., 1957; SCHÖFFLING et al., 1957b; WALKER et al., 1957; MÜLLER et al., 1969; und andere).

2. Nebenwirkungen auf die Blutbildung

Schon beim diätetisch oder mit Insulin behandelten Zuckerkranken können Störungen des hämatopoetischen Systems oder der Blutgerinnung auftreten, die auch zu der bekannten vermehrten Blutungsbereitschaft vieler Diabetiker führt (STICH, MARX und EHRHARDT, 1956, 1957). Unter der Behandlung mit blutzuckersenkenden Sulfonamiden kann es außerdem auch zu den seit Einführung der Sulfonamide als Chemotherapeutika bekannten Blutschädigungen kommen. Von einer wesentlichen knochenmarkschädigenden Wirkung der Sulfonamide kann jedoch nicht gesprochen werden; bei allen Mitteilungen über schwere Störungen der Blutbildung handelt es sich immer nur um wenige Einzelbeobachtungen, deren Zusammenhang mit der Therapie nicht oder nur schwer klärbar schien.

Geringe transitorische Blutbildveränderungen in den ersten 10 bis 14 Tagen nach Behandlungsbeginn treten selten auf und sind auch meist nur kurzfristig zu beobachten (HALLER und STRAUZENBERG, 1966). Extrem selten und fast immer ohne Bedeutung sind Störungen der Erythropoese, die durch erniedrigte Erythrozytenzahlen und Hämoglobinkonzentrationen ebenso wie durch eine Störung des Porphyrinstoffwechsels auffallen können. HAMBSCH und OTTO (1961) sowie PENSE (1964) berichten von harmlosen Veränderungen im erythrocytären System, während allerdings dreimal, von BROD (1959), JOST (1959) und DACOSTA (1960), Todesfälle unter dem Bild einer schweren aplastischen Anämie oder einer Knochenmarksdepression gesehen wurden. Diese tödlich endenden Störungen traten nur einmal 4 Wochen (JOST, 1959), sonst erst 6 bis 8 Monate (BROD, 1959; DACOSTA, 1960) nach Behandlungsbeginn auf, so daß eher an ein zufälliges Zusammentreffen der Blutkrankheit mit der oralen Therapie als an eine schwere toxisch-allergische Reaktion zu denken ist. Für Glycodiazin und Glibenclamid wurden bis heute keine Veränderungen des roten Blutbildes beschrieben.

Auffälliger und häufiger sind unter der Behandlung mit Sulfonamiden die Veränderungen der Leukozyten und Thrombozyten. Besonders Carbutamid, aber auch Tolbutamid und Glycodiazin sowie sehr selten Glibenclamid führen zu einem isolierten Abfall der Leukozytenzahlen, der im Verlauf der unverändert fortgeführten Therapie meist spontan wieder verschwindet (Literatur bei HALLER und STRAUZENBERG, 1966; BEYER et al., 1969; MÜLLER et al., 1969). Gelegentlich kam es jedoch auch zu Agranulocytosen, die mehrfach – nach Carbutamidtherapie – zum Tod führten (JACKSON und HERMAN, 1956; MAIER, 1957; NEUDECK, 1957; PAGE et al., 1957; VARELA FUENTES, CANZANI und MILSTEIN, 1957; WALDMANN, 1957; AARSETH und WILLUMSEN, 1958; WENDEROTH und BALZEREIT, 1958; POSSNER, 1959).

Thrombozytopenien werden zwar häufiger als Störungen der Erythropoese beobachtet, sind aber bisher nie so dramatisch verlaufen wie die selten beobachteten Störungen des leukozytären Systems. Alle Autoren geben an, daß nach Absetzen der Präparate die Thrombozytenzahl wieder ansteigt (CONSTAM et al., 1956; DUNCAN und BAIRD, 1957; PHEMISTER, 1957; TUTSCH und GRAFF, 1957; RONDANINI, 1958; SAUER und LANDBECK, 1958; ROSTOMOVA, 1962; MEILER, 1964; BERINGER und DEUTSCH, 1969; BEYER et al., 1969).

Auch wenn es insgesamt gesehen offenbar nur relativ selten zu Störungen der Blutbildung kommt, sollten bei Umstellung auf diese Therapie anfangs Blutbildkontrollen durchgeführt werden.

3. Nebenwirkungen auf die Leberfunktion

Störungen der Leberfunktion kommen schon bei Diabetikern ohne orale Behandlung häufiger vor als bei Stoffwechselgesunden. Die gebräuchlichen Sulfonamide haben grundsätzlich keine lebertoxische Wirkung, führen jedoch selten zu Störungen der Leberfunktion, die sich meist in Form einer cholostatischen Hepatose mit Ikterus und damit als ein allergisch-hyperergisches Geschehen äußern.

Bioptische und autoptische Untersuchungen des Leberparenchyms von Diabetikern, die längere Zeit mit Antidiabetika behandelt wurden, ergaben keine weiteren als die von der Grundkrankheit oft zu erwartenden veränderten Befunde. Bei Kontrolle der Serumenzyme und der Bromthaleinretention fielen aber immer wieder einmal pathologische Befunde auf, die teilweise auf die Sulfonamidtherapie zurückgeführt wurden.

Bei 5 Kranken wurden seit 1957 tödlich verlaufende cholostatische Hepatitiden oder Hepatosen auf eine Chlorpropamid- bzw. Carbutamidbehandlung zurückgeführt, während nach Tolbutamidgabe cholostatische Hepatosen bisher nicht mit Sicherheit beobachtet wurden. Weitere vereinzelte Ikterusfälle unter der Gabe von Sulfonamiden waren meist auf interkurrent auftretende Hepatitiden oder andere allergische Reaktionen zurückzuführen. Bei schon bestehenden Lebererkrankungen wurden zum Teil Verschlechterungen, zum Teil Besserungen der Leberbefunde unter der Therapie gesehen, so daß die gelegentlich diskutierte Lebertherapie mit Sulfonylharnstoffen bei Nichtdiabetikern noch nicht abschließend zu beurteilen ist.

Ausführliche Literaturhinweise zu den Nebenwirkungen von Chlorpropamid, Carbutamid, Tolbutamid und Glycodiazin auf die Leberfunktion finden sich bei CREUTZFELDT und SÖLING (1960) sowie HALLER und STRAUZENBERG (1966). Eindeutige Störungen unter der Behandlung mit Glibenclamid sind bisher nicht bekannt geworden (BEYER et al., 1969; MÜLLER et al., 1969).

4. Nebenwirkungen auf die Nierenfunktion

Auch an der Niere können sich hyperergische Reaktionen manifestieren. Die erwähnten Patienten mit einer Agranulocytose starben unter den Zeichen einer Anurie (PAGE et al., 1957; VARELA FUENTES et al., 1957). KLEIBEL und FRANK (1958) sahen 2 Patienten mit akuter diffuser Glomerulonephritis, von denen einer starb, und SCHNALL und WIENER (1958) beschrieben einmal ein interkurrent auftretendes akutes nephrotisches Syndrom.

Diese hyperergischen Reaktionen waren ebenso wie die seltenen anderen Beobachtungen, nach denen die bis dahin normale oder schon gestörte Nierenfunktion weiter geschädigt wurde, nach Carbutamid zu sehen, während Tolbutamid, Glycodiazin und Glibenclamid keinerlei nephrotoxische Wirkungen zeigten.

5. Nebenwirkungen auf das Nervensystem

Schädigungen des Nervensystems wurden extrem selten nur nach Gabe von Carbutamid gesehen und auf allergisch-hyperergische Reaktionen zurückgeführt. Die Beobachtungen von BARTELHEIMER (1957) und MAIER (1957), die zwei Todesfälle mit einer Encephalomyelitis bzw. einem hochgradigen Hirnödem sahen, sind Raritäten und bei der Encephalomyelitis auch nicht sicher in einen Zusammenhang mit der Carbutamidtherapie zu bringen. GOOR und SCHREUDER (1957), DOMANOWSKY et al., (1958) sowie WILD und LINDEN (1959) beschrieben Polyneuritiden, und PURTSCHER (1957) sah bei einem Patienten neben Parästhesien auch eine Sehstörung mit Stauungspapillen. Sämtliche Störungen wurden nach Carbutamid beschrieben.

D. Nichttoxische Nebenwirkungen

1. Nebenwirkungen auf den Magendarmtrakt

Unter den nichttoxischen Nebenwirkungen werden Beschwerden des Intestinaltraktes am häufigsten angegeben, ohne daß man bei den lediglich subjektiven Angaben exakte Aussagen über ihre Häufigkeit machen könnte. Die Symptome, die vom Völlegefühl bis zu Übelkeit mit Brechreiz reichen, treten fast nur zu Beginn der Behandlung mit Sulfonamiden und bei den hohen Anfangsdosen auf und verschwinden meist nach Erreichen der Erhaltungsdosis.

Chlorpropamid löst nach BLÖCH und LENHARDT (1960) in 5 bis 10 % der Fälle Magenbeschwerden aus. Beim Glycodiazin treten in 2.5 % Beschwerden auf (BERNHARD, 1964), Carbutamid ruft in 1.1 % Störungen des Magendarmtraktes hervor (KIRTLEY, 1957), und nach Tolbutamid werden in 0.5 % der Beobachtungen über Magenbeschwerden geklagt (SCHÖFFLING et al., 1957; MEHNERT et al., 1957; DACOSTA, 1960; HALLER und STRAUZENBERG, 1966).

2. Nebenwirkungen auf die Schilddrüse

Der aus dem Tierversuch bekannte geringe thyreostatische Effekt der Sulfonamide wurde beim Menschen nur sehr selten beobachtet. Die Radiojodaufnahme der Schilddrüse wurde ebenso wie das proteingebundene Jod nach Carbutamid- und Tolbutamidgabe nur vorübergehend gesenkt (BROWN und SOLOMON, 1956; RENOLD et al., 1956; MCGAVACK et al., 1956, 1957; NIKKILÄ, 1960).

Praktische Auswirkungen hat die bremsende Wirkung der Sulfonamide jedoch nicht gehabt. STRATMANN (1959) mußte nur bei drei Diabetikern die Therapie mit Carbutamid abbrechen, da ein schon bestehender Kropf wuchs. Auch MONTENERO (1957) und MAMOU (1957) mußten die Sulfonylharnstoffe absetzen, als sich unter Carbutamid bzw. Tolbutamid je einmal ein Myxödem entwickelte. Glibenclamid ist ohne jede Wirkung auf die Schilddrüsenfunktion (BREIDAHL, WINIKOFF und MARTIN, 1969; STÖTTER und SZABO, 1969).

3. Nebenwirkungen auf das Herzkreislaufsystem

Bei der Beobachtung der Blutdruckverhältnisse und der physikalischen und elektrocardiographischen Überprüfung der Herzfunktion konnten keine Veränderungen durch eine orale Therapie festgestellt werden. Die ganz vereinzelt beschriebenen Veränderungen – allergische Myocarditiden und eosinophile Infiltrate – traten nur im Rahmen einer allgemeinen allergischen Reaktion als Nebenbefund auf (FIELD und FEDERMAN, 1957). Möglicherweise vermehrt nachzuweisende subepicardiale, subendotheliale und septale Mikrogranulome und kleine Nekrosen der Herzmuskulatur bei verstorbenen Diabetikern, die mit Sulfonamiden behandelt worden waren, waren klinisch immer unerkannt und bedeutungslos geblieben (BLOODWORTH und HAMWI, 1963; WELLMAN et al., 1963).

E. Inkompatibilität und Wirkungsbeeinträchtigung

Gelegentlich wird bei Zuckerkranken, die auf eine Sulfonamidtherapie eingestellt sind, eine deutliche Verminderung der Alkoholtoleranz beobachtet. Sie äußert sich in Form von Flush-Erscheinungen, Tachycardie, Tachypnoe und Schwächegefühlen. Als Ursache dieser Steigerung der Alkoholwirkung wird ein langsamerer Abbau des Acetaldehyd im Blut angenommen (BERTRAM et al., 1955; DOLGER, 1956; CREUTZFELDT, 1957; STÖTTER, 1957; CANESSA, VALIENTE und MELLA, 1959; LICKINT, 1959; DE SALCEDO und BORGES, 1959; SIGNORELLI, 1959; BÜTTNER, 1961; LENHARDT, 1961; ROYER et al., 1964; HALLER und STRAUZENBERG, 1966).

Inkompatibilitätserscheinungen auf anderen Gebieten sind von noch geringerer

Bedeutung und werden extrem selten beobachtet. So soll die Barbituratwirkung verstärkt werden (ROOT, 1959; CONSTAM, 1961). Außerdem wurde von BRAUCH (1957) sowie HALLER und STRAUZENBERG (1966) berichtet, daß Sulfonylharnstoffe bei gleichzeitiger Paraaminosalizylsäurebehandlung tuberkulöser Diabetiker zu Kopfschmerzen und Übelkeit führen können.

Bestimmte Medikamente können zu einer Verminderung der blutzuckersenkenden Wirkung führen, wie dies für Diuretika vom Thiazidtyp und Barbiturate beschrieben wurde (HEINSEN, DEHN und HAGEN, 1958; OPITZ und LOESER, 1962; HÜDEPOHL und LEDERBOGEN, 1963; LÜDTKE, 1963). Andere Substanzen, z. B. Pyrazolonderivate, Langzeitsulfonamide und Salizylate, können die Sulfonylharnstoffwirkung verstärken (KAINDL, KRETSCHY und WUTTE, 1961; STOWERS und BEWSHER, 1962; CHRISTENSEN und MØLHOLM HANSEN, 1963).

IX. Zusammenfassung

Die heute in Praxis und Klinik verwendeten blutzuckersenkenden Sulfonamide stellen nur eine Auswahl aus einer großen Zahl gleichartig wirkender Derivate dieser Stoffklasse dar. Die Auswahl dieser Medikamente für die Therapie von einem Viertel aller Zuckerkranken richtet sich nach ihrer Wirksamkeit und auch nach den bekannten möglichen Nebenwirkungen.

Als Kriterien für die Ersteinstellung oder Umstellung auf eine orale Behandlung mit Sulfonamiden gelten heute: Vorliegen eines Erwachsenendiabetes, Manifestation der Zuckerkrankheit nach dem 40. Lebensjahr, früherer Insulinbedarf nicht größer als 30 Einheiten und Hormonvorbehandlungsdauer nicht länger als 5 Jahre. Indiziert ist der Behandlungsversuch bei Erfüllung dieser Kriterien, bei Schwierigkeiten mit der Insulinapplikation, möglicherweise bei Insulinresistenz, bei Lipodystrophie und wahrscheinlich bei den diabetischen Vorstadien. Absolute Kontraindikationen sind ein jugendlicher Insulinmangeldiabetes, Coma und Präcoma diabeticum, schwere Stoffwechselentgleisungen mit Acidose und Schwangerschaft; relative Kontraindikationen stellen interkurrente Infekte, Operationen und Arzneimittelallergien dar.

Für die Praxis der Behandlung mit Sulfonamiden sind regelmäßige Stoffwechselkontrollen erforderlich; die Einhaltung einer Diät muß gewährleistet sein. Unter diesen Voraussetzungen muß die Auswahl und Dosierung der Präparate bei der Ersteinstellung bzw. Dauer- oder Kombinationsbehandlung in Abhängigkeit von der Schwere der Erkrankung getroffen werden.

Toxisch-allergische und nichttoxische Nebenwirkungen unter der Therapie mit Sulfonamiden sind selten. Sie sind abhängig von der Art des Präparates und von der verabreichten Wirkstoffmenge.

Literatur

AARSETH, S. und H. WILLUMSEN: Pancytopeni og agranulocytose efter carbutamid ved diabetes. Nord. med. *59*, 564 (1958)

ACHELIS, J. D. und K. HARDEBECK: Über eine neue blutzuckersenkende Substanz. Dtsch. med. Wschr. *80*, 1452 (1955)

AUMÜLLER, W., A. BÄNDER, R. HEERDT, K. MUTH, W. PFAFF, F. H. SCHMIDT, H. WEBER und

R. Weyer: Ein neues hochwirksames orales Antidiabetikum. Arzneim.forsch. *16,* 1640 (1966)

Balodimos, M. C., R. Camerini-Davalos und A. Marble: Nine years' experience with tolbutamide in the treatment of diabetes. Metabolism *15,* 957 (1966)

Bänder, A., A. Häussler und J. Scholz: Ergänzende pharmakologische Untersuchungen über Rastinon. Dtsch. med. Wschr. *82,* 1557 (1957)

– W. Pfaff, K. Ritter, A. Wohlfahrt und F. H. Schmidt: Zur Pharmakologie des HB 419. Tegernsee-Konferenz über das neue orale Antidiabetikum HB 419, Rottach-Egern, 27.–29. 1. 1969, S. 21

Baird, C. W.: The new oral hypoglycemic agents. Nutrition *12,* 3 (1958)

Balduini, M.: La terapia del diabete mellito con associazione di insulina e solfaniluree. Minerva med. *49,* 4434 (1958)

Bartelheimer, H.: Letal verlaufende Encephalomyelitis post oder propter N_1-Sulfanilyl-N_2-n-butylcarbamid-Therapie eines Diabetes? Ärztl. Wschr. *12,* 283 (1957)

Beaser, S. B.: Therapy of diabetes mellitus with combinations of drugs given orally. New Engl. J. Med. *259,* 1207 (1958)

– Critical appraisal of sulfonylurea therapy of diabetes mellitus. J. Amer. Med. Ass. *174,* 1233 (1960)

– Oral treatment of diabetes mellitus. J. Amer. Med. Ass. *187,* 887 (1964)

Bellens, R.: Wirkungsmechanismen hypoglykämisierender Substanzen. Acta endocr. (Kbh.) *38,* 61 (1961)

Bendtfeldt, E. und H. Otto: Schwere hypoglykämische Reaktion im Verlauf der peroralen Diabetesbehandlung mit BZ 55. Münch. med. Wschr. *98,* 1136 (1956)

Beringer, A.: Die Behandlung der Zuckerkrankheit mit Biguaniden. Wien. med. Wschr. *108,* 880 (1958)

– und E. Deutsch: Hämatologische Verlaufskontrollen bei mit HB 419 behandelten Diabetikern. Tegernseekonferenz über das neue orale Antidiabetikum HB 419, 27.–29. 1. 1969, Rottach-Egern, S. 100

Bernhard, H.: Orale Behandlung des Diabetes mellitus mit 2-Benzolsulfonamido-5-(β-methoxy-äthoxy)-pyrimidin (Glycodiazin). Arzneim.forsch. *14,* 411 (1964)

Bertram, F.: Über die Indikation der BZ-55-Behandlung des Diabetes mellitus. 22. Tagung Dtsch. Ges. Verd. Stoffwechselkr., Bad Homburg, 5. 10. 1955

– E. Bendtfeldt und H. Otto: Über ein wirksames perorales Antidiabetikum (BZ 55). Dtsch. med. Wschr. *80,* 1445 (1955)

– – – Indikationen und Erfolge der peroralen Behandlung des Diabetes mellitus mit einem Sulfonylharnstoffderivat. Dtsch. med. Wschr. *81,* 274 (1956)

– – – Derzeitiger Stand der oralen Diabetesbehandlung. Schweiz. med. Wschr. *87,* 25 (1957)

– und H. Otto: Die Zuckerkrankheit Georg Thieme Verlag, Stuttgart 1963

Beyer, J., C. Althoff-Zucker, R. Petzoldt, E Böhle und K. Schöffling: Untersuchungen zur Frage der Nebenwirkungen bei der HB 419-Dauerbehandlung. Tegernsee-Konferenz über das neue orale Antidiabetikum HB 419, 27.–29. 1. 1969, Rottach-Egern, S. 99

Bickel, G. und O. Koralnik: Premiers essais cliniques d'un nouvel antidiabétique de synthèse, le SB 1 on N_1-(3-aminobenzènesulfonyl)-N_2-n-butylurée. Schweiz. med. Wschr. *89,* 1186 (1959)

Blöch, J. und A. Lenhardt: Rastinon, ein perorales Antidiabetikum ohne antibakterielle Wirkung. Wien. med. Wschr. *107,* 917 (1957)

– – Vorteile und Nachteile bei der Umstellung von Diabetikern von Rastinon auf Diabinese. Wien. med. Wschr. *110,* 101 (1960)

Bloodworth, J. M. B. und G. J. Hamwi: Morphologic changes associated with sulfonylurea therapy. Metabolism *12,* 287 (1963)

Boller, R. und E. Köck: Zur peroralen Diabetestherapie. Wien. med. Wschr. *107,* 351 (1957)

BOSHELL, B. R., A. S. WILENSKY, J. C. BARRETT und J. V. ALMON: Acetohexamide: Comparison with other sulfonylurea compounds in the treatment of diabetes mellitus. Clin. Pharmacol. Ther. *3*, 750 (1962)
BRAUCH, F.: Tuberkulose und Diabetes. Ärztl. Wschr. *12*, 292 (1957)
BRAVERMAN, E. A., N. W. DREY und S. SHERRY: Experience with orinase in the management of adult diabetes. Metabolism *5*, 911 (1956)
BREIDAHL, H. D., D. WINIKOFF und F. I. R. MARTIN: Die Wirkung von HB 419 auf die Schilddrüsenfunktion bei Diabetikern. Tegernsee-Konferenz über das neue orale Antidiabetikum HB 419, Rottach-Egern, 27.–29. 1. 1969, S. 103
BRION, A. und M. FONTAINE: Diabètes spontanés chez le chien et sulfamidés hypoglycémiants. Thérapie *13*, 68 (1959)
BROD, R. C.: Blood dyscrasias associated with tolbutamide therapy. J. Amer. Med. Ass. *171*, 296 (1959)
BROGLIE, M.: „Medizinische Aussprache" zur Frage nach peroraler Einstellung mit Antidiabetika stationär oder ambulant. Medizinische *2*, 1296 (1957)
– G. VOSS, E. G. BERG und O. RÜHLING: Vorläufige Erfahrungen bei der peroralen Behandlung des Diabetes mit dem Sulfonamid „Nadisan". Medizinische *1*, 656 (1956)
BROWN, J. und D. H. SOLOMON: Effects of tolbutamide and carbutamide on the thyroid function. Metabolism *5*, 813 (1956)
BÜTTNER, H.: Alkoholunverträglichkeit beim Menschen nach Sulfonylharnstoff. Dtsch. Arch. klin. Med. *207*, 1 (1961)
BURCKHARDT, W., K. BURCKHARDT und K. SCHWARZ-SPECK: Photoallergische Ekzeme durch Nadisan. Schweiz. med. Wschr. *87*, 954 (1957)
BURREL, L., A. MARTINEZ und L. O. BURREL: One year of clinical experience with chlorpropamide in more than one hundred diabetic patients. Ann. N. Y. Acad. Sci. *74*, 696 (1959)
CAMERINI-DAVALOS, R. und A. MARBLE: Incidence and causes of secondary failure in treatment with tolbutamide. J. Amer. Med. Ass. *181*, 1 (1962)
– – und H. F. ROOT: Clinical experience with orinase. Metabolism *5*, 904 (1956)
– H. F. ROOT und A. MARBLE: Clinical experience with carbutamide (BZ 55). Diabetes *6*, 74 (1957)
CANESSA, J., S. VALIENTE und I. MELLA: Clinical evaluation of chlorpropamide in diabetes mellitus. Ann. N. Y. Acad. Sci. *74*, 752 (1959)
CHRISTENSEN, L. K. und J. MØLHOLM HANSEN: Sulfaphenazole-induced hypoglycemic attacks in tolbutamide-treated diabetics. Lancet II, 1298 (1963)
CONSTAM, G. R.: Die Umstellung von Insulin auf Sulfonylharnstoff (Nadisan, Invenol). Schweiz. med. Wschr. *86*, 24 (1956)
– Diabetesbehandlung mit oralen Medikamenten. Kritische Gesichtspunkte. – Indikationen und Gegenindikationen. Tägl. Praxis *2*, 59 (1961)
– D. BONHÔTE, H. FELLMANN, A. HELLER, A. LABHART, O. SPÜHLER und V. WENGER: Über blutzuckersenkende Sulfonamide. Schweiz. med. Wschr. *86*, 699 (1956)
CREUTZFELDT, W.: Orale Diabetestherapie mit Sulfonamidderivaten. Münch. med. Wschr. *98*, 1409 (1957)
– A. APPELS, R. KATTERMANN, H. FRERICHS, H. PROSCHEK, K. HUBRICH und H. D. SÖLING: Zur Wirkung von Buformin mit und ohne Kombination von Sulfonylharnstoffen auf Gewicht und verschiedene Stoffwechselgrößen bei Diabetikern. 2. Internat. Biguanid-Symp., Düsseldorf, 5./6. 5. 1967. Georg Thieme Verlag, Stuttgart 1968
– und S. SCHLAGINTWEIT: Kasuistischer Beitrag zur Wirkung der Sulfonylharnstoffe bei einigen Sonderformen der Zuckerkrankheit. Dtsch. med Wschr. *82*, 1539 (1957)
– und D. SÖLING: Orale Diabetestherapie und ihre experimentellen Grundlagen. Ergebn. inn. Med. Kinderheilk. *15*, 1 (1960)
DACOSTA, M.: Un cas d'anémie hypoplastique apparue chez une diabétique, au cours du traitement par D 860. Arch. mal. app. digest., Paris, *49*, 399 (1960)

Delbrück, A. und K. Wette: Probleme ambulanter Diabetestherapie. Med. Klin. 57, 1983 (1962)
Dolger, H.: Clinical experience with orinase. Metabolism 5, 947 (1956)
Domagk, G. und C Hegler: Chemotherapie bakterieller Infektionen. 3. Aufl., S. Hirzel Verlag, Leipzig 1944
Domanowsky, K., W. Limbach, W. Presser und F. J. Zapp: Über die Nebenwirkungen der oralen Diabetestherapie mit besonderer Berücksichtigung eines Falles von schwerster allergischer Polyneuritis. Med. Klin. 53, 459 (1958)
Dulin, W. E.: Effects of long-term tolbutamide therapy on severity of diabetes in partially depancreatized rats. Metabolism 9, 885 (1960)
– E. H. Morley und J. E. Nezamis: Role of adrenal in response to orinase. Proc. Soc. exper. Biol. 93, 132 (1956)
Duncan, L. J. P. und J. D. Baird: Oral insulin substitutes. Scott. med. J. 2, 171 (1957)
– – und D. M Dunlop: Clinical experiences with the sulfonylurea compounds. Ann. N. Y. Acad. Sci. 71, 233 (1957)
– und D. M. Dunlop: A clinical trial of BZ 55. Brit. med. J. II, 433 (1956)
Fabrykant, M.: Favorable effects of supplemental orinase in insulin, treated labile diabetes. Metabolism 6, 509 (1957)
– Use of orinase as a basic adjuvant in management of insulindependent diabetes. Metabolism 7, 213 (1958)
– und B. I. Ashe: Combined insulin-tolbutamide therapy in the management of insulindependent diabetes. Ann. N. Y. Acad. Sci. 82, 585 (1959)
Fajans, S. S. und J. W. Conn: The early recognition of diabetes mellitus Ann. N. Y. Acad. Sci. 82, 208 (1959)
– – Tolbutamide-induced improvement in carbohydrate tolerance of young people with mild diabetes mellitus. Diabetes 9, 83 (1960)
– – The use of tolbutamide in the treatment of young people with mild diabetes mellitus. A progress report. Diabetes 11, 123 (1962)
– L. H. Louis, A. R. Hennes, B. L. Waichenberg, R. D. Johnson, R. D. Gittler, I. P. Ackermann und J. W. Conn: Metabolic effects of sulfonylureas in normal men and in various types of diabetic patients. Ann. N. Y. Acad. Sci. 71, 207 (1957)
Field, J. B. und D. D. Federman: Sudden death in a diabetic subject during treatment with BZ 55 (carbutamide). Diabetes 6, 67 (1957)
Fiorio, C.: Il trattamento ambulatorio del diabete con i sulfamidici ipoglicemizzanti. Minerva med. 48, 109 (1957)
Franke, H. und J. Fuchs: Ein neues antidiabetisches Prinzip. Dtsch. med. Wschr. 80, 1449 (1955)
Friedlander, E. O.: Use of tolbutamide in insulin-resistant diabetes. New Engl. J. Med. 257, 11 (1957)
Fulelhan, F. und C. H. Plimpton: Experiences with chlorpropamide with reference to its intermittent use. Ann. N. Y. Acad. Sci. 74, 683 (1959)
Fussgänger, R. D., R. Goberna, P. Jarosch, S. Raptis und E. F. Pfeiffer: Vergleichende Untersuchungen zur Wirkung von HB 419 und Tolbutamid auf die Insulinsekretion am isolierten perfundierten Pankreas der Ratte. Tegernsee-Konferenz über das neue orale Antidiabetikum HB 419, Rottach-Egern, 27.–29. 1. 69, S. 52
Goor, C. und T. R. Schreuder: Polyneuritis nach Gebrauch von Nadisan. Hippokrates 28, 657 (1957)
Hadden, D. R., D. A. Montgomery und J. A. Weaver: Long-term experience with chlorpropamide in diabetes mellitus. Diabetes 11, 91 (1962)
Haller, H. und S. E. Strauzenberg· Ein Beitrag zur Beurteilung des Testverfahrens für die Indikationsstellung der Behandlung des Diabetes mellitus mit Sulfonylharnstoffen. Dtsch. Ges. Wes. 13, 1715 (1958)
– – Orale Diabetestherapie. Ed. Leipzig, Leipzig 1966

HAMBSCH, K. und W. OTTO: Erfahrungen über eine mehrjährige Sulfonylharnstofftherapie in der Diabetesambulanz. Dtsch. Ges. Wesen *16*, 1474 (1961)

HANUSCH, A. und D JORKE: Sulfonamidblutspiegelbestimmungen bei Diabetikern. Ärztl. Forsch. *11*, 451 (1957)

HASSELBLATT, A. und G. BASTIAN: Vergleichende Untersuchungen über die krampferregende Wirkung von Insulin und N_1-(4-Methylbenzolsulfonyl)-N_2-butylharnstoff an der Maus unter normalen und nach einer Behandlung mit Thyroxin verminderten Stoffwechselverhältnissen. Arzneim.forsch. *8*, 590 (1958)

– und W. BLUDAU: Dosis-Wirkungsbeziehungen bei Dauerinfusion von N-(4-Methyl-benzolsulfonyl)-N'-butylharnstoff (Rastinon, Artosin) am Blutzucker des Kaninchens. Naunyn-Schmiedeb. Arch. exper. Path. *232*, 303 (1957)

– – Dosisabhängigkeit von Serumkonzentration und Blutzuckerwirkung des N-4-Methylbenzolsulfonyl-N-butylharnstoff (D 860) bei intravenösen Dauerinfusionen. Klin. Wschr. *36*, 157 (1958)

HEINEMANN, A., M. WEINSTEIN und R. LEVINE: Clinical experience with carbutamide and tolbutamide. Metabolism *5*, 972 (1956)

HEINSEN, H. A.: Über die sogenannten Spätversager der peroralen Diabetestherapie. Endokrinologie *36*, 229 (1958)

– G. DEHN und H. HAGEN: Klinische Untersuchungen an Zuckerkranken mit P 607 (Chlorpropamid), einem neuen oralen Antidiabetikum. Med. Klin. *53*, 1685 (1958)

HINZ, M., V. HUBER, C. KARSTENS, S. RAPTIS und E. F. PFEIFFER: Der Einfluß wiederholter Gaben von HB 419 auf die Insulinsekretion isolierter Langerhans'scher Inseln der Ratte. Tegernsee-Konf. über das neue orale Antidiab. HB 419, Rottach-Egern, 27.–29. 1. 69, S. 51

HITSELBERGER, J. F. und R. F. FOSNAUGH: Photosensitivity due to chlorpropamide. J. Amer. Med. Ass. *180*, 62 (1962)

HÖRAUF, A.: Beobachtungen bei oraler Diabetesbehandlung. Medizinische *1*, 418 (1957)

HOFF, F.: Behandlung innerer Krankheiten. Georg Thieme Verlag, Stuttgart 1960

HOHNLOSER, E., G. FETZNER, H. GROPP und H. J. NENNSTICH: Stoß- oder Dauerbehandlung in der peroralen Diabetestherapie. Medizinische *1*, 912 (1957)

HOLT, C. VON, L. VON HOLT und B. KRÖNER: Über die Wirkung von N_1-Sulfanilyl-N_2-n-butylcarbamid auf den Kohlenhydratstoffwechsel. Naturwissenschaften *43*, 162 (1956)

– J. KRACHT, B. KRÖNER und L. VON HOLT: Wirkung von N_1-Sulfanilyl-N_2-n-butylcarbamid auf Kohlenhydratstoffwechsel und endokrines System. Schweiz. med. Wschr. *86*, 1123 (1956)

HÜDEPOHL, M. und K. LEDERBOGEN: Hemmung der hypoglykämischen Wirkung des Rastinon beim Menschen durch Megaphen und ihre Aufhebung durch Pendiomid. Klin. Wschr. *41*, 74 (1963)

HUNT, J. A., W. OAKLEY und R. D. LAWRENCE: Clinical trial of the new oral hypoglycemic agent BZ 55. Brit. med. J. *2*, 445 (1956)

IVÁNYI, J.: Zur Frage der Anwendungsform oraler Antidiabetika. Ther. Gegenw. *98*, 578 (1959)

JACKSON, W. P. U. und J. B. HERMAN: Agranulocytosis caused by BZ 55. Brit. med. J. *2*, 607 (1956)

– G. C. LINDER, J. B. HERMAN, R. HOFFENBERG, M. J. BAILEY, R. WEINBERG und I. GRAYCE: A clinical trial of carbutamide (BZ 55) in the diabetic clinic. S. Afr. med. J. *30*, 1227 (1956)

– und W. OAKLEY: Chlorpropamide in the treatment of diabetes mellitus. Lancet II, 752 (1959)

JACONO, G., A. BRANCACCIO, B. D'ALESSANDRO und R. DE LUCA: Sul trattamento orale del diabete mellito con il 1-cicloetil-2-p-tolil-sulfanilurea (K 386 o diaboral). Nota III: Alcuni aspetti endocrini e metabolici. Minerva med. *50*, 1850 (1959)

JANBON, N., J. CHAPTAL, A. VEDEL und J. SCHAAP: Accidents hypoglycémiques graves par un sulfamidothiodiazol. Montpellier méd. *85*, 441 (1942)

JANES, R. G. und J. M. SMITH: Secondary failure of tolbutamide in the normal rat. Correlation between beta-cell granulation and blood sugar response. Diabetes *10*, 312 (1961)

JOST, F.: Blood dyscrasias associated with tolbutamide therapy. J. Amer. Med. Ass. *169*, 1468 (1959)

KAINDL, F., A. KRETSCHY und J. WUTTE: Zur Steigerung des Wirkungseffekts peroraler Antidiabetika durch Pyrazolonderivate. Wien. klin. Wschr. *73*, 79 (1961)

KERN, H. F.: Elektronenmikroskopische Veränderungen an den B-Zellen der Ratte nach Einwirkung von HB 419. Tegernsee-Konferenz über das neue orale Antidiabetikum HB 419, Rottach-Egern, 27.–29. 1. 69, S. 56

KIRTLEY, W. R.: Occurrence of sensitivity and side reactions following carbutamide. Diabetes *6*, 72 (1957)

KISSEL, P., G. DEBRY, A. GUIBERT und J. P. VITE: Résultats du traitement de 160 diabétiques par le chlorpropamide. Presse méd. *69*, 2365 (1961)

KLEIBEL, F. und J. FRANK: Akute Nierenschädigung bei der peroralen Diabetesbehandlung. Medizinische *2*, 1147 (1958)

KLEINSORGE, H.: Blutzuckersenkung durch Sulfonamidverbindungen. Z. ärztl. Fortbildung *50*, 407 (1956)

KNICK, B. und K. EMRICH: Reversibilität von pathologischen Serumlabilitätsproben, Elektrophoresediagramm und Leberfunktionstests bei chronischen Lebererkrankungen (chronische Hepatitis, Lebercirrhosen) und Sulfonylharnstoffgaben (D 860). Klin. Wschr. *35*, 812 (1957)

KNOPF, E.: Diskussionsbemerkung. Kinderärztl. Praxis 1950, Sonderheft S. 123

KRALL, L. P.: Ten years' experience with biguanides in the treatment of diabetes mellitus. 2. Internat. Biguanid-Symp., Düsseldorf, 5./6. 5. 1967, Georg Thieme Verlag, Stuttgart 1968

KRAMER, M.: Pharmakologie des Glycodiazins, eines neuen oralen Antidiabetikums. Med. Mitteilungen der Schering A. G., *25/2*, 2 (1964)

KRESBACH, H.: Zur Kenntnis der Arzneimittelexantheme durch orale Antidiabetika. Derm. Wschr. *140*, 1091 (1959)

KRÜGER, H. U.: Erfahrungen und Ergebnisse der Reihenuntersuchungen auf Diabetes mellitus im Bezirk Schwerin in den Jahren 1961/62. Dtsch. Ges. Wesen *19*, 500 (1964)

LA BARRE, J. und J. REUSE: A propos de l'action hypoglycémiante de certains dérivés sulfamidés. Arch. néerl. Physiol. *28*, 475 (1947)

LENHARDT, A.: Der heutige Stand der peroralen Diabetestherapie nach Erfahrungen an 3000 Diabetikern. Wien. Klin. Wschr. *73*, 698 (1961)

LEUBNER, H.: Bericht über die klinische Prüfung des 2-Benzol-sulfonamido-5-(β-methoxyäthoxy)-pyrimidins (Glycodiazin), eines neuen oralen Antidiabetikums. Arzneim.forsch. *14*, 404 (1964)

– Klinische Erfahrungen mit der peroralen Therapie des Diabetes mellitus. Wien. klin. Wschr. *76*, 577 (1964)

– Persönliche Mitteilung, 1966

LEVER, J. D. und M. K. JEACOCK: J. Anat., London, *94*, 293 (1960)

LICKINT, F.: Kann die Alkoholwirkung durch Medikamente gesteigert werden? Dtsch. Ges. Wesen *14*, 664 (1959)

LOEWENTHAL, D., C. ROSS und G. TULLY: Experiences with chlorpropamide, especially in the brittle diabetes. Ann. N. Y. Acad. Sci. *74*, 860 (1959)

LOUBATIÈRES, A.: Etude expérimentale chez le chien des accidents nerveux irréversibles consécutifs à l'hypoglycémie prolongée par le sulfaisopropylthiodiazol. 43e Congr. méd. alién. neurol. de France, Montpellier 1942. Ed. Masson et Cie., Paris 1942

– Analyse du mécanisme de l'action hypoglycémiante du p-amino-benzène-sulfamido-thiodiazol (2254 RP). C. R. Soc. Biol., Paris, *138*, 766 (1944a)

– Relations entre la structure moléculaire et l'activité hypoglycémiante des amino-benzènesulfamido-alkylthiodiazols. C. R. Soc. Biol., Paris, *138*, 830 (1944b)

- Physiologie et pharmacodynamie de certains dérivés sulfamidés hypoglycémiants. Contribution à l'étude des substances synthétiques à tropisme endocrinien. Thèse Doct. Sc. Nat., Montpellier, 1946a
- Étude physiologique et pharmacodynamique de certains dérivés sulfamidés hypoglycémiants. Arch. Int. Physiol. *54*, 174 (1946b)

LOUKOPULOS, L., C. ATHITAKIS und G. BOUSWAROS: Hypoglykämisches Coma nach Verabreichung von D 860. Münch. med. Wschr. *99*, 1456 (1957)

LOZANO-CASTAÑEDA, O., A. VILLASENOR, H. GONZALES-MILLAN und J. A. RULL: Treatment of diabetes with a single dose of tolbutamide. In: "Tolbutamid after Ten Years", Brook Lodge Conference, Kalamazoo, USA, 6.–7. 3. 1967

LÜDTKE, E.: Über die Beeinflussung der Rastinonbelastung bei Diabetikern durch Chlorpromazin. Klin. Wschr. *41*, 1163 (1963)

MAIER, E.: Todesfall unter peroraler Diabetesbehandlung mit Oranil (N_1-Sulfanil-N_2-n-butylcarbamid). Z. inn. Med. *12*, 567 (1957)

MAMOU, H.: Myxoedème après traitement par les sulfamidés antidiabétiques. Sem. hôp., Paris, *25*, 1044 (1957)

MARBLE, A. und R. CAMERINI-DAVALOS: Clinical experience with sulfonylurea compounds in diabetes. Ann. N. Y. Acad. Sci. *71*, 239 (1957)
- – Oral hypoglycemic agents in the management of diabetes. Med. Clin. N. Amer. *42*, 1163 (1958)
- – Incidence and causes of secondary failure to tolbutamide. Experience in 2500 patients treated up to 5 years. IV. Kongr. Internat. Diab.-Ver., Genf, Éd. Méd. Hyg. 1961, S. 751

MARKANEN, A., M. OKA und P. PELTOLA: Carbutamide in diabetes. Report of a long-term trial with special reference to late failures. Brit. Med. J. *1*, 1089 (1960)

MCGAVACK, T. M., H. O. HAAR und V. O. ERK: Some clinical experiences with the aryl sulfonylureas in the management of diabetes mellitus. Metabolism *5*, 919 (1956)
- W. SEEGERS, H. O. HAAR, J. ENZINGER und V. O. ERK: Thyroid function of diabetic patients as influenced by the sulfonylureas. Ann. N. Y. Acad. Sci. *71*, 268 (1957)

MCKENDRY, J. B. R.: Fatal hypoglycemic coma from the use of tolbutamide (orinase). Canad. Med. Ass. J. *76*, 572 (1957)
- K. KUWAYTI und L. A. SAGLE: Experiences with tolbutamide (orinase) in the management of 100 cases of diabetes. Canad. Med. Ass. J. *77*, 429 (1957)

MCLEAN, N. und R. F. OLGILVIE: Quantitative estimation of pancreatic islet tissue in diabetic subjects. Diabetes *4*, 367 (1955)

MEHNERT, H.: Diskussionsbemerkung. III. Kongr. Internat. Diab. Fed., Düsseldorf, 1958
- Zur Biguanidbehandlung bei Altersdiabetikern. 2. Internat. Biguanid-Symp., Düsseldorf, 5./6. 5. 1967. Georg Thieme Verlag, Stuttgart 1968
- R. CAMERINI-DAVALOS und A. MARBLE: Results of longterm use of tolbutamide (orinase) in diabetes mellitus. J. Amer Med. Ass. *167*, 818 (1958)
- und E. KARG: Glybenclamid (HB 419): ein neues orales Antidiabetikum der Sulfonylharnstoff-Reihe. Dtsch. med. Wschr. *94*, 819 (1969)
- und A. MARBLE: Der Wert des Tabletten-Schnelltests für die Indikationsstellung der Behandlung mit N-(4-Methyl-benzolsulfonyl)-N'-butyl-harnstoff. Arzneim.forsch. *8*, 435 (1958)
- und E. REISNER: Untersuchungen zur Frage des sogenannten Spätversagens der Sulfonylharnstofftherapie. Dtsch. med. Wschr. *89*, 1378 (1964)

MEILER, H.: Redul in der klinischen Prüfung. Med. Mitt. Schering AG, Berlin *2*, 7 (1964)

MENON, K. P. G. und S. G. P. MOSES: Experience with an oral antidiabetic drug. J. Indian Med. Ass. *27*, 391 (1956)

MEYER, R. D. und M. ISAAK-MATHY: A propos de l'action tératogène d'un sulfamide hypoglycémiant (N-sulfanilyl-N'-butylurée – BZ 55). Ann. endocr., Paris, *19*, 167 (1958)

MEYER-LEDDIN, H. J.: Über den Wert des akuten Versuches mit dem oralen Antidiabetikum D 860. Med. Klin. *53*, 1938 (1958)

MILLER, M. und J. W. CRAIG: The use of tolbutamide (orinase) in the management of various types of diabetes mellitus and studies of possible mechanism of its action. Metabolism *5*, 868 (1956)

MIRSKY, I. A., D. DIENGOTT und H. DOLGER: Hypoglycemic action of sulfonylureas in patients with diabetes mellitus. Science *123*, 583 (1956a)

– – – The relation of various variables to the hypoglycemic action of 1-butyl-3-p-tolyl-sulfonylurea in patients with diabetes mellitus. Metabolism *5*, 875 (1956b)

MOHNIKE, G. und V. HAGEMANN: Die Wirkung verschiedener Dosen von BZ 55 beim Kaninchen. Arzneim.forsch. *6*, 389 (1956)

– H. ULRICH, H. BIBERGEIL und A. CZYZYK: Beobachtungen während der Einstellung von Diabetikern auf N-(4-Methyl-benzol-sulfonyl)-N'-butylharnstoff (D 860). Dtsch. med. Wschr. *82*, 1526 (1957)

– – und E. JUTZI: Untersuchungen zur Einstellbarkeit von Diabetikern auf N-(4-Methyl-benzolsulfonyl)-N'-butylharnstoff (D 860). Klin. Wschr. *35*, 845 (1957a)

– – – Kriterien der Einstellbarkeit von Diabetikern auf N-(4-Methyl-benzolsulfonyl)-N'-butylharnstoff (D 860). Dtsch. med. Wschr. *82*, 1514 (1957b)

MONTENERO, P.: Über einen während Tolbutamidbehandlung aufgetretenen Fall von Myxödem. Medizinische *2*, 1622 (1957)

MOREAU, R., R. DEUIL und A. SARRAZIN: Le traitement oral du diabète par le D 860. Presse méd. *64*, 1786 (1956)

MOSCA, L.: Some effects of tolbutamide of the pancreatic islets of growing rats. Quart. J. exp. Physiol. *43*, 265 (1958)

MUCCI, A., R. LUCCHI, E. VENTURA, G. DIMARCO, L. LOIODICE und C. NAVA: Ricerche cliniche esperimentali sulla presunta epatotossicita degli ipoglicemizzanti attivi per via orale. Giorn. Clin. Med. *42*, 1167 (1961)

MÜLLER, R., G. BAUER, H. SCHRÖDER und S. SAITO: Zusammenfassender Bericht über die klinische Prüfung des oralen Antidiabetikums HB 419. Tegernsee-Konferenz über das neue orale Antidiabetikum HB 419, Rottach-Egern, 27.–29. 1. 69, S. 139

MÜTING, D.: Über die Beeinflussung des Kohlenhydrat- und Eiweißhaushaltes Zuckerkranker durch Invenol. Ärztl. Wschr. *12*, 77 (1957)

MURRAY, I. und I. WANG: Intermittent sulphonylurea therapy in the management of diabetes mellitus. Diabetes mellitus, 3. Kongr. Internat. Diab. Fed., Düsseldorf 1958, S. 470. Georg Thieme Verlag, Stuttgart 1959

NABY, S. A. und A. F. SAAD: The effect of D 860 on insulin resistance. IV. Kongr. Internat. Diab. Verein., S. 731. Éd. Méd. Hyg., Genf 1961

NEUDECK, W.: Agranulocytose mit tödlichem Ausgang bei Diabetesbehandlung mit Oranil. Dtsch. Ges. Wesen *12*, 1326 (1957)

NIKKILÄ, E. A.: Thyroid function in diabetic patients under long-term sulfonylurea treatment. Acta endocr. *33*, 623 (1960)

OBERDISSE, K., H. DAWEKE und G. MICHAEL (Hrsg.): 2. Internat. Biguanid-Symp. 5./6. 5. 1967 in Düsseldorf. Georg Thieme Verlag, Stuttgart 1968

O'DONOVAN, C. J.: Analysis of long-term experience with tolbutamide (orinase) in the management of diabetes. Curr. ther. Res. *1*, 69 (1959)

OPITZ, K. und A. LOESER: Abschwächung der blutzuckersenkenden Wirkung antidiabetischer Substanzen durch Neuroleptica. Dtsch. med. Wschr. *87*, 105 (1962)

OTTO, H.: Ergebnisse der langdauernden Therapie mit Sulfonylharnstoffen. 4. Kongr. Internat. Diab.-Ver., Éd. Méd. Hyg., Genf, *1*, 688 (1961)

PAGE, O. G., R. L. HARE, J. W. STEPHENS und B. HOLCOMB: Toxicity of carbutamide, report of a fetal case of bone-marrow depression and anuria. New Engl. J. Med. *256*, 74 (1957)

PALMAS, S.: Azione della clorpropamide in 110 casi di diabete mellito e confronto con altri ipoglicemizzanti. Minerva med. *50*, 2563 (1959)

PENSE, G.: Zur Dosierung der oralen Antidiabetika. Z. Ges. inn. Med. *13*, 503 (1958a)

– Ein Jahr orale Diabetesbehandlung mit Oranil. Z. ärztl. Fortbild. *52*, 230 (1958b)

- Zur Frage der Anwendung von Carbutamid oder Tolbutamid in der oralen Diabetesbehandlung. Dtsch. Ges. Wesen 19, 670 (1964)
- und G. Panzram: Klinischer Beitrag zum Sekundärversagen der Sulfonylharnstofftherapie des Diabetes mellitus in Abhängigkeit von der endogenen Insulinreserve. Dtsch. Z. Verdauungskr. 23, 12 (1963)

Pfaff, W., H. H. Schöne und H. G. Schröder: Zum Wirkungsmechanismus von HB 419. Tegernsee-Konferenz über das neue orale Antidiabetikum HB 419, Rottach-Egern, 27.–29. 1. 69, S. 40

Pfeffer, K. H., K. J. Fuchs, W. Michel und H. K. Foerder: Die Wirkung von intravenös und oral verabreichtem N_1-sulfanilyl-N_2-n-butylcarbamid (BZ 55) auf den Blutzucker bei Diabetikern und Stoffwechselgesunden. Ärztl. Wschr. 12, 260 (1957)
- V. Zimmer, J. Fuchs, H. Kluwe und W. Michel: Die Behandlung der akuten und chronischen Hepatitis und ihrer Folgezustände mit Sulfonylharnstoff. Ärztl. Wschr. 53, 97 (1958)

Pfeiffer, E. F.: Dynamics of insulin secretion in normal, obese and diabetic subjects following beta-cell stimulation. In "Tolbutamide after Ten Years", Brook Lodge Conference, Kalamazoo, Michigan, 6.–7. 3. 1967
- und H. Ditschuneit: Aktuelle Probleme der Diabetestherapie. Dtsch. med. Wschr. 87, 229 (1962)
- - und K. Schöffling: Die orale Diabetestherapie mit Sulfonylharnstoffen unter dem Aspekt des endokrinen Defekts beim Altersdiabetes. Chemotherapie 2, 283 (1961)
- - und R. Ziegler: Über die Bestimmung von Insulin im Blut am epididymalen Fettanhang der Ratte mit Hilfe markierter Glucose. IV. Die Dynamik der Insulinsekretion des Stoffwechselgesunden und des Altersdiabetikers nach wiederholter Belastung mit Glucose, Sulfonylharnstoffen und menschlichem Wachstumshormon. Ein Beitrag zur Pathogenese des menschlichen Altersdiabetes. Klin. Wschr. 39, 415 (1961)
- K. Schöffling und H. Ditschuneit: Der Wirkungsmechanismus der oralen Antidiabetika. Die blutzuckersenkenden Sulfonylharnstoffe und Sulfonamide. In: Pfeiffer, E. F., Handbuch des Diabetes mellitus, Bd. I, p. 637. J. F. Lehmanns Verlag, München 1969
- - und H. Steigerwald: In: Über die orale Behandlung des Diabetes mellitus mit N-[4-Methyl-benzol-sulfonyl]-N'-butyl-harnstoff (D 860). Klinische und experimentelle Untersuchungen. Dtsch. med. Wschr. 81, 823–906 (1956)
- - - H. Ditschuneit und F. Heubel: Die Bedeutung der einmaligen Tablettenbelastung für die Indikationsstellung der oralen Diabetestherapie. Dtsch. med. Wschr. 82, 1544 (1957)
- - - G. Treser und M. Otto: Das Problem des Sekundärversagens der oralen Diabetesbehandlung. Dtsch. med. Wschr. 82, 1528 (1957)
- - H. Ditschuneit, R. Ziegler und W. Gepts: Pharmacology and mode of the hypoglycaemic sulphonylureas. In: Oral Hypoglycaemic Agents. L. Duncan, Ed. Acad. Press, London–New York 1969

Phemister, J. C.: Thrombocytopenia and leukopenia following carbutamide (N-sulfanilyl-N-butylcarbamid, BZ 55). Brit. Med. J. 1, 199 (1957)

Possner, W.: Betrachtungen zur Agranulocytose durch orale Antidiabetika anläßlich eines tödlich verlaufenen Falls nach Oranilmedikation. Dtsch. Ges. Wesen 14, 765 (1959)

Purtscher, E.: Erkrankungen des Sehnerven im Verlauf einer peroralen Diabetesbehandlung. Wien. klin. Wschr. 69, 340 (1957)

Quabbe, H. J. und G. Kliems: Verhalten von Plasmainsulin und Blutzucker unter Tolbutamid und HB 419 bei Stoffwechselgesunden und Diabetikern. Tegernsee-Konferenz über das neue orale Antidiabetikum HB 419, Rottach-Egern, 27.–29. 1. 69, S. 82.

Raptis, S., R. M. Rau, K. E. Schröder und E. F. Pfeiffer: Die Dynamik der Insulinsekretion nach wiederholter Gabe von Glukose, Tolbutamid und Glybenclamid (HB 419) bei Stoffwechselgesunden und Diabetikern. Tegernsee-Konferenz über das neue orale Antidiabetikum HB 419, Rottach-Egern, 27.–29. 1. 69, S. 79

Renold, A. E., A. I. Winegrad, E. R. Froesch und G. W. Thorn: Studies on the action of certain sulfonylurea derivates. Metabolism 5, 757 (1956)

RETIENE, K., R. PETZOLDT, C. ALTHOFF-ZUCKER, J. BEYER und K. SCHÖFFLING: A clinical study of diabetes mellitus with glibenclamide. Horm. Metab. Res., Suppl. Vol. *1*, 55 (1969)
ROBBERS, H., K. H. BRUMBY und K. J. TRAUMANN: Zur Therapie des Diabetes mellitus mit 2-Benzol-sulfonamido-5-(β-methoxy-äthoxy)-pyrimidin (Glycodiazin). Arzneimittel-Forsch. *14*, 406 (1964)
RONDANINI, G. B.: Purpora emorragica bollosa da carbamide. Minerva med. *49*, 1480 (1958)
ROOT, M. A.: Diskussionsbemerkung. I. Lilly-Konferenz, Indianapolis 1955
— Pharmacology of carbutamide (p-aminophenylsulfonyl-butylcarbamide). J. Pharmacol. *119*, 468 (1957)
ROSTOMOVA, L. T.: Die Hämopoese bei Diabetes mellitus im Zusammenhang mit der Sulfonamidbehandlung. Terapevt. arch. Moskva *84*, 66 (1962)
ROYER, R., G. DEBRY und M. LAMARCHE: Sulfamidés hypoglycémiants et effet antabuse. Presse méd. *72*, 661 (1964)
RUIZ, C. L., L. L. SILVA und L. LIBENSON: Contributión al estudio sobre la composición guimica de la insulina. Estudio de algunos cuerpos sintéticos sulfurados con acción hipoglicemiante. Rev. Soc. argent. biol. *6*, 134 (1930)
SACCHSE, B.: Akute Belastungen mit D 860 im Hinblick auf die orale Diabetestherapie. Ärztl. Wschr. *12*, 870 (1957)
SADOW, H. S.: A fundamental approach to hypoglycemic therapy. Metabolism *12*, 333 (1963)
SALCEDO, J. DE und F. BORGES: The clinical results of the treatment of diabetes mellitus with chlorpropamide. Ann. N. Y. Acad. Sci. *74*, 891 (1959)
SARIC, R., J. RIVIÈRE und H. MALLEVILLE: Presse méd. *65*, 1662 (1957)
SAUER, H. und G. LANDBECK: Allergische Thrombozytopenie bei Sulfonylharnstofftherapie des Diabetes mellitus. Münch. med. Wschr. *100*, 1629 (1958)
SCALABRINO, R. und O. PASQUARIELLO: Sull azione ipoglicemizzante di taluni sulfamidici per via orale. Minerva med. *48*, 5 (1956)
SCHILLING, J.: Der diagnostische Wert der Glukosebelastung unter dem Einfluß oraler Antidiabetika. III. Internat. Symp. über Diabetesfragen, Karlsburg 1964
SCHMITT, H., H. HÖHLER, H. DAWEKE und K. JAHNKE: Klinische Untersuchungen zur Wirksamkeit des neuen oralen Antidiabetikums Glybenclamid (HB 419). Dtsch. med. Wschr. *94*, 824 (1969)
SCHMITT-HALIN, E.: Invenolstoßtherapie bei Diabetes mellitus. Med. Klin. *52*, 899 (1957)
SCHNALL, C. und J. S. WIENER: Nephrosis occurring during tolbutamide administration. J. Amer. med. Ass. *167*, 214 (1958)
SCHNEIDER, T. und W. M. POLITZER: BZ 55 and D 860 in the treatment of diabetes mellitus. S. Afr. med. J. *31*, 142 (1957)
SCHÖFFLING, K.: Orale Antidiabetika. Dtsch. Z. Verdauungskr. *21*, 269 (1962)
— Aktuelle Probleme in der Therapie des Diabetes mellitus. 38. Fortbildungskurs, Regensburg 7. 5. 1967
— Stand der Therapie mit Sulfonylharnstoffen und Biguaniden. Therapiewoche *18*, 11 (1968)
— H. DITSCHUNEIT und E. F. PFEIFFER: Die zeitliche Begrenzung der Anwendbarkeit von Sulfonylharnstoffen bei der Behandlung des Altersdiabetikers. 4. Congr. Fed. Internat. Diab., Genf, 10.–14. 7. 1961. S. 748. Éd. méd. Hyg., Genf 1961
— — — Die Behandlung des Altersdiabetes mit Sulfonylharnstoffen. Chemotherapie *2*, 328 (1961)
— und R. PETZOLDT: Die kombinierte Diabetes-Therapie mit Sulfonylharnstoffen und Biguaniden. Therapeutische Berichte *41*, 3 (1969)
— — C. ALTHOFF-ZUCKER, J. BEYER, K. RETIENE, E. BÖHLE und W. KUNKEL: Klinische Erfahrungen mit dem oralen Antidiabetikum Glibenclamid. Arzneim.forsch. *19*, 1439 (1969)
— E. F. PFEIFFER, H. DITSCHUNEIT, K. FEDERLIN und H. WILDBERGER: Fünf Jahre Sulfonylharnstofftherapie des Diabetes mellitus. Med. Welt *16*, 827 (1961)
— — H. STEIGERWALD, I. BACHRACH und U. BECKER: Die Nebenwirkungen der langfristigen D 860-Behandlung. Dtsch. med. Wschr. *82*, 1537 (1957a)

– – G. Treser, H. Ditschuneit, H. Steigerwald und M. Otto: Erfahrungen bei der ambulanten Einstellung und Dauerbehandlung von 758 Zuckerkranken mit D 860. Dtsch. med. Wschr. *82*, 1515 (1957b)

Schreus, H. T. und H. Ippen: Photoallergie, hervorgerufen durch ein orales Antidiabeticum. Dtsch. med. Wschr. *83*, 98 (1958)

Schricker, K. T.: Ergebnisse der peroralen Therapie des Diabetes mellitus. Med. Klin. *53*, 57 (1958)

Seige, K., V. Thierbach, H. Hartmann und H. Matzkowski: Zur neueren Entwicklung der medikamentösen Behandlung der Zuckerkrankheit. Med. Welt 2471 (1960)

– Grenzen und Schäden einer oralen Diabetestherapie. IV. Kongr. Internat. Diab.-Vereinig., Genf, Éd. Méd. Hyg. 1961, S. 753

– Diabetes mellitus. VEB Georg Thieme, Leipzig 1964

Signorelli, S.: Tolerance for alcohol in patients on chlorpropamide. Ann. N. Y. Acad. Sci. *74*, 900 (1959)

Sirek, A., O. Sirek und Y. Hanus: The action of BZ 55 in dogs. I. Observations on depancreatized and Houssay-dogs. Canad. Med. Ass. J. *74*, 960 (1956)

Skrabalo, S. Z.: Diskussionsbemerkung. 2. Internat. Biguanid-Symp., Düsseldorf, 5./6. 5. 1967. Georg Thieme Verlag, Stuttgart 1968

Spühler, O.: Die synthetischen Antidiabetika. Schweiz. med. Wschr. *90*, 193 (1960)

Steigerwaldt, F.: Wechsel zwischen Insulin und oralen Antidiabetika. Med. Klin. *52*, 158 (1957)

Sterne, J.: Antidiabetic drugs and teratogenicity. Lancet I, 1165 (1963)

Stewart, R. C., E. U. Piazzi, H. Hyman und D. Hurwitz: Chlorpropamide therapy of diabetes. An appraisal. New Engl. J. Med. *261*, 427 (1959)

Stich, W., R. Marx und H. Ehrhardt: Untersuchungen über die Wirkung von D 860 auf Blut und Knochenmark. Dtsch. med. Wschr. *81*, 844 (1956)

– – – Hämatologie des Diabetes mellitus und Rastinontherapie. Dtsch. med. Wschr. *82*, 1541 (1957)

Stötter, G.: Erfahrungsbericht über 1½ Jahre perorale Diabetesbehandlung mit Rastinon. Medizinische *1*, 629 (1957)

– Neue Gesichtspunkte der Pharmakotherapie des Diabetes mit Sulfonylharnstoffen. Münch. med. Wschr. *100*, 1069 (1958)

– Diabetes mellitus. Neuere Gesichtspunkte und moderne Therapie. Münch. med. Wschr. *103*, 755, 816, 848 (1961)

– und J. Szabo: Verhalten der Schilddrüsenfunktion unter Langzeitbehandlung von HB 419. Tegernsee-Konferenz über das neue orale Antidiabetikum HB 419, Rottach-Egern, 27.–29. 1. 69, S. 104

Stowers, J. M. und P. D. Bewsher: The long-term use of sulfonylureas in diabetes mellitus. Lancet *1*, 122 (1962)

– Treatment of subclinical diabetes. 5. Kongr. Internat. Diab.-Verein., Toronto 1964

Stratmann, F. W.: Zur Frage der „Gefährlichkeit" der Diabetesbehandlung mit Sulfonylharnstoffen. Medizinische *1*, 1014 (1959)

Strauzenberg, S. E. und H. Haller: Indikationen und Gegenindikationen der peroralen Diabetestherapie. Z. Ges. inn. Med., Leipzig *14*, 528 (1959)

– – Zum heutigen Stand der Kenntnisse und Anschauungen über den Wirkungsmechanismus der peroralen Antidiabetika aus der Sulfonylharnstoffreihe. Diarium Diabeticum, Mannheim, 1965

– – 10 Jahre orale Diabetestherapie mit Sulfonylharnstoff-Präparaten. Med. Klinik *61*, 1689 (1966)

– – und H. Meyer: Beitrag zum Problem der Versagerfälle bei der peroralen Diabetestherapie. Münch. med. Wschr. *100*, 1535 (1958)

Tisna-Amidjaja, D. A.: Wachstumsbeeinflussung durch Acetylcholin, Histamin, Alloxan, Nadisan, Aristamid, Nikotinsäureamid. Roux' Arch. Entwickl. Org. *150*, 655 (1958)

Tolomelli, E. und R. A. Pellegrini: La terapia del diabete mellito con butilcarbamide. Minerva med. 47, 1603 (1956)
Tuchmann-Duplessis, H. und L. Mercier-Parot: Sur l'action tératogène de l'aminophénurobutane (BZ 55) chez la ratte. C. R. Soc. Biol., Paris, 152, 460 (1958a)
– – Influence d'un sulfamide hypoglycémiant, l'aminophénurobutane BZ 55, sur la gestation de la ratte. C. R. Acad. Sci., Paris, 246, 156 (1958b)
– – Influence de trois sulfamidés hypoglycémiants sur la ratte gestante. C. R. Acad. Sci., Paris, 247, 1134 (1958c)
– – Sur l'action tératogène d'un sulfamidé hypoglycémiant, étude expérimentale chez la ratte. J. Physiol. (Paris) 51, 65 (1959)
Tutsch, D. und C. Graff: Die Therapie der chirurgischen Komplikationen des Diabetes mellitus unter Verwendung peroraler Antidiabetika. Therapiewoche 7, 553 (1957)
Unger, R. H. und J. W. Davidson: Current status of aryl-sulfonylureas in treatment of diabetes mellitus. J. Amer. Med. Ass. 162, 447 (1956)
Vallance-Owen, J., G. F. Joplin und R. Fraser: Tolbutamide control of diabetes mellitus. Clinical responsiveness and insulin reserve. Lancet I, 584 (1959)
Varela Fuentes, B., R. Canzani und J. Milstein: Agranulocytose aiguë avec insuffisance rénale aiguë letale, pendant une dermatose provoquée par la drogue antidiabétique le BZ 55. Arch. mal. App. digest., Paris, 46, 305 (1957)
Volk, B. W. und S. S. Lazarus: Significance of effectiveness of combined insulin-orinase treatment in maturity-onset diabetes. Amer. J. med. Sci. 237, 1 (1959)
Vonkennel, J. und J. Kimmig: Versuche und Untersuchungen mit neuen Sulfonamiden. Klin. Wschr. 20, 2 (1941)
Waldmann, K.: Agranulocytose nach BZ 55. Med. Klin. 52, 1794 (1957)
Walker, G., J. D. H. Slater, E. K. Westlake und J. D. N. Nabarro: Clinical experience with tolbutamide Brit. med. J 2, 323 (1957)
Watanabe, C. K.: Studies in the metabolic changes induced by administration of guanidine bases. I. Influence of injected guanidine hypochloride upon blood sugar content. J. biol. Chem. 33, 253 (1918)
Weber, J.-W., J P. Colombo, R. I. Goldberg, S. Saperstein, M. L. Shulkind, D. Kanameishi und P. P. Foa: Pancreatic function in alloxan "subdiabetic" rats long-term treated with tolbutamide. Diabetes 10, 122 (1961)
Wellman, K. F., S. S. Lazarus und B. W. Volk: The viscera in sulfonylurea-treated diabetics. Metabolism 12, 959 (1963)
Wenderoth, H. und F. Balzereit: Zwei Agranulocytosefälle nach Sulfonamidtherapie des Diabetes. Med. Klin. 53, 1560 (1958)
Wild, H. und H W. Minden: Klinische Beobachtungen über Schädigung des peripheren Nervensystems und der Leber bei Diabetikern unter der Behandlung mit Sulfonylharnstoff. Dtsch. med. J. 10, 286 (1959)
Young, F. G.: Hypoglycemic and antidiabetic sulfamides. Brit. med. J. 2, 431 (1956)
Zech, L.: Klinische Erfahrungen bei der Einstellung des Diabetes mellitus insbesondere mit Sulfonylharnstoffen (SH). Z. ges. inn. Med. 18, 636 (1963)

Die orale Diabetestherapie:
Die Praxis der Behandlung mit Guanidinderivaten

Von G. MOHNIKE †, E. WAPPLER und D. MICHAELIS, Karlsburg

I. Diguanidine
II. Monoguanidine
III. Biguanide
   A. Toxizität, Nebenwirkungen
      1. Laktazidose
      2. Ketoazidose
   B. Indikationen zur Biguanid-Therapie
      1. Biguanidmonotherapie
      2. Kombinierte Insulin-Biguanid-Therapie
      3. Umstellung von Insulin auf ein Biguanid
      4. Umstellung von Sulfonylharnstoff- auf Biguanidbehandlung
      5. Kombinierte Sulfonylharnstoff-Biguanidtherapie
      6. Biguanidtherapie bei Sonderformen des Diabetes mellitus
   C. Biguanidtherapie und Gefäßschäden bei Diabetes mellitus
   D. Praxis der Biguanidtherapie
   E. Zusammenfassung

I. Diguanidine

Zum ersten Male sind Guanidinderivate in Gestalt der Diguanidine durch FRANK, NOTHMANN und WAGNER (1926) (Synthalin) in die Diabetestherapie eingeführt worden (Übersichten von CREUTZFELDT und SÖLING, 1960a; GRAFE und KÜHNAU, 1955; LOUBATIÈRES, 1961).

Die damals gesammelten klinischen Erfahrungen lassen sich wie folgt zusammenfassen: Die Präparate besaßen alle eine recht hohe Toxizität (DEHLER, 1929; GRAHAM und LINDER, 1927/28; JANSEN und BAUR, 1927; RUD, 1928; STAUB, 1928); zwei Fälle tödlicher Leberschädigung wurden beschrieben (FRANK und WAGNER, 1929; KAUFMANN, 1928) sowie ein Suizid (UMBER, zit. bei GRAFE und KÜHNAU, 1955). Sehr häufig traten gastrointestinale Beschwerden wie Nausea und Inappetenz auf (CASTEX und SCHTEINGART, 1928; CURSCHMANN, 1927; FALTA, 1926; FRANK, 1927; FRANK und WAGNER, 1929; JACOBI und BRÜLL, 1927; STAHL und BAHN, 1927; VOIT, 1927); auch Gewichtsabnahmen und uncharakteristische allgemeine Beschwerden wurden beobachtet (CHABANIER und LEBERT, 1927; STAUB, 1928). RINGER et al. (1928) fanden jedoch einen Eiweißspareffekt. Wegen der Toxizität standen die meisten Kliniker der Therapie mit Zurückhaltung gegenüber oder lehnten sie ganz ab (DEHLER, 1929; FEIGENHEIMER, 1929; HOLST, 1928; LAURITZEN, 1928; MAIER-WEINERTSGRÜN, 1937; SILVESTRI, 1927; STAUB, 1928). Die Versuche zur Vermeidung bzw. Therapie der Nebenwirkungen blieben erfolglos (ADLER, 1927; STEPP, 1928; UMBER, 1927).

An der Stoffwechselwirkung des Synthalins bestand kein Zweifel; eine günstige Beeinflussung des Kohlenhydrathaushalts wurde von einer ganzen Reihe von Autoren gesehen (CALVERT, 1927; EINHORN und RAFSKY, 1927; FRANK, NOTHMANN und WAGNER, 1926; JANSEN und BAUR, 1927; STAHL und BAHN, 1927; STAUB, 1927; STEINITZ, 1928; THOMSON, GITTINS und GARFIELD, 1932), dabei lasen CASTEX und SCHTEINGART (1928), GINSBURG (1927) sowie RINGER et al. (1928)

einen stärkeren Effekt auf die Glykosurie als auf die Glykämie ab. FRANK, NOTHMANN und WAGNER (1926), JACOBI und BRÜLL (1927), RINGER et al. (1928) und ZADIK (1927) beobachteten eine günstige Beeinflussung bestehender Ketosen, jedoch lehnten einige der genannten und mit ihnen die Mehrzahl der Autoren die Behandlung azidotischer Diabetiker mit Diguanid-Präparaten ab (CURSCHMANN, 1927; FISCHER, 1927; UMBER, 1927). Die Wirkung auf den Zuckerhaushalt erschien nur bei leichten bis mittelschweren Diabetesfällen therapeutisch ausreichend, so daß die Indikation generell nur auf solche Patienten beschränkt blieb (CHABANIER und LEBERT, 1927; EISMAYER, 1932; FISCHER, 1927; FRANK, NOTHMANN und WAGNER, 1928; GRASSHEIM und PETOW, 1927; VOIT, 1927). Verschiedentlich wurde Synthalin neben Insulin verabfolgt, wobei günstigere Stoffwechselsituationen als unter Insulin allein (DUNCAN, 1928; FALTA, 1926; FRANK und WAGNER, 1929; STEINITZ, 1928) bzw. die Einsparung von Insulin (FISCHER, 1927; FRANK, NOTHMANN und WAGNER, 1926) hervorgehoben wurden.

II. Monoguanidine

Als ähnlich wirksam wie die Diguanidine erwiesen sich die Monoguanidine, z. B. die Isoamylen-Verbindung (Galegin), doch gewannen diese Präparate noch weniger einen Platz in der Therapie (CREUTZFELDT und SÖLING, 1960a; ELIASSOW, 1928; FEIGENHEIMER, 1929; REINWEIN, 1927).

Insgesamt stand der günstige Einfluß der Diguanidine und Monoguanidine auf den Kohlenhydrathaushalt völlig im Schatten ihrer hohen Toxizität; diese besiegelte ihre Rolle in der Therapie.

III. Biguanide

In neuerer Zeit führte die Arbeitsgruppe um UNGAR (UNGAR, FREEDMAN und SHAPIRO, 1957) die Guanidinderivate in der Form der Biguanide wieder in die Therapie des Diabetes mellitus ein. Besondere Verbreitung haben das Dimethylbiguanid (Glucophage, Metformin), das Butylbiguanid (Buformin, Silubin, W 37) sowie das Phenyläthylbiguanid (Phenformin, DBI, W 32) gefunden.

Übereinstimmend wurde die Senkung des Blutzuckers sowie der Glykosurie gesehen, wobei der Rückgang der Harnzuckerausscheidung oft stärker ausgeprägt erschien (BERINGER, 1958; BUTTERFIELD, FRY und WHICHELOW, 1961; CAINO, CABARROU und BIANCHI, 1958; DEUIL, CREMER und DELOUX, 1964; ENDERS, 1966; FABRYKANT und ASHE, 1961; HALLER und STRAUZENBERG, 1965; KOPP, 1966, 1967; MARBLE, 1958; MEHNERT, 1960; MEHNERT und KRALL, 1960; MEHNERT, MAHRHOFER und STERN, 1965; ODELL et al., 1958; RAMBERT et al., 1961).

A. Toxizität, Nebenwirkungen

Obwohl zunächst starke Bedenken gegen die Einführung dieser Präparate in die Diabetesbehandlung ausgesprochen wurden (COLLENS und BANOWITSCH, 1960; CREUTZFELDT, 1958; OTTO, 1958), zeigte keine der Substanzen weder im Experiment noch in der Klinik einen sicheren Anhalt für eine chronische Toxizität (vgl.

hierzu SÖLING und DITSCHUNEIT, Bd. I S. 685; Übersichten s. bei CREUTZFELDT u. SÖLING, 1960 a, b; HALLER und STRAUZENBERG, 1966).

Andererseits treten bei den einzelnen Präparaten unterschiedlich schwer und häufig gastrointestinale Beschwerden auf, unter DBI stärker als unter allen anderen (BERINGER, 1961; BLÖCHE und LENHARDT, 1960; LARCAN und HURIET, 1964; WALKER, 1962; WALKER und HANNAH, 1961). Wir haben in einer ersten Serie klinische Erfahrungen mit Phenyläthylbiguanid, in einer späteren mit Butylbiguanid sammeln können und fanden unter DBI 60 %, unter Buformin nur 9 % gastrointestinale Nebenerscheinungen (MOHNIKE, 1964; SCHILLING, 1960). SCHILLING (1965) sah außerdem bei einigen Patienten eine Entgleisung der Pankreasdiastase im strömenden Blut. – Die Beschwerden treten dosisabhängig auf (CURCHOD, 1960; FARQUHAR, 1961; McKENDRY, KUWAYTI und RADO, 1959; MEHNERT, 1960; MEHNERT und KRALL, 1960; PUCHEGGER, 1964; RADDING und ZIMMERMAN, 1961; SCHRICKER, 1960; WALKER, 1959; WALKER und LINTON, 1959). Sie bessern sich meist nach Kürzung der Biguaniddosis bzw. verschwinden mit Absetzen des Präparates (MEHNERT und KRALL, 1960; MOHNIKE, 1964; PUCHEGGER, 1964; SCHILLING, 1965; SCHILLING und JUTZI, 1965; SKILLMAN, KRUGER und HAMWI, 1959; WALKER und LINTON, 1959).

Mit der Beschränkung der verabfolgten Biguanid-Mengen auf allgemein gut verträgliche Dosen (max. 200 mg/d, verteilt) bzw. der Einführung von Depotpräparaten, die eine Steigerung der verträglichen Menge durch verzögerte Freisetzung des Biguanid bewirken (BECKMANN, 1965), ist der Prozentsatz der Nebenwirkungen, vor allem solchen Ausmaßes, das zum Absetzen der Therapie zwang, stark zurückgegangen. SADOW (1960) hatte selbst unter DBI nur noch 7 % Nebenwirkungen. Allerdings fehlen auch bei den Retard-Präparaten die Nebenwirkungen nicht völlig (ENDERS, 1966; KOPP, 1967; MEHNERT, MAHRHOFER und STERN, 1965). Das Beschwerdebild, welches ähnlich wie bei Synthalin unter den Zeichen einer Anorexie, gegebenenfalls mit Nausea und ausnahmsweise mit Durchfällen auftritt, wird nur bei oraler, nicht bei intravenöser Verabreichung beobachtet (MICHAELIS und LIPPMANN, 1965). Übereinstimmend berichtete SCHRICKER (1960) über Schleimhautveränderungen im Gastrointestinaltrakt nach Guanidinderivaten.

Ganz vereinzelt wurden allergische Hautreaktionen (BEWSHER und STOWERS, 1961; SCHNEEWEISS und BUDING, 1963) und bei älteren Patienten ventrikuläre Extrasystolen (SCHILLING, 1965) gesehen.

Als ausgesprochen seltene, aber schwere Nebenwirkung teilten KOOPMANN (1960) und OTTO (1958) je einen Fall von Thrombozytensturz mit Darmbluten mit.

1. Laktazidose

Hingegen ist mehrfach über die Ausbildung einer Laktazidose, z. T. mit tödlichem Ausgang, berichtet worden. Jede dieser Situationen entstand unter DBI-Behandlung mit therapeutisch sonst gut verträglichen Dosen; gleichzeitig ließ sich jeweils ein Nierenschaden (BERNIER, MILLER und SPRINGATE, 1963; EWY et al., 1963; TRANQUADA, BERNSTEIN und MARTIN, 1963; WALKER, 1962), vorausgegangener Alkoholabusus (GOTTLIEB, DUBERSTEIN und GELLER, 1962; LACHER und LASAGNA, 1966) – hier bei bestehender Herzinsuffizienz – oder ein Myokardbzw. Mesenterialinfarkt (MILLER, 1968) nachweisen. Nur bei den von PROCTOR,

Obst und Stowers (1967) sowie Mestman, Pacock und Kirchner (1969) mitgeteilten Fällen fehlte ein entsprechender Befund.

Neue Vorbehalte gegen die therapeutische Anwendung der Biguanide ergaben sich vor allem aus dem Befund von Tranquada, Bernstein und Martin (1963), die einen stark erhöhten Guanidinspiegel im Blut bei 3 Patientinnen mit eingeschränkter Nierenfunktion mitteilten. Obwohl Beckmann, Bottermann und Dieterle (1968) bei (nichtdiabetischen) Nierenkranken nur eine unerhebliche Verlängerung der biologischen Halbwertzeit für Silubin fanden (für DBI liegen die Verhältnisse ähnlich) und hinsichtlich der Beobachtung von Tranquada mangelnde Spezifität der Bestimmungsmethode für das Biguanid diskutieren, scheint doch eine gewisse Zurückhaltung bei beeinträchtigter Nierenfunktion angeraten.

Die Tendenz zu vermehrter Laktatproduktion ist nach Miller (1968) dosisabhängig; jedoch konnten weder Jahnke et al. (1968) bei Adipösen mit und ohne KH-Stoffwechselstörungen noch Appels et al. (1968) und Creutzfeldt et al. (1968) unter kurz- und langfristiger Buforminbehandlung einen Anstieg des Blutlaktat nachweisen. Wir selbst (Michaelis, Köhler und Lippmann, 1968) fanden bei Belastungsversuchen mit 8 mg Buformin/kg i. v. nur bei stoffwechsellabilen Diabetikern nach 120 min. das Laktat erhöht. Selbst die Wirkung toxischer Dosen – Suizidversuche mit 25 000 mg Dimethylbiguanid (Sterne, 1963), 850 und 1500 mg Phenyläthylbiguanid (Davidson et al., 1966; Dobson, 1965) – führte nur in einem Falle (Davidson) zu einer Azidose mit tiefer Hypoglykämie; diese traten bei Wiederholung des Suizidversuchs mit 1700–2000 mg nicht wieder auf.

Vergleichende Untersuchungen von Debry, Cherrier und Laurent (1966) mit verschiedenen Biguanidpräparaten weisen darauf hin, daß allein unter DBI bei hypoxämischen Zuständen unterschiedlicher Pathogenese – Störungen der Mikrozirkulation (Oberdisse, 1968), übermäßiger Alkoholgenuß (Johnson und Waterhouse, 1968), – in denen eine Neigung zu vermehrter Laktatbildung besteht, mit Exzeßlaktat zu rechnen ist. Per se liegt diese Gefahr bei stoffwechselkompensierten Diabetikern unter einer Biguanidtherapie nicht vor (vgl. auch Miller, 1968).

2. Ketoazidose

Das Auftreten einer Ketoazidose bei normalen oder leicht erhöhten Blutzuckerwerten (Bergen und Norton, 1960; Foit und Sieberová, 1965; Hall et al., 1958; Haller und Strauzenberg, 1965; Koopmann, 1960; Marble, 1961; Odell et al., 1958; Pomeranze und Gadek, 1959; Sadow, 1960; Schneeweiss und Buding, 1963; Walker, 1959, 1962; Walker und Linton, 1959), offenbar als Ausdruck eines Hungerzustandes, konnten wir nicht beobachten, wohl aber gesteigerte Blutazetonwerte und Azetonurie in der Patientengruppe, die rückschauend als Therapieversager zu betrachten ist.

Allein Beringer (1958) erwähnt die günstige Beeinflussung einer präexistenten Ketoseneigung durch Biguanide. Kattermann et al. (1968) sahen während einer 8-wöchigen Buforminbehandlung bei maturity onset-Diabetikern einen signifikanten Anstieg des Hydroxybutyrat, nicht aber des Acetazetat. Unter Belastungsbedingungen fanden wir (Michaelis und Lippmann, 1965) bei Diabetikern zusammen mit dem nach 120 min. einsetzenden Wiederanstieg der FFS eine Erhöhung der Ketonkörper im Blut, die jedoch die spontan auftretende Ketogenese im Kontrollversuch während der 4-stündigen Versuchsdauer nicht überstieg.

B. Indikationen zur Biguanid-Therapie

Die Einstellungsversuche an unausgewählten Patientengruppen führten in etwa 40 % der Fälle zu befriedigenden Resultaten, jedoch gleichzeitig zu der Auffassung, daß die blutzuckersenkende Wirkung der Biguanide geringer sei als die der Sulfonylharnstoffderivate (AZERAD und LUBETZKI, 1959; vgl. auch BERGER, CONSTAM und SIEGENTHALER, 1966).

Unsere eigenen Versuche mit DBI an 80 meist vorher mit Insulin geführten Patienten erbrachten ähnliche Beziehungen der Einstellbarkeit zum Manifestationsalter des Diabetes sowie der vorher erforderlichen Insulindosis wie bei der SH-Therapie: Die besten Erfolge wurden bei leichten, bisher nicht insulinbedürftigen Fällen mit Diabetesmanifestation jenseits des 60. Lebensjahres gesehen (SCHILLING, 1960; Abb. 1 und 2). Die Ergebnisse der Einstellversuche bei 920 unterschiedlich vorbehandelten Diabetikern im Beobachtungszeitraum von 4 Wochen auf Buformin allein oder in Kombination mit Insulin oder einem Sulfonylharnstoffpräparat (LIPPMANN und SCHILLING, 1968) bringt Tabelle 1 (SCHILLING, unveröffentlicht). In jedem Falle wurde ein Auslaßversuch gemacht. Die Zahl an Neueinstellungen des leichten bis mittelschweren Diabetes oder an Umstellungen bei diätetisch nicht (mehr) kompensierbarem Stoffwechsel liegt jedoch weit unter der bei gleicher Indikation mit SH-Präparaten eingestellten Patienten. Im Jahre 1967 erhielten 3,4 % der auf Tabletten eingestellten bzw. 1,5 % aller Diabetiker in der DDR ein Biguanid, und 1,8 % aller Patienten waren auf Insulin und Biguanid eingestellt (Das Gesundheitswesen der DDR, 1968). Anstelle der Vielzahl der Einzelmitteilungen vgl. CREUTZFELDT und SÖLING (1960a), HALLER und STRAUZENBERG (1966), In-

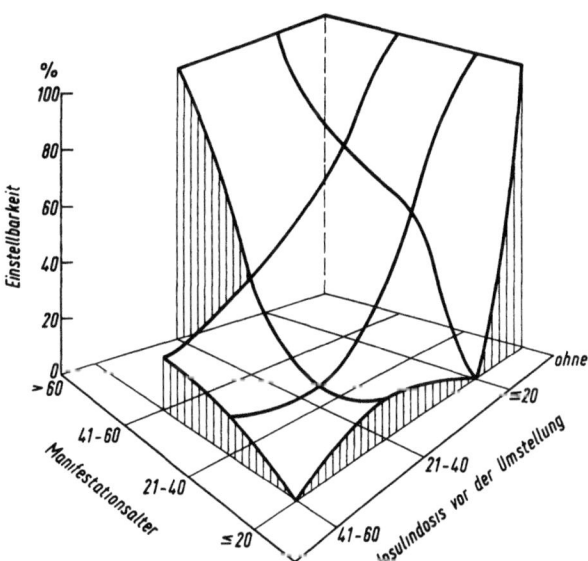

Abb. 1: Einstellungserfolg auf DBI in Abhängigkeit von Manifestationsalter des Diabetes und vor Umstellung auf DBI benötigter Insulindosis. (Aus: I. SCHILLING: Folia clin. int. *10*, 425, 1960)

ternationales Biguanid-Symposium 1960 Aachen (1960), II. Internationales Symposium über Diabetesfragen Karlsburg 1963 (1965).

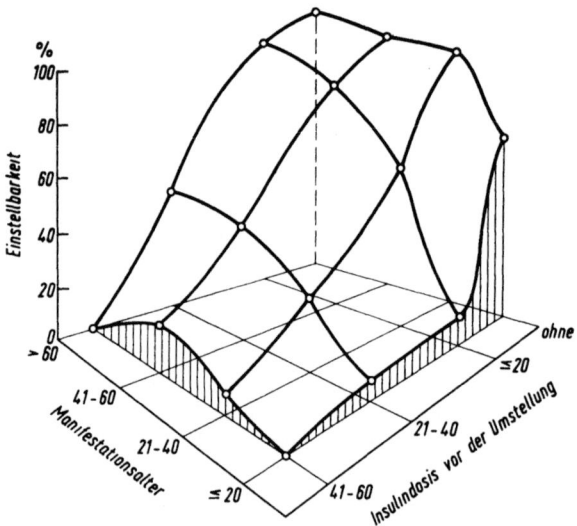

Abb. 2: Einstellungserfolge auf Tolbutamid in Abhängigkeit von Manifestationsalter des Diabetes und vor Umstellung auf Tolbutamid benötigter Insulindosis. (Aus: I. SCHILLING: Folia clin. int. *10*, 425, 1960)

1. Biguanidmonotherapie

Aus der optimalen Ansprechbarkeit übergewichtiger Diabetiker auf die blutzuckersenkende Wirkungskomponente der Biguanide sowie der gleichzeitigen deutlichen Gewichtsabnahme solcher Patienten (APPELS et al., 1968; BOULET, MIROUZE und SCHMOUKER, 1960; CLARKE und DUNCAN, 1968; ENDERS, 1966; FALUDI, CHAYES und GERBER, 1968; KLEIN, 1968; KNICK, 1968; KOPP, 1966, 1967; KRALL, 1968; MEHNERT, 1968; MIRSKY und SCHWARTZ, 1966; ODELL et al., 1958; PATEL und STOWERS, 1964; RAMBERT et al., 1961; SKILLMAN, KRUGER und HAMWI, 1959; TEITELBAUM und MARCHANT, 1963; WELLER, 1965, u. a.; vgl. auch 2. Internationales Biguanid Symposium 1967 Düsseldorf, 1968; Diabetes mellitus and obesity, 1968) hat sich als Hauptindikation zur Biguanidtherapie der Diabetes mellitus des höheren Lebensalters mit Adipositas ergeben. Besonders auffällig ist der Initialeffekt (ALTERMAN und LOPEZ-FERNANDEZ, 1968; MIRSKY, 1968; SADOW, 1968); hingegen zeigt sich bei längerer Behandlung eine Tendenz zu erneuter Gewichtszunahme (FALUDI, CHAYES und GERBER, 1968; KOPP, 1967; MEINERT und SCHWARTZ, 1968; MILLER, 1967) bzw. keine weitere Abnahme (CLARKE und DUNCAN, 1968).

Insbesondere verdienen die Behandlungsergebnisse bei latentem Diabetes Aufmerksamkeit. WILANSKY und SHOCHAT (1968) fand nach einer 6-wöchigen Biguanidtherapie in einem Zeitraum von 3 Jahren eine signifikant niedrigere Quote manifest gewordener Diabetesfälle als in der Vergleichsgruppe (Plazebo), im 4.

Tab. 1

Einstellung bei Aufnahme	n	Biguanid (B)		B + SH		Einstellung bei Entlassung B + I		Diät		SH		I	
		n	%	n	%	n	%	n	%	n	%	n	%
Diät	157	38	24,2	25	15,9			33	21,0	55	35,0	6	3,8
Sulfonylharnstoff (SH)	522	86	16,5	216	41,4			14	2,6	119	22,8	87	16,7
Insulin (I)	241	31	12,7	14	5,7	71*	29,0	4	1,6	19	7,8	102	41,6
Summe	920	155		255		71*		51		193		195	

* nicht durchweg labile Diabetiker

Beobachtungsjahr dann einen Anstieg von 5% auf 20%. Er rät zu einer Biguanid-Kurztherapie bei latentem Diabetes in Intervallen von 3–4 Jahren und betont, wie auch andere, den günstigen Effekt bei gleichzeitig bestehender Adipositas (CRAIG, WAXLER und NOBLE, 1968; FALUDI, BENDERSKY und GERBER, 1968; JAHNKE et al., 1968; SADOW, 1968; WILANSKY und HAHN, 1967; WILANSKY, HAHN und SCHUCHER, 1965; WILANSKY und SHOCHAT, 1968). Im Tierexperiment gelang es LEVINE (1966), bei Sandratten durch Prämedikation mit DBI die Manifestationsquote des Diabetes zu senken.

Im Gegensatz zu den Erfolgen bei manifestem oder latentem Diabetes mellitus mit Fettsucht ließ sich bei Adipösen ohne hereditäre Diabetesbelastung oder KH-Toleranzstörung keine oder nur eine ganz geringfügige Gewichtsabnahme erreichen (FALUDI, CHAYES und GERBER, 1968; GUTSCHE, 1968; JAHNKE et al., 1968; LIEBERMEISTER et al., 1967; ROGINSKY und BARNETT, 1966; ROGINSKY und SANDLER, 1968).

Die Besserung der KH-Toleranz übergewichtiger latenter und manifester Diabetiker tritt in Abhängigkeit von der Gewichtsreduktion ein (GUTSCHE, 1968; KNICK, 1968); die initiale Gewichtsreduktion ist bei diesen Patienten dem Ausmaß der Fettsucht direkt korreliert (FALUDI, CHAYES und GERBER, 1968; MEINERT und SCHWARTZ, 1968). Gleichzeitig nimmt auch die Konzentration des Cholesterin und der Triglyzeride im Blut ab (KATTERMANN et al., 1968; KOPP, 1967; MIRSKY und SCHWARTZ, 1966; SCHWARTZ, MIRSKY und SCHAEFER, 1966), der FFS-Spiegel steigt an (KATTERMANN et al., 1968). Die Hyperinsulinämie wird reduziert oder normalisiert (APPELS et al., 1968; BUTTERFIELD, 1968; GRODSKY et al., 1963; WAHL, 1968). Diese Beobachtung wurde von JAHNKE et al. (1968) für den erhöhten Nüchternspiegel des Insulin Fettsüchtiger mit gestörter KH-Toleranz bestätigt. Die nach oraler Glukosebelastung vermehrte und verzögerte Insulinsekretion solcher Probanden wurde nicht beeinflußt, hingegen normalisierte sich der Glykämieverlauf (JAHNKE et al., 1968; KNICK, 1968), letzteres erfolgte jedoch nicht nach i. v. Glukosegabe (CZYŻYK und LAWECKI, 1965).

Die für den fettsüchtigen latenten oder manifesten Diabetiker typische Leberverfettung wird gebessert bis normalisiert (BERINGER et al., 1968; GUTSCHE, 1968; KNICK, 1968; und MÖLLER, 1967); die Autoren betonen jedoch als Voraussetzung die gewissenhafte Einhaltung einer kohlenhydratarmen Reduktionskost.

Eine gewisse Klärung der zugrundeliegenden Wirkungsmechanismen erbrachten die Versuche von BUTTERFIELD (1968, hier Zusammenstellung der eigenen Arbeiten) mit der In-situ-Perfusion der menschlichen Vorderarmmuskulatur (BUTTERFIELD und WHICHELOW, 1962). In dieser Versuchsanordnung verbessert Phenformin die periphere Insulinclearance, die eine günstigere Glukoseverteilung und -verwertung im Muskel bewirkt und damit die Lipogenese im Fettgewebe drosselt; sekundär nimmt die Insulinsekretion bis zur normalen Leistung ab. Außerdem läßt sich ein direkter, die Wirkung des Insulins potenzierender, Effekt auf die Glukosepermeation belegen (LIPPMANN, 1964). Neben diesem Bahnungseffekt in Richtung der muskulären Glukoseutilisation werden eine Hemmung der Lipogenese (BECKMANN, 1965; DITSCHUNEIT, ROTT und FAULHABER, 1968) sowie eine primär durch Biguanid oder sekundär über lipolytisch wirkende Hormone induzierte Steigerung der Lipolyse (HAMMERL et al., 1968; KATTERMANN et al., 1968; SADOW, 1968; SCHLESS, 1964) diskutiert. Ein milder anorexigener Effekt soll gleichfalls eine Rolle spielen (GRODSKY et al., 1963; JAHNKE et al., 1968; PATEL und STOWERS, 1964).

2. Kombinierte Insulin-Biguanid-Therapie

a) Bei growth onset-Diabetes

Noch bevor die Behandlung adipöser latenter und manifester stoffwechselstabiler Diabetiker in den Vordergrund trat, wurde als wesentliche medizinische Indikation die zusätzliche Behandlung insulinbedürftiger stoffwechsellabiler Diabetiker mit Biguanid angesehen (AMADOR und RODRIGUEZ, 1959; AUBERTIN, ROY und WONÉ, 1960; AZERAD und LASRY, 1960; BEASER et al., 1960; BERGEN und NORTON, 1960; BERGER, CONSTAM und SIEGENTHALER, 1966; BERINGER, 1961; BERNHARD, 1961, 1965; BLÖCHE und LENHARDT, 1960; BREIDAHL, 1961; CHIMENES, 1961; CREUTZFELDT und SÖLING, 1960a; CREUTZFELDT, SÖLING und ZARDÁY, 1963; DEUIL, CREMER und CAQUET, 1963; ENDERS, 1966; ENGLESON und ASK-LÖFGREN, 1961; FABRYKANT und ASHE, 1961; FOIT und SIEBEROVÁ, 1965; GOLDNER et al., 1960; HERMAN und JACKSON, 1961; IVERSEN, 1960; KOOPMANN, 1960; KOPP, 1966; KRALL, 1961; KRALL, BRADLEY und WHITE, 1960; KRALL und CAMERINI-DAVALOS, 1958; LESTRADET, BESSE und BILLAUD, 1960; MARBLE, 1958, 1960; MEHNERT, 1961; MORET, 1965; MOSS, DELAWTER und GALLAGHER, 1964; RAMBERT et al., 1961; SADOW, 1960; SCHILLING und JUTZI, 1965; SEYDL und SCHULLERI, 1959; STEIGERWALDT, 1960a; WELLER und MACAULAY, 1959).

Die in diese Therapie gesetzten Erwartungen haben sich jedoch nicht bestätigt, da der Stoffwechselglättungseffekt, Ausdruck der adrenolytischen Aktivität der Biguanide (MEYER, 1961; LIPPMANN, MICHAELIS und KÖHLER, 1965), auf die Initialphase der Behandlung beschränkt bleibt.

Wir sahen anfangs in 32% der klinisch als stoffwechsellabil imponierenden Patienten und in einer späteren Untersuchung an 187 endogen labilen* Diabetikern in 8% einen guten Effekt, beurteilt nach der täglichen Glykosurie und dem Glykämieverlauf im Tagesprofil. Nach 1–3 Jahren waren noch 3,7% der letztgenannten Patienten kombiniert eingestellt.

DAWEKE (1968) sowie KRALL (1968) sahen in 5% einen Initial- und keinen Langzeiterfolg.

Die Beurteilung einer die Stoffwechselstabilisierung fördernden Zusatztherapie bietet unter Klinikbedingungen Schwierigkeiten, da sich bereits durch die Eliminierung exogener Noxen, wie psychische Belastungen, unregelmäßige Ernährungsweise usw., eine Stoffwechselglättung und -stabilisierung erreichen läßt. In den Fällen mit erheblicher Insulinkürzung (bis 40 E) ist außerdem eine Überinsulinierung anzunehmen (ENDERS, 1966; MOSS, DELAWTER und GALLAGHER, 1964).

b) Bei kindlichem Diabetes

Entsprechendes gilt für die Behandlung des diabetischen Kindes. HEIK (1965) hob hervor, daß sich unter Biguanidschutz ein durch Überinsulinierung hervorgerufener Gegenregulationsmechanismus leichter durchbrechen lasse. Jedoch gilt auch hier, daß die Kombinationstherapie keinen Vorteil gegenüber der Insulintherapie

---

* In Anlehnung an MOLNAR et al. (1965): wechselnde Insulinansprechbarkeit, unerwartetes Auftreten von Hypoglykämien und Gegenregulation bei erhöhter Glykämie.

bietet (FARQUHAR, 1961; FERGUSON, DE LA HARPE und FARQUHAR, 1961; KRALL, 1961; KRALL, WHITE und BRADLEY, 1958; MARBLE, 1960; RAMBERT et al., 1961; ROSENKRANZ, 1959, 1960, 1961, 1961 a; SACHSSE, 1968).

3. Umstellung von Insulin auf ein Biguanid

Nur in wenigen Fällen vorausgegangener Insulinbehandlung liegt der Insulinbedarf ausreichend niedrig, um eine erfolgreiche Umstellung auf ein Biguanid erwarten zu können (FABRYKANT und ASHE, 1961; LISBOA et al., 1962; LUBETZKI und AZÉRAD, 1964; MARBLE, 1961; vgl. auch Abb. 1 und Tab.), zumal hier ohnehin die Hauptindikation zur primären Sulfonylharnstoff- bzw. Biguanidmonotherapie liegt.

Der niedrige Insulinbedarf in der sog. initialen Besserungsphase des Insulinmangeldiabetes im Kindes- und Jugendalter stellt eine absolute Kontraindikation gegen diese Therapieform dar.

4. Umstellung von Sulfonylharnstoff- auf Biguanidbehandlung

Diese ist grundsätzlich möglich (vgl. Einstellungskriterien) und sollte bei neben einem stabilen Diabetes gleichzeitigem Vorhandensein einer Adipositas vorgenommen werden (MEHNERT, 1968; SADOW, 1968). Auch bei Spätversagen der SH-Therapie gelingt die Weiterführung der oralen Behandlung mit einem Biguanid allein, bei unserer Beobachtungsgruppe in 25 % der 152 Fälle; vgl. auch BERINGER (1958, 1961), BERNHARD (1961, 1965), BLÖCHE und LENHARDT (1960), CAINO, CABARROU und BIANCHI (1958), CURCHOD (1960), FIORIO und CASTELLAZZI (1964), HALLER und STRAUZENBERG (1965), KOOPMANN (1960), LISBOA et al. (1962), PUCHEGGER (1964), RAMBERT et al. (1961), SADOW (1960).

5. Kombinierte Sulfonylharnstoff-Biguanidtherapie

Sowohl bei primärem als auch bei sekundärem Versagen der Sulfonylharnstoffbehandlung hat sich jedoch die zusätzliche Gabe eines Biguanidpräparates besser bewährt. Die Anzahl der erfolgreich behandelten Patienten lag jeweils deutlich höher als bei Weglassen des Sulfonylharnstoffpräparats (CLARKE und DUNCAN, 1965) oder in der Vergleichsgruppe mit SH-Monotherapie; KRALL und BALODIMOS (1967) geben 9 gegen 62 % an; wir selbst konnten 30 % (von 152) auf die Kombination einstellen. Sehr günstige Ergebnisse hatte KNICK et al. (1970) bei Einsatz von Glibenclamid.

Die unterschiedlich angegebenen Erfolgsquoten und die Dauer der erfolgreichen Behandlung ergeben, daß die Kombinationstherapie bei mindestens 50 % der Spätversager über wenigstens 2 Jahre, sofern die Diätanweisungen befolgt werden, auch sehr viel länger (MEHNERT, 1968; STRATMANN, 1965) die Weiterführung der oralen Therapie möglich macht. Allerdings werden sehr unterschiedliche Zahlen angegeben (BEASER, 1960, 1964; BEASER et al., 1960; BERGER, CONSTAM und SIEGENTHALER, 1966; BERINGER, 1958; BERNHARD, 1961, 1965; BLOOM, 1961; BOULET, MIROUZE und SCHMOUKER, 1960; BREIDAHL, 1961; CLARKE und DUNCAN, 1965; CREUTZFELDT, SÖLING und ZARDÁY, 1963; DAWEKE, 1968; FIORIO und CASTELLAZZI, 1964; FOIT und SIEBEROVÁ, 1965; JACKSON, 1962; LARCAN und HURIET, 1964;

Mehnert, 1961; Sadow, 1960; Schilling und Jutzi, 1965; Schmechel, 1968; Schneeweiss, Bock und Buding, 1960; Steigerwaldt, 1960a, 1960; Stratmann, 1961; Unger, Madison und Carter, 1960.)

Im Hinblick auf die Hauptwirkung der SH-Derivate ist anzunehmen, daß die wahrscheinlich für einen therapeutisch erkennbaren Stoffwechseleffekt zu geringe freigesetzte Insulinmenge bei den Therapieversagern durch gleichzeitige Gabe eines Biguanids in ihrer Effektivität gesteigert wird (Goodman, 1965). Lippmann (1964) beschrieb, daß die Wirkung einer, am Blutzuckerverhalten gemessen, unwirksamen Insulindosis, zusammen mit Butylbiguanid potentiell verstärkt wird; vgl. auch die Ergebnisse von Butterfield (1968).

6. Biguanidtherapie bei Sonderformen des Diabetes mellitus

In Übereinstimmung mit den Befunden, daß die Biguanide nur in Anwesenheit von endogenem oder zugeführtem Insulin wirken, ist der Diabetes nach Pankreatektomie allein mit Biguaniden nicht zu behandeln (Creutzfeldt, Kümmerle und Kern, 1959; Herman und Jackson, 1961; Skillman, Kruger und Hamwi, 1959). Sterne (1963) sah unterschiedlich gute Ansprechbarkeit, offenbar in Abhängigkeit vom Ausmaß der Pankreatektomie; auch die vereinzelten günstigen Behandlungsergebnisse bei Hämochromatose-Diabetes (Foit und Sieberová, 1965; McKendry, Kuwayti und Rado, 1959), nach Sterne (1963) in 25% der Fälle, stehen sicher im Zusammenhang mit dem Ausmaß der Pankreasschädigung. Bei Akromegalie-Diabetes (Creutzfeldt und Söling, 1960a; Odell et al., 1958) sowie bei Steroiddiabetes (Boulet, Mirouze und Schmouker, 1960; Creutzfeldt und Söling, 1960a) wird die Effektivität der Guanidinpräparate als gut angegeben.

Bei Vorliegen einer Allergie auf Insulin oder Sulfonylharnstoffe sollte zumindest der Versuch einer Biguanidtherapie gemacht werden (Blöche und Lenhardt, 1960; Haller und Strauzenberg, 1965; Mehnert, 1961; Morét, 1965), auch in Fällen von Insulinresistenz (Bewsher und Stowers, 1961; Caino, Cabarrou und Bianchi, 1958; Foit und Sieberová, 1965; Haller und Strauzenberg, 1965; Koopmann, 1960, Morét, 1965; Pomeranze, Fujiy und Mouratoff, 1957; Tranquada, Kleeman und Brown, 1959).

Obwohl im Tierexperiment und auch nach den wenigen klinischen Erfahrungen unter Biguanid kein teratogener Effekt (vgl. bei Sterne, 1963; Sterne und Lavieuville, 1963), keine Plazentapassage (Cohen und Costerousse, 1961) und keine negative Beeinflussung von Eiweißstoffwechsel (Lippmann und Köhler, 1965; Müting, 1964, 1966) sowie Entwicklung und Wachstum (Lippmann, Köhler und Moritz, 1966) beobachtet wurden, bestehen für die Behandlung schwangerer Diabetikerinnen oder des sich in der Schwangerschaft manifestierenden Diabetes ernst zu nehmende Vorbehalte. Wir empfehlen in jedem Falle die Umstellung auf Insulin, auch wenn außerhalb der Schwangerschaft der Stoffwechsel unter Biguanid kompensiert war. Die von der Mitte der Gravidität an zunehmende Stoffwechselverschlechterung ist ebenso wie eine plötzliche Dekompensation nur mit Insulin ausreichend zu beherrschen. Auch die größere Neigung zu Ketoazidose überhaupt sowie die sehr häufig beeinträchtigte Nierenfunktion sollte Berücksichtigung finden (Horky, Fischer und Wappler, 1969).

C. Biguanidtherapie und Gefäßschäden bei Diabetes mellitus

Die Effektivität jeder Form der Diabetesbehandlung wird heute nicht nur am aktuellen Erfolg der Stoffwechselregulierung beurteilt, sondern ganz entscheidend an der Einflußnahme auf die Entwicklung der Gefäßschäden. Die Einstellversuche mit Biguaniden an jugendlichen labilen Diabetikern sind, obwohl oft, so doch nur an relativ wenigen Patienten und kurzfristig vorgenommen worden und erlauben in diesem Zeitraum keine Beurteilung einer Beeinflussung des Gefäßprozesses.

Die günstigen Effekte von Biguanid auf den Cholesterinspiegel des Blutes (MIRSKY und SCHWARTZ, 1966) und die bei Nichtdiabetikern beobachtete Steigerung der fibrinolytischen Aktivität sowie Senkung der Thrombozytenagglutination bei gleichzeitiger Gabe von Äthyloestrenol und Biguanid (CHAKRABARTI, FEARNLEY und EVANS, 1967; CHAKRABARTI, HOCKING und FEARNLEY, 1965; FEARNLEY und CHAKRABARTI, 1964; FEARNLEY, CHAKRABARTI und HOCKING, 1965, 1967) haben zu der Vorstellung geführt, daß mit dieser Therapieform eine Prophylaxe arterieller Gefäßschäden möglich sein müßte, von denen gerade die übergewichtigen maturity onset-Diabetiker betroffen sind. TZAGOURNIS, SEIDENSTICKER und HAMWI (1968) sahen bei Patienten mit frühzeitigem Herzinfarkt und Störungen des KH- und/oder Fettstoffwechsels sowie der Insulinausschüttung unter der Medikation mit DBI (50–150 mg/d) eine Senkung der erhöhten Lipid- und Insulinspiegel.

D. Praxis der Biguanidtherapie

Zur Vermeidung der gastrointestinalen Beschwerden sollte die Dosis von 150 mg/d eines einfachen Biguanids oder 300 mg/d eines Verzögerungspräparats (KOPP, 1967; MEHNERT, MAHRHOFER und STERN, 1965), verteilt auf 2–3 Gaben nach den Mahlzeiten, nicht überschritten werden.

Die Erhaltungsdosis soll über mehrere Tage, beginnend mit 50 mg/d, aufgebaut werden.

Nicht selten läßt sich der Stoffwechseleffekt erst nach einigen Tagen ablesen, desgleichen bleibt dieser häufig nach Absetzen des Präparates eine gewisse Zeit erhalten.

Bei exakter Indikationsstellung, Überwindung der Nebenerscheinungen, Ermittlung der optimalen Biguanid-Dosis und Mitarbeit der Patienten bestehen gute Aussichten auf eine Langzeitbehandlung, sowohl zur Weiterführung einer mit Sulfonylharnstoffen begonnenen oralen Therapie zusätzlich mit Biguaniden als auch bei alleiniger Biguanidanwendung anstelle der immer noch in der Tablettenbehandlung dominierenden SH-Präparate bei stabilen fettsüchtigen Diabetikern.

Das Therapieversagen wird in Zusammenhang mit einem wieder einsetzenden Gewichtsanstieg durch Vernachlässigung der Diät (KOPP, 1967; MEHNERT, 1968) bzw. der Summe der oben genannten Faktoren (KRALL und BRADLEY, 1962; vgl. auch SADOW, 1960) gesehen.

Unter diesen Gesichtspunkten sind befriedigende Einstellungen bei über 80 % der Patienten über Zeiträume von 5 und mehr Jahren zu erwarten (MEHNERT, 1968; SADOW, 1960); bei Weiterführung der SH-Versager allein mit einem Biguanid liegen die Zahlen weniger günstig als bei der Kombination beider Präparate.

Das Versagen des therapeutischen Effekts der Biguanide scheint weniger ein Wirkungsversagen zu sein als exogen verursacht, d. h. die Summe der wesentlichen Störfaktoren wird größer, als durch Potenzierung der Insulinwirkung mittels Biguanid zu kompensieren ist.

E. Zusammenfassung

Die Biguanidmonotherapie bei Diabetes mellitus hat folgende Indikationen:
1. Übergewichtige Diabetiker mit Krankheitsmanifestation jenseits des 45. Lebensjahres, sofern das Stoffwechselverhalten stabil und ohne Ketoseneigung ist. Die Indikation besteht sowohl für Neuerkrankungen als auch zur Umstellung von bereits mit Sulfonylharnstoffen behandelten Patienten oder solchen mit niedrigem Insulinbedarf; ferner bei latentem Diabetes mit Fettsucht.
2. Versuchsweise bei Insulinallergie und adipösen Diabetikern mit Insulinresistenz (evtl. einschließlich iatrogener Überinsulinierung?).

Eine kombinierte Biguanid- und SH-Therapie hat sich zur Weiterführung oder Durchführung der oralen Behandlung im Falle des Primär- oder Sekundärversagens einer alleinigen SH-Therapie bewährt und erscheint dazu besser geeignet als eine Biguanidmonotherapie.

Eine kombinierte Biguanid-Insulinbehandlung kann bei namentlich juvenilen und stoffwechsellabilen Diabetikern versucht werden, bei denen eine nach den üblichen Einstellungskriterien vorgenommene Insulintherapie allein zu keinem befriedigenden Ergebnis geführt hat.

Die alleinige Biguanid-Anwendung ist bei kindlich- oder juvenil manifestierten Diabetikern sowie in der initialen Besserungsphase kontraindiziert. In der Schwangerschaft verbietet sich jede Form der Biguanid-Therapie.

Literatur

ADLER, A.: Über die Nebenwirkungen des Synthalins und ihre Beseitigung. Klin. Wschr. 6, 493 (1927)

ALTERMAN, S. L. and A. A. LOPEZ-GOMEZ: Phenformin Effect on Body Weight, Lipids, and Glucose Regulation. Ann. N. Y. Acad. Sci. *148*, 884 (1968)

AMADOR, A. y R. RODRIGUEZ: La acción hipoglucemiante del D. B. I. Rev. Invest. clin. *11*, 11 (1959)

APPELS, A., R. KATTERMANN, H. PROSCHEK, K. HUBRICH, H. FRERICHS, H. D. SÖLING und W. CREUTZFELDT: Untersuchungen über die Wirkung von Diät, Tolbutamid und Buformin, sowie deren Kombination auf Körpergewicht und verschiedene Stoffwechselgrößen bei Diabetikern. I. Körpergewicht, Kohlenhydratstoffwechsel und immunologisch reagierendes Insulin. Diabetologia *4*, 210 (1968)

AUBERTIN, E., A. ROY et CH. WONÉ: Étude d'un nouvel hypoglycémiant de synthèse dérivé des biguanides. Diabète *8*, 5 (1960)

AZERAD, E. et M. LASRY: Traitement du diabète par le NN-diméthyl biguanide. Gaz. Méd. *67*, 1555 (1960)

– et J. LUBETZKI: Traitement du diabète de l'adulte par le diméthyl-biguanide. Bull. Soc. méd. Hôp. Paris *75*, 132 (1959)

BEASER, S. B.: Orally given combinations of drugs in diabetes mellitus therapy. J. Amer. med. Ass. *174*, 2137 (1960)

- A survey of current therapy of diabetes mellitus. Diabetes *13*, 472 (1964)
- H. Dolger, F. S. Perkin, B. Greenhouse, M. Protas, E. Kleefield, R. S. Radding, W. Pearlman and P. White: Phenformin in the management of diabetes mellitus. Special problems. Diabetes *9*, 222 (1960)

Beckmann, R.: Resorption, Verteilung im Gewebe und Ausscheidung von 1-Butylbiguanid-(^{14}C)-hydrochlorid. Arzneimittel-Forsch. *15*, 761 (1965)

- P. Bottermann und P. Dieterle: Zur renalen Ausscheidung von Buformin bei niereninsuffizienten Patienten. Pharmacol. Clin. *1*, 63 (1968)

Bergen, St. S. jr. and W. S. Norton: Clinical and metabolic effects of phenethylbiguanide. Diabetes *9*, 183 (1960)

Berger, W., G. R. Constam und W. Siegenthaler: Die Behandlungsmöglichkeiten des Diabetes mellitus mit Biguaniden. Klinische Erfahrungen bei 122 Diabetikern mit Dimethylbiguanid (Glucophage). Schweiz. med. Wschr. *96*, 1335 (1966)

Beringer, A.: Zur Behandlung der Zuckerkrankheit mit Biguaniden. Wien. med. Wschr. *108*, 880 (1958)

- G. Geyer, H. Mösslacher, K. H. Tragl und H. Thaler: Die Wirkung von Buformin auf den Leberstoffwechsel. In: 2. Int. Biguanid Symposium. Hrsg. K. Oberdisse, H. Daweke und G. Michael. S. 43. Georg Thieme Verlag, Stuttgart 1968
- Zur Behandlung der Zuckerkrankheit mit Silubin. Med. Welt 278 (1961)

Bernhard, H.: Ergebnisse der Biguanidtherapie des Diabetes. Med. Klin. *56*, 883 (1961)
- Long-term observations on oral hypoglycemic agents in diabetes. The effect of carbutamide and tolbutamide. Diabetes *14*, 59 (1965)

Bernier, G. M., M. Miller and C. S. Springate: Lactic acidosis and phenformin hydrochloride. J. Amer. Med. Ass. *184*, 43 (1963)

Bewsher, P. D. and J. M. Stowers: Combined oral treatment of diabetes. 4. Congr. Fed. int. Diabète Genève I, 790 (1961). Medicine et Hygiène, Genève 1961

Blöche, J. und A. Lenhardt: Vorläufiger Bericht über die Erfahrungen mit W 32 und W 37 an 71 diabetischen Patienten. In: Internationales Biguanid-Symposium Aachen 1960. S. 149. Georg Thieme Verlag, Stuttgart 1960

Bloom, A.: Phenformin as adjuvant oral therapy in diabetes. 4. Congr. Fed. int. Diabète Genève *I*, 720 (1961). Medicine et Hygiène, Genève 1961

Boulet, P., J. Mirouze et Y. Schmouker: Intérêt de l'association arylsulfamide-biguanide dans le traitement du diabète sucré. Presse méd. *68*, 2123 (1960)

Breidahl, H. D.: Phenformin (phenethylbiguanide) in the treatment of diabetes mellitus: A preliminary report. Med. J. Aust. 1041 (1961)

Butterfield, W. J. H., I. K. Fry and M. J. Whichelow: The Hypoglycaemic action of phenformin. Lancet *II*, 563 (1961)
- The Effects of Phenformin on Peripheral Glucose Utilization and Insulin Action in Obesity and Diabetes Mellitus. Ann. N. Y. Acad. Sci. *148*, 724 (1968)
- and M. J. Whichelow: The hypoglycemic action of phenformin. Effect of phenformin on glucose metabolism in peripheral tissues. Diabetes *11*, 281 (1962)

Caino, H. V., A. Cabarrou and N. O. Bianchi: Preliminary experience with DBI in the diabetes treatment in La Plata (Argentine). Kongr. I. D. F. Düsseldorf *3*, 452 (1958) Georg Thieme Verlag, Stuttgart 1959

Calvert, E. G. B.: Treatment of diabetes by synthalin. Lancet *II*, 649 (1927)

Castex, M.-R. et M. Schteingart: L'action des dérivés de la guanidine dans le diabète. C. R. Soc. Biol. (Paris) *99*, 999 (1928)

Chabanier, H. et M. Lebert: Intérêt pratique de la synthaline dans la thérapeutique du diabète. Bull. Acad. Méd. (Paris) Ser. 3, *97*, 535 (1927)

Chakrabarti, R., G. R. Fearnley and J. F. Evans: Reduction of Platelet Stickness by Phenformin Plus Ethyloestrenol. Lancet *II*, 1012 (1967)
- E. D. Hocking and G. R. Fearnley: Fibrinolytic effect of metformin in coronary – artery disease. Lancet *II*, 256 (1965)

CHIMENES, H.: L'association insuline-diguanide dans le traitement du diabète instable. Rev. franc. Endocr. clin. *2*, 267 (1961)
CLARKE, B. F. and L. J. P. DUNCAN: Combined metformin-chlorpropamide therapy in 108 diabetic sulphonylurea-failures. Lancet *I*, 1248 (1965)
– – Comparison of chlorpropamide and metformin treatment on weight and blood glucose response of uncontrolled obese diabetics. Lancet *I*, 123 (1968)
COHEN, Y. et O. COSTEROUSSE: Etude expérimentale du metabolisme du diméthylbiguanide marqué au carbone – 14. 4. Congr. Féd. int. Diabète Genève *1*, 745 (1961). Medicine et Hygiène, Genève 1961
COLLENS, W. S. and M. M. BANOWITCH: Use of oral hypoglycemic agents in treatment of diabetes mellitus. N. Y. St. J. Med. *60*, 2689 (1960)
CRAIG, L. S., S. WAXLER and R. NOBLE: Some Results of Long-Term Use of Phenformin in Ketoacidosis-Resistant Diabetes. Ann. N.Y. Acad. Sci. *148*, 897 (1968)
CREUTZFELDT, W.: Diabetes und synthetische Antidiabetica. Dtsch. med. J. *9*, 467 (1958)
– A. APPELS, R. KATTERMANN, H. FRERICHS, H. PROSCHEK, K. HUBRICH und H.-D. SÖLING: Zur Wirkung von Buformin mit und ohne Kombination von Sulfonylharnstoffen auf Gewicht und verschiedene Stoffwechselgrößen bei Diabetikern. In: 2. Int. Biguanid Symposium. Hrsg.: OBERDISSE, K., H. DAWEKE und G. MICHAEL. S. 94 Georg Thieme Verlag, Stuttgart 1968
– F. KÜMMERLE und E. KERN: Beobachtungen an vier Patienten mit totaler Duodenopankreatektomie wegen eines Karzinoms des Pankreas. Dtsch. med. Wschr. *84*, 541 (1959)
– und H.-D. SÖLING: Klinische Erfahrungen mit verschiedenen Guanidinderivaten. Ergebn. inn. Med. Kinderheilk. N. F. *15* (1960a)
– – Toxizität und Nebenwirkungen der Guanidine und Biguanide. In: Internationales Biguanid-Symposium Aachen 1960. S. 37. Georg Thieme Verlag, Stuttgart 1960b
– – und Z. ZARDÁY: The combined use of insulin, tolbutamide and biguanides in the treatment of diabetes mellitus. Metabolism *12*, 264 (1963)
CURCHOD, B.: Ambulante Behandlung mit Biguaniden. In: Internationales Biguanid-Symposium Aachen 1960. S. 153. Georg Thieme Verlag, Stuttgart 1960
CURSCHMANN, H.: Synthalinbehandlung des Diabetes mellitus. Münch. med. Wschr. *74*, 702 (1927)
CZYZYK, A. und J. LAWECKI: Verlauf von Belastungsproben mit Insulin, Tolbutamid und Glukose bei Diabetes mellitus unter Phenäthylbiguanidbehandlung. Diabetologia *1*, 80 (1965)
DAVIDSON, M. B., W. R. BOZARTH, D. R. CHALLONER and CH. J. GOODNER: Phenformin, hypoglycemia and lactic acidosis. New Engl. J. Med. *275*, 886 (1966)
DAWEKE, H.: (Diskussionsbemerkung). In: 2. Int. Biguanid Symposium. Hrsg.: K. OBERDISSE, H. DAWEKE und G. MICHAEL. S. 183 Georg Thieme Verlag, Stuttgart 1968
DEBRY, G., P. CHERRIER et J. LAURENT: Etude des perturbations du métabolisme de l'acide lactique au cours du diabète sucré. Path. Biol. *14*, 13 (1966)
DEHLER, O.: Zur Frage der Synthalinbehandlung des Diabetes mellitus. Diss., Bonn 1929
DEUIL, R., G. CREMER et R. CAQUET: Phenyl ethyl biguanide (D.B.I.) et traitement du diabète. Diabète *11*, 157 (1963)
– – et G. DELOUX: Deux ans de traitement du diabète sucré par le phényl-ethyl-biguanide-rétard. Diabète *12*, 277 (1964)
Diabetes Mellitus and Obesity: Phenformin Hydrochloride as a Research Tool. Ann. N. Y. Acad. Sci. *148*, Art. 3 (1968)
DITSCHUNEIT, H., W. H. ROTT und J.-D. FAULHABER: Effekt von Biguaniden auf den Stoffwechsel isolierter Fettzellen. In: 2. Int. Biguanid Symposium. Hrsg.: K. OBERDISSE, H. DAWEKE, G. MICHAEL. Stuttgart: Thieme 1968, S. 62
DOBSON, H. L.: Attempted Suicide with Phenformin. Diabetes *14*, 811 (1965)
DUNCAN, G. G.: Synthalin in the treatment of diabetes mellitus. Amer. J. med. Sci. *175*, 196 (1928)

EINHORN, M. und H. A. RAFSKY: Erfahrungen mit Synthalin bei Diabetes mellitus. Med. Welt 1303 (1927)
EISMAYER, G.: Zur Synthalinbehandlung des Diabetes mellitus. Klin. Wschr. *11*, 860 (1932)
ELIASSOW, W.: Über die Wirkung des Galegins bei Diabetes. Arch. Verdau.-Kr. *42*, 489 (1928)
ENDERS, W.: Behandlung des adipösen Altersdiabetikers mit Silubin® retard. Münch. med. Wschr. *108*, 1063 (1966)
ENGLESON, G. and B. ASK-LÖFGREN: DBI-treatment of juvenile diabetes. 4. Congr. Fed. int. Diabète Genève *I*, 794 (1961). Médecine et Hygiène, Genève 1961
EWY, G. A., R. C. PABICO, J. F. MAHLER and D. H. MINTZ: Lactate acidosis associated with phenformin therapy and localized tissue hypoxia. Report of a case treated by hemodialysis Ann. intern. Med. *59*, 878 (1963)
FABRYKANT, M. and B. I. ASHE: Use of long-acting phenformin (DBI-TD) with insulin in insulin-dependent diabetes. Metabolism *10*, 684 (1961)
FALTA, W.: Therapeutische Versuche mit Synthalin. Wien. med. Wschr. *76*, 1492 (1926)
FALUDI, G., G. BENDERSKY and P. GERBER: Functional Hypoglycemia in Early Latent Diabetes. Ann. N. Y. Acad. Sci. *148*, 868 (1968)
– Z. CHAYES and P. GERBER: Rational Treatment of the Obese Diabetic. Postgrad. med. *43*, 92 (1968)
FARQUHAR, J. W.: Dimethyldiguanide in the treatment of diabetic children. 4. Congr. Fed. int. Diabète Genève *I*, 797 (1961). Médecine et Hygiène, Genève 1961
FEARNLEY, G. R. et R. CHAKRABARTI: The pharmacological enhancement of blood fibrinolytic activity with special reference to phenformin. Acta cardiol. *19*, 1 (1964)
– – and J. F. EVANS: Fibrinolytic Treatment of Rheumatoid Arthritis with Phenformin plus Ethyloestrenol. Lancet *II*, 757 (1966)
– – and E. D. HOCKING: Phenformin in Rheumatoid Arthritis. A Fibrinolytic Approach. Lancet *I*, 9 (1965)
– – – Fibrinolytic Effects of Diguanides Plus Ethyloestrenol in Occlusive Vascular Disease. Lancet *II*, 1008 (1967)
FEIGENHEIMER, E.: Zur Guanidinbehandlung des Diabetes mellitus. Med. Diss., Würzburg 1929
FERGUSON, A. W., P. L. HARPE DE LA and J. W. FARQUHAR: Dimethyldiguanide in the treatment of diabetic children. Lancet *I*, 1367 (1961)
FIORIO, C. e R. CASTELLAZZI: Valutazione clinica di un antidiabetico orale consistente nell'associazione di una sulfanilurea con una biguanide. Minerva Med. (Torino) 1964
FISCHER, O.: Über die Behandlung der Zuckerkrankheit mit Synthalin. Fortschr. Ther. *3*, 79 (1927)
FOIT, R. und R. SIEBEROVÁ: Beitrag zur Frage der Biguanid-Therapie des Diabetes mellitus. II. Int. Symposium über Diabetesfragen Karlsburg 1963, S. 373. Karlsburg 1965
FRANK, E.: Über eine synthetisch dargestellte Substanz mit insulinartiger Wirkung per os und ihre Bedeutung für die Therapie des Diabetes mellitus. Verh. dtsch. Ges. Verdau.- u. Stoffwechselkr. *6*, 187 (1927)
– M. NOTHMANN und A. WAGNER: Die Synthalinbehandlung des Diabetes mellitus. Dtsch. med. Wschr. *52*, 2067 u. 2107 (1926)
– – – Über die experimentelle und klinische Wirkung des Dodekamethylendiguanids (Synthalin B). Klin. Wschr. *7*, 1996 (1928)
– und A. WAGNER: Der gegenwärtige Stand der Synthalinbehandlung des Diabetes mellitus. Ergebn. ges. Med. *13*, 451 (1929)
Das Gesundheitswesen der DDR *3* (1968)
GINSBURG, P.: Zur Synthalinbehandlung des Diabetes mellitus. Dtsch. med. Wschr. *53*, 1737 (1927)
GOLDNER, M. G., R. S. BALDWIN, TH. H. LAMBERT, H. L. DOBSON, E. C. MILIER, L. P. KRALI, J. POMERANZE and CH. WELLER: Phenformin in the management of diabetes mellitus. General clinical concepts. Diabetes *9*, 220 (1960)

GOODMAN, J. I.: Role of Phenformin (DBI) as an Adjuvant in Oral Antidiabetic Therapy. Metabolism *14*, 1153 (1965)
GOTTLIEB, A., J. DUBERSTEIN and A. GELLER: Phenformin acidosis. New Engl. J. Med. *267*, 806 (1962)
GRAFE, E. und J. KÜHNAU: Krankheiten des Kohlenhydratstoffwechsels. In: Handbuch der inneren Medizin VII, 2. Springer-Verlag, Berlin–Göttingen–Heidelberg 1955
GRAHAM, G. and G. C. LINDER: The use of synthalin in the treatment of diabetes mellitus. Quart. J. Med. *21*, 509 (1927/28)
GRASSHEIM, K. und H. PETOW: Poliklinische Erfahrungen über die Behandlung Zuckerkranker mit Synthalin. Klin. Wschr. *6*, 1647 (1927)
GRODSKY, G. M., J. H. KARAM, F. CH. PAVLATOS and P. H. FORSHAM: Reduction by phenformin of excessive insulin levels after glucose loading in obese and diabetic subjects. Metabolism *12*, 278 (1963)
GUTSCHE, H.: Glukosetoleranz und Körpergewicht unter Buformin und freier Kost bei latenter Kohlenhydratstoffwechselstörung. In: 2. Int. Biguanid Symposium, Hrsg.: K. OBERDISSE, H. DAWEKE and G. MICHAEL. S. 107. Georg Thieme Verlag, Stuttgart 1968
HALL, G. H., M. F. CROLEY and A. BLOOM: Oral treatment of diabetes. Brit. Med. J. *2*, 71 (1958)
HALLER, H. und S. E. STRAUZENBERG: Experimentelle und klinische Untersuchungen mit Biguaniden beim menschlichen Diabetes mellitus. II. Int. Symposium über Diabetesfragen Karlsburg 1963, S. 393. Karlsburg 1965
– – Orale Diabetestherapie. VEB Georg Thieme, Leipzig 1966
HAMMERL, H., CH. KRÄNUL, O. PICHLER und M. STUDLAR: Über den Einfluß von Buformin auf die freien Fettsäuren, das freie Glyzerin und die Blutglukose bei Gesunden sowie bei Patienten mit einem latenten oder manifesten Diabetes mellitus. In: 2. Int. Biguanid Symposium, Hrsg.: OBERDISSE, K., H. DAWEKE, G. MICHAEL. S. 78. Georg Thieme Verlag, Stuttgart 1968
HEIK, M.: Stoffwechselstabilisierung durch Biguanide bei diabetischen Kindern mit labilem Stoffwechsel. II. Int. Symposium über Diabetesfragen Karlsburg 1963, S. 409. Karlsburg 1965
HERMAN, J. B. and W. P. U. JACKSON: Dimethyldiguanide ("glucophage", LA 6023) in diabetes mellitus. S. Afr. med. J. *35*, 286 (1961)
HOLST, J. E.: Erfahrungen über Synthalinbehandlung des Diabetes mellitus. Acta med. scand. Suppl. *26*, 55 (1928)
HORKÝ, Z., U. FISCHER und E. WAPPLER: Schwangerschaft bei Diabetes mellitus. Gustav Fischer Verlag, Stuttgart 1969
Internationales Biguanid-Symposium 1960 Aachen. Hrsg.: BERTRAM, F. und G. MICHAEL. Georg Thieme Verlag, Stuttgart 1960
2. Internationales Biguanid Symposium 1967 Düsseldorf, Hrsg.: OBERDISSE, K., H. DAWEKE und G. MICHAEL. Georg Thieme Verlag, Stuttgart 1968
II. Internationales Symposium über Diabetesfragen 1963 Karlsburg. Hrsg.: MOHNIKE, G., Karlsburg: Institut für Diabetes 1965
IVERSEN, M.: Indikationer for oral diabetesbehandling. Nord. Med. *63*, 396 (1960)
JACKSON, W. P. U.: Combined oral therapy in diabetes: sulfonylurea plus diguanide. S. Afr. med. J. *36*, 727 (1962)
JACOBI, J. und K. BRÜLL: Über unsere Erfahrungen mit der Synthalintherapie des Diabetes mellitus. Med. Klin. *23*, 1017 (1927)
JAHNKE, K., H. DAWEKE, H. LIEBERMEISTER, W. SCHILLING und D. GRÜNEKLEE: Über den Einfluß von Buformin auf das Verhalten von Gewicht und Stoffwechselmetaboliten bei Fettsüchtigen mit und ohne Störung der Glukosetoleranz. In: 2. Int. Biguanid Symposium. Hrsg.: OBERDISSE, K., H. DAWEKE, G. MICHAEL. S. 82. G. Thieme Verl., Stuttgart 1968
JANSEN, W. H. und H. BAUR: Klinische Erfahrungen mit Synthalin nebst Bemerkungen zum Mechanismus der Synthalinwirkung. Münch. med. Wschr. *74*, 441 (1927)

Johnson, H. K. and C. Waterhouse: Relationship of Alcohol and Hyperlactatemia in Diabetic Subjects Treated with Phenformin. Amer. J. Med. *45*, 98 (1968)

Kattermann, R., A. Appels, K. Hubrich, H. Proschek, H. D. Söling und W. Creutzfeldt: Untersuchungen über die Wirkung von Diät, Tolbutamid und Buformin sowie deren Kombination auf Körpergewicht und verschiedene Stoffwechselgrößen bei Diabetikern. II. Freie Fettsäuren, Ketonkörper, Triglyceride und Cholesterin im Blut. Diabetologia *4*, 221 (1968)

Kaufmann, E.: Chronische Synthalinschäden. Med. Klin. *24*, 1942 (1928)

Klein, W.: (Diskussionsbeitrag). In: 2. Int. Biguanid Symposium. Hrsg.: Oberdisse, K., H. Daweke und G. Michael. S. 191, Georg Thieme Verlag, Stuttgart 1968

Knick, B.: Vergleichende Biguanid-Therapiestudie bei Adipositas, nichtalkoholischer Leberverfettung und latentem oder asymptomatischem Diabetes vom Alterstyp. In: 2. Int. Biguanid Symposium, Hrsg.: Oberdisse, K., H. Daweke und G. Michael. S. 104. Georg Thieme Verlag, Stuttgart 1968

– O. Wendt, M. L. Konder und P. Netter: Orale antidiabetische Mono- und Kombinationstherapie mit Glybenclamid (HB 419) und Biguaniden bei insulinierten Diabetikern des Erwachsenentyps. Med. Klin. *65*, 109 (1970)

Koopmann, C.: Erfahrungen mit Biguaniden in der Therapie des Diabetes mellitus. In: Internationales Biguanid-Symp. Aachen 1960. S. 130. G. Thieme Verlag, Stuttgart 1960

Kopp, H.: Ergebnisse der Diabetestherapie mit Silubin ® retard. Med. Klin. *61*, 592 (1966)

– Ergebnisse der Diabetestherapie mit Silubin retard. II. Med. Klin. *62*, 878 (1967)

Krall, L. P.: Evaluation of combined insulin-oral biguanide therapy in 58 patients for more than two years. 4. Congr. Fed. int. Diabète Genève *1*, 718 (1961), Médecine et Hygiène Genève, 1961

Krall, L. P.: Ten Years' Experience with Biguanides in the Treatment of Diabetes mellitus. In: 2. Int. Biguanid Symposium, Hrsg.: Oberdisse, K., H. Daweke und G. Michael. S. 161. Georg Thieme Verlag, Stuttgart 1968

– and M. C. Balodimos: Combined Sulfonylurea-Biguanide Therapy of Diabetes Mellitus. Brook Lodge Conf., Kalamazoo/Mich. 1967

– and R. F. Bradley: "Secondary failures" in the treatment of diabetes mellitus with tolbutamide and with phenformin. Diabetes *11*, Suppl. 2, 88 (1962)

– – and P. White: Klinische Erfahrungen mit den Biguaniden. In: Internationales Biguanid-Symposium Aachen 1960. S. 86. Georg Thieme Verlag, Stuttgart 1960

– and R. Camerini-Davalos: Clinical trials with DBI, a new nonsulfonylurea oral hypoglycemic agent. Arch. intern. Med. *102*, 25 (1958)

– P. White and R. F. Bradley: Clinical use of the biguanides and their role in stabilizing juvenile-type diabetes. Diabetes *7*, 468 (1958)

Lacher, J. and L. Lasagna: Phenformin and Lactic Acidosis. Clin. Pharm. Ther. *7*, 477 (1966)

Larcan, A. et C. Huriet: Étude clinique de la phényl-éthyl-biguanide instantanée-retard dans le traitement du diabète. Diabète *12*, 285 (1964)

Lactic Acidosis in Diabetes Mellitus. J. Amer. med. Ass. *184*, 47 (1963)

Lauritzen, M.: Diskussion zu: Erfahrungen über die Synthalinbehandlung bei Diabetes mellitus. Acta med. Scand. Suppl. *26*, 61 (1928)

Lestradet, H., J. Besse et L. Billaud: Étude de l'action d'une biguanide. Presse méd. *68*, 391 (1960)

Levine, R.: Personal Communication, 1966

Liebermeister, H., R. Rüenauver, D. Grüneklee, W. Schilling, K. Jahnke und H. Daweke: Stoffwechseluntersuchungen bei mit Biguanid behandelten Fettsüchtigen. Diabetologia *2*, 208 (1967)

Lippmann, H. G.: Verteilungsräume für Glukose, Glukoseanaloge, α-Aminostickstoff und freie Fettsäuren unter der Wirkung von N_1, n-Butylbiguanid am eviscerierten, nephrektomierten Tier. Acta biol. med. germ. *12*, 104 (1964)

- und E. KÖHLER: Wirkung von N_1, n-Butylbiguanid auf Glycogen-, Stickstoff-, Kalium- und Wasserbestand in Leber und Skelettmuskel der Ratte. Dtsch. Z. Verdau.- u. Stoffwechselkr. *25*, 338 (1965)
- E. KÖHLER und V. MORITZ: Zur Wirkung langfristig verabreichten Buformins auf Körperwachstum und Leberstoffwechsel der Ratte. III. Int. Symposium über Diabetesfragen Karlsburg 1964, S. 262. Karlsburg 1966
- D. MICHAELIS und E. KÖHLER: Plasma-Katecholamine bei Diabetes mellitus unter N_1, n-Butylbiguanid. Klin. Wschr. *43*, 957 (1965)
- und I. SCHILLING: Klinische Anwendung der Biguanide beim Diabetes mellitus. Ber. Ges. Inn. Med. *5*, 220 (1968)

LISBOA, P. E., N. CASTEL-BRANCO, M. M. MARQUES SÁ, M. J. ARROBAS, F. M. FONSECA FERREIRA DA e Q. BARROS: Tratamento de diabetes do adulto pela fenformina (DBI). J. Médico *47*, 845 u. 914 (1962)

LOUBATIÈRES, A.: Historique du traitement du diabète par les sulfamides hypoglycémiants et les dérivés guanidiques. Chemotherapia *2*, 239 (1961)

LUBETZKI, J. et E. AZÉRAD: Intérêt du diméthyl-biguanide dans le traitement de l'adulte jeune. Une experience de cinq annes. Int. Congr. Series *74*, 87 (1964)

MAIER-WEINERTSGRÜN, D.: Guanidinderivate beim Diabetes mellitus. (Synthalin, Glukhorment, Anticoman, Pancresal, Pancresalets). Dtsch. med. Wschr. *63*, 1400 (1937)

MARBLE, A.: Report of clinical experience with tolbutamide with comments regarding carbutamide, chlorpropamide and phenethylbiguanide (DBI). Kongr. I. D. F. Düsseldorf *3*, 373 (1958). Georg Thieme Verlag, Stuttgart 1959
- Symposium on "A new oral hypoglycemic agent, phenformin (DBI)". Diabetes *9*, 224 (1960)
- Phenformin and ketoacidosis. Diabetes *10*, 321 (1961)

MCKENDRY, K., K. KUWAYTI and P. P. RADO: Clinical experience with DBI (Phenformin) in the management of diabetes. Canad. med. Ass. J. *80*, 773 (1959)

MEHNERT, H.: Die kombinierte orale Diabetestherapie mit Sulfonylharnstoffen und Biguaniden. In: Internationales Biguanid-Symposium Aachen 1960. S. 122. Georg Thieme Verlag, Stuttgart 1960
- Blutzuckersenkende Biguanidderivate in der Behandlung des Diabetes mellitus. 4. Congr. Fed. int. Diabète Genève *I*, 700 (1961). Médecine et Hygiène, Genève, 1961
- Zur Biguanidbehandlung bei Altersdiabetikern. In: 2. Int. Biguanid Symposium, Hrsg.: OBERDISSE, K., H. DAWEKE und G. MICHAEL. S. 173. Georg Thieme Verlag, Stuttgart 1968
- und L. P. KRALL: Möglichkeiten und Grenzen der Diabetestherapie mit Biguanidderivaten. Dtsch. med. Wschr. *85*, 577 (1960)
- E. MAHRHOFER und G. STERN: Zur Anwendung einer Retard-Form des Butylbiguanid in der oralen Diabetestherapie. Dtsch. med. Wschr. *90*, 1316 (1965)

MEINERT, C. L. and T. B. SCHWARTZ: The Relationship of Treatment to Weight in a Randomized Study of Maturity-Onset Diabetes. Ann. N. Y. Acad. Sci. *148*, 875 (1968)

MESTMAN, J. H., D. S. POCOCK and A. KIRCHNER: Lactic Acidosis with Recovery in Diabetes Mellitus on Phenformin Therapy. Calif. Med. *111*, 181 (1969)

MEYER, F.: Etude expérimentale du mode d' action des biguanides hypoglycémiants. 4. Congr. Féd. int. Diabète, Genève *I*, 743 (1961). Médecine et Hygiène, Genève 1961

MICHAELIS, D., E. KÖHLER und H.-G. LIPPMANN: unveröffentlichte Befunde, 1967
- und H. G. LIPPMANN: Das Verhalten einiger Blutbestandteile des stoffwechselgesunden und diabetischen Menschen nach intravenöser Belastung mit N_1, n-Butylbiguanid. II. Int. Symposium über Diabetesfragen Karlsburg 1963, S. 341. Karlsburg 1965

MILLER, M.: Side Effects of the Biguanide Therapy and the Problem of Lactic Acidosis. In: 2. Int. Biguanid Symposium Hrsg.: OBERDISSE, K., H. DAWEKE und G. MICHAËL. S. 147. Georg Thieme Verlag, Stuttgart 1968

MIRSKY, S.: Influence of Hypoglycemic Therapy on Blood Lipids and Body Weight in Diabetes Mellitus. Ann. N. Y. Acad. Sci. *148*, 937 (1968)

- and M. Schwartz: Phenformin, Diabetic Control and Body Weight. J. Mt. Sinai Hosp. *33*, 180 (1966)
Möller, E.: Behandlung der diabetischen Fettleber mit Buformin. Med. Klin. *62*, 1873 (1967)
Mohnike, G.: Klinik und Wirkung der Guanidinderivate bei Diabetes mellitus. Dtsch. Gesundh.-Wes. *19*, 2180 (1964)
Molnar, G. D., C. F. Gastineau, J. W. Rosevear and K. E. Moxness: Quantitative Aspects of Labile Diabetes. Diabetes *14*, 279 (1965)
Morét, B.: Anwendungsmöglichkeiten der Biguanide beim Diabetes mellitus. Med. Welt *6*, 1914 (1965)
Moss, J. M., D. E. Delawter und E. J. Gallagher: Oral hypoglycemic drugs: Comparative evaluation of tolbutamide, chlorpropamide and phenformin. Medical Times *92*, 645 (1964)
Müting, D.: Untersuchungen über die Wirkung eines Biguanids auf den Eiweißstoffwechsel und die Entgiftungsleistung der Leber bei Diabetes mellitus. Dtsch. med. Wschr. *89*, 1583 (1964)
- Über die Wirkung eines neuen Depot-Biguanids auf den Kohlenhydrat- und Eiweißstoffwechsel bei Diabetes mellitus. Dtsch. med. Wschr. *91*, 939 (1966)
Oberdisse, K.: (Diskussionsbeitrag). In: 2. Int. Biguanid Symposium, Hrsg.: Oberdisse, K., H. Daweke und G. Michael. S. 184. Georg Thieme Verlag, Stuttgart 1968
Odell, W. D., D. C. Tanner, D. F. Steiner and R. H. Williams: Phenethyl-, Amyl-, and isoamylbiguanide in the treatment of diabetes mellitus. Arch. intern. Med. *102*, 520 (1958)
Otto, H.: Erste Erfahrungen mit Biguanid-Verbindungen in der Therapie des Diabetes mellitus. Medizinische 1080 (1958)
Patel, D. P. and J. M. Stowers: Phenformin in weight reduction of obese diabetics. Lancet *II*, 282 (1964)
Pomeranze, J., H. Fujiy and G. T. Mouratoff: Clinical report of a new hypoglycemic agent. Proc. Soc. exp. Biol. (N. Y.) *95*, 193 (1957)
Pommeranze, J. and R. Gadek: 19 month experience with a new hypoglycemic agent. In: 3. Congr. Int. Diabetes Fed. Düsseldorf 1958. S. 440. Georg Thieme Verlag, Stuttgart 1959
Proctor, D. W., D. Obst and J. M. Stowers: Fatal Lactic Acidosis after an Overdose of Phenformin. Brit. med. J. *4*, 216 (1967)
Puchegger, R.: Erfahrungen mit dem Biguanid „Glucophage". Wien. klin. Wschr. *76*, 335 (1964)
Radding, R. S. and St. J. Zimmerman: Phenethyldiguanide-comparative study of tablets and timed-disintegration capsules. Metabolism *10*, 238 (1961)
Rambert, P., J. Canivet, J. Quichaud et B. Spitz: Traitement du diabète sucré par le nn-diméthyl-diguanide expérience de 177 cas. Sem. Hôp. Paris *37*, 247 (1961)
Reinwein, H.: Über die therapeutische Verwendbarkeit des Galegins bei Diabetikern. Münch. med. Wschr. *74*, 1794 (1927)
Ringer, A. I., S. Biloon, M. M. Harris and A. Landy: Synthalin its use in the treatment of diabetes. Arch. intern. Med. *41*, 453 (1928)
Roginsky, M. S. and J. Barnett: Double-blind study of phenethylbiguanide in weight control of obese nondiabetic subjects. Amer. J. clin. Nutr. *19*, 223 (1966)
- and J. Sandler: Phenformin in Human Obesity. Anm. N.Y. Acad. Sci. *148*, 892 (1968)
Rosenkranz, A.: Die Beeinflussung des Diabetes mellitus durch Biguanid (DBI) im Kindesalter. Wien. med. Wschr. *109*, 1034 (1959)
- Möglichkeiten der Biguanidbehandlung des kindlichen Diabetes. In: Internationales Biguanid-Symposium Aachen 1960. S. 127. Georg Thieme Verlag, Stuttgart 1960
- Langzeitergebnisse der Biguanidtherapie des Diabetes mellitus im Kindesalter. 4. Congr. Fed. int. Diabète Genève *I*, 765 (1961). Médecine et Hygiène, Genève 1961
- Langzeitergebnisse der kombinierten Insulin-Biguanidtherapie beim Diabetes mellitus im Kindesalter. Wien. klin. Wschr. *73*, 758 (1961a)

Rud, E.: Vorläufige Erfahrungen über die Behandlung von Diabetes mellitus mit Synthalin. Acta med. scand. Suppl. 26, 52 (1928)
Sachsse, R.: Biguanidtherapie und Kalorienbedarf bei diabetischen Kindern. In: Der Diabetes mellitus im Kindesalter. V. Int. Symposium über Diabetesfragen 1966 Karlsburg. Hrsg.: Lippmann, H. G., E. Wappler und E. Jutzi. S. 147. Institut für Diabetes, Karlsburg 1968
Sadow, H. S.: Überblick über experimentelle und klinische Erfahrungen mit der Biguanidtherapie in den Vereinigten Staaten und Kanada. In: Internationales Biguanid-Symposium Aachen 1960. S. 69. Georg Thieme Verlag, Stuttgart 1960
– The Nature of Diabetes Mellitus and the Place of Biguanides in its Management. In: 2. Int. Biguanid Symposium. Hrsg.: Oberdisse, K., H. Daweke und G. Michael. S. 126. Georg Thieme Verlag, Stuttgart 1968
Schilling, I.: Estudios clínicos sobre le accion hipoglucemiante de la biguanida. Folia clin. int. (Barcelona) 10, 425 (1960)
– Über Nebenwirkungen der Biguanidpräparate. II. Int. Symposium über Diabetesfragen Karlsburg 1963. S. 405. Institut für Diabetes, Karlsburg 1965
– und E. Jutzi: Klinische Problematik bei Einstellung und Behandlung mit Biguaniden. II. Int. Symposium über Diabetesfragen Karlsburg 1963. S. 381. Institut für Diabetes, Karlsburg 1965
Schless, G. L.: Nonesterified Acids as a Metabolic Substrate: The Rapid Turnover Rate. Metabolism 13, 934 (1964)
Schmechel, H.: Zur therapeutischen Wirksamkeit von Buformin bei Sulfonylharnstoff-Versagern. Dtsch. Gesundh.-Wes. 23, 301 (1968)
Schneeweiss, J., E. Bock und A. Buding: Biguanide in der Therapie des Diabetes mellitus. Dtsch. med. Wschr. 85, 2179 (1960)
– und A. Buding: Ein Beitrag zur Therapie des Diabetikers mit Biguaniden. Dtsch. med. J. 14, 737 (1963)
Schricker, K. Th.: Erfahrungen mit Biguaniden unter Berücksichtigung der Magenverträglichkeit. In: Internationales Biguanid-Symposium Aachen 1960. S. 56. Georg Thieme Verlag, Stuttgart 1960
Schwartz, M. J., S. Mirsky and L. E. Schaefer: The Effect of Phenformin Hydrochloride on Serum Cholesterol and Triglyceride Levels of the Stable Adult Diabetic. Metabolism 15, 808 (1966)
Seydl, G. und H. Schullery: Zur Behandlung des Diabetes mellitus mit Biguanid. Med. Klin. 54, 1081 (1959)
Silvestri, S.: La sintalina nella terapia del diabete mellito. Boll. Acad. med. Roma 53, 262 (1927)
Skillman, T. G., F. A. Kruger and G. J. Hamwi: Metabolic and endocrine studies with phenethyldiguanide (DBI). Diabetes 8, 274 (1959)
Stahl, R. u. K. Bahn: Unsere Erfahrungen mit Synthalin. Dtsch. med. Wschr. 53, 1687 (1927)
Staub, H.: Über Synthalin. Schweiz. med. Wschr. 8, 1141 (1927)
– Über Synthalin. Med. Klin. 24, 1047 (1928)
Steigerwaldt, F.: Klinische Anwendung und Indikationsbreite des Buformin (Silubin) Dtsch. med. Wschr. 85, 2176 (1960a)
– Klinische Anwendung und Indikationsbreite des n-Butyl-biguanids (W 37). In: Internationales Biguanid-Symposium Aachen 1960. S. 117. Georg Thieme Verlag, Stuttgart 1960
Steinitz, E.: Über Synthalinbehandlung. Ther. d. Gegenw. 69, 484 (1928)
Stepp, W.: Synthalinbehandlung des Diabetes mellitus. In: Handbuch der gesamten Therapie Bd. VI, S. 869. Gustav Fischer Verlag, Jena 1928
Sterne, J.: Bericht über die fünfjährige Erfahrung mit Diamethylbiguanid (Metformin, Glucophag) in der Diabetestherapie. Wien. med. Wschr. 113, 599 (1963)
– et M. Lavieuville: Recherches cliniques sur les effets des antidiabétiques oraux sur le foetus. Presse méd. 71, 1547 (1963)

Stratmann, F. W.: Erfahrungen mit der kombinierten Biguanid-Therapie bei den sog. „Spätversagern" der peroralen Diabetesbehandlung. Med. Welt 280 (1961)
- Erfahrungen mit Dimethylbiguanid bei Spätversagern der oralen Diabetestherapie. Med. Welt 2743 (1965)
Teitelbaum, M. et J.-M. Marchant le: Biguanides et sulfamidés à petites doses dans le traitement initial du diabète de l'obèse. Diabète *11*, 342 (1963)
Thomson, A. P., R. J. Gittins and T. Garfield: Synthalin in the treatment of diabetes. Brit. med. J. *I*, 322 (1932)
Tranquada, R. E., S. Bernstein and H. E. Martin: Irreversible lactic acidosis associated with phenformin therapy. Report of three cases. J. Amer. med. Ass. *184*, 37 (1963)
- Ch. R. Kleeman and J. Brown: Clinical trials with phenethyldiguanide in selected patients. Amer. J. med. Sci. *238*, 187 (1959)
Tzagournis, M., J. F. Seidensticker and G. J. Hamwi: Metabolic Abnormalities in Premature Coronary Disease: Effects of Therapy. Ann. N.Y. Acad. Sci. *148*, 945 (1968)
Umber, F.: Zur Synthalinbehandlung der Zuckerkranken. Dtsch. med. Wschr. *53*, 1121 (1927)
Ungar, G., L. Freedman and S. L. Shapiro: Pharmacological studies of a new hypoglycemic drug. Proc. Soc. exp. Biol. (N. Y.) *95*, 190 (1957)
Unger, R. H., L. L. Madison and N. W. Carter: Tolbutamide-phenformin in ketoacidosis-resistant patients. J. Amer. med. Ass. *174*, 2132 (1960)
Voit, W.: Das neue Antidiabetikum Synthalin. Münch. med. Wschr. *74*, 741 (1927)
Wahl, P.: Veränderungen der Konzentration von Glukose, freien Fettsäuren und Triglyzeriden nach intravenöser Injektion von Buformin bei Diabetikern. In: 2. Int. Biguanid Symposium. Hrsg.: Oberdisse, K., H. Daweke und G. Michael. S. 74. Georg Thieme Verlag, Stuttgart 1968
Walker, S.: Preliminary observations on phenethyldiguanide. Brit. med. J. *II*, 405 (1959)
- The biguanides in treatment of the older diabetic patient. Geriatrics *17*, 592 (1962)
- and R. Hannah: The diguanides. 4. Congr. Fed. int. Diabète Genève *I*, 798 (1961). Médecine et Hygiène, Genève, 1961
- and A. L. Linton: Phenethyldiguanide: A dangerous side-effect. Brit. med. J. *II*, 1005 (1959)
Weller, Ch.: Phenformin in weight reduction of obese diabetics. Lancet *I*, 53 (1965)
- and A. Macaulay: Preliminary clinical observations on the use of a biguanide (DBI) as an oral hypoglycemic agent. J. Amer. Geriat. Soc. *8*, 128 (1959)
Wilansky, D. L. and I. Hahn: Modification of Latent Diabetes by Short-Term Phenformin Administration. Metabolism *16*, 199 (1967)
- - and R. Schucher: The Effect of Phenformin on "Prediabetes". Metabolism *14*, 793 (1965)
- and G. Shochat: The Course of Latent Diabetes. Ann. N. Y. Acad. Sci. *148*, 848 (1968)
Zadik, P.: Beitrag zur Synthalintherapie. Dtsch. med. Wschr. *53*, 1470 (1927)

The Treatment of Diabetic Retinopathy by Pituitary Ablation

By R. Fraser, London

I. Introduction
II. The Natural History of Diabetic Retinopathy
III. The Functional Effects Sought by Pituitary Ablation
IV. Methods of Ablation and their Complications
V. Methods of Ophthalmic Assessment
VI. The Selection of Patients
VII. Replacement Therapy and the Clinical Management Before and After Ablation
VIII. Grading of the Degree of Ablation Induced
IX. The Changes in Diabetic Retinopathy Seen Following Pituitary Ablation
X. The Changes Seen in Other Diabetic Features
XI. Conclusions

I. Introduction

Since insulin became available, the life of the diabetic has become dramatically prolonged, but also bedevilled by the problem of diabetic complications. The most serious of these is the microangiopathy which particularly affects the eyes and kidneys, and all too frequently leads to blindness and renal failure. The retinal vasculature is uniquely observable, particularly now that retinal photography, especially when associated with fluorescin angiography, can record its details (Scott et al., 1964). Therefore, any treatment or preventive measure for this diabetic microangiopathy is best assessed by the effects observable on the retina.

It is certainly established that as the duration of diabetes extends into decades, this liability to complications steadily increases. Otherwise, the circumstances responsible for the prominence of diabetic microangiopathy in some patients and its absence in others are not yet understood. Establishment of good diabetic control might seem the obvious treatment. While before their eyesight is affected at all, many patients reject the necessary discipline, once the threat of blindness has been declared, the incentive both to doctor and patient is usually only too adequate. Nevertheless, unfortunately, conventional diabetic management has all too often been found incapable of arresting the progress of diabetic retinopathy. However, when previous diabetic control has been conspicuously bad, attention to diabetic management may suffice to arrest or even correct the diabetic retinopathy. This is well illustrated by a case report by Dollery and Oakley (1965) in which the establishment of good diabetic control in an adolescent diabetic was followed by spectacular improvement in gross abnormalities in retinal vasculature (see Figs. 1a and 1b). Not only does this offer us a lesson on how reversible these new abnormal vessel formations can be, but it also reminds us that in assessing the effectiveness of any treatment of diabetic retinopathy, we must compare it with the natural history of the disease. This is best done by comparable studies on a treated and a control group, as we have done recently in assessing the effec-

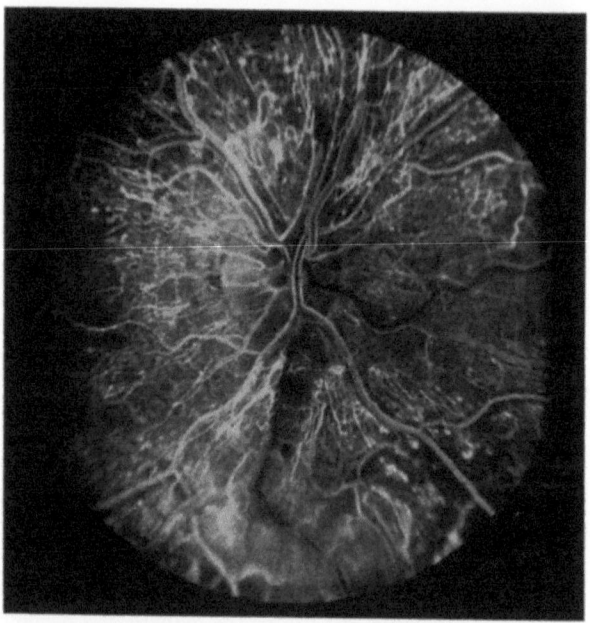

Fig. 1a: *Fluorescence photography* (fluorescin angiography) *of a 14-year old diabetic girl with long-standing poorly controlled diabetes mellitus.* Note the masses of abnormal dilated capillary channels and some microaneurysms

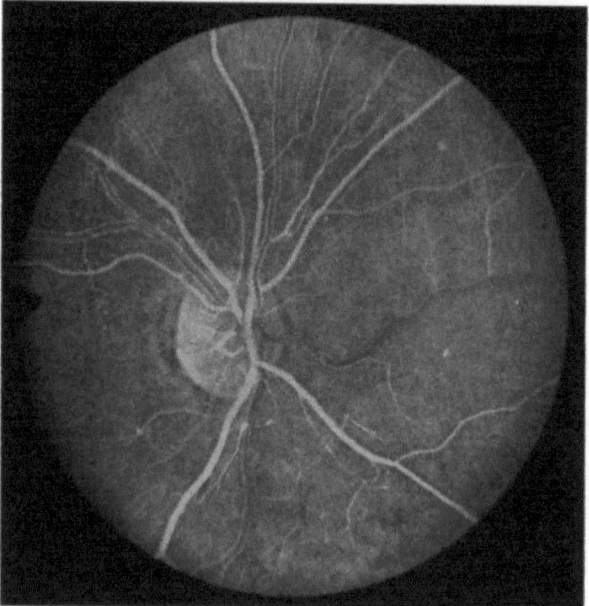

Fig. 1b: Similar photograph of the *same area of retina taken after 6 months of careful diabetic control* (Both from DOLLERY and OAKLEY, 1965)

tiveness on diabetic retinopathy of treatment by pituitary ablation using Y-90 (JOPLIN et al., 1965).

Over recent decades, several treatments for diabetic retinopathy have been introduced, but none have really stood the test of time. Treatment by pituitary ablation is as yet too young for its long-term effectiveness to be known. Treatment by rutin, by various vitamin and other pills have had their day, and recently treatment by anabolic steroids has had its advocates (HOUTSMULLER and VON POPPEL, 1963) although most observer (e. g. OJALA, 1964) have been disappointed in its effects.

Only speculations are available on how pituitary ablation helps diabetic microangiopathy. Clearly, ameliorating the diabetes by lowering pituitary function is one factor; but why has not good diabetic management been able to achieve the same results? HOUSSAY and BIASOTTI (1930) showed that hypophysectomy ameliorates pancreatic diabetes, and subsequent studies have revealed that the main diabetogenic or anti-insulin factors thereby removed are growth hormone and indirectly cortisol (LONG and LUKENS, 1936). At first, hypophysectomy seemed too severe a "treatment" to enlist in managing diabetes, although it was occasionally used (e. g. CHABANIER et al., 1936). However, its possible application to diabetic retinopathy with its threat of blindness, was suggested by POULSEN's (1953) observation of improvement in a case of diabetic retinopathy following the development of Simmonds' disease. LUFT, OLIVERCRONA and SJÖRGREN (1952) first performed operative hypophysectomy on a small series of juvenile diabetics with retinopathy, and since then several authors have reported that pituitary ablation may improve diabetic retinopathy, mostly on the basis of a few patients and without any control series.

II. The Natural History of Diabetic Retinopathy and its Pathological Basis

Better knowledge here might enable us both to select the severely progressive diabetic retinopathy at a treatable or reversible stage, and also to assess the effects of any treatment. Diabetic retinopathy may appear either as a few dots at the posterior pole of the eye or as gross proliferative retinopathy with retinal detachment. Hazards to eyesight arise not only from vitreous haemorrhage but also from scarring or retinitis proliferans, both of which can progress rapidly especially in the younger subjects. Dot and blot haemorrhages may fluctuate spontaneously without interfering with vision (KEEN and SMITH, 1959). While exudates are often absorbed, they usually indicate irreversible retinal damage. CAIRD and GARRETT (1962) estimated, by an analysis from hospital records, the mean rates of progression to blindness (under 6/60) due to diabetic retinopathy, and found that 15 % of diabetic eyes affected by "slight" and 50 % of those with "moderate" retinopathy became "blind" within the subsequent 5 years. Proliferative retinopathy never seems to improve spontaneously and is the principle cause of blindness for the younger diabetic; it takes an average of 5 years to progress from slight to extreme (BEETHAM, 1963), although in 10 % of patients the condition may not change over from 1 to 9 years. Thus the natural history is both ominous and variable; and arrest or occasionally remission can occur, at times without evident cause.

The primary lesion in diabetic retinopathy may be a thickened capillary basement membrane (ASHTON, 1963; COGAN, TOUSSAINT and KUWABARA, 1961; TOUSSAINT, COGAN and KUWABARA, 1962), but it is not yet clear how this leads to the visible pathology (LARSEN, 1960). Extensive areas of capillary closure, dilated capillaries, microaneurysms and "new vessels" are typical of the early stages of the condition (ASHTON, 1963). The potential reversibility of such changes (DOLLERY and OAKLEY, 1965) suggests that a redistribution of blood flow rather than the actual development of new vascular channels occurs at this stage. Retinitis proliferans appears to be a different process, akin to the formation of granulation tissue (COGAN, TOUSSAINT and KUWABARA, 1961), although the changes in retinal vasculature mentioned above always precede its development. The pathological significance of exudate is still uncertain (VAN ECK, 1959), their histochemistry complex (BLOODWORTH, 1962) and the extent to which they derive from neuronal breakdown or infiltration undecided (TOUSSAINT et al., 1962). However, exudates in the macula area leave a permanent scotoma on absorption (KING et al., 1963), suggesting they are related, at least in part, to retinal damage. They are favourably influenced by a low fat diet (VAN ECK, 1959) and a diet with a high proportion of unsaturated fatty acids (KING et al., 1963).

In view of these pathological considerations it is not surprising to find that some of the components of the retinopathy – namely haemorrhages, "new vessels" and venous dilatation – have responded to pituitary ablation, whilst retinitis proliferans has progressed despite treatment. The action of pituitary ablation thus appears to be directed to the early vascular lesions of diabetic retinopathy, any influence on other components being indirect. Another prominent feature of severe diabetic retinopathy which is seen to decrease rapidly after pituitary ablation (FIELD et al., 1962; LUNDBAEK et al., 1962; JOPLIN et al., 1965) is the vitreous haze. Fluorescin angiography (SCOTT et al., 1964) suggests that this may be due to the tendency of the abnormal vasculature to leak plasma into the vitreous; so that its relief after pituitary ablation also suggests that the latter is diminishing the vascular abnormality.

III. The Functional Effects Sought by Pituitary Ablation

Pituitary ablation probably helps diabetic retinopathy by lowering the output of two anti-insulin hormones, growth hormone and cortisol. However, whether those diabetics with severe microangiopathy have been producing an excess of growth hormone or cortisol, or whether they have suffered from some other metabolic abnormality similarly reducible by lowering pituitary function, remain unproved possibilities. Initially it was assumed that, as in the treatment of secondary breast carcinoma by this procedure, a maximal ablation was needed; but there are some hints that a sufficiently permanent partial ablation may suffice – e. g. by a suitable stalk section (FIELD et al., 1961), by a Y–90 implant (JOPLIN et al., 1965) or by cyclotron irradiation (LAWRENCE et al., 1963). Whether full hypopituitarism is needed for the maximal amelioration is still being assessed. Our preliminary findings (JOPLIN et al., 1965) indicate that sub-total ablation can induce approximate equivalent initial arrest and improvement; but to settle this question a 5-year follow-up is probably going to be especially important, so that whether partial ablation may suffice remains to be settled. Meantime, it is probably wisest to assume that maximal ablation is needed and so that permanent full substitution therapy with corticosteroids and thyroxine will be needed.

IV. Methods of Pituitary Ablation and their Complications

Pituitary ablation in diabetics has been performed in various ways. An overall mortality of 11 % in 134 patients has recently been reported (Symposium, 1962) by various authors using most of the available techniques. Transcranial operative hypophysectomy involves considerable hazards of cerebral damage in these subjects with generalized vascular disease, and so is generally less suitable, although it has been used for stalk section (FIELD et al., 1961). Instead, either transantral operative hypophysectomy (HAMBERGER et al., 1961), percutaneous Y–90 implantation (FRASER and JOPLIN, 1961), or heavy particle irradiation with cyclotron (LAWRENCE et al., 1963), are preferable techniques.

Each of these procedures has its own operative hazards, which are approximately equivalent in careful hands, though of different quality. Transantral operative hypophysectomy has some risk of rhinorrhea and infection. After Y–90 implantation 5–20 % may develop C. S. F. leaks depending on the precision of placement and whether the irradiation dose was maximal aiming at total ablation, or less and aiming at sub-total ablation (FRASER and JOPLIN, 1961; JOPLIN et al., 1965). This may lead to infection, usually treatable; and unless spontaneous arrest follows putting the patient to bed, at a second operation a screw can be easily inserted to stop the leak. External radiotherapy can be used only when a cyclotron is available with its highly localized effects, and then only in carefully sub-ablative doses which avoid oculomotor palsies otherwise unavoidable; because the third nerve inevitably receives a large proportion of the dose given to the pituitary (LAWRENCE et al., 1963). Should such sub-ablative doses prove sufficient for the treatment of diabetic retinopathy, this method may prove the best where a cyclotron is available.

It is important to remember that the patients at present accepted as suitable for hypophysectomy form a group with a high mortality rate from other potentially fatal diabetic complications. Two of our 12 random control diabetic retinopathy patients died from myocardial infarcts during an average follow-up of 20 months. Of the 119 Symposium (1962) patients who survived the initial treatment, 39 (33 %) died during the later follow-up; 20 from uraemia, 11 from hypoglycemia, and 6 from vascular disease.

V. Methods of Ophthalmic Assessment

Clearly any such drastic treatment, while it is still an experimental therapy is only warranted in centres where its effectiveness can be documented regarding both ophthalmic and other features, in association with a control series. For this are needed serial measurements of visual acuity, along with retinal records preferably by photography, or alternatively by drawings made in association with indirect ophthalmoscopy, and also at intervals if possible by fluorescin angiography (SCOTT et al., 1964). The assessment of the retinal records is itself a formidable task.

A set of standard photographs, chosen to show 4 grades of each of the 5 assessable features of the retinopathy, provides useful reference standards (OAKLEY et al., 1967); careful comparison of the patient's photographs with these enables a grading of his retinopathy. Similar comparisons of each patient's serial photographs enables assessment of the progress of his retinopathy, and so tabulations like that of Fig. 2b.

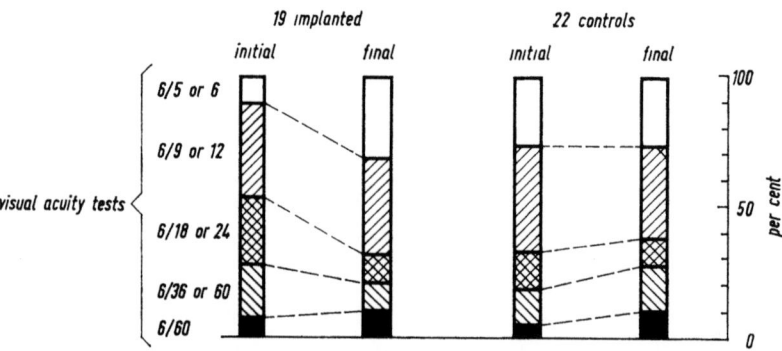

Fig. 2a: *The visual acuity of the better eye in two groups of diabetic retinopathy patients*, before and after the period of follow-up specified on Fig. 2b for 19 subjects before and after *pituitary ablation* by Y-90 implant and 22 *control subjects*. Note the possible slight worsening in the controls, and the possible slight improvement in the implanted group (Both from "Pituitary ablation by needle implantation of Y-90 for diabetic retinopathy" by FRASER et al. in "The Nature and Treatment of Diabetes", 1965. Published by Excerpta Medica, Amsterdam)

VI. The Selection of Patients

Sudden visual loss suggesting vitreous haemorrhage can present the patient before too much scarring; while slowly progressive visual loss often reveals less reversible retinopathy. Suitable subjects are seen especially among the young subjects who have had 20 years or more of diabetes mellitus from childhood but also among the older subjects. But early experience (LUFT et al., 1955) has already underlined that subjects already in uraemia are apt to progress to an inevitable death, and more recently attention is being paid to the retinal signs of a bad prognosis.

The active progressive and so possibly treatable retinopathy is probably suggested in the history by episodes suggesting vitreous haemorrhage, and on fundo-

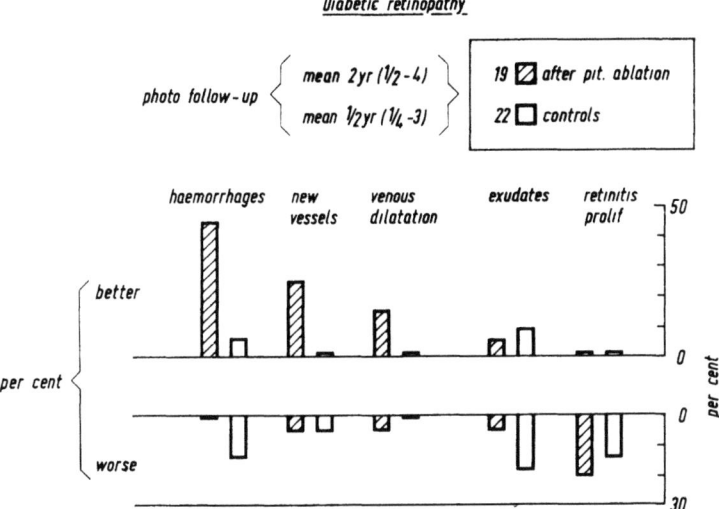

Fig. 2b: *The changes seen in various features of diabetic retinopathy after pituitary ablation compared with those seen in a control group;* based on comparing each patient's serial retinal photographs taken during the follow-up (same two groups of diabetic retinopathy patients as those for Fig. 2a). Note, in the control group, only occasional slight (5–10%) improvement and usually worsening; but in the ablated group, 47% improved in haemorrhages, 26% in "new vessels", and 16% in venous dilatation; while exudates changed little in either group and retinitis proliferans worsened in both groups (Both from "Pituitary ablation by needle implantation of Y-90 for diabetic retinopathy by FRASER et al." in "The Nature and Treatment of Diabetics", 1965. Published by Excerpta Medica, Amsterdam)

scopy by the signs of a high risk of haemorrhage – i. e. by prominent haemorrhages, "new vessels", venous irregularities, and vitreous haze. But before deciding on any treatment such as pituitary ablation for diabetic retinopathy, the patient's previous diabetic control must be assessed, as already noted; unless the control was at least average or good, a period of 1 to 3 months should be devoted to seeing whether optimal diabetic control can arrest or decrease the retinopathy.

Thereafter, experience has lead to choosing the following group of patients for this treatment: – Those with progressive and so potentially severe retinopathy which has already caused them some visual disability so that they are anxious for the treatment; provided that fundoscopy also shows sufficient preservable retina for useful vision should the progress of the retinopathy be halted; and provided also that the patient's diabetes is nevertheless reasonably well-controlled, and his general health and renal function fair (blood urea under 75 mg per 100 ml), and provided also that he seems capable of carefully managing any needed replacement therapy and is unlikely to be feckless.

FIELD et al. (1961, 1962) have recommended a basically similar selection, but with some more stringent criteria than the above, not all of which seem to us necessary. They advocate "documented progressive retinopathy, the tempo of advance of which threatens loss of useful vision"; but observations over 3 months before pituitary ablation is too short for an adequate prognosis, and no substitute for a control series. They also advocate "demonstrated absense of significant renal impairment"; but we have included patients with blood ureas up to 70 mg per 100 ml, and yet have only once encountered progressive uraemia after pituitary ablation.

VII. Replacement Therapy, and the Clinical Management Before and After Pituitary Ablation

The pituitary ablation deemed necessary by most centres will require permanent substitution therapy. But sometimes the planned ablation may not be attained, and also the optimal degree of ablation needed to treat diabetic retinopathy is still under study. With the different methods of pituitary ablation, however, the replacement therapy will differ only because of the different speeds with which they attain their full pituitary effect; operative hypophysectomy achieving it the first day, and heavy dosage yttrium implants by the 5th day, while partial ablation procedures such as smaller Y-90 implants or cyclotron irradiation will take longer, i. e. up to 6 or 12 months.

Usually, before the ablation is performed, there should be an ophthalmic assessment including retinal photography and measures of visual acuity, as well as full stabilization of the diabetes mellitus; best during a week in hospital. The corticosteroid replacement will usually commence from the day of the operation, at a high dosage equivalent to 200–300 mg cortisone for the first 2–5 days, and thereafter at a maintenance dosage. Since thyroid function offers a measure of the hypopituitarism induced, thyroxine therapy is usually delayed till needed and at least until after the endocrine tests at the 3rd month. No other pituitary replacement therapy is usually needed. During the operation the patient's diabetes is managed as during any other operation. Thereafter, during the first 2 weeks, the insulin requirements will first be raised because of the high dosage of corticosteroid cover, and later they will be lowered from the hypopituitarism produced (see Table 1). The timing of these changes will obviously depend on the ablation

Table 1: *The effect of pituitary ablation by Y-90 implantation on insulin requirements.* Note the final insulin needs are well reflected in the 2–3 weeks post-implant requirements

Ablation grade	Number of patients on insulin pre-implant	Average daily insulin requirement in units		
		Pre-implant	2–3 weeks post-implant	Latest
Slight	7	44.6	44.0 (1)	39.7 (1)
Moderate	11	65.1	34.9 (2)	29.8 (0)
Maximal	15	58.5	34.9 (1)	23.7 (2)

Figures in brackets denote the number of patients in each group no longer taking insulin; these patients are included in the average dose calculations

procedure being used, but careful insulin adjustment in the light of blood and urine sugar values is needed – for excessive blood sugar swings must be avoided less they precipitate a vitreous haemorrhage. By the 3rd week the new diabetic regime should be established; which will usually be based on half to one-third of the previous insulin requirements but otherwise equivalent diabetic management (see Table 1). The patient will have been instructed that "hypo" turns must now also be nipped in the bud; and if he remembers this, hypoglycaemia should offer no new or special problems.

VIII. Grading the Degree of Pituitary Ablation Induced

It is convenient to re-assess the patient at approximately 3 months after the ablation. At this point, clinical examination and an I–131 test will assess thyroid function, and it is desirable to assess corticosteroid dependence too. This latter will require the patient in hospital where the corticosteroid maintenance therapy will be withdrawn for up to 7 days; as soon as obvious signs or symptoms of cortisol deficiency appear corticosteroid-dependence can be inferred. If not, a metapyrone test is desirable to assess the corticosteroid reserve; when this is reduced, corticosteroids must be prescribed for infections and similar emergencies.

By using three simple parameters (thyroid function, corticosteroid-dependence, and the change in insulin dosage), the degree of pituitary ablation may be graded into three clinical grades as follows: –
Maximal: All 3 parameters = hypopituitarism
 (i. e. post-implant I–131 uptake under 21 %, steroid-dependence, significant fall in insulin dosage if applicable.)
Moderate: Some but not all 3 = hypopituitarism
Slight: None of the 3 = hypopituitarism
 (and no other clinical or other test evidence of hypothyroidism.)

"Slight" pituitary ablation will generally show no clinical endocrine defects, while the "maximal" ablation group will usually show the full picture of hypopituitarism, viz. myxoedema emerging between the 1st and 5th month, whenever the steroid replacement therapy is withdrawn a disabling adrenocortical deficiency syndrome will appear, and the features of hypogonadism will become manifest over the first few months. But the fully ablated patients, receiving both corticosteroid and thyroxine replacement, will retain their usual sense of well being, apart from occasional complaints of lassitude (a common symptom in diabetics). The males will usually notice a decrease in potency, now easily reversed by injections of depot testosterone.

IX. The Changes in Diabetic Retinopathy Seen Following Pituitary Ablation

A recent symposium on the influence of hypophysectomy and adrenalectomy on diabetic retinopathy (1962), described 134 patients with diabetic retinopathy treated by various methods of pituitary ablation at 11 different centres; by general agreement the diabetic retinopathy was improved or arrested in about half of

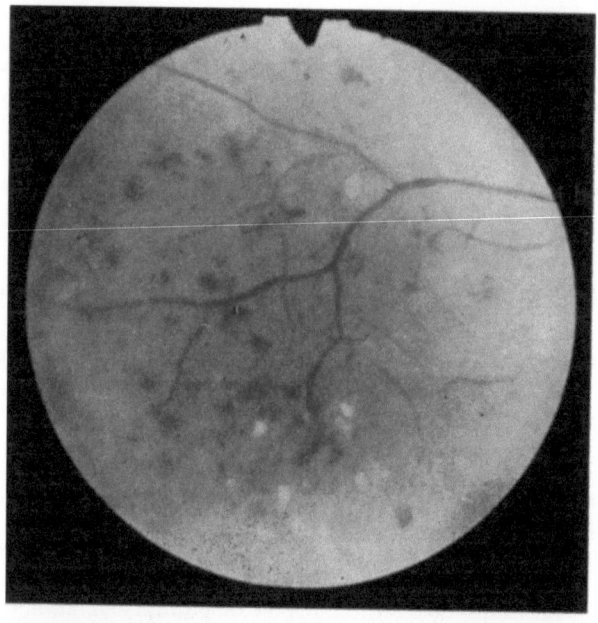

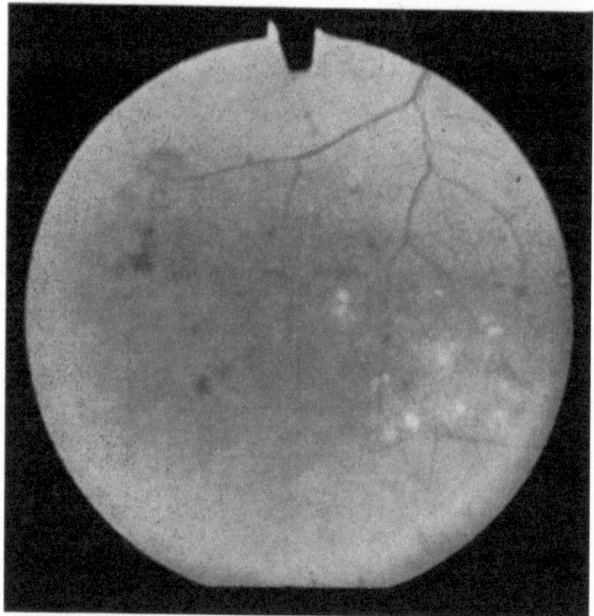

Figs. 3a and 3b: *Diabetic retinopathy* before and after 7 months pituitary ablation by Y-90 implant. Note improvement in extensive blot haemorrhages and venous dilatation (Mr M. W. age 36)

the patients (75 of the 119 survivors). Dramatic improvement of retinopathy as reported by POULSEN (1953) in a case of post-partum pituitary necrosis was not encountered. Similar findings have emerged in several countries (HERNBERG, BJORKESTEN and VANNAS, 1959; LUNDBAEK et al., 1962; FIELD et al., 1962; LAWRENCE et al. 1963; JOPLIN et al., 1965). It is important to note which features of the retinopathy are most responsive to pituitary ablation. Figs 2a and 2b show an analysis of the ophthalmic changes seen after pituitary ablation by Y-90 implants, compared with similar observations on a control series of patients with diabetic retinopathy; based on a recent analysis of our first 50 patients now followed up to 5 years (JOPLIN et al., 1965). The main basis of these assessments has been serial retinal photographs taken at approximately half-yearly intervals. Examples of these basic retinal photographs are shown in Figs 3, 4 and 5a and b, taken before and after pituitary ablation for each of three patients. These photographs have been subsequently assessed by several observers directly comparing simultaneously projected transparencies, using for each patient the initial, latest and intermediate views of several chosen areas. In this way each of five components of the retinopathy have been assessed separately – the haemorrhages, venous dilatation, "new vessel" formation, hard exudates and retinitis proliferans; and then finally each component has been graded for each patient as having worsened, improved, or not changed during the period of the follow-up, to provide the tabulations shown in Figs. 2a and 2b.

At least within the years studied so far, visual acuity does not deteriorate (see Fig. 2a) – indeed the implanted series may have slightly improved and the control series slightly deteriorated. Clearly this criterion is the important one for the patient; but improvement or worsening in the retinopathy may take years to emerge in the visual acuity, and the expected longer-term trends in visual acuity should be revealed earlier in the observable fundal abnormalities (see Fig. 2b). Let us, therefore, examine first the trends observed here in the control series. Among these the change has usually been slow, but the trend for the worse; the abnormalities have usually persisted unaltered, in hardly any (0–5 %) have they improved, and in some (up to 15–20 %) they worsened. But among the pituitary ablated group, some (47 %) showed improvement in haemorrhages, several (26 %) in "new vessels", and some (16 %) in venous dilatation. These changes have been observed continuing during all the years of the follow-up; but as yet the outcome after 5 years is not known. Further, it is also clear that the other two retinopathy features, i. e. exudates and retinitis proliferans, showed little improvement in either group and usually showed worsening in both groups (Figs. 2a and 2b). It is important to mention that whilst the considerable clearing of exudates shown in Figs. 4a and 4b was occurring, the patient showed no corresponding improvement in visual acuity, presumably because the retina over exudates is compromised from the start. Thus the exudates may disappear slowly (e. g. Figs. 4a and 4b) and retinitis proliferans may become less vascular (e. g. Figs. 5a and 5b) but their scars would hardly be expected to resorb. Perhaps photocoagulation may eventually help with retinitis proliferans threatening detachment (WETGID and WORETON, 1963). Clearly the retinopathy should be arrested if possible before these features become too prominent.

It is too early to pass judgement on the long-term effects of pituitary ablation on diabetic retinopathy. LUFT (1962) reporting a 10-year follow-up of 10

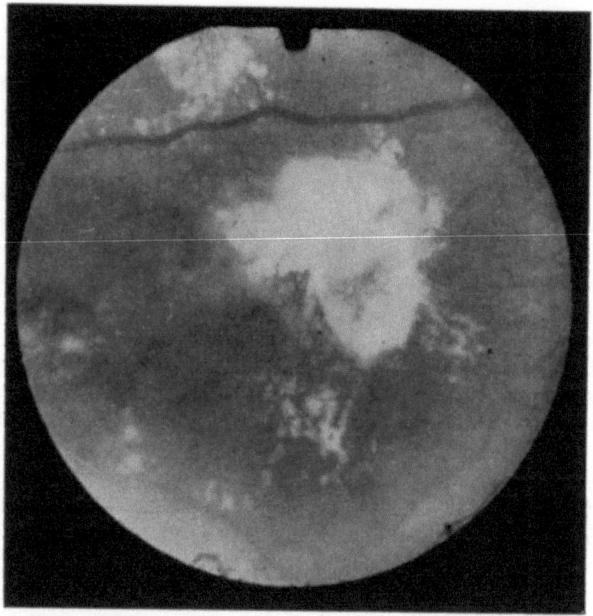

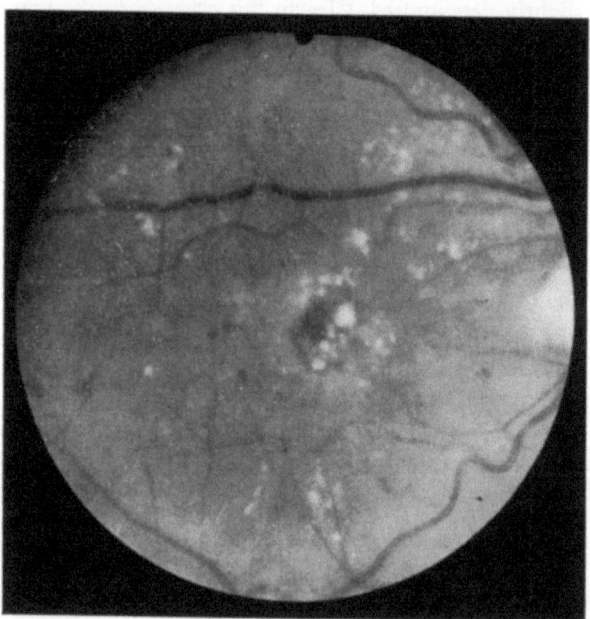

Figs. 4a and 4b: *Diabetic retinopathy* before and 14 months after pituitary ablation by Y-90 implant. Note resorption of exudates (Mr W. P. D. age 53)

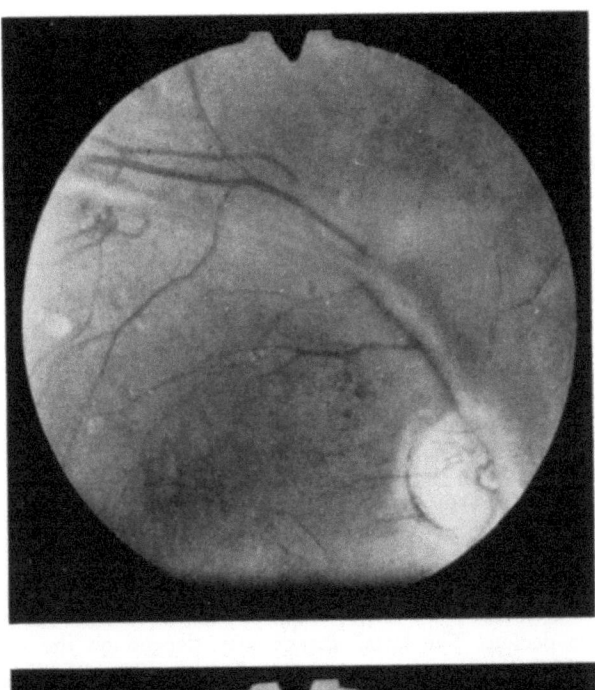

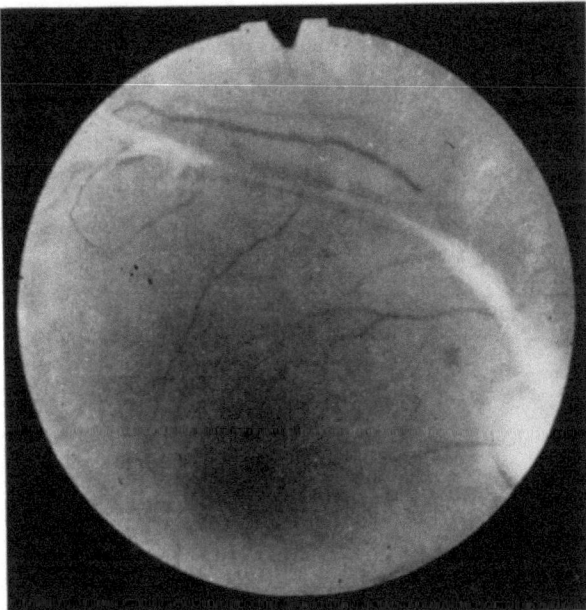

Figs. 5a and 5b: *Diabetic retinopathy* before and 9 months after pituitary ablation by Y-90 implant. Note loss of venous dilatation and haemorrhages and the less vascular but persisting retinitis proliferans (Mr L. G. age 31)

operated patients, of whom two survived, had observed no tendence to relapse among the 5 apparently arrested retinopathies; nor did SJÖRGREN (1962) in 14 similarly arrested subjects, seen among his 26 operated patients followed for a mean of 34 months. Both these reports concerned operative hypophysectomy; but FIELD et al. (1962) reporting the results of stalk section, noted some decline from the maximal improvement in patients followed for 30 months. Perhaps the completeness of pituitary ablation influences the permanence of the effect on retinopathy but this remains to be ascertained.

X. The Changes Seen in Other Diabetic Features

a) Renal function

Severe retinopathy including that with moderate uraemia was treated in the early trials of this treatment, which soon discovered that when the blood urea was consistently over 100 mg per 100 ml there was usually a high risk of inevitable advance into uraemia (Symposium, 1962). Now that already uraemic cases (blood urea over 75 mg per 100 ml) are usually excluded from such treatment, the nephropathy is not usually a special problem. Tables 2a and 2b show the changes in blood urea and proteinuria observed in our series after pituitary ablation; and evidently there has been little change in the blood urea while the proteinuria tended to decline. The latter change may depend on the decreased pituitary function lowering the glomerular filtration rate. These findings suggest that the selection criteria advocated are sufficiently stringent to exclude cases with a very poor renal prognosis; thus neither proteinuria nor a blood urea up to 75 mg per 100 ml need be a contra-indication to pituitary ablation for diabetic retinopathy.

Table 2a: *Changes in blood urea following pituitary ablation*

Blood urea at time of implant	Latest blood urea level (mg. %)		
	0–40	41–60	over 60
0–40 mg/100 ml	10 (25)	2 (7)	1 (24)
41–60 mg/100 ml	4 (17)	8 (17)	3 (19)
Over 60 mg/100 ml	0	1 (38)	3 (10)

Figures in brackets denote average follow-up interval of group in months

b) Neuropathy (including postural hypotension)

Most of these patients have some degree of neuropathy before pituitary ablation; and while a full clinical study of the neuropathy following pituitary ablation has not yet been published, no clinically obvious difference between the control and implanted groups as regards this complication has emerged. It is generally agreed that the neuropathy is not ameliorated by hypophysectomy (Symposium, 1962).

Table 2b: *Changes in proteinuria following pituitary ablation.* (Tables 1–2b from JOPLIN et al., 1965, Quart. J. Med.)

Urine protein content at time of implant	Latest urine protein content (g./24 hrs.)		
	0–1	1.1–5	over 5
0–1 g./24 hrs.	8 (25)	1 (4)	0
1.1–5 g./24 hrs.	3 (11)	6 (10)	1 (38)
Over 5 g./24 hrs.	0	2 (9)	1 (10)

Figures in brackets denote average follow-up interval of group in months

Among diabetic patients with retinopathy, symptomless mild hypotension is not uncommon. Tilt-table tests have been carried out on a series of 23 of our diabetic neuropathy patients before and 1½ to 2 months after implant (SCOTT et al., 1965). Of these, 12 showed mild postural hypotension before implant with no subsequent deterioration, while none of the 11 without the condition developed it after the implant. We have, however, observed worsening of postural hypotension after implantation in 4 patients; three of these were known to have had mild symptomless postural hypotension before implant, and developed symptoms during the first fortnight after operation, and tilt-table tests revealed that their postural hypotension was temporarily more marked. While a diabetic autonomic neuropathy is probably the basis of this postural hypotension, our observations of patients with this condition have suggested that it may be worsened by hypoglycemia or by prolonged bed rest, as well as by any cause of sodium depletion; and that sodium repletion is an important requirement for the treatment of any severe episodes.

XI. Conclusions

To the diabetic whose retinopathy is not amenable to an improved diabetic regime, pituitary ablation can offer a prospect of arresting visual deterioration and often of lessening the active features, i. e. retinal haemorrhages, venous dilatation, and "new vessel" formation. Exudates may also clear slowly, but not surprisingly, the scars of retinitis proliferans persist, though with less vascularity. The pituitary may be ablated in various ways but each involves a small risk of treatable operative complications. Appropriate post-operative replacement therapy can ensure a normal sense of well being.

The method by which lower pituitary function ameliorates diabetics retinopathy remains a mystery. It is perhaps unlikely to be only a consequence of better blood sugar control. LUFT (1962) and SJÖRGREN (1962) reported the usual incidence of retinopathy improvement in their patients following pituitary ablation, although they deliberately maintained rather high blood sugars (about 200 mg per 100 ml) in order to avoid the hazards of hypoglycemia. In diabetics with complications, some but not all preliminary measurements have suggested over-production of growth hormone (EHRLECH and RANDLE, 1961; FORSSMAN and GEMZELL, 1959), and some special assessments have also suggested adrenocortical over-activity which is not present in the uncomplicated disease (LENTLE and THOMAS, 1964). Obviously these hints must be followed further in the hope that they may throw some light on how to prevent this retinopathy.

Acknowledgment

Grateful acknowledgment is made to the author's colleagues, Drs. G. F. JOPLIN, D. W. HILL, N. W. OAKLEY, D. J. SCOTT and F. H. DOYLE for the permission to publish some of the results of joint studies.

Literature

ASHTON, N.: Studies of the retinal capillaries in relation to diabetic and other retinopathies. Brit. J. Ophthal. 47, 521 (1963)

BEETHAM, W. P.: Visual prognosis of proliferating diabetic retinopathy. Brit. J. Ophthal. 47, 611 (1963)

BLOODWORTH, J. M. B.: Diabetic retinopathy. Diabetes, 11, 1, 1962.

CAIRD, F. I. and C. J. GARRETT: Prognosis for vision in diabetic retinopathy. Diabetes, 12, 389 (1963)

CHABANIER, H., P. PUECH, C. LOBO-ONELL and E. LELU: Hypophyse et diabète (à propos de l'ablation d'une hypophyse normale dans un cas de diabète grave). Presse méd. 44, 986 1936)

COGAN, D. G., D. TOUSSAINT and T. KUWABARA: Retinal vascular patterns. IV Diabetic retinopathy. Arch. Ophthal. 66, 366 (1961)

DOLLERY, C. T. and N. W. OAKLEY: The reversal of retinal vascular changes. Diabetes, 14, 121 (1965)

EHRLICH, R. M. and P. J. RANDLE: Serum growth-hormone concentrations in diabetes mellitus. Lancet II, 230 and 233 (1961)

FIELD, R. A., L. A. HALL, J. S. CONTRERAS and W. H. SWEET: Hypophyseal-stalk section in treatment of advancing diabetic retinopathy. New Eng. J. Med. 264, 689 (1961)

– C. L. SCHEPENS, W. H. SWEET and A. APPELS: The effect of hypophyseal-stalk section on advancing diabetic retinopathy. Report of thirteen cases. Diabetes 11, 465 (1962)

FORSSMAN, O. and C. A. GEMZELL: Plasma levels of growth-hormone in patients with diabetes mellitus, hypercholesterolaemia and liver diseases. Acta Endocr. 32, 480 (1959)

FRASER, R. and G. F. JOPLIN: Therapeutic pituitary ablation. In: *Modern Trends in Endocrinology*. H. Gardiner Hill Ed. p. 69. London 1961

– Pituitary ablation by needle implantation of yttrium-90 for diabetic retinopathy. In: *The Nature and Treatment of Diabetics* published by Excerpta Medica Foundation, Amsterdam 1965

HAMBERGER, C. A., G. HAMMER, G. NORLEN and B. SJÖRGREN: Transantrosphenoidal hypophysectomy. Arch. Otolaryngol. 74, 22 (1961)

HERNBERG, C. A., G. AF BJÖRKESTEN and S. VANNAS: Hypophysectomy in the treatment of retinopathy and nephropathy in severe juvenile diabetes. Acta Endocr. 31, 241 (1959)

HOUTSMULLER, A. J. and A. C. A. VON POPPEL: Treatment of diabetic retinopathy with anabolic steroids. Ophthalmol. 145, 188 (1963)

HOUSSAY, B. A. and A. BIASOTTI: La diabetes pancréatica de los pernos hipofisoprivos. Rev. Soc. Argen. Biol. 6, 251 (1930)

JOPLIN, G. F., R. FRASER, D. HILL, N. OAKLEY, D. SCOTT and F. DOYLE: Pituitary ablation for diabetic retinopathy. Quart. J. Med. 35, 443 (1965)

KEEN, H. and R. SMITH: Vitamin B_{12} and the course of diabetic retinopathy. Lancet I, 849 (1959)
KING, R. C., J. H. DOBREE, D. A. KOK, E. E. FOULDS and W. G. DANGERFIELD: Exudative diabetic retinopathy. Spontaneous changes and effects of a corn oil diet. Brit. J. Ophthal. 47, 666 (1963)
LARSEN, H.-W.: Diabetic retinopathy. An ophthalmoscopic study with a discussion of the morphologic changes and the pathogenic factors in this disease. Acta Ophthalmol. Suppl. 60, pl-67 (1960)
LAWRENCE, J. H., C. A. TOBIAS, J. A. LINFOOT, J. L. BORN, A. GOTTSCHALK and R. P. KLING: Heavy particles, the Bragg curve and suppression of pituitary function in diabetic retinopathy. Diabetes 12, 490 (1963)
LENTLE, B. C. and J. P. THOMAS: Adrenal function and the complications of diabetes mellitus. Lancet II, 544 (1964)
LONG, C. N. H. and F. D. W. LUKENS: Effects of adrenalectomy and hypophysectomy upon experimental diabetes in cat. J. exp. Med. 63, 465 (1936)
LUFT, R.: The use of hypophysectomy in juvenile diabetes mellitus with vascular complications. Diabetes 11, 461 (1962)
– H. OLIVERCRONA and B. SJÖRGREN: Hypophysectomy in man. Nord. Med. 47, 351 (1952)
– – D. IKKOS, T. KORNERUP and H. LJUNGGREN: Hypophysectomy in man; further experiences in severe diabetes mellitus. Brit. med. J. 2, 752 (1955)
LUNDBAEK, K., R. MALMROS, H. C. ANDERSEN, V. ORHT and V. A. JENSEN: Hypophysectomy for diabetic angiopathy. A preliminary report. Diabetes 11, 474 (1962)
OAKLEY, N. W., D. W. HILL, G. F. JOPLIN, E. M. KOHNER and T. R. FRASER: Diabetic retinopathy I. The assessment of severity and progress by Lamparison with a set of standard fundus photographs. Diabetologia, 3, 402 (1967)
OJALA, L.: Experiences on deca-durabolin treatment of diabetic retinopathy. Acta Ophthal. 42, 519 (1964)
POULSEN, J. E.: Houssay phenomenon in man, recovery from retinopathy in case of diabetes with Simmond's disease. Diabetes 2, 7 (1953)
SCOTT, D. J., C. T. DOLLERY, D. W. HILL, J. V. HODGE and R. FRASER: Fluorescein studies of diabetic retinopathy. Brit. med.J. 1, 811 (1964)
SCOTT, D. J. et al.: Unpublished observations (1965)
SJÖRGREN, B.: Effect of hypophysectomy on diabetic retinopathy. Diabetes 11, 479 (1962)
Symposium: Influence of hypophysectomy and of adrenalectomy on diabetic retinopathy. Diabetes 11, 461 (1962)
TOUSSAINT, D., D. G. COGAN and T. KUWABARA: Extravascular lesions of diabetic retinopathy. Arch. Ophthal. 67, 42 (1962)
VAN ECK, W. F.: The effect of low fat diet on the serum lipids in diabetes and its significance in diabetic retinopathy. Amer. J. Med. 27, 196 (1959)
WETZIG, P. C. and J. I. WORETON: Treatment of diabetic retinopathy by light coagulation. A preliminary study. Brit. J. Ophthal. 47, 539 (1963)

Die Behandlung der diabetischen Retinopathie mit Lichtkoagulation

Von A. Wessing, Essen

I. Einführung
II. Methode
III. Ergebnisse

IV. Diskussion
V. Schlußfolgerungen
VI. Zusammenfassung

I. Einführung

Mit der zunehmenden Lebenserwartung des Diabetikers ist das Problem, die diabetische Retinopathie zu behandeln, immer drängender geworden. Stellt doch bereits heute die diabetische Retinopathie eine der Hauptursachen der Späterblindung dar. Wie groß das therapeutische Problem ist, ist aus den vielfachen Versuchen, mit medikamentösen Maßnahmen oder neurochirurgischen Eingriffen die diabetische Angiopathie zu beeinflussen, allgemein bekannt. Die Lichtkoagulation bietet die Möglichkeit, am Auge selbst den Prozeß anzugehen.

Meyer-Schwickerath berichtete 1959 zum ersten Mal über Lichtkoagulation bei diabetischer Retinopathie. In den Jahren 1955–1959 wurden 5 Fälle koaguliert. 4 im proliferativen Stadium konnten nicht beeinflußt werden, einer mit ausschließlich Mikroaneurysmen und gelben Exsudaten zeigte eine deutliche Besserung. 1964 hat Schott das gesamte Material der Essener Augenklinik gesichtet und darüber vor der Deutschen Ophthalmologischen Gesellschaft in Heidelberg berichtet. Zu dieser Zeit zeichnete sich bereits die Wirksamkeit der Lichtkoagulation ab. Es sind vor allem die frühen Stadien der diabetischen Retinopathie ohne wesentliche Gefäßproliferationen, die eine unverkennbare Besserung sowohl des anatomischen Befundes wie auch der Funktion zeigen. Es wurden daraufhin in den folgenden Jahren mehr und mehr diabetische Retinopathien mit Lichtkoagulation behandelt, und das Augenmerk richtete sich besonders auf die Erfassung von Frühfällen. Meyer-Schwickerath, Meyer-Schwickerath und Schott, sowie Wessing und Meyer-Schwickerath haben 1968 und 1969 erneut darüber berichtet.

Auch von anderen Autoren ist inzwischen die Behandlung der diabetischen Retinopathie mit Lichtkoagulation beschrieben worden: Pischel und Colyear (1960), Clark (1961), Moura-Brazil und de Rezende (1961), de Andrade und de Sa (1962), Raverdino (1963), Wetzig und Worlton (1963), Wetzig und Jepson (1966, 1967, 1968, 1969), Dobree (1964, 1969), Dobree und Taylor (1968), Thornfeldt (1964, 1969), Amalric (1966, 1967), Amalric und Biau (1967), Brochurst (1966), Okun und Cibis (1966), Okun (1968), Okun und Johnston (1969), Guinan (1967, 1968), Guillaumat (1968), Guillaumat und Esta (1968), Cleasby (1969), Harris und Rentiers (1969), Larsen (1969),

McMeel und van Heuven (1969), Mortimer (1969), Spalter (1969) und Welch (1969). Roth und Rand (1969) verweisen auf die Möglichkeit, die Hypophysektomie mit der Lichtkoagulation zu kombinieren. Aiello et al. (1969), Zweng et al. (1964) sowie Zweng (1969) benutzen statt des herkömmlichen Lichtkoagulators Lasergeräte. Auf einem Symposion des U. S. Public. Health Service, das 1968 in Warrenton/Va., stattfand, wurden die bisher vorliegenden Ergebnisse eingehend diskutiert. Straatsma gibt eine zusammenfassende Übersicht. Es wurde über 1635 proliferative und 159 nichtproliferative Fälle berichtet. Wenngleich die Wirksamkeit der Lichtkoagulation im fortgeschrittenen Stadium der Erkrankung begrenzt ist, so ist doch in vielen Fällen mit Lichtkoagulation ein Stillstand des Krankheitsprozesses und eine Verbesserung sowohl der morphologischen wie der funktionellen Verhältnisse zu erzielen.

Neben der Lichtkoagulation hat die transsklerale Diathermie, die 1960 von Amalric eingeführt wurde, eine gewisse Bedeutung erlangt. Sie bewirkt ähnliche Koagulationseffekte in Netz- und Aderhaut wie die Lichtkoagulation und führt zu vergleichbaren Ergebnissen.

Anhand des eigenen Verfahrens und den Behandlungsergebnissen sollen im folgenden Methode und Wirkungsweise der Lichtkoagulation aufgezeigt werden.

II. Methode

Die Koagulationen sind auf Mikroaneurysmen, Gefäßneubildungen im Netzhautniveau und auch auf kleinere, eben beginnende Proliferationen in den Glaskörper gerichtet. Die Koagulationen werden als separat stehende Einzelherde gesetzt. Zwischen den Koagulationsstellen bleibt jeweils eine Netzhautbrücke unangetastet. Auf diese Weise können größere und besonders fächerförmige Gesichtsfelddefekte vermieden werden. Der Durchmesser einer Koagulation beträgt wahlweise zwischen 1,5 und 3°. Die Intensität der Koagulation wird so gewählt, daß es eben zu einer deutlichen Weißfärbung der Netzhaut kommt. Von der Macula wird ein Mindestabstand von 1½ bis 2 Papillendurchmessern eingehalten. Koagulationen im papillomaculären Bündel bedeuten nicht unbedingt eine Gefährdung des zentralen Visus. Bei Verwendung einer kleinen Feldblende und einer geringen Koagulationsintensität bleibt die Nervenfaserschicht unangetastet. Von der Vorstellung ausgehend, daß die Lichtkoagulation eine gewisse Fernwirkung auf nicht direkt koagulierte Gefäßregionen ausübt, werden zentrale Veränderungen jedoch nur in Ausnahmefällen koaguliert; vielmehr werden die Koagulationen vorwiegend in die mittlere Fundusperipherie abgegeben.

Die Koagulationen werden mit dem Xenon-Koagulator vorgenommen. Das kontinuierliche Emissionsspektrum der Xenonlampe erlaubt sowohl die Koagulation von Blutgefäßen wie von Pigmentstrukturen und Gewebe der Ader- und Netzhaut. Die bisher gebräuchlichen Lasergeräte erscheinen für die Behandlung der diabetischen Retinopathie wenig geeignet. Mittels des von einem Rubinlaser emittierten roten Lichtes können Blutgefäße nur sehr schwer und unter Verwendung sehr hoher Lichtintensitäten koaguliert werden. Erst der neu eingeführte Argonlaser mit grünem Licht schafft günstigere Voraussetzungen.

Die Behandlung mit Lichtkoagulation erfolgt im allgemeinen ambulant. Meist ist es möglich, in einer einzigen Sitzung den ganzen Augenhintergrund zu koagulieren. Es können dabei bis zu 200 Koagulationen vorgenommen werden. Nur dort, wo die Veränderungen weit fortgeschritten und sehr ausgedehnt sind, wird die Behandlung auf 2 oder 3 Sitzungen verteilt.

Komplikationen sind bei nichtproliferativen Formen der Retinopathie außerordentlich selten. Hämorrhagien kommen nur ganz vereinzelt vor. Erst mit dem Erscheinen von neugebildeten Gefäßen, die das Netzhautniveau verlassen haben und in den Glaskörperraum eingewachsen sind, steigt die Gefahr postkoagulativer Blutungen rasch an. Eine zweite, weniger bedrohliche Komplikation ist das Auftreten einer exsudativen Netzhautablösung nach sehr ausgedehnter Koagulation. Diese pflegt sich im allgemeinen innerhalb weniger Tage zurückzubilden und ohne Folgen abzuheilen. Maculopathien, wie sie nach Licht- oder Diathermiekoagulation gelegentlich auftreten, scheinen sich bei der diabetischen Retinopathie nur in ganz seltenen Ausnahmefällen zu entwickeln.

III. Ergebnisse

Die Beurteilung der Ergebnisse jedweden Versuchs der Behandlung der diabetischen Retinopathie stößt auf grundsätzliche Schwierigkeiten. Über den natürlichen Verlauf der diabetischen Retinopathie ist bisher wenig bekannt. Perioden rascher Progredienz und langwährenden Stillstandes wechseln miteinander ab. Spontanremissionen kommen vor. Selbst bei fortgeschrittenen Fällen von Retinitis proliferans kann es zum Stillstand kommen und ein Stadium relativer Heilung eintreten. Für die Bewertung dieser Vorgänge, wie auch des Effektes einer Behandlung, ist die Bestimmung der zentralen Sehschärfe in keiner Weise ausreichendes Indiz, können doch auf der einen Seite minimale Veränderungen in der Macula zu schweren Visusverlusten führen und auf der anderen Seite weit fortgeschrittene Glaskörperproliferationen ohne merklichen Visusverlust bleiben.

Therapieergebnisse können deshalb nur unter Berücksichtigung des morphologischen Details beurteilt werden. Besondere Bedeutung kommt hier der vergleichenden Fundusphotographie zu. Sie allein ist imstande, mikrostrukturelle Änderungen über lange Zeiträume zu erfassen und zu objektivieren. Die folgenden statistischen Angaben umfassen sowohl funktionelle wie morphologische Befunde.

Bis Ende des Jahres 1967 verfügen wir über 127 Fälle mit diabetischer Retinopathie, die mit Lichtkoagulation behandelt wurden. 44 davon waren männliche Personen, 83 weibliche. 24 Patienten waren jünger und 103 älter als 40 Jahre. Insgesamt wurden 189 Augen behandelt. Die Beobachtungszeit beläuft sich auf 1 bis 8 Jahre. Der Durchschnitt der Fälle befindet sich seit etwa 3 Jahren in regelmäßiger Kontrolle.

Soweit die optischen Verhältnisse es zuließen, wurden alle Fälle vor und nach der Lichtkoagulation photographiert. Das Material wurde Fall für Fall gesichtet und die Fundusphotos, die oft in vielen Jahren Abstand angefertigt worden sind, verglichen und ausgewertet. Es ergeben sich folgende grundsätzliche Feststellungen:
1. Mikroaneurysmen, erweiterte Kapillaren und Wundernetze im Niveau der Netzhaut obliterieren und verschwinden nach Koagulation.
2. Die Gefäßveränderungen bilden sich jedoch auch zurück, wenn sie nicht in die direkte Einwirkung der Lichtkoagulation gekommen sind. Offenbar entwickelt die Lichtkoagulation eine gewisse Fernwirkung auf die gesamte Netzhaut und

führt zur Normalisierung der Kreislaufverhältnisse auch weitab vom eigentlichen Koagulationsherd.
3. Das Volumen und die Schlängelung der Venen verringert sich. Die durchgreifende Wirkung der Lichtkoagulation auf den Gesamtkreislauf der Netzhaut findet darin ihren sichtbaren Ausdruck.
4. Ödeme der Netzhaut, die bei der diabetischen Retinopathie fast immer auftreten, verschwinden nach Lichtkoagulation. Das durch die Opazität der Netzhaut zunächst verdeckte Aderhautmuster wird wieder sichtbar.
5. Gelbe, harte Exsudate sind in den meisten Fällen rückläufig. Je nach der Dauer ihres Bestehens hinterlassen sie eine funktionsfähige Netzhaut oder narbige Veränderungen.
6. Die Rückbildung der Veränderungen erfolgt beim Jugendlichen wesentlich schneller als bei Patienten jenseits des 50. Lebensjahres. Das Endstadium der Besserung wird nicht selten erst nach etlichen Monaten erreicht.
7. Die Lichtkoagulation kann die Entwicklung von Glaskörperproliferationen verhindern.
8. Sind bereits Glaskörperproliferationen vorhanden, so wird die Lichtkoagulation schwierig. Nach unseren Erfahrungen sind Proliferationen nur im Beginn zu beherrschen. Fibrotische Veränderungen sollten wegen der Gefahr der Schrumpfung nicht koaguliert werden.

2 Fälle mögen das Gesagte verdeutlichen.

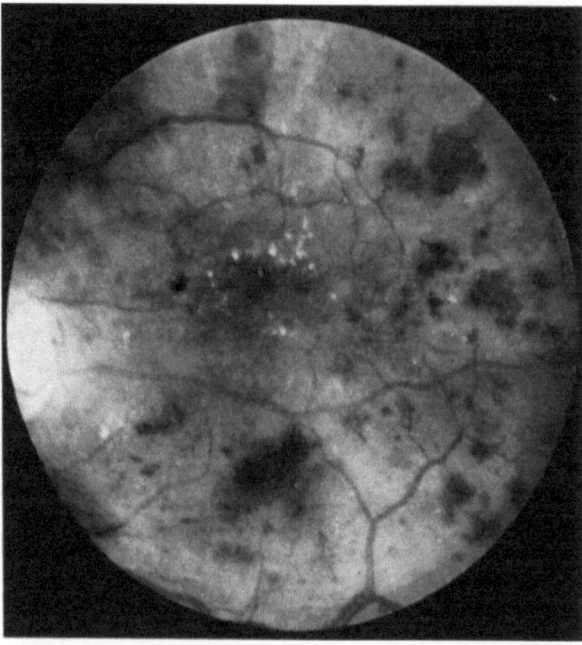

Abb. 1: Retinopathia diabetica vor Lichtkoagulation

Ergebnisse 1293

Fall 1
25jähriger Patient. Diabetes seit 15 Jahren bekannt. Die Abbildung 1 zeigt vor der Koagulation Mikroaneurysmen, zahlreiche intra- und präretinale Hämorrhagien, schweres Netzhautödem und einzelne gelbe Exsudate. Alle Gefäßveränderungen liegen im Netzhautniveau. Abbildung 2 zeigt das gleiche Auge 4 Jahre nach der Behandlung. Man erkennt die atrophischen Koagulationsnarben und sieht, daß nur noch wenige Mikroaneurysmen und geringe Exsudatreste vorhanden sind.

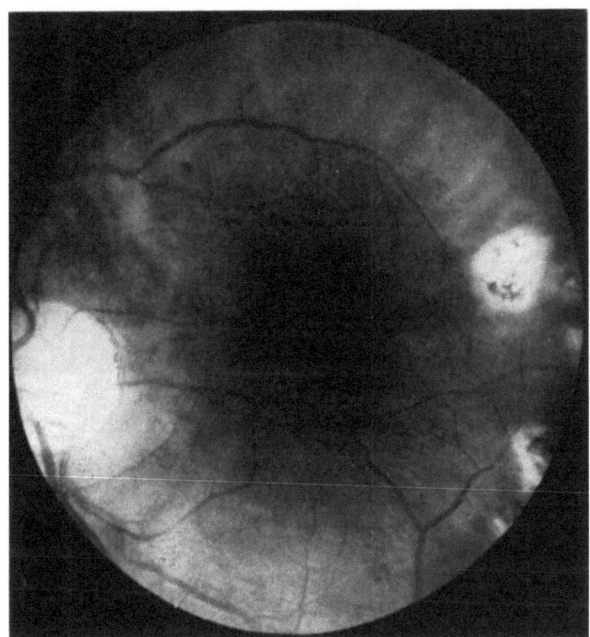

Abb. 2: Dasselbe Auge 4 Jahre nach Lichtkoagulation

Fall 2
60jährige Patientin. Diabetes seit 10 Jahren bekannt. Abbildung 3 zeigt vor der Koagulation eine große Spritzerfigur im Maculabereich. In Abbildung 4, drei Jahre später, sieht man, daß nach wenigen Koagulationen in weitem Abstand von der Macula die Einlagerungen vollständig resorbiert worden sind.

Die zahlenmäßige Erfassung unserer Fälle erfolgt in Anlehnung an die üblichen Einteilungsschemata in 2 Gruppen:
1. nichtproliferative Retinopathien (Tabelle 1). Von 129 Augen dieser Gruppe zeigen 81 eine entscheidende Besserung. Die Mikroaneurysmen haben sich weitgehend zurückgebildet, die gelben Exsudate sind resorbiert worden und das Netzhautödem ist verschwunden. Bei 39 Augen ist der Prozeß stationär geblieben. Nur bei 9 Fällen findet sich eine Progredienz mit Auftreten von Proliferationen und Blutungen. Abbildung 5 zeigt den Visus in dieser Gruppe vor und

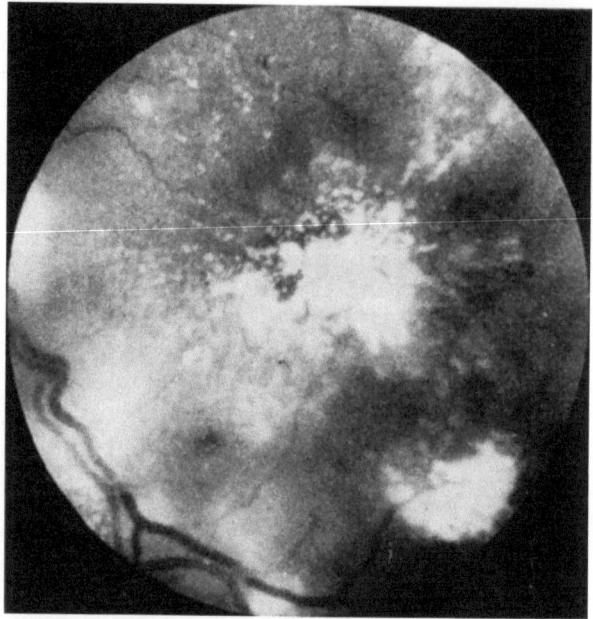

Abb. 3: Retinopathia diabetica vor Lichtkoagulation

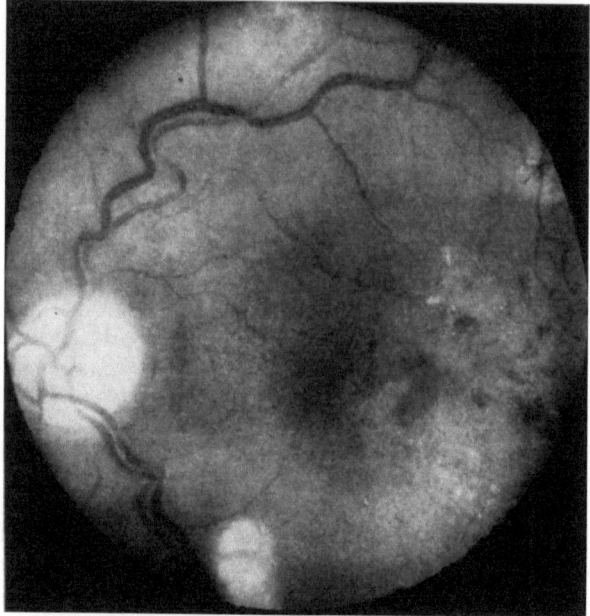

Abb. 4: Dasselbe Auge 3 Jahre nach Lichtkoagulation

nach Behandlung. Fällen mit Visusverschlechterung stehen andere mit deutlicher Verbesserung der Sehschärfe gegenüber. Im großen und ganzen bleibt der vor der Behandlung vorhandene Visus erhalten.

Tab. 1: Ergebnisse der Lichtkoagulation bei diabetischer Retinopathie (morphologischer Befund)

	Gesamt	Besserung	Stillstand	Progredienz
nichtproliferative Retinopathie	129	81 (63 %)	39 (30 %)	9 (7 %)
proliferative Retinopathie	60	12 (20 %)	34 (56 %)	14 (24 %)

Visus nach Behandlung

	Visus vor Behandlung			
	1,0–0,5	0,5–0,1	0,1–0,01	< 0,01
1,0–0,5	62	6		
0,5–0,1	12	24	2	
0,1–0,01	1	4	14	1
< 0,01		2		1

Abb. 5: Visus vor und nach Koagulation bei nichtproliferativer Retinopathie

2. Proliferative Retinopathien (Tabelle 1). In dieser Gruppe sind die Ergebnisse wesentlich ungünstiger. Lediglich 12 von 60 Augen zeigen eine eindeutige Besserung. Bei 34 Augen bleibt der Proliferationsvorgang unbeeinflußt, und 14 gingen während der Beobachtungszeit verloren. Der Vergleich der Sehschärfe vor und

	Visus vor Behandlung			
Visus nach Behandlung	1,0–0,5	0,5–0,1	0,1–0,01	<0,01
1,0–0,5	11	2		
0,5–0,1	6	12	1	1
0,1–0,01	2	5	4	2
<0,01	7	6	1	

Abb. 6: Visus vor und nach Koagulation bei proliferativer Retinopathie

nach der Behandlung unterstreicht dieses Ergebnis (Abbildung 6). Man erkennt einen deutlichen Trend zur Verschlechterung.

Komplikationen sind bei den nichtproliferativen Retinopathien selten, häufen sich dagegen bei den proliferativen. Während bei den ersteren auf 129 Fälle lediglich 16 postkoagulative Glaskörperblutungen kommen, finden sich in der 2. Gruppe bei nur 60 Fällen 22 Blutungen, 4mal ein Sekundärglaukom, 3mal eine Ablatio exsudativa fugax und in 2 Fällen eine Opticusatrophie.

Bemerkenswerterweise werden postkoagulative Gesichtsfelddefekte subjektiv kaum wahrgenommen. Die Ausfälle bleiben auch dann gering, wenn mehrere 100 Koagulationen vorgenommen wurden. Entsprechend zeigt auch die objektive Aufnahme der Gesichtsfelder meist nur eine geringe unregelmäßige Restriktion der Gesichtsfeldaußengrenzen. Das gilt auch dort, wo kleine und umschriebene Koagulationen in der Nähe der Papille und um die Macula herum vorgenommen wurden.

IV. Diskussion

Die Ergebnisse zeigen, daß die Symptome der diabetischen Retinopathie fast immer reversibel sind, wenn die Lichtkoagulation vor dem Stadium der Gefäßproliferation durchgeführt wird. Durch Behandlung im Frühstadium lassen sich späte Folgen mit Proliferationen, Blutungen und Netzhautablösung verhindern. Bestehen zur Zeit des Behandlungsbeginns jedoch bereits Gefäßproliferationen und fibröse Veränderungen, so kommt die Lichtkoagulation in den meisten Fällen zu spät, und es gelingt nicht, das Fortschreiten des Prozesses zu verhindern.

Ein Vergleich der eigenen und der in der Literatur beschriebenen Resultate mit den statistischen Angaben über den natürlichen Verlauf des Leidens (BEETHAM, 1963; CAIRD und GARRETT, 1963; BURDITT, CAIRD und DRAPER, 1968) sind schwierig. Das statistische Material ist zu heterogen, die Beobachtungszeit zu kurz. Doch scheint der Schluß zulässig, daß durch die Lichtkoagulation die Prognose des Leidens nicht unwesentlich verbessert wird.

Die Wirkungsweise der Lichtkoagulation auf die diabetische Angiopathie ist bisher unbekannt. Fluoreszenzangiographische Untersuchungen zeigen, daß nach Lichtkoagulation sehr auffällige Veränderungen im Kapillarbett der Netzhaut auftreten. Das Fluoreszenzangiogramm (Abbildung 7) der unbehandelten diabetischen Retinopathie zeigt neben umschriebenen Kapillarobliterationen große Areale mit erweiterten Kapillaren und zahlreichen Mikroaneurysmen. Ein ganz besonders hervorstechendes Merkmal des Angiogramms sind diffuse Farbstoffaustritte aus allen betroffenen Gefäßen. In der Netzhaut des Gesunden treten Farbstoffextravasate dagegen nicht auf. Nach Lichtkoagulation ändert sich dieses Bild in sehr auffälliger Weise (Abbildung 8). Aus dem zunächst sehr unregelmäßig befallenen Kapillarbett entwickelt sich ein regelmäßiges, relativ grobmaschiges Kapillarnetz, das sehr gleichförmig über große Teile der Netzhaut ausgedehnt ist. Damit Hand in Hand verringern sich die Gefäßwandstörungen. Die Fluoresceindiffusion nimmt merklich an Intensität ab oder versiegt sogar vollkommen.

Es ist bereits darauf hingewiesen worden, daß eines der wichtigsten Ergebnisse der photographischen Verlaufsstudien die Feststellung war, daß die Wirkung der Lichtkoagulation nicht ausschließlich auf den Ort ihrer Applikation beschränkt bleibt, sondern daß sich Gefäßveränderungen weit entfernt davon zurückbilden können. Das Fluoreszenzangiogramm zeigt, wie universell dieser Vorgang ist. Es erscheint danach zweifelhaft, ob die Koagulation der Mikroaneurysmen und der geschädigten Netzhautkapillaren an sich Ursache für die Besserung der diabetischen Retinopathie ist. AMALRIC, MYLIUS, OKUN u. a. haben gezeigt, daß eine diabetische Retinopathie durch hohe Myopie, durch Opticusatrophie, disseminierte Chorioretinitis, durch ausgedehnte diathermische Narben nach Netzhautoperationen oder durch Erniedrigung des Ophthalmicadruckes verhindert werden kann. Es wäre denkbar, daß der Effekt der Lichtkoagulation bei der diabetischen Retinopathie Folge der Zerstörung normalen Netzhautgewebes ist, durch die wiederum die Stoffwechselaktivität und damit der Sauerstoffbedarf der gesamten Retina herabgesetzt werden. Der offenbar spezifische Umbau des ganzen Kapillarnetzes nach Lichtkoagulation, wie er im Fluoreszenzangiogramm sichtbar wird, wäre dann nichts anderes als das morphologische Substrat für die Angleichung von Stoffwechsel und Hämodynamik auf einem neuen Niveau. Der Wiederaufbau der

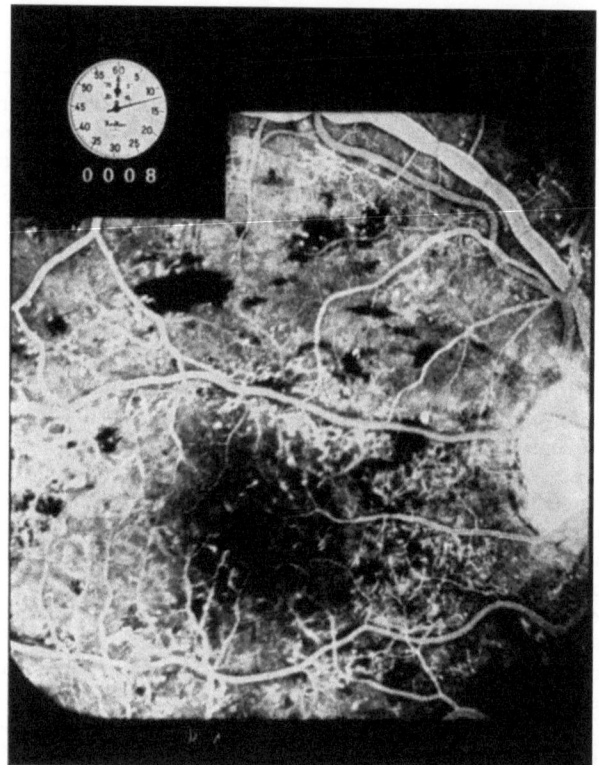

Abb. 7: Retinopathia diabetica. Fluoreszenzangiographie vor Lichtkoagulation

Blutgewebeschranke unterstreicht, daß es sich dabei um echte Restitutionsvorgänge handelt. Praktisch bedeutet das, daß es nicht allein darum geht, mit der Lichtkoagulation sichtbare Gefäßveränderungen zu zerstören. Wichtig erscheint es, einen ausreichend großen Anteil der Netzhaut zu koagulieren, um so die Reparationsvorgänge in Gang zu setzen.

Inwieweit die Änderung des intravasalen Druckes und ein postkoagulativer Umbau in der Aderhaut an der Wirkung der Lichtkoagulation beteiligt sind, ist bisher noch völlig ungeklärt.

V. Schlußfolgerungen

Zweifellos ist die Behandlung der diabetischen Retinopathie mit Lichtkoagulation destruierend und symptomatisch. Solange jedoch keine wirksameren und für den Gesamtorganismus weniger eingreifende Maßnahmen zur Verfügung stehen, sollte man nach unserer Meinung nicht zögern, sie großzügig und frühzeitig einzusetzen.

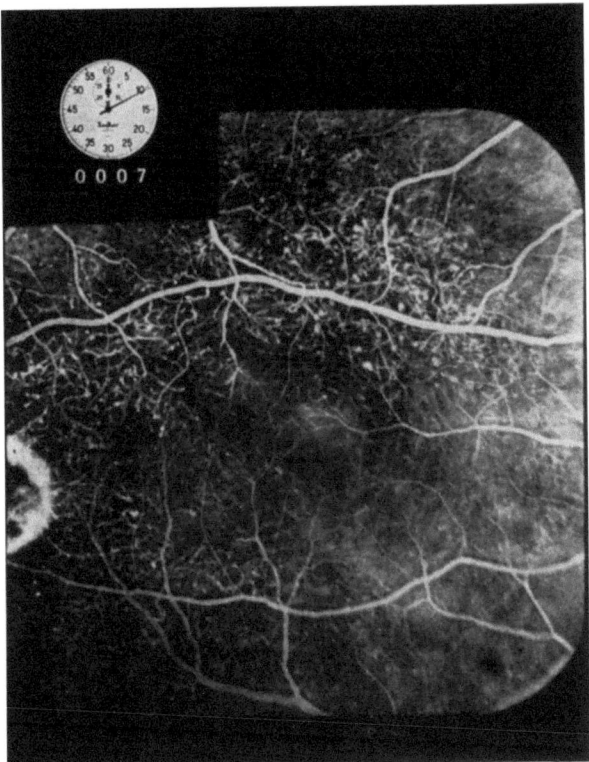

Abb. 8: Dasselbe Auge. Fluoreszenzangiographie 1 Jahr nach Lichtkoagulation

VI. Zusammenfassung

Die Frühstadien der diabetischen Retinopathie können mit Lichtkoagulation günstig beeinflußt werden. Gefäßveränderungen und Exsudate bilden sich zurück, und das Fortschreiten zu Gefäßproliferationen, Blutungen und Netzhautablösung kann verhindert werden. Bei bereits vorhandenen Glaskörperproliferationen sind die Erfolgschancen begrenzt. Anhand von fluoreszenzangiographischen Untersuchungen wird der Wirkungsmechanismus der Lichtkoagulation auf die diabetische Retinopathie diskutiert.

Literatur

AIELLO, L. M., W. P. BEETHAM, M. C. BALODIMOS, B. I. CHAZAN and R. F. BRADLEY: Ruby Laser photocoagulation in treatment of diabetic proliferating retinopathy. Symposium: Treatment of diabetic retinopathy. U. S. Public. Health Service Publication *1890*, 437 (1969)

AMALRIC, P.: Essai de traitement de la rétinopathie diabétique exsudative. Bull. Soc. Opht. France *5*, 359 (1960)

- Nouvelles considerations concernant l'évolution et le traitement de la rétinopathie diabétique. Ophthalmologica *154*, 151 (1967)
- und C. BIAU: La diathermiecoagulation et la photocoagulation dans le traitement de la rétinopathie diabétique. Arch. opht. Paris *27*, 553 (1967)

BEETHAM, W. P.: Visual prognosis of proliferating diabetic retinopathy. Brit. J. Ophthal. *47*, 611 (1963)

BROCHURST, R. J.: Diabetes and photocoagulation. Arch. Ophthal. *75*, 305 (1966)

BURDITT, A. F., F. I. CAIRD and G. J. DRAPER: The naturel history of diabetic retinopathy. Quart. J. Med. N. S. *37*, 303 (1968)

CAIRD, F. I.: Diabetic retinopathy as a cause of visual impairment. Symposium: Treatment of diabetic retinopathy. U. S. Public. Health Service Publication *1890*, 41 (1969)
- and C. J. GARRETT: Prognosis for vision in diabetic retinopathy. Diabetes *12*, 389 (1963)

CLARK, G.: Evaluation of photocoagulation. Amer. J. Ophthal. *51*, 714 (1961)

CLEASBY, G. W.: Photocoagulation therapy of diabetic retinopathy. Symposium: Treatment of diabetic retinopathy. U. S. Public. Health Service Publication *1890*, 465 (1969)

DOBREE, J. H.: Spontaneous and induced changes in proliferative diabetic retinopathy. Trans. ophthal. Soc. U. K. *84*, 521 (1964)
- Light coagulation in proliferative diabetic retinopathy. Symposium: Treatment of diabetic retinopathy. U. S. Publ. Health Service Publication *1890*, 479 (1969)
- and E. TAYLOR: Treatment of proliferative diabetic retinopathy by light coagulation. Trans. ophthal. Soc. U. K. *88*, 313 (1968)

GUILLAUMAT, L.: Indications et limites de la photocoagulation dans le traitement de la rétinopathie diabétique. Bibl. ophthal. *76*, 154 (1968)
- and A. ESTA: Indications et limites de la photocoagulation dans le traitement de la rétinopathie diabétique. Ann. d'ocul. *201*, 516 (1968)

GUINAN, P.: Treatment of proliferative diabetic retinopathy. Brit. J. Ophthal. *51*, 289 (1967)
- Progress report on cases of proliferative diabetic retinopathy treated with photocoagulation (four-year-follow-up). Trans. ophthal. Soc. U. K. *88*, 741 (1968)

HARRIS, G. S. and P. K. RENTIERS: The role of photocoagulation in the therapy of proliferative diabetic retinopathy. Symposium: Treatment of diabetic retinopathy. U. S. Publ. Health Service Publication *1890*, 485 (1969)

LARSEN, H. W.: Photocoagulation in proliferative diabetic retinopathy. A preliminary report. Symposium: Treatment of diabetic retinopathy. U. S. Publ. Health Service Publication *1890*, 495 (1969)
- Photocoagulation in proliferative diabetic retinopathy. A preliminary report. Acta ophthal. (Kbh) *47*, 667 (1969)

LOPES DE ANDRADE, A. and S. DE SA: Alguns resultatos clinicos da fotocoagulacao. Arq. portug. oft. *14*, 63 (1962)

McMEEL, J. W. and W. A. J. VAN HEUVEN: Photocoagulation as a treatment of diabetic retinopathy. Symposium: Treatment of diabetic retinopathy. U. S. Publ. Health Service Publication *1890*, 507 (1969)

MEYER-SCHWICKERATH, G.: Lichtkoagulation. Bücherei des Augenarztes. 33. Beiheft Klin. Mbl. Augenhk. F. Enke Verlag, Stuttgart 1959
- Treatment of Eales' disease and diabetic retinopathy with photocoagulation. Trans. Ophthal. Soc. U. K. *84*, 67 (1964)
- und K. SCHOTT: Diabetische Retinopathie und Lichtkoagulation. Klin. Mbl. Augenhk. *153*, 173 (1968)
- - Diabetic retinopathy and photocoagulation. Amer. J. Ophthal. *66*, 597 (1968)

MORTIMER, C. B.: Photocoagulation of diabetic retinopathy. Symposium: Treatment of diabetic retinopathy. U. S. Publ. Health Service Publication *1890*, 515 (1969)

MOURA-BRAZIL, N. and J. DE REZENDE: Le rôle de la photocoagulation en ophthalmologie. Bull. Soc. Franc. opht. *74*, 699 (1961)

MYLIUS, K.: Diskussion. Internat. Diabet. Kongr., Düsseldorf 1958

Okun, E.: The effectiveness of photocoagulation in the therapy of proliferative diabetic retinopathy. Amer. Acad. Ophthal. Otolaryng. 72, 246 (1968)
— and P. A. Cibis: The role photocoagulation in the therapy of proliferative diabetic retinopathy. Arch. Ophthal. 75, 337 (1966)
— and G. P. Johnston: Role of photocoagulation in the treatment of proliferative diabetic retinopathy. Continuation and follow-up studies. 359 eyes of 283 patients. Symposium: Treatment of diabetic retinopathy. U. S. Public. Health Service Publication 1890, 523 (1969)
Pischel, D. K. and B. H. Colyear: Clinical results of lightcoagulation therapy. Amer. J. Ophthal. 50, 590 (1960)
Roth, N. H. and R. W. Rand: Lightcoagulation as an adjunct to cryohyphophysectomy. Symposium: Treatment of diabetic retinopathy. U. S. Public. Health Service Publication 1890, 537 (1969)
Raverdino, E.: Treatment of diabetic retinopathy by photocoagulation. Intern. ophthal. clin. 3, 675 (1963)
Schott, K.: Weitere Erfahrungen mit der Lichtkoagulation bei Retinopathia diabetica. Ber. Dtsch. Ophthal. Ges. 66, 349 (1965)
Spalter, H. F.: Photocoagulation of diabetic retinopathy (a rationale). Symposium: Treatment of diabetic retinopathy. U. S. Public. Health Service Publication 1890, 545 (1969)
Straatsma, B. R.: Summary of visual and anatomical results from papers on photocoagulation. Symposium: Treatment of diabetic retinopathy. U. S. Public. Health Service Publication 1890, 607 (1969)
Thornfeldt, P. R.: Treatment of retinitis proliferans by photocoagulation. Excerpta Med. 74, 35 (1964)
— Photocoagulation of retinitis proliferans. Symposium: Treatment of diabetic retinopathy. U. S. Public. Health Service Publication 1890, 555 (1969)
Welch, R. B.: The treatment of diabetic retinopathy. Symposium: Treatment of diabetic retinopathy. U. S. Public. Health Service Publication 1890, 563 (1969)
Wetzig, P. C. and J. P. Worlton: Treatment of diabetic retinopathy by light coagulation. Brit. J. ophthal. 47, 539 (1963)
Wetzig, P. C. and C. N. Jepson: Treatment of diabetic retinopathy by light-coagulation. Amer. J. Ophthal. 62, 459 (1966)
— and C. N. Jepson: Further observations on the treatment of diabetic retinopathy by light-coagulation. Amer. Acad. Ophthal. Otolaryng. 71, 902 (1967)
— — The intravenous use of fluorescein as an adjunct in light-coagulation. Mod. Probl. Ophthal. 7, 276 (1968)
— — and C. Neal: A review of 232 patients including 401 eyes with diabetic retinopathy treated by light-coagulation. Symposium: Treatment of diabetic retinopathy. U. S. Public. Health Service Publication 1890, 593 (1969)
Wessing, A. K. and G. Meyer-Schwickerath: Results of photocoagulation in diabetic retinopathy. Symposium: Treatment of diabetic retinopathy. U. S. Public. Health Service Publication 1890, 569 (1969)
Zweng, H. C., M. Flocks, N. S. Kapany, N. Silber-Trust and N. A. Peppers: Experimental laser photocoagulation. Amer. J. Ophthal. 58, 353 (1964)
— The treatment of diabetic retinopathy by laser photocoagulation. Symposium: Treatment of diabetic retinopathy. U. S. Public. Health Service Publication 1890, 603 (1969)

Sachverzeichnis

A

Ablatio exsudativa fugax nach Lichtkoagulation 1296
Aborthäufung, potentieller Diabetes 422
Abortion, spontaneous, in diabetic pregnancy 521
— therapeutic — of diabetics 530
Absence of reflexes 610
Absetzen des Insulins bei Insulinallergie 1153
Accommodation, weakness of — 677
Acetacetatbildung der Leber 275
Acetacetatdecarboxylierung 277
Acetacetatthiokinase 276
Acetacetattransferase 276
Acetacetatverwertung, Enzyme der — 276
Acetacetylcarnitin 276
Acetat-1-C^{14}-Einbau in Cholesterin 788
Acetessigsäurebildung, Enzyme der — 274
Acetest 560, 1015
Acetohexamid, Charakterisierung 1213
chem. Formel 1198
Acetonämie, intravenöser Tolbutamidtest 215
Acetonanämische Hypoglykämien 208
Acetonbildung 277
Acetonurie bei Coma diabeticum 1122
ketotische Hypoglykämien 208
Acetyl-CoA 274
Plasmatriglycerid-Bildung bei Diabetes 782
Rückkoppelungskontrolle 297
Wege des — und Orte der Regulation im Leberstoffwechsel 283
-Carboxylase-Hemmung durch langkettige Fettsäure-Coenzym A-Thioester 291
-Endoxydation 285
-Oxydation via Zitronensäure-Zyklus 285
-Überproduktion 285
A-chain of bovine proinsulin 160

Achard-Thiers syndrome 893
17-ketosteroids excretion in — 894
Achilles tendon jerks 610
Acid-base status in new-born infants of diabetic mothers 519
Acidose, diabetische, Fructose bei — 1080
diabetische, und exzessive Hyperlipämie 787
Keto — durch Biguanide 1252
Lakt — durch Biguanide 1251
metabolische — nach Alkohol 212
Symptomhäufigkeit beim jugendlichen Diabetes 430
Acidosebehandlung beim Coma diabeticum 1125
Acidoseneigung, Kontraindikation für Sulfonamidtherapie 1217
Acidosis, diabetic — and cortisone treatment 900
during pregnancy 522
Acidotisches Coma, Laktatinfusion beim diabetischen — n — 294
Acromegaly and diabetes, characteristics of diabetes 879
clinical investigations 881
glucose assimilation 881
significance and frequency 878
Acromegaly, reduced insulin sensitivity in — 879
Acromegaly, see also Akromegalie
Acropathia ulcero-mutilans bei Diabetes 597
ACTH administration, 11 oxy 17 K. S. after — 899
Diabetes-Ätiologie 420
Kohlenhydratstoffwechselstörung durch — 986
-Ausfall, Hypoglykämien durch — 199
concentration in Cushing's syndrome 891
effect upon insulin activity 889
-Therapie bei idiopathischen Hypoglykämien 209

-Wirkung auf den Blutzuckerspiegel 174
Actrapid 1116
Acute diseases, influence of —, remission in diabetes 489
Acute pancreatitis, remission in diabetes 459
„Adaptierte Diät" bei Diabetes im Kindesalter 1058
Addisonsche Krankheit, siehe auch Morbus Addison
  Belastungstest mit Insulin + Glukose nach ENGEL und SCOTT bei — 983
Addison's disease 900
  and diabetes 900
  occurrence of diabetes in preexisting — 900
Adenohypophyseninsuffizienz, Insulinempfindlichkeitssteigerung bei — 979
Adenom, Inselzell —, Hyperinsulinismus 179
  Übergangsformen zwischen Rieseninseln und —en — 7
Adenoma, islet cell —, C-peptide level 168
  hyperproinsulinemia 168
Adenosintriphosphatase-Aktivität in den Inseln 25
Adipöse Diabetiker, Reduktionsdiät für — 1046
Adipöse, insulinbedürftige, Einstellung auf orale Antidiabetika 432
Adipose tissue, fatty acid in — 110
  increased FFA mobilization from — as cause of increased synthesis of liver glycerides 310
  uptake of glucose by — 109
Adipositas bei Diabetes 128
  Diabetes, Biguanidmonotherapie 1254
  Cortison-Glukose-Belastungstest 989, 990
  Umstellung von Sulfonylharnstoff- auf Biguanidbehandlung 1258
Adipositas bei latentem Diabetes, Kost 1054
Adipositas beim Prader-Labhart-Willi-Syndrom 631, 634, 640
Adipositas, Blutzucker-Verhalten nach Glucagon 147
  cortico-adrenal function in — 896
  cortico-adrenal hyperfunction and diabetes with obesity 898
  cortisol secretion in — 897
  effect of weight reduction in — 267

Einfluß auf Altersdiabetes 431
Erkennung prädisponierter Individuen 762
Fettleber bei — 815
fötale Makrosomie 543
free fatty acids levels in — 897
glucose assimilation in — 897
Glukosetoleranz bei — 815, 835
Hyperinsulinismus bei — 545
ILA und IMI bei — 59, 131
intravenöser Tolbutamid-Belastungstest 997
17-ketosteroids excretion in — 897
oral glucose tolerance test in — 261
physiopathological variations of K in glucose tolerance test (rapid i.v.) 951
Seruminsulin-Verhalten nach Glucagon 147
Statik und Dynamik der Insulinsekretion bei Diabetes, Proto-Diabetes und — 123
ADP, Citratsynthase-Hemmung durch — 290
ADPG-Glycogen-Transferase-Mangel, Hypoglykämien durch — 202
Adrenal cortical adenomas 897
Adrenal cortical carcinoma 893
Adrenal function in newborn infants of diabetic mothers 517
Adrenal medulla and diabetes 877
Adrenalectomy 712
  glucose assmilation after — 892
  in coexisting diabetes 901
  influence of — on diabetic retinopathy 1279
  insulin activity in — 892
Adrenalektomierte Tiere zur Insulinbestimmung 43
Adrenalin, Hemmung der Glukoseaufnahme 49
  Hemmung der Glykogensynthese 49
  -Belastungstest 985
  -Belastungstest bei Glykogen-Speicherkrankheiten 986
  -Wirkung auf den Blutzuckerspiegel 174
Adrenocortical steroid metabolism in pregnancy 506
Adrenogenitales Syndrom, Hypoglykämien durch — — 199
Advisability of pregnancy of diabetics 530
Ägypten, Vorkommen von Diabetes in — 378

Ärztliches Gespräch, Diätberatung 1062
Äthylalkohol, Hypoglykämien durch — 211
Äthylenglykol, antiketogene Wirkung 293
Aetiological concept of essential diabetes 117
Ätiologie allergischer Hautreaktionen nach Insulingabe 1147
 der diabetischen Angiopathie 619
 der diabetischen Neuropathie 618
 des Diabetes 419
 des Diabetes beim Jugendlichen 556
 des Diabetes beim Kind 556
 des Hypogonadismus beim männlichen Diabetiker 573
 des PLW-Syndroms 642
Affektive Entwicklung beim PLW-Syndrom 633
Africa, distribution of diabetes in — 365, 369
 general survey of diabetes 369
Africans in Johannesburg, frequency of diabetes 375
Age of diabetics and nephropathy 684
 and retinopathy 669
Ageing, physiopathological variations of K 950
Agliral, Charakterisierung 1212
Agmatin, blutzuckersenkende Wirkung 1200
Agranulocytosen durch orale Antidiabetika 1234
Ahmedabad, India, frequency of diabetes in — 381
Ahornsirupkrankheit, Hypoglykämien durch — 206
AK₁-Antikörperkomponenten 1097, 1161
AK₂-Antikörperkomponenten 1097, 1161
A-Komponente, Antigenität des Insulins 1148
 Immunogenität 1169
Akromegalie, Diabetes durch — 29
 Glukoseassimilation bei — 138
 ILA und IMI bei — 138
 Insulinempfindlichkeit-Abnahme bei — 978
 Osteoporose bei — 601
 Seruminsulin und — 136, 137
 siehe auch Acromegaly
 Sulfonamidbehandlung des Diabetes 1231
 und Diabetes 601
 unveresterte Fettsäuren bei — 138

Akromegalie-Diabetes, Biguanidtherapie 1259
Akromikrie beim PLW-Syndrom 634
Akroparaesthesien beim hypoglykämischen Anfall 175
Akute Erkrankungen, Ratschläge an Diabetiker 1012
Akute Krankheiten und Komplikationen, Ratschläge an Diabetiker 1012
Alanin 1027
Albumin fraction, anti-insulin activity of — 112
Albumin, syn—, insulin antagonist 111
Albuminuria, diabetic glomerulosclerosis 685, 706
Aleutin, Charakterisierung 1211
Alexandria, frequency of diabetes in — 379
Alimentäre Hypertriglyceridämie und Insulinspiegel 791
Alkalische Phosphatase-Aktivität in den Inseln 25
Alkohol bei Diabetes 1040
 Enzymsystemhemmung in der Leber durch — 212
 Hyperlaktämie nach — 212
 Kaloriengehalt des —s 1041
 Kohlenhydratgehalt des —s 1040
 metabolische Acidose nach — 212
Alkoholabusus, Pankreatitis nach — 861
Alkoholgenuß, übermäßiger, und Biguanidtherapie 1252
Alkoholhypoglykämie 843
Alkoholika, süße 1041
Alkoholinduzierte Hypoglykämie 211
 intravenöser Tolbutamidtest 215
Alkoholische Leberzirrhose bei Diabetikern 826
Alkoholische Pankreatitis 862
Alkoholrausch und hypoglykämischer Zwischenfall, Unfall 769
Alkoholtoleranzverminderung bei oralen Antidiabetika 1236
Alkylierende Substanzen bei Insulinresistenz 1166
Allen-Periode 1020
Allergic-serum-transfer-test 1151
Allergie, Behandlung der Insulin— 1152
 Einfluß des Insulin-pH auf — 1149
 gegen Insulin 1141
 gegen Insulin, Biguanidtherapie 1259
 gegen Rinderinsulin 1150
 gegen Schweineinsulin 1150

gleichzeitiges Auftreten von Insulin— und Insulinresistenz 1168
Insulin- — vom Soforttyp 1097
Pathogenese der Insulin— 1151
Surfen- — 1146, 1148
Zusammenhänge zwischen Insulin— und Insulinresistenz 1168
Allergiebereitschaft, Kontraindikation für Sulfonamidtherapie 1219
Allergische Allgemeinreaktionen nach oralen Antidiabetika 745
Allergische Dermatosen bei Diabetes 729
Allergische Hautreaktionen durch Biguanide 1251
Allergische Hautreaktionen, Häufigkeit nach Insulingabe 1147
Allergische Hautreaktionen nach Insulingabe, Ätiologie 1147
Allergische Insulin-Hautreaktionen, Manifestationstypen 1142
Allergische Nebenwirkungen oraler Antidiabetika 1232
Allergische Reaktionen nach Insulin 744
Alleviation of diabetes 448
in chronic nephropathies 466
Allgemeine Diätetik 1022
Alloxandiabetes, Modelle zum Studium der Ketogenese 281
2254 RP beim — 1189
und diabetische Embryopathie 549
und diabetische Fötopathie 549
und Pankreatektomiediabetes, Unterschiede 239
Alloxan-diabetic and normal rats, insulin antagonists 107
Alloxandiabetische Ratten, Aufnahme von Chylomikronen-Fettsäuren 785
Hyperlipämie bei —n — 785
Hypospermatogenese 580
Lipoproteidlipaseaktivität bei —n — 785
Alloxandiabetische Tiere, Plasmatriglyceridspiegel bei —n —n 780
zur Insulinbestimmung 43
Alpha-globulin, insulin antagonist 115
Alpha-2-macroglobulin as carrier for insulin 323
in plasma 323
Alpha-methyl-DOPA bei Insulinresistenz 1168
Alte Patienten, Tolbutamid-Belastungstest (i.v.) 997
Alter des Diabetikers und Sulfonamidtherapie 1216

Altersbegrenzte Formen des jugendlichen Diabetes 558
des kindlichen Diabetes 558
Altersdiabetes, Blutzuckerverhalten nach zweimaliger Injektion von Glibenclamid 149
Blutzuckerverhalten nach zweimaliger Injektion v. Tolbutamid 149
Diät bei — 1060
Fettgewebsinsulinaktivitäten bei — nach D 860-Belastung 1218
Fettleber 817, 819
Fettleber-Therapie 821
Fibrose des Inselstromas 18
Fructose beim — 1077
Fructose-1,6-Diphosphatase-Aktivitätsänderungen beim — 847
Fructosetoleranzgrenze beim — 1078
Gewichtsnormalisierung 433
Glukokinase-Aktivitätsveränderungen beim — 847
hydropische Transformation der B-Zellen 13
Inselhyalinose 20
Insulingehalt der L.-Inseln beim — 28
Kernveränderungen beim — 16
Kriterien 427
Pankreassklerose bei — 29
Pathogenese 32
Prognose 437
sekretorische Starre der B-Zellen 24
Seruminsulinverhalten nach zweimaliger Injektion von Glibenclamid 149
Seruminsulinverhalten nach zweimaliger Injektion von Tolbutamid 149
Sorbit beim — 1077
Sorbittoleranzgrenze beim — 1078
STAUB-TRAUGOTT-Versuch beim — 123
Störung der Insulinsekretion 123
Störung der primären Insulinausschüttung beim — 427
und Leberzirrhose 827
Unterschiede zum jugendlichen Diabetes 429
Verlauf 431
Wirkung von Wachstumshormon 126
Xylit beim — 1077
Xylittoleranzgrenze beim — 1078
Altersgemäße Kalorienzufuhr bei Diabetes im Kindesalter 1058
Altersheime, Diät bei Diabetes im hohen Lebensalter 1060

Altersklassen, Manifestationsalter des Diabetes 355
Häufigkeit des Diabetes in den verschiedenen — beider Geschlechter 353
und Potenzstörungen 572
Altersverteilung bei Manifestation des Diabetes 429
der Diabetiker 334
Alt-Insulin bei Ersteinstellungen 1099
bei Neueinstellungen 1099
beim Coma diabeticum 1099, 1125
intravenöse Anwendung 1099
Isotonie 1092
klinische Wirkung 1098
Konservierungsmittel 1092
neutrales 1092
pharmazeutische Zubereitungen 1092
saures 1092
Wirkungsablauf 1098
Wirkungsdauer 1098
Alt-Insulin-Behandlung beim Jugendlichen 557, 560
-Behandlung beim Kind 557, 560
Alt-Insuline, summarische Aufstellung 1105
Alt-Insulin-Überinsulinisierung, Mauriac-Syndrom 845
Amberlite zur Insulintrennung 1159
zur Trennung des freien von dem an Antikörper gebundenen ^{131}J-Insulin 82
Amblyopia 677
Ambulante Einstellung auf orale Antidiabetika 1225
Amenorrhea with hirsutism, Achard-Thiers syndrome 895
Amerika, Häufigkeit des Diabetes 333
systematische Bevölkerungsuntersuchungen zur Ermittlung der Diabeteshäufigkeit 336, 338, 350
Vorkommen des Diabetes 333
Amerikanische Diabetesdiät 1027
Amino acid sequence of human C-peptide 168
of porcine c-peptide 168
2-(p-Aminobenzolsulfamido)-5-isopropyl-thiodiazol, Charakterisierung 1211
Amino-4-benzolsulfamido-2-tertiobutyl-5-thiodiazol, Charakterisierung 1213
p-Amino-phenylsulfonamididopropylthio-diazol, Entwicklung der Diabetestherapie mit — 1209
Aminosäuren, glukoplastische 1027

ketoplastische 1027
Aminosäurenanalyse des Insulins 71
Aminosäureneinbau in das Muskeleiweiß, Insulinwirkung auf — 48
Aminosäurensequenzen verschiedener Insulinstruktur 71
Amino sugars 317
AMP, 3′,5′-cyclo- — -Wirkung auf Glukoneogenese 298
—-Wirkung auf Harnstoffbildung 298
—-Wirkung auf Ketogenese 298
Amritsar, North India, frequency of diabetes in — 384
Amyloidosis, renal 708
Amyotrophy, diabetic 611
diabetic, prolonged reflex latency in — 617
Anabolic steroids therapy of diabetic retinopathy 679
Anabolizing steroids therapy of hypoprotidemia 712
Anamnese, Ernährungs— 1044
Anaphylaktische Reaktionen, Insulinallergie 1152
Anfangsdosierung der blutzuckersenkenden Sulfonamide 1221
Angeborene Fruktoseintoleranz, Hypoglykämie durch — 204
Angiography, fluorescein — of the retina 660
Pankreas—, selektive 183
Angiopathia diabetica 251, 728, 729, 738
beim sexualgestörten Diabetiker 583
Claudicatio intermittens bei — 739
und Diabetesdauer 738
und Geschlecht der Diabetiker 738
und Lebensalter der Diabetiker 738
Angiopathie, cerebrale, Häufigkeit als Spätsymptom 437
coronare, Häufigkeit als Spätsymptom 437
Makro—, diabetische 728, 729, 738
Mikro—, diabetische 728, 729, 738
periphere, Häufigkeit als Spätsymptom 437
Angiopathy, diabetic 649
diabetic, and duration of diabetes 651
diabetic, and growth hormone 655
diabetic, and pituitary ablation 656
diabetic, development 651
diabetic, etiology 619
diabetic, hypophysectomy 654
diabetic — of the vasa nervorum 719

diabetic, organ lesions 650
diabetic, pathogenesis 653
cerebral vessel — 722
cerebral vessel —, relationship between degenerative brain lesions and — 724
hypertensive, in the brain 723
Angiotensin beim Coma diabeticum 1129
Anhidrosis 612
Anilin, Absorptionsverhalten der Kondensationsreaktion von Glukose mit — 928
Anilin-Eisessig-Methode zur Blutzuckerbestimmung 927
Animal preparation, analyze different stages of glucose metabolism after duodenal infusion of glucose 971
Animals, insulin antagonists in — 107
Anionenaustauscher-Verwendung bei der radioimmunologischen Insulinbestimmung 74
Anioneneliminierung beim Coma diabeticum 1126
Anionenüberschuß beim Coma diabeticum 1125
Ankle jerks 610
Anorchie beim PLW-Syndrom 638
Anorexia 609
Anosognosia 720
Ansprechbarkeit auf Sulfonamide 1223
Anstellung auf dem privaten Sektor 768
Antagonistic activity and pituitary gland 112
Antagonists, humoral insulin —, other than antibodies 107
of insulin in blood 105
Anterior pituitary and diabetes 878
radioactive destruction of —, disappearance of diabetes 883
Anthron, Absorptionsverhalten der Kondensationsreaktion von Glukose mit — 928
Anthronverfahren nach ROE zur Blutzuckerbestimmung 926
Antibiotic treatment of papillary necrosis 710
Antibiotika bei diabetischer Gangrän 740
Breitband— beim Coma diabeticum 1129
Antibodies, insulin— 105
neutralising insulin-— 105
see also Antikörper
types of — 106
Antidiabetics, oral, relationship between glucose uptake and skinfold thickness during GTT in diabetics after treatment with — 270
Antidiabetika, orale, Alkoholtoleranzverminderung 1236
allergische Allgemeinreaktionen nach — 745
allergische Nebenwirkungen 1232
ambulante Einstellung auf — 1225
Anfangsdosierung 1221
Ansprechbarkeit 1223
Auswahl des Präparates 1220
bei Insulinresistenz 1164
Dauerbehandlung 1226
Dauerdosierung 1226
diätetische Maßnahmen bei — 1224, 1230
Einstellung insulinbedürftiger Adipöser auf — 432
Einstellung mit — 1220
Geschichte der Entdeckung 1179
Höchstdosen 1226
Hypoglykämien durch — 1232
Inkompatibilität 1236
Kombination verschiedener — 1230
kombiniert mit Insulintherapie 1229
Nebenwirkungen 1231
Nebenwirkungen auf das Herz-Kreislauf-System 1236
Nebenwirkungen auf das Nervensystem 1235
Nebenwirkungen auf den Magen-Darm-Trakt 1235
Nebenwirkungen auf die Blutbildung 1233
Nebenwirkungen auf die Haut 1233
Nebenwirkungen auf die Leberfunktion 1234
Nebenwirkungen auf die Nierenfunktion 1235
Nebenwirkungen auf die Schilddrüse 1236
nichttoxische Nebenwirkungen 1235
Präparateauswahl 1226
Refraktärphase 1227
Sekundärversager 1227
siehe auch Sulfonamide
Spätversager 1227
stationäre Umstellung insulinspritzender Diabetiker 1225
Stoffwechselkontrollen 1224, 1230
Stoßbehandlung 1227
toxische Nebenwirkungen 1232
Unverträglichkeiten durch — 1231

Sachverzeichnis

Ursachen des Sekundärversagens 1229
Verträglichkeit 1231
Wirkung beim pankreatopriven Diabetes des Menschen 249
Wirkungsbeeinträchtigung 1236
Wirkungsbeginn 1223
Wirkungsdauer 1227
Wirkungsverlust 1227
Antidiabetische Wirkung der Sulfonamidderivate aus der Thiodiazolreihe 1189
Antigeneigenschaft von Insulin-„Verunreinigungen" 745
Antigenität der Insulinarten 1163
Antigenität des Insulins 1148, 1169
  Einfluß der biologischen Insulineffekte auf — 1150
  Einfluß des Blutzuckers auf — 1150
  Spezies-Unterschiede 1150
Antihistaminika bei Hautveränderungen durch orale Antidiabetika 1233
Anti-Insel-Antikörper, Insulitis 24
Anti-insulin activity of albumin fraction 112
Anti-Insulin-Antikörper, Insulitis 24
  -Bindung, Energie der —, radioimmunologische Insulinbestimmung 87
Anti-Insulin-Serum, Chromatoelektroretogramm 80, 81
Anti-Insulin-Serum-Gewinnung 73
Antiketogene Wirkung der Fruktose 293
  der Propionsäure 294
  des Glycerins 293
Antiketogenese 292
Antikörper, Früh-— 1097
  gegen endogenes menschliches Insulin 1163
  Insulin-— 1097
  Insulin —, Gleichgewichtskonstanten hoch- und niederenergetischer Bindungsstellen 1162
  Insulin —, Heterogenität 1158
  Insulin —, insulinbindende Immunglobuline 1160
  insulinbindende 1097, 1151
  Reaginaktivität 1151
Antikörperbestimmung, Verfahren 1157
Antikörperbildung, „Eigenbremse" 1164
  gegen exogenes Insulin 1097
  humorale 1152
Antikörperbindung, Energie der —, radioimmunologische Insulinbestimmung 87
Antikörperbindungsfähigkeit, Proinsulin 1169

Antikörpergebundenes Insulin, Bestimmung 1159
Antikörpergewinnung 72
Antikörperkomplexe, Eisberg-Phänomen 1163
Antikörperkomponenten AK₁ 1161
Antikörpertiter 1097
Antilipolytische Insulinwirkung am Fettgewebe bei Leberzirrhose 838
Antimalariawirkung der Guanidine 1201
Antimetaboliten bei Insulinresistenz 1166
Antiserengewinnung 73
Anwendungsbereich der blutzuckersenkenden Sulfonamide 1214
Anxiety, neuropathy 614
Apathie beim PLW-Syndrom 633
Aplastische Anämie durch orale Antidiabetika 1234
d-Arabinose als Störsubstanz bei Polarisationsverfahren 917
Arbeit des Diabetikers 765
  empfehlenswerte 766
  keine — mit Sicherheitsrisiko 766
  Regelmäßigkeit körperlicher Betätigung des Diabetikers 765
  Zeiteinteilung der — des Diabetikers 765
Arbeiten im öffentlichen Dienst 767
Arbeitsmedizin, systematische Untersuchungen auf Diabetes 764
Arbeitsumsatz, Bestimmung des —es 1024
Arcus senilis 789
Areflexia 720
Areosal, Charakterisierung 1212
Arginin 1027
Argininbelastung bei Cushing-Kranken 141, 142
Arginin-Insulin, Antigenität 1148, 1169
Argyll-Robertson pupils 611
Arizona, Zusammensetzung der „bekannten" diabetischen Bevölkerung 336
Armanni-Ebstein change 699
Armee, Diabetes und — 768
Aromate, Kondensationsreaktionen mit —n zur Blutzuckerbestimmung 926
Arterial calcification and cholesterol levels 309
Arterielle Gefäßschäden, Biguanidtherapie und — 1260
Arteries of the brain, diabetic encephalopathy 722
Arterioläre Läsionen als Ursache der Sekretionsstarre 33

Arteriolar lesions, diabetic glomerulosclerosis 693
Arterioles in diabetic retinopathy 671
of the brain, diabetic encephalopathy 722
Arteriolosclerosis, renal 708
and serum lipids 308
Arteriosklerotische Gefäßveränderungen der Diabetiker 738
Arteriosklerotische Komplikationen, Fettzufuhr 1029
Arthus-Phänomen nach Insulininjektion 745, 1146
Artosin, allergische Allgemeinreaktionen nach — 745
Charakterisierung 1212
siehe auch Tolbutamid
Arthropathie des Fußes bei Diabetes 597
Arthropathies des pieds 595
Arthropathy, neurotrophic 613
Arylsulfonylharnstoffe, chem. Formel 1198
Arylsulfonylthiodiazole, chem. Formel 1197
Arzneimittelallergien, Kontraindikation für Sulfonamidtherapie 1217
Arzneimittelexantheme durch orale Antidiabetika 1233
Ascorbinsäure als Störsubstanz für GOD/POD-Farbreaktion 919
-Verhalten bei Blut-Enteiweißung 923
Asia, distribution of diabetes in — 365, 379
general survey of studies, frequency of diabetes in — 379
Asparaginsäure 1027
Aspermatismus 577
Aspermie 577
Assugrin 1041
Asymptomatischer Diabetes, Definition 426
Kriterien 426
siehe auch Proto-Diabetes
Ateminsuffizienz bei Ahornsirupkrankheit 206
Atherogene Wirkung der Nahrungsfette 1029
Atherosklerose 251, 789
Atmungskettenphosphorylierung, Entkoppelung der — und Ketogenese 288
Fettsäure-Oxydationsgeschwindigkeit 283

ATP, Citratsynthase-Hemmung durch — 290
ATP-Bildung, Ketonkörperbildungs-Regulation 287
Atrophie der Inselzellen 14
Atrophie des Fettgewebes nach Insulin 744
Insel — 7
Atypical ILA bei Leberzirrhose 840
Aufbaudiät 1022
Aufbaustoffwechsel 1027
Aufbewahrung von Insulinpräparaten 1096
Aufregung und Diabetes 749
Aufschnitt, Fett-Austauschtabelle 1039
Aufstrichfette 1043
Augen, diabetic eye disease 659
Augenhintergrundsveränderungen, diabetische 252
Augenkrankheiten, effect of pregnancy in diabetics 509
Ausrüstung insulinspritzender Diabetiker 1011
Austauschbarkeit der Kohlenhydrate, Diätschulung 1011
Austauschtabelle, Fett — 1038
Kohlenhydrat — der Deutschen Diabetes-Gesellschaft 1031
Australasia, distribution of diabetes in — 365, 390
Australian Aborigines, frequency of diabetes 391
Ausweiskarte insulinspritzender Diabetiker 1012
Autoanalysator für $K_3[Fe(CN)_6-]$-Methode nach HOFFMANN 925
Auto-immune thyroiditis and diabetes 876
Autoimmunisierungsprozeß, Insulitis 23
Autonomic neuropathy 611
Autopsy studies in diabetics pyelonephritis 709
Avidität von Antiseren, radioimmunologische Insulinbestimmung 88
Axis cylinder degeneration, diabetic neuropathy 622
Axis cylinders, diabetic encephalopathy 721
Azathioprin bei Insulinresistenz 1166
A-Zellen-Gesamtgewicht 9
A-Zellen-Gesamtmasse, Veränderung der — 10
A-Zellen-Hypertrophie 8
A-Zellen-Mangel, Hypoglykämien durch — 195

Sachverzeichnis

A-Zellen-Zunahme 181
Azepinamid, chem. Formel 1198
Azotemia, diabetic glomerulosclerosis 706
— diabetic nephropathy 684

B

Bacteriuria in diabetic pregnancy 511
— pyelonephritis 709
„Bahnungseffekt", repetitive intravenous glucose tolerance tests 955
BAL bei Insulinresistenz 1168
Balanitis bei Diabetes 729, 734
Balanoposthitis bei Diabetes 729, 734
Ballooning degeneration der B-Zellen 13
Ba(OH)$_2$-ZnSO$_4$, Glutathion-Einfluß bei Blutenteiweißung mit — 931
Barbituratwirkung und orale Antidiabetika 1237
Basisdiät 1043, 1044, 1045
Basophilie der B-Zellen-Zytoplasma-Körnchen 16
Basutoland, frequency of diabetes in — 378
Bauchschmerzen, Symptomhäufigkeit beim jugendlichen Diabetes 430
Bauchspeicheldrüse, siehe Pancreas und Pankreas
Bauchspeicheldrüsen als Ausgangsmaterial für Insulin 1089
B-chain of bovine proinsulin 160
Bearded women, diabetes in — 893
Bedford bei London, Reihenuntersuchungen auf Diabetes in — 353
Begleitkrankheiten, Hypogonadismus 571
Begutachtung eines Zusammenhanges zwischen Trauma und Diabetes 755
Behandlung der Diabetikerin während der Entbindung 529
— der diabetischen Neuropathie 624
— der Insulinallergie 1152
— des jugendlichen Diabetes 559
— des kindlichen Diabetes 559
— mit blutzuckersenkenden Sulfonamiden, Praxis 1220
— mit Guanidinderivaten 1249
Behandlungsfehler beim Coma diabeticum 1130
Behandlungsformen des Diabetes, Schweregradverteilung 356
Behandlungstagebuch des diabetischen Kindes 565

Beklemmungsgefühl beim hypoglykämischen Anfall 175
Belastungstest, Adrenalin-— 985
— Glukagon-— 984
— Insulin-— 977
— mit Insulin + Glukose nach ENGEL und SCOTT bei Addisonscher Krankheit 983
— mit Insulin + Glukose nach ENGEL und SCOTT bei Panhypopituitarismus 983
— mit Insulin + Glukose nach FRANCKSON 983
— Prednison-— 992
— Steroid-Tolbutamid-— 1001
Belastungstests, Hormon-— 977
— intravenöse Chlorpropamid-— 1000
— intravenöse Tolbutamid-— 993
— Kortikoid-Glukose-— 986
— mit Insulin + Glukose 981
— mit Sulfonylharnstoffen 993
— perorale Tolbutamid-— 1000
Belehrung, what diabetic must know 1113
Benediktsche Reaktion 560, 916, 920
Benommenheit beim hypoglykämischen Anfall 175
Benzolsulfonamido-2-(methoxy-2'-äthoxy)-5-pyrimidin, Charakterisierung 1213
Benzothiadiazine, Diabetes-Ätiologie 420
Beratung der Diät 1060
Beratungsdienst für Diabetiker, sozialmedizinische Aufgaben 772
Berechnung zur biologischen Insulinbestimmung 52
Berlin, Diabeteshäufigkeit in — 358
— Diabetiker-Bestand 357
— Diabetiker-Population 355
— Reihenuntersuchungen auf Diabetes 351
— systematische Bevölkerungsuntersuchungen zur Ermittlung der Diabeteshäufigkeit 342
— Zusammensetzung der „bekannten" diabetischen Bevölkerung 335
Beruf, Diabetiker im —, Schrift des Deutschen Diabetikerbundes 1016
— Regelmäßigkeit körperlicher Betätigung 765
— Zeiteinteilung in der Arbeit 765
Berufe, die keinesfalls ergriffen werden dürfen 1015
— die mit Schwierigkeiten verbunden sind 1016
— die nachteilig sind 1016
— empfehlenswerte 766

für Diabetiker ungeeignete 757
im öffentlichen Dienst 767
im privaten Sektor 768
keine —e mit Sicherheitsrisiko 766
mit dem Erfordernis hoher Sehschärfe 766
von denen man abraten wird 1015
Berufsfragen in der Diabetiker-Schulung 1015
Berufsschulen, spezielle, für Diabetiker 772
Berufssoldaten als Diabetiker 768
Berufswahl des Diabetikers 772
des jugendlichen Diabetikers 567
Berufswechsel der Diabetiker 767
Beta-cell hyperplasia in pregnancy 506
Beta-cells, transformation of pro-insulin to insulin in the — 161
beta cell tumor, diabetes „improved" by — 450
Beta/gamma-globulin, insulin antibodies 106
Beta-Hydroxy-β-methylglutaryl-CoA 274
Beta-Hydroxybutyratdehydrogenase 277
Beta-Lipoproteid, Prä-—-Vermehrung 789
niederer Dichte, Vermehrung 789
Beta-Oxybuttersäure-Ausscheidung beim Insulinauslaßversuch nach Pankreatektomie 243
Beta-Oxybuttersäure-Dehydrogenase-Aktivität in den Inseln 25
Beta-Phenyläthyldiguanid beim Diabetes 1201
Wirkungsmechanismus 1202
Beta-Zellen, ballooning degeneration 13
des Fötus bei experimentellem Schwangerschaftsdiabetes 549
Gesamtgewicht 9
Hämosiderinablagerungen in den — 30
hydropische Transformation der — 9, 13
sekretorische Starre beim Altersdiabetes 24
Beta-Zellenadenom, Hyperinsulinismus 179
+ Nebenschilddrüsenadenom 180
Beta-Zellenbasophilie der Körnchen im Zytoplasma 16
Beta-Zellendegranulation 9, 12
Beta-Zellengesamtmasse, Veränderung der — 11
Beta-Zellenhypertrophie 8

Beta-Zelleninsuffizienz, funktionelle 28
inkomplette 126
primärer IMI-Peak 146
Progressionsgeschwindigkeit bis zur Ausbildung kompletter — 428
Beta-Zellenkernveränderungen 15
Beta-Zellenneoplasien 181
Beta-Zellensekretionsstarre, Pathogenese des Altersdiabetes 33
Ursache 33
Beta-Zellenstimulierung durch 2254 RP 1192
Beta-Zellensystem-Mehrbelastung bei Leberzirrhose 838, 841
Beta-Zellenzahl, Veränderung der — 11
Betazytotrophische Wirkung der blutzuckersenkenden Sulfonamide 1192
Betreuung des diabetischen Kindes 1017
Bevölkerung, diabetische, Häufigkeitsverteilungen 353
diabetische, Zusammensetzung der „bekannten" — 335
Bevölkerungsteil, Diabetes-Erkennung in einem zufälligen — 410, 763
Bevölkerungsuntersuchungen, systematische, zur Ermittlung der Diabeteshäufigkeit 336
Bewegungssturm beim hypoglykämischen Anfall 176
Bewußtlosigkeit bei Coma diabeticum 1122
Bewußtseinsveränderungen beim hypoglykämischen Anfall 175
Bicarbonate-glucose solution, respiratory distress syndrome 531
Bier, KH-Gehalt 1041
Big insulin 166
Biguanide, allergische Allgemeinreaktionen nach —n 745
bei Adipositas 1254
bei Akromegalie-Diabetes 1259
bei Hämochromatose-Diabetes 1259
bei hypoxämischen Zuständen 1252
bei Insulinallergie 1153
bei latentem Diabetes 1254
bei Sonderformen des Diabetes 1259
bei Steroiddiabetes 1259
Entdeckungsgeschichte 1199
Hautreaktionen durch — 1251
Ketoazidose durch — 1252
Laktazidose durch — 1251
Magen-Darm-Störungen durch — 1251
mit —n behandelte Diabetiker 356

nach Pankreatektomie 1259
Nebenwirkungen 1250
Nierenschäden durch — 1251
Thrombozytensturz durch — 1251
Toxizität 1250
Umstellung von Insulin auf ein — 1258
und Insulin beim unstabilen Diabetes 563
und Nierenfunktionsstörungen 1252
und Schwangerschaft 1259
Wirkung auf Cholesterinspiegel 1259
Wirkung auf Plasmatriglyceride 793
Wirkung beim pankreatopriven Diabetes 250
Wirkungsmechanismus 1201
Biguanid-Einstellungserfolg in Abhängigkeit vom Manifestationsalter des Diabetes 1253
in Abhängigkeit von benötigter Insulindosis 1253
Biguanid-Monotherapie 1254
Biguanid-Suizidversuch 1252
Biguanid-Sulfonamid-Therapie 1230
Biguanid-Therapie, Indikationen 1253
  kombinierte Insulin-— 1257
  kombinierte Insulin— bei growth onset-diabetes 1257
  kombinierte Insulin— bei kindlichem Diabetes 1257
  kombinierte Sulfonylharnstoff-— 1258
  Praxis der — 1260
  Umstellung von Sulfonylharnstoff- auf — 1258
  und Gefäßschäden bei Diabetes 1259
Biliäre Erkrankungen, Erkennung prädisponierter Individuen 763
Biliäre Pankreatitis 862
Binding insulin-antibodies 106
Bindungskapazität des Serums, Insulinbedarf und — bei insulinbehandelten Diabetikern 1161
Bioassay see Biologische Bestimmung
Biochemical findings in genetics of diabetes 410
Biochemie der Ketonkörper 274
Biochemische Befunde im Inselgewebe beim Diabetes 24
Biochemische Grundlagen der Fructose-Verwendung 1070
  der Sorbit-Verwendung 1070
  der Xylit-Verwendung 1070
Biochemische Untersuchungen der L. Inseln 26

Biochemischer Diabetes, Cortison-Glukose-Belastungstest 992
Biologische Aktivität des Insulins, Abhängigkeit von der Insulinstruktur 71
Biologische Bestimmung der Einheiten des Insulins 1091
  der insulin-ähnlichen Serumaktivität 41
Biologische Insulinbestimmung, praktische Durchführung 52
  Prinzip und Methoden 42
  Versuchstiere 52
Biologischer Insulineffekt, Einfluß auf Immunreaktion des Insulins 1150
Biopsy, renal, diabetic glomerulosclerosis 708
Birmingham group, diabetes study 1962, 366
Birthweight and mortality in diabetic pregnancy 524
  of babies of diabetic mothers 514
Bis-(4-aminochinaldin-6)-N,N'-harnstoff-hydrochlorid, siehe Surfen
B-Komponente, Antigenität des Insulins 1148, 1169
Bladder, neurogenic, treatment of diabetic diarrhoea 625
Blasenbildende Dermatosen bei Diabetes 729
Blindness 661, 720
  diabetic retinopathy 1273
Blood, insulin passage from — into interstitial fluids 968
Blood glucose see also Blutzucker
Blood glucose curves after oral glucose tolerance test 124, 970
  following glibenclamide 149
  following tolbutamide 125, 149
Blood glucose during neonatal period 515
  level, correlation between — and serum triglycerides 308
Blood sugar level during combined oral and intravenous glucose tolerance test 960
Blood sugar level during duodenal glucose infusion 972
  in diabetes, carbohydrate tolerance 488
  ocular abnormalities related to — 660
  of the mother during pregnancy 517
Blood urea following pituitary ablation 1284
Blut, Enteiweißungsverfahren 923
  Entfernung der Plasmatriglyceride aus dem — und Diabetes 785
  Entfernung von Lipoproteiden aus dem — bei Diabetes 785

Triglycerid-Vermehrung im — und diabetische Stoffwechsellage 789
Blutbildung, Nebenwirkungen auf — durch orale Antidiabetika 1233
Blutbildveränderungen durch orale Antidiabetika 1233
Blut-Chylomikronen und Lipoproteidlipaseaktivität im Plasma 786
Blut-Insulinbestimmung, In-vitro-Methoden 44, 52
In-vivo-Methoden 43
Blutketonkörperspiegel bei Erwachsenen und Kindern 279
der Ratte unter verschiedenen experimentellen Bedingungen 280
Blutschädigungen durch orale Antidiabetika 1233
Blutzucker bei latentem Diabetes 194
Nüchtern— der Ratten, Normalbereich 941
— des Hundes, Normalbereich 939
— des Kaninchens, Normalbereich 940
— des Meerschweinchens, Normalbereich 940
— des Menschen, Normalbereich 938
während der Neonatalperiode 515
Blutzuckerabfall nach Insulinbelastung bei Diabetes 978
nach Insulinbelastungstest bei Leberzirrhose 978
nach Insulinbelastungstest bei Leberzirrhose + Diabetes 978
Blutzuckerbestimmung, Methoden der — 176, 922
mit dem Anthronverfahren nach ROE 926
mit dem Autoanalysator 925
mit der Anilin-Eisessig-Methode 927
mit der Dextrostix-Methode 935
mit der $K_3[Fe(CN)_6]$-Methode nach HOFFMANN 924
mit der Papierstreifenmethode 934
mit enzymatischen Verfahren 929
mit GOD/POD 929
mit GOD/POD, Empfindlichkeit 931
mit Haemo-Glukotest-Streifen 935
mit Hexokinase-G-6-PDH-Verfahren 936, 941
mit Hexokinase-G-6-PDH-Verfahren, Empfindlichkeit 937
mit Kondensationsreaktionen 926
mit metallreduktometrischen Verfahren 922

nach HAGEDORN-JENSEN 922
nach HULTMANN-DUBOWSKI mit o-Toluidin 928
nach SOMOGYI-NELSON 924
systematische Bevölkerungsuntersuchungen 337
Blutzuckerbestimmungsmethoden 176, 922
Blutzucker-Eichkurve 926
Blutzuckereinfluß auf Immunreaktion des Insulins 1150
Blutzuckererhöhung beim ersten Pankreatitisschub 862
Blutzuckererniedrigung bei Lebererkrankungen 842
Blutzuckerhomöostase 174
Blutzuckerkontrollen bei Behandlung mit Sulfonamiden 1224, 1230
Blutzuckerkurve nach Tolbutamid-Belastungstest (i.v.) beim Insulom 998
Blutzuckerregulation 173
Blutzuckerrhythmus, spontaner, Insulinbelastungstest 978
Blutzucker-Schnellbestimmung mittels HK ohne Enteiweißung und ohne Zentrifugation 941
Blutzuckerspiegel, methodisch bedingte Differenzen des —s 176
Wirkung der Glucocorticoide auf den — 174
Wirkung der HVL-Hormone auf den — 173
Wirkung der Nebennierenhormone auf den — 174
Wirkung der Schilddrüsenhormone auf den — 174
Wirkung des ACTH auf den — 174
Wirkung des Adrenalins auf den — 174
Wirkung des Glucagons auf den — 174
Wirkung des Noradrenalins auf den — 174
Wirkung des Prolactins auf den — 174
Wirkung des STH auf den — 174
Wirkung des Thyroxins auf den — 174
Wirkung des Tolbutamids auf — bei primärer Hypertriglyceridämie 792
Wirkung des Trijodthyronins auf den — 174
Blutzuckerveränderungen nach STAUB-TRAUGOTT-Versuch 124, 970
Blutzuckerverhalten bei oraler Glucosebelastung vor und nach Glibenclamid 152
nach CCl_4-Vergiftung 809

nach Glucagon 147
nach Rastinon-Belastung 125
nach zweimaliger Injektion von
 Glibenclamid 149
nach zweimaliger Injektion von
 Tolbutamid 149
Blutzuckersenkende Sulfonamide (siehe auch
 Sulfonylharnstoffe) Alkoholtoleranzver-
 minderung 1236
allergische Nebenwirkungen 1232
ambulante Einstellung auf — 1225
Anfangsdosierung 1221
Anwendungsbereich 1214
Auswahl 1220
bei Diabetes-Sonderformen 1231
Charakterisierung 1210
Dauerbehandlung 1226
Dauerdosierung 1226
diätetische Maßnahmen bei Behandlung
 mit —n —n 1224, 1230
Einstellung mit — 1220
Geschichte der Entdeckung 1179
Höchstdosen 1226
Hypoglykämien durch — 1232
in Kombination mit anderen Anti-
 diabetika 1230
Indikationen 1217
Inkompatibilität 1236
kombiniert mit Insulintherapie 1229
Kontraindikationen 1217
Kriterien für die Therapie mit — 1215
Nebenwirkungen 1231
Nebenwirkungen auf das Herz-Kreis-
 lauf-System 1236
Nebenwirkungen auf das Nervensystem
 1235
Nebenwirkungen auf den Magen-Darm-
 Trakt 1235
Nebenwirkungen auf die Blutbildung
 1233
Nebenwirkungen auf die Haut 1233
Nebenwirkungen auf die Leber-
 funktion 1234
Nebenwirkungen auf die Nieren-
 funktion 1235
Nebenwirkungen auf die Schilddrüse
 1236
nichttoxische Nebenwirkungen 1235
Präparateauswahl 1226
Praxis der Behandlung mit — 1220
Refraktärphase 1227
Sekundärversager 1227
Spätversager 1227

stationäre Umstellung insulinspritzender
 Diabetiker 1225
Stoffwechselkontrollen 1224, 1230
Stoßbehandlung 1227
toxische Nebenwirkungen 1232
Übersicht 1197
Unverträglichkeiten durch — 1231
Ursachen des Sekundärversagens 1229
Verträglichkeit 1231
Wirkungsbeeinträchtigung 1236
Wirkungsbeginn und Ansprechbarkeit
 1223
Wirkungsdauer 1227
Wirkungsverlust 1227
Blutzuckersenkende Sulfonylharnstoffe beim
 pankreatopriven Diabetes des Men-
 schen 249
Übersicht 1197
Body composition of newborn infants
 of diabetic mothers 514
Bombay, frequency of diabetes in — 381
Bound-insulin 61
Bovine proinsulin, biological activity 170
 structure 160
 tryptic transformation of — to
  dealanated insulin 161
Bradycardie beim hypoglykämischen
 Anfall 175
Brain, hypertensive angiopathy in the —
 723
Brain lesions 719
 degenerative, relationship between —
  and cerebral vessel angiopathy 724
BRD, systematische Bevölkerungsunter-
 suchungen zur Ermittlung der Diabetes
 342
Breitbandantibiotika beim Coma dia-
 beticum 1129
„Brittle" Diabetiker, Leberglykogen-
 gehalt 845
Bronze cirrhosis, development or
 aggravation of diabetes 465
Bronzediabetes bei Hämochromatose,
 Sulfonamidbehandlung des Diabetes
 1231
 Inselveränderungen 30
Brot als KH-Träger 1035
 Kohlenhydrat-Austauschtabelle 1031
Broteinheit 1031
Brotwert 1031
Bucarban, Charakterisierung 1211
Buformin siehe Butylbiguanid
Bulbar speech disorders 720

Bulbi, weiche, bei Coma diabeticum 1122
Bulgarien, systematische Bevölkerungsuntersuchungen zur Ermittlung der Diabeteshäufigkeit 353
Bundesentschädigungsgesetz, Trauma und Diabetes 754
Bundesrepublik Deutschland, systematische Bevölkerungsuntersuchungen zur Ermittlung der Diabeteshäufigkeit 342
Bundessozialgericht, Trauma und Diabetes 754
Bundeswehr, Diabetes und — 768
Burns, stress diabetes 457
Butamid, Charakterisierung 1212
Buthe Buthe, frequency of diabetes in — 378
Butilsulfina, Charakterisierung 1211
Butter 1040
Butylbiguanid bei Sonderformen des Diabetes 1261
  chem. Formel 1200
  gastrointestinale Beschwerden durch — 1251
  Indikationen 1255
  kombinierte Insulin-Biguanid-Therapie 1259
  kombinierte Sulfonylharnstoff-Biguanid-Therapie 1260
  Monotherapie 1256
  Nebenwirkungen 1250
  Praxis der — Therapie 1262
  Toxizität 1250
  Umstellung von Sulfonylharnstoff- auf Biguanidbehandlung 1260
Butylbiguanide, Wirkungsmechanismus 1202
1-Butyl-3-paratolyl-sulfonylharnstoff, Entdeckung 1196
1-Butyl-3-sulfonylharnstoff, siehe Carbutamid und BZ 55
B-Vitamine 1030
BZ 55, Entdeckung als blutzuckersenkendes Sulfonamid 1194
  Charakterisierung 1211

C

$^{14}C_6$-Fructose in der Leber 1074
$^{14}C_6$-Glucose im Glykogen 1074
C^{12}-glucose load, glucose distribution after i.v. administration of — 964
C^{14}-Glycin-Einbau, Insulinbestimmung 48

C_3-Kohlenstoffmoleküle, Wechselbeziehungen zwischen Fettsäurekatabolismus und Aufbau von —n zu Glukose 294
C-peptide, amino acid sequence of — 168
  and circulating proinsulin, significance 169
  human —, immunoassay 168
  in serum 167
  in serum, hyperinsulinemia 169
  in serum, hyperproinsulinemia 170
  porcine —, amino acid sequence of — 168
  proinsulin and — in human serum 159
C^{14}-Radioaktivität im Glykogen des Fettgewebes und Insulinkonzentration 51
Cadmiumhydroxyd, Enteiweißungsverfahren zur Blutzuckerbestimmung 923
Caesarean section, elective, of diabetics 529
Cairo, frequency of diabetes in — 378
Calcification of pancreas in Uganda 370
Calcified capillaries, diabetic encephalopathy 722
Calcium in newborn infants of diabetic mothers 519
Canada, systematische Bevölkerungsuntersuchungen zur Ermittlung der Diabeteshäufigkeit 338
Candidamykose bei Diabetes 728, 729, 732
Cape Province, frequency of diabetes in — 377
Cape Town, frequency of diabetes in — 377
  Indians, frequency of diabetes in — 377
Capillaries, calcified, diabetic encephalopathy 722
  in diabetic retinopathy 671
Capillartoxikose bei Mikroangiopathie 739
Capillary fragility, abnormal 654
Capillary resistance, measurements of skin —, diabetic angiopathy 654
Capsular drop, diabetic glomerulosclerosis 686
Capsular drop lesion, diabetic glomerulosclerosis 692
Carbohydrate intake, acute diabetic episode after huge — 457
Carbohydrate metabolism during neonatal period 515
  in normal pregnancy 504
  intermediary, in Cushing's syndrome 893

Carbohydrate, plasma glycoproteins and diabetes 317
Carbohydrate tolerance, degree of normalization of —, remission in diabetes 488
test in pregnancy 505
Carbohydrates, protein-bound — in blood of diabetics 322
see also Kohlenhydrate
Carbutamid, Agranulocytosen durch — 1234
allergische Allgemeinreaktionen nach — 745
Anfangsdosierung 1223
Charakterisierung 1211
chem. Formel 1198
Dauerbehandlung 1226
Einstellung mit — 1221
Entdeckung als blutzuckersenkendes Sulfonamid 1194
Häufigkeit der Anwendung 1221
Hautveränderungen durch — 1233
Hepatitiden durch — 1234
Höchstdosis 1226
Leukopenie durch — 1234
Magenbeschwerden durch — 1236
Nebenwirkungen 1231
Nebenwirkungen auf das Nervensystem 1235
Nebenwirkungen auf die Leberfunktion 1235
Nebenwirkungen auf die Nierenfunktion durch — 1235
Nebenwirkungen auf die Schilddrüse 1236
Refraktärphase 1227
Wirkungsintensität 1221
Carbutamid-Wirkung beim Gegenregulationsdiabetes 1195
Carcinoma, islet cell —, hyperproinsulinemia 168
Cardiac infarction 114
Cardiorespiratorische Insuffizienz bei Neugeborenen diabetischer Mütter 423
Caries, schwere, beim PLW-Syndrom 634
Carrier protein, alpha-2-makroglobulin 323
Cataract 114, 678
Cats, depancreatised —, insulin antagonists 107
metahypophysial-diabetic —, insulin antagonists 107
CCl$_4$-Vergiftung, Blutzuckerverhalten nach — 809

Cell glucose uptake, relationship between insulin fixation and — 264
Cellulose-Pulver zur Trennung von freiem und gebundenem ^{131}J-Insulin 95, 96
-Verwendung bei der radioimmunologischen Insulinbestimmung 74
Central India, frequency of diabetes in — 385
Central nervous system, diabetic encephalopathy 719
Cerebral vessels, angiopathy of — 722
relationship between degenerative brain lesions and — 724
Cerebrale Angiopathie, Häufigkeit als Spätsymptom 437
Cerebrospinal bleeding, stress diabetes 457
Cerebrospinal fluid in diabetic neuropathy 616
pressure of — 616
Characteristics of diabetes in acromegalics 879
in Cushing's syndrome 891
Characteristics of steroid diabetes 888
Charakterisierung der blutzuckersenkenden Sulfonamide 1210
Charcoal/Dextran-Mischung zur Trennung von freiem und gebundenem ^{131}J-Insulin 95, 96
Charcoal-Verwendung bei der radioimmunologischen Insulinbestimmung 74
Charcot joint 595
treatment 625
Chemische Formeln der Arylsulfonylharnstoffe 1198
der Arylsulfonylthiodiazole 1197
der Sulfonylharnstoff-Derivate 1198
der Thiodiazol-Derivate 1197
Chemischer Diabetes, Definition 426
Kriterien 426
siehe auch Proto-Diabetes
Cherokee-Indianer, Reihenuntersuchungen auf Diabetes 351
Chiasma opticum, diabetic encephalopathy 720
Child-parents correlation 405
Children of diabetic woman 513
China, Diabeteshäufigkeit 334
Chinesen, Reihenuntersuchungen auf Diabetes 351
Chinonimin, Glukosenachweis im Harn 915
Chips als KH-Träger 1036

Cholangitis, Hypoglykämien bei — 201, 843
Cholecystitis, Hypoglykämien bei — 193
Cholelithiasis, Erkennung prädisponierter Individuen 763
Hypoglykämien bei — 193
und Diabetes 812
Cholesterin, Azetat-1-C^{14}-Einbau in — 788
Cholesterinabbau bei diabetischen Ratten 788
Cholesterinspiegel, Biguanidwirkung auf — 1259
nach Glukosekost 778
nach Saccharosekost 778
nach Stärkediät 777
Cholesterinspiegel-Erhöhung beim Diabetes 788
and arterial calcification 309
Cholesterol levels and enlarged heart 309
and vascular disease 309
diabetic glomerulosclerosis 706
Cholesterol, nephrotic syndrome 308
serum — in maturity onset diabetes 309
Cholinmangelfettleber, Glukosetoleranz bei — 832
Cholinmangelzirrhose der Ratte 819
Choriongonadotropin beim hypogonadotropen Hypogonadismus 584
Chorionic-gonadotrophin excretion in diabetic pregnancy 512
treatment of diabetic impotence 625
Chloramphenicol treatment of diabetic diarrhoea 624
Chloreton, allergische Hautreaktionen durch — 1148
Chlorid-Applikation beim Coma diabeticum 1128
Chloride in newborn infants of diabetic mothers 519
Chloroformabkömmlinge, allergische Hautreaktionen durch — 1147
Chloronase, Charakterisierung 1212
Chloronase, siehe auch Chlorpropamid
Chlorothiazid + Diazoxid bei leucinempfindlichen Hypoglykämien 190
Chlorpropamid, allergische Allgemeinreaktionen nach — 745
Anfangsdosierung 1222
Charakterisierung 1212
chem. Formel 1198
Dauerbehandlung 1226
Einstellung mit — 1221
Häufigkeit der Anwendung 1221
Hautveränderungen durch — 1233
Hepatitiden durch — 1234
Höchstdosis 1226
Magenbeschwerden durch — 1236
Nebenwirkungen 1231
Nebenwirkungen auf die Leberfunktion 1235
Refraktärphase 1227
Wirkungsintensität 1221
Chlorpropamid-Belastungstests, intravenöse 1000
Chlorpropamidwirkung bei gleichzeitiger Glukosezufuhr 150
Chlortetracyclin als Störsubstanz bei Polarisationsverfahren 917
Chondroitin sulphates 318
in skin of alloxan-diabetic rats 323
Chromatographiepapierelektrophorese zur Reinigung des ^{131}J-Insulins 79
Chromogen für Glukosenachweis 915
Chromogenreaktion, POD— 919
Chromosomenmaterial-Vermehrung bei Kernveränderungen 15
Chromosomenstatus beim PLW-Syndrom 643
Chylomicronemia, mechanisms behind elevated serum lipids in diabetes 310
Chylomikronen und Lipoproteidlipaseaktivität im Plasma 786
Chylomikronen-Aufnahme durch das Fettgewebe 793
-Fettsäuren, Aufnahme von — bei der alloxandiabetischen Ratte 785
-Vermehrung im Nüchternplasma 789
Cinematography, fluorescence — of the retina 660
Circulating insulin, concentration of — and rate of glucose utilization 966
Circumcision bei Balanitis, Phimose und Condylomata acuminata 735
Cirrhosis and diabetes 465
Cirrhosis hepatis, Hypoglykämien bei — 200
Cirrhosis see also Leberzirrhose
Citrat, regulatorische Rolle bei der Fettsäuresynthese 291
regulatorische Rolle bei der Glykolyse 291
regulatorische Rolle bei der Ketogenese 291
Citrat-Dehydrogenase-Aktivität in den Inseln 25

Citratsynthase, Geschwindigkeitskontrolle
  durch Oxalacetatkonzentration 290
  in der Kontrolle der Ketogenese 289
Citratsynthase-Hemmung durch ATP
  290
 -Hemmung durch langkettige Fettsäure-
  CoA-thioester 290
Citratverhalten in isolierten Lebermitochondrien 292
C-Komponente, Antigenität des Insulins
  1148, 1169
Classification of cases with remission in
  diabetes 446
  of diabetic retinopathy 669
  prognostic — of pregnant diabetics
  522
Claudicatio intermittens bei Angiopathia
  diabetica 739
Clinical investigations, acromegaly and
  diabetes 881
  of diabetes in Cushing's syndrome 893
  of steroid diabetes 889
  of thyrotoxicosis and diabetes 874
Clinical picture of diabetic
  glomerulosclerosis 705
Clinistix 1115
Clinistix, falsch-positive Reaktionen 916
Clinitest 560, 1115
Clofibrate therapy of retinopathy 711
Cloxacillin als Störsubstanz bei Polarisationsverfahren 917
CO intoxication, stress diabetes 457
$C^{14}O_2$-Produktion, Insulinwirkungsmes-
  sung mittels — am epididymalen Rat-
  tenfettgewebe 55
  von 1-C^{14}-Glukose zur Insulinbestim-
  mung 51
CoA-Thioester 276
CoA-Übertragung 276
Coma, azidotisches, Laktatinfusion beim
  diabetischen — 294
Coma diabeticum als Todesursache bei
  Diabetikern 435
  Alt-Insulin im — 1099
  Behandlung 1121
  Behandlungsfehler 1130
  beim Jugendlichen 564
  beim Kind 564, 1124
  beim pankreatopriven Diabetes des
  Menschen 243
  Diagnose 1122
  Differentialdiagnose 1122
  Elektrolytersatz 1125

erhöhte Serumosmolarität 1126
Flüssigkeitsersatz 1125
Fructoseverwendung 1080
Gefahren der Comatherapie 1130
Häufigkeit 1121
in pregnancy 508
Infusionstherapie 1125
Insulintherapie 1121
Kontraindikation für Sulfonamid-
  therapie 1217
Letalität 1131
Mortalität 1131
Prognose 1133
Schweine-Insulin 1099
Therapie 1122
Therapiefehler 1130
Todesursachen 1131
Überwachung des Comapatienten 1129
Ursachen 1121
Coma during pregnancy 522
Coma hepaticum und Diabetes 811
Coma hypoglycaemicum 175
Coma, insulin — in pregnancy 508
  neuropathy after diabetic — 616
  Symptomhäufigkeit beim jugendlichen
  Diabetes 430
Coma, siehe auch Koma
Comaführung, Praxis der — 1130
Comahypoglykämie, relative 1128
Comaneigung beim pankreatopriven
  Diabetes 241
Coma-Schock, Differentialdiagnose durch
  Angehörige oder vom Kranken 1015
Comatherapie-Gefahren 1130
Combination of rapid and intermediate-
  acting insulin 1119
  of short-acting and long-acting insulin
  1118
Combined glucose and insulin test 956
  and sulfonylureas tolerance test 958
Combined oral and intravenous glucose
  tolerance tests 959
Compensation of diabetes in pregnancy
  527
Conard-Test bei Leberzirrhose 832
Condylomata acuminata bei Diabetes
  729, 734
Congenital heart disease in newborn infants
  of diabetic mothers 520
Congenital malformation in newborn in-
  fants of diabetic mothers 520
Conjunctival vessels in diabetes 676
Conn-Syndrom, Diabetes-Ätiologie 420

Control, achievement of fair — 1117
  achievement of good — 1118
Coronare Angiopathie, Häufigkeit als Spätsymptom 437
Coronarkrankheit, Serumcholesterinspiegel und — 1029
Coronary disease, diabetic 650
Cortico-adrenal and diabetes 887
  function in obesity 896
  hyperfunction and diabetes with obesity 898
Cortico-adrenal insufficiency 900
  insufficiency and diabetes 900
  tumor of — and diabetes 893
Corticosteroid catabolites in diabetics with obesity and hypertension 898
Corticosteroid maintenance therapy after pituitary ablation 1279
Corticosteroid therapy of diabetic glomerulosclerosis 712
Corticosteroid-dependence after pituitary ablation 1279
Corticosteroide bei diabetischer Gangrän 740
  bei Nekrobiosis lipoidica diabeticorum 742
  Diabetes-Ätiologie 420
  siehe auch Kortikoide
Corticosteroids, treatment of diabetic diarrhoea 625
Corticosteroidtherapie und Diabetesmanifestation 556
Corticosteroidwirkung auf Glukosesynthese 298
Cortisol, functional effects sought by pituitary ablation 1274
  Hypoglykämien durch —mangel 199
  Inhibierung der Insulinwirkung 49
  secretion in Cushing's syndrome 891
  secretion in obesity 896
Cortisolsekretion beim PLW-Syndrom 639
Cortisonbehandlung bei Insulinresistenz 1167
  Enzymaktivität der Langerhansschen Inseln unter — 27
Cortisone concentration in newborn infants of diabetic mothers 517
  latent-chemischer Diabetes 425
Cortisone effect upon insulin activity 889, 890
  insulin antagonists 107
  modification of glucose tolerance test in relation to early detection of diabetes 410
  suppression of normal secretion of —, remission in diabetes 448
Cortisone treatment and diabetes aggravation 890
  treatment, diabetic acidosis 900
  treatment, steroid diabetes 889
Cortisone-glucose tolerance test in pregnancy 505
Cortison-Glukose-Belastungstest bei Adipositas mit Diabetes 989, 990
  bei Diabetikern 989
  bei Fettleibigkeit 990
  bei Graviden 990
  bei Kindern 990
  bei Neugeborenen 990
  bei Verwandten von Diabetikern 991
  Bewertung der Brauchbarkeit 991
  Erkennung des biochemischen Diabetes 992
  Erkennung des latenten Diabetes 992
  Erkennung des präklinischen Diabetes 992
  Grad der Glukoseassimilation 988
  nach FAJANS-CONN 987
  nach KLIMT 987
  Prädiabetes-Erkennung? 992
  Verlauf bei Gesunden 989
Cortison-G.T.T., subklinischer Diabetes 425
Cranial nerves, diabetic encephalopathy 721
Craniopharyngeome, Hypoglykämien durch — 198
Cushing-artiges Aussehen des Neugeborenen 543
Cushing-like syndrome 891
Cushingoider Habitus bei Neugeborenen diabetischer Mütter 423
Cushing's syndrome 890
  and diabetic retinopathy 892
  carbohydrate metabolism in — 893
  characteristics of diabetes in — 891
  Diabetes beim — 29
  Diabetesätiologie 420
  frequency of diabetes in — 891
  glucose assimilation in — 892
  glucose tests in — 893
  glucose tolerance in — 893
  insulin activity in — 892
  Insulinempfindlichkeitsabnahme 978
  intermediary carbohydrate metabolism in — 893

Sachverzeichnis 1321

Sulfonamidbehandlung des Diabetes 1231
und Diabetes 601
und Serum-Insulin 136
Cyanosis of newborn infants of diabetics 531
3',5'-cyclo-AMP-Wirkung auf Glukoneogenese 298
auf Harnstoffbildung 298
auf Ketogenese 298
Cycloheptyltolbutamid, chem. Formel 1198
Cyclophosphamid bei Insulinresistenz 1166
Cytoplasmatische Malatdehydrogenase 295
Cytostatische Behandlung bei Insulinresistenz 1166

D

D 860, Charakterisierung 1212
Entdeckung 1196
Fettgewebsinsulinaktivität bei Diabetikern nach Belastung mit — 1218
siehe auch Tolbutamid
D 970, Charakterisierung 1212
Dänemark, Häufigkeit der Insulinresistenz 1156
Daonil, Charakterisierung 1213
siehe auch Glibenclamid
Dark adaptation, diabetic retinopathy 679
Darmerkrankungen, Hypoglykämien bei — 191
orale Glukosetoleranztests mit einmaliger Glukosegabe zur Differentialdiagnose 217
Darmstörungen durch orale Antidiabetika 1235
Dauer des Diabetes und Angiopathia diabetica 738
Dauerbehandlung mit oralen Antidiabetika 1226
Dauerdiät 1044
für normgewichtige Diabetiker 1049
individuelle 1045
Dauerdosierung oraler Antidiabetika 1226
DBI (Phenformin) bei Sonderformen des Diabetes 1261
beim Diabetes 1201
chem. Formel 1200
Einstellungserfolg in Abhängigkeit vom Manifestationsalter des Diabetes 1253

Indikationen 1255
kombinierte Insulin-Biguanid-Therapie 1259
kombinierte Sulfonylharnstoff-Biguanid-Therapie 1260
Laktazidose durch — 1251
Monotherapie 1256
Nebenwirkungen 1250
Praxis der — Therapie 1262
Toxizität 1250
Umstellung von Sulfonylharnstoff- auf Biguanidbehandlung 1260
Wirkungsmechanismus 1202
DBV, chem. Formel 1200
DDR, Comamortalität 1131
Manifestationsalter der Diabetiker 356
systematische Bevölkerungsuntersuchungen zur Ermittlung der Diabeteshäufigkeit 342, 343
Zusammensetzung der „bekannten" diabetischen Bevölkerung 335
Deacylase 274
Death, causes of foetal mortality 526
intrauterine, in diabetic pregnancy 524
Deep reflexes, neuropathy 610
Degenerative brain lesions, relationship between — and cerebral vessel angiopathy 724
Degenerative Komplikationen des Diabetes, Prophylaxe 569
Degenerative vascular disease, etiology 619
Degradation, Insulin-— durch proteolytische Enzyme 48
insulin — in pregnancy 507
Degranulation der B-Zellen 9, 12
Dehydratation beim Coma diabeticum 564, 1122
Dehydrogenase, NADP-abhängige — der Mitochondrien 1075
Dekamethylen-diguanid, chem. Formel 1200
Delayed-acting preparations of insulin 1116
Delayed hypersensitivity 1152
Delikte während Hypoglykämien 212
Delivery, management during — of diabetics 529
method of — of diabetics 529
time of — of diabetics 528
Demyelination, patchy, diabetic neuropathy 622
Demyelinization 723

Depot-Insulin, Forschung 1093
"Hoechst", Fällungsbereich 1090
Depot-Insulin „Hoechst" klar 1094, 1101, 1105
  Wirkcharakter 1101
Depot-Insulin „Horm" 1095, 1103, 1105
  Wirkcharakter 1103
Depot-Insulin, klar gelöstes 1100
  klinische Wirkung 1100
  Prüfung 1093
  trüb suspendiertes 1100
Depot-Insuline 1093
Depot-Insuline, klar gelöste 1100
Depot-Insulin-Therapie des jugendlichen Diabetes 560
  des kindlichen Diabetes 560
Depressive Stimmungslage beim hypoglykämischen Anfall 175
Dermatitis exfoliativa als Nebenwirkung der Diabetes-Therapie 745
Dermatologische Befunde beim Diabetes 727
Dermatomykosen bei Diabetes 729
Dermatosen, allergische, bei Diabetes 729
  erythematosquamöse, bei Diabetes 729
  und Alter der Diabetiker 730
  und Dauer des Diabetes 729
Desala-insulin 161
Desalanin-Schweineinsulin bei Insulinallergie 1153
  -Schweineinsulin bei Insulinresistenz 1165
Desamidoinsulin, Antigenität 1149
Descensus der Hoden, unvollständiger, beim PLW-Syndrom 632
Desensibilisierung bei Insulinallergie 1153
Desinficientien, allergische Hautreaktionen durch — 1147
Detection Drives, Diabetes — 350
Deutscher Diabetiker-Bund 1011
  Aufgaben 1017
  Diätberatung 1063
Deutsches Diabetes-Komitee, Richtlinien „Trauma und nachfolgender Diabetes" 752
Deutsches Insulinkomitee beim Pharmak. Institut der Univ. München 1091
Dexamethason, Kortikoid-Glukose-Belastungstests 986
  Tolbutamid-Belastungstest 1001
Dextran-Charcoal-Mischung zur Trennung von freiem und gebundenem ^{131}J-Insulin 95, 96

Dextrostix 1015
Dextrostix-Methode zur Blutzuckerbestimmung 935
D-(-)-β-Hydroxybutyrat-Bildung, Enzyme der — 277
Diabetamid, Charakterisierung 1212
Diabetic acromegaly, characteristics of diabetes 879
  clinical investigations 881
  intravenous glucose tolerance test 881
  significance and frequency 878
Diabetic amyotrophy 611
  prolonged reflex latency in — 617
Diabetic angiopathy 649
  and duration of diabetes 651
  and growth hormone 655
  and pituitary ablation 656
  development 651
  hypophysectomy 654
  of the vasa nervorum 719
  organ lesions 650
  pathogenesis 653
Diabetic bearded women, hypercorticism in — 896
Diabetic coronary disease 650
Diabetic diarrhoea, treatment 624
Diabetic encephalopathy 719
  clinical findings 720
  clinico-pathological correlations 723
  pathological findings 720
Diabetic episode, acute, after huge carbohydrate intake 457
Diabetic eye disease 659
Diabetic gangrene 650
Diabetic glomerulosclerosis 685
  and pregnancy 707
  arteriolar lesions 693
  clinical picture 705
  diagnosis 707
  differential diagnosis 708
  electron microscopy 694
  fibrin cap 691
  genesis of glomerular lesions 703
  histo-genesis 700
  histology of tubules 698
  lesions of capsular drop type 692
  lesions of diffuse type 690
  lesions of exudative type 691
  lesions of scleronodular type 689
  light microscopy 686
  lipohyaline cap 691
  natural history 707
  nodular type 686

pathogenesis 700
renal biopsy 708
therapy 711
Diabetic impotence, treatment 625
Diabetic iridopathy 650
Diabetic kidney, electron microscopy 695
Diabetic myelopathy 611
Diabetic nephropathy 650, 683
 age of diabetics 684
 therapy 711
Diabetic neuropathy 607
 diagnosis 623
 etiology 618
 patchy demyelination 622
 pathology 621
 prognosis 622
 treatment 624
Diabetic ocular disease 659
Diabetic ocular manifestations 650
Diabetic polyneuropathy, electromyography 617
Diabetic pseudo-tabes 611
Diabetic refractive errors 660
Diabetic renal disease, therapy 711
Diabetic retinopathy 650, 659, 661
 after pituitary ablation 1279
 and age 669
 and Cushing's syndrome 892
 and duration of diabetes 651, 667
 and onset of diabetes 669
 and sex 669
 classification 669
 course of development 669
 influence of hypophysectomy and adrenalectomy on — 1279
 natural history 1273
 ophthalmoscopic picture 662
 pathogenesis 653
 pathogenesis of vascular abnormalities 677
 pathological basis 1273
 pathology of the retina 671
 prophylaxis 679
 symptoms 661
 therapy 679
 treatment of — by pituitary ablation 1271
 visual prognosis 669
Diabetic vascular disease 651
„Diabetiker im Beruf", Schrift des Deutschen Diabetikerbundes 1016
Diabetikerambulanz, Therapieverteilung in —en 1215

Zahl der Beratungen 432
Diabetikervereinigungen 773
Diabetikerzentren, sozialmedizinische Aufgaben 772
 diabetisches Kind im — 771
Diabetiker-Zucker 1069
Diabetische Acidose, Fructose bei —r — 1080
Diabetische Angiopathie 251, 728, 729, 738
 beim sexualgestörten Diabetiker 583
Diabetische Bevölkerung, Zusammensetzung der „bekannten" —n — 335
Diabetische Embryopathie 538, 548
Diabetische Fettleber 812, 844
 Häufigkeit 813
 Pathogenese 818
 Prognose 819
 Therapie 820
 und Diabetestyp 816
 und Lebensalter 817
Diabetische Fötopathie 538, 543, 548
Diabetische Gangrän 597, 739
Diabetische Hepatopathie, keine spezifische 841
Diabetische Ketose beim Jugendlichen 561
 beim Kind 561
Diabetische Kinder, Ferienlager für — 773
Diabetische Leber, Fettsäuresynthese in der —n — 782
 Stoffwechselmuster-Änderung 1073
Diabetische Mikroangiopathie, Zahnbetterkrankungen durch — 740
Diabetische Mütter, Hypoglykämie bei Neugeborenen —r — 195
Diabetische Neuritis und Sulfonamidtherapie 1220
Diabetische Neuropathie beim sexualgestörten Diabetiker 583
Diabetische Retinopathie 251
 Fluoreszenzangiogramm 1297
 Fructose bei — 1081
 Lasergeräte-Behandlung 1290
 Lichtkoagulation bei — 1289
 transsklerale Diathermie bei — 1290
 Xenon-Koagulator-Behandlung 1290
Diabetische Rubeosis iridis 672
Diabetische Spätsyndrome beim sexualgestörten Diabetiker 583
Diabetische Tiere, Hodenveränderungen 579
Diabetischer Fuß 595
Diabetisches Kind in der Familie 770
 in der Schule 771

Diabetisches Koma beim Jugendlichen, Behandlung 564
　beim Kind, Behandlung 564
　Fructoseverwendung beim —m — 1080
Diabetisches Panaritium articulare 599
Diabetogene Fötopathie, Verhütung 547
Diabetogene Hormone 135
Diabetogenicity of pregnancy, clinical observations 507
Diabetol, Charakterisierung 1212
Diabetoral, Charakterisierung 1212
　siehe auch Chlorpropamid
Diabinese, allergische Allgemeinreaktionen nach — 745
　Charakterisierung 1212
Diaboral, Charakterisierung 1212
Diät, „adaptierte", bei Diabetes im Kindesalter 1058
　amerikanische Diabetes-— 1027
　Aufbau-— 1022
　Basis — 1043, 1044, 1045
　bei Diabetes im hohen Lebensalter 1060
　bei Diabetes im Kindesalter 1057
　bei essentieller Hyperlipämie 1055
　bei Fettleber 1056
　bei Fettstoffwechselstörungen 1055
　bei insulinbedürftigem Diabetes 1056
　bei Insulinresistenz 1164
　bei labilem Diabetes 1056
　bei latentem Diabetes 1053
　bei potentiellem Diabetes 1053
　bei speziellen Diabetesformen 1053
　bei Störungen der Glukose-Toleranz 1055
　bei unkompliziertem Diabetes 1043
　Dauer — 1044
　Dauer — für normgewichtige Diabetiker 1049
　Diabetes-— und Leberzirrhose 830
　Eiweiß in der — bei Diabetes im Kindesalter 1059
　elastische, bei Diabetes im Kindesalter 1058
　Entwicklungslinien der Diabetes-— 1020
　Erhaltungs-— 1022
　Erhaltungs-— für normgewichtige Diabetiker 1049
　Ernährung des diabetischen Jugendlichen 559
　Ernährung des diabetischen Kindes 559
　Fettanteil in der — bei Diabetes im Kindesalter 1059
　fettarme 1022
　fettreiche, Lipämie durch — bei Diabetikern mit Azidose 786
　Formulardiäten 1048
　Grundgerüst einer Diabetes — 1050
　Häufigkeit der Behandlung mit — 1215
　individuelle Dauer — 1045
　kalorienarme 1020
　kohlenhydratarme 1021
　kohlenhydratreiche 1021
　Kohlenhydrate in der — bei Diabetes im Kindesalter 1059
　Lipidspiegel-Beeinflussung durch — 785
　Mischkost — 1048
　mit — behandelte Diabetiker 357
　Nährstoffverteilung in der — bei Diabetes im Kindesalter 1058
　polyensäurereiche 1040
　qualitative Diabetes — 1049
　quantitative Diabetes — 1051
　Reduktions-— 1020, 1022
　Reduktions-— für adipöse Diabetiker 1046
　schematische Kostverordnungen 1047
　Schon — 1043
　strenge, bei Diabetes im Kindesalter 1057
Diätanweisungen 1061
Diätbehandlung der schwangeren Diabetikerin 527
　des Diabetes 1019
　extreme Kostformen 1020
　Notwendigkeit 1062
Diätberatung 1060
　Ausgangssituation 1061
　Effektivität der — 1061
　Ergebnisse 1064
　Küchenkenntnisse 1061
　Möglichkeiten 1062
　Voraussetzungen 1062
　Warenkenntnisse 1061
　Ziele 1062
Diätfehler als Ursache des Versagens oraler Therapie 1228
Diätmehrkosten 1062
Diät-Pils 1041
Diätplan 1052
Diätrezept 1051
Diätschulung 1011
Diätverstöße als Koma-Ursache 1121
Diätzulagen 1043, 1046
Diätetik, allgemeine 1022
　spezielle 1043

Diätetische Ersteinstellung 1043
Diätetische Führung 1061
Diätetische Kenntnisse, mangelhafte 1061
Diätetische Lebensmittel 1042
Diätetische Maßnahmen bei Behandlung mit Sulfonamiden 1224, 1230
Diätetische Verwendung von Fructose 1076
  von Sorbit 1076
  von Xylit 1076
Diagnose des Coma diabeticum 1122
  des Diabetes beim Jugendlichen 557
  des Diabetes beim Kind 557
  beim PLW-Syndrom 644
Diagnosis of diabetic neuropathy 623
Diagnostik der Insulinresistenz 1156
Diaphragmamethode zur Insulinbestimmung 45
Diarrhoea, diabetic, treatment 624
  neuropathy 612
Diarrhoen, Hypoglykämie bei — 192
  nach Sorbit 1070, 1076
  nach Xylit 1070, 1076
DIA-Serien, Diätschulung 1011
Diathermiekoagulation, transsklerale, bei diabetischer Retinopathie 1290
Diazoxid bei Glykogenspeicherkrankheit 204
  bei idiopathischen Hypoglykämien 209
  bei Inselzelltumoren 189
  + Chlorothiazid bei leucin-empfindlichen Hypoglykämien 190
Diazoxide, recovery from — induced diabetes 458
Diencephalic obesity and thyro diabetes 877
Diet, effect of weight reduction by —, on relationship between glucose uptake and skinfold thickness 268
  glucose tolerance test (rapid i.v.) 952
  principles of maintenance treatment with insulin 1114
  restricted, improvement and remission in diabetes following — 464
  treatment of diabetes in pregnancy 527
Diguanide, Entdeckungsgeschichte 1199
Diguanidine, chem. Formel 1200
  klinische Erfahrungen 1249
Dihydrostreptomycin als Störsubstanz bei Polarisationsverfahren 917
Di-Insulin 50, 1105
Di-Insulin 50 1105
  Novo, Wirkcharakter 1102
Dimer-Insulin 1169

Dimethylbiguanid bei Sonderformen des Diabetes 1261
  beim Diabetes 1201
  chem. Formel 1200
  Indikationen 1255
  kombinierte Insulin-Biguanid-Therapie 1259
  kombinierte Sulfonylharnstoff-Biguanidtherapie 1260
  Monotherapie 1256
  Nebenwirkungen 1250
  Praxis der — Therapie 1262
  Toxizität 1250
  Umstellung von Sulfonylharnstoff- auf Biguanidbehandlung 1260
Diminution of reflexes 610
Dinitrophenol als Entkoppler 288
Diphenylhydantoin treatment of diabetic neuropathy 624
Disaccharide, Resorptionsgeschwindigkeit 1071
Disappearance of diabetes after pregnancy 460
Diseases, acute, influence of — remission in diabetes 489
Distribution of diabetes in Africa 365, 369
  in Asia 365, 379
  in Australasia 365, 390
  in Pacific Islands 365, 390
  more see Häufigkeit des Diabetes
Distribution of glucose after i.v. administration of ^{12}C-glucose load 964
Diuretika, Diabetes nach —-Behandlung 29
  und orale Antidiabetika 1237
Divastan, Charakterisierung 1212
D-Mannoheptulose zur Ketose-Erzeugung 282
DOCA beim Coma diabeticum 1129
Dolipol, Charakterisierung 1212
Dominant inheritance of diabetes 403
DOPA, alpha-methyl-— bei Insulinresistenz 1168
Doppelantikörpermethode zur Trennung von freiem und gebundenem ^{131}J-Insulin 95
Doppelbilder beim hypoglykämischen Anfall 175
Dowex 1 82
Down's syndrome 876
DPNH in Glukosesynthese 295
Drug induced diabetes, recovery from — 458

Duadekamethylen-diguanid, chem. Formel 1200
Ductus-deferens-Verkalkungen 574
Duodenal glucose infusion, animal preparation, analyze different stages of glucose metabolism after — 971
  blood sugar concentration during — 972
  glucose-C^{14} disappearance rate during — 972
  hepatic glucose outflow 973
  lactate in portal serum 973
  serum insulin-like activity during — 972
Duodenopankreatektomie, Diabetes nach — beim Menschen 239
Dupuytren's concentration in diabetes 614
  cases, ages of — 615
Duration of diabetes and nephropathy 684
  diabetic retinopathy and — 667
Durban, frequency of diabetes in — 370
Durchblutungsstörungen, siehe auch Gefäßschäden
Durchfälle nach Sorbit 1070, 1076
  nach Xylit 1070, 1076
Durst bei Coma diabeticum 1122
D-Xylulose-5-phosphat 1075
Dynamik der Insulinsekretion bei Adipositas 123
  bei Diabetes 123
  bei Proto-Diabetes 123
Dysdiadochochinesis 720
Dyshormonose, diabetische Fötopathie 538
Dysmaturität bei Neugeborenen diabetischer Mütter 423
Dyspraxia 720
Dysprotidemia, diabetic nephropathy 684
Dystrophie, Todesursache bei Diabetikern 436

E

Early detection of diabetes, modification of glucose tolerance test in relation to — 410
Early-onset diabetes due to homozygous state 404
East Pakistan, frequency of diabetes in — 385
Edema, diabetic glomerulosclerosis 685, 705

EEG-Grundrhythmus-Verlangsamung nach Tolbutamid bei metastasierendem Inselzellkarzinom 185
Efosin 529
Egypt, frequency of diabetes in — 378
Ehe mit Diabetikern 568
Eheberatung 1016
Eichkurve, Blutzucker — 926
Einheiten-Bestimmung des Insulins, biologische 1091
Einstellung, ambulante, auf orale Antidiabetika 1225
  auf Biguanid-Therapie 1253
  mit blutzuckersenkenden Sulfonamiden 1220
Einzelunterricht zur Schulung der Diabetiker 1010
Eisberg-Phänomen für Antikörperkomplexe 1163
Eisenpigmentablagerungen in den Inseln 17
Eitrige Entzündungen, Glykogenkerne in der Leber bei —n — 846
Eiweiß in der Diät bei Diabetes im Kindesalter 1059
Eiweißbedarf 1027
Eiweißträger in der Nahrung 1040
Eiweißzufuhr 1027
Ejakulatanalysen beim Diabetiker 577
Ekzem bei Diabetes 728, 729, 730
  Genital — bei Diabetes 732
  vulgäres, bei Diabetes 728, 729, 730
Elastische Diät bei Diabetes im Kindesalter 1058
Elective caesarean section of diabetics 529
Electromyography, findings of diabetics 617
Electroretinography 660
Elektrolytersatz beim Coma diabeticum 1125
Elektrolyttherapie, Insulin — des Coma diabeticum 1123
Elektrophorese, Polyacrylamidgel— 1169
Eltern von Diabetikern, consanguineous marriages 405
Embolie als Todesursache bei Diabetikern 435
Embryopathie, diabetische 538, 548
Empfindlichkeit der GOD/POD-Blutzuckerbestimmung 931
  des Hexokinase-G-6-PDH-Verfahrens zur Blutzuckerbestimmung 937

Empfindlichkeit der Methoden zur Blutzuckerbestimmung 42
Encephalomyelitis und orale Antidiabetika 1235
Encephalopathy, diabetic 719
 diabetic, clinical findings 720
 diabetic, clinico-pathological correlations 723
 diabetic, pathological findings 720
Endocrine disorders and diabetes 871
Endogene Insulinresistenz bei Leberzirrhose 838
Endogene Plasmatriglyceride 789
Endogenes menschliches Insulin, Antikörper gegen — 1163
Endokarditis, Todesursache bei Diabetes 436
Endokrine Krankheiten, Skelettverhalten bei —n — mit begleitender diabetischer Stoffwechsellage 600
Endokrines Pankreas bei Kindern diabetischer Mütter 537
 des Fötus, Organogenese 539
Endokrinologische Funktionsdiagnostik beim männlichen Diabetiker 575
Endotoxinschock 1122
Energetische Bedeutung der Nahrungsfette 1028
Energie von Antiseren, radioimmunologische Insulinbestimmung 88
Energiereiche Phosphate, Abnahme nach Fructose 1075
ENGEL-SCOTTscher Insulin-Glukose-Belastungstest 982
England, Diabetes-Mortalität in — 431
Entbindung, Behandlung der Diabetikerin während der — 529
 der schwangeren Diabetikerin 528
Entdeckungsgeschichte der Biguanide 1199
 der blutzuckersenkenden Sulfonamide 1179
 der Diguanide 1199
 der oralen Antidiabetika 1179
Enteiweißungsverfahren zur Blutzuckerbestimmung 923
Entkoppelung der Atmungskettenphosphorylierung und Ketogenese 288
Entwicklung der Diabetestherapie mit blutzuckersenkenden Sulfonamiden 1209
Entwicklungslinien der Diabetes-Diät 1020
Entzündliche Infiltrate, Bedeutung für Pathogenese des Diabetes 32

Entzündliche Pankreaserkrankungen, Hypoglykämien durch — 193
Entzündliche Phimose bei Diabetes 728
Entzündungen, eitrige, Glykogenkerne in der Leber bei — 846
Enuresis, Symptomhäufigkeit beim jugendlichen Diabetes 430
Enzymatische Aktivität des Inselgewebes 26
Enzymatische Anomalie als Ursache der Sekretionsstarre 33
Enzymatische Papierstreifenmethode zum Glukosenachweis im Harn 915
Enzymatische Verfahren zum quantitativen Zuckernachweis 918
 zur Blutzuckerbestimmung 929
Enzyme der Acetacetatverwertung 276
 der Acetessigsäurebildung 274
 der D-(-)-β-Hydroxybutyrat-Bildung 277
 im Pankreasgewebe 24
 in den Langerhansschen Inseln 25
 ketonkörperbildende, intrazelluläre Lokalisation der — 277
 regulatorische, Hemmung der — in der Kontrolle der Ketogenese 289
Enzymmuster-Veränderungen der Leber beim Diabetes 846
Enzymsubstitution beim pankreaslosen Menschen 246
Enzymsynthese-Regulation durch Glukokortikoide 297
Enzymsystemhemmung in der Leber durch Alkohol 212
Epidemische Hepatitis und Diabetes 811
Epididymales Fettgewebe zur Insulinbestimmung 46, 49
Epididymales Rattenfettgewebe, Insulinwirkungsmessung mittels $^{14}CO_2$-Produktion am —n — 55
Epsilonaminocapronsäure bei Insulinresistenz 1168
Erbfaktor, Erkennung prädisponierter Individuen 762
Erbliche Diabetesbelastung, intravenöser Tolbutamid-Belastungstest 999
 oraler Glukose-Belastungstest 999
Erblicher Diabetes, Pankreatitis beim —n — 863
Erblichkeit des Diabetes 399
Erblindung, Frühinvalidität durch — 437
Erbrechen beim Coma diabeticum 1122
 beim hypoglykämischen Anfall 175

Symptomhäufigkeit beim jugendlichen Diabetes 430
Erektionsfähigkeit, verminderte 571
Ergothionein-Verhalten bei Bluteiweißung 923
Erhaltungsdiät 1022
  für normgewichtige Diabetiker 1049
Erhaltungsstoffwechsel 1027
Erkennung des Diabetes, Früh— 761
  in einem zufälligen Bevölkerungsteil 410, 763
Erkennung prädisponierter Individuen 762
Erkrankungen, akute, Ratschläge an Diabetiker 1012
Erkrankungsalter der Diabetiker, DDR 356
Ernährung des diabetischen Jugendlichen 559
  des diabetischen Kindes 559
Ernährungsanamnese 1044
Ernährungsbedingte Leberzirrhosen bei Diabetikern 826
Ernährungseinschränkung, Einfluß auf Diabetes-Mortalität 431
Ernährungsgewohnheiten, Einfluß auf Insulinempfindlichkeit 1097
Ersatzzucker, kalorische Berechnung 1079
Erschöpfung, Symptomhäufigkeit beim jugendlichen Diabetiker 430
Ersteinstellungen, Alt-Insulin bei — 1099
  der Diät 1043
Eruptive Xanthome bei Hypertriglyceridämie 789
Erwachsenendiabetes, Sulfonamidtherapie 1216
Erwerbsfähigkeitsminderung durch Diabetes 755
Erythema exsudativum multiforme als Nebenwirkung der Diabetes-Therapie 745
Erythematosquamöse Dermatosen bei Diabetes 729
Erythrodermien als Nebenwirkung der Diabetes-Therapie 745
Erythropoese-Störungen durch orale Antidiabetika 1233
Erziehung des Diabetikers in der Praxis 1009
  des diabetischen Kindes 770
Essential diabetes mellitus, aetiological concept 116
Essentielle familiäre Hypercholesterinämie, diabetische Stoffwechsellage bei —r —r — 794
Essentielle Hyperlipämie, Diät bei —r — 1055
Essentieller Diabetes 420
Esterasen-Aktivität in den Inseln 25
Estrogen administration and diabetes 901
Euglucon siehe Glibenclamid
Euglucon 5, Charakterisierung 1213
Euphoria 720
Europa, Häufigkeit des Diabetes 333
  Mittel—, Zusammensetzung der „bekannten" diabetischen Bevölkerung 335
  systematische Bevölkerungsuntersuchungen zur Ermittlung der Diabeteshäufigkeit 336, 350
  Vorkommen des Diabetes 333
Evans blue, mixed with I^{131}insulin, peripheral insulin clearance in diabetes 263
Eviscerierter Hund, Glukoseutilisation beim —n — 808
Exantheme, urticarielle, nach Insulin 744
Exercise, effect of — during oral glucose tolerance test 265
  effect of — on peripheral insulin fixation 266
  effect on peripheral glucose uptake 266
  effect on relationship between insulin concentration and clearance 267
  muscular, glucose tolerance test (rapid i.v.) 953
Exkretorische Gonadeninsuffizienz beim PLW-Syndrom 638
Exokrines Pankreas, Veränderungen des —n — beim Diabetes 28
Exsikkose bei Coma diabeticum 1122
Exsudate der Netzhaut nach Lichtkoagulation 1292
Exsudative Netzhautablösung nach Lichtkoagulation 1291
Extramitochondriale Malatdehydrogenase 295
Extrapankreatische ILA 134
Extrapankreatische Tumoren, Hypoglykämien durch — 195
  Hungerversuch 214
  orale Glukosetoleranztests mit einmaliger Glukosegabe zur Differentialdiagnose 217
Extreme Kostformen 1020
Exudates in the retina 664, 668
Eye disease, diabetic 659

Sachverzeichnis

Eye, neurological abnormalities 676
  pathogenesis of vascular abnormalities in the — 667
  transitory refractive errors 660
  treatment of retinopathy by pituitary ablation 1271

F

Facial nerve palsies 610
Faecal incontinence, neuropathy 612
Fällungsbereich des Insulins gemessen am Trübungsgrad 1090
Fair control, achievement of — 1117
FAJANS-CONNscher Cortison-Glukose-Belastungstest 987
False diabetes, remission in — 445
Familiäre diabetische Belastung, Seruminsulin-Verhalten bei —r —r — 145
Familiäre Hypercholesterinämie, diabetische Stoffwechsellage bei —r — 794
Familiäre Hyper-β-Lipoproteinämie 794
Familiäre leucinempfindliche Hypoglykämien 189
Familiäre renale Hypoglykämie 209
Familiäre verkalkende Pankreatitis bei Lysinurie 866
Familie, Verhältnis des diabetischen Kindes zur — 770
Familienuntersuchungen, Diabetes bei Pankreatitis 864
Farbstoffbildung durch Kondensation mit Aromaten zur Blutzuckerbestimmung 926
Fasten bei Insulinallergie 1153
  bei Insulinresistenz 1165
Fastenkuren 1020, 1022
Fatty acids, see also Fettsäuren and FAA
Fatty acids levels, free — in obesity 897
  non-esterified — in the plasma of diabetic human subjects 109
  non-esterified — in the plasma of normal human subjects 109
Feedback, negatives, der IgG- und IgM-Antikörper 1164
  positives, der IgG- und IgM-Antikörper 1164
Fehlernährung, Gefahr bei Diabetes im hohen Lebensalter 1060
Fehlgeburten-Häufung, potentieller Diabetes 422
FEHLING'sche Methode des Glukosenachweises im Harn 914

Fenfluramine, effect of weight reduction by
  —, on relationship between glucose uptake and skinfold thickness 268
Ferienlager für diabetische Kinder 773
Fermentdefekte, Hypoglykämien als Folge von —n 201
Fertilität beim Diabetiker 578
Fettabtransport aus der Leber 818
Fettanteil in der Diät bei Diabetes im Kindesalter 1059
Fettantransport zur Leber, vermehrter 818
Fettarme Kostformen 1022
Fett-Austauschtabelle 1038
Fette, atherogene Wirkung der Nahrungs— 1029
  energetische Bedeutung der Nahrungs— 1028
  in der Nahrung 1037
  ketogene Wirkung der Nahrungs— 1028
  Polyensäuregehalt der — 1040
Fettfütterung, Ketosen durch — 281
Fettgehalt in der Nahrung und Insulinmangeldiabetes 785
Fettgewebe, antilipolytische Insulinwirkung am — bei Leberzirrhose 838
  Chylomikronen-Aufnahme durch das — 793
  epididymales, zur Insulinbestimmung 46, 49
  Insulinwirkungen im — 49
  Insulinwirkungsmessung mittels $^{14}CO_2$-Produktion am epididymalen Ratten— 55
  siehe auch adipose tissue
Fettgewebsatrophie und Nekrobiosis lipoidica diabeticorum 742
Fettgewebsinsulinaktivitäten bei Altersdiabetikern nach D 860-Belastung 1218
  bei jugendlichen Diabetikern nach D 860-Belastung 1218
Fettgewebsmethode zur Insulinbestimmung 49
Fettgewebsstoffwechsel-Störung beim PLW-Syndrom 639
Fettleber bei Adipositas 815
  bei Diabetes 812, 844
  bei Diabetes des Kindes 558
  bei Diabetes, Pathogenese 818
  bei Diabetes, Prognose 819
  bei Diabetes, Therapie 820
  bei Diabetikern in Abhängigkeit vom Lebensalter 817

bei Primaten und Pavianen nach Pankreatektomie 813
Cholinmangel-—, Glukosetoleranz bei — 832
des pankreaslosen Tieres 813
diabetische 812, 844
Diät bei — 1056
Glukosetoleranztests bei — 832
latenter Diabetes 1055
Phospholipidbildung bei Diabetikern mit — 818
potentieller Diabetes 1055
Therapie mit Sulfonylharnstoffen 820
und Diabetestyp 816
Fettleberhäufigkeit bei der Durchschnittsbevölkerung 816
und Korrelation zum Diabetestyp 813
Fettleberhepatitis 814
Fettleibige alte Diabetiker, Diät 1060
Fettleibigkeit, Cortison-Glukose-Belastungstest bei — 990
Fettoxydation in der Leber 818
Fettreiche Diät, Lipämie durch — bei Diabetikern mit Azidose 786
Fettreiche Nahrung, Einfluß auf Insulinempfindlichkeit 1097
Fettsäureabhängige Reduktion der Pyridin-Nukleotide 285
Fettsäure-CoA-Thioester, langkettige, Acetyl-CoA-Carboxylase-Hemmung durch — 291
langkettige, Citratsynthase-Hemmung durch — 290
Fettsäurekatabolismus, Wechselbeziehungen zwischen — und Aufbau von C₃-Kohlenstoffmolekülen zu Glukose 294
Fettsäuren, Chylomikronen-—, Aufnahme von — bei der alloxandiabetischen Ratte 785
freie, Abfall bei Leberzirrhose nach Glukose 839
freie, Glukose-Oxydationshemmung durch — 790
freie, Konzentration im Plasma der Diabetiker 784
freie, Plasmatriglycerid-Bildung bei Diabetes 782
langkettige, hepatozelluläre Regulation der Ketonkörperbildung 282
unveresterte, bei Akromegalie 138
unveresterte, bei Leberzirrhose 838
Fettsäuren-Energie, langkettige, Ketonkörper als Transportform der — 278

Fettsäurenvermehrung, Glukosetoleranzverschlechterung durch freie — 792
Fettsäurenverwertung durch die Leber 283
Fettsäureoxydation in den Mitochondrien 283
Reduktionsäquivalente aus der — 295
stöchiometrische Beziehungen zwischen —, Zitronensäure-Zyklus und Ketonkörperbildung 284
und Redox-Status der Leber-Pyridinnukleotide 283
Zusammenhänge zwischen — und Gluconeogenese 296
Zusammenhang zwischen — und Zitronensäure-Zyklus 288
Fettsäure-Oxydationsgeschwindigkeit, Atmungskettenphosphorylierung 283
Fettsäurestoffwechsel, Stellung der Leber im — 278
Fettsäuresynthese, geschwindigkeitsbestimmendes Enzym der — 291
in der diabetischen Leber 782
nach Fructose 1076
regulatorische Rolle des Citrats bei der — 291
und α-Glycerophosphat-Konzentration 778
Fettsäuresynthese-Hemmung durch langkettige Fettsäure-Coenzym-A-Thioester 291
Fettstoffwechsel unter Fruktosekost 777
unter Glukosekost 777
unter Saccharosekost 777
Fettstoffwechselstörungen bei latentem Diabetes 1055
bei potentiellem Diabetes 1055
Fettsüchtige, Fettleber 815
Glukosetoleranz 815
Hyerinsulinismus 545
und Zuckerkrankheit 128
Fettsucht bei Diabetes, Cortison-Glukose-Belastungstest 989
bei latentem Diabetes, Kost 1054
beim PLW-Syndrom 631, 634, 640
cortisol secretion 897
Einfluß auf Altersdiabetes 431
Erkennung prädisponierter Individuen 762
free fatty acids 897
glucose assimilation 897
Glukosetoleranz bei — 835

Glukosetoleranztest (i.v.) 951
ILA und IMI bei — 59, 131
Insulinempfindlichkeitsabnahme 978
intravenöser Tolbutamid-Belastungstest 997
17-ketosteroids excretion 897
und Diabetes 128
und Diabetes, Biguanidmonotherapie 1254
Fettsucht-Hyperglykämie-Syndrome 546
Fettsynthese, gesteigerte 818
Fettzellmethode zur Insulinbestimmung 51
Fettzirrhose 819
Fettzufuhr 1028
und Mikroangiopathie 1029
Fetuin 318
FFA influx from adipose tissue 311
FFA mobilization, increased, from adipose tissue as cause of increased synthesis of liver glycerides 310
Fibrinolyitische Aktivität, Biguanidwirkung auf — 1260
Fibrosarkome der Leber, Hypoglykämien durch — 197
Fibrose des Inselstromas 18
Insel— 9
zystische, und Diabetes 866
zystische, und verkalkende Pankreatitis 865
Fibrosis of the leptomeninges 723
Finger, stiffness of the — 616
thickening of the tissue of the — 616
Finnland, systematische Bevölkerungsuntersuchungen zur Ermittlung der Diabeteshäufigkeit 343
Fisch, Fett-Austauschtabelle 1039
Fischwirbelbildung 594
Flanellmethode, praktisch-diätetische Übungen 1063
Fleisch, Fett-Austauschtabelle 1038
Flüssigkeitsersatz beim Coma diabeticum 1125
Flüssigkeitsüberladung durch Coma-Therapie 1131
Fluorescein angiography of the retina 660
Fluorescence cinematography of the retina 660
photography, retinopathy 1272
Fluoreszenzangiogramm bei diabetischer Retinopathie 1297
Foetal mortality, causes of death 526
perinatal, in diabetic pregnancy 521

Foetal prognosis classification 522
Fötale Inselhypertrophie bei experimentellem Schwangerschaftsdiabetes 549
Fötale Makrosomie und fötaler Hyperinsulinismus 550
Verhütung 547
Fötale Mortalität und experimenteller Schwangerschaftsdiabetes 548
Fötaler Hyperinsulinismus, mütterliche Hyperglykämie 538, 542
und fötale Makrosomie 550
und Insulinbehandlung der prädiabetischen Mutter 546
Verhütung 548
Fötaler Riesenwuchs und experimenteller Schwangerschaftsdiabetes 548
Fötales Pankreas bei experimentellem Schwangerschaftsdiabetes 549
Fötalperiode, Hyperaktivität der Langerhansschen Inseln während — 545
Fötopathie, diabetogene 538, 543, 548
diabetogene, Verhütung 547
hyperinsulinäre 546
Fötus, endokrines Pankreas des —, Organogenese 539
Hyperplasie der Langerhansschen Inseln beim — 545
makrosomaler, Sekretion der Langerhansschen Inseln des — 541
Makrosomie des — 541
Foetus of diabetic woman 513
Forellen-Sperma zur Protamin-Zink-Insulin-Herstellung 1094
Forensische Probleme bei Hypoglykämien 212
Formen des Diabetes, Häufigkeitsverteilung 356
Formen des primären Diabetes, Unterschiede zwischen den — 429
Formulardiäten 1048
Fortschreitende Formen des jugendlichen Diabetes 558
des kindlichen Diabetes 558
Frankfurt/Höchst, Reihenuntersuchungen auf Diabetes 352
Frankreich, systematische Bevölkerungsuntersuchungen zur Ermittlung der Diabeteshäufigkeit 343, 352, 764
FRANCKSONscher Index der Insulinaktivität 980
FRANCKSONscher Insulin-Glukose-Belastungstest 983
Free fatty acids levels in obesity 897

Free fatty acids, see also FFA, NEFA and Fettsäuren
Freiburg i. Br., Diabetes-Häufigkeit bei Leberzirrhose 825
Freie Fettsäuren, Glukose-Oxydationshemmung durch — 790
　Konzentration im Plasma der Diabetiker 784
　Plasmatriglycerid-Bildung bei Diabetes 782
　-Vermehrung, Glukosetoleranzverschlechterung durch — 792
　-Verminderung bei Leberzirrhose nach Glukose 839
„Freie Kost" bei Diabetes im Kindesalter 1057
Frequency of diabetes among parents of patients with early and late onset of diabetes 406
　among sibs of diabetic patients 404, 406
　in Africa 365, 369
　in Asia 365, 379
　in Australia 365, 390
　in Cushing's syndrome 891
　in Pacific Islands 365, 390
Frequency of hypothyroidism and diabetes 875
Frequency of thyrotoxicosis and diabetes 871
FROESCH und RENOLD'sche Methode zum quantitativen Harnzuckernachweis 919
Frösteln beim hypoglykämischen Anfall 175
Fruchtwasser, zuckerhaltiges, bei diabetischen Neugeborenen 540
Fructokinase 1072
Früchte diabetischer Mütter, Übergewicht der — 423
Frühantikörper 1097
Früherkennung der Diabetes-Vorstadien 761
　des Diabetes 761
Frühgeburten-Häufung, potentieller Diabetes 422
Frühkindlicher Diabetes, Verhütung 547
Frühreaktion, generalisierte, bei Insulinallergie 1146
　lokale, bei Insulinallergie 1144
Fruktose, Abnahme energiereicher Phosphate nach — 1075
d-Fruktose als Störsubstanz bei Polarisationsverfahren 917

Fruktose als Zuckeraustauschstoff 1042
　antiketogene Wirkung 293
　Behandlung der diabetischen Ketoazidose 294
　bei diabetischem Coma 1080, 1128
　bei diabetischer Acidose 1080
　bei diabetischer Retinopathie 1081
　bei Komplikationen bzw. Zweiterkrankungen 1080
　beim Altersdiabetes 1077
　diätetische und therapeutische Verwendung 1076
　Fettsäuresynthese nach — 1076
　Harnsäureanstieg nach — 1075
　Insulinsekretion-Stimulierung durch — 1075
　i.v. bei Lebererkrankungen 1081
　Kontraindikationen 1077
　physiologische Grundlagen der Verwendung 1070
　Resorptionsgeschwindigkeit 1070
　Stoffwechselstabilisierung durch — 1079
　therapy of diabetic retinopathy 679
Fruktoseabbau in der Leber 1072
Fruktosebestimmung, Phosphoglukoseisomerase zur — im Harn 920
Fruktose-1,6-Diphosphatase-Aktivitätsveränderungen beim Diabetes 847
Fruktosedosierung 1076
Fruktoseintoleranz 217
　angeborene, Hypoglykämie durch — 204
Fruktosekonzentration im Spermaplasma des Diabetikers 578
Fruktosekost, Gesamtlipide unter — 777
Fruktose-1-phosphat 1072
Fruktosestoffwechsel 1072
　Insulinunabhängigkeit 1072
Fruktosestoffwechselreaktionen 1073
Fruktosestrukturformel 1069
Fruktosetoleranz bei nichtdiabetischer Urämie 1081
Fruktosetoleranzgrenze 1078
Fruktoseumwandlung in Glucose und Milchsäure 1072
Fruktoseverwendung 1069
FSH beim hypogonadotropen Hypogonadismus 584
Fucose 317
Führerscheinproblem für Diabetiker 769
Funktionelle Hypoglykämien 177, 210
Furunkulose bei Diabetes 729, 733
Furunkulosen beim jugendlichen Diabetiker 431

Fußpflege für Diabetiker 1012
Fußskelettveränderungen bei Diabetes 595

G

Gärungsmethode nach LOHNSTEIN zum quantitativen Zuckernachweis 918
Gärungssacharometer, Präzisions-— 918
Galactosämie 205
Galactosamine, N-acetylated form 317
Galactose 317
Galactoseintoleranz, Hypoglykämien durch — 205
Galegin 1250
blutzuckersenkende Wirkung 1200
Gallensteine bei Diabetikern 812
Gallenwegserkrankungen, Pankreatitis bei — 861
Gamma-globulin, insulin antibodies 106
Ganglion cells, diabetic encephalopathy 720
Gangrän als Todesursache bei Diabetikern 435
diabetische 597, 650, 739
Gangrene 114
diabetic 597, 650, 739
Gastrointestinale Beschwerden durch Biguanide 1251
Gastrointestinale Faktoren, Beeinflussung der Insulinsekretion 191
Gastrointestinale Nebenwirkungen nach Sorbit 1042
nach Xylit 1042
Gastrointestinaltrakt, Unverträglichkeitserscheinungen bei oralen Antidiabetika 1223
Gebundenes Insulin 61
Geburtsgewicht beim PLW-Syndrom 632
Beziehung zwischen — und Insulinspiegel im Nabelschnurblut 542
der Neugeborenen diabetischer Mütter 514
des Neugeborenen und Insulinbehandlung der prädiabetischen Mutter 546
erhöhtes, Pankreasfunktion bei übergewichtigen Neugeborenen 545
überhöhtes 543
und Mortalität 524
Geburtshilfliche Anomalie bei potentiellem Diabetes 424
Geburtshilfliche Komplikationen diabetischer Schwangerer 543

Geburtsverlauf, Schwangeren-Beratung 1016
Gefäßkrankheiten bei Diabetikern 434
effect of pregnancy in diabetics 509
Gefäßleiden, Angiopathia diabetica 251
Gefäßneubildungen im Netzhautniveau, Lichtkoagulation bei — 1290
Gefäßschäden bei Diabetes und Biguanidtherapie 1259
Gefäßveränderungen, Nekrobiosis lipoidica 741
pathologische, bei Diabetes 737
Gefahren der Comatherapie 1130
Geflügel, Fett-Austauschtabelle 1039
Gegenregulationsdiabetes, cortico-adrenal function in obesity 897
Entdeckung der Carbutamidwirkung 1195
Gehirn, Glykogenvorräte des —s 175
β-Hydroxybuttersäure-Verwertung 277
Gehirnzellen, Blutzucker-Utilisation 173
Gelenkveränderungen bei Diabetes 595
Gemeinschaftsverpflegung, Diät bei Diabetes im hohen Lebensalter 1060
Gemüse als KH-Träger 1036
Kohlenhydrat-Austauschtabelle 1032
Gemütsbewegungen und Diabetesmanifestation 556
Gene theories of diabetic inheritance, single — 401
Generalisierte Frühreaktion bei Insulinallergie 1142, 1146
Generalisierte Osteopathien und Diabetes 592
Genese des Diabetes 399
Genetic factors, multifactorial inheritance of diabetes 407
single-gene theories of diabetic inheritance 401
Genetic interrelationship of ischaemic disease and diabetes 417
Genetics of diabetes 399
biochemical findings 410
Genetische Beziehungen zwischen primärer Hypertriglyceridämie und Diabetes 792
Genetische Gründe für Pankreatitis 861
Genetische Grundlage des Pankreasdiabetes 864
Genetischer Diabetes, Pankreatitis beim —n — 863
Genitalekzem bei Diabetes 732
Gentisinsäure als Störsubstanz für GOD/POD-Farbreaktion 919

Genua valga beim PLW-Syndrom 635
Genuiner Diabetes, diabetesspezifische
  Leberveränderungen beim —n— 844
Gereinigtes Insulin 1169
Gereiztheit beim hypoglykämischen Anfall
  175
Gesamtcholesterin bei Diabetikern 781
Gesamtlipide unter Fruktosekost 777
  unter Glukosekost 777
  unter Saccharosekost 777
Gesamtmasse der A-Zellen, Veränderung
  10
  der B-Zellen, Veränderung 10
  des Inselgewebes, Verminderung 8
Geschichte der Entdeckung der Biguanide
  1199
  der blutzuckersenkenden Sulfonamide
  1179
  der Diguanide 1199
  der oralen Antidiabetica 1179
Geschlecht, Einfluß des —s auf Beziehungen
  zwischen KH-Aufnahme und Plasmalipidkonzentration 779
  und Angiopathia diabetica 738
Geschlechter, Häufigkeit des Diabetes in
  den verschiedenen Altersklassen beider —
  353
Geschlechtsverteilung bei Zirrhosen der Diabetiker 826
  der Diabetiker 334
Geschwülste bei Diabetes 729
Geschwür bei diabetischer Gangrän 740
Gesichtsausdruck, oligophrener, beim
  PLW-Syndrom 633
Gesichtsfelddefekte, postkoagulative 1296
Gestational age and mortality in diabetic
  pregnancy 524
Gestational diabetes, remission of — 460
Gestational temporary diabetes 490
Getränke als KH-Träger 1037
  Kohlenhydrat-Austauschtabelle 1034
  kohlenhydrathaltige 1037
  verbotene 1034
Getreideerzeugnisse als KH-Träger 1035
  Kohlenhydrat-Austauschtabelle 1031
Gewicht Neugeborener diabetischer Mütter
  513
Gewichtsabnahme und Diabetes, remission
  465
Gewichtsnormalisierung beim Altersdiabeti-
  ker 433
Gewichtsprüfung bei Behandlung mit Sul-
  fonamiden 1224, 1230

Gewichtsverlust, Symptomhäufigkeit beim
  jugendlichen Diabetes 430
v. Gierkesche Glykogenspeicherkrankheit,
  Hypoglykämie durch — 202
  Sulfonamidbehandlung des Diabetes
  1231
Gifte, Hypoglykämien durch — 211
Glaskörper, diabetische Retinopathie 666
Glaskörperblutung in der Gravidität 509
  postkoagulative 1296
Glaskörperproliferationen, Lichtkoagulation
  1292
Glaucoma 661
  primary chronic 679
  secondary hemorrhagic 672, 673
  secondary, incidence 673
  secondary, pathology 673
Glibenclamid (HB 419), Anfangsdosierung
  1223
  bei Insulinallergie 1153
  Blutzucker- und Seruminsulinverhalten
  bei oraler Glukosebelastung vor und
  nach — 152
  Blutzuckerverhalten nach zweimaliger
  Injektion von — 149
  Charakterisierung 1213
  Dauerbehandlung 1226
  Einstellung mit — 1221
  Hautveränderungen durch — 1233
  Höchstdosis 1226
  Leukopenie durch — 1234
  Nebenwirkungen 1231
  Refraktärphase 1227
  Seruminsulin-Verhalten nach zweimaliger
  Injektion von — 149
  Wirkungsmechanismus 1214
Glipasol, Charakterisierung 1211
Globin, allergische Hautreaktionen durch —
  1147
  Reaktion auf Insulin-„Verunreinigungen"
  745
Globin-Insulin 1095
Globulin, alpha—, insulin antagonist 115
Glomeruläre Kapillarmembranenverdik-
  kung, Diabetes bei Pankreatitis 863
Glomerular lesions, electron microscopy
  695
  histogenesis 700
  pathogenesis 700
Glomeruli, histology of —, diabetic glome-
  rulosclerosis 686
Glomerulonephritis and diabetes 467
  lobular 708

membranous 708
und orale Antidiabetika 1235
Glomerulosclerosis, diabetic 251, 685
and pregnancy 707
arteriolar lesions 693
clinical picture 705
diagnosis 707
differential diagnosis 708
electron-microscopy 694
fibrin cap 691
genesis of glomerular lesions 703
histo-genesis 700
histology of tubules 698
lesions of capsular drop type 692
lesions of diffuse type 690
lesions of exudative type 691
lesions of scleronodular type 689
light microscopy 686
lipohyaline cap 691
natural history 707
nodular type 686
pathogenesis 700
renal biopsy 708
therapy 711
Glomeruosklerose, diabetische 251, 685
siehe auch Glomerulosclerosis
Glucagon, Aktivierung einer Leberlipase durch — 298
bei hypoglykämischen Zuständen 562
Blutzuckerverhalten nach — 147
Inhibierung der Insulinwirkung 49
Seruminsulin-Verhalten nach — 147
Glucagonbelastung zur Differentialdiagnose des Hyperinsulinismus 186
Glucagonbelastungstest 984
bei Diabetes 984
bei Glykogen-Speicherkrankheiten 984, 986
Blutzuckerkurven nach — beim Insulin 985
Glucagonmangel beim pankreaslosen Menschen 246
Glucagonom, Diabetes-Ätiologie 420
Glucagontest, Hypoglykämie, Differentialdiagnose 215
Glucagontherapie bei idiopathischen Hypoglykämien 209
Glucagonwirkung auf den Blutzuckerspiegel 174
auf Glukosesynthese 298
Glucidoral, Charakterisierung 1211
Glucocorticoide, Regulation der Glukoneogenese 297

Wirkung auf den Blutzuckerspiegel 174
-Glukose-Belastungstests 986
Glucocorticoids, inhibitory effect by — on pyruvate oxydation 893
insulin antagonists in pregnancy 506
steroid diabetes 889
Glucocorticoidtherapie, Leberzirrhose unter — 842
Glucofren, Charakterisierung 1211
Glucophage bei Sonderformen des Diabetes 1261
chem. Formel 1200
Indikationen 1255
kombinierte Insulin-Biguanid-Therapie 1259
kombinierte Sulfonylharnstoff-Biguanid-Therapie 1260
Monotherapie 1256
Nebenwirkungen 1250
Praxis der —Therapie 1262
Toxizität 1250
Umstellung von Sulfonylharnstoff- auf Biguanidbehandlung 1260
Glucosamine 317
Glucosamin-Verhalten bei Blut-Enteiweißung 923
Glucose and insulin test, combined 956
and sulfonylureas tolerance test, combined 958
animal preparation, analyze different stages of glucose metabolism after duodenal infusion of — 971
Glucose assimilation, improvement in Cushing's syndrome after adrenalectomy 892
in Achard-Thiers syndrome 895
in acromegalics with diabetes 881
in obesity 897
Glucose-C^{14} disappearance rate during duodenal glucose infusion 972
Glucose concentration and triglycerides formation 312
Glucose consuming tissues, glucose movements 963
Glucose distribution after i.v. administration of C^{12}-glucose load 964
after rapid i.v. administration 961
Glucose, duodenal infusion 973
Glucose equilibration between plasma and red cells 961
Glucose infusion, protracted, influence of — on serum ILA activity 960

Glucose level, correlation between blood
— and serum triglycerides 308
Glucose load, glucose distribution after i.v.
administration of C^{12}-— 964
Glucose loss, 24 hour urinary — 1115
Glucose movements, interpretation of i.v.
glucose tolerance test 961
Glucose tests, diabetes in Cushing's syndrome 893
Glucose tolerance curves in separate occasions 260
Glucosetolerance, diabetes in Cushing's
syndrome 893
increased, panhypopituitarism 884
reduced, during steroid treatment 889
Glucose tolerance test, combined oral and
intravenous 959
in newborn infants of diabetic mothers
516
in pregnancy 504
-physiological interpretation 947
Glucose tolerance test (i.v.) 262
glucose movements 961
immuno-reactive insulin in arterial serum
and lymph during — 968
in diabetic acromegaly 881
insulin secretion 965
modification of — in relation to early
detection of diabetes 410
physiological interpretation of i.v. —
961
Glucose tolerance test (oral) 969
blood glucose curves 970
effect of exercise during — 265
in diabetes 262
in obesity 261
radio-glucose decay 970
sensitivity of oral — 971
serum insulin activity 970
Glucose tolerance test (rapid i.v.) 947
curve 948
diabetes 954
diet 952
in pregnancy 954
liver diseases 952
malnutrition 952
mathematical analysis 948
muscular exercise 953
obesity 951
physiopathological variations of K 950
starvation 952
Glucose tolerance test, repetitive intravenous 955

repetitive intravenous, combined glucose
and insulin test 956
repetitive intravenous, combined glucose
and sulfonylureas tolerance tests 958
Glucose tolerance test see also Glukosebelastung
Glucose uptake and insulin fixation 263
by adipose tissue 109
during skinfold thickness in nondiabetics 261
effect of weight reduction by diet,
on relationship between — and
skinfold thickness 268
effect of weight reduction by fenfluramine, on relationship between —
and skinfold thickness 268
forearm technique 259
in separate occasions 260
levels in lean subjects 261
methods for studying 259
peripheral, exercise effect on — 266
peripheral, in man in diabetes and
obesity 259
relationship between — and skinfold
thickness during GTT in diabetics
after treatment with oral antidiabetics 270
Glucose utilization, concentration of
circulating insulin and rate of — 966
measurement of K 955
Glucose volumen, measurement 964
Glucosteroid hormones, steroid diabetes
889
Glucosuria in steroid diabetes, clinical
investigations 889
renal, in normal pregnancy 504
Glucuronsäure-Verhalten bei Blut-
Enteiweißung 923
Glucuronsäure-Xylulose-Cyclus 1074
Glukokinase-Aktivitätsveränderungen
beim Diabetes 847
Glukoneogenese, Beziehungen zwischen
Ketogenese und — 273, 294
3'5'-cyclo-AMP-Wirkung auf — 298
hormonelle Regulation 297
siehe auch Glukosesynthese
Zusammenhänge zwischen Fettsäureoxydation und — 296
Glukoplastische Aminosäuren 1027
Glukose, Abfall der freien Fettsäuren bei
Leberzirrhose nach — 839
Insulineinfluß auf Lipogenese aus —
779

Plasma-Glyzerin-Abfall bei Leberzirrhose nach — 839
Postheparinlipoproteidlipase-Aktivität nach —verabreichung 787
Wechselbeziehungen zwischen Fettsäurekatabolismus und Aufbau von C₃-Kohlenstoffmolekülen zu — 294
Glukoseapplikation beim Coma diabeticum 1128
Glukoseassimilation bei Akromegalie 138
  beim Leberkranken 838
  Grad der —, Cortison-Glukose-Belastungstest 988
  und Wachstumshormon 136
  unter STH 138
Glukoseaufnahme des Fettgewebes zur Insulinbestimmung 49
  des Zwerchfells zur Insulinbestimmung 47
Glukoseausscheidung beim Diabetes, Pathophysiologie 913
  physiologische 913
Glukosebelastung bei Leberzirrhose 831
  Blutzucker- und Seruminsulinverhalten bei oraler — vor und nach Glibenclamid 152
  orale, Stimulierung der Insulinsekretion durch — bei Übergewichtigen 129
  siehe auch glucose tolerance test
  zur Differentialdiagnose des Hyperinsulinismus 184
Glukosebelastungstest bei Diabetikern 989
  Kortikoid — 986
  Verlauf bei Gesunden 989
Glukosebestimmung in der Haut 731
Glukosedoppelbelastung bei Inselzelltumoren 188
  orale, nach Staub-Traugott, Hypoglykämie-Differentialdiagnose 217
Glukoseintoleranz beim PLW-Syndrom 641
Glukosekonzentration im Nüchternblut 938
Glukoselösung, hypertonische, bei hypoglykämischen Zuständen 563
Glukosenachweis im Harn 915
Glukoseoxydase-Methode zum quantitativen Harnzuckernachweis 915, 919
Glukoseoxydase-Peroxydase-Blutzuckerbestimmung, Empfindlichkeit 931
  Spezifität 929
Glukoseoxydation des Fettgewebes zur Insulinbestimmung 49

Glukoseoxydationshemmung durch freie Fettsäuren 790
Glukose-6-Phosphatase-Aktivität in den Inseln 25
Glukose-6-Phosphatase-Aktivitätsänderungen beim Diabetes 847
Glukose-6-Phosphatase-Mangel 202
Glukose-6-Phosphat-Dehydrogenase-Aktivität in den Inseln 25
Glukosereiche Kost, Cholesterinspiegel nach — 778
  Gesamtlipide unter — 777
Glukosestoffwechselstörung beim PLW-Syndrom, Ursache 641
Glukosestrukturformel 1069
Glukosesynthese, Bereitstellung von Reduktionsäquivalenten für — 295
  DPNH in — 295
  Glukagonwirkung auf — 298
  in der Leber 281
  in der Niere 281
  Kohlenstoff-Herkunft für — 296
  siehe auch Glukoneogenese
Glukosetoleranz bei Adipositas 815, 835
  bei Cholinmangelfettleber 832
  bei Fettleber 832
  bei Hepatitis 832
  bei Leberzirrhose 831
  nach experimenteller Leberschädigung 809
Glukosetoleranzstörung bei Lipämie 790
  bei primärer Hypertriglyceridämie 790
  durch Noradrenalin 790
  Kost bei — 1055
Glukosetoleranztest, i. v. 146
Glukosetoleranztests, orale, Hypoglykämie-Differentialdiagnose 216
  orale mit einmaliger Glukosegabe, Hypoglykämie-Differentialdiagnose 217
Glukosetoleranzverschlechterung durch Lipoproteid-Vermehrung 792
  durch Vermehrung der freien Fettsäuren 792
Glukoseüberfütterung 1054
Glukoseüberproduktion bei hormonaler Übersekretion 29
Glukoseutilisation beim eviscerierten Hund 808
  Störung der — in der Muskulatur bei Leberzirrhose 839
Glukosurie bei normalem Blutzuckerspiegel 209
  beim ersten Pankreatitisschub 862

Harnzuckerbestimmung 913
renale 209
renale, Sulfonamidbehandlung des Diabetes 1231
Schwangerschafts — 763
Sicherheits-— 560
systematische Bevölkerungsuntersuchungen 337
vorübergehende, nach Hirnschädigung 750
Glukosurische Osteopathie 594
Glukotest 915, 920
falsch-positive Reaktionen 916
Glutamatoxalat-Transaminase-Aktivität im Inselgewebe 26
Glutaminsäure 1027
Glutathion-Einfluß bei verschiedener Blutenteiweißung 930
Glutathion-Verhalten bei Blutenteiweißung 923
Glutenenteropathie beim Diabetiker 254
Glybuthiazol, Charakterisierung 1211
chem. Formel 1197
Glyceratkinase 1072
Glyceride metabolism, abnormality of
— in the development of diabetes 110
Glyceridemia, mechanisms behind elevated serum lipids in diabetes 310
Glycerides, increased, FFA mobilization, from adipose tissue as cause of increased liver — synthesis 310
liver — synthesis, increased serum triglycerides 312
Glycerin, antiketogene Wirkung 293
Plasma-—-Abfall bei Leberzirrhose nach Glukose 839
Glycerinaldehyd aus Fructose 1072
Glycerinaldehyd-Dehydrogenase 1072
Glycerinsäure aus Fructose 1072
α-Glycerophosphat in der Leber für Triglyceridbildung 783
Plasmatriglycerid-Bildung bei Diabetes 782
α-Glycerophosphat-Konzentration und Fettsäuresynthese 778
Glycin 1027
Glycodiazin, allergische Allgemeinreaktionen nach — 745
Anfangsdosierung 1222
Charakterisierung 1213
Dauerbehandlung 1226
Einstellung mit — 1221
Häufigkeit der Anwendung 1221

Hautveränderungen durch — 1233
Höchstdosis 1226
Leukopenie durch — 1234
Magenbeschwerden durch — 1236
Nebenwirkungen 1231
Nebenwirkungen auf die Leberfunktion 1235
Refraktärphase 1227
Wirkungsintensität 1221
Glycoprotein levels, biological significance of elevated plasma — 322
Glycoprotein, total serum — in pregnant and non-pregnant women 321
Glycoproteins, chemistry 317
in diabetes, alpha-2-macroglobulin as carrier for insulin 322
in diabetes, clinical studies 322
physiological considerations 317
plasma — and diabetes 317
plasma —, function 318
plasma —, origin 318
plasma —, structure 318
serum — in infants of diabetic mothers 326
serum — in pups 319
serum — of nonpregnant women 321
serum— of pregnant women 321
serum —, relationship between — and degenerative vascular lesions 326
structural difference between mucopolysaccharides and — 326
Glycoprotidogramme, diabetic glomerulosclerosis 706
Glycyclamid, Charakterisierung 1212
Glykämie nach Sulfonylharnstoffderivatgabe-Belastungstests 993
Glykogen, $^{14}C_6$-Glucose im — 1074
Glykogengehalt der Leber beim Diabetes 845
im Diaphragma, Insulinbestimmung 48
Glykogenkerne der Leber beim Diabetes 845
Glykogenleber 558
Glykogenmangelkrankheit, Hypoglykämien durch — 202
Glykogenose, hepatorenale, Hypoglykämie durch — 202
Glykogenspeicherkrankheiten 202
Adrenalin-Belastungstest 986
Gierkesche, Sulfonamidbehandlung des Diabetes 1231
Glukagon-Belastungstest 216, 984, 986
orale Glukosetoleranztests mit einmaliger

Glukosegabe zur Differentialdiagnose 217
Glykogenspeicherung in der Leber mit Hepatomegalie 845
Glykogensynthese, Messung der Insulinwirkung mittels — des Rattenzwerchfells 53
Glykogenvorräte des Gehirns 175
Glykolyse, regulatorische Rolle des Citrats bei der — 291
GOD/POD-Blutzuckerbestimmung, Empfindlichkeit 931
GOD/POD-Blutzuckerbestimmung, Spezifität 929
GOD/POD-Farbreaktion zum quantitativen Harnzuckernachweis 919
GOD/POD-Farbreaktion, Störsubstanzen 919
GOD, Glukosenachweis im Harn 915
Göttingen, Diabetes-Häufigkeit bei Leberzirrhose 825
Golgi apparatus, transformation of proinsulin to insulin 161
Gonadal disorders 901
and diabetes 901
Gonadeninsuffizienz, exkretorische — beim PLW-Syndrom 638
Gonadenveränderungen bei diabetischen Tieren 579
Gonadotropinbestimmung beim PLW-Syndrom 638
Gonadotropine, hypophysäre, Ausscheidung beim männlichen Diabetiker 575
Gonadotropinsubstitution beim hypogonadotropen Hypogonadismus 584
Gonadotropin-Testosteron-Behandlung beim hypogonadotropen Hypogonadismus 584
Gonioscopy 660
Good control, achievement 1118
Graupen als KH-Träger 1035
Gravidität, Beratung in der — bei der Diabetikerin 1016
Gravidität, carbohydrate metabolism in normal pregnancy 504
Cortison-Glukose-Belastungstest bei — 990
der unbehandelten Diabetikerin 544
diabetogenicity of pregnancy 507
Hydramnion bei schwangeren Diabetikerinnen 510
Hypoglykämien bei — 211
keine Biguanidtherapie 1259

management of diabetic pregnancy 526
mortalitiy in diabetic pregnancy 521
Neugeborene von diabetischen Müttern 539
placenta in diabetic pregnancy 511
Pyelonephritis in diabetics 511
remission in diabetes 490
Tolbutamid-Belastungstest (i. v.) in der — 997
Toxämie bei Schwangeren 510
und Diabetes 503
Graviditätsdiabetes und Insulinbehandlung 547
Graviditätsretinopathie 509
Grenz-Dextrinose 202
Gries als KH-Träger 1035
Großbritannien, systematische Bevölkerungsuntersuchungen zur Ermittlung der Diabeteshäufigkeit 343, 346
Growth hormone administration, human, and insulin sensitivity 882
Growth hormone, alpha-2-macroglobulin is binding — 324
diabetic angiopathy and — 655
functional effects sought by pituitary ablation 1274
insulin antagonists 107
insulin antagonists in pregnancy 506
plasma — level and work load 655
Growth hormone see also STH and Wachstumshormon
Growth onset-diabetes, kombinierte Insulin-Biguanid-Therapie 1257
Grütze als KH-Träger 1035
Grundschulbesuch des jugendlichen Diabetikers 566
Grundumsatz, Bestimmung des Soll-—es 1024
Gruppenübung, Diätberatung 1063
Gruppenunterricht, Diätberatung 1063
zur Schulung der Diabetiker 1010
GTT bei Leberzirrhose 832
in diabetes, carbohydrate tolerance 488
see glucose tolerance test
GTT-Reihenuntersuchungen im Amerika 340, 341, 344, 345, 348, 349
Guanethidine 712
Guanidinderivate, allergische Allgemeinreaktionen nach —n 745
Antimalariawirkung 1201
Behandlung mit —n 1249
Entdeckungsgeschichte 1199
trypanosomicide Wirkung 1201

1-Guanidino-4-aminobutan, blutzucker-
senkende Wirkung 1200
Guguletu Township, Cape Town,
frequency of diabetes in — 377
Gymnasienbesuch des jugendlichen
Diabetikers 567

H

Hämatopoetisches System, Störungen
des —n —s durch orale Antidiabetika
1233
Hämochromatose bei Diabetikern 253
Diabetes als Komplikation der — 30
Hämosiderin in den Inseln 17
Todesursache bei Diabetikern 436
Hämochromatose-Diabetes, Biguanidtherapie 1259
Hämofuszinablagerungen in den Inseln 30
Haemoglukotest-Streifen zur Blutzuckerbestimmung 935, 1015
Haemorrhages, diabetic retinopathy 1273
in the vitreous corpus in pregnancy 509
Hämosiderinablagerungen in den Inseln
30
Häufigkeit allergischer Hautreaktionen
nach Insulingabe 1147
der Fettleber und Korrelation zum
Diabetestyp 813
der Insulinresistenz 1156
der Manifestationsalter des Diabetes
355
des Coma diabeticum 1121
Häufigkeit des Diabetes 336
an der Nordküste von Natal 373
bei den Australian Aborigines 391
bei den Papuas 390
bei Indern in Kapstadt 377
bei Pankreatitis 867
im Yemen 387
in Ägypten 378
in Afrika 365, 369
in Ahmedabad, Indien 381
in Alexandria 379
in Amerika 333
in Amritsar, Nord-Indien 384
in Asien 365, 379
in Australasien 365, 390
in Basutoland 378
in Berlin 358
in Bombay 381
in Buthe Buthe 378

in den verschiedenen Altersklassen
beider Geschlechter 353
in der Kap-Provinz 377
in der Republik von Südafrika 370
in der Türkei 389
in Diabetikersippen 404
in Durban 370
in Europa 333
in Guguletu Township, Cape Town 377
in Hawaii 391
in Hiroshima 387
in Hubli, Südindien 384
in Hula 390
in Hyderabad 384
in Indien 380
in Israel 386
in Istanbul 389
in Jabalpur, Zentralindien 385
in Japan 387
in Johannesburg 375
in Kairo 378
in Kapstadt 377
in Korea 389
in Kurdistan 387
in Kyoto 387
in Kyushu, Japan 388
in Lesotho/Basutoland 378
in Mabuig, Island 391
in Madras, Indien 382
in Malaya 386
in Maori Community, New Zealand 390
in Marokko 370
in Mysore, Südindien 384
in Natal 370
in New Delhi 385
in New Guinea 390
in New Zealand 390
in Nord-Indien 384
in North Island 390
in Orange Free State 378
in Ostpakistan 385
in Pacific Islands 365, 390
in Pondicherry, Südindien 383
in Pretoria 376
in Rangiora, South Island 390
in Sambia 379
in South Island 390
in Südafrika 370
in Süd-Indien 382
in Taiwan 389
in Transvaal 375
in Trivandrum, Südindien 383
in Uganda 370

in Varanasi, Zentralindien 385
in Vellore, Indien 383
in Westindien 381
in Zentralindien 385
Häufigkeit des Hypogonadismus beim
 männlichen Diabetiker 572
Häufigkeit des Sekundärversagens bei Behandlung mit oralen Antidiabetika 1228
Häufigkeit des traumatischen
 Diabetes 751
Häufigkeitsschätzung des Diabetes,
 Unterlagen und Methoden 334
Haferflocken als KH-Träger 1035
HAGEDORN-JENSEN'sche Methode
 zur Blutzuckerbestimmung 922
Halbsynthetisches Penicillin als Störsubstanz bei Polarisationsverfahren 917
Halluzinationen beim hypoglykämischen
 Anfall 175
Hamster, Hodenveränderungen bei
 diabetischen Tieren 579
Hand lesions in diabetes 614
Hands, paraesthesias in the — 616
Harn, Ketonkörper im — beim Kind mit
 Diabetes 561
 Ketonkörper im — beim jugendlichen
  Diabetiker 561
 siehe auch Urin
Harndrang beim hypoglykämischen
 Anfall 175
Harnfruktosebestimmung 920
Harnsäure als Störsubstanz für GOD/POD-Farbreaktion 919
Harnsäureanstieg nach Fructose 1075
 nach Sorbit 1075
 nach Xylit 1075
Harnsäureverhalten bei Blut-Enteiweißung
 923
Harnstoffbildung, 3'5'-cyclo-AMP-Wirkung
 auf — 298
Harnwegsinfektionen in der Schwangerschaft 528
 Todesursache bei Diabetikern 436
Harnzuckerbestimmung, Methoden der —
 913
 mit Clinistix 916
 mit enzymatischem Verfahren 918
 mit Gärungsmethode nach LOHNSTEIN
  918
 mit Glukoseoxydase nach FROESCH
  und RENOLD 919
 mit Glukotest 915, 920
 mit GOD/POD-Farbreaktion 919

 mit Hexokinase/G-6-PDH-Verfahren
  919
 mit Papierstreifenmethode 915
 mit Polarisationsverfahren 917
 nach BENEDICT 916, 920
 nach FEHLING 914
 nach KEILIN und HARTREE 918
 nach LOHNSTEIN mit Gärungsmethode
  918
 nach NYLANDER 914
 nach TROMMER 914
 qualitative Verfahren 914
Harnzuckerkontrollen bei Behandlung mit
 Sulfonamiden 1224, 1230
Hausbetreuung der Diabetiker 1010
Haut, kalte und blasse, beim hypoglykämischen Anfall 175
Hautallergie, Insulin-pH und — 1149
Hautbeteiligung beim Diabetes 727
Hauterscheinungen, charakteristische, bei
 Diabetes 730
 uncharakteristische — bei Diabetes 728
 und Alter der Diabetiker 730
 und Dauer der Diabetes 729
Hautparasitismus beim jugendlichen Diabetiker 431
Hautpilzerkrankungen bei Diabetes 728,
 729, 732
Hautreaktionen, allergische, Ätiologie, nach
 Insulingabe 1147
 allergische, durch Biguanide 1251
 allergische, Häufigkeit nach Insulingabe
  1147
 Häufigkeit allergischer — nach Insulingabe 1147
 Manifestationstypen der allergischen
  Insulin-— 1142
Hauttest bei Insulinallergie 1152
 intrakutaner, bei Insulinallergie 1144
Hautveränderungen bei Coma diabeticum
 1122
 durch orale Antidiabetika 1233
Hautzuckergehalt und Diabetes 730
Hawaii, frequency of diabetes in — 391
 systematische Bevölkerungsuntersuchungen zur Ermittlung der Diabeteshäufigkeit 338
HB 419, Blutzuckerverhalten nach zweimaliger Injektion von — 419
 Charakterisierung 1213
 Seruminsulin-Verhalten nach zweimaliger
  Injektion von — 419
 siehe auch Glibenclamid

HCG beim hypogonadotropen Hypogonadismus 584
Headache, neuropathy 613
Heart disease, congenital, in newborn infants of diabetic mothers 520
— enlarged, and cholesterol levels 309
— function in newborn infants of diabetic mothers 518
Hefe-Citratsynthase, siehe Citratsynthase
Hefemykosen bei Diabetes 728, 729, 732
Hefevergärung von Traubenzucker 918
Heirat, consanguineous marriages among parents of diabetic patients 405
— eines Diabetikers 568
Hematuria, diabetic glomerulosclerosis 706
Hemiparesis 720
Hemochromatosis, development or aggravation of diabetes 465
Hemodialysis, papillary necrosis 710
Hemopexin 326
Hemorrhages, retinal 663, 671
Hemorrhagic glaucoma, secondary 672, 673
Heparin 318
Heparinoid therapy of diabetic nephropathy 711
— of diabetic retinopathy 679
Heparin-Wirkung auf Lipoproteidlipaseaktivität 786
Hepatic disease, development or aggravation of diabetes 465
Hepatic glucose outflow during duodenal glucose infusion 973
— output, influence of C^{12}-glucose load on — 962
Hepatitis bei Diabetikern in Leipzig 810
— durch orale Antidiabetika 1234
— epidemische, und Diabetes 811
— Glukosetoleranztests bei — 832
— Serum — und Diabetes 811
— Spontanhypoglykämien bei — 842
— viral —, development or aggravation of diabetes 465
— Virus — und Diabetes 810
Hepatogener Diabetes 841
Hepatomegalie, Glykogenspeicherung in der Leber mit — 845
— Hypoglykämie durch — 202
Hepatopathie, diabetische, keine spezifische 841
— und Diabetes 814
Hepatorenale Glycogenose, Hypoglykämien durch — 202

Hepatosen durch orale Antidiabetika 1234
Hepatozelluläre Regulation der Ketonkörperbildung 282
Herdsymptome, neurologische, bei Coma diabeticum 1122
Hereditäre Belastung mit Diabetes, intravenöser Tolbutamid-Belastungstest 999
— oraler Glukose-Belastungstest 999
Hereditäre Xanthomatose 794
Hereditärer Diabetes 420
Heredität und Diabetes bei Pankreatitis 863, 865
Hereditary basis of diabetes 399
„Heroische" Insulindosen beim Coma diabeticum 1123
Herzfunktionsstörungen durch orale Antidiabetika 1236
Herzinfarkt als Todesursache bei Diabetikern 435
— Coma diabeticum nach — 1121
Herzinfarkthäufigkeit, Fettzufuhr 1029
Herzinfarktpatienten, insulinantagonistischer Synalbuminfaktor bei — 425
Herzkrankheiten als Todesursache bei Diabetikern 435
Herzmuskel, Acetacetat 278
— D-(-)-β-Hydroxybutyrat 278
— Energiequellen 278
Herzstütze beim Coma diabeticum 1129
Heterogenität der Insulinantikörper 1158
Heterozygous, inheritance of diabetes 403
Heterozygous state, late-onset diabetes due to — 404
Hexokinase-Aktivitätsänderungen beim Diabetes 847
Hexokinase-G-6-PDH-Reaktion, Schnellbestimmung der Blutglukose ohne Enteiweißung und ohne Zentrifugation 941
Hexokinase-G-6-PDH-Verfahren zur Blutzuckerbestimmung, Empfindlichkeit 937
— zur Blutzuckerbestimmung, Spezifität 936, 941
— zur Harnglukosebestimmung 919
Hexosamine, protein-bound — in sera of infants of diabetic mothers 326
— serum — in pregnant and non-pregnant women 321
Hexose, protein bound — in sera of infants of diabetic mothers 326
— serum — in pregnant and non pregnant women 321

Hexoses 317
HG-Insulin „Hoechst" 1096, 1103, 1105
  Wirkcharakter 1103
HIMSWORTHscher Insulin-Glukose-
  Toleranztest 981
Hirnblutungen als Todesursache bei Diabetikern 435
Hirnerweichung als Todesursache bei Diabetikern 435
Hirnödem durch Coma-Therapie 1131
  durch Mannitol 1131
  und orale Antidiabetika 1235
Hirntrauma, Hypoglykämien nach — 198
  und Diabetes 749
Hirnzellen, Blutzucker-Utilisation 173
Hiroshima, frequency of diabetes in — 387
Hirsutism and diabetes 893
  Cushing's syndrome 891
Histidin 1027
Histochemische Befunde im Inselgewebe beim Diabetes 24
Histoenzymologische Untersuchungen des Inselgewebes 25
Histogenesis of diabetic glomerulosclerosis 700
Histologie der Langerhansschen Inseln im Diabetes-Verlauf 5
Histology of glomeruli, diabetic glomerulosclerosis 686
  of tubules, diabetic glomerulosclerosis 698
Historischer Überblick der Insulintherapie 1087
HMG beim hypogonadotropen Hypogonadismus 584
  -CoA, siehe β-Hydroxy-β-methyl-glutaryl-CoA
  -CoA-Zyklus, Azetessigsäurebildung 275
Hochdosierte intravenöse Insulinbehandlung bei Insulinresistenz 1167
Hochmolekulare Lösungen beim Coma diabeticum 1131
Hodenbiopsie beim Diabetiker 579
Hodengewebeuntersuchung 571
Hodeninsuffizienz des Diabetikers 573
Hodenkonsistenz beim männlichen Diabetiker 574
Hodenveränderungen bei diabetischen Tieren 579
  beim Diabetiker 580
Hodenverkleinerung beim männlichen Diabetiker 574

Höchstdosen oraler Antidiabetika 1226
HOFFMANN'sche Methode zur Blutzuckerbestimmung 924
Hohes Lebensalter, Diät bei Diabetes im —n— 1060
Homöostase des Blutzuckers 174
Homozygous state, early-onset diabetes due to — 404
Honig als KH-Träger 1035
Hormonaler Diabetes 29
Hormonanalysen beim männlichen Diabetiker 575
Hormonbelastungstests 977
Hormone des Hypophysenvorderlappens, Wirkung auf Blutzucker 173
  treatment in pregnancy 528
Hormonelle Regulation der Glukoneogenese 297
Hormones of placenta in diabetic pregnancy 512
Houssay-Phänomen beim Menschen 200
Houssay phenomenon 885
HPL = human placental lactogen 506
HPL concentration in diabetic pregnancy 513
Hubli, South India, frequency of diabetes in — 384
Hülsenfrüchte, Kohlenhydrat-Austauschtabelle 1033
Hula, frequency of diabetes in — 391
HULTMANN-DUBOWSKI'sche Methode zur Blutzuckerbestimmung 928
Human chorion gonadotrophin beim hypergonadotropen Hypogonadismus 584
Human C-peptide, amino acid sequence of — 168
  immunoassay 168
Human growth hormone administration and insulin sensitivity 882
  see also growth hormone, STH, Somatotropin und Wachstumshormon
Human menopausal gonadotrophin beim hypogonadotropen Hypogonadismus 584
Human placental lactogen 506
Human proinsulin 168
Humanglobulin-Insulin „Hoechst" 1096, 1103, 1105
  Wirkcharakter 1103
Humoral insulin antagonists, other than antibodies 107
Humorale Antikörperbildung 1152
Humorale Insulin-Antikörper 1097

Humorale Reizung insulinsezernierender Zellen 1188
Hund, Glukosekonzentration im Nüchternblut 939
Hunger-Fastenkuren 1020, 1022
Hungergefühl beim hypoglykämischen Anfall 175
Hungerketosen 281
 beim Jugendlichen 561
 beim Kind 561
Hungerversuch bei Inselzelladenom 183
 Hypoglykämie-Differentialdiagnose 213
Hungerzustand, Antigenzufuhr im — 1165
 Ketonkörperproduktion 281
HVL und Diabetes 878
Hyalin, Insel—, fibrilläre Struktur 21
 Insel—, ultramikroskopisches Aussehen 20
Hyaline-membrane disease 531
 neonatal 518
Hyaline sclerosis of the efferent arteriole, diabetic glomerulosclerosis 686
Hyalinose, Insel— 19
Hyaluronic acid 318
 in skin of alloxan-diabetic rats 323
Hyderabad, South India, frequency of diabetes in — 384
Hydramnion, Erkennung prädisponierter Individuen 763
 -Häufung, potentieller Diabetes 422
Hydramnios 528
 in pregnant diabetics 510
Hydrocortison bei alkoholinduzierter Hypoglykämie 212
 Kortikoid-Glukose-Belastungstests 986
Hydropische Transformation der B-Zellen 9, 13
11 hydroxyandrostérone 898
β-Hydroxybuttersäure als Störsubstanz bei Polarisationsverfahren 917
Hydroxybutyrat-Bildung, D-(-)-β-, Enzyme der — 277
Hydroxycorticosteroids concentration in Cushing's syndrome 891
17-Hydroxycorticosteroids in pregnancy 506
11 hydroxyetiocholanolone 898
17-hydroxysteroids excretion in Achard-Thiers syndrome 895
Hyperadrenalinämie durch Insulinüberdosierung 564

Hyperadrenalismus, Diabetes-Ätiologie 420
Hyperaktivität der Langerhansschen Inseln während der Fötalperiode 545
Hyperaminoacidurie 205
Hyperbilirubinaemia in newborn infants of diabetic mothers 520
Hypercholesterinämie bei Diabetes 788
 familiäre, diabetische Stoffwechsellage bei — 794
 Xanthome 736
Hypercorticism and diabetes aggravation 890
Hypercorticism in diabetic bearded women 896
Hypercorticismus und Diabetesmanifestation 556
Hyperglycemia during steroid treatment 889
 secondary acute 449
Hyperglyceridemia 312
 post-heparin lipolytic activity 313
Hyperglykämie beim Coma diabeticum 1122
 beim ersten Pankreatitisschub 862
 Fettsucht-—-Syndrom 546
 mütterliche, fötaler Hyperinsulinismus 538, 542
 nach Hirnschädigung 750
 nächtliche, bei Protamin-Zink-Insulin 1104
 3. Trimester der Schwangerschaft 543
Hyperinsulinäre Fötopathie 546
Hyperinsulinemia, C-peptide in serum 169
Hyperinsulinism 618
Hyperinsulinismus 179
 bei Fettsüchtigen 545
 Differentialdiagnose 184
 durch diabetogene Hormone 135
 dynamischer 135
 fötaler, mütterliche Hyperglykämie 538, 542
 fötaler, und fötale Makrosomie 550
 fötaler, und Insulinbehandlung der prädiabetischen Mutter 546
 fötaler, Verhütung 548
 funktioneller, Tolbutamid-Belastungstest (i.v.) 998
 pankreatischer, als Vorstufe des manifesten Diabetes 135
 reaktiver, bei Adipösen 129
 reaktiver, bei M. Cushing 141
 statischer 135

tumorbedingter, Therapie 188
und Sekretionsstörung beim Proto-Diabetes 127
Hyperlaktämie nach Alkohol 212
Hyperlipämie, Alkoholika bei — 1041
bei alloxandiabetischen Ratten 785
bei Diabetes 780
Diät bei essentieller — 1055
exzessive, bei diabetischer Azidose 788
Pankreatitiden bei — 861
und Diabetes 775
Hyperlipemia, lipemia retinalis 661
Hyperlipidaemia and diabetes 417
serum lipids in maturity onset diabetes 309
Hyperlipidämie, Biguanidtherapie 1260
Xanthome 736
Hyper-β-Lipoproteinämie, familiäre 794
Hypermetropia 661
Hyperosmolarität beim Coma diabeticum 1121, 1125
Hyperostose des Fußes bei Diabetes 597
Hyperostosis ossis frontalis und Diabetes 600
Hyperostotische Spondylose und Diabetes 599
Hyperparathyreoidismus und Diabetes 595
Hyperplasia of cortico-adrenals and diabetes 893
Hyperplasie der Langerhansschen Inseln beim Fötus 545
der Langerhansschen Inseln bei Neugeborenen diabetischer Mütter 423
Hyperproinsulinemia, C-peptide in serum 170
islet cell adenoma 168
islet cell carcinoma 168
Hypersensibilität gegen Insulin 978
Hypersensitivity, delayed 1152
Hypersomatotropismus, Diabetes-Ätiologie 420
Hypertension and obesity, 11 oxy-17 K.S. in — 899
Cushing's syndrome 891
diabetic glomerulosclerosis 685, 706
diabetic nephropathy 684
Häufigkeit als Spätsymptom 437
Hypertensive angiopathy in the brain 723
Hyperthyreoidism and diabetes, clinical investigations 874
frequency 872
relationship between — 872

Hyperthyreose, Diabetes-Ätiologie 420
und Diabetes 602
und Diabetesmanifestation 556
Hypertonie, siehe Hypertension
Hypertriglyceridämie, alimentäre, und Insulinspiegel 791
bei Diabetes 776, 780, 787
endogene und exogene 789
primäre, diabetische Stoffwechsellage bei — 789
primäre, genetische Beziehungen zwischen — und Diabetes 792
primäre, Kohlenhydrattoleranz bei — 790
primäre, Therapie der — mit sekundärer Kohlenhydratstoffwechselstörung 794
primäre, Tolbutamid-Wirkung auf Blutglukosekonzentration bei — 792
sekundäre, Therapie der — bei Diabetes 793
Hypertrophie der Langerhansschen Inseln 7
der Langerhansschen Inseln bei Neugeborenen diabetischer Mütter 423
des Fettgewebes nach Insulin 744
Hyperurikämie bei Hypertriglyceridämie 789
Hypogenitalismus beim Prader-Labhart-Willi-Syndrom 631, 635, 638
Hypoglycaemia and metabolic decompensation 1120
cortico-adrenal insufficiency 900
factitia 213
in the infant, insulin treatment in pregnancy 525
spontaneous, panhypopituitarism 884
Hypoglycaemic tumors, improvement of diabetes by — 449
Hypoglykämien, acetonanämische 208
alkoholinduzierte 211, 843
als Folge von Fermentdefekten 201
als Todesursache bei Diabetikern 435
bei Cholangitis 201, 843
bei Cholelithiasis 193
bei Cirrhosis hepatis 200
bei Darmerkrankungen 191
bei Gravidität 211
bei Hepatitis 842
bei Hypothyreose 199
bei Kwashiorkor 843
bei Lactation 211
bei Leberdystrophie 200
bei Lebererkrankungen 200

bei Leberkarzinomen 200
bei Lebernekrose 843
bei Leberzirrhose 200
bei Magenerkrankungen 191
bei Mangelernährung 210
bei Metastasenleber 200
bei Neugeborenen 206
bei Neugeborenen diabetischer Mütter 195
bei pankreaslosen Menschen 246
bei Pilzvergiftung 843
bei portaler Hypertension 201
bei schwerer Muskelarbeit 210
bei Stauungsleber 201
Delikte während — 212
Differentialdiagnose-Tests 213
durch ACTH-Ausfall 199
durch ADPG-Glycogen-Transferase-Mangel 202
durch adrenogenitales Syndrom 199
durch Äthylalkohol 211
durch Ahornsirupkrankheit 206
durch angeborene Fruktoseintoleranz 204
durch Ausfall kontrainsulärer Prinzipien 198
durch A-Zellen-Mangel 195
durch Coma-Therapie 1131
durch Cortisolmangel 199
durch Craniopharyngeome 198
durch entzündliche Pankreaserkrankungen 193
durch extrapankreatische Tumoren 195
durch Galaktoseintoleranz 205
durch Gifte 211
durch Glukose-6-Phosphatase-Mangel 202
durch Glykogenmangelkrankheit 202
durch Glykogenspeicherkrankheiten 202
durch Hypophysennekrosen 198
durch Hypophysentumoren 198
durch Hypophysenvorderlappeninsuffizienz 198
durch Inselzelladenom 178
durch Inselzelladenom + Diabetes 178
durch Inselzellenhyperplasie 178
durch Inselzellkarzinom 178
durch Insulome 180
durch intrathorakale Sarkome 196
durch Leberfibrosarkome 197
durch Lebertumoren 196
durch magnesiumhaltige Verbindungen 211
durch Monoaminooxydasehemmer 211
durch Myosarkome des Uterus 196
durch Nebennierenerkrankung 199
durch Nebennierenkarzinome 196
durch Nebennierenrindeninsuffizienz 199
durch Neurofibrome 196
durch orale Antidiabetika 1232
durch Pankreatitis 193
durch Pseudomyxoma peritonei 196
durch retroperitoneale Sarkome 196
durch Rhabdomyome des Zwerchfells 196
durch 2254 RP 1182
durch Salicylate 211
durch Thalidomid 211
durch Wilms-Tumoren 196
durch Zwerchfellrhabdomyome 196
familiäre leucinempfindliche 189
familiäre renale 209
forensische Probleme 212
funktionelle 177, 210
Glucagon-Test zur Differentialdiagnose 215
idiopathische, der Kinder 208
in frühen Stadien des Diabetes 193
induzierbare 178, 211
Insulin-Toleranz-Test zur Differentialdiagnose 216
intravenöser Tolbutamidtest zur Differentialdiagnose 214
ketotische 208
klinische Symptomatologie 175
Leucinbelastung zur Differentialdiagnose 215
nach Hirntraumen 198
nach Leberausschaltung 810
nach Parathyreoidektomie 1199
orale Glukosedoppelbelastung nach STAUB-TRAUGOTT-Versuch zur Differentialdiagnose 217
orale Glukosetoleranztests mit einmaliger Glukosegabe zur Differentialdiagnose 217
orale Glukosetoleranztests zur Differentialdiagnose 216
organisch bedingte 177, 178
Pathogenese 173
postabsorptive 191
reaktive, bei Diarrhoen 192
reaktive, bei Magenteilresezierten 192
reaktive bei Zwölffingerdarmgeschwürsträgern 192

spontane 173
spontane, differentialdiagnostische Tests 213
spontane, Einteilung 176
Spontan— bei Lebererkrankungen 842
3 Stadien 175
Tests zur Differentialdiagnose 213
Verbrechen während — 212
Hypoglykämieneigung + Lebervergrößerung + Minderwuchs 845
Hypoglykämische Zustände beim jugendlichen Diabetiker 562
beim Kind mit Diabetes 562
Hypoglykämischer Anfall 175
bei Nahrungskarenz 182
Hypoglykämischer Schock, Unfallursachen beim insulinbedürftigen Diabetiker 756
Hypoglykämischer Zwischenfall und Alkoholrausch, Unfall 769
Hypogonadism after pituitary ablation 1279
Hypogonadismus als Folgekrankheit 571
beim PLW-Syndrom 636, 638
Hypogonadismus des männlichen Diabetikers 571, 612
Ätiologie 573
Häufigkeit 572
klinisches Bild 574
Pathogenese 573
Hypogonadismus, Spätsyndrome beim Diabetiker 583
Stoffwechselverhalten bei Diabetikern mit — 582
Hypogonadotroper Hypogonadismus beim männlichen Diabetiker 431
Therapie 583
Hypokalemic alcalosis, Cushing's syndrome 893
Hypokaliämie durch Coma-Therapie 1131
Hypometabolism and thyro diabetes 877
Hypoparathyroidism 723
Hypophysär-diencephaler Diabetes 750
Hypophysäre Gonadotropine, Ausscheidung beim männlichen Diabetiker 575
Hypophysärer Diabetes, hydropische Transformation der B-Zellen 13
Hypophyse, postpartale Nekrose, Houssay-Phänomen 200
Hypophysectomy 712
Hypophysectomy, complications 1275
for diabetic angiopathy 654
influence of — on diabetic retinopathy 1279

partial, in acromegalics with insulin resistant diabetes 884
see also pituitary ablation
Hypophysektomierte Tiere zur Insulinbestimmung 43
Hypophysenausschaltung bei diabetischer Retinopathie 1271
siehe auch pituitary ablation
Hypophysenfunktion beim PLW-Syndrom 638
Hypophysenfunktionsstörungen, Insulin-Toleranz-Test 216
Hypophyseninfarkt, Houssay-Phänomen 200
Hypophyseninsuffizienz, Hypoglykämie bei — 884
Hypophysennekrose, Hypoglykämien durch — 198
Hypophysentumoren, Hypoglykämien durch — 198
Hypophysenüberfunktion, Diabetes durch — 29
Hypophysenunterfunktion, Tolbutamid-Belastungstest (i.v.) 999
Hypophysenvorderlappen und Diabetes 878
Hypophysenvorderlappenhormone, Wirkung auf Blutzuckerspiegel 173
Hypophysenvorderlappeninsuffizienz, Hungerversuch 214
Hypoglykämien durch — 198
und Diabetes 200
Hypophysis, irradiation of the — 712
Hypopituitarism and diabetes 885
management after pituitary ablation 1278
Hypoplastisches Scrotum beim PLW-Syndrom 632
Hypoprotidemia, anabolizing steroids therapy of — 712
diabetic glomerulosclerosis 685
Hyposensibilität gegen Insulin 978
Hypospermatogenese bei diabetischen Tieren 579
beim Diabetiker 582
Hypotension, postural, following pituitary ablation 1284
postural, treatment of night cramps 625
Hypothalamus-Hypophysenvorderlappeninsuffizienz, partielle 216
Hypothyreose, Hypoglykämien bei — 199
Hypothyroidism and diabetes, characteristics 876

and diabetes frequency 875
and diabetes relationship between — 875
thyroid treatment and diabetes 873
Hypotone Lösungen beim Coma diabeticum 1126
Hypotonie, siehe auch Hypotension
Hypotoniebekämpfung beim Coma diabeticum 1129
Hypoxämische Zustände und Biguanidtherapie 1252

I

Iatrogenic steroid diabetes, characteristics 888
  incidence 887
Ibstock/Leicester, Reihenuntersuchungen auf Diabetes in — 353
  systematische Diabeteserfassung 764
ICSH beim hypogonadotropen Hypogonadismus 584
Idealgewichte Erwachsener 1024, 1025
Idiohypophysärer Diabetes bei M. Cushing 143
Idiohypophyseal diabetes and acromegaly 880
Idiopathic diabetes, remission in — 448
  remission in —, personal experience 470
Idiopathische Hypoglykämien der Kinder 208
  Glukagon-Test 216
  Hungerversuch 214
Idiopathische Sprue beim Diabetiker 254
Idiopathischer Diabetes 420
IgA, insulinbindende Immunglobuline 1160
IgA-Antikörper 1097, 1151
IgD, insulinbindende Immunglobuline 1160
IgE, insulinbindende Immunglobuline 1160
IgE-Antikörper 1151
IgG, insulinbindende Immunglobuline 1160
IgG-Antikörper 1097
  Rückkoppelungskontrolle 1164
IgM, insulinbindende Immunglobuline 1160
IgM-Antikörper 1097, 1151
  Rückkoppelungskontrolle 1164
ILA (insulin-like activity), atypical — bei Leberzirrhose 840
  aus Leber 134

bei Adipositas 131
bei Akromegalie 138
bei Diabetes + Pankreatitis 864
biologische Bestimmung 41
extrapankreatische 134
hemmbare 41, 58
nicht-hemmbare 41, 59
non-suppressible 41, 59
Rest-— 134
serum — and mean values of K following injection of glucose loads 967
Serum-—-Veränderungen nach Staub-Traugott-Versuch 124
suppressible 41, 58
typical — bei Leberzirrhose 840
ILA-Werte bei bestimmten Krankheitsbildern 59
Ilgonetten 1041
IMI (immunologically measurable insulin), 41, 58, 71
  bei Adipositas 131
  bei Akromegalie 138
  primärer Peak 146
  siehe auch immunologisch meßbares Insulin 41, 58
IMI-Anstieg, sekundärer reaktiver, durch Medikamente 149
IMI-Peak, primärer, nach Stimulierung 144
IMI-Reaktion auf i.v. Glukosegabe bei Übergewichtigen 130
IMI-Verhalten beim potentiellen, normalgewichtigen Diabetiker 144
  nach Glucagon 147
  nach Glukose und Secretin 148
  nach zweimaliger Injektion von Glibenclamid 149
  nach zweimaliger Injektion von Tolbutamid 149
IMI-Werte bei bestimmten Krankheitsbildern 59
Immunchemischer Sensibilisierungsmechanismus von oralen Antidiabetika 745
Immunglobuline, humorale Insulin-Antikörper 1097
  insulinbindende 1160
Immunoelectrophoretic pattern of serum proteins 325
Immunogenität der A-Komponente 1169
  des Proinsulins 1150
  reines Insulin ohne — 1142
Immunological genesis of glomerular lesions 703

Immunological reactive Insulin 71
Immunologisch meßbares Insulin (siehe auch IMI) 41, 58, 71
Immunologisch reagierendes Insulin bei Leberzirrhose nach oraler Glukosebelastung 836
— bei Leberzirrhose nach Tolbutamidbelastung 837
Immunologische Insulinbestimmung 69
— praktische Ausführung 73
— Prinzip 70
Immunologische Reaktion, Insulitis 23
Immunologischer Insulinnachweis 58
Immunoprecipitates of plasma proteins, radioactivity of — 324
Immuno-reactive insulin in arterial serum and lymph during i.v. glucose tolerance test 968
Immunoreaktives Insulin beim PLW-Syndrom 643
Immunsuppression bei Insulinresistenz 1166
Impfungen beim Kind mit Diabetes 567
— des jugendlichen Diabetikers 567
Impotence, diabetic, treatment 625
Impotenz beim zuckerkranken Manne 431, 571, 612
Improvement of diabetes by hypoglycemic tumors 449
— following restricted diet 464
Imurel bei Insulinresistenz 1166
Inanition als Todesursache bei Diabetikern 435
Inappetenz bei Coma diabeticum 1122
Inborn errors of metabolism, Hypoglykämien durch — 201
Inbuton, Charakterisierung 1211
Incidence of diabetes, dominant inheritance 403
Incidence of iatrogenic steroid diabetes 887
Incidence of steroid diabetes in relation to prednison dosage 888
Incontinence, neuropathy 612
Increment index der Glukoseassimilation, Cortison-Glukose-Belastungstest 988
Index der Insulinaktivität 980
— der Insulinempfindlichkeit nach HIMSWORTH, Berechnung 982
India, general survey, frequency of diabetes in — 380
Indian communities in Johannesburg, frequency of diabetes 375

Indian people in Durban, frequency of diabetes of — 370
Indianer, Cherokee —, Reihenuntersuchungen auf Diabetes 351
Indikationen für die Behandlung mit blutzuckersenkenden Sulfonamiden 1217
— für Fruktose 1077
— für Sorbit 1077
— für Xylit 1077
— zur Biguanid-Therapie 1253
Individualberatung, Diätberatung 1063
Individuelle Dauerdiät 1045
Industrielle Herstellung des Insulins 1088
Induzierbare Hypoglykämien 178, 211
Infancy, acute reversible Diabetes and pseudodiabetes of — 449
— transitory diabetes of — 449, 453
Infants, hypoglycaemia in the —, insulin treatment in pregnancy 525
— neurologic abnormalities in — of diabetic mothers 618
— newborn — of diabetic women 513
— of diabetic mothers, serum glycoproteins in — 326
Infection after hypophysectomy 1275
— diabetes during — 117
— stress diabetes 457
Infektionen als Koma-Ursache 1121
— als Todesursache bei Diabetikern 435
— bei totalpankreatektomierten Patienten 244
— beim jugendlichen Diabetiker 431
— Kontraindikation für Sulfonamidtherapie 1217
— und Diabetes 811
— und Diabetesmanifestation 556
Infiltrate, verzögerte lokale Reaktion bei Insulinallergie 1143
Infusionstherapie beim Coma diabeticum 1125
Inheritance, dominant, of diabetes 403
— in diabetes 400
— multifactorial, of diabetes 407
— recessive, of diabetes 401
Inheritance of diabetes, glucose tolerance test and early detection of diabetes 411
— plasma insulin antagonist activity 411
— serum factors 411
Injektionsform, parenterale, Insulin-Antigenität 1149
Inkompatibilität bei oralen Antidiabetika 1236

Inkretorische Gonadeninsuffizienz beim PLW-Syndrom 638
Inkretorische Hodeninsuffizienz des Diabetikers 578
Inkubationsmedium, Krebs-Ringer-Bicarbonatpufferlösung als — 50, 55
Inseladenom, Tolbutamid-Belastungstest (i.v.) 998
Inselapparat-Insuffizienz, Steroid-Tolbutamid-Belastungstest 1001
Inselhypertrophie, fötale, bei experimentellem Schwangerschaftsdiabetes 549
Inseln, siehe auch Langerhanssche Inseln
Inselzelladenom + Diabetes 179
  Hungerversuch bei — 183
  Hyperinsulinismus 179
Inselzellatrophie 14
Inselzellhyperplasie, diffuse, Hyperinsulinismus 179
  durch Pankreatitis 193
Inselzellkarzinome, Hyperinsulinismus 179
  Insulingehalt 181
  metastasierendes, EEG-Grundrhythmus-Verlangsamung nach Tolbutamid bei — 185
Inselzelltumoren, Diazoxid bei — 189
  Glukosedoppelbelastung bei — 188
  Glukosedoppelbelastung nach STAUB-TRAUGOTT 217
  Größe 180
  Hyperinsulinismus 179
  insulinsezernierende, häufigste Symptome 182
  Lokalisationen 180
  Prednison bei — 189
  Zink-Glucagon bei — 189
Instruktion des Diabetikers, Technik 1009
Insulin, allergische Reaktionen nach — 744
  alpha-2-macroglobulin as carrier for — 323
  antagonism in undiluted plasma 111
  antagonists in animals 107
  antikörpergebundenes, Bestimmung 1159
  Arginin-—, Antigenität 1148, 1169
  Ausgangsmaterial 1089
  Beeinflussung der Plasmatriglyceride 785
  Behandlung der prädiabetischen Mutter mit — 546
  bei Neugeborenen diabetischer Mütter 516

big — 166
bound-— 61
„Boots" 1092
break-down during pregnancy 507
„Brunnengräber" 1092
combination of rapid and intermediate-acting— 1119
combination of short-acting and long-acting — 1118
concentration of circulating — and rate of glucose utilization 966
degradation of — in pregnancy 507
Depot-—e 1093
Desalanin — vom Schwein bei Insulinallergie 1153
Desamido-—, Antigenität 1149
destruction and inheritance 417
Di-— 1095, 1102, 1105
dosage change after pituitary ablation 1279
Einfluß des pH auf Antigenität des —s 1149
exogenes, Antikörperbildung gegen — 1097
Fällungsbereich 1090
gebundenes 61
gereinigtes 1169
Globin-— 1095
„Hoechst" 1092
„Horm" 1092
immunologisch reagierendes, bei Gesunden und Leberzirrhose nach Tolbutamidbelastung 837
bei Leberzirrhose nach oraler Glukosebelastung 836
immuno-reactive — in arterial serum and lymph during i.v. glucose tolerance test 968
immunoreaktives, beim PLW-Syndrom 643
in blood, antagonists of — 105
in newborn infants of diabetic mothers 516
industrielle Herstellung 1088
injection 744, 1114
Intermediär-—, klinische Wirkung 1101
intermediate-acting preparations 1116
4. internationaler Standard für — 1091
Iso-— 1095
[131]Jod-markiertes — zur Antikörperbestimmung 1158
[131]J-—, radioimmunologische Methoden zur Bestimmung 70

„Leo" 1092
„Lilly"-Iletin 1092
little — 166
long-acting —, Achievement of fair control 1117
measurement 1114
Monodesamido-—, Antigenität 1148, 1169
Nativ-—e 1094
Normal-—e 1105
Novo 1092
Novo Actrapid 1092, 1099, 1105
Novo Actrapid i.v. 1099
Novo Lente 1095, 1104, 1106
Fällungsbereich 1090
Wirkcharakter 1102
Novo Rapitard 1096, 1103, 1105
Wirkcharakter 1102
Novo Semilente 1095, 1102, 1105
Wirkcharakter 1102
Novo Ultralente 1095, 1104, 1106
„Organon" 1092
passage from blood into interstitial fluids 968
pharmazeutische Zubereitungen 1092
physikalisch-chemische Eigenschaften 1089
plasma — in pregnancy 505
precursor, proinsulin as — 159
preparation, choice of — 1116
Prüfung auf Reinheit 1091
rapid-acting preparations of — 1116
Regular-— (see also Alt-Insulin) 1005
requirements, effect of pituitary ablation by Y-90 implantation on — 1278
Resorptionsgeschwindigkeit 1097
Retard-— 1093
secretion, physiological interpretation of i.v. glucose tolerance test 965
serum concentrations of — in obese subjects after oral administration of glucose 166
Serum-— bei latentem Diabetes 194
Serum-— und Akromegalie 136, 137
Serum-— und Cushing-Syndrom 136
S „Hoechst" 1099
short-acting preparations of — 1116
siehe auch ILA
siehe auch IMI
siehe auch Seruminsulin
„Squibb" 1092
Stickstoffbestimmung 1091
Strukturformel 1089

Strukturvarianten der — verschiedener Spezies 72
sulfatiertes, bei Insulinallergie 1153
sulfatiertes, bei Insulinresistenz 1165
Surfen-— 1094
test, glucose and —, combined 956
time action 1116
therapy, principles of maintenance treatment 1113
transformation of proinsulin to — in the beta-cells 161
treatment in pregnancy 525, 527
Tumor-— 181
turn-over during pregnancy 507
Überempfindlichkeit gegenüber exogen zugeführtem — 209
Übergang von Rinder- auf Schweine-— 1100
Ultralente, Wirkcharakter 1104
Umstellung von — auf ein Biguanid 1258
und Biguanide beim unstabilen Diabetes 563
und Diät, Häufigkeit der Behandlung mit — 1215
und Wachstumshormon, Beziehungen zwischen den Konzentrationen von — 137
various preparations 1114
Verzögerungs-—e 1093
„Wellcome" 1092
Wirkung auf erniedrigte Postheparinlipoproteidlipase-Aktivität 786
Wirkungsablauf verschiedener handelsüblicher —e 1097
Zinkgehalt 1091
Insulin-Absetzen bei Insulinallergie 1153
activity, ACTH effect upon — 889
Insulin activity, cortisone effect upon — 889, 890
in Achard-Thiers syndrome 895
in Cushing's syndrome after adrenalectomy 892
serum — after oral glucose tolerance test 970
Insulinähnliche Serumaktivität-Bestimmung, biologische 41
Insulinähnliche Wirkung des Wachstumshormons 49
Insulinaktivität, Index der — 980
Insulinaktivität, Vermehrung bei Prädiabetikern 4
Insulinaktivitäten, Fettgewebs-— bei

Altersdiabetikern nach D 860-Belastung 1218
bei jugendlichen Diabetikern nach D 860-Belastung 1218
Insulin-Aktivitätsmessungen, biologische 41
Insulinallergie 1141
 Absetzen des Insulins bei — 1153
 Behandlung 1152
 Biguanidtherapie 1153, 1259
 Desensibilisierung 1153
 Einfluß des pH auf — 1149
 generalisierte Frühreaktion 1146
 gleichzeitiges Auftreten von — und Insulinresistenz 1168
 Glibenclamid bei — 1153
 Hautreaktionen 1142
 Hauttest 1152
 intrakutaner Hauttest bei — 1144
 lokale Frühreaktionen 1144
 Manifestationsmöglichkeiten 1142
 Manifestationstypen 1142
 Pathogenese 1151
 Sulfonylharnstoffe bei — 1153
 verzögerte lokale 1142, 1143
 verzögerte Sofortreaktion 1147
 vom Soforttyp 1097, 1142
 vom Spättyp 1142
 Zusammenhänge zwischen — und Insulinresistenz 1168
Insulin-Aminosäurenanalyse 71
Insulinansprechbarkeit 1097
Insulinantagonist, Synalbumin als — 61
Insulin antagonists activity of plasma, dominant inheritance 403, 411
 depancreatised cats 107
 hormonal — in pregnancy 506
 humoral —, other than antibodies 107
 in animals 107
 non-hormonal — in pregnancy 506
Insulinantagonistischer Synalbuminfaktor bei Herzinfarktpatienten 425
Insulin antibodies 105
 binding 106
 in newborn infants of diabetic mothers 516
Insulinantigenität 1148, 1169
 Einfluß der biologischen Insulineffekte auf — 1150
 Einfluß des Blutzuckers auf — 1150
 parenterale Injektionsform 1149
 Spezies-Unterschiede 1150
Insulinantikörper 1097

bei Neugeborenen diabetischer Mütter 516
für endogenes menschliches Insulin 1163
Gleichgewichtskonstanten hoch- und niederenergetischer Bindungsstellen 1162
Heterogenität 1158
humorale 1097
insulinbindende Immunglobuline 1160
Insulinantikörper-Bestimmung 58
 -Bestimmung, Verfahren 1157
 -Entstehung, parenterale Injektionsform 1149
Insulinarten verschiedener Tierspezies 1096
Insulinauslaßversuch beim pankreatopriven Diabetes des Menschen 243
Insulinausschüttung, Störung der primären — beim Altersdiabetes 427
 übermäßige, siehe Hyperinsulinismus
 verzögerte primäre, nach Glukoseinjektion 145
Insulinbedarf bei Fettleber und Diabetes 812
 bei Hepatitis 811
 des Diabetikers 1216
 des pankreaslosen Menschen 242
Insulinbindungskapazität des Serums, Beziehungen zum — 1160
 postoperativer, bei pankreatektomierten Diabetikern 248
 präoperativer, bei pankreatektomierten Diabetikern 248
Insulinbedarfänderung beim pankreaslosen Menschen 246
Insulinbedürftige Adipöse, Einstellung auf orale Antidiabetika 432
Insulinbedürftige Diabetiker, Diät bei —m — 1056
 Fructosetoleranz beim —n — 1078
 Leberzirrhose bei —n —n 830
 Unfallursachen 756
Insulinbehandelte Diabetiker, Insulinbedarf und Bindungskapazität des Serums 1161
 der schwangeren Diabetikerin 527
Insulinbehandlung des Coma diabeticum 1121
 des Jugendlichen 557, 560
 des Kindes 557, 560
 historischer Überblick 1087
 hochdosierte intravenöse — bei Insulinresistenz 1167

kombiniert mit oralen Antidiabetika 1230
nach Pankreatektomie 240
Insulinbelastungstest 977
bei Diabetes 978
bei Gesunden 978
bei Leberzirrhose 833, 978
bei Leberzirrhose + Diabetes 978
Berechnung des Index der Insulinaktivität 980
Insulinbestimmung, biologische, In-vitro-Methoden 44
biologische, In-vivo-Methoden 42, 52
biologische, praktische Durchführung 52
biologische, Prinzip und Methoden 42
Fettgewebsmethode 49
Fettzellmethode 51
im Serum, radioimmunologische 91
immunologische 58
radioimmunologische 69
radioimmunologische, bei Diabetes + Pankreatitis 864
radioimmunologische, Empfindlichkeit 85
radioimmunologische, Ergebnisvergleich verschiedener Methoden 97
radioimmunologische, Genauigkeit der Methode 85
radioimmunologische, praktische Ausführung 73
radioimmunologische, Prinzip 70
radioimmunologische, Standardkurve 85
Rattenfettgewebsmethode 49
Rattenfettzellmethode 51
siehe auch Messung der Insulinwirkung mittels Glykogensynthese des Rattenzwerchfells 53
Zwerchfellmethode zur — 45
Insulin-Biguanid-Therapie, kombinierte 1257
bei kindlichem Diabetes 1257
growth onset-diabetes 1257
Insulinbindende Antikörper 1097, 1151
Insulinbindende Immunglobuline 1160
Insulin-binding antibodies 106
Insulin-binding capacity of nonresistant subjects 107
Insulinbindungskapazität des Serums, Beziehungen zum Insulinbedarf 1160
Insulin clearance, exercise effect on relationship between — and concentration 267
peripheral, in diabetes 263

Insulin concentration and fixation, relationship 263, 264
and triglycerides formation 312
exercise effect on relationship between — and clearance 267
Insulindegradation durch proteolytische Enzyme 47
Insulin-Diabetiker am Steuer, Richtlinien 1013
Insulindosen, „heroische", beim Coma diabeticum 1123
Insulineinfluß auf Lipogenese aus Glukose 779
Insulin-Einheiten, biologische Bestimmung 1091
Insulineinstellung, postoperative, nach Pankreatektomie 240
Insulin-Elektrolyt-Therapie des Coma diabeticum 1123
Insulinempfindlichkeit, Abnahme bei Akromegalie 978
Einfluß fettreicher Nahrung auf — 1097
Index der — nach HIMSWORTH, Berechnung 982
Insulinempfindlichkeitssteigerung, Methoden 42
Insulin-Fällungsbereich gemessen am Trübungsgrad 1090
Insulin fixation and concentration, relationship 263, 264
and glucose uptake 263
peripheral, effect of exercise on — 266
relationship between — and cell glucose uptake 264
Insulinformen 41, 59
Insulingehalt der Langerhansschen Inseln 24, 27
Insulin-Glukose-Äquivalent 242
Insulin-Glukose-Belastungstest 981
bei Nebennierenrindeninsuffizienz 983
bei Panhypopituitarismus 983
nach ENGEL-SCOTT 982
nach FRANCKSON 983
Insulin-Glukose-Toleranztest nach HIMSWORTH 981
Insulinhypersekretion, prädiabetische Phase 28
Insulinhypersensibilität 978
Insulinhyposensibilität 978
Insulinimmunologie, Insulinallergie 1142
Insulininjektion, Lipodystrophie 744
Lipohypertrophie 744

Insulininsensitivität 1160
Insulin-like activity (ILA) bei Diabetes + Pankreatitis 864
in Cushing's syndrome 893
in pregnancy 505
serum — during duodenal glucose infusion 972
siehe insulin-ähnliche Serumaktivität
Insulinmangeldiabetes, jugendlicher, Kontraindikation für Sulfonamidtherapie 1217
und Fettgehalt in der Nahrung 785
Insulinmarkierung mit ^{131}Jod 77
Insulinmolekül 1089
^{131}Jod-Verteilung 76
Insulinneutralisierende Antikörper, Bestimmung 1157
Insulin-neutralising antibodies 105
Insulin passage from blood into interstitial fluids 968
Insulin-Plasmabindung bei Leberzirrhose 840
Insulinpräparate, Aufbewahrung 1096
historischer Überblick 1087
Wirkungsprofile der gebräuchlichsten — 1106
Insulin-Präparation 1089
Insulinproduzierende Tumoren, Glukagon-Test 216
Insulin-Prüfstelle in Deutschland 1091
Insulin resistance in acromegaly 880
in diabetics 106
in pregnancy 505
non-esterified fatty acids 109
Insulinresistenz 1098, 1154
alkylierende Substanzen bei — 1166
alpha-methyl-DOPA bei — 1168
Antimetaboliten bei — 1166
beim jugendlichen Diabetiker 564
beim Kind mit Diabetes 564
cytostatische Behandlung bei — 1166
Diät bei — 1164
Diagnostik 1156
endogene, bei Leberzirrhose 838
gleichzeitiges Auftreten von Insulinallergie und — 1168
Häufigkeit 1156
hochdosierte intravenöse Insulintherapie bei — 1167
Immunsuppression bei — 1166
Indikation für Sulfonamidtherapie 1217
Insulinwechsel bei — 1165

klinisches Bild 1154
kombinierte Therapie mit Insulin und Antidiabetika 1230
Kortikosteroide bei — 1166
nach Pankreatektomie 242
Nebennierenrindensteroide bei — 1166
orale Antidiabetika bei — 1164
Stickstoff-Lost bei — 1166
therapeutische Schwierigkeiten 1155
Therapie 1164
vorübergehende 564
Zusammenhänge zwischen Insulinallergie und — 1168
Insulin sensitivity and human growth hormone administration 882
reduced, in acromegaly 879
Insulinsekretion, Beeinflussung durch gastrointestinale Faktoren 191
Beeinflussung durch vegetative Innervationsstörungen 191
bei Adipositas 123
bei Diabetes 123
bei Leberzirrhose 835
bei Neugeborenen 542
bei Proto-Diabetes 123
bei sekundären Diabetesformen 143
Stimulierung durch Fructose 1075
Stimulierung durch orale Glukosebelastung bei Übergewichtigen 129
Stimulierung durch 2254 RP 1185
Stimulierung durch Xylit 1075
Insulinsekretionsstarre, Sulfonamidtherapie bei — 1217
Insulinsekretionsstörung beim Altersdiabetes 123
Vererbung der — 544
Insulinsekretionsversagen, Verschiebung des Manifestationsalters 547
Insulinsensibilität, Prüfung der — 977
Insulinsezernierende Zellen, humorale Reizung 1188
Insulinspiegel, Beziehung zwischen Geburtsgewicht und — im Nabelschnurblut 542
im Blut, Pathogenese des Diabetes 31
Plasma— bei Leberzirrhose 835
und alimentäre Hypertriglyceridämie 791
Insulinspritzende Diabetiker, Ausrüstung 1011
Ausweiskarte 1012
stationäre Umstellung —r — auf orale Antidiabetika 1225

Unterweisung 1011
Insulinspritzende Kraftfahrer, Merkblatt
　für — 1013
Insulinstoffwechsel, Kohlenhydrat-— beim
　manifesten Diabetes 427
Insulinstruktur 71
Insulinsubstitution beim Coma diabeticum
　1123
Insulintherapie siehe Insulinbehandlung
Insulintoleranztest bei Insulinresistenz
　1156
　bei Leberzirrhose 834
　Hypoglykämie-Differentialdiagnose 216
Insulinüberdosierung 563, 618
Insulinumstellung auf Sulfonamide 1222
Insulinunabhängigkeit des Fructosestoff-
　wechsels 1072
Insulinurticaria 1150, 1153
　bei Diabetes + Pankreatitis 864
Insulinverhalten bei Diabetikern 5
　nach Glibenclamid und/oder Glukose
　151
　nach Tolbutamid und/oder Glukose 151
Insulinverunreinigungen 745
　allergische Reaktionen durch — 1148
Insulinvorstufen, immunologische Eigen-
　schaften 1169
Insulinwechsel bei Insulinresistenz 1165
Insulinwirkung, antilipolytische, am Fett-
　gewebe bei Leberzirrhose 838
　auf Chylomikronen-Aufnahme durch das
　　Fettgewebe 793
　auf die sekundäre Hypertriglyceridämie
　　793
　auf Fettsäuresynthese in der diabetischen
　　Leber 782
　auf Konzentration der freien Fettsäuren
　　im Plasma 782
　auf Plasmatriglyceridspiegel 794
　auf primäre Hypertriglyceridämie 794
　auf sekundäre Hypertriglyceridämie
　　793
　auf Veresterungsrate freier Fettsäuren
　　783
　biologische, Einfluß auf Immunreaktion
　　des Insulins 1150
　im Fettgewebe 49
　Messung mittels $C^{14}CO_2$-Produktion am
　　epididymalen Rattenfettgewebe 55
　Messung mittels Glykogensynthese des
　　Rattenzwerchfells 53
　und Plasmatriglyceride 791
　klinische Wirkung 1096

Insulin-Zubereitungen, Wirkungsablauf
　1098
Insulitis 9, 22
　Bedeutung für Pathogenese des Diabetes
　　32
Insulom 180
　Blutzuckerkurven nach Glukagon-Bela-
　　stungstest beim — 985
　Blutzuckerkurven nach Tolbutamid-Bela-
　　stungstest (i.v.) beim — 998
　Insulingehalt 181
　Seruminsulinwerte nach Metahexamid
　　beim — 183
　Seruminsulinwerte nach Tolbutamid beim
　　— 183
Intellectual impairment 720
Intermediärinsuline 1169
　klinische Wirkung 1101
Intermediary carbohydrate metabolism in
　Cushing's syndrome 893
Intermediate-acting preparations of insulin
　1116
Intermediate and rapid-acting insulin,
　combination 1119
Intermittent claudication 114
Internationaler Standard, 4. — für Insulin
　1091
Internatsbesuch des jugendlichen Diabetikers
　567, 771
Interpretation of intravenous glucose toler-
　ance test, physiological 961
Interstitial fluids, insulin passage from
　blood into — 968
Intestinaltrakt, Nebenwirkungen auf den
　— durch orale Antidiabetika 1235
Intrakutaner Hauttest bei Insulinallergie
　1144
Intraneural vascular lesions 620
Intrasellar implantation of radioactive
　material 712
Intrauterine death in diabetic pregnancy
　524
Intravenöse Anwendung von Alt-Insulin
　1099
Intravenöse Chlorpropamid-Belastungstests
　1000
Intravenöse Glukosetoleranztests bei Leber-
　zirrhose 832
Intravenöse Tolbutamid-Belastungstests
　993
　Bewertung 996
　Hypoglykämie-Differentialdiagnose 214
Intravenous glucose tolerance test 262

combined oral and — 959
immuno-reactive insulin in arterial serum and lymph during — 968
in pregnancy 505
physiological interpretation of — 961
rapid 954
rapid, curve 948
rapid, mathematical analysis 948
rapid, obesity 951
rapid, physiopathological variations of K 950
rapid, technique 947
repetitive 955
repetitive, combined glucose and insulin test 956
repetitive, combined glucose and sulfonylureas tolerance tests 958
Intrazelluläre Lokalisation der ketonkörperbildenden Enzyme 277
Invenol, allergische Allgemeinreaktionen nach — 745
Charakterisierung 1211
siehe weiter Carbutamid
In-vivo-Methoden der Insulinbestimmung 52
Prinzip und Übersicht 42, 52
In-vitro-Methoden der Insulinbestimmung, biologische 44
praktische Durchführung 53
Prinzip und Methoden 44
IPDT, Charakterisierung 1211
chem. Formel 1197
Entwicklung der Diabetestherapie mit — 1209
IRI (immuno-reactive insulin, see also IMI) 71
bei Gesunden und Leberzirrhose nach Tolbutamidbelastung 837
bei Leberzirrhose nach oraler Glukosebelastung 836
Iridopathy 672
diabetic 650
Iris, rubeosis iridis diabetica 661, 672
Irland, systematische Bevölkerungsuntersuchungen zur Ermittlung der Diabeteshäufigkeit 346
Irradiation of the hypophysis 712
with cyclotron, pituitary ablation 1275
Ischaemic heart disease 114
genetic interrelationship of — and diabetes 417
Ischaemic paralysis, electromyography 617
Island, systematische Bevölkerungsuntersuchungen zur Ermittlung der Diabeteshäufigkeit 346
Islet cell adenoma, C-peptide level 168
hyperproinsulinemia 168
Islet cell carcinoma, C-peptide level 168
Islet cell tumor, hyperinsulinism 618
polyneuropathy 618
serum insulin 167
serum proinsulin 166
Islet eosinophilia of newborn infants of diabetic mothers 515
Islet hypertrophy of newborn infants of diabetic mothers 514
Iso-amyl-enyl-guanidin, blutzuckersenkende Wirkung 1200
Isocitratdehydrogenase-Aktivität im Inselgewebe 26
Verminderung bei Diabetikern 33
Isocyanat, allergische Hautreaktionen durch — 1147
Iso-Insulin 1095
Isoral, Charakterisierung 1211
Isotonie des Alt-Insulins 1092
Israel frequency of diabetes in — 386
systematische Bevölkerungsuntersuchungen zur Ermittlung der Diabeteshäufigkeit 346
Istanbul, frequency of diabetes in — 389
I.Z.S. Lente, achievement of fair control 1117
I.Z.S. preparations 1116

J

Jabalpur, Central India, frequency of diabetes in — 385
Japan, Diabeteshäufigkeit 334
frequency of diabetes in — 387
systematische Bevölkerungsuntersuchungen auf Diabetes 764
^{131}Jod, Markierung von Proteinen mit — 75
Trennung von ^{131}J-Insulin und freiem — 78
^{131}Jod-Insulin, Berechnung der spezifischen Radioaktivität des —-s 77
Doppelantikörpermethode zur Trennung von freiem und gebundenem — 95
Elektrophoretogramm 78, 80, 81, 82
peripheral insulin clearance in diabetes 263
Präparation 75

radioimmunologische Methoden zur Bestimmung 70
Reinigung 79
Trennung des freien von gebundenem — 82
Trennung von — und freiem ^{131}Jod 78 zur Antikörperbestimmung 1158
^{131}Jod-Insulin-Konzentration, radioimmunologische Insulinbestimmung 89
^{131}Jod-Markierung des Insulins 77
^{131}Jod-Proinsulin 1169
^{131}Jod-Verwendung bei der radioimmunologischen Insulinbestimmung 74
^{131}Jod-Verteilung im Insulinmolekül 76
Johannesburg, frequency of diabetes in — 375
Jones-Mote-Reaktion, Pathogenese der Insulinallergie 1151
Juden, Diabeteshäufigkeit 334
Jugendalter, Manifestation des Diabetes 428
Jugendliche Diabetiker 555
  Ätiologie des Diabetes 556
  altersbegrenzte Formen des Diabetes 558
  Behandlung 559
  Behandlungstagebuch 566
  Berufswahl 567
  Coma diabeticum 565
  Diagnose 557
  Ernährung 559
  Fettgewebsinsulinaktivitäten bei —n —n nach D 860-Belastung 1218
  fortschreitende Formen des Diabetes 558
  Insulinbehandlung 557, 560
  Insulinresistenz 565
  klinische Aspekte des Diabetes beim —n — 556
  klinische Formen des Diabetes 557
  komatös einsetzende Formen des Diabetes 559
  Kontrolle 565
  Lebensweise 565
  leichtere Formen des Diabetes 557
  mit Wachstumsverzögerung 558
  Schulbesuch 566
  siehe auch juveniler Diabetes
  sozialhygienische Probleme 566
  Symptomatologie des Diabetes 556
  Symptome bei Diagnosestellung 430
  Verlauf des Diabetes 430
Jugendlicher Insulinmangeldiabetes, Kontraindikation für Sulfonamidtherapie 1217
Jugoslawien, systematische Bevölkerungsuntersuchungen zur Ermittlung der Diabeteshäufigkeit 346
Juristische Belange, Trauma und Diabetes 754
Juvenile type diabetes, diabetic angiopathy and growth hormone 655
  serum cholesterol in — 307
  serum lipids in — 307
  serum phospholipids in — 307
  serum triglycerides in — 307
Juveniler Diabetes, Atrophie der Inselzellen 14
  B-Zellen bei —m — 11
  Diät 1057
  Fibrose des Inselstromas 18
  Fruktose-1,6-Diphosphatase-Aktivitätsänderungen 847
  Fruktosetoleranzgrenze 1078
  Glukokinase-Aktivitätsänderungen 847
  Kernveränderungen in B-Zellen 15
  Lungenfunktionsstörung 866
  Pankreasfermentschwäche 866
  Pankreatitis 29
  Pathogenese des Diabetes 31
  Prognose 437
  Schweißelektrolyterhöhung 866
  Sorbittoleranzgrenze 1078
  und Leberzirrhose 827
  Unterschiede zum Altersdiabetes 429
  Xylittoleranzgrenze 1078

K

K 386, Charakterisierung 1212
K$_3$[Fe(CN)$_6$]-Methode nach HOFFMANN zur Blutzuckerbestimmung 924
K value, measurement 955
K values, physiological interpretation of intravenous glucose tolerance test 961
  rapid intravenous glucose tolerance test 947
  repetitive intravenous glucose tolerance tests 955
K$_a$-Antikörperkomponenten 1161
K$_b$-Antikörperkomponenten 1161
Käse, Fett-Austauschtabelle 1038
Kairo, frequency of diabetes in — 378
Kaliumapplikation beim Coma diabeticum 1128

Kaliumferricyanid-Verfahren zur Blutzuckerbestimmung 924
Kaliumverlust beim Coma diabeticum 1125
Kalorienarme Kostform 1020
Kalorienbedarf, approximative Bestimmung 1051
Kaloriengehalt des Alkohols 1041
  von Bier 1041
Kalorienreduktion bei Insulinresistenz 1165
Kalorienzufuhr, allgemeine Regel 1022
  altersgemäße, bei Diabetes im Kindesalter 1058
  Bestimmung der gesamten — 1026
  Empfehlungen für die tägliche — 1023
  Soll-— 1024
Kalzifizierende Pankreopathie, Na-Schweißkonzentration 864
Kalzipenische Osteopathie und Cushing-Syndrom 601
Kalziumablagerungen in den Inseln 17
Kalziumapplikation beim Coma diabeticum 1128
Kaninchen, Nüchternblutzucker, Normalbereich 940
Kaninchenmethode, biologische Bestimmung der Insulin-Einheiten 1091
Kapillarmembranverdickung, glomeruläre, Diabetes bei Pankreatitis 863
Kapstadt, Diabeteshäufigkeit in — 377
Karbunkel bei Diabetes 733
Kardiovaskuläre Krankheiten als Todesursache bei Diabetikern 435
Kartoffeln als KH-Träger 1035
  Kohlenhydrat-Austauschtabelle 1032
Karyogramme beim PLW-Syndrom 643
Karzinom, Inselzell—, Hyperinsulinismus 179
  Leber—, Hypoglykämien bei — 843
Kationenverlust beim Coma diabeticum 1125
Katzen, insulin antagonists in cats 107
Kaukasier, Reihenuntersuchungen auf Diabetes 351
KCl-Applikation beim Coma diabeticum 1128
KEILIN und HARTREE'sche manometrische Methode zum quantitativen Harnzuckernachweis 918
Keimdrüse, siehe auch Hoden
Keimdrüsenfunktionsstörung 571

Kernhypertrophie in den B-Zellen 12
Kernpyknose in B-Zellen 15
Kernveränderungen in B-Zellen 15
  Nukleinsäurestoffwechsel-Alteration 15
Ketoacylthiolase 274, 276
Ketoazidose beim pankreaslosen Menschen 242
  diabetische, Einsatz antiketogener Substanzen 294
  durch Biguanide 1252
11-Ketoetiocholanolone 898
Ketogene Wirkung der Nahrungsfette 1028
Ketogenese, Anti— 292
  Beziehungen zur Gluconeogenese 273
  Beziehungen zwischen — und Glukoneogenese 294
  3'5'-cyclo-AMP-Wirkung auf — 298
  Entkoppelung der Atmungskettenphosphorylierung und — 288
  experimentelle Modelle 281
  Hemmung regulatorischer Enzyme in der Kontrolle der — 289
  langkettige Fettsäure-CoA-ester in der — 290
  Mechanismus 273
  Regulation 273
  regulatorische Rolle des Citrats bei der — 291
  siehe auch Ketonkörperbildung
  und Zitronensäure-Zyklus-Aktivität 288
Ketogenese-Regulation, Bedeutung des Reduktionsgrades der Leber-Pyridin-Nukleotide in der — 285
Ketonämie bei Coma diabeticum 1122
Ketonkörper als Transportform der Energie in den langkettigen Fettsäuren 278
  Biochemie der — 274
  enzymatische Bildung 274
  im Harn beim jugendlichen Diabetiker 561
  im Harn beim Kind mit Diabetes 561
Ketonkörperabbau 276
Ketonkörperbildende Enzyme, intrazelluläre Lokalisation der —n — 277
Ketonkörperbildung, hepatozelluläre Regulation der — 282
  physiologische Bedeutung 278
  siehe auch Ketogenese
  stöchiometrische Beziehungen zwischen Fettsäureoxydation, Zitronensäure-Zyklus und — 284

Sachverzeichnis

Ketonkörperbildungs-Regulation, ATP-
   Bildung 287
Ketonkörperproduktion, Sauerstoffverbrauch und — der Leber unter Ketose-
   bedingungen 286
Ketonkörperspiegel im Blut bei Erwach-
   senen und Kindern 279
   im Blut der Ratte unter verschiedenen
      experimentellen Bedingungen 280
   in der Leber der Ratte unter verschiede-
      nen experimentellen Bedingungen 280
Keton-O_2 289
Ketoplastische Aminosäuren 1027
Ketose, diabetische, beim Jugendlichen 561
   diabetische, beim Kind 561
   diabetische, Postheparinlipoproteidlipase-
      Aktivität bei — 787
Ketose, Hunger-— beim Jugendlichen 561
   Hunger-— beim Kind 561
Ketosebedingungen, Sauerstoffverbrauch
   und Ketonkörperproduktion der Leber
   unter — 286
Ketosebekämpfung beim Coma diabeticum
   1128
Ketoseentstehung, Oxalacetat-Mangel 287
Ketosen durch Fettfütterung 281
   durch Hunger 281
Ketosis, recovery from diabetes after severe
   — 484
17-Ketosteroid-Ausscheidung beim Diabetiker 576
   beim PLW-Syndrom 639
17-ketosteroids excretion in Achard-Thiers
   syndrome 894
   in obesity 897
Ketostix 1015
Ketotische Hypoglykämien 208
KH, siehe auch Kohlenhydrate
KH-Stoffwechselstörung bei Pankreatitisattacken 862
Kidney, diabetic, electron microscopy 695
   diabetic nephropathy 651, 683
   function of newborn infants of diabetic
      mothers 519
   glucose movements 963
   nephropathies and diabetes 466
   papillary necrosis 710
   pathology 692
   see also Niere
Kimmelstiel-Wilson-Syndrom 252, 685
Kind, Ätiologie des Diabetes 556
   altersbegrenzte Formen des Diabetes
      558

Behandlung des Diabetes 559
Betreuung des diabetischen —es 1017
Coma diabeticum beim — 565, 1124
Cortison-Glukose-Belastungstest beim —
   990
Diabetes beim —, Prognose 568
Diabetes beim —, Prophylaxe 569
Diabetes des —es 555
Diabetes mit Wachstumsverzögerung
   558
diabetisches, in der Familie 770
diabetische, Insulinresistenz 565
diabetische, Kontrolle 565
diabetische, Lebensweise 565
Diagnose des Diabetes 557
endokrines Pankreas beim — der diabetischen Mütter 537
Ernährung des diabetischen —es 559
fortschreitende Formen des Diabetes
   558
idiopathische Hypoglykämien der —er
   208
Insulinbehandlung 557, 560
klinische Aspekte des Diabetes beim —
   556
klinische Formen des Diabetes 557
komatös einsetzende Formen des Diabetes
   559
leichtere Formen des Diabetes 557
neurologic abnormalities in infants of
   diabetic mothers 618
Schulbesuch des — mit Diabetes 566
siehe auch Kindesalter und kindlicher
   Diabetes
sozialhygienische Probleme beim — mit
   Diabetes 566
Symptomatologie des Diabetes 556
Kinder diabetischer Mütter 513
Kinderzahl, Eheberatung 1016
Kindesalter, adaptierte Diät bei Diabetes
   im — 1058
Diät bei Diabetes 1057
Eiweiß in der Diät bei Diabetes — 1059
Fettanteil in der Diät bei Diabetes 1059
körperliche Aktivität bei Diabetes 1059
Kohlenhydrate in der Diät bei Diabetes
   1059
Manifestation des Diabetes 428
Nährstoffverteilung in der Diät bei Dia-
   betes 1058
siehe auch Kind und kindlicher Diabetes
Sport bei Diabetes 1059
Süßspeisen bei Diabetes 1060

Kindlicher Diabetes, früh— —, Verhütung 547
kombinierte Insulin-Biguanid-Therapie 1257
nach Schwangerschaft unbehandelter Diabetikerin? 544
siehe auch Kind und Kindesalter
Kindsbewegungen, abnehmende, beim PLW-Syndrom 632
Klar gelöste Depot-Insuline 1100
Klassifizierung des Diabetes nach ätiologischen Gesichtspunkten 420
foetal prognosis 522
Klassifizierung der Pankreatitiden 861
Kleinwüchsigkeit bei Diabetes 600
Kleinwuchs beim Prader-Labhart-Willi-Syndrom 631, 634
Klimakteriumgipfel der Diabeteshäufigkeit 334
KLIMTscher Cortison-Glukose-Belastungstest 987
Klinik des Diabetes mellitus 333
Klinik des manifesten Diabetes 427
Klinische Aspekte des Diabetes bei Jugendlichen 556
bei Kindern 556
Klinische Formen des Diabetes beim Jugendlichen 557
beim Kind 557
Klinische Wirkung der Insulin-Zubereitungen 1096
Klinisches Bild der Insulinresistenz 1154
der Sexualstörungen des männlichen Diabetikers 574
Knee jerks 610
Knochenerkrankungen und Diabetes 591
Knochenmarkschädigende Wirkung der oralen Antidiabetika 1233
Knorpelveränderungen bei Diabetes 595
Koagulation, siehe Licht—
Kochfette 1037
Kochkurse, Diätschulung 1011
Körperbau der Neugeborenen diabetischer Mütter 514
Körpergewicht des Diabetikers und Sulfonamidtherapie 1216
Einfluß auf reaktive Insulinsekretion 129
Neugeborener diabetischer Mütter 513
Körperliche Aktivität bei Diabetes im Kindesalter 1059
Körperliche Betätigung des Diabetikers, Regelmäßigkeit 765

Kohlenhydratarme Kostformen 1021
Kohlenhydrataufnahme durch die Nahrung und Plasmatriglyceridspiegel 775
Kohlenhydrat-Austauschbarkeit, Diätschulung 1011
Kohlenhydrat-Austauschtabellen 1011
der Deutschen Diabetes-Gesellschaft 1031
Kohlenhydrate in der Diät bei Diabetes im Kindesalter 1059
reine 1050
siehe auch KH
Kohlenhydratgehalt des Alkohols 1040
Kohlenhydrathaltige Getränke 1037
Kohlenhydrathaltige Lebensmittel 1031
Kohlenhydrat-Insulin-Stoffwechsel beim manifesten Diabetes 427
Kohlenhydratreiche Kost, Plasmalipoproteid-Vermehrung nach —r— 776
Plasmatriglyceridspiegel-Anstieg unter —r— 791
Kohlenhydratreiche Kostformen 1021
Kohlenhydratstoffwechsel, Auswirkung einer Leberschädigung auf den — 808
Auswirkung experimenteller Leberausschaltung auf den — 808
beim PLW-Syndrom 640
in der Schwangerschaft 504
während der Neonatalperiode 515
Kohlenhydratstoffwechselstörung durch ACTH 986
sekundäre, Therapie der primären Hypertriglyceridämie mit — 794
Provokation von —en 987
Kohlenhydrattoleranz, Anhebung 1078
bei primärer Hypertriglyceridämie 790
Kohlenhydrattoleranzverschlechterung durch Kontraceptiva-Einnahme der Diabetikerin 1016
Kohlenhydratzufuhr, maximale 1026
minimale 1026
optimale 1026
Kohlenstoffherkunft für die Glukosesynthese 296
Kohlenstoffmoleküle, Wechselbeziehungen zwischen Fettsäurekatabolismus und Aufbau von C_3-—n zu Glukose 294
Kollaps durch Comatherapie 1131
Kolorimetrischer Schnelltest, Modifikation des Kaliumferricyanid-Verfahrens 925
Koma, hypoglykämisches, beim jugendlichen Diabetiker 562
hypoglykämisches, beim Kind mit Diabetes 562

siehe auch Coma
Komatös einsetzende Formen des jugendlichen Diabetes 559
des kindlichen Diabetes 559
Kombination von Diabetes und Leberzirrhose 822
Kombinationsinsuline, klinische Wirkung 1100
Kombinierte Insulin-Biguanid-Therapie bei kindlichem Diabetes 1257
beim growth onset-diabetes 1257
Kombinierte Sulfonylharnstoff-Biguanidtherapie 1258
Komb-Insulin „Hoechst" 1094, 1101, 1105
Wirkcharakter 1102
Komplikationen, degenerative — des Diabetes, Prophylaxe 569
des Diabetes, Ratschläge 1012
nach Lichtkoagulation 1296
Prognose des Diabetes hinsichtlich — 436
Ratschläge an Diabetiker bei— 1012
Kondensationsreaktion, Absorptionsverhalten der — von Glukose mit Anilin 928
Absorptionsverhalten der — von Glukose mit Anthron 928
Absorptionsverhalten der — von Glukose mit o-Toluidin 928
mit Aromaten zur Blutzuckerbestimmung 926
Konfitüren, Diabetiker-— 1043
Konservierungsmittel für Alt-Insulin 1092
Kontraceptiva-Einnahme durch Diabetikerin 1016
Kontraindikationen für die Behandlung mit blutzuckersenkenden Sulfonamiden 1217
für Fructose 1077
für Sorbit 1077
für Xylit 1077
Kontrainsuläre Prinzipien, Hypoglykämien durch Ausfall —r — 198
Kontrainsuläre Hormone, Diabetes-Ätiologie 420
Kontrolle des diabetischen Kindes 565
Konvulsionen beim jugendlichen Diabetiker 562
beim Kind mit Diabetes 562
Konzentrationsschwäche beim hypoglykämischen Anfall 175
Koordinationsstörungen beim hypoglykämischen Anfall 175

Korea, frequency of diabetes in — 389
Koronargefäß-Atherosklerose 789
Kortikoid, siehe auch Cortico ...
Kortikoid-Glukose-Belastungstests 986
Bewertung der Brauchbarkeit 991
Erkennung des biochemischen Diabetes 992
Erkennung des latenten Diabetes 992
Erkennung des präklinischen Diabetes 992
Kortikoidtherapie bei Insulinresistenz 1166
Leberzirrhose unter — 842
Kortikosteroidtherapie, Coma diabeticum nach — 1121
Kortison, siehe auch Cortison
Kost, „freie", bei Diabetes im Kindesalter 1057
Kostformen, extreme 1020
fettarme 1022
kalorienarme 1020
kohlenhydratarme 1021
kohlenhydratreiche 1021
Kostverordnungen, schematische 1047
Krämpfe bei Kindern nach Erbrechen, ketotische Hypoglykämien 208
nach Hungern, ketotische Hypoglykämien 208
Krämpfe, tonisch-klonische, beim hypoglykämischen Anfall 176
Kraftfahrer, insulinspritzende, Merkblatt für — 1013
Kraftfahrzeug, Diabetiker als Führer eines —es 756, 769
Krankheiten, akute, Ratschläge an Diabetiker bei — 1012
Kreatinin-Verhalten bei Bluteiweißung 923
Kreatinverhalten bei Bluteiweißung 923
Krebs als Todesursache bei Diabetikern 435
Krebs-Ringer-Bicarbonatpufferlösung als Inkubationsmedium 50, 55
Kreislaufmittel beim Coma diabeticum 1129
Kreislaufstörungen durch orale Antidiabetika 1236
Kreislaufversagen durch Coma-Therapie 1131
Kresol, allergische Reaktionen durch — 1148
Reaktionen auf Insulin-„Verunreinigungen" 745

Kriterien für die Einstellung mit blutzuckersenkenden Sulfonamiden 1215
Kryptorchismus beim Prader-Labhart-Willi-Syndrom 631
Küchenkenntnisse, Diätberatung 1061
Kurdistan, Häufigkeit des Diabetes in — 387
Kurz wirkende Verzögerungsinsuline, klinische Wirkung 1101
Kußmaulsche Atmung 1126
Kyoto, frequency of diabetes in — 387
Kwashiorkor, Hypoglykämien bei — 843
Kyushu, Japan, frequency of diabetes in — 388

L

LA 6023, chem. Formel 1200
Labiler Diabetes, Diät bei —m — 1056
　kombinierte Insulin-Biguanid-Therapie 1257
Laboratory animals, insulin antagonists in — 107
Lactat-Dehydrogenase, Glukosesynthese 296
Lactate in portal serum during duodenal glucose infusion 973
Lactation, Hypoglykämien bei — 211
Lactogenic activity 506
Lactose-Resorption 1071
Lähmungen, flüchtige, beim hypoglykämischen Anfall 176
Länge Neugeborener diabetischer Mütter 513
Laevulose als Zuckeraustauschstoff 1042
Lagerung von Insulinpräparaten 1096
Laien-Gesellschaften, Aufgaben der Diabetes-— 1017
Laktatdehydrogenase-Aktivität im Inselgewebe 26
Laktatinfusion beim diabetischen azidotischen Coma 294
Laktatumwandlung in Pyruvat 295
Laktazidose 1122
　durch Biguanide 1251
Lang wirkende Verzögerungsinsuline, Wirkcharakter 1103
Langerhanssche Inseln, Atrophie 7
　bei übergewichtigen Neugeborenen 545
　biochemische Untersuchungen 26
　des Fötus bei experimentellem Schwangerschaftsdiabetes 549
　des Neugeborenen, sekretorische Kapazität 541
　Eisenpigmentablagerungen 17
　entzündliche Infiltrate 22
　Enzymaktivität 27
　erhöhte Funktionskapazität bei Fettsucht 134
　Fibrose 9
　Fibrose des Stromas 18
　Gesamtgewicht 9, 181
　Hämofuszinablagerungen 30
　Hämosiderin 17
　Hämosiderinablagerungen 30
　histochemische und biochemische Befunde beim Diabetes 24
　histoenzymologische Untersuchungen 25
　Histologie im Diabetes-Verlauf 5
　Histopathologie 30
　Hyalinose 9, 19
　Hyperplasien 181
　Hypertrophie 7, 181
　Insulingehalt 24, 27
　Kalziumablagerungen 17
　Lipidablagerungen 17
　pathologische Anatomie beim menschlichen Diabetes 3
　qualitative Veränderungen beim Diabetes 12
　quantitative Veränderungen beim Diabetes 6
　Sekretion der — des makrosomalen Fötus 541
　siehe auch Inseln
　Stimulation durch 2254 RP 1185
　Stroma, qualitative Veränderungen 18
　Veränderungen im zytologischen Aufbau der Inseln 8
　Verminderung der Gesamtmasse des Inselgewebes 8
　Verminderung der Inselzahl 6
　Verminderung des Anteils an Inselgewebe im Pankreas 8
　Volumenveränderungen 6
　zytologische Veränderungen beim Diabetes 12
Langkettige Fettsäure-CoA-Thioester, Acetyl-CoA-Carboxylase-Hemmung durch — 291
　Citratsynthase-Hemmung durch — 290
Langkettige Fettsäuren, hepatozelluläre Regulation der Ketonkörperbildung 282
Langkettige Fettsäuren-Energie, Ketonkörper als Transportform der —n — 278

Langzeitsulfonamid-Behandlung und orale Antidiabetika 1237
Laser coagulations, therapy of diabetic retinopathy 679
Lasergeräte zur Lichtkoagulation 1290
Latent-chemischer Diabetes, Definition 425
— Kriterien 426
Latent-diabetische Mütter, Hypoglykämie bei Neugeborenen —r — 195
Latenter Diabetes, Adipositas bei —m —, Spalte 63
— Kost 1054
— Biguanidmonotherapie 1254
— Cortison-Glukose-Belastungstest 992
— Definition 426
— Diät 1053
— Fettleber 1055
— Frühdiagnose 993
— Hypoglykämieneigung 194
— in der Schwangerschaft, unbehandelter 544
— Kriterien 426
— siehe auch Proto-Diabetes
— Steroid-Tolbutamid-Belastungstest 1001
— Störungen des Fettstoffwechsels 1055
— und Fettleber 814
— Zuckerverbrauch 1054
Late-onset diabetes due to heterozygous state 404
L-Cystin als Störsubstanz bei Polarisationsverfahren 917
Lean subjects, glucose uptake levels in — 261
— intravenous glucose tolerance test 262
Lebensalter, Fettleber bei Diabetikern in Abhängigkeit vom — 817
— und Angiopathia diabetica 738
Lebenserwartung beim PLW-Syndrom 637
— des Diabetikers 433
Lebensführung des Diabetikers in der Praxis 1009
Lebensmittel, diätetische 1043
— kohlenhydrathaltige 1031
Lebensmittelgruppen 1030
Lebensmittelmodelle, Diätschulung 1011
Lebensweise des diabetischen Kindes 565
Leber, Acetacetatbildung 275
— $^{14}C_6$-Fructose in der — 1074
— diabetische, Fettsäuresynthese in der — 782
— diabetische, Stoffwechselmuster-Änderung 1073

— Enzymmuster-Veränderungen der — beim Diabetes 846
— Fettabtransport aus der — 818
— Fettantransport zur —, vermehrter 818
— Fettoxydation in der — 818
— Fettsäurenverwertung durch die — 283
— Fructoseabbau in der — 1072
— Glukosesynthese in der — 281
— α-Glycerophosphat in der — für Triglyceridbildung 783
— Glykogenkerne der — beim Diabetes 845
— ILA aus — 134
— Sauerstoffverbrauch und Ketonkörperproduktion der — unter Ketosebedingungen 286
— Stellung der — im Fettsäurestoffwechsel 278
Leberausschaltung, Auswirkung auf Kohlenhydratstoffwechsel 808
— Hypoglykämie nach — 810
Lebercitratgehalt 292
Leberdiabetes, Naunyn's — 841
Leberdystrophie, Hypoglykämien bei — 200
Lebererkrankungen, Diabetes und — 807
— Fructose i.v. bei — 1081
— Glukagon-Test 216
— Hungerversuch 214
— Hypoglykämien bei — 200
— intravenöser Tolbutamidtest 215
— orale Glukosetoleranztests mit einmaliger Glukosegabe zur Differentialdiagnose 217
— Spontanhypoglykämien bei — 842
— Sulfonamidtherapie bei — 1220
Leberexstirpation, Auswirkung auf Kohlenhydratstoffwechsel 808
Leberfibrosarkome, Hypoglykämien durch — 197
Leberfunktionsstörungen durch orale Antidiabetika 1234
Leberglykogengehalt beim Diabetes 845
Leberkarzinome, Hypoglykämien bei —n 200, 843
Leber-Ketonkörperspiegel der Ratte unter verschiedenen experimentellen Bedingungen 280
Leberkranke, Glukoseassimilation beim —n 838
Leberkrankheiten, development or aggravation of diabetes 465
— Glukagon-Belastungstest 984

Todesursache bei Diabetikern 436
Tolbutamid-Belastungstests (i.v.) bei — 997
Leberlipase, Aktivierung durch Glukagon 298
Lebermetastasen, insulinproduzierende 180
Lebermitochondrien, Citratsynthase 290
Citratverhalten in isolierten — 292
Lebernekrose, Hypoglykämien bei — 843
Leber-Pyridinnukleotide, Bedeutung des Reduktionsgrades der — in der Regulation der Ketogenese 285
Fettsäureoxydation und Redox-Status der — 283
Leberschädigung, Auswirkung auf Kohlenhydratstoffwechsel 808
experimentelle, Glukosetoleranz nach — 809
Leberstoffwechsel, Wege des Acetyl-CoA und Orte der Regulation im — 283
Lebertherapie mit Sulfonylharnstoffen 1235
Lebertumoren, Hypoglykämien durch — 196, 843
Leberveränderungen, diabetesspezifische, beim genuinen Diabetes 844
Leberverfettung, latenter Diabetes 1055
potentieller Diabetes 1055
Lebervergrößerung + Minderwuchs + Hypoglykämieneigung 845
Leberzelle, ketonkörperbildende Enzyme 277
Leberzellverfettung beim Diabetes 812, 844
beim Diabetes, Häufigkeit und Diabetestyp 813
beim Diabetes, Therapie 821
Pathogenese 818
Prognose 819
Therapie 820
und Diabetestyp 816
Leberzirrhose, Abfall der freien Fettsäuren bei — nach Glukose 839
alkoholische, bei Diabetikern 826
antilipolytische Insulinwirkung am Fettgewebe bei — 838
atypical ILA und typical ILA bei — 840
Blutzuckerabfall nach Insulinbelastungstest bei — 978
B-Zellsystem-Mehrbelastung 838, 841
Conard-Test bei — 832

Diabetes-Besserungen durch — 843
endogene Insulinresistenz bei — 838
ernährungsbedingte, bei Diabetikern 826
Glukagon-Belastungstest 984
Glukoseassimilation bei — 838
Glukosetoleranz bei — 831
Glykogenkerne in der Leber bei — 846
Häufigkeit bei Diabetes 822
Häufigkeit des Diabetes bei — 824
Hypoglykämien bei — 200
Insulinbelastung bei — 833
Insulinsekretion bei — 835
Insulintoleranztest bei — 834
IRI bei Gesunden und — nach Tolbutamidbelastung 837
IRI nach oraler Glukosebelastung 836
Plasmabindung des Insulins bei — 840
Plasmaglyzerinabfall bei — nach Glukose 839
Plasmainsulinaktivität 840
Plasmainsulinspiegel 835
postnekrotische, bei Diabetikern 826
STH nach Glukosegabe bei — 840
Störung der Glukoseutilisation in der Muskulatur bei — 839
Tolbutamidtest bei — 833, 837
und Diabetes 465, 811, 822
und Diabetes, Blutzuckerabfall nach Insulinbelastungstest bei — 978
und Diabetes, Geschlechtsverteilung 826
und Diabetes, Ursache erhöhter Koinzidenz 827
und Diabetes, zeitliche Zusammenhänge zwischen — 827
und Diabetesmanifestation 829
und Diabetestyp 830
unter Glukokortikoidtherapie 842
unveresterte Fettsäuren bei — 838
Leberzirrhose-Typ bei Diabetes 826
Leibschmerzen bei Coma diabeticum 1122
Leipzig, Diabetiker-Population 355
„Leistungsfähiger und länger leben — trotz Diabetes", Heft 1011
Length of newborn infants of diabetic women 513
Lente-Insulin, achievement of fair control 1117
Leptomeninges, diabetic encephalopathy 720
fibrosis of the — 723
Lesotho/Basutoland, frequency of diabetes in — 378

Letalität der Diabetiker 433
des Coma diabeticum 1131
Leucin 1027
hypoglykämischer Effekt bei Inselzelltumoren 186
Leucinaminopeptidase-Aktivität in den Inseln 25
Leucinbelastung, Hypoglykämie — Differentialdiagnose 215
zur Differentialdiagnose des Hyperinsulinismus 184
Leucinempfindliche Hypoglykämien, familiäre 189
Hungerversuch 214
Leukocyturia, pyelonephritis 709
Leukopenie durch orale Antidiabetika 1234
Libido, herabgesetzte 571
Lichtkoagulation bei diabetischer Retinopathie 1289
bei diabetischer Retinopathie, Ergebnisse 1291
bei nichtproliferativer Retinopathie 1295
Lichtkoagulation bei proliferativer Retinopathie 1295
exsudative Netzhautablösung nach — 1291
Komplikationen nach — 1296
Methoden 1290
Light coagulation, therapy of diabetic retinopathy 679, 1289
Liköre 1041
Linsenstar 205
Lipaemia retinalis 661, 789
Lipämie durch fettreiche Diät bei Diabetikern mit Azidose 786
Glukosetoleranz-Störung bei — 790
Hypoglykämie durch — 202
Lipid metabolism, ocular abnormalities related to — 660
Lipid nephrosis 698
Lipidablagerungen in den Inseln 17
Lipide, Plasma-—, Störung im Abtransport 785
Lipids in diabetes in man 307
retinopathy 308
serum — and arteriosclerosis 308
serum — in juvenile type diabetes 307
serum — in maturity onset diabetes 309
serum —, mechanisms behind elevated — in diabetes 310
Lipidspiegelbeeinflussung durch Diät 785

Lipidstoffwechselstörung beim PLW-Syndrom 639
Lipidsynthese des Fettgewebes zur Insulinbestimmung 49
geschwindigkeitsbestimmendes Enzym der — 291
Lipidsynthesehemmung durch langkettige Fettsäure-Coenzym-A-Thioester 291
Lipidvermehrung im Plasma und Diabetes 775
Lipoatrophy 309
Lipodystrophie als Nebenwirkung der Diabetes-Therapie 744
Indikation für Sulfonamidtherapie 1217
Lipogenese, Insulineinfluß auf — aus Glukose 779
nach Fructose 1076
Lipogenesesteigerung beim PLW-Syndrom 639
Lipohypertrophie als Nebenwirkung der Diabetes-Therapie 744
Lipoidablagerung bei der Nekrobiosis lipoidica 741
Lipoiduria, diabetic glomerulosclerosis 706
Lipolytic activity, post-heparin —, hyperglyceridemia 313
Lipomatose des Pankreas bei Diabetes 29
Lipoproteidentfernung aus dem Blut und Diabetes 785
Lipoproteidlipaseaktivität bei alloxandiabetischen Ratten 785
bei pankreatektomierten Ratten 785
Heparin-Wirkung auf — 786
im Plasma und Blut-Chylomikronen 786
im Plasma und Triglyceridspiegel 787
Lipoproteidlipaseneubildung, Puromycinwirkung auf — 786
Lipoproteidlipasesystem, Regulationsstörung beim Diabetiker 787
Lipoproteidvermehrung, Glukosetoleranzverschlechterung durch — 792
Lipoprotein, insulin antagonists 107
Lipoproteins in diabetes in man 307
removal of — elevated serum triglycerides in diabetes 312
retinopathy 308
very low density — 310
Little insulin 166
Liver, carbohydrate moiety 326
Liver disease, development or aggravation of diabetes 465

glucose tolerance test (rapid i.v.) 952
Liver, glucose movements 963
Liver glucose output, influence of C^{12}-glucose load on — 962
Liver glycerides synthesis, increased FFA mobilization from adipose tissue as cause of increased — 310
increased serum triglycerides 312
Liver, plasma glycoproteins 326
see also Leber
Lobular glomerulonephritis 708
Lochkerne, Glykogenkerne der Leber 845
LOHNSTEIN'sche Gärungsmethode zum quantitativen Zuckernachweis 918
Lokale Frühreaktionen bei Insulinallergie 1144
Lokale Insulinallergie, verzögerte 1142, 1143
Lokalisierte Osteopathien und Diabetes 595
Lokomotivführer, Diabetiker als — 769
Long-acting and short-acting insulin, combination 1118
Long-acting insulin, achievement of fair control 1117
Long-acting preparations of insulin 1116
Long-Insulin „Hoechst" 1095, 1104, 1106
Wirkcharakter 1104
Long-standing remission in diabetes 484
Loss of proteins, urinary — and diabetes 467
L-Phenyl-alanin als Störsubstanz bei Polarisationsverfahren 917
Lübtheen, Reihenuntersuchungen auf Diabetes in der Kleinstadt — 352
Lumbar sympathectomy, treatment of charcot joint 625
Lung function in newborn infants of diabetic mothers 518
Lungenentzündung, Todesursache bei Diabetikern 436
Lungenfunktionsstörung bei juvenilem Diabetes 866
Lungentuberkulose, Todesursache bei Diabetikern 436
Lupus erythematosus, nodular glomerular lesions 703
L-Xylulose aus Xylit 1075
Lyell-Syndrom als Nebenwirkung der Diabetes-Therapie 745
Lymph, immuno-reactive insulin in arterial serum and — during i.v. glucose tolerance test 968

Lymphknotenmetastasen, insulinproduzierende 180
Lysinurie, familiäre verkalkende Pankreatitis bei — 866
Pankreatitiden bei — 861

M

Mabuig Island, frequency of diabetes in — 391
Macroglobulin, α-2-— as carrier for insulin 323
Macula lutea, pigmentopathy 665
Maculopathien nach Lichtkoagulation 1291
Madras, India, frequency of diabetes in — 382
Männliche Diabetiker, Ausscheidung hypophysärer Gonadotropine 575
Ejakulatanalysen 577
endokrinologische Funktionsdiagnostik 575
Hodenbiopsie 579
Hodenveränderungen 580
Hormonanalysen 575
Hypogonadismus 571, 612
Ketosteroide-Ausscheidung 576
Sexualstörungen 571, 612
Testosteronbestimmung 576
Mäusekrampftest zur Antikörperbestimmung 1157
Magenbeschwerden durch orale Antidiabetika 1235
Magen-Darm-Störungen durch Biguanide 1251
Magenerkrankungen, Hypoglykämien bei — 191
orale Glukosetoleranztests mit einmaliger Glukosegabe zur Differentialdiagnose 217
Magenteilresezierte, reaktive Hypoglykämie bei —n 192
Magnesiumapplikation beim Coma diabeticum 1128
Magnesiumhaltige Verbindungen, Hypoglykämien durch — 211
Makroangiopathie 738
Makrosomaler Fötus, Sekretion der Langerhansschen Inseln des —n — 541
Makrosomie des Fötus 541
fötale, und fötaler Hyperinsulinismus 550

fötale, Verhütung 547
Malatdehydrogenase, cytoplasmatische 295
 Glukosesynthese 296
 mitochondriale und extramitochondriale 295
Malat : Oxalacetat-Gleichgewicht, Redox-Verschiebungen 289
Malaya, frequency of diabetes in — 386
Maldescensus testis beim PLW-Syndrom 633
Maligne Tumoren, Todesursache bei Diabetikern 436
Malnutrition, glucose tolerance test (rapid i.v.) 952
Maltose-Resorption 1071
Mamelodi township Pretoria, frequency of diabetes 376
Management during delivery of diabetics 529
 of diabetic pregnancy 526
 of newborn infants of diabetics 530
Mangelernährung, Hypoglykämien bei — 210
Manifestation der Pankreatitis 862
 des Diabetes im Kindes- und Jugendalter 428
 vorzeitige, eines Diabetes 752
Manifestationsalter des Diabetikers 355, 429
 des Diabetikers, DDR 356
 des Diabetikers, Indikationen zur Biguanid-Therapie 1253
 des Diabetikers, und Sulfonamidtherapie 1216
Manifestationsausprägung, Unterschiede in der — des Diabetes 334
Manifestationsmöglichkeiten einer Insulinallergie 1142
Manifestationstypen der allergischen Insulin-Hautreaktionen 1142
Manifester Diabetes, Definition 426
 Klinik 427
 Kriterien 427
 und Fettleber 814
Manifester primärer Diabetes 427
Mannitol, Hirnödem durch — 1131
MANN-MAGATH-Phänomen 843
Mannoheptulose, D— zur Ketose-Erzeugung 282
Mannose 317
Manometrische Methode von KEILIN und HARTREE zum quantitativen Zuckernachweis 918

Maori Community, New Zealand, frequency of diabetes in — 390
Marmeladen, Diabetiker-— 1043
Marocco, glycosuria surveys 370
Marriages, consanguineous, among parents of diabetic patients 405
Masculine body build in obese women with diabetes 900
Massachusetts, systematische Bevölkerungsuntersuchungen zur Ermittlung der Diabeteshäufigkeit 764
Maternal mortality in diabetic pregnancy 521
Maturity onset diabetes, see also Altersdiabctes
 serum lipids in — 309
Mauriac-Syndrom 558, 845
Maximale Kohlenhydratzufuhr 1026
Mediasklerose 251
Medizinische Aspekte, Trauma und Diabetes 752
Meerschweinchen, Nüchternblutzucker, Normalbereich 940
Mehle als KH-Träger 1035
 Kohlenhydrat-Austauschtabelle 1031
Mehlsackzwerg 635
Mehrkosten der Diät 1062
Membranous glomerulonephritis 708
Menopause and diabetes 901
Mensch, Glukosekonzentration im Nüchternblut, Normalbereich 938
Menschliches Insulin, Antikörper für endogenes — 1163
Mental stress, diabetes during — 117
6-Mercaptopurin b. Insulinresistenz 1166
Merkblatt für insulinspritzende Kraftfahrer 1013
Metabolic cataract 678
Metabolic decompensation, hypoglycaemia and — 1120
Metabolische Acidose nach Alkoholgenuß 212
Metahexamid, chem. Formel 1198
 Seruminsulinwerte nach — beim Insulin 183
Metahypophyseal diabetes and acromegaly 880
Metahypophyseal-diabetic cats, insulin antagonists 107
Metallreduktionsverfahren, Glukosenachweis im Harn 914
Metallreduktometrische Verfahren zur Blutzuckerbestimmung 922

Metastasenleber, Hypoglykämien bei — 200
Metformin bei Sonderformen des Diabetes 1261
  Indikationen 1255
  kombinierte Insulin-Biguanid-Therapie 1259
  kombinierte Sulfonylharnstoff-Biguanid-Therapie 1260
  Monotherapie 1256
  Nebenwirkungen 1250
  Praxis der — Therapie 1262
  Toxizität 1250
  Umstellung von Sulfonylharnstoff- auf Biguanidbehandlung 1260
Method of delivery of diabetics 529
Methoden der Blutzuckerbestimmung 922
  der Harnzuckerbestimmung 913
  der Lichtkoagulation 1290
Methods of ophthalmic assessment, retinopathy 1275
  of pituitary ablation and their complications 1275
Methyldopa 712
Methylmalonyl-CoA 294
Methylpentose 317
Methyl-p-Oxybenzoat, allergische Reaktionen durch — 1148
Metopyrone administration, 17-hydroxy-steroids urinary output 891
  17-ketogenic steroids urinary output 891
Metopyrone tests in diabetics 898
Microaneurysms, fluorescence photography 1272
  of the retina 663, 671
Microangiopathy, treatment of diabetic retinopathy by pituitary ablation 1271
Mikroaneurysmen, Lichtkoagulation bei — 1290
  Retinopathia diabetica 252
Mikroangiopathie 738
  beim sekundären Diabetes 254
  diabetische, Capillartoxikose bei — 739
  diabetische, Zahnbetterkrankungen durch — 740
  und Fettzufuhr 1029
Milch als KH-Träger 1037
  Fett-Austauschtabelle 1038
  Kohlenhydrat-Austauschtabelle 1032
Milchprodukte, Fett-Austauschtabelle 1038
  Kohlenhydrat-Austauschtabelle 1032

Milchsäure, antiketogene Wirkung 293
Milchsäuredehydrogenase-Aktivität in den Inseln 25
Militärschulen, Diabetes und — 768
Minderwuchs bei Diabetes 600
  bei Diabetes des Kindes 558
  Hypoglykämie durch — 202
  + Lebervergrößerung + Hypoglykämieneigung 845
Minimale Kohlenhydratzufuhr 1026
Mischinsuline 1096
  klinische Wirkung 1100
Mischkost, 1000 Kalorien-— 1048
Mischkostdiät 1048
Mißbildungen, angeborene, bei Neugeborenen diabetischer Mütter 520
  bei experimentellem Schwangerschaftsdiabetes 550
Mitochondriale Malatdehydrogenase 295
Mitochondrien, Citratsynthase aus Leber — 290
  Citratverhalten in Leber — 292
  Fettsäureoxydation in den — 283
  ketonkörperbildende Enzyme in — 277
  NADP-abhängige Dehydrogenase der — 1075
Mitteleuropa, Zusammensetzung der „bekannten" diabetischen Bevölkerung 335
Mittelschulbesuch des jugendlichen Diabetikers 567
Mixtures of Semilente and Ultralente 1116
Modell-Lebensmittel 1063
„Modellstudie Heilbronn", Gruppenunterricht für Diabetiker 1010
Monocomponentinsulin, Antigenität 1148, 1169
Monodesamidoinsulin, Antigenität 1148, 1169
Monoguanidine 1250
Mono-neuropathy 610
Monosaccharide, Resorptionsgeschwindigkeit 1071
Monospezies-Insulinarten 1096, 1103
Morbus Addison, Belastungstest mit Insulin + Glukose nach ENGEL und SCOTT bei — 983
  und Diabetes 900
Morbus Basedow and diabetes 602, 871
  and diabetes, clinical investigations 874
  relationship between — and diabetes 872
  und Diabetes 602, 871

Morbus Cushing, Diabetes-Ätiologie 420
 Glukosebelastung bei — 141
 idiohypophysärer Diabetes bei — 143
 und Diabetes 601
Morgagni-Syndrom 600
Mortalität der Diabetiker 433
 des Coma diabeticum 1131
 fötale, und experimenteller Schwangerschaftsdiabetes 548
Mortality, foetal, causes of death 526
 in diabetic pregnancy 521
 maternal, in diabetic pregnancy 521
 perinatal foetal — in diabetic pregnancy 521
Mothers, neurologic abnormalities in infants of diabetic — 618
Motor neuropathy 610, 613
Motorische Unruhe bei Coma diabeticum 1122
 beim hypoglykämischen Anfall 176
Mucopolysaccharide, Pankreasausscheidung abnorm saurer — 865
Mucopolysaccharides 318
 acid 323
 deposits of — in the kidney 701
 structural difference between — and glycoproteins 326
Mütter, diabetische, endokrines Pankreas bei Kindern — 537
 Neugeborene von —n 539
 neurologic abnormalities in infants of — 618
Mütter, prädiabetische, Behandlung mit Insulin 546
Mütterliche Hyperglykämie, fötaler Hyperinsulinismus 538, 542
Mukoviszidose, Pankreatitiden 861
 und Diabetes 866
 und verkalkende Pankreatitis 865
Multifactorial inheritance of diabetes 407
Muscle, fatty acid in — 110
Muscular exercise, glucose tolerance test (rapid i.v.) 953
Muskelarbeit, Bestimmung des Arbeitsumsatzes 1024
 effect of exercise during oral glucose tolerance test 265
 effect of exercise on peripheral insulin fixation 266
 Hypoglykämien bei schwerer — 210
Muskeleiweiß, Insulin-Stimulationseffekt auf Aminosäureneinbau in das — 48

Muskelhypotonie beim PLW-Syndrom 632
Muskulatur, Störung der Glukoseutilisation in der — bei Leberzirrhose 839
Myatonie beim PLW-Syndrom 633, 637
Myatonischer Diabetes 631
Myelin sheaths degeneration 720
 diabetic encephalopathy 721
Myelopathy, diabetic 611
Mykosen bei Diabetes 728, 729, 732
Myocardial infarcts, stress diabetes 457
Myodegeneratio cordis, Todesursache bei Diabetikern 436
Myosarkome des Uterus, Hypoglykämien durch — 196
Mysore, South India, frequency of diabetes in — 384
Myxedema 723
 after pituitary ablation 1279
 and diabetes, characteristics 876
 and diabetes, frequency 875
 and diabetes, relationship between — 875
Myxödem durch orale Antidiabetika 1236

N

Nabelschnurblut, Beziehung zwischen Geburtsgewicht und Insulinspiegel im — 542
N-(acetyl-4'-benzolsulfonyl)-N'-cyclohexylcarbamid, Charakterisierung 1213
N-acetylglucosamine 318
N-acetylneuraminic acid 318
Nacinsoral, Charakterisierung 1212
NaCl-Lösung, hypotone, beim Coma diabeticum 1128
Nadisan, allergische Allgemeinreaktionen nach — 745
 Charakterisierung 1211
 siehe auch Carbutamid
NADP-abhängige Dehydrogenase der Mitochondrien 1075
NADP-Transferase-Aktivität in den Inseln 25
NAD-Transferase-Aktivität in den Inseln 25
Nächtliche Hyperglykämien bei Protamin-Zink-Insulin 1104
Nährstoffbedarf, approximative Bestimmung 1051
Nährstoffverteilung in der Diät bei Diabetes im Kindesalter 1058
Nährstoffzufuhr, allgemeine Regeln 1026

Empfehlungen für die tägliche — 1023
Nahrung, Fettgehalt in der — und Insulinmangeldiabetes 785
Kohlenhydrataufnahme durch die — und Plasmatriglyceridspiegel 775
Nahrungsentzug bei Insulinresistenz 1165
Nahrungsfette 1037
  atherogene Wirkung der — 1029
  energetische Bedeutung der — 1028
  ketogene Wirkung der — 1028
  sichtbare 1037
  unsichtbare 1037
Nahrungskarenz, hypoglykämischer Anfall bei — 182
Nahrungsproteine 1027
Na-Schweißkonzentration, Diabetes bei Pankreatitis 864
Natal, cane chewers, frequency of diabetes 374
  frequency of diabetes in — 370
  indians, frequency of diabetes 371
  indians, practical purposes 368
Natal, North Coast of —, frequency of diabetes 373
  rural labourers, frequency of diabetes 374
  tongaat area of —, frequency of diabetes 374
Nativ-Insulin 1094
Natreen Diätsüße 1041
Natriumbikarbonat beim Coma diabeticum 1126
Natriumcyclohexylsulfamat als Süßstoff 1041
NAUNYN-Ära 1021
NAUNYN's Leberdiabetes 841
N-(chlor-4'-benzolsulfonyl)-N'-propylcarbamid, Charakterisierung 1212
N-4-[2-(5-chlor-2-methoxybenzamido)-äthyl]-phenyl-sulfonyl-N'-cyclohexylcarbamid, Charakterisierung 1213
Nebenniere, Regulation der Glukoneogenese 297
  und Diabetes 877
Nebennierenerkrankung, Hypoglykämien durch — 199
Nebennierenfunktion bei Neugeborenen diabetischer Mütter 517
  beim PLW-Syndrom 638
Nebennierenhormone, Wirkung auf den Blutzuckerspiegel 174
Nebennierenkarzinom 893
  Hypoglykämien durch — 196

Nebennierenmarklose Tiere zur Insulinbestimmung 43
Nebennierenrindenfunktion bei Adipositas 896
Nebennierenrindenfunktionsstörungen, Insulin-Toleranz-Test 216
Nebennierenrindenhormon, Diabetes nach —-Behandlung 29
  -Therapie bei idiopathischen Hypoglykämien 209
Nebennierenrindeninsuffizienz, Belastungstest mit Insulin + Glukose nach ENGEL und SCOTT bei — 983
  Hungerversuch 214
  Hypoglykämien durch — 199
  Insulinempfindlichkeitssteigerung bei — 979
  Tolbutamid-Belastungstest (i.v.) 999
Nebennierenrindensteroide bei Insulinresistenz 1166
Nebennierenrindenüberfunktion und Seruminsulin 140
Nebennierenüberfunktion, Diabetes durch — 29
Nebenschilddrüsenadenom + B-Zellenadenom 180
Nebenwirkungen auf das Herz-Kreislauf-System durch orale Antidiabetika 1236
  auf das Nervensystem durch orale Antidiabetika 1235
  auf den Magen-Darm-Trakt durch orale Antidiabetika 1235
  auf die Blutbildung durch orale Antidiabetika 1233
  auf die Haut durch orale Antidiabetika 1233
  auf die Leberfunktion durch orale Antidiabetika 1234
  auf die Nierenfunktion durch orale Antidiabetika 1235
  auf die Schilddrüse durch orale Antidiabetika 1236
  der Biguanide 1250
  der Diabetes-Therapie 744
  nichttoxische, durch orale Antidiabetika 1235
NEFA, orale Antidiabetika 1231
  see non-esterified fatty acids and FFA unter STH 138
Negative Rückkoppelung bei Antikörperproduktion 1164
Neger, Reihenuntersuchungen auf Diabetes 351

Sachverzeichnis

Nekrobiosis lipoidica diabeticorum 728, 729, 737, 741
Nekrobiosis lipoidica, Häufigkeit bei Diabetes 741
— und Fettgewebsatrophie 742
Nekrosen an Insulininjektionsstelle 1146
Nekrospermie 571
Neomycin treatment of diabetic diarrhoea 624
Neonatal hypoglycaemia, insulin treatment in pregnancy 525
Neonatal period, blood glucose during — 515
— management of newborn infants of diabetics 531
Neonatal respiratory distress syndrome 518
Nephropathie, Kontraindikation für Sulfonamide 1220
Nephropathies, chronic, alleviation of diabetes in — 466
— chronic, remission of diabetes in — 466
Nephropathy, diabetic 650, 683
— diabetic, age of diabetics 684
— diabetic, therapy 711
— glycoproteins in diabetes 322
Nephrosis and diabetes 467
— lipid — 698
Nephrotic syndrome, cholesterol 308
— phospholipids 308
— triglycerides 308
Nephrotisches Syndrom als Todesursache bei Diabetikern 435
Nervensystemschädigungen durch orale Antidiabetika 1235
Nerves, cranial, diabetic encephalopathy 721
Netzhautablösung, exsudative, nach Lichtkoagulation 1291
Netzhautexsudate nach Lichtkoagulation 1292
Netzhautniveau, Gefäßneubildungen im —, Lichtkoagulation 1290
Netzhautödeme nach Lichtkoagulation 1292
Neueinstellungen, Alt-Insulin bei — 1099
Neu-England, Mortalität der Diabetiker 434
Neugeborene, Cortison-Glukose-Belastungstests bei —n 990
— Cushing-artiges Aussehen 543
— Diabetes-Verhütung 547
— diabetische, zuckerhaltiges Fruchtwasser bei —n 540
— diabetischer Mütter 513
— Geburtsgewicht des —n und Insulinbehandlung der prädiabetischen Mutter 546
— Hypoglykämie bei —n diabetischer Mütter 195, 206
— Insulinsekretion 542
— Langerhanssche Inseln des —n, sekretorische Kapazität 541
— myatonischer Diabetes 631
— Pankreas des —n einer glykosurischen Mutter 537
— Prader-Labhart-Willi-Syndrom 631
— übergewichtige, Pankreasfunktion bei —n 545
— unbehandelter diabetischer Schwangerer 544
— von diabetischen Müttern 539
Neugeborenen-Hypoglykämien 195, 206
Neuraminic acid, N-acetyl form 317
— N-glycolyl form 317
Neuritis, diabetische, und Sulfonamidtherapie 1220
Neurofibrome, Hypoglykämien durch — 196
Neurogenic bladder, treatment of diabetic diarrhoea 625
Neurogenic vesical dysfunction 612
Neurologic abnormalities in infants of diabetic mothers 618
— diabetic neuropathy 676
Neurological observations, diabetic encephalopathy 719
Neurologische Herdsymptome bei Coma diabeticum 1122
Neuromuscular irritability in newborn infants of diabetic mothers 520
Neuropathia diabetica beim sexualgestörten Diabetiker 583
Neuropathie, Häufigkeit als Spätsymptom 437
Neuropathy after diabetic coma 616
— association of — with retinopathy 620
— autonomic 611
— cerebro-spinal fluid in diabetic — 616
— diabetic 607
— diabetic, diagnosis 623
— diabetic, etiology 618
— diabetic, patchy demyelination 622
— diabetic, pathology 622
— diabetic, prognosis 622

diabetic, treatment 624
following pituitary ablation 1284
motor — 610, 613
objective peripheral 609
sensory — 610
subjective peripheral 608
Neurotraumatischer Diabetes 749
Neurotrophic arthropathy 613
Neurotrophic ulcers 613
Neutrale Protamin-Insulin-Suspension 1094
Neutrales Alt-Insulin 1092
Neutrales Protamin-Insulin Hagedorn 1095, 1102, 1105
Neutralising insulin-antibodies 105
Newborn infant of diabetic woman 513
Newborn infants, management of — of diabetics 530
New Delhi, frequency of diabetes in — 385
New Guinea, frequences of diabetes in — 390
New Zealand, frequency of diabetes in — 390
Niacin 1030
Nicht erblicher Diabetes 420
Nicht hemmbarer Anteil der insulinähnlichen Wirkung im Serum 41, 59
im Serum, Komponenten 60
Nicht idiopathischer Diabetes 29
Nichtketon-O₂, Zitronensäure-Zyklus 289
Nichtproliferative Retinopathien, Lichtkoagulation 1293
Nichttoxische Nebenwirkungen durch orale Antidiabetika 1235
Nidosan, Charakterisierung 1211
Niederlande, systematische Bevölkerungsuntersuchungen zur Ermittlung der Diabeteshäufigkeit 346
Niere, Glukosesynthese in der — 281
siehe auch Kidney
Nierenfunktion bei Neugeborenen diabetischer Mütter 519
Nierenfunktionsstörungen durch orale Antidiabetika 1235
und Biguanide 1252
Niereninsuffizienz, Kontraindikation für Sulfonamide 1220
und Diabetes 468
Nierenkrankheiten als Todesursache bei Diabetikern 435
und Diabetes 466
Nierenschäden durch Biguanide 1251

hyperosmolares Coma diabeticum 1121
Nierenschwelle des Xylit 1077
Night cramps 614
treatment 625
Night vision, disturbance of —, diabetic retinopathy 679
Nipaginester, allergische Reaktionen durch — 1148
NN und Diabetes 877
NNR-Funktion bei Adipositas 896
NNR-Hormone, Hypoglykämien durch Ausfall von —n 198, 199
siehe auch Corticosteroids, Cortison, Kortikosteroide
Nodular lesion of the glomerulus, diabetic glomerulosclerosis 686
Nodular type of diabetic glomerulosclerosis 686
Non-esterified fatty acids in the plasma of diabetic human subjects 109
of normal human subjects 109
see also NEFA and FFA
Non-pregnant women, serum glycoproteins of — 321
Noradrenalin beim Coma diabeticum 1129
Glukosetoleranzstörung durch — 790
Hemmung der Glukoseaufnahme 49
Hemmung der Glykogensynthese 49
-Wirkung auf den Blutzuckerspiegel 174
Nordamerika, Zusammensetzung der „bekannten" diabetischen Bevölkerung 335
Nordddeutschland, Reihenuntersuchungen auf Diabetes 351
Norglycin, Charakterisierung 1212
siehe auch Tolazamid
Normal-Insuline 1105
Normalization of carbohydrate tolerance, degree of —, remission in diabetes 488
Normgewichtige Diabetiker, Dauerdiät für — 1049
Normospermie 577
North coast of Natal, cane chewers, frequency of diabetes 374
frequency of diabetes 373
rural labourers, frequency of diabetes 374
Tongaat area of the —, frequency of diabetes 374
North India, frequency of diabetes in — 384
North Island, New Zealand, frequency of diabetes in — 390

Norwegen, systematische Bevölkerungsuntersuchungen zur Ermittlung der Diabeteshäufigkeit 347
N-p-chlorophenyl-N'-isopropyl-Diguanid 1201
NPH 1095, 1102, 1105, 1116
NPH-Insulin „Boots" 1095, 1102, 1105
  „Lilly" 1095, 1102, 1105
  „Organon" 1095, 1102, 1105
  „Retard" 1095, 1102, 1105
  „Wellcome" 1095, 1102, 1105
  Wirkcharakter 1102
NPH-Therapie des jugendlichen Diabetes 560
  des kindlichen Diabetes 560
N-p-tolylsulfonyl-N'-cyclohexylcarbamid, Charakterisierung 1212
N-p-tolylsulfonyl-N'-(hexahydro-1-4-azopinyl)-carbamid, Charakterisierung 1212
N-p-tolylsulfonyl-N'-n-butyl-carbamid, Charakterisierung 1212
NSILA (non-suppressible insulin-like activity) 41, 59
  Fraktion, Komponenten 60
NSILA-S 60
N-Sulfanilyl-N'-n-butyl-carbamid, Charakterisierung 1211
Nüchternblutzucker, Diabetes-Reihenuntersuchungen in Europa und Randgebieten 345
  Normalbereich 938
  siehe auch Blutzucker
Nüchternblutzuckerbestimmungen, siehe Blutzuckerbestimmung
Nüchternblutzuckerkontrollen bei Behandlung mit Sulfonamiden 1224, 1230
Nüsse, Kohlenhydrat-Austauschtabelle 1034
Nukleinsäurestoffwechsel-Alteration 15
5-Nukleotidase-Aktivität in den Inseln 25
Nuso (neutral soluble ox), insulin preparations 1116
Nykturie, Symptomhäufigkeit beim jugendlichen Diabetes 430
NYLANDER'sche Methode des Glukosenachweises im Harn 914

O

Oberschulbesuch des jugendlichen Diabetikers 567

Obese diabetics, anti-insulin activity of albumin fraction 112
  improvement of diabetes during steroid treatment 890
  remission in diabetes following restricted diet 464
Obese subjects, glucose uptake levels in — 261
  intravenous glucose tolerance test in — 262
  serum concentrations of insulin und proinsulin in — after oral administration of glucose 166
Obese women, masculine body build and development of diabetes 900
Obesity and diabetes, 11 oxy-17 K.S. in — 899
  and hypertension, 11 oxy-17K.S. in — 899
  cortico-adrenal function in — 896
  cortico-adrenal hyperfunction and diabetes with — 898
  cortisol secretion in — 897
  Cushing's syndrome 891
  diencephalic, and thyro diabetes 877
  effect of phenformin therapy in — and diabetes 269
  effect of weight reduction in — 267
  free fatty acids levels in — 897
  glucose assimilation in — 897
  oral glucose tolerance test in — 261
  pathophysiological variations of K in glucose tolerance test (rapid i.v.) 951
  peripheral glucose uptake in man in diabetes and — 259; see also Adipositas
  serum lipids in maturity onset diabetes 309
Obst als KH-Träger 1036
  Kohlenhydrat-Austauschtabelle 1033
Obstsäfte, Kohlenhydrat-Austauschtabelle 1034
Ocular abnormalities and blood sugar regulation 660
  and lipid metabolism 660
Ocular disease, diabetic 659
Ocular manifestations of diabetic angiopathy 650
Ocular nerve palsies 610
Ocular palsies 677
Oedema, dependent 612
  in pregnancy, treatment 528
Ödeme der Netzhaut nach Lichtkoagulation 1292

Öffentliche Verkehrsmittel, Diabetiker als Fahrer —r— 756
Öle, Fett-Austauschtabelle 1038
  polyensäurereiche 1043
Oestriol excretion in diabetic pregnancy 512
Oestrogen treatment in pregnancy 528
Oligophrener Gesichtsausdruck beim PLW-Syndrom 633
Oligophrenia 723
Oligophrenie beim Prader-Labhart-Willi-Syndrom 631
Oligospermie 577
Onset during pregnancy, remission of diabetes with — 458
  of diabetes and diabetic retinopathy 669
Operationen, Alt-Insulin bei — 1099
  Kontraindikation für Sulfonamidtherapie 1217
Ophthalmic assessment, methods, retinopathy 1275
Ophthalmological abnormalities, diabetic 659
Ophthalmopathie, Häufigkeit als Spätsymptom 437
Ophthalmoplegia 677
Ophthalmoscopic picture in diabetic retinopathy 662
Ophthalmoscopy 660
Opticusatrophie nach Lichtkoagulation 1296
Optimale Kohlenhydratzufuhr 1026
Orabet, Charakterisierung 1212
Oral and intravenous glucose tolerance test, combined 959
Oral antidiabetics, relationship between glucose uptake and skinfold thickness during GTT in diabetics after treatment with — 270
Oral glucose tolerance test 969
  effect of exercise during — 265
  in diabetes 262
  in obesity 261
  in pregnancy 505
  sensitivity of — 971
Orale Antidiabetika 1209
  Alkoholtoleranzverminderung 1236
  allergische Allgemeinreaktionen nach —n — 745
  allergische Nebenwirkungen 1232
  ambulante Einstellung auf — 1225
  Anfangsdosierung 1221
  Ansprechbarkeit 1223

  Auswahl des Präparates 1220
  bei Insulinresistenz 1164
  Dauerbehandlung 1226
  Dauerdosierung 1226
  diätetische Maßnahmen 1224, 1230
  Einstellung insulinbedürftiger Adipöser auf — 432
  Einstellung mit —n — 1220
  Geschichte der Entdeckung 1179
  Höchstdosen 1226
  Hypoglykämien durch — 1232
  Inkompatibilität 1236
  Kombinationen verschiedener —r — 1230
  kombiniert mit Insulintherapie 1229
  Nebenwirkungen 1231
  Nebenwirkungen auf das Herz-Kreislauf-System 1236
  Nebenwirkungen auf das Nervensystem 1235
  Nebenwirkungen auf den Magen-Darm-Trakt 1235
  Nebenwirkungen auf die Blutbildung 1233
  Nebenwirkungen auf die Haut 1233
  Nebenwirkungen auf die Leberfunktion 1234
  Nebenwirkungen auf die Nierenfunktion 1235
  Nebenwirkungen auf die Schilddrüse 1236
  nichttoxische Nebenwirkungen 1235
  Präparateauswahl 1226
  Refraktärphase 1227
  Sekundärversager 1227
  Spätversager 1227
  stationäre Umstellung insulinspritzender Diabetiker 1225
  Stoffwechselkontrollen 1224, 1230
  Stoßbehandlung 1227
  toxische Nebenwirkungen 1232
  Unverträglichkeiten durch — 1231
  Ursachen des Sekundärversagens 1229
  Verträglichkeit 1231
  Wirkung beim pankreatopriven Diabetes des Menschen 249
  Wirkungsbeeinträchtigung 1236
  Wirkungsbeginn 1223
  Wirkungsdauer 1227
  Wirkungsverlust 1227
Orale Diabetestherapie 1209
Orale Glukosetoleranztests bei Leberzirrhose 832

Hypoglykämie-Differentialdiagnose 216
  mit einmaliger Glukosegabe, Hypoglykämie-Differentialdiagnose 217
Orange Free State, frequency of diabetes in — 378
Oranil, Charakterisierung 1211
Organ size of newborn infants of diabetic mothers 514
Organbefunde der Neugeborenen diabetischer Mütter 514
Organisch bedingte Hypoglykämien 177, 178
Orinase, Charakterisierung 1212
Orosomucoid 318
Ortho-benzoesäuresulfinid-natrium als Süßstoff 1041
Orthostatic hypotension 611, 720
Ossification centres of newborn infants of diabetic mothers 515
Osteitis des Fußes bei Diabetes 597
Osteoarthritis des Fußes bei Diabetes 597
Osteodystrophie und Diabetes 594
Osteomalazie und Diabetes 593
Osteopathie, generalisierte, und Diabetes 592
  glukosurische 594
  kalzipenische, und Cushing-Syndrom 601
  lokalisierte, und Diabetes 595
Osteoporofibrose mit Hypokalziurie 595
Osteoporose bei Akromegalie 601
  und Diabetes 592
Osteosen des Fußes bei Diabetes 597
Ostpakistan, frequency of diabetes in — 385
Overweight of newborn infants of diabetic women 513
Ovulationshemmer-Einnahme der Diabetikerin 1016
Oxacillin als Störsubstanz bei Polarisationsverfahren 917
Oxalacetatkonzentration, Citratsynthase-Geschwindigkeitskontrolle durch — 290
Oxalacetatmangel, Ketose-Entstehung 287
17-Oxogenic steroids in pregnancy 506
Oxydationsgeschwindigkeit, Fettsäure-—, Atmungskettenphosphorylierung 283
Oxygen treatment of newborn infants of diabetics 531
11 oxy-17 K.S. in Diabetes and vascular complications 899
11-oxysteroids excretion in Achard-Thiers syndrome 895
Oxytocin 529

P

P 607, Charakterisierung 1212
Pacific Islands, distribution of diabetes in — 365, 390
Palm, thickening of the tissues of the — 616
Palmarxanthome 789
Palmityl-CoA 290
Paludismus-Behandlung 1201
Paludrin 1201
Panaritium articulare, diabetisches 599
Pancreas islet hypertrophy in newborn infants of diabetic mother 517
Pancreatic stromal eosinophilia of newborn infants of diabetic mothers 515
Pancreatitis, acute, remission in diabetes 459
Panhypopituitarismus, Belastungstest mit Insulin + Glukose nach ENGEL und SCOTT bei — 983
Pankarditis, Todesursache bei Diabetikern 436
Pankreas des Neugeborenen einer glykosurischen Mutter 537
  endokrines, bei Kindern diabetischer Mütter 537
  endokrines, des Fötus, Organogenese 539
  exokrines, Veränderungen des — bei Diabetes 28
  fötales, bei experimentellem Schwangerschaftsdiabetes 549
  Verminderung des Anteils an Inselgewebe im — 8
Pankreasadenom, Coma diabeticum nach — 1121
Pankreasangiographie, selektive 183
Pankreasdiabetes, genetische Grundlage 864
  Häufigkeit 867
  Pathogenese 865
Pankreaserkrankungen, entzündliche, Hypoglykämien durch — 193
  Erkennung prädisponierter Individuen 763
Pankreasfermentschwäche bei juvenilem Diabetes 866
Pankreasfibrose 18
  zystische 861, 865

Pankreasfunktion bei übergewichtigen Neugeborenen 545
Pankreasgefäße, Röntgenkontrastdarstellung 182
Pankreasgesamtgewicht bei Diabetikern 29
Pankreasgewebe, Enzyme im — 24
Pankreaskarzinom, Coma diabeticum bei — 1122
   Diabeteseinstellung nach totaler Pankreatektomie 241
Pankreaslose Menschen, Angiopathie 252
   Diabetes 239
   Glukagonmangel 246
   Hypoglykämie 246
   Insulinbedarf 242
   Insulinbedarfänderung 246
Pankreaslose Tiere, Fettleber 813
Pankreasnekrose, Coma diabeticum nach — 1121
Pankreasresektionen, Sulfonamidbehandlung nach — 1231
Pankreasschädigung als Manifestationsursache des Diabetes 753
Pankreassklerose 8
   bei juvenilem Diabetes 29
Pankreasszintigraphie mit 75-Selen-Methionin 183
Pankreastumoren, insulinproduzierende 180
   Sulfonamidbehandlung des Diabetes 1231
   Tolbutamid-Belastungstest (i.v.) 998
Pankreasverkalkung in Uganda 370
Pankreatektomie, Angiopathie nach — 252
   Coma diabeticum nach — 243
   Diabetes nach — beim Menschen 239
   Diabetes nach —, Biguanidtherapie 1259
   Fettleber bei Primaten und Pavianen nach — 813
   Insulinauslaßversuch nach — 243
   Plasmacholesterin-Vermehrung nach — 788
   Plasmatriglyceridspiegel nach — 780
   postoperative Insulineinstellung nach — 240
   totale, Diabetes nach — 29
   totale Insulinbedarfänderung nach — bei schon vorhandenem Diabetes 246
   Wirkung blutzuckersenkender Sulfonylharnstoffe nach — 249
   Wirkung der Biguanide nach — 250
Pankreatektomiediabetes und Alloxandiabetes, Unterschiede 239
Pankreatektomierte Diabetiker, prä- und postoperativer Insulinbedarf 248
Pankreatektomierte Menschen, Fettlebergefahr 813
Pankreatektomierte Ratten, Lipoproteidlipaseaktivität bei —n — 785
Pankreatektomierter Hund, Wirkung von 2254 RP 1185
Pankreatin beim pankreaslosen Menschen 246
Pankreatischer Hyperinsulinismus als Vorstufe des manifesten Diabetes 135
Pankreatitiden, Klassifizierung 861
Pankreatitis, akute, Fructose, bei — 1081
   alkoholische 862
   als Manifestationsursache des Diab. 753
   aus genetischen Gründen 861
   bei Gallenwegserkrankungen 861
   bei Hyperlipämie 861
   bei Hypertriglyceridämie 789
   bei juvenilem Diabetes 29
   bei Lysinurie 861
   bei Mukoviszidosis 861, 865
   biliäre 862
   Coma diabeticum nach — 1121
   Erkennung prädisponierter Individuen 763
   familiäre verkalkende, bei Lysinurie 866
   Hypoglykämien durch — 193
   Inselzellhyperplasie durch — 193
   Insulinverhalten bei Diabetes + — 864
   Manifestation 862
   nach Alkoholabusus 861
   Pathogenese des Diabetes bei — 863
   radioimmunologische Insulinbestimmungen bei Diabetes + — 864
   und Diabetes 861
   und Diabetes, Heredität 863
   Verhältnis alkoholischer zu nicht alkoholischer — 862
   Verhältnis zum genetischen Diabetes 863
   verkalkende, und Diabetes 863
   verkalkende, und Mukoviszidose 865
   Verlauf 862
   Vorkommen 862
Pankreatitisattacken, KH-Stoffwechselstörung bei — 862
Pankreatitis-Diabetiker, Häufigkeit 867

Pankreatitisschub, erster, Blutzucker-
  erhöhung beim — 862
  erster, Zuckerausscheidung beim —n —
  862
Pankreatopathie, kalzifizierende, Na-
  Schweißkonzentration 864
Pankreatopriver Diabetes, Coma diabeti-
  cum beim —n — des Menschen 243
  des Menschen 239
  des Menschen, Wirkung oraler Antidia-
  betika 249
  Infekte bei totalpankreatektomierten
  Patienten 244
  Insulinauslaßversuch beim —n — des
  Menschen 243
  Schockneigung beim —n — 241
  Wirkung der Biguanide 250
Pankreatotrope Substanz, 2254 RP-Stimu-
  lation 1185
Pankreopathie, verkalkende, und Diabetes
  863
Papierelektrophorese zur Reinigung des
  131J-Insulins 79
Papierstreifenmethode auf enzymatischer
  Basis, Glukosenachweis im Harn 915
  zur Blutzuckerbestimmung 934
Papillary necrosis, diabetic glomeruloscle-
  rosis 710
Papua, frequences of diabetes 390
Paraaminobenzen-sulfamido-isopropyl-
  thiodiazol, siehe 2254 RP
Paraaminobenzen-sulfamido-propyl-thio-
  diazol, siehe 2301 RP
Paraamino-salicylic acid therapy of dia-
  betic retinopathy 679
Paraesthesias 616
Parästhesien, periphere 608
  und orale Antidiabetika 1235
Paralysis, ischaemic —, electromyography
  617
Parathyreoidektomie, Blutzuckerabfall nach
  — 1199
Parathyreoprive Tetanie, Blutzuckerabfall
  1199
Parent-child correlation 405
Parenterale Injektionsform, Insulin-Anti-
  genität 1149
Parents of diabetic patients, consangui-
  neous marriages among — 405
PAS-Behandlung und orale Antidiabetika
  1237
Patchy demyelination, diabetic neuropathy
  622

Patellar reflexes, neuropathy 610
Pathogenese der Hypoglykämien 173
  der Insulinallergie 1151
  des Diabetes, Blutinsulin 31
  des Diabetes bei Pankreatitis 863
  des Diabetes, Vorstellungen zur — 30
  des Hypogonadismus beim männlichen
  Diabetiker 573
  des PLW-Syndroms 642
Pathogenesis of diabetic angiopathy 653
  of diabetic glomerulosclerosis 700
  of diabetic retinopathy 653
  of vascular abnormalities in the eyes
  677
Pathological basis of diabetic retinopathy
  1273
Pathological findings of diabetic encephalopathy 720
Pathologische Anatomie der Langerhansschen Inseln beim menschlichen Diabetes
  3
Pathologische Gefäßveränderungen bei Diabetes 737
Pathology of diabetic neuropathy 621
  of placenta in diabetic pregnancy 512
  of rubeosis iridis diabetica 673
  of the kidney 692
  of the retina in diabetic retinopathy 671
Pathophysiologie der Glukoseausscheidung
  beim Diabetes 913
Paviane, Fettleber nach Pankreatektomie
  813
PBSP classification of pregnant diabetics
  523
Penetrance, recessive inheritance of dia-
  betes 402
Penicillin, halbsynthetisches, als Störsub-
  stanz bei Polarisationsverfahren 917
Penicillin-G als Störsubstanz bei Polarisa-
  tionsverfahren 917
Penicillin-V-Kalium als Störsubstanz bei
  Polarisationsverfahren 917
Pentosephosphat-Cyclus 1075
PEP (Phosphoenolpyruvat) 296
PEP-Carboxykinase 296
Perchlorsäure, Enteiweißungsverfahren zur
  Blutzuckerbestimmung 923
  Glutathion-Einfluß bei Blutenteiweißung
  mit — 930
Perforating ulcers, neurotrophic 613
Perinatal foetal mortality in diabetic preg-
  nancy 521
  in diabetics 509

Peripheral glucose uptake, exercise effect on — 266
in man in diabetes and obesity 259
Peripheral insulin clearance in diabetes 263
Peripheral insulin fixation, effect of exercise on — 266
Peripheral neuropathy, objective 609
subjective 608
Periphere Angiopathie, Häufigkeit als Spätsymptom 437
Peritonitis, Pseudo-— diabetica 1122
Perorale Tolbutamid-Belastungstests 1000
Petechiale Effloreszenzen durch orale Antidiabetika 1233
Pflanzliche Eiweißträger 1040
PGT, latenter Diabetes, Frühdiagnose 993
Phäochromozytom, Diabetes-Ätiologie 420
Pharmazeutische Insulin-Zubereitungen 1092
pH-Einfluß auf Antigenität des Insulins 1149
Phenformin bei Sonderformen des Diabetes 1261
chem. Formel 1200
Indikationen 1255
kombinierte Insulin-Biguanid-Therapie 1259
kombinierte Sulfonylharnstoff-Biguanid-Therapie 1260
Monotherapie 1256
Nebenwirkungen 1250
Praxis der — Therapie 1262
Toxizität 1250
Umstellung von Sulfonylharnstoff- auf Biguanidbehandlung 1260
Phenformin therapy, effect of — in diabetes and obesity 269
Phenol, allergische Reaktionen durch — 1148
Reaktion auf Insulin-„Verunreinigungen" 745
Phenyläthylbiguanid bei Sonderformen des Diabetes 1261
chem. Formel 1200
gastrointestinale Beschwerden durch — 1251
Indikationen 1255
kombinierte Insulin-Biguanid-Therapie 1259
kombinierte Sulfonylharnstoff-Biguanid-Therapie 1260

Monotherapie 1256
Nebenwirkungen 1250
Praxis der — Therapie 1262
Toxizität 1250
Umstellung von Sulfonylharnstoff- auf Biguanidbehandlung 1260
Phenylalanin 1027
Phenylalaninarme Diät 210
Phenylbutasone treatment of diabetic neuropathy 624
Pheochromocytoma and diabetes 877
Philippinos, Reihenuntersuchungen auf Diabetes 351
Phimose bei Diabetes 729, 734
entzündliche, bei Diabetes 728
Phlebopathy of the retina 664
pH-Normalisierung beim Coma diabeticum 1126
Phosphat-Applikation beim Coma diabeticum 1128
Phosphate, energiereiche, Abnahme nach Fructose 1075
Phosphodihydroxyaceton 1072
Phosphoenolpyruvat 296
Phosphoenolpyruvat-Carboxykinase, Glukosesynthese 296
1-Phosphofruktaldolase 1072
1-Phosphofruktaldolase-Ausfall, Hypoglykämie durch — 204
Phosphoglukoseisomerase zur Fruktosebestimmung im Harn 920
Phospholipidbildung bei Diabetikern mit Fettleber 818
Phospholipids, nephrotic syndrome 308
serum — in juvenile type diabetes 307
Phospholipidspiegel bei Diabetikern 781
-Erhöhung beim Diabetes 788
Phosphor in newborn infants of diabetic mothers 519
Phosphorylierung, Entkoppelung der Atmungsketten-— und Ketogenese 288
Photoallergische Hautveränderungen durch orale Antidiabetika 1233
Physikalisch-chemische Eigenschaften des Insulins 1089
Physiological interpretation of intravenous glucose tolerance test 961
Physiologische Bedeutung der Ketonkörperbildung 278
Physiologische Glukoseausscheidung 913
Physiologische Grundlagen der Fructose-Verwendung 1070
der Sorbit-Verwendung 1070

der Xylit-Verwendung 1070
Physiopathological variations of K, glucose tolerance test (rapid i.v.) 950
Pied diabétique 595
Pigmentopathy, retinopathy 665
Piloten, Diabetiker als — 769
Pils, Diät-— 1041
Pilzvergiftung, Hypoglykämien bei — 843
Piqûre 749
Pituitary ablation and diabetic angiopathy 656
　blood urea following — 1284
　clinical management 1278
　complications 1275
　effect of — by Y-90 implantation on insulin requirements 1278
　effect on diabetic retinopathy 1279
　functional effects sought by — 1274
　grading the degree of — induced 1279
　methods 1275
　neuropathy following — 1284
　proteinuria following — 1285
　renal function following — 1284
　replacement therapy 1278
　see also hypophysectomy
　selection of patients for — 1276
　treatment of diabetic retinopathy by — 1271
Pituitary adenoma, insulin resistance 880
Pituitary, anterior — and diabetes 878
　anterior, radioactive destruction of —, disappearance of diabetes 883
Pituitary destruction in diabetics 885
Pituitary gland, antagonistic activity 112
　insulin antagonists 107
Pituitary insufficiency 884
Pituitary stalk resection 712
Pituitary suppression 712
PK-Test 1151
Placenta in diabetic pregnancy 511
Placentagewicht, erhöhtes 543
Plasma, alpha-2-macroglobulin in — 323
　glucose equilibration between — and red cells 961
Plasma glycoprotein levels, biological significance of elevated — 322
Plasma glycoproteins and diabetes 317
　glycoproteins, function 318
　glycoproteins, origin 318
　glycoproteins, structure 318
Plasma growth hormone and diabetic angiopathy 655
　growth hormone level and work load 655

Plasma insulin antagonist activity, inheritance of diabetes 411
Plasma insulin in pregnancy 505
Plasma, Lipidvermehrung im — und Diabetes 775
Plasma proteins, plasma glycoproteins and diabetes 317
　proteins, radioactivity of immunoprecipitates of — 324
Plasmabindung des Insulins bei Leberzirrhose 840
Plasmacholesterin-Erhöhung beim Diabetes 788
Plasmaexpander beim Coma diabeticum 1131
Plasmaglyzerinabfall bei Leberzirrhose nach Glukose 839
Plasmainsulinaktivität bei Leberzirrhose 840
Plasmainsulinspiegel bei Leberzirrhose 835
Plasmalipide, Störung im Abtransport der — 785
Plasmalipidkonzentration nach Fruktose 779
　nach Glukose 779
　nach Saccharose 779
　nach Stärke 779
Plasmalipoproteid-Vermehrung nach kohlenhydratreicher Kost 776
Plasma-STH-Spiegel und Angiopathia diabetica 739
Plasmatriglycerid-Bildung bei Diabetes 782
Plasmatriglyceride, Beeinflussung durch Insulin 785
　endogene 789
　Entfernung der — aus dem Blut und Diabetes 785
　und Insulinwirkung 791
　Wirkung der Biguanide auf — 793
Plasmatriglyceridspiegel, Kohlenhydrataufnahme durch die Nahrung und — 775
　nach Pankreatektomie 780
　Sulfonylharnstoffwirkung auf — 793
　unter Insulintherapie 794
Plasmatriglyceridspiegel-Anstieg unter kohlenhydratreicher Kost 791
Plasmatriglyceridvermehrung im Blut bei Diabetikern 787
PLW-Syndrom (PRADER-LABHART-WILLI-Syndrom) 631
　Adipositas beim — 631, 634, 639

Ätiologie 642
Diagnose 644
Chromosomenstatus beim — 643
Differentialdiagnose 644
Glukoseintoleranz beim — 641
Hypogonadismus beim — 638
Kohlenhydratstoffwechsel beim — 640
Lebenserwartung 637
Muskelhypotonie beim — 637
obligate Symptome 644
Pathogenese 642
siehe auch Prader-Labhart-Willi-Syndrom 637
und Diabetes mellitus 637, 641
Ursache der Glukosestoffwechselstörung 641
Wachstumsstörung beim — 639
zerebrale Symptome beim 637
Pneumonien als Koma-Ursache 1121
POD- Glukosenachweis im Harn 915
Polarisationsverfahren zum Glukosenachweis 917
Polen, systematische Bevölkerungsuntersuchungen zur Ermittlung der Diabeteshäufigkeit 347, 353
Polyacrylamidgelelektrophorese 1169
Polyadenomatose 180
Polyalkohol-Applikation beim Coma diabeticum 1128
Polydipsie, Symptomhäufigkeit beim jugendlichen Diabetes 430
Polyensäuregehalt der Fette 1040
von Aufstrichfetten 1043
Polyensäurereiche Öle 1043
Polyneuritiden und orale Antidiabetika 1235
Polyneuropathy 610
diabetic, electromyography 617
hyperinsulinism 618
islet cell tumor 618
Polyole, siehe Sorbit und Xylit
Polyphagie, Symptomhäufigkeit beim jugendlichen Diabetes 430
Polysaccharides, serum — in diabetes 704
Polyurie, Symptomhäufigkeit beim jugendlichen Diabetes 430
Pondicherry, South India, frequency of diabetes in — 383
Porcine C-peptide, amino acid sequence of — 168
Porcine proinsulin, biological activity of — 170
tryptic transformation of — to dealanated insulin 161

Porphyrinstoffwechselstörung durch orale Antidiabetika 1234
Port Moresby, frequency of diabetes in — 390
Portale Hypertension, Hypoglykämien 201
Portugiesen, Reihenuntersuchungen auf Diabetes 351
Positive Rückkoppelung bei Antikörperproduktion 1164
Postabsorptive Hypoglykämien 191
Post-heparin lipolytic activity, hyperglyceridemia 313
Postheparinlipoproteidlipase-Aktivität 786
bei diabetischer Ketose 787
nach Glukose-Verabreichung 787
und Triglyceridspiegel 787
Posthepatitische Leberzirrhose und Diabetes 811, 827
Postkoagulative Gesichtsfelddefekte 1296
Postkoagulative Glaskörperblutungen 1296
Postnekrotische Leberzirrhose bei Diabetikern 826
Postoperative Insulineinstellung nach Pankreatektomie 240
Post-prandial urine tests 1115
Postural hypotension, treatment 625
Potassium in newborn infants of diabetic mothers 519
see also Kalium
Potentieller Diabetes 1193
Adipositas, Kost 1054
Definition 421
Diät 1053
Fettleber 1055
gebursthilfliche Anomalie 424
Hyperinsulinismus 127
IMI-Verhalten 145
Kriterien 422
siehe auch Proto-Diabetes
Störungen des Fettstoffwechsels 1055
Zuckerverbrauch 1054
Potenzstörungen des männlichen Diabetikers 571
Ätiologie 573
Häufigkeit 572
klinisches Bild 574
Pathogenese 573
Potenzstörungen des Diabetikers, Therapie 583
Verlauf 583

Potenzstörungen, diabetische Spätsyndrome 583
Stoffwechselverhalten bei Diabetikern mit — 582
und Altersklasse 572
Prader-Labhart-Willi-Syndrom 631
obligate Symptome beim — 644
siehe auch PLW-Syndrom
und Diabetes mellitus 637, 641
Praecoma diabeticum, Kontraindikation für Sulfonamidtherapie 1217
Prädiabetes bei Schwangerschaften 763
Definition 421
Erkennung prädisponierter Individuen 762
Glukose-Toleranz-Test, Seruminsulin-Verhalten bei — 146
Hyperinsulinismus beim — 127
präventiver Effekt blutzuckersenkender Sulfonamide 1193
Tolbutamid-Belastungstest (i.v.) 999
Tolbutamid-Test, Seruminsulin-Verhalten bei — 146
Prädiabetes-Erkennung, Cortison-Glukose-Belastungstest 992
Prädiabetiker, Vermehrung der Insulinaktivität beim — 4
Prädiabetikerinnen, Riesenkinder-Häufigkeit bei — 423
Prädiabetische Mutter, Behandlung mit Insulin 546
Prädisponierte Individuen, Erkennung 762
Präklinischer Diabetes, Cortison-Glukose-Belastungstest 992
Präkomatöse Zustände, Schweine-Insulin 1099
Prä-β-Lipoproteid-Vermehrung 789
Präparateauswahl oraler Antidiabetika 1226
Präpubertärer Wachstumsschub und Diabetesmanifestation 556
Präzisions-Gärungssacharometer 918
PRAUSNITZ-KÜSTNER-Versuch 1151
Praxis der Behandlung mit blutzuckersenkenden Sulfonamiden 1220
mit Guanidinderivaten 1249
Praxis der Biguanidtherapie 1260
Praxis der Comaführung 1130
Prediabetics, anti-insulin activity of albumin fraction 112
Prednisolon beim Coma diabeticum 1129
Prednisolone, modification of glucose tolerance test in relation to early detection of diabetes 410
Prednison bei Inselzelltumoren 189
Prednison dosage, incidence of steroid diabetes in relation to — 888
Prednison Glycosuria Test 992
latenter Diabetes, Frühdiagnose 992
Prednison-Belastungstest 992
latenter Diabetes, Frühdiagnose 993
Prednisone, steroid diabetes 889
Prednisone treatment of diabetic neuropathy 624
Prednison-Glukose-Belastungstest nach WEST 987
Prednison-Test, Diabetes-Reihenuntersuchungen in Europa und Randgebieten 345
Prednison-Therapie bei Insulinresistenz 1167
Pregnancy, see also Gravidität and Schwangerschaft
Pregnancy, advisability of — of diabetics 530
and diabetic glomerusclerosis 707
beta-cell hyperplasia in — 506
blood sugar level of the mother during — 517
carbohydrate metabolism in normal — 504
carbohydrate tolerance test in — 505
chorionic-gonadotrophin excretion in diabetic — 512
coma during — 522
compensation of diabetes in — 527
complications in diabetics 510
degradation of insulin in — 507
diabetes and — 503
diabetes during — 117
diabetic acidosis during — 522
diabetic, birthweight and mortality in — 524
diabetic, management of — 526
diabetic, time for delivery and mortality in — 524
diabetogenicity of —, clinical observations 507
disappearance of diabetes after — 460
effect of — on diabetes 508
effect of — on vascular disease in diabetics 509
glucocorticoids in — 506
glucose tolerance test (rapid i.v.) 954
growth hormone in — 506

haemorrhages in vitreous corpus 509
hormones of placenta in diabetic — 512
HPL concentration in diabetic — 513
hydramnios in diabetics 510
influence of —, remission in diabetes 490
insulin- and diabetic coma in — 508
insulin antagonists in — 506
insulin break-down during — 507
insulin resistance in — 505
insulin treatment in — 525
insulin turn-over during — 507
insulin-like activity in — 505
maternal mortality in diabetic — 521
mortality in diabetic — 521
oestriol excretion in diabetic — 512
perinatal foetal mortality in diabetic — 521
placenta in diabetic — 511
plasma insulin in — 505
pyelonephritis in diabetics 511
remission of diabetes with onset during — 458
renal glucosuria in — 504
retinopathy 509
spontaneous abortion in diabetic — 521
toxaemia in pregnant diabetics 510
Pregnant diabetics, classification of foetal prognosis 522
number of — 503
Pregnant women, serum glycoproteins of — 321
Preparations of insulin, various 1114
Pressure of cerebro-spinal fluid 616
Pretoria, frequency of diabetes in — 376
Prevalence of diabetes in tropical communities 369
Prevalence studies, diabetes — 365
Primäre Hypertriglyceridämie, diabetische Stoffwechsellage bei —r — 789
genetische Beziehungen zwischen —r — und Diabetes 792
Kohlenhydrattoleranz bei —r — 790
Therapie bei — — mit sekundärer Kohlenhydratstoffwechselstörung 794
Primärer Diabetes 420
Unterschiede zwischen den Formen des —n — 429
„Primärversager", Tolbutamid — 1001
Primary chronic glaucoma 679
Primary response, Insulinallergie 1152
Primaten, Fettleber nach Pankreatektomie 813
Progesterone treatment in pregnancy 528

Prognose des Altersdiabetes 437
des Coma diabeticum 1133
des Diabetes 433
des Diabetes beim Kind 568
des Diabetes hinsichtlich Komplikationen 436
des juvenilen Diabetes 437
Prognosis of diabetic neuropathy 622
Prognostic classifications of pregnant diabetics 522
Proinsulin 1169
and C-peptide in human serum 159
and total serum „insulin" biological activity 170
Antigenität 1148, 1169
as insulin precursor 159
Auslösung allergischer Reaktionen 1148, 1169
biological activity 170
circulating — and C-peptide, significance 169
conversion 159
fasting values 164
human — 168
Immunogenität 1150
^{131}J-— 1169
Molekulargewicht 1148
porcine —, biological activity 170
porcine —, tryptic transformation of — to dealanated insulin 161
Rinder-—, immunologische Eigenschaften 1169
Schweine-—, immunologische Eigenschaften 1169
Schweine-—, biologische Aktivität 170
serum concentration of — after oral administration of glucose 164
serum concentrations of — in obese subjects after oral administration of glucose 166
Serum-— 162
structure 159
transformation of — to insulin in the beta-cells 161
Prolactin-Wirkung auf den Blutzuckerspiegel 174
Proliferative Retinopathien, Lichtkoagulation 1295
Proliferative retinopathy 669
Prolin 1027
Prophylaxe des Diabetes beim Kind 569
Propicillin als Störsubstanz bei Polarisationsverfahren 917

Propionsäure, antiketogene Wirkung 294
Propionyl-CoA 294
Prostataverkleinerung beim männlichen Diabetiker 574
Protamin, allergische Hautreaktionen durch — 1147
Reaktion auf Insulin-„Verunreinigungen" 745
Protamin-Insulin Hagedorn, neutrales 1095, 1102, 1105
Protamin-Insulin-Suspension, neutrale 1094
Protamin-Zink-Depot-Insulin-Therapie des jugendlichen Diabetes 560
des kindlichen Diabetes 560
Protamin-Zink-Insulin 1094, 1104, 1106, 1180
Fällungsbereich 1090
Wirkcharakter 1104
Protamin-Zink-Insulinbehandlung des Jugendlichen 557
des Kindes 557
Protein content in cerebro-spinal fluid 616
Protein in newborn infants of diabetic mothers 519
utilization, efficiency 1027
Protein utilization, efficiency 1027
Proteinantigene 1149
Proteinbedarf 1027
Protein-bound carbohydrates in blood of diabetics 322
Proteinhormonmarkierung 75
Proteinmarkierung mit ^{131}J 75
Proteins, immunoelectrophoretic pattern of serum — 325
plasma glycoproteins and diabetes 317
radioactivity of immunoprecipitates of plasma — 324
serum — in pups 320
urinary loss of — and diabetes 467
Proteinuria and diabetes 467
diabetic glomerulosclerosis 706
diabetic nephropathy 684
following pituitary ablation 1285
Proteinurie, Häufigkeit als Spätsymptom 437
Proteinverwertbarkeit 1027
Proteolytische Enzyme, Insulin-Degradation durch — — 47
Proto-Diabetes 420
Glukose-Toleranz-Test, Seruminsulin-Verhalten beim — 146

Hyperinsulinismus und Sekretionsstörung beim — 127
Statik und Dynamik der Insulinsekretion bei Diabetes, — und Adipositas 123
Tolbutamid-Test, Seruminsulin-Verhalten beim — 146
Provokation von Kohlenhydratstoffwechselstörungen 987
Provokationstest zur Hypoglykämie-Differentialdiagnose 213
Prüfung auf Reinheit des Insulins 1091
Pruritus ano-genitalis bei Diabetes 735
bei Diabetes 728, 735
vulvae bei Diabetes 728, 735
Pseudocalcinosis, symmetrical, vascular abnormality, diabetic encephalopathy 722
Pseudodiabetes, reversible, of infancy 449
Pseudodiabetes uraemicus, Tolbutamid-Belastungstest (i.v.) bei — 997
Pseudomyxoma peritonei, Hypoglykämien durch — 196
Pseudoperitonitis diabetica 1122
Pseudo-tabes, diabetic 611
Psychische Faktoren und Diabetesmanifestation 556
Psychisches Trauma und Diabetes 749, 753
Psychomotorische Entwicklung, Verzögerung beim PLW-Syndrom 633
Psychotherapie beim unstabilen Diabetes 563
Psychotische Symptome beim PLW-Syndrom 634
Pubertätsdiabetes 558
Pubertätsgipfel der Diabeteshäufigkeit 334
Puerto-Ricaner, Reihenuntersuchungen auf Diabetes 351
Pulsarrhythmien beim hypoglykämischen Anfall 175
Pupillary reactions, abnormal 676
neuropathy 610
Puppengesicht 558
Pups, serum glycoproteins in — 319
serum proteins in — 320
Purinethol bei Insulinresistenz 1166
Puromycin-Wirkung auf Lipoproteidlipase-Neubildung 786
Pyämie, Todesursache bei Diabetikern 436
Pyelonephritis als Koma-Ursache 1121
in diabetics 709
in pregnant diabetics 511
papillary necrosis 710

Pyodermien beim Diabetes 728, 729, 733
  beim jugendlichen Diabetiker 431
Pyramidenbahnzeichen beim hypoglykämischen Anfall 176
Pyrazolonderivate-Behandlung und orale Antidiabetika 1237
Pyridin-Nukleotide, Bedeutung des Reduktionsgrades der Leber-— in der Regulation der Ketogenese 285
  fettsäureabhängige Reduktion der — 285
  Fettsäureoxydation und Redox-Status der Leber-— 283
Pyruvat, Glukosesynthese 296
  Laktatumwandlung in — 295
  Oxydationshemmung 297
Pyruvat-Carboxylase, Glukosesynthese 296
Pyruvat-Carboxylase-Aktivierung 297
Pyruvat-Dehydrogenase, Glukosesynthese 296
Pyruvat-Dehydrogenase-Inaktivierung 297
Pyruvat-Dehydrogenase-Reaktivierung 297
Pyruvate oxydation, inhibitory effect by gluco-corticosteroid on — 893
Pyuria, pyelonephritis 709
PZI 1180
PZ-Insulin 1094, 1104, 1106
PZI-preparations 1116
PZI-Therapie des jugendlichen Diabetes 560
  des kindlichen Diabetes 560

Q

Qualität der Therapie, Beziehungen zwischen Verlauf des Diabetes und — 437
Qualitative Diabetesdiät 1049
Qualitative Harn-Glukosenachweisverfahren 914
Qualitative Veränderungen der Langerhansschen Inseln beim Diabetes 12
  des Inselstromas 18
Quantitative Diabetesdiät 1051
Quantitative Glukosenachweisverfahren 916
Quantitative Veränderungen der Langerhansschen Inseln beim Diabetes 6
Quantitativer „BENEDICT" 916, 920
Quinine treatment of night cramps 625

R

Radioactive material, intrasellar implantation 712
Radioaktives Insulin zur Antikörperbestimmung 1157
Radioaktivität des ^{131}J-Insulins, Berechnung der spezifischen — 77
Radioglucose decay after oral glucose tolerance test 970
Radioimmunologische Insulinbestimmung 69 (siehe auch IMI)
  bei Diabetes + Pankreatitis 864
  der Langerhansschen Inseln 27
  praktische Ausführung 73
  Prinzip 70
  Spezifität, Empfindlichkeit und Genauigkeit 70
Radiopapierelektrophorese-Verwendung bei der radioimmunologischen Insulinbestimmung 74
Radiotherapy, pituitary ablation 1275
RAFAELSEN-Technik 48
Rangiora — South Island, New Zealand, frequency of diabetes in — 390
Rapid and intermediate-acting insulin, combination 1119
Rapid intravenous glucose tolerance test, curve 948
  diabetes 954
  mathematical analysis 948
  obesity 951
  physiopathological variations of K 950
  technique 947
Rapid-acting preparations of insulin 1116
Rapitard 1116
Rassische Unterschiede, Reihenuntersuchungen auf Diabetes in Amerika 351
  Reihenuntersuchungen auf Diabetes in Europa 351
Rastinon, allergische Allgemeinreaktionen nach — 745
  Charakterisierung 1212
Rastinon-Belastung, Rastinon-, Blutzucker- und Seruminsulinverhalten nach 2×iger — 125
Rats, alloxan-diabetes and normal —, insulin antagonists 107
Ratschläge an Diabetiker bei akuten Krankheiten und Komplikationen 1012
„Ratschläge für Diabetiker", Heft 1011
Ratten, Hodenveränderungen bei diabetischen Tieren 579

insulin antagonists in rats 107
Nüchternblutzucker, Normalbereich 941
Rattenfettgewebsmethode zur Insulinbestimmung 49
Rattenfettzellmethode zur Insulinbestimmung 51
Rattenzwerchfell, Messung der Insulinwirkung mittels Glykogensynthese des —s 53
Rattenzwerchfellmethode zur Insulinbestimmung 45
Reaginaktivität, Pathogenese der Insulinallergie 1151
Reaktiver Hyperinsulinismus bei Adipösen 129
Recessive inheritance of diabetes 401
Recovery from diabetes after severe ketosis 484
— from drug induced diabetes 458
— from idiopathic diabetes, personal experience 470
— spontaneous, from diabetes 468
Red cells, glucose equilibration between plasma and — 961
Red dots of the retina 663
Redox-Status der Leber-Pyridinnukleotide und Fettsäureoxydation 283
Redox-Verschiebungen des Malat : Oxalacetat-Gleichgewichts 289
Reduktionsäquivalente aus der Fettsäureoxydation 295
— für Glukosesynthese, Bereitstellung von —n 295
Reduktionsdiät 1020, 1022
— für adipöse Diabetiker 1046
Reduktionsproben zum Glukosenachweis im Harn 914
Reduktionsverfahren, Metall-—, Glukosenachweis im Harn 914
Redul, allergische Allgemeinreaktionen nach — 745
— Charakterisierung 1213
— siehe auch Glycodiazin
Reduzierende Substanzen im Blut, Enteiweißungsverfahren 923
Reflex latency, prolonged, in diabetic amyotrophy 617
Reflexes, absence of — 610
Reflexes, deep —, neuropathy 610
Reflexsteigerungen beim hypoglykämischen Anfall 176
Refractive errors, transitory 660
Refraktärphase oraler Antidiabetika 1227

Regelmäßigkeit körperlicher Betätigung des Diabetikers 765
Regular-Insulin (see also Alt-Insulin) 1105
Regulatorische Enzyme, Hemmung —r — in der Kontrolle der Ketogenese 289
Rehydratation beim Coma diabeticum 564
Reihenuntersuchungen auf Diabetes in Amerika 350
— in Europa 351
Reine Kohlenhydrate 1050
Reinheitsprüfung des Insulins 1091
Reis als KH-Träger 1035
Reizbarkeit, Symptomhäufigkeit beim jugendlichen Diabetes 430
Reizglykosurie, transitorische 749
Relapse and remission in diabetes 486
Remission cases, compared to non-remission cases 483
— follow-up 484
Remission, classification of cases with — in diabetes 446
— des Diabetes 443, 558
— in diabetes 443, 558
— in diabetes, carbohydrate tolerance 488
— in diabetes, following restricted diet 464
— in diabetes, gestational temporary diabetes 490
— in diabetes in animals 443
— in diabetes, influence of acute diseases 489
— in diabetes, influence of pregnancy 458
— in diabetes, influence of weight changes 490
— in diabetes, Schwangerschaft 458
— in diabetes, treatment with sulfonylureas 491
— in idiopathic diabetes, personal experience 470
— in true and false diabetes 445
— long standing — in diabetes 484
— of diabetes in chronic nephropathies 466
— of diabetes not involving weight reduction 465
— of diabetes with onset during pregnancy 458
— of gestational diabetes 460
— spontaneous, from diabetes 469
— true and false — in diabetes in man 444
Removal of lipoproteins elevated serum triglycerides in diabetes 312
Renal amyloidosis 708
Renal arteriolosclerosis 708

Renal biopsy, diabetic glomerulosclerosis 708
Renal disease, diabetic nephropathy 684
  diabetic, therapy 711
Renal function, changes in — following pituitary ablation 1279
  diabetic glomerulosclerosis 707
Renal glomerulosclerosis, diabetic 685
Renal glucosuria in normal pregnancy 504
Renal insufficiency and diabetes 468
  therapy 711
Renale Glukosurie 209
  Sulfonamidbehandlung des Diabetes 1231
Renale Hypoglykämie, familiäre 209
Repetitive intravenous glucose tolerance test 955
  combined glucose and insulin test 956
  combined glucose and sulfonylureas tolerance test 958
Republic of South Africa, frequency of diabetes in — 370
Reserpintherapie bei Insulinresistenz 1167
Resistance to insulin, non-esterified fatty acids 109
Resistenz, Insulin — 1154
Resorption von Disacchariden aus dem Dünndarm 1071
  von Fructose aus dem Dünndarm 1071
  von Galaktose aus dem Dünndarm 1071
  von Glucose aus dem Dünndarm 1071
  von Lactose aus dem Dündarm 1071
  von Maltose aus dem Dünndarm 1071
  von Monosacchariden aus dem Dünndarm 1071
  von Saccharose aus dem Dünndarm 1071
  von Sorbit aus dem Dünndarm 1071
  von Xylit aus dem Dünndarm 1071
  von Zuckeralkoholen aus dem Dünndarm 1071
Resorptionsgeschwindigkeit des Insulins 1097
Respiratory distress syndrome, bicarbonate-glucose solution 531
  neonatal 518
Rest-ILA 134
Restricted diet, improvement and remission in diabetes following — 464
Retard-Insuline 1093
Retina, exudates in the — 664, 668
  fluorescein angiography of the — 660

fluorescence cinematography of the — 660
lipemia retinalis 661
phlebopathy of the — 664
pigmentopathy 665
small red dots 663
vascular proliferations 665
Retinal hemorrhages 663, 671
Retinal lesions, diabetic nephropathy 684
Retinal photography 660
Retinopathia diabetica 251
Retinopathie, diabetische, Fluoreszenzangiogramm bei — 1297
  diabetische, Fructose bei — 1081
  diabetische, Lasergeräte-Behandlung 1290
  diabetische, Lichtkoagulation bei — 1289
  diabetische, transsklerale Diathermie bei — 1290
  diabetische, Xenon-Koagulator-Behandlung 1290
Retinopathie, nichtproliferative, Lichtkoagulation 1293
  proliferative, Lichtkoagulation 1295
Retinopathiehäufigkeit, Reihenuntersuchungen 352
Retinopathy and diabetic glomerulosclerosis 707
  association of neuropathy with — 620
  clofibrate therapy of — 711
  diabetic 650, 659, 661
  diabetic, after pituitary ablation 1279
  diabetic, and age 669
  diabetic, and Cushing's syndrome 892
  diabetics, and duration of diabetes 651, 667
  diabetic, and onset of diabetes 669
  diabetic, and sex 669
  diabetic, classification 669
  diabetic, course of development 669
  diabetic, functional effects sought by pituitary ablation 1274
  diabetic, influence of hypophysectomy and adrenalectomy on — 1279
  diabetic, natural history 1273
  diabetic, ophtalmoscopic picture 662
  diabetic, pathogenesis 653
  dialetic, pathogenesis of vascular abnormalities 677
  diabetic, pathological basis 1273
  diabetic, pathology of the retina 671
  diabetic, prophylaxis 679
  diabetic, symptoms 661

diabetic, therapy 679
diabetic, visual prognosis 669
effect of pregnancy in diabetics 509
glycoproteins in diabetes 322
lipids 308
lipoproteins 308
proliferative 669
selection of patients for pituitary ablation 1276
treatment of diabetic — by pituitary ablation 1271
triglycerides 308
Reversible Diabetes, acute, of infancy 449
Rhabdomyome des Zwerchfells, Hypoglykämien durch — 196
Rhinorrhea after hypophysectomy 1275
Rhode-Island, Zusammensetzung der „bekannten" diabetischen Bevölkerung 336
Rhuby lens of slit lamps 660
Riboflavin 1030
Ribonukleinsäure, zytoplasmatische, Vermehrung der — in den B-Zellen 12
Richtlinien für den Insulin-Diabetiker am Steuer 1013
Rieseninseln, Übergangsformen zwischen — und Adenomen 7
Riesenkinder, Häufigkeit bei Prädiabetikerinnen 423
Riesenwuchs, fötaler, und experimenteller Schwangerschaftsdiabetes 548
Rinderinsulin, Antigenität 1150, 1163
Serumbindungskapazitäten 1161
Struktur 72
Übergang von — auf Schweineinsulin 1100
Hoechst, Horm, Novo 1096, 1103
Rinder-Proinsulin, biologische Aktivität 170
immunologische Eigenschaften 1169
Struktur 160
tryptic transformation to dealanated insulin 161
Röntgenkontrastdarstellung der Pankreasgefäße 182
ROEsches Anthronverfahren zur Blutzuckerbestimmung 926
ROSSIERsche Lösung beim Coma diabeticum 1126
2254 RP beim Alloxandiabetes 1189
Beta-Zellen-Stimulierung 1192
Charakterisierung 1211
chem. Formel 1197
Entdeckung als blutzuckersenkendes Sulfonamid 1181
Hypoglykämie durch — 1182
Entdeckung 1191
2259 RP 1196
Charakterisierung 1211
chem. Formel 1197
2301 RP, Entdeckung als blutzuckersenkendes Sulfonamid 1193
7891 RP, chem. Formel 1197
Rubeosis diabetica 729, 737
Rubeosis iridis diabetica 661, 672
incidence 673
pathology 673
Rückfall bei Remissionen 486
Rückkoppelungskontrolle der IgG- und IgM-Antikörper 1164
Rügen, Morbiditätsstudien 335
Rumänien, systematische Bevölkerungsuntersuchungen zur Ermittlung der Diabeteshäufigkeit 347
Rutin therapy of diabetic retinopathy 679

S

Saccharin 1041
Saccharosekost, Cholesterinspiegel nach — 778
Gesamtlipide unter — 777
Saccharoseresorption 1071
Sachillen 1041
Sachsen, Reihenuntersuchungen auf Diabetes 351
Säuglingsdiabetes 558
Salizylate-Behandlung und orale Antidiabetika 1237
Salt retaining hormones treatment of postural hypotension 625
Saluretic drugs, recovery from — induced diabetes 458
Saluretikatherapie, Coma diabeticum nach — 1121
Sambia, frequency of diabetes in — 379
Samenplasmabildung beim Diabetiker 577
Sandmeyer-Diabetes 247
Sarkome, intrathorakale, Hypoglykämien durch — 196
retroperitoneale, Hypoglykämien durch — 196
Sauerstoffverbrauch und Ketonkörperproduktion der Leber unter Ketosebedingungen 286
Saure Phosphatase-Aktivität in den Inseln 25

Saures Alt-Insulin 1092
Schädeltrauma als Manifestationsursache des Diabetes 753
Schaumweine, KH-Gehalt 1041
Schematische Kostverordnungen 1047
Schiffsführer, Diabetiker als — 769
Schilddrüsenfunktion beim PLW-Syndrom 638
Schilddrüsenfunktionsstörungen durch orale Antidiabetika 1236
Schilddrüsenhormone, Hypoglykämien durch Ausfall von —n 198, 199
 Wirkung auf den Blutzuckerspiegel 174
Schilddrüseninsuffizienz, Insulinempfindlichkeitsabnahme 978
Schilddrüsenüberfunktion, Tolbutamid-Belastungstest (i.v.) bei — 997
 und Diabetes 602
Schilddrüsenunterfunktion, Hypoglykämien durch — 199
Schinken, Fett-Austauschtabelle 1039
Schläfrigkeit bei Coma diabeticum 1122
Schlaf-EEG beim PLW-Syndrom 642
Schlappheit bei Coma diabeticum 1122
Schmalz 1040
Schnellbestimmung der Blutglukose mittels HK ohne Enteiweißung 941
Schnelltest, kolorimetrischer, Modifikation des Kaliumferricyanid-Verfahrens 925
Schnelltests auf Glukosurie 916
Schock, Coma—, Differentialdiagnose durch Angehörige oder vom Kranken 1015
 hypoglykämischer, beim jugendlichen Diabetiker 562
 hypoglykämischer, beim Kind mit Diabetes 562
 hypoglykämischer, Unfallursachen beim insulinbedürftigen Diabetiker 756
 siehe auch Coma
Schockneigung beim pankreatopriven Diabetes 241
Schondiäten 1043
Schreck und Diabetes 749
Schulbesuch des jugendlichen Diabetikers 566
 des Kindes mit Diabetes 566, 771
Schulender Arzt, Unterweisung des —n —es 1010
Schulung der Diabetiker, Sonderaufgaben 1015
 des Diabetikers in der Praxis, Technik 1009
Schulung, Diät-— 1011

what diabetic must know 1113
Schulungsveranstaltung, Diätberatung 1063
Schwangere, diabetische, Hyperplasie der Langerhansschen Inseln beim Fötus 545
Schwangeren-Beratung 1016
Schwangerschaft, carbohydrate metabolism in normal pregnancy 504
 Cortison-Glukose-Belastungstests bei — 990
 der unbehandelten Diabetikerin 544
 diabetogenicity of pregnancy 507
 Hydramnion bei schwangeren Diabetikerinnen 510
 Hyperglykämie 3. Trimester der — 543
 keine Biguanidtherapie 1259
 Kontraindikation für Sulfonamidtherapie 1217
 management of diabetic pregnancy 526
 mortality in diabetic pregnancy 521
 Neugeborene von diabetischen Müttern 539
 placenta in diabetic pregnancy 511
 Prädiabetes bei — 763
 Pyelonephritis in diabetics 511
 remission in diabetes 490
 Tolbutamid-Belastungstest (i.v.) in der — 997
 Toxämie während der — 510
Schwangerschaftsanomalien, Erkennung prädisponierter Individuen 763
Schwangerschaftsdiabetes 503, 541
 experimenteller — und diabetische Embryopathie 548
 experimenteller, und diabetische Fötopathie 548
 experimenteller, und fötale Mortalität 548
 experimenteller, und fötaler Riesenwuchs 548
 experimenteller, und fötales Pankreas 549
 experimenteller, und Langerhansche Inseln des Fötus 549
 experimenteller, und Mißbildungen 550
 und Insulinbehandlung 547
Schwangerschaftsglykosurien 763
Schwangerschaftskomplikationen bei Diabetikerinnen 510
Schwangerschaftsretinopathie 509
Schwangerschaftstoxikose 207
Schweden, Comamortalität 1131
 systematische Bevölkerungsuntersuchun-

gen zur Ermittlung der Diabeteshäufigkeit 347
Schweine-Insulin, Antigenität 1150, 1163
bei Insulinresistenz 1165
bei präkomatösen Zuständen 1099
beim Coma diabeticum 1099
Desalanin— bei Insulinallergie 1153
Hoechst, Horm, Novo 1096, 1103
Präparate 1099
Serumbindungskapazitäten 1161
Schweine-Proinsulin, biologische Aktivität 170
immunologische Eigenschaften 1169
tryptic transformation to dealanated insulin 161
Schweißelektrolyterhöhung beim juvenilen Diabetes 866
Schweißelektrolytkonzentration, Diabetes bei Pankreatitis 864
Schweißzuckergehalt und Diabetes 730
Schweiz, systematische Bevölkerungsuntersuchungen zur Ermittlung der Diabeteshäufigkeit 347
Schweregrade des Diabetes, Häufigkeitsverteilung 356
Scotomata 677
Screening-Methoden, systematische Bevölkerungsuntersuchungen 337
Scrotalhypoplasie beim PLW-Syndrom 638
Scrotum, hypoplastisches, beim PLW-Syndrom 632
Secondary acute hyperglycemia 449
Secondary diabetes, remission in — 448
Secondary hemorrhagic glaucoma 672, 673
Section, caesarean — of diabetics 529
Seelisches Trauma und Diabetes 749
Sehschärfe, Berufe mit dem Erfordernis hoher — 766
Sehstörung, Indikation für Sulfonamidtherapie 1217
mit Stauungspapille und orale Antidiabetika 1235
Sekretionsstarre 5
der Altersdiabetiker 123
Ursache 33
Sekretionsstörung, Hyperinsulinismus und — beim Proto-Diabetes 127
Sekt, KH-Gehalt 1041
Sekundäre Hypertriglyceridämie, Therapie der —n bei Diabetes 793
Sekundäre Kohlenhydratstoffwechselstörung, Therapie der primären Hypertriglyceridämie mit —r — 794
Sekundärer Diabetes 420
Sekundärglaukom nach Lichtkoagulation 672, 673, 1296
Sekundärkollaps durch Comatherapie 1131
Sekundärversager bei Behandlung mit oralen Antidiabetika 1227, 1228
Selbstkontrolle, Stoffwechsel-— des Diabetikers 1014
Selbstmord als Todesursache bei Diabetikern 435
75-Selen-Methionin, Pankreasszintigraphie mit — 183
Semilente and Ultralente, mixtures 1116
Senile cataract 678
Sensibilisierungsmechanismus, immunchemischer, von oralen Antidiabetika 745
Sensitivity of oral glucose tolerance test 971
Sensory neuropathy 610
Sephadex-Verwendung bei der radioimmunologischen Insulinbestimmung 73
Sepsis, Todesursache bei Diabetikern 436
Septic complications of diabetic glomerulosclerosis, therapy 711
Serin 1027
Seromucoid 318
hexose in pregnant and non-pregnant women 321
Serum, immuno-reactive insulin in arterial — and lymph during i.v. glucose tolerance test 968
Insulinbindungskapazität, Beziehungen zum Insulinbedarf 1160
Serumcholesterinspiegel und Coronarkrankheit 1029
Serum cholesterol in juvenile type diabetes 307
in maturity onset diabetes 309
Serum C-peptide 167
Serum factors, inheritance of diabetes 411
Serum glycoproteins in infants of diabetic mothers 326
in pups 319
of non-pregnant women 321
of pregnant women 321
relationship between — and degenerative vascular lesions 326
Serumhepatitis und Diabetes 811
Serum ILA and mean values of K following injection of glucose loads 967

during duodenal glucose infusion 972
influence of protracted glucose infusion on — 960
Serum-ILA-Veränderungen nach STAUB-TRAUGOTT-Versuch 124
Serum-IMI-Verhalten beim potentiellen, normalgewichtigen Diabetiker 144
Serum lipids and arteriosclerosis 308
  in juvenile type diabetes 307
  in maturity onset diabetes 309
  mechanisms behind elevated — in diabetes 310
Serum insulin activity after oral glucose tolerance test 970
Seruminsulin bei latentem Diabetes 194
  bei potentiellen Diabetikern nach Glucoseinfusion 145
  biological activity, proinsulin and total — 170
  Cushing-Syndrom und — 136
  sekundärer reaktiver Anstieg durch Medikamente 149
  und Akromegalie 136, 137
Seruminsulinbestimmung, In-vitro-Methoden 44, 52
  In-vivo-Methoden 43
  radioimmunologische 91
Seruminsulinverhalten bei oraler Glukosebelastung vor und nach Glibenclamid 152
  nach Glucagon 147
  nach Glukose und Secretin 148
  nach Rastinon-Belastung 125
  nach wiederholten Injektionen von Glibenclamid und/oder Glukose 151
  nach wiederholten Injektionen von Tolbutamid und/oder Glukose 151
  nach zweimaliger Injektion von Glibenclamid 149
  nach zweimaliger Injektion von Tolbutamid 149
Seruminsulinwerte nach Metahexamid beim Insulom 183
  nach Tolbutamid beim Insulom 183
Serumosmolarität, erhöhte, beim Coma diabeticum 1126
Serum phospholipids in juvenile type diabetes 307
Serum polysaccharides in diabetes 704
Serumproinsulin 162
  and C-peptide in human — 159
  concentration of — after oral administration of glucose 164

Serum proteins, immunoelectrophoretic pattern of — 325
  in pups 320
  levels, diabetic glomerulosclerosis 706
Serum triglycerides, correlation between blood glucose level and — 308
  in juvenile type diabetes 307
  in maturity onset diabetes 309
  increased concentration of — 311
  increased liver glycerides synthesis 312
  removal of lipoproteins elevated — in diabetes 312
Sex-linked tendency 406
Sex of diabetics and retinopathy 669
Sexualstörungen des männlichen Diabetikers, Ätiologie 573
  Häufigkeit 572
  klinisches Bild 574
  Pathogenese 573
  Therapie 583
  Verlauf 583
Sexualstörungen, Stoffwechselverhalten bei Diabetikern mit — 582
SH 717, Charakterisierung 1213
Short-acting and long-acting insulin, combination 1118
  preparations of insulin 1116
Sialic acid 320
  protein-bound — in sera of infants of diabetic mothers 326
  serum — in pregnant and non-pregnant women 321
Siblings of early-onset cases 405
Sibs of diabetics, frequency of diabetes among — 404, 406
Sicherheitsglykosurie 560
  beim jugendlichen Diabetes 430
Sicherheitsrisiko, Ausscheidung von Tätigkeiten mit — 766
Sichtbares Nahrungsfett 1037
Siebtest-Methoden, systematische Bevölkerungsuntersuchungen 337
Silubin bei Sonderformen des Diabetes 1261
  chem. Formel 1200
  Indikationen 1255
  kombinierte Insulin-Biguanid-Therapie 1259
  kombinierte Sulfonylharnstoff-Biguanidtherapie 1260
  Monotherapie 1256
  Nebenwirkungen 1250
  Praxis der — -Therapie 1262

Toxizität 1250
Umstellung von Sulfonylharnstoff- auf Biguanidbehandlung 1260
Single-gene theories of diabetic inheritance 401
Sionon als Zuckeraustauschstoff 1042
Sippen, Diabetiker— 404
Skelett, Wachstumseinflüsse am — beim Diabetes 600
Skelettdeformierung beim PLW-Syndrom 634
Skeletterkrankungen und Diabetes 591
Skelettreifungsverzögerung beim PLW-Syndrom 634, 640
Skelettverhalten bei endokrinen Krankheiten mit begleitender diabetischer Stoffwechsellage 600
Skin capillary resistance, measurements, diabetic angiopathy 654
Skinfold thickness, effect of weight reduction by diet, on relationship between glucose uptake and — 268
effect of weight reduction by fenfluramine, on relationship between glucose uptake and — 268
in non-diabetics, glucose uptake during — 261
relationship between glucose uptake and — during GTT in diabetics after treatment with oral antidiabetics 270
Slitlamp examination 660
rhuby lens of — 660
Small red dots of the retina 663
Sodium in newborn infants of diabetic mothers 519
Soforteffekt des Glukagon 298
Sofortreaktionen, lokale, bei Insulinallergie 1144
verzögerte, bei Insulinallergie 1147
Soldat als Diabetiker 768
Sollgewicht-Bestimmung 1024
Sollgrundumsatz, Bestimmung des —es 1024
Sollkalorien, Bestimmung der gesamten — 1026
Sollkalorienzufuhr 1024
Somatotropin, Blutzuckerverhalten unter — 126
Harnbefunde nach — 126
Insulinaktivität nach — 126
siehe auch STH und Wachstumshormon
und Angiopathia diabetica 739
und diabetische Angiopathie 655

und Insulin 137
Somnolenz beim Coma diabeticum 1122
beim PLW-Syndrom 633
SOMOGYI-Enteiweißung 924
SOMOGYI-NELSON'sche Methode zur Blutzuckerbestimmung 924
SOMOGYI-Syndrom 563
Sonderaufgaben der Diabetiker-Schulung 1015
Sonderformen des Diabetes, Biguanidtherapie 1259
Sonnenlicht, Insulinpräparate-Aufbewahrung 1096
Sorbit als Zuckeraustauschstoff 1042
bei Komplikationen bzw. Zweiterkrankungen 1080
beim Altersdiabetes 1077
diätetische und therapeutische Verwendung 1076
Diarrhoen nach — 1070, 1076
Harnsäureanstieg nach — 1075
Kontraindikationen 1077
physiologische Grundlagen der Verwendung 1070
Resorptionsgeschwindigkeit 1070
Stoffwechselstabilisierung durch — 1079
Sorbit-Applikation beim Coma diabeticum 1128
Sorbitdehydrogenase 1072, 1074
Sorbit-Dosierung 1076
Sorbit-Stoffwechsel 1072
Sorbit-Strukturformel 1069
Sorbit-Toleranzgrenze 1078
Sorbit-Verwendung 1069
South Africa, frequency of diabetes in the republic of — 370
South India, frequency of diabetes in — 382
South Island — Rangiora, New Zealand, frequency of diabetes in — 390
Soziale Probleme der Diabetiker 765
Sozialhygienische Probleme beim jugendlichen Diabetiker 566
beim Kind mit Diabetes 566
Sozialmedizinische Aufgaben, bisherige Verwirklichung 772
Sozialmedizinische Maßnahmen, Eheberatung 1016
Sozialmedizinische Probleme des Diabetes 761
Trauma und Diabetes 755
Sozialrecht, Trauma und Diabetes 754
Spät-Dumpingsyndrom 192

Spätreaktion bei Insulinallergie 1143
Spätsyndrome, diabetische, beim sexualgestörten Diabetiker 583
 diabetische, Fußpflege 1013
Spätversager bei Behandlung mit oralen Antidiabetika 1227, 1228
 bei Sulfonamidtherapie, Umstellung auf Biguanidbehandlung 1258
Spanien, systematische Bevölkerungsuntersuchungen zur Ermittlung der Diabeteshäufigkeit 347
Speichelfluß beim hypoglykämischen Anfall 175
Speichel-Glukosegehalt 731
Speisefette, Fett-Austauschtabelle 1038
Spermatogenese, Reifungsstörung 571
Spermatogenesestörung beim Diabetiker 582
Spermauntersuchungen beim Diabetiker 577
Spezielle Diätetik 1043
Spezies-Unterschiede, Einfluß auf Insulin-Antigenität 1150
Spinal cord syndromes 611
Spondylosis hyperostotica und Diabetes 599
Spontanaborte, Erkennung prädisponierter Individuen 763
Spontane Hypoglykämien 173
 Einteilung 176
Spontaneous abortion in diabetic pregnancy 521
Spontaneous hypoglycemia, panhypopituitarism 884
Spontaneous remission from diabetes 469
Spontaner Blutzuckerrhythmus, Insulinbelastungstest 978
Spontaner Diabetes 420
Spontanhypoglykämien bei Lebererkrankungen 842
Sport bei Diabetes im Kindesalter 565, 1059
Sprache, verwaschene, beim hypoglykämischen Anfall 175
Spritztechnik-Unterweisung 1011
Sprue, idiopathische, beim Diabetiker 254
Stabilisatoren, allergische Hautreaktionen durch — 1147
Stabilisierung des Stoffwechsels durch Fructose 1079
 durch Sorbit 1079
 durch Xylit 1079
Stadien des Diabetes, Terminologie 421

Stadtbevölkerung, Manifestationsalter des Diabetes 355
Stärkediät, Cholesterinspiegel nach — 777
Stammfettsucht bei Diabetes des Kindes 558
 beim PLW-Syndrom 631, 634, 640
Star, Linsen-— 205
Starvation, glucose tolerance test (rapid i.v.) 952
Statik der Insulinsekretion bei Adipositas 123
 bei Diabetes 123
 bei Proto-Diabetes 123
Stationäre Umstellung insulinspritzender Diabetiker auf orale Antidiabetika 1225
Statistiken, Diabetes-— 334
STAUB-TRAUGOTT-Versuch beim Altersdiabetes 123
 Diabetes-Reihenuntersuchungen in Europa und Randgebieten 344, 345
 Glukosedoppelbelastung, orale, nach —, Hypoglykämie-Differentialdiagnose 217
Stauungsleber, Hypoglykämien bei — 201
Steatorrhoe beim pankreaslosen Menschen 246
Steifheitsgefühl beim hypoglykämischen Anfall 175
Stellungswechsel der Diabetiker 767
Sterbealter und Diabetesdauer 434
Sterilisation of diabetics 530
Sterilisierung der Diabetikerin 1016
Steroid compounds, modification of glucose tolerance test in relation to early detection of diabetes 410
Steroid diabetes 887
Steroiddiabetes bei Leberzirrhose unter Glukokortikoidtherapie 842
 Biguanidtherapie 1259
 characteristics 888
 clinical investigations 889
 incidence 887
 incidence of — in relation to prednison dosage 888
Steroidhormontherapie bei Insulinresistenz 1167
 Tolbutamid-Belastungstest (i.v.) nach — 997
Steroid-Tolbutamid-Belastungstest 1001
 bei latentem Diabetes 1001
Steroid treatment and diabetes 887
 and diabetes aggravation 890

diabetes during — 117
improvement of diabetes during — 890
Stevens-Johnson-Syndrom als Nebenwirkung der Diabetes-Therapie 745
STH, Diabetes-Ätiologie 420
Hypoglykämien durch Ausfall von — 198
siehe auch Somatotropin
siehe auch Wachstumshormon
suppression of normal secretion of —, remission in diabetes 448
STH-Abfall nach Glukosegabe bei Leberzirrhose 840
STH-Spiegel, Plasma-— und Angiopathia diabetica 739
STH-Wirkung auf den Blutzuckerspiegel 174
Stickstoffbestimmung des Insulins 1091
Stickstoff-Lost bei Insulinresistenz 1166
Stiff hands in long term diabetes 616
Stiffness of the fingers 616
Störfaktoren bei biologischen Insulinbestimmungen 53
Störsubstanzen bei Polarisationsverfahren 917
Störungen der Glukose-Toleranz, Kost bei — 1055
  des Fettstoffwechsels bei latentem Diabetes 1055
  des Fettstoffwechsels bei potentiellem Diabetes 1055
  des hämatopoetischen Systems durch orale Antidiabetika 1233
Stoffwechsel von Fructose 1072, 1073
  von Sorbit 1072, 1073
  von Xylit 1072, 1073
Stoffwechselbelastungen, Alt-Insulin bei — 1099
Stoffwechselentgleisung, Kontraindikation für Sulfonamidtherapie 1219
Stoffwechselkontrollen bei Behandlung mit Sulfonamiden 1224, 1230
Stoffwechsel-Selbstkontrolle des Diabetikers 1014
Stoffwechselstabilisierung durch Fructose 1079
  durch Sorbit 1079
  durch Xylit 1079
Stoffwechsel-Testdiät 1045
Stoffwechselverhalten des Diabetikers mit Hypogonadismus 582
Stoßbehandlung mit Sulfonylharnstoffen 1227

Strabismus beim PLW-Syndrom 633
Straßenverkehrsgefährdung durch Diabetiker 756
Streichfette 1037
Strenge Diät bei Diabetes im Kindesalter 1057
Streptozotocin, Erzeugung des Diabetes durch — 282
Stress diabetes 457
Stress, transitory pseudo-diabetes occurring in — 457
  transistory true diabetes occuring in — 457
Striae, Cushing's syndrome 891
Stroma der Inseln, qualitative Veränderungen 18
Strophanthin beim Coma diabeticum 1129
Strukturformel des Insulinmoleküls 1089
  von Sorbit 1069
  von Xylit 1069
Stuhldrang beim hypoglykämischen Anfall 175
Subfertilität beim Diabetiker 578
Subkalorische Basisdiät 1045
Subklinischer Diabetes, Definition 425
  Kriterien 426
  siehe auch Proto-Diabetes
Succinatdehydrogenase-Aktivität in den Inseln 25
Succinyl-CoA 276, 294
Süße Alkoholika 1041
Süßetten 1041
Süßspeisen in der Diät für diabetische Kinder 1060
Süßstoff „Bayer" 1041
  „Hoechst" 1041
Süßstoffe 1041
Süßungsmittel 1041
  kalorische Berechnung 1079
Süßungsmittel-Angebot 1077
Süßwaren als KH-Träger 1035
Süßweine 1041
Suizid als Todesursache bei Diabetikern 435
Suizidale Hypoglykämien 213
Suizidversuch mit Biguanid 1252
Sukrinetten 1041
Sulfatiertes Insulin bei Insulinallergie 1153
  bei Insulinresistenz 1165
Sulfonamid 2254 RP 1181
Sulfonamidbehandlung, blutzuckersenkende, bei Diabetes-Sonderformen 1231

Entwicklung 1209
Praxis der — 1209
Umstellung auf Biguanidbehandlung 1258
Sulfonamid-Biguanid-Therapie 1230
Sulfonamidderivate der Thiodiazolreihe, antidiabetische Wirkung 1189
Sulfonamide, blutzuckersenkende, siehe auch Sulfonylharnstoffe
Sulfonamide, blutzuckersenkende, Alkoholtoleranzverminderung 1236
 allergische Allgemeinreaktionen nach —n 745
 allergische Nebenwirkungen 1232
 ambulante Einstellung auf — 1225
 Anfangsdosierung 1221
 Anwendungsbereich 1214
 Auswahl 1220
 bei Insulinsekretionsstarre 1217
 betazytotropische Wirkung der — 1192
 Charakterisierung 1210
 Dauerbehandlung 1226
 Dauerdosierung 1226
 diätetische Maßnahmen bei Behandlung mit —n —n 1224, 1230
 Einstellung mit — 1220
 Geschichte der Entdeckung 1179
 Höchstdosen 1226
 Hypoglykämien durch — 1232
 in Kombination mit anderen Antidiabetika 1230
 Indikationen 1217
 Inkompatibilität 1236
 kombiniert mit Insulintherapie 1230
 Kontraindikationen 1217
 Kriterien für die Therapie mit —n 1215
 mit Biguanidtherapie kombiniert 1258
 Nebenwirkungen 1231
 Nebenwirkungen auf das Herz-Kreislauf-System 1236
 Nebenwirkungen auf das Nervensystem 1235
 Nebenwirkungen auf den Magen-Darm-Trakt 1235
 Nebenwirkungen auf die Blutbildung 1233
 Nebenwirkungen auf die Haut 1233
 Nebenwirkungen auf die Leberfunktion 1234
 Nebenwirkungen auf die Nierenfunktion 1235
 Nebenwirkungen auf die Schilddrüse 1236
 nichttoxische Nebenwirkungen 1235
 Präparateauswahl 1226
 Praxis der Behandlung mit —n 1220
 Refraktärphase 1227
 Sekundärversager 1227
 siehe auch Sulfonylharnstoff
 Spätversager 1227
 stationäre Umstellung insulinspritzender Diabetiker 1225
 Stoffwechselkontrollen 1224, 1230
 Stoßbehandlung 1227
 toxische Nebenwirkungen 1232
 Übersicht 1197
 Umstellung von Insulin auf — 1222
 Umstellung von —n auf Biguanide 1258
 und Diät, Häufigkeit der Behandlung mit — 1215
 Unverträglichkeiten durch — 1231
 Ursachen des Sekundärversagens 1229
 Verträglichkeit 1231
 Wirkungsbeeinträchtigung 1236
 Wirkungsbeginn und Ansprechbarkeit 1223
 Wirkungsdauer 1227
 Wirkungsverlust 1227
Sulfonylharnstoff-Belastung beim Altersdiabetes 126
Sulfonylharnstoff-Belastungstests 993
 Glykämie nach — 993
Sulfonylharnstoff-Biguanid-Therapie 1230
 kombinierte 1258
Sulfonylharnstoffderivate, chem. Formeln 1198
 Übersicht 1197
 Übersicht der wichtigsten — 1211
Sulfonylharnstoffe bei Fettleber 820
 bei Insulinallergie 1153
 bei Insulinresistenz 1165
 beim pankreatopriven Diabetes des Menschen 249
 Diabetes und Leberzirrhose 830
 Grundformeln 1210
 Lebertherapie 1235
 mit — behandelte Diabetiker 356
 siehe auch Sulfonamide
 Umstellung von — auf Biguanidbehandlung 1258
 Umstellung von Insulin auf — 1222
 Wirkung auf Plasmatriglyceride 793
Sulfonylharnstoffgruppe, Charakterisierung 1210

Sulfonylharnstofftherapie, Ursachen des Sekundärversagens 1229
Sulphonylureas, effect of — in diabetes 269
Sulfonylureas tolerance test, Glucose and —, combined 958
treatment with —, remission in diabetes 491
Surfen, Reaktionen auf Insulin-„Verunreinigungen" 745
Surfen-Allergie 1146, 1148
Surfen-Insulin 1094
Suspensionsinsuline 1100
„Switch control" des Glukagon 298
Symmetrical pseudocalcinosis, vascular abnormality, diabetic encephalopathy 722
Symptomatologie des Diabetes beim Jugendlichen 556
des Diabetes beim Kind 556
Symptome des jugendlichen Diabetes bei Diagnosestellung 430
Synalbumin als Insulinantagonist 61
antagonist, nature of the — 115
beim PLW-Syndrom 641
insulin antagonist 111
Synalbuminfaktor, insulinantagonistischer, bei Herzinfarktpatienten 425
Synthalin A, chem. Formel 1200
Synthalin B, chem. Formel 1200
Synthalin D 1200
Synthalin, klinische Erfahrungen 1249
Therapie-Mißerfolge 1180
Syntocinon 529
Systematische Bevölkerungsuntersuchungen
in Amerika 350
in Europa 351
Systematische Diabeteserfassung 764
Szintigraphie, Pankreas-— mit 75-Selen-Methionin 183

T

Tablettenschnelltest, Tolbutamid-Belastungstest 1000
Tachycardia 612
Tätigkeit im öffentlichen Dienst 767
Taiwan, frequency of diabetes in — 389
Talanton, Charakterisierung 1211
Talg 1040
Taxifahrer, Diabetiker als — 769
Technik der Diabetiker-Schulung 1009
Teigwaren als KH-Träger 1035

Temperaturregulation, gestörte, beim PLW-Syndrom 642
Temporary diabetes, gestational 490
Testape 992, 1115
Testdiät, Stoffwechsel-— 1045
Testesbiopsie beim Diabetiker 579
Testesveränderungen bei diabetischen Tieren 579
beim diabetischen Mann 580
Testesverkleinerung beim männlichen Diabetiker 574
Testosteron beim hypogonadotropen Hypogonadismus 584
beim PLW-Syndrom 638
Testosteronbestimmung beim Diabetiker 576
Testosterone propionate treatment of diabetic impotence 625
Testosteronoenanthat bei hypogonadotropen Hypogonadismus 584
Testosteronpropionat beim hypogonadotropen Hypogonadismus 584
Testosteronspiegel des Diabetikers 573
Tetanie, parathyreoprive, Blutzuckerabfall 1199
Tetracyclin als Störsubstanz bei Polarisationsverfahren 917
Thalidomid, Hypoglykämien durch — 211
THAM beim Coma diabeticum 1126
Therapeutic abortion of diabetics 530
Therapie der Insulinresistenz 1164
der Nekrobiosis lipoidica diabeticorum 742
der primären Hypertriglyceridämie mit sekundärer Kohlenhydratstoffwechselstörung 794
der sekundären Hypertriglyceridämie bei Diabetes 793
des Coma diabeticum 1122
des Diabetes, Nebenwirkungen 744
des hypogonadotropen Hypogonadismus beim männlichen Diabetiker 583
mit blutzuckersenkenden Sulfonamiden, Entwicklung 1209
mit blutzuckersenkenden Sulfonamiden, Indikationen und Kontraindikationen 1217
mit blutzuckersenkenden Sulfonamiden, Kriterien 1215
orale Diabetes — 1209
Therapieergebnisse der Lichtkoagulation 1291

Therapieformen des Diabetes, Häufigkeitsverteilung 356
Therapiequalität, Beziehungen zwischen Verlauf des Diabetes und — 437
Therapieverteilung in deutschen Diabetikerambulanzen 1215
Therapy of diabetic glomerulosclerosis 711
of diabetic nephropathy 711
with insulin, principles of maintenance treatment 1113
Thiamin 1030
Thiamine chloride, treatment of diabetic neuropathy 624
Thiazidtherapie, Coma diabeticum nach — 1121
Thickening of the tissues of the palm and fingers 616
Thiodiazolderivate, chem. Formel 1197
Übersicht der wichtigsten — 1211
Thiodiazole, blutzuckersenkende, Grundformeln 1210
Thrombozytensturz durch Biguanide 1251
Thrombozytopenien durch orale Antidiabetika 1234
Thyreostatischer Effekt der Sulfonamide 1236
Thyreotoxikose und Diabetes 602
Thyro-diabetes and diencephalic obesity 877
and hypometabolism 877
Thyroid function after pituitary ablation 1279
Thyroid treatment and diabetes 873
Thyroiditis and diabetes 876
Thyrotoxicosis and diabetes, clinical investigations 874
frequency of — 871
relationship between — 872
Thyroxine replacement after pituitary ablation 1279
Thyroxin-Wirkung auf den Blutzuckerspiegel 174
Tierisches Eiweiß 1040
Tierspezies, Glukosekonzentration im Nüchternblut, Normalbereich 939
Time for delivery, mortality in diabetic pregnancy 524
of diabetics 528
Tissue, thickening of the —s of the palm and fingers 616
Todesursachen bei Diabetikern 435

Verteilung in verschiedenen Zeitabschnitten 435
Todesursachen beim Coma diabeticum 1131
Tolazamid, Charakterisierung 1212
chem. Formel 1198
Dauerbehandlung 1226
Nebenwirkungen 1231
Tolbutamid, allergische Allgemeinreaktionen nach — 745
Anfangsdosierung 1222
Blutzuckerverhalten nach zweimaliger Injektion von — 149
Charakterisierung 1212
chem. Formel 1198
Dauerbehandlung 1226
EEG-Grundrhythmus-Verlangsamung nach — bei metastasierendem Inselzellkarzinom 185
Einstellung mit — 1221
Entdeckung 1196
Häufigkeit der Anwendung 1221
Hautveränderungen durch — 1233
Höchstdosis 1226
Leukopenie durch — 1234
Magenbeschwerden durch — 1236
Nebenwirkungen 1231
Nebenwirkungen auf Leberfunktion 1235
Nebenwirkungen auf Schilddrüse 1236
Refraktärphase 1227
Seruminsulinverhalten nach zweimaliger Injektion von — 149
Seruminsulinwerte nach — beim Insulom 183
tolerance test, combined glucose and — 958
Wirkungsintensität 1221
Tolbutamid-Belastungstests beim Altersdiabetes 126
intravenöse 993
(i.v.) bei Diabetes 997
(i.v.) bei funktionellem Hyperinsulinismus 998
(i.v.) bei Hypophysenunterfunktion 999
(i.v.) bei Inseladenom 998
(i.v.) bei Leberkrankheiten 997
(i.v.) bei Nebenniereninsuffizienz 999
(i.v.) bei Prädiabetes 999
(i.v.) bei Pseudodiabetes uraemicus 997
(i.v.) bei Schilddrüsenhyperfunktion 997
(i.v.) beim Insulom 998
(i.v.) beim Pankreastumor 998

(i.v.) Bewertung 996
(i.v.) im Alter, Bewertung 997
(i.v.) in der Schwangerschaft 997
perorale 1000
Steroid— 1001
zur Differentialdiagnose des Hyperinsulinismus 184
Tolbutamide tolerance test in pregnancy 505
Tolbutamid-Einstellungserfolg in Abhängigkeit vom Manifestationsalter des Diabetes 1254
von benötigter Insulindosis 1254
Tolbutamid-„Primärversager" 1001
Tolbutamid-Test bei Leberzirrhose 833, 837
Diabetes-Reihenuntersuchungen in Europa und Randgebieten 344
Entdeckung 1191
intravenöser, Hypoglykämie-Differentialdiagnose 214
Seruminsulin-Verhalten bei Prädiabetes 146
Tolbutamid-Therapie bei Fettleber 820
Tolbutamid-Wirkung auf Blutglukosekonzentration bei primärer Hypertriglyceridämie 792
auf primäre Hypertriglyceridämie 794
bei gleichzeitiger Glukosezufuhr 150
Toleranztest, Insulin-— bei Insulinresistenz 1156
siehe auch Insulin-Belastungstests
Tolbutamid-Belastungstest
o-Toluidin, Absorptionsverhalten der Kondensationsreaktion von Glukose mit — 928
für Glukosenachweis 915
o-Toluidin-Methode zur Blutzuckerbestimmung 928
Tonbildschau, Diätschulung 1011
Tongaat area of the Natal north coast, frequency of diabetes 374
Tongaat, Natal indian population of —, frequency of diabetes 373
Tonisch-klonische Krämpfe beim hypoglykämischen Anfall 176
Totgeburten-Häufung, potentieller Diabetes 422
Toxaemia in pregnant diabetics 510
prophylaxis against — in pregnancy 528
Toxische Nebenwirkungen oraler Antidiabetika 1232

Toxizität der Biguanide 1250
Tränenfluß beim hypoglykämischen Anfall 175
Transaminase, Glukosesynthese 296
Transformation of proinsulin to insulin in the beta-cells 161
Transitorische Diabetesformen 558
Transitorische Reizglykosurie 749
Transitory diabetes of infancy 449, 453
Transitory pseudo-diabetes occurring in stress 457
Transitory true diabetes occurring in stress 457
Transkei, rural labourers, frequency of diabetes 374
Transportgewerbe, Diabetiker im — 756, 769
Transsklerale Diathermiekoagulation bei diabetischer Retinopathie 1290
Transvaal, frequency of diabetes in — 375
Traubenzucker-Hefevergärung 918
Trauma als Manifestationsursache eines Diabetes 556, 751
als Mitverursachung des Diabetes 751
als Verschlimmerungsfaktor eines Diabetes 751, 753
und Diabetes 749
und Diabetes, sozialmedizinische Probleme 755
und Diabetes, verkehrsmedizinische Probleme 755
und Diabetesmanifestation 556, 751
Traumata, stress diabetes 457
Traumatische Entstehung des Diabetes, medizinische Aspekte 752
versicherungsrechtliche Aspekte 753
Traumatische Mitverursachung des Diabetes, medizinische Aspekte 752
versicherungsrechtliche Aspekte 753
Traumatischer Diabetes, Definition 750
Entstehung 751
Häufigkeit 751
Treatment of charcot joint 625
of diabetic diarrhoea 624
of diabetic impotence 625
of diabetic neuropathy 624
of diabetic retinopathy by pituitary ablation 1271
of neurogenic bladder 625
of night cramps 625
of postural hypotension 625
with insulin, principles of maintenance — 1113

Trichloressigsäure, Enteiweißungsverfahren zur Blutzuckerbestimmung 923
Trigeminal nerve, diabetic encephalopathy 721
Triglyceridämie, Hyper-— bei Diabetes 776, 780
Triglyceridbildungg, α-Glycerophosphat in der Leber für — 783
Triglyceridbildung, Plasma-— bei Diabetes 782
Triglyceride, Plasma-—, Beeinflussung durch Insulin 785
und Insulinwirkung 791
Wirkung der Biguanide auf — 793
Triglyceride, serum-— in juvenile type diabetes 307
Triglycerides, correlation between blood glucose level and serum — 308
formation and glucose concentration 312
formation and insulin concentration 312
liver glycerides synthesis, increased serum — 312
nephrotic syndrome 308
retinopathy 308
serum — in maturity onset diabetes 309
serum —, increased concentration 311
serum —, removal of lipoproteins elevated — in diabetes 312
Triglyceridspiegel, Kohlenhydrataufnahme durch die Nahrung und Plasma-— 775
Plasma-— unter Insulintherapie 794
Triglyceridspiegel und Lipoproteidlipaseaktivität im Plasma 787
und Postheparinlipoproteidlipase-Aktivität 787
Triglyceridvermehrung im Blut bei Diabetikern 787
im Blut und diabetische Stoffwechsellage 789
Trijodthyronin-Wirkung auf den Blutzuckerspiegel 174
Triosephosphat-Dehydrogenase, Glukosesynthese 296
Triosephosphat-Dehydrogenase-Reaktion, Umkehr 295
Tris-Puffer beim Coma diabeticum 1126
Trivandrum, South India, frequency of diabetes in — 383
TROMMER'sche Methode des Glukosenachweises im Harn 914
Trophic skin disturbances 612

Tropical communities, prevalence of diabetes in — 369
True diabetes, remission in — 445
Trüb suspendierte Verzögerungsinsuline 1100
Trypanosomicide Wirkung der Guanidine 1201
Tryptic transformation of bovine proinsulin and porcine proinsulin to dealanated insulin 161
Tryptophan, blutzuckersenkender Effekt 197
Tubenligatur bei der Diabetikerin 1016
Tuberkulöse Diabetiker 773
Tuberkulose als Todesursache bei Diabetikern 435
Glykogenkerne in der Leber bei — 846
Tubular lesions, diabetic glomerulosclerosis, histology 698
Tubulusatrophie (Hoden) beim diabetischen Mann 581
Türkei, frequency of diabetes in — 347, 389, 764
systematische Bevölkerungsuntersuchungen zur Ermittlung der Diabeteshäufigkeit 347, 764
Tumor of cortico-adrenals and diabetes 893
Tumorbedingter Hyperinsulinismus, Therapie 188
Tumoren als Manifestationsursache des Diabetes 753
extrapankreatische, Hypoglykämien durch — 195
Inselzell-—, Hyperinsulinismus 179
insulinproduzierende, Glukagon-Test 216
Leber-—, Hypoglykämien bei — 843
Tumorinsulin 181
Tumormetastasen als Manifestationsursache des Diabetes 753
Turner's syndrome 876
Typ der Leberzirrhose bei Diabetes 826
Typ des Diabetes, Häufigkeit der Fettleber und Korrelation zum — 813, 816
Typ, Diabetes-— und Leberzirrhose 830
Typical ILA bei Leberzirrhose 840
Tyrosin 1027

U

U 17835, Charakterisierung 1212

UDP-Glukose-Glykogen-Transglukosy-
 lase-Aktivierung durch Insulin 51
Übelkeit beim hypoglykämischen Anfall
 175
Überernährung 1022
Übererregung des vegetativen Nerven-
 systems beim hypoglykämischen Anfall
 175
Übergewicht bei latentem Diabetes, Kost
 1054
 der Früchte diabetischer Mütter 423
Übergewichtige, Blutzuckerverhalten nach
 Glucagon bei —n 147
Übergewichtige Diabetiker, Biguanidthera-
 pie 1256
 Blutzuckerverhalten nach Glucagon 147
 Seruminsulin-Verhalten nach Glucagon
 147
 Sulfonamidtherapie 1216
Übergewichtige, IMI-Reaktion auf i.v. Glu-
 kosegabe bei —n 130
 Seruminsulin-Verhalten nach Glucagon
 147
Übergewichtigkeit, ILA und IMI bei —
 131
 und Zuckerkrankheit 128
Überinsulinisierung, Mauriac-Syndrom
 845
Überwachung des Comapatienten 1129
UFS bei Leberzirrhose 838
Ulcera bei diabetischer Gangrän 740
 neurotrophic 613
Ulcus cruris varicosum bei Diabetes 729
Ultralente insulin, achievement of fair
 control 1117
Umkristallisierungen des Insulins, Einfluß
 auf Antigenität 1149
Umstellung, stationäre, insulinspritzender
 Diabetiker auf orale Antidiabetika
 1225
 von Insulin auf ein Biguanid 1258
 von Insulin auf Sulfonamide 1222
 von Sulfonylharnstoff- auf Biguanid-
 behandlung 1258
Unfälle als Todesursache bei Diabetikern
 435
Unfall, hypoglykämischer Zwischenfall und
 Alkoholrausch 769
 und Diabetes 755
Unfallursachen beim insulinbedürftigen
 Diabetiker 756
Unfallversicherung, Trauma und Diabetes
 754

Ungarn, systematische Bevölkerungsuntersuchungen zur Ermittlung der Diabeteshäufigkeit 353
Unkomplizierter Diabetes, Diät bei —m —
 1043
Unsichtbares Nahrungsfett 1037
Unstabiler Diabetes beim Jugendlichen
 563
 beim Kind 563
Unterernährung 1022
 Hypoglykämien bei — 210
 intravenöser Tolbutamidtest 215
Untersuchungen zur systematischen
 Diabeteserfassung 764
Unterweisung des schulenden Arztes 1010
 insulinspritzender Diabetiker 1011
Unveresterte Fettsäuren bei Akromegalie
 138
 bei Leberzirrhose 838
 unter STH 138
Unverträglichkeiten durch orale Anti-
 diabetika 1231
Unverträglichkeitserscheinungen von seiten
 des Gastrointestinaltraktes bei oralen
 Antidiabetika 1223
Uptake of glucose by adipose tissue 109
Urämie als Todesursache bei Diabetikern
 435
 nichtdiabetische, Fructosetoleranz bei —
 1081
Uranylacetat, Glutathion-Einfluß bei Blut-
 enteiweißung mit — 930
Urea, blood-— following pituitary ablation
 1284
Uremia 724
Uridine nucleotide 318
Uridyl-Transferase-Mangel, Hypoglyk-
 ämien durch — 205
Urin, siehe auch Harn
Urinary glucose loss, 24 hour — 1115
Urinary infections in diabetic pregnancy
 511
Urinary loss of proteins and diabetes 467
Urinary tract infections in pregnancy 528
Urine testing 1115
Urine tests, post-prandial 1115
Urin-Selbsttestung, Reihenuntersuchungen
 auf Diabetes 350
Ursachen des Coma diabeticum 1121
 des Diabetes 399
Ursachen des Versagens oraler Antidiabetika
 1228
Urticaria durch orale Antidiabetika 1233

Insulin-— 1150, 1153
Urticarielle Exantheme nach Insulin 744
Uruguay, systematische Bevölkerungsuntersuchungen zur Ermittlung der Diabeteshäufigkeit 338
USA, Diabetiker in ⁰/₀₀ der Bevölkerung 355
  systematische Bevölkerungsuntersuchungen zur Ermittlung der Diabeteshäufigkeit 338, 339
  Zusammensetzung der „bekannten" diabetischen Bevölkerung 335

V

Vaginal delivery of diabetics 529
Valin 1027
Varanasi, Central India, frequency of diabetes in — 385
Variations of K, physiopathological, glucose tolerance test (rapid i.v.) 950
Vasa nervorum, diabetic angiopathy of — 719
Vascular abnormalities in the eyes, pathogenesis 667
  of conjunctiva 676
Vascular complications, 11 oxy-17 K.S. in diabetes and — 899
  of diabetes 114
Vascular disease and cholesterol levels 309
  degenerative, etiology 619
  development 651
  effect of pregnancy in diabetics 509
Vascular lesions, intraneural 620
  relationship between serum glucoproteins and degenerative — 326
Vascular proliferation, retinopathy 665
Vascular thrombosis, stress diabetes 457
Vaskuläre Ursache der Sekretionsstarre 33
Vasco-constriction, neuropathy 612
Vaso-constriction, neuropathy 612
Vasomotor instability 612
Vegetative Innervationsstörungen, Beeinflussung der Insulinsekretion 191
Vegetatives Nervensystem, Übererregung des —n —s beim hypoglykämischen Anfall 175
Vellore, South India, frequency of diabetes in — 383
Venezuela, systematische Bevölkerungsuntersuchungen zur Ermittlung der Diabeteshäufigkeit 339

Venous dilatation, retinopathy 1274
Venules in diabetic retinopathy 672
Verbotene Getränke 1034
Verbrechen während Hypoglykämien 212
Verbreitung des Diabetes mellitus 333
Vererbung der Insulinsekretionsstörung 544
  des Diabetes 399
  Erkennung prädisponierter Individuen 762
Verfallsdatum für Insulinpräparate 1096
Vereinigung deutscher Diabetiker 1017
Vereinigungen, Diabetiker-— 773
Verkalkende Pankreatitis, familiäre, bei Lysinurie 866
  und Diabetes 863
  und Mukoviszidose 865
Verkalkung der Langerhansschen Inseln 17
Verkalkungen des Ductus deferens 574
Verkehr, Diabetiker im öffentlichen — 756, 769
Verkehrsmedizinische Probleme, Trauma und Diabetes 755
Verkehrsunfall, hypoglykämischer Zwischenfall und Alkoholrausch 769
  und Diabetes 755
Verlauf der Pankreatitis 862
  des Altersdiabetes 431
  des Diabetes, Beziehungen zwischen — und Qualität der Therapie 437
  des Diabetes, Histologie der Langerhansschen Inseln im — — — 5
  des hypogonadotropen Hypogonadismus beim männlichen Diabetiker 583
  des jugendlichen Diabetes 430
Verletzung, Diabetes-Manifestation durch — 751
Versicherungsrechtliche Aspekte, Trauma und Diabetes 753
Versorgungswesen, Trauma und Diabetes 754
Versuchstiere zur biologischen Insulinbestimmung 52
Verteilung des Diabetes, siehe Häufigkeit des Diabetes
Vertigo 720
Verträglichkeit der Biguanide 1251
  oraler Antidiabetika 1231
Verwandte von Diabetikern, Cortison-Glukose-Belastungstest bei — 991

Verwirrtheitszustände beim hypoglykämischen Anfall 175
Very low density lipoproteins 310
Verzögerte lokale Insulinallergie 1142, 1143
Verzögerte Sofortreaktion bei Insulinallergie 1147
Verzögerungsinsulin, Forschung 1093
 Prüfung 1093
Verzögerungsinsuline 1093
 klar gelöste 1100
 klinische Wirkung 1100
 kurz wirkende, klinische Wirkung 1101
 lang wirkende, Wirkcharakter 1103
 trüb suspendierte 1100
Verzögerungsstoffe, allergische Hautreaktionen durch — 1147
Vesical dysfunction, neurogenic 612
Vessels of the brain, diabetic encephalopathy 722
Viral hepatitis, development or aggravation of diabetes 465
Virilisation, Achard-Thiers syndrome 895
Viruserkrankungen der Haut bei Diabetes 729
Virushepatitis und Diabetes 810
Visual acuity, methods of examination 659
Visual acuity tests, diabetic retinopathy 1276
Visual prognosis in diabetic retinopathy 669
Visusverbesserung nach Lichtkoagulation 1295
Vitamin B 1030
Vitamin B complex, treatment of diabetic neuropathy 624
Vitamin B-Komplex beim Coma diabeticum 1129
Vitamin B12 therapy of diabetic retinopathy 679
Vitamin B12 treatment of diabetic neuropathy 624
Vitamin C beim Coma diabeticum 1129
Vitaminbedarf bei Diabetes 1029
Vitamine in der Diabetesdiät 1029
Vitreous corpus, haemorrhages, in pregnancy 509
 role of — in diabetic retinopathy 666
VLDP (= very low density lipoproteins) 310, 312
Volksschulbesuch des jugendlichen Diabetikers 566

Vorstadien des Diabetes 420
Sulfonamidtherapie 1219
Vulgäres Ekzem bei Diabetes 728, 729, 730

W

W 32, siehe Phenyläthylbiguanid
W 37, siehe Butylbiguanid
Wachstumseinflüsse am Skelett beim Diabetes 600
Wachstumshemmung bei Diabetes 600
Wachstumshormon, Blutzuckerverhalten unter — 126
 Diabetes nach — Behandlung 29
 Glukoseassimilation und — 136
 Harnbefunde nach — 126
 Hypoglykämien durch Ausfall von — 198
 insulin antagonists 107
 insulin sensitivity and growth hormone administration 882
 insulinähnliche Wirkung 49
 Insulinaktivität nach — 126
 siehe auch Somatotropin und STH
 und Angiopathia diabetica 739
 und diabetische Angiopathie 655
 und Insulin, Beziehungen zwischen den Konzentrationen von — 137
Wachstumshormon-Sekretion beim PLW-Syndrom 638
Wachstumskurven bei Prader-Labhart-Willi-Syndrom 640, 641
Wachstumsschub, präpubertärer, und Diabetesmanifestation 556
Wachstumsstörung beim PLW-Syndrom 634, 639
Wachstumsverzögerung, Diabetes des Jugendlichen mit — 558
 Diabetes des Kindes mit — 558
Wales, Diabetesmortalität in — 431
Warenkenntnisse, Diätberatung 1061
Weakness of accomodation 677
Weber-Fechner-Wildersche Gleichung 980
Wehrpflichtig als Diabetiker 768
Weight changes, influence of —, remission in diabetes 490
Weight of newborn infants of diabetic women 513
Weight reduction and diabetes, remission 465
 effect of — by diet, on relationship between glucose uptake and skinfold thickness 268

effect of — by fenfluramine, on relationship between glucose uptake and skinfold thickness 268
effect of — in obesity 267
Weine, KH-Gehalt 1041
Wermer-Syndrom 180
Westberlin, systematische Bevölkerungsuntersuchungen zur Ermittlung der Diabeteshäufigkeit 342
West-India, frequency of diabetes in — 381
WESTscher Prednison-Glukose-Belastungstest 987
WHIPPLE'sche Trias 182
WHITE's classification of pregnant diabetics 522
Wien, Diabetiker-Population 354
Wild, Fett-Austauschtabelle 1039
WILMS-Tumoren, Hypoglykämien durch — 196
Wirbelsäulenporose 593
Wirbelsäulenveränderungen beim Diabetiker 599
Wirkungsablauf einer Insulin-Zubereitung 1098
verschiedener handelsüblicher Insuline 1097
von Alt-Insulinen 1098
Wirkungsbeeinträchtigung bei oralen Antidiabetika 1236
Wirkungsbeginn bei Sulfonamidtherapie 1223
Wirkungsdauer oraler Antidiabetika 1227
von Alt-Insulinen 1098
Wirkungsprofile der gebräuchlichsten Insulinpräparate 1106
Wirkungsverlust oraler Antidiabetika 1227
Wolframsäure, Enteiweißungsverfahren zur Blutzuckerbestimmung 923
Women, bearded, diabetes in — 893
Work load, plasma growth hormone level and — 655
Wound healing, impaired 323
Wurst, Fett-Austauschtabelle 1039

X

Xanthomatose bei Diabetes 728, 729, 736
hereditäre 794
Xanthome an Augenlidern 789
eruptive, bei Hypertriglyceridämie 789

Xanthosis diabetica 736
Xenon-Koagulator zur Lichtkoagulation 1290
Xylit als Zuckeraustauschstoff 1042
bei Komplikationen bzw. Zweiterkrankungen 1080
beim Altersdiabetes 1077
diätetische und therapeutische Verwendung 1076
Diarrhoen nach — 1070, 1076
Harnsäureanstieg nach — 1075
im Glucuronsäure-Xylulose-Cyclus 1074
Insulinsekretion-Stimulierung durch — 1075
Kontraindikationen 1077
physiologische Grundlagen der Verwendung 1070
Resorptionsgeschwindigkeit 1070
Stoffwechselstabilisierung durch — 1079
Xylit-Applikation beim Coma diabeticum 1128
Xylitdehydrogenase 1075
Xylit-Dosierung 1076
Xylit-Nierenschwelle 1077
Xylit-Stoffwechsel 1072
Xylit-Strukturformel 1069
Xylit-Toleranzgrenze 1078
Xylit-Verwendung 1069

Y

Y-90 implantation, pituitary ablation 1275
Yemen, frequency of diabetes in — 387

Z

Zahnbetterkrankungen durch Mikroangiopathie 740
Zambia, frequency of diabetes in — 379
Zeiteinteilung der Arbeit des Diabetikers 765
Zentraler Diabetes 750
Zentralindien, frequency of diabetes in — 385
Zerebrale Symptome beim PLW-Syndrom 632, 637
Zerebralsklerose, Indikation für Sulfonamidtherapie 1217
Zinkgehalt des Insulins 1091

Zink-Glucagon bei Inselzelltumoren 189
Zinkhydroxyd, Enteiweißungsverfahren
 zur Blutzuckerbestimmung 923
Zink-Insulin, Fällungsbereich 1090
 ohne Protamin, Therapie des jugendlichen
  Diabetes 560
 ohne Protamin, Therapie des kindlichen
  Diabetes 560
Zirrhose, siehe auch Leberzirrhose
 und Diabetes 465, 822
Zitronensäure-Zyklus, Acetyl-CoA-Oxydation via — 285
 Nichtketon-O_2 289
 stöchiometrische Beziehungen zwischen
  Fettsäureoxydation, — und Ketonkörperbildung 284
 Zusammenhang zwischen Fettsäureoxydation und — 288
Zitronensäure-Zyklus-Aktivität und
 Ketogenese 288
Zitronensäure-Zyklus-unabhängige ATP-Bildung, Ketonkörperbildungsregulation 287
Zivilrecht, Trauma und Diabetes 754
Zucker als KH-Träger 1035
 Resorptionsgeschwindigkeit 1070
Zuckeralkohole, Resorptionsgeschwindigkeit 1071
Zuckerausscheidung beim ersten Pankreatitisschub 862

Zuckeraustauschstoffe 1042
 Verwendung 1069
Zuckerstich 749
Zuckerverbrauch bei latentem Diabetes
 1054
 bei potentiellem Diabetes 1054
Zulagen zur Diät 1046
Zwangspolyurie, jugendlicher Diabetes
 430
Zweiterkrankungen, Fructoseverwendung
 1080
 Sorbitverwendung 1080
 Xylitverwendung 1080
Zwerchfellmethode zur Insulinbestimmung
 45
Zwerchfell-Rhabdomyome, Hypoglykämien durch — 196
Zwölffingerdarmgeschwürsträger, reaktive
 Hypoglykämie bei —n 192
Zystische Fibrose und Diabetes 866
 und verkalkende Pankreatitis 865
Zystische Pankreasfibrose 861, 865
Zytologische Veränderungen der Langerhansschen Inseln beim Diabetes 12
Zytologischer Aufbau der Inseln, Veränderungen im —n — 8
Zytoplasma-Körnchen-Basophilie der B-Zellen 16
Zytoplasmatische Ribonukleinsäure, Vermehrung —r — in den B-Zellen 12

Errata

Auf S. 96, Abschnitt b müssen die 6. und 7. Zeile wie folgt geändert werden:

2 ml Puffer mit 5–8 µE ^{131}J-Insulin + Anti-Menschen-Insulin-Meerschweinchen-Serum 1 : 9.500 verdünnt.

MIX
Papier aus verantwortungsvollen Quellen
Paper from responsible sources
FSC® C105338

If you have any concerns about our products,
you can contact us on
ProductSafety@springernature.com

In case Publisher is established outside the EU,
the EU authorized representative is:
**Springer Nature Customer Service Center GmbH
Europaplatz 3, 69115 Heidelberg, Germany**

Printed by Libri Plureos GmbH
in Hamburg, Germany